生命科学前沿及应用生物技术

工业生物技术——下游
收获与纯化

Downstream Industrial Biotechnology:
Recovery and Purification

〔美〕M.C. 弗利金杰 主编

陈 薇 主译

科学出版社

北 京

图字：01-2015-1196 号

内 容 简 介

生物技术、新材料和先进工程方法相关的基础理论的最新技术持续被转化、应用于生物工艺之中，以比其他大多数行业更快的速度将新产品推向市场。工业规模生物技术和新的制造方法一直是专业内的主要研究领域，并使得医药，环境监测和修复，消费品、食品生产，农业和林业等产业发生了革命性进步。为了满足最终产品的需求，上游工艺由完整活细胞或最终产物合成所需生物分子。通过逆向工作，细胞或酶被设计为可以产生精确的、具有生物学活性或临床疗效的产品。

工业生物技术下游阶段的工作为从上游工艺中得到的含有细胞碎片、培养物、生物分子污染的培养物中回收、分离和纯化微生物产品，最终生产出生物药及疫苗等产品。

本书是生物制造、生化工程、生物制药设备设计、生物化学、工业微生物、基因表达技术和细胞培养技术、上游工业生物技术等相关专业的研究生和高年级本科生课程的理想教材。对于行业专业人士和图书馆来说，也是值得高度推荐的资源。

图书在版编目（CIP）数据

工业生物技术. 下游. 收获与纯化 / （美）M. C. 弗利金杰（Michael C. Flickinger）主编；陈薇主译. —北京：科学出版社，2019.3
（生命科学前沿及应用生物技术）

书名原文：Downstream Industrial Biotechnology：Recovery and Purification
ISBN 978-7-03-048330-0

Ⅰ. ①工… Ⅱ. ①M… ②陈… Ⅲ. ①生物工程–医学工程 Ⅳ. ①R318

中国版本图书馆 CIP 数据核字（2016）第 109462 号

责任编辑：岳漫宇 高璐佳 / 责任校对：王晓茜 严 娜 孙婷婷
责任印制：吴兆东 / 封面设计：刘新新

科 学 出 版 社 出版
北京东黄城根北街 16 号
邮政编码：100717
http://www.sciencep.com
北京虎彩文化传播有限公司 印刷
科学出版社发行 各地新华书店经销
*
2019 年 3 月第 一 版 开本：889×1194 1/16
2019 年 3 月第一次印刷 印张：40 1/2
字数：1 498 000
定价：280.00 元
（如有印装质量问题，我社负责调换）

《工业生物技术——下游》译者名单

主　　　译　陈　薇

参与译校人员　（按姓氏音序排列）

艾现伟	安国红	白　燕	常希龙	陈　忱	陈俊良
陈玉玺	程立均	董　磊	董　婷	房　婷	韩国华
侯利华	胡晓娟	贾国栋	江　波	姜　杨	李建民
李剑凤	梁振东	刘　娟	刘安琪	刘升波	刘盛海
秦文武	宋洪英	孙　波	孙丽霞	王　晗	王　辉
王　乐	王　丽	王　炜	王　钰	王桂江	王家希
王克波	王庆民	魏敬双	温际富	吴诗坡	邢婷婷
徐俊杰	姚少华	于长明	于学玲	张　乐	张　哲
张金龙	张世超	张守雨	章　晟	赵俊伟	周　新
朱　蕾	邹　莹				

译 者 序

工业生物技术致力于使突飞猛进的生命科学基础研究落到实地，转化为产品和服务以满足社会的需要，是人类模拟生物体系实现自身发展需求的高级自然过程。以生物催化、生物转化为核心的工业生物技术被认为是继医学生物技术、农业生物技术之后全球生物技术发展的"第三次浪潮"，并为前两者的继续发展提供了更加强劲的动力。

在此背景下，美国的 WILEY 出版社将该社备受赞誉的《生物加工技术百科全书》和《细胞技术百科全书》进行了修订、更新、扩增，编撰而成更加全面的七卷本《工业生物技术百科全书》，于 2010 年出版。随后，WILEY 出版社又从该百科全书中选出最核心内容精编而成《工业生物技术——上游》（*Upstream Industrial Biotechnology*）和《工业生物技术——下游》（*Downstream Industrial Biotechnology*），并于 2013 年出版。该丛书共三卷，其中"上游"两卷，共 82 章，涵盖工业生物技术上游相关的工程细胞生长与基因表达系统，培养基，细胞系和工艺开发，反应器设计，过程传感与控制、分析及上游 cGMP 操作等内容；"下游"一卷，共 49 章，涵盖了细胞分离、蛋白质捕获、纯化相关的工艺开发、设备、过程分析、cGMP 操作及法规依从性等内容。该丛书可作为工业生物技术研究人员、从业人员的百科全书式的案头参考书，也可作为相关院校研究生和高年级本科生的理想教材，同时对生命科学其他研究领域的研究者也具有很大的参考价值。

购得此书后，一经阅读，顿感释卷不能，收获良多，非常想推荐给国内生物技术从业人员，遂委托科学出版社联系 WILEY 出版社，并在获取版权的第一时间组织开展翻译工作。参与该书翻译的译者们来自国内知名的科研机构和生物医药企业，多年从事一线研究、开发和生产工作，积累了丰富的理论和实践经验。在繁忙的工作之余，他们花费了大量的时间和精力投入到本书的翻译和校对之中。在此，我仅向所有参加译校工作的同志表示衷心的敬意和感谢！并感谢科学出版社的编辑同志在翻译组织、书稿校对、排印出版等方面的大量工作，保证了书稿的质量和及时的出版。

本书体量大、专业性强，对译者的学术和翻译水平提出了很高的要求。中译本在内容上忠实于原著，力求专业、准确、流畅，但由于知识水平的限制，翻译过程中难免存在错漏或不妥之处，敬请各位专家和读者不吝批评指正，我们将对此表示衷心的感谢！

陈 薇

2018 年 9 月于北京

原 书 前 言

　　《工业生物技术——下游：收获与纯化》一书是从《工业生物技术百科全书》全七卷中精选出具有深度的文章，按主题分类组织，并以字母顺序排列编撰而成的专著。可供生物制药、生物工艺和生物制剂领域的科学家、工程师和专业管理人员阅读。复杂生物分子的生产工艺开发包括迅速解决一些科学性、合规性和技术性问题，用以支持中试、临床前和临床开发，技术转让和生产启动。各科研、生产机构都会依据过去积累的工艺知识开发新工艺。这些工艺知识的积累对加快将使用重组 DNA 技术和活细菌、活细胞、转基因植物或转基因哺乳动物生产的产品投向市场（并减少所需财力）起着很大的作用。但是，当我们需要一个全新的上游平台或下游操作单元时，可以快速提供深层次的工业相关背景知识的书籍并不多。《工业生物技术——下游：收获与纯化》作为一本前瞻性的案头参考书恰恰填补了这一空白。本书囊括了工业主题专家（SME）和学院学者提供与撰写的相关生物学、蛋白质纯化和工程学文献及大量的工艺案例，可以帮助高年级生物制药专业学生和从业人士迅速获取具有深度的专业知识，包括如何设计能够被授权用于生产的酶、生物药物中间体、人和兽用生物技术药物或疫苗的工艺以及设施等。来自世界各地的多位工业专家为本书撰稿，您可以从中获取领域内的综合知识，并通过对其灵活运用，节约重组的蛋白质、生物分子和高性价比的生物制品投向市场的时间和成本，惠及全球数百万患者。

Michael C. Flickinger教授

翻译：陈　薇

贡 献 者

Muhammad Aasim, Downstream Bioprocessing Laboratory, School of Engineering and Science, Jacobs University, Bremen, Germany

Oscar Aguilar, Centro de Biotecnología Tecnológico de Monterrey, Monterrey, México

Mattias Ahnfelt, GE Healthcare Bio-Sciences AB, Uppsala, Sweden

Hazel Aranha, GAEA Resources Inc., Northport, New York, USA

Claude Artois, University of Surrey, Guildford, Surrey, United Kingdom; SmithKline Beecham Biologicals, Rixensart, Belgium

Hans Axelsson, Alfa Laval AB, Tumba, Sweden

Diana C.S. Azevedo, Federal University of Ceará, Fortaleza-CE, Brazil

H.S.C. Barbosa, Center of Chemistry, University of Minho, Campus de Gualtar, Braga, Portugal

Sonja Berensmeier, Technische Universität München, Institute of Biochemical Engineering, Garching, Germany

Joseph Bertolini, CSL Bioplasma, Broadmeadows, Victoria, Australia

Darcy Birse, Fast Trak Biopharma Services, GE Healthcare, Piscataway, New Jersey, USA

Eggert Brekkan, GE Healthcare Bio-Sciences AB, Uppsala, Sweden

Phil J. Bremer, University of Otago, Dunedin, New Zealand

Kurt Brorson, Office of Biotech Products, Center for Drug Evaluation and Research, Food and Drug Administration, Silver Spring, Maryland, USA

Kurt Brorson, Office of Pharmaceutical Science, Center for Drug Evaluation and Research, United States Food and Drug Administration

Thierry Burnouf, Human Protein Process Sciences, Lille, France

Trent Carrier, Invitrogen, part of Life Technologies, Grand Island, New York, USA

David Clark, Centocor R&D, Spring House, Pennsylvania, USA

Efrem Curcio, University of Calabria, Arcavacata di Rende (CS), Italy

Jean Didelez, University of Surrey, Guildford, Surrey, United Kingdom; SmithKline Beecham Biologicals, Rixensart, Belgium

Gianluca Di Profio, Institute on Membrane Technology (ITM-CNR), c/o University of Calabria, Arcavacata di Rende (CS), Italy; University of Calabria, Arcavacata di Rende (CS), Italy

Dennis Dobie, Fluor Daniel, Marlton, New Jersey, USA

Ed Domanico, Tri-Clover, Valencia, California, USA

Enrico Drioli, Institute on Membrane Technology ITM-CNR, At University of Calabria, Rende, Italy

Zhiwu Fang, Amgen Inc., Systems Informatics, Thousand Oaks, California, USA

Patrick Florent, University of Surrey, Guildford, Surrey, United Kingdom; SmithKline Beecham Biologicals, Rixensart, Belgium

Matthias Franzreb, Karlsruhe Institute of Technology, Institute for Functional Interfaces, Eggenstein-Leopoldshafen, Germany

Pete Gagnon, Validated Biosystems, San Clemente, California, USA

F.A.P. Garcia, University of Coimbra, Coimbra, Portugal

Tom Gervais, Centocor R&D Spring House, Pennsylvania, USA

Iraj Ghazi, The Ohio State University, Columbus, Ohio, USA

Siddartha Ghose, Aston University, Birmingham, United Kingdom

Guy Godeau, University of Surrey, Guildford, Surrey, United Kingdom; SmithKline Beecham Biologicals, Rixensart, Belgium

Susanne Gräslund, Structural Genomics Consortium, Karolinska Institutet, Stockholm, Sweden

Tingyue Gu, Ohio University, Athens, Ohio, USA

Martin Hammarström, Structural Genomics Consortium, Karolinska Institutet, Stockholm, Sweden

Richard Hassett, Invitrogen, part of Life Technologies, Grand Island, New York, USA

Eva Heldin, GE Healthcare Bio-Sciences AB, Uppsala, Sweden

Nathaniel G. Hentz, PhD, North Carolina State University, Golden LEAF Biomanufacturing Training and Education Center, Raleigh, North Carolina, USA

Birgit Hickstein, Clausthal University of Technology, Institute of Chemical Process Engineering, Clausthal-Zellerfeld, Germany

Timothy John Hobley, Technical University of Denmark, Systems of Biology, Lyngby, Denmark

Tony Hunt, Advanced Minerals Corporation, Santa Barbara, California, USA

Omkar Joshi, Bayer HealthCare LLC, Berkeley, California, USA

Varsha S. Joshi, Chemical Engineering Department, Indian Institute of Technology Delhi, Hauz Khas, New Delhi, India

Adalberto Pessoa Jr., School of Pharmaceutical Sciences, University of São Paulo, Brazil

Amaro G. Barreto Jr., Escola de Química, Universidade Federal do Rio de Janeiro, Rio de Janeiro-RJ, Brazil

Ivanildo J. Silva Jr., Federal University of Ceará, Fortaleza-CE, Brazil

Beth H. Junker, Bioprocess R&D Merck Research Laboratories, Rahway, New Jersey, USA

Manohar Kalyanpur, Consultant, Bioseparations & Pharmaceutical Validation, Plaisir, France

Ingo Kampen, Technische Universität, Institute for Particle Technology, Braunschweig, Germany

Mansoor A. Khan, Office of Pharmaceutical Science, Center for Drug Evaluation and Research, United States Food and Drug Administration

Alexandros Koulouris, Intelligen Europe, Thermi, Greece

Maria-Regina Kula, Heinrich Heine University Düsseldorf, Jülich, Germany

Ingo Kampen Arno Kwade, Technische Universität, Institute for Particle Technology, Braunschweig, Germany

Per Kårsnäs, Institute of Biology and Chemical Engineering, Mälardalens högskola, Eskilstuna, Sweden

Marcelo Fernández Lahore, Downstream Bioprocessing Laboratory, School of Engineering and Science, Jacobs University, Bremen, Germany

Philippe Lam, Pharmaceutical Development Genentech, Inc., South San Francisco, California, USA

Chung Lim Law, The University of Nottingham, Malaysia Campus, Selangor, Malaysia

Jinsong Liu, Product Development, Abraxis BioScience, Melrose Park, Illinois, USA

Scott Lute, Office of Biotech Products, Center for Drug Evaluation and Research, Food and Drug Administration, Silver Spring, Maryland, USA

Pérola O. Magalhães, University of Brasília, Brasília, DF, Brazil

Robert Z. Maigetter, Centocor R&D, Spring House, Pennsylvania, USA

J.C. Marcos, Center of Chemistry, University of Minho, Campus de Gualtar, Braga, Portugal

Joseph McGuire, Oregon State University, Corvallis, Oregon, USA

George Miesegaes, Office of Biotech Products, Center for Drug Evaluation and Research, Food and Drug Administration, Silver Spring, Maryland, USA

Jamie Moore, Pharmaceutical Development Genentech, Inc., South San Francisco, California, USA

Manuel Mota, IBB, Centro de Eng. Biológica, University of Minho, Portugal

Arun S. Mujumdar, National University of Singapore, Singapore

P.T. Noble, Fluor Daniel GmbH, Wiesbaden, Germany

Jeffery N. Odum, CPIP Biotech Sector Lead & Director of Operations Integrated Project Services

Jeffery Odum, IPS, Morrisville (RTP), North Carolina, USA

Victor Papavasileiou, Intelligen Europe, Leiden, The Netherlands

Jun T. Park, Office of Pharmaceutical Science, Center for Drug Evaluation and Research, United States Food and Drug Administration

Steve Peppers, Invitrogen, part of Life Technologies, Grand Island, New York, USA

Demetri Petrides, Intelligen, Inc., Scotch Plains, New Jersey, USA

Urs Alexander Peuker, TU Bergakademie Freiberg, Institute for Mechanical Process Engineering and Mineral Processing, Freiberg, Germany

John Pieracci, Biogen Idec, San Diego, California, USA

Tom Piombino, Integrated Project Services, Inc., Lafayette Hill, Pennsylvania, USA

Tina Pitarresi, Fast Trak Biopharma Services, GE Healthcare, Piscataway, New Jersey, USA

Mirjana Radosevich, Human Protein Process Sciences, Lille, France

Anurag S. Rathore, Chemical Engineering Department, Indian Institute of Technology Delhi, Hauz Khas, New Delhi, India

Erik K. Read, Office of Pharmaceutical Science, Center for Drug Evaluation and Research, United States Food and Drug Administration

James J. Reilly, Laureate Pharma, Inc., Princeton, New Jersey, USA

Robert van Reis, Genentech, Inc., South San Francisco, California, USA

Craig Robinson, GE Healthcare, Westborough, Massachusetts, USA

Carl A. Rockburne, The Rockburne Group, Atlanta, Georgia, USA

Gustav Rodrigo, GE Healthcare Bio-Sciences AB, Uppsala, Sweden

Cesar C. Santana, School of Chemical Engineering, State University of Campinas, Campinas-SP, Brazil

Maria Schäfer, TU Bergakademie Freiberg, Institute for Mechanical Process Engineering and Mineral Processing, Freiberg, Germany

Catherine H. Schein, Sealy Center for Structural Biology and Molecular Biophysics, Sealy Center for Vaccine Development, University of Texas Medical Branch, Galveston, Texas, USA

Richard Brent Seale, University of Otago, Dunedin, New Zealand

Klaus Selber, Heinrich Heine University Düsseldorf, Jülich, Germany

Rakhi B. Shah, Office of Pharmaceutical Science, Center for Drug Evaluation and Research, United States Food and Drug Administration

Bryan Shingle, Centocor R&D Spring House, Pennsylvania, USA

Charles Siletti, Intelligen, Inc., Mt. Laurel, New Jersey, USA

Eduardo V. Soares, Bioengineering Laboratory, Superior Institute of Engineering from Porto Polytechnic Institute, Porto, Portugal; IBB-Institute for Biotechnology and Bio-engineering, Centre for Biological Engineering, Universidade do Minho, Braga, Portugal

Gail Sofer, GE Healthcare, Piscataway, New Jersey, USA

Bob Stover, Tri-Clover, Valencia, California, USA

Jörg Thömmes, Biogen Idec, San Diego, California, USA

Owen Thomas, University of Birmingham, Biochemical Engineering, Birmingham, United Kingdom

Claudio Thomasin, Centocor R&D, Spring House, Pennsylvania, USA

Michiel E. Ultee, Laureate Pharma, Inc., Princeton, New Jersey, USA

Greg Van Slyke, Invitrogen, part of Life Technologies, Grand Island, New York, USA

Rami Reddy Vennapusa, Downstream Bioprocessing Laboratory, School of Engineering and Science, Jacobs University, Bremen, Germany

Gary Walsh, Industrial Biochemistry and Materials Surface Sciences Institute, University of Limerick, Limerick City, Ireland

Dave A. Wareheim, Centocor R&D Spring House, Pennsylvania, USA

Sandy Weinberg, Clayton State University, Atlanta, Georgia, USA

Christian Wood, Centocor R&D Spring House, Pennsylvania, USA

David W. Wood, The Ohio State University, Columbus, Ohio, USA

Alexander Yelshin, Polotsk State University, Novopolotsk, Belarus

Inna Yelshina, Polotsk State University, Novopolotsk, Belarus

Jonathan Yourkin, GE Instruments, Boulder, Colorado

David (Xiaojian) Zhao, Invitrogen, part of Life Technologies, Grand Island, New York, USA

Andrew L. Zydney, The Pennsylvania State University, University Park, Pennsylvania, USA

目　　录

第一部分　引　　言

第二部分　细胞的下游回收和蛋白质捕获

第三部分　下游纯化工艺开发

第四部分　下游回收与蛋白质纯化装置设计

第五部分　下游的现行药品生产质量管理规范操作

第六部分　生物制药设备的设计

第七部分　FDA 现行药品生产质量管理规范合规性

第一部分

引　言

引　言

下游制造过程在减少工艺体积的同时，提高产品的浓度和纯度。因此，"减少工艺体积而不损失产品"对于提高产品纯度的同时消除产品污染来说至关重要。不同产品（多肽、蛋白质、激素、低分子量代谢中间体、复合抗原等）都易于降解，这表明需要采用各种不同的方法从上游过程得到的含有杂质、污染物的产物中分离纯化目标产品。最佳下游产品回收率是以适当的生物学活性和纯度回收产品的比例。纯度高但是没有活性的产品是污染物，降低了整体工艺回收率，并可能对临床安全性和有效性产生极大的影响。这就是为什么下游工艺设计对整体生物制造成本影响最大的原因。

随着产品纯度的增加，更多的产品会由于与设备表面的非特异性吸附、与膜或色谱介质结合，或者发生沉淀等原因失活，从而降低产品的回收率。由于这些潜在损失的存在，每一个额外的分离步骤都会降低产品回收率。因此，下游分离科学家和工程师都致力于寻求减少或组合各操作单元，最大限度减少工艺步骤，从而使特定浓度、纯度下最大化达到产品回收率。

《工业生物技术——下游》第二部分包括用于细胞分离、细胞破碎（用于细胞内表达）、过滤助滤和用于快速蛋白质捕获时减小初始体积的吸附剂的初始步骤的详细方案描述。这些步骤很大程度上受上游工艺设计的影响，例如，产物体积、浓度和培养基及宿主细胞相关的污染物等均极大程度上影响下游产物回收和纯化的每个后续步骤。特别是细胞分离和细胞破碎的方法对那些需要在随后的分离步骤中从最终产品中去除（或最小化）的污染物（例如核酸、宿主细胞蛋白、细胞膜碎片或引起发热反应的脂多糖等）具有显著影响。

虽然每一个上游工艺决策均会影响下游产品的回收和纯化，但是并非所有污染物都是来自上游操作。在某些情况下，下游操作也可能会产生污染物。例如下游操作引入的生物负荷或微生物污染（来自于环境、水、操作者）、来自于直接接触产品的材料的污染（可萃取、可溶出的污染物）等。

第三部分中描述的是下游步骤通过吸附剂表面积、选择性、结合容量和在每个后续步骤所需浓度范围之内的体积减小程度来优化，以适应整体规模、稳定性、纯度和效能标准的需求。

因此，将生产该产品所需的上游生物系统与下游分离、浓缩、纯化等操作的工程设计与性能优化紧密结合是必不可少的。这意味着在应对不稳定的生物分子时，分离工程师、生物分离和生物分析科学家，以及具有广泛专业知识的生产操作人员需要作为一个团队进行有效的协作与交流，以设计能够从实验室规模放大到制造规模并成功转移的下游工艺。这同样意味着下游工艺科学家必须不断向上游工艺工程师和科学家提供反馈信息，以最小化上游工艺变更（细胞系变化、培养基成分变化、消泡剂的添加、工艺流程中的储存或暂停期间产品的降解情况等）对下游分离工艺的影响。因此，在设计下游工艺时，还需要查阅《工业生物技术——上游》中的相关内容。

由于被纯化的生物分子和污染物的结构及复杂性，每一步下游工艺都需要进行工艺开发和优化（为提高纯度和总得率）。第三部分还包括比例缩小纯化操作的方法。每一个下游步骤在中试或制造规模上进行优化都是花费巨大的。这不仅是由于设备的规模不同和分离介质的昂贵，还因为进行大规模的研究需要消耗大量有价值的产品。

下游操作需要专门的设备，用于分离蛋白质、多肽、病毒、抗原或低分子质量生物分子，同时需要将产品降解降至最低。第四和第五部分重点介绍大型设备设计和流体传输系统，并详细描述了许多类型的工业生物分离设备。来源于哺乳动物细胞系的产品方面尤其值得关注的是病毒灭活和病毒过滤的有效方法。这些方法可用模型病毒挑战进行验证。相关方法在第五部分进行了介绍。

不仅上下游工艺需要进行设计使之符合 cGMP 的各项要求，并能够获得相关许可证，还需要对用于实施该工艺的设备设施进行设计，从而获得认证。《工业生物技术——下游》的第六和第七部分介绍了设备设施设计、验证、原位清洁（CIP）和在线蒸汽灭菌（SIP）等方法。作为下游工艺的设备设施设计的一项重大进展，单次使用（SU）抛弃型下游用品对该产业的影响与日俱增，相关内容在第六部分进行介绍。

所有下游操作的总体目标不仅是大规模纯化所需产品，而且是要使其符合法规遵从性、获得认证许可。使最终制剂、灌装的产品可以为医生或患者所用。第七部分描述了过程分析技术（PAT）、生物载荷测试和质量源于设计（QbD）如何影响下游工艺设计，并对产品在 USFDA 和欧洲监管机构的合规性提供帮助。

翻译：张金龙　军事科学院军事医学研究院生物工程研究所
校对：陈　薇　军事科学院军事医学研究院生物工程研究所

第 1 章 生物工艺设计，计算机辅助

Victor Papavasileiou

Intelligen Europe，Leiden，The Netherlands

Charles Siletti

Intelligen，Inc.，Mt. Laurel，New Jersey

Alexandros Koulouris

Intelligen Europe，Thermi，Greece

Demetri Petrides

Intelligen，Inc.，Scotch Plains，New Jersey

1.1 引言

生物工艺设计是生物制品上市之前要做的思维活动。考虑到对一种新产品潜在市场需求的信息，生物工艺设计努力解决如下问题：每年生产一定量的产品需要的原材料和设备有多少？需要的工艺设备和支持设备的尺寸是多大？产品能否在现有场地上生产，是否还需要新建厂房？新设备的总资金投入是多少？生产一批需要多长时间？连续批间的最小时间间隔是多久？在生产过程中需要哪些资源（如原材料、人力和设备）？哪些工艺步骤或资源有可能成为生产瓶颈？哪些工艺和设备的改变能够增加生产能力？工艺对环境的影响是什么？在多种看似合理的选择中哪种设计是最好的？

工艺设计和工程经济评估需要具备很多不同的科学和工程学科的知识。设计和评估也在各种细节水平上实施。表 1.1 提供了一个设计和成本估算的一般分类，以及一个 5000 万美元投资项目的典型的工程成本[1]。

量级估算一般由过去在类似工程工作过的有经验的工程师来实施。他们花费几分钟或几小时即可完成，但误差可高达 50%。表 1.2 提供了一个很好的例子，显示了用于细胞培养设备资金投入的量级估计的典型信息，列举了过去 10 年中建设的各种尺寸的细胞培养

设备的资金投入。最后一列显示了以"百万美元每立方米容量"表示的生产生物反应器资金投入的单位成本。数值为 2.5～6.2，更近期的数值为 5～6.2。因此，使用表 1.2 中的数据可以估算出，生产一个反应器容量为 100 m^3 的新培养设备的资金投入为 5 亿～6.5 亿美元。

表 1.1 设计估算的类型

等级	预算类型	精度/%	成本/万美元
1	基于之前相似的成本数据的量级估算（比例估算）	≤50	—
2	基于主要设备条目的项目设计评价（概算）	≤30	2～4
3	基于充足数据的"初步工程（范围估计）"，能为估算制定预算	≤25	5～10
4	以几近完成的工艺数据为基础的"详细施工设计（资金批准阶段）"	≤15	10～20
5	基于完整设计图纸、规格、现场调查的"采购和建设（承建商的估算）"	≤10	300～700

运营公司雇佣的工程师通常执行2级和3级的研究。在合适的计算机的帮助下完成这些研究要花费数天或数周。研究的主要目标是评价可选方案并准确指出高投入低收益的区域。结果被用于将来研究开发的设计，以及项目预算的制定。

表 1.2 细胞培养设施的资金投入

公司	容量/m^3	完成年份	投资/百万美元	单位成本/（百万美元/m^3）
Genentech	8×15=120	2001	300	2.5
Amgen	8×8=64	2002	300	4.7
Wyeth	6×15=90	2003	325	3.6
Biogen Idec	6×15=90	2005	450	5.0
BMS	6×20=120	2009	750	6.2

4 级和 5 级的研究通常由建筑公司进行，他们被雇来为处于高级开发阶段的有前途的新产品建设新厂房。这些细节的估算不在本章范围内，本章的其他部分将关注 2 级和 3 级研究。也应该注意的是，创造性的工艺设计工作一般只限于初步研究。等到施工设计工作开始时，超过80%的工艺已经固定了。而且，大多数有关资金支出和产品上市的重要决定是以初步工艺设计和成本分析的结果为基础的。这就是新工程师掌握初步的工艺设计和成本分析技巧如此重要的原因。

1.2　使用计算机辅助的益处

计算机辅助[如电子表格、过程模拟、有限产能调度（FCS）和其他专业工具]的使用极大地促进了工艺设计计算。使用适当的计算机辅助使得工艺设计团队能够用一组不同的假设和其他输入数据来快速精确地重做整个计算。产品的类型、开发阶段和投入的规模决定了使用这一工具的益处。对于生物制品商品，如生物染料，资金和运营成本的最小化是主要益处。对于高价值的生物技术药物，缩短上市时间的系统化的工艺开发是主要推动力。图 1.1 显示了在商业化工艺的各个阶段使用计算机辅助的益处。

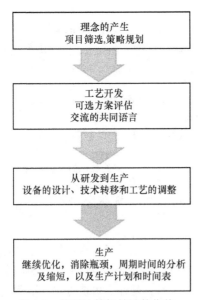

图 1.1　使用计算机辅助的优势。

1.2.1　理念的产生

当开始构思产品和工艺理念时，工艺模型工具就被用于以初步经济分析为基础的方案筛选、选择和策略规划。

1.2.2　工艺开发

在这段时期，公司的工艺开发团队对合成、纯化、鉴定和终产品制剂的各种选择进行研究。在这个阶段，工艺不断发生变化。通常有大量科学家和工程师参与到各个工艺步骤的改进和优化中。工艺模拟工具在此阶段的使用能够引入交流的共同语言，促进团队合作。整个工艺的计算机模型能够提供共同的参照和评价体系，促进工艺开发。工艺变化的影响能够很快以一种系统的方法被评价并记录下来。一旦有了可靠的模型，就能用它准确定位复杂工艺中的价格敏感部分，这些通常是实现高资金高运营成本或低收益低生产能力的步骤。由这些分析取得的结论可用于将进一步的实验室和中试研究集中到对那些工艺步骤的优化上。使用备选工艺设置和操作条件在计算机上进行试验减少了耗钱又耗时的实验室和中试工作。

能够用计算机模型快速进行评价的另一个问题是，工艺对环境的影响。针对大规模生产计算的物料平衡揭示了环境热点步骤，这些通常是使用有机溶剂和其他高清理成本的管制物质的工艺步骤。在工艺开发中未解决的环境问题可能会对生产造成严重困扰。这对于生物制药尤其正确，因为一个工艺被管理部门批准后，进行工艺变更将会消耗大量的金钱和时间。

1.2.3　设施设计和/或选择

对于处于中试水平即将结束时期的工艺开发，模拟工具用于对商业化生产工艺进行系统的设计和优化。拥有一个好的计算机模型能够极大地促进新工艺由中试车间到大规模工厂的转移。如果需要建设一个新厂房，工艺模拟器能用来确定工艺设备和支持设施的尺寸，并估计所需的资金投入。在将生产转移到现有生产场地过程中，工艺模拟器能够从生产能力和生产成本的角度对各个不同地点进行评估，选择最合适的地点。将生产外包给承包商的情况也同样适用。

1.2.4　生产

在大规模生产中，模拟工具主要用于工艺的持续优化和解决瓶颈的研究。其他计算机辅助在包括 FCS、制造资源计划（MRP）和企业资源规划（ERP）的生产中起重要作用。FCS 工具在批式化学生产中起重要作用，可在不间断的基础上，在不违反可用设备、人力资源、设施、材料库存等条件所受限制的情况下，通过计算机辅助产生生产计划。FCS 工具弥补了 ERP/MRP 工具和工厂层之间的鸿沟[2]。由 ERP/MRP 工具生成生产计划通常是以粗略的有代表性的工艺和工厂的近似生产能力为基础的，结果，通过这些工具生成的解决方案可能是不可行的，尤其是对于那些设备利用度高的多产品车间来说。这就导致了，为了能够持续响应客户的需求，常常需要加紧生产或者进行大量存货。在没有能够准确评估生产能力的好的生产规划工具的情况下无法实施"精益生产"的原则，如准时制生产、减少在制品（low work-in-progress）和减少产品存货[3,4]。

1.3 市售工具

工艺模拟程序，也称工艺模拟器，早在 1960 年左右就被应用于化学和石化工业中。已为这些工业建立的模拟器包括：Aspen 技术有限公司（剑桥，马萨诸塞州，美国）的 Aspen Plus 和 HYSYS，Chemstations 有限公司（休斯敦，得克萨斯州，美国）的 ChemCAD，以及 SimSci-Esscor 有限公司（森林湖，加利福尼亚州，美国）的 PRO/II。

以上模拟器被设计成对主连续过程和它们的暂时行为进行建模。然而，多数生物制品的生产，是以批式或半连续的模式生产的[5,6]。用批式过程模拟器对这一过程建模是最好的，其考虑了事件的时效性和顺序。Batch 技术有限公司（西拉法叶，印第安纳州，美国）的 Batches Process 是第一个针对批过程的模拟器。它于 20 世纪 80 年代中期上市。其所有操作模型都是动态的，其模拟总是涉及一个时间段内的不同公式的综合。20 世纪 90 年代，Aspen 技术公司（剑桥，马萨诸塞州，美国）推出了 Batch Plus，这是一种针对批式制药过程的配方驱动的模拟器。大概在同时期，Intelligen 有限公司（苏格兰平原，新泽西州，美国）推出了 SuperPro Designer。SuperPro 的独特特点是能够同时对批式和连续过程进行建模[7]。

离散事件模拟器在生物过程工业中也获得了应用。已有的这种类型的工具包括 ProModel 公司（奥勒姆，犹他州，美国）的 ProModel，Rockwell 自动化有限公司（密尔沃基，威斯康星州，美国）的 Arena 和 Witness，Imagine That 有限公司（圣何塞，加利福尼亚州，美国）的 Extend，FlexSim 软件商品有限公司（奥勒姆，犹他州，美国）的 FlexSim。这些工具一般是以时间依赖性的实时事件和过程的模块为模型开发的。物料平衡、设备尺寸和成本分析任务一般不在这种模型的考虑中。这些工具中的一些是完全定制的，第三方公司偶尔以它们为平台创建特定行业的模块。例如，BioPharm 服务公司（巴克斯，英国）已经创造了一个在 Extend 上运行的专注于生物药物的模块。

微软的 MS Excel 是另一个用于为集成的过程建模的通用平台，其专注于物料平衡、设备尺寸和成本分析。一些公司甚至已经在 Excel 中开发出了能捕获批式过程的时效性的模型。这一般是通过在 Excel 中写大量 VBA（VB 应用程序）代码（以宏和子程序的形式）实现的。Alfa Laval Biokinetics 有限公司（费城，宾夕法尼亚州，美国）的 K-TOPS 就属于这种类型。

在生产规划中的评估工具包括：Infor（恩富）全球解决方案公司（阿尔法利塔，佐治亚州，美国）的 Infor SCM，i2 技术公司（欧文，得克萨斯州，美国）的 Optiflex，SAP AG 公司（瓦尔多夫，德国）的 SAP APO，ILOG SA 公司（让蒂伊，法国）的 ILOG Plant PowerOps，以及 Aspen 技术公司（剑桥，马萨诸塞州，美国）的 Aspen SCM（前 Aspen MIMI）等。然而，到目前为止，他们在生物化学领域的成功非常有限。他们主要专注于离散制造（与批式化学生产相反），以及从数学优化的角度处理调度计划，这是其市场渗透有限的部分原因。

Intelligen 公司（苏格兰平原，新泽西州，美国）的 SchedulePro，是一个新的专注于批式和半连续生物化学和相关工艺时间安排的 FCS 工具。它是一个配方驱动的工具，强调产生容易由用户以人机交互方式进行改进的可行的解决方案。

本章的其余部分将通过例子图示的方式，讲解用于对完整生化工艺进行评估和优化的模拟和进程安排工具的使用。在参考文献[8]中可以找到额外的对生物工艺的分析和评估。

1.4 单克隆抗体例子

单克隆抗体（Mab）是生物药物工业中发展最快的部分[9]。已有超过 20 种单抗和 Fc 融合蛋白在美国和欧洲获准上市，大约 200 种对应广泛适应证的抗体处在临床试验阶段[2]。这一市场预计每年将增长 20%，在 2008 年达到 170 亿美元[10]。

一些抗体的高剂量需求，转换成纯化产品的年生产需求，将是吨级规模。本章其余部分通过 SuperPro Designer 对这一工艺进行模型化和分析。图 1.2 展示了总体工艺的流程图。这一流程图是以专利和技术文献中的可用信息为基础，并结合我们的工程判断及对这类工艺的经验产生的。这个例子的计算机文件作为 SuperPro Designer 评估版本的一部分，可在网站 www.intelligen.com/literature 找到。额外的处理其他生物药物和商品化生物产品的例子可在同一网站找到。

使用 SuperPro Designer 对集成过程进行计算机建模，用户要从生成代表总体工艺的流程图开始。通过将需要的单元过程放在一起来制作流程图（见下一段的说明），并将它们和物料流相结合。下一步用户通过登记各种在工艺中使用的物料、具体操作条件及各种操作中的执行参数，来初始化流程图。

多数生物药物工艺都以批式模式进行操作，这与使用连续过程的石油化学和其他高通量的产业不同。在连续生产中，一部分设备总是执行相同的活动。而在批式过程中一部分设备经历一种操作循环。例如，一个接种准备步骤（P-5 in SBR1）包括如下操作（图 1.3）：在线蒸汽灭菌（SIP），装配（SET UP），转入-1（培养基），转入-2（接种物），发酵操作（FERMENT），清空罐体（TRANSFER OUT），原位清洁（CIP）。在 SuperPro 中，组成一个工艺步骤的操作集被称为"单元程序"（与单元操作相反）。包含在程序（如转入、发酵和原位清洁）中的个体任务被称为"操作"。

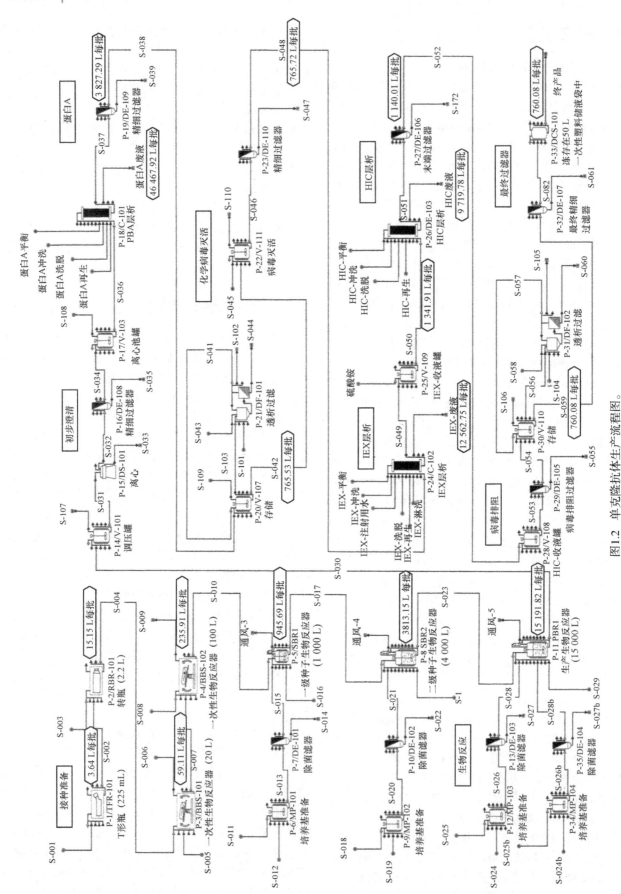

图1.2　单克隆抗体生产体生产流程图。

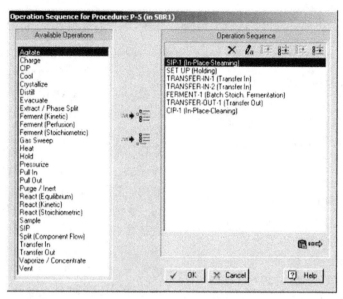

图 1.3 P-5 单元过程（图 1.2）的相关操作。（本图全彩图片可由 http://onlinelibrary.wiley.com/book/10.1002/9780470054581 获得。）

在屏幕上一个单元程序是用单一设备图标表示的。本质上，一个单元程序是描述需要完成单一过程步骤的活动顺序的列表。通过图 1.3 显示的对话框详细说明了一个容器的单元程序列表。程序在对话框的左边展示了容器程序中的可用操作；在右边，展示了其登记的操作。在批式过程（又称为"处方"）的层次表示法中使用了单元程序和操作，这是美国仪器协会（ISA）推荐的方法，因为它促进了批式操作的建模、控制和时间安排[11]。

对单元程序中的每一个操作，模拟器都包含了执行物料和能量平衡计算的数学模型。以物料平衡为基础，它对设备的大小进行计算。如果一个单元程序中的多个操作为某一设备部分指定了不同尺寸，软件将协调不同需求，选择适合所有操作的设备尺寸。应设置足够大的设备尺寸使操作中不发生溢出，但不应大于必需的尺寸（使资本成本最小化）。如果设备大小是由用户指定的，模拟器将对其进行检查，保证容器内容物不会溢出。另外，这一工具通过检查保证容器内容物不会降低到用户指定的适合操作的最低体积（如最小搅拌体积）以下。

1.4.1 过程说明

1.4.1.1 上游

上游部分分为两个阶段：接种准备阶段和生物反应器阶段。接种物在 225 mL T 形瓶中开始准备。培养材料先转移到 2.2 L 转瓶中，然后是 20 L，随后是 100 L 一次性反应器袋子。在所有 4 个初始步骤中补入合适量的无菌培养基（每批分别为 3.6 kg、11.4 kg、43.6 kg 和 175.4 kg）。然后培养物转入一级（1000 L）和二级（4000 L）种子生物反应器中。在两个准备罐（MP-101 和 MP-102）中培养基粉末溶入注射用水（WFI），然后通过 0.2 μm 除菌终端过滤器（DE-101 和 DE-102）过滤并补入种子反应器。在生物反应器部分中，将无血清低蛋白培养基粉末溶解在不锈钢储罐（MP-103）的 WFI 中。溶液使用 0.2 μm 终端过滤器（DE-103）过滤除菌。搅拌罐反应器（生产生物反应器，PBR1）用于细胞的生长，并生产治疗性 Mab。生产生物反应器以"补料批式"模式操作。高培养基浓度会抑制细胞，所以在过程开始阶段加入一半培养基，其余的在发酵过程中以各种比率补入。初始补料液中的培养基粉末浓度是 17 g/L。发酵时间为 12 d。生物反应器每批产生约 15 000 L 培养液，约含 22.6 kg 产品（产物滴度约 1.5 g/L）。

1.4.1.2 下游

下游单元程序间设置了 0.2 μm 终端过滤器以保证无菌。产生的生物量和其他悬浮组分使用圆盘堆叠离心机（DS-101）进行去除。在此步，约有 2% 的 Mab 流失于固体废物流中，导致产率为 98%。使用蛋白 A 亲和层析柱（C-101）除去大部分杂质蛋白。下面的操作假定：①介质的载量为每升介质 15 g 产品；②洗脱缓冲液为 0.6%（质量百分比）乙酸，且体积为 5 倍柱体积（CV）；③产品在 2 CV 的洗脱液中的回收率为 90%；④用于柱平衡、洗涤和再生的溶液的总体积为 14 CV。整个过程需要约 27 h，需要介质约 362 L。蛋白质溶液被浓缩 5 倍，以 WFI 为稀释液渗滤 2 次（在 P-21/DF-101 中）。此步约花费 5 h，并需 15 m² 的膜。产率为 97%。然后，浓缩的蛋白质溶液经吐温 80 化学处理 1.5 h 以灭活病毒（在 P-22/V-111 中）。下面的步骤是离子交换层析（P-24/C-102）。下面的步骤假设：①介质的载量为每升介质 40 g 产品；②使用浓度为 0～0.1 mol/L 的氯化钠溶液进行梯度洗脱共 5 CV；③产品在 2 CV 的洗脱液中得到回收，Mab 的产率为 90%；④用于柱平衡、洗涤、再生和冲洗所用的溶液的总体积为 16 CV。这一步花费约 22.3 h，并需要介质约 158 L。然后在离子交换（IEX）洗脱液（P-25/V-109）中加入硫酸铵达到 0.75 mol/L，来增加离子强度，为下面的疏水相互作用层析（HIC；P-26/C-103）做准备。为下面的 HIC 步骤操作假设：①介质的载量为 40 g 产品每升介质；②洗脱液为氯化钠（4% *m/m*）、磷酸二氢钠（0.3% *m/m*）溶液，体积为 5 CV；③产品在 2 CV 的洗脱液中的回收率为 90%；④用于柱平衡、洗涤、再生所用的溶液的总体积为 12 CV。此步需要约 22 h 和 142 L 介质。再下面是病毒排阻步骤（DE-105）。使用的是孔径为 0.02 μm 的终端类型滤器。这一步约花费 2.3 h，需要膜 1.45 m²。最终，将 HIC 洗脱缓冲液交换为产品存储（PBS）缓冲液，并浓缩 1.5 倍（在 DF-102 中）。这一步约花费 4 h，需要膜 7 m²。最终约 580 L 蛋白溶液存储在 50 L 的一次性储液袋中（DCS-101）。每批生产约 14.6 kg Mab。下游操作的总产率约为 64.5%。

1.4.2 物料平衡

表 1.3 提供了工艺总体物料平衡的概要。注意每批需用大量的 WFI。WFI 的主要部分消耗在清洁和缓冲液准备中。每批约生产 14.6 kg Mab。

表 1.3 原材料需求

原材料	需求		
	kg/年	kg/批	kg/kg 纯化单克隆抗体
接种培养基	374	4.68	0.32
WFI	9 403 568	117 545	8 058
磷酸	44 113	551.41	37.8
氢氧化钠	34 164	427.05	29.28
无血清培养基	35 882	448.52	30.75
EDTA，钠盐	2 544	31.8	2.18
氯化钠	53 600	670	45.93
Tris 碱	1 272	15.9	1.09
Tris HCl	3 815	47.69	3.27
乙酸	3 457	43.21	2.96
柠檬酸钠	623	7.78	0.53
KCl	1	0.01	0.001
KH_2PO_4	1	0.01	0.001
Na_2HPO_4	1 817	22.72	1.56
NaH_2PO_4	105	1.31	0.09
硫酸铵	8 104	101.31	6.94
吐温 80	5	0.06	0.01
总计	9 593 445	119 918	8 221

1.4.3 时间表和周期缩短

图 1.4 显示了 4 个连续批的横道图（甘特图）。这一时间表代表了具有一个单产品线的工厂。在图表顶部可以看到原位清洁（CIP）撬装块。批时间约为 50 d。这是从单批的接种准备到终产品纯化所需的时间。每 2 周开始一个新批。生产生物反应器（PBR1）是时间（调度）瓶颈。基于这一工厂每年处理 20 批，能生产约 292 kg 纯 Mab。从本章可知道在这些条件下下游流程没被充分利用，工艺的周期（连续批开始之间的时间）相对过长。通过安装多个生物反应器列增加工厂的通量，以交错模式运转（异相地），并供给同一纯化列，可减少过程周期。图 1.5 代表了一个 4 个生物反应器列供给同一纯化列的例子。新的周期是 7 d，是原来的 1/4。在这一条件下，工厂每年处理 80 批，每年生产约 1167 kg Mab。一些生物制药公司为每条纯化列安装多于 4 个生物反应器列，以使周期低至 2 d。

1.4.4 单批设备尺寸的制定

批过程的其他特征是其资源需求多变，如需要的劳动力、设备和原材料根据时间变化。在设计新设备和对已有设备进行改装时，WFI 系统的尺寸制定是常见的挑战。WFI 被用于准备培养基和缓冲溶液、设备清洁、产生清洁蒸汽等。WFI 系统由产生蒸馏水的蒸馏装置和缓冲槽及一个用来进行围绕厂房运送的循环回路组成。容量可能被如下任何一项限制：

- 平均来说，过程消耗的水不能多于蒸馏能产生的水；
- 过程需求峰值不能超过循环系统的能力；
- 缓冲罐必须足够大，在运行峰值时保证容量；
- 在一些工厂，定期消毒周期可能使所有纯净水提取中断。

过程模型可为蒸馏、缓冲罐的尺寸和循环环路的泵出能力提供合理的估计。图 1.6 展示随着时间 Mab 过程所需要的 WFI。此图显示了瞬时和 12 h 的平均（粗线）需求。这一图表也显示了这 12 h 的积累值，对应左边的 y 轴。峰瞬时需求显示了系统的最小泵出能力（11 500 kg/h 或 50.7 gpm）（译者注：1 gpm=3.785 L/min）。12 h 平均速率的峰值为蒸馏（1800 kg/h 或 8 gpm）的能力提供了估计数据，根据对应的 12 h 积累值的峰值估计缓冲罐容量为 25 000 L。关于蒸馏率与缓冲能力的权衡，可通过平均时间的改变对其进行检验。选择更长的周期，会得到更大的缓冲罐和较低的蒸馏率预测。

图 1.7 显示了缓冲罐容量 25 000 L 且蒸馏率为 3500 L/h 时的 WFI 存量特点。当储罐水平低于 30% 时，蒸汽发生开始工作，直到注满储罐。蓝色"步骤-功能"线表示蒸汽的运行率（读者需参考本章在线版本的颜色指示）。

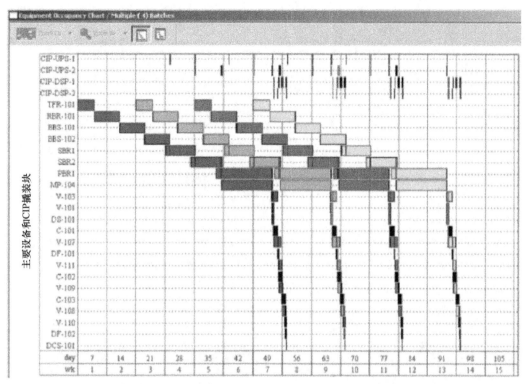

图 1.4　一个反应器列供给一个纯化列。（本图全彩图片可由 http://onlinelibrary.wiley.com/book/10.1002/9780470054581 获得。）

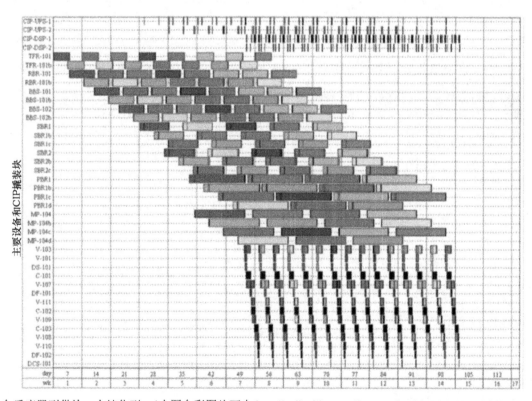

图 1.5　4 个反应器列供给一个纯化列。（本图全彩图片可由 http://onlinelibrary.wiley.com/book/10.1002/9780470054581 获得。）

1.4.5　经济评价

由于很多原因，成本分析和工程经济评价是非常重要的。对于一个新产品，如果公司缺乏具有适当容量的合适的生产设备，就必须决定是否要建设一个新工厂或将产品外包。一个新工厂的建立是一项重要的资本支出（表 1.2）且是长期过程。为了做出决定，管理者必须拥有需要的资本投入和完成这一设施所需时间的信息。在将产品外包时，产品成本分析是与合同生产商进行谈判的基础。足够细化的计算机模型可被用作条款讨论和谈

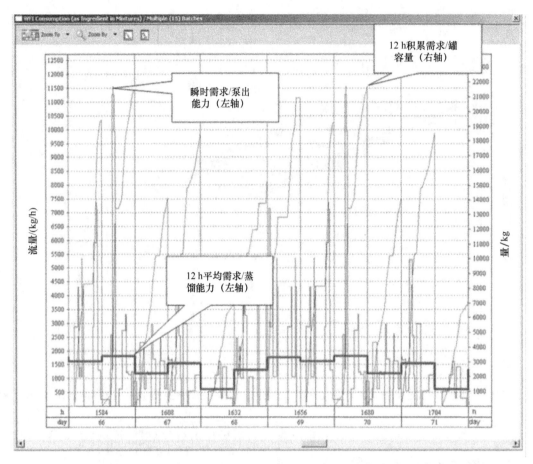

图 1.6 以时间为函数的 WFI 需求。（本图全彩图片可由 http://onlinelibrary.wiley.com/book/10.1002/9780470054581 获得。）

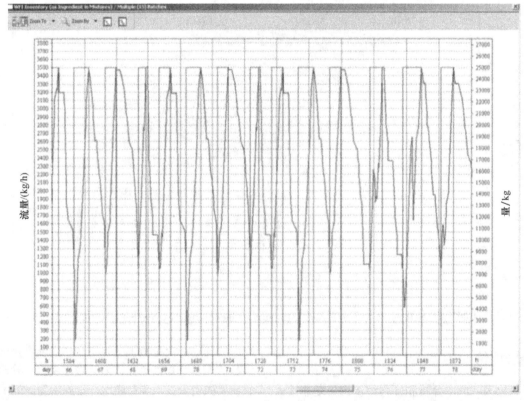

图 1.7 缓冲罐中 WFI 的存量情况。（本图全彩图片可由 http://onlinelibrary.wiley.com/book/10.1002/9780470054581 获得。）

判的基础。合同生产商常以设施/设备利用和每批次的人力需求为基础进行估算，一个好的模型可提供这样的信息。SuperPro 执行周密的成本分析和工程经济评价计算。它同时对资金和运营成本进行评估。以一些供应商和文献资料来源的数据为基础，通过内建的成本统计对设备成本进行估算。固定资本投资的估算是以设备成本和各种乘数的使用为基础的，其中一些是设备特异性的（如安装成本），另一些是工艺特异性的（如管道和建筑的成本）。文献[12～14]中有对这一应用的详细描述。本节的其他部分提供了这一例子的过程成本分析结果的摘要。

表 1.4 提供了主要设备的列表和购买价格（由 SuperPro Designer 产生）。具有这一容量（4 台生产生物反应器，每台的工作体积为 15 000 L）的工厂总设备成本约为 2400 万美元。约 1/4 的设备成本是与这 4 台生产生物反应器相关的。在图 1.2 中出现，而没有单独在表中列出的"容器和滤器"的成本，记录在"未列出设备价格"条目下。图 1.2 中用来进行缓冲溶液准备和储存的储罐也包含在经济评估中。在 www.intelligen.com/literature 可下载一个包括所有缓冲液准备和储存事件及其他高级过程的建模特征的完整模型。

表 1.4 主要设备规格和购买成本（2007 年美元价格）

数量	名称	描述	单价/美元	价格/美元
4	SBR1	种子反应器 罐容积=1 200 L	500 000	2 000 000
4	MP-101	混合罐 罐容积=800 L	148 000	592 000
4	MP-102	混合罐 罐容积=3 200 L	180 000	720 000
3	SBR2	搅拌罐反应器 罐容积=4 800 L	640 000	1 920 000
4	PBR1	搅拌罐反应器 罐容积=19 000 L	1 468 000	5 872 000
4	MP-103	混合罐 罐容积=11 500 L	205 000	820 000
4	V-101	混合罐 罐容积=17 000 L	223 000	892 000
4	V-103	混合罐 罐容积=16 100 L	221 000	884 000
4	V-107	混合罐 罐容积=3 250 L	181 000	724 000
4	DF-101	渗析过滤器 膜面积=15.2 m²	44 000	176 000
1	C-102	PBA 层析柱 柱容积=158 L	195 000	195 000
4	V-109	混合罐 罐容积=1 150 L	156 000	624 000
1	C-103	PBA 层析柱 柱容积=143 L	188 000	188 000
4	V-110	混合罐 罐容积=1 000 L	153 000	612 000

续表

数量	名称	描述	单价/美元	价格/美元
1	DF-102	渗析过滤器 膜面积=7.3 m²	28 000	28 000
2	DS-101	碟堆离心机 通量=2 000 L/h	400 000	800 000
1	C-101	PBA 层析柱 柱容积=362 L	291 000	291 000
2	V-108	混合罐 罐容积=1000 L	153 000	306 000
2	V-111	混合罐 罐容积=650 L	144 000	288 000
5	MP-104	混合罐 罐容积=1 250 L	157 000	785 000
		未列出设备价格		8 390 000
总计				27 107 000

表 1.5 展示了直接固定资本（DFC）的投资包括的各种条目。具有这一容量的工厂总 DFC 约为 2 亿 4000 万美元，或是约为总设备成本的 10 倍。包括启动和验证成本的总资本投资约为 3 亿美元。

表 1.5 固定资本估价概要（2007 年美元价格）

总厂房直接成本（TPDC）（物理成本）	
设备购买成本	24 085 000
安装	10 877 000
加工管线	8 430 000
仪表	9 634 000
隔热	723 000
电气	2 409 000
建筑	60 213 000
场地改进	3 613 000
辅助设施	9 634 000
TPDC	129 618 000
总厂房间接成本（TPIC）	
工程	32 404 000
建设	45 366 000
TPIC	77 770 000
厂房总成本（TPC=TPDC + TPIC）	
TPC	207 388 000
承包人费用和意外开支（CFC）	
承包人费用	10 369 000
意外开支	20 739 000
CFC=12+13	31 108 000
直接固定成本（DFC=TPC + CFC）	
DFC	238 496 000

表 1.6 提供了运营成本的摘要。每年总运营成本约 1 亿 1160 万，使得单位生产成本约为 95.6 美元/g（每年生产 1167 kg 纯化产品）。设施相关的成本是最

重要的部分，约占总运营成本的 40%。对于高附加值的生物制药这是普遍的。资本投资的折旧和设施的维护是成本的主要组成部分。原材料约占总成本的 18%。假设无血清培养基干粉的价格为每公斤 500 美元，无血清培养基约占到原材料成本的 90%（表 1.7）。人力和耗材的占比分别是第三位和第四位，各占总生产成本的约 17%。耗材包括定期更新层析介质和膜滤器的成本。蛋白 A 介质的更新占总耗材成本的 62.3%（表 1.8）。假设蛋白 A 介质的单位成本为 6000 美元/L，更新频率为 60 个循环。约 63% 的生产成本与上游部分有关（种子准备和培养），37% 与下游部分（产品回收和纯化）有关。

表 1.6　运营费用概要（2007 年美元价格）

费用项	费用/（美元/年）	占总数比例/%
原材料	19 925 000	17.85
劳动力相关	18 538 000	16.61
设施相关	45 077 000	40.39
实验室/QC/QA	9 269 000	8.30
耗材	18 597 000	16.66
废弃物处理/清理	167 000	0.15
水电费	37 000	0.03
总计	111 610 000	100.00

表 1.7　原材料成本分解（2007 年美元价格）

大量原材料	单位成本/（美元/kg）	年使用量/kg	年成本/美元	占总数比例/%
种子培养基	6.147	18 720	115 072	0.58
H_3PO_4（5% m/m）	0.143	882 259	125 722	0.63
NaOH（0.5 mol/L）	0.245	745 872	182 783	0.92
WFI	0.150	3 914 847	587 227	2.95
无血清培养基	500.0	35 882	17 940 824	90.04
蛋白 A 平衡液	0.153	1 271 787	194 520	0.98
蛋白 A 洗脱液	0.153	576 131	88 425	0.44
蛋白 A 调节缓冲液	0.168	345 873	58 013	0.29
NaOH（0.1 mol/L）	0.243	517 328	125 773	0.63
IEX-平衡缓冲液	0.186	189 473	35 268	0.18
IEX-冲洗缓冲液	0.221	190 310	42 017	0.21
IEX-El-缓冲液	0.347	10 727	3 726	0.02
NaCl（1 mol/L）	0.368	116 341	42 848	0.22
硫酸铵	8.000	8 104	64 835	0.33
HIC-平衡缓冲液	0.909	75 133	68 279	0.34
HIC-冲洗缓冲液	0.538	178 584	96 078	0.48
HIC-El-缓冲液	0.305	173 202	52 763	0.26
NaOH（1 mol/L）	0.336	250 320	84 168	0.42
PBS	0.182	92 548	16 870	0.08
吐温 80	1.833	5	9	0.00
总计		9 593 446	19 925 219	100.00

表 1.8　耗材成本分解（2007 年美元价格）

耗材	单位成本/美元	年用量	度量单位	年成本/美元	占总数比例/%
2.2 L 转瓶	6	640	件	3 840	0.02
Dft DEF 墨盒	1 000	720	件	720 000	3.87
225 mL 方瓶	2	1 440	件	2 880	0.02
Dft 膜	400	89	m^2	35 600	0.19
50 L 袋子	5	1 200	件	6 000	0.03
100 L 细胞袋	300	400	件	120 000	0.65
病毒排阻膜	13 356	160	件	2 136 960	11.49
20 L 细胞袋	100	480	件	48 000	0.26
蛋白 A 介质	6 000	1 930	L	11 580 000	62.27
SP-Seph HP 介质	2 500	758	L	1 895 000	10.19
HIC Butyl Seph HP 介质	3 000	682	L	2 046 000	11.01
总计				18 594 280	100.00

1.4.6 灵敏度分析

在计算机上完成对整个过程的建模后，就可以使用 SuperPro Designer 这样的工具来提出并能容易地解答"如果……则……"这种问题，并分析模型对于关键设计变量的灵敏度。在这个例子中，我们着眼于反应器列的数量、生产滴度和生物反应器容积对单位生产成本的影响。

图 1.8 展示了反应器列数对单位生产成本的影响。之前章节中的成本的分析计算相当于 4 台生产反应器（每台的工作体积为 15 000 L）供给一条纯化列，结果单位成本约为 96 美元/g。如果一条生物反应器列只供给一条纯化列，则生产成本增加 50%。对于每条纯化列对应多于 4 台生产反应器的，单位成本稍低，接近 90 美元/g。多台生产生物反应器配套一条纯化列，将导致生产成本降低，因为工厂的通量增加了（其与生物反应器的数量成比例）而不需增加纯化列的资金投入。每条纯化列对应 4～6 台生物反应器列，可能是发酵时间约为 12 d 的细胞培养过程的最优数量。这样的操作过程每个周期为 2.5～3.5 d。

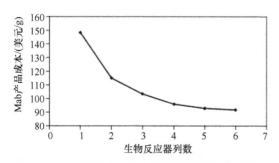

图 1.8　Mab 产品成本是生物反应器列数的函数。

图 1.9 显示了产品滴度和反应器容积对单位生产成本的影响。所有点都对应 4 台生产生物反应器配一个纯化列的情况。产品滴度低时，生物反应器容积对单位生产成本具有很大的影响。例如，对于一个产品滴度为 0.5 g/L 的生物反应器，生产反应器容量由 10 000 L 提高到 15 000 L，最终到 20 000 L，每克成本从约 330 美元分

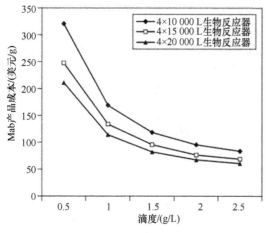

图 1.9　Mab 产品成本是产品滴度和生产生物反应器体积的函数。

别降低到 250 美元和 210 美元。此外，对于产品滴度高（如约 2.5 g/L）的情况，生物反应器规模的影响则不那么重要。这可以由产品滴度高时主要生产成本与纯化列相关这一事实来解释。因此，当产品滴度增加时，明智的选择是将研发重点由细胞培养转移到产品的纯化。得到这一敏感性分析的结果的关键假设是，细胞培养基的组成和成本与产品滴度无关。

1.4.7 变异性和不确定性分析

常被用于批式过程的设计、缩减循环时间和成本估算的过程模拟工具，使用了确定性（因果）模型。它们对"平均"和"预期"的情况建模，通常称为"基础情况"或"最可能的情况"。然而在所有的生物反应器中，不管多努力改良它们的效果，变异性都会发生。对很多情况进行建模可能有助于确定关键工艺参数的表现范围。然而，这样的方法不能解释发生各种情况的相对可能性。蒙特卡罗（Monte Carlo）模拟是一种实用的对工艺参数的变异性和不确定性进行量化的方法[15]。在蒙特卡罗模拟中不确定的输入变量被可能性分布所代表。其通过重复地从用户定义的可能性分布中不断地取值，模拟计算一个模型的很多的情景，用赋予模型的这些值来计算和分析输出，用统计学方法来对风险定量。对于在 SuperPro 中开发的模型，可通过结合使用 SuperPro 和 Decissioneering 有限公司（丹佛，科罗拉多州，美国）的 Crystal Ball 来进行蒙特卡罗模拟。Crystal Ball 是一个协助我们进行蒙特卡罗模拟的 Excel 插件应用。它使用户能指定输入变量的不确定性，指定它们的可能性分布，并选择哪些输出（决策）变量的值在模拟中被记录和分析。对每一个模拟试验（情况），使用 Crystal Ball 为不确定的输入变量产生随机值，变量选择的频率由使用蒙特卡罗方法计算的可能性分布得到。Crystal Ball 也可计算涉及输出的不确定性，如它们的统计学比率、平均数、中位数、模式、方差、标准差和频率分布。

对于这个例子的基本情况我们估计每年的纯化 Mab 生产量为 1167 kg，单位生产成本为 95.6 美元/g。假设我们的目标是以不超过 100 美元/g 的成本，每年至少可靠地生产 1100 kg 纯化产品。如果在一些关键工艺和市场参数存在变异性和不确定性，我们对自己的目标值能有多少信心？

为了阐明这个练习中的效益，我们为一些影响工厂年生产量和单位生产成本的参数指定可能性分布。因为生产生物反应器是工艺的时间瓶颈（如具有最长的周期），生产生物反应器的收获的延迟将影响年批数，继而影响工厂的年生产量和单位生产成本。对于基本案例情况，假设发酵时间为 12 d。为了研究生产生物反应器中收获的变异性的影响，这一练习[图 1.10（a）]假设发酵时间服从 Weibull 分布，11.5～14 d，平均值约为 12 d。发酵时间的变异性包含了整个种子准备和发酵生产线的

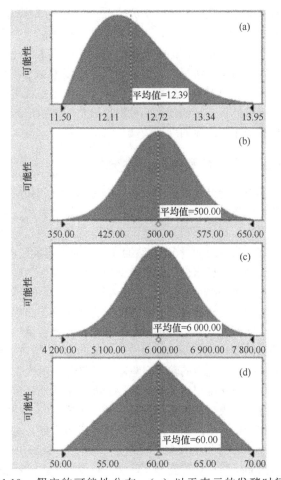

图 1.10　假定的可能性分布。（a）以天表示的发酵时间；（b）以美元每公斤表示的无血清培养基价格；（c）以美元每升表示的蛋白 A 介质价格；（d）蛋白 A 介质的循环更新频率。（本图全彩图片可由 http://onlinelibrary.wiley.com/book/10.1002/9780470054581 获得。）

组合变异性，因为种子准备的任何延迟将影响发酵的开始，继而影响生产生物反应器批的收获。

无血清培养基的单位成本，占了原材料成本的 90%，是第二个被研究的参数。作为这一练习的一部分，用一个正态分布代表其成本[图 1.10（b）]，平均值是 500 美元/kg（与基本案例的值相同），标准差为 50。

最后，研究了占主要耗材成本最大比例的蛋白 A 介质。图 1.10（c）代表了蛋白 A 单位成本的可能性分布。平均值 6000 美元/L 与基本案例的值相同。图 1.10（d）代表蛋白 A 介质的替换的可能性的分布。平均为 60 个循环，与基本案例值相同。如果对已有设备进行这类分析，应该能用历史数据来获得这些可能性的分布。Crystal Ball 具有与实际数据进行适配的能力。

在这个例子中考虑的决策（输出）变量是产品成本和设备的年生产量。图 1.11 和图 1.12 展示了蒙特卡罗模拟的结果。分析显示生产成本有约为 91%的置信度（图 1.11 中深色区域）低于 100 美元/g（或是 100 000 美元/kg）。类似的，设备的年纯化产品生产量将高于 1100 kg 的置信度约为 87%（图 1.12）。这些发现构成了工艺相关风险的定量化，能帮助公司以工程思想做出是否进行生产的管理决策。文献中可找到关于蒙特卡罗模拟和风险评估的额外信息[16,17]。

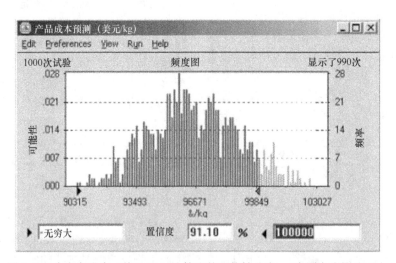

图 1.11　为生产成本（美元/kg）计算出的可能性分布。（本图全彩图片可由 http://onlinelibrary.wiley.com/book/10.1002/9780470054581 获得。）

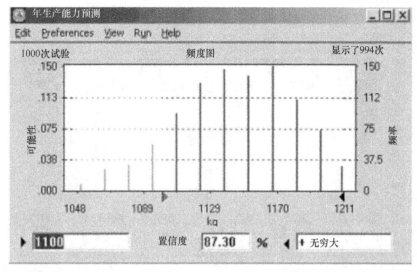

图 1.12 工艺的年生产能力计算值（kg/年）的可能性分布。（本图全彩图片可由 http://onlinelibrary.wiley.com/book/10.1002/9780470054581 获得。）

1.5 多产品车间设计和运行

很多生物制药设施平行生产多种产品。这类设施中的多产品生产线共享设备（如 WFI 和清洁蒸汽）和劳动力。它们还可能共享辅助设备(如 CIP 制备设备和转移面板)、缓冲液准备罐和存储罐，甚至主过程工艺设备。然而，多产品间的资源共享使这些设施的设计和操作变得更具挑战。为这一环境开发的计算机模型必须在设施水平捕获产品线的相互作用。在设计这种设施时，合适的计算机模型辅助工程师制定共享设备的尺寸并算出设备需求。在操作中，类似的模型被用于产生遵循所有主要限制的灵活生产计划。由于生物过程固有的变异性，生物制药工业使用的计划工具必须能够很容易地处理时间表的重新排布。生产时间安排的结果是通过甘特图和报告的形式交流的，提供了需在特定时间段执行的任务信息。后面的简单例子阐明了多产品车间的一些与设计和操作相关的挑战。

图 1.13 展示了一个两种单抗产品线的设施的简化流程图。每条生产线具有自己的生物反应器组和纯化列。然而，两条生产线共用一个用于清除生物量的离心分离器（培养液澄清）。它们的前两步层析也共享一个缓冲液准备区和存储区。其中还有一个用于所有缓冲液准备罐及存储罐清洁的 CIP 制备设备，CIP-2。

使用 SchedulePro（Intelligen 公司，苏格兰平原，新泽西州，美国）对这一设施和这两个产品线进行建模。图 1.14 显示了这一设施的一个典型的生产计划，每条产品线的周期为 3.5 d。图表顶部的线显示了用于共享的缓冲

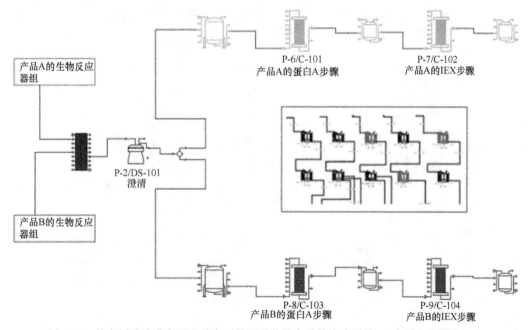

图 1.13 具有缓冲液准备区和储存区的两种单抗产品的生产设施。（本图全彩图片可由 http://onlinelibrary.wiley.com/book/10.1002/9780470054581 获得。）

液准备区和存储区罐的清洁的单个 CIP 撬装块，CIP-2 的占用。在一般情况下，CIP-2 能对所有的罐进行清洁。然而，它利用率很高，当这个设备的时间计划偏离正常时可能导致冲突。

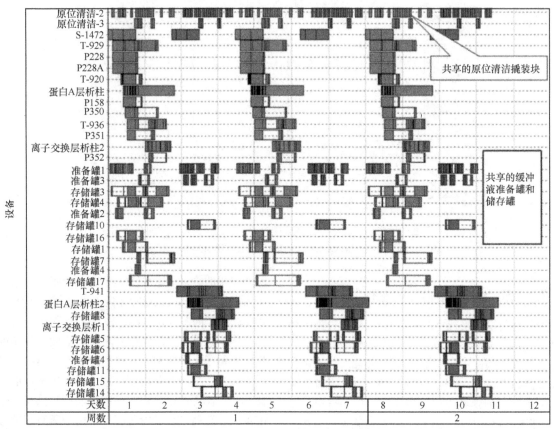

图 1.14　两种 Mab 产品的生产设施的生产时间表。（本图全彩图片可由 http://onlinelibrary.wiley.com/book/10.1002/9780470054581 获得。）

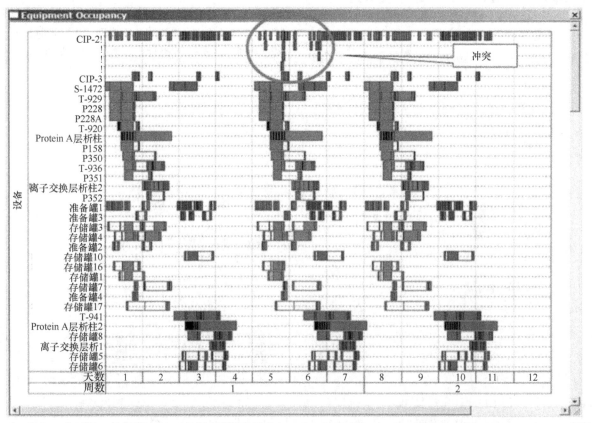

图 1.15　引入一个延迟，并查看冲突。（本图全彩图片可由 http://onlinelibrary.wiley.com/book/10.1002/9780470054581 获得。）

例如，假使这里 4 批生物反应器的收获出现 24 h 的延迟，这将导致下游操作延迟启动。当将这样的延迟引入模型，算法会警告用户将发生的冲突并创造和提供新的计划。新计划通常包含那个没有开始的延迟事件。如果用户不批准新计划，工具将仅仅展示由延迟造成的冲突（图 1.15）。SchedulePro 为冲突的设备创建多重线，在冲突事件上画出一个红色的框，并在 y 轴上显示一个"惊叹号"。（关于颜色指示，读者需要参考本章的在线版本。）用户可以通过拖拽任务和重新安排局部计划来手动解决冲突，并以现有资源评估一个解决方案是否可行。

使用像 SchedulePro 这样的工具，可容易地做出评估：通过安装第二个 CIP 准备设备能消除 CIP-2 相关的冲突。其他问题包括潜在的关于劳动力、设施、原材料库存、废物存储和处理等限制的冲突也可以被容易地研究。

1.6 摘要和结论

工艺模拟和生产计划工具在工艺开发和产品商品化的整个过程中能够发挥重要作用。在工艺开发中，模拟工具作为一种分析和评估工艺选择的方法，正变得越来越重要。在由开发到生产的转换过程中，它们促进了技术的转移和工艺的适应。生产计划工具在生产中起着重要的作用，它们被用于生成灵活的生产计划，并使生产人员有效率地处理过程延迟和设备故障。这些工具也促进了产能分析和任务瓶颈的消除。

生物制药工业近期才开始大量使用工艺模拟和时间计划工具。大学正在越来越多地将这些工具的使用包含到其课程中。我们期待，在将来能看到这些技术被更多地使用，并与其他赋能信息技术更加紧密地结合，如供应链工具、生产执行系统（MES）、批过程控制系统，以及过程分析工具（PAT）。这样将使工艺更加稳健，生产更有效率，生产出价格更低的生物技术产品。

翻译: 陈玉玺　华北制药集团新药研究开发有限责任公司
校对: 赵俊伟　华北制药集团新药研究开发有限责任公司

参 考 文 献

1. Douglas JM. Conceptual design of chemical processes. New York: McGraw-Hill; 1988.
2. Pavlou AK, Belsey MJ. Eur J Pharm Biopharm 2005; 59: 389–396.
3. Plenert G, Kirchmier B. Finite capacity scheduling-management, selection, and implementation. New York: John Wiley & Sons; 2000.
4. Pinedo ML. Planning and scheduling in manufacturing and services. New York: Springer Science; 2005.
5. Korovessi E, Linningerr AA. Batch processes. Boca Raton, FL: Taylor & Francis; 2006.
6. Hwang F. Pharm Eng 1997; January/February 28–43.
7. Petrides DP, Koulouris A, Lagonikos PT. Pharm Eng 2002; 22: 56–64.
8. Heinzle E, Biwer A, Cooney C. Development of sustainable bioprocesses. West Sussex: John Wiley & Sons; 2006.
9. Walsh G. Nat Biotechnol 2006; 24: 769–775.
10. Langer ES, Junker B, editors. Advances in large scale biopharmaceutical manufacturing and scale-up production. Rockville, IN: ASM Press & ISTM; 2004. pp. 152–190.
11. Parshall J, Lamb L. Applying S88–batch control from a user's perspective. Research Triangle Park, NC: ISA; 2000.
12. Harrison RG, Todd P, Rudge SR, Petrides DP. Bioseparations science and engineering. New York: Oxford University Press; 2003.
13. Peters MS, Timmerhaus KD. Plant design and economics for chemical engineers. 4th ed. New York; McGraw-Hill; 1991.
14. Valle-Riestra JF. Project evaluation in the chemical process industries. New York: McGraw-Hill; 1983.
15. Mun J. Applied risk analysis. Hoboken, NJ: John Wiley & Sons; 2004.
16. Achilleos EC, Calandranis JC, Petrides DP. Pharm Eng 2006; 26(4): 34–40.
17. Papavasileiou V, Koulouris A, Siletti C, Petrides D. Pharm TechnolInnovations 2006; 22(1): s28–s38.

第二部分

细胞的下游回收和蛋白质捕获

第2章 | 细胞分离，离心

Hans Axelsson

AlfaLaval AB，Tumba，Sweden

2.1 引言

离心分离最早用于牛奶加工之外的用途是收获面包酵母产物中的细胞；离心分离目前在许多发酵工艺中仍是细胞分离和蛋白质回收的唯一选择。在许多这样的过程中，最佳的相分离是通过结合离心分离和某些类型的精滤获得的。

2.2 离心分离

离心分离是一种通过离心力加速沉降的操作。因此，分离的先决条件是分离的各相密度不同。这适用于固-液分离和液-液分离。

固体颗粒（或微滴）的沉降速率 V_g 在仅受重力影响下遵循斯托克斯定律（Stokes' law）（参考术语缩写词和符号部分）：

$$V_g = \frac{\rho_p - \rho_f}{18 \cdot \eta} \cdot d_p^2 \cdot g \qquad (2.1)$$

在离心力场，沉降速率变成：

$$V_c = V_g \cdot Z \qquad (2.2)$$

式中，

$$Z = \frac{\omega^2 \cdot r}{g} \qquad (2.3)$$

称作相对离心力（RCF）或 G 数（G-number）。

然而，RCF 不能单独决定给定的离心机的性能。在离心力场内颗粒或微滴的停留时间也很重要，因此较大体积的转子会增加可能的流速。在最普通的离心机——碟片式离心机中，给定的转子材料可与特定的圆周速率匹配；越结实的转子材料，圆周速率越高。这样一来就出现了一种事实——最高的 RCF 与转子直径成反比，但是不一定有较低的 RCF 机器的性能就较低。

2.3 离心机的类型

2.3.1 普通式

被加工的物质中固相的处理方法决定了离心机的设计。最初开发的两类应用的终产品是液体形式的——奶

油和脱脂奶，以及酵母膏和无细胞的醪液。21 世纪初，离心机用于处理固体、无定形物质或晶体。在生物科技产业，固相通常回收为稀悬浮液或者在高颗粒浓度下具有优良流动性的渣浆。

离心机的类型在 Rushton 等的工作中进行了描述[1]。离心机最全的综述在 Sokolov 的书中可以找到[2]。诸如 Alfa Laval AB 这样的沉降离心机制造商的手册和技术出版物也提供关于机器类型和大小的信息。

在本章中将不会提到离心过滤，因为除了抗生素生产中的结晶回收外，其在这个产业中的应用有限。关于各种离心过滤的信息请参考 Rushton 等的资料[1]。

2.3.2 碟片式离心机

2.3.2.1 无孔转鼓

图 2.1（a）显示的是无孔转鼓式离心机。进料口通过固定管道位于机器的上部，与之相连的是具有一定体积的分配器，这个组件包括多层薄圆锥形碟片，厚度小于 1 mm，由间隔区分开，通常 0.3~1.5 mm 厚。在分配器的内部是 4~16 个径向的侧翼；但是，大型的转鼓需要更多的侧翼。侧翼的作用是启动加入的液体的旋转。所有从上部进料的碟片式离心机的设计原理均是这样。像其他的碟片式离心机一样，它可能有一或两个液体出口。出口可能是开口的或者装有刮削碟片。刮削碟片是一种具有泵轮外形的固定装置。液体充满刮削碟片周围的内室。当旋转着的液体的动能转变为静压时，内室中旋转着的液体内层部分被削掉，进入泵轮的同时被生成的静压挤出。在示意图[图 2.1（a）]中有两个出口，每个出口备有一个刮削环。固体积累在外围并且必须手动移除。当分离两种不混溶的液体时，分散的液滴在转鼓内的内部界面处发生凝聚。这个界面的定位，它的直径 D_i 是非常重要的。它的位置离轻液相的出口越近，越多的轻液相污染会混入重液相的液滴。该位置是由重力盘决定的[图 2.1（a）]，重液在其上流动。每台机器提供一套不同内径的重力盘。重力盘的内径由以下关系给出：

$$D_h = \sqrt{D_i^2 \left(1 - \frac{\rho_{fl}}{\rho_{fh}}\right) + D_l^2 \frac{\rho_{fl}}{\rho_{fh}}} \qquad (2.4)$$

D_i 和 D_l 分别是界面直径和轻液相的流出直径。

假如设计得当，而且供料流量速率足够高，那么就能避免转鼓内的沉降，这种类型的机器可以用来回收在重液相出口内稀释的细胞浓缩液。这对三相固体喷射式离心机也有效。人们制造出大量的转鼓直径为 140～750 mm 的转鼓式离心机。

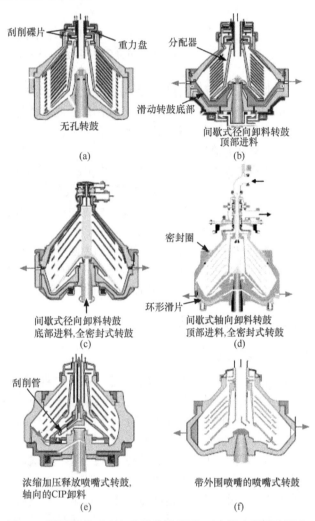

图 2.1 不同碟片式离心机转鼓纵截面。（本图全彩图片可由 http://onlinelibrary.wiley.com/book/10.1002/9780470054581 获得。）

2.3.2.2 固体喷射式离心机，径向卸渣

在所有的碟片式离心机中，带径向卸渣的固体喷射式离心机是最常见的[图 2.1（b），（c）]。图 2.1（c）与图 2.1（a）离心机的进料区相似。由于具有自动、周期性部分卸料功能，有可能得到比外围喷嘴离心机浓度高得多的固体[图 2.1（f）]。在它的上部位置，滑动转鼓底部[图 2.1（b）]保持转鼓关闭。在卸料时它向下压大约 0.1 s，使得固体通过外面转鼓壁的大出口排出成为可能。这在一段视频中进行了阐明（读者可以参考在线版 Videoclip1.mov）。为了能在适当的时候卸料，卸料操作可以由在转鼓空间内的水压感知颗粒水平的自触发机制启动[3]。三相分离装置是可供使用的。固体喷射式

机器可以配备气密封口和在空心主轴内密封的下方进料口[图 2.1（c）]。在这些真正的密闭机器中可以通过控制出口管内的背压在出口轻的和重的液体中制造劈缝。假如机器设计恰当，那么重的液体包含大量的固体（细胞或蛋白质）。固体喷射式离心机目前有转鼓直径为 180～1000 mm 的 10 种型号可选。在 BL2-LS 必备装备版本中几个小型和中型单元是可用的。中试规模可消毒分离器模块参见图 2.2。大规模的单元参见图 2.3。主要为回收蛋白质沉淀而开发了径向间歇卸料离心机[4]。当转鼓空间充满固体时，转鼓内的液体将倾倒出来，同时进行气动卸料。

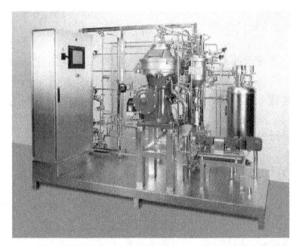

图 2.2 中试规模含有可消毒装置的固体喷射式碟片转鼓离心机，Culturefuge™ 100 型。分离器的高度仅为 1.3 m。照片承蒙 Alfa Laval AB 授权使用。（本图全彩图片可由 http://onlinelibrary.wiley.com/book/10.1002/9780470054581 获得。）

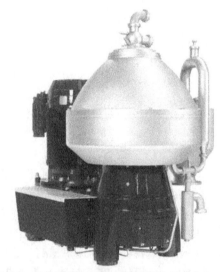

图 2.3 生产规模的径向固体喷射式碟片转鼓离心机。在啤酒厂的容量能达到 90 m³/h。BREW 3000 型。分离器的高度为 2.2 m。照片承蒙 Alfa Laval AB 授权使用。（本图全彩图片可由 http://onlinelibrary.wiley.com/book/10.1002/9780470054581 获得。）

2.3.2.3 固体喷射式离心机，轴向卸渣

当比较轴向和径向卸料分离器时[图 2.1（b），（d）]可以发现前者拥有不同的几何结构。密封圈将转子的上

部及下部结合在一起[图 2.1（d）]从而可以放置在较小的直径处，因为没有滑动转鼓底部需要适配。这降低了密封圈螺纹内的压力。而且，转鼓卸料通过一些小的轴向通道发生，并不在转鼓壳内引起大的压力。这两个因素使得其转鼓速率大幅增加，超过径向卸料的机器，所以 RCF 至少增加两倍。卸料系统是由压缩空气操作的，通过迫使装有阀座的环形滑动向下，打开轴向通道。为了促进固体向通道的移动，转鼓内部被加工成星形。这种类型的机器目前有三种型号，转鼓直径为 500～900 mm。BL-2LS 版本可用。中型单元参见图 2.4。

2.3.2.4 带浓缩液加压释放喷嘴离心机

细菌和酵母菌悬浮液及一些蛋白质沉淀物的表观黏度会随着速率梯度增加而减少，因此，即使在高浓度下，这些物质也能在带浓缩液加压释放喷嘴离心机转鼓的外围通道或管道里流动[图 2.1（e）]。向心泵、刮削管收集浓缩液并将其从转鼓中泵出，经管道排空注入中央腔。刮削管是固定的径向管道，与刮削碟片的作用方式相同[图 2.1（a）]。喷嘴放置在浓缩管的末端，就在腔室的前面。这种机器的类型仅适用于上述具有特殊流动性的颗粒，同时不含有其他类型颗粒的应用。在一些这种类型的机器中，涡旋室放置于喷嘴的前面[5]。液体切向进入腔室，制造出一个黏度依赖的回旋，通过腔室中央的

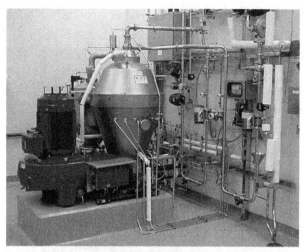

图 2.4 用于细菌和哺乳动物细胞回收的生产规格的轴向固体喷射式碟片转鼓离心机，容量最高可达 12 m³/h。BTAX 215S 型。包括管道系统的分离器高度为 1.8 m。照片承蒙 Alfa Laval AB 授权使用。（本图全彩图片可由 http://onlinelibrary.wiley.com/book/10.1002/9780470054581 获得。）

喷嘴排出。黏度效应赋予了一种自动调节功能，因此通过改变固体（在一定范围内）相对于机器的流速将可以得到恒定浓度的浓缩液，从而降低阻塞机器的风险。机器的类型最初是为面包酵母生产开发的。酵母生长在作为碳源的糖浆上，需要用水洗干净基质残留。图 2.5 展示

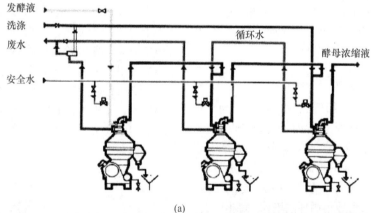

(a)

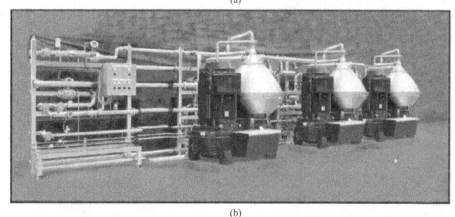

(b)

图 2.5 （a）用于酵母的具有两个洗涤阶段的逆流清洗系统流程图。加压排出酵母的离心机。（b）用于酵母分离的具有加压固体卸料的喷嘴离心机，用于逆流清洗。用于面包酵母容量达到 100 m³/h。FEUX 214 型。离心机的高度包括管路是 2.3 m。照片承蒙 Alfa Laval AB 授权使用。（本图全彩图片可由 http://onlinelibrary.wiley.com/book/10.1002/9780470054581 获得。）

了一个三级逆流酵母回收收获和洗涤系统。这种类型的单元中有一个（图2.6）是可消毒的内置安装无菌版本，符合BL2-LS。为了使这成为可能，原位清洁（CIP）必须是有效的。因此，可消毒离心机CIP的时候使用图2.1（d）这种机器的排放系统。这种系统也用于非内置的版本。已制成的转鼓直径为500～900 mm。

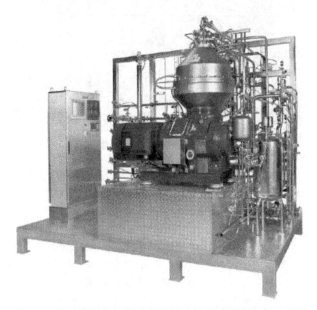

图2.6　用于酵母和细菌分离的压力卸料喷嘴离心机。用于 *E.coli* 的容量约3000 L/h。BUTX 510型。分离器的高度为1.8 m。可消毒并且内置安装。照片承蒙 Alfa Laval AB 授权使用。（本图全彩图片可由 http://onlinelibrary.wiley.com/book/10.1002/9780470054581 获得。）

2.3.2.5　带外围喷嘴的喷嘴离心机

有一类离心机带外围喷嘴[图2.1（f）]，直径为0.5～3 mm 的喷嘴位于转鼓的外围，倾斜的转鼓壁朝向喷嘴。喷嘴的数目从小型转鼓的4个到最大转鼓的20个不等。它配备有一个对已形成沉淀的再循环装置：在进料管内有一个单独的中心管用于液体再循环，中心管进入转鼓底部的空间，沿着转鼓底部引导再循环的液体，每根管的末端就在喷嘴的前面。这使得增加固相浓度而不用减小喷嘴型号成为可能，而减小喷嘴型号有可能导致增加喷嘴堵塞的风险。喷嘴流速与喷嘴数量、与转头中心的距离、转鼓速率及喷嘴直径的平方成正比。外围喷嘴离心机是用于最大流速的离心机，转鼓直径最大可达到1050 mm。

2.3.3　卧螺离心机

在20世纪40年代，具有滚动卸料无孔转鼓分离器的卧螺离心机（图2.7）发展成今天的设计，用于含有高百分比悬浮物的工艺液体，配备了旋转速率略高于或低于转鼓速率的螺旋输送器（读者可参阅在线版本 Videoclip2.mov）。

输送器和转鼓之间的速率差是可以改变的。仔细控制这个参数，扭矩控制及一些新的设计特点（如挡板碟片）最近已经使卧螺离心机也可用于生物匀浆。然而，

对于中等直径的机器，这些机器的传统机械设计不允许大于5000 G [6]。

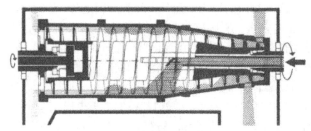

图2.7　卧螺离心机纵切面。

用于三相卧螺离心机重力盘的外形尺寸[图2.1（a）]原则上遵循式（2.4）。然而，将堰上水头计算进去是十分重要的。堰上水头是指边缘处的液层厚度，液体在其上流动，该厚度随着流速而变化。诸如轻相-重相比例这些参数的变化可以导致非常不稳定的界面位置 D_i[7]，尤其是密度比近似于1的情况下[式（2.4）]。

转鼓直径的范围非常宽，为 150～1200 mm，转鼓长度通常是直径的4～5倍。

2.3.4　其他离心机设计

2.3.4.1　管式转筒离心机

在管式转筒中（图2.8）由一个长的圆筒组成的转子从上面驱动，液体从下部泵入转子。这种设计参见图2.8，用于分离两种液相。大部分的管式转筒离心机用于从液体中分离非常有价值的固体。液体由刮削碟片[见图2.1（a）]抽出，避免了气溶胶和泡沫组分。为了移除积累在外围的固体，必须停止机器并拆卸。转鼓直径达到130 mm，体积达到6 L。在产业模式下，可产生 20 000 G。具有可消毒和内置安装的单元。

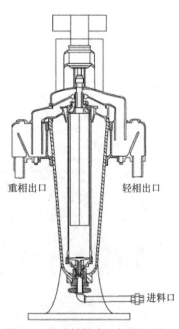

重相出口　　　　　轻相出口

进料口

图2.8　管式转筒离心机纵切面。

在最近的设计中[8]，分离的固体可由活塞间歇地移除。这个单元有 4 种型号，可达到 20 000 G，并且设计有 CIP 及在线蒸汽灭菌（SIP）。

在用于多级萃取装置液-液分离的设计中[9]，转鼓直径可达到 500 mm。转鼓速率非常低，因此 G 数也大大低于 1000。两相的混合发生在转子和外壳之间的环形区域内。

2.3.4.2 多室式离心机

多室式离心机机器内（图 2.9），工艺液体在同心圆柱体之间的环内流动。

这种类型的机器分离能力相对较低，用于回收贵重的固体，当使用管式转筒固体体积太小时。一些设计包含转鼓壁内冷却通道、转鼓周围冷却夹套，以及冷却的向心泵（刮削碟片）。最大的转鼓直径约为 500 mm。

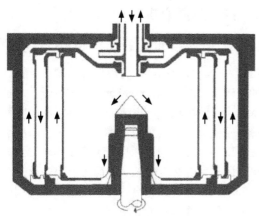

图 2.9 多室式离心机纵切面。

2.3.4.3 Centritech®机器

在 Centritech®机器内（图 2.10），在转子内插入一次性分隔塑料制品，形成一个环形的分离室。料液从插入物的顶部边缘进入，主要的液体出口是在插入物顶部边缘的反端。重的液相（细胞浓缩液）间歇地通过底部出口流出。通过颠倒停顿的原则，在旋转和不旋转的部分

均不需要密封。G 数最多为 300。机械性方面的内容在 Apelman 等[10]的资料中进行进一步描述。这种离心机唯一被描述过的应用为从培养液中分离哺乳动物细胞。有两种型号的机器可用，在大一些的单元中插入物直径约为 300 mm。

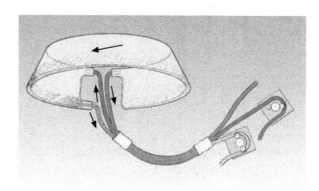

图 2.10 Centritech®细胞分离插入物，在分离室内的箭头指示固体流动的方向。图片承蒙 Barry-Wehmiller Companies 有限公司分支机构 Pneumatic Scale Angelus 授权使用。（本图全彩图片可由 http://onlinelibrary.wiley.com/book/10.1002/9780470054581 获得。）

2.3.4.4 间歇性工作刮刀倒置室式离心机

倒置室式离心机（图 2.11）是以 Powerfuge™ 的名字出售的[11]。它的转鼓是向下开放的，分离的液体在重力作用下离开并且用斜槽收集起来。料液从顶端进入，当转鼓被固体填满时就会减速。在低转速下，不对称放置的刮刀参与移除固体。有三种型号可用，转鼓直径为 150～400 mm，都被设计成能进行 CIP 和 SIP。最小的单元可以达到 20 000 G。

2.3.4.5 间歇性排渣的倒置室离心机

最近的设计（图 2.12）主要用来分离对剪切力敏感的细胞。分离发生在核心和转鼓壁之间的环形区。在转鼓壁收集细胞，澄清的液体从转鼓底部边缘流过，进入固定的外底部环形室，液体从这里连续不断地排出。当转鼓被固体充满时停止进料，同时转鼓减速。一旦转鼓

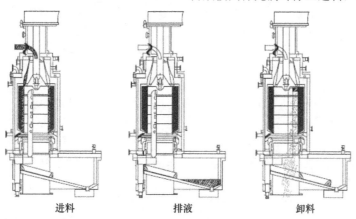

进料　　　　　排液　　　　　卸料

图 2.11 具有刮刀的单室转鼓 Powerfuge®纵切面，操作循环。图片承蒙 Barry-Wehmiller Companies 有限公司分支机构 Pneumatic Scale Angelus 授权使用。（本图全彩图片可由 http://onlinelibrary.wiley.com/book/10.1002/9780470054581 获得。）

停下，积累的固体向下流入固定的内部环形室并从这里排放；然后可以进行新一轮的循环。

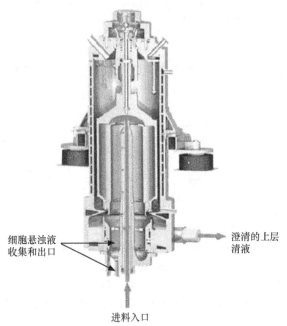

细胞悬浊液
收集和出口

澄清的上层
清液

进料入口

图 2.12 Viafuge®V12 纵切面，可间歇排出固体的单室转鼓。系统高度为 2.3 m。图片承蒙 Barry-Wehmiller Companies 有限公司分支机构 Pneumatic Scale Angelus 授权使用。（本图全彩图片可由 http://onlinelibrary.wiley.com/book/10.1002/9780470054581 获得。）

2.3.5 小结

在表 2.1 内，可以找到各种类型分离器的特征。需

要牢记的是，水流容量是由离心机制造商给出的，可以指示最大的可能进料流速，这常常大大高于如细菌和蛋白质这样较为困难的分离想要得到令人满意的分离结果所需的流速。

2.4 流体与粒子动力学

2.4.1 简介

成功的规模放大方法应该以数学模型为基础，因为数学模型能够精确地描述转鼓内的分离进程、流体力学及粒子动力学。然而，发生在离心机转鼓内的现象是如此复杂，以至于没有数学模型能够根据机器和工艺介质参数按绝对关系预测分离效率。Axelsson[12]综述了一些流动现象，连同一些近期发现的例证，在这一部分进行简要讨论。

2.4.2 锥形盘离心机

2.4.2.1 在叠装碟组内的流体和粒子动力学

在碟片式转鼓内的碟片将流体分成薄层。在碟片间流量的雷诺数（Reynolds number）通常较低，而且流体是层状的，导致颗粒易于沉淀。过渡到湍流的临界雷诺数随碟片空间减少和转鼓速率增加而增加[2]，由于沉淀距离在小碟片空间中较短，且高转鼓速率可给予大的沉降速率，因此可提高分离效率。而且，小的碟片空间使液体以等于或接近转鼓速率的转速旋转，因此减少了叠装碟组内的压力降。

表 2.1 不同类型分离器的特征

类型	固体卸料的模式	进料流速/(L/h)	进料固体容量，体积百分比	固体流速/(L/h)	Σ值/m²	开发的最大 G 数	固体的稠度
碟片式无孔转鼓	手动	20~100 000	<1	0	1 000~300 000	10 000	结实的糊状物
固体喷射，径向	间歇式	20~100 000	<25	<3 000	1 000~500 000	14 500	可流动的浓匀浆
固体喷射，轴向	间歇式	1 000~150 000	<15	<1 000	110 000~220 000	15 000	可流动的浓匀浆
喷嘴，加压卸料ᵃ	连续式	1 000~180 000	4~30	>150，<40 000	69 000~180 000	15 000	可流动的浓匀浆
外围喷嘴	连续式	300~500 000	2~30	>3 000，<140 000	35 000~180 000	11 000	稀匀浆
卧螺离心机	滚动连续式	300~200 000	5~50	<~50 000	400~25 000	10 000	半固体的浓匀浆
管式转筒，液体/固体	手动	20~7 000	<1	0	1 400~4 500	31 000	结实的糊状物
管式转筒，液体/液体/固体	冲洗	40 000	—	0	—	100~1 000	胶状
管式转筒	活塞间歇式	<11 200	—	—	1 700~43 000	<20 000	结实的糊状物
多层碟片	手动	100~20 000	<5	0	—	9 000	结实的糊状物
Centritech®机器ᵇ	间歇式	5~100	<1	<15	不适用	100	非常稀的匀浆
倒置转鼓	刮刀间歇式	10~1 700	1~30	<约300	800~约11 200	20 000	结实的糊状物

a 仅用于单细胞匀浆（参阅正文）。
b 仅用于哺乳动物细胞。

图 2.13 是叠装碟组中两个碟片的纵切面，由径向压力梯度迫使流体朝中心运动。碟片间速率变化图的特征取决于无量纲数 λ，定义为

$$\lambda = t \cdot \sqrt{\frac{\omega \cdot \sin \alpha}{\nu}} \qquad (2.5)$$

当 λ 较小时，速率变化图是抛物线形的，但是当 λ 值大于 5 时（这通常在使用工业离心机时遇到），径向速率分量分裂为两个薄层，即埃克曼层（Ekman layer）（图 2.13）。在这些层中，液体所有的净输送朝着中心发生。由于分离的颗粒（重相）是在碟片的下侧收集，它们受到来自埃克曼层强烈的剪切力，剪切力将颗粒向液体出口拖拽。这些层中的速率随 λ 增加而增加，如转鼓速率增加。因此，较高的转鼓速率因为剪切力的抵消不能充分发挥作用。

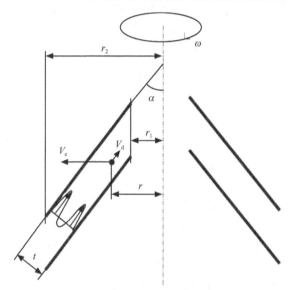

图 2.13　在高 λ 值的圆锥碟片之间的流体剖面。颗粒分离。

在埃克曼层之间是自转而引起的层。图 2.14（a）展示两张碟片之间空间的一张实验室模型图片，其中上层碟片是透明的。转速比商业离心机低 99%，为保持重要的 λ 值，碟片空间 t 增加了 10 倍。照片是用共同旋转的照相机拍摄的。在自转引起的层中，流线用染料注射形象化，在图 2.14（b）中可以与计算的流线进行比较[13]。颗粒分离也用同样的几何学进行研究[14]。目前已经发现在碟片下面颗粒收集的阻力取决于颗粒在碟片上的位置，一些颗粒容易分离，而其他的则是朝向中心。阻力是能计算的[15]，而且计算的分离效率，包括阻力，确证了这些发现。

在放射肋也有颗粒积累，沿着放射肋颗粒滑向边缘[14]。在放射肋的末端有个尾迹，可强迫粒子回到中心，直到大块颗粒的质量足以引发颗粒间歇卸料时，进入碟片外周的固体空间。

2.4.2.2　入口

在图 2.1～图 2.12 中除了密封离心机[图 2.1（c）、（d）]和 Centritech® 离心机（图 2.10）外，所有转鼓中

心都有开放的室，用来接收不旋转的料液。在大部分入口，接收室（通常称为分配器）内液体与气体（通常是空气）形成圆柱形界面[图 2.1（b）]。在分配器的内部安装有一定数量的径向桨片[在图 2.1（b）中未显示]用于使进来的非旋转液体达到转速。当料液击打旋转的桨片时形成湍流，搅打空气混入料液，将对剪切力敏感的微粒分开；距离界面中心越远，湍流越大。如果不能使用密封入口，入口内的界面半径必须越小越好。而且不可避免的能量耗散必须分散在较大体积中以减少剪切力。碟片入口的设计允许入口条件更平稳，同时可减少夹杂空气[16]。

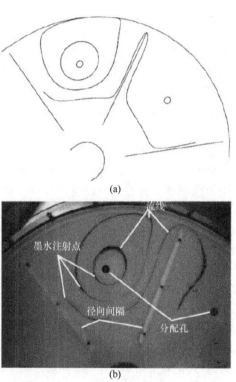

图 2.14　碟片转鼓内计算所得（a）和实际流量模式（b）比较。（本图全彩图片可由 http://onlinelibrary.wiley.com/book/10.1002/9780470054581 获得。）

进料区剪切敏感微粒破损的数学模型，已经在常规中试规模固体喷射式离心机得到了验证[17]。目前已经发现破损的程度不依赖于流速，这与经离心机分离的液体温度增加与流速无关的发现一致。

Boychyn 等[18]用计算流体动力学（CFD）模拟顶端进料离心机进料区域内流场的两种情况，一种是在进料区内有空气存在，另一种是没有空气存在（浸没状态）。他们发现，在前者有空气存在的情况下，用瓦特每千克（W/kg）表示的最大能量耗散率比浸没情况下高 2 倍。这样的影响是在分离蛋白质沉淀悬液时有相当高的微粒破损，因此上清更浑浊。在后续发表的文章中[19]，CFD用于模拟在多层碟片中进料区的流动力。这种力后来重现于小转速碟片离心机，用于评价三种离心机分离一种蛋白质沉淀的性能，预测离心机性能的能力很好。相同

的研发团队[20]使用两种小型商业化的离心机，对工业哺乳动物细胞悬浮液分离效果进行对比研究，一种是具有空气的入口，如图 2.1（b）所示，另一种是没有空气的全密封入口，没有浆片，大体积缓慢加速进料，如图 2.1（c）所示（指的是在 2.3.2 节"碟片式离心机"描述的无孔转鼓）。在其他方面，这两种机器是完全相同的。通过改为使用密封式离心机，可使达到相同澄清性能时的生产能力增加 2.5 倍。这项结果已经通过联用 CFD 和模仿进料剪切条件进行预测，而这是通过结合使用旋转碟片装置预处理液体，再通过随后的实验室规模试管离心机离心分离进行的。

2.4.2.3 出口

离开离心机时的液流所获得的能量以动能和由于内部摩擦产生热能的形式存在。当液体在分离器外减速时，动能转化为热能。温度增加与转鼓速率的平方成正比，同时与液体离开离心机的半径平方成正比。因此毫不奇怪，用外围喷嘴排放或固体喷射离心机会导致细胞破裂，这是由于液体具有高动能。这样的结果是，假如微粒对分离的剪切力敏感而且细胞完整性又很重要，那么细胞浓缩液离开离心机时应越靠近中心越好，例如，在图 2.1（c）或图 2.1（e）这样的机器内。目前已经报道[21]在这样的机器中大肠杆菌（*Escherichia coli*）细胞的破损量很低。在小规模实验中，这些细胞的破损量在急流和以上影响中已经得到证明[22]。这些结果对于设计从转鼓外围对细胞进行间歇卸料的离心分离机是十分重要的。

离心机的出口通常是刮削碟片型的[图 2.1（a）]。为了实现好的功能，出口必须设计为避免夹杂空气及具有大的剪切力。这对于化学敏感物质如蛋白质尤为重要。一种密闭的设计[图 2.1（c）]可以在一些应用中使用。

2.4.3 卧螺离心机

卧螺离心机的目标通常是浓缩存在于浓缩悬浮液中的固体颗粒，其流体动力学十分复杂。输送机会增加湍流并且迫使液体进入螺旋形通路[2]，在顶层下面形成漩涡。对于内部摩擦力低的固体会影响沉降过程。在入口区域的湍流有可能使已分离的固体再悬浮，较低的固体浓度接近液体出口，因此，在相同理论尺寸下细长的卧螺离心机的分离效果要优于短的卧螺离心机[23]。

2.5 离心分离机的理论尺寸

2.5.1 简介

根据前面部分的描述，显然描述离心机中流体现象的数学模型是很难建立的。然而，当具有完全相同几何结构的不同型号的机器可以比较的时候，该尝试是成功

的，如以放大为目的的时候（参见 2.6.6 节"中试机器测试"）。

2.5.2 ∑理论

2.5.2.1 广义的∑公式

最常用来定量描绘离心机特征的等效面积（∑）的概念，是由 Ambler[24,25]提出的。在其起源时，他认为微粒具有临界直径 d_c，可以 50%分开。然而今天，最常用的临界颗粒定义为颗粒可以 100%分开。这并不影响用于∑值计算的公式，但是进料流速 Q 值应该减半。

∑的定义为

$$Q_{\text{theor}} = V_g \cdot \sum \qquad (2.6)$$

式中，V_g 是 Stokes 沉降速率[式（2.1）]。∑的通式：

$$\sum = \frac{V \cdot \omega^2 \cdot r_e}{g \cdot s_e} \qquad (2.7)$$

用于临界直径的公式变为

$$d_c = \left(\frac{18 \cdot \eta \cdot Q_{\text{theor}}}{(\rho_p - \rho_f)} \cdot \frac{s_e}{V \cdot \omega^2 \cdot r_e} \right)^{1/2}$$

$$= \left(\frac{18 \cdot \eta \cdot Q_{\text{theor}}}{\sum \cdot (\rho_p - \rho_f) \cdot g} \right)^{1/2} \qquad (2.8)$$

式（2.8）的起源基于以下假定：

- 黏性阻力决定粒子运动；
- 碟片转鼓内碟片间的流体是层状和对称的；
- 液体旋转速率与转鼓速率相同；
- 粒子浓度低（没有受阻沉降）；
- 粒子总是按其最终的沉降速率移动；
- 沉降速率（V_c）与 G 数成比例。

Ambler 在他的公式中使用了临界颗粒，因此他的分析是 Svarovsky 的分级效率函数的一种特殊情况[26]，确定每种大小颗粒的沉淀质量与进料质量的比值并整合所有大小颗粒的比值，从而得到更真实的分离效率测量结果。

2.5.2.2 用于碟片式转鼓离心机的∑

两个圆锥形碟片间的流动系统参见图 2.13。颗粒由于离心力（V_c）而具有径向速率分量，随 r 增加而增加。它也有一个阻力依赖的速率分量 V_d，可以有任何大小和方向，取决于粒子周围流体的状态。在∑理论中假定 V_d 依赖于与碟片平行的均一的径向活塞流。对于∑公式的来源请参考 Ambler[25]的文章，结果见表 2.2。

2.5.3 小结

在表 2.2 中展示了 3 种不同转鼓结构的连续式离心机的∑值结果表达式，表达结果通过插入各种结构对应的 V、r_e 和 s_e 的实际值得到。

表2.2　各种类型分离器的∑值

机器类型	∑公式	使用的符号	参考文献
碟片式转鼓离心机	$\dfrac{\pi \cdot \omega^2}{g} \cdot \dfrac{2}{3} \cdot N \cdot (r_2^3 - r_1^3) \cdot \cot \alpha$	r_2=碟片的最大半径 r_1=碟片的最小半径 N=碟片数 α=碟片圆锥角的一半	[24,25]
卧螺离心机	$\dfrac{\pi \cdot \omega^2}{g}\left[L_1\left(\dfrac{3}{2}\cdot r_2^2 + \dfrac{1}{2}\cdot r_1^2\right) + L_2\left(\dfrac{r_2^2 + 3r_2 r_1 + 4r_1^2}{4}\right)\right]$	L_1=圆柱体部分的长度 L_2=锥体部分的长度 r_1=液体的内半径 r_2=转鼓的内半径	[25,26]
管式转筒离心机	$\dfrac{\pi \cdot \omega^2}{g} L \dfrac{r_2^2 - r_1^2}{\ln\left(\dfrac{2r_2^2}{r_2^2 + r_1^2}\right)}$	r_1=液体的内半径 r_2=转鼓的内半径 L=转鼓的内长度	[24]

2.5.4　分离效率

∑理论中的假定条件在现实中并没有满足，就像之前提到的。因此，式（2.6）应该包含一个效率因子，以便在实践中流速可依要求的分离性能而降低。效率因子已经根据表2.3[12]进行估算而赋值。该表最初在1984年进行编辑，数据来自文献，后来又根据Boychyn等[27]的数据进行过修订。通过精确测量密度差和粒子大小，结果显示在一种效率因子最大值为16%的情况下能够匹配中试规模碟片式转鼓离心机的实验数据[17]。然而，这可能也包括受阻沉降的影响（参见2.5.6节"受阻沉降"）。

当受阻沉降不存在时，描述进料流速、∑值及沉降速率之间关系的公式可以表示为

$$Q_{act} = \mu \cdot V_g \cdot \sum \qquad (2.9)$$

表2.3　各种类型分离器的分离效率因子（μ，%）

碟片式转鼓机器	40～73
卧螺离心机	54～67
管式转筒离心机	90～98
多室式离心机	88

2.5.5　碟式离心机的 KQ 公式

1961年发表了用于分离面积的一个半经验公式[28]。它是基于发现分离数据拟合这样的关系：

$$\frac{V_c}{V_g} = \left(\frac{\omega^2 \cdot r}{g}\right)^k \qquad (2.10)$$

式中，k=0.75优于当k=1时的经典分析[式（2.2）、式（2.3）和式（2.6）]。这项事实是在埃克曼层内增加剪切力的结果（2.4.2.1节"在叠装碟组内的流体和粒子动力学"）。出于实用的目的则使用如下关系：

$$KQ = 280 \cdot \left(\frac{n}{1000}\right)^{1.5} N \cdot \cot \alpha (r_2^{2.75} - r_1^{2.75}) \qquad (2.11)$$

式中，n是转鼓速率，单位为r/min；r_2和r_1是碟片半径，单位为cm。这种形式的KQ公式在维度上是不正确的，

但是数学合理性使它正确，KQ值作为一种具有维度面积的实体而表达。在实际操作中KQ和∑之间的差异与其他的误差相比，用于放大目的时是可忽略的。

2.5.6　受阻沉降

一项细胞受阻沉降的早期试验研究[29]展示了发生在高浓度下的复杂现象。根据几个试验常量建立了一个模型。该模型显示，增加固体含量时沉降速率下降非常快，按体积计20%时因子约为2，按体积计50%时为15～20。在Clarkson等[17]的工作中使用经典模型给出了相似的结论。在Aiba等[29]的测试中发现细胞可能在高浓度下沉淀絮凝。受阻沉降可作为一种难以进一步从理论上计算离心机性能的例子。

2.6　离心机类型和尺寸选择

2.6.1　简介

离心机的类型和尺寸选择要结合理论和实践操作。大多数情况下要想对新离心机应用做出最终选择，则对预选类型的离心机进行测试试验不可或缺，通常在最终工厂流速的25%～100%进行试验。这样做至少有两个原因，一个是消除技术风险，另一个是在制药工业最为常见。在批准前检查期间，那些检查和许可机构关注的是开发阶段和生产阶段不同批次产品的可比性[30]。因为验证程序昂贵而且耗时，所以在中试规模至少要选择正确类型和大小的离心机是非常重要的。在离心机类型和尺寸选定前对备选工艺和厂房设计进行讨论是十分重要的（表2.4）。通过选择一些重要的厂房设计参数，Saite等[31]设计了一种选择方法，一种操作窗口用于比较三种不同类型离心机的每一种，已知这些离心机适用于待分离的固体颗粒类型（毕赤酵母，*Pichia pastoris*）。选择的参数包括每个班的长度、最大流速容量和最低收率，进行分析时要包含正确类型的离心机和经济参数，改变参数值时要进行灵敏度分析。

表 2.4　工艺和工厂考虑要点

增加粒子大小的可能性
降低黏度的可能性
产品的化学稳定性
密闭要求
无菌要求
消毒要求
操作模式（h/天，天/年）
整合上下游单元操作
中试和达产操作规模
离心机固体物料的处理

2.6.2　主要过程参数

至少确定列在表 2.5 中各项目的特性是十分重要的。进料流速通常由处理一批料液的可用或必需的时间来决定。分离性可以用实验室规模试管离心（旋转试验）来估计，详见 2.6.3 节"试管离心（旋转试验）"。固体流量是进料流速乘以悬浮固体的体积百分比。固体流量而不单独是悬浮固体含量影响机器类型的选择。不同的离心机类型在产生高浓度固体的能力方面存在不同（表 2.1）。所需分离度对给定机器的可能流速有重要影响。为了将 E. coli 的分离效率从 90% 提高至 99%，流速必须减少 30%~35%[32]。为了达到 99.9% 的分离效率，流速必须进一步降低大约 30%。许多细胞悬液，包括酵母，具有同样狭窄的粒径分布，数据也相同。细胞碎片的粒径分布越宽，流速降低的百分比越高。固体流变学，即固体对压力和剪切力的反应，对于选择机器类型非常重要。假塑性（剪切稀化）粒子（如未絮凝的酵母、杆状细菌和球菌，也包括一些蛋白质沉淀）会从图 2.1（c）和图 2.1（e）类型的离心机中以 80% 固体含量的悬浮液形式流出，这通常具有积极的影响（减少细胞破裂）。剪切稀化颗粒可能具有接近于 0° 的休止角（见 2.6.4 节"重要的工艺物料流属性"），但不是常常如此，如絮凝的或者菌丝体细菌。此外，膨胀性固体（淀粉或碳酸钙）不能从除了图 2.1（f）和图 2.7 外的其他机器类型在非手动条件下以浓缩的形式卸料。关于包涵体浓缩液的流变学研究得不多，但是它们可以在图 2.1（b）类型的机器中较好地进行卸料。由于在夹带液体中含有贵重的溶解物，固体的洗涤可能就十分必要。

表 2.5　主要过程参数

进料流速
固体流量
需要分离固体的浓度
固体洗涤的要求
可分离性（V_g）
所需分离度
固体流变学

当然，洗涤固体的另一个原因是为了去除细胞基质的杂质，如面包酵母。这通常由再悬浮和进一步分离的步骤完成（图 2.5）。

2.6.3　试管离心（旋转试验）

2.6.3.1　可分离性测试

旋转试验最重要的任务是可分离性测试，即沉降速率。在实践中，由于斯托克斯定律所需的信息不完整，因此通常难以计算。旋转试验的做法是，将料流样品用不同时间长度、不同离心力，或者两者都不同的条件离心。对每一次离心的上清液进行重要工艺参数分析，如残留固体、浊度、细胞计数及轻溶剂中的含水量。其后，记录获得可接受上清液的离心时间，并且根据式（2.16）计算必需的 ∑ 值。

2.6.3.2　旋转试验作为一种分析工具

旋转试验也是一种用于测量不同相体积百分比的有价值的工具。旋转试验得到的固体含量体积百分比是下一步围绕离心机建立粗略的物料平衡非常重要的参数。旋转试验在不同时间和离心力的条件下完成，也给出一种固体可压缩性和流变学的启示。为了得到离心后干燥固体含量的指示，在离心后准备一份固相样品是有用的。在发酵基质包含悬浮颗粒的情况中，这些颗粒的残留物可能在发酵后依然存在。通过旋转试验可以对这些物质进行定性和定量鉴别，这非常重要，因为它们可能阻碍固相在喷嘴和固体喷射式离心机内的流动。

2.6.3.3　试管离心机的理论

摆平式离心管（瓶）离心机示意图见图 2.15。为了使颗粒 100% 有效分离，它必须在旋转时间（T）内从半径 r_1 处移动到半径 r_2 处。高度（h）阴影体积是用于取样的取出体积。下面的公式描述颗粒运动：

$$V_c = \frac{\mathrm{d}r}{\mathrm{d}t} \tag{2.12}$$

$$V_c = V_g \cdot \frac{r \cdot \omega^2}{g} \tag{2.13}$$

将式（2.13）代入式（2.12）重排并积分得到：

$$\int_0^T \mathrm{d}t = \frac{g}{V_g \cdot \omega^2} \int_{r_1}^{r_2} \frac{\mathrm{d}r}{r} \tag{2.14}$$

$$T = \frac{g}{V_g \cdot \omega^2} \cdot \ln \frac{r_2}{r_1} \tag{2.15}$$

对于试管离心机，效率因子 μ 在式（2.12）中是 100%，因为认为沉淀过程是理想的。因此式（2.6）是有效的而且：

$$\sum = \frac{T \cdot Q_{\text{theor}} \cdot \omega^2}{g \cdot \ln \frac{r_2}{r_1}} \tag{2.16}$$

且

$$\frac{Q_{\text{theor}}}{\sum} = \frac{g \cdot \ln \dfrac{r_2}{r_1}}{T \cdot \omega^2} = V_g \qquad (2.17)$$

对于具有弯头的试管离心机，$\ln(r_2/r_1)$ 替换为 $\ln(1+D/r_1 \cdot \cos\beta)$。

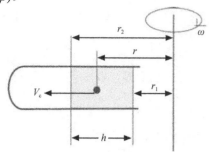

图 2.15　在摆平式离心管离心机内颗粒的分离。

对于离心时间很短的情况，有必要包括加减速阶段对沉淀的贡献。用于这种情况的公式参见文献[33]。对于颗粒可能对剪切力敏感的系统，建议在旋转碟片离心机中对样品进行预处理，使其适应剪切力[20]。

2.6.4　重要的工艺物料流属性

在表 2.6 中收集了一些固相数据，如颗粒大小和密度差。这些数据显示固体的沉降速率——对应许多重要生物过程的分离性极低，属于最苛刻的离心应用。分离性差别很大，从非常高的面包酵母到非常低的细菌细胞碎片，相差 500 倍。表 2.6 中给出的数据只是近似值。细胞大小随发酵条件而变化，细胞碎片的大小分布非常

广并且依赖于细胞破碎的方法。在细胞和介质间的密度差取决于渗透压，以及可能存在的包涵体。表观密度和包涵体密度差随大小变化，较大者密度较低[34]。

在做出离心机的选择前应该尽可能多地确定表 2.7 内所列项目。一些项目需要进一步的评论。除斯托克斯定律外密度对于转鼓内材料的压力也是很重要的。低 pH 和高温，甚至连同中等氯离子浓度，都可能导致腐蚀的麻烦。在生物过程中通常首选工业用钢 316 和 316L[45]。然而，这些钢的拉伸强度低，因此它们不适用于高速离心机。取而代之开发出的双炼钢，具有高张力并具有很好的耐腐蚀性[46]。工艺材料的腐蚀性可能非常严重，但是在许多情况下可通过每运行 4～5 h 用苛性碱溶液进行间歇清洗，恢复金属表面的钝化层，有可能减小腐蚀速率。对于包含泥沙的工艺用水或其他原料如糖浆，腐蚀可能是个问题。需要使用水力旋流器移除这些颗粒。休止角（参见 2.6.2 节"主要过程参数"）是固相另一个有用的特性。它是一个圆锥角，在允许自由沉降的条件下固体会形成圆锥角，就像沙子从货车卸掉时的情况。在离心机内，喷嘴式转鼓中锥形体在喷嘴之间形成。当休止角是 0°或者接近 0°时，内部摩擦力很低且流动性非常好。关于剪切敏感度，在 2.4.2 节"锥形盘离心机"提到。对剪切力最敏感的细胞是哺乳动物细胞，在使用灌流系统的情况中，剪切力必须降到最小。

在 Centritech®离心机中，RCF 限制到 300，比其他离心机低一个数量级以上。细胞可能是如此脆弱，以至于在离心力场中的停留时间必须尽可能短[48]。一些蛋白质沉淀物也对剪切力敏感[17,27]，包括在酿酒厂的成熟罐

表 2.6　一些固体或液体系统的大小、密度差及相对进料流速

固体类型	颗粒大小/μm	密度差/（kg/m³）	相对生产量[a]（相对于面包酵母）
细胞碎片	0.2～0.5（平均值，细菌）2（中值，酵母）	—	0.21
Streptococcae	1×11（链）	—	1-23-6
梭状芽孢杆菌	1～3	—	5
E. coli	1×2	70～85	2～6
放线菌（Actinomyces spp.）	（10×10）～（143×143）	1（大颗粒）	1～7
包涵体	（0.7×0.7）～（1.3×1.3）	29～54	5～8
棒杆菌属（Corynebacterium）	—	—	6
芽孢杆菌（Bacillus spp.）	1×3	—	6～10
曲霉菌（Aspergillus spp.）	—	—	15
哺乳动物细胞	20～40	70	20
絮凝物（如碎片）	—	—	20
小球藻属（Chlorella）	4×4	—	30
酵母（乙醇酵母）（Saccharomyces）	4×6	90	50～75
酵母（面包酵母）（Saccharomyces）	6×8	90	100

来源：参考文献[12,29,34～44]。

a 相对 $Q_{\text{act}}/\sum$ 比例项。

内形成的那些蛋白质。许多细菌是敏感的，尤其是培养初始阶段的细菌，培养物的活性依赖于细胞的完整性。酵母细胞是最强健的细胞，但是在径向喷射离心机卸料时它们也会在一定程度上被剪切。

表 2.7 重要的工艺液体性质

| 液相和固相的化学成分 |
| 液相和固相的密度 |
| 液相和固相的黏度 |
| 颗粒尺寸分布 |
| pH |
| 温度 |
| 蒸汽压 |
| 一相在另一相中的溶解度 |
| 腐蚀性 |
| 侵蚀性 |
| 剪切敏感性 |
| 休止角 |
| 毒性 |
| 爆炸危害 |

来源：改编自参考文献[47]。

2.6.5 分离性的改善

根据斯托克斯定律，当密度差和颗粒密度增加且黏度降低时沉降速率增加。Bowden[49]列出了调节培养液条件的物理、化学和生物技术方法。最常用的是凝聚和絮凝，但也有诱导细胞溶解促进细胞聚集的方法，如熟化、改变 pH、加入酶或者其他化学物质。在某些情况下，絮凝亚微细粒的悬浮液是可能的，以便卧螺离心机能够高效回收沉淀物（细胞碎片）并得到干滤饼[42]。关于这个还有由 Riske 等[50]给出的另外一个例子，他们使用壳聚糖来絮凝 NS0 细胞和细胞碎片，发现在离心机或过滤系统中，生产能力可提高 6～7 倍，且没有影响抗体回收和纯化。由 Pearson 等[51]给出的实例中，用聚合电解质絮凝枯草芽孢杆菌（*Bacillus subtilis*）发酵培养基造成了产物（胞外酶）损失。用于絮凝或其他目的加入的任何化学物质，都必须监控其对工艺特性可能的不良反应。

2.6.6 中试机器测试

使进料液流的分离能力最大化之后，初步的 $Q_{theor}/\sum$ 由旋转试验来决定。机器类型和大小暂时基于初步的物料平衡和 Q_{act} 要求来选择。根据分离效率 μ，$Q_{act}/\sum$ 可以由式（2.18）计算：

$$\frac{Q_{act}}{\sum} = \mu \cdot V_g \tag{2.18}$$

建议用已选好类型的机器进行测试。这种试验的目的是不仅获得更可靠的 $Q_{act}/\sum$，而且可评价固体流特性、乳化和颗粒分散趋势[52]及阻塞风险。为了降低进料的消

耗，Maybury 等[33]阻断离心机的部分碟堆，降低了 75% 的原料体积。他们还发现，在向离心机供给 10 倍转鼓体积的液体之后达到了澄清的稳态。

2.6.7 放大

对于所有类型的离心分离机，如果将一些常规注意事项考虑进去的话，$Q_{act}/\sum$ 值可以用于沉降性能的放大。

· 离心机的类型应当相似。

· 几何结构应当相似，卧螺离心机考虑进料口位置、长度与直径的比及倾斜角，碟片式离心机考虑圆锥角、碟片空间及进料孔的数目。

· 转鼓速率应当给予轮叶相似的线速度，例如，在处理剪切敏感性工艺进料的情况下。

· λ 值[式（2.5）]在所有机器中应当几乎相同。

· 大一些的机器对应计算流量时应该没有液压限制。上下限可以包括进口和出口压力下降上下限、刮削碟片容量的上下限[图 2.1（a）]，以及固体流量的上下限。

· 在卧螺离心机中应该没有机械限制，如电力传输和变速箱扭矩。

在放大中使用的公式为

$$\left(\frac{Q_{act}}{\sum}\right)_1 = \left(\frac{Q_{act}}{\sum}\right)_2 (= \mu \cdot V_g) \tag{2.19}$$

指数 1 和 2 表示两台机器，因此不用直接计算 V_g 和 μ。

2.7 一些应用描述

2.7.1 简介

在生物技术中离心机最重要的应用是细胞收获，要么液相要么固相含有（或者是）产物。在收获阶段的下游，离心机的应用数目在增长。执行的操作有很多：分类、脱水、液-液萃取及沉淀回收。在这部分讨论的应用仅为例子，在下游工艺设计中有无穷的变化。

2.7.2 细胞收获

2.7.2.1 简介

从表 2.5 可以看出，给定离心机的生产能力，$Q_{act}/\sum$ 根据使用的微生物可能有 100 倍的变化幅度。

2.7.2.2 酵母

碟片式离心机继牛奶脱脂之后开发的第二个应用是对面包酵母的浓缩。今天，加压卸料式喷嘴机器[见图 2.1（e）]在工业中非常常用，在生物技术产业中其流速最高，可达 150 m³/h 发酵液。多年以来发酵罐中的细胞浓度增加许多，按体积计算目前已高于 25%。面包酵母被清洗干净，通常逆流清洗两次以增加保存期限（见图 2.5）。固体浓缩物的压力卸料使得用内联搅拌器来混匀清洗用水和细胞变得更容易。

当细胞数减少 99.9% 时，$Q_{act}/\sum$ 大约是 $2/10^7$ m/s。

在酿酒厂，喷嘴转鼓式离心机已经使用了很长时间。离心机已经是新的乙醇发酵系统发展的先决条件[12]。在亚硫酸盐废液的连续发酵过程中，使用离心机来回收酵母。这也是批式 Melle-Boinot 工艺的情况，其将回收的酵母接种于下批发酵液。在蒸馏溢出液回到发酵罐的连续 Biostil 工艺中，离心机回收蒸馏柱进料液中的酵母并将其送回发酵罐。

在啤酒厂，离心机用于多个工艺步骤。在发酵后的分离步骤中，绿啤酒分离，细胞数目可以高达 8×10^7 个细胞/mL（占体积的 2%）；然而，在排空发酵罐的过程中固体浓度下降。使用径向固体喷射式离心机，装有自触发和特殊出口装置避免空气接触。在细胞减少 99% 且细胞数目为 2×10^7 个细胞/mL 时，$Q_{act}/\sum$ 大约是 $2/10^7$ m/s，当细胞数目增高时，$Q_{act}/\sum$ 有所增加。流速能达到 90 m³/h。在这个步骤，假如进料固体流速可以控制，用于面包酵母的相同类型机器就可以使用。可以使用仪器[53~55]测定介电常数或者诱导介电常数。

陈贮啤酒之后的分离步骤和最后过滤之前，预澄清，细胞数目更低，需要稍小的处理容量。因此，固体喷射式离心机的转鼓可以是图 2.1（c）中的转鼓形状。密封入口是一项有利条件，对剪切力敏感的蛋白质颗粒通过温和加速得以分离。转鼓只有一个液体出口，固体在外围喷射。由于重点在于细胞减少，$Q_{act}/\sum$ 大约是 $5/10^8$ m/s。流速达到 90 m³/h。

相应的分离步骤也存在于葡萄酒的制造过程中。由于在发酵前葡萄汁的分离使用相同的机器单元，因此使用径向固体喷射式离心机。

在 rDNA 酵母工艺中，用于面包酵母的相同类型离心机也可以使用，有符合 BL-2LS 的型号可用。

2.7.2.3 细菌

在现代生物技术中，固体喷射式离心机、加压卸料的喷嘴式离心机及卧螺离心机都可以用于收获细菌。对于大小约为 1 μm 的微生物，可以使用轴向卸料离心机[见图 2.1（d）]。假如固体浓度太高，固体卸料的频率需要高于每 60 s 一次，可以使用一种放射卸料离心机[见图 2.1（b）]，但是这样不划算。涡流喷嘴式离心机[5][见图 2.1（e）]的不足之处是仅能接受澄清的培养基。培养基残渣可能堵塞离心机管路。假如使用澄清的培养基，这种类型的离心机与轴向卸料离心机一样划算，但是没有固体处理量限制。可进一步用于清澈介质的是图 2.1（c）所示的密闭式机器，细胞浓缩液在压力下持续离开机器。间歇卸料机制用于 CIP。

在碟堆式离心机中，对于 99% 收获 E. coli K12 的典型 $Q_{act}/\sum$ 值是 $1/10^8$ m/s。但是不同类型的 E. coli 变异非常大，作者曾遇到为上述数值的 30%～300% 的变异。

Vornefeld[56]用上面提到的管式离心机[9]介绍了一种不寻常的工艺。将 E. coli 细胞溶于缓冲溶液，加入溶剂用于回收胞内产物，将混合物进行离心。处理后，细胞团呈凝胶状累积在溶剂和水相之间的界面，在进行 CIP 时被间歇排出。

棒杆菌属（*Corynebacterium*）是在氨基酸生产中使用的稍微大一些的细胞，采用压力卸料喷嘴式离心机进行收获，通常对细菌进行洗涤（重新制浆）并且进行二次分离从而提高收率。典型的 $Q_{act}/\sum$ 5 倍于 E. coli。放线菌菌丝体（*Actinomyces* mycelia）通过放射卸料离心机进行收获：像在喷嘴式离心机中一样，对细胞进行洗涤（通常两步）以提高收率。

固体处理能力高的卧螺离心机也用于浓缩来自喷嘴式离心机或来自超滤单元的固体，分别作用于生产氨基酸和抗生素的发酵液。改善之处在于提高收率和减少昂贵的废物处理（如干燥费用）。

现今用碳氢化合物或其简单派生物生产单细胞蛋白质是一种不是很赚钱的事情，但是存在这种技术。Mayer 和 Woernle[57]提出用于生物质的下游工艺流程图。细菌在大型喷嘴式离心机中预浓缩至干物质（DS）质量约 6%，然后进行絮凝。然后这种生物质在卧螺离心机中脱水至干重约 30%，随后干燥成粒。来自卧螺离心机的液相在高速分离器中进行澄清并随来自预浓缩的澄清液一起进行灭菌，灭菌后返回发酵罐重复利用。

2.7.2.4 哺乳动物细胞

在细胞分离后丢弃的情况下，哺乳动物细胞工艺中也使用高速离心机是可能的[58]。哺乳动物细胞比大多数细菌和酵母细胞对剪切力更敏感。在入口处不可避免的剪切力会导致一些细胞破裂，但是细胞破裂可以通过特殊的入口设计降到最小，如无空气底部进料[20,59][见图 2.1（c）]或者碟片入口[60]，或通过设计一种无空气可加满的进口[18,44,52]。分离经常发生在为了将剪切力降至最小而降低转鼓速率的时候。特殊的刮削碟片[见图 2.1（a）]和刮削碟片室可以将空气滞留降至最小，空气滞留已经被证明对敏感蛋白质是有害的。以前，在离心分离后要进行几步过滤，现在已经降低了过滤步骤的数目[61~64]。必须小心避免分离液与空气接触，因为一些蛋白质可能会被破坏。

用于灌注的完整细胞离心分离必须在低压和低剪切力下进行操作[65]。近年来已开发出特殊的机器用于该项目[10,48,66,67]。Cruz 等[68]比较了灌注与其他类型的培养，发现恒化培养更稳定。使用水力旋流器作为细胞拦截装置获得了较好的结果[69]。

2.7.3 细胞碎片

在胞内产物不形成包涵体的情况中，细胞碎片通常在细胞破碎后移除。由于产生了非常小的颗粒（表 2.6），分离变得困难。此外，黏度可能变高。稀释悬浮液可降低黏度，但是 $Q_{act}/\sum$ 可能仍是全细胞的 5%～10%。这一步有必要使用高速固体喷射式离心机。在可以将细胞碎片进行絮凝的情况下，$Q_{act}/\sum$ 至少增加 10 倍[21]。已经报道[39]，使用中试规模卧螺离心机在 $Q_{act}/\sum$ 为 $4/10^4$ m/s 时，硼砂絮凝酵母细胞碎片可以移除至80%。酵母水解液是重要的食品。在相分离步骤，相较于倾滤和过滤，Garcia 等[70]优选使用离心机。

2.7.4 包涵体回收和洗涤

在产物形成包涵体的情况下，在下一个工艺步骤前移除细胞碎片和其他细胞成分是有利的[71,72]。包涵体具有比细胞碎片高一些的沉降速率，所以分级离心分离可以回收包涵体而将细胞碎片留在离心液中。匀浆方法（如通过次数）一方面和粒度分布结果间存在强相关性，另一方面与包涵体洗涤的难易情况相关[73]。存在最佳通过次数。分类分离不是100%完全，所以分离需要重复一定次数。可以分批重悬回收的包涵体，或者将包涵体浓缩液和水连续同时加入充分混合的流过式进料罐，连续洗涤直到达到需要的纯度为止。使用轴向或最好是径向卸料固体喷射式离心机，$Q_{act}/\sum$ 值为 $(1\sim2)/10^8$ m/s。为了减少下一阶段化学品的消耗，最终分离通常是脱水步骤。这可以使用高速卧螺离心机完成，$Q_{act}/\sum$ 为 $2/10^6$ m/s。

已经有人提出替代匀浆/离心分离的包涵体处理路线，如化学提取法。在理论模拟中[74]，这条路线复性前成本较低，相分离在卧螺离心机中进行，至少在小规模上具有一定优势。

2.7.5 无细胞培养液提取

2.7.5.1 溶液萃取

50年来，液-液萃取用于从滤过的培养基中浓缩和回收青霉素，这项工艺通常在多级离心式萃取器中进行。现今处理过滤培养基的趋势是使用两级逆流系统，在碟片转鼓离心机之间使用混合器，离心机使用三相固体喷射式。推荐使用密封入口，这可以降低乳化的风险。许多抗生素，如红霉素和四环素，仅需要一步萃取。通常抗生素的负载溶剂需要用水洗涤以降低杂质如蛋白质的含量。相同类型的分离器可以用于这步。

2.7.5.2 双水相系统

用于蛋白质纯化的聚乙二醇（PEG）/葡聚糖或 PEG/盐系统，以相间非常小的密度差为特征，从 100 kg/m³ 下降至 12 kg/m³。聚合物相的黏度有可能很高，可能为 100 mPa·s。界面张力通常很小，导致液滴容易分裂。因此，$Q_{act}/\sum$ 可能相当低就并不奇怪，从 $5/10^8$ m/s 下降至 $(1\sim2)/10^9$ m/s。用于这种具有低密度差异系统的设备是径向固体喷射式离心机。当密度差大一些的时候可以使用卧螺离心机。对于最佳性能来说，转鼓中重相和轻相之间的界面在正确的位置是很重要的。式（2.4）显示的是转鼓内三相水平之间的关系。界面应该恰好位于碟片式离心机内的碟堆外面。

双水相系统也可用于从溶解的蛋白质产物中分离细胞碎片或其他杂质[75]。使用 PEG4000/磷酸钾系统进行这项分离，没有给出密度差的数据，$Q_{act}/\sum$ 是 $2/10^7$ m/s。

2.7.5.3 沉淀

沉淀通常用于提取和浓缩抗生素（如利福霉素、红霉素和四环素）。合适的离心机是径向固体喷射碟片转鼓类型。涉及蛋白质沉淀的方法和参数已有综述[76]。

2.7.6 全培养液提取

2.7.6.1 溶液萃取

青霉素全培养液提取是这项技术最早的应用[77]。因为固体流量太高，所以必须使用卧螺离心机。培养基的许多成分（如大分子和菌丝体）具有乳化稳定性质，因此必须添加去乳化剂[78]。在萃取后分离富溶剂，在进一步处理前降低水分含量。溶剂污染的菌丝体在丢弃前需要进行进一步的处理。

2.7.6.2 双水相系统

双水相系统在细胞碎片存在的情况下也可以用于萃取。相分离在小型固体喷射或喷嘴碟片转鼓离心机中进行。Hustedt 等报道了使用逆流萃取法回收三种酶的工艺[79]。Kepka 报道在热分离热多聚物/淀粉系统中，中试规模萃取来自 E. coli 匀浆的一种胞内酶[80]。结果显示，密度差至少为 12 kg/m³ 的条件下，中试规模固体喷射式离心机可以实现相分离[见图 2.1（b）]。如果两相间的密度差足够大，萃取卧螺离心机也可以使用。该技术的一项大规模商业应用是在聚合物-盐系统中回收酶，分离在三相径向固体喷射式离心机中进行。

2.8 安装和运转

2.8.1 工厂设计

在现代生物技术工厂中，设计原则必须以文件形式记录，作为验证程序的一部分。这些程序在食品工业中也已十分常用。用于工厂安全设计的更多严格要求的指导方针正在发布。在欧洲，用于生物技术中离心机性能指标评价的标准涉及密封性、清洁性及可消毒性。根据 BL-2LS 的离心机安装设计参考图 2.2 和图 2.6。

2.8.2 原位清洁

自动的 CIP 在今天被认为是质量保证。CIP 的验证程序是获得批准制造生物产品的一项必要条款。自动化的 CIP 程序是可重复的和可追踪的，比手工清洗花费少并且对于工厂人员比手工清洗更安全。离心机及其周边设备被设计得具有更高可清洁性，而且在持续追求无死角和光洁表面的设计。随着可编程序逻辑控制器（PLC）

用于阀门控制的使用，碟堆式离心机（或卧螺离心机）的 CIP 已经大大简化了。一个 CIP 循环由不同的清洗液进行几步冲洗，顺序可以是：冷水，4%（60～70℃）热苛性钠，如果必要的话 3%硝酸，热水，最后是冷水。通常需要使用一些类型的去污剂提高清洁效果，与苛性钠混合或与水混合。在径向固体喷射式离心机和现代加压卸料喷嘴式离心机中，尤其在起步阶段，激活卸料机制。

2.8.3 防护、无菌与防爆

这三方面从意义上是相关联的，安装设计者必须界定一个围绕离心机的空间，包括罐和管路，与环境有被控制的交界。就防护来说，是为了保护工艺操作人员远离有害过程物质。美国国立卫生研究院的生物安全等级是一个涉及风险分类的尝试[81]。与环境的交界是无菌的高效空气（HEPA）过滤器。这是"无泄漏"的情形，相反的"无漏入"情形适用于无菌和防爆，分别由 HEPA 过滤器和液体密封罐来形成屏障。

在这两种情况中，保持离心机系统相对环境呈轻微正压是必要的，要么降低房间（无菌）压力要么增加离心机系统的压力。为了防爆，可以向系统充满惰性气体，如氮气，并且使惰性气体鼓泡通过水封罐。对爆炸危害采取的其他措施已有综述[82]。对在封闭系统中使用的离心机必须做一些改进：用机械代替迷宫密封、围绕转鼓盖安装冷却套管、加装卸料时处理压力波动的装置。

2.8.4 灭菌

用饱和水蒸气在 100℃ 以上进行灭菌被许多人认为是避免污染的可靠方法，而且这是 BL2-LS 的规定。对于离心机制造商，这意味着除了改进上一部分描述的内容外，转鼓盖必须设计成压力容器。但是最复杂的改变涉及安装，这是由于转鼓的内外表面、盖子、工作液管线等必须都可灭菌。为了达到要求的温度（至少高于 121℃），冷凝水必须被排走。Krook 等[5]讨论了用于具有压力喷嘴卸料的中型机器可灭菌系统的一些细节。对于中试规模径向固体喷射式离心机灭菌的效率已经进行了研究[83,84]。人们发现一次将整个系统进行消毒是不可能的。通过尝试不同组合的开放和关闭阀门，对不同区域进行加热，将这些程序组合起来实现对整个系统的灭菌。最后，用不同的化学和生物指标进行灭菌验证。在参考文献[83]中，对用作监测系统的不同方法进行了简短综述。

2.9 离心与微滤相比

在可灭菌的微孔过滤器开发成功后，在固液分离方面对于离心分离产生了一个可替代的选择。一般原则是随着颗粒大小增加和操作规模增大，离心比微孔过滤更令人关注，反之亦然。可以想象 *E. coli* 在 200 L 发酵罐

规模上可使用微孔过滤。在这个选择中必须考虑许多因素。显而易见中试规模的选择是最困难的，因为在更大的规模使用相同的技术进行放大和验证程序会比较容易，即使这不是最佳选择。在许多情况下，滤器和离心机的组合是最好的答案。

术语

d_p	颗粒直径（m）
D	试管内径（m）
$D_{h,1}$	重液和轻液出口直径（m）
D_i	界面直径（m）
g	等于 9.81（m/s²）
h	试管内外半径之间的距离（m）
k	式（2.10）中的常数
KQ	离心机大小的半经验测量，式（2.11）
n	转鼓速率（r/min）
N	碟片数目
$Q_{act, theor}$	实际和理论的进料流速（m³/s）
$r_{e,1,2}$	等效、最小和最大半径（m）
s_e	等效沉淀距离（m）
t	碟片之间的距离（m）
T	旋转时间（s）
V	转鼓体积（m³）
$V_{g,c}$	在 1 g 和在离心场内的沉降速率（m/s）
V_d	由阻力导致的速率分量（m/s）
Z	相对离心力（RCF）或 G 数
α	碟片的半锥角
β	在试管离心机内管的角度
η	液体的动态黏度（mPa·s）
λ	无量纲数，在式（2.5）中定义
μ	分离效率因子
v	液体的运动黏度（m²/s）
ρ_p	粒子密度（kg/m³）
$\rho_{f, fh, fl}$	流体密度，一般、重液、轻液（kg/m³）
ω	旋转速率（rad/s）
Σ	根据 Ambler 的等效面积（m²）

翻译：陈 忱 华北制药集团新药研究开发有限责任公司
校对：魏敬双 华北制药集团新药研究开发有限责任公司

参 考 文 献

1. Rushton A, Ward AS, Holdich RG. Solid liquid filtration and separation technology. Weinheim: VCH Verlagsgesellschaft mbH; 1996.
2. Sokolov VI. Moderne industriezentrifugen. Berlin: VEB Verlag Technik; 1971.
3. Barker TA. Filtr Sep 1975; 12: 33–36.
4. Mackel NW, Bersch S. CIT Plus 2001; 4(3): 52–53.
5. Krook G, Axelsson H, Thorsson C. In: Blazej A, Privarova V, editors. Environmental biotechnology. Amsterdam: Elsevier; 1991.
6. Bergjohann G. Chem Technol 1988; 17: 85–86.
7. Litvine F. Inf Chim 1989; 310: 327–334.
8. Celeros, Inc. brochure, Novi, Michigan; 2007.

9. Meikrantz DL, Meikrantz SB, Macaluso LL. Chem Eng Commun 2001; 188: 115–127.

10. Apelman S, Björling T. Biotech Forum Eur 1991; 8: 356–358.

11. Simpson TW. Adv Filtr Sep Technol 2002; 15: 233–245.

12. Axelsson H, Cooney CL, Humphrey AE, editors. Comprehensive biotechnology. Volume 2, The principles of biotechnology: engineering considerations. Oxford: Pergamon Press Ltd.; 1985. pp. 325–346, Chapter 21.

13. Lagerstedt T, Nåbo O. In: Veret C, editor. Flow visualization IV. Washington (DC): Hemisphere; 1986.

14. Nåbo O, Lagerstedt T. In: Reznicek R, editor. Flow visualization V. Washington (DC): Hemisphere; 1990.

15. Nåbo O, Carlsson C-G. Proc Filtech Conf 1987; 1: 1–7.

16. Borgström L, Carlsson C-G, Inge C, Lagerstedt T, Moberg H. Appl Sci Res 1994; 53: 35–50.

17. Clarkson AI, Bulmer M, Titchener-Hooker NJ. Bioprocess Biosyst Eng 1996; 14: 81–89.

18. Boychyn BM, Yim SSS, Ayazi Shamlou P, Bulmer M, More J, Hoare M. Chem Eng Sci 2001; 56: 4759–4770.

19. Boychyn M, Yim SSS, Bulmer M, More J, Bracewell DG, Hoare M. Bioprocess Biosyst Eng 2004; 26(6): 385–391.

20. Hutchinson N, Bingham N, Murrell N, Farid S, Hoare M. Biotechnol Bioeng 2006; 95(3): 483–491.

21. Lindman B. Meded Fac Landbouwwet Rijksuniv Gent 1987; 52: 1383–1387.

22. Chan G, Booth AJ, Mannweiler K, Hoare M. Biotechnol Bioeng 2006; 95(4): 671–683.

23. Madsen B. Institution of Chemical Engineers Symposium Series No. 113; 1989, 301–317.

24. Ambler CM. Chem Eng Prog 1952; 48: 150–158.

25. Ambler CM. J Biochem Microbiol Technol Eng 1959; 1: 185–205.

26. Svarovsky L. In: Svarovsky L, editor. Solid–liquid separation. London: Butterworths; 1977. pp. 124–147.

27. Boychyn M, Doyle W, Bulmer M, More J, Hoare M. Biotechnol Bioeng 2000; 69(1): 1–10.

28. Sullivan FE, Erikson RA. Ind Eng Chem 1961; 53: 434–438.

29. Aiba S, Kitai S, Heima H. J Gen Appl Microbiol 1964: 243–256.

30. Avallone H, D'Eramo P. Pharm Eng 1992; 12: 36–39.

31. Saite H, King JMP, Baganz F, Hoare M, Titchener-Hooker NJ. Biotechnol Bioeng 2006; 95(6): 1218–1227.

32. Higgins JJ, Lewis DJ, Daly WH, Mosqueira FG, Dunnill P, Lilly MD. Biotechnol Bioeng 1978; 20: 159–182.

33. Maybury JP, Mannweiler K, Titchener-Hooker NJ, Hoare M, Dunnill P. Bioprocess Eng 1998; 18: 191–199.

34. Taylor G, Hoare M, Gray DR, Marston FAO. Biotechnology (N Y) 1986; 4: 553–557.

35. Datar RV, Rosén C-G. In: Stephanopoulos G, editor. Biotechnology. Volume 3, Bioprocessing. 2nd ed. Weinheim, Germany: VCH Verlagsgesellschaft mbH; 1993. pp. 469–503.

36. Datar R. Filtr Sep 1984; 21: 402–406.

37. Titchener-Hooker NJ, Gritsis D, Olbrich R, Mannweiler K, Gardiner SAM, Fish NM, Hoare M. Pharm Technol Int 1991; 3: 42–48.

38. Hwang SO. Biotechnol Tech 1996; 10: 157–160.

39. Clarkson AI, Lefevre P, Titchener-Hooker NJ. Biotechnol Prog 1993; 9: 462–467.

40. Siddiqi SF, Titchener-Hooker NJ, Ayazi Shamlou P. Biotechnol Bioeng 1996; 50: 145–150.

41. Agerkvist I, Enfors S-O. Biotechnol Bioeng 1990; 36: 1083–1089.

42. Bentham AC, Bonnerjea J, Orsborn CB, Ward PN, Hoare M. Biotechnol Bioeng 1990; 36: 397–401.

43. Datar R, Rosén C-G. Chem Eng J 1987; 34: B49–B56.

44. Kempken R, Preissman A, Bertold W. Biotechnol Bioeng 1995; 46: 132–138.

45. Curiel GJ, Hauser G, Peschel P, Timperley DA. Trends Food Sci Technol 1993; 4: 225–229.

46. Weibull I. Mater Des 1987; 8: 35–40, 82–88.

47. Wakeman RJ. Filtr Sep 1995; 32: 337–341.

48. Johnson M, Lanthier S, Massie B, Lefebvre G, Kamen AA. Biotechnol Prog 1996; 12: 855–864.

49. Bowden C. Chem Eng (Rugby) 1985; 415: 50–54.

50. Riske F, Schroeder J, Belliveau J, Kang X, Kutzko J, Menon MK. J Biotechnol 2007; 128: 813–823.

51. Pearson CR, Heng M, Gebert M, Glatz CE. Biotechnol Bioeng 2004; 87(1): 61–68.

52. Maybury JP, Hoare M, Dunnill P. Biotechnol Bioeng 2000; 67(3): 265–273.

53. Austin GD, Watson RWJ, D'Amore T. Biotechnol Bioeng 1994; 43: 337–341.

54. Siano SA. Biotechnol Bioeng 1997; 55: 289–304.

55. Siems G. Brauwelt Int 1997;(2): 132–137.

56. Vornefeld M. Chem Anal Verfaren 2002;(04): 114.

57. Mayer M, Woernle R. Chem Ing Tech 1985; 57: 152–153.

58. Backer MP, Metzger LS, Slaber PL, Nevitt KK, Boder GB. Biotechnol Bioeng 1988; 32: 993–1000.

59. Lander R, Daniels C, Meacle F. Bioprocess Int 2005; 3(10): 32–40.

60. Axelsson H. Filtr Sep 2000; 37(4): 20–23.

61. Yavorsky D, Blanck R, Lambalot C, Brunkow R. Pharm Biotechnol 2003: 2–8.

62. Winter C. Paper no BIOT 156, Presented at the 227th ACS National Meeting; 2004 Mar 31; Anaheim (CA).

63. Bux R, Gaus W, Kempken R, Hannapehl M, Bisschoph T, Regel J. Chem Ing Tech 2006; 78(9): 1402.

64. Pailhes M, Lambalot C, Barloga R. Bioprocess J 2004: 55–58.

65. Castilho LR, Medronho RA. Adv Biochem Eng Biotechnol 2002; 74: 129–169.

66. Jäger V. In: Spier RE, Griffiths JB, Berthold W, editors. Animal cell technology: developments, processes and products. Oxford: Butterworth-Heinemann; 1992.

67. Chatzisavido N, Björling T, Fenge C, Boork S, Lindner-Olsson E, Apelman S. In: Kobayashi T, Kitagawa Y, Okamura K, editors. Animal cell technology: basic and applied aspects. Dordrect: Kluwer Academic Publishers; 1993. pp. 463–468.

68. Cruz HJ, Conradt HS, Dunker R, Peixoto CM, Cunha AE, Thomaz M, Burger C, Dias EM, Clemente J, Moreira JL, Rieke E, Carrondo MJT. J Biotechnol 2002; 96: 169–183.

69. Pinto RCV, Medronho RA, Castilho LR. Cytotechnology 2007, DOI 10.1007/s10616-007-9108-x.

70. Garcia T, Villar J, González M. Filtr Sep 2005; 42(8): 36–37.

71. Graumann K, Premstaller A. Biotechnol J 2006; 1: 164–186.

72. van Hee P, Middelberg APJ, van der Lans RGJM, van der Wielen LAM. Biotechnol Bioeng 2004; 88(1): 100–110.

73. Middelberg PJ, O'Neill BK, Bogle IDL. Trans Inst Chem Eng 1992; 70: 8–12.

74. Lee GH, Cooney D, Middelberg APJ, Choe WS. Bioprocess Biosyst Eng 2006; 29: 73–90.

75. Datar R, Rosén C-G. J Biotechnol 1986; 3: 207–219.

76. Bell DJ, Hoare M, Dunnill P. In: Fiechter A, editor. Advances in biochemical engineering/biotechnology. Berlin: Springer-Verlag; 1983. pp. 1–72.

77. Katinger H, Wibbelt F, Scherfler H. Verfahrenstechnik 1981; 15: 179–182.

78. Szabo C. Biotechnol Bioeng 1992; 40: 247–251.

79. Hustedt H, Kroner K-H, Papamichael N. Process Biochem 1988; 23(5): 129–137.

80. Kepka C, Collet E, Persson J, Ståhl Å, Lagerstedt T, Tjerneld F, Veide A. J Biotechnol 2003; 103: 165–181.

81. Hambleton P, Melling J, Salusbury TT, editors. Biosafety in industrial biotechnology. London; Chapman & Hall: 1994.

82. Lindley J. Chem Eng (Rugby) 1985; (411): 41–44.

83. Frude MJ, Simpson MT. Process Biochem 1993; 28: 297–303.

84. Schmidt M, Krützfeldt R, Ross A. Process Biochem 1999; 34: 769–776.

第 **3** 章 | 细胞破碎，微观机械特性

Ingo Kampen and Arno Kwade
Technische Universität，Institute for Particle Technology，Braunschweig，Germany

3.1 引言

微生物微观机械学性质在多个生物技术过程中起着重要的作用。除了通过细胞破碎释放细胞内产物之外，机械特性影响可作用于细胞的最大剪切力、对渗透压的抗性及对胞外化合物的吸收。在所有微生物细胞中，细胞壁被认为是影响细胞机械强度的主要因素。

可以通过几种方式对机械性质进行测量：通过使用原子力显微镜（AFM）进行局部的测量，通过挤压两个平面之间的单个细胞进行整体测量，通过对细菌悬液运用剪切应力或使用细胞破碎设备进行总体测量。这些研究结果表明，微生物细胞对于机械应力具有极大的抵抗力。

微生物细胞由于这种坚韧的特性，以及其小体积，仅有很少的设备能进行细胞破碎。工业上最常用的设备是高压匀浆机、搅拌磨机和超声波均质机。在实验室规模，可使用多一些的设备，如弗氏细胞压碎器（French press）、X-细胞压碎器（X-press）和振动磨。

下面将简要综述微生物细胞组成和单细胞操作，介绍微观机械学性质，以及高压匀浆机、搅拌磨机和超声波均质机的操作方法。最后，将对不同细胞在不同设备中的行为进行讨论。

3.2 微生物：组成与形态

用于生物技术生产的细胞具有显著差异。除了不同起源的单细胞细菌之外，真菌、哺乳动物和植物细胞也有使用。它们都具有不同的性质，如大小、成分、稳定性和生长特性。本节对细菌及真菌的组成和特征进行描述。

细菌的大小为 0.5～5 μm，不同属的形态相当多变，最常见的形状是球形、棒状、螺旋形、逗点状的棒形。细菌的组成中 70%～80%是水。聚合物是干重的主要部分：蛋白质占 50%，细胞壁成分占 10%～20%，RNA 占 10%～20%，DNA 占 3%～4%，脂类占 10%[1]。细菌是原核生物，与真核生物相比成分更简单。细胞质膜可防止细胞成分扩散至周围基质中，但仅能提供较低的抗机械应力抗性。围绕着细胞质的细胞壁是细胞破碎的主要

障碍，细胞壁还决定微生物的形状，在细胞壁被酶解后，不管细胞最初是什么形状，都产生球形的原生质体。原生质体仅仅由细胞质膜包围。原生质体在低盐浓度下破裂的事实表明，细胞壁还能有效抵抗渗透压。

细胞壁的稳定性取决于许多因素，除微生物的属之外，细胞壁还受发酵条件影响。Hull 和 Middelberg[2]发现，与处于稳定期的细胞相比，处于生长期的细胞在高压匀浆机中更容易破碎。

3.2.1 革兰氏阳性与革兰氏阴性细菌细胞壁结构

根据细胞壁的结构，细菌可以分为革兰氏阳性和革兰氏阴性细菌。这种分类是基于由 Gram（1884 年）介绍的一种染色过程，其通过细胞对一种特殊的结晶紫/碘化物染料不同的显色能力来显示。图 3.1 是两种细胞壁类型不同结构的示意图。

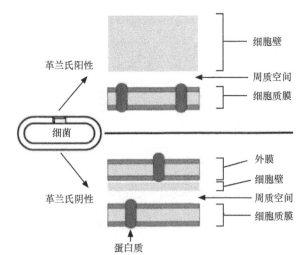

图3.1 革兰氏阳性和革兰氏阴性细菌的细胞壁结构示意图[3]。（本图全彩图片可由 http://onlinelibrary.wiley.com/book/10.1002/9780470054581 获得。）

细胞内的部分由细胞质膜包围，它由亲水头部指向外侧的脂质双分子层组成。细胞质膜含有特殊的蛋白质（整合膜蛋白），它控制物质的内流和外流，因此能够向细胞内外定向运输化合物，但它很容易被机械应力破坏，而细胞壁提供抵抗机械应力的主要保护措施。细胞壁由

肽键连接的杂聚物组成，杂聚物包含 50～500 个交替排列的 N-乙酰葡糖胺（N-acetylglucosamine）和 N-乙酰胞壁酸（N-acetylmuraminic acid）残基。在细胞壁内，肽键平行于细菌的主轴排列，而杂聚物链垂直于细菌的主轴排列[4]。这种排列方式使得细菌细胞壁具有各向异性的机械性质。

革兰氏阴性细菌的细胞壁仅由一层或两层这种杂聚物组成，而革兰氏阳性细菌的细胞壁由多达 25 层的这种杂聚物组成。因此，革兰氏阴性细菌更容易被破坏。革兰氏阴性细菌的胞壁质层由外膜覆盖。一些脂蛋白、脂多糖（如内毒素）及其他脂质与胞壁质层共价连接。革兰氏阴性细菌的外膜占多达 80%的细胞壁干重，但在细菌的机械抗性上仅有很小影响。

3.2.2 真菌细胞壁结构

真菌细胞壁结构与细菌细胞壁结构大不相同。磷脂双分子层由各种多糖层包围。这些多糖的确切组成（如葡聚糖、甘露聚糖、几丁质、纤维素）取决于分类群。酿酒酵母（Saccharomyces cerevisiae）的细胞壁主要由 β-1,3-葡聚糖（包含 1%～2%几丁质）组成，一层 β-1,3-葡聚糖与外部细胞壁的甘露糖蛋白连接。细胞壁的厚度为 100～200 nm。

需要考虑的另一个事实是真菌的形状。酵母通常以单细胞形式生长，而许多真菌形成菌丝，如黑曲霉（Aspergillus niger）。这些长分枝细丝会在细胞破碎设备中造成麻烦，尤其是当生长成毫米范围的小球的时候。

3.3 微生物的微观力学性能

这些值的测量和解释很困难，因此文献中仅有少量来源。研究大部分使用酿酒酵母这种真菌进行。研究可分为三类：局部的、整体的、总体的。

3.3.1 微观机械性质的局部测量

通常用 AFM 对细胞不同部分进行机械特性的测量。在第一步中，细胞必须用悬臂尖端成像[图 3.2（a）]，

这可在液体中完成，但需要将微生物固定。使用 AFM 成像可选择对细胞的一个特定部分进行测量，测量通过力-距离光谱完成，悬臂的尖端压入细胞，记录力-距离曲线。数据处理时有三个参数要校准：z-压电运动、悬臂的弹簧常数，以及探测器信号与悬臂的偏向之间的相关性。校准程序在其他地方进行描述[5~8]。

只有小凹痕可以进行测量。尖端通常具有 10～20 nm 的半径，否则尖端会破坏细胞。

从力-距离曲线的线性部分可以推断细胞壁的弹性行为[图 3.2（b）]。在文献中，可找到用于数据分析的两个模型：赫兹接触模型，用来计算细胞的 E-模 E_Z；双弹簧模型可以进行细胞弹簧常数 k_Z 的计算。

球形硬度计压头到弹性材料内的压痕可通过式（3.1）进行描述，由 Herz[9] 给出。

$$F = \frac{4}{3} E_r \sqrt{R} \cdot i^{1.5} \qquad (3.1)$$

式中，F 是力，i 是压痕深度，R 是硬度计压头的半径（通常是尖端半径），E_r 是简化的杨氏模量（Young's modulus），是综合了样品、硬度计压头，以及两种材料的泊松比（Poisson's ratio）v 的杨氏模量[式（3.2）]。

$$\frac{1}{E_r} = \left(\frac{1-v^2}{E}\right)_{压头} + \left(\frac{1-v^2}{E}\right)_{材料} \qquad (3.2)$$

与作为不变形材料的玻璃上的凹痕相比，压痕深度可以很容易地从力-距离曲线中提取。

在局部微生物材料性质的测量中，最常用的数据分析模型是双弹簧模型。由于细胞的弹性材料行为，它可以用于力-距离曲线分析。在这个模型中，双弹簧，一个代表悬臂（k_C），另一个代表细胞（k_Z）连续匹配。把刚度 S（力-距离曲线的斜率）也考虑进去，则可以计算细胞弹簧常数 k_Z，如式（3.3）所示。

$$k_Z = k_C \frac{S}{1-S} \qquad (3.3)$$

为了比较细胞弹簧常量或 E-模，在相同环境条件下测量是很重要的，因为结果不仅来源于细胞壁，而且来自整个细胞。这意味着测量值取决于一些参数，如温度、pH[10]和渗透压。而且细菌表面与悬臂尖端之间的角度也

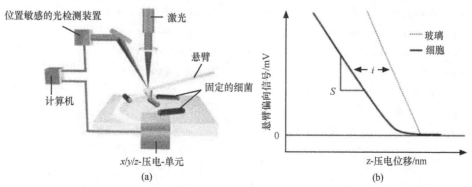

图 3.2 （a）原子力显微镜原理图；（b）力-距离曲线，根据线性部分的斜率 S 计算细胞弹簧常数 k_Z。（本图全彩图片可由 http://onlinelibrary.wiley.com/book/10.1002/9780470054581 获得。）

很重要，如果细胞没有直角缩进，悬臂的扭矩会影响结果。尽管这些参数会影响结果，但压痕速度和数量对数据无影响[11]。探查统计学上足够数量的酵母细胞，细胞弹簧常数的结果为一个对数正态分布。该分布显示的是酿酒酵母的数据分布。

表 3.1 显示了文献中描述的细胞局部测量的概要结果。

Arfsten 在酿酒酵母[11]，以及 Arnoldi 等在磁螺菌（*Magnetospirillum gryphiswaldense*）上[6]，对细胞外渗透压对细胞弹簧常数的影响进行了研究。Arnoldi 等判断细胞外渗透压没有影响，而 Arfsten 等确定在低葡萄糖浓度下细胞弹簧常数 k_Z 增加。这些结果表明，当使用 AFM 测量细胞的力学性质时，渗透压应该被考虑进去。

细胞弹簧常数与细胞壁的固有力学参数之间的关系是复杂的，要将变形、条带和伸展的细胞壁考虑进去。目前的工作使用有限元素的方法来提取这些参数，但对于进一步的测试研究必须通过建立现实的模型来完成。

3.3.2 微观机械性质的整体测量

整体测量指的是挤压两个平行平面间的单个细胞。在过去，几个实验是用平整末端的光学玻璃纤维去压缩细胞[22]。目前材料科学领域使用的纳米压痕仪[23]是一种非常精确的设备。单个细胞的测量需要将细胞固定在底部，防止由于探针接近引起的流动使细胞移动，这可通过使用黏性载玻片实现。另一个重要的步骤是控制两表面平行的程度，否则细胞会在装载过程中从缺口处溜走而压不到。探针的动作必须非常平稳和精确，而测力传感器测量在装载和卸载循环时的作用力。从获得的力-距离曲线可以计算变形率（d）、作用力（F）及变形能（W）。对于细胞破碎最令人关注的数据是在破裂点处的破裂力 F_B、破裂能量 E_B 及相对变形率 d_B。

图 3.3（a）显示从一条力-距离曲线中提取这项数据，图 3.3（b）展示了一个破裂的酵母细胞。

大部分研究是使用酿酒酵母进行的，仅存在少数报道使用其他微生物（表 3.2）。数据显示酵母细胞比革兰氏阴性的大肠杆菌（*Escherichia coli*）细胞破坏要难得多，甚至比革兰氏阳性的表皮葡萄球菌（*Staphylococcus epidermis*）细胞更困难。对黑曲霉孢子的研究结果显示破裂力为 250～550 μN（未发表）。表 3.2 简短摘要了已报道数值。

破裂力的差异（表 3.2）是生物多样性的结果，也是不同环境条件的结果。Arfsten 等研究了在酿酒酵母上几种因素（渗透压、压缩速率及多重压力事件的影响）对机械性质（W_B、F_B、d_B）的影响[24]。他们发现渗透压对这些参数有非常大的影响（图 3.4）。在高渗透压下，水从细胞流出，从而导致细胞较小并且内部压力较低。这

表 3.1 用 AFM 进行局部测量的微生物[a]

微生物	结果	参考文献
构巢曲霉（*Aspergillus nidulans*）（真菌）	$k_Z=0.17\sim0.29$ N/m	[12]
构巢曲霉（*A. nidulans*）（孢子）	$k_Z=110\sim300$ N/m	[13]
肠球菌（*Enterococcus hirae*）（革兰氏阳性）	$k_Z=0.5\sim0.6$ N/m	[14]
大肠杆菌（*Escherichia coli*）（革兰氏阴性）	$k_Z=0.044\sim0.13$ N/m	[8]
大肠杆菌（*E. coli*）（革兰氏阴性）	$k_Z=0.194$ N/m	[15]
大肠杆菌（*E. coli*）（革兰氏阴性）	$E_Z=12.8$ MPa	[16]
约氏乳酸杆菌（*Lactobacillus johnsonii*）（革兰氏阳性）	$k_Z=0.016\sim0.02$ N/m	[17]
卷曲乳酸杆菌（*Lactobacillus crispatus*）（革兰氏阳性）	$k_Z=0.053$ N/m	[17]
瑞士乳杆菌（*Lactobacillus helveticus*）（革兰氏阳性）	$k_Z=0.02\sim0.031$ N/m	[17]
磁螺菌（*Magnetospirillum gryphiswaldense*）（革兰氏阴性）	$k_Z=0.042$ N/m	[6]
铜绿假单胞菌（*Pseudomonas aeruginosa*）（革兰氏阴性）	$k_Z=0.02\sim0.03$ N/m	[14]
铜绿假单胞菌（*P. aeruginosa*）（革兰氏阴性）	$k_Z=0.044$ N/m	[18]
恶臭假单胞菌（*Pseudomonas putida*）（革兰氏阴性）	$k_Z=0.014\sim0.114$ N/m	[19]
酿酒酵母（*Saccharomyces cerevisiae*）（真菌）	$E_Z=0.6$ MPa	[20]
酿酒酵母（*S. cerevisiae*）（萌芽嵌接处）	$E_Z=6.1$ MPa	[20]
酿酒酵母（*S. cerevisiae*）（真菌）	$k_Z=0.07\sim3.2$ N/m	[11]
腐败希瓦菌（*Shewanella putrefaciens*）（革兰氏阴性）	$k_Z=0.01\sim0.022$ N/m $E_Z=0.037\sim0.21$ MPa	[10]
腐败希瓦菌（*S. putrefaciens*）（革兰氏阴性）	$k_Z=0.065$ N/m $E_Z=0.098$ MPa	[21]

a 出处参见参考文献[11]。

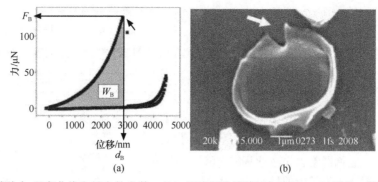

(a)   (b)

图 3.3　（a）压缩试验力-距离曲线和导出的参数；（b）压缩后酿酒酵母细胞的 SEM 图像。箭头显示细胞破裂[24]。
（本图全彩图片可由 http://onlinelibrary.wiley.com/book/10.1002/9780470054581 获得。）

种压力下降必须通过施加更高的破裂力 F_B 补偿，并且因此具有更高的破裂能量 W_B。加压细胞收缩，细胞壁能够膨胀得更多，导致在破裂点处的 d_B 更高。

表 3.2　微生物细胞整体测量方面已发表的工作

微生物	破裂力/μN	参考文献
酿酒酵母（Saccharomyces cerevisiae）	101±24	[25]
酿酒酵母（Saccharomyces cerevisiae）	74～96	[26]
酿酒酵母（Saccharomyces cerevisiae）	65～105	[27]
酿酒酵母（Saccharomyces cerevisiae）	55～100	[28]
酿酒酵母（Saccharomyces cerevisiae）	120～220	[24]
大肠杆菌（Escherichia coli）	1～9	[22]
表皮葡萄球菌（Staphylococcus epidermis）	3～34	[22]

不仅是破裂，就连细胞的更小变形也可以给出有关机械行为的信息。Arfsten 等[23]的研究结果显示小的变形（d_B=0.1）对酿酒酵母细胞没有影响，在更高的变形率（d_B=0.3）条件下细胞不能完全恢复原来的形状。当在预变形之后破坏细胞，这种效果也可以在力学参数中看出。先将细胞挤压 5 次达到想要的 d_B，然后使其最终破裂，d_B=0.1 的预变形显示没有显著影响，而 d_B=0.3 的变形引起 F_B 和 W_B 增加大约 1/4[24]。

根据这些结果，对于细胞破碎实验可以得到如下事实：

· 对于机械性细胞破碎，在低渗透度下好操作（只要产品可以承受）；

· 细胞应由一个压力事件破坏，多个压力事件加剧这一过程；

· 在某设备中必要的压力能量可通过压缩测试进行估计（这仅对压力事件是真实的，对剪切应力尚未进行研究）。

文献报道了根据压缩测试结果得到的细胞壁固有参数[24,29~31]。所有的文章研究了酿酒酵母并且计算了细胞壁的杨氏模量，结果为 98～172 MPa。酵母细胞壁的葡聚糖似乎具有等向破裂特性，而细菌胞壁质层的组织结构使它更易于在特定的方向破裂。电子显微镜照片显示使用高压匀浆机进行细胞破碎后形成环形细胞碎片[3]。据此推断，细菌细胞壁很显然具有非等向性机械特性，这使得对固有参数的确定更加困难。对于细菌细胞壁应该确定至少两个杨氏模量。

3.3.3　微观机械性质的总体测量

关于细胞破碎，仅有很少的总体测量数据报道了机械稳定性测试结果。大部分工作研究的是在生物反应器中剪切应力对生长中细胞的影响。结果显示，剪切应力可能使酶失活[32,33]，对几种微生物的产率具有重大影响[34,35]。而且，在生长中的真菌上可以看到形态学变化[36,37]。使用一种黏土-聚合物絮状系统作为生物细胞的模型材料进行了几项研究[38~41]。有趣的是，最高的剪切应力来自于通气过程而不是搅拌器。

在细胞破碎方面，Tonnius[42]展示了一种酿酒酵母对

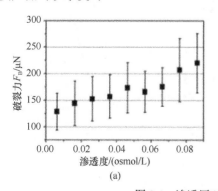

(a)

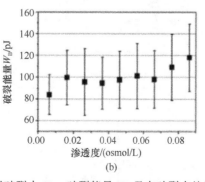

(b)

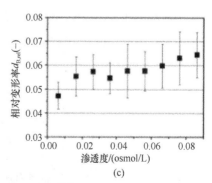

(c)

图 3.4　渗透压对破裂力 F_B、破裂能量 W_B 及在破裂点处的 d_B 的影响[24]。

剪切应力非常高的抵抗力。他在一个 Cuette 流中 17 000 Pa 的剪切应力下挤压酵母没有造成明显的细胞破坏。而且，用转子定子设备研究污水污泥显示在细胞破碎中仅有微小的变化[43]。进一步的工作通过使用细胞破碎设备完成，这将在下一部分进行讨论。

3.4 细胞破碎

为了纯化细胞内产物，它们通常首先必须从细胞释放到水介质中。在有些情况下，为了能使目的产物从细胞质或周质空间中扩散至介质中，轻微地破坏细胞壁就足够了。在其他情况下，必须机械地打开细胞。只有机械的细胞破碎设备将在此进行讨论，因为这是工业上细胞破碎最常用的技术。

用于细胞破碎的所有方法必须满足某些条件。根据过程，它们可以以不同的方式进行衡量。

- 不破坏产物或使产物变性

尤其是蛋白质，当暴露在高温时易于变性，导致构象变化进而导致功能丧失。即使温度上升也不直接损害酶，蛋白酶在更高的温度下活性更强，从而影响蛋白质的功能。此外，蛋白质对细胞破碎设备壁的吸附作用会降低介质中酶的活性。

- 高度破坏
- 细胞破碎设备可灭菌

生物技术产品的生产通常是使用转基因生物完成的，因此有必要在使用后灭菌。

- 产品无污染

对于制药产品这点尤为重要。由于使用有害的化学药剂，一些细胞破碎方法不能应用于制药工业，这些试剂的后期清除通常需要相当大的努力并有产物的损失。

- 细胞碎片易于清除

通过过滤、离心或扩张床层析去除细胞碎片。对于所有这些方法，大的细胞碎片更易除去。

- 低能耗

这不仅对于保持低成本是重要的，而且几乎所有供给系统的能量都转变成了热。

- 时间消耗低

- 投资成本低

细胞破碎的方法大致可以分为化学、生物和物理的方法，图 3.5 为最常见的方法概述。

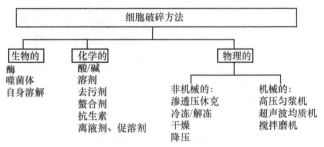

图 3.5 最常见的细胞破碎方法概述[3]。

大多数的细胞破碎方法只是在实验室规模使用，工业规模上主要使用自溶、高压匀浆和搅拌磨机方法。

3.4.1 细胞破碎结果检测

细胞破碎测量的结果通常是通过测量释放的细胞化合物如蛋白质、氮的浓度或某种酶的活性来实现的。只要胞内盐浓度与介质中不同，电导率的测量也可以作为细胞破碎结果的指标。释放出的胞内物质浓度的相对程度被指定为细胞破坏的程度 A[式（3.4）]。

$$A = \frac{c - c_0}{c_{max} - c_0} \cdot 100 \qquad (3.4)$$

式中，c 是测量的细胞化合物的浓度，c_0 是这种细胞化合物的起始浓度，c_{max} 是在无限时间之后细胞化合物浓度的最大值（这种化合物不变性）。

3.4.2 机械方法中细胞破碎机制

当应用机械方法对细胞进行破碎时，所产生的应力与张力破坏微生物的细胞壁。

3.4.2.1 机械应力

在机械破碎设备中负载被传递给细胞。根据 Rumpf[44]的分类，可以定义三种不同类型的机械应力（图 3.6）。在机械的细胞破碎中，细胞主要受到剪切应力、压缩应力及从流体介质传输的应力。

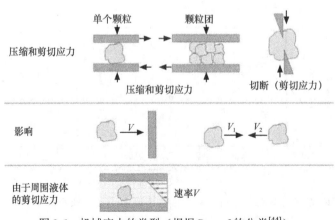

图 3.6 机械应力的类型（根据 Rumpf 的分类[44]）。

单个细胞上压缩应力的效果在本章第一节着重讨论过。冲击应力和周围流体对单个细胞压力的影响还有待研究。但从高压匀浆机实验中，已经可以看出这些类型应力的重要性。

3.4.2.2 空化应力

当使用超声波均质机及高压匀浆机时出现空化。人们推测，它对于细胞破碎是非常重要的。空化这个词仅仅意味着在流体中气泡的形成（包括气泡的膨胀和瓦解）[45]。对细胞的破坏来说，水力空化和声空化是重要的。

在管道和阀门中，水力空化是通过静压力减少至低于所包含液体的蒸汽压而引起的。例如，这发生在当快速流动的液体流出阀的时候，横截面突然扩大直接造成在泵的后面压力的减小。快速流动的液体当流过转弯时因为离心力导致弯曲内侧上的压力下降，也能产生空化。

声空化是由超声波（20 kHz～1 MHz）在水介质中引起的。振荡的超声波发生器将液体推走，然后立即收缩之后，在超声波发生器的前端产生一个低压场。

如果压力下降至低于液体的蒸汽压，流体裂开并且形成的气泡立即充满了蒸汽。当不断胀大的气泡达到临界大小时，它就会崩毁，并且气泡向内破裂得非常快[46]。蒸汽凝结，水流从各个方向流入气泡。即将破裂时，在气泡最后的破裂点处出现非常高的温度（高至 5000 K）和压力（达到 500 bar[①]，即 5×10^7 Pa）的情况。此外，气泡崩毁产生高剪切力的湍流。假如气泡在距离器壁很近的地方发生内爆，液体不能从各方流入，在器壁的方向会引起一个液体脉冲。这种液体射流（也称为微射流）速率可以达到 100 m/s，是船舶推进螺旋空化腐蚀的原因。

有关空化如何导致细胞破碎有几种假说。一些作者支持微射流是细胞打开的原因，根据这一理论流体射流撞击细胞并在细胞壁上留下一个洞。其他人认为湍流的剪切应力、空化气泡内爆是细胞破碎的原因。另一种理论假设细胞是空化气泡理想的起始点，气泡在紧邻细胞壁的地方形成，由于封闭液体的蒸汽压而导致细胞破裂。

3.4.2.3 紊流应力

除了空化之外，高能密度的紊流场也会导致细胞破碎。根据它们的大小，紊流的涡流对微生物可有不同的影响。如果涡流比微生物大得多，进入涡流的细胞受到层流速率梯度应力。具有与细菌相似的长度规模的小的、消散的涡流，造成最大的剪切力。

细菌是否能够抵挡涡流可以用韦伯数（Weber number）进行估计。韦伯数[式（3.5）]来源于喷雾和乳化技术，描述了惯性力与表面力的比率。

$$We = \frac{\rho \cdot \omega^2 \cdot l}{\sigma} \qquad (3.5)$$

在这种情况下，细胞被认为是一个微滴，其表面张力 σ 与细胞壁的稳定性相关。

3.4.3 使用高压匀浆机的细胞破碎

高压匀浆机是用于细胞破碎使用最多的设备。细胞破碎设备制造商估计高压匀浆机约占细胞破碎设备的 80%，在制药工业内其占的百分比甚至更大。它们属于流体分散类设备，基于压力释放的原理工作。这些设备有两个特有的功能单元：高压活塞泵和均质化阀。高压活塞泵产生一个独立的压力并在几个活塞的帮助下产生几乎无脉动的体积流量。它可产生高达 1500 bar 的压力（在超高压匀浆机中达到 4000 bar）。中试规模工厂和生产线的输出范围为 30～8000 L/h。

大部分高压匀浆机与类似于图 3.7 中显示的阀一起工作。通过将阀座推上阀单元，均化间隙被压缩，直到生成所需的压力降为止。流体通过阀座然后呈放射状流过均化间隙，间隙可能只有几微米高。结果，流体的速率从大约 6 m/s 增加到 300 m/s。离开均化间隙后，流体撞击冲击环并通过出口离开阀。

高压匀浆机阀的结构对细胞破碎的结果是很重要的。超过 150 种阀的设计已被授予了专利，一些具有完全不同的形状：其中包括 Z 形微通道；将流量分开的微通道，然后让它们在高压下互相撞击；诱导逆转流的阀，让向前的流与逆转流剪切。

通常情况下，阀是用碳化物制成的。当应用于像包涵体或含沙子的流体（如废水）的粗糙悬浮液的时候，它们由陶瓷制成。

3.4.3.1 高压匀浆机中细胞破碎的原理

在高压匀浆机中细胞受到许多不同的应力：由于流体改道引起的剪切力，由于增加流速引起拉伸流体的牵引力。由于突然改道和高速度，空化发生在均化间隙并且最终在离开均化间隙后细胞撞击冲击环。施加的应力对于细胞的破碎是至关重要的，已经由许多作者通常使用酵母细胞为例讨论过[47]。乳化作用的文献也可以被评估。

为了确定剪切流的影响，Tonnius[42]将酵母细胞暴露在旋转黏度计 17 000 Pa 的剪切应力下。用这种方法不可能破坏酵母细胞。由于 Tonnius 计算得知在均化区内的剪切流仅有 16 000 Pa 的剪切力，他将剪切力从酵母细胞破坏的原因中排除。酵母细胞破坏程度不依赖于干重含量的事实也支持这一理论。假如剪切流是破坏的原因，增加的黏度应该对破坏程度有影响。

从乳化技术得知，在紊流中在液滴表面出现压差，导致液滴强烈变形直至最终破碎。在没有空化的喷嘴的帮助下，人们发现水/油混合物乳化作用的结果不依赖于在缺口中是层流还是紊流，仅能量输入对其有影响[48,49]。

---

① 1 bar=10^5 Pa。

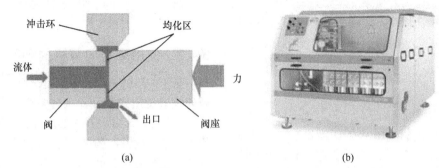

图 3.7 （a）一种高压匀浆机阀装配原理图[3]；（b）一种工艺规模均质器实例：GEA Niro Soavi，Ariete NS5180（3000 L/h，1500 bar）。（本图全彩图片可由 http://onlinelibrary.wiley.com/book/10.1002/9780470054581 获得。）

Büschelberger[50]设计了一种均质器阀，在这里面喷嘴从第二个起是封闭的，喷嘴是可以分别调节的。用这种布置，压力可以在离开均化间隙后直接作用于流体。从大约 80 bar 的压力开始，破碎的效率降至大约 30%。Büschelberger 对这一结果的解释是由于压力造成空化下降。

使用不同内径冲击环的实验[51]结果显示，均化间隙和冲击环之间的距离对决定细胞破碎结果至关重要。在 E. coli 的实验中，破碎程度从 95% 降至 75%，在酵母中甚至降至 50%。这清楚地证明在冲击环处冲击应力有很大的影响，然而这不是影响细胞破碎的唯一因素。此外，这些结果表明相对难以破碎的细胞（在这种情况中为酵母细胞），主要是在冲击环处进行破碎。在这两种微生物的情况中，可能由不同的机制引起细胞破碎。

3.4.3.2 高压匀浆机中的破碎动力学

一种广为使用的破碎动力学模型是由 Hetherington 在 1971 年开发的[52]。

在式（3.6）中破坏程度（A）依赖于通过均质器的次数（N）及压力（p）。两个经验参数 a 和 k_1 取决于几个因素，如细胞的类型、生长阶段、微生物培养中生长培养基的成分、均化阀的设计、温度及干重[53,54]。为了考虑均化间隙和冲击环间距离的影响，Kleinig 使用一个项扩展了这个公式的右边[51]。这个所谓的壁强度模型（wall-strength model）可提供更多的物理预测[55][式（3.7）]。

$$\ln\left(\frac{100}{100-A}\right) = k_1 \cdot N \cdot p^a \qquad (3.6)$$

$$A = 1 - \int_0^\infty [1 - f_D(S)]^N f_S(S)\,dS \qquad (3.7)$$

式中，破坏程度（A）取决于有效的细胞稳定性（S）。$f_S(S)$ 表示细胞稳定性的分布，而 $f_D(S)$ 表示均质器内的应力分布。使用高斯分布（Gaussian distribution）作为细胞稳定性的分布函数[56]。

3.4.3.2.1 高压匀浆机中的比能输入

比能输入是以干重含量为基础的，可通过给出的式（3.8）进行计算。

$$E_{spec} = \frac{\Delta p}{c_{BDW}} \qquad (3.8)$$

比能输入 E_{spec} 与压力差 Δp 和通过均质器的次数 N 成正比。

3.4.3.3 在高压匀浆机中影响细胞破碎的参数

• 生物质干浓度。在一个广泛的范围内（3.5%～24%）破碎的程度不依赖于干生物质浓度[47]。为了优化输入系统的能量，通常使用浓稠的细菌悬浮液。

• 流入温度。生物质悬液的流入温度对细胞破碎效率只有较小影响。然而，重要的是要考虑 100 bar 的压力下降能将悬液温度升高 2.4℃，而这可能导致热敏感蛋白变性。

• 渗透作用。如前所述，渗透作用对细胞破碎结果有相当大的影响。对在去矿物质水和 3%氯化钠溶液中的酵母细胞进行破碎比较，结果显示在氯化钠溶液中的破碎程度降低 50%[50]。对于这种影响还发现它是具有时间依赖性的，因为水分首要先从细胞中扩散出来。为了提高细胞破碎的效果，生物质需要在发酵后用离心机分离，随后在低盐含量的水中重悬。

• 黏度。酵母细胞的实验结果显示，在羧甲基纤维素的帮助下酵母细胞的黏度增加，在施加同样压力降的条件下，破碎结果相同[50]。

3.4.4 使用搅拌磨机的细胞破碎

搅拌磨机通常是由一个圆柱形水平放置的可冷却研磨室和以电动机为动力的搅拌单元组成。搅拌单元可由针或不同形状的旋转碟片组成（图 3.8）。研磨室中充满研磨介质，由搅拌单元搅动，通过压缩和剪切应力挤压细胞。细胞悬液从入口泵入磨中，出口筛可防止研磨介质泄漏。

搅拌磨机甚至能够破坏坚韧的细胞。它是为颜料破碎而建的，而颜料通常是非常硬的金属氧化物。但它由于研磨介质和研磨室而有磨损的缺点。因此，制造商估计搅拌磨机在细胞破碎中的应用低于 10%，在生物制药工业内甚至更少。

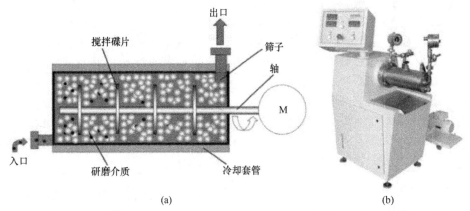

(a)　　　　　　　　　　　　　　　　(b)

图 3.8 （a）搅拌磨机的原理图[3]；（b）工艺规模搅拌磨机的例子：NETZSCH- Feinmahltechnik GmbH，LME 4。（本图全彩图片可由 http://onlinelibrary.wiley.com/book/10.1002/9780470054581 获得。）

3.4.4.1 比能输入

搅拌磨机比能输入（E_{spec}）可按照如下公式进行计算：

$$E_{spec} = \frac{(M_0 - M) \cdot 2\pi \cdot t}{V_{susp} \cdot c_{BDW}} \qquad (3.9)$$

这是输入研磨室的能量的数量，但是仅有一小部分能量传递给了产物，其余的能量则由于摩擦力和研磨珠接触这些与破碎不相关的内容被浪费掉。比能输入对于预测破碎的结果可作为一个相关参数。

实验表明，比能对破碎结果贡献巨大。然而，其在破坏无机颗粒和细胞之间是有差异的。增加的应力能（SE）可导致无机颗粒的平均粒径更小，但对于确定细胞破碎的结果来说，细胞被膜被破坏或变成更小的细胞碎片并不重要[57]。

3.4.4.2 搅拌磨机中应力强度特征模型

搅拌磨机中磨的性能大体上可通过如下参数进行描述：比能（E_{spec}）、应力事件（SN）的数目和应力能（SE）。

SN 是研磨介质对细胞加压的绝对值。SE 是比能的一部分，是在一个压力事件中转移至磨料一个颗粒上的比能。SN 和 SE 的乘积是与比能成比例的[58][式（3.10）]。

$$E_{spec} \propto SN \cdot SE \qquad (3.10)$$

为了复制一个研磨结果要满足三个参数中的两个是恒定的。传输给颗粒的 SE 在一个磨中是不同的。位于靠近旋转盘外部区域的研磨珠比靠近轴的研磨珠加速更快。因此在理论计算中，对 SE 的描述要考虑分布的情况[59]。为了计算作用于研磨物料的最大 SE，Becker[60] 对 Kwade[58]的公式进行了一项扩展，考虑到了研磨珠和研磨物料的弹性系数（E）[式（3.11）]。

$$SE = d_{GM}^3 \cdot \rho_{GM} \cdot \left(\frac{E_{GM}}{E_{GM} + E_P}\right) \qquad (3.11)$$

3.4.4.3 有效体积

为了对细胞施压，细胞必须要么被夹在两个研磨珠之间，要么在一个研磨珠和内壁之间。但不是所有的研磨珠之间的体积都能满足这些要求。在磨机中有效体积的总和随研磨珠与颗粒之间大小差异的增加而降低（图3.9）。当考虑细胞的弹性变形时，有效体积甚至变得更小。

两颗研磨珠之间有效体积的计算如式（3.12）所示。

$$V_{act,GM} = \pi \cdot \frac{x_p^2}{4} \cdot \left(d_{GM} + \frac{4}{3}x_p\right) \qquad (3.12)$$

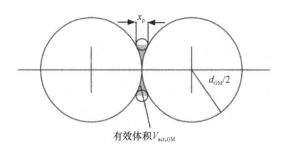

图 3.9 两颗研磨珠之间有效体积的例子[3]。（本图全彩图片可由 http://onlinelibrary.wiley.com/book/10.1002/9780470054581 获得。）

可以看出，两颗研磨珠之间的有效体积 V_{act} 随研磨珠和颗粒的体积而增加。但是磨机中所有研磨介质接触的有效体积的总和随着研磨介质尺寸增加及样品颗粒直径 x_p 降低而减少。

3.4.4.4 研磨介质尺寸与破碎程度之间的关系

当研究研磨介质大小对酵母细胞破碎的影响时，Bunge[57]发现一条最适合的曲线。尽管相同数量的比能被输入系统，但用 750 μm 研磨介质的破碎程度远远好于用更小或更大尺寸的研磨介质。

这项观察结果可通过考虑 SN 和 SE 来进行解释。在式（3.11）中，SE 与研磨介质的直径成立方比例。更高的 SE 增加了破碎的可能性，因此在破碎的结果上具有积极的影响。但是假如更多的能量被施加到细胞,超过破碎它所必需的能量,部分能量就浪费掉了,并不能提高细胞破碎的结果。此外,由于有恒定能量输入的前提,SE 的增加导致 SN 的减少,反过来在破碎结果上产生负面影响。另一个负面影响是增加研磨介质的磨损,污染产品。假如使用小于最佳尺寸的研磨介质,就会有许多压力事件,这具有积极的效果。但对于细胞破碎而言如果两颗研磨珠之间的 SE 太低,能量就浪费了。这两个相反的作用导致生成一条宽泛的最适曲线。

3.4.4.5 搅拌器外围速度的影响

搅拌器外围速度和搅拌碟片的外半径有关。速率频率的变化影响动能,因此也影响 SE [式(3.11)]。然而,SE 不能像被研磨介质大小影响一样被搅拌器速率以同样的方式影响,因为 SE 与珠子直径的关系是三次方的,但对于搅拌速率仅是二次方的。根据恒定比能输入的假设,假如速率频率升高,则 SN 必须减少。这只能通过减少实验时间来完成,因为速率频率的增加也升高每次的 SN。SN 和 SE 变化的影响已经在研磨介质大小的影响部分讨论过。

搅拌器外围速度变化的影响取决于系统的工作点。假如 SE 已经位于最佳范围,由于最适条件宽泛,差异非常小;在最佳范围之外,在破碎程度上则出现巨大差异。

3.4.4.6 干生物质浓度的影响

生物质浓度的增加有两方面影响。一方面,由于一个或更多颗粒的存在,两颗研磨珠之间碰撞的可能性增加。另一方面,悬浮液的黏度增加,所以研磨珠减速。

不过,总体而言,因为输入到系统的能量可以更好地被利用,高生物质浓度是有益的。

3.4.4.7 灌注率的影响

灌注率定义为研磨珠的总体积 V_{GM} 与研磨室的净容积 V_{GC} 的比[式(3.13)]:

$$\varphi_{GM} = \frac{V_{GM}}{V_{GC}} \qquad (3.13)$$

对钢化玻璃珠组成的固定研磨介质的孔隙空间分析结果为平均孔隙率 $\varepsilon = 0.41$,这个数值不依赖于研磨珠直径。通常,破碎程度随灌注率增加而升高。然而在动态情况下大部分介质会膨胀,灌注率过高会导致磨机灌浆。各种实验已证实在 $\varphi = 0.85$ 和 $\varphi = 0.9$ 之间的值是最理想的。如果灌注率太低,那么在研磨腔内会发生研磨介质的分解。

3.4.4.8 在搅拌磨机内的破碎动力学

一般进行细胞破碎应不超过必要的程度,因为输入系统的能量几乎完全以热量的形式散失。如果冷却不够,这样最终会导致热不稳定蛋白质变性。此外,蛋白质会由于机械应力失去其功能。一般来说,在搅拌磨机中的破碎动力学通常用一级反应来描述[61][式(3.14)]。

$$\ln\left(\frac{100}{100-A}\right) = k \cdot t \qquad (3.14)$$

式中,k 是破坏过程的速率常数。对于连续搅拌磨机,破碎动力学可用具有一定平均停留时间 τ 的完全混合磨机的一系列 j[54]描述[式(3.15)]。

$$\frac{100}{100-A} = \left(1 + \frac{k \cdot \tau}{j}\right)^{j} \qquad (3.15)$$

3.4.5 通过超声匀浆的细胞破碎

除细胞破碎之外,超声均质器还用于解聚、均化、乳化及清洁表面。这些设备主要由三个组件组成:产生 15~40 kHz 高频电压的发动机,可将电脉冲转换成机械振动的由压电材料制成的陶瓷晶体,以及将这些振动传导入介质中的超声波发生器(图 3.10)。

现今超声波均质机具有广泛的范围,从可以对 0.5 mL 悬浮液进行声处理的设备,到使用串联的超声波发生器有每小时处理几百升悬液能力的均质机。超声波机械细胞破

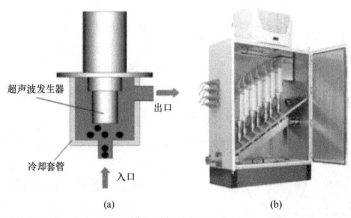

(a)　　　　　　　　　　(b)

图 3.10　(a)超声波均质机阀的原理图;(b)工艺规模均质机的例子:Hielscher Ultrasonics GmbH,7×UIP1000hd 超声波发生器系统。(本图全彩图片可由 http://onlinelibrary.wiley.com/book/10.1002/9780470054581 获得。)

碎一个重要的应用领域是废水处理[62]，在这个应用中超声波可帮助改善膨胀污泥和浮动污泥的沉降特性。它还用于污泥的处理，改善用于沼气生产的厌氧消化[63]。

3.4.5.1 超声波均化中的比能输入

超声波均化中的比能输入可按照式（3.16）所示进行计算。

$$E_{spec} = \frac{P \cdot t}{V_{susp} \cdot c_{BDW}} \qquad (3.16)$$

3.4.5.2 不同参数对超声波细胞破碎过程的影响

• 压力。高压对破碎效率有负面影响，因为在这些条件下空化会降低。大量的二氧化碳在相对低压下也会导致破碎结果的降低，因为它可扩散到空化气泡中，提高气泡的内部压力，在这种情况下空化气泡的崩塌明显较弱。在很大程度上这种现象是氧化碳源微生物破碎程度较低的原因。

• 黏度。高黏度（如由于高生物量浓度）导致破碎效率明显降低，通常最高的生物干质量是 40%。

• 玻璃粉末。为了增加空化事件的数量，在悬浮液中加入像玻璃粉末这样的空化起始物。用这种方法可以明显提高酵母细胞的破碎结果[64]。

• 频率。Neis 和 Tiehm[46]研究了破碎结果与 41～3217 kHz 频率之间的关系。结果证明，使用最低频率可获得最佳破碎结果。

• 振幅。振幅增加可显著促进细胞破碎。然而，必须考虑到的是随着更高的能量输入，悬浮液的温度提高得更快，此外还产生更多的自由基，因此推荐采用清除剂[如谷胱甘肽（glutathione）]。

• 建设性的细节。从散布研究可知，在超声波发生器前表面和破碎腔入口之间的距离对散布结果有重大的影响[65]，因为破碎过程主要发生在远离前端几毫米的一个区域内。缩小这种前端朝向入口保证所有细胞将流过该区域。

3.4.6 机械细胞破碎的其他设备

振动球磨机适合于所有硬度的易碎材料的干磨和湿磨，因此应用在许多领域中。一般来说，振动球磨机由一个圆柱形的研磨室组成，通过偏心驱动产生振动。振动的频率范围为 100～6000 波/min。用于细胞破碎设备的研磨室体积，范围为几毫升至 1 L。研磨珠在研磨室内通过振动产生运动。通过研磨珠的运动，研磨介质被施以压力和剪切力，导致细胞破碎。细胞要么与研磨珠一起放入研磨室（不连续），要么通过泵输送。用于细胞破碎的研磨珠，范围可为 1～200 μm。通常，对于研磨珠的大小，在振动球磨机中和在搅拌磨机中适用相同的规律。由于结构简单，振动球磨机也用于低温研磨。合成材料在低温下变脆，使得它们更易于破碎。在生物

材料方面，为了防止核酸降解，液氮用于 DNA 和 RNA 的释放。

在实验室规模，用于细胞破碎的另一种装置是弗氏细胞压碎器（French press）。它是作为一种间断工作的细胞破碎设备由 Millner、Lawrence 和 French[66]在 1950 年引进的。它由一个耐压圆筒和与圆筒紧密接触的活塞组成。在圆筒的底部有一个阀。进行细胞破碎时，细胞悬液装入冷却的圆筒，此时阀是关闭的。在活塞的帮助下，产生 2000 bar 的压力作用于悬浮液。随后阀打开一点，小流量的悬浮液可以从圆筒流出。当流过阀时，悬浮液加速，破碎的原理与高压匀浆机非常相似。由于其体积小（约 50 mL），弗氏细胞压碎器仅用于实验室。

Hughes 压碎机（Hughes press）由 Hughes 等在 1951 年首次描述，其也是由耐压圆筒和活塞组成。与弗氏细胞压碎器相比，Hughes 压碎机的工作使用高浓缩冻结的悬浮液。在非常高的压力下（高达 5000 bar），悬浮液加压通过圆筒底部一个狭窄的孔。破碎由高剪切应力和冰晶的研磨作用引起。Hughes 压碎机被修改过几次。例如，Edebo 把它修改为 X-细胞压碎器（X-press），冻结的悬浮液可以在两个腔室中来回压[67]。

3.5 不同细胞破碎设备的比较

所有的细胞破碎设备各有其优缺点，使其适用于不同的应用。高压匀浆机具有高生产量、中等能量消耗，可用于制药领域的工作，但其有一个易坏的阀，会堵塞和坏掉。其他问题可能出现在柱塞泵，它也有阀门。用丝状真菌工作时这些阀门不能关闭，阻止了压力增加。

搅拌磨机可向细胞传递最高的应力能量。但这种高能量引起磨损和发生撕裂并污染产品。出人意料的是，输入磨机的全部能量非常低，所以由于热量问题只有轻微损坏发生。此外，有许多参数可被修改，直到找到最佳的细胞破碎参数。

超声波均质机非常结实并且易于使用，但它不适合破坏非常坚韧的生物体。而且，它几乎将全部能量转移入悬浮液并产生余热。此外，由于声音的强度，耳部保护是必需的。

综合考虑以上事实，高压匀浆机最适用于在一个洁净的环境中处理革兰氏阴性细胞，如在制药生产中。搅拌磨机适用于坚韧的革兰氏阳性微生物和物需要更多能量去破坏的真菌或正在生长的真菌长菌丝，而真菌正在生长长菌丝。超声波均质机可应用在困难的环境条件下，如废水处理厂。

3.6 微观机械学结果与细胞破碎结果的相关性

微观机械测量使人们对发生在细胞破碎设备中的微

观过程有了深入了解。然而，并非对所有类型的应力机制都进行了研究。并且，仅对几种微生物进行了测试。不管怎样，可以考虑几个定性的相互关系。

• 应力强度。已知破裂力的频率分布并用每个值除以细胞体积，可计算在一个细胞破坏设备中所需应力强度的频率分布。但是在破碎设备中很难满足这些条件，因为压力机制的范围很宽，所以应力强度的范围也很宽。

• 最大应力强度。微观机械学测试表明，在细胞壁上只要有一个小洞便足以造成蛋白质释放。没有必要进一步破坏细胞被膜。因此破碎设备不应提供高于必要水平的应力强度，这只会产生多余的热量并导致生物分子产物的变性。

• 最小应力强度。没达到最小应力强度的设备不适合进行细胞破碎。所有这些弱的应力事件的能量转换成了热量，并没有增加细胞破碎的结果，甚至降低了细胞破碎效率。

• 多重压力事件。正如上面已经提到的，单独不够强大到能破碎细胞的多重压力事件，会使必要的破裂力增高，这使得弱应力强度达不到预期的目的。并且在已经破裂的细胞上，多重压力事件不会提高细胞破碎的效果。因此，提供足够强度单一压力事件的设备对破碎细胞是最好的。

• 渗透压。Arfsten[11]研究了渗透压在振动磨和搅拌磨机中对酵母细胞破碎效果的影响。细胞破碎动力学与破裂力有关，这显然表明微观机械学结果与破碎过程之间具相关性。这些结果与更早一些的发现一致，即在高压匀浆机中低盐浓度下细胞破碎更容易[50]。

微观机械学结果与用于生物制药应用的宏观设备设计的融合尚不完全清楚。但双方都在互相接近，因此微观过程总有一天将会被人了解清楚，进而用于大规模生产生物技术产品工艺过程中更强大高效的细胞破碎设备的制造。

术语

c	蛋白质浓度（kg/m[MK3]）
c_0	$t=0$ 时的蛋白质浓度（kg/m[MK3]）
c_{BDW}	生物干重的浓度（kg/m[MK3]）
c_{max}	最大蛋白质浓度（kg/m[MK3]）
d_{GM}	研磨介质直径（m）
$f_S(S)$	细胞稳定性分布
$f_D(S)$	在均质器中应力分布
i	压痕深度
j	数
k_1	常数
k_c	悬臂弹簧常数（N/m）
k_Z	细胞弹簧常数（N/m）
l	长度（m）
p	压力
t	时间（s）
v_t	搅拌器圆周速率（m/s）

w	流体速率（m/s）
x_P	颗粒大小（m）
A	破碎程度
E	杨氏模量（Pa）
E_P	颗粒的杨氏模量（Pa）
E_{GM}	研磨介质的杨氏模量（Pa）
E_r	简化的杨氏模量（Pa）
E_{spec}	比能（J/kg）
E_Z	细胞的杨氏模量（Pa）
F	力（N）
M	扭矩（N·m）
M_0	没有研磨介质和产物的扭矩（N·m）
N	循环数
P	功率（J/s）
R	硬度计压头半径（m）
S	斜率
SE	应力能（J）
SI	应力强度（J/m^3）
SN	应力数
$V_{act, GM}$	两颗研磨介质间的有效体积（m^3）
V_{GC}	研磨室的净容积（m^3）
V_{GM}	研磨珠的总体积（m^3）
V_{susp}	悬浮液体积（m^3）
We	韦伯数

希腊字母

ρ	密度（kg/m^3）
ρ_{GM}	研磨介质密度（kg/m^3）
σ	表面张力（N/m）
π_{GM}	研磨介质填充度
v	泊松比
Δp	压力差（Pa）
τ	平均滞留时间（s）
υ	旋转频率（/s）

翻译：陈 忱 华北制药集团新药研究开发有限责任公司
校对：魏敬双 华北制药集团新药研究开发有限责任公司

参 考 文 献

1. Schlegel HG. Allgemeine Mikrobiologie: Georg Thieme Verlag Stuttgart; 1992.
2. Hull AS, Middelberg AP. Trans I Chem E 1993; 71(C): 264–266.
3. Kampen, I. Einfluss der Zellaufschlussmethode auf die Expanded Bed Chromatographie [dissertation]. Braunschweig: Technische Universität Braunschweig; 2005.
4. Höltje J-V. Microbiol Mol Biol 1998; 62: 181–203.
5. Butt H-J, Cappella B, Kappl M. Surf Sci Rep 2005; 59: 1–152.
6. Arnoldi M, Kacher CM, Bäuerlein E, Radmacher M, Fritz M. Appl Phys A 1998; 66: 5613–5617.
7. Hutter JL, Bechhoefer J. Rev Sci Instrum 1993; 64(7): 1868–1873.
8. Velegol SB, Logan BE Langmuir 2002; 18: 5256–5262.
9. Hertz H. J Reine Angew Math 1881; 92: 156–171.

10. Gaboriaud F, Bailet S, Dague E, Jorand F. J Bacteriol 2005; 187: 3864–3868.

11. Arfsten J. Mikromechanische Charakterisierung von Saccharomyces cerevisiae [dissertation], Braunschweig: Technische Universität Braunschweig; 2009.

12. Zhao L, Schaefer D, Xu H, Modi SJ, LaCourse WR, Marten MR. Biotechnol Prog 2005; 21: 292–299.

13. Zhao L, Schaefer D, Marten MR. Appl Environ Microbiol 2005; 71(2): 955–960.

14. Yao X, Walter J, Burke S, Stewart S, Jericho MH, Pink D, Hunter R, Beveridge TJ. Colloids Surf B: Biointerfaces 2002; 23: 213–230.

15. Sullivan CJ, Venkataraman S, Retterer ST, Allison DP, Doktycz MJ. Ultramicroscopy 2007; 107: 934–342.

16. Abu-Lail NI, Camesano TA. Colloids Surf B: Biointerfaces 2006; 51(1): 62–70.

17. Schär-Zammaretti P, Ubbink J. Biophys J 2003; 85: 4076–4092.

18. Vadillo-Rodriguez V, Beveridge TJ, Dutcher JR. J Bacteriol 2008; 190(12): 4225–4232.

19. Abu-Lail NI, Camesano TA. Biomacromolecules 2003; 4: 1000–1012.

20. Touhami A, Nysten B, Dufréne YF. Langmuir 2003; 19: 4539–4543.

21. Gaboriaud F, Parcha BS, Gee ML, Holden JA, Strugnell RA. Colloids Surf B: Biointerfaces 2008; 62: 206–213.

22. Shiu C, Zhang Z, Thomas CR. Biotechnol Tech 1999; 13: 707–713.

23. Arfsten J, Bradtmöller C, Kampen I, Kwade A. J Mater Res 2008; 23:(12): 3153–3160.

24. Arfsten J, Kampen I, Kwade A. Int J Mater Res 2009; 100(7): 978–983.

25. Mashmoushy H, Zhang Z, Thomas CR. Biotechnol Tech 1998; 12(12): 925–929.

26. Smith AE, Zhang Z, Thomas CR. Chem Eng Sci 2000; 55: 2031–2041.

27. Srinorakutara T. J Ferm Bioeng 1998; 86(3): 253–260.

28. Srinorakutara T. World J Microbiol Biotechnol 1998; 14: 719–725.

29. Smith AE, Moxham KE, Middelberg APJ. Chem Eng Sci 2000; 55: 2043–2053.

30. Smith AE, Zhang Z, Thomas CR, Moxham KE, Middelberg APJ. Biochem Eng J 2000; 29: 9871–9874.

31. Stenson JD, Thomas CR, Hartley P. Chem Eng Sci 2009; 64: 1892–1903.

32. Elias CB, Joshi JB. Adv Biochem Eng Biotechnol 1998; 59: 47–71.

33. Ghadge RS, Sawant SB, Joshi JB. Chem Eng Sci 2003; 58: 5125–5134.

34. Heydarian SM, Mirjalili N, Ison AP. Bioprocess Eng 1999; 21: 31–39.

35. Wang L, Ridgway D, Gu T, Moo-Young M. J Chem Technol Biotechnol 2003; 78: 1259–1266.

36. Kelly S, Grimm L, Hengstler J, Schultheis E, Krull R, Hempel DC. Bioprocess Biosyst Eng 2004; 26: 315–323.

37. Heydarian SM, Mirjalili N, Ison AP. Bioprocess Eng 1999; 21: 31–39.

38. Pilz RD. Partikelbeanspruchung in mehrphasig betriebenen Airlift-Reaktoren [dissertation]. Braunschweig: Technische Universität Braunschweig; 2006.

39. Hoffmann JF, Tralles S, Hempel DC. Chem Ing Tech 1992; 64: 953–956.

40. Mahnke EU, Büscher K, Hempel DC. Chem Eng Technol 2000; 23: 509–513.

41. Pilz RD, Mahnke EU, Hempel DC. J Chem Eng Japan 2004; 37: 955–961.

42. Tonnius FG. Verfahren zum Herstellen von Nucleinsäurearmen Proteinkonzentraten aus Bäckerhefe [dissertation]. Karlsruhe, 1982.

43. Müller J. Mechanischer Klärschlammaufschluß [dissertation]. Braunschweig: Shaker Verlag; 1996.

44. Rumpf H. Chem Ing Tech 1965; 37: 187–202.

45. Shah YT, Pandit AB, Moholkar VS. Cavitation reaction engineering. New York: Kluwer Academic/Plenum Publishers; 1999.

46. Neis U, Thiem A. In: Neis U, Thiem A, editors. Ultrasound in environmental engineering. Hamburg: GFEU; 1999. p 39–61.

47. Brookman JSG. Biotechnol Bioeng 1974; 16: 371–383.

48. Kiefer P. Der Einfluss von Scherkräften auf die Tröpfchenzerkleinerung beim Homogenisieren von Öl-in-Wasser-Emulsionen in Hochdruckhomogenisierdüsen [dissertation]. Karlsruhe; 1977.

49. Kurzhals H-A. Untersuchungen über die physikalisch-technischen Vorgänge beim Homogenisieren von Milch in Hochdruck-Homogenisiermaschinen [dissertation]. Hannover: Bönecke-Druck, Clausthal; 1977.

50. Büschelberger H-G. Untersuchung zum mechanischen Aufschluss von Mikroorganismen in Hochdruckhomogenisatoren [dissertation]. Karlsruhe: Technische Hochschule Fridericiana Karlsruhe; 1987.

51. Kleinig AR, Middelberg APJ. Chem Eng Sci 1996; 51: 5103–5110.

52. Hetherington PJ, Follows M, Dunnill P, Lilly MD. Trans I Chem E 1971; 49: 142–148.

53. Jahnke S. In: Müller J, Dichtl N, Schwedes J, editors. Klärschlammdesintegration. Braunschweig: Schmidt Buchbinderei & Druckerei; 1998. p 31–48.

54. Middelberg AP. In: Subramanian G, editor. Bioseparation and bioprocessing, band 2. Weinheim: Wiley-VCH; 1998. p 132–164.

55. Middelberg APJ. Trans I Chem E 1993; 71: 215–219.

56. Middelberg APJ, O'Neill BK. Biotechnol Prog 1993; 9: 109–112.

57. Bunge F. Mechanischer Zellaufschluss in Rührwerkskugelmühlen [dissertation]. Braunschweig: VDI Verlag; 1991.

58. Kwade A. Chem Eng Technol 2003; 26(2): 199–205.

59. Stender H-H. Einfluß von Größe und Bauart auf die Zerkleinerung in Rührwerkskugelmühlen [dissertation]. Braunschweig: TU Braunschweig; 2002.

60. Becker M. Zerkleinerung keramischer Rohstoffe und Simulation der Zerkleinerung in Rührwerkskugelmühlen [dissertation]. Braunschweig: TU Braunschweig; 1999.

61. Kula M, Schütte H. Biotechnol Prog 1987; 3(1): 31–42.

62. Nickel K, Thiem A, Neis U Müller J, Dichtl N, Schwedes J, editors. Klärschlammdesintegration. Braunschweig: Schmidt Buchbinderei & Druckerei; 1998. p 97–111.

63. Lehne G. Parameter der mechanischen Desintegration von Überschußschlämmen [dissertation]. Braunschweig: Cuvillier Verlag Göttingen; 2001.

64. Hughes DE, Wimpenny JWT, Lloyd D. Methods Microbiol 1971; 5: 2–53.

65. Pohl M, Hogekamp S, Hoffmann NQ, Schuchmann HP. Chem Ing Tech 2004; 76(4): 392–396.

66. Milner HW, Lawrence NS, French CS. Science 1950; 6: 633–634.

67. Edebo L. Disintegration of cells. 1969.

第4章 细胞分离，酵母絮凝作用

Eduardo V. Soares

Bioengineering Laboratory，Chemical Engineering Department，Superior Institute of Engineering from Porto Polytechnic Institute，Porto，Portugal

IBB-Institute for Biotechnology and Bioengineering，Centre for Biological Engineering，Universidade do Minho，Braga，Portugal

4.1　引言

酵母絮凝是一个酵母细胞聚集成多细胞结构的过程，这个结构由数以万计的细胞组成（图4.1）；这些被称作絮体的聚集体，通常具有肉眼可见的尺寸，并且由于其质量，其可以快速地从其悬浮介质中沉淀。自从该现象由Louis Pasteur于1876年首先发现，酵母絮凝过程不断地被研究机构和工业领域所关注，特别是对于酿造工业，在生产出澄清啤酒方面有重要应用。

酵母属（*Saccharomyces*），特别是酿酒酵母（*S. cerevisiae*）和其相关种属，属于狭义的复合酿酒属中，是为人们所熟知的最有用的和用于工业化的微生物[1]。除了传统地应用酿酒酵母生产啤酒、葡萄酒和面包外，在今天，酵母可以用于生产燃料、食品添加剂、多种代谢产物，并可用于环境方面。遗传工程和重组DNA（rDNA）技术的出现，进一步扩展了酿酒酵母的用途，使之成为更加有效的细胞工厂，进而用于生产不同的产品，如激素（胰岛素）和疫苗（乙肝疫苗和乳头瘤病毒疫苗）[2]。在酿酒酵母生物化学和生理学，以及近期采用转录组、蛋白质组和代谢组等分析工具的功能基因组学方面开展了大量的研究。这些数据在整体和分子水平提供了丰富的知识，从而使酵母在工业开发利用方面有明显增长[2,3]。

作为一种自然地从培养基中分离细胞的方法，酵母细胞凝聚成细胞团能够促进很多工业应用的下游处理过程。絮凝是一种廉价和环保的细胞分离过程，并且不需要耗费能量。此外，其能够用于高密度细胞反应器，可以增加这个过程的有效性，保证用于不同配置的悬浮细胞反应器，没有生物量损失的危险。这些优点非常符合"白色"（工业）生物技术的理念；这个理念可设计出最佳的生化过程，它能够降低废物产生和能量消耗，从而更有助于可持续发展[4]。

这篇综述专注于一些现有的知识，主要是关于酿酒酵母絮凝在遗传学方面的分子机制，以及影响酵母絮凝的环境因素。它进一步讨论了酵母絮凝作为一种分离过程在不同的生物技术领域的重要性。

4.2　微生物聚集和絮凝：范围和定义

尽管微生物大多以单个细胞结构形式存在，但是在微生物世界，聚集是一个非常普遍的现象。细菌可以以不同的形式聚集，如生物膜[5]、活性污泥中的聚体[6]或者在上升式厌氧反应器中的黏稠颗粒[7]。其他微生物聚集的例子包括产黄青霉（*Penicillium chrysogenum*）聚集成的"小球"[8]，聚集的细胞黏菌属于网柱菌属（*Dictyostelium*）[9]，盐生杜氏藻（*Dunaliella salina*）[8]的凝聚或聚集是由于发生在原生动物尾草履虫（*Paramecium caudatum*）

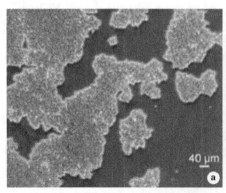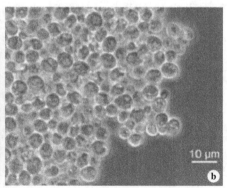

图4.1　酿酒酵母絮状细胞显微镜照片：（a）絮凝酿酒酵母细胞NCYC 1364相差显微镜的观察照片；（b）高放大倍数观察絮状细胞的一部分。（本图全彩图片可由http://onlinelibrary.wiley.com/book/10.1002/9780470054581获得）。

的由于交配反应产生的聚集[10]。

对于酿酒酵母，发现了三种不同形式的聚集，这些聚集现象不同于絮凝。它们分别是性聚集、共絮凝和链的形成。在单倍体菌株酿酒酵母中发生的性聚集的表现是在互补的性别类型的表面产生互补的分子（蛋白质），α 和 a，是各自信息素 α 和 a 因子交换的结果[8,11]。这两个被称作黏结素[12]的互补细胞表面的互相连接，促进了单倍体细胞的融合[11]。在酿酒酵母中，另一种类型的聚集通常被认为是共絮凝或者相互絮凝。共絮凝是一种两个菌株之间的异型聚集过程，在其中，一种是无絮凝的，而另一种是弱絮凝的。混合到一起后，在 Ca^{2+} 的存在下，菌株快速地沉淀[13,14]。在细胞周期中，链式结构（在相同的酿酒酵母中发现的一种现象）作为一种幼芽从母系细胞脱落失败的结果，这个结果导致了 30～50 个细胞的聚集。这些聚集是共价的结合，因此，通过机械驱散，这些细胞不能够再次连接到一起。尽管该现象造成了一个聚集结构，但是这种链式结构不能够被认为是一种真正的细胞聚集过程或者絮凝过程，因为在细胞之间没有建立一种多细胞可逆联系[8]。

酵母絮凝可以被定义为酵母细胞的一种可逆、无性、Ca^{2+} 依赖和多价的聚集过程[11,15]。絮体可以在一些螯合剂的作用下被分散，如 EDTA 或者特定的糖类[16]。

絮凝通常与酿酒酵母细胞相关联，特别是酿酒酵母细胞。尽管如此，在其他酵母菌中也发现了这些特性，即假丝酵母（*Candida tropicalis*）[17]、汉逊酵母（*Hansenula anomala*）[18]、克鲁维酵母（*Kluyveromyces bulgaricus*）[19]、克勒克酵母（*Kloeckera apiculata*）[20]、路德氏酵母（*Saccharomycodes ludwigii*）[21]、裂殖酵母（*Schizosaccharomyces pombe*）[22]和接合酵母（*Zygosaccharomyces* sp.）[23]等。甚至在这些菌属中观察到的絮凝在有些方面不同于酿酒酵母，如细胞-细胞之间的作用机制。

4.3 酵母絮凝的遗传学

很多涉及酵母絮凝及其调节的基因已经被报道。最著名的絮凝基因是 *FLO1*，一个位于 1 号染色体右臂上的显性基因[24]。*FLO1* 与 *FLO2* 和 *FLO4* 是等位基因，同时与 *FLO5*、*FLO9* 和 *FLO10* 基因的产物也具有很高的同源性，分别是 96%、94% 和 58%[25]。对于絮凝，*FLO1* 是一个结构基因，编码一种聚集素类型的细胞表面蛋白[26~28]。*FLO1* 基因的表达所引起的絮凝是该基因的显性行为[26,29]，该行为被甘露糖所抑制，但不受葡萄糖影响。有人曾提出 *FLO1* 基因在转录水平被调控[30]。*FLO1* 基因似乎受到 *fsu1*、*fsu2* 和 *fsu3* 等抑制基因（絮凝抑制基因）的抑制[25]。在酿造啤酒的酵母中，它被描述为一种称作 Lg-FLO1 的基因，该基因编码一种絮凝聚集素，并且与一种 NewFlo 表型一起引起絮凝[29,31]。对于这些菌株，絮凝可以被甘露糖和葡萄糖所抑制。Lg-FLO1，在

一种啤酒发酵酵母中，定位于Ⅷ染色体，与实验室酵母菌株酿酒酵母 S288cde *FLO5* 基因在相同位置[32]。

FLO3、*FLO6* 和 *FLO7* 基因被描述为隐性或半显性基因[25]。*FLO8* 基因编码一种 *FLO1* 和 *FLO11* 的转录激活因子[33,34]。随后的研究表明，蛋白质激酶 A 通路和转录因子 FLO8p 及 Mss11p 是 *FLO1* 基因表达的主要调节因子[35,36]。最近的研究表明，*FLO1*、*FLO5*、*FLO9* 和 *FLO10* 基因的过表达会引起絮凝；尽管如此，不同的 *FLO* 基因在絮凝的大小和糖类抑制方面显示出不同的特性[37]。

FLO11 基因（也被称作 *MUC1*）同样涉及酵母絮凝、假菌丝结构和基质的入侵[38~40]。FLO11 蛋白能够使酵母细胞适应营养的压力，双倍体细胞在缺乏氮源的环境下，转换为假菌丝状生长[39]；单倍体细胞在缺乏葡萄糖的条件下，可以侵入基质[41]。在这两种情况下，这些转换可以看作一种细胞适应寻找营养物质的机制[12]。Flo11 蛋白依赖的絮凝属于 *FLO1* 基因的表现型行为[42]。*FLO11* 基因表达受许多信号通路的调控，分别是：环腺苷酸单磷酸/蛋白激酶 A（cAMP/PKA），分裂素活性蛋白（MAP）激酶通路、营养物质传感通路、一个群体感应通路和细胞周期蛋白[12,43]。考虑到转录调控，有人提出 *FLO11* 基因表达能够在转录水平被控制[44,45]。

酿酒酵母的絮凝不是一种直接的分子作用机制。许多突变，即，那些涉及的调控基因（*TUP1* 和 *SSN6*）或者细胞壁生物合成基因（*wal* 和 *abs*）已经被描述为可以促进酵母絮凝；Teunissen 和 Steensma 对这些突变及它们的多向效应进行了综述[25]。

4.4 酵母絮凝的分子机制

4.4.1 细胞壁、表面特性和絮凝

细胞壁包裹着周质空间和细胞膜，维持着细胞结构。由于结合了相当的机械强度和高黏性，细胞壁维持了一定的稳定性，削弱了在低渗环境下的裂解；除了骨架功能，细胞壁对于周质空间酶类的保留起到了重要的作用[46]。

酿酒酵母细胞壁具有层状结构，由无定形内膜和纤维外膜组成。无定形内膜主要由 β-葡聚糖和几丁质组成，这些保证了细胞壁的机械强度。β-葡聚糖通过 β(1→3) 和 β(1→6) 连接葡萄糖残基，几丁质是由线性 β(1→4) 连接 N-乙酰氨基葡萄糖组成。几丁质主要位于芽痕处，还有一部分分散贯穿了细胞壁。B(1→3)葡聚糖是细胞壁的主要结构组成[46,47]。纤维外膜主要由杂合着蛋白质（甘露糖蛋白）的 α-甘露聚糖（高度糖基化）组成[46]。一些外膜的大分子组成部分能使细胞识别连接体、絮凝、生物膜形式、假菌丝生长和侵入[48]。对于酵母细胞壁的分子结构和组成详见 Klis[49]的综述，并且可以参阅 Lesage 和 Bussey[50]的文献。

酵母絮凝是一种固有的表面特性。即使被高温灭

活[51,52]，絮凝细胞也能保留它们的凝聚特性；同样，由絮凝细胞所制备的细胞壁也保留着絮凝能力[53,54]。外部的甘露糖蛋白膜与菌株的絮凝特性的定义是有联系的。蛋白酶和氨基酸官能团的化学修饰会导致絮凝物的不可逆分散[53~56]。另外，甘露糖和甘露糖基衍生物对于絮凝产生可逆的抑制，如通过细胞表面糖类的化学修饰来组织絮凝，都清楚地表明 α-甘露聚糖是牵涉进絮凝过程的[56~59]。

在表面特性中，细胞壁疏水性的增加已经被证实与酵母絮凝有关[37,60~65]。在生理 pH 时，酵母细胞壁带有负电荷。磷酸盐和羧基基团产生的电势将导致负电荷细胞的相互排斥，维持细胞以 10 nm 的距离彼此分散在基质中[60,66]。酵母表面电荷的减少会促进细胞与细胞之间的相互作用，并且因此产生絮凝。但是没有发现酵母表面电荷和絮凝的产生之间有明确的关系[60,66]。

带有负电荷细胞之间的相互排斥阻止了其充分地接触，从而成为阻止絮凝的有效屏障。如果想要酵母悬浮细胞出现絮凝，需要机械搅拌给予酵母细胞足够能量，使之可以克服排斥屏障[16]。在过去的一些年，很多关注都集中在酵母絮凝的胶体方面[64,67]，特别是细胞碰撞和交互的概率，以及絮凝悬浮液的流体特性。这方面的综述详见 Jin 和 Speers[68]。

除了机械搅拌外，一个最小的细胞临界浓度对于絮凝的出现也是必需的。在这个临界浓度之下，聚合出现的概率几乎为 0。这个事实是由于每毫升中低的细胞数量将限制在酵母之间建立絮凝连接的物理可能性[52,69~72]。

4.4.2　外源凝集素理论

外源凝集素理论的提出是在 20 世纪 80 年代初。直到现在，在几乎所有的基本概念中，这个理论的模型都占了上风。依照这个模型，酿酒酵母的絮凝能够解释为特殊蛋白质（凝集素）相互作用的结果，这些蛋白质只出现在絮凝细胞中，同时 α-甘露聚糖残基出现在临近细胞；钙离子保证了凝集素的正确构象[73,74]（图 4.2）。之后的工作提出，该受体最有可能是 α(1→3)-甘露聚糖相连支链的非还原性末端，有 2~3 个甘露糖残基的长度[58,75]。

由于特殊的相互作用所产生的黏合力是 (121±53)pN[76]。这些外源凝集素-受体作用最有可能通过氢键和疏水作用等非特异性相互作用得到加强和稳定[51,60,63,66,72]。

4.4.3　Flo1 蛋白

絮凝凝集素（或者被称为絮凝素、黏附素）被称为 FLO 的基因所编码。FLO1 基因的可读框编码含有 1537 个氨基酸的蛋白质。Flo1 蛋白具有一个有信号序列的疏水 N 端，以及一个有糖基（GPI）锚一致序列的疏水 C 端。中间部分是富含丝氨酸和苏氨酸残基的重复序列，具有潜在的 O-糖基化位点和 14 个潜在的 N-糖基化位点[12,26]。Flo1 蛋白质的二级结构预测表明它几乎全部由 β 折叠组成，并且在 N 端和 C 端具有相同的 α 螺旋。蛋白质中段

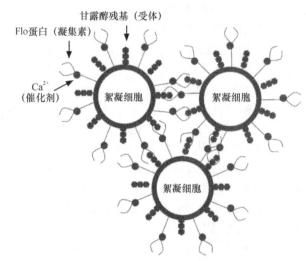

图 4.2　关于酿酒酵母絮凝的凝集素理论。絮凝细胞有特殊的表面蛋白（絮凝素），它能够粘连细胞壁并绑定到相邻细胞壁的甘露糖残基（受体）。钙离子诱导正确构象的凝集素。

的丝氨酸和苏氨酸残基的 O-糖基化，增加了蛋白质的硬度。这导致了一个延伸的结构，从而使 N 端朝向细胞表面[26,27]。重复序列的区域似乎对于絮凝水平的定义很重要：具有 FLO1 基因中大量重复片段的细胞表现出高的絮凝力[27,77]。这些重复的片段是高度不稳定的，每代次有 10^{-5} 重组的概率，这会导致絮凝能力的提高或降低[78]。有报道表明，重复序列的变异使酵母细胞易于在新的环境下快速适应黏附能力[12,43,77]。最近，研究表明在过氧化物、乙醇、两性霉素 B 的有压环境下，相比于非絮凝酵母，絮凝细胞具有更高的稳定性。对于两性霉素 B 的耐性随着 FLO1 基因中重复片段的增多而增强[79]。

Flo1 蛋白似乎是在内质网上合成、糖基化并通过分泌途径进一步传输；通过糖基磷脂酰肌醇（GPI）瞬时锚定在 C 端的质膜，通过弱非共价键力稳定地与细胞壁结合。

荧光免疫检测显微镜和免疫电子显微镜表明，Flo1 蛋白是一种位于酵母细胞表面的结构蛋白，并且直接涉及絮凝过程[27,28,80]。使用抗生物素蛋白-荧光素异硫氰酸的探针（avidin-FITC）活细胞表面凝集素能够被直观地看到[63,81]（图 4.3）。

Flo1 蛋白的 N 端包括糖识别位点；更特别的是，196~240 的区域对于 Flo1 和新絮凝表型十分重要。

4.4.4　絮凝表型

考虑到由糖、盐和低 pH 引起的可逆抑制，以及蛋白酶的敏感性，研究提出了两个絮凝表型[58]：①Flo1 表型，絮凝仅仅由甘露糖和衍生物抑制；②新 Flo 表型，絮凝由甘露糖、麦芽糖、葡萄糖和蔗糖抑制。随后的研究表明 FLO1 和 Lg-FLO1 基因编码细胞壁蛋白。目前认为这些蛋白质分别调节 Flo1 和新 Flo 表型的絮凝能力[27~29,31,82]。Flo1 蛋白的 N 端分析表明，由 228 个色氨

酸组成的区域和与其相近的氨基酸残基在与甘露糖的 C-2 羟基的识别上起着十分关键的作用，但是不能够识别葡萄糖的 C-2 羟基。对于 Lg-Flo1 蛋白的类似分析表明，由 228 个亮氨酸组成的区域和与其相近的氨基酸残基不能识别甘露糖和葡萄糖的 C-2 羟基；在这个蛋白质中，202 位的苏氨酸最有可能与甘露糖和葡萄糖的 C-2 残基相互作用，从而保证它们之间的识别。

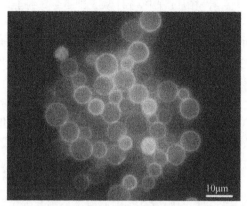

图 4.3 通过荧光显微镜观察絮状细胞显微照片。当抗生物素蛋白-荧光素异硫氰酸荧光探针（抗生物素蛋白-荧光素异硫氰酸是一种含有甘露糖侧链的蛋白质，其功能是作为胞壁絮凝的凝集素一个结合位点）与酿酒酵母突变株 NCYC 1195 絮凝细胞的活性凝集素相结合。绿色荧光（图像的最亮的部分是绿色荧光）被观察到（本图全彩图片可由 http://onlinelibrary. wiley.com/book/10.1002/9780470054581 获得。）

之后，描述了另外两种表型：一种是 MI 表型，对于此表型，絮凝不受糖类抑制[83]；另一种絮凝表型，菌株只有在有高浓度乙醇的情况下才会出现絮凝[66,84]。受乙醇诱导而絮凝的菌株是顶级的发酵菌株，不需要额外添加钙离子，可以是甘露糖敏感或非敏感的。这些菌株聚合的精密机制还远远不被人们熟知。然而，一种被报道发现于多数酿造菌株的外源凝集素机制不包括在内。

4.5 诱导型和组成型絮凝菌株的对比

考虑到絮凝的能力，共发现了 4 种等级的菌株：非絮凝的、组成型絮凝的、诱导型絮凝的和破坏 TUP1/SSN6 的组成型絮凝的。对于第一种情况（非絮凝的），菌株缺少一个完整的絮凝基因；缺陷应该是发生于启动子或者转录阶段，或者两个水平皆有[30]。

诱导絮凝菌株的菌株对于酿造和其他分批/分批补料发酵而言，是理想的菌株。这些菌株属于新 Flo 表型，并且在生长阶段的起始不具有絮凝能力，在指数生长阶段末期，絮凝能力恢复[85,86]（图 4.4）。有提议，这些菌株属于一类菌株，它们的絮凝基因受到蛋白复合物 Ssn6-Tup1 的转录调控，这些蛋白质在级联调节中是一种普通的阻遏物[87]。最近的研究表明，在饥饿细胞或生

长前期细胞丢失絮凝能力的过程是一个消耗能量过程。絮凝丢失被一些发酵资源诱导，已发现的包括：葡萄糖、果糖、麦芽糖和蔗糖[88~90]。受葡萄糖诱导的絮凝丢失需要蛋白从头合成和蛋白酶的存在；放线菌酮或苯甲基磺酰氟（PMSF）的添加会影响絮凝丢失[89,90]。

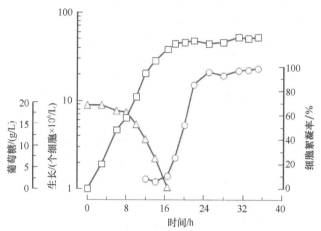

图 4.4 新 Flo 表型酿酒酵母 NCYC 1195 絮凝的起始。细胞接种在含有 2%（m/V）葡萄糖的酵母氮源培养基中。洗涤后的细胞在含有 8 mmol/L Ca²⁺ 的柠檬酸缓冲液（pH 4.0，50 mmol/L）中的絮凝（圆形），和菌株生长过程中（正方形）培养基中的葡萄糖的浓度（三角形）。絮凝的起始发生在菌珠指数生长期的末期，这与培养基中葡萄糖的含量达到最低相吻合

因此絮凝受体似乎出现在所有的生长阶段[85,91,92]，絮凝的开始最有可能依赖于酵母表面活性凝集素的出现[93]。与这个假定相同的是，Bony[80]等提出 Flo 蛋白不是永久地出现在酵母表面；随着生长，Flo 蛋白的数量增加，并且和絮凝强度有关。絮凝特性似乎由特定的絮凝性能决定，而不是决定于一般的细胞壁特性[65]。

发酵末期开始出现絮凝，此时培养基中糖或氮源浓度较低[61,85,86]（图 4.4）。另一个因素是，在酿酒酵母中，甾醇类和不饱和脂肪酸的缺乏也会引起絮凝[62]。絮凝的启动是一个能量依赖过程（絮凝不是出现在缺乏残糖时），并且受到碳源新陈代谢的影响（在甘油存在时，絮凝表型没有被观察到）[16,86]。营养物质的消耗伴随着乙醇的生成是诱导絮凝过程开始的信号[86,94]。

组成型絮凝菌株（Flo1 表型），絮凝出现在所有的生长阶段。这个事实已被确认，当处于不同生长时期的细胞从发酵培养基中移出后，经洗涤，在标准条件下对絮凝进行评价[85]。Patelakis 等[95]应用一种抗生物素蛋白-FITC 探针确认，在 Flo1 表型的菌株生长过程中，凝聚素的浓度是恒定不变的。组成型絮凝菌对营养物质的反应是不敏感的，即对糖类的表面抑制作用不敏感；另外，它们可以在宽的 pH 条件下实现絮凝[58,85,96]。在这些菌种中，FLO 基因对于 TUP1/SSN6 级联反应是不敏感的[30]。Flo1 表型菌株是一种理想的可用于连续生物反应器的菌株。在这些菌株中，细胞是自固定为小球，不存在丢失生物量的风险。

4.6 影响酵母絮凝的环境因素

酵母絮凝受多重因素的影响，它们可以分为菌株的遗传特性（*FLO* 基因、抑制剂和之前描述的催化剂）和环境因素。后一类影响因素可以在不同水平上影响絮凝基因表达、凝集素的分泌、细胞与细胞之间的相互作用或者酵母的细胞壁。一些絮凝控制的复杂性是由于受到一些参数的影响，例如，糖能够在多个水平影响 *FLO* 基因的表达和细胞之间的相互作用（图 4.5）。

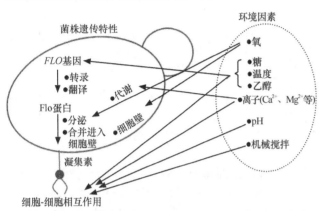

图 4.5 影响酿酒酵母絮凝的相关因素的图。絮凝主要受到菌株遗传特性的影响，同时环境因素可以在不同级别产生影响。

4.6.1 无机盐

无机盐因素对酵母絮凝的影响是研究最广泛和最有争议的。对于很多菌株，通过几步洗涤过程，絮凝可以在去离子水中分散开；但是对于另外一些菌株，絮凝只有在一些螯合剂的存在时才能分散，如 EDTA。在 EDTA 中添加 Ca^{2+} 能够促进快速絮凝[15]。如今，这是一个很普通的结论，在阳离子中，Ca^{2+} 是最有效的促进絮凝的离子，它是通过激活特定的絮凝凝集素[73,74,97,98]。引起酵母絮凝的 Ca^{2+} 浓度似乎是菌株依赖的：对于一些菌株，10^{-8} mol/L 的 Ca^{2+} 就足够引起絮凝[97]，但对于其他一些菌株，就需要 $5×10^{-4}$ mol/L 的 Ca^{2+} 浓度[99]。研究表明，可利用的 Ca^{2+}（游离的或不稳定的 Ca^{2+}）是唯一能够诱导正确结构的凝集素的部分。可利用的 Ca^{2+} 的量受到溶液 pH 和络合物存在的影响。

有力的证据表明，可以通过其他的离子来促进絮凝，如 Rb^+、Cs^+、Fe^{2+}、Co^{2+}、Cu^{2+}、Ni^{2+}、Zn^{2+}、Cd^{2+}、Al^{3+} 等，特别是 Mg^{2+} 和 Mn^{2+}[53,54,73,100]。相反，元素周期表的第二组元素，Ba^{2+}、Sr^{2+} 和重金属 Pb^{2+} 能够竞争性抑制 Ca^{2+} 引起的絮凝[53,57,81,101]。由于它们和 Ca^{2+} 是相同的价位，这些离子可能能够竞争性结合 "钙离子结合位点"，但是它们又不能够激活酵母絮凝凝集素。有趣的是，Na^+ 和 K^+ 能够在低浓度诱导絮凝，有可能是通过降低细胞间的静电排斥力和/或刺激胞内 Ca^{2+} 的外泄；在高浓度下，会引起 Ca^{2+} 诱导絮凝的拮抗作用[53,74,101]。已证实，由高浓度盐产生的对絮凝的抑制可以归结为高离子强

度引起的絮凝凝集素的失活[16]。Fe^{3+} 不可逆地抑制酵母絮凝是因为其和酵母絮凝凝集素的强烈的连接作用[102]。

除了表面作用，培养基中阳离子的存在（即 Mg^{2+}，或者 Ca^{2+}/K^+ 的比例），就像微量营养元素一样，看来对于絮凝的表达是必需的[61,103]。

4.6.2 pH

在麦芽汁发酵过程中，pH 从 5.2～5.8 降到 4.0～4.4，取决于它是啤酒发酵还是麦芽酒发酵[104]；对于这些 pH，酵母细胞不会丢失它们的负电荷[16]。因此，人们大多接受，在酿造条件下，pH 不是影响絮凝的决定因素[16,105]。

然而，溶液的 pH 能够对酵母絮凝起到很大的作用，并且会造成絮体产生可逆分散，特别是在低 pH 的条件下；pH 的调整改变了氨基酸的电离，它将造成凝集素结构的改变[63,72,99]。对于一些实验室和工业菌株，絮凝可以发生在较宽的 pH 范围，2.5～9.0，但是对于很多酿造菌株，特别是隶属于新 Flo 表型的一些菌株，絮凝只发生在较窄的 pH 范围，2.5～5.5。对于这两种类型的菌株（宽或窄 pH 范围），最佳的 pH 范围通常是 3.0～5.0，由不同的菌株决定[66,73,99,106]。

对于窄范围絮凝的菌株，培养基的 pH 是一个非常限制性的因素。通常这些菌株只在麦芽中生长时絮凝，在富含酵母抽提物、蛋白胨和葡萄糖（YPED）的培养基中不絮凝，在此培养基中，生长末期的 pH 为 5.5～6.0。同样的现象出现在无缓冲能力的酵母基础氮源培养基中（YNB），在生长过程中，pH 通常跌至 2.2[106,107]。在这些培养基中，能够通过将培养基 pH 调至合适值来恢复絮凝，对于同样的菌株，可以通过同时添加 Ca^{2+}（图 4.6）[99,106,107]。

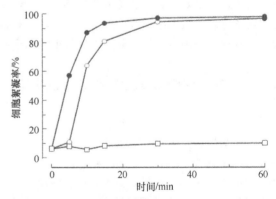

图 4.6 当在酵母基础氮源培养基中生长 48 h 之后，在发酵液中对于一种新 Flo 表型的酿酒酵母菌株 NCYC 1364 进行絮凝的诱导。絮凝通过以下方式诱导（图中时间的 0 点）：加入 NaOH 将发酵液 pH 升高至 4.0（圆形）；加入 40 mmol/L Ca^{2+} 并将 pH 调至 4.0（实心圆）；空白对照培养基（方形）。

4.6.3 糖类

酵母絮凝可以被特定的糖类可逆抑制。这是 Flo1 和新 Flo 表型最基本的区别，这些已经在前文中描述。糖

类的分散作用可以解释为：这是其与用以絮凝凝集素的酵母细胞壁的糖类（受体）相竞争造成的，这直接影响了絮凝键[57,58,73,83]。提示在啤酒发酵过程中，麦芽中可发酵糖浓度和紊流的发生决定了酵母絮凝[64]。

此外，在生长的前期阶段或饥饿细胞中，可发酵糖类的存在（包括那些在麦芽中发现的）造成了絮凝的减少；同时酵母的新陈代谢很可能影响 *FLO* 基因的表达[88~90]。

4.6.4 氧气

适当水平的氧气对于酵母絮凝是有积极作用的[108,109]。相反的，对于实验室或工业菌株，强的通气[108,109]或缺氧[62,69,109,110]将降低或限制絮凝。在厌氧条件下，酿酒酵母不能够合成不饱和脂肪酸和甾醇类，从而将影响质膜的完整性、流动性及功能结构[111]；质膜功能的改变会影响絮凝聚集素的分泌并因此影响酵母絮凝。

这也暗示在厌氧条件下生长的细胞（包括存在抗霉素[110]或乙酰水杨酸[112]时或在呼吸不足细胞中[110,113,114]等影响线粒体功能的条件），絮凝作用的减少可能归因于酵母细胞壁外层的修饰。细胞壁甘露糖蛋白在有氧和厌氧的环境下似乎会有不同的表达[115]。最近研究发现，在酿造过程中的有氧至厌氧的过渡阶段，可能伴随着调节或编码絮凝凝集素基因表达的修饰[116~118]。

4.6.5 温度

发酵温度能够在不同的水平影响酵母絮凝，即酵母新陈代谢、细胞之间相互作用（絮凝连接）和 *FLO* 基因的表达。

在第一种情况下，温度的降低将导致细胞新陈代谢的减少，从而导致 CO_2 生成的减少。最终的结果是[51,97]，培养基湍流降低并有利于细胞的沉淀。

在文献中已报道，温度上升至 50～60℃，由于絮凝聚集素的变性，将会促进酵母细胞的可逆抗絮凝性。

当酵母在最佳温度（37℃）之上生长时将会延迟[119]或影响絮凝表达[94,96]。对于酿酒酵母，在指数生长阶段，一个短时间的热振荡（52℃，5 min），将延迟絮凝的启动[94]，有可能是由于直接或间接地影响了 *FLO* 基因的表达。

4.6.6 乙醇

已有大量的研究证明，乙醇对于酵母絮凝具有积极作用[60,63,66,72,79,84,86,90]。

在表面水平，乙醇影响絮凝的机制还不明确。有可能是乙醇对细胞表面的吸附作用能够减少细胞之间的静电排斥从而降低固定的介电常数[51,66]。另一种可能是乙醇的存在，允许聚合物支链的延伸，它们带有非特异性（氢键）或特异性连接位点[60,66]。乙醇对于絮凝的积极作用在强疏水性表面的酵母菌株中更加明显；因此，有可能这些菌株的化学组成比水具有更好的脂溶性[72]。也有报道称通过

提高乙醇浓度而轻微增加细胞表面的疏水性[63]。

在乙醇溶液（4%，*m/V*）中的絮凝细胞，乙醇作为唯一碳源，保留了其絮凝特性；当可发酵的糖存在时，会引起絮凝的减少[89,90]。此外，培养基中低浓度乙醇（2%，*m/V*）的存在似乎对触发絮凝有所贡献[86]；而高浓度乙醇（10%，*m/V*）会影响絮凝的表达[94]。

4.7 酵母絮凝和生物技术过程

4.7.1 酵母的工业和环境应用

酵母已经和食物、生物技术和制药工业有了长久的联系。历史上，它们主要用于生产面包、酒水饮料（啤酒、葡萄酒和苹果酒产品）和酿造食品[120]。如今，更广范围的酵母类别被用于工业或环境应用。酵母用于生产多种新陈代谢产物，如酶、维生素（核黄素）、类胡萝卜素、多糖和柠檬酸[121]。酵母同样是原料的来源和食品过程的添加剂，如抗氧化剂、芳香剂、风味调节剂和风味增强剂[120]。酿酒酵母菌株在 FDA 具有"普遍认为安全"的地位；因此，由这些酵母生产药或食品更容易被人们接受。基于这个事实，面包和酿酒酵母作为一种补充营养物已用于人类的饮食中[120]。世界上每年通过酵母生产超过 $2×10^{10}$ L 的乙醇；这些乙醇有不同的工业应用，如制药工业上的溶剂、食品材料或者可再生资源[122]。有些酵母具有利用烃类化合物作为唯一碳源和能源的能力；由于这个能力，它们被用于生物降解地面或水面上的石油泄漏[121]。酵母细胞的另一种环境应用是除去工业废水中的重金属，有别于传统的物理化学方法[100,123]。如今，酵母可以用作表达重组 DNA 的宿主。外源基因已被克隆至酿酒酵母，并用以分泌人激素（α-白介素、降钙素或胰岛素）和乙型肝炎病毒表面抗原（HbsAg）。最近的报道是用于生产安全的人类乙型肝炎疫苗[121]。

4.7.2 固液分离过程的重要性

在以上提到的大多数工业和环境应用中，在酵母生长和/或完成了其功能之后，细胞是悬浮的，并且在后续过程之前必须被去除。无论何种产品（生物量、胞外产物或胞内产物），所谓的下游过程主要包括以下步骤：将反应器中发酵液通过最初的分离得到固体或液体用于进一步的提取，浓缩并纯化获得最终产物。在所有的步骤中，改善和降低细胞分离的费用将会有助于整个过程的效率和成本。

生物量分离的问题在于酵母细胞只有很小的尺寸和密度；它们只比所悬浮的发酵液稍微重一些。传统的固液分离方法包括沉降、过滤、离心或浮选，然而，这些方法都是昂贵或/和费时的。在沉降过程中，需要很大的沉降池，因为获得无细胞的上清液需要大量的保留时间[图 4.7（d）～（f）]。细胞能够通过过滤去除，在发酵

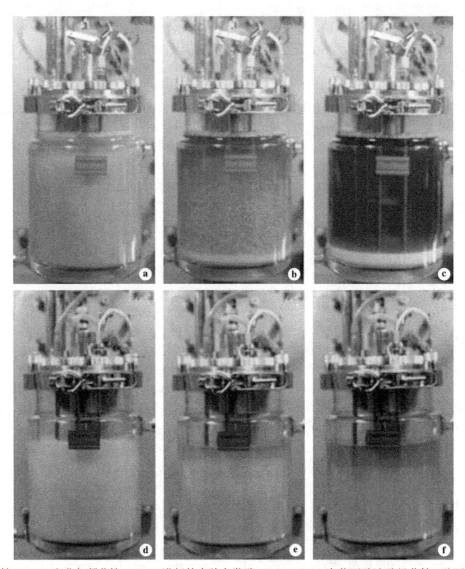

图4.7 用絮凝菌株（a～c）和非絮凝菌株（d～e）进行的实验室发酵。（a）～（c）：麦芽酒酿造酵母菌株，酿酒酵母 NCYC 1195。（a）培养过程连续通气（0.1 vvm），搅拌转速250 r/min；（b）和（c）分别为搅拌和通气停止30 s和60 s。（d）～（e）：菌株为酿酒酵母 S646-8D。（d）培养过程连续通气（0.1 vvm），搅拌转速250 r/min；（e）和（f）分别为搅拌和通气停止1 h和2 h。

工业中连续旋转式真空过滤机应用最为广泛[124]。这些设备费用很高，由于这些过滤设备的高投资，严重限制了其在很多工业中的应用或增加了整个过程的成本；这一点在生产低附加值、高容量产物时更为明显。从发酵液中分离酵母细胞同样可以通过离心实现，两种常用的工业离心设备包括碟片式离心机和管式离心机[124]。然而，通过离心获得的上清并不是完全没有细胞的（$10^3 \sim 10^5$个细胞/mL），并且考虑到维护和能量消耗，对于单位细胞的去除，这被认为是一种十分昂贵的方法[125]。浮选是另一种可能的酵母细胞分离方法。这个过程是基于细胞对气泡的亲和力。通入培养基的气泡导致细胞积累在表面，进而可以被收集[126]。这种细胞分离方法相当快速和有效。即便如此，产生用于使颗粒上升至表面的气泡需要能量输入。

酵母沉淀过程已经尝试添加天然的（壳聚糖）或合成的（阳离子或阴离子）聚合物[127,128]、惰性粉末（如镍

颗粒）[129]、刀豆凝集素 A[130]，或通过附着磁性颗粒用于后续磁性分离[131]。聚合电解质和聚合物颗粒可以通过干扰细胞表面电荷促进酵母沉淀；尽管如此，在食品工业中，这些组分是不允许添加的，因为它们不是食品级别的成分。最近，报道了另一种分离方法：带有絮凝受体的非絮凝酵母细胞通过在发酵液中添加絮凝酿酒酵母细胞来沉淀[92]。

4.7.3 酵母的固定化

与传统的自由细胞发酵方式相比，另一种可选的方法是酵母的固定化。细胞能够被固定在多孔聚合物基质中，如钙和钡海藻酸钠、琼脂、聚丙烯酰胺、聚苯乙烯、聚乙烯醇、聚氨酯或者 K-卡拉胶珠[132,133]。同样还有报道，酵母细胞吸附在 DEAE、纤维素、预处理玻璃、陶瓷、木条或空谷物上；细胞固定化是酵母细胞和载体之间静电吸附和疏水作用的结果[132,134]。也有报道[135]，为

了避免细胞从载体上解吸，利用共用的介质如戊二醛，酵母的固定通过共价键实现。

除了固定化过程的费用，一些工作可能存在差异，即：在固定化细胞和自由细胞之间，与形态学和生理学相关；固定化可能会影响酵母新陈代谢活力和风味物质的形成[136]。生理学的变化是由于在固定化细胞周围物理或化学环境的修饰，或是由于固定化过程的本身[137]。将酵母细胞拘束在聚合物微球中会影响传质（扩散的限制产生了氧、基质和产物的梯度），这些依赖于使用聚合物的类型，如孔隙率、结构和固定化复合物的尺寸[122]。细胞壁和质膜组成改变同样在固定化细胞中有所报道[137]；这些改变似乎对特定的新陈代谢活力和固定化细胞的抗逆性具有负面影响。有一篇有关酵母固定化过程的详细综述，描述了在不同发酵系统中固定化技术对酵母细胞和发酵活力的影响的应用，读者可以参考由 Kourkoutas 等[136]、Strehaiano 等[122]和 Verbelen 等[138]发表的文章。

4.7.4 酵母絮凝作为自固定过程

在过去的一些年中，人们在酵母絮凝作为自固定过程方面有了新的兴趣。酵母絮凝大概具有以下优点：

1. 酵母生长不会明显受到影响；
2. 微生物可以重复用于多个生产循环；
3. 使用高密度发酵，从而可以具有高生产力而缩短发酵周期；
4. 当在连续模式下进行操作，由于高细胞密度和代谢活性，降低了外部污染的风险；
5. 在连续模式下操作时降低生物量丢失的风险；
6. 通过简单的絮凝物清洗来控制反应器中的生物量；
7. 可能设计出没有复杂设备的生物反应器；
8. 减小生物反应器体积，降低资金成本；
9. 在发酵终点，可以简便地从液相中分离生物量，随之降低了设备和能量的费用。

与最通用的固定化技术相比，酵母絮凝是一种简便而无成本的细胞分离过程，不需要载体（固定化技术中的主要成本）或人工劳动力。酵母絮凝是一个自然的和环境友好的细胞-培养基分离过程，它不需要能力输入（图 4.7）。这些方面，加上以上列出的优点，说明使用高细胞密度生物反应器，符合"白色"生物技术的想法[4]。这种自然的细胞分离过程贡献于可持续的工业发展，因为伴随着分离过程，增加了效率，降低了能量消耗。酵母絮凝在大规模产品生产上有很大的应用潜力，如最近报道的用于生产再生能源（乙醇）[139]。

考虑到以上描述的酵母絮凝的优点，相比于酵母工业中其他重要过程，将絮凝过程推广至酿造工业将产生重大的经济优势。这种可能性已经通过不同的方式进行了实施：将絮凝特性的基因转移至其他的酵母菌株或者相反地，将一些重要特性转移至絮凝菌株。

4.7.4.1 获得具有理想性能的絮凝菌株

已报道可通过多种经典的基因工程方法将絮凝特性转移至其他的酵母菌株，如有性杂交或将非絮凝工业菌株与絮凝菌株的原生质体融合[140]。非絮凝工业菌株（如乙醇生产或酿造，葡萄酒、威士忌酒或米酒的生产）和实验室菌株通过使用分子生物技术整合 FLO1 基因进行修饰[141~144]。通常，FLO1 基因可以在转化的酿造菌株中组成型表达[142]。这些转化的菌株对于酿造并不是令人满意的，因为它们降低了发酵速率[145]；尽管如此，它们可以用于在高密度反应器中通过连续模型生产乙醇。

另一种方法是将重要特性转移至絮凝菌株，Javadekar 等[146]描述了构建一种能够生产杀手毒素的絮凝菌株。同类的、不同的重组酿酒酵母菌株被构建，其具有絮凝的能力并且在表面分泌或呈现异源蛋白质（见下文）。

4.7.4.2 诱导絮凝菌株的应用

触发絮凝的控制对于许多工业过程特别有用。通过现代的基因技术，可以将 FLO1 基因插入至非絮凝菌株，这些转录受到适当启动子的控制，如发酵后期 HSP30 启动子（HSP30p）[147,148]或者葡萄糖阻遏启动子[149]；在这些转化株中，絮凝可以通过热激处理（41℃，15 min）、氮源依赖、pH 降低、添加乙醇（6%，V/V）[147,148]或者葡萄糖耗尽[149]等方式诱导。

如今，工业所使用和/或推出的基因工程修饰（GM）酵母菌需要一系列的保证，并且要符合一系列复杂的法律或指导方针。但是，食品工业应用主要的障碍在于转基因生物负面的公众形象（没有转基因酵母用于食品生产）[147,150]。在这种环境下，使用新 Flo 表型的菌株是一种可选的方案。这些菌株表现出上文描述的周期性的絮凝行为[85,86]（诱导型和结构型的絮凝菌株）。在新陈代谢活跃的时期，细胞处于非絮凝阶段，从而避免出现基质在絮凝体中扩散受到限制的问题。絮凝体的出现可能会影响传质和传热特性，进而影响发酵的产品得率[151]。在发酵的末期，细胞自发地开始絮凝，从而有利于下游过程[图 4.7（a）～（c）]。

对于新 FLO 表型菌株，它只在一个窄的 pH 范围内絮凝[99,106]，在工业生产中特别有用。对于这些菌株，pH 的改变将使菌株处于絮凝或非絮凝阶段。因此，菌株可以在最佳 pH 范围之外以单细胞的形式生长，在发酵末期，pH 可以通过酸、碱的添加调节至一个合适的 pH 范围，进而可以快速地诱导絮凝（图 4.6）。因此，这些菌株絮凝过程起始的控制可以通过这种调节 pH 的简单方法实现[99,152]。

4.7.5 酵母絮凝应用实例

4.7.5.1 酿造业

对于酿造业，选择酵母菌株时所考虑的絮凝特性是最重要的性能之一[153~155]。对于酿造者，两个涉及酵母絮凝的关键方面需要考虑：絮凝的程度和在发酵过程中絮凝起始的时间。

发酵过程起始于将酵母细胞接种（在啤酒行业，被称作接种）至甜的麦芽汁。酵母细胞的主要功能是将麦芽汁中的糖类转化为乙醇（发酵），生产一种"绿色"或不成熟的啤酒。当发酵过程判定为结束时，酵母细胞通过自絮凝或者离心分离去除。理论上，絮凝起始于培养基中糖类物质的缺乏。分离的酵母细胞可以进一步使用，限制了用于酵母细胞的麦芽汁营养物质，导致用于后续绿色啤酒生产细胞数量的降低（这个过程被称作熟化、衰老或后酵）。

麦芽酿造菌株（酿酒酵母）[1]通常会升至发酵罐顶部，最有可能与 CO_2 气泡有密切关系（顶部发酵）。此外，啤酒菌株（巴斯德酵母属，由于历史原因被称作 *Saccharomyces carlsbergensis*）[1]沉淀在发酵罐底部（底部发酵）。随着垂直圆柱锥形发酵罐使用的出现，具有增强沉淀能力的酵母（麦芽酒或啤酒）趋于沉淀于发酵罐的锥部。之后，它们被移除、清洗并随后重复使用。

在诸多酿造特性中，酵母絮凝通常被认为是最不稳定的特性[153]。在有高浓度糖存在的情况下，前期或酵母提前絮凝（PYF）将导致不完全的提取物利用（不好的衰减）。PYF 是酿造业中经常出现的问题，是导致"挂"或"卡住"发酵的最普遍原因。这个现象起源于高糖浓度和低乙醇浓度的弱啤酒发酵[153]。PYF 能够由以下因素引起：①连续地使用过于老化或絮凝的酵母[156]，或者由于具有更强絮凝能力的呼吸缺陷型突变株的积累[157]；②染菌；③麦芽组分的作用，富含阿拉伯糖和木糖[158]，其可以在细胞之间起桥梁作用[16]。有人提出，这些物质的产生是由于大麦壳的酶解，这是因为在酿造过程中出现了真菌污染[159]。

相反，絮凝的推迟或者不产生在啤酒澄清时同样存在问题。在过滤时的问题将会使获得澄清起泡的啤酒变得复杂。另外，由于存在酵母衰老过程的外泄成分，而产生异味，这是由于酵母自溶引起的[153,154]。一项关于啤酒酿造絮凝酵母（属于新 Flo 表型）的长期研究，表明这些酵母的絮凝能力将随着不断地传代而逐渐减退。这是因为基因突变，如染色体缺失、C 端缺失、Lg-FLO1 基因中间部分的局部缺失或者在转录调节中的一些缺失[160]。研究表明，随着连续传代，非絮凝细胞能占统治地位[160]。最近，Powell 和 Diacetis[161]表明，即使一些酿酒酵母菌株容易遗传突变，另外一些还是更加稳定的。最新繁殖的麦芽或啤酒菌株分别传代至 98 或 135 代次，这些作者并没有在基因突变和发酵絮凝特性的修饰之间观察到任何关联。

在现代的啤酒厂，一旦缺乏絮凝，酵母细胞可以通过过滤或离心从发酵液中移除，显然可以降低酵母絮凝的重要性。然而，这些过程增加了操作费用，并且布鲁

尔酵母通过高离心力的碟片式离心机，将会对细胞活力、生理和啤酒生产能力产生负面影响[162]。因此，絮凝仍然是一种简便和无费用的细胞分离方法，用于生产澄清明亮的啤酒。此外，对于酿造者，酵母絮凝在细胞分离外有更高的重要性，因为它的缺乏会对风味特点、乙醇浓度甚至是最终产品有不利的影响。

4.7.5.2　酒精饮料生产

酵母絮凝的性能也已经被开发用于生产葡萄酒，特别是应用于瓶式发酵气泡葡萄酒。

在葡萄酒的发酵过程中，令人满意的是，为了保证高的发酵速率，细胞维持了非絮凝的状态。当糖消耗完毕后，细胞的絮凝促进了将它们从发酵产物中移除。这个行为是快速和有效的澄清过程，减少了对葡萄酒的操作。此外，絮凝似乎与促进脂类的生产相联系[163]。葡萄的发酵可以利用酒厂的原生植物或者葡萄；如今，多数的采用葡萄进行的葡萄酒发酵必须使用纯化的商业筛选酵母菌株[3]。絮凝是原始细胞需具备的多种特性之一[163]。

另一个使用絮凝特性的例子是在生产起泡葡萄酒中。在所谓"香槟法起泡酒"，出现了两种发酵：一种是传统发酵，通常在不锈钢容器中进行；另一种是在瓶本身中发酵。在第二种发酵中，酵母细胞是沉淀的。移除这些沉淀但又不损失葡萄酒，是一个很有技巧的过程，需要一种特殊经验。瓶子是倒置的，细胞积累在瓶颈的上部。对于第二种发酵，絮凝细胞是十分合适的，因为它们促进了从瓶子中去除酵母的精细过程[164,165]，这个过程通常被称作 "*dégorgement*"。

4.7.5.3　生物乙醇的生产

通常，生物乙醇产业使用批式发酵，特别是在一些生产能力低的工厂[166]。酵母细胞通常通过离心去除，为了降低分离过程的成本，试验了不同的细胞固定技术。酵母细胞的固定化，特别是通过凝胶固定，对于生物乙醇的生产并不具有吸引力[139]。相反，使用絮凝酵母细胞似乎是一个非常可行的方法，能够降低生物乙醇的生产过程 16%的能耗和 10%的设备费用[167]。

在实现高密度生物反应器技术的操作成本降低和简便性方面，酵母絮凝表现出几个优点。絮凝生物反应器能够通过保持底物转化来提高生产率，使产品浓度最大化[168]。在高密度反应器中使用絮凝细胞，由于提高了生产效率，因此能够降低所需生物反应器的尺寸。许多培养絮凝细胞的生物反应器已被开发出来，用于连续的乙醇生产：鼓泡塔、气升式反应器、流化床等作为最初广泛使用的设备[139,151]。Dominques 等综述了[151]在絮凝细胞中使用的不同构造的生物反应器和操作模式。

使用高密度细胞反应器的工作大多数是在实验室水平中进行[108,167,169~171]。但是，据报道，在 2005 年，一

个每年生产 200 000 t 燃料乙醇的工厂，使用了絮凝酵母细胞；整个过程包括 6 个反应器，以级联模式布置，每个罐的工作体积是 1000 m³ [139]。

4.7.5.4 生产异源蛋白质

通过重组 DNA 技术，多种异源蛋白已经在酿酒酵母细胞表面进行了表达[172]。酵母及固定于其细胞表面的酶类在有些方面也可以作为全细胞生物催化剂使用。

絮凝酿酒酵母菌株产生一种细胞表面葡萄糖糖化酶，从而能够实现利用可溶性淀粉生产乙醇而不需要之前的淀粉糖化过程[173]。另一种使用重组酵母生产蛋白质的方法是分泌[174]。在高密度生物反应器中，利用连续模式，使用重组絮凝细胞生产胞外异源 β-牛乳糖苷酶已经有所报道[170]。在所有的例子中，重组菌株的絮凝特性都极大地促进了细胞分离过程。

4.7.5.5 环境应用

工业废弃物释放所引起的重金属污染是一个世界范围的环境问题。现有的技术（沉淀、离子交换和反渗透）都是不适或昂贵的。因此，不同类型的生物质（即酵母细胞）被寄希望于成为一种去除重金属的新方法[175]。使用微生物的一个通常的困难是，在处理污水之后，快速和有效地分离负载重金属的生物质。

使用絮凝酵母细胞应该是重金属生物降解一个可行的方法[52,100,176]。相比于非絮凝细胞，絮凝酵母细胞有更强的金属积累能力；可能是由于重金属同样能够结合凝聚素 Ca²⁺结合的位点，从而增加了金属离子的载量[100]。这种类型的生物能够有效地去除金属离子，同时在处理过程之后，可以廉价并快速地去除生物质[52]。如上所述，使用絮凝酵母的分离过程不需要能量输入，这是我们寻找有效和低价技术的关键。

4.8 总结

微生物聚集是自然界中广泛存在的现象。酵母絮凝是酵母聚集的一个特殊种类。这个特性在酿造业广为人知，是因为酵母絮凝特性促进了下游过程，并且更广泛地深深影响了啤酒的特性。尽管如此，酵母絮凝是酵母一个十分普通的现象，其可利用的潜质还需被开发。

使用絮凝细胞提高了开发不同结构生物反应器和新型发酵的设计的可能性。直到现在，使用酵母絮凝细胞的作用主要集中在通过结构絮凝菌株进行的连续发酵系统。另一种方法是，在批式或批式流加发酵过程中，可以使用适当的新 Flo 表型的菌株。这些菌株絮凝的起始可以通过操纵培养条件（调节糖浓度或培养基 pH）。除此之外，在啤酒生产过程中，调节这些发酵参数（其他如发酵温度或乙醇浓度）只能够轻微变动，因为它们影响啤酒的口味。它们能够应用于其他的工业过程，这些

过程的发酵培养基不是产品相关的。

通过基因工程技术提高了获得具有 FLO1 基因菌株的可能性，其具有合适并可控的启动子。这些操作将使絮凝在可控的条件下表达。直到如今，使用通过重组 DNA 技术获得的基因修饰的菌株并不被消费者广泛接受。因此，它们仅仅利于除了食品外的其他行业，如生物乙醇行业。

有关酵母絮凝控制多方面知识的提高（即 FLO 基因水平控制），创造了操纵这种有用并吸引人的特性的可能性。作为一种分离过程，这个工具的使用扩大了使用絮凝的可能性，包括除了广为人知的酒精饮料生产的其他生物技术工业。

翻译：江　波　齐鲁制药有限公司
校对：刘升波　齐鲁制药有限公司

参 考 文 献

1. Vaughan-Martini A, Martini A, Kurtzman CP, Fell JW, editors. The Yeasts: a taxonomic study. Amsterdam: Elsevier; 1998, pp 358–371.
2. Nielsen J, Jewett MC FEMS Yeast Res 2008; 8: 122–131.
3. Pizarro F, Vargas FA, Agosin E Yeast 2007; 24: 977–991.
4. Paula L, Birrer F J Agric Environ Ethics 2006; 19: 253–267.
5. Lasa I Intern Microbiol 2006; 9: 21–28.
6. Maximova N, Dahl O Curr Opin Colloid Interface Sci 2006; 11: 246–266.
7. Liu YQ, Liu Y, Tay JH Appl Microbiol Biotechnol 2004; 65: 143–148.
8. Calleja GB, Rose AH, Harrison JS, editors. The yeasts. London: Academic Press, Inc.; 1987. pp 165–238.
9. Kaushik S, Katoch B, Nanjundiah V Behav Ecol Sociobiol 2006; 59: 521–530.
10. Xu XH, Kumakura M, Kaki E, Takahashi M J Eukaryot Microbiol 2001; 48: 683–689.
11. Calleja GB Colloids Surf B: Biointerfaces 1994; 2: 133–149.
12. Dranginis AM, Rauceo JM, Coronado JE, Lipke PN Microbiol Mol Biol Rev 2007; 71: 282–294.
13. Stewart GG, Garrison IF Proc Am Soc Brew Chem 1972; 3: 118–131.
14. Nishihara H, Kio K, Imamura M J Inst Brew 2000; 106: 7–10.
15. Stewart GG Brewing Digest 1975; 50: 42–62.
16. Stratford M Adv Microb Physiol 1992; 33: 1–72.
17. Kang HY, Kim YS, Seo JH, Ryu YW J Microbiol Biotechnol 2006; 16: 1874–1881.
18. Saito K, Sato S, Shimoi H, Iefuji H, Tadenuma M Agric Biol Chem 1990; 54: 1425–1432.
19. Géhin G, Bonaly R, Coulon J FEMS Microbiol Lett 2001; 203: 229–233.
20. Farias ME, de Nadra MCM J Appl Microbiol 2003; 95: 457–462.
21. Stratford M, Pearson BM Lett Appl Microbiol 1992; 14: 214–216.
22. Johnson BF, Sowden LC, Walker T, Yoo BY, Calleja GB Can J Microbiol 1989; 35: 1081–1086.
23. Suzzi G, Romano P, Benevelli M Anton Leeuw Int J G 1992; 61: 317–322.
24. Teunissen AWRH, Van Den Berg JA, Steensma HY Yeast 1993; 9: 1–10.

25. Teunissen AWRH, Steensma HY Yeast 1995; 11: 1001 −1013.

26. Watari J, Takata Y, Ogawa M, Sahara H, Koshino S, Onnela M, Airaksinen U, Jaatinen R, Penttilä M, Keränen S Yeast 1994; 10: 211−225.

27. Bidard F, Bony M, Blondin B, Dequin S, Barre P Yeast 1995; 11: 809−822.

28. Bony M, Thines-Sempoux D, Barre P, Blondin B J Bacteriol 1997; 179: 4929−4936.

29. Kobayashi O, Hayashi N, Kuroki R, Sone H J Bacteriol 1998; 180: 6503−6510.

30. Teunissen AWRH, Van Den Berg JA, Steensma HY Yeast 1995; 11: 435−446.

31. Sato M, Maeba H, Watari J, Takashio M J Biosci Bioeng 2002; 93: 395−398.

32. Ogata T, Izumikawa M, Kohno K, Shibata K J Appl Microbiol 2008; 105: 1186−1198.

33. Kobayashi O, Suda H, Ohtani T, Sone H Mol Gen Genet 1996; 251: 707−715.

34. Kobayashi O, Yoshimoto H, Sone H Curr Genet 1999; 36: 256−261.

35. Bester MC, Pretorius IS, Bauer FF Curr Genet 2006; 49: 375−383.

36. Fichtner L, Schulze F, Braus GH Mol Microbiol 2007; 66: 1276−1289.

37. Mulders SEV, Christianen E, Saerens SMG, Daenen L, Verbelen PJ, Willaert R, Verstrepen KJ, Delvaux FR FEMS Yeast Res 2009; 9: 178−190.

38. Lo W-S, Dranginis AM J Bacteriol 1996; 178: 7144−7151.

39. Lo W-S, Dranginis AM Mol Biol Cell 1998; 9: 161−171.

40. Guo B, Styles CA, Feng Q, Fink G Proc Natl Acad Sci USA 2000; 97: 12158−12163.

41. Cullen PJ, Sprague GF Proc Natl Acad Sci U S A 2000; 97: 13619−13624.

42. Bayly JC, Douglas LM, Pretorius IS, Bauer FF, Dranginis AM FEMS Microbiol Lett 2005; 5: 1151−1156.

43. Verstrepen KJ, Klis FM Mol Microbiol 2006; 60: 5−15.

44. Strittmatter AW, Fischer C, Kleinschmidt M, Braus GH Mol Genet Genomics 2006; 276: 113−125.

45. Fischer C, Valerius O, Rupprecht H, Dumkow M, Krappmann S, Braus GH FEMS Yeast Res 2008; 8: 225−236.

46. Klis FM, Mol P, Hellingwerf K, Brul S FEMS Microbiol Rev 2002; 26: 239−256.

47. Cabib E, Roh D, Schmidt M, Crotti LB, Varma A J Biol Chem 2001; 276: 19679−19682.

48. Smits GJ, Kapteyn JC, Van Den Ende H, Klis FM Curr Opin Microbiol 1999; 2: 348−352.

49. Klis FM, Boorsma A, De Groot PWJ Yeast 2006; 23: 185 −202.

50. Lesage G, Bussey H Microbiol Mol Biol Rev 2006; 70: 317−343.

51. Mill PJ J Gen Microbiol 1964; 35: 61−68.

52. Machado MD, Santos MSF, Gouveia C, Soares HMM, Soares EV Bioresour Technol 2008; 99: 2107−2115.

53. Nishihara H Arch Microbiol 1982; 131: 112−115.

54. Sousa MJ, Teixeira JA, Mota M Biotechnol Lett 1992; 14: 213−218.

55. Nishihara H Arch Microbiol 1977; 115: 19−23.

56. Nishihara H, Miyake K, Kageyama Y J Inst Brew 2002; 108: 187−192.

57. Kihn JC, Masy CL, Mestdagh MM Can J Microbiol 1988; 34: 773−778.

58. Stratford M, Assinder S Yeast 1991; 7: 559−574.

59. Nishihara H, Toraya T Agric Biol Chem 1987; 51: 2721 −2726.

60. Amory DE, Rouxhet PG, Dufour JP J Inst Brew 1988; 94: 79−84.

61. Smit G, Straver MH, Lugtenberg BJJ, Kijne JW Appl Environ Microbiol 1992; 58: 3709−3714.

62. Straver MH, Aar PCVD, Smit G, Kijne JW Yeast 1993; 9: 527−532.

63. Jin Y, Ritcey LL, Speers RA J Am Soc Brew Chem 2001; 59: 1−9.

64. Speers RA, Wan Y-Q, Jin Y, Stewart RJ J Inst Brew 2006; 112: 246−254.

65. Govender P, Domingo JL, Bester MC, Pretorius IS, Bauer FF Appl Environ Microbiol 2008; 74: 6041−6052.

66. Dengis PB, Nélissen LR, Rouxhet PG Appl Environ Microbiol 1995; 61: 718−728.

67. Hsu JWC, Speers RA, Paulson AT Biophys Chem 2001; 94: 47−58.

68. Jin Y, Speers RA Food Res Int 1998; 31: 421−440.

69. Miki BLA, Poon NH, Seligy VL J Bacteriol 1982; 150: 890−899.

70. Stratford M, Keenan HJ Yeast 1988; 4: 107−115.

71. Soares EV, Mota M J Inst Brew 1997; 103: 93−98.

72. Jin Y, Speers RA J Am Soc Brew Chem 2000; 58: 108−116.

73. Miki BLA, Poon NH, James AP, Seligy VL J Bacteriol 1982; 150: 878−889.

74. Stratford M Yeast 1989; 5: 487−496.

75. Stratford M Yeast 1992; 8: 635−645.

76. Touhami A, Hoffmann B, Vasella A, Denis FD, Dufrêne YF Microbiology 2003; 149: 2873−2878.

77. Verstrepen KJ, Jansen A, Lewitter F, Fink GR Nat Genet 2005; 37: 986−990.

78. Rando OJ, Verstrepen KJ Cell 2007; 128: 655−668.

79. Smukalla S, Caldara M, Pochet N, Beauvais A, Guadagnini S, Yan C, Vinces MD, Jansen A, Prevost MC, Latge JP, Fink GR, Foster KR, Verstrepen KJ Cell 2008; 135: 726−737.

80. Bony M, Barre P, Blondin B Yeast 1998; 14: 25−35.

81. Gouveia C, Soares EV J Inst Brew 2004; 110: 141−145.

82. Teunissen AWRH, Holub E, Van Der Hucht J, Van Den Berg JA, Steensma HY Yeast 1993; 9: 423−427.

83. Masy CL, Henquinet A, Mestdagh MM Can J Microbiol 1992; 38: 1298−1306.

84. Dengis PB, Rouxhet PG J Inst Brew 1997; 103: 257−261.

85. Soares EV, Mota M Can J Microbiol 1996; 42: 539−547.

86. Sampermans S, Mortier J, Soares EV J Appl Microbiol 2005; 98: 525−531.

87. Keleher CA, Redd MJ, Schultz J, Carlson M, Jonhson AD Cell 1992; 68: 709−719.

88. Soares EV, Duarte AA Biotechnol Lett 2002; 24: 1957−1960.

89. Soares EV, Vroman A J Appl Microbiol 2003; 95: 325−330.

90. Soares EV, Vroman A, Mortier J, Rijsbrack K, Mota M J Appl Microbiol 2004; 96: 1117−1123.

91. Stratford M Yeast 1993; 9: 85−94.

92. Mortier A, Soares EV World J Microbiol Biotechnol 2007; 23: 1401−1407.

93. Stratford M, Carter AT Yeast 1993; 9: 371−378.

94. Claro FB, Rijsbrack K, Soares EV J Appl Microbiol 2007; 102: 693−700.

95. Patelakis SJJ, Ritcey LL, Speers RA Lett Appl Microbiol 1998; 26: 279−282.

96. Soares EV, Teixeira JA, Mota M Can J Microbiol 1994; 40: 851−857.

97. Taylor NW, Orton WL J Inst Brew 1975; 81: 53−57.

98. Masy CL, Kockerols M, Mestdagh MM Can J Microbiol 1991; 37: 295−303.

99. Soares EV, Seynaeve J Biotechnol Lett 2000; 22: 1827–1832.

100. Soares EV, DeConick G, Duarte F, Soares HMVM Biotechnol Lett 2002; 24: 663–666.

101. Kuriyama H, Umeda I, Kobayashi O Can J Microbiol 1991; 37: 397–403.

102. Nishihara H, Fujita T, Yokoi N, Takao M J Inst Brew 1994; 100: 427–430.

103. Amri MA, Bonaly R, Duteurtre B, Moll M J Gen Microbiol 1982; 128: 2001–2009.

104. Lewis MJ, Young TW, Lewis MJ, Young TW, editors. Brewing. London: Chapman & Hall; 1995, pp 160–172.

105. Verstrepen KJ, Derdelinckx G, Verachtert H, Delvaux FR Appl Microbiol Biotechnol 2003; 61: 197–205.

106. Stratford M FEMS Microbiol Lett 1996; 136: 13–18.

107. Soares EV, Seynaeve J Biotechnol Lett 2000; 22: 859–863.

108. Kida K, Yamadaki M, Asno S, Nakata T, Sonoda Y J Ferment Bioeng 1989; 68: 107–111.

109. Soares EV, Teixeira JA, Mota M Biotechnol Lett 1991; 13: 207–212.

110. Iung AR, Coulon J, Kiss F, Ekome JN, Vallner J, Bonaly R Appl Environ Microbiol 1999; 65: 5398–5402.

111. Rose AH J Appl Bacteriol Symp Suppl 1993; 74: 110S–118S.

112. Strauss CJ, van Wyk PWJ, Lodolo EJ, Botes PJ, Pohl CH, Nigam S, Kock JLF J Inst Brew 2007; 113: 42–47.

113. Hinrichs J, Stahl U, Esser K Appl Microbiol Biotechnol 1988; 29: 48–54.

114. Ernandes JR, Williams JW, Russell I, Stewart GG J Am Soc Brew Chem 1993; 51: 16–20.

115. Abramova N, Sertil O, Mehta S, Lowry CV J Bacteriol 2001; 183: 2881–2887.

116. Smart KA, Lawrence SJ, Leclaire J, Davy S, Contribution 18, CD ROM 2006, Institute of Brewing and Distilling Asia Pacific, Hobart, 2006.

117. Gibson BR, Lawrence SJ, Leclaire JPR, Powell CD, Smart KA FEMS Microbiol Rev 2007; 31: 535–569.

118. Lawrence SJ, Smart KA J Am Soc Brew Chem 2007; 65: 208–213.

119. Williams JW, Ernandes JR, Stewart GG Biotechnol Tech 1992; 6: 105–110.

120. Fleet GH, Querol A, Fleet GH, editors. Yeasts in food and beverages. Heidelberg: Springer; 2006, pp 1–12.

121. Demain AL, Phaff HJ, Kurtzman CP, Kurtzman CP, Fell JW, editors. The yeasts, a taxonomic study. Amsterdam: Elsevier Science B.V.; 1998, pp 13–19.

122. Strehaiano P, Ramon-Portugal F, Taillandier P, Querol A, Fleet GH, editors. Yeasts in food and beverages. Heidelberg: Springer; 2006, pp 243–283.

123. Wang J, Chen C Biotechnol Adv 2006; 24: 427–451.

124. Shuler ML, Kargi F, Amundson NR, editors. Bioprocess engineering. New Jersey: Prentice Hall PTR; 2002, pp 329–384.

125. Hatti-Kaul R, Mattiasson B, Ratledge C, Kristiansen B, editors. Basic biotechnology. Cambridge: Cambridge University Press; 2001, pp 187–211.

126. Zouboulis AI, Matis KA Crit Rev Env Sci Technol 1997; 27: 195–235.

127. Weir S, Ramsden DK, Hughes J, Le Thomas F Biotechnol Tech 1993; 7: 199–204.

128. Kim JS, Akeprathumchai S, Wickramasinghe SR J Membr Sci 2001; 182: 161–172.

129. Weeks MG, Munro PA, Spedding PL Biotechnol Bioeng 1983; 25: 687–697.

130. Stratford M, Bond CJ Biotechnol Bioeng 1992; 40: 835–843.

131. Dauer RR, Dunlop EH Biotechnol Bioeng 1991; 37: 1021–1028.

132. Ramakrishna SV, Prakasham RS Curr Sci 1999; 77: 87–100.

133. Ting YP, Sun G J Chem Technol Biotechnol 2000; 75: 541–546.

134. Brányik T, Vicente AA, Machado-Cruz JM, Teixeira JA Biotechnol Lett 2001; 23: 1073–1078.

135. Jirku V J Ind Microbiol Biotechnol 1999; 22: 147–151.

136. Kourkoutas Y, Bekatorou A, Banat IM, Marchant R, Koutinas AA Food Microbiol 2004; 21: 377–397.

137. Shen HY, Moonjai N, Verstrepen KJ, Delvaux FR J Am Soc Brew Chem 2003; 61: 79–87.

138. Verbelen PJ, De Schutter DP, Delvaux FR, Verstrepen KJ, Delvaux FR Biotechnol Lett 2006; 28: 1515–1525.

139. Bai FW, Anderson WA, Moo-Young M Biotechnol Adv 2008; 26: 89–105.

140. Watari J, Kudo M, Nishikawa N, Kamimura M Agric Biol Chem 1990; 54: 1677–1681.

141. Watari J, Takata Y, Ogawa M, Murakami J, Koshino S Agric Biol Chem 1991; 55: 1547–1552.

142. Watari J, Nomura M, Sahara H, Koshino S, Keranen S J Inst Brew 1994; 100: 73–77.

143. Remize F, Schorr-Galindo S, Guiraud JP, Dequin S, Blondin B Biotechnol Lett 1998; 20: 313–318.

144. Wang FZ, Shen W, Rao ZM, Fang HY, Zhan XB, Zhuge J Biotechnol Lett 2008; 30: 97–102.

145. Hammond JRM Yeast 1995; 11: 1613–1627.

146. Javadekar VS, Sivaraman H, Gokhale DV J Ind Microbiol 1995; 15: 94–102.

147. Verstrepen KJ, Bauer FF, Winderickx J, Derdelinckx G, Dufour JP, Thevelein JM, Pretorius IS, Delvaux FR Cerevisia 2001; 26: 89–97.

148. Verstrepen KJ, Derdelinckx G, Delvaux FR, Winderickx J, Thevelein JM, Bauer FF, Pretorius IS J Am Soc Brew Chem 2001; 59: 69–76.

149. Cunha AF, Missawa SK, Gomes LH, Reis SF, Pereira GAG FEMS Yeast Res 2006; 6: 280–287.

150. Verstrepen KJ, Chambers PJ, Pretorius IS, Querol A, Fleet GH, editors. The yeast handbook. Heidelberg: Springer; 2006, pp 399–443.

151. Domingues L, Vicente AA, Lima N, Teixeira JA Biotechnol Bioprocess Eng 2000; 5: 288–305.

152. Stratford M Biotechnol Gen Eng Rev 1992; 10: 283–341.

153. Stewart GG, Russell I, Pollock JAR, editors. Brewing science, food science and technology. New York: Academic Press; 1981, pp 61–92.

154. Stewart GG, Russell I J Inst Brew 1986; 92: 537–558.

155. Donalies UEB, Nguyen HTT, Stahl U, Nevoigt E Food Biotechnol 2008; 111: 67–98.

156. Powell CD, Quain DE, Smart KA FEMS Yeast Res 2003; 3: 149–157.

157. Gyllang H, Martinson E Eur Brew Conv Proc Cong 1971; 13: 265–271.

158. Herrera VE, Axcell BC J Inst Brew 1991; 97: 359–366.

159. Van Nierop SNE, Cameron-Clarke A, Axcell BC J Am Soc Brew Chem 2004; 62: 108–116.

160. Sato M, Watari J, Shinotsuka K J Am Soc Brew Chem 2001; 59: 130–134.

161. Powell CD, Diacetis AN J Inst Brew 2007; 113: 67–74.

162. Chlup PH, Bernard D, Stewart GG J Inst Brew 2008; 114: 45–61.

163. Pretorius IS Yeast 2000; 16: 675–729.

164. Martinez-Rodriguez A, Carrascosa AV, Barcenilla JM, Pozo-Bayon MA, Polo MC Food Microbiol 2001; 18: 183–191.

165. Valles BS, Bedrinana RP, Queipo AL, Alonso JJM Food Microbiol 2008; 25: 690–697.

166. Wheals AE, Basso LC, Alves DMG, Amorim HV Trends Biotechnol 1999; 17: 482–487.

167. Andrietta SR, Steckelberg C, Andrietta MDS Bioresour Technol 2008; 99: 3002–3008.

168. Teixeira JA, Mota M, Goma G Bioprocess Eng 1990; 5: 123–127.

169. Sousa ML, Mota M, Teixeira JA Colloids Surf B: Biointerfaces 1994; 2: 181–188.

170. Domingues L, Lima N, Teixeira JA Process Biochem 2005; 40: 1151–1154.

171. Xu TJ, Zhao XQ, Bai FW Enzyme Microb Technol 2005; 37: 634–640.

172. Schreuder MP, Mooren ATA, Toschka HY, Verrips CT, Klis FM Trends Biotechnol 1996; 14: 115–120.

173. Kondo A, Shigechi H, Abe M, Uyama K, Matsumoto T, Takahashi S, Ueda M, Tanaka A, Kishimoto M, Fukuda H Appl Microbiol Biotechnol 2002; 58: 291–296.

174. Domingues L, Teixeira JA, Penttila M, Lima N Appl Microbiol Biotechnol 2002; 58: 645–650.

175. Volesky B Hydrometallurgy 2001; 59: 203–216.

176. Ferraz AI, Teixeira JA Bioprocess Eng 1999; 21: 431–437.

第 **5** 章 | 细胞壁破碎和裂解

F.A.P. Garcia

Chemical Engineering Department，University of Coimbra，Coimbra，Portugal

5.1 引言

微生物是重要和有效的细胞加工厂，用于多种产品的生产。许多产品是分泌到培养基中的，但是一些保留在细胞内或者紧紧地结合到膜结构上，为进一步的分离和纯化必须把它们释放到介质中。下面介绍几种方法：通过遗传学工程将它们分泌出来，使细胞壁通透性增强，诱导细胞裂解，或者使细胞壁破碎。

细胞壁是一个紧密且复杂的结构，以保护细胞免受环境的侵袭，维持细胞形态并提供稳定的通透性。在微生物界，随着种的不同细胞壁化学成分有很大的不同，认识细胞壁强度差别及其与裂解技术选择上的关联很重要。而且，细胞年龄和生理状态决定了某一个给定的物种细胞壁在强度上的差异。

5.2 细胞壁

5.2.1 化学组成和结构

细胞壁组成和结构的多样性已得到了很好的证明[1~5]。在提取制备细胞壁后，它们能够被水解且不同的成分能够分离并得以鉴定。

5.2.1.1 细菌细胞壁

革兰氏阳性菌和阴性菌的细胞壁构架是已知的肽聚糖或胞壁质结构，是一个强弹力结构，保护原生质体防止细胞内部在高渗透压下裂解。肽聚糖是一个 N-乙酰葡糖胺和 N-乙酰胞壁酸通过 β-(1-4) 糖苷键连接交替规则直链排列的多聚体，在枯草芽孢杆菌中这样的双糖单位可达 100 个，而在大肠杆菌中则是 25~35 个[6]。侧链肽最少由三个氨基酸组成（一些是罕见的"D"系列），连接到 N-乙酰胞壁酸的羧基上。在新生的肽聚糖中肽大多是 L-Ala-D-Glu-m-A_2pm-(D-Ala)-(D-Ala)，成熟的肽链如果没有交联的话就要丢掉最后一个或最后两个（D-Ala）[7]。多糖链的肽链通过一个五甘氨酸肽（一个肽末端的 D-Ala 连接到另一个肽的 3 位 L-赖氨酸，如金黄色葡萄球菌），或直接（一个肽的末端 D-Ala 连接到另一个肽的 3 位的内消旋二氨基庚二酸上，如大肠杆菌、枯草芽

孢杆菌）或间接地连接到邻近的多糖链的肽链上。不是所有的这些侧链肽都会包含在聚糖链的交联体上；与天然氨基酸一样，在 2 位和 3 位的交联度依赖于菌株和它的生长条件。

革兰氏阳性菌中的胞壁质是一个 20~80 nm 厚的多层结构。另外，像磷壁酸和磷壁醛酸这种带电荷的聚体与胞壁质一起附在细胞壁外侧是革兰氏阳性菌独有的（在革兰氏阴性菌中没有发现）。革兰氏阳性菌细胞壁中没有明显的类脂物质和蛋白质。

革兰氏阴性菌的细胞壁比较薄，且更复杂，也是多层的。由内层的胞壁质提供机械阻力，这层胞壁质比革兰氏阳性菌要薄得多（1~3 分子层的厚度）。这种胞壁质被双层脂质膜覆盖，内层小叶脂蛋白包含磷脂，外层小叶脂蛋白包含脂多糖（LPS）。

5.2.1.2 真菌和酵母

过去认为真菌和酵母的细胞壁是免受环境侵袭的独立的一部分，现在一般认为其在组成和厚度上是细胞生理学、多样动力学的一部分，依赖于生命周期中所处的阶段及菌种生长培养基组成、温度、pH 和氧张力[8]。真菌和酵母细胞壁的组成包括糖蛋白和多糖，由于几丁质、壳聚糖和纤维素的存在从而有了纤维状结构。几丁质是一个结构多糖，是 β-(1-4) 连接的 N-乙酰葡糖胺残基的聚合体，有很大的机械强度，在细胞壁中比糖蛋白和葡聚糖的量都要少。个别的链以反向平行的方式排列，通过氢键在毗邻的糖之间结合并形成微晶体微纤维。壳聚糖是一个几丁质经脱乙酰基作用后形成的葡糖胺阳离子聚合物，可能在乙酰化程度上有较大的差异。纤维素也是细胞壁的一个结构元件，β-1,4-葡聚糖能够紧密直线连接，并形成微晶体微纤维。

这些原纤维和更多的晶状体组分嵌入 1,3-β-葡聚糖、1,6-β-葡聚糖和糖蛋白基质中，占据细胞壁的内部一层或多层。葡聚糖是主要的真菌细胞壁结构多糖，占细胞壁干物质的 50%~60%。葡聚糖组分主要是 1,3-β-葡聚糖，β-(1-3)-连接 D-葡萄糖长直链与 D-葡萄糖的侧链首先通过 β-(1-6) 结合，以不同程度与其他的葡聚糖和糖蛋白共价交联[9]。1,3-β-葡聚糖分子有一个弯曲的螺旋形状，由于侧链的存在，1,3-β-葡聚糖链的局部连接有可能只能通

过氢键，因此，会形成连续的弹性结构基质，并吸收、分配机体应激，使细胞对机械破碎的抵抗力增强[10]。糖蛋白主要是甘露糖蛋白、肽谷氨酰胺酶和木糖蛋白（xylomannoprotein），紧紧地嵌合在几丁质和葡聚糖基结构中，并衍生到细胞壁表面。一般来讲，原纤维和晶体材料占据了细胞壁的内层，肩负着细胞壁机械强度的重大责任，同时提供形成细胞壁外层的蛋白质附着位点。酵母细胞壁中几丁质含量（1%～2%细胞壁干物质）远远小于丝状真菌细胞壁中的含量，主要集中在三角区或芽痕。β-1,3-葡聚糖、β-1,6-葡聚糖、几丁质、甘露糖蛋白的多样性产生了各种交联及复杂的动态度。

5.2.1.3 藻类

不同族系的藻类细胞壁组成和结构有着显著的不同[5]。纤维素是藻类细胞壁主要骨架组成的成分，但是木聚糖和甘露聚糖（依赖于大量的蔗糖）也是相关的因素。藻类的纤维素组成和结晶度与真菌的有很大的不同。在其他的腐殖质中生理物质也是原纤维。

5.2.2 上游影响

细胞生长过程中影响细胞壁骨架合成的条件将通过细胞壁强度进行反应。复合培养基中大肠杆菌的细胞比生长在简单合成培养基上的细胞更难以裂解[11]。在对数生长期阶段大肠杆菌细胞会非常微弱，而在向稳定期过渡的时候会变强壮[12]，同时胞壁质厚度和交联度也会相应增加[13]。产朊假丝酵母（Candida utilis）连续培养过程中，会达到一个较高生长速率，从而导致细胞壁较弱，然而在批次培养过程中有一个较慢的生长速率，以使细胞建造更强壮的细胞壁[14]。大肠杆菌中也有同样的结果[15]。面包酵母的细胞厚度和抗破碎能力随着菌龄的增大也会增大，主要可能的原因是碳源的耗尽[16]。芽痕在年轻酵母个体上更为常见，会导致局部较低的细胞强度[14,16]。

尽管有这些信息，细胞破碎的过程还是始终很难被理解，因为缺乏细胞基本的机械性能的检测数据。啤酒酵母所需的破碎压缩力可以使用微量操作技术检测，在细胞对数期需要 40 μN，在稳定期需要 90 μN[17]。使用相同的技术在 55～175 μN 不同的压缩力迫使稳定期酵母细胞破裂，平均值为（101±2）μN[18]。连续培养的稳定期的哺乳动物杂交瘤 TB/C3 细胞，就虚弱很多；在 1.5～4.5 μN 的压力下单个细胞就会破裂，因为它们缺少真正的坚硬外壁[19]。批次培养的表皮葡萄球菌（Seaphylococcus epidermis），破菌压缩速度 6.2 μm/s 需要压力为3～34 μN，而连续培养的大肠杆菌压力为1～9 μN[20]。更多的基本机械特性的压力变形数据：杨氏模量（Young's modulus）为 Y=（150±15）MPa，最大衰竭压力 σ=（70±4）MPa，最大衰竭张力 ε=75%±8%[21]。将压缩力用于丝状真菌更加难以实现和解释，实验人员进行了测量红霉素糖多孢菌（Saccharopolyspora erythraea）

机械特性的实验，报告数据如下：在合成培养基中批次发酵过程的指数生长中期和稳定阶段，菌丝的极限抗张强度是（24±3）MPa，弹性模量是（140±30）MPa[22]。在使用高压均质的细胞壁模型的基础上，有效细胞强度平均数 $\bar{S}$，与无隔的细胞平均强度 $\bar{L}_n$、肽聚糖交联度 X_c 成正相关，等式为

$$\bar{S} = 34.2 \cdot X_c - 8.61 \cdot \bar{L}_n + 48.2 \qquad (5.1)$$

式中，$\bar{L}_n$ 和 X_c 是实验测量值[23,24]。

5.3 破碎率的判定

需要适合的分析技术评估细胞破碎度来发展和验证过程选择、放大和优化的模型。在特定条件下，进行破菌程度定量的不同方式都有其优点和缺点。必须进行破碎细胞数量的估算，这一点可以直接通过非破裂的细胞进行计算，或者间接地测定某一种胞内代谢物，其为破碎细胞定量释放到培养基中的，与破碎细胞的数量成正比。

可通过涂布平板[25,26]、显微镜计数[27]、电子计数[28]，或带有分析功能的碟片式离心机[29]对经过适度稀释的样品进行直接计数。

不能存活的完整细胞会占一定的比例，不适合使用涂布平板的方法。如果这些细胞有结团趋势的话结果会更糟糕。

显微镜计数比较快且简便。所有的细胞经过适当的稀释和悬液处理，在显微镜下用血细胞计数器计数[27]。染色涂片按比例计数也有优势，例如，酵母计数[30]，在1000×放大倍数下，使从所有细胞中区分含有细胞质的破碎细胞和空的碎片成为可能。成像分析被应用到染色的放线菌属的活细胞评价中[31]。

库尔特粒度仪这样的电子粒子计数器可以用来分析酵母细胞浓度[28]，但它对细菌不敏感[32]，会有被细胞碎片污染的趋势[29]。

分析碟片式离心机可提供在匀浆组织中的粒径分布，需要通过两种分布的数值的或图解的去卷积的方法，把包涵体的粒径分布从匀浆样品分布中减去。

间接计数是基于一定化合物（如可溶性蛋白、酶活性）的测定，这些化合物在细胞壁破碎时释放到溶液中；裂解率是释放的介质 R 与理论上释放到溶液中的最大产量 R_{max} 的比值。通常用于该目的的物料是上清中的总蛋白[32~34]。

至于释放到介质中的酶活力[35]，裂解率的分析值，在固定条件下主要依赖于用于分析而选择的酶在细胞中的位置[12]，而不是它是否结合到膜物质上及能影响到 R 和 R_{max} 的热能力或剪切力[36]。"位置因素"（LF），定义为一个给定酶的释放速度常数与总蛋白的比例，能够适用于酶的胞内定位的指征[37,38]。

5.4 细胞壁破碎方法

历年来微生物细胞破碎方法在文献[39~43]中有很好的描述。依据原理可分为机械法和非机械法。机械法是引起细胞壁变形和破裂的方法，非机械法通过化学、物理或者酶解方法使细胞裂解。

许多实验方法适用于实验室，以纯化生物分子或细胞器为目的，尽可能地维持它们的完整性来进行基本研究。基于制备或商业化应用，策略就是使产物释放最大化，保持生物活性且使干扰进一步下游操作的细胞碎片最小化。机械法是基于固体或液体剪切力，最适合上述目的。

5.4.1 高压机械均质法

高压机械均质法，以 APV Manton Gaulin 为代表，由容积式泵组成，其能够产生高压，迫使细胞悬液通过可调节针型阀，在高剪切力作用下破碎细胞。阀体是定位器，通过弹簧杆对抗阀座，通过在弹簧上应用水压或机械的负载调整破碎压。处理的菌悬液或收集或循环再次通过阀体来二次破菌。

面包酵母在这种装置[33]的破菌程度与模型中穿过阀的数量 N 成比例（与 N 成一级相对动力学关系）：

$$\ln \frac{1}{1-X} = kNP^a \tag{5.2}$$

式中，$X=R/R_{max}$，是释放蛋白质的比例，R 是过程中释放的总蛋白质的量，R_{max} 是如果所有细胞都完全裂解的话释放蛋白质的最大量，k 是空间的、机械依赖的（依赖于针孔阀的几何位置）比速率常数 $[k=(P)^{-a}=MPa^{-a}]$，a 是细胞抗破碎力的常数测量值（面包酵母 $a=2.9$，大肠杆菌 $a=2.2$），依赖于微生物的类型和生理条件及生长速率[14]。

在细胞浓度为 84~168 g 干物质/L 和压力为 19.6~53.9 MPa 时，该过程是独立于这两个因素之外的，虽然高细胞浓度在高压下有较低的蛋白质回收率[33]。细胞浓度达到 240 g 干物质/L 的进一步的延伸实验表明没有明显的影响[44]。然而，在另一个类型的均质机 Microfluidizer（Microfluidics 公司，Newton，马萨诸塞州，美国）中大肠杆菌的破裂，通过下列公式相关联：

$$\ln \frac{1}{1-X} = kN^b P^a \tag{5.3}$$

式中，指数 b 为 0.28~0.94，是细胞浓度和比生长速率的功能因子；a 为 0.61~1.77，k 为 0.27×10^{-3} MPa^{-a} 和 62.8×10^{-3} MPa^{-a} 间随机的值，依赖于菌株和生长条件，但独立于生长速率和细胞浓度[12]。

细胞壁破碎率已被证明是高度随温度而变的：温度每升高 2~3℃（依赖于细胞浓度）在针孔阀的反压力就会升高 10 MPa[42,44]。事实上，悬液需要预冷，保证温度在控制之下，并在离开均质机后立即冷却以避免不耐热产物的热变性作用。多数情况下，如果温度没有超过 30℃ 的话，不会检测到酶失活或者蛋白质溶解[14,33]。

高压下能够提高产量，经过少数的步骤就能够得到更多的回收产物，但会有较高的能量消耗，更坏的是，引起阀座的磨损问题。阀座的腐蚀实际上是使用这种设备最应该关心的问题。

细胞壁破碎是悬浮液穿过针孔阀时产生的正应力和剪切力的结果。剪切应力机制需要考虑细胞破碎的压力差和强度[44]。流体力学机制认为，比细胞尺寸更小的湍流漩涡，以活跃的功能造成细胞内液体振荡，足以破碎细胞[45]。当喷射流的方向突然和急剧地变化时，会在针孔阀发生高速射流撞击平面产生的冲击，其被证明是引起细胞破碎的主要原因[14,46]。在 Manton Gaulin 型均质机中，这导致了阀门几何结构的重新设计[46]，所谓的刀口边缘结构显示最好的性能，而扁平阀构型在面包酵母的破碎中则具有最低的产率。在阀和低压区，因为具有高速度，气泡也被认为是一个重要因素[47]，而这在实验中也得到证实。空穴现象的出现是当空穴的数量 $C_V=(P-P_V)/0.5V^2$ 小于 1.0 时，在检测过程中发现了自由基的产生[48,49]。可以通过将冲击区的背压调高至 60 psi[①] 来避免这个现象[49]。

所有这些引起细胞破碎的机制是基于描述实验数据的模型，是在特定的系统和培养条件下；因此，它们不具有预测性。一个更加合理的方法是细胞壁强度模型得出的破碎率，D：

$$D = \int_0^\infty f_s(S) \cdot f_D(S) \cdot \mathrm{d}S \tag{5.4}$$

作为有效细胞壁强度分布的函数，$f_s(S)$，通过一个简单的高斯分布充分描述，均质压力的分布 $f_D(S)$ 由下式给出：

$$f_s(S) = \frac{1}{\sigma\sqrt{2\pi}} \exp\left[\frac{-(S-\bar{S})^2}{2\sigma^2}\right] \tag{5.5}$$

和

$$f_D(S) = \frac{(mP^n)^d}{S^d + (mP^n)^d} \tag{5.6}$$

在这些方程中，P 是压力，S 是有效细胞壁强度，是上文中提出的 $\bar{S}$ 的含义。参数 m、n 和 d 是所使用均质机的特性（但是独立于培养基参数），依靠试验关联而无物理意义。向预测模型靠近需要更多的关于真实细胞壁强度的基本数据和破坏环中压力的分布。在完成这些的过程中，计算流体动力学（CFD）准则被用于入口处和阀间隙区域流动的模拟，以及 APV 高压均质机的碰撞区域，细胞破碎与压力梯度具有很好的关联性[50,51]。在整个阀几何上的流动模式同样可以使用 CFD 准则建模[52]。最近，在小新阀中的流动模式同样使用 CFD 准则建模，给出了

[①] 1 psi（磅力每平方英寸）=1 lbf/in² =6.894 76×10³ Pa。

在小新阀中速度分布、空穴现象和振荡现象等信息[53]。

高压均质被证明适用于所有类型的微生物，即使仅有一个流程也有很高的破碎率。然而，对于高压均质用于纤维素细胞的破碎保持着主要关注[54]。使用 Manton Gaulin 导致从大肠杆菌中回收的质粒的严重退化[26]。

微射流是另一种类型的均质机，在附加背压单元的作用下，在特定的互动室内，悬浮液被迫以恒定的高压（典型的为 20 000～30 000 psi）精确地沿着固定几何形状的微通道流动。结果是，产物流被加速至高速度，从而在产物流中产生剪切速率，这比其他传统方法要大几个数量级以上。效率可以通过上述的式（5.3）关联。当嗜热链球菌（*Streptococcus thermophilus*）143 培养液被裂解用于释放β-半乳糖苷酶活性，微射流的效率（83.7%）轻微地低于高压均质机和珠磨机的效率（93.0%～99.3%），但是所获得特定酶的活性是最高的，大概是由于易于冷却[55]。条件是高度可重复的，并且所有的产品都需要相同的过程条件，该方法易于扩展。

5.4.2 固体剪切方法（珠磨机）

珠磨机，最早设计为非生物技术应用，现在已经广泛用于微生物破碎，特别是酵母细胞。它们十分适于放大，并且能够连续或非连续操作。它由搅拌器磁盘组成，这些磁盘同心或偏心地安装在一个研磨室内部的马达驱动的中心轴上。在操作过程中，内室中充满了小玻璃珠或不锈钢玻璃珠，这些对于细胞的研磨是必需的。在连续操作过程中，珠子分离器（一个过滤板块、一个振动槽或者一个特殊的旋转盘）可以阻止珠子离开研磨腔。

裂解的机制十分复杂，当细胞处于碰撞珠之间时，是由于液体剪切和压缩的共同作用[56,57]。破碎过程被认为遵循第一动力学定律[34,58]，对于批式操作或连续操作系统，综合速率方程是

$$\ln \frac{R_{max}}{R_{max} - R} = kt \qquad (5.7)$$

式中，R 是在时间 t 内释放的蛋白质总量，R_{max} 是当 100%裂解时的最大量；k 是裂解的特定速率（蛋白质释放）。对于连续操作过程，有一定程度的返混，并且在连续模型中，一个多档搅拌罐更好地表现了罐体中的流体力学。在这种情况下，给出了释放蛋白质的质量平衡关系[58]：

$$\frac{R_{max}}{R_{max} - R} = [1 + (k\theta / n)^n] \qquad (5.8)$$

式中，$\theta = V/Q$ 是停留时间的平均值，V 是研磨腔的总体积，Q 是微生物悬浮液的流速。

一些参数会影响得率和细胞壁的破碎率。除了珠磨机的设计特性（研磨腔的体积和几何结构、研磨机中单位体积的磁盘数量、磁盘的几何形状及施工材料）外，破碎率常数受一系列过程参数的影响，如搅拌速度、细胞浓度、珠子尺寸、珠子载量、珠子的特定质量、温度

和悬浮液的流速[34,56,58]。

搅拌器磁盘速度决定了珠子碰撞的频率[57]和剪切的强度，并且在一定限度内，裂解的特定速率与磁盘的尖端速度 U 成比例[58]：

$$k = KU \qquad (5.9)$$

然而，当 U 变大时 K 趋于降低[59]。操作的限制主要是高能量消耗、高产热量、珠子的腐蚀和产品剪切后的失活，迫使磁盘的尖端速度为 5～15 m/s。

细胞浓度的影响需要更加详细的研究，因为有对立的结果被报道。据报道，当细胞浓度为 4%～20%的干重时，面包酵母的破碎不受细胞浓度的影响[35,60]，另外有相反的报道[56,58]，最大的蛋白质释放率是当细胞浓度为 35%～40%（干重）时，此后下降，取决于磁盘的材料[58]，这种影响当搅拌处于低速时会更加明显[56]。悬浮液的黏度随着细胞浓度的升高而增加，随着裂解过程的进展而进一步增加，提高浓度会造成湍流的衰减[58]。然而，关于悬浮液流体力学的数据被获得或报道的还不多。最佳的细胞浓度要视情况而定，而且考虑到虽然热量产生少，但是对于低细胞浓度，受处理细胞的单位能量消耗将更高；因此对于低细胞浓度（<5%的固含量），会增加研磨机和珠子的磨损；必须通过试验获得最佳的参数，通常为 30%～60%，或者更通常的是，为 40%～50%（细胞干重）。

已报道的珠子的直径为 0.1～1.5 mm。通常，对于小尺寸珠子，破碎更快；但是非常小的珠子有漂浮的倾向，并且在尺寸的下限，利用实际的限制条件，如何将珠子限制在研磨腔内将变得困难。在实际操作中，对于批式操作，实验室珠磨机的下限是 0.2 mm，而连续生产设备的最小尺寸通常≥0.4 mm。对于相同的珠子，负载较大的颗粒对应的珠子数量减少，并减少研磨作用或珠子碰撞的频率。对于相同的负载珠，同样报道了最佳的珠子尺寸，这同样需要通过试验测定并且决定于产品（酶）在细胞中的位置[34,61]；对位于周质空间的酶类，选择大的珠子；小的珠子用于收集细胞质物质。

同样可以通过提高珠负载 α（珠子材料相对于总研磨腔所占的体积分数）来增加蛋白质的释放率。在速率常数和珠负载 α 的平方之间存在线性关系：$k = c\alpha^2$，c 是一个常数，随着圆周速度的增加而增加[59]。文献中报道珠子负载率为 30%～90%，但是受珠子直径的作用，墙体内的填充密度通常为 80%～90%。上限的提高通常通过高的能量消耗实现，困难是操作过程中如何散热。

速率常数显然依赖于温度，这是研磨过程中的产热和通过冷却水、盐水或者研磨腔体夹套的冷却循环水的散热之间平衡的结果。在操作过程中产生的热量如果积累，温度将会上升至不可接受的水平；但事实上，悬浮液需要预冷，并且一离开腔体就立即被冷却，从而防止热敏物质的失活。

流速的作用将反映细胞在研磨腔内停留时间的作

用，考虑为一阶过程，随着物料流速的增加，收率在一段时间后下降。关于纵向分布或者返混会随着流速的降低而增加，人们提出了认真的批评，并且认为破碎率不是流速的一个简单函数。此外，处理单位质量细胞的能量消耗随着流速的增加快速降低，并且由于此原因，需要采用高流速，破碎率的下降可以通过悬浮液的部分循环来减轻。需要强调的是，增加停留时间，黏度可能会降低；伴随着延长剪切可能导致剪切敏感 DNA 聚合物的降解[62]。

在一组联合参数的情况下，破碎率与"特殊能量"有关：小的研磨珠、中度至高细胞浓度和/或低速到中速的搅拌速度[61]。在这种情况下，能量输入的利用率达到最大。也就是说，高细胞浓度是积极有利的。这个结果被认为是放大的基础。对于低细胞浓度的悬浮液而言，通过高的搅拌速度和使用大的玻璃珠，破碎率将与特定的能量输入不相关，但是"压力频率"的功能（与产品的搅拌速度和裂解时间成比例）已经通过试验证明。

5.4.3　超声波

超声波被广泛用于实验室规模的分析、粗提或者从细菌或酵母中纯化细胞成分。细胞裂解的机制是由于通过 20 kHz 以上的声音频率对悬浮液的超声处理而产生强烈剪切。磁致伸缩或压电换能器将电磁振荡器的交流电流转换成机械波，这些机械波通过与振荡器具有相同频率的金属探头（通常由钛金属组成）传递至悬浮液中。声波在悬浮液中的各种成核位点产生很多微泡，该声波的稀疏期间，这些微波快速破碎。这种空穴效应（满蒸汽气泡的形成、增长和破碎）产生了强烈的局部振波，进而产生强烈的局部剪切梯度，导致细胞的变形超出其弹性和断裂的极限。对于制备目的而言，微生物细胞的破碎率通常是低的，但内含小的不锈钢珠或玻璃珠（ballotini）将会在空穴作用的成核位点方面有所帮助，就像"研磨"作用（固体剪切）会增加破碎的效率。

破碎的动力学（蛋白质释放）据研究符合一阶法则[37,62]，在破碎腔内的一个好的混合模型的综合方程是

$$1-X=\exp(-kt) \qquad (5.10)$$

式中，X 是释放蛋白质的比例，k 是速率常数。声波振动的振幅直接与作用的悬浮液的声波功率相关，根据式（5.11）影响速率常数[5,11]，W 是声波功率，W_0 是空化阈值功率[63]。

$$k \propto (W-W_0)^{0.9} \qquad (5.11)$$

然而，近期报道了速率常数和声波功率之间存在的一种线性关系[37,64]。

一系列的变量会明显地影响样品或超声波破碎过程的效率。其中一项就是温度升高。将温度控制在可接受范围内，悬浮液需要预冷至 0~5℃，并且需要使用夹套破碎容器，其中冷媒水要连续循环。交替或同时，短周期的声波破碎可以伴随短周期的冷却。声波破碎时间和冷却时间的比例被称作占空因数。

如果自由基在强烈的空穴作用下积累，生物制品的完整性同样会受到不利影响，这可以通过添加自由基清除剂来缓和（如半胱氨酸、组氨酸或谷胱甘肽），或者在悬浮液中预充氢气。

悬浮液的黏度将会影响流体动力学和能量损耗的比例，并且会阻止空穴作用的产生。已报道的初始细胞浓度会影响悬浮液的黏度，而不会影响速率常数[37]。

空穴作用"排空"，会降低破碎效率，可能是由于存在表面活性剂，其会产生气泡问题，并且高的工作体积需要高的声波功率。在连续操作过程中，流速决定了细胞在容器中的停留时间，并影响过程的整体收率。对于坚硬的细胞，内含小玻璃珠是必需的。玻璃珠的负载和尺寸在任何情况下都需要被优化，但是速率常数的值会增至最大，对于同样的珠载，随着珠子直径的增加而降低。探针的性状有特定的关系，对于恒定的功率水平，在探针针尖声波的振幅与尖端面积成反比。钛是一种很好的材料，这是由于其具有良好的声学特性和材料特性，并且对于生物活性材料有低毒性，但是钛探针是昂贵的，并且难于制造。点蚀在前端表面上产生深腔，特别是当小玻璃珠存在时，将会降低声波破碎的效率。可靠性测定能用于鉴别磨损问题[65]。尖端通常可以分离并维修，从而产生一个新的平面，这对于钛金属而言是困难的，不锈钢或者硬金属具有好的替代性，尽管它们的声学特性和机械特性较弱。

超声波设备可以在很多实验室中被找到，但是将这项技术应用于大规模的生物产品的纯化是十分有限的。在预处理方面，其表现通常不如高压均质或者珠磨机。在大肠杆菌的质粒回收方面，进罐破碎率非常好，但是声波破碎不能够产生完整的质粒[26]。

5.4.4　其他方法

机械方法用在微生物细胞壁破碎方面非常有效，并且相对于非机械方法更加高效，但是它们是耗能的，产生高温，并且剪切力会破坏不稳定产品，对于细胞和产品的释放无特异性，产生强烈的细胞裂解。非机械方法本身是低效的，而且通常是增加细胞壁的通透性而不是破坏细胞壁。尽管如此，通过弱化细胞壁，溶菌方法可以与更有效的机械方法联合使用，因此，需要不太刻薄的条件。

在细胞裂解的物理方法中，经常报道两种方法——渗透压冲击和冻融，尽管它们不是生产方向的。当细胞被放置于高渗或低渗缓冲液中时，产生渗透压，首先细胞趋于收缩（质壁分离），然后是扩张。在两种作用下，细胞能够承受潜在的严重伤害。细胞被置于高浓度蔗糖溶液中，添加 EDTA 来释放革兰氏阴性细胞周质空间中的 LPS。如果需要离心，它们被突然置于低渗缓冲液中（具有很低盐浓度的缓冲液），细胞遭受渗透压冲击，吸水并膨胀，并且最终达到一个不可承受内部压力的界限，进而破裂。这个破裂过程对于弱的动物细胞和血液细胞是有效和可放大的。然而，渗透压冲击对于较强的细菌、

真菌或酵母细胞是无效的，虽然一些周质酶类，甚至一些接近于细胞质膜内表面的蛋白质/酶类可以选择性释放。温和的超声波冲击可能被用于释放分泌至大肠杆菌周质空间的重组蛋白；对于酵母细胞破碎，可作为选择性释放过程的一部分。在细胞随后经 EDTA 处理时，将大肠杆菌细胞通过二价离子（Ca^{2+} 或 Mg^{2+}）预处理可以增加 LPS 的释放，这是由于增加了外膜的通透性。在膜蛋白研究中，渗透压冲击也经常被用于制备膜囊泡。重要的操作参数是将细胞在低渗液中完全重悬浮的时间，这个时间需要最短，从而避免细胞的渗透适应。

蛋白质和酶类从细胞质到周质空间的热诱导易位用于增加细胞破碎的效率，降低严重程度和过程的能量需求。在热应激菌株乳酸克鲁维斯酵母（*Kluveromyces lactis*）NCIM 3566 中对 β-半乳糖苷酶的易位比例，基于"区位因素"的变化率进行了评估，当温度升至 45℃ 时呈线性增加[66]。不溶性蛋白质聚集体的形成，可以通过离心分离除去，导致特定酶的活性增加。

热解是另一种潜在的可以用于工艺过程裂解的方法[43]，结果依赖于微生物及其生长阶段。细胞被置于能够使外膜裂解的温度中。在高于 60℃ 的条件下，热解被用于裂解大肠杆菌细胞和回收重组热稳定性酯酶[67]。这个技术表现出一些优势[43]：它可以被操作来杀死宿主；如果产品不是温度耐受型的，蛋白酶失活可能优先出现；大的细胞碎片已从可溶性产品中去除。劣势是会显著增加黏度，会出现非牛顿黏弹性的性能外观；而且如果产物是不溶固体的包涵体，大片段是不受欢迎的，将会使离心分离变得更加困难。

胞内组分的释放同样能够通过细胞冻融实现：在冷冻阶段，冰晶生成并扩展，将会物理性地破坏细胞内膜的完整性；在解冻阶段，其变得具有通透性并且允许一些酶类被提取至适当的缓冲液中，这个方法的效率主要依赖于解冻的速率。对于大量的冷冻悬浮液，外部区域的解冻很快，但是在内部区域依然保持着冷冻状态，从而允许化学反应或者酶反应（最终，蛋白质水解）在不同的区域以不同的延伸进行。另外，瞬态空隙（间断的区域）在膜上形成的时长决定于解冻的温度，会影响膜重新密封的速率[43]；在低温条件下这个过程会更长。这可以解释冻融的布鲁尔酵母样品珠磨裂解的结果缺乏重复性[34]。鉴于这些，冻融过程不易放大，并且主要应用于实验室规模回收重组蛋白质。

化学方法裂解更加温和，其依赖于化学物质与膜组分的选择性作用，并通常预测自溶酶活性。有机溶剂（如甲苯、乙醇、*n*-丁醇、异丁醇、丙酮、甲基-乙基酮等）被认为是非选择性地从细胞壁或细胞质膜中提取脂类，从而增加胞内组分的通透性。然而，有机溶剂可能会导致蛋白质变性，并且由于渗透至细胞内，它们能够破坏内部细胞器的膜类，进而导致一些破坏性酶类如蛋白酶的释放。使用有机溶剂，还需要一个防火的环境。

其他的化学物质，如洗涤剂（如 CTAB、SDS、Triton X-100 或者 Brij 系列）、离液剂（如盐酸胍或尿素）、螯合剂（如 EDTA）、苯乙醇（PEA）或碱溶液被用于提高细胞膜的通透性。在溶液中合适的 pH 条件下，添加低浓度的甘氨酸同样能够增加固定在 K-角叉菜胶珠子的重组大肠杆菌的通透性。所有的化学方法都需要长的维持时间，因此不适合大规模应用。

尽管如此，最近重组 DNA 技术的发展重新着眼于发展一种方法来提高细胞膜的通透性，从而避免在细胞质中有害的质粒编码蛋白的积累。将大肠杆菌用盐酸胍进行处理可以提高外膜的通透性，周质表达蛋白如 β-内酰胺酶[68]就能够高产量地渗透至外围培养基（5 h 内 80% 以上），避免了很多胞内污染。β-内酰胺酶释放同样可以通过合适浓度的 EDTA 和 PEA 处理来实现，同时保持细胞的活力和质粒编码 β-内酰胺酶的合成[69]。通过盐酸胍或 Triton X-100 预处理可以与高压均质联合使用来裂解重组大肠杆菌表达人生长激素包涵体[70]。由于它们的协同作用，Triton X-100 被用于降低弱化细胞壁的盐酸胍浓度，并用于洗涤包涵体中的杂蛋白。

NaOH 和 NaOH/SDS 溶液通常被用于从纯化的细胞壁中提取蛋白质。用碱性溶液预处理解脂假丝酵母（*Candida lipolytica*）将会导致细胞壁弱化并增加蛋白质溶解度，从而相比于非处理细胞，在进一步的机械均质过程中可以采用低压力[31]。对恶臭假单胞菌（*Pseudomonas putida*）KT2442，在高压均质前用氨代替氢氧化钠溶液进行预处理，来增加包涵体的释放，据宣称有以下优势：氨在压力下作为气体应用，压力释放后用剥离柱进行氨的回收，从而产生更少的生物废水[71]。

细胞壁水解的酶法也变得越来越有吸引力。与酶裂解相关的优点包括产品释放的选择性增加、产品释放的速率和产率增加、产品损伤最小化、pH 和温度对条件的要求温和，以及没有产生碎片。酶裂解比任何其他方法更需要对细胞壁的化学和物理结构的细节有很好地理解。

没有一种单一的酶能够完全降解细胞壁。对于革兰氏阳性菌，一种单独的酶可以溶解细胞，但是几种酶的混合物[糖苷酶（endoacetylmuramidase，内或外-乙酰葡糖胺糖苷酶）、N-乙酰胞壁酰、L-丙氨酸酰胺酶或肽酶]的协同作用能够促进细菌肽聚糖的溶解。从鸡蛋清中提取的溶菌酶是最有名的，并多将溶菌酶用于细菌细胞破碎，但是一些革兰氏阳性菌是具有溶菌酶耐性的。对于革兰氏阴性菌，先通过去垢剂如 Triton X-100 或螯合剂 EDTA 进行预处理，从而除去外膜来打开通道使溶菌酶降解内膜肽聚糖。不同的菌属如链霉菌属、假单胞菌属、葡萄球菌属、噬细胞菌属等有广泛的溶菌活性谱。产自极暗黄链霉菌（*Streptomyces fulvissimus*）的溶解酶和产自 *Achromobacter lyticus* 的消化肽酶已有商业应用[72]。在肽聚糖大量水解后，在低渗液中，细胞会渗透性地被破坏。

对于酵母细胞，一种细胞壁的溶解蛋白酶和 β-(1-3) 葡聚糖酶是必需的；但是包含 β-(1-6)葡聚糖酶、甘露聚糖酶和几丁质酶会促进溶菌过程。多数的溶菌酶对于预处理细胞（冻干或热杀死细胞）或细胞壁是有活性的。

使用多酶系统的主要限制是其有效性和在制备过程中的高费用。人们已经研究了不同来源的酵母溶解酶。通过噬细胞菌（Cytophaga sp.）和纤维化纤维菌（Cellulosimicrobium cellulans）来鉴定酵母溶解活性。放线菌类 C. cellulans（同样被命名为 Oerskovia xanthineolytica 和 Arthrobacter luteus）被看作酵母溶解酶类的主要来源，特别是内-β-（1-3）-葡聚糖酶、蛋白酶和甘露聚糖酶，商业上通常作为溶菌酶、裂解酶和酵母裂解酶[73]。

选择最合适的溶菌系统取决于所溶解细胞壁的性质和产物的性质及其在细胞中的位置。多酶体系的组成决定了溶菌过程的有效性和选择性[74]。如果产物是蛋白质类，那么强蛋白水解作用的系统是不可取的；因此，如果需裂解的微生物是酵母，强蛋白水解活性仅需在裂解过程的前期使用，用于攻击细胞壁复杂的甘露醇-蛋白结构；随后蛋白酶需要被灭活或者需要添加蛋白酶抑制剂。尽管如此，裂解系统的组合物，可以部分地在生产阶段进行操作，使用不同的诱导剂和生长条件。例如，对于噬细胞菌属所获得的裂解酶系统，在连续培养过程中，碳源限制条件下，低稀释率培养条件可以获得强 β-(1-3)葡聚糖酶活性和高葡聚糖酶/蛋白酶得率。同样需要获得作用 pH、温度、裂解酶浓度和细胞裂解率，进而优化裂解过程[74]。

对于所有的非机械方法而言，广泛的酶裂解是十分缓慢的过程，但是如果与其他方法相结合，速率和产物的得率就能大幅上升。通过诱变可以产生 β-葡聚糖缺陷的突变株，因此，更容易受到溶菌酶攻击[62]。但细胞被溶菌酶预处理后，经高压均质作用（使用微射流机），纤维素菌属可以获得更强烈的破碎效果[62]。在 pH5.5 和 30℃条件下，将蜡样芽孢杆菌（Bacillus cereus）经 cellosyl [一种由天蓝色链霉菌（Streptomyces coelicolor）生产的溶菌酶]预处理后，经 Manton Gaulin 高压均质机 7×10^7 Pa 处理一个循环，破碎率就能达到 98% 以上；相对比的是没有经过预处理时，破碎率低于 40%。在珠磨机中，酶解作用同样会促进裂解[75]。

自溶过程是细胞利用其自身裂解能力并产生裂解酶实现的。自溶作为一种自消化过程，是非常缓慢的并且通常需要几天时间，这是非常不便的（由于这个原因，这不是细胞裂解的一个常用方法，但是在工业规模生产酵母自溶产物时，酵母是自溶的）。然而这个过程可以通过干燥或冻融细胞来加速。如上所述，自溶过程同样可以由表面活性剂、疏基试剂和有机溶剂（如甲苯或丁醇）所引起的质壁分离，或者通过衰老或温度来诱导。一个关键的参数是 pH，当酵母通过有机溶剂或洗涤剂进行质壁分离时，pH8.0 附近是最佳条件[76]。

已知 β-内酰胺类抗生素可以引起自溶酶类(自溶酶)的激活，这也被认为是表面活性剂引起自溶过程的机制。自溶酶是细菌细胞生长和繁殖的重要酶类，但是一旦它们失去控制就会攻击细菌肽聚糖。它们可以分为溶菌酶、氨基葡萄糖苷酶、N-乙酰基-L-丙氨酸酰胺酶、肽链内切酶，表现出相应的水解活性。自溶酶涉及很多细胞过程，包括营养生长、细胞壁、肽聚糖成熟、细胞分裂，但是自溶酶活性的调控尚不清楚[77]。最具特点的自溶酶来自枯草芽孢杆菌属。革兰氏阳性溶菌酶抗性细菌能够被同源或相关细菌溶菌酶溶解。

微生物细胞在自溶的潜能方面有所区别，并且它们通常缺少生产自溶酶的遗传信息。在这种情况下，遗传密码必须通过外部染色体或质粒引入。自溶酶系统不仅能够克隆自溶酶，还可包括大肠杆菌素酶类（一种经典的抗生素蛋白）和噬菌体[78]。细胞溶素（内溶素）是噬菌体编码的细胞溶解酶类，它们在功能上与自溶素相同，通过在噬菌体繁殖循环的末期消化肽聚糖起作用，表达内切 β-N-乙酰氨基葡萄糖苷酶、N-乙酰胞壁酯酶、肽链内切酶或酰胺酶。细胞溶素存在于细胞质内，不会易位穿越细胞质膜，并在穴蛋白的控制下靠近肽聚糖，这被认为会降解或改变细胞质膜[72]。诱导大肠杆菌裂解，通过共表达 T4 噬菌体基因 e（Gpe）所编码的溶解酶，或 T7 溶菌酶内 t（Gpt）基因编码的穴蛋白，被用来研究在胞内生产 β-葡萄糖醛酸酶作为目的蛋白：e 基因的表达弱化了细胞壁但是不会导致细胞裂解，而表达 t 基因会马上诱导细胞裂解[79]。在重组大肠杆菌 BL21（DE3）共表达组成型 T7 溶菌酶基因和诱导 D-氨基酸氧化酶（DAAO），将会导致细胞裂解并且将所表达的绿色荧光蛋白作为目标蛋白分泌至培养基中[80]。

5.5 细胞破碎对下游操作中的效果

在固液分离中最具挑战性的问题是细胞碎片的去除，这包括细胞壁片段、细胞膜和蛋白质沉淀。破碎或裂解操作造成了细胞和细胞碎片（<0.1 μm）沉降性能的降低，从而导致低效的离心分离和/或过滤，这是由于表面性质、固体的高压缩性、裂解悬浮液的高黏度和固体与悬浮液之间密度的差异等参数的变化[81]。离心分离已经投入使用，但是当粒子小于 0.5 μm 时，效果并不能令人满意，特别是黏稠的均质液，需要很低的流速（相比于整细胞，低了 10 倍）。该类分离问题的例子还有包涵体的回收和病毒样颗粒（VLP）的分离。预絮凝可以提高离心效率。用硼砂（硼酸钠）进行细胞碎片的高度选择性絮凝，通过向澄清匀浆悬浮液中添加聚合物（乙烯亚胺）来改进[82]。旋转式真空预涂层过滤被用于澄清裂解的酵母，但是错流过滤具有阻止块状物形成和避免使用助滤剂的优势。尽管如此，细胞碎片的分离是错流过滤试验中所面临的最复杂问题。膜污染和浓差极化会造成一些问题，如通量快速下降和限制所获得碎片浓度。除了文献中所报道的流速和变速器操作参数的影响（压力、补料速度、污染因素），还需考虑在裂解过程中可能

会出现细胞碎片强烈吸附蛋白，这取决于浓度、温度、pH 或离子强度。双水相萃取用于从蛋白质溶液中回收完整细胞或碎片是非常有吸引力的，但是具有设计费用高和回收试剂困难的问题。成相组分包括水溶性聚合物和电解质，最著名的系统是 PEG-葡聚糖和 PEG-磷酸盐。

分离技术决定于许多方面，但是平均颗粒尺寸和尺寸分布对所有技术都是重要的：释放蛋白质的最高量随着细胞碎片颗粒的增加而增加[54]，但是这会使分离越来越困难。

机械方法在用于强微生物细胞壁的破碎时通常是有效的。它们之间的主要区别在于获得细胞碎片的尺寸，一些方法相比于其他方法破坏较少的整体细胞。这是很有意义的，因为当它们从破菌产物中分离或从其他亚细胞种类分离时，片段的尺寸对下游过程有很大影响[26]；离心后亚细胞颗粒很易于在清液中悬浮，将阻碍片段的沉淀，并有可能污染后续的层析柱或膜[26,82]。因此，对细胞裂解条件对产品释放的影响、细胞碎片的尺寸及尺寸的分布和操作费用都需进行研究。

据报道，当大肠杆菌通过珠磨或高压均质破菌时，在收率和蛋白质释放率上没有明显差异[81]；但是碎片的特性（颗粒尺寸分布、通过离心和死端过滤的可分离性）十分依赖于破碎方法。珠磨过程中平均停留时间不会显著影响颗粒尺寸分布，但是通过机械高压均质的次数会扩大碎片尺寸分布，大大减少了分离的离心度。对于微射流高压均质机，细胞浓度对于蛋白质释放仅有很小的影响，同时生物量的增加减少了过滤和离心过程中细胞悬浮液的可分离性。

关于操作条件对于细胞碎片尺寸分布的影响，通过高压均质机对面包酵母破碎进行了研究。开发了一个双参数模型，基于 Boltzmann 型破菌机的数据，合并了操作压力和循环次数，来模拟匀浆过程中颗粒尺寸的分布。起始压力为 11.5 MPa，低于此压力不会有酵母细胞破碎发生[83]。除此之外，酵母生长条件影响细胞碎片颗粒尺寸分布[16]：分批培养的粒径中值 d_{50}，在指数阶段较低，在稳定阶段较高；在连续培养过程中，对于高稀释率粒径中值更低（年轻细胞）。

相比于仅通过盐酸胍进行处理，对经盐酸胍和Triton X-100 联合处理的大肠杆菌细胞进行高压均质，将产生大尺寸的细胞碎片；对于通过横流微滤进行碎片分离，这是十分令人满意的。

通常需向细胞悬浮液添加蛋白酶抑制剂来避免破碎细胞中释放的不稳定产物的无用降解，但是由于毒性和费用，其很少用于生物制药过程[84]。降低温度，缩短保留时间至最小值，或者添加如 EDTA 的络合剂在大规模生产中是可选的方法。为了避免二硫键氧化，抗氧化剂是有用的。需要适当的缓冲液维持 pH 在所希望值。在过程的所有阶段（从培养基准备和发酵阶段开始），所有添加至系统的化学物质应该考虑到其作用，可能会影响产品和随后的操作。

随着最近重组 DNA 技术的发展，大量具有治疗价值的蛋白质正在用于临床评价，主要是在大肠杆菌中，在细胞质中以包涵体形式表达，这是由于其缺乏分泌机制而产生积累。这些包涵体是稠密的，是蛋白质的无定形聚集，由错误折叠（通常是变性的）的多肽组成，通常如普通的细菌细胞那样大（0.8~1.5 μm），相比于细胞其他物质有相当高的密度（1.2~1.35 kg/L），需要在水相环境中使用离液剂或洗涤剂来溶解[85]。对于以包涵体形式表达的蛋白质，从纯化的包涵体中进行纯化的标准步骤，涉及的第一步是细胞的破碎。聚集物通过离心从可溶组分中及细胞裂解后的碎片中分离出来，具有代表性的是使用碟片式离心机，5000~10 000 g 离心 5~10 min，轻的细胞碎片从上清中去除[85,86]；横流微滤也同样被使用[87]。微球随后通过稀释的洗涤剂或离液剂进行洗涤，如尿素或盐酸胍，从而来去除污染物；虽然盐酸胍更贵，但是考虑到其更佳的离液特性，它被更广泛使用；同时也因为尿素可能含有或产生氰酸盐，它会使蛋白质的氨基氨甲酰化[88]。通常，添加还原剂（如二硫苏糖醇或 β-巯基乙醇）来破坏错误的二硫键。溶解和还原的蛋白质已准备好用于后续的纯化和再折叠。包涵体过程最近被非常好地论述[84,88,89]。

5.6 通过蛋白质捕获中裂解的集成来进行过程强化

对于生物产品的制造，特别是治疗用重组蛋白，由于市场规则正在承受日益增加的压力，需要通过过程强化来寻求竞争性优势，通过更少的工艺步骤来获得目的蛋白，使用更少或更紧凑的设备。这些通过集成裂解/透析步骤和主要的捕获技术如流化床/扩张床吸附（EBA）及双水相萃取来实现。

如上所述，细胞碎片的去除一直是固液分离中最具挑战的问题，考虑到分离的程度和生产能力，对于离心和过滤需规定严格的要求。另外，操作过程中的保留时间对于目标产物的稳定性是不利的，这是由于水解酶或悬浮液的刻薄条件会造成失活或降解，并且有蛋白质-碎片的相互作用会造成产品损失[90]。当颗粒碎片是通过珠磨机在低流速下获得时，这些相互作用会随着破碎的程度而明显加强[90]。将细胞破碎和流化床吸附联合会缩短过程操作时间，进而可以在低费用的情况下获得产品收率和质量。将珠磨机的机械细胞壁破碎与流化床中的直接产品吸附进行结合，破碎机下游立即进行操作，从废啤酒酵母中回收 G3PDH，这种结合的可能性已经被证实[91]；但是使用吸附剂的不充分性（蓝色染料 3GA，硅藻土-琼脂糖的低密度衍生物，$\rho=1.3$ g/cm³）造成珠磨机处理的生物质只有非常有限的 15% m/V 酵母破碎物流入触点。应用高密度吸附剂（$\rho=2.65$ g/cm³）会改进这个过程[90]。考虑到细胞破碎黏度的提高，吸附颗粒需要密度大于 1.35 g/cm³ [92]。

在吸附剂的设计上还需考虑其他问题：细胞、细胞碎片和核酸与吸附剂的非特异性吸附，将导致吸附颗粒的聚集，进而造成高度返混和不稳定性[93]。这种树脂的相互作用可能会危害树脂的性能和清洁性[84]。为此，蓝色染料3GA对于目标颗粒是不确定的，并且聚合物的发展（如聚乙烯吡咯烷酮）屏蔽了染料-配体以消除目标非特异性作用力来提高效率[94]。离子交换捕获和保留细胞与碎片主要是通过静电作用力，这能够用生物量材料和吸附剂及生物颗粒的尺寸之间 ζ 电势来表述[93,94]。这些相互作用依赖于细胞碎片颗粒的尺寸和其表面的电荷，这又取决于用于释放胞内产物的破碎程度[95]。细胞碎片的平均尺寸在细胞破碎过程中显著降低，ζ 电势的绝对值随着平均尺寸的减少而显著降低。更彻底的细胞破碎将导致 EBA 离子交换中低生物量吸附相互作用，并可能潜在地提高扩张床的稳定性和提高吸附能力。

通过双水相萃取从细胞碎片中分离酶类的可能性早已被证明。将珠磨破碎和双水相系统集成为一个独特的过程目前已经被研究：珠磨机工作中同时起到细胞破碎机和提取机的作用[96~98]。双水相组成试剂（PEG 和盐类）被添加至细胞悬浮液中，随后混合物进入珠磨机。与传统的连续过程相比，产品得率（面包酵母的乙醇脱氢酶）和整个过程的选择性都有所提高，同时随着双水相试剂的添加，破碎的效率并没有明显改变。一种来表述 ADH、LDH、G6PDH 和总蛋白的回收的动力学机制及其动力学参数已经建立。

翻译：江 波 齐鲁制药有限公司
校对：刘升波 齐鲁制药有限公司

参 考 文 献

1. Neidhardt FC, Ingraham JL, Schaechter M. Physiology of the bacterial cell. A molecular approach. Sunderland, Massachusets: Sinauer Associates Publishers; 1990.
2. Bartnicki-Garcia S. Annu Rev Microbiol 1968; 22: 87–108.
3. Bowman SM, Free SJ. BioEssays 2006; 28: 799–808.
4. Klis FM, Boorsma A, De Groot PWJ. Yeast 2006; 23: 185–202.
5. Domozych DS. Algal cell walls. Encyclopedia of Life Sciences. John Wiley & Sons, Ltd; 2006.
6. Scheffers D-J, Pinho MG. Microbiol Mol Biol Rev 2005; 69: 585–607.
7. van Heijenoort J. Glycobiology 2001; 11:25R–36R.
8. Aguilar-Uscanga B, Francois JM. Lett Appl Microbiol 2003; 37: 268–274.
9. Ross IK. Fungal cell walls. Encyclopedia of life sciences. John Wiley & Sons, Ltd.; 2001.
10. Klis FM, Mol P, Hellingwerf K, Brul S. FEMS Microbiol Rev 2002; 26: 239–256.
11. Wang DIC, Cooney CL, Demain AL, Dunnill P, Humphrey AE, Lilly MD. Fermentation technology. New York: John Wiley & Sons, Inc.; 1979. p. 241.
12. Sauer T, Robinson CW, Glick BR. Biotechnol Bioeng 1989; 33: 1330–1342.
13. Leduc M, Frehel C, Siegel E, van Heijenoort J. J Gen Microbiol 1989; 135: 1243–1254.
14. Middelberg APJ, O'Neil BK, Bogle IDL, Gully NJ, Rogers AH, Thomas CJ. Trans Inst Chem Eng 1992; 70(Part C): 213–218.
15. Middelberg APJ, O'Neil BK. Biotechnol Prog 1993; 9: 109–112.
16. Engler CR, Robinson CW. Biotechnol Bioeng 1981; 23: 765–780.
17. Balasundaram B, Harrison STL. Biotechnol Prog 2006; 22: 907–913.
18. Siddiqi SF, Bulmer M, Ayazi Shamlou P, Titchener-Hooker NJ. Bioprocess Eng 1996; 14: 1–8.
19. Roberts DA, Zhang Z, Young TW, Thomas CR. Proceedings of the Institution of Chemical Engineers Annual Research Event. London: University College; 1994. pp. 73–75.
20. Mashmoushy H, Zhang Z, Thomas CR. Biotechnol Lett 1998; 12: 925–929.
21. Zhang Z, Ferenczi MA, Lush AC, Thomas CR. Appl Microbiol Biotechnol 1991; 36: 208–210.
22. Shiu C, Zhang Z, Thomas CR. Biotechnol Tech 1999; 13: 707–713.
23. Smith AE, Moxham KE, Middelberg APJ. Chem Eng Sci 2000; 55: 2043–2053.
24. Stocks SM, Thomas CR. Biotechnol Bioeng 2001; 73: 370–378.
25. Woodrow JR, Quirk AV. Enzyme Microb Technol 1982; 4: 385–389.
26. Carlson A, Signs M, Liermann L, Boor R, Jem KJ. Biotechnol Bioeng 1995; 48: 303–315.
27. Heim A, Czerski R. Bioprocess Eng 1995; 13: 23–30.
28. Magnusson KE, Edebo L. Biotechnol Bioeng 1974; 16: 1273–1282.
29. Middelberg APJ, O'Neil BK, Bogle IDL, Snoswell MA. Biotechnol Bioeng 1991; 38: 363–370.
30. Stocks SM, Thomas CR. Biotechnol Bioeng 2001; 75: 702–709.
31. Lee CH, Tsang SK, Urakabe R, Rha RA. Biotechnol Bioeng 1979; 21: 1–17.
32. Engler CR, Robinson CW. Biotechnol Bioeng 1979; 21: 1861–1869.
33. Hetherington PJ, Follows M, Dunnill P, Lilly MD. Trans Instn Chem Eng 1971; 49: 142–148.
34. Marffy F, Kula M-R. Biotechnol Bioeng 1974; 16: 623–634.
35. Mogren H, Lindblom M, Hedenskog G. Biotechnol Bioeng 1974; 16: 261–274.
36. Follows M, Hetherington PJ, Dunnill P, Lilly MD. Biotechnol Bioeng 1971; 13: 549–560.
37. Kuboi R, Umakoshi H, Takagi N, Komasawa I. J Ferment Bioeng 1995; 79: 335–341.
38. Balasundaram B, Pandit AB. Biotechnol Bioeng 2001; 75: 607–614.
39. Hughes DE, Wimpeny JWT, Lloyd D. The disintegration of microorganisms. Volume 5B. In Norris JR, Ribbons DW, editors Methods in microbiology. London: Academic Press; 1971. pp. 1–54.
40. Coakley WT, Bater AJ, Lloyd D. Adv Microb Physiol 1977; 17: 279–341.
41. Chisti Y, Moo-Young M. Enzyme Microb Technol 1986; 8: 194–204.
42. White MD, Marcus D. Disintegration of microorganisms. In: Mizrahi A, editro. Downstream processes: equipment and techniques. New York: Alan R. Liss; 1988. pp. 51–96.
43. Middelberg APJ. Biotechnol Adv 1995; 13: 491–551.
44. Brookman JSG. Biotechnol Bioeng 1974; 16: 371–383.
45. Doulah MS, Hammond T, Brookman JSG. Biotechnol Bioeng 1975; 17: 845–858.
46. Keshavarz Moore E, Hoare M, Dunnill P. Enzyme Microb Technol 1990; 12: 764–770.

47. Save SS, Pandit AB, Joshi JB. Chem Eng J 1994; 55:B64–B72.

48. Shirgaonkar IZ, Lothe RR, Pandit AB. Biotechnol Prog 1998; 14: 657–660.

49. Lander R, Manger W, Scouloudis M, Ku A, Davis C, Lee A. Biotechnol Prog 2000; 16: 80–85.

50. Kleinig AR, Middelberg APJ. Chem Eng Sci 1996; 51: 5103–5110.

51. Kleinig AR, Middelberg APJ. AIChE J 1997; 43: 1100–1107.

52. Stevenson MJ, Chen XD. J Food Eng 1997; 33: 151–165.

53. Floury J, Belletre J, Legrand J, Ddesrumaux A. Chem Eng Sci 2004; 59: 843–853.

54. Keshavarz E, Bonnerjea J, Hoare M, Dunnill P. Enzyme Microb Technol 1990; 12: 494–498.

55. Geciova J, Giesova M, Jelen P, Plockova M. Milchwissenschaft Milk Sci Int 2002; 57: 509–511.

56. Limon-Lason J, Hoare M, Orsborn CB, Doyle DJ, Dunnill P. Biotechnol Bioeng 1979; 21: 745–774.

57. Schütte H, Kroner KH, Hunstedt H, Kula M-R. Enzyme Microb Technol 1983; 5: 143–148.

58. Melendres AV, Unno H, Shiragami N, Honda H. J Chem Eng Japan 1992; 25: 354–356.

59. Melendres AV, Honda H, Shiragami N, Unno H. Bioseparation 1991; 2: 231–236.

60. Canales M, Buxadó JA, Heynngnezz L, Enriquez A. Enzyme Microb Technol 1998; 23: 58–63.

61. Bunge F, Pietzsch M, Müller R, Syldatk C. Chem Eng Sci 1992; 47: 225–232.

62. Baldwin CV, Robinson CW. Biotechnol Bioeng 1994; 43: 46–56.

63. Doulah MS. Biotechnol Bioeng 1977; 19: 649–660.

64. Ho CW, Chew TK, Ling TC, Kamaruddin S, Tan WS, Tey BT. Process Biochem 2006; 41: 1829–1834.

65. Kapucu H, Gülsoy N, Mehmetodlu Ü. Biochem Eng J 2000; 5: 57–62.

66. Farkade VD, Harrison S, Pandit AB. Biochem Eng J 2005; 23: 247–257.

67. Ren X, Yu D, Yu L, Gao G, Han S, Feng Y. J Biotechnol 2007; 129: 668–673.

68. Naglak TJ, Wang HY. Enzyme Microb Technol 1990; 12: 603–611.

69. Ryan W, Parulekar SJ. Biotechnol Prog 1991; 7: 99–110.

70. Bailey SM, Blum PH, Meagher MM. Biotechnol Prog 1995; 11: 533–539.

71. van Hee P, Middelberg APJ, van der Lans RGJM, van der Wielen LAM. Biotechnol Bioeng 2004; 88: 100–110.

72. Salazar O, Asenjo JA. Biotechnol Lett 2007; 29: 985–994.

73. Ferrer P. Microb Cell Fact 2006; 5: 10–18.

74. Asenjo JA, Andrews BA, Hunter JB, LeCorre S. Process Biochem 1985; 20: 158–164.

75. Vogels G, Kula M-R. Chem Eng Sci 1992; 47: 123–131.

76. Breddam K, Beenfeldt T. Appl Microbiol Biotechnol 1991; 35: 323–329.

77. Smith TJ, Blackman SA, Foster SJ. Microbiology 2000; 146: 249–262.

78. Dabora RL, Cooney CL. Adv Biochem Eng Biotechnol 1990; 43: 11–30.

79. Morita M, Asami K, Tanji Y, Unno H. Biotechnol Prog 2001; 17: 573–576.

80. Chien L-J, Lee C-K. Biochem Eng J 2006; 28: 17–22.

81. Agerkvist I, Enfors S-O. Biotechnol Bioeng 1990; 36: 1083–1089.

82. Clarkson AI, Lefevre P, Titchener-Hooker NJ. Biotechnol Prog 1993; 9: 462–467.

83. Siddiqi SF, Titchener-Hooker NJ, Ayazi Shamlou P. Biotechnol Bioeng 1996; 50: 145–150.

84. Graumann K, Premstaller A. Biotechnol J 2006; 1: 164–186.

85. Mukhopadhyay A. Adv Biochem Eng Biotechnol 1997; 56: 61–109.

86. Wong HH, O'Neill BK, Middelberg APJ. Bioseparation 1997; 6: 361–372.

87. Bailey SM, Mragher MM. Biotechnol Bioeng 1997; 56: 304–310.

88. Vallejo LF, Rinas U. Microb Cell Fact 2004; 3: 11–22.

89. Lee GH, Cooney D, Middelberg APJ, Choe WS. The economics of inclusion body processing. Bioprocess Biosyst Eng 2006; 29: 73–90.

90. Bierau H, Zhang Z, Lyddiatt A. J Chem Technol Biotechnol 1999; 74: 208–212.

91. Bierau H, Hinton RJ, Lyddiatt A. Bioseparation 2001; 10: 73–85.

92. Jahanshahi M, Sun Y, Santos E, Pacek A, Franco TT, Nienow A, Lyddiatt A. Biotechnol Bioeng 2002; 80: 201–212.

93. Hubbuch JJ, Brixius PJ, Lin D-Q, Ollerup I, Kula M-R. Biotechnol Bioeng 2006; 94: 543–553.

94. Ling TC, Lyddiatt A. J Biotechnol 2005; 119: 436–448.

95. Lin D-Q, Dong J-N, Yao S-J. Biotechnol Prog 2007; 23: 162–167.

96. Balasundaram B, Harrison STL, Li J, Chase HA. Biotechnol Bioeng 2007, DOI: 10.1002/bit. 21586, 2007.

97. Chang B, Su Z. J Chem Technol Biotechnol 2006; 81: 454–460.

98. Su Z-G, Feng X-L. J Chem Technol Biotechnol 1999; 74: 284–288.

第6章

膨胀床色谱法，生物质沉积的表面能量学

Marcelo Fernández Lahore

Downstream Bioprocessing Laboratory, School of Engineering and Science, Jacobs University, Bremen Germany

Oscar Aguilar

Departamento de Biotecnología e Ingeniería de Alimentos，Centro de Biotecnología Tecnológico de Monterrey, Monterrey, méxico

Rami Reddy Vennapusa and Muhammad Aasim

Downstream Bioprocessing Laboratory, School of Engineering and Science, Jacobs University, Bremen, Germany

6.1 引言

工业生物技术依赖有效的、成本效益高的下游及生物工程策略，以期达到连续生产类似于蛋白质、酶及纳米胶束（nanoplex）产品的目的。它的影响是巨大的，例如，现代生物制药产业对人类生活质量的影响，以及绿色化学对减轻环境负担的影响。在上述的生物制品中，以蛋白质为例，"生物治疗药物"是一种日益增长的医药产品中的重要类别。20 世纪 80 年代以来基因工程已经改变了可生产的药物的性质，借由技术的发展人们能够以各种微生物和宿主细胞为载体克隆和表达几乎所有的蛋白质。在过去的十年中，发酵或细胞培养技术与分子工程学方法相结合大大增加了产品中有效成分的活性和含量[1~3]。

如上所述，人们在细胞的基因操作及合成策略的改良方面投入了相当大的努力。所以当前的生物技术系统的"上游"性能已经达到了相当高的程度，以至于现有下游工程必须重新设计升级才能与之相匹配。于是生物制药生产与工艺开发的瓶颈处转移到了这些产品的纯化步骤[4,5]。当前最主要的挑战是建立高效的，也就是具有高成本效益、低目的蛋白损失的捕获和纯化步骤，且能够应对药物蛋白质产量较高的情况。

对于使用前需要最大程度被纯化的药物蛋白质来说，人们已经开发了多种策略以降低下游加工相关的成本。下游是生物制药生产中成本最集中的部分，超过总工艺成本的 50%~80%[3,6]。总的生产成本主要取决于初始捕获和随后各纯化步骤的效率，在这些步骤中，物料体积较大且成分复杂。一旦生物质固体颗粒、脂类等被去除，且蛋白质经过浓缩后，物料体积便可以成功减少[7]。从玉米中提取转基因蛋白质的回收率的经济学评价中可知，28%的操作成本与使用二乙胺乙基（DEAE）-Sepharose 的初始捕获步骤相关[8]。

在开发平台众多策略中，过程集成（用一个单元替代两个或两个以上的操作单元）和过程强化（用相同的设备处理更大量的生物物料）获得了比较好的效益。在过去的十年里，人们已经在生化工程领域内开始了这一活跃的研究课题，直到今天这些课题仍在继续。这样做的原因是，集成和强化是使生产设计中的回收及纯化处理的步骤合理化和具有成本效益的关键。

十多年前，Draeger 和 Chase[9]提出了新型的集成概念——直接截留生物制品的流态化吸收颗粒。近几年来流化床在工业上已广泛用于抗生素的回收，包括对链霉素回收的批量处理技术[10]和新生霉素的半连续回收系统[11]。这项技术允许从未澄清的原料中直接捕获目标产物，如省略了颗粒去除步骤直接从含有细胞的发酵液中获取目标产物。该单元操作具有将其他几种操作单元集成的潜力，如将颗粒去除、产物浓缩、部分纯化等步骤集成在同一个工艺步骤中。早期对于蛋白质的捕获采用的流化吸附剂颗粒为标准 Sepharose 颗粒[12]。随后又引入了石英核心加重的颗粒，这类颗粒的使用促进了流化床的分类，使扩张床吸附（EBA）的概念诞生[13~15]。

操作原理和已经于文献中公开发表的实际案例证明了 EBA 操作方法用于生物工艺的优势[16~18]。单元操作的减少似乎对基于 EBA 方法的工艺流程有着直接的经济性的影响。很少有作者通过摆数据的方法来认真地说明这一优势。但是 Walker 和 Feuser[19]报道的案例中，不包含吸附剂费用的话，使用 EBA 技术可以有 50%~70%的成本效益的优势。该技术的直接结果是仅使用一个单元操作就可以替代含有 3~4 个回收和纯化步骤的传统纯化方案[19]。

要考虑的一个重要方面是关于分离能力、容量、验证等的问题，以及层析吸附剂的预期寿命相关的成本问题。在个别 EBA 案例中，（生物）工艺层析工程师最开始所面对的挑战是在含有生物质和其他颗粒成分存在的

粗原料中进行"层析"操作。换句话说,他们从"固定填充床澄清的进样液体"的情况改为更具有挑战性的复杂情况——(并非总是固定的)流动分级("扩张")床补料和复杂的非牛顿流体的细胞(或细胞碎片)悬浮作为进样的液体。这将对整个系统产生不良后果,包括吸附剂结垢增加,吸附结合能力降低及产生不利的流体动力学性质等。生物质和其他悬浮生物物料会具有很大的黏度,这决定了所使用的吸附剂的类型和所使用的溶液的化学性质。由此在进行工艺设计时会有很大的局限性。综上所述,可以说,在 EBA 技术的处理中是可以有很大变化的,这主要取决于原料的性质和吸附剂的再生条件。反过来,这也会损害树脂的使用寿命及整体工艺的经济性[19,20]。

在生物制品生产的初步分离过程中,EBA 技术行之有效。流化床的分级取决于其是否能够免受流体动力学蚀变,产生如流动相沟流、死水区或团块形成等现象。这些只有当生物质不会黏附着在流化的珠子上时方可避免。近些年的研究集中在材料和理化工具方面来防止这种黏附,并取得了不同程度的成功。为了更好地了解在 EBA 工艺过程中潜在的生物质黏附现象,本章将重点介绍热力学方法的应用。此外,在已改进性能的 EBA 技术应用上,表面能量学将提供一种引导吸附基质设计的方法。新一代的"生物质排斥"吸附剂和改进的工艺诊断工具将可能使 EBA 技术在这一行业中代替其他技术,成为工厂里的一种主要的下游生物工艺技术。

6.2 EBA 技术上的挑战

在化工和加工领域,很多单元操作在下游工艺中有着悠久的应用历史。在传统化工产业中所有使用的技术平台已经被建立并充分优化。然而,在最新的生命科学产业中,生物过程工程方案是更具有挑战性的。这是因为很多现行技术的最大潜能并没有被开发,或者这些技术不能完全适应所涉及的生物原料的复杂性。此外,如前所述,现有生产者大幅度提高了细胞培养物中产品的效价,并大幅度地提高了产品的含量,从几年前的几毫克每升增加到今天的几克每升[21,22]。然而,当该产品的下游工艺没有与之相适应时,这种总的上游表达水平的增长并不能直接转化为效益。在早期回收步骤(如固形物去除或水分去除等)通常所使用的合成微孔滤膜的结垢现象,便是增加工艺成本的一项重要问题[21,23]。

EBA 已经被建议作为从复杂原料中直接获取生物产品的最佳替代方法,避开了固-液分离型的单元操作,如离心或者切向流微孔过滤。对于一些填充床层析法来说,需要较长工艺时间的后者通常是其必要的先决条件。与完全依靠层析法提高纯度的传统工艺相比较,EBA 能够显著地降低时间和成本的花费[24~26]。

通常在生物技术中用于重组蛋白质生产的宿主细胞类型包括大肠杆菌、酵母菌、丝状真菌、植物细胞、昆

虫细胞和哺乳动物细胞。用于产物捕获的 EBA(或 EBA 模式)的不同吸附剂类型包括离子交换材料(阳离子或阴离子交换剂),疏水作用颗粒和固定化金属离子亲和层析(IMAC)基质,以及其他类似于免疫和"伪"亲和基质。当一个生物物料载入到以选择性捕获目标生物产物为目的的 EBA 系统上时,可以观察到由于生物质吸附到具有层析作用的颗粒上所导致的床体的流动和稳定的现象[27,28]。生物质吸附可能是源于细胞与基质之间相互作用,并最终由细胞与细胞间的聚集作用所驱使[29]。如图 6.1 所示,在扩张床系统中,生物质相互作用与聚集可以导致不利的流体动力学效应。无论如何,系统中流体状态的优劣与该流化床的动态吸附性能直接相关。例如,当床内流体状态不佳时,床的动态载量将会降低。此外,从颗粒水平上来看,由于生物质和细胞衍生成分导致结合位点被屏蔽或者颗粒孔隙、通道被堵塞时,床体载量会下降。在整体(床)水平和局部(颗粒)水平,生物质干扰吸附性能的程度均取决于颗粒与生物质的结合模式的特性,包括生物质类型及吸附剂吸附模式(干扰),还有生物质颗粒相互之间聚集的趋势(聚集)。干扰和聚集这两种现象均与溶液化学性质和其他运行参数(如表面速度和流体的相混合)相关。

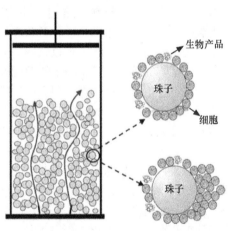

图 6.1 工艺过程中填料颗粒表面的生物质吸附或者复杂的物料能够损害流化床的流体动力学状态。

在 20 世纪 90 年代早期 EBA 得到商业推广之后,其技术的局限性也在日常应用中逐渐浮出水面。在某些极端的情况下,当料液类型与吸附模式不相适合时,甚至会发生流化床的完全崩溃。诸多情况引发了对这类现象的更为详细的调查研究。

人们已经就不同的生物质类型,如酿酒酵母、酵母的匀浆液,大肠杆菌匀浆液和哺乳动物细胞匀浆液,对于市售 Streamline® 家族吸附剂的影响做了系统化的研究。上文所提到的生物材料与离子交换剂(DEAE、SP)、疏水作用交换剂(Phenyl)、固定化金属离子填料(Chelating-Ni^{2+})及亲和填料(蛋白 A)已经经过了测试[30~32],在测试中通过荧光示踪剂进行了保留时间分布(RTD)分析和借助模式蛋白进行了穿透曲线测定。一般情况下,所观察到的

生物质有害作用不局限于单一的细胞（生物质）类型或者吸附剂化学作用类型，但是在工艺条件下它们之间却是被吸附模式所强迫结合的。不同生物质类型对不同吸附剂效应的不利作用也已经在一些著作和技术说明书中被详细描述[17,18,30,33]。尽管有前述各事实，人们仍考虑将 EBA 作为可行的高效的替代方法建立第一步的捕获工艺，以替代诸如离心、过滤、超滤、硫酸铵沉淀和成批吸附等方法。有很多技术实例可以清楚地表明 EBA 的潜力[28,34~36]。

自从 1994 年 EBA 被引入以来，生物质沉淀现象一直在妨碍其工业化应用[20]。从那时以后，人们完成了很多分析生物质-吸附剂相互作用的趋势、范围的研究，也提出了应用的描述和一些缺乏深度的解决问题的方法[37]。这些方法包括容量限制开关、生物质-脉冲响应技术和 RTD 分析[37]。所有这些技术都提供了全部的（系统的）关于生物质和流化的吸附剂的应用范围的说明。RTD 提供了对床的流体动力学情况的深刻理解，也包括所选案例的"聚集"效应发生的可能性。

酵母细胞（负电荷）在 DEAE 流化床颗粒（正电荷）上的沉淀效应是细胞-基质相互作用的一个范例。在这个例子中，可以注意到库仑力型吸引力影响下的剧烈的沉淀现象。为了更好地解释这种现象，一些研究已经变得非常依赖 ζ 电位法，这种方法毫无意外地成为研究相互作用的最有效的方法[38]。ζ 电位的概念已经被广泛应用于其他方面用以描述细胞表面电荷性质[39]和生物黏附现象[40,41]，并且因此可以在一定程度上用于解释采用阴离子交换吸附剂的膨胀床的电荷吸附作用。人们已经了解到，物体的尺寸也会影响其相互作用，包括尺寸和电荷信息等在内的一些参数已经被定义并且发现其月酵母细胞及阴离子交换基质颗粒之间的相互作用正相关[38,42]。

然而，EBA 过程中生物质吸附的方式，仅基于 ζ 电位测定的方法不能解释生物质与疏水相互作用及 IMAC 基质之间的相互作用，因为当处于这些工艺中的高盐浓度的缓冲液中时，电荷效应几乎可以忽略不计[43,44]。早期 Brixius [45]的工作主要涉及电荷介导的与阴离子交换剂之间的吸引力。确定了除了纯粹的静电力（EL）之外的其他一些力，如范德瓦耳斯力和疏水作用在生物质与 EBA 基质相结合过程中的潜在的作用[45]。其他人也提供了一些物理化学参数方面的指示，如利夫希茨-范德瓦耳斯力（LW）、酸碱作用力（AB）、静电力——这些都对生物质的吸附有着潜在的影响[46]。可以调节工艺参数来减弱电荷作用来最小化细胞（或细胞碎片）之间的相互作用，更具体地说，则是可以通过在生物质颗粒会减少沉淀但是产物仍然可以与填料结合的操作窗口之内，添加盐来改变流动相电导[29]。需要较高流体速度的比较重的（密度大的）陶瓷成分颗粒的引入能够缓解生物质沉淀的发生，大概是由于流动相施加到吸附和悬浮细胞上的剪切力增加的原因。然而 Arpanaei[47]等曾经报道过，

增加盐浓度能够增加 DNA 与陶瓷的 Q HyperZ 颗粒的结合，从而降低了扩张床吸附性能[47]。

其他的通过 EBA 直接隔离以克服生物质干扰的方法已经引入了一些新颖的吸附材料，这些材料的生物质吸附更低[48]。此外，诸如激光共聚焦显微镜检查等技术已经被改进使之适用于对层析填料的污垢进行观察[49]。其他的有可能对研究生物质沉淀现象有所贡献的技术包括原子力显微镜（AFM）检查[50,51]和表面等离子体共振检测[52]。近几年来有几种复合材料的珠子被设计出来，但是其性能的完整信息和污垢特征仍有待收集[53,54]。设备制造商已经改良了一些组件，如增加混合的分流装置，从而增加了素流中的细胞和细胞碎片的去除或者状态改变，然而，增加素流可能会导致较宽的 RTD，从而影响系统性能[55~57]。在批量生产系统中，采用温和的搅拌条件运行的可能性较大[29]。

图 6.2 中生物质吸附在吸附剂颗粒上可能是由于细胞-颗粒之间的"相互作用"或者细胞-细胞之间的"聚集"现象，这些现象是否发生取决于 EBA 系统性质和操作条件。

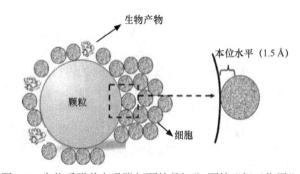

图 6.2　生物质附着在吸附剂颗粒是细胞-颗粒"相互作用"或细胞-细胞"聚集"的现象，由 EBA 系统和操作条件决定。

尽管在硬件和吸附剂水平上有着很多的技术改进，但是现实的工艺条件均不能克服潜在的吸附剂污垢和床体塌陷等相关的局限性。此外，细胞、细胞碎片、蛋白质聚集体、核酸的存在妨碍了从复杂料液中直接捕获产物[29,37,58]。因此，对于所有的颗粒表面的生物质沉淀的理解包括两种，一种是细胞-颗粒（"相互作用"），另一种是细胞-细胞（"聚集"）现象，这些理解都为安全的 EBA 操作铺平了道路。对于 EBA 过程中生物质干扰的理解能够帮助确定合适的操作窗口和指导吸附剂的设计。这些理解可以通过在本位（颗粒）水平直到最后采用表面能量学等方式探测 EBA 系统来获取[59]。

一旦生物颗粒在流化基质上的吸附可以缓解或者控制，EBA 流体动力学状态在接近理想活塞流的条件下可允许通过已经开发的填充床系统，利用数值或分析解决方案来建立工艺处理的模型[60,61]。在这种情况下 EBA 设计仍然可以借力于那些为蛋白质层析而开发的方法，如蛋白质组学规程[62]、为增加选择性而定制的配基[63]和蛋白质标签[7]。

6.3 在 EBA 过程中生物质沉积的表面热力学

6.3.1 了解生物质沉积的一般方法

据不完全了解，生物质沉积是一个与生物化学及环境工程，包括 EBA 过程相关的现象[64]。生物质在几种类型的表面的吸附已经被广为研究，所采用方法包括 CDLVO（Classical Derjaguin，Landau，Verwey and Overbeek）理论和 XDLVO（Extended Derjaguin，Landau，Verwey and Overbeek）理论[65,66]。

对于 EBA 来说，XDLVO 理论被发现适用于确定不同模式中的吸附剂表面的"干扰"和"聚集"。XDLVO 计算可以通过实验测定相互影响的表面或者颗粒的接触角（CA）和 ζ 电位值来完成。因此，我们的主要目标是评估在生物质（或者生物质衍生的颗粒）与层析吸附剂之间的界面起作用的力。这些力都有着不同的特性，如 LW、疏水引力、亲水斥力和静电力。所有这些力在相互作用的表面之间的或长或短的微观尺度之内（在纳米层次）变得可以起作用。通过理解在颗粒表面的这种现象，我们可以完全恢复 EBA 的工艺性能；EBA 可以变得更加强健，并且更加易于操作。此外，当对于已确定的工艺/物料都已经十分清晰的时候，对这些基本力的理解能够帮助我们解释一系列的启发式法则作为生物工艺设计者的通用工具。通过如胶体沉淀观察和激光衍射测量等独立的实验方法，实验所产生的 XDLVO 信息已经与实际中的工艺性能相关联[67,68]。基于 XDLVO 理论的操作的详细描述见本书其他部分[40,59]。

6.3.2 接触角

接触角（CA）是在液体、气体和固体三相交点处的三相边界的液体所形成的角度，是液体和实验材料的第一个单分子层之间的非共价力的定量测量手段。图 6.3 中的界面张力所涉及的三种力控制基质平面上的液滴的形状。

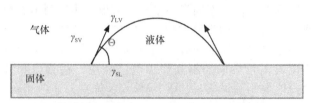

图 6.3 液体与固定表面接触角示意图。接触角测量，有三种特征性的液体，用于计算两个物体之间的相互作用能值的 LW 和 AB。

要执行 XDLVO 计算，CA 测量值必须通过三个监测液体来确定，这些液体包括两个高能极性液体，如水、甲酰胺和一个高能非极性液体，例如 1-溴萘。

CA 值已经在含水生物质的表面或琼脂糖颗粒碎片上得到测量。CA 测量也可以在超滤膜（"水合"状态）或者玻璃/塑料斜面（"脱水"状态）实现。可以采用座滴法来估算 CA 值[69]。测角系统（如 Data Physics 公司，Filderstadt，德国的 OCA20）可用于测量各种 CA 值。数据获取后可以采用商业化软件（如 SCA20）来进行分析。表面能量参数（张力）可以通过在目标表面采用 LW-AB 法测量 CA 值来获取[59,64,66]。

来自于 CA 测量所获得的实验信息对于最靠近距离近似值处计算界面自由能（ΔG）的 LW 和 AB 来说非常有用。相互作用能值（U）可通过几何来校正，距离的函数如图 6.4 所示。该数学公式在很多计算中都非常有用（表 6.1）。

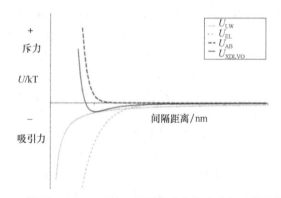

图 6.4 根据 XDLVO 理论，界面自由能值和总相互作用能量为距离的函数。

表 6.1 关于 XDLVO 模拟的数理方程

相互作用能	构成	
	球面-球面	球面-平面
ΔG_{LW}	$U_{cwc}^{LW}(h) = \dfrac{-AR_cR_m}{6h(R_c+R_m)}$	$U_{mwc}^{LW}(h) = -\dfrac{A}{6}\left[\dfrac{R_c}{h}+\dfrac{R_c}{h+2R_c}+\ln\left(\dfrac{h}{h+2R_c}\right)\right]$
ΔG_{AB}	$U_{cwc}^{AB}(h) = \pi R_c\lambda\Delta G_{AB}\exp\left[\dfrac{h_0-h}{\lambda}\right]$	$U_{mwc}^{AB}(h) = 2\pi R_c\lambda\Delta G_{AB}\exp\left[\dfrac{h_0-h}{\lambda}\right]$
ΔG_{EL}	$U_{cwc}^{EL}(h) = \dfrac{\pi\varepsilon_0\varepsilon_f R_c R_m(\zeta_m^2+\zeta_c^2)}{(R_c+R_m)}$ $\times\left[\dfrac{2\zeta_c\zeta_m}{\zeta_c^2+\zeta_m^2}\ln\dfrac{1+\exp(-\kappa h)}{1-\exp(-\kappa h)}+\ln\{1-\exp(-2\kappa h)\}\right]$	$U_{mwc}^{EL}(h) = \pi\varepsilon_0\varepsilon_r R_c(\zeta_m^2+\zeta_c^2)$ $\times\left[\dfrac{2\zeta_m\zeta_c}{\zeta_m^2+\zeta_c^2}\ln\dfrac{1+\exp(-\kappa h)}{1-\exp(-\kappa h)}+\ln\{1-\exp(-2\kappa h)\}\right]$

注：cwc 表示细胞-水-细胞；mwc 表示基质-水-细胞。

6.3.3 ζ 电位

ζ 电位是由于胶体颗粒表面离子累积所产生的电位。经验证胶体颗粒存在紧密层（stern layer）和扩散层（diffuse layer）两个层结构。当粒子由于重力或者外加电压在溶液中移动时，离子（反荷离子和共荷离子）均随之移动。在粒子周围一定距离内存在这一个"边界"，超过这个边界，离子将不再随着颗粒移动。众所周知，在流体搅拌的表面或者"滑移面"上，均存在这样一个扩散层。滑移面上的电势称为 ζ 电位。这些不同的层的假说见图 6.5。

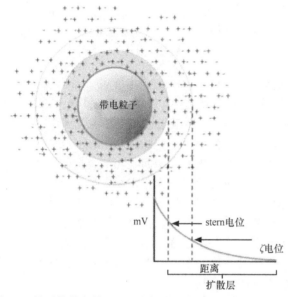

图 6.5 悬浮的带电粒子的 ζ 电位示意图。该参数对于计算两个实体间的相互作用能量的静电量是非常重要的。

ζ 电位值可以通过测量动态电泳迁移率来测定。对胶体颗粒，ζ 电位可以根据电泳迁移数据，按照 Smoluchowski 方程来计算。如果是球蛋白，则可以通过亨利方程计算。电泳迁移率可以采用市售的设备测得，如马尔文仪器公司（Worcestershire，英国）的纳米激光粒度仪 ZS（Zetasizer Nano ZS）。

ζ 电位测量所获取的实验信息对于计算游离界面能量（U）的静电量来说非常有用，如图 6.4 所示，其为距离的函数。这些计算可以采用的数学方程见表 6.1。

6.3.4 生物沉积和表面能量学

如前所述，（直接）初次回收时生物质的干扰问题始终给人们带来很大的技术挑战。现在我们的团队已经系统地评估了几种产物及其相应的干扰物质，以便更好地理解 EBA 中的生物质沉淀行为[59,68,70]。在这种情况下，生物质或者生物质衍生物（可认为是胶体颗粒）排斥吸附剂颗粒（沉积表面）的性质可以直接通过 CA 和 ζ 电位测定。接下来，对于水相介质（如工艺缓冲液）来说，总（自由）界面相互作用能值可以作为表面距离的函数

来计算。这些方法是通用的，可以用于各种类型的生物质或者吸附剂表面。基于一些简单的实验，很多相关参数被获取，从而可以在纳米水平上进一步计算一些力或者能量的值。可计算的力包括很多种，如 LW、静电力、疏水吸引力和亲水斥力等。后者与大多数当今所采用的蛋白质色谱基质极其相关。

从上述方法中所得到的几条重要发现，适用于各种典型的细胞和吸附剂的表面。新鲜培养的酵母细胞（酿酒酵母 FY 86，野生型，单倍体）与阴离子和阳离子交换剂之间的作用的范围是由计算二次能量最小值来解释的，如可逆吸附的发生可以如图 6.6 一般预测。这些相互作用的程度也可以通过一些已知的工艺性能（如缓冲液 pH 及电导率等）的变化来预测[29]。研究者已经发现能量最小值与细胞沉积正相关，可以通过所谓的细胞传输指数（CTI）来预测[59]。与相互作用的物体的 ζ 电位相关的库仑型相互作用（Coulomb-type interaction）已经被确认为在该过程中占主导地位[38]。XDLVO 法也给了我们关于生物质颗粒大小对于结垢程度影响的清晰的思路。之前曾有报道，发生生物质吸附时，总体的作用力能够极大地改变细胞及细胞碎片的大小[37,71]。在与吸附剂表面发生碰撞时，颗粒的大小和电荷对于生物质吸附的概率有着明显的影响。事实上，就是与二次能量最低值的变化相关[59]。因此，二次相互作用最低能量值已经经由胶体沉淀实验（CDE）确定。CDE 对于确定吸附的沉降系数（α）这一集中反映生物质相互作用和聚集现象的参数非常有用。CDE 被建议作为评估 EBA 基质上生物质沉淀的简单、直接、可自动化的诊断工具[66]。CDE 足够敏感，可以第一时间观察到在低电导率（1.0～10 mmol/L）的情况下，生物质沉积在阳离子交换剂上的现象，也就是在所研究的"非有利"系统中作为结果的双层压缩效应[72]。至于阴离子交换 EBA，由于所采用的溶液的化学性质（具有代表性的是中性 pH 的稀释缓冲液），理论上来讲，细胞与细胞的聚集不会发生，并且也并没有在实验中被观察到。

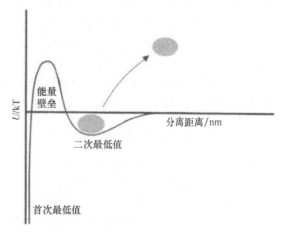

图 6.6 可逆细胞吸附发生在二次能量最低值处。

尽管在文章中生物质对 EBA 系统中的阴离子交换的干扰受到了人们的极大关注，实际上，生物质的挑战也存在于疏水相互作用的 EBA 系统中[32,68]。由于疏水作用发生在高盐浓度下，在该种色谱操作模型中，电荷介导的效应被认为处于次要地位。此时，ζ 电位测定所获得的信息也失去了其重要性。然而，基于 XDLVO 理论的其他通用准则仍然是起作用和有效的。在该情况下，生物质与色谱填料颗粒之间的相互作用主要由 LW 和 AB 相互作用力驱动。的确，生物质在疏水相互作用层析（HIC）基质上的沉积与（可逆的）第二能量最低值的增长有关，该值的增长源于 LW 和 AB 作用力的加强。计算表明，在分离工艺通常采用的高硫酸铵浓度（0.4～1.6 mol/L）情况下，酵母细胞与疏水作用吸附剂颗粒之间只有非常微弱的相互作用[73]。此外，XDLVO 计算可以预测是否存在另外一个现象：疏水相互作用层析条件背景下发生的细胞与细胞之间的聚集。由于盐浓度较高，酵母细胞相互作用，而减弱后的静电力可以忽略不计；LW 和 AB 力之间的平衡与所观察到的细胞间的聚集相关。在这两个案例中，基于 XDLVO 法的预测均可以通过独立的实验方法，如生物质沉积实验、激光衍射光谱和激光共聚焦等来验证[68]。

XDLVO 方法的应用已扩展到了 IMAC 上。最近的研究表明，当在 EBA 中采用这种伪亲和模式时，可能会增加与生物质干扰相关的不利影响[31]。采用"螯合颗粒"进行的 EBA 通常在中高盐浓度运行，例如，在流动相中通常含有 0.25～0.75 mol/L 的氯化钠。从 XDLVO 原理中获得的信息可以再次用来解释在它们的操作条件下与这些基质相关的不利影响。人们观察到生物质与 IMAC-Cu^{2+} 的相互作用与（可逆）二次能量最低值的变化相关。且观察到了在正常操作视窗内缓冲液 pH 和电导率对其的影响。根据 XDLVO 计算得出的结论在 pH≥8 的情况下酵母细胞与螯合颗粒的相互作用是有利的。然而，生物质沉积实验未能证实这样的预测，在 pH 为 8 时观察到了沉降系数的下降。这种反常的行为可以解释为事实上酵母细胞隔离了螯合珠与 Cu^{2+} 的吸附，这一事实通常用于废水中金属离子的生物吸附[74]。除此之外，XDLVO 计算与实验观察到的生物沉积的行为过程完全一致。非细胞-细胞聚集既不能在理论上预测到，也没有在实验中观察到[70]。酵母与各种吸附剂表面之间的相互作用的 XDLVO 剖面图如图 6.7 所示。

6.3.5 生物质沉积的应对

Dainiak 等[74]通过在吸附剂颗粒的表面上增加聚丙烯酸层来改良市售的阴离子交换剂以期用于 EBA。该项改良所产生的屏蔽层最低限度地降低了蛋白质离子交换剂的结合容量，但是阻止了与酵母细胞之间的相互作用。具有细胞不结合性的聚丙烯酸（PAA）包被的阴离子交

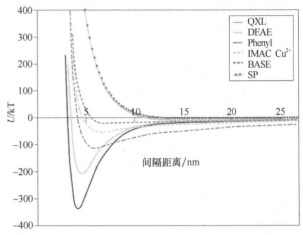

图 6.7　完整酵母细胞和几种类型的吸附颗粒之间的距离和总自由相互作用能的函数。在物理化学条件下假定所使用的流动相为每个色谱模式中通常所使用的成分。

换剂已成功用于生物质混合物中的模型蛋白质的分离。此外，PAA 层是稳定的，可以在温和洗脱条件下使用，改良后的吸附剂可以反复使用多个纯化周期[75]。在另一项利用汽巴蓝 3GA（Cibacron Blue 3GA）吸附剂从未加工的猪肌肉提取物中回收乳酸脱氢酶的研究中也应用了该项概念[76]。与未采用聚合物进行屏蔽的层析柱相比，采用了聚合物屏蔽技术的层析柱获得了较高的目标酶回收率。然而，在上面提到的方法中，聚合物屏蔽层仅仅是通过静电相互作用来起支持作用，并且能够被盐浓度逐渐上升的产品洗脱条件所剥离，从而成为一种污染物。

Jahanshahi 等[24]报道称，填料的使用的特点是在商业吸附剂颗粒上包裹的多孔琼脂糖薄膜。这些（惰性的）聚合物涂层充当筛子减少了存在于复杂原料中的细胞和细胞碎片与填料的非特异性结合，从而使得靶蛋白的选择性捕获不会下降。另据报道，存在于吸附剂表面的惰性聚合物层不仅可以防止细胞的非特异性结合，而且通过减少滞留区和沟流的形成以保证膨胀床能具有更佳的稳定性[24]。

此外，根据上述研究已得出有前景的成果，所以人们为商业 EBA 基质开发了一系列起屏蔽作用的附加成分，并对将 XDLVO 法用于预测基质颗粒表面的强屏蔽复合物，以及评价聚合物层表面细胞沉积效应产生了极大兴趣。在测试了许多化合物之后，最终选择了聚乙烯吡咯烷酮（PVP 360）用作阴离子交换层析填料颗粒的多聚物屏蔽层。XDLVO 方法清楚预测了琼脂糖珠表面的稳定的 PVP 层（通过对大能量极小值的观察）和天然的细胞在被屏蔽的吸附剂上沉积的减少[77]。这些假设已经通过 EBA 的实际运行加以验证。在实验过程中，没有遇到很多流体动力学的问题，且蛋白质动态捕获能力保持不变。

XDLVO 方法用于 EBA 是具有潜力的，不仅能够为所观察到的生物过程行为进行完备的解释，还能通

过选择恰当的操作窗口或者通过引导新型吸附材料的设计及改良现有吸附剂以解决现行 EBA 操作中的瓶颈问题。

6.4 表面能量学与蛋白质吸附

膨胀床色谱，如任何其他类型的色谱分离过程一样依赖从复杂混合物中选择性捕获目标产品的能力。在 EBA 过程中，该混合物中不仅含有可溶性大分子，而且包含从纳米到微米尺度范围内的悬浮物质。一些纳米尺寸的实体如病毒样颗粒，可能恰恰是目标产品本身。因此，表面能量学是否可以用于评估大分子和纳米颗粒吸附作用的问题具有很大的实际意义。如上一节所述，XDLVO 计算实际上能够预测 PVP 对琼脂糖珠的 PVP 包被。

已经有人提出了用热力学的方法来评估蛋白质在色谱材料上的吸附。并使用了包括恒温滴定微量量热法（isothermal titration microcalorimetry）[78~80]和 ζ 电位测量法[81,82]在内的一些技术。蛋白质分子间的相互作用导致其从液相中被分离，例如，结晶作用已经借由维里系数得到评估[83~87]，而 XDLVO 计算在预测蛋白质硫酸铵沉淀上与实际情况非常接近[88]。后一种方法可以用于层析填料上的蛋白质、大分子和纳米胶束的研究。这些策略可以提供糖基化蛋白质的吸附信息，而这些信息很难通过其他实验或计算手段获取。实际上，受其界面特性影响，多糖侧链能够诱导静电的、空间的和亲水作用的结合，并沉积于吸附剂表面[89]。

与吸附由电荷介导（离子交换和羟基磷灰石）的色谱系统相反，疏水作用尚无法用简单的理论来解释，而基于对蛋白质吸附行为的理解的 XDLVO 策略有利于设计效率更高的下游生物工艺。

最近笔者所在小组完成了现在大家都比较感兴趣的关于蛋白质与苯基琼脂糖凝胶颗粒之间的相互作用方面的研究（观察结果尚未发表）。按照与细胞沉积研究相似的试验程序，我们在超滤膜上完成了水合蛋白质层的 CA 测定，并在玻璃和塑料表面上完成了脱水的模式蛋白质层的 CA 测定。当溶液中含有高浓度的硫酸铵时，人们假定蛋白质处于脱水的状态，这种区别必然存在。人们发现，"脱水"的条件与疏水相互作用层析时蛋白质吸附于填料的条件类似；与之相反，则为蛋白质被洗脱下来的低盐时水合的状态。

在按照 XDLVO 理论完成蛋白质-基质相互作用计算后，发现在脱水状态下（高盐浓度）的模式蛋白普遍具有最低的（自由）界面能值，该值低于模式蛋白质处于水合状态下时的值。从该观察中我们可以得到的结论是：对于脱水状态下的蛋白质，在高盐浓度下，蛋白质-基质相互作用的能量比 LW 对总能量的贡献要高。因此，Hamaker 常数变得较高。这种现象可以解释为什么脱水

可以导致蛋白质的沉淀。

计算得到的 XDLVO 能量及距离分布与观察到的一组模式蛋白质在苯基琼脂糖凝胶上的层析行为相关。如图 6.8 所示，研究中各种蛋白质按照表面能量计算值和层析时的洗脱行为被分为两个亚群。此外计算可以区别在层析试验的梯度洗脱中较早和较晚被洗脱的成分。可以总结为：计算中相互作用能量较高的蛋白质，结合能力较强，因此表现为较长的洗脱时间。

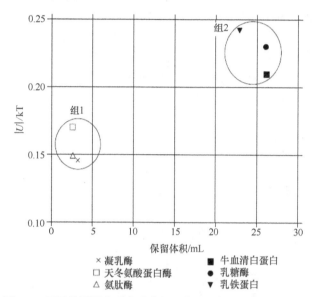

图 6.8 不同类别蛋白质在疏水相互作用层析填料表面上的 U 值和保留时间之间的相关性。

与完整细胞相比，蛋白质与苯基琼脂糖凝胶之间相互作用的界面能的值非常低，二者分别是约 0.16 kT 和约 80 kT。其原因为"颗粒"半径对能量计算的影响——典型的酵母菌细胞的直径为 5~10 μm，而球蛋白的流体半径一般为 2~20 nm。总之，XDLVO 法可以用于理解非显性力导致吸附时蛋白质特殊的色谱学行为。

6.5 总结

生物质沉积/结垢降低了 EBA 的效率，并不可避免地削弱了其所标榜的优势——在吸附之前不需要澄清的步骤。然而，适中的成本及离子交换和疏水配基的耐用性使其适合用于 EBA 中直接进行产品回收。因此，最大化下游处理的生产力的最主要的挑战仍然是解决生物质沉积问题。

按照 XDLVO 理论，研究者计算了模型生物质和各种类型吸附剂之间组合的自由界面能与距离分布。并获得了每种分析案例中的最低能量值（绝对值/U），并将其与相应的沉降系数值（α）相关联，结果表明为正相关。EBA 操作的案例中，计算所得的所有相互作用能量值范围为 $U \leqslant -25kT \sim -50kT$，且生物质沉降系数 $\alpha \leqslant 0.15$ 为安全区域，生物质干扰可以被忽略（图 6.9）。只是在某

些发生细胞与细胞之间的案例中，如在一些疏水作用系统中，会发生偏差。在后者之中，需要采用激光衍射研究系统的所有特性。

XDLVO 法能够预测不同类型的模型蛋白质与疏水作用填料颗粒之间的结合行为。这里所提到的程序预期可以作为常规方法去增进对生物质和蛋白质吸附到各种工艺相关的表面的理解。诸如流动相成分、交换介质大小和吸附剂表面存在的功能基团的性质等各种影响因素都可以被充分描述。当进行工艺或吸附剂的设计开发时，这些方法非常有用。

为了在工业级别取得更好的生物工艺性能，各种生物质相互作用/聚集和蛋白质吸附的基本准则被鉴定并被理解。借由胶体化学的各种原理，可以从各种不同角度对生物质相互作用和蛋白质吸附的动力学进行观察。

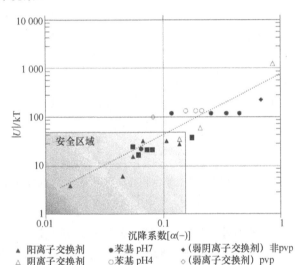

图 6.9　完整的酵母细胞在不同类型吸附剂颗粒表面上的实验所得沉降系数（α）与计算所得的自由相互作用能（U）之间的一般相关性。

缩略词

AB	酸/碱
CDE	胶体沉积实验
CTI	细胞传输指数
DEAE	二乙氨基乙基纤维素
DLVO	DLVO 理论
EBA	膨胀床吸附
EL	静电的
HIC	疏水相互作用层析
IY	完整酵母细胞
IMAC	固定化金属亲和层析
LW	利夫希茨-范德瓦耳斯力

PAA	聚丙烯酸
PVP	聚乙烯吡咯烷酮
RTD	保留时间分布
SP	磺酸基
U	总相互作用能（kT）
XDLVO	XDLVO 理论

希腊字母

α	沉降系数
A	哈梅克常数（kT）
H	距离（m）
h_0	最靠近距离近似值（1.57 Å）
ε_0	真空电容率（$J \cdot m^{-1} \cdot V^2$）
ε_r	水的相对电容率或介电常数
ξ_m	吸附剂的 ζ 电位
ξ_c	细胞或蛋白质的 ζ 电位
k^{-1}	双层厚度（德拜长度）（m）
R_c	细胞或蛋白质半径（m）
R_m	吸附剂半径（m）
λ	特征衰变长度（m）
ΔG	在最接近距离的总相互作用自由能（mJ/m²）
γ_{LW}	表面张力的非极性或利夫希茨-范德瓦耳斯力分量（mJ/m²）
γ_{AB}	表面张力的极性或者酸/碱分量（mJ/m²）
γ^-	表面张力的电子供体分量（刘易斯碱）（mJ/m²）
γ^+	表面张力的电子受体分量（mJ/m²）

翻译：董　磊　空军总医院临床检验中心
　　　刘　娟　空军总医院输血科
校对：张金龙　军事科学院军事医学研究院生物工程研究所
　　　侯利华　军事科学院军事医学研究院生物工程研究所

参 考 文 献

1. Walsh G. Nat Biotechnol 2006; 24: 769–776.
2. Fischer R, Emans N, Schillberg S. In: Erickson L, Yu W-J, Brandle J, Rymerson R, editors. Molecular farming of plants and animals for human and veterinary medicine. The Netherlands: Kluwer Academic Publishers; 2002. pp. 259–285.
3. Twyman RM, Stoger E, Schillberg S, Christou P, Fischer R. Trends Biotechnol 2003; 21: 570–578.
4. Smith C. Nat Methods 2005; 2: 71–77.
5. Thiel KA. Nat Biotechnol 2004; 22: 1365–1372.
6. Gupta MN, Mathiasson B. Chem Ind 1994; 17: 673–675.
7. Menkhaus TJ, Bai Y, Zhang C, Nikolov ZL, Glatz CE. Biotechnol Prog 2004; 20: 1001–1014.
8. Evangelista RL, Kusnadi AR, Howard JA, Nikolov ZL. Biotechnol Prog 1998; 14: 607–614.
9. Chase HA. Trends Biotechnol 1994; 12: 296–303.
10. Barthels CR, Kleinman G, Korzon NJ, Irish DBA. Chem Eng Prog 1958; 54: 49–52.
11. Belter PA, Cunningham FL, Chen JW. Biotechnol Bioeng 1973; 15: 533–549.

12. Draeger MN, Chase HA. I Chem Eng Symp Ser 1990; 118:12.1–12.12.

13. Hjorth R, Kämpe S, Carlsson M. Bioseparation 1995; 5: 217–223.

14. Kämpe S, Hjorth R, Nyström L-E. 6th European Congress on Biotechnology; 1993; Florence.

15. McCormick DK. Biotechnology 1993; 11: 1059.

16. Mazumder J, Zhu J, Bassi AS, Ray AK. Biotechnol Bioeng 2009; 104: 111–126.

17. HealthCare GE. Application note STREAMLINE expanded bed adsorption. 2001–04. pp. 1150–1121 AA.

18. HealthCare GE. Application note STREAMLINE expanded bed adsorption. 2002–11. pp. 1144–1187 AB.

19. Walter JK, Feuser J. In: Extended Reports from the 4th International Conference on Expanded Bed Adsorption; 2002; Florida. Downstream EBA '02. Sweden: Amersham Biosciences; 2002. pp. 37–39.

20. Curbelo DR, Garke G, Guilarte RC, Anspach FB, Deckwer WD. Eng Life Sci 2003; 3: 406–415.

21. Low D, O'Leary R, Pujar NS. J Chromatogr B 2007; 848: 48–63.

22. Wurm FM. Nat Biotechnol 2004; 22: 1393–1398.

23. Expanded Bed Adsorption—Principles and Methods, Amersham Biosciences, Uppsala; 1998.

24. Jahanshahi M, Partida-Martinez L, Hajizadeh S. J Chromatogr A 2008; 1203: 13–20.

25. Dong W, Wang Y-D, Hu H, Su ZG. J Chem Technol Biotechnol 2007; 82: 135–142.

26. Ling T, Lyddiatt A. Biotechnol Bioprocess Eng 2006; 11: 84–87.

27. Anspach FB, Curbelo D, Hartmann R, Garke G, Deckwer WD. J Chromatogr A 1999; 865: 129–144.

28. Hubbuch J, Thommes J, Kula MR. Adv Biochem Eng Biotechnol 2005; 92: 101–123.

29. Fernandez-Lahore HM, Geilenkirchen S, Boldt K, Nagel A, Kula MR, Thommes J. J Chromatogr A 2000; 873: 195–208.

30. Feuser J, Walter J, Kula MR, Thommes J. Bioseparation 1999; 8: 99–109.

31. Poulin F, Jacquemart R, De Crescenzo G, Jolicoeur M, Legros R. Biotechnol Prog 2008; 24: 279–282.

32. Smith MP, Bulmer MA, Hjorth R, Titchener-Hooker NJ. J Chromatogr A 2002; 968: 121–128.

33. Brixius PJ, Lin D-Q, Mollerup I, Hubbuch JJ, Kula M-R. In: Extended Reports From the 4th International Conference on Expanded Bed Adsorption; 2002; Florida. Downstream EBA '02. Sweden: Amersham Biosciences: 2002. pp. 6–8.

34. Kaleas KA, Schmelzer CH, Pizarro SA. J Chromatogr A. DOI: 10.1016/j.chroma.2009.07.023.

35. Ng MYT, Tan WS, Abdullah N, Ling TC, Tey BT. J Biotechnol 2008; 138: 74–79.

36. Draeger MN, Chase HA. Bioseparation 1991; 2: 67–80.

37. Hubbuch JJ, Brixius PJ, Lin D-Q, Mollerup I, Kula M. Biotechnol Bioeng 2006; 94: 543–553.

38. Lin D-Q, Zhong LN, Yao SJ. Biotechnol Bioeng 2006; 95: 185–191.

39. William W, Wade MM, Holman SC, Champlin FR. J Microbiol Methods 2001; 43: 153–164.

40. Hermansson M. Colloids Surf B Biointerfaces 1999; 14: 105–119.

41. Tur KM, Ch'ng H-S. Int J Pharm 1998; 160: 61–74.

42. Lin D-Q, Brixius PJ, Hubbuch JJ, Thömmes J, Kula M-R. Biotechnol Bioeng 2003; 83: 149–157.

43. Gallardo-Moreno AM, Gonzalez-Martin ML, Perez-Giraldo C, Garduno E, Bruque JM, Gomez-Garcia AC. Appl Environ Microbiol 2002; 68: 2610–2613.

44. Klotz SA, Drutz DJ, Zajic JE. Infect Immun 1985; 50: 97–101.

45. Brixius PJ. PhD thesis. Dusseldorf, Germany: Institue of Enzyme Technology, Heinrich Heine University; 2003.

46. Vergnault H, Mercier-Bonin M, Willemot RM. Biotechnol Prog 2004; 20: 1534–1542.

47. Arpanaei A, Mathiasen N, Hobley TJ. J Chromatogr A 2008; 1203: 198–206.

48. Viloria-Cols ME, Hatti-Kaul R, Mattiasson B. J Chromatogr A 2004; 1043: 195–200.

49. Siu SC, Boushaba R, Topoyassakul V, Graham A, Choudhury S, Moss G, Titchener-Hooker NJ. Biotechnol Bioeng 2006; 95: 714–723.

50. Brant JA, Childress AE. Environ Eng Sci 2002; 19: 413–427.

51. Camesano TA, Logan BE. Environ Sci Technol 2000; 34: 3354–3362.

52. Råvika M, Cimanderb C, Elofssonc U, Veidea A. J Biochem Biophys Methods 2007; 70: 595–604.

53. Gao D, Lin D-Q, Yao S-J. Biochem Eng J 2008; 38: 355–361.

54. Gao D, Lin D-Q, Yao S-J. J Chromatogr B 2007; 859: 16–23.

55. Jahanshahi M, Najafpour G. In: Najafpour G, editor. Biochemical engineering and biotechnology. The Netherlands: Elsevier; 2006. pp. 390–415.

56. Hubbuch JJ, Heebøll-Nielsen A, Hobley HT, Thomas ORT. Biotechnol Bioeng 2002; 78: 35–43.

57. Van Der Meer AP, Blanchard CMRJP, Wesselingh JA. Chem Eng Res Des 1984; 62: 214–222.

58. Brixius P, Mollerup I, Jensen O, Halfar M, Thommes J, Kula M. Biotechnol Bioeng 2006; 93: 14–20.

59. Vennapusa RR, Hunegnaw SM, Cabrera RB, Fernandez-Lahore M. J Chromatogr A 2008; 1181: 9–20.

60. Fernandez-Lahore HM, Kleef R, Kula M-R, Thömmes J. J Biotechnol Bioeng 1999; 64: 484–496.

61. Chen W-D, Dong X-Y, Sun Y. J Chromatogr A 2003; 1012: 1–10.

62. Cabrera RB, Fernandez-Lahore HM. J Biochem Technol 2008; 1/1: 1–5.

63. Marani M, Camperi S, Cascone O, Iannucci N, Albanesi G, Fernández-Lahore HM. Sep Sci Technol 2005; 40: 3277–3287.

64. Absolom DR, Lamberti FV, Policova Z, Zingg W, Van Oss CJ, Neumann AW. Appl Environ Microbiol 1983; 46: 90–97.

65. Bos R, Van der Mei HC, Busscher HJ. FEMS Microbiol Rev 1999; 23: 179–230.

66. Tari C, Vennapusa RR, Cabrera RB, Fernandez-Lahore M. J Chem Technol Biotechnol 2008; 83: 183–191.

67. Vennapusa RR, Tari C, Cabrera RB, Fernandez-Lahore M. Biochem Eng J 2008; 43: 16–26.

68. Sharma PK, Rao KH. Adv Colloid Interface Sci 2002; 98: 341–463.

69. Vennapusa RR, Aasim M, Cabrera RB, Fernandez-Lahore M. Biotechnol Bioprocess Eng 2009; 14: 419–428.

70. Vergnault H, Willemot R-M, Muriel M-B. Process Biochem 2007; 42: 244–251.

71. Redman JA, Walker SL, Elimelech M. Environ Sci Technol 2004; 38: 1777–1785.

72. Queiroz JA, Garcia FAP, Cabral JMS. J Chromatogr A 1995; 707: 137–142.

73. Ting Y-P, Sun G. J Chem Technol Biotechnol 2000; 75: 541–546.

74. Dainiak MB, Galaev IY, Matiasson B. J Chromatogr A 2002; 942: 123–131.

75. Garg N, Galaev IY, Matiasson B. Bioseparation 1996; 6: 193–199.

76. Vennapusa RR, Aasim M, Shad N, Fernandez-Lahore M.

Abstracts from 15th International Conference on Biopartitioning and Purification, Uxbridge, U.K., Brunel University, O–27, (2009).

77. Lira RA, Minim LA, Bonomo RCF, Minim VPR, da Silva LHM, da Silva MCH. J Chromatogr A 2009; 1216: 4440–4444.

78. Chen W-Y, Liu Z-C, Lin P-H, Fang CI, Yamamoto S. Sep Purif Technol 2007; 54: 212–219.

79. Dias-Cabral AC, Ferreira AS, Phillips J, Queiroz JA, Pinto NG. Biomed Chromatogr 2005; 19: 606–616.

80. Schubert S, Freitag R. J Chromatogr A 2009; 1216: 3831–3840.

81. Faude A, Zacher D, Müller E, Böttinger H. J Chromatogr A 2007; 1161: 29–35.

82. Dumetz AC, Snellinger-O'Brien AM, Kaler EW, Lenhoff AM. Protein Sci 2007; 16: 1867–1877.

83. Payne RW, Nayar R, Tarantino R, Terzo SD, Moschera J, Di J, Heilman D, Bray B, Manning MC, Henry CS. Biopolymers 2006; 84: 527–533.

84. Jia Y, Narayanan J, Xiang-Yang L, Yu L. Biophys J 2005; 89: 4245–4251.

85. Valente JJ, Verma KS, Manning MC, Wilson WW, Henry CS. Biophys J 2005; 89: 4211–4218.

86. Warren PB. J Phys Condens Matter 2002; 14: 7617–7629.

87. Van Oss CJ, Good RJ, Chaudhury MK. J Protein Chem 1986; 5: 385–405.

88. Van Oss CJ, Moore LL, Good RJ, Chaudhury MK. J Protein Chem 1985; 4: 245–263.

89. Kreuß M, Strixner T, Kulozik U. Food Hydrocolloid 2009; 23: 1818–1826.

延 伸 阅 读

Mullick A, Griffith CM, Flickinger MC. Biotechnol Bioeng 1998; 60(3): 333–340.

Mullick A, Flickinger MC. Biotechnol Bioeng 1999; 65(3): 282–290.

第**7**章 | 助 滤 剂

Tony Hunt

Advanced Minerals Corporation，Santa Barbara，California

7.1 引言

现今，在生物制药工艺中所采用的众多的微粒（大于 0.1 μm）的分离方法中，最强力的、最引人注目的为在动态系统中采用高度多孔的粉末化介质的方法。这些粉末化介质（通常称为助滤剂，图 7.1）在过滤工艺中具有通用性好、高固形物负载能力、高产物回收率、低成本和易于放大的优势。此外受技术进步的激发，这种用于生物制药工艺中的技术有了更广泛的应用，并带来产品创新的指数级增长。

7.2 工艺简述

下游工艺的第一个操作单元即为澄清。该步骤包括去除细胞、细胞碎片及发酵液或者去除上清液。工业上通常有 4 种固液分离类型：①当产物表达并分泌入上清时，去除发酵液中的完整细胞；②在细胞破碎和提取以释放目标产物之后，去除培养物中的细胞碎片；③从料液中去除颗粒污染物（通常为蛋白质），如去除错误折叠形式的重组蛋白质；④从工艺上清液中选择性沉淀目标蛋白质，并捕获这些颗粒。

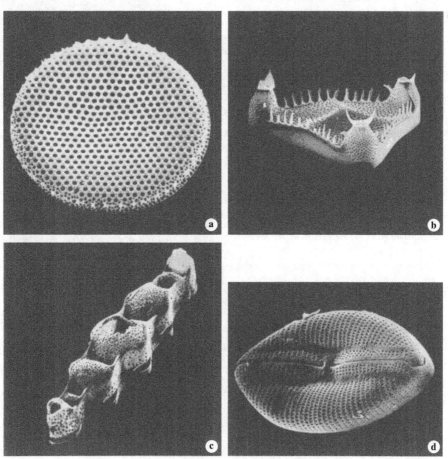

图 7.1 硅藻土沉积物中常见的硅藻的尺寸和形状。

大多数工艺采用离心或者过滤进行固液分离。离心尽管很广泛地被接受，但是有很多在生物制药应用中的缺点。在一些应用中的挑战是不允许对固体颗粒采用过度的剪切力以去除细胞和亚细胞碎片。离心依赖于目标不同的密度和离心力进行固-液分离。然而，当产物和废弃物之间密度相近时，离心法很少被采用。此外，离心机不易维护、清洁和灭菌。最后，当处理生物相关液体时最重要的是避免气溶胶的产生，对于采用离心法作为该步骤的操作时，这通常很难避免。

内含硅藻土、珍珠岩和纤维素的深层过滤器适用于低固形物，因为当产品中含有中等和高等水平的固形物时，这些产品很快就会被堵塞。可以通过向未过滤的培养物中添加助滤剂（作为体积填充），从而延长滤器的使用寿命。

采用粉末状介质在生物制药应用方面具有很多的优势。由于可以根据料液中的固形物的含量水平调整粉末状介质的用量，因此这类系统具有很高的柔性和可调性。另外，这类系统对于去除悬浮的固形物特别有效，并且在被胶体物质和小颗粒重度污染的上清物的澄清方面非常高效。该介质可以应用于上面所提到的所有的4种类型的应用之中，包括从工艺上清中选择性沉淀目标蛋白及对这些沉淀进行捕获。一旦捕获至过滤介质上，这些目标蛋白或者产品可以通过调节清洗缓冲液的 pH 或者盐浓度并使该缓冲液在过滤介质床体中反复循环，从而将其复溶。复溶后，可以用大约两倍床体积的缓冲液将其从介质中洗脱。

与离心及其他过滤系统相比，基于粉末化介质的系统的资金花费相对较低。由于介质为一次性的，不需要进行介质的清洁和使用寿命研究。因此，过滤工艺的验证花费也大大地降低。此外，可以对滤饼进行后清洗以最大化产品回收率，对于离心来说，类似工艺则非常昂贵或者不实际。最后，随着粉末的密封和过滤设备设计的发展，现在已经可以在介质制备区域和 GMP 设备中实现粉末的完全封闭。粉末密封、滤器设计和粉末化介质技术的结合决定了使用助滤剂对于澄清来说是非常经济、成本效益好的方法。

7.3 动态过滤过程中的多孔介质

硅藻土、珍珠岩和纤维素是在动态过滤过程中应用最广泛的几种多孔介质，其中应用比例最高的是硅藻土。

7.3.1 硅藻土

硅藻土经常与纤维素结合使用，但是硅藻土通常是静态或者固定床（如滤板和滤垫）中的关键组成成分。硅藻土产品的主要特征是其具有主要由二氧化硅组成的复杂、高度多孔的结构。这些产品主要由硅藻土中获得，硅藻土是一种富含生物硅的沉积物，这些沉积物具有不同的显微排列形式，主要由硅藻类中的金黄褐藻的硅质遗骸组成。令人惊讶的是，当保藏在一定的化学平衡条

件下时，虽然这些硅藻经过了漫长的地质时间，但是这种结构仍然有着高度的持久性，从而最高程度上保持了其超显微结构的完整性。

7.3.2 珍珠岩

珍珠岩是火山喷发时，受热膨胀后迅速冷却而自然形成的一种火山玻璃（图 7.2）。经过研磨之后，产生多孔的复杂结构，这使得其在生物制药动态工艺过滤中也非常有用。因为其结构并不像硅藻土一样复杂，珍珠岩也能很好地适用于高固形物含量液体中微细颗粒的分离。如同硅藻土一样，珍珠岩也是一种可用于滤板和滤垫中的很有用的功能性过滤成分。

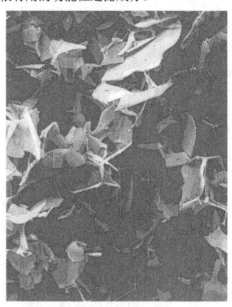

图 7.2 珍珠岩的电子显微镜扫描照片。

7.3.3 纤维素

与硅藻土相比，纤维素和珍珠岩一样，复杂的结构很少。因此，纤维素一般仅限于粗过滤或者用于一些需要将纤维预涂布在膜上的一些特殊设备之中。

本章的余下部分将重点阐述硅藻土在固-液分离中的应用。

7.4 硅藻土过滤的基本原理

固-液分离的讨论可以涵盖很宽范围的技术和应用，但是每种方法都通常依照需要从特定的工艺物料流之中去除或者收集的固形物的相对尺寸来定义。本章重点介绍大于 0.1 μm 的典型的固态微小颗粒过滤。关键目的为从工艺物料流中去除不需要的固体，使得精制（过滤）后的溶液足够澄清，符合更多的后续下游工艺的需求。

7.4.1 固体颗粒成分

通常，自然界中的固体均是刚性的或者是可以被压缩的。形成刚性滤饼的固体具有一定程度的固有通透性，

这取决于颗粒尺寸分布和排列方式，但是大多数生物制药设备中的固体颗粒通常是可压缩的。如果在过滤过程中采用低流速和低压差，固体通常为凝胶状、高度可压缩，且具有一定程度的通透性。非常不幸的是，这些特性与典型的工艺要求相反，在典型工艺中，该单元操作需要快速、经济地完成。

7.4.2 动态过滤

静态固定床过滤所存在的问题在于：当需要去除的固体聚集或者累积到过滤隔片（板、纸、编织品、金属或塑料纤维编制的网筛）上时，其通透性很差。如果这些固体累积到隔片上，这些固体将会逐渐丧失流体通过、过滤所需的足够的通透性，最终导致过滤终止。这种行为突出了在过滤实践中常见的失误：通常，较高的压差会导致固形物结构的坍塌，形成无通透性的滤饼，从而无法确保更快的过滤速度。

过滤介质的引入改变了所累积形成的滤饼的组成，从而改变了其过滤行为。粉末化的介质（助滤剂）对于该技术来说是必需的，因为助滤剂有两种功能：①作为过滤循环开始之前所进行的预涂布；②作为添加到未过滤物料中的贯穿整个过滤循环始终的体积填充物。预涂布层保护滤膜，防止穿透和不期望的固体物质导致的堵塞。这些预涂布层也能够使得滤膜的清洗变得简单，并能够从一开始就得到高质量的滤液。

向工艺物料中添加粉末介质（作为助滤剂）增加了逐渐积累的滤饼的通透性，限制了固体的运动，提供了滤液通过的孔道，延长了周期的长度（图 7.3）。

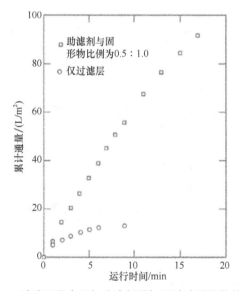

图 7.3 过滤工艺中添加助滤剂增加了过滤周期的长度。

这些介质提供了增强的通透性，使得恒流过滤压差的增加减缓，延迟了恒压操作中的流速衰减。在过滤周期的

最后，原位清洁和冲洗累积的滤饼可以最大化产物的回收率。在工艺过程中，使得体积填充最大化非常重要。如果添加量太小，固体会很快堵塞滤饼，从而导致过滤终止。如果添加过多，不仅会造成浪费，而且会使得滤饼厚度快速增加，随之流动阻力会增加，从而过滤周期长度缩短[1]。

7.4.3 过滤理论概述

接下来的部分并不打算对过滤理论进行综合的处理，仅对逐渐累积的滤饼的通透性（固体和助滤剂）最终怎样影响过滤性能（速率）进行概述。在很多综述中均可发现对于过滤机制的讨论[2~4]。

但是对于多孔介质过滤的讨论可以从达西公式（Darcy equation）[式（7.1）]的简化形式开始。该公式用于描述层流（非湍流）流经均一的、多孔的介质时的情况。

$$k = \frac{Q \times \Delta x \times \mu}{A \times \Delta P} \tag{7.1}$$

相对通透率（k）单位为达西（darcy），以参数瞬时体积流量（Q）、该流体的黏度（μ）、厚度（Δx）、多孔介质（累积的滤饼）的横截面积（A）、与该流体相关的压差或者压力降（ΔP）。流速（Q）还可以用体积对时间的微分表示（dV/dt）。通透性 1 达西的含义为：1 cm³ 黏度系数 1 cP[①] 的液体在 1 atm[②] 压差下，1 s 时间内，在 1 cm² 的截面情况下，可通过 1 cm 厚的过滤介质。尽管流体黏度随温度和剪切力变化，但是其值和其他变量可以通过计算和实验观察所获取。所以，通透率（k）是用于表征滤饼成分的经验值（常量），很难随着操作流速或者压差的变化而改变。在实践中，可能会出现通透率受流速或压力影响的情况，但是这些是滤饼成分所导致的极端现象，且经常与式（7.1）的描述相矛盾。助滤剂的类型和相关的使用率与固体颗粒的性质、浓度等相关，后者又反过来决定了通透率和过滤性能。

k 的恒定性解释了两个现象：①对于恒流过滤（Q_0）来说，当滤饼厚度（Δx）增加时，压差会增加[式（7.2）]。

$$k = \frac{Q_0 \times \mu}{A}(常量) \times \frac{\Delta x}{\Delta P} \tag{7.2}$$

②对于恒压（ΔP_0）过滤，当滤饼厚度增加时，流速衰减[式（7.3）]。

$$k = \frac{\mu}{A \times \Delta P_0}(常量) \times Q \times \Delta x \tag{7.3}$$

通透率测定在动态过滤设备中为非必需的。事实上，一旦不会滤过的物体进入了滤器，所有滤饼的通透率（可以用达西度量的）就会下降几个数量级。最终，通过助滤剂的选择和使用，通透性（k）可以表述这些固-液分离工艺的优化。

举个例子，最初（实验室级别）的测试获得了足够

---

① 1 cP（厘泊）=10^{-3} Pa·s。
② 1 atm=1.013 25×10^5 Pa。

的信息以确定恒压设备中的通透率（k_{app}）。事实上，关键的实验室测试是为了确定在使用典型助滤剂和终端压力（ΔP_f）情况下达到最大滤饼厚度（Δx_f，受过滤设备的物理容积所限，典型值为 3 cm）时所需的时间。因此，Darcy 方程可以更好地用于工艺放大[式（7.4）]。

$$[k_{app}] = \frac{Q_{0\,lab} \times \Delta x_f \times \mu}{A_{lab} \times \Delta P_f} = \frac{Q_{0\,plant} \times \Delta x_f \times \mu}{A_{plant} \times \Delta P_f} \qquad (7.4)$$

注意，压差（ΔP_f）和滤饼厚度（Δx_f）需要根据操作的规模做相应的调整。必须通过调整过滤面积（A_{plant}）需求来适应可允许的滤饼厚度（Δx_f）的差异。物理容量测试还能确定在特定区域进行过滤的工艺物料的总体积。在同等滤饼厚度的最简单案例中，放大变成了调整过滤面积以适应生产速率的问题[式（7.5）]。

$$\frac{Q_{0\,lab}}{A_{lab}} = \frac{Q_{0\,plant}}{A_{plant}} \qquad (7.5)$$

7.5 级别的选择与优化

合适的过滤工艺可使处理量和产物回收率最大化而压力降最小，同时又可保证所需的澄清度，且所有处理可以在一个合理的时间内完成。当为特定工艺选择合适级别的粉末介质时有 5 个主要参数需要考虑。

7.5.1 产品稳定性

选择助滤剂级别时需要注意可溶性金属离子。试剂中高浓度的可溶性金属离子能够导致生物制药产品的污染，例如，铝离子对白蛋白的污染[5~7]。另外，人们已经知道，高浓度的可溶性金属离子能够氧化蛋白质或者酶，并且能够活化发酵液中的酶原[8~10]。因此，在过滤工序使用高纯度的试剂有助于减少或者避免产物的污染和后续下游工艺中的降解问题。

工业上对高纯度和高性能产品的需求导致了新一代粉末介质的发展。这些商标名为 Celpure™（Advanced Minerals 公司，加利福尼亚州，美国）的市售产品具有较大的过滤容量，相应减少了粉末介质的消耗和处理费用（图 7.4）。

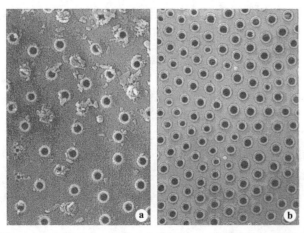

图 7.4 来自于 Celite 硅藻（a）和 Celpure 的硅藻（b）表面电子显微镜扫描照片。

由于具有高固体负荷能力和改良后的流体性质，采用 Celpure™ 品牌的典型过滤工艺使用的介质较少。这导致了与采用传统品牌的硅藻土相比（如被广泛采用的 Celite® 品牌）其总工艺时间的降低（图 7.5）。此外，该产品非常纯，且含有非常低水平的可溶出的金属离子，如铝离子和铁离子（表 7.1），以及相对较低的电导率。

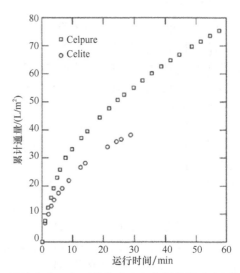

图 7.5 澄清实验，在两份发酵液中分别按照助滤剂与固形物比例 0.5∶1.0 的比例加入等量的 Celpure 和 Celite。当流速衰减至合理生产所允许最小时停止实验。

表 7.1 Celpure™ 典型属性（适用于所有级别）

属性	值
可溶性铝/(mg Al/kg) 提取发酵液，pH4.5	<3
可溶性铁/(mg Fe/kg) 提取发酵液，pH4.5	<3
在水中时电导率/(μS/cm)	<12.5

7.5.2 滤出液澄清度

大多数工艺均有满足或超出某澄清度的要求。达到严格的澄清度要求可以增加下游滤器的寿命或者保护层析柱。所能达到的滤出液澄清度由所选择的级别和所需去除的浑浊物的性质决定。一旦级别已经选定，其用量（主体物料的添加）与能够影响流速的压差相结合，可以控制给定过滤面积所能处理的未过滤物料的体积。

7.5.3 产物处理量

当进行级别选择时，产物处理量和滤出液澄清度密切相关。目标为选择一个可以得到期望澄清度和最大处理量的级别。选择的级别太细，澄清度可以超过要求，但是生产率则可能非常低，且压差会很高。

7.5.4 操作压力

现实的操作压力可能会受产物剪切敏感性、设备系统参数或整体工厂设计的限制。一些工艺的机械压力限制为 30～45 psi 或者 2～3 bar。

7.5.5 产物回收率

该指标有时在最初过滤研究中可以忽略。在任何过滤循环结束时，累积的滤饼均应使用与产物相容性好的缓冲液清洗以最大化产物回收率。在完成过滤循环后（包括冲洗），确定目标产物是否与过滤介质相互作用非常重要。通过选择通透性级别更高的助滤剂经常可以改善产物回收率问题。当你增加助滤剂的孔隙率时，则可接触的表面积减小，非特异吸附减少。所有这些因素都是紧密相关的；因此，我们建议采用系统性的方法去进行级别的选择和优化。

7.6 级别选择的系统性方法开发方案

如上所述，总体目标为得到最适宜的澄清度和最大处理量，同时使压力最小，产物损失最少。如下为级别选择的系统性方法。图 7.6 展示了一个实验室级别恒速过滤实验的典型步骤。对于恒压过滤来说，需要为尚未过滤的料液提供一个压力容器，并将料液输送至滤器上游空间。

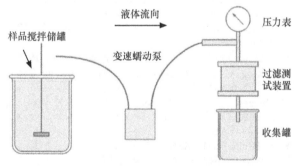

图 7.6 恒定速率下的实验装置图。

7.6.1 料液流中固体百分比的确定

关于料液中固体的分布和尺寸的任何信息对于级别选择都是有用的。如果得不到信息，可采用下面推荐的规程以进行确定。

通过称重确定发酵液中固体的百分比。用预称重的滤器盘过滤一小份发酵液，在烤箱中干燥，并且再次称重以确定过滤前发酵液中固体的百分比。

1. 采用 Whatman 934-AH 滤纸作为带着外壳的滤器。这是一个开口的滤器，不需要使用定制的金属网筛即可直接进行预涂布。

2. 重悬 1.5 g 介质于 100～150 mL 缓冲液（pH 与待处理样品溶液相似；1.5 g 大多级别的介质可在 20 cm² 表面积情况下形成大约 2 mm 的预涂布层）。从最粗级别的 Celpure™ 3000 或者 Celite® 545AW 开始测试，对于给定的工艺，总是可以得到最大的通量和最佳的澄清度。

3. 再次循环溶液，直至滤液澄清（一般为 2～3 min）。推荐流速为 40 L/(m²·min)。对于 20 cm² 的表面积，相当于 80 mL/min 流速。

4. 一旦预涂布层形成，减少容器中缓冲液的体积至液面高于预涂布层上 2～3 mm。

5. 添加介质至未过滤的料液中，起始时，用粉末介质添加物匹配料液中固体的百分比（2%重量的固体，加大约 2%重量的粉末介质）。以 1～5 L/min 的流速将产品/介质混合溶液加入过滤容器中。对于 20 cm² 的表面积，相当于 2～10 mL/min。

6. 测量初始流速并在整个过滤过程中监测流速和压力。压力最大可允许升至 30 psi 或 2 bar（或者最大系统压力），在过滤过程中通过降低流速保持此压力，直到流速降至初始流速的 20%。

7. 当过滤循环结束时，用两个滤饼体积的适宜的清洗缓冲液清洗滤饼。该操作可最大化产物回收率。最后，测量滤过液总体积、过滤时间、滤液澄清度和滤器内的滤饼高度。保存样品以进行产物回收率分析。

若澄清度不可接受，那么换用通透性更低的助滤剂重复步骤 1～7。粉末化的介质基于达西通透率剂型分级。Calpure 3000 和 Celite 545AW 被认为是最粗的级别，而 Celpure 65 和 Celite Filter-Cel® 则是最细的。

对于恒压过滤来说，按照上述程序进行到第 4 步，然后转到盛有含合适级别的粉末介质的未过滤的培养基的压力容器。将压力斜坡上升至期望的输出值并监测流速的衰减。换用不同级别的介质重复上述实验。

7.6.2 体积填充优化

一旦级别选择完毕，下一步则是优化助滤剂，体积填充的水平决定通透率和累积滤饼的体积。较高的运行压力并不一定意味着高的通透率，特别是当助滤剂的使用与固形物的操作特性一起决定滤饼的压缩性时。二者的性质（pH、黏性等）也会影响过滤表现；因此，在过程开发和优化的研究中一定要考虑这些因素。

过去在很高固形物水平（按重量计高于 5%）的生物溶液上的工作表明，在 10 L/(m²·min) 以上恒定（过滤）流速情况下，由于滤饼的压缩及伴随而来的通透性的衰减，压差呈现很陡的上升趋势。温和的流速 5.0 L/(m²·min) 会延长循环周期，通常会更经济。尽管使用相容性好的缓冲液稀释可以降低剪切力，并使过滤变得容易，但是加速处理的目标使其只有在其他选项失败后才被选用。

如前所述，最佳的起始点是将物料流体中的固形物重量百分比与所采用的介质的重量比例相匹配。如果该比例是 1∶1 则不足，即过滤会由于压力的快速增加及并发的滤饼被固体堵塞而终止，所以要考虑增加体积填充剂的数量。采用 1.5∶1 或 2∶1 的体积填充剂比例重复上述步骤。

如果在你的工艺中，可以以 1∶1 的体积填充进行处理，且压差的上升很少或者没有，那么你可以通过减少助滤剂与固形物比例来优化助滤剂的添加。减少助滤剂直至得到可接受的通量（图 7.7）。该方法将使我们可以确定过滤器的尺寸并最小化特定批次所需过滤器的尺寸。

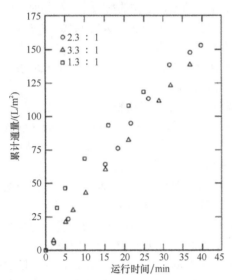

图 7.7 采用体积填充物-固形物比例法优化生物发酵液的体积填充研究。

7.6.3 工艺放大及过滤器选择

烛式滤器、压力滤器和板框式滤机均可用在生物制药设备之中，对滤器的选择取决于如下几个因素，包括工厂设计，设备与已有系统的兼容性，原位清洁和原位蒸汽系统，操作的规模，总投资花费。所有这些因素均需在选择合适的滤器时被考虑到。一旦滤器设计被选择，在方法开发阶段所产生的数据将被用于滤器尺寸的预测。如果循环时间短，可采用较小的滤器。则在典型的 8 h 轮班制中可以完成多个循环（包括清洗和设置的时间）。

7.7 总结

在动态的过滤系统中使用先进的过滤介质从不同的工艺物料流中进行微细颗粒的固-液分离是一种灵活、高效、有吸引力的方法。粉末介质具有通用、高固体载量、高产物回收率、低成本和易于对过滤工艺进行放大的优势。这些系统具有高成本效益并在去除悬浮颗粒、澄清富含胶体类和小颗粒物质的上清液时非常灵活、有效。诸如 Celpure™ 等较新的产品在纯度和性能上有很大改良，并能够进一步满足生物制药工业的需要。

除了在粉末介质中取得的进步之外，现在可以从供应商处很容易地取得能够满足需要的改良后的介质处理、容纳系统。最后各种经济的、设计独特的滤器外壳，包括烛式、压力滤器和板框式滤器，均已按照生物制药所需的规格被制造出来。

翻译：董 磊 空军总医院临床检验中心
      刘 娟 空军总医院输血科
校对：张 哲 军事科学院军事医学研究院生物工程研究所
      侯利华 军事科学院军事医学研究院生物工程研究所

参 考 文 献

1. R.H. Rees and C.W. Cain, Chem. Eng. 72–74 (August 1990).
2. J. Kiefer, Brauwelt International IV, 1991, pp. 300–309.
3. J. Bear, Dynamics of Fluids in Porous Media, Dover Publications, New York, 1988, pp. 119–195.
4. J. Hermia and S. Brocheton, Filtration Separation 721–725 (November 1994).
5. W.P. Olson and R.S. Kent, Transfusion, 29: 86–87 (1989).
6. S.W. King, M.R. Wills, and J. Savory, Res. Commun. Chem. Pathol. Pharmacol. 26: 161–169 (1979).
7. M. Inoue, Y. Gion, H. Itoh, K. Ikariya, K. Takechi, S. Tomioka, K. Furuta, and S. Yabushita, Vox Sang. 66: 249–252 (1994).
8. W.A. Banks, L.M. Maness, M.F. Banks, and A.J. Kastin, Neurotoxicol. Teratol. 18: 671–677 (1996).
9. S.A. Hulea, E. Wasowicz, F.A. Kummerow, Biochim. Biophys. Acta 1259: 29–38 (1995).
10. N. Ahmed, J. Liggins, A.J. Furth, Biochem Soc. Trans. (England) 21: 93S (1993).

第 **8** 章 | 蛋白质吸附，扩张床

Siddartha Ghose
Aston University，Birmingham，United Kindom

8.1 引言

传统的生物化学工艺按运行机制可被划分为三种主要类型：①上游工艺，其主要进行原材料的准备或预处理，以直接或间接获取特定的目标产品；②实际生产阶段，在这一阶段原材料发生了化学转换以生产终产物，其中所需要的目标产物与相关副产品一起被获得；③下游工艺，其特别涉及目标产品的回收和纯化。重组 DNA 工艺领域所取得的成就使得用各种微生物宿主克隆与表达特定产品用于诊断和治疗应用得到普及。这些成就造成生产阶段的工艺研发水平大大超越了回收和纯化工艺的研发水平。最近在后一领域已有显著的进展，并且，随着基于亲和相互作用的产品投入应用，目前有可能涵盖功能更强大且更具有特异性的操作方法以改善回收工艺的整体效率[1]。

下游工艺包含涉及以获得最终形式的目标产物为目的的一整套操作方法。这个命名是由其在工艺流程列表中相对于实际生产阶段的位置所决定的。目标产物的起始浓度、最终所需的纯度及所需去除杂质的种类等因素决定了操作方法的具体选择，而其顺序则需要依据每一个具体流程而进行调整。生化工艺中微生物体的使用使得细胞收取、破碎（对于作为胞内产物而驻留于胞质腔的产品），以及固-液分离成为操作序列中所必不可少的起始阶段。传统使用的最普遍的固-液分离方法是离心[2,3]和横向流微滤[4]。也有应用液相两相系统对原料进行初级处理[5]及细胞沉淀去除的相关报道[6~9]。

作为分离程序中一种最普遍的基本步骤，生物化学产品的回收几乎总是涉及一个或多个填充床色谱工艺，这通常是作为次级和最终的纯化步骤[10]。目前已经开发了一个非常强效的工具，在分析级和制备级规模[11]的操作中进行产品分离。溶解于液相的产品与固体吸附剂上的配基之间的相互作用模式的多样性[11~13]，规模放大和原位清洁程序的简便性，设备和耗材的商业化程度，以及操作方法等均有充分实例支持。这些特点使得该技术在学术界和工业界的研究与开发中都获得了广泛的认可。目前在优化层析分离上有相当多的信息可供参考[14]。尽管如此，充分利用其潜能意味着在上样于填充床之前对生物原料必

须进行澄清，否则柱床堵塞不可避免。

本章描述了使用扩张床层析的有关细节，后者可谓是数十年来生物工艺产业中唯一新出现的操作环节。该技术使得直接将未经澄清过的原料直接上样到柱床成为可能，从而绕过了传统的固-液分离技术，而同时从液体相中捕获了所需的产品。分离操作最典型的顺序如图 8.1 所示，其中也表明了扩张床层析的相对位置。正如从对其操作的描述可清楚得知，加入这个操作环节可以取代高成本消耗且频繁出问题的其他固-液分离技术，如离心和交叉流微滤技术。另外，将层析步骤放在分离程序早期有额外的好处。要时刻注意的是，该技术仍处于其研发阶段，现在就论断其将成为下游工艺程序中不可分割的一部分尚为时过早。尽管如此，最近在美国召开了第二届扩张床吸附国际会议，会议认为人们对该科技有越来越深入的了解，而它在生物分离领域的发展前景则确实仍待证明。

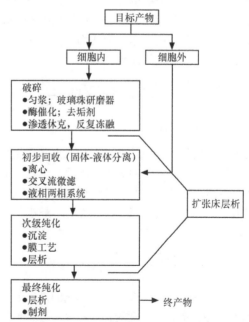

图 8.1 从生物性原料中回收和纯化蛋白质操作的典型顺序。其中也显示了扩张床作为一个可行的可选操作所处的相对位置。

在对扩张床系统的方方面面作一个详细的论述前，首先需要对流化床（fluidized bed）和扩张床（expanded bed）的名词使用作一个解释。在该技术的起始开发阶段，

这两个名词通常情况下是互不兼容的。在经典的化学工程操作中，流化床与催化反应器相关，其中维持了固-液的高度混合以确保良好的热量和质量传递。此外，在获得了良好的栓塞流类型的流体动力学性质后，扩张床将有益于产物的捕获。显然混合效应需要被尽量避免和减小，尽量保证床的稳定性。这两个名词在意义上显然相互对立；为确保区分二者之间的关键差异，在使用扩张床的生物性分离程序的情况下，流化床这个名词应该被避免使用。然而近年来，这种区别逐渐被模糊了，现在两个名词可相互通用，在实际上指代的是同一样事物，在本章中将采纳这种用法。

8.2 理论

为理解扩张床的物理进程和一些对其各种状态的基本描述，我们以一个填充在无顶端液流接头的层析柱内充分沉降的吸附剂柱床为起始。当从较低的末端引入一个向上的液流时，吸附剂颗粒存在一个随液流方向运动的趋势。该运动仅当液体流速超过颗粒的最小流体化速率时才能发生。此时柱床进入一个瞬时的膨胀相，在其结束时吸附剂颗粒达到一个稳定的位置，此时在颗粒上所受到的液流导致的向上的作用力与向下的引力作用刚好相互平衡。此时柱床被称为得到流体化，只要两种作用力相互平衡，将一直保持该状态。

当流体速率与颗粒的最小流体化速率相等时，该柱床被称为处于初始流体化状态。在该点柱床可被认为是已填充的，以供评估沿层析柱的压力降，也可被认为是已流体化的，以计算颗粒的浮重。通过使用 Ergun 方程来计算压力降，并将两种作用力认为相等，我们可以得到流体化速率的最小值的计算公式为

$$150\frac{(1-\varepsilon_{mf})^2}{\varepsilon_{mf}^2} \cdot \frac{\mu \cdot u_{mf}}{d_p^2} + 1.75\frac{1-\varepsilon_{mf}}{\varepsilon_{mf}^2} \cdot \frac{\rho u_{mf}^2}{d_p} \quad (8.1)$$
$$= (1-\varepsilon_{mf})(\rho_p - \rho)g$$

式（8.1）的压力降表达式的左边由两部分组成；第一个公式项表示层流导致的贡献，而第二个是湍流导致的贡献。根据流体状态，使用者可根据情况通过忽视适当公式项来简化表达式。在层流状态时，最小化的流体速率可根据式（8.1）推导为

$$u_{mf} = \frac{\varepsilon_{mf}^2}{150(1-\varepsilon_{mf})} \cdot \frac{1}{\mu}d_p^2(\rho_p - \rho)g \quad (8.2)$$

影响沉降好的颗粒柱床开始流体化的流速的物理参数可从式（8.2）得知，包括流体的黏度、吸附剂球珠的颗粒尺寸、吸附剂和液体的密度差异。对最小流体化时的柱床孔隙度的精确评估对于评估 u_{mf} 同样很重要。对球形颗粒，通常 0.4 是一个很好的起始近似值，当填充未过于紧密时非常有效。Wen 和 Yu[16]发现数值为 0.42 时可得到令人满意的结果。

当柱床处于流体化状态时，在柱床的孔隙度和流体速率之前存在着一个简单的关系式。该关系式对于一定范围内的后者（即流体速率）是有效的，而最普遍使用的关系式是 Richardson 和 Zaki[17]所报道的，其将表面流体速率、颗粒的最终沉降速率和柱床孔隙度关联起来。该表达式如下所述：

$$\frac{u}{u_t} = \varepsilon^n \quad (8.3)$$

式中，n 是 Richardson-Zaki 相关系数。而对于 n 和 u_t 的测定通常是通过对柱床孔隙度的实验测定值和相应的流体速率进行对数作图而得到，这种方法也因此成为这些系统相关研究的一个基础部分。

尽管如此，柱床孔隙度并不是一个可轻易测量的参数，反而需要更进一步的实验测定。一个更简单的方法是使用在一个给定的柱床膨胀度 ε（扩张床高度，H_{exp}；起始床高，H_0）下的柱床孔隙度与沉降后柱床 ε_0 的孔隙度的关系式来进行计算。这样我们可得到：

$$\varepsilon = 1 - \frac{H_{exp}}{H_0} \cdot (1-\varepsilon_0) \quad (8.4)$$

式中，H_{exp}/H_0 的比值即柱床膨胀的程度。在实验中，使用者可测量在通过层析柱的给定流体速率下稳定扩张床高，H_{exp}[18~20]。用得到的数据作图来获得柱床 n 和 u_t 的数值。分析式（8.3）和式（8.4）可发现高 u_t 的颗粒条件可导致更低的柱床膨胀度，反之亦然。

Richardson-Zaki 表达式有效性的最高极限是极限速率，一般情况下这个极限即实际上流体化的状态。在流体速率等于颗粒的极限速率时，颗粒将不再悬浮于流体中，而是随着其一起流动。在扩张床层析的情况下，这将导致所谓的淘析（elutriation），即吸附剂颗粒被激烈地排出层析柱。显然，后一种现象将不可被接受，因此为了有效操作扩张床，流速范围最好在一个范围间，下限是最小流体化速率，而上限是极限速率。可通过斯托克斯定律来理论测定 u_t 的数值；因此：

$$u_t = \frac{d_p^2(\rho_p - \rho)g}{18\mu} \quad (8.5)$$

已有 Richardson 和 Zaki[17]报道相关系数 n 可被估算为颗粒尺寸与层析柱直径比和 Reynold 数的方程。其关系式对于＞100 μm 的均匀球状颗粒是有效的。而 Garside 和 Al Dibouni 等表明流化床孔隙度超过 0.85 需要另外一组关系式来计算。他们提出了两个表达式，一个是通用型，第二个与 Richardson-Zaki 类型的表达式相似。不同研究者所开发的一些用于估算 n 和 u_t 数值的通用表达式如表 8.1 所示。经实验测定的数值或通过关系式算出的数值被用于比较性评价不同吸附剂在流化床吸附剂中的潜在应用价值。对评价一个扩张床的基础性质而言这些方程是一个简单而有效的开始。

表 8.1 均一尺寸的球形颗粒的流体化参数

参考文献	有效性范围	方程
Richardson 和 Zaki[17]	$100\sim6350d_{p}$（μm） $1.06\sim11.25\rho_{p}$（g/mL） $0.81\sim2.89\rho_{l}$（g/mL） $10^{-3}\sim113\times10^{-3}\mu$（N·s/m²）	$\dfrac{u}{u_{t}}=\varepsilon^{n}$，此处： $n=4.65+20\dfrac{d_{p}}{d_{c}}(Re<0.2)$ $n=\left(4.4+18\dfrac{d_{p}}{d_{c}}\right)Re^{-0.03}(0.2<Re<1)$ $n=\left(4.4+18\dfrac{d_{p}}{d_{c}}\right)Re^{-0.01}(1<Re<200)$ $n=4.4Re^{-0.1}(200<Re<500)$ $n=2.4(Re>500)$
Garside 和 Al Dibouni[41]	$167\sim3070\ d_{p}$（μm） $2.8\rho_{p}$（g/mL） $1.0\rho_{l}$（g/mL） $10^{-3}\mu$（N·s/m²）	$\dfrac{\left(\dfrac{u}{\varepsilon}\cdot u_{t}\right)-A}{B-\left(\dfrac{u}{\varepsilon}\cdot u_{t}\right)}=0.06Re^{(\varepsilon+0.02)}$ 此处： $A=\varepsilon^{4.14}$ 当 $\varepsilon\leq0.85$ 时 $B=0.8\varepsilon^{1.28}$ 当 $\varepsilon>0.85$ 时 $B=\varepsilon^{2.65}$
Wen 和 Yu[16]	$200\sim350\ d_{p}$（μm） $2.37\sim7.84\rho_{p}$（g/mL） $1.0\rho_{l}$（g/mL） $10^{-3}\mu$（N·s/m²）	$\varepsilon^{4.7}\left(\dfrac{d_{p}\cdot g\cdot(\rho_{p}-\rho_{l})\rho_{l}}{\mu^{2}}\right)=18Re+2.7Re^{1.687}$ $0.01<Re<10^{4}$

8.3 工作原理

使用扩张床进行蛋白回收的工作原理与传统的填充床层析柱相似，如图 8.2 所示。正如前一节所提及的那样，起始步骤包括从其沉降和填充形式形成稳定的扩张床。这是通过先移动顶端的加液适配器到一个充分的高度，使得柱床顶端可以在向上流动的液体流中自由活动而达成的。当平衡缓冲液的流动起始后，柱床开始膨胀，柱床顶端上升。柱床高度的增加通常是通过线性阶段紧跟着一个逐渐降低的非线性变化，最终达到一个稳定高

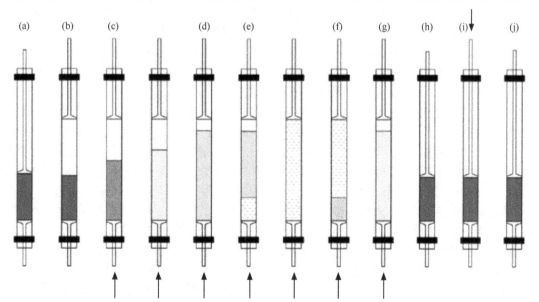

图 8.2 扩张床层析运行过程的各阶段，从开始到层析柱再生。（a）从吸附剂的沉降柱床开始；（b）适配器被向上移动以解除任何对柱床运动的限制；（c）穿过层析柱的液流从底部开始向上流动，在此期间柱床进入一个过渡相直到（d）；（d）其达到稳态高度，柱床用缓冲液平衡；（e）开始上样原料直到层析柱饱和，可通过结合的产物从层析柱里流穿观察得知；（f）上样结束，开始进行缓冲液冲洗；（g）直到所有匀浆从层析柱中清洗干净；（h）终止液流，柱床得以沉降，加液适配器降低到形成填充床模式；（i）此后产品被洗脱，通常以反方向进行；（j）层析柱得到清洗和再生，以备下一轮运行。

度。这种膨胀后的高度由系统的多个物理因素来决定，这些因素将在下一节中提及。一旦得到了一个稳定的柱床，顶端加液适配器通常被重新定位到柱床顶部以上1～15 cm的任一位置。实际上的位置由所采用的运行模式来决定（见第9章）。当顶端适配器就位后，柱床基本上就可以开始上样原料了。

这时流体将从缓冲液切换到未澄清的原料，通常是通过一个适当的阀门机制来进行。在原料上样中，由细胞残渣或者某些时候是完整细胞组成的固体物质直接通过层析柱，而一些溶解的产品则被吸附到柱床上。理想状况下层析柱里不会有微粒残渣驻留在层析柱里，而实际上我们可以观察到某种程度上的非特异性吸附。这点在原位清洁和层析柱重生中将变得尤为重要。原料上通常当所回收的产品的排出浓度是其在原料中浓度的5%～10%时结束。这时候，输入流体被切换回平衡缓冲液，以将留存的颗粒物质从扩张床中冲洗掉。

当排出的液体完全不含不溶解的物质时，可以将产品从柱上洗脱下来，通常是在柱床首先通过终止液体流动而沉降后以填充床模式运作。顶端加液适配器这时被降低到沉降床上，使得其以填充床模式运行。结合的产品这时以适当的洗脱缓冲液来进行洗脱。通常是一步洗脱。因为特异性的分离不是整个回收工艺中这一步的主要目的。当洗脱结束后，柱床再生并需要进行清洗。该柱床随后用平衡缓冲液进行膨胀，准备进行下一轮的原料上样。

8.3.1 柱床稳定性

扩张床运行的步骤相对简单直接，以便于插入工艺流程之中。正如前文所述，第一步是得到一个稳定的扩张床；尽管并非一眼可见，这一点是关系到整体工艺效率的关键需求。一个稳定的柱床可以被定义为其中液-液和固-液的混合度很低。柱床稳定性将对于良好的栓塞型流体动力学性质非常必要，后者将随之影响产品的结合性质。可通过与填充好的柱床系统中相同的方式来分析一个示踪物脉冲的排出曲线，从而进行保留时间分布（RTD）分析，来研究最佳定量分析。丙酮等示踪物在不存在任何颗粒物时可以有效应用。尽管如此，在不存在这些颗粒时运行的 RTD 试验仅仅显示了在上样原料开始前的柱床状态。填充床层析的柱床的流体动力学性质可被假设在整个上样阶段中几乎保持不变，与之不同的是，扩张床非常可能受到颗粒状物质一定程度上的影响。尽管影响不一定明显，无论如何在这些系统中执行稳定性测验时这点将非常重要。

示踪物排出曲线可通过时刻法则来进行评测以估算佩克莱数或容器扩散数[21]，如下

$$Pe = \frac{u}{D_{ax} \cdot L} \qquad (8.6)$$

其中 D_{ax} 是液体轴向扩散系数。超过 40 的 Pe 值被认为在流体动力学项中可接受。佩克莱数可与 Bodenstein 数互相交换使用，按 Karau 等[20]和 Thommes 等[22]的方式进行定义并进行延伸性使用。

对于有经验的扩张床层析柱使用者，目测观察的能力，尽管是高度定性的且无法被验证，通常能被证实足以确定柱床稳定性的程度。液-液（也包括固-液）的混合通常是径向液流不平衡的结果。一些最普遍的原因包括层析柱输入的分布不均匀（其通常沿全长进行传播），层析柱的垂直放置不精确（在规模缩小的系统中尤为重要），以及吸附剂颗粒的聚集（其将导致柱床孔隙度沿着层析柱的高度而显著变化，并因此影响流体类型）。随之而来的总流体不足可能足够明显，以使得足以通过裸眼观察到，而且，尽管 Peclet 数不可能得到精确测量，当柱床仍未达到稳定配置时视觉观察通常能给出足够的信息。在使用视觉观察作为柱床稳定性的测定方法时经验显然非常重要，而其仅有应用上的局限。当严格的驻留时间分布试验不必要时，其通常可被证实已充分够用。

扩张床的稳定性可通过吸附剂的固有颗粒尺寸分布来得到。从前面章节所述的流体化理论可知，假设其稠密度一致时，在一个给定的液流中，小一些的颗粒会比更大的颗粒其流体化进行得更充分。当流体速率在更小颗粒的最小流体速率到最大颗粒的终端速率范围之间时，会产生不同的情况，如图 8.3 所示。因为流体速率增加到 $u_{t,large}$，$u_{t,small}$，$u_{mf,large} > u > u_{mf,small}$，小一些的颗粒流体化且沿层析柱长度获得了稳定态的位置。而流速的继续增加直到 $u_{t,large}$，$u_{t,small} > u > u_{mf,large}$，$u_{mf,small}$ 时会导致小颗粒和大颗粒同时得到流体化。尽管如此，增加的流体速率会需要更长的层析柱长度以使得惯性力降低到小一些的颗粒的浮力足以与之足够平衡的水平。因此相对于其初始位置和较大颗粒的位置，小颗粒在沿层析柱径向方向上的更高位置可维持其稳定状态。流速进一步增加到 $u > u_{t,small}$ 将把小颗粒冲洗到层析柱之外，并使得大一些的颗粒的稳态位置向更高处移动，而当 $u > u_{t,large}$ 时，更大的颗粒也将被冲出层析柱之外。

将之前的讨论扩展到有设定颗粒尺寸分布的吸附剂形成的扩张床，意味着其颗粒将沿层析柱长度分层。这如图 8.4 所示，显示了一个吸附剂柱床的沉降态和稳定的膨胀态。在总流体不平衡不存在时，每个颗粒都保持在其稳定态的位置，即更大的颗粒位于下方或层析柱的入口，而小一些的颗粒在靠近顶端处[23]。该状态能永久保持下去。在现实情况下存在颗粒的局部运动，但其对于系统中液体-液体的混合几乎没有贡献。

另一个值得注意的稳定流化床的方法是通过使用磁场[24~27]。将一种磁性材料混入吸附剂球珠中，磁场的重叠能起到限制吸附剂颗粒运动的作用。充满颗粒的原料流通常能在相对更高的流速下运行，增强了其洗出层析柱的效率。

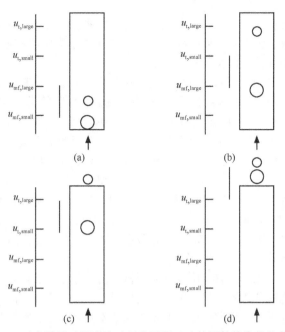

图 8.3 示意图展示了流速对两种不同尺寸的颗粒的流体化的影响。（a）当流速增加到，$u_{t,large}$，$u_{t,small}$，$u_{mf,large}$＞u＞$u_{mf,small}$ 时，小一些的颗粒流体化且沿层析柱长度获得了稳定态的位置。（b）而流速的继续增加直到 $u_{t,large}$，$u_{t,small}$＞u＞$u_{mf,large}$，$u_{mf,small}$ 时会导致小颗粒和大颗粒同时得到流体化。尽管如此，增加的流体速率会需要更长的层析柱长度以使得惯性力降低到小一些的颗粒的浮力足以与之足够平衡的水平。因此其需要将其稳定状态维持在沿着层析柱的方向上相对于其起始位置和更大颗粒的位置更高一些的地方。（c）进一步流速增加到 $u_{t,large}$＞u＞$u_{t,small}$＞$u_{mf,large}$，$u_{mf,\,small}$ 将把小颗粒冲洗到层析柱之外，并使得大一些的颗粒的稳态位置向更高处移动。（d）最后，当 u＞$u_{t,large}$ 时，更大的颗粒也将被淘洗。垂直线显示了相对于两个界限间距离，流体速率所处的范围。

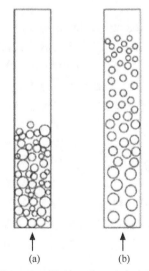

图 8.4 示意图展示了颗粒基于其尺寸大小沿层析柱径向分层，从（a）随机分布的沉降床状态到（b）稳定的膨胀状态。

8.3.2 操作模式

尽管已经从液-液和固-液混合的方面对稳定性加以讨论，但仍需要对柱床高度的运动加以考虑。因为柱床

的顶端不会以任何方式有所限制，流体或输入液体的物理性质的改变会很直接，尽管不一定是立即影响到柱床高度。这样，当在不同黏度或不同密度或两者均不同的缓冲液之间进行切换时，柱床会随之发生运动以达到对应于其所处的新物理学条件的稳定高度。这种运动也会在对一个稳定的扩张床进行原料上样的起始阶段被观察到。含有颗粒的原料与平衡缓冲液在物理性质上的明显区别意味着当切换到原料时，假设在整个运行阶段其流速保持恒定，其柱床高度将变动到一个新的稳定位置。因此，柱床的运行模式存在着以下两种不同可能。

1. 在恒定流速模式中，柱床以稳定在其起始阶段的速率进行工作，如果有需要将允许柱床的高度变动。因为生物性原料一般要比生化工艺中所使用的标准缓冲液更黏稠致密，从缓冲液切换到原料上样将显示为扩张床高度从起始的瞬间相增加到一个新位置。颗粒物质的存在将使得柱床高度进一步增加。

因此会产生两种操作上的建议。首先，顶端流体适配器的位置需要被适当加以控制，或是通过在运行阶段中连续的重新定位，或是通过在原料上样之前选择一个比柱床顶端明显更高的起始位置。在该模式下原料上样过程中逐渐增加的柱床孔隙度会对固体去除有利。蛋白吸附可能受到不利影响。尽管如此，因为质量转移距离有增加，有可能导致其成为工艺中的一个关键限速步骤。后一种效应可能在高分子质量蛋白的情况下更显著。

2. 在恒定柱床高度模式中，柱床保持在其开始的膨胀度，柱床高度任何变化的趋势将被流速的适当调节加以校正。显著的优点在于不必调节顶端加液适配器的位置，从而简化了仪器的设计。尽管如此，是否能够监视扩张床的顶端及其所发生的任何变化对于有效控制流体速率非常重要。

该模式下蛋白吸附可能更有效率，但这个优点可能会被更慢的固体去除所抵消，因为流速会逐渐降低以保持柱床在其起始的高度水平。所需调节流速的程度由原料中固体所占的百分比决定，其移除会被更高的固体含量所阻碍。

8.4 设备

因为扩张床层析应用所使用的典型原料的独特性质，尽管只在大体上有细微的改进，但其设备与传统填充床层析所用设备有所不同。需要在层析柱和流体分配等方面进行一些设计上的考量，如下所述。

8.4.1 层析柱

扩张床层析是一个低压操作，只需要对传统的填充床层析做最小的改进。在设计上一个最基本的考虑在于输入流体分布器，其必须能处理上样到层析柱内的原料

中的特殊材料。关于这方面随后将进行详细讨论。另外在实际操作中需注意，层析柱需要长度足以达到所需要的柱床膨胀的程度。典型的柱床膨胀可达到 2～3 倍；对于 20 cm 的沉降床高，这换算成层析柱将需要至少 60 cm。在实际操作中，层析柱通常长达 1 m，这样顶端加液适配器可被适当定位以允许当在层析柱中处理未澄清原料时柱床膨胀度的增加。

商业上可用的层析柱的直径为 2.0～1200 cm。第一个上市的层析柱品牌是 STREAMLINE 50™，在今日已被研究者广泛使用。考虑到商业应用的潜在价值，后续代次的层析柱直径放大到 20 cm、60 cm、120 cm。尽管对于工艺规模的操作非常适用，其尺寸显然限制了方法开发和工艺验证方面的应用。随后对扩张床层析柱的规模进行了缩小，现在有 2.0 cm 和 2.5 cm 的层析柱尺寸可用，而直径为 0.5 cm、1.0 cm、5.0 cm 和 25.0 cm 的层析柱所得到的数据在膨胀属性和蛋白吸附突破方面显示出良好的相关性。

表 8.2 显示了扩张床层析柱的主要供应商和可用规格。该表包括之前提及的能够特别订制作者在规模缩小实验中所用的小直径层析柱的玻璃制品小公司。这些层析柱可与一个作为输入和流出流体分布器的烧结玻璃盘进行组装。直径 20 cm 以下的层析柱由玻璃制成，而更大的则由不锈钢制成。玻璃层析柱优点在于可直接观察实验过程。这种观察在层析柱堵塞导致过量反压时，减少流经层析柱的液流，使得柱床快速沉降时非常实用。

表 8.2 扩张床层析所用层析柱的商业供应商

供应商	层析柱直径/cm	材质	分布器种类
Amersham Pharmacia Biotech AB	2.5、5.0 和 20.0	玻璃	不锈钢盘和金属丝网配置
Amersham Pharmacia Biotech AB	60 和 120	不锈钢	不锈钢盘和金属丝网配置
UpFront Chromatography A/S			通过层析柱基座的搅拌阀门进行分布

8.4.2 液流分布器

层析柱的设计忽略了输入口的液流分布器的重要性。同时存在着数种需求，都是以在层析柱入口处液体需要均匀分配作为基础。而所遇到的实际情况总是与这种理想情况有一定程度上的偏差，而这个特殊参数被认为不是决定柱床整体表现的关键因素。其原因之一在于长度与直径的更高比例会为因输入口分配不均而导致的糟糕的液流分布提供一个阻尼效应。而对于扩张床层析而言，其对液流分布器更关键的要求在于，其应该允许原料中存在的颗粒状材料可以自由通过。柱床的高空隙度本身就允许液流几乎不受阻碍，因此柱床堵塞更可能

会在液流分布器处发生。尽管更大的空隙尺寸有利于克服这种限制，但同样重要的是需要注意吸附剂颗粒本身必须被保留在层析柱中。

最常用的分布器类型是穿孔的不锈钢盘，其顶部装载有一个不锈钢金属丝网。这种类型的分布器在 Amersham Pharmacia Biotech（APB）公司售卖的所有商业化层析柱中均可见到。穿孔板上孔道的数目取决于其适配的层析柱直径。金属丝网的用处是通过提供一个分布表面来防止层析柱入口处液体喷射入柱床。Deluca 等[19]通过在分布器上调整孔口数目和其距中央的不同排布，调研了这些条件下柱床的膨胀性质。其发现沉降后柱床高度与柱床膨胀度是影响柱床中混合的重要参数。

尽管所有使用 APB 层析柱的扩张床作业都依赖于这些分布器，但使用未澄清原料时发生柱床堵塞的问题几乎未有报道。这并非是说问题不存在。由于颗粒状材料在穿孔盘的孔洞中或者盘与金属丝网之间的空隙中逐渐堆积，层析柱反压会开始逐渐增加。在新的层析柱，以及那些在清洗和重生后接着第一次进样原料的情况下，反压的积聚相对缓慢，在层析柱需要进行反向冲洗来清除适当的堵塞之前，可维持相对长得多的上样时间。反冲通常是通过短时间内反转液流方向，经常会提高流速。当上样恢复后，反压将恢复起始程度；尽管如此，反压仍常常迅速升高到必须进行下一次反冲的程度。一般该过程将反复进行直到上样循环结束。起始和后续的上样周期的具体长度依赖于所关注的系统的参数，包括原料中的固体浓度、流体分布器的种类、液流速率。因此对不同参数对液流适配器的上样效率的影响没有研究报道发表。

UpFront Chromatography 公司（丹麦）采用了一种非常有趣的方法来设计液流分布器。其新方法基本上在原料的流动路径上绕过了传统类型的分布器和金属丝网。与之前描述的通常使用的上样方法不同的是，UpFront 系统从侧面输入口，在底部支撑金属丝网的上方注入原料。材料的分布通过使用直接位于底部支撑金属丝网的搅拌装置来保证。尽管该系统显然避免了分布器的堵塞，但需要费心选择所需的搅拌速率，在输入口表面上均一分布的需求与避免涡流形成及增加层析柱类液-液流混合等不利情况发生的需求两者间保持平衡。该类型分布器在规模放大上的可能性需要加以研究。该公司可生产应用了该技术的 2 cm、5 cm 和 10 cm 直径的层析柱。

Bioprocessing 公司（英国）采取了另外一种方法来获得均匀的液流分布。其使用的是标准的层析柱，其中玻璃小珠子形成的柱床被直接置于底部金属丝网上。然后在上面添加扩张床吸附剂。当缓冲液流开始流经层析柱时，吸附剂柱床被流体化，而玻璃小珠子因为其密度明显更大而不发生流体化。这样不但获得了均一分布，

而且避免了吸附剂与玻璃球珠之间发生混合。对玻璃球尺寸的适当选择非常重要。研究显示，更小的球珠提供了更好的分布，与使用带有许多孔道的穿孔盘效果相当。尽管如此，我们需要记住，更小的颗粒其流体化速率更低，而且选择需要平衡兼顾玻璃球尺寸尽可能小，且要尽量使得球珠与吸附剂颗粒的最小流体化速率之间差异尽可能大。

8.4.3　吸附剂

正如填充床吸附层析一样，吸附剂颗粒需要为原料中可溶的组分提供一个相互作用的基础以便产品捕获。另外，扩张床吸附剂还必须拥有良好的流体化性质。在裹挟着颗粒的原料流经扩张床时，吸附剂应该在所用的流体条件下保持在流体化状态且不能有被从层析柱中淘析出去的趋势。如果吸附剂的极限沉降速率要明显高出系统中存在的其他固体材质，可达到这一要求。从之前所述的斯托克斯定律可知，系统对吸附剂极限速率影响最为明显的三个物理属性是颗粒直径、颗粒与液体的密度差异及液体黏度。

液体黏度基本上取决于原料，尽管在某种程度上有可能做一些给料预处理，但大多数情况下该参数是不可调节的。尽管如此，对于吸附剂我们可以从颗粒直径及吸附剂和液体之间的密度差异着手进行实验。可以通过使用尺寸作为增加极限速率的参数，来在一定程度上减少对关于吸附剂密度是否合适的考量。这样更低密度和更高颗粒尺寸的材质能被用于扩张床层析中。然而，由此导致了物质传递阻力的增加会成为显著的缺陷。其扩散时间与颗粒直径的平方相关；孔洞扩散因此成为更大颗粒的限速步骤。扩张床的另一个缺陷在于颗粒间距离增加了，其将导致溶质从大环境转移到吸附剂表面的过程更慢。颗粒碎片的存在会导致进一步限制物质传递，并造成吸附剂发泡及孔洞堵塞的问题。

适用于扩张床层析的最佳吸附剂因此应该是小颗粒，非常致密，且如同任何层析柱吸附剂一样，其动态

柱床容量（DBC）应该足够高。对于高效的扩张床运行，在这些不同的参数间存在着内在的联系。DBC 可通过使用更小尺寸的颗粒来改善；尽管如此，存在于原料中的颗粒性残渣的去除是一个基本的工艺要求，因此这两个条件可通过使用高密度吸附剂来同时满足。尽管好的吸附剂设计对于扩张床运行非常重要，但仅有有限的工作致力于其改进，迄今大多数对该技术的应用都主要采用商业化可用的材料。目前仅有少数材料可用。表 8.3 总结了目前扩张床应用中最常见的一些吸附剂。

8.5　应用

扩张床层析技术的潜力逐渐受到肯定，这可由该技术在生物产品的回收领域的应用报道数快速增加所证明。过去十年间该学科领域的发展可通过追踪该期间所报道的工作文献进行评判。Chase 和其合作者在该领域的开创性工作建立在传统的填充床层析吸附剂的使用基础上[28,29]。酵母细胞匀浆物同样被广泛用于模型系统。考虑到其中存在着许多蛋白质，这些匀浆物是合适的起始材料，其中任何一种都可作为扩张床操作的回收目标，从而展现了兼容离子交换和亲和吸附剂使用的前景[30,31]。

应用扩张床层析来直接从原料回收产品已经在数年前研究酵母匀浆系统的基础上有所发展。目前有一些应用的实例，包括从酵母[32]和细菌细胞[33~35]、牛奶[36]回收天然和重组蛋白，以及从杂交瘤中回收单克隆抗体。

关于该技术新的应用报道越来越多，所提及的例子仅仅是其中的一些。最近举办的第二次扩张床层析国际会议进一步证实，该技术在生物产品回收方面的潜力引起了越来越多的注意（更多信息参见本书的摘要）。在追踪该领域工作的时候，很明显可以看出大多数的应用基于传统的操作程序，仅仅在研究回收所用的系统上有所区别。如前所述，虽然以理论导向的研究努力解决该技术中受关注的问题，但在实验应用中也同样受到了传统的操作流程所限。

表 8.3　扩张床层析所用的特别订制的吸附剂的商业供应商

供应商	吸附剂商标	配基	密度/（g/mL）	尺寸	基质类型
Amersham Pharmacia Biotech AB	STREAMLINE™	DEAE SP Phenyl 重组蛋白 A	1.2	100~300 μm，平均直径约 200 μm	交叉偶联的琼脂糖，核心是晶状石英
Bioprocessing Ltd.	PROSEP™	蛋白 A Thiosorb	1.3	100 μm；孔洞直径 70~1000 Å	多孔致密的玻璃珠
UpFront Chromatography A/S	Mimo™	混合模式	1.0~1.6		交叉偶联的琼脂糖，核心是玻璃颗粒
	FastMabs™	抗体	1.0~1.5		
	UFC	离子交换	1.0~1.6	400~300 μm	
		疏水性	1.0~1.6		
		金属螯合	1.0~1.6		
Biosepra	HyperD				基于矿物质氧化物

因其方法新颖有趣，有两个应用特别值得提及，在此要简要地强调一下。Chase 和其合作者关于连续性逆流提取器使用的研究[37~39]将扩张床层析的原理扩展到连续性蛋白分离。一种基于全氟化碳的吸附剂[40]在 4 个不同的压缩机之间泵送，按顺序每个压缩机代表着 4 个阶段中的一个（即上样、冲洗、洗脱和再生）。未澄清的粗样品被泵到第一个压缩机中，产品从第三个中获得。一种特定的亲和配基的使用使得在洗脱阶段中能高度纯化产品。

Lyddiatt 和其合作者展示了另外一种有趣的方法，其中流体化柱床与批量发酵联合使用通过连续性或间断性的再循环反应器内容物穿过流化床来直接去除产品。通过使用由多个更小的柱床级联形成的多层床解决了将发酵的材料排除在所控制的反应器环境外的固有问题。每一个柱床都进行运作直到吸附剂被饱和，然后从流体循环中排出以回收产品、清洗及再生。

扩张床蛋白吸附目前取得了阶段性发展，现在可充分评估其潜力和缺陷。关于柱床设计、性能和应用方面的问题已在文献中进行了研究。尽管该技术的潜力已经被广泛接受，放言其可为各种回收和分离上的问题提供解决方案尚过于轻率。该技术的许多方面仍被忽视或者有待研究。仅当其成为工艺中的一个组成部分时该技术的真正价值才可得到展现。为达到这一目标，目前可能已经迈出了第一步：现在至少有了第一例报道，一家生物科技公司已经为其质粒 DNA 生产工艺申请了专利，在其纯化方法中利用了扩张床吸附。

翻译：董 磊 空军总医院临床检验中心
　　　刘 娟 空军总医院输血科
校对：吴诗坡 军事科学院军事医学研究院生物工程研究所
　　　侯利华 军事科学院军事医学研究院生物工程研究所

参 考 文 献

1. J.E. Ramirez-Vick and A.A. Garcia, Separation Purif. Methods 25: (1996).

2. A.I. Clarkson, M. Bulmer and N.J. Titchener-Hooker, Bioprocess Eng. 14: 81–89 (1996).

3. J.P. Maybury, K. Mannweiler, N.J. Titchener-Hooker, M. Hoare, and P. Dunnill, Bioprocess Eng. 18: 191–199 (1998).

4. A. Pessoa and M. Vitolo, Appl. Biochem. Biotechnol. 70: 505–511 (1998).

5. D.P. Harris, A.T. Andrews, G. Wright, D.L. Pyle, and J.A. Asenjo, Bioseparations 7: 31–37 (1997).

6. S.G. Walker and A. Lyddiatt, J. Chromatogr., B 711: 185–194 (1998).

7. G.M. Zijlstra, M.J.F. Michielsen, C.D. de Gooijer, and L.A. van der Pol, Bioseparations 6: 201–210 (1996).

8. M. Ritopalomares and A. Lyddiatt, J. Chromatogr., B 680: 81–89 (1996).

9. G.M. Zijlstra, M.J.F. Michielsen, C.D. de Gooijer, and L.A. van der Pol, and J. Tramper, Biotechnol. Bioeng. 12: 363–370 (1996).

10. I.J. Isaacs, Australasion Biotechnol. 6: 88–92 (1996).

11. S.R. Narayanan, J. Chromatogr., A 658: 237–258 (1994).

12. M. Leonard, J. Chromatogr. 699: 3–27 (1997).

13. E. Boschetti, J. Chromatogr., A, 658: 207–236 (1994).

14. Q.M. Mao and M.T.W. Hearn, Biotechnol. Bioeng. 52: 204–222 (1996).

15. D.K. McCormick, Biotechnology 11: 1059 (1993).

16. Y.U. Wen and Y.H. Yu, Chem. Eng. Prog. 62: 100–111 (1966).

17. J.F. Richardson and W.N. Zaki, Trans. Inst. Chem. Eng. 32: 35–53 (1954).

18. G.S. Finette, Q.M. Mao, and M.T.W. Hearn, J. Chromatogr., A, 743: 57–73 (1996).

19. L. De Luca, D. Hellenbroich, N.J. Titchener-Hooker, and H.A. Chase, Bioseparations 4: 311–318 (1994).

20. A. Karau, C. Benken, J. Thömmes, and M.-R. Kula, Biotechnol. Bioeng. 55: 54–64 (1997).

21. O. Levenspiel, Chemical Reaction Engineering, 2nd ed., Wiley, New York, 1972.

22. J. Thommes, M. Weiher, A. Karau, and M.-R. Kula, Biotechnol. Bioeng. 48: 367–374 (1995).

23. H.A. Chase, TIBTECH 12: 296–303 (1994).

24. M. Goto, T. Imamura, and T. Hirose, J. Chromatogr. 690: 1–8 (1995).

25. L. Nixon, C.A. Koval, R.D. Noble, and G.S. Slaff, Chem. Mater. 4: 117–121 (1992).

26. B.E. Terranova and M.A. Burns, Biotechnol. Prog. 5: 98–104 (1989).

27. A.S. Chetty and M.A. Burns, Biotechnol. Bioeng. 38: 963–971 (1991).

28. H.A. Chase and N.M. Draeger, J. Chromatogr. 597: 129–145 (1992).

29. Y.K. Chang, G.M. McCreath, N.M. Draeger, and H.A. Chase, Trans. Inst. Chem. Eng. 71: 299–303 (1993).

30. Y.K. Chang, G.E. McCreath, and H.A. Chase, Biotechnol. Bioeng. 48: 355–366 (1995).

31. Y.K. Chang and H.A. Chase, Biotechnol. Bioeng. 49: 204–216 (1996).

32. F. Raymond, D. Rolland, M. Gauthier, and M. Jolivet, J. Chromatogr. 706: 113–121 (1998).

33. M. Hansson, S. Ståhl, R. Hjorth, M. Uhlén, and T. Moks, Biotechnology 12: 285–288 (1994).

34. G. Maurizi, V. DiCioccio, G. Macchai, P. Bossu, C. Bizzarri, U. Visconti, D. Boraschi, A. Tagliabue and P. Ruggiero, Prot. Expression Purif. 9: (1997).

35. H.J. Johansson, C. Jagersten, and J. Shiloach, J. Biotechnol. 48: 9–14 (1996).

36. A. Degener, M. Belew, and W.H. Velander, J. Chromatogr. 799: 125–137 (1998).

37. R.O. Owen, G.E. McCreath, and H.A. Chase, J. Mol. Recognit. 9: 575–584 (1996).

38. R.O. Owen, G.E. McCreath, and H.A. Chase, Biotechnol. Bioeng. 53: 427–441 (1997).

39. R.O. Owen and H.A. Chase, J. Chromatogr., A 757: 41–49 (1997).

40. G.E. McCreath and H.A. Chase, J. Mol. Recognit. 9: 607–616 (1996).

41. J. Gaiside and M.R.Al-Dibouni, Ind. Eng. Chem., Process Des. Dev., 16: 206-214 (1977).

延 伸 阅 读

C.M. Griffith, J. Morris, M. Robichaud, M.J. Annen, A.V. McCormick, and M.C. Flickinger, J. Chrom. A 776: 179–195 (1997).

第三部分

下游净化工艺开发

第 **9** 章

生物制药中纯化过程按比例缩小模型的建立

Anurag S. Rathore and Varsha S. Joshi

Chemical Engineering Department，Indian Institute of Technology Delhi，Hauz Khas，New Delhi，India

9.1 引言

由制药业带动的，以治疗学为基础的生物技术已经出现[1]。生物技术的成功发展及商业化，要求我们了解产物多样性与其临床安全性和有效性的关系，以及产物属性在过程参数中的作用[2]。考虑到生物产物的复杂性，要了解这些需要大量的试验。小规模试验，可为此提供可能。

小规模试验很有优势[3~5]。

- 规模越小，对原料的要求越少。而在产品开发的早期阶段，原料往往是一个问题。

- 小规模试验的并行化和自动化，与大规模生产相比，大大促进了生产力。通过小试，我们可以检验大量的参数，而其他方法无法做到。

- 高生产能力同时也缩短了研发周期，这在制药行业尤为重要。例如，一个重磅级药物（一年销售额超过 10 亿美元），研发每延迟一天，收入将会损失超过 100 万美元[3]。

- 质量设计[6~8]和分析技术[9~11]的新思路，需要对过程和产物有深入的了解。这同样要求多方面的试验，而不是传统做法。

用线性缩小模式进行过程开发时，最重要的是，小规模试验与大规模生产的单元操作相对应。这可以确保小规模试验数据与结论可以应用于规模化生产[12~14]。如此，小规模试验才能广泛开展。

- 过程开发和优化。

- 过程参数支持工艺验证[15~18]。这包括一系列的研究过程去确定运行参数范围，建立宿主相关杂质[宿主细胞蛋白（HCP）及 DNA]去除的示踪试验。建立病毒去除能力试验[19~23]。后者需要监管部门的要求。

- 对层析介质及分离膜进行寿命验证[19,24,25]。

- 制造业需要获得许可，获批后，可比性过程的改变及上市后原材料变化需要重新评估。

9.2 总体考虑

9.2.1 采用真实的进料流和原材料

当进行小规模试验时，我们建议采用可以适用于工业化生产的物料[24]。最好是用工业化生产的中间产物。

如果此方法行不通,应采用可以代表生产规模的中试规模。而且，所采用的原辅料（缓冲液、介质等）应该具有相关现行药品生产管理规范（cGMP）放行报告单。确保试验起始的任何添加物为可用原料或进料。预先获得供应物料的存储及稳定性信息。存储过程中的降解物可能影响小规模试验的运行[24]。

9.2.2 按比例缩小模型的条件

按比例缩小模型的条件必须作为每一个现行药品生产管理规范确认的指导方针，要求有操作规程用来学习操作，并具有关键输出参数可接受的标准。针对此条件，需要进行三次（或更多）重复试验，去评估缩小规模试验的重复性，才有用于大规模试验的可参考性。大部分情况下，需要对比多重参数来建立操作和结果有可比性的小试模型。单变量对比经常进行，多变量对比研究手段最近被提出[26]。这就要求对数据及同一时间重要试验的输入、输出参数有一个更全面的理解。变量之间进行对比，更容易鉴定。而且，多变量分析（MVA）工具凝聚了复杂的多变量数据，生成易于分析的图像[26,27]。

图 9.1 中，我们讨论最近在生物医药行业下游加工过程中主要的操作单元，关于按比例缩小的方法论和文献综述。

9.3 离心分离

随着近期哺乳动物及微生物细胞培养技术的发展，30%（m/V）固体凝聚物已很容易达到[28]。在这种情况下，离心，因为其成本效益、操作简单、适应连续性，成为固液分离常用的手段[29,30]。收集哺乳动物或细菌细胞，一般采用碟片式离心机[31]。

在这个操作单元中，离心用来分离不同块状微粒混合物或在液体中的密度悬浮物。当容器高速旋转时，角动量根据各种微粒的质量不同，产生一个向外的作用力。这种力被称作牵引阻力，这是液体施加在颗粒物上的。在离心机中，这种样品施压的净效应使得更大、密度更高的样品比更小、更轻的样品向外移动得更快。离心率由样品产生的角加速度所决定，通常通过与重力比较来测量（g）。颗粒沉降的速率与离心产生的液流量（Q

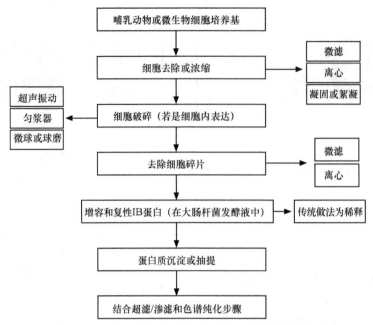

图 9.1 以生物技术为基础的医药产业的生物技术流程图。该流程图简单明了，仅列出了几项。

除以 $\sigma(\sum)$ 成正比。后者是一个简单的重力沉积槽的面积，相当于离心的沉降特征。理论上，相同进料的两次离心的性能是等效的，如果 $Q/\sum$ 值为一常数。细胞培养液连续进入离心机，流过碟片，进入离心机中心。细胞及颗粒物通过离心力，放射状地向外分离到上圆盘的底部和滑到沉积物储存处的圆盘表面。收集的固体颗粒是连续或非连续的，从离心机中分离出来。液流连续流过离心机顶部，在压力作用下分离。

每个离心机设计有独特的 $\sum$ 存在。碟片式离心机[28]公式如下：

$$\sum = \frac{2\pi n_d \omega^2 (r_2^3 - r_1^3)}{3g\tan\theta} f_1 \tag{9.1}$$

式中，n_d 是有效圆盘数，r_1 和 r_2 是里、外圆盘半径（用米计算），g 为重力产生的加速度（m/s²），θ 是碟片角的一半。而且，$\omega = 2\pi N$，这里 ω 为角速度，N 为回流速度（每秒循环数）。而且，f_1 为校正因子，为填空隙用的隔离物，有如下表达：

$$f_1 = 1 - \left(\frac{3Z_L B_L}{4\pi r_2}\right)\left[\frac{1-\left(\frac{r_1}{r_2}\right)^2}{1-\left(\frac{r_1}{r_2}\right)^3}\right] \tag{9.2}$$

式中，Z_L 是圆盘上的空隙数目，B_L 为填空隙的厚度[25]。

实验室离心机，有

$$\sum = \frac{V\omega^2(3-2x-2y)}{6g\ln\left(\frac{2R_o}{R_o+R_i}\right)} \tag{9.3}$$

式中，$\sum$ 为实验室离心机的等效沉降面积，V 为取样体积，ω 是角速度，x 和 y 分别为加速度和减速度的分段

时间（用秒表测离心速度），R_i 为内半径（旋转中心与液面顶部的距离），R_o 为外半径（旋转中心和菌管底部的距离）[32]。

一个连续的满刻度离心通常用离心后的固体保留量来定量化，可以用如下关系式表示[4]：

$$S = f\left(\frac{Q_c}{\sum_c}\right) \tag{9.4}$$

式中，S 为固体保留量，Q_c 为流量率，$\sum_c$ 为相对的沉降面积。

9.3.1 按比例缩小模型的方法

离心步骤的按比例缩小模型可以通过保持 $Q/\sum$ 常数[33,34]进行。σ 理论模型可以应用于很广泛的离心机类型，用校准系数来补偿流动模式和离心几何的改变[35]。进料流量、离心角速度和系统反压可以调控。在生产中，进料和分离液的温度保持不变。碟片式离心机允许的最小模型为：$\sum$ 值 1800 m²，可以在 10～60 L/h 流速的情况下，装量 2～20 L，并有一个 0.5 L 的固体储藏体积。生产规模的碟片式离心机 $\sum$ 值高达 1.3×10^5 m²。因此，按比例缩小 70 倍是可行的[12]。

9.3.2 按比例缩小模型的条件

离心分离步骤可以通过每一步收率、分离液的澄清度、分离液的滤过率、粒度分布和细胞溶解范围来反映。分离液的澄清度可以通过粒子计数器、紫外光谱（UV）或比浊度测出。产量可以通过用高效液相层析（HPLC）测定进料和出料来确定。

9.3.3 文献综述

研究者提出用台式离心机作为缩小模型用于中试规

模[3]。研究的核心是蛋白质沉淀的性质、固体回收物及脱水程度。当与中试规模批、次进料进行对比时，所有参数可以在小规模水平（1000 倍缩小模型因子）上实现。而且，这里开发的方法可以用来证明在连续进料离心机加工对剪切敏感材料，如蛋白质沉淀时的解离程度。其他的研究者，曾用实验室规模模型来预测碟片式离心机在酵母细胞碎片回收时的性能[34]。缩小模型也用来研究在连续高速离心过程中对剪切敏感的蛋白质聚集的程度。作者得出这样的结论：这种解离导致分离器处理量降低超过原来的 1/10。Mannweiler 和 Hoare[36]曾经这样描述碟片式离心机 10 倍规模缩小比例的方法论。通过减少分离碟片的数目或通过仔细定位碟片在所有碟片中的位置达到缩小模型。作者曾用颜料标记物和颗粒分离的综合研究来优化组合碟片的构型。得到的分级效率曲线准确地反映了全尺寸离心机的效率曲线，特别是在提出了接近完全颗粒回收的临界设计区。目前，在 10～100 mL 规模上，能够很好实现预期的模型被提出[37~39]。然而，今年，基于微量滴定板技术的模型成为热点话题[40~45]。高速旋转剪切离心设备与台式离心机联用，再现剪切条件，已成功实现了用 15 mL 离心杯这一极端按比例缩小（USD）模型来真实反映工业上哺乳动物细胞培养经碟片离心机获得的澄清度[46]。Tustian 等通过按 2%稀释进料发展和证实了 USD 曲线反映离心澄清度的方法论是正确的。稀释后，他们发现，USD 曲线精确反映了中试规模酿酒酵母和大肠杆菌细胞高密度培养液的澄清性[28]。Zaman 等[47]发展了基于 USD 解释双重重力和剪切效应应用于澄清性的方法。

总之，尽管离心缩小模型仍在发展，但目前已存在适合知识生成和预先检测反应各过程参数的模型。可接受范围或工序验证标准的最终确定，仍需要生产规模离心试验。这是基于工业离心中流体力学的复杂性。

9.4 均一化作用

大肠杆菌是应用最为广泛的生产重组治疗药物的微生物宿主之一。大肠杆菌的内在特性和其他几种类似的表达系统使得它们的表达产物留在细胞内[48]。这种情况下，蛋白质释放需要化学诱导[49,50]、酶解[51]或机械剪切使细胞溶解。一种强有力的方式是通过匀浆化实现机械细胞破碎，通过离心去除细胞碎片[52,53]。工业规模细胞破碎方式包括高速砂磨[54~57]、高压匀浆（HPH）[58~61]和超声处理。基于生物技术治疗的制造业中最为流行的为HPH。

在这个操作单元中，细胞悬液通过上百个齿轮推动，通过调节排气阀，此阀有一个限制孔口。通过高剪切、高压沉降和排气阀阻力组合导致细胞破碎[62]。匀浆器可以通过回收效应使用多重离散通过，达到连续处理。破碎发生在一次次通过的过程中，以及通过过程连续、强有力的施压[61]及气阀和气阀座的设计[63]。而且，速率常

数受到细胞悬液条件（如化学预处理）和发酵生长培养基的种类的影响。在复合培养基中生长的细胞比在确定培养基中培养的细胞更难破碎[64]。

9.4.1 按比例缩小模型的方法

以高压匀浆机为基础的缩小模型过程是复杂的，是基于这么一个事实：不同数量级的流速导致匀浆化气阀开关的显著变化，同时导致流体力学、气阀与细胞之间机械作用力的一系列变化。通过计算压力差来指导气阀开关过程的方法已有报道。这个操作过程已经通过高压匀浆器得以验证，与工艺介质流量呈二次方关系[65]。一个典型的工业级匀浆器至少需要 30 L 进料体积，而一个典型的缩小模型可能需要达 40 mL 的进料体积。然而，750 倍缩小模型因素已实现。失活不仅依赖于匀浆施加的压力和通过的次数，也与微生物菌种有关。例如，在 250 MPa 下的连续流，6 个 log 循环可灭活大肠杆菌，啤酒酵母需要 5 个 log，而德氏乳杆菌（*Lactobacillus delbrueckii*）仅需要 1 个 log 循环。其中，德氏乳杆菌有较厚和更具抵抗力的细胞膜。不仅可以通过提高压力，还可以通过多重处理提高致死率[66]。由于匀浆化导致温度升高，因此应保持温度升高以获得相似的处理结果。

9.4.2 按比例缩小模型的条件

匀浆化欲达到的产物回收率和纯度可以通过 HPLC 来推测。聚集物的产生可以用尺寸排阻高效液相色谱（SE-HPLC）来检测。进料的 log 循环数应通过匀浆化结束时细胞碎片的粒度分布和产物的黏度来确定。温度和压力需要全程检测。

9.4.3 文献综述

基于高压匀浆器的缩小模型相关的文献比较缺少。Donsi 等[66]比较了实验室规模和中试规模两种尺度下的均质化效率，设备规模不影响所能达到的失活水平。

总之，像离心一样，匀浆化也是缩小规模的一个具有挑战性的操作单元。然而，已有模型可以用来分析一些主要的信息：关于剪切应力下细胞的行为，流体力学在大多数缩小模型系统中与大规模生产是很不同的。因此，最终需要生产规模试验来确定过程参数和可接受范围。

9.5 重折叠

蛋白质重折叠包括：复性后，包涵体（IB）的增溶和还原（缓慢去除变性剂）。大部分情况下，重折叠步骤是影响整个过程回收率的关键。有很多种因素，包括化学因素[67~69]和物理因素[70~73]，可能影响蛋白质折叠。通过稀释进行重折叠仍是大规模操作的首选。首先是在调和容器中进行包涵体的增溶。然后，通过离心，去除任

何不溶的包涵体，溶解的包涵体在一个可以搅拌的容器中进一步还原、复性。聚集是重折叠中遇到的最主要的问题，主要由不适宜的混合或高蛋白质浓度引起。快速、均一溶解可有效避免聚集。

9.5.1 按比例缩小模型的方法

据观察重折叠收率与蛋白质浓度成反比[67,69,74]。而且，将变性蛋白质缓慢添加到重折叠缓冲液中可以获得高收率，在弱的混合条件下，目测的浓度梯度的影响达到最小化[75,76]。建议，在缩小模型的密闭容器（如生物反应器）中用温控和搅拌器驱动。这样，工程参数可以应用于工业规模的模拟条件。化学条件如各种添加物的数量和浓度、添加顺序、温度、pH、电导率和蛋白质浓度需保持一致（表 9.1）。物理方面，如罐中氧的混合和分布，通过整个过程保持传质系数（k_La）相似而保持一致。适当存储重组蛋白有两个尺度。

9.5.2 按比例缩小模型的条件

蛋白质性质可以通过各种非专有（如溶解和折叠）或专有（如活性）方法在折叠或折叠后检测[77]。功能测定（生物测定、免疫测定等）是非常有益的。分析技术如荧光法、圆二色谱（CD，二级结构）、动态光散射（DLS）、浊度测定或高效液相色谱用来检测折叠步骤的进行程度[77~80]。SE-HPLC 用来分析重折叠过程中产生的二聚体及多聚体的含量。圆二色谱用来分析蛋白质的二级结构，动态光散射测定蛋白质聚集体，用来验证蛋白质结构[77,78]。晶体发生学作为蛋白质性质测定的另一种方法，因为只有正确折叠具有均匀聚集状态的蛋白质（单分散采样）才会产生有序的晶体。然而选择方法仅取决于靶蛋白质或项目，所以建议采用更多的方法[80]。

9.5.3 文献综述

Mannall 等[81]研究了 USD 方法用于蛋白质复性的微孔板，并展示了其用于蛋白质的重折叠过程开发的适用性和可扩展性。Qoronfleh 等[82]建议用高通量筛选来检测蛋白质重折叠。Ordidge 等[83]已使用了自动化的机器人开发平台来建立稀释再折叠过程，在微尺度，一组分层分析可快速确定最佳复性条件。

总之，典型的生物反应器提供在模拟生产条件下的蛋白质重折叠平台。而且，展示重折叠的高通量过程开发（HTPD）也已成功确立。我们期待，其被生物技术产业成功用于加速研发、优化和鉴定蛋白质重折叠的过程。

9.6 沉淀

沉淀提供一种低耗、高回收的操作单元，可用来分离各种宿主细胞相关及过程相关的污染物[84]。虽然，考虑到产物稳定性，人们对于此方法在治疗用蛋白方面有些顾虑，但其有特定的应用[85]。沉淀法作为初始分离步骤被广泛应用，在此过程中污染蛋白质（或其他种类）总量随着处理体积的显著减少而降低[86]。

在此操作过程中通过减少产物溶解度而产生沉淀。可通过多种方法实现：离子沉淀（如硫酸铵和氯化钠）、温度、pH、金属离子（如 Cu^{2+}、Zn^{2+} 和 Fe^{2+}）、非离子聚合物（如聚乙二醇）、有机溶剂（如乙醇、丙酮）、单宁酸、肝素、硫酸右旋糖酐（如鱼精蛋白）、短链脂肪酸（如辛酸）、三氯乙酸（TCA）、外源凝集素（如伴刀豆球蛋白 a）、基团特异性染料（如普施安蓝）和配体-抗体特异性反应[87]。这些方法中，利用无机盐的离子沉淀是应用最为广泛的方法。

沉淀通常用在纯化过程的最开始步骤，通常通过提高澄清度实现初步纯化和浓缩，使处理过程具体化，实现容器内蛋白质沉淀和混合，实现沉淀和固液分离两个过程。混合是这个操作单元中的关键部分，影响蛋白质溶解、沉淀物中蛋白质结构和微粒大小、形态学和可回收性[22]。输出沉淀的聚集水平和特性影响后续离心的程度。蛋白质的溶解程度主要受到沉降剂的类型与浓度、pH 及离子强度的影响[67,68~91]。聚集物的物理特性依赖于几个因素：沉降反应器的类型[90]、选择方法、浓度和沉降剂的添加速度[89]，以及起始蛋白质的浓度、种类及在反应器中混合的程度和停留时间[68,69,71]。

间歇反应器是沉降反应最简单的类型，且已广泛用于工业中。在混合条件下，沉降剂被缓慢加入蛋白质中，由于颗粒长时间内都受到广泛的剪切应力，聚合的蛋白质颗粒开始聚集、稠密且机械稳定性强。

9.6.1 按比例缩小模型的方法

影响沉降步骤特性的参数应保持不变（表 9.1）。这包括 pH、电导率、最终的沉降浓度和温度。不同规模的设计参数应保持一致，包括：罐体几何学（高度与直径的比例）、泵轮类型、叶轮相对于罐的直径、叶轮的安置、挡板几何学、平均速度梯度、老化参数（康伯准数）及停留时间[4]。这种情况下，小规模系统未模拟工业化生产的设计，无量纲参数如传质系数（k_La）可用于规模不同、混合条件一样的条件下（表 9.1）[92]。

9.6.2 按比例缩小模型的条件

产物纯度（通过比活或色谱方法）、收率和总蛋白质量及其纯度[通过十二烷基磺酸钠聚丙烯酰胺凝胶电泳（SDS-PAGE）测定]等可以对比不同规模的性能。其他测量可包括测量离子浓度（钠的含量）、上清液的浊度，精确计算沉淀物的去除程度、离心相位比例或固体的收集量。可通过沉降动力学测量来建立不同规模的等价性[12]。

9.6.3 文献综述

Chhatre 等已经研究了整合 USD 技术和经济模型应

表 9.1　缩小模型方法用于不同纯化操作单元的理论——输入参数保持连续，改变输入参数，监测输出参数，确保缩小模型质量

纯化过程	操作（输入）参数保持一致	操作（输入）参数改变	性能参数鉴定模型
离心	线性流速、温度、σ 因子、输入特性	流量体积、容积流速、离心速度	离心回收产物、浊度、细胞溶胞
均一化	线性流速、溶解 pH、电导、蛋白质浓度及输入特性	流量体积、容积流速、匀浆器压力、通过数、杂质（聚集物）	离心回收产物、浊度、细胞溶胞、产物相关
重折叠	传质系数（k_La）、温度、搅拌率、化合物浓度、输入特性	离心回收产物、电导率 pH、产物相关杂质（聚集物、脱酰胺作用、甲基化作用等）	
微滤	蛋白质载量（g 产物/m^2 膜面积）、筛孔的数目、溶质浓度因子、输入特性、温度、线性流速、每个通道的横向流速、跨膜压	过程体积、体积流速、膜面积	离心回收产物、电导率、过滤容量
沉降	传质系数（k_La）、沉降浓度、沉降与输入体积比、输入特性	混合速率、沉降补料速率、处理体积	产物浓度和收率、产物相关杂质、过程相关杂质、宿主细胞相关杂质、浊度
色谱法	柱床高度、缓冲液（pH、电导等）、介质、线性流速、蛋白质载量（g/L 体积流速介质）、混合标准、温度、输入特性	柱直径、柱体积	产物浓度和收率、色谱图、偏差、电导、pH、产物相关杂质（聚体、脱酰胺作用、甲基化作用等）、过程相关杂质（蛋白 A、消泡剂等）、宿主细胞相关杂质（宿主细胞杂质、DNA 等）
超滤/渗滤	蛋白质载量（g 产物/m^2 膜面积）、筛孔的数目、容量浓度因子、输入特性、温度、线性流速、每泳道横截面积、跨膜压	过程体积、体积流速、流量	产物浓度和收率、浊度、过滤容量、pH、电导率、赋形剂浓度、产物相关杂质、宿主细胞相关杂质
病毒失活	传质系数（k_La）、温度、接触时间、化合物浓度、输入特性	搅拌率	产物浓度和收率、产物相关杂质
病毒去除过滤	蛋白质载量（g 产物/m^2 膜面积）、输入特性、温度、线性流速	处理体积、体积流速、膜面积	产物浓度和收率、产物相关杂质（聚集物）
膜吸附	柱高、缓冲液（pH、电导等）、介质、线性流速、蛋白质载量（g 蛋白/L 介质）、温度、输入参数	直径、柱体积、流量	产物浓度和收率、电导、pH、产物相关杂质（聚体、脱酰胺作用、甲基化作用等）、过程相关杂质（蛋白 A、消泡剂等）、宿主细胞相关杂质（宿主细胞杂质、DNA 等）

用作为鉴定最佳生物操作处理过程的方法。此过程的经济模型用来鉴定最大产物损耗的位置和因此造成的最大机会成本发生的位置。缩小模型用于关键步骤的分析，鉴定沉降和离心对乳过氧化物酶（LPO）的回收的影响。这展示了：整合经济模型的 USD 数据和操作过程，为建立生物医药产业最好的全过程操作策略提供了强大动力[93]。Boychyn 等[4]用中试规模搅拌釜反应器和多通道沉降离心来预测更大的反应器和离心机。

　　总之，缺少沉淀缩小模型用于治疗蛋白的相关文献。在未来，沉淀可能更被关注，因为研究人员开发了新方法——主流沉降，实现了蛋白质提纯的低耗方式。

9.7　色谱法

　　色谱是生物技术行业蛋白质纯化的主要方式[94]。通常用色谱的结合、洗脱模式，第一步通常包括结合蛋白质到吸附物。不结合柱子的杂质流穿，进入废液。然后，冲洗未结合和结合不牢的杂质。最后，通过改变流动相条件洗脱蛋白质，此过程根据蛋白质及杂质的不同结合特性来开发，实现产物的纯化。相反，可以用流穿模式，将杂质结合到层析柱上，产物流穿。在纯化过程中采用了各种色谱技术，主要是固定相（树脂颗粒）的性质和结构不同。技术的开发依据蛋白质的性质不同，如大小和性状（凝胶过滤/尺寸排阻层析）；②带电基团的净电荷和分布（离子交换层析）；③等电点（色谱聚焦）；④疏水性（疏水相互作用层析、反相层析）；⑤金属结合（固定化金属离子亲和层析）；⑥暴露的巯基基团的量（共价色谱）；⑦生物专一性亲和配体、受体抑制剂及抗体（亲和层析）[95]。近年来，多模式或混合模式吸附色谱的概念受到越来越广泛的关注。这些固定相允许将不止一种色谱模式应用于单步层析。在所有案例中，分离受到如下因素的影响：配体和基体性质、溶剂 pH、温度、颗粒及空隙的大小[96]。下面我们讨论几个影响色谱缩小模型的关键因素。

9.7.1 按比例缩小模型的大小

色谱是缩小模型的更直接的单元[13]。按比例缩小模型系统的大小与打算使用的系统各异。对于结合的研究，用 96 孔 HTPD 板层析可能足够了，而且很高效[5]。对于介质筛选的研究，除了前面提到的 HTPD 平台或小的层析柱（约 2.5 cm 高，1 mL）可用来筛选各种介质和流动相组成，实现初步优化[97]，病毒清除的研究通常用挂柱（5～10 cm 柱高），因为难易程度和费用与病毒高峰有关[98,99]。作为确定工艺验证验收标准和操作参数可接受范围基础的最后工艺特性的研究经常使用直径至少为 1.6 cm、柱床高度与制造规模相同的层析柱进行[97]。层析柱直径小于 1 cm 通常不用来做此类研究，因为柱床体积与死体积的比例可能导致收集浓度明显较大规模低[13]。应该注意的是，相比于制造规模的层析柱尺寸（2 m），缩小模型的范围可以是 1 : 100～1 : 1 000 000[12]。

9.7.2 色谱设备

自动小规模层析系统，如 AKTA Explorer，很适合缩小规模的研究。可以提供精密、准确和可重复性的流速和梯度。然而，精确和精密的在线检测器（pH、电导和温度）应用离线的探针在合理的频率下标刻度[13]。

9.7.3 按比例缩小模型的方法

层析柱缩小模型通常是通过保证柱高、减小层析柱直径，确保保留时间（表 9.1）。这样，保证线性流速，而降低体积流速[100]。国际协调会议（ICH）病毒安全指南指出，按比例缩小的有效性应证明，柱床高度应该是代表商业规模生产[101]。因此，如果柱高在小规模时不同，如在病毒去除的研究中，应当调整线性流速以保持保留时间一致[102]。

试验的操作条件应与工业化生产一致。这是因为层析条件如温度、pH、电导的细微变化可能影响蛋白质在层析介质上的保留时间。小规模操作中在管道进口和层析柱外包上的温度交换应被精准、连续、精密控制。例如，据报道疏水层析对温度波动很敏感，可能引起产物保留时间及选择性随温度而变化[12]。几种显著的操作参数包括以下几种。

- 蛋白质载量（g 蛋白质/L 介质）应被确认。在分子筛色谱中，上样量应以占柱体积百分数为基础。
- 梯度长度（柱体积数）和斜度（如提高每个操作单元缓冲液含量控制）应保持一致。
- 温度、pH 和电导应保持一致。不同规模中，温度的不同可能导致电导和层析特性的明显差异。
- 层析介质的柱高和线性流速应保持一致。
- 混合标准应和生产规模一致。可以为在线（电导或吸光度）或离线（凝胶剂或 HPLC）。如果混合标准基

于 UV，可很好地确保小规模系统 UV 检测与大规模检测的一致性。UV 检测可能不准或在要求范围内与吸光度（OD）为非线性关系。如果吸光度在 280 nm 为非线性，应谨慎在线检测在 300 nm 或其他波长处的 OD，此处有低的消光系数[13]。

9.7.4 按比例缩小模型的条件

应对比的属性应依赖于每一步的客观性，包括色谱、产物浓度、产物回收、品质属性（各种产物相关的浓度、过程相关及宿主细胞相关的杂质），以及其他输入特性（如 pH 和电导）。

在大规模中影响因素如柱头设计和填装很难控制，可能导致小规模模型精确性下降[13]。在两种规模上，柱填充物的不同可能导致分离和层析结果的不同。单位柱高的理论塔板数（柱效）和不对称因子（As）是用于评估填柱质量的典型[103,104]。然而，这些评估在不同规模上是不同的，需要检测，确保小规模试验过程中填柱质量的连续性。而且，在设备上的不同，如管路长度和直径、检测器、泵也应被仔细检测，确保不同规模的可比性[12]。

表 9.2 为关于层析过程按比例缩小模型的文献综述。研究者用微升树脂（96 孔板）来进行层析。在层析模型上做了大量努力，已获得小规模模型的数据可以用来指导规模化生产。最佳的平衡是，微型设备提供的高通量数据和实验室规模不同目的层析具有高度相似性。然而，大部分情况下，最好是用 HTPD 平台来检测宽范围的大部分过程参数，用传统的实验室层析柱来表征试验的最终过程特征，来支持工艺验证的接受标准。未来，HTPD 平台有可能会进化，逐渐增加严谨性而完全替代实验室规模试验。

9.8 微滤和超滤/渗滤

9.8.1 微滤

微滤（MF）膜可以用来从哺乳动物和细菌细胞培养基中捕获细胞，提供无细胞的培养液（包含产物）用于下游纯化步骤。典型的 MF 膜孔为 0.1～0.8 μm。通过机械筛分，微滤膜截留细胞和细胞碎片，留在膜表面。进料流产生的压力促使渗透物通过膜。蛋白质和小分子物质（介质盐）通过膜，收集渗透液[12]。

超滤（UF）和渗滤（DF）通常用于收集蛋白质和更换缓冲液的下游处理过程中。有时，也用来分级或纯化。膜通过截留分子质量来分类，称为理论截留分子质量（NMWC）。膜结构影响分离的品质和稳健性。把大孔隙数量减至最低可以保证最小的理论截留分子量，可以使用更高的压力和更高的温度，达到更好的分离。Cassettes 是大部分蛋白质处理的第一步。中空纤维（透析）更适合当产物对剪切力比较敏感或溶液黏度高时，如对运载体和流感疫苗的处理过程[113]。

表 9.2 用于层析过程按比例缩小模型的文献

标题	摘要	参考文献
主题	色谱分离缩小模型微型装置的不同形式，关于如何最好地操作这些设备的建议、使用示例、与 QbD 中的成本、可用性和作用等指标的比较	[94]
	缩小模型实验与一般速率模型相结合，2.5 cm 高度，1 mL 层析柱模型针对 20 cm 高度层析柱校准，容量为 40 mL～160 L。模拟与试验结果一致。总体目标：减少实验的次数，缩短开发时间，降低成本	[98]
	新的过度缩小模型的方法，用经验相关，以在操作过程中电导的改变来改变不同色谱图形的分散和保留时间。用 1 mL 层析柱试验已成功预测，获得了嵌合单克隆抗体在蛋白 A 层析柱 3 mL 和 18.3 L 规模的洗脱图形	[105]
亲和色谱	用小规模层析获得数据研究软件，来研究相关的蛋白质上样、矩阵数目，以指导单抗的色谱分离。	[106]
	蛋白质和 Fab 片段的质量平衡，从批量提取获得的容量测定和显像技术的应用来研究不同层析柱负载和树脂重复使用对基质性能的影响。用缩小 20 倍的模型，重复使用数次，回收率明显降低，就像目前大规模生产一样	[107]
阴离子交换	pH 对优选结合的影响，免去 HCP。初始模型采用有批量结合能力的 96 孔板，证明微型测量可提供可靠数据	[108]
	用缩小模型和分析研究，加速了按比例放大的方法用来分离有潜在临床效用的单克隆抗体 C595 和异质杂质	[109]
扩张柱床色谱	用不同黏度的缓冲液，采用 1 cm 和 5 cm 直径的流体模型获得的试验结果一致。目测的结果和缩小模型的预测证明操作条件（液体黏度和表观流速）导致柱床塌陷，踏板数目为 0.7～0.75 将提供最佳的分离效果	[110]
	以膨胀柱床色谱作为一种缩小模型技术来预测大规模试验的状态。三种规格，5.0 cm、1.0 cm 和 0.5 cm 直径的层析柱，用来比较扩张床、流体力学和溶菌酶 SPTM 层流中的穿透性。100 倍缩小因子性能一致	[111]
疏水作用（HIC）	发展和扩大一种治疗用蛋白质的疏水层析步骤，去除产物和过程相关的杂质，直接将缩小模型的优化试验通过中试规模放大到最终的生产规模	[97]
环形色谱	用数学模型评价环形色谱的最小半径。环形色谱的最小几何学用来预测免疫球蛋白和牛血清白蛋白模型系统	[112]

大部分情况下，颗粒大小是过滤分离的基础。在应用压力下，溶液与膜接触[114]，促使溶剂或缓冲盐和小分子透过膜。膜截留大分子如蛋白质。微滤或超滤操作，可以在切向流过滤（TFF）模型或正常流过滤（NFF）模型下进行。NFF 模型的一个例子是闭端或熔管，细胞保留在膜表面或膜结构中。随着细胞积累在膜表面，滤过率或通量降低，伴随着渗透流通过膜的阻力提高。在 TFF 中，提供通过膜表面的无关传递。伴随渗透物通过膜，细胞积累在膜表面，被从膜上清除，回收至进料罐[51]。超滤（UF）通常用在 TFF 模型中，进料液循环通过膜，然后回收至进料管。UF 膜以分子质量范围命名：1000～100 000 Da[115～118]。典型的系统包括进料泵、过滤器、带有过滤模块的齿条、滤液/反冲洗罐及套管和瓣膜。分离泵通常将渗滤（DF）缓冲液添加到再循环导管。控制参数可能包括进料和渗余物压力（渗透物压力通常用作 UF 装置的压力）、温度及每一个通道的进料流速。

9.8.2 按比例缩小模型的方法

TFF 模型通常是通过保持如下参数一致来放大的：滤液体积与膜面积比率、跨膜压、横向流、膜材质和孔径大小、通道高度、流过途径的几何学、渗余物和过滤压（表 9.1）。膜面积随着每一理想进料体积的增加而线性减小，以保持膜面积与进料体积比例一致[119,120]。至于中空纤维，其线性比例已经轻松实现，通过按比例缩小模块数，在这个模型中，纤维长度与工业规模系统一样。在纤维和药筒间等量的流速分配通过合适的多样配管和药筒外壳设计可轻易完成。然而，平表设计为渗滤（UF）宽泛的线性比例提供了合适的几何模板。

用缩小模型系统来模拟微滤（MF）、超滤（UF）和渗滤（DF）的挑战是：小规模装置在商业角度来讲是有用的，可能与大规模部分的设计有所不同。然而，暗盒的设计基于膜通道的平行添加，进料端口通道以串联添加。这直接影响工业规模暗盒的流体力学和缩小模型装置，导致分流不同、通道高度压缩、进出受到影响。所有的因素影响此步的性能。整个系统的平均流量分布对保持系统平均和系统极限值，包括进料通道压降（ΔP_L）、跨膜压力（TMP；ΔP_{TM}）、滤液通量（J_f）和膜壁蛋白质浓度（C_W）均有重要意义。

管道高度压缩依赖于膜、隔离空间、密封剂及垫圈的物理变形性。管道高度变形在压力损耗和转换系数两方面有明显的影响。因此，如果一致加压不能实现，不同操作规模的过程性能可能不同[119]。

9.8.3　按比例缩小模型的条件

因为微滤（MF）、超滤（UF）和渗滤（DF）步骤大部分（情况下）不改变产物纯度，通常用作澄清、浓缩或缓冲液置换，步骤回收率可以通过 280 nm 处的紫外吸收测定。除非样品中杂质干扰紫外吸收，要求用HPLC 或特殊产物的测定。需测定物料平衡，来判断产物是否在渗透物中、留在拦截体积中或不可逆结合到膜上而有损失。不同规模通量与过模压曲线的对比，提供了很好的参数对照。如果超滤系统用作纯化，杂质纯度分析是步骤效能的关键测量标准。适当的清洁以在长期应用中保持性能的一致性在小规模系统上是很重要的。

9.8.4　文献综述

实现 TFF 过程的线性放大、线性缩小的完整方法论由 Reis 和 Cowokers[119]发现。研究员改良了生产操作单元和耐受，实现了人用核糖体脱氧核苷酸衍生物超滤过程的线性放大。一个无中试规模试验的 400 倍的线性放大得以实现。在另一篇文献中，新型褶层按比例缩小模型（$A_m=1.51\times10^{-3}\sim15.1\times10^{-3}$ m²）装置被设计和制造。显示单用褶膜药筒（$A_m=1.06$ m²）来预测工业规模性能更为准确，它通常用在生物药剂学的工业化中[121]。作者发现，小规模与大规模一样膜褶的操作单元，但要求减少进料体积，并相应减少活性隔膜褶层的数量。1000 倍缩小模型得以实现[121]。本文还报道了一种模拟旋转圆盘过滤器（RDF）在实验室规模横流操作中模拟通量和传输性能的方法[122]。对 RDF 进行了改进，通过安装嵌入物，使腔体积有灵活性，因此每一个 DF 试验仅需要1.5 mL 处理量。实验室规模操作和 USD 装置的壁切向力关系已经建立。在相等-平均剪切率的条件下，不同规模实现了完全相同的性能表现。预测的流量和传输数据与实验室规模的渗滤（DF）试验结果一致，这里，暗盒电阻需要被考虑[122]。在另一篇文献中，作者描述了连续方式实验室滤器操作，准备滤饼、滤片可能达到与工业规模相似的效果[123]。分析剖面的滤过率表明，随着时间的递增，滤饼已改变了特性（压缩率）。USD 滤器的结果用来预测饼压缩性随时间的改变，因此需要精确地预测大规模过滤中的剖面通量。而且，USD 过滤器允许用具体的生产方式（滤饼、滤液）代表大规模连续过滤器。

总之，在过去 20 年里，超滤（UF）和渗滤（DF）操作单元的按比例缩小装置已有显著的进展。使用者仍需要考虑以下两方面：第一，确保缩小规模模型装置的设计与大规模模型保持一致，以便流动模式相似，即使不完全相同。第二，当与同样规模暗箱体积比较时，系统死体积（链接泵的体积、管式泵或暗箱装备的其他部分）总是很重要。当死体积大时导致超滤（UF）和渗滤（DF）步骤不能尽如人意，还限制了缩小模型的应用性。使用者应谨慎选择死体积小的设备。

9.9　通过色谱法和过滤进行病毒清除

保证血浆源性生物制品和生物制药的病毒安全性是保证卫生保健、消费者安全的关键。在过去通过人血浆衍生出的产品发生的污染对数百万患者的健康造成不利的影响，并且对医疗保健行业的部分形象产生负面影响[124]。由于行业和监管机构采取了严格的措施来减轻病毒安全风险，在最近几十年中类似的事件并没有发生在生物医疗领域[124]。病毒清除可以通过过程色谱（病毒不结合树脂，而产品吸附于其上）或纳滤（病毒不能通过纳米过滤器）。与色谱方法相关的流程已经在上面部分包括。在本节中，我们专注于病毒通过纳滤清除。

纳滤是一个压力驱动流程，经压力扩散通过一个孔隙大小为 15～50 nm 的半透膜（新产品的孔径范围更狭窄，为 15～20 nm）。这种孔隙大小分布考虑到可以让产品和缓冲物质通过，同时截留住病毒颗粒。病毒清除设备只能使用一次，然后丢弃掉。病毒清除和设计要素在一些出版物已经被讨论[125~127]。

病毒清除研究总是按照生产过程的缩小模型步骤执行。在生产规模下执行病毒清除研究是不可行的，因为它会不恰当地将传染性病毒引入 cGMP 生产设备。同时，病毒的数量需要达到一个令人满意水平，在生产规模将是不切实际和昂贵的。因此，为了使病毒清除研究外推到生产规模，当务之急是使缩小模型能真正地全面表现生产过程。通常，病毒被添加到相关的中间物中，添加的中间产物经过缩减处理单元操作（色谱层析和纳滤）。由单元操作中病毒负荷的降低表明病毒去除或灭活处理步骤的有效性。病毒清除研究中使用的病毒尖峰应该代表一个潜在的污染物的实现程度。重要的是不仅要选择适当的相关或模型病毒，还要考虑病毒尖峰的性质[124]。例如，病毒血清的存在可能给无血清制造业的验证带来麻烦。重要的是，病毒本身的污染物不影响关键参数，而使缩小的模型不能代表大规模生产过程[116]。产品经过过滤器然后检测剩余的病毒传染性。这使得换算系数计算如下：

$$滤过病毒的减少量=\frac{总的病毒负载}{\log_{10}病毒在产品中的含量}$$

9.9.1 按比例缩小模型的方法

负载，测量在每个过滤器的单位表面积的过滤负载材料的体积，应在两个尺度上保持恒定。从生产的早前处理步骤中得到的典型的负载材料应该用于缩小模型的研究。因为此步骤通常是在恒定压力下进行，冲洗进口压与规模一致，冲洗相当量的缓冲液，去除堵住膜孔的蛋白质，以再生膜堆。一个重要的输出参数是平均体积通量作为体积容量的函数。

用于病毒清除的膜可以在直流或 TFF 模式下操作。对于病毒清除的应用程序时，要求病毒清除设备具有与病毒去除性能相关的完整性测试。制造商通常提供了这种相关性。病毒清除系统缩小模型的操作可能存在难题。当使用多层膜片进行评估时，必须使用专门设计的支架来在膜片之间提供所需的密封，以防止进料材料绕过膜层。病毒清除设备缩小模型可能有与生产规模设备相同的膜，但该尺度缩小装置的进料侧流动的几何形状也可能不与生产模块一致。进料侧的路径长度可能和供液流量不一致，可能需要进行调整以在膜表面提供等效的剪切力。与超滤系统类似，气液界面应该最小化，以防止蛋白质变性和聚合[12]。

9.9.2 按比例缩小模型的条件

步骤回收率和病毒清除的纯度可以使用 HPLC 或通过对特定产物的检测来确定。生成的聚集体可以使用 SE-HPLC 进行检测。当使用纯蛋白质，在 280 nm 紫外线吸收可用于测量。创建一个质量平衡来估计来自系统死体积或膜上不可逆转的吸附带来的损失是有用的。将过程流量作为整个过程中时间和压力的函数进行比较，也是性能可比性的一个指标。

9.9.3 文献综述

Zhou 等[128,129]对不同的缩小模型进行评估，提出了一种新的模型来模拟在大规模容器中发现的液体的流动路径。它们能够在小规模下实现与更大的规模一样的能力。从 4 个病毒研究的结果，重新设计了 Sartobind Q 吸收新工艺缩小模型的能力。作者讨论了 Q-膜缩小模型面临的问题及对新模式的建议。提到的 Q-膜缩小模型对四种模型病毒的加工能力均大于 3000 g/m^2 或 10.7 kg/L，活力（LRV）的对数降低值超过 5。

总之，色谱和纳滤用于病毒去除的缩小模型，在生物技术公司的操作监管中有广泛的应用。现有的模型做得相当好，但根据在本节中提到的参考文献中讨论的，有对操作的规模进一步改善的空间。如果规模可以进一步减少，规模研究的成本将大大降低。

9.10 病毒灭活

病毒灭活，连同如上所述病毒清除的其他步骤，在证明病毒清除能力的生物过程中起关键作用。大多数公司中这是单克隆抗体平台的一部分[130]。病毒灭活的最常用方法是酸性 pH（低 pH）灭活，这是本节的重点。

在低 pH 下包膜病毒的灭活是一种在单克隆抗体纯化过程中很常见的步骤。工作原理是，一些病毒当暴露在低 pH 下时会自发地发生变性。通常，低 pH 失活步骤在蛋白 A 亲和层析之后执行。蛋白 A 亲和柱的产物滴定到 pH 为 3.8 或更低，培育 15～60 min 是根据单克隆抗体的稳定性考虑的。这个短暂暴露在低 pH 条件下的步骤能有效地灭活大多数包膜病毒。这步培育期之后，蛋白质溶液滴定调节 pH 到 5.0 或更高，为下一个步骤做准备。然而在低 pH 条件下灭活病毒有一个固有的风险，在低 pH 条件下病毒会聚集在靶蛋白质上。此外，以强酸性溶液作为滴定液调节低 pH 的步骤如果没有充分混合会导致局部 pH 低的情况。这可能会导致蛋白质溶液的聚集。

9.10.1 按比例缩小模型的方法

低 pH 灭活步骤缩小模型的建立是相对容易的。在灭活剂的添加步骤中必须小心以保证充分混合，确保没有过量的目标蛋白质在这一步发生聚集。如前所述，在小规模混合条件下规定的传质系数（$k_L a$）可以用于模拟生产规模条件。这些类型的病毒灭活步骤缩小模型的考虑因素可能很大，设计仅需要保持很好的混合溶液的温度控制接触容器的限制很少。试管或小管可能被浸入一个温控加热块中使用，在接触之前或接触过程中进行混合。在测试容器中供热溶液的液面应该高于溶液液面，以确保所有的测试溶液达到目标温度。利用微波辅助可以进行高温短时处理，但是该系统需要使用工艺设备的缩小模型进行细致的降低比率，将比例降低到为更适度的程度。容器内容液混合在低 pH 辅助灭活中扮演重要的角色。必须采用标准混合的研究，并测量灭活动力学，因为这是一项法规要求。灭活化学物质的添加速率应该和制造过程相匹配，最终产品的酸浓度应该和原规模产品浓度一致。在整个失活过程中应控制 pH、温度、接触时间、最后灭活化学浓度等缩小模型的变量。

9.10.2 按比例缩小模型的条件

蛋白质的总含量在缩小规模的研究中是一个重要的质量属性，可以在不同的模型上进行匹配，以评估缩小模型的质量。用于灭活的化学物质的浓度分布剖面图应该与生产规模使用的相似[12]。

9.10.3 文献综述

关于病毒灭活的按比例缩小课题的文献不多，也许是因为这样一个系统设计很简单。

总之，病毒灭活按比例缩小是一个相当简单的操作。然而，操作应该小心，这样可使跨尺度结果具有可比性。

9.11 膜吸附器

膜色谱法正越来越多地用于替代某些色谱步骤而受到欢迎，以便提供更高的生产能力[131~138]。在膜上，结合位点位于跨膜的毛孔而不是扩散毛孔上。即使在拥有"通过"毛孔或对流孔的较新的色谱树脂上[139]，液体可以选择流过粒子或绕过它。与此不同的是，在多层膜上，液体别无选择只能流经毛孔。这减少了溶质对基体的传质阻力，消除了孔隙扩散，使通过膜孔从膜内部扩散到膜表面成为液体扩散的唯一运输阻力。由于膜扩散通常比孔隙扩散快几个数量级，膜色谱中的传质限制大大减少，使过程的局限性更多地转移到基体-溶质相互作用的性质上。

9.11.1 按比例缩小模型的方法

大多数应用于市场的缩小模型系统不具有和大型系统类似的液体流动路径，因此往往会导致在高流量下（≥450 cm/h）产生非常高的操作压力。在膜吸附器单元（MA）中心的流动相轴向速度快于吸附床边缘[106]。从吸附床的中心位置到垫圈位置或吸附床的边缘的表观孔隙度的减少可能导致相邻垫片或边缘周转率的下降[106,140]。相反，径流吸附器，由螺旋状弯曲平板膜覆盖多孔圆柱的核心，被用于大规模的处理[17,18]。尽管径向流吸附器在径向向外方向上的模型非常复杂，但它还是适合规模化放大的[114]。因此，MA 缩小模型的主要问题是可伸缩性和可操作的反压。缩小模型中可以观测到的极高的操作压力会导致相对较小的处理容量和过大的膜尺寸。这样可能会导致错误的经济计算。大尺寸的膜没有反压的问题。然而，在缩小模型中使用大尺寸的 MA 也是不实际的，特别是在病毒清除的研究中，这是因为病毒和原料的高成本。

9.11.2 按比例缩小模型的条件

这些方面和在色谱分析过程中一样。

9.11.3 文献综述

Zhou 等已经设计了 Q-隔膜、Q125 和 Q40 缩小模型[128,129]。这些缩小模型模拟在大规模模块中发现的液体流动路径，实现与那些更大 Q 单位性能参数的比较。然而，即使是改良过的缩小模型设备，Q-膜色谱的操作背压仍会影响处理能力。几个研究人员专注于创建一个缩小的模型，用于改善膜色谱法[128,129]。

总之，新的缩小模型似乎已经解决了面临的最关键的问题之一。然而，并非所有的制造商提供这样的设备。为了明白两个尺度之间的差异，仔细比较设备的性能是必需的，结果数据应当被适当地解释。

9.12 总结

在质量源于设计（QbD）和过程分析技术（PAT）的时代，使用缩小模型成为描述和验证工业过程不可或缺的一部分。产品特性的研究形成了旨在提供过程知识的实验方法的骨干。

这些研究被用来识别至关重要的参数和建立可接受范围的过程验证验收标准和规范。工艺验证研究用来评价病毒清除和杂质清除，需要建立缩小模型，因为从安全的角度来说在生产规模下验证是不可行的。本章提出了涉及蛋白质纯化缩小模型的各种操作单元的通用准则和相关影响参数。关于缩小模型的关键参数、评估方法、评估技术和相关挑战都被涉及。现有的缩小模型质量的不同体现在单元操作之间。缩小模型建立过程的复杂化的因素包括硬件设计模仿困难导致的跨尺度流体动力学的差异（混合、剪切等），在较小的尺度上产生的更高的阻塞体积，用于制作设备和分离的媒介不同材质的区别。目前在许多方面已经取得了很多的进展，但对于缩小模型日益增长的重要性来说，仍然存在更多的工作空间。我们希望这一章对于那些从事缩小模型开发、优化和生物过程的表征描述的人们来说是有价值的。

缩略词

CD	圆二色谱
CGMP	现行药品生产管理规范
DLS	动态光散射
DNA	脱氧核糖核酸
HCP	宿主细胞蛋白
HETP	理论塔板高度
HPH	高压均质法
HPLC	高效液相色谱
HTPD	高通量过程开发
IB	包涵体
ICH	国际协调会议
LPO	乳过氧化物酶
MA	膜吸附剂
MF	微滤
MVA	多变量分析
NFF	正常流过滤
NMWC	标准截留分子质量
OD	光密度
PAT	工艺分析技术
RDF	转盘过滤器

rDNA	核糖体脱氧核糖核酸
SDS-PAGE	十二烷基磺酸钠聚丙烯酰胺凝胶电泳
SE-HPLC	体积排阻高压液相
TCA	三氯乙酸
TFF	切向流过滤
UF	超滤
USD	超缩小模型
UV	紫外光

术语

Σ	实验室离心机的等效沉降面积（m^2）
Σ_c	等效沉降面积（m^2）
A_s	不对称因子
B_L	空隙宽度（m）
Ca	营地编号
C_w	膜壁蛋白质浓度（kg/m^3）
ΔP_L	进料通道压降（kg/ms^2）
ΔP_{TM}	跨膜压力（Pa）
f_1	填空隙隔离物的校正因子
g	重力加速度（m/s^2）
G	速度梯度平均值
J_f	滤液通量（m^3/s）
$k_L a$	传质系数
LRV	对数清除率
N	转速（rps）
n_d	活动盘数量
ω	角速度（弧度/s）
P	消耗功率（W）
P_o	功率数
Q	通过离心机的液体流速（m^3/s）
Q_c	体积流量（m^3/s）
r_1	内盘半径（m）
r_2	外盘半径（m）
Re	雷诺数
R_i	内半径（旋转中心与液体顶部之间的距离）（m）
R_o	外半径（旋转中心与管子底部之间的距离）（m）
S	剩余固体（kg）
θ	半圆盘角
TMP	跨膜压力（Pa）
μ	动态黏度（Pa·s）
V	样品体积（L）
x	加速所需的分段时间（s）
y	减速所需的分段时间（s）
Z_L	圆盘上的空隙数目

翻译：秦文武 齐鲁制药有限公司
校对：艾现伟 齐鲁制药有限公司

参 考 文 献

1. Wheelwright SM. J Biotechnol 1989; 11: 89–102.
2. Rathore AS. Trends Biotechnol 2009; 27: 698–705.
3. Willoughby N, Martin P, Titchener-Hooker N. Biotechnol Bioeng 2004; 87: 641–647.
4. Boychyn M, Doyle W, Bulmer M, More J, Hoare M. Biotechnol Bioeng 2000; 69: 1–10.
5. Bhambure R, Kumar K, Rathore AS. Trends Biotechnol 2010; 29: 127–135.
6. Rathore AS, Winkle H. Nat Biotechnol 2009; 27: 26–34.
7. Rathore AS. Trends Biotechnol 2009; 27: 546–553.
8. Xu Z, Li J, Zhou JX. Prep Biochem Biotechnol 2012; 42: 183.
9. Read EK, Park JT, Shah RB, Riley BS, Brorson KA, Rathore AS. Biotechnol Bioeng 2010; 105: 276–284.
10. Read EK, Park JT, Shah RB, Riley BS, Brorson KA, Rathore AS. Biotechnol Bioeng 2010; 105: 285–295.
11. Rathore AS, Bhambure R, Ghare V. Anal Bioanal Chem 2010; 398: 137–154.
12. Godavarti R, Petrone J, Robinson J, Wright R, Kelley BD, Bolton GR. In: Rathore AS, Sofer G, editors. Process validation in manufacturing of biopharmaceuticals. Boca Raton (FL): Taylor & Francis Group LLC; 2005. pp. 69–142.
13. Rathore AS, Krishnan R, Tozer S, Smiley D, Rausch S, Seely J. BioPharm Int 2005; 18: 58–60.
14. Tait AS, Aucamp JP, Bugeon A, Hoare M. Biotechnol Bioeng 2009; 104: 321–331.
15. Cecchini DJ. In: Rathore AS, Mhatre R, editors. Quality by design for biopharmaceuticals. Hoboken, New Jersey John Wiley and Sons; 2008. pp. 127–142.
16. Kozlowski S, Swann P. In: Rathore AS, Mhatre R, editors. Quality by design for biopharmaceuticals. Hoboken, New Jersey John Wiley and Sons, 2008, pp. 9–30.
17. Points to Consider in the Manufacture and Testing of Monoclonal Antibody Products for Human Use. Center for Biologics Evaluation and Research, F.D.A.; 1997.
18. Banerjee A. Biopharm Int 2010; 23: 26.
19. Adner N, Sofer G. BioPharm 1994; 7: 44–48.
20. Leonard MW, Sefton L, Costigan R. In: Kelley BD, Ramelmier RA, editors. Validation of biopharmaceutical manufacturing processes. Washington (DC): American Chemical Society; 1998. pp. 55–68.
21. Breece T, Gilkerson E, Schmelzer C. BioPharm 2002; 15: 16–20.
22. Kelley BD. In: Sofer G, Zabriskie D, editors. Biopharmaceutical process validation. New York: Marcel Dekker; 2000. pp. 29–59.
23. Box GEP, Hunter WG, Hunter JS. Statistics of experiments. New York: John Wiley and Sons; 1978.
24. Seely R, Wright H, Fry H, Rudge S, Slaff G. BioPharm 1994; 7: 41–48.
25. Rathore AS, Sofer G. In: Rathore AS, Sofer G, editors. Process validation in manufacturing of biopharmaceuticals. Boca Raton (FL): Taylor & Francis Group LLC; 2005. pp. 169–204.
26. Pieracci J, Yusuf-Makagiansar H. In: Rathore AS, Sofer G, editors. Process validation in manufacturing of biopharmaceuticals. Boca Raton, FL, USA CRC press, Taylor and Francis Group; 2012.

27. Wold S, Geladi P, Esbensen K, Öhman J. J Chemom 1987; 1: 41–56.

28. Tustian AD, Salte H, Willoughby NA, Hassan I, Rose MH, Baganz F, Hoare M, Titchener-Hooker NJ. Biotechnol Prog 2007; 23: 1404–1410.

29. Axelsson H. In: Flickinger MC, Drew SW, editors. Encyclopedia of bioprocess technology. New York: John Wiley and Sons; 1999. pp. 513–531.

30. Hanle DD. In: Flickinger MC, Drew SW, editors. Encyclopedia of bioprocess technology. New York: John Wiley and Sons; 1999. pp. 553–559.

31. Kempken R, Preissmann A, Berthold W. J Ind Microbiol 1995; 14: 52–57.

32. Maybury JP, Mannweiler K, Titchener-Hooker NJ, Hoare M, Dunnill P. Bioprocess Biosyst Eng 1998; 18: 191–199.

33. Leung WWF. Industrial centrifugation technology. New York: McGraw Hill; 1998.

34. Maybury JP, Hoare M, Dunnill P. Biotechnol Bioeng 2000; 67: 265–273.

35. Mosqueira FG, Higgins JJ, Dunnill P, Lilly MD. Biotechnol Bioeng 1981; 23: 335–343.

36. Mannweiler K, Hoare M. Bioprocess Eng 1992; 8: 18–25.

37. Betts JI, Baganz F. Microb Cell Fact 2006; 5: 21.

38. Gill NK, Appleton M, Baganz F, Lye GJ. Biochem Eng J 2008; 39: 164–176.

39. Pampel L, Mcnerney T, Wypych J. Pap Am Chem Soc 2004; 227: 264–BIOT.

40. Duetz WA. Trends Microbiol 2007; 15: 469–475.

41. Fernandes P, Cabral JMS. Biocatal Biotransformation 2006; 24: 237–252.

42. Islam RS, Tisi D, Levy MS, Lye GJ. Biotechnol Prog 2007; 23: 785–793.

43. Islam RS, Tisi D, Levy MS, Lye GJ. Biotechnol Bioeng 2008; 99: 1128–1139.

44. Micheletti M, Lye GJ. Curr Opin Biotechnol 2006; 17: 611–618.

45. Micheletti M, Barrett T, Doig SD, Baganz F, Levy MS, Woodley JM, Lye GJ. Chem Eng Sci 2006; 61: 2939–2949.

46. Hutchinson N, Bingham N, Murrell N, Farid S, Hoare M. Biotechnol Bioeng 2006; 95: 483–491.

47. Zaman F, Allan CM, Ho SV. Biotechnol Prog 2009; 25: 1709–1716.

48. Sommer B, Friehs K, Flaschel E, Reck M, Stahl F, Scheper T. J. Biotechnol 2009; 140: 194–202.

49. Ariga O, Watari T, Andoh Y, Fujishita Y, Sano Y. J Ferm Bioeng 1989; 68: 243–246.

50. Zhao FS, Yu JY. Biotechnol Prog 2001; 17: 490–494.

51. Malamy MH, Horecker BL. Biochemistry 1964; 3: 1889–1893.

52. Clarkson AI, Lefevre P, Titchener-Hooker NJ. Biotechnol Prog 1993; 9: 462–467.

53. van Hee P, Middelberg APJ, van der Lans RGJM, van der Wielen LAM. Biotechnol Bioeng 2004; 88: 100–110.

54. Kloosterman J, Vanwassenaar PD, Slater NKH, Vanderpadt A. Chem Eng J 1988; 37: B47–B54.

55. Limon-Lason J, Hoare M, Orsborn CB, Doyle DJ, Dunnill P. Biotechnol Bioeng 1979; 21: 745–774.

56. Ricci-Silva ME, Vitolo M, Abrahao-Neto J. Process Biochem 2000; 35: 831–835.

57. Schutte H, Kula MR. Biotechnol Appl Biochem 1990; 12: 599–620.

58. Engler CR. Bioprocess Technol 1990; 9: 95–105.

59. Hetherington PJ, Follows M, Dunnill P, Lilly MD. Trans Inst Chem Eng 1971; 49: 142–148.

60. Middelberg APJ. Trans IChemE 1993; 71C: 215–219.

61. Sauer T, Robinson CW, Glick BR. Biotechnol Bioeng 1989; 33: 1330–1342.

62. Keshavarz-Moore E, Hoare M, Dunnill P. Enzyme Microb Technol 1990; 12: 764–770.

63. Kelly WJ, Muske KR. Bioprocess Biosyst Eng 2004; 27: 25–37.

64. Gray PP, Dunnill P, Lilly MD. In: Terui G, editors. Fermentation technology today. Japan: Society of Fermentation Technology; 1972. pp. 347–351.

65. Floury J, Bellettre J, Legrand J, Desrumaux A. Chem Eng Sci 2004; 59: 843–853.

66. Donsì F, Ferrari G, Lenza E, Maresca P. Chem Eng Sci 2009; 64: 520–532.

67. Clark EDB. Curr Opin Biotechnol 1998; 9: 157–163.

68. Hevehan DL, De Bernardez Clark E. Biotechnol Bioeng 1997; 54: 221–230.

69. Yasuda M, Murakami Y, Sowa A, Ogino H, Ishikawa H. Biotechnol Prog 1998; 14: 601–606.

70. Boyle DM, Buckley JJ, Johnson GV, Rathore AS, Gustafson MG. Biotechnol Appl Biochem 2009; 54: 85–92.

71. Buswell AM, Middelberg AP. Biotechnol Bioeng 2003; 83: 567–577.

72. Lee C, Buswell A, Middelberg AP. Chem Eng Sci 2002; 57: 1679–1684.

73. Mannall GJ, Titchener-Hooker NJ, Chase HA, Dalby PA. Biotechnol Bioeng 2006; 93: 955–963.

74. Goldberg ME, Rudolph R, Jaenicke R. Biochemistry 1991; 30: 2790–2797.

75. Katoh S, Katoh Y. Process Biochem 2000; 35: 1119–1124.

76. Katoh S, Sezai Y, Yamaguchi T, Katoh Y, Yagi H, Nohara D. Process Biochem 1999; 35: 297–300.

77. Cowieson NP, Wensley B, Listwan P, Hume DA, Kobe B, Martin JL. Proteomics 2006; 6: 1750–1757.

78. Vincentelli R, Canaan S, Campanacci V, Valencia C, Maurin D, Frassinetti F, Scappucini-Calvo L, Bourne Y, Cambillau C, Bignon C. Protein Sci 2004; 13: 2782–2792.

79. Willis MS, Hogan JK, Prabhakar P, Liu X, Tsai K, Wei Y, Fox T. Protein Sci 2005; 14: 1818–1826.

80. Rathore AS, Sharma A, Chillin D. BioPharm 2006; 19: 48–57.

81. Mannall GJ, Myers JP, Liddell J, Titchener-Hooker NJ, Dalby PA. Biotechnol Bioeng 2009; 103: 329–340.

82. Qoronfleh MW, Hesterberg LK, Seefeldt MB. Protein Expr Purif 2007; 55: 209–224.

83. Ordidge GC, Mannall GJ, Liddell J, Dalby PA, Micheletti M. Biotechnol Prog 2012; 28: 435444

84. Fisher RR, Glatz CE. Biotechnol Bioeng 1988; 32: 777–785.

85. Glatz CE, Hoare M, Landa-Vertiz J. AIChE J 1986; 32: 1196–1204.

86. Rothstein F. Protein process engineering. New York: Marcel Dekker; 1994.

87. Bell DJ, Dunnill P. Biotechnol Bioeng 1982; 24: 1271–1285.

88. Smoluchowski M. Z Phys Chem 1917; 92: 129–168.

89. Rushton JH, Costich EW, Everett HJ. Chem Eng Prog 1950; 46: 467–476.

90. Bell DJ, Brunner K-H. Filt Sep 1983; 20: 274–286.

91. Mannweiler K, Titchener-Hooker NJ, Hoare M. IChemE Symp, Adv Biochem Eng/Biotechnol 1989; 1: 105–117.

92. Garcia-Ochoa F, Gomez E. Biotechnol Adv 2009; 27: 153–176.

93. Chhatre S, Pampel L, Titchener-Hooker NJ. Biotechnol Prog 2011; 27: 998–1008.

94. Chhatre S, Titchener-Hooker NJ. J Chem Technol Biotechnol 2009; 84: 927–940.

95. Watanabe E, Tsoka S, Asenjo JA. Ann N Y Acad Sci 1994; 721: 348–364.

96. Errson B, Ryden L, Janson JC. In: Janson JC, editor. Protein purification: principles, high resolution methods, and applications. New Jersey: John Wiley and Sons; 2011. pp. 8–9.

97. Graumann K, Ebenbichler A. Chem Eng Technol 2008; 28: 1398–1407.

98. Gerontas S, Asplund M, Hjorth R, Bracewell DG. J Chromatogr A 2010; 1217: 6917–6926.

99. Rubino M, Bailey M, Baker JC, Boose JA, Metzka L, Moore V, Quertinmont M, Wiler W. In: Rathore AS, Sofer G, editors. Process validation in manufacturing of biopharmaceuticals. Boca Raton (FL): CRC Press; 2005. pp. 545–564.

100. Smith TM, Wilson E, Scott RG, Misczak JW, Bodek JM, Zabriskie DW. In: Kelley BD, Ramelmier RA, editors. Validation of biopharmaceutical manufacturing process. Washington (DC): American Chemical Society; 1998. pp. 80–92.

101. Viral safety of biotechnology products derived from cell lines of human or animal origin, ICH Viral Safety Document. International Conference on Harmonization; 1998.

102. Yamamoto S, Nomura M, Sano Y. J Chromatogr 1987; 409: 101–110.

103. Barry A, Chojnacki R. BioPharm 1994; 7: 43–47.

104. Sofer G, Hagel L. Handbook of process chromatography: a guide to optimization, scale-up, and validation. New York: Academic Press; 1997.

105. Hutchinson N, Chhatre S, Baldascini H, Davies JL, Bracewell DG, Hoare M. Biotechnol Prog 2009; 25: 1103–1110.

106. Chhatre S, Thillaivinayagalingam P, Francis R, Titchener-Hooker NJ, Newcombe AR, Keshavarz-Moore E. Biotechnol Prog 2007; 23: 888–894.

107. Thillaivinayagalingam P, O'Donovan K, Newcombe AR, Keshavarz-Moore E. J Chromatogr B Analyt Technol Biomed Life Sci 2007; 848: 88–96.

108. Stein A, Kiesewetter A. J Chromatogr B Analyt Technol Biomed Life Sci 2007; 848: 151–158.

109. Denton G, Murray A, Price MR, Levison PR. J Chromatogr A 2001; 908: 223–234.

110. Fenneteau F, Aomari H, Chahal P, Legros R. Biotechnol Bioeng 2003; 81: 790–799.

111. Ghose S, Chase H. Bioseparation 2000; 9: 21–28.

112. Uretschlager A, Jungbauer A. J Chromatogr A 2000; 890: 53–59.

113. Hagel L, Jagschies G, Sofer G. Handbook of process chromatography: development, manufacturing, validation and economics. Netherland: Academic Press; 2008.

114. Mulder M. Basic principles of membrane technology. Dordrecht, The Netherlands: Kluwer Academic Publishers; 1996.

115. Ma G, Aucamp J, Gerontas S, Eardley-Patel R, Craig A, Hoare M, Zhou Y. Biotechnol Prog 2010; 26: 466–476.

116. Reynolds T, Boychyn M, Sanderson T, Bulmer M, More J, Hoare M. Biotechnol Bioeng 2003; 83: 454–464.

117. Englard S, Seifter S. Methods Enzymol 1990; 182: 285–3006.

118. Paul EL, Rosas CB. Chem Eng Prog 1990; 8: 17.

119. Stavrinides S, Ayazi Shamlou P, Hoare M. In: Ayazi Shamlou P, editor. Processing of solid–liquid suspensions. London: Butterworth Heinman; 1993. pp. 118–158.

120. Harrison RG. Protein purification process engineering. New York: Marcel Dekker; 1993.

121. Foster PR, Dunnill P, Lilly MD. Biotechnol Bioeng 1976; 18: 545–580.

122. Iyer HV, Przybycien TM. AIChE J 1994; 40: 349–359.

123. Iyer HV, Przybycien TM. Biotechnol Bioeng 1995; 48: 324–332.

124. Asher D, Brorson K, Hotta J, Hughes J, Martin J, Ruppach H, Sofer G, Wisher M, Willkommen H, Yang B Preparation of virus spikes used for virus clearance studies. Technical Report No. 47. University of Iowa: Parenteral Drug Association, Inc.; 2010.

125. Levy RV, Philips MW, Lutz H. In: Meltzer TH, Jornitz MW, editors. Filtration in biopharmaceutical industry. New York: Marcel Dekker; 1998. pp. 619–646.

126. Kelley BD, Petrone J. In: Wang WK, editor. Membrane separations in biotechnology. New York: Marcel Dekker; 2001. pp. 351–396.

127. Huang PY, Peterson J. In: Wang WK, editor. Membrane separations in biotechnology. New York: Marcel Dekker; 2001.

128. Zhou JX, Tressel T, Gottschalk U, Solamo F, Pastor A, Dermawan S, Hong T, Reif O, Mora J, Hutchison F, Murphy M. J Chromatogr A 2006; 1134: 66–73.

129. Zhou JX, Tressel T. Biotechnol Prog 2006; 22: 341–349.

130. Shukla AA, Hubbard B, Tressel T, Guhan S, Low D. J Chromatogr B Analyt Technol Biomed Life Sci 2007; 848: 28–39.

131. Rathore AS, Shirke A. Prep Biochem Biotechnol 2011; 41: 307–315.

132. Thommes J, Kula MR. Biotechnol Prog 1995; 11: 357–367.

133. Brandt S, Goffe RA, Kessler SB, O'Connor JL, Zale SE. Bio/Technology 1988; 6: 779–782.

134. Briefs KG, Kula MR. Chem Eng Sci 1992; 47: 141–149.

135. Charcosset C. J Chem Technol Biotechnol 1998; 71: 95–110.

136. Lutkemeyer D, Bretschneider M, Buntemeyer H, Lehmann J. J Chromatogr A 1993; 639: 57–66.

137. Reif O-W, Freitag R. J Chromatogr A 1993; 654:29–41.

138. Riese U, Lutkemeyer D, Heidemann R, Buntemeyer H, Lehmann J. J Biotechnol 1994; 34: 247–257.

139. Afeyan NB, Fulton SP, Gordon NF, Maszaroff I, Varady L, Regnier F. Bio/Technology 1990; 8: 203–206.

140. Fisher RR, Glatz CE, Murphy PA. Biotechnol Bioeng 1986; 28: 1053–1063.

第 **10** 章 | 模拟移动床的吸附作用

Cesar C. Santana
School of Chemical Engineering, State University of Campinas, Campinas-SP, Brazil
Ivanildo J. Silva Jr and Diana C. S. Azevedo
Department of Chemical Engineering, Federal University of Ceará, Fortaleza-CE, Brazil
Amaro G. Barreto Jr
Escola de Quimica, Universidade Federal do Rio de Janeiro, Rio de Janeiro-RJ, Brazil

10.1 引言

10.1.1 吸附和层析作为分离工具

生命科学巨大的影响力来源于生物技术领域的进步。分离作用在生物技术领域中是非常重要的，并与制药、生物医学和其他生物技术产业有关联，为分离工艺中的转化过程提供了更多的机会，一般称为生物分离或下游工艺。

生物来源的产品具有多样性，一般是在发酵液和细胞培养上清中，且浓度低。稀释系统会耦合大量的化学物质，对回收过程、浓缩及最终的纯化造成干扰，使纯化工作变得困难和繁重，对大多数的生物分子产品来说，所有制备工艺中，纯化过程是生产成本中所占比例最大的一部分。生产一些特殊蛋白质时，纯化成本会占到生产过程总成本的 60%，对于通过发酵生产的重组 DNA 产品甚至高达 80%～90%。

在生物分离工艺领域中的基本主题是提高溶质的选择性。将现代合成化学及生物分子生产的能力与分离科学和技术相结合，可以用于开发新的分离剂和设备以提高选择性分离的性能。吸附过程是浓度控制的分离，是基于各种水溶性分子的不同吸附力，这些分子选择性转移结合到固相吸附剂表面。固相称为树脂或固定相，液相中的可溶性分子通常称为流动相。吸附是一个热力学自发过程，在此过程中能量被释放。相反的过程，吸附分子从表面转移到流动相中称为解吸附。层析分离是基于流动相中的混合物各组分与固定相具有不同的吸附力，导致在柱体内的床上有不同的迁移速度，因此不同的组分到达柱体出口的时间不同。使用吸附现象和层析排列的分离方法具有低能耗，在制备和生产规模上，基于经济考虑，使用适当的吸附剂可以促进组分分离和纯化[3]。

尽管近几年吸附层析系统在生物制药生产中具有优势，但这项技术直到 20 世纪 90 年代才统一成标准化的大规模生物工艺。权威的出版物涉及生物工程的基本知识和吸附过程与液相层析（LC）的应用[4,5]，展望了这一技术未来在分离和纯化领域具有巨大的应用前景和各种用途。在传统的批量 LC 吸附分离中，将混合物一点点地注入柱子中，随后再把解吸剂或溶剂注入。由于不同的溶质迁移速度不同，通过柱子后，各组分被分开。在出口处收集每个峰的产物。任何重叠的峰条带需要重新分离或丢弃。为了获得高纯度（＞99%）及高产量（＞99%）的产物，完整的分离过程是必不可少的，这需要消耗大量的溶剂。在成批生产中，很大一部分柱体积是没有被使用的，所以利用率不高。

10.1.2 层析法分类

为了给工艺进行命名及便于研究者之间的交流，在文献中通常根据层析法的原理和应用进行分类，见表 10.1，现在已经被广泛接受[6]。在表 10.1 中要重点指出不连续工作层析法的一些重要特性。通常不连续层析系统如图 10.1 所示，典型的峰开始于溶质与固定相相互作用阶段。

表 10.1 层析过程的分类

分类原理	命名
每个阶段的物理状态	气相-液相层析法（GLC）
	气相-固相层析法（GSC）
	液相-液相层析法（LLC）
流动相物理状态	气相层析法（GC）
	高效液相层析法（HPLC）
	超临界流体层析（SFC）
规模	分析/预备/生产规模
运行方式	不连续：前沿/置换/洗脱
	连续：多个柱子（SMB）/环
分离原理	分配/吸附（正相/反相）/离子交换/分子筛/亲和力
平衡关系	线性/非线性

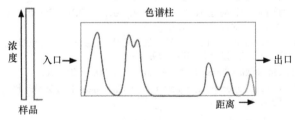

图 10.1 不连续层析系统简述。（本图全彩图片可由 http://onlinelibrary.wiley.com/book/ 10.1002/9780470054581 获得。）

在前沿层析法中，样品被连续地注入层析床，没有其他的流动相，但是在置换层析中样品被分批注入，并且流动相中包含一种化合物（置换物），比样品的成分有更强的亲和力。洗脱层析的特点是样品分批注入体系中，并且流动相连续通过层析床。常用的层析分离法最大的缺点是过程的不连续性而且产品被稀释，从而导致生产效率降低。

10.1.3 真实移动床层析法

众所周知，在吸附作用操作中固定相与流动相以相对的方向接触，物质传递处于静止状态时吸附剂是更有效的方法。

在真实移动床（TMB）过程中可以连续操作，是经典的层析洗脱过程。在 TMB 中[图 10.2（a）]，流动相与固定相在相反的方向运行。进口（进料和解吸附剂）及出口（提取物和残留液）端口沿装置固定。根据入口流和出口流的位置，4 种不同的操作部分分为：第一部分位于洗脱液和提取液之间，第二部分位于提取液和进料液之间，第三部分位于进料液和残留液之间，第四部分位于残留液和洗脱液之间。净流量的选择依据是，确保第一部分吸附剂的再生，第二部分弱吸附剂组分能解吸附，第三部分强吸附剂组分能吸附，第四部分解吸附剂的再生。在 TMB 过程中不仅流动相需要循环，而且固定相也需要循环，这会导致一系列的不利，如磨损导致吸附剂寿命减少，流体化现象限制液体速度，效率降低。这样通过改进过程以保持对流运行的有利因素，避免固定相的循环。第一个解决 TMB 问题的方法来自于专利[7]，通过简单的固定床，在液体流动方向上所有的入口和出口端同时模拟固定相运动[图 10.2（b）]。

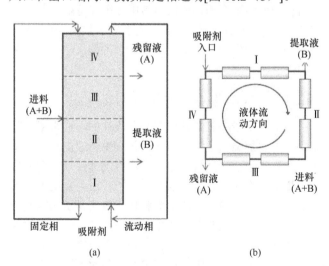

图 10.2 真实移动床（a）和模拟移动床（b）示意图。

在已经被证实的实验中[8]这些条件能保证成功的分离，更多的保留组分能移动到固定相的提取液出口，更少的保留组分移动到流动相的残余液出口。

模拟固定相运动的想法导致模拟移动床（SMB）概念的提出；另一种替代方案是将固定床的入口端和出口端进行环状周期性移动，在保持床的稳定性同时模拟吸附剂的流动。

10.1.4 模拟移动床层析

在图 10.2 中，两个不同的吸附过程都在逆流模式运行下出现。在这样的创新中，固态的运动在多个柱子间进样和出样的周期性变化下实现，得到了著名的工艺，如 SMB。

SMB 层析法在 20 世纪 60 年代被通用油产品公司（UOP）用于石化工业的大规模分离。目前，SMB 应用于制备和生产大规模的糖、精细化学和医药产品的分离过程，并且越来越受到重视。成功的案例包括葡萄糖和果糖的分离[9]，以及手性物质对映异构体的分离[10~14]。Li 等[15]对 SMB 技术提出了新的挑战，将其应用于生物大分子的分离和纯化。这被认为可将 SMB 技术应用于治疗性蛋白、抗体、核酸及质粒 DNA 的分离和纯化。SMB 技术相对于其他层析技术的经济优势有：它是一个持续的过程，并且能对相似的化合物进行分离，如外消旋混合物，具有高产量和低溶剂消耗。在一般情况下，此系统需要的吸附剂的量是间歇层析系统需要量的25%[16,17]。

目前有大量的关于 SMB 的综述文献可见于参考文献[18~32]，这些是关于此项技术的代表性文献。

如图 10.2，SMB 采用了一系列的吸附柱（如 8 个或 12 个）及合适的吸附剂。柱子里面包括进料和洗脱液，通过一系列多个位置的控制阀调节，在出口处得到产品。这些控制阀是允许交替的，控制间隔的时间及进料、洗脱和出样的时间点。因此改变系统的进样和出样的位置，可以模拟逆流状态。

从操作的可变性来看，SMB 相对复杂，因为它涉及至少 10 个具体的参数，包括：柱子的直径，4 个分离区域的长度，4 个流动相速度，以及控制多个位置阀门开启的平均速度。SMB 一般用于分离两个相似产品的混合物。但是 SMB 用于多组分混合物的分离还是不多见的。这个分离方法主要应用于分离难区分的混合物及高附加值的产品。

SMB 是一个连续的装置，它的操作原理可以参考 TMB 的描述。在 TMB[图 10.2（a）]，液相和固相流动的方向是相反的。入口（进样和解吸附剂）和出口（提取液和残留液）沿装置固定。根据入口流和出口流的位置，4 种不同的操作部分分为：第一部分位于洗脱液和提取液之间，第二部分位于提取液和进料液之间，第三部分位于进料液和残留液之间，第四部分位于残留液和洗脱液之间。净流量选择的依据是，确保第一部分吸附剂的再生，第二部分弱吸附剂组分能解吸附，第三部分强吸附剂组分能吸附，第四部分解吸附剂的再生。这些条件能够保证分离的成功，更多的有用部分移动到固定相的提取液端口，更少的有用部分移动到流动相的残留液端口。

TMB 操作的主要问题是固定相的移动，随着 SMB 技术的引入得到了克服。SMB 的开环装置[图 10.2（b）]包括一组一系列由阀和管道相互控制的柱子组成的回路。该回路被分为 4 个区域及两个入口（进样和解吸附剂）和三个出口（去除低亲和力溶质 A 的残留液口，去除高亲和力溶液 B 的提取液出口，以及纯解吸附剂出口）。出口和入口在多个位置的阀门控制下在液体流动方向上进行周期性的移动，使流动相和固定相之间存在明显的对流运动。在分批层析中，在流动相方向上溶质 A 的移动速度要快于溶质 B。在 4 个区域的 SMB 中，溶质 A 的吸附作用发生在区域四，而它的解吸附作用发生在区域二。溶质 B 的吸附作用发生在区域三，而它的解吸附作用发生在区域一。

与分批制备层析相比，SMB 装置具有明显的优势。特别是，由于是连续操作，因此固定相和流动相的利用率更高，能降低固定相（解吸附剂）的需要量，提高单位时间和单位固定相质量的产率。而且，在选择低标准和减少理论塔板数情况下也能实现高性能。与制备层析相反，SMB 装置的这些特征是由于需要分离组分的浓度曲线图在吸附床上是可以重叠的，只在提取液出口和残留液出口位置需要是纯的。由于这些有利的特点，SMB 对于对映异构体分离有特别的吸引力，传统的技术由于低选择性因素，因此很难分离对映异构体。

10.2 层析分离的原理

10.2.1 平衡吸附等温线的影响

在不考虑选择转换阀设计及进口/出口流的数量的情况下，SMB 的一元单位是层析柱。因此，所有影响在填充柱中浓度前沿迁移的因素也会对连续层析装置的性能产生影响。这些因素包括在填充床内的流体动力学，物质传递现象，以及最重要的是，系统温度下的吸附平衡关系[31]。吸附平衡是由等温线决定的，等温线表示在固定温度及其他在生物系统中至关重要的固定变量，如 pH 和离子强度、特定流动相浓度 c 下，溶质对于吸附剂 q 的载荷的相关性[33,34]。

在这点上，便于与分批层析的两种情况进行区别：①有限的和相对少量的溶质在流动相处于恒定流速的情况下注入填充柱；②有限的和相对大量的高浓度溶质泵入柱子中，通常之前和之后的清洗流动相具有相同的流量。第一种情况是典型的分析层析方法，并且稀释浓度（进样体积通常小于柱体积的 1%）的溶质在柱内，吸附平衡基本上遵循亨利法则，那是一个线性的吸附等温线。本章会对分析层析的原理进行介绍，同时可以查阅相关

文献[35,36]。

第二种情况通常在分批层析和连续层析中都可被发现，基本原理是控制柱内的置换浓度分布可以依据平衡理论进行分析[37,38]。如果所有的非理想（流体动力学和物质传递）因素被忽略，在柱内无限小体积元素情况下物质平衡方程可用式（10.1）：

$$\int u_i \frac{\partial C_i}{\partial z} + \left[1 + \frac{1-\varepsilon}{\varepsilon} f'(C_i)\right] \frac{\partial C_i}{\partial t} = 0 \qquad (10.1)$$

式中，变量 u_i 是空隙速度，C_i 是溶质 i 的液相浓度，q_i 是溶质 i 的吸附相浓度，ε 是床空隙组分，f' 是等温方程的导数，z 和 t 分别是轴向坐标和时间坐标。

从数学推理，很容易发现每个溶质浓度 C_i 通过柱子时具有式（10.2）中给出的特征速度，在非理想因素被忽略的情况下，柱内浓度移动具有特征速度，这与吸附等温线的一阶导数成反比。

$$\left.\frac{\partial z}{\partial t}\right|_c = u_c = \frac{u_i}{1 + \dfrac{1-\varepsilon}{\varepsilon} f'(C_i)} \qquad (10.2)$$

文献报道过各种不同的吸附模型，它们可分为三大类型：线性的（f' 是常数）；有利的（f' 随着 C_i 增加而增加）；不利的（f' 随着 C_i 增加而减少）。具有有利吸附等温线的系统，在柱内移动时集中在前部，吸附时形成冲击波，解吸附时形成扩散波。同样具有不利吸附等温线的系统，在柱内移动时集中在前部，吸附时形成扩散波，解吸附时形成冲击波。对于线性等温线，所有浓度运行是都处于相同的速度，因为具有同样的空隙速度、床空隙组分及吸附常速。图 10.3 中总结了这些模型。

非理想因素如传质阻力和轴向/径向扩散会影响柱内趋于平稳并扩大带的分布。在下一节会进行讨论。然而，层析柱中前沿浓度的特征很容易用平衡理论解决[39]。最重要的是，是制备级层析分离最重要的参数，因此，通过精确的实验测定吸附平衡对于设计合理的层析分离工艺是必需的。

10.2.1.1 吸附等温线的实验测定

吸附等温线在过载条件下是非线性的，通常用在制备层析，它们中的大多数在生物系统中表现出有利的反应。图 10.3 总结了层析柱中前沿浓度的非线性平衡的作用，更多的细节可以参考文献[37,38,40]。在主要用于分析目的的线性层析中，轴向扩散和传质效应是引起峰变宽的主要因素[39]。在制备层析中，与平衡非线性度相比这些因素就不是很重要[41]。在 Kaspereit 等[42]的文章中，我们发现，一个示范吸附等温线参数如何对不同进样浓度的 SMB 单位的纯度和产量产生严重的影响。因此，吸附等温线在很宽的浓度范围内有助于阐明保留机制，以及有助于提出在制备规模的分离装置中改进分离效率和产量的策略。与选择性固定相（吸附剂）成本增加相比，在对映异构体的分离中更有前途[42]。

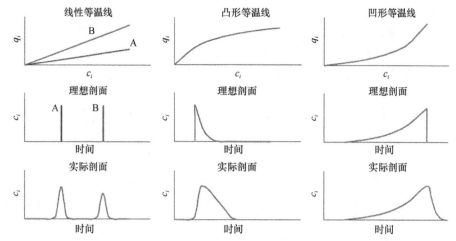

图 10.3　层析图上等温线类型的影响（改编自文献[30]）。（本图全彩图片可由 http://onlinelibrary.wiley.com/book/10.1002/9780470054581 获得。）

之前的文献[40,43,44]已经提出了几个实验方法，用于确定单组分和混合物的吸附等温线（竞争性等温线）。这些方法可分为静态的和动态的。静态方法或浸入式方法在柱子中不能进行，而要在密闭的容器内，一个给定浓度量的流动相与一个给定量的吸附剂相接触。吸附相浓度是由初始状态下和平衡状态下的质量平衡决定的。动态方法是基于在柱出口到柱入口之间设定好的浓度变化反应的浓度变化曲线（作为时间函数）[40]。变化可能是无限脉冲（如迪拉克 δ 函数），一个矩形脉冲，或者一个正的或负的阶跃变化（单个的或逐步的）。

静态方法的主要缺点之一是很费时，总是有某种程度的不确定性，即是否已经达到精确的平衡，以及往往需要大量的溶质和吸附剂来精确测量浓度的变化[45]。动态方法是近 50 年来发展起来的，它复制了层析操作模式及各种实验流程和分析方法，包括前沿分析法（FA）、特征点前沿分析（CPFA）、特征点洗脱（CPE）、扰动法（PM）及逆推法（IM）[46]。前三种方法已广泛运用。然而 CPE 和 CPFA 只能用于单组分的测定。只有 FA 和 PM 可用于多组分吸附测量，FA 在多篇文献中被报道用于竞争吸附等温线的测定[34,38,47~51]。

10.2.1.1.1　前沿分析

在 FA 中，测定的吸附等温线实验过程一般包括以下步骤[34,38]。柱子开始用流动相平衡，然后包括吸附剂的样品注入柱子里，在入口处发生逐步的浓度变化。在柱子的出口监测吸附剂的浓度直到完全饱和。当进样浓度达到平衡时，另一种具有已知浓度（高/低）的溶液注入柱中，直到饱和。此过程重复数次，期间不断增加或减少进样浓度，产生逐步的突破曲线（柱子出口记录浓度趋势）。从质量平衡上看，每一次穿透都允许计算给定的进样浓度与加载的吸附剂之间的平衡关系，这就是一个等温点。

对于二元混合物，在柱子出口收集样品并通过合适的

分析方法计算浓度，因此每个吸附突破（在竞争条件下）都能够被绘制出来。另外如果将在线检测装置（IR、VU-Vis 等）放置在柱子出口，那么获得的突破曲线（所有吸附物检测信号的综合）有两个波，这两个波被中间的平台分离开来。如果柱子在初始阶段就用纯流动相进行平衡，那么只有少量的残留吸附物在中间平台期洗脱，一般比进样浓度要高。如果洗脱（解吸附）过程在饱和后进行，可以发现同样的平台期特征，但是会出现相应的最强吸附种类[43]。Lisec 等提出了一个扩大到三元的系统[52]。

强和弱吸附种类的吸附平衡数据是由突破（吸附）和洗脱（解吸附）曲线的质量平衡决定的，分别按照式（10.3）和式（10.4）[43]：

$$q_i^* = \frac{c_i(V_{F,1+2} - V_M) - c_{i,pi}(V_{F,1+2} - V_{F,1})}{V_a} \quad (10.3)$$

$$q_i^* = \frac{c_i(V_{F,1+2} - V_M) + c_{i,pi}(V_{F,1+2} - V_{F,2})}{V_a} \quad (10.4)$$

式（10.3）和式（10.4）中，c_i 和 $c_{i,pi}$ 分别是在进样和中间平台期时组分 i 的浓度；V_M 是层析系统中的死体积，V_a 是层析柱中填充吸附剂的体积。在式（10.3）中，$V_{F,1}$ 和 $V_{F,1+2}$ 分别是突破曲线第一和第二拐点的保留体积；式（10.4）中，$V_{F,1+2}$ 和 $V_{F,2}$ 分别是洗脱曲线第一和第二拐点的保留体积。

10.2.1.1.2　扰动方法

PM 方法容易在常规的高效液相层析法（HPLC）设备中进行。实验的过程包括在连续增加浓度平稳状态及进行分析规模的进样条件下平稳状态时进行柱平衡[53]。进样可能是空白（纯的流动相）或平稳状态下不同浓度的溶液。进样会扰动之前建立的流动相和固定相之间的平衡，Broughton 和 Gerhold 给出了峰洗脱的保留体积[7]：

$$V_{r,i} = \frac{L}{u}\left(1 + \frac{1-\varepsilon}{\varepsilon}\frac{dq_i}{dC_i}\right) \quad (10.5)$$

式中，dq_i/dC_i 是平稳期浓度 C_i 吸附等温线的导数。完全的吸附等温线可以通过整合依赖平稳期浓度情况下函数的扰动保留体积的关系来获得，解出式（10.5）中的 q。如果二元混合物（如外消旋混合物）注入，每个对映异构体都会出现两个扰动的峰。式（10.5）中组分 n 需要进行细微的调整以便峰 i 的保留体积是所有导数的函数，可见式（10.6）：

$$\frac{dq_i}{dc_i} = \sum_{j=1}^{n} \frac{\partial q_i}{\partial c_j} \cdot \frac{dc_j}{dc_i} \quad (10.6)$$

求解这些公式需要等温公式的先验假设及可能发现的最合适实验数据的等温线参数的数值分析方法[54]。PM 相对于 FA 方法最主要的优势是不需要一个精确校准的 UV 检测器并且能给出样本杂质影响的数据。

10.2.2 吸附平衡模型

10.2.2.1 竞争性 Langmuir 模型

Langmuir 模型认为吸附是发生在有限数量的相同能量点的表面；每个分子被吸附在一个位点上形成单层分子完全覆盖[47]。这是使用最广泛的非线性模型的有利等温线，虽然大部分假设不满足真正的固定相，如手性选择性[46,50]，特别是需要考虑能量均匀的表面的问题及形成单分子层。然而，Langmuir 公式非常适用于实验平衡数据，可靠地用于吸附过程的分析和建模。不像其他知名的实验模型（如 Freundlich 模型），Langmuir 模型具有良好的热力学一致性[45]。如果分子 1 和分子 2 通过单层容积 q_m 被吸附在均匀表面，就使用 Langmuir 模型扩展形式，也称为竞争性 Langmuir 模型，见式（10.7）：

$$q_i^* = q_m \frac{b_i c_i}{1 + b_1 c_1 + b_2 c_2} = \frac{H_i c_i}{1 + b_1 c_1 + b_2 c_2} \quad (10.7)$$

式中，q_i^* 是吸附相组分 i 的浓度，b_i 是单组分实验估计的等温线参数。Henry's 常数（H_i）是产物 $q_s \cdot b_i$ 给予组分 i 的。这种模式的另一个显著的优势是所需要的参数少，所有的参数都具有定性物理意义。事实上，对于二元混合物的吸附，描述竞争吸附只需要三个参数[55]，如式（10.3）所示。

10.2.2.2 竞争性双-Langmuir（双位）模型

大部分用于分析和制备层析的固定相预计是非均匀表面。例如，手性固定相（CSP）被认为具有双峰能量分布，这意味着它们的表面包括两种能量/强度不同的位点。一种类型的位点在同一吸附能力下能非特异性地吸附所有的对映体。另一种类型的位点具有对映体选择性，在不同的能量下（具有相同或不同的饱和容量）吸附不同的对映体。因此平衡常数对于在非特异性位点上的所有对映体都是一样的。该模型可见式（10.8），包括 5 个参数。这是扩展的竞争性 Langmuir 模型，考虑到在固定相表现出同时存在两种位点，一些研究者已经将此用于与手性混合物的分离[46,49,55,56]。

$$q_i^* = q_{ns} \frac{b_{ns,i} c_i}{1 + b_{ns,i}(c_1 + c_2)} + q_s \frac{b_{s,i} c_i}{1 + b_{s,1} c_1 + b_{s,2} c_2} \quad (10.8)$$
$$i = 1,2$$

式中，$b_{ns,i}$ 是在非选择性吸附位点上组分 i（1 或 2）的平衡常数，$b_{s,i}$ 是在选择性吸附位点上组分 i 的平衡常数，q_{ns} 是非选择性位点的最大载量（饱和容量），q_s 是对映选择性位点的饱和容量。

10.2.2.3 修正的竞争性双-Langmuir 模型

这是一个双位（bi-）Langmuir 模型的特别情况，它令人满意地描述了在手性固定相下的吸附平衡[57~60]。在非特异位点上的各种吸附剂都与液相浓度呈线性关系，可见于式（10.9）。在右侧的非线性项为对应选择性位点。

$$q_i^* = H_i c_i + q_s \frac{b_i c_i}{1 + b_1 c_1 + b_2 c_2}; \quad i = 1,2 \quad (10.9)$$

式中，H_i 是组分 i 的线性吸附常数，q_s 是对映选择性位点最大吸附载量，b_i 是非线性吸附常数。

10.2.3 非理想因素：传质阻力的影响

虽然在大多数制备层析的应用中，非线性平衡比非理想效应更重要，但是它们会引起前沿浓度扩大，以及导致产品污染和减少固定相产量，所以也必须被精确地考虑。一般来说，层析中的非理想状态包括如不完全填充导致的负面影响，轴向分散和传质阻力（所有吸附颗粒之间和之内）。一个最简单和最直接的评估这些定量作用的方法是一些等效平衡阶段的概念（完全混合的槽）将重现层析柱的运作状态。理论上的"盘"或者柱子的平衡阶段的数量是与柱子的效率成正比例的，这是一个众所周知的分析层析概念。一个理论塔板高度（HETP）被定义为床分数的长度，相对应于平衡阶段，它是柱子总长度与理论塔板数之间的比率。分析层析柱理论塔板数可达到数千，而制备柱通常只有几百。

力矩分析结合脉冲实验是测定柱子 HETP 的传统手段。在这些实验中使用非吸附组分（示踪剂）和吸附组分很容易确定分轴向扩散系数和传质参数[59,61]。第一个层析峰的统计力矩对应于注入物质的保留时间，与固定相的相互作用/吸附作用相关。

第二个力矩与扩展峰有关，这可能是由非理想效应或非线性等温线引起的。如果实验是在稀释条件下（亨利定量区域）进行的，非线性等温线就要被排除。此外，如果层析峰具有高斯形状，第二统计力矩等于方差 σ^2[62,63]。在一些文献中可见详细描述脉冲实验的实验流程，以及通过获得的峰计算第一和第二力矩的方法[28,38,64]。

在线性吸附下，一种吸附类型的层析峰第一力矩与吸附（亨利定律）常数有关，如下[65]：

$$\mu = \frac{L}{u}\left[1 + \left(\frac{1-\varepsilon}{\varepsilon}\right)K\right] + \frac{t_p}{2} \tag{10.10}$$

$$K = \varepsilon_p + (1-\varepsilon_p)H \tag{10.11}$$

式中，L 是床的长度；u 是表观速度；ε 和 ε_p 分别是吸附颗粒之间和之中的空隙率；t_p 是注入的时间，H_i 是亨利定律吸附常数。需要注意的是，如果非吸附示踪剂注入柱子中，$H=0$。如果物质足够大以至于不能穿过吸附剂的孔径，第一力矩可以计算床的空隙率 ε。如果示踪剂小到可以扩散进空隙，μ 将提供床的总空隙率。

层析峰的第二力矩与轴向扩散和传质作用相关，如式（10.12）所示：

$$\sigma^2 = \frac{2L}{u}\left\{\frac{D_L}{u^2}\left[1 + \left(\frac{\varepsilon}{1-\varepsilon}\right)\frac{1}{K}\right]^2 + \left(\frac{\varepsilon}{1-\varepsilon}\right)\frac{1}{Kk_m}\right\} + \frac{t_p^2}{12} \tag{10.12}$$

式中，D_L 是轴向扩散系数，k_m 是球面的传质系数，表述了大部分在吸附剂和层析中的扩散机制（外部/膜、空隙/分子及表面扩散）。统计力矩还提供了一个测量层析柱中理论塔板数 N 的简单方法，可见式（10.13）。

$$N = \frac{L}{\text{HETP}} = \left(\frac{\mu}{\sigma}\right)^2 \tag{10.13}$$

结合式（10.10）和式（10.11），这是关于层析柱的 HETP 进行的非理想效应非常有用的结果[式（10.14）]，下标 i 被省略。

$$\text{HETP} = \frac{L}{N} = \frac{\sigma^2}{\mu^2} = \frac{2D_L}{u} + 2u\left(\frac{\varepsilon}{1-\varepsilon}\right)\frac{1}{Kk_m} \\ \times \left[1 + \left(\frac{\varepsilon}{1-\varepsilon}\right)\frac{1}{K}\right]^{-2} \tag{10.14}$$

式（10.10）和式（10.12）提供了一个简单的方法，用于估计 N、HETP 和轴向扩散及球面的传质参数。应当强调的是，HETP 概念和式（10.10）～式（10.14）的有效性都局限于线性层析。

请注意，如果脉冲实验室使用的示踪剂没有进入固定相，式（10.14）可以通过使用第一个和第二个力矩获得的峰解释 D_L。如果实验在非结合性条件下使用目标吸附（通过调整可轻易地在生物系统中实现，如 pH 和离子强度），$K = \varepsilon_p$ 和式（10.14）可用于解释 k_m。

非理想效应也可能对多柱层析性能产生重要的影响，尽管制备柱效率低，SMB 被认为具有高的回收率和生产率[65]。SMB 二元分离的传统设计原理仅仅需要吸附平衡数据和进样浓度[66]。然而，相对于被定义为平衡理论的效应，非理想效应产生的扩展带会导致产品污染及减少操作条件的窗口期[67,68]。

10.3 操作条件的设计

10.3.1 概况

操作条件的优化是确定最具成本效益和最有效的解决方案的具体方法。这个工作包括从选择决策变量直到理想的性能变量。在具有许多参数的复杂系统中，如 SMB 纯粹的经验方法几乎是不可能的。因此，适当的数学描述用于阐明过程中的支配机制。

因此，了解关于过程和物理参数的不同复杂情况的数学模型知识是达到最优工作前的基本步骤。优化的第一步是获得系统自由度评价的平衡变量的信息。其包括特定的变量、决策变量、变化因素、标准和约束条件等知识。决策变量是那些被选择的关键变量，将用于评估变化因素的特定标准，保持特定变量的一致及通过物理特性辅助约束，通过数学模型对过程进行表达。

在 SMB 过程中，变化因素的定义可见式（10.15）～式（10.18）。

$$\text{PU}_i = \frac{\text{液流中组分} i \text{的质量速率}}{\text{液流中所有组分的质量速率}} \tag{10.15}$$

$$\text{RC}_i = \frac{\text{液流中组分} i \text{的质量速率}}{\text{进料液流中组分} i \text{的质量速率}} \tag{10.16}$$

$$\text{SC}_i = \frac{\text{存在于进料和洗脱液流中的溶剂的流速}}{\text{获得的组分} i \text{的质量速率}} \tag{10.17}$$

$$\text{PR}_i = \frac{\text{液流中组分} i \text{的质量速率}}{\text{固定相体积}} \tag{10.18}$$

对于 SMB 运转情况范围进行评估，决策变量包括操作变量的频率（图 10.4）。几何和热力学变量通常被作为特定变量被设定，不过在许多情况下被包括在决策变量中。显然，优化问题的解决依赖于复杂程度及 SMB 过程中的影响，包括以下方面。

• 动态特性描述。SMB 装置本质上是动态的，并且不是真正接近稳态。性能指标达到周期性稳态（CSS），它们随着时间而变化，但是时间一长，呈现出系统模式。因此，通过平均值描述性能变量能显著地减少优化程序的复杂性。可以使用 SMB 的运转状态类比稳态时 TMB 运转状态（见 10.2 节"层析分离的原理"）。这种方法对于截面积非常大并且恒定操作的柱子非常合适。

• 柱数学模型的复杂性。数学模型的精确度依赖于它们所描述的物理机制。这样，适当的模式选择是与描述不同类型转移机制和吸附种类的模式结果的比较相一致的。层析柱表示的主要数学模型分类可见表 10.2，并且给出了根据层析柱传输理想或非理想及线性或非线性特征下相对应的热力学平衡特征。

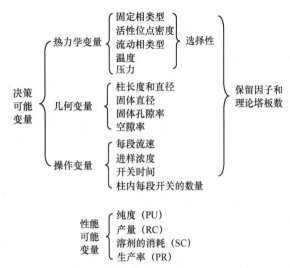

图 10.4 SMB 系统设置的潜在决策和性能变量。

适当的分析方法能够获得每组公式的答案，定量描述可见表 10.2[69~73]，它们是不同的，并且依赖于偏微分公式（PDE）类型。因此，分析方法仅用于具有线性和一些特殊的非线性等温线类型的公式。对于大多数等温线类型，只有数值方法可能会增加优化问题的复杂程度。因此，分析每个模式类型的优缺点能定位所要选择的合适数学模型。

显然，有许多方法可以定量描述之前讨论的现象（如表 10.2 所示），此外有些现象没有在本章讨论，如吸附动力学影响，但这些都不是本章的目的，所以在此不作叙述。更多的信息可见 Michel 等的文献[28]。

• 性能变量的选择。通常，对化工过程的操作条件现在包括采用冲突的性能变量，如它不能通过独立的和同步的方式被优化；例如，一个变量的最大化会强制性地使另一个变量最小化，这个情况最典型的是 SMB 中产量和纯度间的关系。这是多目标优化程序的特性；在这种情况下，决策变量的值是达到性能变量标准的保证方案。没有单一的解决方法，但所有的解决方案构成最好的可能的性能变量组。为了解决这个问题，最简单的方法是使用被定义为加权函数的性能变量，其中权重用于描述变量相关重要性能，但是有更复杂的方法用于处理作为多目标问题的独立性能变量[57]。

• 决策变量的动态行为。实施问题优化需要考虑决策变量的时间依赖，如断面的流量（powerfeed）、断面柱子的数量（varicol）及进样浓度（modicon），在动态优化问题中变换这些参数的优化组合[74]。在决策变量作为时间函数的形式下，优化程序的响应是这些变量的策略，与参数优化相比，经常是采用性能变量更有意义。这显著增加了优化问题的复杂性。

因此，问题优化的解决需要简化关于柱子数学描述的假设，以及关于问题最优化的探索。在本章中，SMB 操作条件的设计不一定符合最优过程评价，但是达到了在一系列问题约束下最好的解决方案。接下来，我们在文献中提出增加 SMB 可用的单元中操作条件选择方法的复杂性。

10.3.2 SMB 单元的建模

10.3.2.1 TMB 方法

基于 TMB 类比的方法与 SMB 中的 CSS 描述具有相似性。在这种情况下，决策变量的定义是：每个部分流动相的流速和固定相的流速。其他的变量都是指定的。主要的优点在于减少用于描述单元运行的公式数量。这个类推用于鉴别双相运动达到需要的物质完全分离所必要的条件。

为了将混合物 A+B 从 SMB 或等效 TMB 中分离，对于每个种类的特定流速都必须是有效的，条件可见图 10.5 中的部分 2 和部分 3，组分中大部分保留（A）将向固定相移动，而组分中小部分保留（B）将向流动相方向移动。此外，在部分 1 中大部分保留组分以液体形式向同一方向移动，在部分 4 中小部分保留组分以固态的形式向同一方向移动。

数学上，如果 A 是保留更多的物质且 B 是弱吸附的物质，这些流动限制可能如下：

$$\frac{Q_1' \times C_{A,1}}{Q_S' \times q_{A,1}} > 1 \qquad (10.19)$$

$$\frac{Q_2' \times C_{A,2}}{Q_S' \times q_{A,2}} < 1, \text{且} \frac{Q_2' \times C_{B,2}}{Q_S' \times q_{B,2}} > 1d \qquad (10.20)$$

$$\frac{Q_4' \times C_{B,4}}{Q_S' \times q_{B,4}} < 1 \qquad (10.21)$$

在式（10.19）～式（10.21）中 $Q_2' < Q_4'$。C 和 q 分别是大量流动相和平均吸附相的浓度。Q_j' 和 Q_S' 分别代表 j 液体流速和 TMB 中的固定性流速。

在柱子底端的每个物质浓度的分布不是直接评估的。然而各组分的内部分布是在稳定状态下获得的（图 10.5）。这种类比介于"三角形理论"[75]和分离容积分析[76]。

表 10.2 数学模型形式比较

数学模型	传质和流体力学效应	吸附平衡	解决方法
理想和线性	仅有对流	亨利等温线	分析法
理想和非线性	仅有对流	例如，不同的等温线类型，Langmuir 和竞争性 Langmuir	Langmuir 等温线分析法[70]和其他等温线数字方法
非理想和线性	对流结合轴向扩散和/或外部膜扩散和/或颗粒内扩散	亨利等温线	每个非理想描述都有不同的分析解决方法[69,71]
非理想和非线性	对流结合轴向扩散和/或外部膜扩散和/或颗粒内扩散	例如，不同的等温线类型，Langmuir 和竞争性 Langmuir	数字方法[72,73]

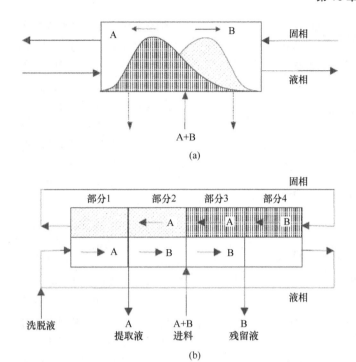

图 10.5 混合物组分 A 和组分 B 的层析分离：（a）单逆流床和（b）真实移动床（TMB）。

10.3.2.1.1 三角形理论

最简单的情况可用公式表示线性解耦吸附等温线的 SMB 系统。在均衡模型下分析 TMB 的等效表示形式导致 TMB 4 个部分的固定相流速和流动相流速有明确的不对称关系（表 10.2）。因此，在线性系统中，SMB 系统是专门的流速控制过程。也就是说，它的设计不依赖于平衡理论框架下的进样浓度。

对于等温线的描述可见式（10.22），在每个部分流动相和固定相流速的比率描述可见式（10.23）～式（10.25）：

等温线方程： $q_i^* = K_i' C_i$，式中，$i = A,B$ （10.22）

$$K_A' < m_1 < \infty \quad (10.23)$$

$$K_B' < m_2 < m_3 < K_A' \quad (10.24)$$

$$0 < m_4 < K_B' \quad (10.25)$$

在图 10.6 中简要图示了 m_2 和 m_3 的位置。

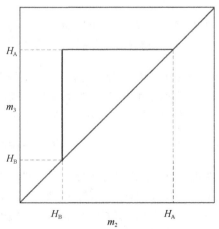

图 10.6 在平衡理论下的完全分离操作条件。线性吸附等温线（来自于文献[75]）。

等温线的非线性状态增加了进样浓度流速作为影响因素的依赖性。Storti 等[66]描述了 SMB 系统设计的问题，SMB 平衡通过恒定选择性化学计算的 Langmuir 等温线描述，而传质阻力和轴向混合往往被忽略。作者采用了 Rhee 等[77]提出的使用解析法应用于单个移动床部分，以及用于 $m_2 \times m_3$ 平面完全分离区域边界的表达。m_2 和 m_3 变量分别定义为 TMB 部分 2 和部分 3 中净流体流速和吸附相流速之间的比率。部分 1 和部分 4 的作用不重要，并且它们的约束条件非常简单。通过平衡模型进行分析，随后的许多文献报道了 $m_2 \times m_3$ 平面完全分离区域关系定义的推导过程。在参考文献[78]中类似的工作是为了定义关于恒定选择性化学计算的 Langmuir 模型的吸附平衡分离区域。这些研究已经应用于碳氢化合物的分离，是 SMB 用于石化行业的重要例证。对于这样的系统，吸附剂的再生是通过更强的吸附物质解吸附剂进行的位置替换。因此解吸附剂的平衡等温线是设计平衡理论框架下的 SMB 吸附过程中重要的输入参数。

随着在手性分离中越来越多地应用 SMB，许多关于这些系统的文献被发表[79~81]。用于描述光学异构体的吸附作用及手性分离吸附剂等温线的大部分都是修改或扩展的 Langmuir 类型。单个异构体的等温线参数包括了平衡理论框架下设计的相关信息。在参考文献[82]中提出了明确的不同选择性修正 Langmuir 等温线的 $m_2 \times m_3$ 平面分离区域边界的定位关系（图 10.6）。平衡理论的主要发现是明确地定义了 SMB 各部分固定相和流动相流速的分离区域边界。而且，相较于包括非理想效应的设计策略，这是一个可行的检测和来源。由此产生的公式可见参考文献[79, 80, 82]，在 SMB 层析法中最常见的平衡等温线公式是式（10.26）～式（10.40）。

等温线方程： $q_i^* = \dfrac{\lambda_i C_i}{1 + b_A C_A + b_B C_B}$ (10.26)

式中，i=A,B

$$\lambda_A = m_{1,\min} < m_1 < \infty \qquad (10.27)$$

$$m_{2,\min}(m_2, m_3) < m_2 < m_3 < m_{3,\max}(m_2, m_3) \qquad (10.28)$$

$$\frac{-\varepsilon_p}{1-\varepsilon_p} < m_4 < m_{4,\max}(m_2, m_3) \qquad (10.29)$$

$$= \frac{1}{2}\Big\{ \lambda_B + m_3 + b_B C_B^F (m_3 - m_2)$$
$$- \sqrt{[\lambda_B + m_3 + b_B C_B^F (m_3 - m_2)]^2 - 4\lambda_B m_3} \Big\} \qquad (10.30)$$

(m_2, m_3) 平面的完全分离区域边界如下。

在图 10.7 中我们可以区分直线 wr 和 wb 及曲线 ra。

直线 wr：

$$[\lambda_A - \omega_G(1 + b_A C_A^F)]m_2 + b_A C_A^F \omega_G m_3 = \omega_G(\lambda_A - \omega_G) \qquad (10.31)$$

曲线 wb：

$$[\lambda_A - \lambda_B(1 + b_A C_A^F)]m_2 + b_A C_A^F \lambda_B m_3 = \lambda_B(\lambda_A - \lambda_B) \qquad (10.32)$$

曲线 ra：

$$m_3 = m_2 + \frac{(\sqrt{\lambda_A} - \sqrt{m_2})^2}{b_A C_A^F} \qquad (10.33)$$

直线 ab：

$$m_3 = m_2 \qquad (10.34)$$

交点的坐标由下列公式得出：

点 $a(\lambda_A, \lambda_A)$ (10.35)

点 $b(\lambda_B, \lambda_B)$ (10.36)

点 $r\left(\dfrac{\omega_G^2}{\lambda_2}, \dfrac{\omega_G[\omega_F(\lambda_A - \omega_G)(\lambda_A - \lambda_B) + \lambda_B\omega_G(\lambda_A - \omega_F)]}{\lambda_A \lambda_B(\lambda_A - \omega_F)}\right)$ (10.37)

点 $w\left(\dfrac{\lambda_B \omega_G}{\lambda_A}, \dfrac{\omega_G[\omega_F(\lambda_A - \lambda_B) + \lambda_B(\lambda_B - \omega_F)]}{\lambda_B(\lambda_A - \omega_G)}\right)$ (10.38)

和

$$\omega_G > \omega_F > 0 \qquad (10.39)$$

这是给定以下二次方程的根：

$$(1 + b_A C_A^F + b_B C_B^F)\omega^2 - [\lambda_A(1 + b_B C_B^F) + \lambda_B(1 + b_A C_A^F)]\omega + \lambda_A \lambda_B = 0 \qquad (10.40)$$

在上述公式中，C_A^F 和 C_B^F 分别是物质 A 和 B 的进样浓度。

在图 10.7 中流速条件是在 SMB 吸附下每种提取物和残留物产品纯度达到 100%，柱子数量和尺寸是独立的。实际上，这个结果只适用于具有足够高塔板数的柱子。

10.3.2.1.2 分离柱

对于大部分应用，幸运的是，完全低效柱子在平衡

理论条件下用于 SMB 操作使用是安全的[65]。另外，吸附剂颗粒大小和柱子尺寸也可以量身定制，以解决轴向混合及传质阻力的作用，这都与平衡理论的结果有偏差。然而一些作者[59]试图完善平衡理论的适用范围，以包括那些非理想效应用于 SMB 吸附操作条件的设计。在参考文献[59]中作者描述了在一个接近于简单线性驱动力（LDF）的颗粒内传质精细模型的非理想作用下的分离区域。结果显示，即使存在传质作用，甚至有产品纯度 99% 的约束，在 $m_2 \times m_3$ 平面流体/固体流量的值被大幅度减少。Migliorini 等[79]也获得了相似的结果。通过使用一个完整的精细模型，他们定义了 $m_2 \times m_3$ 平面分离区域用于减少纯度的需求。对于具有高于阈值的理论塔板数的 SMB 柱子，与平衡理论定义的区域相比，分离区域将随着纯度需求的减少而扩大。另一方面，对于效能更低的柱子，与理想区域比较分离区域实际上"收缩"，而且如果纯度要求太严格或柱子的塔板数远低于极限值，分离区域可能不存在。这些工作认为，把部分 1 和部分 4 的流速比值用于定义给定安全范围的平衡理论的明确关系。Azevedo[76]发现了不同部分中约束值对于低效柱的分离区域的影响。取代了二维（2D）参数空间，三维空间用于呈现获得的分离区域。被称为分离体积分析的概念，是基于两种优化策略用于线性平衡二元混合物传质影响的考虑。

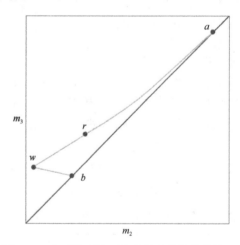

图 10.7 在平衡理论下完全分离的操作条件。
竞争性 Langmuir 吸附等温线（来自于参考文献[66]）。

SMB 区域 2 和区域 3 限制的流速比率依赖于相邻部分的流速比率，包括动力学时间常数、区域长度和固定相速度。垂直轴 γ_j 表示用速度比率取代流速比率，$\gamma_j = \dfrac{1-\varepsilon}{\varepsilon} m_j$。作为结果，$\gamma_2 \times \gamma_3$ 平面分离区域限制条件可能不会被明确衡量，但是通过连续的模拟进行评估。正如所预期的，与理想平衡模型的预期值相比较，$\gamma_2 \times \gamma_3$ 值的范围更窄。区域 1 和区域 4 限制传质效应的影响通过数值可以进行模拟。

10.3.2.2 SMB 方法

在动态的 SMB 方法中，床保持静止并且周期性端口运动要考虑柱子进口动态变化。在这种情况下，如果所有决策变量在周期时间内保持不变将达到 CSS。Migliorini 等[80]认为当每个区域柱子的数量较少时，这种方法比 TMB 方法更现实。

最简单的方法是驻波设计（SWD）。这是由 Ma 和 Wang[81]开发的，用于确定非理想的 SMB 系统操作变量中线性等温线的最优值。随后，SWD 被修改用于非理想状态和非线性 SMB 系统[8,11]。另外，与依赖于平衡理论的方法不一样，SWD 不需要耗时地模拟 SMB 过程以确保纯度和产量的要求得到满足。

此外，基于 SMB 单位柱浓度动态变化的方法用于调节特定的决策变量，而不是保持不变。这可以大大地提高性能变量。特别是本章中提及的 VariCol 方法、流速调节[目前称为自动给料装置（Power Feed）]，以及 ModiCon 方法。相对于经典的方法（恒定的决策变量），增加问题的自由度将大大改善工艺的性能。

10.3.2.2.1 驻波分析

驻波分析中在移动床系统中实现二元分离，随后在每个区域限制浓度波的速度。

$$u_c^j = (1+p\delta_2^j)u + \frac{\beta_2^j}{L^j}\left(D_L + \frac{Pu^2(\delta_2^j)^2}{K_m^j}\right) \quad (10.41)$$

式中，j=区域 1 和区域 3

$$u_c^j = (1+P\delta_1^j)u + \frac{\beta_1^j}{L^j}\left(D_L + \frac{Pu^2(\delta_1^j)^2}{K_m^j}\right) \quad (10.42)$$

式中，j=区域 2 和区域 4。

β_i^j 是区域 j 的组分 i 的驻波最高浓度到最低浓度的比例的自然对数；L_j 是区域 j 的长度；E_b 是轴弥散系数；K_f 是总传质系数，这可以通过粒子半径估计（R_p），颗粒内的扩散系数（D_p）代表组分 i 和区域 j 的有效保留因子，以上在 Xie 等[11]文献中进行了定义：

$$\delta_2^1 = \varepsilon_p + (1-\varepsilon_p)H_2 + \frac{DV}{PLS\varepsilon} \quad (10.43)$$

$$\delta_1^{II} = \varepsilon_p + (1-\varepsilon_p)\frac{H_1}{(1+b_2C_{s,2})} + \frac{DV}{PLS\varepsilon} \quad (10.44)$$

$$\delta_2^{III} = \varepsilon_p + (1-\varepsilon_p)\frac{H_1}{(1+b_1C_{s,1}+b_2C_{s,2})} + \frac{DV}{PLS\varepsilon} \quad (10.45)$$

$$\delta_1^{IV} = \varepsilon_p + (1-\varepsilon_p)\frac{H_1}{(1+b_1C_{s,1})} + \frac{DV}{PLS\varepsilon} \quad (10.46)$$

式（10.43）～式（10.46）描述了端口速度和关键波速度之间的差异，可以集中波朝区域边缘运动对抗波的扩散，并在非理想体系中保持产品的高纯度和高产量。对于没有任何传质效果和线性等温线的系统同样可以应用式（10.43）～式（10.46）[81]。

对于给定的进样速度，5 个操作参数（4 个区域流速和端口速度）可以使用式（10.47）及式（10.43）～式（10.46）进行确定，其中 F_{feed} 是进样流速，S 是柱子的横截面积。

$$Q_F = \varepsilon S(u_c^{III} - u_c^{II}) \quad (10.47)$$

驻波设计（SWD）的显著特点是代数方程系统与区域长度产品纯度和产量、区域空隙速度、端口切换时间、等温线及传质参数（轴向分散和总传质系数）有关。系统公式求解提供了在有传质效应和压力限制下获得所需要的纯度和产量的系统性工艺[11]。

10.3.2.2.2 动态最优化

SMB 过程的优化操作需要确定具有最经济目标函数的最优操作参数（表 10.3）。为了达到这个目的，为多级 SMB 过程列出了一个单目标优化问题：

$$i = 1,\cdots,n_{stages}: \min_{Q_D(t),Q_F(t),Q_D(t),Q_{Raf}(t),\delta t,t^*,c_{SMB}}$$

特定成本（性能变量）

根据下列方程组：

$$\Gamma[c_{SMB}(t^*)-c_{SMB}(0)] = 0 \quad PU_{Raf} \geqslant PU_{Raf,min}$$

$$0 \leqslant Q_{col}^{i,j} \leqslant Q_{max} \quad (10.48)$$

我们的目标是找到周期性稳态（CSS）的操作条件能有最小的分离成本，同时满足纯度需要和工厂的限制。额外的限制是最大允许压力降至可考虑范围。优化问题[式（10.48）]中最主要的困难来自于 CSS 公式大量的维度，尤其是使用严格的第一定理工厂模型时，如包括 8 个柱子的 SMB 工艺有 800 个状态变量需要考虑。此外，因为竞争性多组分吸附和连续及混合动力学之间的相互作用，SMB 过程表现出很强的非线性状态。只有基于模型的方法可以充分利用优化潜能和处理大量的优化变量。基于模型方法的另一个优点是，仅仅包括进一步的设计参数，如柱子长度或柱子直径。逻辑或整值的设计参数，如柱子数量，导致复杂的混合整数非线性问题（MINLP），在这里不进行讨论。式（10.48）包括一个复杂的动态优化问题，依靠有效和可靠的 CSS 计算来解决。

10.3.2.2.3 自动控制

在工业上，SMB 工艺的控制是被广泛理解的方法，包括如何选择合适的泵或多大的 SMB 回路压力是稳定的。满足纯度规格的流速或切换时间的自动控制是困难的，因为在非线性分布参数模型中存在极长的延迟和复杂的动力学、混合离散和连续动态变化，导致操作窗口很小和输入变量强烈的非线性响应。为了达到所需的产品纯度，流速通常通过手动变化。操作参数的修改是基于探索性规则或依赖于操作者的专业知识[74]。Anita[83]提出了以下切实可行的方案。

- 从低进样浓度开始达到线性分离条件。
- 将 V_1 增加到最大值，并且将 V_4 减少至最小值，

表 10.3 在不同的操作条件下 SMB 优化方法的比较

方法论	假设	备注
三角形理论	• TMB 类比 • 理想模型 • 线性或非线性等温线：恒定选择性等温线或双 Langmuir 等温线	• 每部分流速比例的封闭解析解 • 区域流速、转换时间、柱体积和孔隙率的迭代解
体积分离	• TMB 类比 • 非理想模型 • 线性或非线性等温线：任何等温线类型	• 常微分方程（ODE）的数值设定为比例流速 • 区域流速、转换时间、柱体积和孔隙率的迭代解
驻波设计	• 循环稳定状态的 SMB 评价 • 理想或非理想模型（LDF 方法） • 线性或非线性等温线：Henry 或 Langmuir 等温线类型 • 时间恒定的决策变量	• 使用线性等温线生产力的封闭解析解 • 使用非线性等温线的代数方程的生产力数值 • 可用于优化一些柱子区域单位 • 非常强大：即使没有理想的和非线性问题也非常快
动态优化	• 循环稳定状态的 SMB 评价 • 理想或非理想模型（LDF 方法） • 线性或非线性等温线：任何等温线类型 • 决策变量是时间函数	• 偏微分方程数值解（PDE）与最优控制问题相耦合 • 决策变量是时间函数和恒定时间 • 与经典的 SMB 相比，工艺显著改善

最大限度地满足区域 1 和区域 4 设计标准。集中注意力于区域 2 和区域 3 的流速合适的选择。

• 逐步增加进样浓度。确定哪个出口被污染并且根据预设的规则调整流速。这个过程可以重复，直到进样浓度达到上限。

• 一旦中央部分的流速实现合适的选择，增加 V_4 并且减少 V_1。这可以确保使用的洗脱液的最小流量，进而更接近达到最优工艺性能。

Anita[83]认为这些探索性规则包括一个实现 SMB 过程全自动控制的模糊控制器，但目前没有应用程序被提出（图 10.7）。

在最近的工作中，周期性卡尔曼滤波器被认为是重建过程状态，包括在 ROBUST 建模预测控制（RPMC）的控制器中[84~86]。该方案应用于存在强非线性情况下，因此在对映异构体分离中发生，并且在反应的情况下是一个开放性问题。Klatt 等[87]在上层水平上提出了双层控制体系结构，优化操作制度是在低采样率的基础上对过程模型的严格的动态优化计算，并在批量层析中应用此方法。模型参数在在线测量的基础上进行改编。底层控制任务是保持过程即使在干扰和设备/模型不匹配的情况下仍处于最优轨迹。这两层概念有个缺点，即如果发生设备/模型不匹配时稳定的前沿位置不能保证产品的纯度。因此，需要额外的纯度控制器[88]。Mazotti 等[78]最近提出非线性模型控制方案，基于在线进行优化并且成功地应用于一个葡萄糖异构化的三步反应 SMB 过程。这种方法的关键特征是在以产品纯度作为限制条件下生产成本最小化。图 10.8 显示了使用这种方法的控制结构。在线监测产品纯度用于纠正实际操作点。非线性模型预测控制（NMPC）控制器采用严格的一般速度型过程模型，其中的参数在设备操作过程中被实时地重新估计，这减少了设备-模型的不匹配，以及能够弥补设备参数的漂移或突然改变。

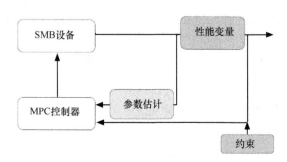

图 10.8 在线优化控制结构（改编自参考文献[74]）。

10.4 应用

10.4.1 介绍

SMB 是一个多层柱，连续吸附分离过程相对于批量层析能够增加产量、纯度和产率[89]。SMB 技术是由 UOP 在 20 世纪 60 年代早期开发的，用于石化工业大规模分离，然后用于制糖工业[90]。如今，SMB 技术不仅应用于烃类和糖，也用于不同的生物工程和制药混合物。SMB 应用于制备和生产精细化工和医药产品的规模分离中，特别是对映异构体的分离越来越受到重视。SMB 应用的成功案例包括从 C8 异构体混合物中分离对二甲苯[91~93]，分离葡萄糖和果糖[6,8,94]，稳定态手性物质对映异构体的分离[10~14]。SMB 技术新的挑战是生物大分子的分离和纯化。使用 SMB 技术进行生物分离的案例包括治疗性蛋白质和氨基酸[15,95~104]、有机酸[105]、抗体[106,107]、核苷酸[89,108]和质粒 DNA[109,110]。

10.4.2 蛋白质分离

最近的关于通过 SMB 技术分离和纯化蛋白质的研究使用了不同的层析模式，如尺寸排阻 SMB（SE-SMB）层析、离子交换 SMB（IE-SMB）、反相 SMB（RP-SMB）及亲和 SMB（A-SMB）。

SE-SMB 设计非常简单，因为这些颗粒缺乏配体；在 SE-SMB 层析中蛋白质的分布系数只依赖于颗粒间的孔隙[15]。在这种方式中，SE-SMB 单位可以根据平衡理论和分配系数的完全分离区域建设需要进行设计。另一方面，传质影响所施加的限制主要考虑大颗粒直径。

Horneman 等[106]的工作采用 SE-SMB 层析的原理在琼脂糖床上分离牛血清白蛋白（BSA）和肌红蛋白二元混合物。作者使用平衡理论得到完全分离区域的操作条件（图 10.9）。

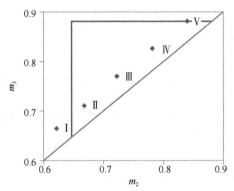

图 10.9 肌红蛋白和 BSA 完全分离区域的相关试验点位置（◆）。

一组实验的每个区域流速比 m_j 及提取物纯度和残留液如表 10.1 所示。结果显示，大分子蛋白具有较小的分配系数，为弱保留组分，并在残留液中洗脱（BSA）；相反，小分子蛋白具有较大的分配系数，为强保留组分，在提取液中洗脱（肌红蛋白）。在残留液中容易获得高纯度的大分子蛋白，但是在提取液中难于获得高纯度的小分子蛋白，这是因为受到大分子蛋白的传质阻力的限制。这些结果可见于图 10.10。

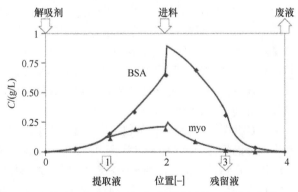

图 10.10 实验Ⅲ中实验（符号）和模拟（线）实验室规模 SMB 浓度分布。

Houwing 等[102]同样研究了在 IE-SMB 中使用凝胶 Q 分离 BSA 和肌红蛋白的盐浓度梯度的影响。最近，Li 等[15,111]报道了分别采用线性和非线性方法的理论研究，

基于 Houwing 等[102,103]之前的结果。这些作者研究三种梯度 SMB 过程结构：开放回路，闭合回路，以及保持管道闭合回路。这些通过数学模型进行证实，蛋白质的分离和纯化可以通过盐离子梯度 IE-SMB 层析被有效地完成。

从 Gottschhlich 和 Kasche[112]研究报道后，关于 SMB 分离和纯化单克隆抗体领域的创新开始出现。例如，Horneman 等[106]提出了单克隆免疫球蛋白 G（IgG）从重链污染物中纯化的方法。这个纯化方法利用传统的尺寸排阻层析（SEC）和表面活性剂 SEC（SASEC），使用计算模拟测试了两种不同的表面活性剂（$C_{12}E_{23}$ 和吐温 20）及两种不同的凝胶（Sephacryl S200 HR 和 Sephacryl S300 HR）。模拟参数和性能参数如表 10.2 和表 10.3 所示。根据表 10.3 所示结果，传统 SEC-SMB 和 SASEC-SMB 相比较，模拟的结果显示 SASEC-SMB 较 SEC-SMB 产量有大幅增加，溶剂的消耗量大大降低，并且终产物的浓度明显增加。这项研究表明，这是纯化单克隆抗体的有效和有前景的系统。

Kebler 等[107]报道了在 SMB 分离生物分子领域的另一个创新。作者使用了一个非常规的 SMB 配置（一个三区域开放回路梯度 SMB）用于将 IgG 从溶菌酶中分离，以及将骨活性二聚体形态发生蛋白-2（BMP-2）从其单体形式中分离（图 10.3）。根据 Molnar 等[97,98]的研究，当低约束力的低容量因子几乎与流动相一起运动时，三区域开放回路 SMB 是首选的具有高选择性系数的系统。实验结果表明，SMB 单位具有良好的效果。

在单克隆抗体变异体的分离中一个重要的创新[113,114]是使用多分离管逆流溶剂梯度纯化（MCSGP），特别适用于在生物分离领域的应用。三种单克隆抗体变异体的分离是使用传统的阳离子交换树脂，并且实验过程中性能是在基于 LUMPED 反应动力学模型上模拟的比较结果（图 10.11）。

10.4.3 SMB 手性色谱法

手性是大多数生物工程中一个突出的特点，具有生物活性分子的对映体往往表现出不同的生物学效应。在生物作用中，对映选择性现象不仅局限于制药业中，在所有生物活性制剂中都存在，包括杀虫剂、除草剂、香精和香料、食品添加剂等[115]。

手性表现为一种"构成生命"的内在属性，如氨基酸和糖，以及由此产生的肽、蛋白质和多糖。作为结果，代谢和调节过程被对映体化学敏感的生物系统所调控，当一对对映体比较活性时可观察到不同的反应[116]。

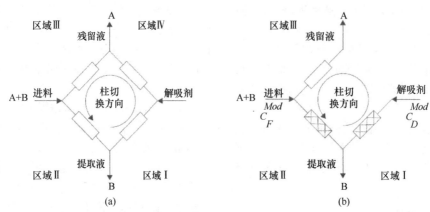

图 10.11 传统的闭合环路无梯度四区域 SMB 工艺（a）和开放环路梯度三区域 SMB 工艺（b）示意图。在（b）中，第一梯度平台（高洗脱强度）的位置标示于区域 I 和区域 II 的交叉线上。

由于每个对映体在生化过程中表现出不同的生物特性，对映异构体分离成为研究人员和制药行业一个巨大的挑战。这些年积累的经验导致国际监管机构不得不引入临床药物控制并且要求医药产业手性药物的产物和商品是纯的对映体形式。美国食品和药品管理局（FDA）指出，出现严重的危机才批准新的手性药物专利，并且需要完整的单独的对映异构体及其聚合体的药理和药代动力学影响的文件。表 10.4 给出了纯对映异构体的一些优点，在 Ching-Joe[117] 的文献中被提及。

表 10.4 实验条件、出口浓度及计算提取液和残留液的纯度

实验	I	II	III	IV	V
m_1	1.02	1.02	1.02	1.02	1.02
m_2	0.62	0.66	0.72	0.78	0.84
m_3	0.66	0.70	0.76	0.82	0.84
m_4	0.33	0.31	0.30	0.31	0.31
C_{myo} 提取液/（g/L）	0.99	0.10	0.11	0.10	0.09
C_{BSA} 提取液/（g/L）	0.22	0.17	0.12	0.10	0.07
C_{myo} 残留液/（g/L）	0.00	0.01	0.01	0.02	0.04
C_{BSA} 残留液/（g/L）	0.28	0.31	0.31	0.34	0.35
C_{myo} 废弃液/（g/L）	0.00	0.00	0.00	0.00	0.00
C_{BSA} 废弃液/（g/L）	0.01	0.01	0.01	0.01	0.01
提取液纯度	0.30	0.38	0.47	0.50	0.54
残留液纯度	0.99	0.98	0.96	0.94	0.90

一个成功的 SMB 手性分离设计必须在提取液和残留液中具有高水平纯度，以及高生产率、高浓缩率、高回收率及低溶剂消耗。这些 SMB 单位的性能参数（表 10.5）可见于 10.3 节"操作条件的设计"。

第一次使用 SMB 概念进行手性分离可见于 Negawa 和 Shoji[118] 的报道。本章比较 SMB 和批量层析技术显示 SMB 技术的优越性，如高生产率（61：1 SMB/批量层析）及低溶剂消耗（1：87 LMS/批量层析）。

表 10.5 在传统的 SEC-SMB 及 SASEC-SMB 中分离 IgG 和 BSA 的模拟参数

	SEC-SMB	SASEC-SMB
m_I	0.3	2
m_{II}	0.1	0.95
m_{III}	0.15	3
m_{IV}	0.05	0.95
c_D/（%，m/m）	0	9.5
c_{feed}/（%，m/m）	0	13
T/s	90	91
$c_{IgG\ feed}$/（g/L）	1	1
$c_{BSA\ feed}$/（g/L）	1	1

多年来使用 SMB 进行手性分离成为现实，如今这已经是成熟的技术。大多数关于应用 SMB 单位进行手性分离的出版物都已经证实与传统的批量层析相比性能参数得到了改进。例如，Yu 和 Ching[12] 报道使用 4 区域 SMB β-环糊精柱子对氟西汀进行手性分离。在此工作中，作者评估了进样流速和进样浓度对于纯度、浓缩率、回收率和生产率的影响。结果表明，当增加进样浓度和进样流量时在提取液和残留液中纯度、浓缩率和回收率降低而生产率提高。这些结果可见于图 10.12。瞬态和稳态浓度分布可见于图 10.13。

最近 Grill 等[119] 比较了三种制备层析技术用于外消旋药物中间体的手性分离，包括批量高效液相层析、稳态循环（SSR）和 SMB。作者认为 SMB 技术要强于其他两种技术，每天能够处理 247 kg 外消旋化合物及 4100 g 外消旋化合物/kg 手性固定相（CSP），98.4% 过剩的对映体及 0.11 L 溶剂/g 的外消旋化合物。Miller 等[120] 同样比较了批量高效液相层析和 SMB 用于对映体分离。在这些工作中，1070 kg 外消旋化合物用于 6 个实验（5 个 SMB 实验和 1 个 HPLC 实验）。作者显示 SMB 技术具有高生产率和低溶剂消耗，可见于表 10.6 和表 10.7。

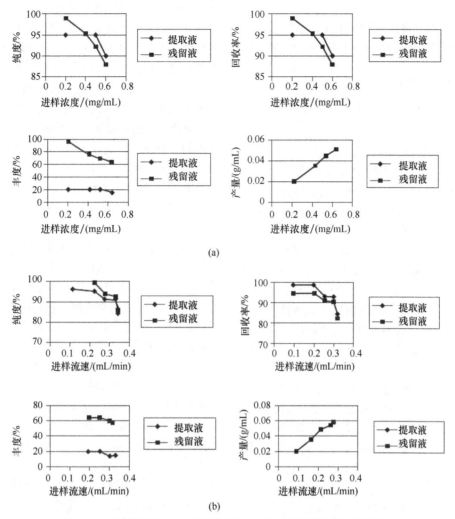

图 10.12 进样浓度（a）和进样流速（b）对于性能参数的作用。

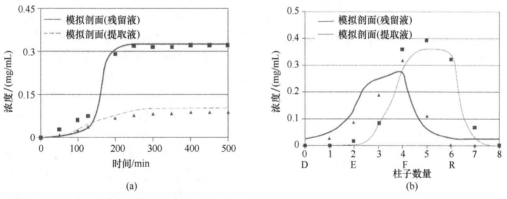

图 10.13 （a）提取液中（S）-氟西汀浓度和残留液中（R）-氟西汀浓度的实验（点）和理论（曲线）瞬态变化。（b）在每个柱子出口实验（点）和理论（曲线）稳态浓度变化。

表 10.6 使用 SEC-SMB 和 SASEC-SMB 的产量（Y）、生产率（PR）、溶剂消耗（CS）、纯度（Pu）和浓度（c_{IgG}）的比较

	SEC-SMB	SASEC-SMB
Y	0.99	0.99
PR/[kg IgG/(m³·d)]	3.1	129
CS/（L/g BSA）	19.7	1.3
Pu/%	99	99
c_{IgG} 进料/(g/L)	0.50	1.95

表 10.7 对映异构体在制药应用中的优势

手性药物的特征	纯的对映体手性药物的优势
只有一个对映体有活性	减少代谢中的剂量和负荷
一种对映体有毒性	减少剂量的严格限制并且增加药物使用方法
对映体表现出不同的动力学性质	更好地控制动力学剂量
对映体在每个人体内的代谢速度不同	减少患者反应的变异
一种对映体在人群中代谢速度不同	对剂量使用方法有更强的信心

续表

手性药物的特征	纯的对映体手性药物的优势
一种对映体表现出插入排毒途径的趋势	减少与其他常见药物的相互作用
一种对映体是激动剂和其他拮抗剂	增加活性并且减少用量
对映体具有药理作用的光谱变化和组织特异性	增加特异性并减少附加效应

层析技术之间相比较显示，SMB 技术比制备层析或 SSR 更有用，因为在达到同样的样品纯度时需要的理论塔板数最小。此外，流动相和固定相之间的逆流接触性质具有最大传质推动力的最大吸附过程，因此对于给定的分离需要最少的吸附剂和溶剂。

由于经济原因，制备层析通常在超载浓度条件下工作并且平衡等温线很少是线性的。非线性条件下的 SMB 操作更有利于制备应用，因为可以更有效地使用 CSP。然而，在这些条件下对映异构体保留反应取决于竞争性吸附等温模型阐述的固定相浓度。大多数用来代表 CSP 中的平衡吸附的模型都是 Langmuir、修正 Langmuir 及双-Langmuir 经验竞争模型。

由于制备层析具有高浓度的好处，额外的参数就是必需的，同时也可以判断分离工程是否经济。特别是在较高浓度的分布平衡过程（包括进样组分之间的竞争方面）和相关受限的可溶性，成为在选择最优操作条件时的限制条件时（SMB 单位区域流速和转换时间），以达到预期的分离性能[40,82]。

通常高纯度对映异构体导致 SMB 产量显著下降（图 10.6）。产量下降的延伸依赖于热力学参数。另外，结晶被用于增强对映体富集的辅助技术[40,121~123]。结果是基于两种同分异构体混合物具有相同的理化性质，以及结晶对两个异构体几乎是相同的。然而，当一个异构体处于低浓度时另一个异构体容易达到高纯度（图 10.14）[124]。

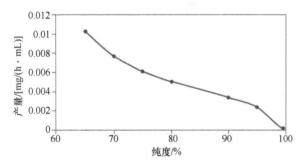

图 10.14 在扁桃酸对映异构体分离中产量依赖于最优操作条件下的纯度[46]。

10.4.4 糖分离

在过去的 25 年，SMB 工艺已经应用于碳水化合物工业。SAREX 项目是通用油产品（UOP）公司命名的用于从混合糖中分离果糖的项目[125]，并且最近被用于甜菜碱的分离[126]。SAREX 过程属于命名为 SOREX 的 SMB 过程家族，分离从玉米淀粉酶分解的果糖-葡萄糖溶液，以生产"高品质"果糖玉米糖浆。由于果糖甜度指数是葡萄糖的两倍，从混合物中分离果糖并且循环的用酶催化葡萄糖异构化具有巨大的商业价值。美国玉米深加工协会（1993 年）的数字表明，在 20 世纪 90 年代早期，美国大约 14%的玉米用于生产玉米甜味剂，这占据了近 53%的营养性甜味剂市场。UOP 第一个用于果糖-葡萄糖分离的专利使用的是 Y 型沸石作为吸附剂，用钾、铯、镁、钴、锶、钡+钾及钡+锶离子进行离子交换。果糖吸附剂的选择范围为 1.4~6.2。随后的专利介绍了使用离子交换树脂[128]和 X 型沸石交换钾离子[127]。在后者对于葡萄糖而不是果糖的选择性大于 1。

SMB 技术在碳水化合物领域的另一个重要用途是从糖浆和生物人参皂苷衍生物原料中分离砂糖和氨基酸。糖浆是蔗糖生产过程中的副产品，这可能来自于甜菜或蔗糖。最后是增加蔗糖不能经济地获得结晶的酒类，虽然蔗糖占到质量的 40%~50%。这占据了接近 15%的蔗糖原料，并且可以用于饲料或发酵原理，因为这是一个潜在的收入损失。这种材料不仅在蔗糖中，也在非糖盐、甜菜碱（存在甜菜糖蜜）及其他糖类中都蕴藏丰富。例如，Amalgamated Sugar 有限公司（美国）、Nitten 公司（日本）和 Organo 公司（日本）目前都使用 SMB 技术原理分别从非糖物[129]及如棉子糖[130]和甜菜碱[131]中分离糖，近 20 年中总结和发布了相关专利，这说明 SMB 技术广泛地用于碳水化合物分离领域。

Barker 和 Critcher[32]及 Ching 和 Ruthven[75,133~135]也非常关注使用 SMB 分离果糖和葡萄糖。他们分析了三部分 SMB 的预进样、进样后及净化部分的性能。等效移动床表现在平衡阶段时用于模型的过程方法。这个问题解决了稳态[133]和瞬态[75]响应。在该系列论文中，对具有 4 个不同区域的 Sorbex-相似系统的性能进行了实验性分析[75]。M.T.（McCabe-Thiele）图用于操作条件的正确选择。区域 4 SMB 获得的提取物产量比区域 3 设备获得的提取物产量要少，增加提取物浓度的可能性同样可以应用系统温度曲线图进行检测[134,135]。通过保持床上的温度差为 30~35℃，提取产物的果糖浓度要比进样浓度高 10%。

其他作者开展果糖-葡萄糖分离的工作主题聚焦于建模策略、最佳操作条件选择及设备优化。Hashimoto 等[19]首次使用详细外部扩散膜依赖性质量传递的详细模型，用于比较真正的 SMB 和 TMB 模型。Lameloiseand[136]使用线性等温线应用于 TMB 部分的平衡扩散模型的解析解。Mallmann 等[8]也发表了一篇文章，提出了一个 TMB 等效，以及通过 Erdem 等[85]介绍的驻波分析理论解决问题的详细模型。最近 Beste 等[137]介绍了一个使用 SMB 进行果糖-葡萄糖分离的优化工艺。TMB 和 SMB 详细模型都被包括在内，其目的是发现对于一个给定的 SMB 设备达到所需要的纯度、产量、生产率及稀释率等性能标准的最优条件。

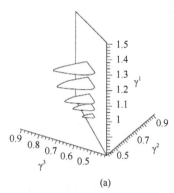
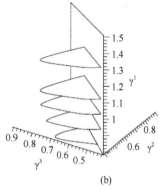

图 10.15　分离体积（纯度大于 90%）：在（a）30℃和（b）50℃时，在使用 Dowex Monosphere
阳离子树脂在 LICOSEP 12-26 SMB 导向单元上进行果糖-葡萄糖分离。

Zhong 和 Guiochon[67]介绍了分离容积方法，存在传质阻力情况下分离区域 I 和区域IV中净流量的影响。这些作者证明了每个区域的限制不仅取决于吸附平衡，而且取决于固定相流速、床大小和传质阻力。

在区域 I、II 和III中限制条件要比来自均衡模型的更严格，而区域IV中的限制因素却较少。分离柱的测定需要每组操作参数的模型方程的数值解。Azevedo 和 Rodrigues[138]报道使用 12 个强阳酸性阳离子凝胶树脂（Ca²⁺型）的一种单球，在 SMB 导向单元分离果糖-葡萄糖的研究。在这项研究中，作者应用了 3D 作图产生的分离柱操作条件设计方法（取代了 2D 作图三角形分离柱）。可见于图 10.15。通过此方法得到的操作条件用于 SMB 单元的控制。实验数据是通过对基于真实逆流的模拟策略和真正协议好的 SMB 进行的比较。图 10.16 显示了实验和模拟结果，SMB 操作条件模型可见于表 10.8。

Nee[139]改变了 SMB 单元的常规配置和应用两部分，SMB 分离浓度高达 500 g/m³ 的果糖和葡萄糖水溶液混合物，使用了 Ca²⁺形式的 Dowex 50W-X12 树脂作为吸附剂及以水作为洗脱液。作者的结论是，两区域 SMB 具有与三区域 SMB 单元相同的性能。同时，该设备相对于三区域 SMB 更经济（表 10.9 和表 10.10）。

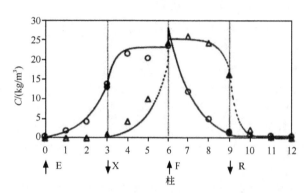

图 10.16　内部浓度分布：第 15 个循环实验对比 TMB 稳态模型模拟实验。曲线是模拟数据。△和○分别是在第 15 个循环每个周期 50%时采样的葡萄糖和果糖的浓度。▲和●分别是整个周期收集的提取物和残留物中测量的葡萄糖和果糖浓度。

表 10.8　批量层析技术和 SMB 层析技术的比较结果

技术	处理量/kg	产量/[g 外消旋体/(kg CSP·d)]	消耗溶剂量/(L/g 外消旋体)
批	77	1410	0.550
SMB（系列 1）	70	2050	0.174
SMB（系列 2）	37	2800	0.127
SMB（系列 3）	297	1650	0.240
SMB（系列 4）	289	1670	0.260
SMB（系列 5）	304	1050	0.286

表 10.9　主要应用于碳水化合物分离的 SMB 技术

应用	公司/参考文献	发布日期
果糖-葡萄糖分离（SAREX 最新改进程序）	UOP, Inc., 美国[140]	1983.10.11
从单糖混合物中分离阿洛酮糖	UOP, Inc., 美国[141]	1989.11.14
从淀粉水解物中分离葡萄糖、麦芽糖和寡糖	Organo Corp., 日本[142]	1995.2.21
从以葡萄糖为底物的反应混合物中分离水溶性聚葡萄糖	Shin Dong Bang Corp., 韩国[143]	1998.11.3
从甜菜浆中分离 L-阿拉伯糖	Cultor Corp., 芬兰[144]	1999.3.4
甜菜糖溶液的去矿质作用	Organo Corp., 日本[145]	1999.8.12
使用连续 SMB 从甜菜糖蜜中复原甜菜碱	Organo Corp., 日本[146]	2000.8.8
使用序贯 SMB 从甜菜糖蜜中复原甜菜碱	Danisco Finland Oy-芬兰[147]	2000.7.25

表 10.10 实验的操作条件和过程参数及图 10.8 的模拟结果

SMB 操作，流速 ×10⁷ m³/s	性能参数	实验结果	预测结果
$Q_1=6.21\gamma_1=1.00$	PUX/%	94.9	98
$Q_2=4.65\gamma_2=0.50$	PUR/%	92.7	92.1
$Q_3=5.21\gamma_3=0.68$	PRX/[kg/(m³·h)]	6.66	6.58
$Q_4=4\gamma_4=0.29$	PRR/[kg/(m³·h)]	6.54	6.68
$Q_E=2.21$	CX$_{FR}$/ (kg/m³)	13	12.99
$Q_R=1.56$	CR$_{GL}$/ (kg/m³)	16.19	16.93

10.5 SMB 技术的改进

10.5.1 SMB 技术效率提高

两个通常用来提高 SMB 过程的方法是降低生产成本和提高生产率。几个 SMB 设备组合的工作结果是比传统 SMB 过程设计了更高程度的自由度。一般最先修改的是使用小规模的高效柱子以降低固定相成本。这样在建设 SMB 单元时用最大数量为 6 个柱子替代传统的 8 个柱子。第二个方式是基于效率的提高，通过在调整不同区域的吸附剂溶解性能及在更复杂的操作条件下实现。

吸附溶质的调节可以在 SMB 单元的几个区域中[152~155]通过使用超临界溶剂[148~150]、温度梯度[151]及溶剂梯度实现。SMB 温度梯度已应用于糖分离[135]，同时压力梯度也已在超临界流体 SMB 系统中实施[156~158]。

对于单元操作更复杂的动态条件被命名为 VariCol[159~161]、自动给料装置[162~165]和 ModiCon[166]过程。SMB 技术进展的详细信息可见以下部分。

10.5.2 超临界流体 SMB 层析法

Jusforgues 等及 Vilenneuve 等[167,168]证实在层析过程中使用超临界流体（SF）作为洗脱剂能带来一些优势，这是由于 SF 对于有机化合物的溶剂化能力。在温和的压力和温度条件下溶解度的提高表示能处理浓度更高的溶液，有助于提高分离过程的生产率。除了这些优点，SF 流体比液体具有更低的黏度，导致柱子内压力降低，这样可以使用小颗粒（5~10 μ）的固定相，提高柱效。大多数这样的过程中使用 CO$_2$ 作为 SF 流体，主要是因为其便利的压力和温度条件，同时也是因为其为不易爆和无毒的液体。对于极性物质的分离通常需要添加入甲苯、乙醇或甲醇等改良溶剂。

在 SMB 技术中使用 SF 流体已经获得专利[169,170]，并且实验证明[171]其可用于一些化合物的分离，如从油酸中分离 α-生育酚，顺式和反式植物醇分离，R- 和 S-萘酚分离，R- 和 S-布洛芬分离。关于 SMB-SF 系统最近的综述[172]指出这种技术的巨大潜力，除了便于纯化和收集单元一体化，还比较了批量-SF 系统和 SMB-SF 系统在药物化合物分离中的应用。

10.5.3 VariCol、PowerFeed 和 ModiCon

10.5.3.1 VariCol

传统的 SMB 具有入口和出口流量谐振运动特点，保持与 TMB 精确等量的关系。每部分柱子数量保持不变，这意味着这部分的长度不随着时间变化，这使得表现 SMB 过程中指定每个区域柱子的分配方式成为可能。例如，一个配置 2-2-2-2 代表一个 8 个柱子的系统中每区域包括两个柱子（图 10.17）。

VariCol（可变柱子长度）过程由诺华赛申请专利，提出了连续单元在非同步模式下由先进的进样和撤流操作的创新方法[173]。这种创新中，柱子的长度和配置在周期内不是保持不变的。

一个 VariCol 单元的操作如图 10.18（a）和（b）所示。在时刻 t 时[图 10.18（a）]工艺配置的特点是区域 I

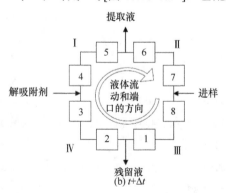

图 10.17 传统 SMB 液体运动方式（2-2-2-2 组合）(a) 和 (b)。柱子的数量对于每个转换周期 Δt 保持不变。

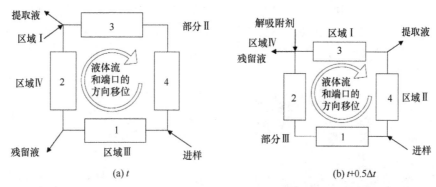

(a) t (b) $t+0.5\Delta t$

图 10.18   VariCol 单元设计图。（a）区域Ⅰ中没有柱子，区域Ⅱ中有两个柱子，区域Ⅲ和区域Ⅳ中各有一个柱子。（b）区域Ⅰ和区域Ⅱ各有一个柱子，区域Ⅲ中有两个柱子，区域Ⅳ中没有柱子。

中没有柱子，区域Ⅱ中有两个柱子，区域Ⅲ和区域Ⅳ中各有一个柱子。从脱吸附物入口点到提取物出口点没有柱子分离。在半周期中，柱子分布保持不变。在时间 $t+0.5\Delta t$ 时，在出口的提取液和残留液同时变化，而解吸附液流和进样口没有变化。新的组合[图 10.18（b）]的特点是区域Ⅳ中没有柱子，在区域Ⅲ中有两个柱子，而区域Ⅰ和区域Ⅱ各有一个柱子。这种组合在整个周期 t 中保持不变，并且在此刻进口的解吸附和进样发生变化，提取液和残留液保持在同样的位置，出现原先的组合[图 10.17（a）]。

O. Ludemann-Hombourger 等指出，需要重点强调，在解吸附剂和进样液流沿着循环流方向前进前，在每个柱子之间的两个出口液流必须连接到循环线上（图 10.19）。这样，当区域Ⅱ和区域Ⅲ没有柱子时避免残留

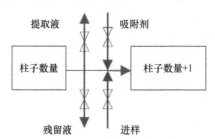

图 10.19   在 VariCol 过程中进样液流和出样液流的连接方式。

液和提取液被进样液流污染，当区域Ⅰ和/或区域Ⅳ没有柱子时稀释物避免提取液和残留液被解吸附液稀释。

作为暴露机制的结果，当传统的 SMB 表现出组合受到数量的限制，每个区域最少有一个柱子，VariCol 过程没有表现出这种局限，并且存在无限数量的组合。这使得 VariCol 单元与传统的 SMB 相比表现得更灵活和有效，尤其是在有少量的柱子存在时。

10.5.3.2   PowerFeed 和 ModiCon

PowerFeed 过程中随着时间变化入口液流和出口液流的流速不断地变化。不同的 PowerFeed 操作模式配置已通过模拟线性和非线性操作规则进行研究，并且在一些例子中其比传统的 SMB 更有效[174]。

ModiCon 过程是最近提出的，基于在入口和出口流速及柱子组合都保持不变情况下循环调节进样浓度。实验证明，在非线性操作规则下生产率得到提高，并且溶剂的消耗量有所减少[175]。

图 10.20（a）、10.20（b）和 10.20（c）分别是 VariCol、自动给料装置和 ModiCon 与传统的 SMB 在柱子配置、入口和出口液流变化，以及进样浓度调整等方面的比较。

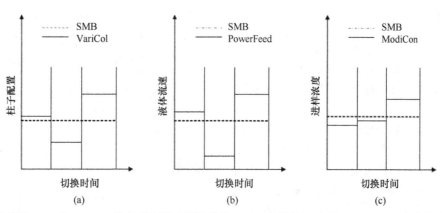

图 10.20   （a）传统的 SMB 与 VariCol 在柱子配置方面的比较；（b）传统的 SMB 与 PowerFeed 在液体流速方面的比较；（c）传统的 SMB 与 ModiCon 在进样浓度方面的比较。

在一个大型的 SMB 工厂，6 个柱子单元用于制药连续层析分离包括 SMB 技术的改进，如图 10.21 所示。这个设备由美国加利福尼亚州 Aerojet 精细化工厂实施，每年可生产高达 100 t 的对映体。

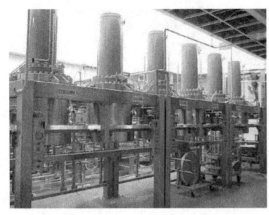

图 10.21　大规模 SMB 工厂：6 个柱子单元用于制药连续层析分离包括 SMB 技术的改进。这个设备由美国加利福尼亚州 Aerojet 精细化工厂实施，每年可生产高达 100 t 的对映体。（全彩图可见 http://onlinelibrary.wiley.com/book/10.1002/9780470054581。）

10.5.3.3　出口流摆动，三元混合物分离和吸附剂老化的影响

SMB 技术最近的发展是出口流摆动（OSS），通过伪 SMB 技术分离三元混合物，以及在出现吸附剂老化时采用的 SMB 操作策略。在这些技术中的第一个（OSS）是基于从等效 TMB 的前端进行动态收集，可以提高出口处的产品纯度[176]。三元混合物的分离是根据日本有机有限公司的 JO 过程将循环过程分为两步[177]。步骤 1 的特点是系统中的进样液流和洗脱液流在中间组分产品的一系列制备柱中是相同的。步骤 2 与 SMB 相似，没有进样，并且在残留液中只有较少的吸附物种类，而在提取液中收集了大部分保留种类。

Sá Gomes 和 Rodrigues[178]提出了当出现吸附剂老化时 SMB 的操作策略，使用高固定相流速以减少接触时间，以及优化 VariCol 概念。

10.6　结束语

分离是每个生化过程的关键步骤，超过一半的工厂投资资金都用于分离和纯化。吸附和层析法是控制浓度的操作，自从通过使用 SMB 概念成功地放大了连续过程，这些操作也稳定发展。在市场上生物技术产品的崛起对于药品不过是在这个领域最新进展如何产生重大影响的例子。特别是考虑到制药行业，值得注意的是，如 SMB 和 SF 等工艺技术被广泛接受，并且相当数量的制造商客户把它们加入到设备清单中。最近的报道[17]指出几家公司迅速地采用了这些高科技进行手性分子和药物-抗体偶联物的分离。研究活动覆盖了大部分的分离方法，研究人员和公司把以前只在实验室规模解决的工业问题

范围扩展到商业规模。更有效的吸附剂和过程一体化的出现为这些工艺在未来的改进提供了巨大的潜力。

术语

b_i	Langmuir 等温线参数
$b_{ns,I}$	非选择性吸附位点上组分 i 的平衡常数
$b_{s,i}$	对映选择性吸附位点上组分 i 的平衡常数
C_i	溶质 i 的液相浓度
$c_{i,pi}$	中间平衡期（FA）时组分 i 的浓度
D_L	轴向扩散系数
DV	额外柱子的死体积
dq_i/dC_i	吸附等温线的一阶导数
f'	等温方程的导数
HETP	理论塔板高度
H_i	亨利定律常数
k_m	球面的传质系数
L	床长度
M	在 TMB 部分中流动相和固定相的体积流量之间的比率
N	层析柱中平衡阶段的数量
P	相比，定义为 $(1-\varepsilon)/\varepsilon$
Q_j	部分 j 液体流速
q_i^*	组分 i 的吸附相浓度
q_i	溶质 i 的吸附相浓度
q_m	单层吸附容量
q_{ns}	非选择性位点的最大载量（饱和容量）
q_s	对映选择性位点的饱和容量
S	柱子的横截面积
T	时间坐标
t^*	转换时间
t_p	进样时间
U	表观速度
u_c	层析柱中浓度 c 的速度
U_i	空隙速度
V_a	层析柱中填充吸附剂的体积
$V_{F,1}$	突破曲线第一拐点的保留体积（FA）
$V_{F,1+2}$	突破曲线第二拐点或在洗脱曲线第一拐点的保留体积（FA）
$V_{F,2}$	洗脱曲线第二拐点的保留体积（FA）
V_M	层析系统中的死体积
Z	轴向坐标

希腊字母

δ_i^j	组分 i 和部分 j 的有效保留因子
δ_t	转换时间分数
ε	床空隙率
ε_p	吸附颗粒空隙率

γ　　在 TMB 中流动相和固定相空隙速度之间的比率

下标

Col	柱子
D	解吸附剂
Ext	提取液
F	进样
Raf	残留液

翻译: 章　晟　中国人民解放军总医院第七医学中心（原陆军总医院）

校对: 李建民　军事科学院军事医学研究院生物工程研究所

参 考 文 献

1. Walsh G, Headon D. Protein biotechnology. New York: John Wiley & Sons; 1994.

2. Blanch HW, Clark DS. Biochemical engineering. New York: Marcel Dekker; 1997.

3. Ganetsos G, Barker PE, editors. Preparative and scale chromatography. New York: Marcel Dekker; 1993.

4. Ruthven D. Principles of adsorption and adsorption processes. New York: John Wiley & Sons; 1984.

5. Ahuja S, editor. Handbook of bioseparations. San Diego (CA): Academic Press; 2000.

6. Ahuja S. Chromatography and separation science. New York: Academic Press; 2003.

7. Broughton DB, Gerhold CG. US patent 2,985,589. 1961 May 23.

8. Mallmann T, Burris BD, Ma Z, Wang NHL. AIChE J 1998; 44: 2628–2646.

9. Azevedo DCS, Rodrigues AE. AIChE J 2001; 47: 2042–2051.

10. Zenoni G, Pedeferri M, Mazzotti M, Morbidelli M. J Chromatogr A 2000; 888: 73–83.

11. Xie Y, Hritzko B, Chin CY, Wang NHL. Ind Eng Chem Res 2003; 42: 4055–4067.

12. Yu HW, Ching CB. Adsorption 2003; 9: 213–223.

13. Santos MAG, Veredas V, Silva IJ Jr, Correia CDR, Furlan LT, Santana CC. Braz J Chem Eng 2004; 21: 127–136.

14. Veredas V, Carpes MJS, Correia CRD, Santana CC. J Chromatogr A 2006; 119: 156–162.

15. Li P, Xiu G, Rodrigues E. AIChE J 2007; 53: 2419–2431.

16. Gottschlich N, Weidgen S, Kasche V. J Chromatogr A 1996; 719: 267–274.

17. Mullin R. Chem Eng News 2007; 85: 49–53.

18. Rodrigues AE, Tondeur D, editors. Percolation processes: theory and applications, NATO science series. Alphen aan den Rijm: Sijthoff and Noordhoff; 1981.

19. Rodrigues AE, LeVan MD, Tondeur D, editors. Adsorption: science and technology, NATO science series E: Berlin, Germany: Springer; 1989.

20. Ruthven DM, Ching CB. Chem Eng Sci 1989; 44: 1011–1038.

21. Hashimoto K, Adachi S, Shirai Y, Morishita M. In: Ganetsos G, Barker PE, editors. Preparative and production scale chromatography. New York: Marcel Dekker; 1993. pp. 273–300.

22. Blehaut J, Nicoud RM. Anal Mag 1998; 26: 60–70.

23. Juza M, Mazzotti M, Morbidelli M. Tibtech 2000; 18: 108–118.

24. Nicoud RM. In: Ahuja S, editor. Handbook of bioseparations. San Diego (CA): Academic Press; 2000. pp. 475–509.

25. Imamoglu S. In: Scheper T, editor. Volume 76, Advances in biochemical engineering. Berlin: Springer Verlag; 2002. pp. 211–231.

26. Chin CY, Wang NHL. Sep Purif Rev 2004; 33: 77–155.

27. Schulte M, Wekenborg K, Wewers W. In: Schmidt-Traub H, editor. Preparative chromatography of fine chemicals and pharmaceutical agents. Weinheim: Wiley-VHC Verlag; 2005. pp. 173–214.

28. Michel M, Epping A, Jupke A. In: Schmidt-Traub H, editor. Preparative chromatography of fine chemicals and pharmaceutical agents. Weinheim: Wiley-VHC Verlag; 2005. pp. 215–312.

29. Pais LS, Mata VG, Rodrigues AE. In: Cox GB, editor. Preparative enantioselective chromatography. Oxford: Blackwell; 2005. pp. 176–198.

30. Santana CC, Azevedo DCS, Rodrigues AE. In: Pessoa A Jr, Kilikian BV, editors. Purification of biotechnological products (in Portuguese). São Paulo: Editora Manole; 2005. pp. 280–313.

31. Schulte M, Epping A. In: Schmidt-Traub H, editor. Preparative chromatography of fine chemicals and pharmaceutical agents. Weinheim: Wiley-VCH; 2005. pp. 9–49.

32. Sá Gomes P, Minceva M, Rodrigues AE. Adsorption 2006; 12: 375–392.

33. Lim BG, Ching C-B, Tan RBH. Sep Technol 1995; 5: 213–228.

34. Jacobson JM, Frenz JH, Horvath CG. Ind Eng Chem Res 1987; 26: 43–50.

35. Freitag R, Horvath C. In: Fietcher A, editor. Advances in biochemical engineering/biotechnology: Berlin, Germany: Springer-Verlag; 1995. pp. 17–59.

36. Heftmann E. Chromatography –fundamentals and applications. Amsterdam: Elsevier; 2004.

37. Helfferich FG, Carr PW. J Chromatogr A 1993; 629: 97–122.

38. Guiochon G, Shirazi SG, Katti AM. Fundamentals of preparative and nonlinear chromatography. Boston (MA): Academic Press; 1994.

39. Seidel-Morgenstern A, Guiochon G. Chem Eng Sci 1993; 48: 2787–2797.

40. Seidel-Morgenstern A. J Chromatogr A 2004; 1037: 255–272.

41. Miyabe K, Guiochon G. J Chromatogr A 1999; 849: 445–465.

42. Kaspereit M, Jandera P, Škavrada M, Seidel-Morgenstern A. J Chromatogr A 2002; 944: 249–262.

43. Mihlbachler K, Kaczmarski K, Seidel-Morgenstern A, Guiochon G. J Chromatogr A 2002; 955: 35–52.

44. Lenz K, Beste YA, Arlt W. Sep Sci Technol 2002; 37: 1611–1629.

45. Jacobson J, Frenz J, Horváth C. J Chromatogr A 1984; 316: 53–68.

46. Felinger A, Zhou D, Guiochon G. J Chromatogr A 2003; 1005: 35–49.

47. James F, Sepúlveda M, Charton F, Quiñónez I, Guiochon G. Chem Eng Sci 1999; 54: 1677–1696.

48. Piatkowski W, Antos D, Gritti F, Guiochon G. J Chromatogr A 2003; 1003: 73–89.

49. Zhou D, Cherrak DE, Kaczmarski K, Cavazzini A, Guiochon G. Chem Eng Sci 2003; 58: 3257–3272.

50. Gritti F, Guiochon G. J Colloid Interface Sci 2003; 264: 43–59.

51. Khattabi S, Cherrak DE, Fischer J, Jandera P, Guiochon G. J Chromatogr A 2000; 877: 95–107.

52. Lisec O, Hugo P, Seidel-Morgenstern A. J Chromatogr A 2001; 908: 19–34.

53. Kabir H, Grevillot G, Tondeur D. Chem Eng Sci 1998; 53: 1639–1654.

54. Heuer C, Kusters E, Plattner T, Seidel-Morgenstern A. J Chromatogr A 1998; 827: 175–191.

55. Cavazzini A, Felinger A, Kaczmarski K, Szabelski P, Guiochon G. J Chromatogr A 2002; 953: 55–66.

56. Cherrak D, Khattabi S, Guiochon G. J Chromatogr A 2000; 877: 109–122.

57. Zhang Z, Mazzotti M, Morbidelli M. J Chromatogr A 2003; 1006: 87–99.

58. Haag J, Wouwer V, Lehoucq S, Saucez P. Control Eng Pract 2001; 9: 921–928.

59. Pais LS, Loureiro JM, Rodrigues AE. Chem Eng Sci 1997; 52: 245–257.

60. Pais LS, Loureiro JM, Rodrigues AE. J Chromatogr A 1998; 827: 215–233.

61. Miyabe K, Suzuki M. AIChE J 1992; 38: 901–910.

62. Arnold FH, Blanch HW, Wilke CR. Chem Eng J 1985; 30: B25–B36.

63. Arnold FH, Blanch HW, Wilke CR. J Chromatogr 1985; 330: 159–166.

64. Ruthven DM. Principles of adsorption and adsorption process. New York: Wiley; 1984.

65. Charton F, Nicoud RM. J Chromatogr A 1995; 702: 97–112.

66. Storti G, Mazzotti M, Morbidelli M, Carrá S. AIChE J 1993; 39: 471–492.

67. Zhong G, Guiochon G. Chem Eng Sci 1997; 52: 3117–3132.

68. Biressi G, Ludemann-Hombourger O, Mazzotti M, Nicoud RM, Morbidelli M. J Chromatogr A 2000; 876: 3–15.

69. Lapidus L, Amundson NR. J Phys Chem 1952; 56: 984–988.

70. Helfferich FG, Klein G. Multicomponent chromatography—theory of interference. New York: Marcel Dekker Inc.; 1970.

71. Guiochon G, Lin B. Modeling for preparative chromatography. London: Academic Press; 2003.

72. Levenspiel O, Bischoff KB. Adv Chem Eng 1963; 4: 95–150.

73. Gu T. Mathematical modeling and scale-up of liquid chromatography. New York: Springer Verlag; 1995.

74. Toumi A, Engell S. Advanced control of simulated moving bed process. Preparative chromatography of fine chemicals and pharmaceutical agents. New York: Wiley-VHC; 2005.

75. Ching CB, Ruthven DM. Chem Eng Sci 1985; 40: 1411–1417.

76. Azevedo DCS, Rodrigues AE. AIChE J 1999; 45: 956–966.

77. Rhee H-K, Aris R, Amundson N. Philos Trans R Soc Lond 1971; A269: 187–205.

78. Mazzotti M, Storti G, Morbidelli M. AIChE J 1996; 42: 2784–2796.

79. Migliorini M, Gentilini A, Mazzotti M, Morbidelli M. Ind Eng Chem Res 1999; 38: 2400–2410.

80. Lehoucq S, Verhève D, Wouwer AV, Cavoy E. AIChE J 2000; 46: 247–256.

81. Ma Z, Wang N-H. AIChE J 1997; 43: 2488–2508.

82. Mazzotti M, Storti G, Morbidelli M. J Chromatogr A 1997; 769: 3–24.

83. Antia F. Chromatogr Sci Ser 2003; 88: 173–202.

84. Kloppenburg E, Gilles ED. J Process Control 1999; 9: 41–50.

85. Erdem G, Abel S, Morari M, Mazzotti M, Morbidelli M, Lee JH. Ind Eng Chem Res 2004; 43: 405–421.

86. Abel S, Erdem G, Mazzotti M, Morari M, Morbidelli M. J Chromatogr A 2004; 1033: 229–239.

87. Klatt K-U, Hanisch F, Dünnebier G. J Process Control 2002; 12: 203–219.

88. Hanish F. PhD Dissertation: Dortmund, Germany: University of Dortmund; 2003.

89. Rodrigues RCR, Canhoto TJSB, Araújo JMM, Mota JPB. J Chromatogr A 2008; 1180: 42–52.

90. Azevedo DSC, Rodrigues AE. Sep Sci Technol 2005; 40: 1761–1780.

91. Kurup AS, Hidajat K, Ray AK. Ind Eng Chem Res 2005; 44: 5703–5714.

92. Bae Y-S, Im S-H, Lee K-M. Sep Sci Technol 2005; 40: 2183–2204.

93. Minceva M, Rodrigues AE. Comput Chem Eng 2005; 29: 2215–2228.

94. Silva VMT, Minceva M, Rodrigues AE. Ind Eng Chem Res 2004; 43: 4494–4502.

95. Andersson J, Mattiasson B. J Chromatogr A 2006; 1107: 88–95.

96. Park B-J, Lee C-H, Mun S, Koo Y-M. Process Biochem 2006; 41: 1072–1082.

97. Molnár Z, Nagy M, Aranyi A, Hanák L, Argyelán J, Pencz I, Szánya T. J Chromatogr A 2005; 1075: 77–86.

98. Molnár Z, Nagy M, Aranyi A, Hanák L, Szánya T, Argyelán J. Chromatographia 2004; 60: 75–80.

99. Xie Y, Farrenburg CA, Chin CY, Mun S, Wang NHL. AIChE J 2003; 49(11): 2850–2863.

100. Mun S, Xie Y, Wang NHL. AIChE J 2003; 49: 2039–2058.

101. Mun S, Xie Y, Wang NHL. Ind Eng Chem Res 2003; 42: 3129–3143.

102. Houwing J, Jensen TB, van Hateren SH, Billiet HAH, van der Wielen LAM. AIChE J 2003; 49(3): 665–674.

103. Houwing J, van Hateren SH, Billiet HAH, van der Wielen LAM. AIChE J 2003; 49(5): 665–674.

104. Xie Y, Wu D, Ma Z, Wang NHL. Ind Eng Chem Res 2000; 42: 4055–4067.

105. Lee H-J, Xie Y, Koo Y-M, Wang NHL. Biotechnol Prog 2004; 20: 179–192.

106. Horneman DA, Ottens M, Keurentjes JTF, van der Wielen LAM. J Chromatogr A 2007; 1157: 237–245.

107. Kebler LC, Gueorguieva L, Rinas U, Seidel-Morgenstern A. J Chromatogr A 2007; 1176: 69–78.

108. Abel S, Bäbler MU, Arpagaus C, Mazzotti M, Stadler J. J Chromatogr A 2004; 1043: 201–210.

109. Paredes G, Mazzotti M, Stadler J, Makart S, Morbidelli M. Adsorption 2005; 11: 841–845.

110. Paredes G, Mazzotti M. J Chromatogr A 2007; 1142: 56–68.

111. Li P, Yu J, Xiu G, Rodrigues AE. Sep Sci Technol 2008; 43: 11–28.

112. Gottschlich N, Kasche V. J Chromatogr A 1997; 765: 2001–2206.

113. Aumann L, Morbidelli M. European Patent EP 05405421.8. 2005.

114. Muller-Spath T, Aumann L, Melter L, Strohlein G, Morbidelli M. Biotechnol Bioeng 2008; 100(6): 1166–1177.

115. Aboul-Enein HY. J Chromatogr A 2001; 906: 185–193.

116. Maier N, Franco P, Linder W. J Chromatogr A 2001; 906: 3–33.

117. Ching-Joe I. PhD Dissertaion: Delft, Netherlands: Delft University, Table II; 1997, 10.

118. Negawa M, Shoji F. J Chromatogr A 1992; 590: 113–117.

119. Grill CM, Miller L, Yan TQ. J Chromatogr A 2004; 1026: 101–108.

120. Miller L, Grill C, Yan T, Dapremont O, Huthmann E, Juza M. J Chromatogr A 2003; 1006: 267–280.

121. Kaspereit M, Gedicke K, Zahn V, Mahoney AW, Seidel-Morgenstern A. J Chromatogr A 2005; 1092: 43–54.

122. Ströhlein G, Schulte M, Strube J. Sep Sci Technol 2003; 38(14): 3353–3383.

123. Lorenz H, Sheehan P, Seidel-Morgenstern A. J Chromatogr A 2001; 908: 201–214, 2003:267–280.

124. Pynnonen B. J Chromatogr A 1998; 827: 143–160.

125. DeRosset AJ, Neuzil RW, Korous DJ. Ind Eng Chem Process Des Dev 1976; 15: 261–266.

126. Giacobello S, Storti G, Tola G. J Chromatogr A 2000; 872: 23–35.

127. Neuzil RW, Priegnitz JW. US patent 4,442,285. 1984.

128. Fickel RG. US patent 4,319,929. 1982.

129. Rearick DE, Kearney M, Costesso D. Chemtech 1997; 27: 36–40.

130. Sayama K, Kamada T, Oikawa S, Masuda T. Zuckerindustry 1992; 117: 893–898.

131. Hashimoto K, Adashi S, Noujima H, Marayuyama H. J Chem Eng Jpn 1983; 16: 400–415.

132. Barker PE, Critcher C. Chem Eng Sci 1960; 13: 82–92.

133. Ching CB, Ruthven DM. Chem Eng Sci 1985; 40: 887–885.

134. Ching CB, Ruthven DM. Chem Eng Sci 1986; 41: 3063–3071.

135. Ching CB, Ho C, Ruthven DM. AIChE J 1986; 32: 1876–1880.

136. Lameloiseand ML, Viard V. Trans IChemE 1993; 71C: 27–32.

137. Beste YA, Lisso M, Wozny G, Arlt W. J Chromatogr A 2000; 868: 169–188.

138. Azevedo DCS, Rodrigues AE. AIChE J 2001; 47(9): 2042–2051.

139. Lee KN. Korean J Chem Eng 2003; 20(3): 532–537.

140. LeRoy CF. US patent 4,409,033. 1983. (to UOP, Inc.).

141. Chin-Hsing C. US patent 4,880,920. 1989. (to UOP, Inc.).

142. Takayuki M, Kuniaki K, Isamu M. US patent 5,391,299. 1995. (to Organo Corp.).

143. Cheon AS, Hoe DM, Soon JH. US patent 5,831,082. 1998.

144. Antila J, Ravanko V, Walliander P. WO patent 99/10542. 1998. (to Cultor Corp.).

145. Kikuzo K, Takayuki M, Kouji T, Makoto T, Fumihiko M. WO patent 994022. 1999. (to Organo Corp.).

146. Kikuzo K, Takayuki M, Kohei S, Kouji T, Fumihiko M. US patent 6,099,654. 2000. (to Organo Corp.).

147. Heikkillla H, Hyoky G, Kuisma J. US patent 6,093,326. 2000. (to Dänisco Finland Oy).

148. Perrut M. Fr. patent 8,209,649. 1982.

149. Di Giovanni O, Mazzotti M, Morbidelli M, Denet F, Hauch W, Nicoud RM. J Chromatogr A 2001; 919: 1–12.

150. Denet F, Hauck W, Nicoud RM, Di Giovanni O, Mazzotti M, Jaubert JN, Morbidelli M. Ind Eng Chem Res 2001; 40: 4603–4609.

151. Migliorini C, Wendlinger M, Mazzotti M, Morbidelli M. Ind Eng Chem Res 2001; 40: 2606–2617.

152. Jensen TB, Reijins TGP, Biliet HAH, Van Der Wielen LA. J Chromatogr A 2000; 873: 149–162.

153. Antos D, Seidel-Morgenstern A. Chem Eng Sci 2001; 56: 6667–6682.

154. Abel S, Mazzotti M, Morbidelli M. J Chromatogr A 2002; 944: 23–39.

155. Adam P, Nicoud RM, Bailly M, Ludemann-Hombourger O. US patent 6,136,198. 2000.

156. Ikeda H, Negawa M, Soji F. US patent 5,770,088. 1988.

157. Depta A, Giese T, Johannsen M, Brunner G. J Chromatogr A 1999; 865: 175–186.

158. Johannsen M, Pepper D, Depta A. J Biochem Biophys Methods 2002; 54: 85–102.

159. Ludemann-Hombourger O, Nicoud RM, Bailly M. Sep Sci Technol 2000; 35: 1829–1862.

160. Ludemann-Hombourger O, Pigorini G, Nicoud RM, Ross DS, Terfloth G. J Chromatogr A 2002; 947: 59–68.

161. Zhang ZF, Hidajat K, Ray AK, Morbidelll M. AIChE J 2002; 48: 2800–2816.

162. Toumi A, Engell S, Ludemann-Hombourger O, Nicoud RM, Baylli M. J Chromatogr A 2003; 1006: 15–31.

163. Kearney MM, Hieb KL. US patent 5,102,553. 1992.

164. Zang YF, Wankat PC. Ind Eng Chem Res 2002; 41: 2504–2511.

165. Zhang ZF, Mazzotti M, Morbidelli M. AIChE J 2004; 50: 625–632.

166. Schramm H, Kaspereit M, Kienle A, Seidel-Morgenstern A. Chem Eng Technol 2002; 25: 1151–1155.

167. Jusforgues P, Shaimi M, Barth D. In: Anton K, Berger C, editors. Supercritical fluid chromatography with packed columns: techniques and applications. New York: Marcel Dekker; 1998.

168. Villeneuve MS, Miller LA. In: Cox GB, editor. Preparative enantiosective chromatography. Oxford: Blackwell Pub; 2005.

169. Perrut M. US patent 447,820. 1983.

170. Perut M. Eur patent 0,099,765. 1984.

171. Peper S, Lubbert M, Johannsen M, Brunner G. Sep Sci Technol 2002; 37: 2545–2566.

172. Peper S, Johannssen M, Brunner G. J Chromatogr A 2007; 1176: 246–253.

173. Pais LS, Rodrigues AE. J Chromatogr A 2003; 1006: 33–44.

174. Zhang Z, Mazzotti M, Morbidelli M. AIChE J 2004; 50: 625–632.

175. Schramm H, Kaspereit M, Kienle A, Seidel-Morgenstern A. J Chromatogr A 2003; 1006: 77–86.

176. Sá Gomes P, Rodrigues AE. Sep Sci Technol 2007; 42: 223–252.

177. Mata VG, Rodrigues AE. J Chromatogr A 2001; 939: 23–40.

178. Sá Gomes P, Rodrigues AE. Sep Sci Technol 2007; 42: 3555–3591.

延 伸 阅 读

Cox GB, editor. Preparative enantioselective chromatography. Oxford: Blackwell Publishing; 2005.

Rathore AS, Velayudhan A, editors. Scale-up and optimization in preparative chromatography. Basel: Marcel Dekker; 2003.

Schmidt-Traub H, editor. Preparative chromatography of fine chemicals and pharmaceutical agents. Weinheim: Wiley-VCH; 2005.

Subramanian G, editor. Chiral separations technique, a practical approach. Weinheim: Wiley-VCH; 2001.

Yamamoto S, Nakanishi K, Matsuno R. Ion-exchange chromatography of proteins. New York: Marcel Dekker; 1988.

第11章 | 蛋白质在合成材料上的吸附

Joseph McGuire

Department of Chemical Engineering，Oregon State University，Corvallis，Oregon

Omkar Joshi

Bayer HealthCare LLC，Berkeley，California

11.1 交界面

交界面及发生在交界面处的相互作用颇为复杂。实际上，物质的分界面可以看成是物质的第四形态[1]。与材料内部的相比，材料表面的原子或原子团的特性大相径庭。与液体接触的第一层原子尤为特殊。物质表面的化学成分、分子方向和与结晶度相关的各种影响因素都有所变化。此外，表面具有不同的电学及光学特性，在原子或分子层面的纹理结构和粗糙度上有其独有的特征。表面具有浸润性的属性，即疏水/亲水平衡度，亦取决于前述的纹理结构及粗糙度。非但如此，表面通常能量分布不均匀。例如，当一个表面被测定为某一湿度值时，更有可能是散布在该表面的不同湿度值的不同区域所表现出的结果。

虽然这种机制非常复杂，但就某些表面性质而言，许多科研人员仍成功地对蛋白质吸附性的一些特质有所理解。表面的电荷分布、表面能（即"高能"还是"低能"）及表面疏水性对吸附性的影响已成为研究热点[2~7]。仅从热力学的观点来看，蛋白质的吸附或生物黏附一般可以纯粹地通过吸附作用中合成材料、液体介质及被吸附物的表面能来确定。这种观点基于一个假设：吸附作用的自由能在平衡状态时保持最低程度。假如自由能趋于降低，将倾向于发生吸附作用；自由能升高，则反之。在无静电作用或特异性受体-配体相互作用的情况下，在吸附中的自由能的变化可以用以下公式计算：

$$\Delta F_{ads} = \gamma_{AS} - \gamma_{AL} - \gamma_{SL} \tag{11.1}$$

式中，F_{ads}（J/m^2）代表着单位表面积的吸附自由能，γ_{AS}、γ_{AL} 和 γ_{SL}（J/m^2）分别代表被吸附物-固体介质间吸附、被吸附物-液体介质间吸附，以及固液混合的界面能量。

如果可以估算式（11.1）中所示各项界面能，那么人们可以预测不同界面之间的吸附力相对程度。被吸附物的表面能量是否大于悬浮液的表面能将导致[8,9]截然不同的两种后果。对于在水介质中的蛋白质吸附，式（11.1）表明表面能降低时吸附作用的增加。也就是说，对于某种蛋白质，预计疏水性表面比亲水性表面更具有吸附力。

基于蛋白质吸附疏水-亲水平衡的重要性，科研人员纷纷开发新技术以研究固体表面的属性。占主流的是接触角测量法[10]，其成本低，快速，精度高。然而，接触角测量法得到的实验数据不直观，技术容易受大尺度下能量表面分布不均性、滞后作用和滴体积效应等多种影响的干扰。尽管如此，目前生物表面相互作用的可靠结论均基于对接触角的分析法，如在血红细胞黏附、血小板黏附、细菌黏附和蛋白质吸附等研究领域[10,11]。此外也可采用其他多种方法研究生物反应相关的表面性质作用，这包括化学分析用电子能谱法（ESCA）、次级离子质谱法（SIMS）、红外线振动法及扫描探针显微术等。这些方法和它们对生物医学技术的相关性已经由 Ratner 和 Porter[10]综述。

总之，合成材料的表面主导发生于其上的相关生物反应，表面性质的影响至关重要。然而，尽管我们对一些特定介质的表面特性在蛋白质吸附中的作用已有深入了解，但是我们仍很难去定量蛋白质自身的分子特性是如何影响其吸附的。界面行为是蛋白质的一种复合特性，它受多种因素影响：包括其大小、形状、电荷和热力学（热量、结构或构象）稳定性。由于不同类别间的不同蛋白质通常行为迥异，实验观察到的在不同蛋白质分子之间其界面行为的差别已经很难用以上因素进行量化。下面的讨论试图将对一系列研究表面、溶质和蛋白质对吸附作用影响的重要成果进行总结。特别是许多观测已就蛋白质的电荷、解折叠趋势，以及接触表面疏水性方面进行了阐释。

11.2 交界面处的蛋白质

11.2.1 单一蛋白质溶液中吸附作用的一般特点

11.2.1.1 溶液化学特性对蛋白质的吸附作用的影响

蛋白质在生产过程中将接触多种溶液化学物质。尤其是纯化步骤，常常会更换缓冲液使用的盐度梯度，这些因素将影响蛋白质的界面行为。溶液中蛋白质所带净电荷取决于溶液的 pH 和蛋白质的等电点（pI）两者差值。如果溶液的 pH 大于 pI，蛋白质呈负电荷；如果 pH 小于 pI，蛋白质净电荷则为正。一般认为最大吸附发生在 pI。随着一个蛋白质不平衡电荷的增加，较之净电荷为零时其形态将愈发伸展[12]。

Norde 和 Lyklema[13]认为 pH 对蛋白质吸附效果的影响程度取决于蛋白质的构象稳定性。他们发现结构稳定的蛋白质的吸收质量曲线的平台数值与 pH 无关，而结构稳定性较差的蛋白质则其值会随 pH 变动，因为结构不稳定的蛋白质会随溶液环境发生结构变化。pH 对蛋白质吸附和解吸附的影响也取决于溶液的"历史环境"[14]。Kondo 和 Higashitani[15]研究了多种分子性质迥异的蛋白质模型的吸附作用。他们就侧向相互作用的方面来解释吸附质量值对 pH 的依赖性。值得关注的是，他们认为大蛋白质分子之间的侧向相互作用比那些小分子之间更加强烈。因此，大分子蛋白质在等电点处将预计出现最大吸附，而 pH 对较小分子的蛋白质的影响并不明显。

离子强度对于蛋白质的吸附作用影响的程度与静电场在吸附作用驱动力中的作用地位有关。在低离子强度条件下，静电相互作用完全来自于蛋白质表面电荷[12]。在高离子强度条件下，表面电荷的蛋白质被屏蔽，包括吸引力或排斥力在内的蛋白质之间的静电作用随之降低[14]。

Luey 等[16]研究表明，离子强度对吸附量的影响与固体界面性质密切相关。他们观察到离子强度的增加将减少带负电荷的 β-乳球蛋白分子与亲水带负电荷的表面之间的静电排斥，可以增加吸附值。相比之下，增加离子强度对疏水表面的吸附值的改变很小。

11.2.1.2 表面诱导的构象变化

由于吸附作用和表面诱导结构的改变导致的生物活性的丢失对于生产和使用治疗性蛋白质是一个很重要的问题。吸附于生物植入物表面的血浆蛋白的表面诱导结构改变将引起血小板黏附和凝血级联反应的最终活化，简言之，意识到这些事情的存在对理解和控制在各环境中的蛋白质吸附作用至关重要。众所周知，一个给定的蛋白质可以多个吸附构象相关"状态"存在于某表面[17~21]。这些状态可以按结合区域、结合强度、与其他蛋白质置换倾向和催化活性或功能的不同进行区分。吸附蛋白的所有这些特质都是相互关联，且随时间变化的。例如，某吸收层上表面活性剂介导的洗脱强度（结合强度的间接衡量）的降低表现为蛋白质与表面接触时间的增加[22]。这个时间依赖关系如图 11.1 所示。随着构象进一步转变，解吸附的可能性逐渐减小。

有报道吸附的纤维蛋白原所经历的构象转变程度随

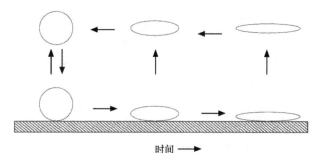

时间 ⟶

图 11.1 被吸附的抗原经历的表面诱导的构象改变，使它和表面间产生了更多的共价键，并使得每个分子的界面面积更大。

接触表面疏水性增加而加大。这与 Elwing 等[24]的研究结果是一致的。Elwing 等使用椭圆偏振技术来论述一种血浆蛋白-补体因子 3 在亲水性或疏水性二氧化硅表面的构象变化。Elwing 等的结果还表明，吸附值在疏水性界面较之亲水性界面处更高。一般认为蛋白质分子在疏水性表面构象改变的程度更大。这是由固体表面和蛋白质分子疏水核心之间的疏水性相互作用的影响所致。实际上，表面诱发蛋白解折叠往往被认为是熵驱动的疏水性蛋白与表面的疏水区域在解折叠过程中的内在关联。这种解折叠和熵增加是公认的蛋白质吸附[25,26]的驱动力之一。由于蛋白质分子体积较大，在一个界面可能有多个接触点，导致很强的结合力和不可逆转的耗损。这些相互作用可以使分子结构伸展，并覆盖表面相对大的面积。如果通常存在于天然蛋白中的分子间斥力由于蛋白结构变化而降低，疏水界面处的吸附质量将较之亲水界面处的更大。此外，吸附于亲水性（带负电荷）硅土的带正电荷蛋白可以发生较吸附于疏水硅土表面时更大的构象变化，即使有报道称疏水硅土表面吸附更强[27]。重要的是，我们该认识到，多种因素会影响蛋白质的吸附和构象变化的程度。其中之一涉及的是与蛋白质分子相互作用的"结合水"作用，或表面附近的水化层作用[28]。就此而言，蛋白质吸附是假设依赖于水对表面的亲和力，可预计亲水性表面比疏水性表面的吸附少，因为结合水从亲水性表面更不易除去。

吸附的蛋白质可以在表面存在多种状态，该理念可以解释绝大多数的蛋白吸附实验。物理学家一般通过圆二色谱（CD）获得溶液中的蛋白质结构信息。采用 CD 研究吸附蛋白结构因此颇有意思。创新使用二氧化硅胶体粒子或纳米颗粒使得 CD 技术在研究吸附过程中的结构变化更为可行[17~21]。

在这些测试中，颗粒范围从低于 10 nm 到约 30 nm，均足够小到不干扰 CD 光谱。单个分子被吸附到纳米粒子上，形成稳定的吸附蛋白质悬浮液。以这种方式，吸附导致的结构变化被精准地测量出来。

Billsten 等[20]和 Tian 等[21]研究固体表面上稳定性对结构重排的影响，并进行了更直接的阐述。利用噬菌体 T4 溶菌酶的定点突变体，这些研究者发现，在吸附到二氧化硅胶体过程中，蛋白质二级结构丧失的速度和程度与蛋白质的热稳定性明显相关。用相同的突变体，Fröberg 等[29]使用表面力干涉技术来研究 T4 溶菌酶吸附层的结构特性。结果表明，不太稳定的突变体在吸附时失去其三级结构，而更为稳定的突变体保留其球形形状。

11.2.1.3 稳态吸附行为

目前对各种条件如何影响蛋白质的稳态吸附量已有大量研究。许多蛋白质吸附等温线已经建立，并在蛋白质在溶液中的温度、pH、离子强度、构象稳定性及固体表面的电荷和疏水性等多方面进行了比较。对于蛋白质构象稳定性和固体表面性质的影响作用，在参照 pH 和离子强度的影响时可能会得到最好的阐释。

在一般情况下，pH 和离子强度对蛋白质吸附的效果依赖于占优势（如静电、疏水性或范德瓦耳斯相互作用）相互作用的类型。在带负电荷的表面，如静电相互作用占主导地位，在低于等电点的 pH 下吸附量高于比等电点高的 pH 情况下。pH 低于等电点时，蛋白质和表面有相反电荷，而蛋白质和表面在 pH 大于等电点时将同时带负电荷。随着离子强度的增加，静电作用会由于通过反离子对蛋白质的屏蔽降低；因此，在 pH 低于等电点时增加离子强度应该降低了吸附质量，并在 pH 大于 pI 时增加吸附值。吸附量及 pH 和离子强度的改变之间的关系与蛋白质的构象稳定性密不可分。在一般情况下，假定蛋白质在固体表面上更加稳定，致使溶液中蛋白质构象不稳定的 pH 和离子强度会导致吸附质增加[16]。

另一个重要的观察结论是，蛋白质的吸附往往是一个明显的不可逆过程，至少在稀释或缓冲液洗脱上常常是不可逆的。在与固体表面接触的溶液缺少相应蛋白质时吸附量保持恒定或降低极不显著。这种不可逆性更倾向于被解释为蛋白质与表面接触时间的增加。然而，虽然自发解吸一般不会发生，但吸附的蛋白质可以从溶液中与相似的或不相似的吸附蛋白质分子进行交换反应[30]。这种交换反应示意图如图 11.2。吸附蛋白的交换速率很可能是状态依赖的，构象差异越大的蛋白交换速度越慢。

一些研究显示，蛋白质会吸附到固体表面上的多个层面，而非单一层面。Arnebrant 等[31]研究使用椭圆偏振法和电势测量对亲水性和疏水性的铬表面对 β-乳球蛋白和卵清蛋白的吸附进行测量。结果表明，在亲水性表面上，获得高度水合层，并可通过漂洗被部分除去。他们发现该蛋白质在表面上形成双层形式，包括直接接触表面的解折叠的层面和以强"极性"键结合的层面。漂洗表明，外蛋白层呈松散附着，这将意味着，外层分子具有的结构更接近它们的天然状态。这

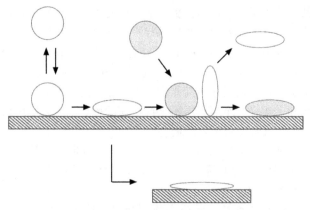

图 11.2 一个构象改变的交换反应，吸附蛋白与一个从溶液中吸附的不相似蛋白。

种吸附行为可以从表面诱导的构象变化，以及蛋白质与表面之间的电荷相互作用方面进行阐释。值得注意的是，总是有极性氨基酸侧链可以与表面发生强相互作用，即使蛋白质和表面均带负电荷。这样的结合可能会导致该蛋白质的去折叠。

该后果将导致疏水区暴露于水溶液；因此，第二个蛋白层的吸附会降低界面自由能。在蛋白质中与疏水的金属表面接触的情况下，吸附值与形成单层的情况一致。Arnebrant 和 Nylander[32]研究报道显示，胰岛素低聚单位的吸附也可能形成双层。

11.2.1.4 吸附动力学

在考虑任何界面过程的动力学时，相对反应控制的运输问题必须加以解决。蛋白质在界面的吸附不仅依赖于本身动力学速率特征，该速率进一步取决于蛋白质、溶液和表面三者的性质，吸附还与蛋白质从溶液大环境穿过近界面处的浓缩的边界层运输速率有关。蛋白质是大分子，它们常具有理化性质迥异的各种结构域。扩散系数随蛋白质种类不同而相差甚远，取决于蛋白质的浓度和溶液的静电学环境[33]。无论浓度高低，蛋白质分子在界面处的初始吸附速率总会受到运输上的限制。只要固体表面附近存在显著的浓度梯度，蛋白质的扩散总有极限。尽管如此，在通过精心设计而尽量缩短运输限制期的实验系统中，系统固有的吸附动力学速率能被理论估测出来。尽管如此，对于相对吸附层的性质还知之甚少，仍缺乏以蛋白质和界面特性为因素来计算吸附作用的任一性质的预测模型。蛋白质吸附具有以下特征：它既是一个随时间发展的与表面形成能键的过程，又是一个蛋白质分子侧向运动和替换的时间进程，更是一个随时间发展的构象变化过程。因此它很难用数学模型描述。许多实验结果表明，最终吸附量的绝大部分在吸附接触的最初几分钟内完成。Soderquist 和 Walton[34]认为，聚合物表面的蛋白质吸附动力学由三种不同因素构成。第一，快速和可逆的蛋白质吸附过程在短时间内发生。高达 50%～60%的表面覆盖率发生在吸附分子的随机布

置，但表面随后发生某种很可能是沿面排序的方向等的面转换，由此允许进一步的蛋白质吸附。第二，在表面上的分子随时间而进行结构转变，以逐渐优化蛋白质表面相互作用。第三，随着时间的增加，解吸概率降低和稀释造成的吸附不可逆。

11.2.1.5 历史依赖型吸附

我们已认识到蛋白质可以吸附到表面上，并进行结构变换，以及与溶液中游离蛋白质分子进行置换。另一个重要的吸附后行为涉及吸附蛋白的横向运动和"聚群"行为。包括蛋白质在内的许多类型的大分子均具有历史相关的吸附性行为，这归因于其在界面处的非平衡结构的缓慢松弛[35,36]。即在一个给定的蛋白质负荷的表面，吸附的速率依赖于该吸附层的形成历史。这是因为，蛋白质在界面吸附的速率不仅取决于溶液浓度和已有吸附量，也取决于已吸附的蛋白质的结构和布局。就此有一简单的示意图，如图 11.3 所示。在图 11.3 中，吸附量在每种情况下是相同的（即每单位面积 6 个"蛋白质分子"），但吸附层结构由于不同的形成历史而各不相同。在图 11.3 (b) 所示的情况下，如果固有吸附率很高，因为接触蛋白质吸附到在表面不含蛋白质的"空腔"处的可能性更高，则将有更大的吸附速度。

因此，吸附速率数据可以提供重要的有关吸附层结构的信息。例如，Tie 等[36]利用多步模式的光波导光谱研究的纤连蛋白、细胞色素 C、溶菌酶等在 SiTiO$_2$ 介质上的吸附，其中吸附表面被交替地暴露于蛋白质溶液和无蛋白质的溶液。在一般情况下，在第二步中的初始吸附速率高于相同表面覆盖率下第一步的吸附速率。他们推测，对于一固定界面处的质量密度，如果蛋白质以"簇"或聚集体排列，相对于随机分布的排列方式，会有更多裸露的表面可用于蛋白质进一步的吸附。此外，如果被吸附的蛋白质膜达到平衡状态，由于蛋白质具有同样的结构特征，在每个吸附周期中人们可以观测到相同的吸附率。Joshi 等[37]用这种方法来评价纤维蛋白原吸附后分子重排（集群），发现在第一步吸附过程中更高浓度的溶液和较长时间的吸附往往导致更多的重排。他们发现，重排在肝素化二氧化硅表面相对于裸二氧化硅表面上表现得更加明显，可能是由于纤维蛋白原在肝素表面

增强的横向流动。在多步骤实验结果中，含蛋白质和不含蛋白质的缓冲溶液交替与固体表面接触时的吸附量被连续地记录，由此可以获得过程中主导的结构参数的定量信息，以及状态相关的蛋白质吸附和解吸速率常数[36]。刚刚提到的"状态"可以代表不同的构象、分子朝向或聚集程度，并可能会导致后续的吸附或涉及蛋白质吸附后吸附蛋白重排。主要结构参数指空腔函数，定义为一个将吸附的分子中央可以吸附到其上而不重叠先前吸附分子的表面区域的所占比例，这取决于吸附值、吸附机制，以及该系统的初始环境[35,36]。因此空腔函数不同于动力学模型中更传统的 Langmuirian 方法的"部分表面覆盖率"（某界面一固定质量密度所赋予的一常数值）。这类信息极有潜在价值，因为它提供了早期的时间依赖的吸附后结构转变的定量信息，这种转变能影响到合成材料在接触蛋白质溶液时的表现。

11.2.2 竞争吸附

11.2.2.1 分子结构与界面行为

相关分子对蛋白质吸附的影响已受到广泛关注，因为其有助于理解分子在多蛋白混合物中的吸附竞争作用。目前对蛋白质吸附相关分子的影响的理解最终归功于对蛋白质界面行为的若干比较研究，这些研究选取或类似的或已有透彻研究的蛋白质，包括类似或可以很好地表征的蛋白质[38~41]，遗传变异体[42,43]，或某蛋白质的一些定点突变体[20,21,27,29,44~46]为对象。目前已知有许多因素影响蛋白质的吸附，研究结果显示了蛋白质电荷、疏水性和在界面行为的结构稳定性的重要性。

Shirahama 等[40]研究了母鸡溶菌酶、核糖核酸酶 A、α-乳清蛋白在亲水性和疏水性的聚苯乙烯包覆的硅土（均为带负电荷的表面）上的吸附。在亲水性硅土上，他们发现，吸附值随表面和蛋白质之间相反电荷的增加而增加。在疏水性表面上，他们发现了静电相互作用影响较弱，吸附量与蛋白质和表面之间的电荷差没有明显相关。Arai 和 Norde[38]对母鸡溶菌酶、核糖核酸酶 A、肌红蛋白、α-乳清蛋白等单一蛋白溶液在不同表面电荷和不同疏水性的合成材料表面的吸附进行了研究，他们的结论是，在给定的表面，球状蛋白质的吸附与其结构稳

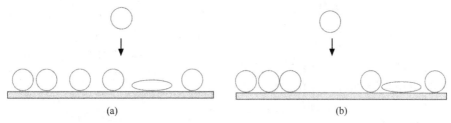

图 11.3 蛋白吸附到质量密度相等的物质表面。（a）吸附先于表面重排（或聚集）。（b）表面重排后吸附。

定性相关。也就是说，高稳定性的蛋白质像在一个表面上的"硬"颗粒，其与表面的相互作用受表面的疏水性和静电的主导，而吸附的低稳定性（"软"蛋白）的蛋白质可以通过结构重排的影响，使吸附甚至发生在静电排斥的条件下。

Horsley 等[42]比较了在带负电、正电及疏水的改性硅土表面的母鸡溶菌酶和人溶菌酶的等温线，两个溶菌酶同源蛋白之间吸附行为的差异主要是因为人溶菌酶比鸡溶菌酶少一个二硫键且热稳定性较小。Xu 和 Damodaran[43]比较天然和变性后的母鸡、人和噬菌体 T4 溶菌酶在空气-水界面的吸附动力学数据。其结果表明，三种变体中的吸附动力学存在本质差异，这受它们的结构状态，以及蛋白质和表面的物理和化学性质影响。

Kato 和 Yutani[44]利用表面张力、起泡和乳化特性的测量值为指标评估了色氨酸合酶的α-亚单位的 6个定点突变体的界面行为，这些突变体通过内部氨基酸置换产生。这些亚基的稳定性以它们在水中变性的自由能为指标，为 5～17 kcal[①]/mol。它们界面行为的差异均可归结于蛋白质的稳定性。特别是，他们观察到，较不稳定的突变体最具表面活性，即它们在该研究中的疏水界面中可以更迅速地吸附和/或更容易地解折叠。

11.2.2.2　多组分体系

在其他异种蛋白质同时存在情况下对蛋白质吸附行为的掌控对许多生产操作是非常重要的，如固定包埋的生物催化剂的运作，重组蛋白的上游处理，以及和血液接触的材料的生物相容性相关的问题。多蛋白系统的相关研究使对竞争吸附有了定量上的更深理解。Shirahama 等[40]使用母鸡溶菌酶、核糖核酸酶 A、α-乳清蛋白，在聚苯乙烯包被的亲水性或疏水性硅土上进行连续和竞争吸附研究。在亲水性硅土上，他们发现，一旦一个给定的蛋白质吸附层形成，该蛋白质几乎将被溶液中随后加入的另一个蛋白质全部替代，前提是后者对表面具有更强的静电吸引力（否则后面的吸附将不会发生）。此外，从混合物中被吸附时，该蛋白质能够与优先吸附的表面有更强的静电吸引力，以基本上排除其他蛋白质的吸附。在疏水性表面，他们发现，一旦一个给定的蛋白质吸附层形成，该蛋白质仅部分被溶液后加入的另一个蛋白质替代，如果后者对表面具有更强的静电吸引力。而且，混合物中吸附膜的最终组成与蛋白质和表面之间的电荷相反程度并不相关。其他实验显示[47,48]，较疏水区域，亲水区域上吸附的蛋白质更容易与溶液中的蛋白质进行交换。Arai 和 Norde[39]研究了母鸡溶菌酶、核糖核酸酶 A、肌红蛋白和α-乳清蛋白表现的连续的和竞争的吸附行为，并得出结论，无论是连续加入还是

混合物的情况下，球状蛋白的吸附与其结构稳定性均有关。具体而言，高稳定性的蛋白质界面行为是由表面的疏水性和静电主导的，而低稳定性的蛋白质更多的是由结构重排影响的。

表面活性剂洗脱吸附蛋白的方法可用于测量蛋白质的结合力[22,27,49~58]。该实验的基本步骤如图 11.4 所示。先让蛋白质发生吸附，随后采用无蛋白质的缓冲液漂洗。然后加入一种表面活性剂溶液，被吸附的蛋白质被移位或"溶解"[52]。之后进行漂洗，计算蛋白质在表面活性剂添加前及最后漂洗后的量的差异。异种蛋白洗脱也可用于衡量蛋白结合强度。Slack 和 Horbett[59]通过测定在血浆中时间依赖的洗脱过程来评价纤维蛋白原附着至固体表面的强度，根据其从弱结合（可交换的）到紧密结合（非交换性）状态的转换速率来模拟纤维蛋白原的吸附。

首先让蛋白质发生吸附，随后进行漂洗

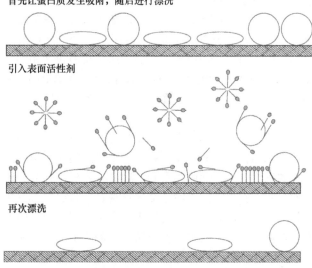

引入表面活性剂

再次漂洗

图 11.4　利用表面活性剂介导的溶液来评价吸附蛋白间的粘连能力的实验手段。（本图全彩图片可由 http://onlinelibrary.wiley.com/book/10.1002/9780470054581 获得。）

Wahlgren 和 Arnebrant[52,53]使用原位椭圆偏振技术连续监测阳离子和阴离子表面活性剂对亲水性和疏水性表面洗脱 β-乳球蛋白和溶菌酶的影响，以及在蛋白质/表面活性剂混合溶液中对其吸附的不同影响。洗脱研究表明，有 4 种表面活性剂调节的蛋白质吸附洗脱机制。为了研究蛋白质分子的洗脱性质，Wahlgren 等[54]利用十二烷基三甲基溴化铵研究表征性蛋白质从硅土表面的去除。研究表明，分子特性对洗脱能力的影响存在着一些共性，但其间的相关性仍很难进行定量分析。相比之下，以噬菌体 T4 溶菌酶的合成突变体为对象的类似研究表明，蛋白质的稳定性和洗脱之间呈现明显的相关性[27]。具体而言，较不稳定的蛋白质更难以洗脱，这可能是因为它们更容易改变其在表面的构象。

---

① 1 cal=4.1868 J。

11.2.2.3 过程模拟

一些蛋白质在空气-水和固体-水界面的吸附数学模型已经建立[45,60~65]。该问题一般而言从如下思路着手：例如，一个势差梯度中的分子扩散，或者作为关于大溶液环境中扩散式-对流式的蛋白转运与竞争性吸附之间的相互作用，以及表面的交换动力学等问题，又或是作为动力学主导的吸附、解折叠和交换等行为。这些模型和动力学模拟，可以提供一个更好的理解和量化蛋白吸附复杂性的框架。此外，这些模型可以指导下一步的实验，特别是涉及表面修饰的研究。Lundström[66]提出了一个固体表面蛋白质吸附的平衡模型。该模型将吸附分子的表面覆盖率分数视为平衡浓度的函数，可用于可逆吸附及构象变化等。随后，Lundström 和 Elwing[30]提出一个平衡模型，用于在单组分和二元混合物中蛋白质进行表面大环境交换反应。该工作特色在于，处理整合了描述特定状态下蛋白质表面覆盖率组分的相关方程，以及将总表面覆盖率作为平衡浓度和时间的函数方程进行了模拟。尽管没有给出实验数据，但曲线的形状与实验观察到的性质类似。目前，还没有足够的技术方法直接监测在不同的吸附状态蛋白质表面覆盖度分数的变化。一个可以将现有的数据进行统计比较的较为简单的模型将是很有价值的，因为这将使个体的速率常数与表面、溶液和蛋白质性质相联系。之前的研究使用合成的噬菌体 T4 溶菌酶突变体进行原位椭圆偏振技术测量和表面活性剂介导洗脱[27,58,67,68]、放射性同位素标记[68,69]、空气-水张力测量[45,70]、干涉面力技术[29]、圆二色谱[20,21]，以及结合酶活性的分光光度测定法[46,71]等研究。这些研究表明，吸附时发生结构上的改变，这些结构上改变的程度和速度与热稳定性相关。此外，突变体显示出对表面活性剂介导的洗脱的抵抗与热稳定性成正比，并与结构变化程度相关。最后，关于一些 T4 溶菌酶的突变体，结果可通过吸附建模解释，即分子呈两态中的一态，这两种状态在分子结合力和占据区域上呈现不同，展现出由分子行为引起的每种状态的相对数量的不同。

与吸收蛋白可以多个状态存在这一事实相一致的最简单的吸附机制包括两种吸附后状态，如图 11.5 所展示的机制。k_1 和 k_2 速率常数分别代表两种吸收状态 1 和 2。虽然该机制被图示描述为分子是从溶液中吸附直接进入状态 1 和 2 的，但如更精确详细一些，实际情况可能会存在一个多步反应以进入状态 2。尽管如此，对于建模，进入状态 2 的实际路径并不重要；我们只需要解释吸附蛋白的这两种不同功能的状态产生的不同速率。如果实际运用中重要蛋白质的吸附可以以这种方式进行透彻的描述，那么也可以扩展应用到竞争性蛋白质吸附情况。图 11.6 展示的是基于图 11.5（两种蛋白质 A 和 B 之间）的竞争吸附的机制。任一情

况下，所有有关的速率常数可以被推演得出。图 11.5 蛋白特异性 k_{1C} 和 k_{2C} 可以从单一组分的动力学数据来获得，各个交换常数可以通过连续的吸附实验来确定[72]。图 11.6 可以很容易地改进为对三种蛋白质 A、B 和 C 或更多蛋白质间竞争吸附的模拟。只要 A、B、C 每对组合的连续吸附数据可以获得，那么可以对所有速率常数进行推算，并模拟吸附竞争。这种比对可以为下一步实验提供基础，以更好地解决复杂混合溶液中竞争效应的分子影响，进而可以更精确地定量预测吸附层在实践中的影响。

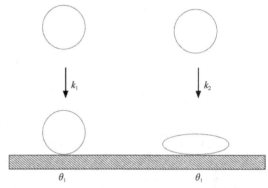

图 11.5 从含有单一蛋白的溶液中吸附的原理示意图，允许吸附到两种不同阻力的溶液中的一种，并且拥有不同的界面面积。

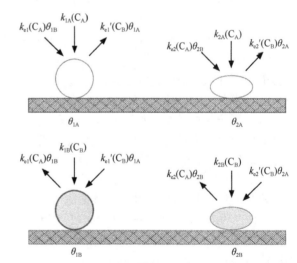

图 11.6 蛋白 A 和 B 之间的竞争吸附原理，基于图 11.5 的单一成分的吸附原理图。

11.2.3 表面活性剂对蛋白质吸附的调节

11.2.3.1 概述

表面活性剂通过其界面上的自身行为及参与蛋白质-表面活性剂络合物等方式调节蛋白吸附和表面诱导的结构变化。在上游和下游处理过程中及剂型配制中使用表面活性剂非常普遍。例如，弱的非离子表面活性剂如吐温 80 商业化用于尽量减少吸附损失和聚集，同时保持蛋白质的天然结构和活性。但吐温该用途里的独特机制尚不清楚。尤其就算是在蛋白质化学和物理稳定性"最

优"的制剂中，表面活性剂的作用也特别依赖于其中界面（无论气-液、液-液还是固-液）在特定环境下的化学特性。

在蛋白质处理加工过程中一个重要的目标就是将蛋白质在胶体性和界面性行为中的损失降到最低，如蛋白聚集和吸收[73,74]。为此，对表面活性剂作用机制的基本了解是必需的。尤其是对于表面活性剂、蛋白质及表面活性剂-蛋白质复合物在界面行为调节中的特殊作用的深入了解，将为治疗性蛋白生产和精加工工艺所需的发展提供指导，奠定基础。一些表面活性剂和蛋白质混合物的界面行为的实验研究已经进行，而这些研究确定了三种可能的吸附结果：完全阻碍，减少吸附量，或增加蛋白质吸附量。完全阻碍是归因于比蛋白质分子小的表面活性剂分子的快速扩散，使表面活性剂层在空间上阻止蛋白质吸收。减少和增加吸附量通常归因于在有别于纯蛋白溶液中或纯表面活性剂的任一情况下，表面活性剂-蛋白质复合物分别具有降低或增加的表面亲和力。蛋白质吸附后引入表面活性剂可能会导致吸附的蛋白质被清除，这是由于形成表面活性剂-蛋白质复合物并随之溶解，和/或更强的表面活性剂-表面间联系导致的吸附的蛋白质被表面活性剂替换。表面活性剂介导的吸附蛋白质替代的程度取决于蛋白质、表面活性剂和表面的性质等因素[27]。在一般情况下，通过阴离子、阳离子和非离子表面活性剂对吸附的蛋白质进行洗脱的差异在于溶液中表面活性剂与蛋白质结合的强度[75]。众所周知，非离子表面活性剂与蛋白质的结合力微弱，因此从界面中去除吸附的蛋白质分子的能力最低。非离子表面活性剂，当加入到蛋白质吸附层后，一般不影响蛋白质在亲水性表面上的吸附量，但在疏水界面处对吸附量具有很强的影响，这可能是由在不同界面结合力的差异引起的[76]。

Joshi 和 McGuire[77]描述了代表性球状蛋白溶菌酶与非离子表面活性剂吐温 80 在固体-水界面的相互作用。对表面活性剂的浓度，以及表面活性剂和蛋白质导入到表面（顺序或同时）的方法的不同安排，以确定蛋白质、表面活性剂、蛋白质-表面活性剂复合物在决定吸附结果中各自的角色。在添加吐温 80 后溶菌酶在疏水性硅土中的吸附量减少，并随着溶液中吐温 80 浓度的增加，蛋白质的吸附量减少。连续吸附实验表明，在足够高的浓度下，吐温 80 能够从疏水表面完全除去吸附的溶菌酶。此外，如果吐温 80 在溶菌酶之前被引入到疏水表面，则将减少溶菌酶的吸附量，甚至完全阻碍吸附。此外，亲水性硅土对溶菌酶的吸附并不依赖溶液中的吐温 80。而吸附实验表明，吐温 80 的存在，无论在加入溶菌酶之前还是之后，对溶菌酶吸附都没有影响。这些观察结果归因于表面依赖的吐温结合强度的变化，强调了相对于溶液中表面活性剂-蛋白质的结合，表面活性剂与固体表面的相互作用也很重要。因此，仅当表面活性剂表面亲和力足够高时，表面活性剂在界面的迅速扩散（相对于蛋白质）可能是蛋白吸附减少的原因。

11.2.3.2　实际意义

溶菌酶是一个较多使用的在可控环境下研究蛋白质吸附现象的"模型"，该模型有助于为了解更复杂治疗蛋白在含表面活性剂的剂型中的行为奠定基础。有研究报道了在亲水性和疏水性固体-水界面重组因子Ⅷ活性（rFⅧ）在表面活性剂吐温 80 的存在下的吸附、结构变化和生物活性[78]。在疏水性表面，蛋白质溶液中吐温 80 的存在导致蛋白质吸附量的减少，而在亲水性表面的 rFⅧ吸附是完全不受吐温 80 影响的。这是由于吐温 80 和疏水性表面之间的结合强度高，而吐温 80 和亲水性表面之间的结合强度低。具有亲水性和疏水性表面的带正或负表面电荷密度的胶体粒子被用于 rFⅧ吸附的基质，以评价其在界面处的三级结构变化和留存的生物活性。荧光发生光谱显示，rFⅧ的三级结构在与疏水纳米颗粒表面接触后发生改变。相似的，rFⅧ在疏水界面的生物活性（基于活化的部分凝血活酶时间）降低。在表面活性剂浓度高时，这些特性被更好地保持，其原因很可能是吐温吸附在空间上抑制 rFⅧ吸收。然而在亲水界面，rFⅧ可以观察到相对高的吸附值，这些界面并没有引入大的结构变化或活性变化。

这归因于在表面上形成一个紧凑、有序的吸附层，该吸附层由静电吸引形成，且并不由 rFⅧ的活性位点介导[78]。

在缺少表面活性剂时，蛋白质对疏水表面，以及阴性电荷、阳性电荷和静电中性表面可具有高的亲和力。在适当环境下加入表面活性剂，或一般在无污染覆盖如具有聚环氧乙烷（亦称为聚乙二醇）链的材料等实际应用[79~82]时，蛋白吸附量明显降低。有可能空间位阻为消除无益蛋白吸附的必备条件。空间位阻既可以解释无污染覆盖物的好处，又可以解释为什么在表面活性剂-表面结合力强的表面加入表面活性剂后会有所改善，而在表面活性剂-表面结合力弱的表面加入表面活性剂后效果不显著。

翻译：王　晗　中国人民解放军第三〇二医院（现中国人民
　　　　解放军总医院第五医学中心）

校对：徐俊杰　军事科学院军事医学研究院生物工程研究所

参 考 文 献

1. Duke CB. J Vac Sci Technol A 1984; 2: 139–143.
2. Andrade JD. In: Andrade JD, editor. Surface and interfacial aspects of biomedical polymers. Volume 2, Protein adsorption. New York: Plenum Press; 1985. pp. 1–80.
3. Norde W. Adv Colloid Interface Sci 1986; 25: 267–340.
4. Horbett TA, Brash JL. In: Brash JL, Horbett TA, editors. Proteins at interfaces: physicochemical and biochemical studies. ACS Symp. Ser. 343, Washington, DC: American Chemical Society; 1987. pp. 1–35.

5. Brash JL, Horbett TA. In: Horbett TA, Brash JL, editors. Proteins at interfaces II: fundamentals and applications. ACS Symp. Ser. 602. Washington, DC; 1995. pp. 1–23.

6. Andrade JD, Hlady V, Feng L, Tingey K. In: Brash JL, Wojciechowski PW, editors. Interfacial phenomena and bioproducts. New York: Dekker; 1996. pp. 19–56.

7. McGuire J, Bower CK, Bothwell M. Encyclopedia of surface and colloid science. 2nd ed. New York: Taylor & Francis; 2006. pp. 5192–5205.

8. Absolom D, Lamberti F, Policova Z, Zingg W, Van Oss C, Neumann A. Appl Environ Microbiol 1983; 46: 90–97.

9. Absolom DR, Hawthorne LA, Chang G. J Biomed Mater Res 1988; 22: 271–285.

10. Ratner BD, Porter SC. In: Brash JL, Wojciechowski PW, editors. Interfacial phenomena and bioproducts. New York: Dekker; 1996. pp. 57–83.

11. Baier RE, Meyer AE. In: Brash JL, Wojciechowski PW, editors. Interfacial phenomena and bioproducts. New York: Dekker; 1996. pp. 85–121.

12. Lee S, Ruckenstein E. J Colloid Interface Sci 1988; 125: 365–379.

13. Norde W, Lyklema J. J Colloid Interface Sci 1978; 66: 257–265.

14. Bagchi P, Birmbaum S. J Colloid Interface Sci 1981; 83: 460–478.

15. Kondo A, Higashitani K. J Colloid Interface Sci 1992; 150: 344–351.

16. Luey J, McGuire J, Sproull RD. J Colloid Interface Sci 1991; 143: 489–500.

17. Kondo A, Oku S, Higashitani K. J Colloid Interface Sci 1991; 143: 214–221.

18. Kondo A, Murakami F, Higashitani K. Biotechnol Bioeng 1992; 40: 889–894.

19. Norde W, Favier JP. Colloids Surf 1992; 64: 87–93.

20. Billsten P, Wahlgren M, Arnebrant T, McGuire J, Elwing H. J Colloid Interface Sci 1995; 175: 77–82.

21. Tian M, Lee W-K, Bothwell MK, McGuire J. J Colloid Interface Sci 1998; 200: 146–154.

22. Bohnert JL, Horbett TA. J Colloid Interface Sci 1986; 111: 363–377.

23. Lu DR, Park K. J Colloid Interface Sci 1991; 144: 271–281.

24. Elwing H, Welin S, Askendal A, Lundström I. J Colloid Interface Sci 1988; 123: 306–308.

25. Norde W, Lyklema J. J Biomater Sci Polym Ed 1991; 2: 183–202.

26. Norde W, Zoungrana T. Biotechnol Appl Biochem 1998; 28: 133–143.

27. McGuire J, Wahlgren MC, Arnebrant T. J Colloid Interface Sci 1995; 170: 182–192.

28. Krishnan A, Liu YH, Cha P, Allara D, Vogler EA. J Biomed Mater Res A 2005; 75: 445–457.

29. Fröberg JC, Arnebrant T, McGuire J, Claesson PM. Langmuir 1998; 14: 456–462.

30. Lundström I, Elwing H. J Colloid Interface Sci 1990; 136: 68–84.

31. Arnebrant T, Ivarsson B, Larsson K, Lundström I, Nylander T. Prog Colloid Polym Sci 1985; 70: 62–66.

32. Arnebrant T, Nylander T. J Colloid Interface Sci 1988; 122: 557–566.

33. Cussler EL. Diffusion: mass transfer in fluid systems. Cambridge, MA: Cambridge University Press; 1989.

34. Soderquist ME, Walton AG. J Colloid Interface Sci 1980; 75: 386–397.

35. Calonder C, Tie Y, Van Tassel PR. PNAS USA 2001; 98: 10664–10669.

36. Tie Y, Calonder C, Van Tassel PR. J Colloid Interface Sci 2003; 268: 1–11.

37. Joshi O, Lee HJ, McGuire J, Finneran P, Bird KE. Colloids Surf B Biointerfaces 2006; 50: 26–35.

38. Arai T, Norde W. Colloids Surf 1990; 51: 1–16.

39. Arai T, Norde W. Colloids Surf 1990; 51: 17–28.

40. Shirahama H, Lyklema J, Norde W. J Colloid Interface Sci 1990; 139: 177–187.

41. Wei A-P, Herron JN, Andrade JD. In: Crommelin DJA, Schellekens H, editors. From clone to clinic. Amsterdam: Kluwer Academic Publishers; 1990. pp. 305–313.

42. Horsley D, Herron J, Hlady V, Andrade JD. In: Brash JL, Horbett TA, editors. Proteins at interfaces: physicochemical and biochemical studies. ACS Symp. Ser. 343. Washington, DC: American Chemical Society; 1987. pp. 290–305.

43. Xu S, Damodaran S. J Colloid Interface Sci 1993; 159: 124–133.

44. Kato A, Yutani K. Protein Eng 1988; 2: 153–156.

45. Wang J, McGuire J. J Colloid Interface Sci 1997; 185: 317–323.

46. Bower CK, Xu Q, McGuire J. Biotechnol Bioeng 1998; 58: 658–662.

47. Elwing H, Welin S, Askendal A, Nilsson U, Lundström I. J Colloid Interface Sci 1987; 119: 203–210.

48. Elwing H, Askendal A, Lundström I. Prog Colloid Polym Sci 1987; 74: 103–107.

49. Rapoza RJ, Horbett TA. J Colloid Interface Sci 1990; 136: 480–493.

50. Rapoza RJ, Horbett TA. J Biomed Mater Res 1990; 24: 1263–1287.

51. Ertel SI, Ratner BD, Horbett TA. J Colloid Interface Sci 1991; 147: 433–442.

52. Wahlgren MC, Arnebrant T. J Colloid Interface Sci 1991; 142: 503–511.

53. Wahlgren MC, Arnebrant T. J Colloid Interface Sci 1992; 148: 201–206.

54. Wahlgren MC, Paulsson MA, Arnebrant T. Colloids Surf A Physicochem Eng Aspects 1993; 70: 139–149.

55. Wahlgren MC, Arnebrant T, Askendal A, Welin-Klintström S. Colloids Surf A Physicochem Eng Aspects 1993; 70: 151–158.

56. Krisdhasima V, Vinaraphong P, McGuire J. J Colloid Interface Sci 1995; 161: 325–334.

57. Vinaraphong P, Krisdhasima V, McGuire J. J Colloid Interface Sci 1995; 174: 351–360.

58. McGuire J, Wahlgren MC, Arnebrant T. J Colloid Interface Sci 1995; 170: 193–202.

59. Slack SM, Horbett TA. J Colloid Interface Sci 1989; 133: 148–165.

60. Narsimhan G, Uraizee F. Biotechnol Prog 1992; 8: 187–196.

61. Krisdhasima V, McGuire J, Sproull R. J Colloid Interface Sci 1992; 154: 337–350.

62. Lu CF, Nadarajah A, Chitter KK. J Colloid Interface Sci 1994; 168: 152–161.

63. Wahlgren MC, Arnebrant T, Lundström I. J Colloid Interface Sci 1995; 175: 506–514.

64. Dejardin P, Cottin I. Colloids Surf B Biointerfaces 1995; 4: 111–120.

65. Lee WK, McGuire J, Bothwell MK. J Colloid Interface Sci 1999; 213: 265–267.

66. Lundström I. Prog Colloid Polym Sci 1985; 70: 76–82.

67. Lee WK, McGuire J, Bothwell MK. J Colloid Interface Sci 2002; 252: 473–476.

68. Podhipleux N, McGuire J, Bothwell MK, Horbett TA. Colloids Surf B Biointerfaces 2003; 27: 277–285.

69. Lee WK, McGuire J, Bothwell MK. J Colloid Interface Sci 2004; 269: 251–254.

70. Podhipleux N, Damodaran S, McGuire J, Bothwell MK. Colloids Surf B Biointerfaces 1999; 13: 167–177.

71. Bower CK, Sananikone S, Bothwell MK, McGuire J. Biotechnol Bioeng 1999; 64: 373–376.

72. Daeschel MA, McGuire J. Biotechnol Genet Eng Rev 1998; 15: 413–438.

73. Chi EY, Weickmann J, Carpenter JF, Manning MC, Randolph TW. J Pharm Sci 2005; 94: 256–274.

74. Jones LS, Kaufmann A, Middaugh CR. J Pharm Sci 2005; 94: 918–927.

75. Arnebrant T, Wahlgren MC. In: Horbett TA, Brash JL, editors. Proteins at interfaces II: fundamentals and applications. ACS Symp. Ser. 602. Washington, DC: American Chemical Society; 1995. pp. 239–254.

76. Elwing H, Askendal A, Lundstrom I. J Colloid Interface Sci 1989; 128: 296–300.

77. Joshi O McGuire J. Appl Biochem Biotechnol. 2009; 152: 235–248.

78. Joshi O, McGuire J, Wang DQ. J Pharm Sci. 2008; 97: 4741–4755.

79. Desai NP, Hubbell JA. J Biomed Mater Res 1991; 25: 829–843.

80. Li JT, Caldwell KD. Langmuir 1991; 7: 2034–2039.

81. Li JT, Carlsson J, Huang SC, Caldwell KD. In: Glass JE editor. Hydrophilic polymers. Performance with environmental acceptability. Washington, DC: ACS; 1996. pp. 61–78.

82. Paulsson M, Kober M, Freij-Larsson C, Stollenwerk M, Wesslen B, Ljungh A. Biomaterials 1993; 14: 845–853.

第12章 蛋白质纯化的亲和融合

Susanne Gräslund and Martin Hammarström

Department of Medical Biophysics and Biochemistry，Structural Genomics Consortium，Karolinska Institutet，Stockholm，Sweden

12.1 引言

在后基因组时代,研究的重点已经从基因组转移到对整个蛋白质组的高通量分析上。由于蛋白质在化学性质和结构上比核酸更具有多样性,因此它们更不适合进行高通量分析。然而,通过使用普通的亲和标签,可以使高通量的蛋白质生产成为可能,而这些生产采用普通、粗放的方案就可进行,如经典层析纯化中高度程序化的方法。

利用生物相互作用机制创建亲和融合系统还是一项很年轻的技术,只是近几年来才在学院实验室和工业生产中的生物技术领域得到广泛的使用[1]。亲和融合最基本的应用是简化融合目标基因产物的获得,但是现在其还广泛应用于目标蛋白质的检测、固定化、稳定化,以及提高溶解性或者延长抗原蛋白的半衰期和效应。大多数的亲和标签可以满足上述几种目的,然而其他一些有更特别的用处。到现在为止,已经报道了很多不同的基因融合系统,它们能够选择性地与固定在层析介质上的配体相互作用[2~4]。这些系统使用了不同类型的相互作用,如酶-底物、转运蛋白-转运分子、细菌受体-血清蛋白、聚组氨酸-金属离子和抗体-抗原。近来,以蛋白质工程为版本的基因技术已经在体外筛选了一些新型蛋白质,它们可以选择性地与目标分子结合。这些新出现的技术使为特定目的而设计的配体的重新创建成为可能,这些配体适用于亲和层析应用[5]。融合配体的大小可以从几

个氨基酸到整个蛋白质,固定化配体的大小也可以从小分子到完整蛋白质。通常需要保证融合配体尽量小,并且插入后不影响功能研究或者下游应用,即使不需要去除融合配体。在一些情况下,带有一个较大的融合配体是有益的,它可以通过提高产品品质、溶解性和稳定性来提高功能蛋白质的获得。但是,在一些蛋白质应用前必须去除大融合配体,如结晶和抗体生产。大的固定化配体也经常是不利的,因为它们结合载量低,并且在重复利用时容易受到功能性破坏。

发展一些能够快速方便并且平行纯化大量蛋白质的方法是一件很有趣的事情,这样可以有助于进行蛋白质的功能和结构研究。每一个系统的纯化条件不同,而且目标蛋白耐受的环境也是决定选择使用哪种亲和融合配体的一个重要因素。除此之外,其他的一些因素,包括亲和介质的成本、缓冲液、去除亲和融合配体的难易及是否可以自动化等也是需要考虑的重要因素。表12.1描述了不同应用最常用的几个系统,分别总结了它们的优点和缺点。为了更直观,我们也试图根据它们是否应用于纯化、稳定化、检测或者其他过程对它们进行分类,但是它们大多数都隶属于不止一个种类。

长久以来,生产重组蛋白大多使用革兰氏阴性菌大肠杆菌(*Escherichia coli*),它提供了一个简单、快速,并且成本低的生产系统。然而,大约50%的蛋白质在大肠杆菌中表达时是不溶性的[6~7]。之所以蛋白质以不溶性

表12.1 普遍使用的亲和融合系统

融合伴侣	大小/kDa	配体	洗脱条件	评价
聚组氨酸标签	约1	螯合二价金属离子	咪唑/低 pH/EDTA	非常小,变性和非变性条件均可
GST	25	谷胱甘肽	还原性谷胱甘肽	慢结合动力学
Strep II	1	修饰的链霉亲和素	脱硫生物素	非常小,低载量,介质昂贵
Z	7	人源 IgG	低 pH	洗脱时低 pH
蛋白 A	31	人源 IgG	低 pH	洗脱时低 pH
ABP	5~25	人血清白蛋白(HSA)	低 pH	洗脱时低 pH
MBP	41	直链淀粉	麦芽糖	非常大,低载量
FLAG	1	抗体 M1/M2	EDTA/低 pH	非常小,低载量,主要用于检测

方式表达，可能是因为对宿主系统有毒害，也可能是缺乏合适的修饰系统或者表达伴侣，抑或是在大肠杆菌系统中不能进行折叠。因此，其他的表达系统逐渐变得重要起来，即使只是小规模级别，这些系统包括酵母、昆虫细胞和哺乳动物细胞及体外翻译系统[8,9]。

12.2 蛋白质快速捕获系统

一个理想的亲和融合系统有一些所需属性，它必须有很高的特异性以便背景很低，它必须有一个合理的亲和范围，不能太低，也不能太高，因为太高的亲和性会给洗脱带来问题。结合载量必须要高，以便降低柱床体积。如果介质可重复利用，那就更有优势。除此之外，系统使用的缓冲液（结合、冲洗和洗脱）必须适合更广范围的蛋白质，并且与蛋白质下游应用相兼容。当然，成本也是一个重要的参数。不但材料（介质和缓冲液）及柱子型号，而且包括可重复利用性都会对成本有重要的影响。所有的亲和标签都有其优点和缺点，因此很难发现一个标签对于一些应用而拥有上述所有的所需属性。拥有几个标签优点的组合标签可能是最好的解决方法。另外，三明治式标签，即两个不同的标签分别在蛋白质的 N 段和 C 段，可以只用来纯化全长蛋白质。图 12.1 显示了使用竞争性洗脱的亲和纯化的最基本原理。

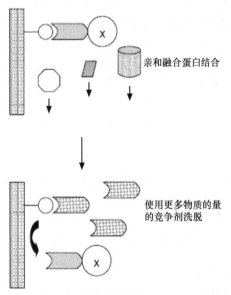

亲和融合蛋白结合

使用更多物质的量的竞争剂洗脱

图 12.1 图示采用竞争性洗脱方式的亲和纯化。在没有或者低量的竞争性结合剂时进行目的蛋白的结合和冲洗，通过加入过量的竞争性结合剂进行目的蛋白的洗脱。

12.2.1 聚组氨酸标签

至今为止，最常使用的亲和系统是固定化金属离子亲和层析（IMAC）[10]，可以用来纯化融合有聚组氨酸标签（His-tag）的蛋白质[11]。镍（II）氮基三乙酸（Ni-NTA）对邻近的组氨酸具有很高的亲和性，是 IMAC 最常使用的螯合介质。其他常用介质包括镍-亚氨基乙酰乙酸

（Ni-IDA）（图 12.2）。所有的这些介质都也可以使用其他二价过渡金属，如钴、铜、镁和铁，来调节其亲和性和结合载量。聚组氨酸标签的优点是分子小，层析介质简单、粗放并且价格便宜，高结合载量，粗放的洗脱条件，通过在缓冲液中加入少量的咪唑进行严格条件下的结合和冲洗，以及可以忍受多个再生循环的能力。另外，组氨酸标签可以用于变性条件下的蛋白质纯化，这使其功能又提高一个档次。即使蛋白质是不溶性或者是聚集体状态的包涵体，也可以在变性的条件下进行纯化，然后重新折叠。组氨酸标签看起来唯一的缺点是在纯化大肠杆菌中低表达蛋白质时产生的高背景，这是因为大肠杆菌中天然富含的组氨酸[12]。另外，组氨酸标签不能提高可溶性。天然获得的组氨酸亲和标签（HAT），包含 6 个分散于其他的 12 个氨基酸中的组氨酸，是一个替代品。它更不易影响蛋白质可溶性[13]。然而，现在也不能证明组氨酸标签本身对可溶性有普遍的负影响，只有当其他标签或者融合蛋白对可溶性有一个更正向的影响。现在更倾向于认为一些其他因素，如连接体序列和载体的设计要比组氨酸标签有更大的影响[14]。

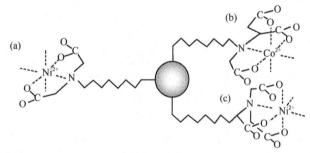

图 12.2 不同 IMAC 介质的螯合基团的结构。（a）Ni-IDA；（b）Talon；（c）Ni-NTA。介质与螯合基团之间的连接体以短线表示。Talon 和 Ni-NTA 占据了金属离子 6 个结合位点中的 4 个，留下另外两个与组氨酸标签中的组氨酸相互作用结合。Ni-IDA 占据了金属离子上的 3 个结合位点，留下 3 个与组氨酸标签结合。

所有的结构基因组学中心在某种程度上都使用组氨酸标签进行蛋白质的捕获纯化，只是在细节点上有所不同[15]。IMAC 有时只作为单一的纯化步骤，然而大多数时候要结合使用一步可以进行精细纯化的步骤，如凝胶过滤层析或者离子交换层析。IMAC 也用于蛋白酶切割去除标签后的下一步纯化（见下文）。

几家供应商可提供商业化的 IMAC 系统，只是在结合载量和结合能力上有稍许不同（Qiagen、GE、SIGMA、Clontech、Invitrogen 等）。另外，这些供应商还提供以 96 孔板方式进行纯化筛选的系统。此外，IMAC 程序可以在大多数的 AKTA 系统上进行自动化操作，如 AKTA express™（GE Healthcare）[16]，然后用于高通量的蛋白质纯化。结果 IMAC 应用越来越广泛。由于它与 EDTA 的不相容性，无 EDTA 蛋白酶抑制剂在许多公司内进行应用。这是一个为适应普遍应用的纯化系统的需要而如

何发展相关产品的例子。另一个简单的应用是在硫氧还蛋白融合蛋白的表面工程化地引入一簇组氨酸以便能够进行 IMAC 纯化[17]。再一个例子是将 6 个组氨酸标签插入绿色荧光蛋白的表面卷曲中，这样既可以用于融合蛋白的检测，又可以用于融合蛋白的纯化[18]。

12.2.2　谷胱甘肽-S-转移酶标签

一个应用非常普遍的亲和标签是谷胱甘肽-S-转移酶标签（GST），这是相当大的蛋白质标签。GST 标签通常与一些配体上的还原性谷胱甘肽（GSH）结合。固定化的 GSH 用于亲和纯化 GST，并通过加入过量的 GSH 进行竞争性洗脱。GST 曾是最广泛应用的亲和纯化系统[19]，据报道可用于数个表达宿主中，但是现在由于这个系统的一些缺点其应用范围已大大缩小。GST 标签的一个最主要的缺点是非常慢的结合动力学，它是一个同源二聚体[20]，因此可导致融合蛋白的二聚化，还有洗脱要在还原性条件下进行。另外，在 GST 二聚体的每个亚基上暴露的 4 个半胱氨酸可导致严重的氧化而聚集[20]。虽然如此，GST 曾广泛被用作可溶/稳定融合配体，尽管现在已做的对比研究非常挑战这一看法[21~23]。因为 GST 是如此有广泛应用的系统，一些用于小规模平行纯化的商业化的试剂盒已被开发，并且像 IMAC 一样，使用 GSTrap 层析柱（GE Healthcare）进行的 GST 纯化也可以在 AKTA 系统上自动化操作。

12.2.3　Strep-tag II

另一个小的，并且有发展前途的亲和系统使用 Strep-tag II。它包含一个链霉抗生物素蛋白识别的八肽（WSHPQFEK），选择这个八肽是因为它的高亲和性。含有这个标签的蛋白质可以使用带有修饰的链霉亲和素的介质进行亲和纯化，洗脱则采用生物素类似物（脱硫生物素）[24,25]。这个标签还没有系统化应用，但它对于那些应用组氨酸标签失败的蛋白质是非常有前途的，因为 Strep-tag II 具有更高的专一性，尽管结合载量非常低[26]。它也适合从富含包含组氨酸的蛋白质的表达系统纯化蛋白质[27]。另一个优点是它的纯化不依赖于金属离子，研究含金属离子蛋白质或者进行核磁共振（NMR）必须避免顺磁性杂质的研究者对此通常是感兴趣的[24]。近来 GE Healthcare 推出了预装 Strep-tag II（StrepTrAP）层析柱，与 AKTA 系统兼容，能够进行自动化操作。Strep-tag II 最主要的缺点是其昂贵的介质，与标准的 IMAC 介质相比，每毫克纯化蛋白质的成本大约是后者的 15 倍。另外，它也不能提高纯化蛋白质的可溶性。

12.2.4　蛋白 A

葡萄球菌蛋白 A（SpA）是一个在革兰氏阳性菌金黄色葡萄球菌（*Staphylococcus aureus*）中发现的免疫球蛋白结合表面受体。SpA 结合一些免疫球蛋白的 Fc 段，在免疫学和生物技术研究上有重要的应用[28]。SpA 包含 5 个高度同源的结构域，每个结构域都可结合 IgG[29]。蛋白 A-琼脂糖凝胶（GE Healthcare）曾广泛用于纯化单克隆抗体[30]和共免疫沉淀以研究蛋白质-蛋白质相互作用[31]。

对于重组蛋白的生产，单个 IgG 结合结构域便是一个合适的融合配体。最广泛使用的是 Z，来自 SpA 结构域 B[32]，可以通过 IgG-琼脂糖介质进行纯化。Z 最常用的二聚体形式 ZZ 显示出了 10 倍于 Z 的结合能力[33]。Z 和 ZZ 具有几个优点，包括是非常小的蛋白质标签，并且非常稳定，可以被分泌出，可以在很高的表达水平保持可溶形式。这个系统最大的缺点是洗脱需要低 pH（约 3），这会导致产品失去生物活性。低 pH 洗脱也可以通过采用工程化的竞争性蛋白质进行竞争性洗脱来代替[34]，但是这并没有得到广泛的使用。

12.3　表达蛋白的稳定化

几个不同的小规模（96 孔板模式）研究显示了助溶融合蛋白的有用性[21,23,35~37]，但是在大规模的蛋白质生产规模上还没有经过系统的评价。几个常用的助溶融合蛋白原本目的是用于亲和纯化，如直链淀粉树脂上的麦芽糖结合蛋白（MBP）[38]，IgG 树脂上的 SpA[39]，GSH 树脂上的 GST[19]，还有 IgG 树脂上葡萄球菌蛋白 G 的 GB1 结构域[40]。现在据称具有助溶性质的融合蛋白/标签的数目与日俱增。也许研究最好和最彻底的是 MBP[41]和 N 利用底物 A（NusA）[42]。另外，来自 *E. coli* 的硫氧还蛋白也被广泛地使用[43]。尽管这些融合蛋白可以单独用于亲和纯化，但是它们一般还是联合一个小的亲和标签，如可用于 IMAC 纯化的组氨酸标签。

12.3.1　麦芽糖结合蛋白

E. coli 的麦芽糖结合蛋白（MBP）一般位于细胞周质，参与麦芽糖穿过细胞膜的转运过程。它对麦芽糖的亲和性可用于固定化麦芽糖的树脂亲和纯化 MBP 融合蛋白，洗脱时使用游离的麦芽糖。然而，这种纯化方法并不常用，因为其专一性和结合载量都很低。不过 MBP 被广泛用作一种助溶蛋白。尽管已经牢固地建立了一些高度可溶性蛋白如 MBP 和 NusA 作为普遍的助溶剂，但是关于它们促进蛋白质正确折叠的能力却知之甚少。一个普遍的问题是，在可溶状态下纯化出来的蛋白质，当去除标签之后会聚集，变得不可溶，这表明目的蛋白在融合状态下并没有进行正确的折叠[15]。Waugh 和其合作者已报道了一个系统可以绕开这个问题，即蛋白质首先与 MBP 和 His 标签共同融合表达，同时共表达的是一个蛋白酶，后者可以在体内切割下 MBP，只留下 His 标签用于下一步的纯化，如果去除 MBP 后蛋白质仍保持可溶状态的话[44,45]。

12.3.2 SUMO 标签

基于泛素的标签曾被用于增加蛋白质表达水平，同时也用于辅助蛋白质折叠。其中一个标签是小泛素修饰蛋白（SUMO），被发展作为替代者用于生产那些棘手的蛋白质。当融合 SUMO，不可溶的蛋白质显示可以正确地折叠，并且变得可溶[46,47]。SUMO 不能作为亲和标签使用，因此只能和另一个标签结合以便能够进行亲和纯化。SUMO 标签可以通过特异性的蛋白酶去除，但这也使 SUMO 标签仅仅局限于 *E. coli*，因为高度保守的 SUMO 蛋白酶在真核细胞中存在，后者在生产过程中即可切割掉融合蛋白。另外，这些高比率存在的能够加工融合蛋白的 SUMO 蛋白酶使这个系统并不能很好地适用于大规模的生产。

12.4 生产蛋白质的检测

12.4.1 FLAG™ 标签

FLAG™ 标签被发展起来，初始目的是作为一个亲和纯化标签，不过后来也广泛用于检测。FLAG™ 标签是由一个短的亲水性八肽（DYKDDDDK）组成[48]。FLAG™ 标签的肽段可以与单克隆抗体 M1 以钙离子依赖性的方式结合，这可以允许通过加入螯合剂进行柔和的洗脱[49]。不过，一个限制因素是 M1 抗体只能结合位于融合蛋白 N 端的 FLAG™ 标签肽段。然而，另外一个不同的抗体（M2）能够结合位于融合蛋白 C 端的 FLAG™ 标签肽段[50]。M2 抗体与 FLAG™ 标签肽段的结合是不依赖于钙离子的，可以通过低 pH 或者加入过量合成的 FLAG™ 肽段进行竞争性洗脱[50]。FLAG 系统曾被用于一系列类型的细胞。这个系统最大的缺点是抗体纯化介质并不像其他介质一样稳定，如 Ni-NTA，因此这个系统更多是用于检测而不是纯化。一般来说，小标签可以更灵敏地用单克隆抗体更快速地检测到。最终，FLAG™ 标签可以通过肠激酶处理，后者可以专一性识别肽段 C 端的 5 个氨基酸序列（DDDDK）[48]。

12.4.2 Lumio 标签

另一个最近发展起来用于标签检测的系统是二亚砷酸盐配体与 4 个半胱氨酸基序的结合，后者可用于体内和体外的蛋白质标记[51]。这个系统曾被 Invitrogen 以 Lumio™ 标签的名字商业化生产。Lumio 的识别序列是一个小的不显著的 6 氨基酸序列（CCPGCC），后者可被加入到融合蛋白的 N 端或者 C 端用于下游的检测。Lumio 检测试剂结合标签具有高度的特异性和亲和性，结果产生很强的荧光信号，使用标准的紫外透射器（UV）、激光扫描仪、荧光计或者显微镜上的荧光滤器便可轻易地检测到。Lumio 标签既可以用于胶上检测变性蛋白质，又可以在很多类型的细胞，包括哺乳动物细胞

内检测蛋白质[52]。

12.4.3 S 标签（S-Tag）

另外一个常用于检测的标签是 S-Tag。它是一个融合多肽，可以通过快速敏感的液相杂交或者 Western blot 的比色法检测到。这个系统是基于 15 个氨基酸长的 S-Tag 与 103 个氨基酸长的 S 蛋白之间很强的相互作用，两者均来自于 RNaseA[53]。这个复合物依赖于 pH、温度和离子强度，因此洗脱条件非常严格（如 pH=2）[54]。然而对于检测来说，这个对 RNaseA 超敏感的荧光底物的发现使这个系统变得非常有趣[55]。

12.5 亲和标签的去除

因为所有的标签都有可能影响蛋白质的生物学功能，能够去除融合蛋白/标签是非常重要的。对于治疗性蛋白质，有时候甚至需要只留下生产的目的蛋白质的天然氨基酸。一般来说，因子 Xa、凝血酶和肠激酶曾被使用，但是有时候因为它们的低效率和对目标蛋白质的非特异性而不被使用。现在，最常使用的蛋白酶是病毒蛋白酶，它的功能是切割病毒多肽以生成成熟的蛋白质。在许可条件下，它们都是高效进行的，并且具有很高的专一性，但是切割效率却因目标蛋白的不同而有所变化。使用最普遍的是一个来自烟草腐蚀病毒（TEV）的大约 49 kDa 的蛋白酶，被称为 TEV 蛋白酶（TEV protease）[56]，它的识别序列是 ENLYFQ*S。它可以在任何实验室中常规生产[57,58]。一定程度上，在切割位置末端，TEV 蛋白酶可以接受任何不同的氨基酸，有时候这是非常有用的，特别是想要获得严格意义上天然形态的目的蛋白质时。另一个常用的是病毒 3C 蛋白酶。病毒 3C 蛋白酶识别序列是 LEVLFQ*GP[59]，商业上用于 GST 融合，商品名为 PreScission（GE Healthcare）。

另一个可用于去除 N 端标签或者连接序列的是来自 Qiagen 的 TAGZyme™[60]。它是基于一个重组蛋白酶的二肽氨肽酶活性（DAPase）。这个酶可以去除 N 端的二肽，直到它遇到：①一个赖氨酸或者精氨酸在 N 端位置 1；②或者在位置 2 或 3 上的一个脯氨酸。使用这两个相互辅助的酶，并且仔细地设计标签序列，可以完全并且准确地去除所有非天然的氨基酸。这是非常有用的，如果想严格获得目标蛋白的天然形态而没有任何额外残基的话。

内含肽是一个可以自我切割的蛋白质，它的这一性质被来自新英格兰实验室的基于内含肽的 IMPACT 系统所使用[61]。这一系统将一个几丁质结合结构域和内含肽结构域一起融合在目标蛋白的 N 端或 C 端。结合到几丁质介质上后，加入过量的还原剂可诱导下一步的层析柱切割过程。这个系统可用于去除 N 端或者 C 端的融合蛋白。IMPACT 系统的缺点是需要一个很强的还原性环境。不过一些其他可利用的内含肽系统则不需要还原剂。内

含肽系统的优点在于它不用额外加入蛋白酶以去除亲和融合蛋白，并且内含肽的切割可以以一个受控的方式被激活。一些内含肽系统与特殊的融合蛋白结合，使得可以不用亲和介质进行纯化[62]。一个例子是与聚羟基丁酸酯（PHB）聚合物组成的系统。在 E. coli 和其他一些表达系统里可用于生产大的细胞内 PHB 颗粒，以及混合 PHB 结合和内含肽融合蛋白[63]。使用这个系统，这些颗粒可以被回收，并作为唯一的一步粗放的亲和介质，随后通过 pH 的变化激活内含肽，释放未被融合的目的蛋白。另一个例子是基于有聚集倾向的弹性蛋白样多肽（ELP），它包含数个重复的肽段基序，当温度发生变化时可进行从可溶到不可溶的相互转变[64,65]。加入盐离子或者温度升高至 30℃ 可诱导融合配体聚集，这便使它可以在细胞裂解和澄清阶段通过离心加以控制。激活内含肽活性，释放目的蛋白，残余的 ELP 及内含肽融合部分通过离心去除。当然，PHB 和 ELP 系统都有可以与肽链内切酶联用的可能性。

亲和标签蛋白酶的使用使得将通过蛋白水解去除标签作为一步精细纯化步骤成为可能。使用亲和标签进行第一步捕获后，将标签蛋白酶加入至洗脱收集液中以去除亲和标签。通过缓冲液置换或者稀释，去除洗脱使用的竞争性结合剂，然后蛋白质混合物再通过另一亲和介质，被切割下的标签、未切割的蛋白质及带标签的蛋白酶将被结合（图 12.3）。除此之外，任何共纯化的能够

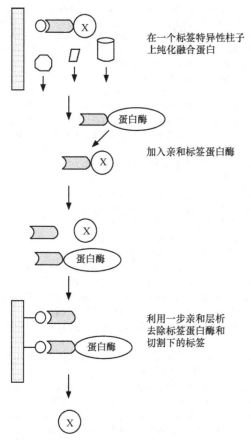

在一个标签特异性柱子上纯化融合蛋白

加入亲和标签蛋白酶

利用一步亲和层析去除标签蛋白酶和切割下的标签

图 12.3 图示了亲和纯化、标签切割和第二轮底物的亲和纯化过程。

与亲和介质非特异结合的污染物蛋白质也将留在柱子上，流穿液中只留下高纯度的被切割后的蛋白质。这一纯化方案已经被不同的结构基因组学实验室成功应用[66]，以获得纯度足够高的蛋白质，用于蛋白质晶体研究。

当正常的洗脱条件不适合纯化的蛋白质或者下游应用时，蛋白质水解释放目的蛋白也可以作为洗脱方法的一种替代。不过在这种情况下，会急需一种亲和标签蛋白酶，以便在蛋白质水解后可以去除蛋白酶。然而这种情况下应该使用另外一种亲和标签以避免在蛋白质水解之前蛋白酶被结合到柱子上的情况发生。

C 端的融合经常是难以去除的，因为蛋白酶切割是在 C 端的识别序列，总会在目的蛋白上留下几个氨基酸。羧肽酶有助于去除这些残留的氨基酸[67]，但是并没有普遍可以应用的系统。

12.6 作为抗原使用的融合蛋白

基因融合技术对于延长治疗性蛋白质在体内的半衰期也是有用的。使用融合配体，如 IgG 的 Fc 部分[68]或者能够结合血清白蛋白的细菌蛋白质受体[69,70]，不同蛋白质的血清半衰期显示有本质的增加。后一个系统曾用于延长抗原的半衰期，在免疫反应中，与蛋白质佐剂结合使用以期得到高滴度的抗体[70,71]。一个用于生产不同人源蛋白质的多克隆抗体的大规模工程，人源蛋白质图集（HPA），就曾使用这个系统以增强免疫系统反应[72,73]。蛋白质原位签名标签（PrEST）包含 50～100 个氨基酸，与其他人类蛋白质同源性低。PrEST 被生产出来，作为 His 标签和从葡萄球菌蛋白 G 来源的白蛋白结合蛋白（ABP）的融合物。纯化过程在变性的条件下使用 His 标签进行，复性的 PrEST 和佐剂一起进行免疫获得特殊的抗体。然后血清中单克隆抗体使用固定的 PrEST 作为亲和配体进行纯化。ABP 和其他蛋白 G 的重组变体被广泛用于人源血清白蛋白的纯化。然而，洗脱时需要低 pH，并且这个标签非常大，因此和其他可用系统相比，蛋白 G 衍生物并没有成为更受欢迎的系统。

12.7 疫苗研究的免疫原亚基

利用融合蛋白生产的产生免疫原性的蛋白质和多肽常被用于免疫目的，这代表了一种针对传染性疾病制备疫苗的策略。利用重组 DNA 技术进行抗原的生产，一个重要的部分就是从宿主细胞蛋白中纯化出基因产物。表达肽段或者蛋白质的一种方法是将它作为融合蛋白的一部分，另一部分包括一个亲和标签，可以进行基因产物的快速有效的亲和纯化[74]。亲和标签对作为融合蛋白表达的抗原的免疫反应的影响也需要考虑。然而，也可以选择带有内源性免疫正效应的融合配体，如具有转运功能或者佐剂容量的融合配体[75]。

在疫苗发展领域，已经报道了一些策略用于重组免疫原的生产，即与疏水性多肽或者脂类标签融合以增加它们与佐剂混合的容量，如免疫刺激复合物（ISCOM）[76]。生物素与链霉素之间非常强的相互作用曾被用于评价重组免疫原与免疫刺激复合物基质间的耦合[77]。另一个研究 DNA 疫苗的小组报道使用一个小的病毒 DnaJ 样多肽作为融合配体，它可以与 Hsp73 蛋白结合并引发免疫反应[78]。另一个例子是一个包含双融合标签的载体，具有酶活性但是非毒性的霍乱病毒的 CTA1 亚基和来自于 SpA 的 B 细胞靶位 D。抗原可以融合进入或者仅仅是与新载体连接[79]。这些例子暗示了基因融合技术对于提高治疗性蛋白质药物和抗原的免疫原性和体内的稳定性是一种非常有用的方法。这也可以提供一种新的方法用于制备有效的、安全的黏膜 DNA 疫苗。最后，将这些方法与一些可用于药物靶向或者药物缓释的新方法综合运用，也是有可能的。

12.8 总结

现在，许多实验室开始将焦点从单一蛋白质或者小蛋白家族转向大的、种类更广泛的蛋白质。同样，方法学的发展和实验方案的优化开始转向对种类广泛的对蛋白质特异性需求最小蛋白质适用的、经济的和可利用的解决方法上。本章中，我们描述了最常使用的亲和融合系统，可用于如蛋白质纯化、助溶、稳定及延长治疗性蛋白质体内半衰期。关注这些普遍和广泛使用的系统，同时也突出了一些有前景的新的系统。尽管一些标签已经广泛使用了许多年，但组氨酸标签仍是蛋白质纯化中最常使用的亲和标签。然而，从各个角度来看，没有标签是最理想的。一些其他的标签可用于助溶、助折叠或者其他特定的目的。因此，对于亲和融合系统，复合型标签可能将是获得最大受益最好的方式。

12.8.1 致谢

结构基因组学协会是一个注册机构（编号1097737），它接收的资金来自加拿大卫生研究院、加拿大创新基金会、加拿大基因组安大略省基因研究院、葛兰素史克GlaxoSmithKline、卡罗林斯卡医学院、克努特和爱丽丝·瓦伦堡基金会、安大略省创新信托、安大略省研究与创新机构、Merck & Co.公司、诺华研究基金会、瑞典创新系统机构、瑞典战略研究基金会和惠康信托。

翻译：张世超　齐鲁制药有限公司
校对：梁振东　齐鲁制药有限公司

参 考 文 献

1. Uhlén M, Nilsson B, Guss B, Lindberg M, Gatenbeck S, Philipson L. Gene 1983; 23: 369–378.

2. Arnau J, Lauritzen C, Petersen GE, Pedersen J. Protein Expr Purif 2006; 48: 1–13.

3. Esposito D, Chatterjee DK. Curr Opin Biotechnol 2006; 17: 353–358.

4. Waugh DS. Trends Biotechnol 2005; 23: 316–320.

5. Gräslund S, Eklund M, Falk R, Uhlén M, Nygren PÅ, Ståhl S. J Biotechnol 2002; 99: 41–50.

6. Braun P, LaBaer J. Trends Biotechnol 2003; 21: 383–388.

7. Büssow K, Scheich C, Sievert V, Harttig U, Schultz J, Simon B, Bork P, Lehrach H, Heinemann U. Microb Cell Fact 2005; 4: 21.

8. Shimizu Y, Inoue A, Tomari Y, Suzuki T, Yokogawa T, Nishikawa K, Ueda T. Nat Biotechnol 2001; 19: 751–755.

9. Endo Y, Sawasaki T. Curr Opin Biotechnol 2006; 17: 373–380.

10. Porath J. Protein Expr Purif 1992; 3: 263–281.

11. Hochuli E. Genet Eng (N Y) 1990; 12: 87–98.

12. Bolanos-Garcia VM, Davies OR. Biochim Biophys Acta 2006; 1760: 1304–1313.

13. Chaga G, Bochkariov DE, Jokhadze GG, Hopp J, Nelson P. J Chromatogr A 1999; 864: 247–256.

14. Woestenenk EA, Hammarström M, van den Berg S, Härd T, Berglund H. J Struct Funct Genomics 2004; 5: 217–229.

15. Gräslund S, Nordlund P, Weigelt J, Bray J, Gileadi O, Knapp S, Oppermann U, Arrowsmith C, Hui R, Ming J, dhe-Paganon S, Park HW, Savchenko A, Yee A, Edwards A, Vincentelli R, Cambillau C, Kim R, Kim SH, Rao Z, Shi Y, Terwilliger TC, Kim CY, Hung LW, Waldo GS, Peleg Y, Albeck S, Unger T, Dym O, Prilusky J, Sussman JL, Stevens RC, Lesley SA, Wilson IA, Joachimiak A, Collart F, Dementieva I, Donnelly MI, Eschenfeldt WH, Kim Y, Stols L, Wu R, Zhou M, Burley SK, Emtage JS, Sauder JM, Thompson D, Bain K, Luz J, Gheyi T, Zhang F, Atwell S, Almo SC, Bonanno JB, Fiser A, Swaminathan S, Studier FW, Chance MR, Sali A, Acton TB, Xiao R, Zhao L, Ma LC, Hunt JF, Tong L, Cunningham K, Inouye M, Anderson S, Janjua H, Shastry R, Ho CK, Wang D, Wang H, Jiang M, Montelione GT, Stuart DI, Owens RJ, Daenke S, Schutz A, Heinemann U, Yokoyama S, Büssow K, Gunsalus KC. Nat Methods 2008; 5: 135–146.

16. Bhikhabhai R, Sjöberg A, Hedkvist L, Galin M, Liljedahl P, Frigård T, Pettersson N, Nilsson M, Sigrell-Simon JA, Markeland-Johansson C. J Chromatogr A 2005; 1080: 83–92.

17. Lu Z, DiBlasio-Smith EA, Grant KL, Warne NW, LaVallie ER, Collins-Racie LA, Follettie MT, Williamson MJ, McCoy JM. J Biol Chem 1996; 271: 5059–5065.

18. Paramban RI, Bugos RC, Su WW. Biotechnol Bioeng 2004; 86: 687–697.

19. Smith DB, Johnson KS. Gene 1988; 67: 31–40.

20. Kaplan W, Husler P, Klump H, Erhardt J, Sluis-Cremer N, Dirr H. Protein Sci 1997; 6: 399–406.

21. Hammarström M, Hellgren N, van Den Berg S, Berglund H, Härd T. Protein Sci 2002; 11: 313–321.

22. Hammarström M, Woestenenk EA, Hellgren N, Härd T, Berglund H. J Struct Funct Genomics 2006; 7: 1–14.

23. Dyson MR, Shadbolt SP, Vincent KJ, Perera RL, McCafferty J. BMC Biotechnol 2004; 4: 32.

24. Skerra A, Schmidt TG. Methods Enzymol 2000; 326: 271–304.

25. Witte CP, Noel LD, Gielbert J, Parker JE, Romeis T. Plant Mol Biol 2004; 55: 135–147.

26. Lichty JJ, Malecki JL, Agnew HD, Michelson-Horowitz DJ, Tan S. Protein Expr Purif 2005; 41: 98–105.

27. Prinz B, Schultchen J, Rydzewski R, Holz C, Boettner M, Stahl U, Lang C. J Struct Funct Genomics 2004; 5: 29–44.

28. Uhlén M, Moks T. Methods Enzymol 1990; 185: 129–143.

29. Moks T, Abrahmsén L, Nilsson B, Hellman U, Sjöquist J,

Uhlén M. Eur J Biochem 1986; 156: 637–643.

30. Fuller SA, Takahashi M, Hurrell JG. In: Ausubel FM, Brent R, Kingston RE, Moore DD, Seidman JG, Smith JA, Struhl K, editors. Current protocols in molecular biology. Hoboken (NJ): John Wiley & Sons; 2001. Chapter 11: Unit 11.11.

31. Yaciuk P. Methods Mol Med 2007; 131: 103–111.

32. Nilsson B, Moks T, Jansson B, Abrahmsén L, Elmblad A, Holmgren E, Henrichson C, Jones TA, Uhlén M. Protein Eng 1987; 1: 107–113.

33. Ljungquist C, Jansson B, Moks T, Uhlén M. Eur J Biochem 1989; 186: 557–561.

34. Nilsson J, Nilsson P, Williams Y, Pettersson L, Uhlén M, Nygren PÅ. Eur J Biochem 1994; 224: 103–108.

35. Braun P, Hu Y, Shen B, Halleck A, Koundinya M, Harlow E, LaBaer J. Proc Natl Acad Sci U S A 2002; 99: 2654–2659.

36. Shih YP, Kung WM, Chen JC, Yeh CH, Wang AH, Wang TF. Protein Sci 2002; 11: 1714–1719.

37. Korf U, Kohl T, van der Zandt H, Zahn R, Schleeger S, Ueberle B, Wandschneider S, Bechtel S, Schnolzer M, Ottleben H, Wiemann S, Poustka A. Proteomics 2005; 5: 3571–3580.

38. Kapust RB, Waugh DS. Protein Sci 1999; 8: 1668–1674.

39. Nilsson B, Abrahmsén L. Methods Enzymol 1990; 185: 144–161.

40. Huth JR, Bewley CA, Jackson BM, Hinnebusch AG, Clore GM, Gronenborn AM. Protein Sci 1997; 6: 2359–2364.

41. Fox JD, Waugh DS. Methods Mol Biol 2003; 205: 99–117.

42. Davis GD, Elisee C, Newham DM, Harrison RG. Biotechnol Bioeng 1999; 65: 382–388.

43. LaVallie ER, Lu Z, Diblasio-Smith EA, Collins-Racie LA, McCoy JM. Methods Enzymol 2000; 326: 322–340.

44. Nallamsetty S, Kapust RB, Tozser J, Cherry S, Tropea JE, Copeland TD, Waugh DS. Protein Expr Purif 2004; 38: 108–115.

45. Donnelly MI, Zhou M, Millard CS, Clancy S, Stols L, Eschenfeldt WH, Collart FR, Joachimiak A. Protein Expr Purif 2006; 47: 446–454.

46. Butt TR, Edavettal SC, Hall JP, Mattern MR. Protein Expr Purif 2005; 43: 1–9.

47. Chatterjee DK, Esposito D. Protein Expr Purif 2006; 46: 122–129.

48. Hopp TP, Prickett KS, Price VL, Libby RT, March CJ, Cerretti DP, Urdal DL, Conlon PJ. Biotechnology (N Y) 1988; 6: 1204–1210.

49. Prickett KS, Amberg DC, Hopp TP. Biotechniques 1989; 7: 580–589.

50. Brizzard BL, Chubet RG, Vizard DL. Biotechniques 1994; 16: 730–735.

51. Adams SR, Campbell RE, Gross LA, Martin BR, Walkup GK, Yao Y, Llopis J, Tsien RY. J Am Chem Soc 2002; 124: 6063–6076.

52. Martin BR, Giepmans BN, Adams SR, Tsien RY. Nat Biotechnol 2005; 23: 1308–1314.

53. Karpeisky M, Senchenko VN, Dianova MV, Kanevsky V. FEBS Lett 1994; 339: 209–212.

54. Connelly PR, Varadarajan R, Sturtevant JM, Richards FM. Biochemistry 1990; 29: 6108–6114.

55. Kelemen BR, Klink TA, Behlke MA, Eubanks SR, Leland PA, Raines RT. Nucleic Acids Res 1999; 27: 3696–3701.

56. Kapust RB, Tozser J, Fox JD, Anderson DE, Cherry S, Copeland TD, Waugh DS. Protein Eng 2001; 14: 993–1000.

57. Blommel PG, Fox BG. Protein Expr Purif 2007; 55: 53–68.

58. van den Berg S, Löfdahl PÅ, Härd T, Berglund H. J Biotechnol 2006; 121: 291–298.

59. Walker PA, Leong LE, Ng PW, Tan SH, Waller S, Murphy D, Porter AG. Biotechnology (N Y) 1994; 12: 601–605.

60. Pedersen J, Lauritzen C, Madsen MT, Weis Dahl S. Protein Expr Purif 1999; 15: 389–400.

61. Evans TC Jr, Xu MQ. Biopolymers 1999; 51: 333–342.

62. Banki MR, Wood DW. Microb Cell Fact 2005; 4: 32.

63. Banki MR, Gerngross TU, Wood DW. Protein Sci 2005; 14: 1387–1395.

64. Wu WY, Mee C, Califano F, Banki R, Wood DW. Nat Protoc 2006; 1: 2257–2262.

65. Meyer DE, Trabbic-Carlson K, Chilkoti A. Biotechnol Prog 2001; 17: 720–728.

66. Kim Y, Dementieva I, Zhou M, Wu R, Lezondra L, Quartey P, Joachimiak G, Korolev O, Li H, Joachimiak A. J Struct Funct Genomics 2004; 5: 111–118.

67. Hochuli E, Bannwarth W, Döbeli H, Gentz R, Stüber D. Biotechnology (N Y) 1988; 6: 1321–1325.

68. Capon DJ, Chamow SM, Mordenti J, Marsters SA, Gregory T, Mitsuya H, Byrn RA, Lucas C, Wurm FM, Groopman JE, Broder S, Smith DH. Nature 1989; 337: 525–531.

69. Nygren PÅ, Flodby P, Andersson R, Wigzell H, Uhlén M. In: Chanock RM, Ginsberg HS, Brown F, Lerner RA, editors. Vaccines. Cold Spring Harbor (NY): Cold Spring Harbor Laboratory; 1991. pp. 363–368.

70. Sjölander A, Nygren PÅ, Ståhl S, Berzins K, Uhlén M, Perlmann P, Andersson R. J Immunol Methods 1997; 201: 115–123.

71. Libon C, Corvaia N, Haeuw JF, Nguyen TN, Ståhl S, Bonnefoy JY, Andreoni C. Vaccine 1999; 17: 406–414.

72. Agaton C, Galli J, Höidén Guthenberg I, Janzon L, Hansson M, Asplund A, Brundell E, Lindberg S, Ruthberg I, Wester K, Wurtz D, Höög C, Lundeberg J, Ståhl S, Pontén F, Uhlén M. Mol Cell Proteomics 2003; 2: 405–414.

73. Uhlén M, Pontén F. Mol Cell Proteomics 2005; 4: 384–393.

74. Hansson M, Ståhl S, Hjorth R, Uhlén M, Moks T. Biotechnology (N Y) 1994; 12: 285–288.

75. Sjölander A, Ståhl S, Perlmann P. Immunomethods 1993; 2: 79–92.

76. Wikman M, Friedman M, Pinitkiatisakul S, Andersson C, Hemphill A, Lövgren-Bengtsson K, Lundén A, Ståhl S. Vaccine 2005; 23: 2331–2335.

77. Wikman M, Friedman M, Pinitkiatisakul S, Hemphill A, Lövgren-Bengtsson K, Lundén A, Ståhl S. Biotechnol Appl Biochem 2005; 41: 163–174.

78. Riedl P, Fissolo N, Reimann J, Schirmbeck R. Methods Mol Med 2006; 127: 41–53.

79. Lycke N. Cell Microbiol 2004; 6: 23–32.

第13章 | 生物分离，磁珠吸附

Urs Alexander Peuker

TU Bergakademie Freiberg，Institute for Mechanical Process Engineering and Mineral Processing，Freiberg，Germany

Owen Thomas

University of Birmingham，Biochemical Engineering，Birmingham，United Kingdom

Timothy John Hobley

Technical University of Denmark，Systems of Biology，Lyngby，Denmark

Matthias Franzreb

Karlsruhe Institute of Technology，Institute for Functional Interfaces，Eggenstein-Leopoldshafen，Germany

Sonja Berensmeier

Technische Universität München, Institute of Biochemical Engineering, Garching, Germany

Maria Schäfer

TU Bergakademie Freiberg，Institute for Mechanical Process Engineering and Mineral Processing，Freiberg，Germany

Birgit Hickstein

Clausthal University of Technology，Institute of Chemical Process Engineering，Clausthal-Zellerfeld，Germany

13.1 引言

对于改善生物制品下游加工过程（DSP）新方法需求的认识已经有很多年了，并催生了很多新的生物分离操作单元。其中很多集中在通过将产物捕获、中间纯化或浓缩合并为一步，减少下游加工过程在回收部分的操作步骤，来增加工艺收率。当诸如双水相萃取这些具有一定前景但还未能达到商业化，以及归入即将来临的新技术种类的磁珠分离技术的商业化前景还不可知，最经整体柱吸附和扩张床吸附（EBA）则已基本成功商品化。还有一些，如基于磁珠颗粒的加工过程归入即将来临的新技术种类中，而这些技术能否成功商品化还不可知。在生物过程制造业，成功商品化和被广泛采用的新技术需要对可能的方面有相应的科学证明，并且在可预见的未来，相关的仪器和耗材能够以合适的价格获得。

目前，基于磁珠的生物分离过程的未来很有前景。在过去的10年中，关于磁性吸附剂在实验室规模生物加工过程原理的科学证明已有文献报道[1~11]，但只有非常少的几个小规模中试级别的研究实例被报道[12]。有关功能化的磁性吸附剂最普遍的实例是，吸附剂通过与处理过的液相混来结合产物，然后被磁分离器捕获，冲洗，以及采用称为高梯度磁场钓取（HGMF）[10,11]的工艺洗脱。然而，采用其他方式将磁珠用于生物分离也是有可能的。存在很多可能的磁性吸附剂类型（如纳米级、微米级、有孔、无孔），排列组合其用途（如不同的高梯度磁选机、磁力离心机、磁性萃取的流动相）以满足生产效率和纯化能力的要求。

从纳米级到微米级的功能性磁珠目前用于诊断、分析和以科研为目的的范围内，如磁共振成像、细胞分选或其他，以及分子生物学中的质粒纯化。大体而言，将磁性吸附剂活性表面功能化的基本原理是一样的，这样可以将其扩展用于解决大规模 DSP 中出现的各种问题的挑战。

13.1.1 下游加工过程

DSP 是生产生物技术产品关键的一部分，包括将得到的原料经过一系列步骤最终生产出纯的、有活性的、根据要求浓缩的和按配方制造的产品。下游加工过程一般占产品成本的 50%~80%，并且人们普遍认为其是生物制药产品的瓶颈所在[13,14]。

13.1.1.1 基本问题

即便对于最简单的生物制品，如工业生产的酶或单细胞蛋白，下游加工过程也是非常精巧、复杂的，至少包括4个步骤。典型的下游加工过程分为4个阶段[14]：产物回收、富集、纯化和精制、按配方配制产品[图 13.1（a）]。这些阶段的基础已在其他地方被仔细推敲过[15,16]。

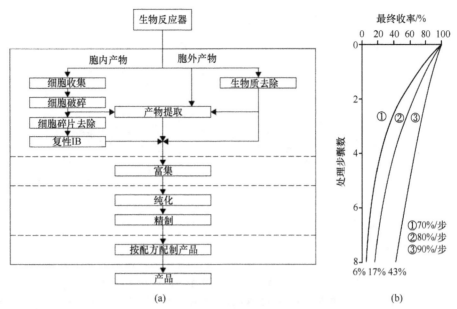

图 13.1 DSP 的通用块状图。减少 DSP 流程步骤→增加 DSP 的最终收率。（本图全彩图片可由
http://onlinelibrary.wiley.com/book/10.1002/9780470054581 获得。）

根据原料和产物的不同，每个操作单元的数目会有显著不同。例如，以目前最热门的生物技术产品之一的单克隆抗体为例，通过比较 6 个不同的商业下游流程发现，通常使用 6 或 7 个单独的处理步骤[17]。每一步都会有产物损失，这会显著减少最终产率。一个下游加工过程，即使单步收率较高，多半也会有 50%甚至超过 90%的损失[图 13.1（b）]。此外，对于 DSP 的要求不断上升。例如，未来发酵液中单克隆抗体的浓度预期会达到5 g/L[18]。若以目前基于蛋白 A 层析法处理的平台技术应对上述情况值得怀疑，而且不仅仅对于抗体，也包括其他产品，上游与下游成本的关系将进一步转向不利于下游。因此很明显在过去的这些年，所有生物技术产品对于 DSP 改进的需求一直没有减少。

13.1.1.2　下游加工过程的优化

已有一些方法用于优化生物分离过程的研究。范围从对加工过程开发的优化到在调整纯化步骤中强调计算机资源的使用，再到下游方面的创新技术。也会有其他方式将上游和下游整合在一起以提高生产力，例如，直接从发酵容器中在位移走产物[19]。尽管如此，大部分的优化方法主要分布在以层析步骤为核心，包括一些其他相关单元操作的下游加工过程。鉴于此，大部分流程优化集中在对现有技术的优化，而不是飞跃到对改善 DSP 有突破作用的新发明上。

从工程学的观点出发，减少能达到产物的预期纯度所需的流程步骤是非常重要的，不要惧怕收率的降低。这可以通过将几个单一的操作单元步骤整合到一个步骤中而实现。Schügerl 等[20]和 Hubbuch 等[13]建议将其集中在下游加工过程的前端，如从粗介质中将产物澄清，这样产物的浓度和纯度就在一个单一的操作单元中体现。

有些可能的方式来胜任上述情况，如通过吸附或萃取的方法及结晶的方式。根据 Schügerl 等[20]的建议，萃取更适合于净化低分子质量的初级和次级代谢产物。最近发展的最有前景的、用于回收更高分子质量的产物如蛋白质的技术是吸附技术，特别是 EBA[21]和 HGMF。这两种竞争吸附技术都可以将粗料液中的固-液分离与吸附纯化和浓缩相结合。尽管具有不同的成功率，但 EBA 已经商品化。该技术已经用于纯化范围很广的蛋白质，并且最近许多文章已做出对该技术的一些评价。

13.1.1.3　高梯度磁场钓取用于整合操作单元

HGMF 是纯化蛋白的一个整合流程，是通过结合使用磁性吸附剂和高梯度磁性分离[10,11,24,25]。当与待处理原料混合时，磁性吸附剂的表面有能捕获目标分子的配基。然后磁珠选择性地用磁力将粗悬浊液分离，再采用半连续的方式冲洗和洗脱结合的目标分子（图 13.2）。根据分离目的的选择使用合适配基的磁珠，对产物有选择性地结合、浓缩和纯化都是有可能的。在这个过程中，在磁力捕获后吸附剂能够被重新分散是十分有必要的，因此吸附剂必须是超顺磁的，也就是说，它们是高度磁化的，但当从外源场去除后不会保持磁性。现有的这代磁分离器仅能半连续而非连续处理。因为吸附剂是与待处理溶液混合在一起的，而分离器与颗粒物兼容，如全细胞、聚集体和沉淀物，因此在使用前不必澄清溶液。这样就有可能将通常的澄清、富集和纯化的操作单元整合到一个操作步骤中去。许多原理-证明的例子已经被发表，采用亲和及离子交换的磁性吸附剂，如从粗制的猪胰酶中回收胰蛋白酶[9]，从豆类中提取外源凝集素[10]，从乳清中分离乳铁蛋白、乳过氧化物酶和超氧化物。

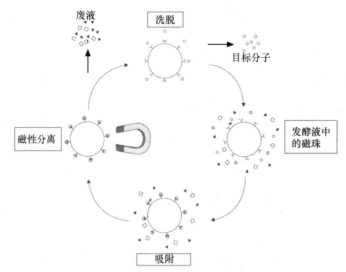

图 13.2 采用磁珠作为磁性吸附剂的高梯度磁场钓取原理图。

（本图全彩图片可由 http://onlinelibrary.wiley.com/book/10.1002/9780470054581 获得。）

13.1.2 磁珠

13.1.2.1 磁珠的技术原理

磁性吸附剂（磁珠）使用与传统的层析树脂相同的吸附原理和配基。这样就可以把层析色谱法发展中被认为有前景的配基系统，很方便地转移到磁性吸附剂中。此外，在磁性吸附剂中使用色谱法已确定的配基，比使用一种全新的配基更易于接受。然而，在 HGMF 被下游流程开发的过程接受为一种值得考虑的操作单元之前，一定会遇到很多里程碑式的关键技术的耗材和仪器。

• 磁珠必须在商业上可购买、有合适的价格，以及能够匹配分离目标的多种功能。

• 大量的磁珠应是处于已交付使用的状态。

• HGMF 的全套设备是可以购买的。

对用于 DSP 磁珠的研究主要集中在微米级、无孔吸附剂，包括称为纳米复合物的胶囊化的纳米颗粒。Hubbuch 和 Thomas[9]详尽描述了有较高的成本效益和易于放大的生产方法，以及该吸附剂能直接转移到生物过程规模的应用。这些材质最重要的特征是：①颗粒大小均一（>0.5 μm）和高度磁化（M_s>35 $Am^2 kg^{21}$），这使得在 HGMF 只需使用中度磁场强度，反过来也就降低了成本；②粒度分布相对比较窄；一个颗粒的磁性速率，u_{mf}，与其直径 D_p 的平方有关[式（13.1）（ERGUN 方程）]。流态化的最小流速，u_{mf}，可以通过假设床的压差等于颗粒的质量，减去浮力除以床横截面积来大概估计。很窄的粒径分布有利于预测 HGMF 的收集；③关键是吸附剂是超顺磁的；④制造方法生产出一种高度不规则、无孔的结合表面，这样具有超高的结合面积（>110 m^2/g），若不考虑配基-目标系统，最大结合蛋白的载量会高于吸附剂 100 mg/g；⑤无孔的表面便于清洗、非常快的吸附/

解吸附动力学过程，以及便于利用固定化配基；⑥包裹磁芯表面的超薄聚合涂层易于形成高密度的配基，以及由于对各自目标分子的高亲和力和低水平的非特异性结合产生有效的批吸附剂材料。

$$u_{mf} = \frac{(\rho_s - \rho_f) \cdot g \cdot D_p^2 \cdot \varepsilon_b^3}{150 \cdot pf \cdot \mu \cdot (1 - \varepsilon_b)} \quad (13.1)$$

式中，ε_b 是床孔隙率，μ 是液体黏度，ρ 是液相（f）和固相（s）密度。

然而，这样的磁珠并不一定最适合 DSP，特别是当使用其他方式而非高梯度磁性分离处理柱子时。因此，迄今为止人们只对磁性吸附剂是如何制备和使用的问题感兴趣。

13.1.2.2 磁性分离和磁珠的历史

最早关于磁性固定和分离生物分子的报道是在 20 世纪 70 年代早期由 Dunnill 和 Lilly 团队报道的[27,28]。工作人员研究了使用磁性亲和材料从粗的大肠杆菌匀浆液中分离 L-天冬酰胺酶和 β-半乳糖苷酶的过程。磁性吸附剂的潜能很快就被发现，许多其他的研究团队也开始研究磁性吸附剂在生物分离中的用途。例如，在 20 世纪 70 年代末，Mosbach 等报道了使用磁性多聚物用于亲和层析的前处理[29]。甚至到 20 世纪 80 年代初，磁性分离在生物技术中的多种用途已被报道，如细胞分级分离、酶的固定化、磁性亲和层析、免疫测定及杂质的去除等，Whitesides 等有关于此的综述[30]。接下来的几十年到现在，已有关于磁性吸附剂的大范围潜在应用的诸多报道。Uhlen 首次报道磁性分离 DNA，特别是使用非共价生物素-链霉亲和素相互作用的手段[31]。甚至有更进一步的应用，如特异的细胞分离[32]、用于质膜蛋白质组研究的质膜分离[33]、在分子生物学中用于 DNA 杂交[34]，或采用合适的磁性颗粒从废水中去除重金属[35]、镧系元素和钢系元素[36]。Tartaj 等[37]报道了超顺磁纳米颗粒如何用于体内生物医学应用。例如，热疗可以作为提升磁共振成像的造影剂及磁性药物释放系统。与荧光染料、量子点或生物亲和性标记的生物分子相结合，用于生命科学和免疫测定的磁性颗粒已被生产[38,39]。大部分磁性吸附剂用于分离蛋白质的报道发表于最近 10 年，使用微米级磁珠和高梯度磁场分离。最近 Berensmeier[40]发表了有关用于生物加工过程的自动磁性分离装置的综述。该文章显示了磁性分离领域具有很大的研究潜力。有越来越多的出版物是关于磁性或具有特异结合性材料的。更好的选择性和更高程度的自动化能够在更短的时间里分析更大体积的样本。但现在还不太可能放大到处理比较大量样本的规模。

磁珠的商业潜能并非无人注意，今天已有超过 50 种不同的磁珠可以从许多公司那里购买，如 Bioclone 公司的 BcMag®磁珠[41]、Roche 公司的 MagNa®Kit[42]、Invitrogen 公司的 Dynabead®[43]、BD Biosciences 公司的 BD IMag®套装和试剂、Chemagen 公司的 Chemagic®试剂盒和 Micromod Partikeltechnologie 公司的 Nanomags®。这些已有的商品化磁珠主要服务于实验室内分离纯化核酸、蛋白质和细胞分离的目的，其通常都是按不同的目的以试剂盒形式供应，如分析、诊断和小规模制备，并且和具有专利的磁性分离工具或仅在实验室规模与自动化系统一同使用。因为不太可能大量地获得这些商品化磁珠，并且其高昂的价格也不适合于中试或生产规模。

13.1.3 磁性吸附剂的经济性约束

商品化磁珠的高昂价格不足以影响其在医疗、诊断和实验室规模的使用，因为它们需要的总量通常都很小。然而在中试和大规模生物分离工艺中，目前磁珠的价格仍高不可攀。可以通过一些简单的计算来知道如果用于工业生产的大概成本为多少。

传统的下游加工过程生产线及其中有效材料的成本可以如下估计：通常，假设一个商品化的药物价格的 5%～10%来源于生产成本[44,45]。该成本一半来自上游，一半来自 DSP。根据经验估计，33%的下游成本来自用于负责产物捕获和纯化的有效材料。表 13.1 列举了商品化磁珠的成本计算。

表 13.1 用于工业下游加工过程的磁珠可承受成本的计算结果

项目名称	计算根据	成本
商品化磁珠	20 mL 使用 5 mg/mL	402.29 美元
商品化磁珠	4.05×10^6 美元/kg	
生产成本	销售价格的 5%	201 000 美元/kg
下游成本	生产成本的 50%	100 500 美元/kg
DSP 的原料成本	DSP 成本的 33%	33 000 美元/kg
DSP 材料的可承受成本	33 美元/g	

也就是说磁珠回收 1 g 产物的成本不能超过 32 美元/g。假设每克磁珠的平均载量是 100 mg 产物，我们认定的磁珠价格的上限是 3 美元/g，并且假定磁珠和其他商品化的吸附材料一样是可重复利用的。相比于目前已商品化的磁珠，对于降低磁珠合成和原料成本的需求变得越来越明显。而商品化的磁珠的价格是上述价格的 1000 倍甚至更高，因此价格太高而无法在工业化的 DSP 中使用该技术。为了克服这些挑战，工程学上人们努力专注于能够在大规模生产中制造不太昂贵磁珠的加工过程。

13.1.4 磁珠的合成过程

磁珠的种类众多，大小根据用途和合成过程的不同而改变，从小于 200 nm（如用于静脉注射）到用于粗分离的 100 μm[46]。除了大量的生产方案，合成过程根据磁珠的一般结构可以再细分。图 13.3 显示了磁珠可能的基本结构。据此，可购买到的磁珠为：①聚合物基质携带磁性颗粒；②磁性材料为磁珠内核外面包裹聚合物基质；③一些磁性颗粒嵌入聚合物材料内部；④一些磁性颗粒放置于聚合物基质的孔内。

很多文献介绍有一些方法和材料来合成上述结构。表 13.2 给出了目前商业上及科学出版物中一些程序、基质和磁性材料的概述。该表的顺序根据图 13.3 介绍的磁珠颗粒（a）～（d）的一般结构。在几乎所有商业或自制的例子中，都是用 Fe_3O_4 作为磁性材料。唯一的例外是由 Martin 等提出的磁珠[47]，采用商品化的不锈钢微球。在大部分例子中，Fe_3O_4 是从 Fe（Ⅱ）和 Fe（Ⅲ）的盐溶液中通过碱性沉淀法制备的。Tong 等则使用 H_2O_2 作为沉淀剂的氧化沉淀法[48]。使用合成的 Fe_3O_4 或用两亲型表面活性剂油酸固定的 Fe_3O_4。

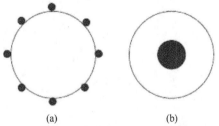
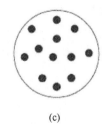
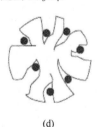

(a)　　　　　　(b)　　　　　　(c)　　　　　　(d)

图 13.3 采用 Yuan 等的磁珠结构图[46]。黑点代表磁性材料，基质材料用白色表示。（a）在聚合物基质表面标记磁性颗粒的磁珠；（b）磁性核心在聚合物基质内；（c）磁性颗粒嵌在聚合物基质内；（d）磁性颗粒放置于聚合物基质孔内。

表 13.2 文献中商品化磁珠总结

一般结构	磁性材料	合成性材料	基质	合成磁珠	功能化	磁珠大小	应用	参考文献
b		商品化的不锈钢微球	PS-DVB	根据悬浮聚合作用 PS-DVB 包覆 MS	磺基 (CEX)	50~70 μm	作为色谱析层介质	Martin 等[47]
b		商品化的带有抗生蛋白链霉素的感温磁性 NP	PVA-GA	将生物素化的 mAb 偶联到 NP	mAb	NP: 170 nm 聚集物: 1470 nm	细胞分离: 从炎症层中纯化物中纯化中性白细胞	Hoshino 等[50]
b	Fe₃O₄	来自 Fe(II) 的氧化-PC, PVA + H₂O₂/NaOH	PVA-GA	交联 PVA 和 GA 包裹 Fe₃O₄ 内核	CB 偶联	Fe₃O₄ 内核: 20 nm; 交联后 10 μm	蛋白吸附 (从纯溶液中提取 LYZ, 从酵母匀浆液中提取 ADH)	Tong 等[48]
c		商品化的 Fe₃O₄	PA	PA + Fe₃O₄ 的悬浮聚合作用	大豆胰蛋白酶抑制剂 (STI)	60~600 μm	MSFB 层析法, 分离胰蛋白酶和膜蛋白酶	Cocker 等[78]
c		在碱性介质中来自 Fe(II) + Fe(III) 的 PC	PGMA	GMA 和 Fe₃O₄ 的分散聚合作用	—	100 nm~2 μm	研究集中在聚合作用参数的变化	Horak 等[79]
c		商品化的 Fe₃O₄	PVB	溶剂蒸发法乳化作用	CB 偶联	100~300 μm	从水溶液中取出重金属 [Cu(II), Cd(II), Pb(II)]	Denizli 等[80]
c	Fe₃O₄	在碱性介质中来自 Fe(II) + Fe(III) 的 PC	P (MMA-DVB-GMA)	喷雾悬浮聚合作用	—NH₂基团	约 10 μm	蛋白质从纯溶液中的吸附	Yang 等[49]
c		在碱性介质中来自 Fe(II) + Fe(III) 的 PC	PS	微乳化聚合作用	—	80 nm	—	Ramirez 等[81]
c		在碱性介质中来自 Fe(II) + Fe(III) 的 PC	PVB, PVA, PMMA, PVAc	喷雾悬浮聚合作用	—N(CH₃)₃+ (AEX), —SO₃ (CEX), —IDA-Cu²⁺ (IMA)	约 5 μm	蛋白吸附 (从纯溶液中提取 LYZ, 从酵母匀浆液中提取 ADH)	Kapple 等[24]
商品化磁珠								
b	Fe₃O₄	在碱性介质中来自 Fe(II) 的 PC	PS: 葡聚糖、淀粉、壳聚糖	用 PS 包裹基的 Fe₃O₄ 聚集体; 与二氧化硅结构交联	羧酸基团和 PEG	50~200 nm (形状不规则)	DNA 纯化, 蛋白质检测, 分离纯化; 反转录病毒的检测	Micromod 公司的 Nanomags® [83]
c		优先考虑商品化的 Fe₃O₄ (如 Bayferrox 产品)	PVA-硅烷	Fe₃O₄ 的乳化聚合作用, PVA 交联剂	蛋白 A, G, L, Ab, SAV, BT 等	0.5~10 μm	提取核酸	Chemagen 磁珠[82]
c/d	Fe₃O₄	在碱性介质中来自 Fe(II) + Fe(III) 的原位 PC	PS	乳化/分散聚合作用; 然后对原位 PC 在 OS 中 MS 溶胀	蛋白 A, G, Ab, SAV, BT, —COOH, NH, Oligo dT 等	1~5 μm	提取、纯化和分离细胞, 蛋白质、细胞器和核酸	Dyna 公司的 Dynabead® [57]

注: Ab, 抗体; ADH, 醇脱氢酶; BSA, 牛血清白蛋白; BT, 生物素; CB, 汽巴蓝 3GA; Cc, 细胞色素 C; CEX, 阳离子交换; CT, 糜蛋白酶原; DVB, 二乙烯苯; GA, 戊二醛; GMA, 甲基丙烯酸缩水甘油酯; IEX, 阴离子交换; LYZ, 溶菌酶; PA, 聚丙烯酰胺; PL, 磷脂层; mAb, 单克隆抗体; MMA, 甲基异丁烯酸; MS, 微球体; MSFB, 磁稳流化床; MYO, 肌红蛋白; NP, 纳米粒; OA, 油酸; OS, 有机溶系; P, 多; PC, 沉淀法; PSa, 多糖; PVA, 聚乙烯醇; RA, 核糖核酸酶 A; SAV, 抗生蛋白链霉素; STI, 大豆胰蛋白酶抑制剂。

表 13.3 用不同的 CEX 含量测定聚乙烯醇缩丁醛（PVB）和 PMMA 磁珠的离子交换活性

CEX 含量/%	不同聚合物基质的活性		聚合物含量/%
	PVB	PMMA	
10	1.01	0.77	70
20	1.45	1.56	60
30	2.03	1.488	50
40	2.34	2.3	40
50	2.59	2.82	30
100		4.58	0

注：磁珠固定的磁性含量为 20%。

结构"a"，也就是在基质颗粒的外表面结合磁性材料的结构并未在表 13.3 中出现。这暗示了该结构并不合适，可能是由于磁性材料有脱落的风险，也有可能是因为这种磁珠的磁性材料的总量比较低（因此磁性速率较低）。与此相似，"d"型基本也未在表中呈现，主要基于同样的原因。唯一的例外是商品化的 Dynabead®，它是介于结构"c"和"d"之间的。在沉淀法制备 Fe_3O_4 过程中，磁性材料的结构类似于"d"，然而最终在磁珠中的磁性材料的结构类似于"c"。磁珠中 Fe_3O_4 的整合形式主要有两种：要么用聚合物包裹起来，要么与不同的单体通过聚合作用整合在一起。

"c"型结构主要来自于聚合作用，如悬浮、分散、乳化、微乳化或特异的喷雾悬浮聚合作用（来自 Yang 等的报告[49]），这些作用都从自由基开始。从表 13.4 可以看出，在聚合作用过程中，结构"c"的形成是当结构"b"在形成中包裹 Fe_3O_4 颗粒或聚集。此外，采用聚合作用合成的磁珠大小是微米级别的，而来源于包裹的 Fe_3O_4 的大小则是纳米级别的。有几种聚合物可作为基质材料，如聚苯乙烯（PS）、聚乙烯醇（PVA）、聚酰胺（PA）、聚甲基丙烯酸缩水甘油酯（PGMA）、聚甲基异丁烯酸（PMMA）和多糖类。磁珠的功能化范围与其应用范围一样广泛：简单的离子交换基团如硫酸根残基、羧酸或氨基基团及亲和配基如蛋白 A 和 G，链霉亲和素和生物素、寡核苷酸 DT、单克隆抗体或辛巴蓝。一些研究团队将商品化的磁珠再修饰适用于非常复杂的应用，如 Hoshino 等用于分离血细胞[50]。Ma 等对合成磁珠不同的聚合作用方法有更加详细的综述[51]。

迄今为止大部分的磁珠要么是聚合物包裹磁性核心，要么是磁性颗粒通过聚合作用衍生而来。通过悬浮聚合的磁珠的大小在几百微米范围内有很宽的尺寸分布。而乳化和微乳化聚合作用生产的磁珠有更窄尺寸分布和更小的颗粒。而且由于其通常颗粒大小在纳米级别内，使得磁性饱和度更小。通过分散聚合作用合成的磁珠具有大尺寸、宽分布和低磁性浓度的特点。一些实验室级别生产的磁珠并不完全适应工业应用的所有要求规范。例如，适中的大小（如 1~2 μm）的磁珠能提供充足的载量，高磁性浓度能在分离中提供高磁力，适当的粗糙度/内孔隙率保证了清洗和重复利用。

表 13.4 图 13.12 的最大载量 q_m 和等温吸附线的解离常数 k_d

q_m/（mg/g）	k_d/（mg/L）	解吸附/%	
磁珠（LYZ/磁珠）	77.6	47.864	83.8
磁珠（LYZ/CEX）*	193.9	47.864	—
CEX（LYZ/CEX）	183.3	31.06	68.5

* 与 CEX 在 PVB 磁珠内 40wt%的质量分率相关。

注：来自参考文献[78~83]。在 PVB 磁珠（40/20/40 CEX）或 CEX 结合的 pH 为 7，解吸附 pH 为 12.5。

13.2 精选的规模化的合成过程

13.2.1 乳液聚合法磁珠合成

大规模的乳液聚合法已用于品种多样的多孔颗粒和吸附剂的生产实践多年，特别是在层析领域。在小规模的商业生产中也会使用（如 Chemagen 公司的 Chemagic 磁珠）。典型的方法是在普通植物油中（20℃的黏度为 130~190 mPa·s，含铁溶液（磁性颗粒大小为 10~200 nm）和 PVA 的水溶液（M_n 为 23 000~24 000）一同被分散（图 13.4）。由于加入一些表面活性剂，该乳化液是稳定的，并且在油相中乳化剂的浓度通常为 2%~6%（V/V）。由于磁性胶质在有机相中是悬浮状态，磁性颗粒就被聚合物材料包裹在内。为了保证高孔隙度和好的稳定性，这些珠子交联在一起。在多数情况下，由于反应速度很快，因此需要加入戊二醛和一种酸性催化剂。磁珠的形成通常在 10~20 min 内完成[53]。随后珠子用正己烷、2-丁酮和去离子水清洗。配基如离子交换基团（羧基和溴化甲基-DEAE 基团）通过催化移植技术被引入[52,54]。对于这些磁珠有各种各样的活化和修饰的可能性，使其捕获产物的范围很广。亲水的 PVA 基适合用作蛋白捕获的吸附剂，但由于其有限的活性导致其衍生困难[52~54]。该法生产的磁珠通常都比较大（Bergemann 等制造的磁珠至少为 2~3 μm[53]，Müller-Schulte 等的常常更大[52]），

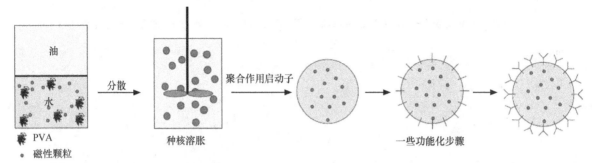

图 13.4 乳液聚合法的过程链相图。（本图全彩图片可由 http://onlinelibrary.wiley.com/book/10.1002/9780470054581 获得。）

并且有赖于其多孔特性，一般能获得令人满意的结合载量。然而这也反过来限制了磁性容量和相应的吸附剂磁化率。这些特点对于 DSP 使用 HGMF 型的过程来说具有局限性，因而要求对生产流程进行修改以能生产出合适的吸附剂。然而 Chemagic 吸附剂通常用于诊断和分析应用。例如，这种磁珠为免疫测定提供了基础，并能用于细胞分离。在这些案例中，相关抗原的抗体可以与 Chemagic 磁珠进行化学偶联。

13.2.2 活化膨胀法磁珠合成

颗粒的种核首先是通过乳液聚合法的过程生产的[55]（图 13.5）。举例来说，甲基丙烯酸甲酯、甲基丙烯酸缩水甘油酯和乙二醇二甲基丙烯酸的混合物在水中分散。在快速搅拌后加入聚合作用启动剂[如$(NH_4)_2S_2O_8$]，在 65℃ 下聚合反应进行几个小时[56]。这些颗粒的体积占最终颗粒体积的 1%～2%。随后，种核在水或水与有机溶剂的混合液中溶胀。然后通过加入一种能够产生高度单分散稳定的大孔聚合物颗粒的油溶性引发剂，在溶胀的颗粒中开始进一步的聚合作用。多聚物产生共价偶联的氧化基团（来自于亚硝酸和硝酸的—NO_2 或—ONO_2），这些基团在颗粒中作为铁结合基团广泛分布[55,56]。磁性的引入通过在亚铁盐溶液中分散颗粒完成。亚铁离子转移到颗粒内部，在那里发生磁性铁的氧化和氢氧化复合物的沉淀作用。加热后，形成磁铁矿或磁赤铁矿的晶粒，这些晶粒非常小，具有超顺磁性。一个以这种方法生产的商品化吸附剂是 Dynal 公司的 Dynabead®[57]。这类产品通常用于诊断和分析试剂盒而投放市场，如在生物分离、肽和蛋白质结合方面。

13.2.3 溶液法磁珠合成

最适合大规模生产完整的磁性吸附剂的制造方法之一

是所谓的溶液法磁珠合成（SOLPRO）。这是因为需要的三种不同的单一特性，即超顺磁性、功能性和多聚体结构包含在独立的成分中，然后通过一种简单的喷雾干燥法结合在一起。该模型的加工流程图见图 13.6[58]。每种成分被规模化地单独合成。最终的复合磁珠（1～5 μm）包括纳米级-超级磁性颗粒（10～20 nm）和嵌入多聚物基质的纳米级的多聚物颗粒（大约 200 nm）。纳米级多聚物颗粒用于捕获扩散到吸附剂内的目标分子。

纳米级磁铁矿颗粒由沉淀法合成，通过有机溶剂固定。功能化多聚物颗粒通过乳液聚合法和以下的功能化步骤合成[59~61]。作为基质的多聚物与磁铁矿和多聚物纳米颗粒溶解在合适的溶剂中。对上述悬浊液进行喷雾干燥，此时磁铁矿颗粒和功能化的多聚物颗粒嵌入多聚物基质中[24,58,59,61]。三种成分的比例非常容易改变，通常的组成是：20%的磁铁矿、40%～50%的功能化多聚物纳米颗粒，以及多聚物基质。此外，可以很容易改变功能化颗粒的组合类型及制造最终复合物所使用多聚物的类型，使得吸附剂的生产类型具有很大的灵活性。例如，直径大约为 200 nm 的阴离子交换剂（AEX）或阳离子交换剂（CEX）能与不同的多聚物基质整合，如 PMMA、聚乙烯醇缩丁醛（PVB）、PVA 和聚乙酸乙烯酯（PVAc）[24,58,59]。

13.2.4 超顺磁特性

磁性吸附剂用于生物加工过程最重要的一面是其超顺磁特性。吸附剂达到超顺磁性，需要包含的磁性颗粒在颗粒临界大小以下。根据 Lu 等的报道[62]，球形单域磁性颗粒（Fe_3O_4）的临界直径是 128 nm，但如果当单域超过特定颗粒大小大约 15 nm，那么弛豫的时间常数会变得太长而无法在下一个循环十分短的流程时间内退磁。因此，规范要求大部分磁珠整合的磁性纳米颗粒大小应在 10～15 nm。

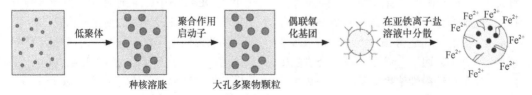

图 13.5 活化溶胀法。（本图全彩图片可由 http://onlinelibrary.wiley.com/book/10.1002/9780470054581 获得。）

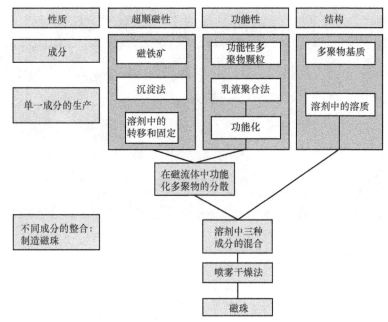

图 13.6　溶解在溶剂中的多聚物溶液。

这些颗粒包括一个超顺磁材料的单个磁畴。在一个磁场内，小的单域排列，创造磁性，然而当去掉外部磁场，单域立刻失去定向，磁珠不再有磁性。如果一个单独的颗粒有超过一个磁畴，当去掉磁场后它们仍会排列，仍有残存的磁性。图 13.7 是采用 SOLPRO 方法合成的磁性颗粒嵌入吸附剂的多聚物基质的透射电镜（TEM）图。能观察到的一级粒子的大小为 10～15 nm，因此可以假设吸附剂作为一个整体是超顺磁的。颗粒的磁化强度和超顺磁特性很容易被确定，通过溶液法生产的不同磁珠和一种商品化的磁珠品种的磁化曲线的例子见图 13.8。对于所有颗粒，从曲线中可以看出，当磁通量密度改变时没有滞后现象，表明没有顽磁并且复合吸附

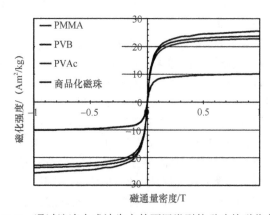

图 13.8　通过溶液合成法生产的不同类型的磁珠的磁化曲线。（本图全彩图片可由 http://onlinelibrary.wiley.com/book/10.1002/9780470054581 获得。）

剂是超顺磁的。在所有颗粒中表明必须低于 0.2 T 才能引发最大磁化。除了其他因素以外，磁饱和主要依赖于超顺磁颗粒嵌入多聚物基质的总数。

图 13.9 展示了几种磁珠的扫描电镜（SEM）图。磁珠的颗粒大小随着合成方法的不同而改变。商品化珠子单一粒径几乎在 1 μm 左右。通过喷雾干燥法合成的磁珠的中间粒径大约为 2 μm。而且这些珠子的标记表面清晰可见（图 13.9）。该结构相比于光滑表面增加了珠子的特异性表面积，使每克磁珠的蛋白载量提高了 3 倍。

13.3　磁性吸附剂用于实验室分离

13.3.1　筛选与使用 SOLPRO 磁珠

对于任何生物分离，磁性吸附剂的载量都是其主要性质。这取决于配基密度和目标分子与配基的可及性。

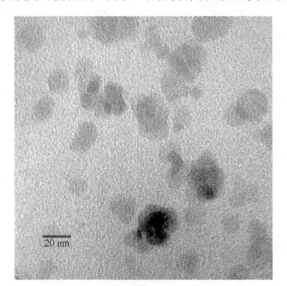

图 13.7　溶液法合成的磁铁矿嵌入多聚物基质的 TEM 图（PMMA 基质带有质量分数为 30%的磁铁矿和每克磁铁矿 0.7 g 脂肪酸）。

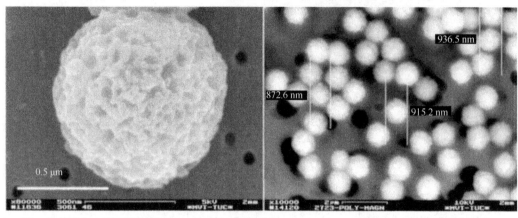

图 13.9　SEM 图，从左到右：溶液法自制的 PVB 珠子（质量分数 40% PVB，20%磁铁矿，40%功能化颗粒）；Dynabead©。

然而鉴于配基通常是磁性吸附剂最昂贵的部分，因此优化所需功能化的水平是很重要的。对于 SOLPRO 磁珠，基本配基位于功能化的纳米颗粒上，该颗粒整合在多聚物复合吸附剂内。一个吸附剂优化的实例，研究了生产的磁珠整合不同数量的 CEX 纳米颗粒对阳离子交换载量的影响。

多聚物基质对于总电荷和选择性结合载量的影响已经纳入考量范围（表 13.4）。具有高浓度功能化基团的多聚物基质对总体的离子交换能力有一定的影响。这会导致非特异性结合，或者结合强度发生变化，导致在冲洗步骤丢失产物。因此对于多聚物基质的选择也应慎重。

由质量分数 40% PVB、20% CEX 颗粒和 20%磁铁矿合成的吸附剂，测定其对 β-半乳糖苷酶或溶菌酶的捕获和回收能力。1 g/L 吸附剂的单一批次吸附步骤，结合缓冲液为含 0.1～1 g/L 的 β-半乳糖苷酶的 pH4 的 10 mmol/L KH_2PO_4/K_2HPO_4 缓冲液（洗脱液为 pH8 的 0.01 mol/L KH_2PO_4/K_2HPO_4 缓冲液）或结合缓冲液为含 0.1～1 g/L 的溶菌酶的 pH7 的缓冲液（洗脱液为 pH12.5 的 0.01 mol/L KH_2PO_4/K_2HPO_4 缓冲液）。图 13.10（a）显示对溶菌酶有一条非常陡的结合等温线，这是典型的离子交换吸附剂。最大结合载量总计大约 160 mg/g_{CEX} [图 13.10（a）]和大约 60 mg/g_{bead} [图 13.10（c）]。上述两个值的关系表明，溶液法合成的磁珠内所有的 CEX 颗粒在吸附作用中很活跃。两条吸附等温线都近似 Langmuir 拟合。这种近似依赖于下列基本假设[63]。

1. 吸附导致在吸附剂表面形成单层结构。

2. 吸收焓在每个吸收位点都是相等的，并且独立于吸收比率。

3. 被吸附分子间没有相互作用。

Langmuir 方程与 q_{eq} 相关，即平衡载量，其又与平衡浓度 c_{eq}、解离常数 K_d 和最大载量 q_m 相关[式（13.2）]。后者是理论最大吸附载量的特征值。

$$q_{eq} = \frac{q_m \cdot c_{eq}}{K_d + c_{eq}} \qquad (13.2)$$

Langmuir 方程广泛用于拟合蛋白质吸附的实验数据。例如，Xue 等[64]、Heeboll-Nielsen 等[10]、Hubbuch 等[9]、Tong 等[48]、Yang 等[65]、Peng 等[66]、Liao 等[67]和 Hoffmann 等[68]均使用上述方程。

非常少的蛋白质在缓冲液冲洗阶段被释放，平均超过 75%～80%的蛋白质在一步洗脱步骤中被回收。在最优吸附条件，β-半乳糖苷酶（pH4）显示与溶菌酶相似的吸附特性。初始梯度不是太陡，归因于 β-半乳糖苷酶有更高的分子质量，使得每分子在磁珠上占据更大的表面积。即使 β-半乳糖苷酶的吸附特性在纯 CEX 颗粒中显示更低的解吸附率[图 13.10（b）]，使用一种适当的程序，其从磁珠中的回收率也有可能超过 90%[图 13.10（d）]。

磁性分离被认为是一种快速、温和的方法，保证酶在操作过程中不失活，在 β-半乳糖苷酶的分离过程中，以 ONPG（o-nitrophenyl-β-D-galactopyranoside）为底物的活性测定在每一步都会进行。图 13.11 的结果显示，相比用于吸附步骤的初始原料，洗脱收集组分的比活增加了，表明发生了纯化过程，活性平衡暗示在洗脱中会有超过预期的活性回收率，进一步证实了从初始复合物中提纯并未造成酶的破坏。

对吸附剂使用筛选的下一步是测试将溶菌酶和 β-半乳糖苷酶互相分离。吸附剂具有阳离子性质，因此预测在低于等电点的 pH 下能将两种蛋白质都结合（溶菌酶的 pI 是 9～10，β-半乳糖苷酶的 pI 是 3～4）。而等电点的不同可以摸索选择性冲洗/洗脱步骤。将磁性吸附剂（终浓度是 4 g/L）加入含有 500 mg/L 的溶菌酶和 500 mg/L 的 β-半乳糖苷酶 pH8 的溶液中，并且在 pH8 下冲洗和 pH12 下洗脱之前允许吸附 1 h。通过 SDS-PAGE 分析表明，吸附剂对两种蛋白质都过载了，这可以通过鉴定吸附后上清而得知。活性测定吸附剂结合溶菌酶的载量是 48.3 mg/g_{bead}，这与图 13.10 一致。pH8 下的冲洗均未释放两种蛋白质，也与图 13.10 的结果一致。而溶菌酶在 pH12 时被选择性地洗脱而没有任何 β-半乳糖苷酶的污染（图 13.11 第 10 道，图 13.12）。所用吸附剂的结合特性见表 13.4。

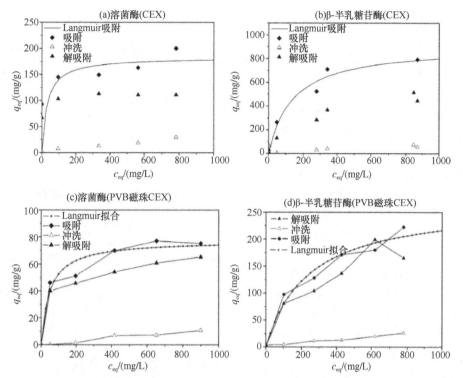

图 13.10　Langmuir 等温线及吸附/解吸附实验的测量数据。（a）溶菌酶与 CEX。吸附：pH7（◆），冲洗 pH7（△），解吸附 pH12.5（▲）。（b）β-半乳糖苷酶与 CEX。吸附：pH4（◆），冲洗 pH4（△），解吸附 pH8（▲）。（c）溶菌酶与 PVB 磁珠（40/20/40 CEX）。吸附：pH7（◆），冲洗 pH7（△），解吸附 pH12.5（▲）。Langmuir 常数 q_m 为 77.5 mg/g，k_d 为 44.864 mg/L，c（磁珠）为 1 mg/L。（d）β-半乳糖苷酶与 PVB 磁珠（40/20/40 CEX）。吸附：pH4（◆），冲洗 pH4（△），解吸附 pH8（▲）Langmuir 常数 q_m 为 267.7 mg/g，k_d 为 237.63 mg/L，c（磁珠）为 1 mg/L。

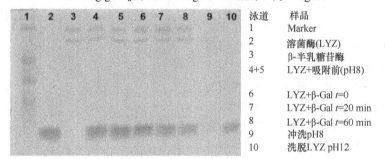

泳道	样品
1	Marker
2	溶菌酶(LYZ)
3	β-半乳糖苷酶
4+5	LYZ+吸附前(pH8)
6	LYZ+β-Gal t=0
7	LYZ+β-Gal t=20 min
8	LYZ+β-Gal t=60 min
9	冲洗pH8
10	洗脱LYZ pH12

图 13.11　吸附之前（t=0），在 pH4 吸附之后（吸附），在 pH4 冲洗之后（冲洗）和在 pH8 解吸附之后（解吸附），β-半乳糖苷酶在 PVB 磁珠（40/20/40 CEX）中活性和浓度的变化。c（β-半乳糖苷酶）为 200 mg/L；c（磁珠）为 1 mg/L；q_{eq}（β-半乳糖苷酶）为 35.6 mg/g。

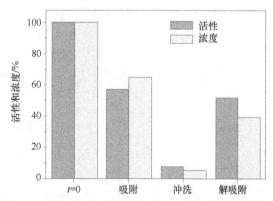

图 13.12　从二元溶菌酶/β-半乳糖苷酶混合物中选择性分离溶菌酶的 SDS-PAGE 图。PVB 磁珠（40/20/40 CEX）作为吸附剂。浓度：500 mg/L 溶菌酶、1000 mg/L β-半乳糖苷酶，4 g/L 磁珠。吸附/解吸附条件：60 min pH8 吸附，30 min pH8 冲洗。45 min pH12 洗脱。SDS-PAGE 胶为自制（4%浓缩胶，12%分离胶）。胶每孔上 10 μL Marker 和 30 μL 样品，最终浓缩胶跑 20 mA/gel 和分离胶跑 40 mA/gel。所用吸附剂的结合特性见表 13.4。（本图全彩图片可由 http://onlinelibrary.wiley.com/book/10.1002/9780470054581 获得。）

13.3.2 未澄清的原料中的 HGMF 产物回收

上面的例子是在微量管中使用磁棒来完成磁性吸附剂的分离过程。这是一种简单、直接筛选吸附剂和缓冲液的方法，但无法直接放大，并且需要一种处理磁性吸附剂更好的方法。Hubbuch 和 Thomas[9]成功地用 HGMF 在中试级别从未澄清的生物处理溶液（粗制的猪胰脏料液）中回收胰蛋白酶。具有很强胰蛋白酶结合力的磁性吸附剂（q_{max}=120 mg/g；k_d=0.3 μmol/L），使用在商品化层析介质常用的制备方法学，是在丝氨酸蛋白酶抑制剂和苯甲脒的基础上，通过活化和偶联的方法生产而来。采用磁性纳米颗粒构成的基本无孔的微米级别的团块用于构建该吸附剂[9]。

室温下，苯甲脒交联的磁性颗粒与粗制胰酶混合搅拌0.5 h。然后颗粒/料液悬浊液置于高梯度磁性过滤器的采样罐内，施加垂直位 0.4 T 的磁场。在批吸附阶段，使用不足量的吸附剂导致只捕获了 79%的可用胰蛋白酶，再加上不与吸附剂结合的 α-淀粉酶,在系统上样和冲洗时，出口液流中可检测的胰蛋白水平就会很低（图 13.13，图 13.14）。磁场关掉后，非特异性吸附和物理截留的物质在一个封闭系统的环中被冲洗去除。特异吸附的物质从吸附剂中，使用装满 pH2.6 的 0.1 mol/L 盐酸-甘氨酸的再循环，通过三个循环被洗脱出来（图 13.13，图 13.14），用这种方式，超过 80%、纯度大约提升 3.5 倍的初始结合胰蛋白酶被回收。尽管有大约 80%的磁性吸附剂在高流速下通过冲洗和循环可以被简单地回收，但只有将吸附剂从滤器采样罐中拆卸后才能有完全的回收率。在设计下游处理设备时考虑，无需将系统拆卸即可有高效的清洗和灭菌程序，其重要性逐渐增加。显然，在下游处理的内容中，未来对 HGMF 仪器需要进行改造，以能实现在线全部颗粒回收和有效的原位清洁（CIP）及在线蒸汽灭菌（SIP）程序。

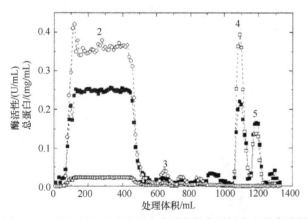

图 13.13 从粗制的猪胰脏料液中用高梯度磁场亲和分离胰蛋白酶。说明：胰蛋白酶活性（□），α-淀粉酶活性（○），总蛋白含量（■）。数字 2～5 对应 SDS-聚丙烯酰胺凝胶电泳图 13.14 中的分析组分。（引用经 J.J. Hubbuch 和 O.R.T. Thomas 的许可。*Biotechnol. Bioeng.* 79, 301–313, Copyright© 2002 and John Wiley & Sons, Inc., New York。）

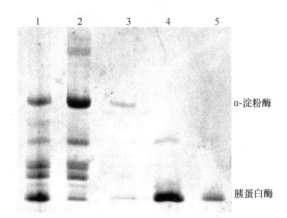

图 13.14 从粗制的猪胰脏料液中用高梯度磁场亲和分离胰蛋白酶（图 13.13）不同操作阶段收集组分的 SDS-PAGE 分析图。泳道 1，粗制的猪胰脏料液；泳道 2，上样时取样；泳道 3，上样时取样；泳道 4，第一个洗脱循环取样；泳道 5，第二个洗脱循环取样。（引用经 J.J. Hubbuch 和 O.R.T. Thomas 的许可。*Biotechnol. Bioeng.* 79, 301–313, Copyright© 2002 and John Wiley & Sons, Inc., New York。）

13.4 磁性分离技术

磁性分离可分为两大类：①材料的分离基于内在的磁矩；②混合物中一种或多种组分被赋予磁敏感性。虽然两类的磁性都在大规模工业化磁性分离中被探索，但多数生物技术应用涉及赋予磁性，即给无磁性（反磁性）类物质以磁性，如通过附着或与磁敏感颗粒交联。除了个别例外，如红细胞和磁芯细菌，它们各自具有高浓度的顺磁血红蛋白和包裹磁性氧化物或硫化物的小结晶。

在磁场中，对天然有磁性种类分离或操作的有效性，取决于磁性、流体动力学、重力和颗粒内部力之间的关系。最终力的平衡取决于被分离材料的本质、磁性装置的类型和设计的运行参数。磁性分离的关键参数是待分离物质的磁化率、分离区域的磁场强度、磁场梯度（dH/dx，如磁场中位置的改变）和颗粒的体积。磁场梯度的重要性逐渐增加，而磁性颗粒体积的重要性逐渐降低，如具有很高 dH/dx 值的、非常小的颗粒必须产生足够强的力才能分离。对于顺磁颗粒，外加场的绝对强度，H，也很重要，因为其会影响诱导磁化。也就是说磁性分离的关键因子是识别产生高磁性梯度的实用方式。在接下来的部分，会对两种用于 DSP 的主要磁性分离技术，磁性萃取和高梯度磁场分离，进行简要描述。

13.4.1 磁增强两相萃取

两相系统，基于两种聚合物在水溶液中的不相容性（或者一种聚合物一种盐），被用于分离细胞、细胞器、细胞碎片、病毒、核酸和蛋白质。这些双水相系统（ATPS）的典型特征是快速达到平衡和最小的混合；后者是由于两相间的低界面张力。相比起来，静置时相分离是缓慢的，因此常常需要加速离心。如果需要多次分离步骤，

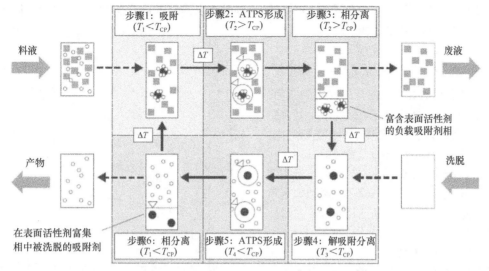

图 13.15　使用 SEMP[智能磁提取相（smart magnetic extraction phase）]用于蛋白分离的流程图。流程图显示了整套的吸附、解吸附、相形成和相分离的步骤。（●）磁性吸附剂，（○）目标分子，（▨）杂质。

加速离心相分离会对整个流程增加很大的经济限制，Wikström 和其同事[69]描述了如何通过应用磁场，将磁性敏感材料（如铁磁流体或磁铁矿）作为某相的种核而提高相分离。相微滴与磁性材料在磁场中运动到与本体相塌陷的位置。磁性增强的相萃取分离容易放大，并且对于现有的相分离技术，尤其是一些应用难题（如具有相似密度，高黏度和高体积相比率的相和系统包含乳化稳定剂），即借助重力或离心力的分离要么难以实施要么慢得不切实际[70]，是一个有益的补充。

最近磁性萃取通过使用功能化的磁性微米或纳米颗粒结合感温 ATPS 得到进一步的发展[71]。这样除了有借助磁场加快相分离速度的好处，还可以通过磁性吸附剂的选择吸附性来增强在系统分散相中积累的蛋白分配。此外多聚物的回收通过使用感温 ATPS（通常为非离子表面活性剂的水溶液）会更加容易，该溶液在高于所谓浊点温度（TCP）时分为两相，一个富集相（包含＞99%的总表面活性剂），以及一个匮乏相（包含＜1%的总表面活性剂）。磁性吸附剂吸附目标蛋白，将其从表面活性剂-匮乏相中拉出到表面活性剂-富集相中。由此，几乎所有的相-形成多聚物可以通过重复使用该相而被回收（图 13.15）。该系统的可行性通过在含有母鸡卵溶菌酶和卵白蛋白的模式蛋白溶液中应用而证明[72]。

13.4.2　高梯度磁场分离

当强磁性材料（或集电极）置于磁场内，对顺磁性材料和强磁性材料施加的净磁力在阻性和吸引的介质中是悬浮的。吸引的相对强度依赖于颗粒的磁化率和大小。品种多样的磁性分离设备用于为数众多的、大规模工业应用中（Svoboda[73]和 Hoffmann[74]）。然而，如果需要完全去除非常小的磁性的微米颗粒甚至纳米颗粒，就需要

高梯度磁场分离（HGMS）设备。HGMS 能从快速流动的处理液体中回收甚至弱磁性物质。HGMS 的基本原理见图 13.16，该原理十分简单且与深床过滤类似。一个装满磁性分离基质的采样罐放于外磁场区域内。基质在图 13.16 由简单的十字线断面图表示，由叠加的金属丝网或多孔的碟或盘组成。基质将外部磁场限制在它的环境内，这样在其表面产生能够强烈结合磁性颗粒的区域。

在分离循环中，料液中的磁性微粒被固定在分离基质上，这样液体流出分离器没有颗粒或仅有非磁性固体。如果分离基质的载量耗净，就终止进料。然后磁场转向，通过简短、密集的逆流模式冲洗，磁性颗粒从分离基质中被回收。分离的颗粒作为浓缩物被收集，其固形含量很少高于 5%。

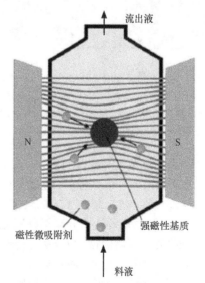

图 13.16　高梯度磁场分离（HGMS）的分离原理。

假设斯托克斯定律对流体阻力是有效的，理论的粒子速度，u_m，由最邻近一个直径为 a 的金属线圈产生的磁力引起，其关系可用公式近似表述如下：

$$u_m = \frac{1}{18} \cdot \mu_0 \cdot \Delta\chi \cdot M_w \cdot H_0 \cdot \frac{D_p^2}{a \cdot \mu} \quad (13.3)$$

式中，$\Delta\chi$ 是颗粒和流体敏感性的不同，D_p 是颗粒直径，M_w 是线圈的磁化强度，H_0 是外部磁场强度，μ_0 是真空磁导率，μ 是介质的磁导率。在很多理论和实验研究中，磁性速率和在分离器中实际流速 u_0 的比例（即 u_m/u_0）在预测磁分离效率方面被证明是重要的。当 u_m/u_0 值远大于1时，HGMS 的分离行为与传统的深度过滤类似。也就意味着在分离基质内形成相对锐利的上样曲线。这时，该上样曲线沿着滤器向出口移动。当 u_m/u_0 值小于1时，上样曲线被加宽，磁性分离无效。

HGMS 比传统的分离手段的操作效率高一个数量级（图 13.18）。此外，实际上 100%的磁性材料，甚至那些弱磁化率的材料都能被回收，并且该技术也适合用于无菌环境。然而典型的 HGMS 系统在如钢铁工业中使用，在基质冲洗时回收磁性颗粒方面出现了严重问题[75~77]。然而在大多数磁性分离的应用中该点是可以忍受的，在 DSP 中的高效使用需要在冲洗和洗脱阶段全部颗粒再悬浮。因此一种特殊类型的 HGMS，特别适合用于 DSP，已被开发并最近已商品化[图 13.17（a）]。

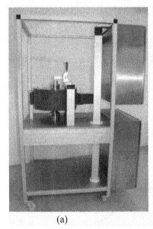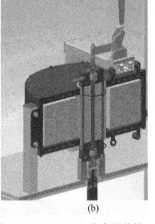

（a）　　　　　　　（b）

图 13.17　转子-定子磁性分离器（RSMS）。（a）分离器整体；（b）转子-定子圆盘的过滤腔，均来自 Chemagen Biopolymer Technologie AG 公司（www.chemagen.com）。（本图全彩图片可由 http://onlinelibrary.wiley.com/book/10.1002/9780470054581 获得。）

在所谓转子-定子磁性分离器（RSMS），通过旋转基质增加分离基质和液体间相对速度，克服了基质上颗粒聚集物的附着力。为了防止液体也旋转，RSMS 的分离基质根据转子-定子原理设计。分离器外壳见图 13.17（b），不仅适应固定的基质圆盘，也包括与转轴相连的基质圆盘。在该分离器中，大量的两种类型的圆盘交替排列。当静止轴发生颗粒分离时，通过高速旋转轴开始颗粒悬浮。相邻转动和静止圆盘间产生的剪切力导致颗粒

脱落并随液流流动，这样就会有充分的冲洗和洗脱步骤，同时在生物分离循环的最后有完整的颗粒回收率。

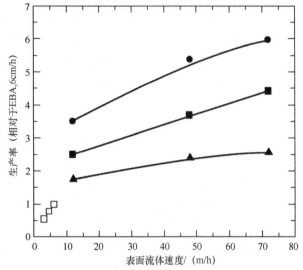

图 13.18　从克劳氏芽孢杆菌中回收 Savinase® 时，表面流体速度对 EBA 和 HGMF 生产率的影响。说明：EBA（□）；HGMF 在 1（●）、2（■）、3（▲）批吸附步骤。（引自 J.J. Hubbuch D.B. Matthiesen，T.J. Hobley and O.R.T. Thomas，2001，*Bioseparation*，10，99-112。）

13.5　总结

磁性敏感材料在使用时允许有其他悬浮固体存在，吸附剂可以有选择性地进行操作和分离。这使得能够有选择性地，从包含悬浮颗粒和杂质的粗制的生物制品处理液中，回收载有吸附目标种类的磁性吸附剂，这样就可以去掉很多前处理步骤，这些步骤通常还包括预先处理装填好的吸附层析柱。磁性分离快速、温和、易于放大、容易自动化和有较高的成本效益，能够完成使用其他技术无法实现或不现实的分离，并且在很宽的学科范围内都展示了可靠性，包括矿物工程、污水处理、分子生物学、细胞分选和临床诊断。

磁场钓取技术的能力和与之相关的磁性分离和颗粒生产的方法已在实验室规模和半中试规模中得到验证。而放大应用到工业级别，在未来 10 年中会有实现的机会出现。期待低成本的磁性吸附剂和专门的生产设备一起能够产生有效、经济和高选择性的吸附分离技术，以适合快速、大规模地处理不确定的生物加工液体，以通过生物技术合成生产更多更便宜的产品。

翻译：房　婷　军事科学院军事医学研究院生物工程研究所
校对：于长明　军事科学院军事医学研究院生物工程研究所

参 考 文 献

1. Malini KA, Anantharaman MR, Sindhu S, Chinnasamy CN, Ponpandian N, Narayanasamy A, Balachandran M, Pillai VNS. J Mater Sci 2001; 36: 821-824.

2. Marik J, Lau DH, Song AM, Wang XB, Liu RW, Lam KS. J Magn Magn Mater 2003; 264: 153–157. DOI: 10.1016/S0304-8853(03)00179-3.

3. Martin C, Cuellar J. Ind Eng Chem Res 2004; 43: 475–485. DOI: 10.1021/Ie0302239.

4. Lu SL, Cheng GX, Pang XS. J Appl Polym Sci 2003; 89: 3790–3796. DOI: 10.1002/App.12530.

5. Safarik I, Safarikova M. Monatsh Chem 2002; 133: 737–759.

6. Safarik I, Safarikova M. Chem Pap 2009; 63: 497–505. DOI: 10.2478/s11696-009-0054-2.

7. Safarik I, Safarikova M, Forsythe SJ. J Appl Bacteriol 1995; 78: 575–585.

8. Hubbuch JJ, Matthiesen DB, Hobley TJ, Thomas ORT. Bioseparation 2001; 10: 99–112.

9. Hubbuch JJ, Thomas ORT. Biotechnol Bioeng 2002; 79: 301–313.

10. Heeboll-Nielsen A, Dalkiaer M, Hubbuch JJ, Thomas ORT. Biotechnol Bioeng 2004; 87: 311–323.

11. Heeboll-Nielsen A, Justesen SFL, Thomas ORT. J Biotechnol 2004; 113: 247–262.

12. Safarik I, Ptackova L, Safarikova M. Biotechnol Lett 2001; 23: 1953–1956.

13. Hubbuch J, Kula MR. J Non-Equilib Thermodyn 2007; 32: 99–127.

14. Nfor BK, Ahamed T, van Dedem GWK, van der Wielen LAM, van der Sandt EJAX, Eppink MHM, Ottens M. J Chem Technol Biotechnol 2008; 83: 124–132.

15. Subramanian G. Bioseparation and bioprocessing. Weinheim: Wiley-VHC; 2007.

16. Wheelwright SM. Protein purification - design and scale up of downstream processing. New York: Wiley-Interscience; 1994.

17. Sommerfeld S, Strube J. Chem Eng Process: Process Intensificat. 2005; 44: 1123–1137.

18. Allgaier H. European downstream technology forum. Germany: Sartorius College, Göttingen; 2008.

19. Einicke WD, Mauersberger P, Handel J, Breuel A. Chem Tech 1995; 47: 261–268.

20. Schügerl K, Hubbuch J. Curr Opin Microbiol 2005; 8: 294–300.

21. Hubbuch J, Thommes J, Kula MR. Technol Trans Biotechnol: Lab Ind Prod 2005; 92: 101–123. DOI: 10.1007/B98917.

22. Arpanaei A, Mathiasen N, Hobley TJ. J Chromatogr A 2008; 1203: 198–206. DOI: 10.1016/j.chroma.2008.07.052.

23. Jungbauer A, Hahn R. Curr Opin Drug Discovery Dev 2004; 7: 248–256.

24. Käppler TE, Hickstein B, Peuker UA, Posten C. J Biosci Bioeng 2008; 105: 579–585.

25. Käppler T, Cerff M, Ottow K, Hobley T, Posten C. Biotechnol Bioeng 2009; 102: 535–545.

26. Heeboll-Nielsen A, Justesen SFL, Hobley TJ, Thomas ORT. Sep Sci Technol 2004; 39: 2891–2914.

27. Robinson PJ, Dunnill P, Lilly MD. Biotechnol Bioeng 1973; 15: 603–606.

28. Dunnill P, Lilly MD. Biotechnol Bioeng 1974; 16: 987–990.

29. Mosbach K, Andersson L. Nature 1977; 270: 259–261.

30. Whitesides GM, Kazlauskas RJ, Josephson L. Trends Biotechnol 1983; 1: 144–148.

31. Uhlen M. Nature 1989; 340: 733–734.

32. Safarik I, Safarikova M. J Chromatogr B: Biomed Sci Appl 1999; 722: 33–53.

33. Lawson EL, Clifton JG, Huang F, Li X, Hixson DC, Josic D. Electrophoresis 2006; 27: 2747–2758.

34. Chung TH, Pan HC, Lee WC. J Magn Magn Mater 2007; 311: 36–40.

35. Kaminski MD, Nunez L, Visser AE. Sep Sci Technol 1999; 34: 1103–1120.

36. Matthews SE, Parzuchowski P, Garcia-Carrera A, Grüttner C, Dozol JF, Böhmer V. Chem Commun 2001; 417–418.

37. Tartaj P, Del Puerto Morales M, Veintemillas-Verdaguer S, Gonzãlez-Carreno T, Serna CJ. J Phys D: Appl Phys 2003; 36: R182–R197.

38. Mulvaney SP, Mattoussi HM, Whitman LJ. BioTechniques 2004; 36: 602–609.

39. Rudershausen S, Grüttner C, Frank M, Teller J, Westphal F. Eur Cells Mater 2002; 3: 81–83.

40. Berensmeier S. Appl Microbiol Biotechnol 2006; 73: 495–504.

41. Flaschel E. Chem Eng Technol 2008; 31: 809.

42. Kokpinar O, Harkensee D, Kasper C, Scheper T, Zeidler R, Reif OW, Ulber R. Biotechnol Progress 2006; 22: 1215–1219.

43. Strube J, Grote F, Ditz R. Fachausschuss Biotechnology. Bremen ProcessNet; 2008.

44. Thierolf C. In: Schöffski O, Fricke F-U, Guminski W, editors. Pharmabetriebslehre. Berlin, Heidelberg: Springer; 2008. p. 117–128.

45. Grote F, Ditz R, Strube J, Achema 2009 Frankfurt am Main, 2009.

46. Yuan Q, Williams RA. China Particuol 2007; 5: 26–42.

47. Martin C, Ramirez L, Cuellar J. Surf Coat Technol 2003; 165: 58–64.

48. Tong XD, Xue B, Sun Y. Biotechnol Progress 2001; 17: 134–139.

49. Yang C, Liu H, Guan Y, Xing J, Liu J, Shan G. J Magn Magn Mater 2005; 293: 187–192.

50. Hoshino, A, N Ohnishi, M Yasuhara, K Yamamoto, Kondo A. Biotechnol Progress 2007; 23: 1513–1516.

51. Ma Z, Liu H. China Particuol 2007; 5: 1–10.

52. Müller-Schulte D, Brunner H. J Chromatogr A 1995; 711: 53–60.

53. Bergemann C, Müller-Schulte D, Oster J, à Brassard L, Lübbe AS. J Magn Magn Mater 1999; 194: 45–52.

54. Müller-Schulte D. U. Patent6204033. 2001.

55. Ugelstad J, Berge A, Ellingsen T, Schmid R, Nilsen TN, Mørk PC, Stenstad P, Hornes E, Olsvik Ø. Progress Polym Sci 1992; 17: 87–161.

56. Ugelstad J, Ellingsen T, Berge A, Helgee O. U. Patent 4774265. 1988.

57. Dynal Magnetic Beads. Available at http://www.invitrogen.com/site/us/en/home/brands/Dynal.html.

58. Hickstein B, Peuker UA. Biotechnol Progress 2008; 24: 409–416.

59. Banert T, Peuker UA. Chem Eng Commun 2007; 194: 707–719.

60. Hickstein B, Cecilia R, Kirschning A, Kunz U, Peuker UA. Chem Ing Tech 2007; 79: 2089–2097.

61. Hickstein B, Peuker UA. J Appl Polym Sci 2009; 112: 2366–2373.

62. Lu AH, Salabas EL, Schüth F. Angew Chem Int Ed 2007; 46: 1222–1244.

63. Atkins PW. Physikalische chemie. Weinheim: Wiley-VCH; 1987.

64. Xue B, Sun Y. J Chromatogr A 2002; 947: 185–193.

65. Yang CL, Liu HZ, Guan YP, Xing JM, Liu JG, Shan GB. J Magn Magn Mater 2005; 293: 187–192.

66. Peng ZG, Hidajat K, Uddin MS. J Colloid Interface Sci 2004; 271: 277–283.

67. Liao MH, Chen DH. Biotechnol Lett 2002; 24: 1913–1917.

68. Hoffmann C. Einsatz magnetischer Separationsverfahren zur biotechnologischen Produktaufbereitung TU Karlsruhe 2003.

69. Wikström P, Flygare S, Larsson P-O. In: Fisher, D, Sutherland IA, editors. Separations using aqueous phase systems. New York: Plenum Publishing Corporation; 1989. p. 445–461.

70. Flygare S, Wikstrom P, Johansson G, Larsson PO. Enzyme Microb Technol 1990; 12: 95–103.

71. Franzreb M, Becker J. 2007. Patent No. 10007020220.4.

72. Becker JS, Thomas ORT, Franzreb M. Sep Purif Technol 2009; 65: 46–53.

73. Svoboda J. Magnetic techniques for the treatment of materials. Netherlands: Springer; 2004.

74. Hoffmann C, Franzreb M, Höll WH. IEEE Trans Appl Supercond 2002; 12: 963–966.

75. Franzreb M, Ebner N, Siemann-Herzberg M, Hobley TJ, Thomas ORT. In: Shukla A, Etzel MR, Gadam S, editors. Process scale bioseparations for the biopharmaceutical industry. Boca Raton: CRC-Press, Taylor and Francis Group; 2007. p. 83–121.

76. Meyer A, Hansen DB, Gomes CSG, Hobley TJ, Thomas ORT, Franzreb M. Biotechnol Progress 2005; 21: 244–254.

77. Meyer A, Berensmeier S, Franzreb M. React Funct Polym 2007; 67: 1577–1588.

78. Cocker TM, Fee CJ, Evans RA. Biotechnol Bioeng 1997; 53: 79–87.

79. Horak D, Benedyk N. J Polym Sci Part A: Polym Chem 2004; 42: 5827–5837.

80. Denizli A, Tanyolac D, Salih B, Özdural A. J Chromatogr A 1998; 793: 47–56.

81. Ramrrez LP, Landfester K. Macromol Chem Phys 2003; 204: 22–31.

82. chemagic Kits. Available at http://www.chemagen.com/fileadmin/downloads/chemagic_Kits.pdf. Accessed 2009 July 11.

83. nanomag. Available at http://www.micromod.de/scripts/t1.asp?sid=256261753&lng=e. Accessed 2009 July 11.

第14章 生物工艺开发中的高通量技术

Trent Carrier
Invitrogen，part of Life Technologies，Grand Island，New York
Eva Heldin，Mattias Ahnfelt and Eggert Brekkan
GE Healthcare Bio-Sciences AB，Uppsala，Sweden
Richard Hassett and Steve Peppers
Invitrogen，part of Life Technologies，Grand Island，New York
Gustav Rodrigo
GE Healthcare Bio-Sciences AB，Uppsala，Sweden
Greg Van Slyke and David（Xiaojian）Zhao
Invitrogen，part of Life Technologies，Grand Island，New York

14.1 引言

将高通量技术（HTT）应用于生物工艺开发是一个相对较新的领域。与历史上在药物发现中的其他应用类似，一般利用这些新型工具提高通量和效率，以在一个较大的试验设计空间进行测试时改进性能或者在研发中加快进度[1]。许多用于生物工艺开发的高通量技术，如流式细胞仪（flow cytometry），最初用于研究和探索工作。使用这些工具的从业者面临的主要挑战是"高通量技术带给生物工艺开发的价值在哪里？"

在大多数情况下，公司已经建立了一个平台化的工作流程，以便于在研发早期尽可能快速地推进候选生物药物的开发。图 14.1 显示了一个工作流程，从确定目标候选药物开始，到重组细胞系的产生。然后在一系列工艺条件下评估该细胞系及其表达产物，以确定能够保障预期工艺和产品性能的关键参数，包括产量、产品质量和杂质。该工艺随即放大到生产规模，包括最终制剂的使用形式。一旦产品确立了可接受的质量属性就应用于临床。以上所述步骤对大部分生物工艺的开发过程来说是常见的，而且这些步骤事实上在几十年的科学研究中都没有太多改变；然而，今天的生物工艺开发项目的成果大为提高，而且已经成为公司竞争中克敌制胜的一环。这就给生物工艺的科学家提供了机会——我们如何从同样的基本过程中获取更多？

本章的作者在整个生物工艺开发流程努力回答了这一问题，并基于他们掌握的经验，从实践的角度为如何发展高通量技术提供指导。纵览这些技术在生物工程产业中的基本应用，可以明确的是，高通量技术的开发者在生物工艺流程中把一些关键步骤作为研究对象。尽管对"高通量"组成要素的定义与每一应用的特性高度相关，在生物工程产业积累的经验及这些技术的带动作用表明在生物工艺开发中应用高通量技术大有益处。

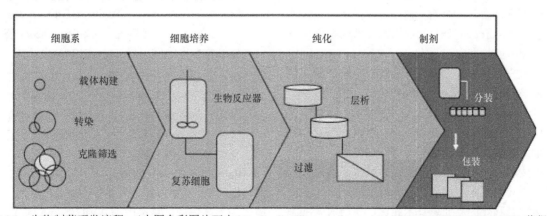

图 14.1　生物制药研发流程。（本图全彩图片可由 http://onlinelibrary.wiley.com/book/10.1002/9780470054581 获得。）

14.2 应用于上游细胞培养工艺开发的高通量技术

14.2.1 概述

上游细胞培养工艺开发通常包括细胞系、培养基和生物反应器工艺开发等步骤。每一步骤都对产出和通量提出了要求，以满足生物制药业发展中不断增长的需要。采用高通量技术已成为生物工艺开发中缩短研发周期和提高研发成果的一项技术。高通量技术也已被用于降低生物工艺开发中的失败风险，尤其是在涉及"质量源于设计"这一理念方面[2]。

14.2.1.1 细胞系开发

技术	开发商
ClonePix FL	Genetix 公司
LEAP™	Cyntellect 公司
FACS	很多开发商

绝大多数新上市的生物制药产品是通过细胞培养生产的，对这些产品中的大多数来说，稳定的细胞系的开发是生物工艺研发流程的第一步。稳定的细胞系的开发又细分成不同的方面，包括 DNA 序列选择、密码子优化、载体构建、转染/扩增、克隆筛选、表达稳定性研究和细胞建库等。在细胞系开发过程中，高通量技术的主要优势在克隆筛选，在传统方法中，筛选高表达量、高产品质量和细胞生长一直是细胞系开发过程的瓶颈。传统的人工筛选克隆费力又耗时。使用这种方法只能筛选一个稳定群体的一部分克隆。因此很多新技术和新体系的发展使克隆筛选过程变得快速化和自动化。这些新型高通量技术通过自动化提高筛选的克隆数目，以通过高通量的方式分析细胞特性。

由 Genetix 公司开发的 ClonePix FL 技术，独到之处是哺乳动物细胞在半固体培养基体系中生长，然后通过荧光成像分析。分泌蛋白的荧光信号可被多达 5 种其他荧光波长或白光显示，这样在挑选所需克隆的时候，也将细胞生长和可见性等其他因素列在考查范围。很多生物公司，包括 Invitrogen 公司已应用该技术成功分选表达分泌蛋白细胞群的克隆。

另一技术的发展将单一细胞分泌蛋白的原位捕获和测量结合起来，随后通过激光介导消除低表达的细胞株。使用一种自动化高通量设备（LEAP™）对每一细胞进行成像和定位[3]，测量细胞周围分泌的抗体数量，通过激光辐照源定点去除不需要的细胞，追踪细胞的生长和稳定性。这项技术应用于细胞系开发已有数年，然而技术复杂性限制了其被更多生物制药企业所采用。

与这两种专利化的高通量技术相比，使用流式细胞术从细胞群体中筛选重组细胞是一种更传统的方法。现已发展了几种针对重组蛋白的专一应用，基于凝胶微

滴[4]或"亲和捕获"[5,6]方法对蛋白质进行固定或封装。几种通过流式细胞术挑选高产亚克隆的技术已经在新近获得印证[5,7~10]。使用流式细胞仪开发稳定细胞系成败参半，使用局限包括方法初始参数（method IP）和仪器验证。

14.2.1.2 细胞培养基开发

技术	开发商
Well plates	Hamilton 公司
TubeSpin	Sartorius，TPP 公司
μ-24 生物反应器	Applikon 公司

为适应更严格的法规要求和满足更高的工艺稳定性需要，细胞培养基向化学成分确定的形式发展，化学成分确定的培养基组成复杂，可能含有超过 60 种成分，这成为制约培养基优化的瓶颈。传统形式的细胞培养平台，如台式生物反应器和摇瓶，其局限性在于无法评估多成分组合带来的非常复杂的培养基组成。因此企业开始采用多因子试验设计，而这需要高通量技术。

在多孔平板上为悬浮细胞开发培养基一直较为困难，原因是在过程控制和取样方面的不足。正因为如此，很多公司开发培养基时采取了阶段化的策略，初期培养基筛选在多孔平板或生物微反应器上进行，进一步的工艺改进在平行生物反应器系统进行。液体处理系统，如 Hamilton 公司的 STARplus 系统，能够在不到一天的时间里用多孔平板配制上百种不同组分的培养基。同样，一大批具备有限参数监控和工艺控制能力的生物微反应器也已为筛选培养基而开发。基于轨道振动的 TubeSpin 技术，已应用在 Sartorius Stedim Biotech 公司的 CultiFlask 50 一次性反应器[11]和 Techno Plastic Products，TPP 公司的生物反应管[12,13]中。最后，Applikon 公司的 μ-24 生物反应器可实现反应条件的单独控制和监测。系统同时运行 24 个试验，对每一试验的通气、温度和 pH 都进行单独控制[14]。

14.2.1.3 细胞培养工艺开发

技术	开发商
SimCell™	Seahorse Biosciences 公司（之前由 BioProcessors 公司提供）
DASGIP 生物反应器	DASGIPAG 公司

除了培养基筛选，高通量技术在提高细胞培养工艺开发的通量上应用得更为普遍[15~18]。传统上，筛选试验条件使用诸如摇瓶和旋转瓶之类的小规模系统；然而，由于模拟工艺条件的有限性，这些模型可能无法获得影响工艺表现的关键参数。

SimCell 生物微反应器是一个由 Seahorse Biosciences 公司提供的亚毫升细胞培养平台，能够模拟大规模生物反应器的工艺条件，如 pH、温度和溶氧等。这项技术广泛应用自动化控制，能同时进行上百个细胞培养试验，因此可能降低整个工艺开发时间。在多个细胞系和多个培

养基平台的培养基和补料工艺开发应用中,SimCell 生物微反应器系统已经在数个实验室里显示出优势[19~21]。

　　DASGIP 技术是一种小型生物反应器平台,专为支持大到实验室规模的平行培养工艺而设计。通过自动化控制和监测,这些生物反应器与放大工艺高度接近,同时使快速周转和小体积需求成为可能。

14.2.1.4　生物工艺开发的未来趋势

　　上游研发中对高通量技术的多数需求来源于细胞克隆的变异性。随着对哺乳动物宿主细胞系和载体表达系统的进一步优化,为降低这种变异性而进行系统优化的时代即将来临。已应用多年的直接细胞工程法,通过操作在关键代谢和调控途径中起重要作用的单一基因来改良细胞系。只在最近人们才开始关注非直接细胞工程法,利用基因组学和蛋白质组学技术及工具有助于在宿主细胞系内发现新型代谢调控靶点。这些新体系和高通量技术联合应用,可能大大增强对细胞机制的理解,提高生产条件下的整体产量[22~26]。

14.2.2　选择和整合高通量技术

　　高通量技术允许平行进行多因子和多参数的研究;然而这种能力并不意味着每一应用都需要高通量技术。在产生和随后淹没在大量数据之前,科学家需要确认所有的需求都已明晰并且工具是适用的。研究的目的是什么? 数据将如何支持这一目的? 对选择和整合高通量技术过程的一个摘要见图 14.2。在选择高通量技术的时候,确定解决问题的正确技术是成功的第一步。在结果依赖于多个参数间的相互作用的情形下同时评估多个参数,在这方面通过高通量技术增加试验空间大有益处。与此相反,与高通量技术有关的情形还包括试验空间是确定的,成功被定义为通过平行试验缩短时间的能力。两种情形都会是高通量技术很好的目标,只要从一开始就清

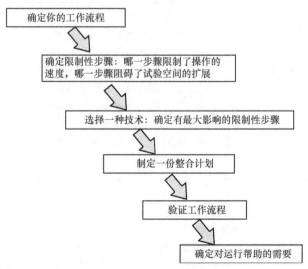

图 14.2　选择和整个高通量技术的过程。(本图全彩图片可由 http://onlinelibrary.wiley.com/book/10.1002/9780470054581 获得。)

楚界定目标是提高速度还是试验空间。前期仔细评估需求和影响可以使高通量技术的积极作用最大化。

　　下面的实例研究涉及选择 ClonePix FL 为克隆筛选技术,讲述高通量技术选择的过程。

14.2.2.1　确定克隆筛选的流程

　　传统的稀释法克隆过程已经在选择重组细胞系上得到很好的确立,简要描述见图 14.3。在这项传统技术里,细胞按计算密度为 0.5~1 个细胞/孔稀释,随即监测每一孔的细胞生长。通过 ELISA 法评估孔中细胞的生长,以找出产量最高的克隆。产量最高的细胞克隆进一步通过扩培和筛选评估大规模体系中的表达量。

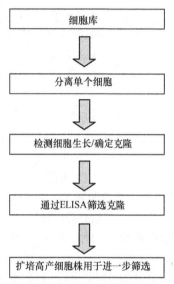

图 14.3　稀释克隆法的过程图。(本图全彩图片可由 http://onlinelibrary.wiley.com/book/10.1002/9780470054581 获得。)

14.2.2.2　确定克隆筛选的瓶颈

　　在权衡实施高通量技术的优势和劣势时,很重要的一点是必须充分考虑工艺是否很好适合使用这项技术。高通量技术投入使用通常具备两点基本优势:①较大试验设计空间的优势;②平行试验过程的优势。为提高找到最高产细胞克隆的机会,细胞株筛选过程需要评估成千上万的细胞克隆。为达到这种层次的筛选,实验室人员可能需要重复上百次同样的系列操作。考虑到这一工作流程,一种理想的高通量技术既可以将重复劳作的负担转移给机器,又能对克隆进行平行筛选操作。图 14.4 显示了对比人工与自动化操作,高通量技术如何能够单独影响工作效率。

　　在克隆筛选的例子里,工作目标是通过一设定的程序对最大数目的克隆进行筛选,以找出那些稀有的、特别的高产细胞株。通过高通量技术,劳动力投入极大降低,因而使筛选克隆的数目得以提高。与此相反,在一份试验设计已被充分了解,有限数量的条件需要测量的工作中,通过高通量技术增加试验重复的次数或者扩大

试验条件的范围可能不会产生好的结果。只有对实施这项应用所期望的好处（速度或扩大范围）获得认识之后，才能考虑使用高通量技术。

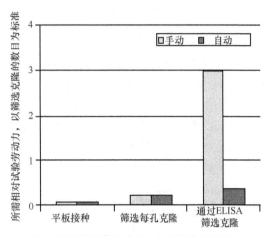

图 14.4　每一步骤所需劳动力表。（本图全彩图片可由 http://onlinelibrary.wiley.com/book/10.1002/9780470054581 获得。）

14.2.2.3　为克隆筛选选择一项技术

一旦将研发瓶颈确定为克隆筛选，第二步是评估备选技术。表 14.1 显示了对已有技术的比较。由于每一项工作都有特定的目标，需要评判采用所选技术实现某一目标的能力。列出工作中需要的设备以便发现尚需补充的项目，如超净工作台。这一评估有效比较技术体系间的差异，在做出选择之前精确估算总体拥有成本（total ownership cost）。这些总体成本有些时候包括特殊消耗品的大量花费引起的账单。在比较技术体系时，我们还需意识到很重要的一点，每一高通量技术都处于"即插即用"（plug and play）和无限定制（infinitely customizable）之间。

表 14.1　细胞系筛选技术的比较

	液体处理机器	自动化挑选克隆机器（ClonePix FL）
需要的过程变动	很少——原过程的自动化	明显——需要验证半固体培养基原位荧光检测的过程
一次筛选的克隆数目	1 000～2 000	5 000～10 000
全过程的时间周期	和手动方法一样，约 4 周	由于克隆筛选和分离在同一步骤，可节省约 1 周的时间，约 3 周

有效高通量技术体系的一项根本属性在于它与放大体系间的可比性。例如，ClonePix FL 获得高产和高生长克隆的能力与基于平板的方法和摇瓶表现一致。在另一实例中，SimCell 系统获得可靠细胞生长和生物产值（bioproduction data）的能力通过摇瓶平行培养和柜式搅拌釜生物反应器（如 DASGIP 1-L 培养）成功地进行了评估。然而，在这两个实例中用简单基本的筛选研究初步评估仪器适用性，之后更应进行一项更为严格的验证，确保输出结果与目标工艺紧密一致。

在高通量技术评估过程中，工作流程的其他部分也

需要改变，这一点可能逐渐会变得清晰。攻克工艺中原有的一个瓶颈通常意味着另一个瓶颈会成为限制因素。在考虑克隆筛选的现有技术时，对几个在早期细胞系开发过程中列出的技术选择也进行了评估。在每一实例中，每一高通量技术需要的新工作流程都被绘制出来，并评估每一种技术选择如何同需求匹配。

评估最终导致了对 ClonePix FL 技术的选择。ClonePix FL 技术巩固了克隆/生产力筛选步骤并使其自动化，最大限度满足工艺需求，从而提高了筛选细胞的数目（最多每天 10 000 个），与传统的稀释克隆法相比缩短了时间。使用这一技术的工作流程略微不同于传统的在平板上进行的稀释克隆法。不是将每一细胞在孔中分离，而是把细胞固定在半固体培养基上，生长成独立的克隆。通过图像分析，荧光原位检测分泌的蛋白质，对每一克隆进行在线评估。根据判断，这些过程的变动可以在不扰乱主要工作流程的情况下进行。一旦选定了高通量技术，考虑怎样整合体系是很重要的一点。在这方面，一个使用 Hamilton STARplus 的研究实例解释了在整合高通量技术时需要考虑的因素。

14.2.2.4　为 Hamilton STARplus 制定整合计划

考虑到一个新技术平台的整合计划时，匹配仪器和外部接口（external interface）明晰的操作是很重要的一点。除了对接口简单列表外，还要明确每一接口的关键参数，如时间敏感性和材料处理，这对评估整合的稳定性大有帮助。像 Hamilton STARplus 这样一个技术平台，在制定整合计划时，绘制一个类似表 14.2 提到的接口映射（interface map）会提供有用的指导。

表 14.2　Hamilton STARplus 接口映射清单

需要考虑的点	提出的问题
相容性	本系统和基于细胞的系统是否相容？你能否轻松改变系统使其转移到新培养基开发平台/设计？系统可以多快的速度铺设平板，这一水平是否满足通量需求？
无菌	系统能否产生无菌的细胞培养基？灭菌失败的概率有多大？造成系统灭菌失败的关键点是什么？系统可以清洗吗？
液体操作	系统如何吸取和排出液体？移液技术是靠通气活塞吗？或者它们的液体管路和移液管道相连吗？系统是否能精确排出大体积或小体积样品？系统是否能精确传递和重复液体加量？系统是否能长期运行不出现错误？
数据处理	在运行出现错误时系统可以提供运行日志以便查阅吗？系统产生的数据是否可以稳定地输入或者输出到一个数据库文件中？系统是否可以读取和执行 Excel 电子表格产生的程序？
软件	系统是否提供和便于使用接口？软件可以升级吗？系统是否提供模拟模式，以便于在实际运行前对程序进行测试？是否需要具备高超的编程能力？生成和改变程序简单吗？系统出厂时装备广泛的试剂支持和包括多个厂商的 24 孔、48 孔、96 孔和 384 孔试验平板的库吗？

续表

需要考虑的点	提出的问题
硬件	商家为仪器提供合适的硬件吗？（试剂台架、平板支架、移液器枪尖架等）仪器能否经过长时间运行也不会在一次运行中产生液体操作错误？仪器需要定期更换某些部位（管道、高效滤器等）吗？
系统维护和支持	系统需要每天维护和校正吗？厂家提供合适的培训和技术支持吗？
设备需求	枪尖是厂家指定的吗？枪尖的花费大吗？如果源头单一供应会有问题吗？有多少备用的供应商或生产商？枪尖经过伽马射线照射吗？有多种型号的枪尖满足你的应用吗？10 μL、20 μL、50 μL、100 μL、200 μL、500 μL、1000 μL 或更高？

在这一特定应用中，Hamilton STARplus 用来装配大于 100 个不同细胞培养基的平板，像图 14.5 那样通过因子设计优化细胞性能；但类似的架构还可以用来为 QC 检测方法创造缺失培养基（deletion media）或者候选新药筛选剂量反应。这一技术的核心应用是集合不同培养条件并把它们分配到 24 孔或 96 孔基于细胞检测的平板，在平板内测量细胞性能。

14.2.2.5 验证培养基铺板的工作流程

除了验证前面描述的核心技术，验证邻近核心层的技术同样重要。在这种背景下的工作流程验证聚焦于确认工作流程的完整性而不是去明确操作的限制，因为在项目研发过程中，很难预料一项技术整个范围的需求。在图 14.6 显示的培养基平板工作流程中，从准备溶液储液开始，接着是在仪器上"构建"培养基，测量细胞性能。基于接口列表，可以前瞻性地确定每一项都包括几个步骤。

培养基平板工作流程的前瞻性验证计划依据一个标准的验证方案，需要在 3 个独立试验中铺设和测试 3 组平板。完成这项验证以后，未来的计划包括类似设置的操作，同时会包括输入。就像以上所提到的，工作流程的验证不是去提前界定技术的操作限制而是通过测试一块板内的批间精密性和一致性，确定工作流程的完整性。当手里握有这样一个完美的计划，验证就开始了，某些先前没有阐释清楚的隐藏的依赖性将很快凸现出来。

在进行第一个验证运行时，几个关键的试验参数没有得到充分审查，这一点会逐渐变得明显。例如，每个培养基对 pH（在 ±0.2 pH 范围内）和渗透压（在 −5～+20 mOsm 范围）的调整还没有被确定为工作流程中的一个关键步骤。在传统的试验中，这两个参数通常在培养基配制末期测量和调整，但是将这一过程转移到一个

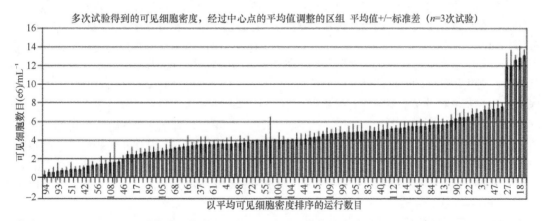

图 14.5 使用 Hamilton STARplus 系统获得的在平行的 111 种不同培养基上重组 CHO 细胞的生长。（本图全彩图片可由 http://onlinelibrary.wiley.com/book/10.1002/9780470054581 获得。）

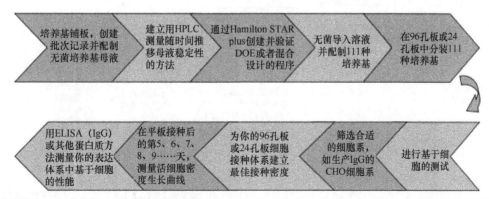

图 14.6 培养基平板工作流程。（本图全彩图片可由 http://onlinelibrary.wiley.com/book/10.1002/9780470054581 获得。）

有着多于 100 种培养基的平板，对小体积样品的精确和无菌测量是一个挑战。此外，在更传统的摇瓶规模研究中可以从培养过程中取样，培养基平板体积太小，衡量细胞的性能要么需要复制平板用于多天的测量，要么需要选择单一结束点测量。

最后，在工作流程整合过程中，需要仔细考虑与实验室其他设备仪器接口的机制和工作流程。样品和实验数据怎样在系统内轻松转移？只是每一仪器独立运行良好并不表示它们会很好地协同工作。例如，在 24 孔平板上培养细胞的同时，应该在 96 孔板样品分析平台对样品如何传送和追踪有明确的计划。生物工艺科学家在整合新高通量技术时应该知晓这些情况，技术形式迫使我们用一种不同的方式来思考如何设计和进行试验。由于使用高通量技术体系将产生大量和许多不同类型的数据，一种整合了细胞培养应用和很强数据挖掘能力的细胞培养数据库能有所帮助。该数据库应保持数据的完整性并支持分析来自不同仪器的信息。

14.2.2.6 确定对运行帮助的需要

幸运的是，今天的很多高通量技术系统，技术的实施基本靠硬件开发商通过服务合同嵌入支持的辅助。用户应充分利用这种支持，但在排除设备故障和自动化中也应具备一定程度的自我管理。此外，由于许多较新的工艺技术正在由早期阶段的公司推出，这些公司几年内可能会或可能不会在周围，学习卖方的故障排除方法将保护在平台的长期投资。

考虑到这一点，一份供货协议应该确保涵盖专用部件和消耗品，以应对供货紧张的时期，并为未来的部分价格制定底线。还应获得对设备主要部位的重要更新，避免硬件的过时。

14.2.2.7 关键信息

在获得高通量技术前，应最好进行一个过程分析，

明确整个技术带来的影响。这一分析可能包括对过程影射和现行做法的审慎考虑。应确定过程中的瓶颈，并与整合后的预期相比。为使高通量过程更有效，可能需要对工作流程进行调整。一项如图 14.7 所示的整合计划，能够包含设备选择和资质确认、工作流程验证及从供应商获取未来的技术支持等项目。

14.3 高通量技术在下游纯化工艺开发中的应用

绝大多数纯化方案需要多个步骤以获得所需的产品纯度。成功有效的蛋白质纯化的关键是选择最合适的技术，优化它们的性能，并通过一种合乎逻辑的方式将它们结合在一起。运用互补的技术获得最高的纯度，同时使所需步骤最少以让收率最大化是争取的关键目标。只需通过逻辑顺序组织技术可能有助于消除一些调节措施，从而产生更有效的过程。下游纯化包括各种各样的技术，但是主要的挑战在于筛选和优化其中的层析步骤。对应用于下游纯化工艺研发的高通量技术，高通量过程开发（HTPD）是一个经常用到的词语。

14.3.1 概述

纯化过程可以被看作包含 3 个去除产品杂质的阶段，如图 14.8 所示（除去两步病毒去除）。第一阶段的目的是捕获目的蛋白并浓缩，第二阶段是去除多数杂质，最后的阶段是去除痕量杂质（精纯化）。在实际应用中，一个阶段并不总是对应于一个层析步骤。存在两个阶段结合在一个步骤的情况，但在另一方面，一个阶段可能需要两步操作来达到纯度要求。

如果可以发现一个适合大量目标分子的通用纯化工艺，那就只需要在发现新的靶标分子时稍微修改即可。这可能在以标准细胞表达单克隆抗体（mAb）的工厂中是一个现实的方式，因为单克隆抗体密切相关，尽管不

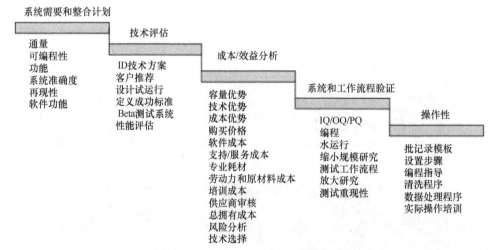

图 14.7 高通量技术整合和甘特图。（本图全彩图片可由 http://onlinelibrary.wiley.com/book/10.1002/9780470054581 获得。）

是完全相同[27]。尽管可能不会获得一个完全通用的纯化工艺，一个单克隆抗体下游纯化的平台方法已被证明非常成功[28]。

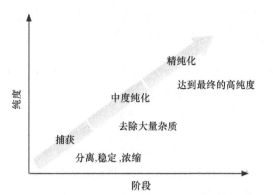

图 14.8　生物药物层析纯化策略示意图。（本图全彩图片可由 http://onlinelibrary.wiley.com/book/10.1002/9780470054581 获得。）

为使候选生物药物快速通过研发阶段，纯化体系应在工艺早期就选定。在这一时期，只有有限数量的典型样品材料，因此重要的一点是，所用的筛选和优化方法需要尽可能少的样品量。

最近为尽力加快研发速度，平行形式（包括层析柱和批式）已被引入[29-33]。使用平行形式进行层析介质和条件的初步筛选，使在有效的时间和合理的原材料成本前提下，探索大量试验空间成为可能。一旦确立了较窄的试验空间，优化应该在传统的层析柱形式下进行，随后放大到工艺规模（见图 14.9 和 14.5.3 节"下游案例研究：提高抗体纯化纯度和产率的工艺优化"）。筛选阶段获得的增长的经验，在以后的故障排除中将有很大的价值，并符合 FDA 提出的质量源于设计的倡议[34]。

除了研发过程使用平行形式的速度，可以从每克蛋白质中获得大量的信息。一般来讲，使用 1 mL 层析柱探索 15 种结合条件将需要大约 1 g 蛋白质。在包含 2 μL 介质的 96 孔滤器平板上进行 3 组重复的相关试验，需要那一数量的 3%~5%，只有 30~50 mg。

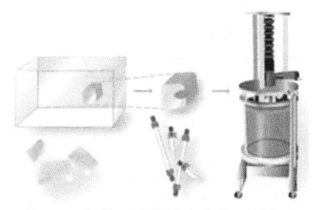

图 14.9　工艺开发工作流程的概念可视化。（转载经 GE Healthcare 公司许可。）（本图全彩图片可由 http://onlinelibrary. wiley.com/book/10.1002/9780470054581 获得。）

14.3.2　下游研发中的高通量形式

一个下游纯化过程经常包含一个以上的层析步骤。应该考虑同时优化两个或更多的步骤还是将这些步骤一个接一个优化。目前最通用的方式是一个接一个优化这些步骤，每一步骤以特定的任务为目标（图 14.8）。

批式试验，如有限浴形式，在层析原理的基本研究中已经获得了关注[35~38]。将试验中的液体体积缩小到 96 孔的形式与排枪和机器系统等液体处理设备兼容，批式已演变为工艺开发的一个受关注的工具。早期的著作[29,39]中已经描述了使用批式作为初始筛选工具的可能性。这些试验中使用的层析介质是 100 μL，但随后明显更少的介质体积也被证明是有用的。

批式试验可在两种不同类型的 96 孔板上进行，孔的底部带有[29]或者不带有[39]滤器。带有滤器时，液体将很容易从孔中去除，收集到 96 孔收集平板中。试验的设置模拟层析步骤；换句话说，层析介质平衡、上样、上样后清洗和最后的洗脱可以依次进行。已经存在平板中介质体积具有很高的重现性的预充式滤器平板（PreDictor™，GE Healthcare 公司）。带有 2~50 μL 相同或不同介质体积的平板已开发出来。平板也可以自己填充，基于研究的类型和对数据准确性的需要，应审慎考虑平板内介质体积的重现性。

装填有层析介质的小规模层析柱也可以用作平行筛选的工具，虽然它们当初被开发是出于样品制作的目的。填充介质的小移液器枪尖可从 PhyNexus 和 Millipore 公司买到。后者主要用作质谱分析前的脱盐，PhyNexus 枪尖已被证明对纯化病毒样颗粒（virus-like particle）很有用[40]。

填充床的形式也被小型化，既可以自己填充也有在售产品。Atoll 公司（Atoll Gmbh，Weingarten，德国）有商业化的层析柱，装填有 20~200 μL 不等的介质体积，可以 8 组一起平行运行[33]。

14.3.2.1　层析柱形式：重要的考虑点

平行方式开展试验的可能性使在较短的时间里进行较多的试验成为可能。在这些研究中试验的框架和传统层析柱相似，但在缩小时有一些地方需要考虑。

使用传统层析柱（非平行）时，系统包含有检测器以检测输出，对蛋白质浓度的变化快速做出响应。在平行模式下，使用的液体体积小，将溶液收集起来之后，进行蛋白质浓度的离线分析。商业化形式的 8 个一组的层析柱，已被用于 Tecan 公司（Männedorf，瑞典）的自动化系统。这一系统的液体操控器通过液体而不是气体进行操作，控制液体输送的先决条件，在这种情况下是层析柱产生的反压。必须考虑控制排出液体的速度，还有从流出的一侧考虑，精确控制液体体积是很难尽善尽美的。一滴液体大约为 25 μL（和液体成分有关），收集组分的体积一般是 100~350 μL，因此如果对总的液体体积进行分析，如紫外检测，则必须对孔中的液体量进行检测。由于这方面的原因，Tecan 系统装备有整合在输出单元的电导电极。

在小规模平行层析柱模式进行梯度洗脱时，需要一种和传统方式稍微不同的方法。在自动化系统中，每一层析柱和单一的泵通过移液管线相连，因此液体成分的改变需要通过几步来完成且不能连续。

14.3.2.2 批式对层析柱模式: 是如何起作用的?

一个层析柱装填有层析介质，液体泵过层析柱床。引入液体系统的样品分子根据引入组分的生化性质分布在介质和液体中。在层析运行过程中，这种分布会发生数次，尽管只检测层析柱流出的结果。因此层析结果是大量有序分布造成的。如果考虑层析柱的一小部分，考虑到这一小部分体积是蛋白质在某一特定时间内在介质颗粒和流动相间的特定分布。这种特定分布也可以在小管中获得，换句话说，在批式模型中，层析柱试验可被看成是含有大量连续批次试验的系统（图 14.10）。

某一给定目标蛋白其在层析介质和流动相之间的分布和几种因素有很大关系，通常对这些因素予以关注来优化纯化过程。例如，这些因素可以是介质类型、流动相组成、保留时间（或流速）和温度。不论试验按批式还是层析柱形式进行，控制好这些因素是很重要的一点。

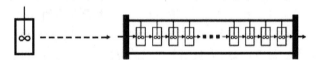

图 14.10　层析柱和批次系统之间的联系示意图。(本图全彩图片可由 http://onlinelibrary.wiley.com/book/10.1002/9780470054581 获得。)

14.3.2.3 批式: 基本原则和重要的考虑点

在一个有限浴（批式）系统中，目标蛋白或结合在介质上或游离于溶液中。蛋白质起初只在流动相中，但随时间延长，固定相中的分布增加。在图 14.11 中，这种吸附通过流动相[图 14.11（a）]和固定相[图 14.11（b）]中随时间延长的浓度变化加以描述。因此研究中如果使用了一种孵育时间，谨慎设定和控制这一时间是重要的，特别是使用短的孵育时间，小的时间差异对载量会有很大的影响。

批式试验可以在任何低蛋白吸附性的管中进行。流动相在分析蛋白浓度时应不含有颗粒物，如果不用带有滤器的平板，在每一步中需要注意只转移液体。使用真空或离心转移孔底部的液体是一种简单直接的方法。层析过程的每一步骤在滤器平板中都可以得到模拟，因为每一步骤液体很容易去除，见图 14.12。如果收集和分析所有组分，可以计算出质量平衡，据此可以评估数据的质量，结合-洗脱系统的总收率可以估算出来。

加入的蛋白质的量或者是非结合状态，或者是结合状态，换句话说:

$$m_{加入} = m_{结合} + m_{非结合} \Leftrightarrow m_{加入} = m_{流穿} + m_{清洗} + m_{洗脱}$$

（14.1）

式中，m 表示蛋白质的质量。

从回收得到的蛋白质和加入蛋白质的量中可以计算收率。

$$收率(\%) = 100 \times \frac{m_{结合} + m_{非结合}}{m_{加入}}$$

（14.2）

$$收率(\%) = 100 \times \frac{m_{流穿} + m_{清洗} + m_{洗脱}}{m_{加入}}$$

（14.3）

对于批式反应，一般来说，样品的充分搅拌很重要，因为液相中的扩散将会是分布到介质的限速步骤。对于在 96 孔板中进行的试验，推荐使用定轨振荡器。有效混合是搅拌中的液体体积和密度联合作用的结果，如图 14.13 所示。对于有 800 μL 孔体积的 PreDictor 平板来说，推荐使用 100～300 μL 液体体积，1100 r/min 的搅拌速度和 3 mm 的向心运动。

14.3.2.4 批式的结合试验

进行结合试验有以下原因:

1. 比较不同介质的结合载量;

2. 找出蛋白质结合（或流穿模式不结合）的最佳条件;

3. 研究结合动力学;

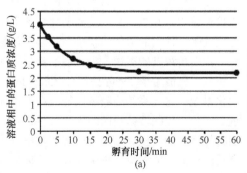

(a)

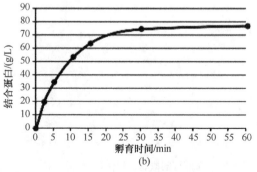

(b)

图 14.11　蛋白质浓度变化图。（a）在溶液相中；（b）结合在层析介质上。(本图全彩图片可由 http://onlinelibrary.wiley.com/book/10.1002/9780470054581 获得。)

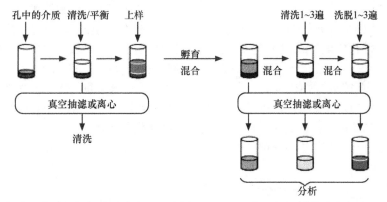

图 14.12　在 PreDictor 平板的孔中进行的批次试验流程示意图，显示了和柱层析一样的试验步骤：平衡、上样、清洗和洗脱。（转载经 GE Healthcare 公司许可。）（本图全彩图片可由 http://onlinelibrary.wiley.com/book/10.1002/9780470054581 获得。）

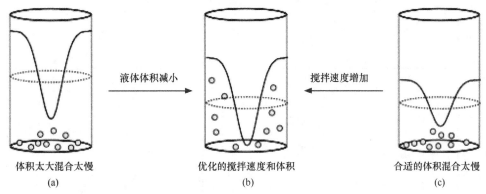

图 14.13　液体体积和搅拌速度对混合效果的影响示意图，显示了混合前（红色）和混合时（蓝色）的情形。（a）液体体积太大；（b）优化后的液体体积和搅拌速度；（c）搅拌速度太低。（转载经 GE Healthcare 公司许可。）（本图全彩图片可由 http://onlinelibrary.wiley.com/book/10.1002/9780470054581 获得。）

4. 确定结合热动力学，能揭示最大载量和结合力方面的信息。

可同时进行大量试验的能力使同时对很多问题做出解答的试验计划成为可能。因此，将上面列出的所有考察点结合在一个试验中是可能的。然而，结合热动力学通常单独研究，或者在其他因素上做一些轻微改变。

尽管确定结合热动力学不是进行结合和洗脱试验的先决条件，但是如果进行了这项试验，对数据的质量和分离系统的基本认识会明显提高。用吸附曲线来描述蛋白质吸附的热动力学，换句话说，在平衡状态下溶液相和固定相中的蛋白质浓度。研究蛋白质吸附通常用 Langmuir 等温线（Langmuir isotherm）。图 14.14 显示了一个典型的等温线。曲线分为线性区和平台区，在线性区结合载量 q 与平衡时溶液相的蛋白质浓度 C_{eq} 成比例，在平台区 q 与 C_{eq} 无关，为介质的最大载量 q_m。试验可以通过加入孔中的蛋白质量的不同（蛋白质浓度或体积不同）或使用不同体积的介质来进行。

结合力，用平衡解离常数 K_d 来表述，等于载量 q 为最大载量的一半（$q=q_m/2$）时的溶液平衡浓度（C_{eq}），可以从 Langmuir 方程中推导出：

$$q = \frac{q_m C_{eq}}{K_d + C_{eq}} \qquad (14.4)$$

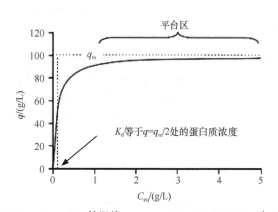

图 14.14　Langmuir 等温线，q_m=100 g/L，K_d=0.1 g/L。在平台区，载量相对独立于平衡浓度。（本图全彩图片可由 http://onlinelibrary.wiley.com/book/10.1002/9780470054581 获得。）

为达到平衡，需要长时间孵育。2 h[32]到过夜[41]的孵育时间都曾被使用过。在很多案例中，60 min 的孵育时间足以获得最大载量的符合要求的估测[图 14.11（b）]。

在进行结合试验时，如果是寻找介质的最大吸附载量（q_m），应在吸附曲线的平台区进行。因此，结合试验最好在蛋白质相比于孔中的介质体积过量的条件下进行，以使固定相的吸附达到饱和。为使用最少的蛋白质量来满足这一要求，需要用到尽可能少的介质体积。作为一个经验法则，在一定时间结束平衡后，蛋白质的浓度应不少于起始浓度的 50%。

图 14.15 显示了两种不同蛋白质在 Capto™ S 介质上结合试验的结果。试验在每孔含有 2 μL 介质的 96 孔滤器平板中进行。在这项试验中，研究了 15 种不同的上样条件：3 种不同的 pH 和 5 种不同的盐浓度。每一条件重复 3 次，误差棒显示结果的重现性是好的。可以看出获得的结合类型是取决于蛋白质的。在传统的层析柱上重复同样的试验（尽管只进行一次就决定），获得了相似的

结果，从而证明了两种形式的一致性。蛋白质结合在层析介质上的动力学可以通过批式进行研究，使用预定的时间计划把蛋白质加入到孔中，见图 14.16。增加试验的控制条件，如 pH 和缓冲液类型等将会为这些条件如何影响动态结合载量（DBC）提供有价值的信息。使用数学模型可以用 96 孔板中获得的数据预测在层析柱中动态结合载量[42]。

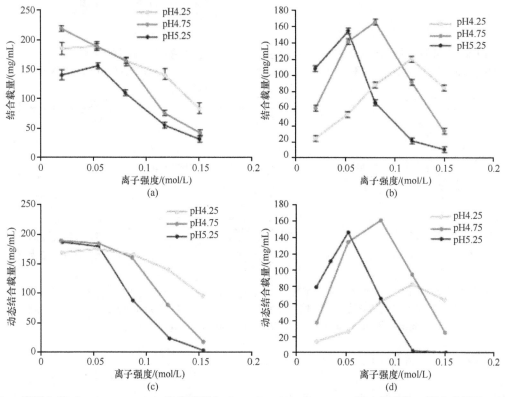

图 14.15　确定 α-糜蛋白酶（α-chymotrypsin）和伴清蛋白（conalbumin）在 Capto S 的上样条件。图中分别为 α-糜蛋白酶（a）和伴清蛋白（b）在 PreDictor Capto S 2 μL 平板经 60 min 孵育后的结合载量。α-糜蛋白酶（c）和伴清蛋白（d）10% 流穿时的动态结合载量，保留时间是 2 min，层析柱为 Tricorn™ 5/100（柱体积 2 mL）。（转载经 GE Healthcare 公司许可。）（本图全彩图片可由 http://onlinelibrary.wiley.com/book/10.1002/9780470054581 获得。）

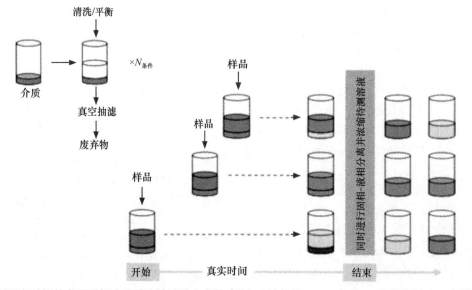

图 14.16　不同孵育时间的高通量批次吸附方法试验方案轮廓图。（转载经 GE Healthcare 公司许可。）（本图全彩图片可由 http://onlinelibrary.wiley.com/book/10.1002/9780470054581 获得。）

14.3.2.5 批式下的清洗和洗脱试验

待纯化样品上样后，加入中间清洗步骤可去除某些杂质。按照同样的方式，所有的杂质不必在洗脱样品中被洗脱下来。对这两个步骤的研究将可能提高层析步骤的收率和纯度。

14.3.2.5.1 在 MabSelect SuRe™ 上的清洗研究

为提高洗脱样品中抗体的纯度，研究了中间清洗步骤 17 种不同的缓冲液。分析洗脱样品的抗体和宿主细胞蛋白（HCP），使抗体纯度和收率最大化。由于 HCP 残留量低，使用 20 μL 介质量满足一般的 ELISA 定量分析。还需注意，对复杂样品的这类研究，模拟层析柱上样是很重要的。为了达到层析柱形式中 23 μg/μL 的上样条件，需要使用 1.3 μg/μL 样品进行多次上样。使用 300 μL 抗体进行 3 次上样，每次上样的孵育时间是 20 min。在比较批次试验和相应 1 mL 层析柱试验获得的结果时，同样的条件获得了类似的结果（图 14.17）。

14.3.2.5.2 在 MabSelect SuRe™ 上的洗脱研究

在上面所述的清洗研究中，选定的抗体洗脱条件有一个已知的对所有抗体通用的 pH。但是，为提高抗体的稳定性，尽可能选用较低酸性的缓冲液是有利的。在这一试验中，研究了 5 种不同的抗体和它们在 15 个不同 pH（0.1 个 pH 单位的连续差异）下的洗脱。图 14.18 显示了 5 个抗体中的 4 个的洗脱曲线。清洗试验采用通用的 pH，洗脱从 pH4.4 开始到 pH3.6 结束。第 5 个抗体的结果稍显不同（结果没有显示）。洗脱开始于一个较高的 pH，在 pH4.4 时结束，与其他 4 个抗体相比，部分洗脱的 pH 区间更宽。这些结果用柱层析试验进行了验证，试验中 5 个抗体使用 pH 梯度洗脱。4 个抗体的层析图谱是相同的（其中一个见图 14.18），与平板试验的结果一致，第 5 个抗体的洗脱位置和峰宽不同（洗脱从较高 pH 开始，洗脱峰宽）。

这个试验也表明，层析柱中的梯度洗脱可以被一组 pH 有轻微差异的平板孔模拟。

14.3.2.6 原位清洁试验

在准备层析柱循环使用时，原位清洁（CIP）和在线蒸汽灭菌（SIP）是操作循环的重要组成部分。通过 CIP 去除层析柱上未洗脱的杂质，通过 SIP 减少致病性的微生物。CIP 和 SIP 的条件经常非常相似，例如，SIP 和 CIP 主要的区别是使用了更高浓度的氢氧化钠。因此，检测介质如何抵抗这些条件，检测处理后的介质载量都是有意义的。

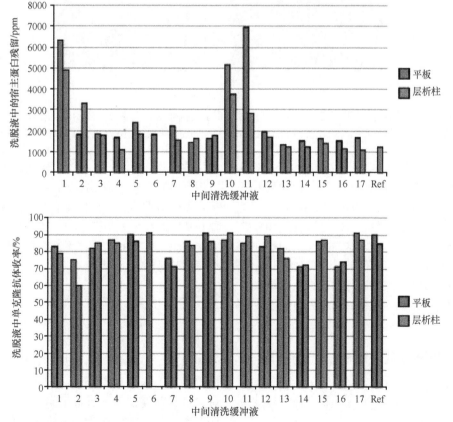

图 14.17 不同清洗缓冲液对 MabSelect SuRe 洗脱样品宿主细胞蛋白残留和单克隆抗体收率的影响。对平板试验的结果和柱层析试验进行了比较。（引用经 GE Healthcare 公司许可。）（本图全彩图片可由 http://onlinelibrary.wiley.com/book/10.1002/9780470054581 获得。）

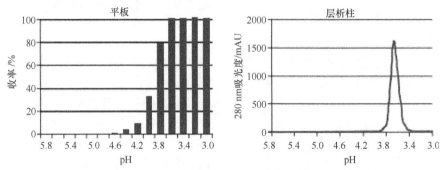

图 14.18 比较 MabSelect SuRe 介质使用 PreDictor 平板和层析柱形式的洗脱结果。直方图上的长条代表不同 pH 洗脱后回收到的累积相对抗体量。相应的层析图见右图。（引用经 GE Healthcare 公司许可。）（本图全彩图片可由 http://onlinelibrary.wiley.com/book/10.1002/9780470054581 获得。）

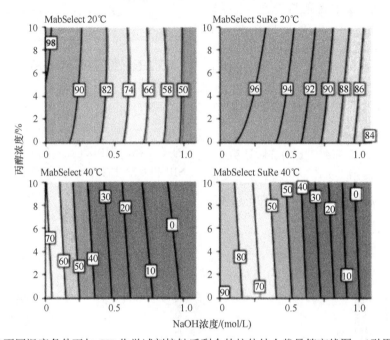

图 14.19 在两种不同温度条件下与 CIP 化学试剂接触后剩余的抗体结合载量等高线图。（引用经 GE Healthcare 公司许可。）（本图全彩图片可由 http://onlinelibrary.wiley.com/book/10.1002/9780470054581 获得。）

图 14.19 显示了从两种蛋白 A 介质：MabSelect™和 MabSelect SuRe 上获得的试验结果。氢氧化钠和正丙醇的浓度分别为 0.01～1.09 mol/L 和 0%～10%。为进一步使介质所处的条件苛刻，试验除在 20℃外还在 40℃进行。介质在 CIP 溶液中保存 18 h，这与每 5 个循环进行 1 次 30 min CIP/SIP 的 180 个循环相当。可以得出结论，MabSelect SuRe 介质由于含有耐碱性的蛋白 A，可以用 0.5 mol/L NaOH 进行清洗仍保持良好的蛋白质结合载量（>90%）。

14.3.3 在计划和进行试验时的技巧与策略

尽管很好地确立了进行批次试验的基本原则，仍有一些实际的问题需要考虑。下面是在计划一项试验时需要知道的一些最常见的选择和问题。

14.3.3.1 人工还是自动化系统

第一个需要做出的决定是纯人工操作还是借助于自动化的设备。对于一个批次试验经验欠缺的人，推荐人工进行试验。一旦确立需要大量的试验，一般换成自动化设备是值得的。对任何类型的试验建立自动化系统都要花费时间和精力，但是一旦建成和运行，这一自动化系统将免去人工的操作，不过需要指出的是，这并不会缩短试验时间。

14.3.3.2 单一样品的重复

在 96 孔板中，可以使用 96 种不同的条件。然而，比较明智的做法是，试验至少有 2 组重复，最好是 3 组来追踪试验误差。如果只是寻找趋势，有时可以不用重复（见 14.5.3 节"下游案例研究"中的应用举例）。可以进行前期试验了解高通量系统内重复的差异性，研究者可以借此决定为一定准确性的结果需要多大程度的重复。

14.3.3.3　介质体积

使用的最佳介质体积取决于试验类型。对于评估最大结合载量的试验，介质的体积应和预期的结合载量相匹配，以在尽可能低的蛋白质消耗下达到介质的饱和。另一方面，对清洗和洗脱试验来说，可能需要较大的介质体积，主要是为获得最高浓度的杂质用于检测。这些清洗和洗脱试验有时需要对蛋白质样品进行多次上样，以获得有代表性的样品上样。对 PreDictor 平板来说，使用多少介质体积是有相关指导的，取决于介质和研究类型。对于结合试验，推荐使用 2 μL 和 6 μL 介质每孔，而对清洗和洗脱试验首选 20 μL 介质，如果不能满足分析检测就选用 50 μL。

14.3.3.4　溶液分装的试验框架

不管是选用人工还是自动化进行试验，96 孔板的试验框架对减轻操作负担是非常重要的。可以有两种选择：①制备缓冲液时做一个平板的镜像，因此，8、12 或者 96 种溶液可以被一次吸取。②做好计划，使试验情形可概括为成行或者成列分装到平板。

14.3.3.5　孵育时间的选择

批次试验的孵育时间将影响结合到介质上的蛋白质量，见图 14.11。很关键的一点是不要比较批次孵育时间和定义柱层析试验的保留时间。层析试验的保留时间经常是几分钟，尽管实际上这意味着接触时间会很长。作为一种估算，最好把批次孵育时间和层析柱上样时间进行比较。

14.3.3.6　分析平板上的液体体积

对于分析平板上使用液体总量的所有检测，如果检测液体的准确量将提高分析的精确性。Molecular Devices 公司的酶标仪有一种称为 Pathcheck® 的专利化的孔体积控制，将孔吸光度归一化到 1 cm 光程长度（换句话说，标准比色皿光程长度）。如果孔体积超过 100 μL 可以考虑选择 Pathcheck。

使用类似 Tecan 的自动化系统，孔的体积可能会被装在分装单元的电导探头监测到[33]。

14.3.3.7　溶液成分：局限性

使用滤器平板的形式会给可能使用的液体类型带来一些局限性。去垢剂的类型和浓度会造成液体从滤膜上渗漏，特别是在重复加样和孵育的步骤，需要谨慎予以监测。为使渗漏的风险最小化，平板倾斜的液体不能接触表面。否则毛细张力会增加渗漏的风险。

还有，高蛋白质浓度在使用真空泵时会造成泡沫。在这种情况下推荐使用离心。

14.3.3.8　因素和水平的数目

平板形式使在一块平板中筛选大量条件成为可能。这种状况和通常 3 种或最多 4 种因素对结果重要的事实，使得试验计划非常简单直接。平板布局的设计可以由简单的多因素设计到更高级的 DOE 布局。

14.3.3.9　试验计划和数据结果的储存

在 96 孔平板中进行试验并对其中几个步骤进行分析会产生大量的数据，需要收集、保存和评估。可以在电子表格中进行计算，例如，在 Excel 中，将结果呈现在二维或者三维图中。简单的质量守恒计算和数据审查可在 Excel 中进行，而统计模型的评估需要用专业的软件进行。尽管如此，数据的收集和载量、回收率、产率等的计算需要设计好电子表格才能对结果有良好的整体把握。为有助于试验计划和一些评估（不包括统计模型），Assist 软件在最近（2009 年）由 GE Healthcare 公司推出。96 孔板形式的试验布局、数据储存、原始数据质量评估和质量守恒计算是包含在程序内的一些特色功能（图 14.20）。

14.3.3.10　通过校正保留体积进一步提升数据质量

在进行数据计算时为取得最精确的结果，还应考虑到保留体积中的残存体积。通过离心或真空抽滤去除滤器平板中的液体后，一小部分液体仍留在介质的空隙内或者滤器本身。例如，在进行结合试验时，穿出液不会包括所有的非结合蛋白，原因是一部分非结合蛋白仍

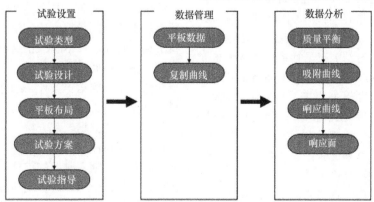

图 14.20　借助于 Assist 软件在 96 孔板中计划和进行高通量试验流程图。（转载经 GE Healthcare 公司许可。）

（本图全彩图片可由 http://onlinelibrary.wiley.com/book/10.1002/9780470054581 获得。）

在保留体积内。如果不考虑这部分体积，在这一情况下，对结合载量的估计会偏高。这在进行确定吸附曲线的试验时尤为重要。根据一篇文献的报道，保留的体积量是介质体积的 50%～70%[32]，保留在滤器中的体积根据所用滤器平板的不同而有很大差异。

14.4 高通量形式需要的分析检测

借助于 HTPD 会产生大量需要检测和分析的样品。如不积极应对，分析步骤会成为涉及高通量技术工作流程中一个惊人的新瓶颈。在计划试验工作时，必须确定在整个试验中要测量的最重要的响应、样品如何收集和检测及数据如何收集和追踪。如果安排合理，从高通量研发中收集的数据可以是以小见大的，既可以改善近期的结果，又可以对未来工艺中的主要和次要因素做出更为明智的决定。

14.4.1 确定关键响应

确定关键响应是成功的工艺研发的一个很重要的部分。分析的策略是尽力优化对每一样品的分析次数和减少分析前的准备工作。在高通量技术体系中，研究者在设计试验时需要权衡"最好有"和"必须有"。工艺不同时期遇到的分析方法开发的挑战本质上起源于研发目标。在上游中，主要的挑战是在一个相对粗放但恒定的样品群体中进行分析，而在下游，挑战可能是确保不同的样品群体不会影响一个纯化后的蛋白质样品的分析结果。

14.4.2 作为瓶颈的样品分析

考虑到使用高通量技术待测样品数量级的增长，合适的分析技术必须与前面高通量技术的通量相匹配，否则分析就成为瓶颈。与前面讨论的高通量技术类似，很多应用于高通量开发的分析技术归入到或者能够有较高通量的平行方法或者在较短时间进行连续试验的范畴。

平行试验一般是基于微载量平板形式，可以测量大量样品。小分子药物筛选的一项经验是高通量分析方法的开发，如基于吸光和荧光的方法[43]。因此使用的总蛋白分析，如 Bradford 法、Lowry 法，以及底物特异性的酶方法（ELISA 及相似的方法）在平行形式中操作非常简单方便。与此类似，细胞培养技术（如 Guava ViaCount 和 Invitrogen Countess）已被开发出来，可以实现细胞可见性和培养条件的多孔检测。虽然像筛选工具一样有用，出于对方法载量样品纯度的权衡，平行方法在定量精确性上有局限性。在样品群体高度变化或需要后续纯化的情况下，就可能会用到连续分析方法。

和高通量技术交织使用的连续分析法，目标是降低每一次分析的时间周期。再者，像 HPLC 这样的连续分析方法，可能也会需要超过一个高通量技术已有的样品

体积，因此缩小分析规模成为第二条标准。尽管连续性技术取得了较大的进展，但这些方法通常局限在可以用高通量平台进行的试验中。例如，聚体水平的色谱检测与柱床高度、流速（颗粒间隙结构）有很大关系，每一次分析需 10～20 min。与此相似，通量和耗费在传统上一直限制了高通量技术在蛋白质糖基化信号分析上的应用[44]，尽管最近一些进展包括凝集素方法[45]和质谱[46]分别通过平行操作和降低时间周期来增加通量。在高通量领域减少分析工作的一条路线是为研发链条后期的样品留出进行更彻底的研究的空间，见图 14.21[47]，换句话说，当试验空间缩小的时候。在可以平行进行以确定一般趋势的方法和需要连续试验获取特定响应更深鉴别的方法之间，两种分析间的转换是有效的。

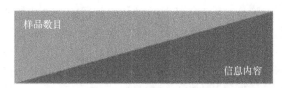

图 14.21 高通量筛选假定的分析策略。待检测样品数目和对每一样品期望获得的信息之间的关系。（本图全彩图片可由 http://onlinelibrary.wiley.com/book/10.1002/9780470054581 获得。）

另一种方式是只对高通量形式满足关键先决条件的样品进行更彻底的研究。例如，导致高结合载量或高洗脱收率的条件就是 Coffman 等[32]建议的方法。

一旦样品分析结束，如果整个流程的样品鉴别保障没有事先做好，匹配高通量技术试验条件和分析结果可能成为繁重的工作。这种协调并不困难，但是在高通量技术产生的随机化样品设置和独立的分析仪器之间，需要一个维持样品鉴别的计划，两者都可能有不同的命名法和数据结构。这种低效性对开始试图分析数据的研究者来说是非常耗费时间的。

14.4.3 数据收集和趋势分析

使用高通量技术能产生大量的数据，但是研究者如何确信数据是有用的呢？一般来说掌控如此丰富的数据并确定最佳工艺条件是有挑战性的。此外，仪器数据设置会产生不同的数据格式，信息的匹配和解析将非常有挑战性。例如，像 SimCell 这样的技术，在不同细胞系和培养基的不同工艺条件下，能同时运行数百个微生物反应器。如细胞培养条件、细胞系历史、细胞培养、加料和补充还有工艺等信息都要记录下来，随时间延长都要和细胞性能数据一起分析。使用高通量技术的一个常见错误是变得淹没在数据之中，以至于忽略了工艺变化的关键响应。随着时间的推移，为充分利用这些技术的优势，必须有一个带有查找和趋势分析能力的设计良好的数据库。

为支持研究者的工艺优化，数据系统应该能够简化信息架构，通过：

- 加强数据存储；
- 简化不同分析系统数据输入；
- 整合统计试验设计和数据分析工具如 DOE 软件；
- 提供易维护的整合架构；
- 为特定流程提供可扩展和可适应化的结构；
- 确保数据以加密形式储存；
- 确认为项目决策和推进提供正确的数据。

14.5 高通量技术试验设计

如果没有讨论怎样和试验设计联合使用，高通量技术只完成了部分的总结。试验设计是凳子的第三条腿，补充了为充分利用高通量技术的可能性所需要的技术和分析能力。只有系统策略能鉴别出哪一种变量是需要进一步优化的关键因素或关系。

14.5.1 试验设计简介

一项成功的研发方式能够决定出关键变量的最适水平和所有变量的可接受范围。经常使用的优化研发方式的方法归入到一般称为试验设计（DOE）的学科。尽管在这一领域的研究中有更复杂和数学化的精确定义，DOE 是一种健全的统计方法，可获得高质量的对输入变量受控变化产生响应的信息。它通常包括效率的元素，采取测试必需的最少单独运行的策略来获得响应数据的可接受质量。

14.5.1.1 两水平因子分析

筛选和优化的最有效工具之一是两水平析因试验，每一输入变量的两个水平通过组合方式进行测量[48]。两水平析因试验包括不同的类型，可能是生物制药研发中最经常使用的 DOE 方法。两水平部分因子析因试验在测试很多因子时具有很高的效率，但是它们牺牲了一些相互关系的信息。例如，只使用 16 个单独运行就能对 15 个因子进行每一因子 2 水平的筛选，这被称作饱和析因设计（saturated factorial design）。与需要 32 768 个运行的完全析因试验（2^{15}）相比，这一 2^{15-11} 的设计看起来更有效，但只在因子间不存在二阶交互作用的条件下有效。在这个 2^{15-11} 的例子中，每一单因子效应和 7 个不同的二阶交互作用（2-F）产生混杂（confounded）。研究者无法判断出一种效应是由 1 个单一因子还是 1 个二阶交互作用或者它们的混合引起的。两水平部分因子析因试验是几何级数的，这意味着运行次数（N）呈以 2 为底的指数增加（2、4、8、16、32 等）。在几何设计中，每个交互作用与一个单因子效应混杂。因此，有可能在部分析因试验基础上通过增加试验来解决感兴趣的某一交互作用。

一种类似形式的两水平析因试验，但 N 是 4 的整数倍（4、8、12、16、20 等）是一类非几何设计，称为

PB 设计（Plackett-Burman design）。不同于几何设计，每一单因子效应和不包括它的所有二阶交互作用部分混杂。例如，使用这一设计在 16 个运行中检测 15 个因子，每一主效应和 91 种不同的交互作用混杂。没有任何系统的和简单的方法从这些设计中区分出重要的交互作用。研究者在使用 PB 设计时应非常小心，并一直追踪其他研究来证实分析结果。看起来令人惊讶的是，许多生物技术中发表的报道结果来源于这个设计，然而很少注意到生化的复杂性和固有的生物系统的相互作用。

在复杂的环境中生长的活细胞自然在输入变量之间显示许多重要的相互作用。例如，铁离子的浓度对细胞生长的影响可能取决于铁螯合化合物的浓度。同样，交互作用可能在铁离子化合物和其他分子或物理参数，如温度、pH 或氧气分压之间存在。由于交互作用的复杂性及与其他交互作用的联系，每一交互作用因子的最适水平通常不能根据先前的经验推测。相反，生物系统内交互作用因子的最佳水平，通过适当设计的试验获得的经验来确定。饱和析因设计可能在汽车行业中筛选输入变量方面显得游刃有余，但在生物制药行业中需要更大比例的全因子析因设计。

虽然在生物系统中可能存在真实的三因子（3-F）相互作用，但这些通常被认为是相当罕见和不重要的。经常会有 2 个交互独立的二因子共同受一个因子的影响，但这种情况和真实的三因子交互作用不同。在产品研发中区分所有的二因子交互作用是重要的。能区分二因子交互作用所需的最少的两水平析因设计称为分辨度 V 设计（resolution V design）。通过分辨度为 5 的部分析因设计（2^{15-7}V）筛选 15 个因子需要 256 个独立的运行。虽然看起来比起 16 个运行的饱和设计（2^{15-11}III）是一个很大的数目，数据分析结果可以立即清晰揭示所有交互作用。

另外，较低的分辨度Ⅳ的设计（二水平交互作用只和其他二水平交互作用混杂）可以用作序贯组合试验解决选定设置的混杂作用。这些折叠设计能分离某些二因子交互作用，基于先前的设计和以哪一交互作用组为目标。相关的耗费主要在序贯试验。考虑到生物细胞生长试验一般需要 1～3 周，而且可能检测到多种交互作用，折叠设计方法可能比最初的分辨度Ⅳ的试验花费多一个月的时间。此外，对蛋白质纯化试验来说需要较少的时间，序贯折叠方法解决重要的二水平交互作用可能较为有利。这些方法之间的选择还取决于试验设置、执行和分析的可行性。

一个相对较新的部分析因方法已经发展起来[49]，称为"最少运行"析因，通过最小化关于高水平交互作用的冗余信息，进一步减少了达到分辨度 V 所需的运行数。统计软件程序 Design-Expert（Stat-Ease 公司，Minneapolis，明尼苏达州，美国）包含了对 6～50 个因子的分辨度 V 的最少运行设计。检测 15 个因子解决所有可能的二因子交

互作用只需要 122 个运行。

其他解决二因子交互作用的试验设计包括 D-最佳设计。这些设计可以通过很多统计软件包来产生和分析。它们通常不是正交设计，意味着对效应的评估不是独立的并且可能得以校正。选择 D-最佳设计的原因包括减少运行数的需要和在设计空间中适应实质存在的限制（如特定因子水平的组合不易获得）。D-最佳设计可能作为响应面方法来评估曲率更好。对涉及 D-最佳设计的更多讨论和计算产生的设计点的争论，有一本不错的著作[50]。

当每一因子水平挑选合适时，二水平析因设计可鉴别出重要的效应和交互作用。在选取因子水平时，有 3 点主要的考虑：①如果两个水平不包含足够宽的范围，研究者可能错过放大过程会遇到的重要效应；②如果一个因子水平太高（如毒性）或太低（如关键营养成分），在那些水平下测量的响应可能会相当低，掩盖了检测其他效应的能力；③如果当对任一因子从低到高水平移动，测量的响应有实质的弯曲，模型也会低估改变因子水平的影响。前两点可以通过之前的经验或者初步滴定试验来消除，响应空间的曲率在大的因子内不易预测。

主要由于这个原因，在设计二水平析因试验时，通常包括重复设置的中心点（CP）。中心点是所有因子都是中间水平的试验条件；对于区组设计有时需要微小的变动或使用可变输入元件（如孵育器单元）。如果设计空间内没有任何弯曲，线性模型的中心点响应可被预测为所有因子响应的平均值。但如果响应空间包含明显弯曲，通过方差分析产生的线性模型将不同于测量的中心点运行的平均值。在那一情况下，研究者在分析时需警觉显著弯曲的存在，但是用这一数据判断哪一因子造成弯曲是不可能的。

14.5.1.2 响应面分析

一个经常使用的测量独立因子响应的曲率的方法是应用中心复合设计（CCD）。这是一个由二水平析因与重复的中心点结合的设计，外加额外的点称为轴点或星号点。轴点是一个因子的水平或高或低但其他因子都在中心点水平的设计点。这种设计中的每一因子，产生一个高的轴点和一个低的轴点，通常比析因试验的水平更远离中心点。但中心复合表面设计将轴点的水平设置为与析因试验相同（图 14.22）。中心复合表面设计在当扩展二水平因子设计的边界是不可能或不切实际的情况下更有优势，但它仍能测量独立因子曲率。通常认为重复轴点比析因点更重要，因为它们对方差分析的贡献不源于同其他设计点的平均。每一因子有 $2n$ 个轴点，n=选定的重复数目。在先前提到的实例里，在中心复合设计中检测 15 个因子，重复轴点运行数将会是 60（$2\times2\times15$）。有 6～12 个中心点重复时，最低运行分辨度为 V 的中心复合设计将包含总计 188～194 个运行。与析因设计点不同，轴点设计不能分成小的独立的试验。

完整的中心复合设计可一起运行或者只有额外的轴点和中心点可以与二水平析因试验分开运行，在两个区组一起分析。每一区组都必须包含重复的中心点，在分析中衔接彼此。或者，如果所需的如此多的运行数目在技术上不存在问题，整个中心复合设计可同时运行。

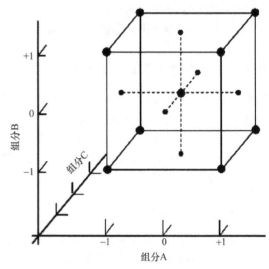

图 14.22 三因子中心复合表面设计点的示意图。（本图全彩图片可由 http://onlinelibrary.wiley.com/book/10.1002/9780470054581 获得。）

中心复合设计的分析属于响应面分析（RSA）的范畴，也称为响应面法（response surface method）、响应面方法论（response surface methodology）或响应面建模（RSM）。在响应面分析类型的试验设计中，显著因子、交互作用或弯曲的选取通常都要经统计软件包的辅助，产生一个方差分析模型（ANOVA model）或多正态回归模型（polynomial regression model）[51,52]。与二水平析因试验相比，随因子水平的改变，包括与其他因子的交互作用，响应面分析对可能引起的测量响应提供了更好的图景。同时对两个不同因子响应的预测可以用三坐标轴的点来表示，其中响应面在垂直轴。对于更多的因子，统计软件能够分辨哪一二因子组合最关键和/或最令人感兴趣。模型对这两种输入变量预测的响应可以在保持其他因子不变的情况下进行。模型产生的预测可以在随后的试验中予以验证。

另一种响应面分析方法是三水平析因。四因子三水平的试验需要 3^4 或 81 个条件。与二水平析因试验不同，三水平设计由于复杂的混杂并没有明确的方式进行部分试验。因此，真正的三水平析因试验只有在待测因子数目较低时才有意义。Box-Behnken 设计（BBD）是一个有用的三水平设计，可产生从较多因子较少试验设置获得的响应面信息。与真正的三水平析因试验不同，BBD 设计将三水平析因试验和不完全的区组设计相平衡[50]。部分 BBD 设计在检测很多因子时有效，一般只需要比分辨度 V 类型的 CCD 试验最低运行数稍多。

响应面分析方法的重要一类是混合设计。当析因设计中不同水平的因子相互独立时，混合设计的因子水平并不相互独立，这是由于不同的体积或数量在其他混合因子中稀释成了不同的部分。例如，两种培养基的不同混合物按不同的比例混在一起，将产生由于比例不同引起的各不相同的化学成分浓度和两种培养基组成。一系列具有不同数目混合因子和限制的混合 DOE 是可能的[53]。混合设计响应的分析一般使用多正态回归建模。混合设计能够快速确立适合进一步优化的混合，但它不能给出单一培养基效应和交互作用的信息。并且组分浓度不能超出已存在于混合因子中的最大值，这限制了其寻找最佳水平的能力。

研究者有时需用到其他统计学上有效的方法或一般的析因方法而不是限定在二因子水平。在后面的良好统计规范（GSP）指导下，不论何种试验设计，研究者都可以将偏差和波动最小化[54]。特定 DOE 方法的选择应该一直和研究者需要做出解答的问题相平衡，就如同下面实例所描述的那样。

多因子优化的很多简单方法并非统计工具而是自我指导的[55]。简单方法具有重复性，经过几个循环才能找出最佳方案。例如，测量获得第一次设置试验条件的结果后，算法指导设置第二组条件进行测试。然后新数据用来指导设置第三组条件进行测试。几个循环之后才能发现最佳的设置条件。简单方法的最大优势是每次试验的运行数（k+1，k=因子数目）相对较少。但重复简单方法至少有三项不足：①达到最佳设置条件可能需要很长的时间，特别像细胞生长试验每一循环需要 1~3 周长的时间；②重复简单方法并不直接测量因子间的效应和交互作用，这对理解和建立稳定生产工艺是重要的；③这一方法可能得到局部的优化，但是错过了在变量可接受范围内的整体最佳组合。但简单方法在多个参数的响应已经得到解析，通过计算机模拟最适条件设置时是一个有价值的工具。例如，通过 Design-Expert 软件，每一条件可赋予一相对重要性等级以计算整体满意度。然后最大满意度可以通过简单方法得出，并以图形显示[52]。

14.5.1.3 需要考虑的要点

利用 DOE 建立更为完整的理解将会导致一个更有可预测性和更稳定的生产工艺，但需要考虑一些不利之处或应注意的地方。对不熟悉大规模 DOE 的研究者来说，会遇到与某种应用误导相联系的学习障碍。例如，同时检测很多因子却很少设置重复的理念看起来是奇怪的。与此相反，研究者有时候重复部分析因的每一个设计点而不是在涵盖更多因子的设计中运用单一运行。只要设计能够解决所有的二因子相互作用，这通常没有区别。但是如果由于空间或资源的限制选择了较低分辨率的设计，并且试验需要重复，分析结果可能会很难解释，

可能导致需进一步的试验。不必要的重复也可能将一次试验的设计限制在较少的可测因子上。

话虽如此，设计点的重复至少在三种情况下是有用的。第一，当确信工艺具有很高的内在可变性，一个较低分辨率的设计可以允许设置重复，如果需要然后进行另一试验解决相互作用的问题。这种重复为真实差异的检测提供更高的可信度（检测的力量），并为处理统计离群值提供更强有力的指导。第二，真正的重复能够测量工艺过程或仪器验证中的纯误差（pure error）。上游案例研究（见下文）提供了这样的一个例子，SimCell 系统的一部分验证。第三，工艺波动本身可以成为误差传递（POE）试验优化的一种响应变量[52]。利用六西格玛（Six Sigma）项目，分析误差传递可以揭示最低固有波动的响应面区域。然后通过使用满意度函数，误差传递的结果可以和其他响应数据一起预测在工艺放大和操作转移中最稳定的因子空间。

误用 DOE 方法的另一实例是产生大范围的响应，但是只选取最佳表现条件，没有使用方差分析或回归分析。通常试图在一张表格中列出条件产生的所有响应值，有时将它们通过响应量级来排序。那样做可能有好的原因，如试验过程中重复试验的工艺验证。问题产生在当研究者或管理者选择最佳表现的条件并把这确立为仅次于最好的对照时。通常有超过 50% 的可能性（一般更高）当这一条件再次试验时其表现低于当前水平。毕竟它是从平均效应的随机误差分布的最顶端选取的。在特殊实例中，就像下游案例研究中平板试验的多水平设计（后文将提到），不用模型也可以确定趋势，这是由于在特定因子区间内有大量的因子水平。

另一与曲线学习相关的应用问题是选取合适的、重要的因子及它们的水平。如上所述，根据对工艺目前的了解选择最佳水平。在需要很多因子时，或许需要把它们放在因子组中。确定哪些因子放在一起、准备试验中试剂和细胞的特定过程比一次试验一个因子的试验方法更有效。因此，最初的复杂的 DOE 试验从理论到开始试验，几乎总是需要比预想更多的时间。之后的试验通常会进展迅速些，因为很多困难已经得以解决，工作流程已经建立。

有时候会产生只是与如此巨大的信息量相关的问题。尽管在 DOE 试验中会发现有意思的交互作用和曲率，研究者需要对主要目标保持清醒，那就是获取工艺最佳结果，在放大过程中可预测并稳定。当测量了很多效应和交互作用时，经常会产生奇怪的结果，这仅仅因为真实数据的随机误差，但是注意力应当集中在更大的显著效应和相互作用，允许有小的波动。太大的信息量也会减缓决策过程；因此，给对 DOE 不熟悉的管理者的报告应该强调最重要的发现并给出下一步工作的建议。

14.5.2 上游案例研究：优化分批补料细胞培养工艺

在哺乳动物细胞中表达人重组蛋白，中国仓鼠卵巢（CHO）细胞是目前生物制药产业中占统治地位的选择。无论什么时候细胞的内在生物化学被人为操纵，细胞对营养和生长条件的需要很可能也随之发生改变[56,57]。生长的速率和重组蛋白的生产都很可能被 CHO 细胞内这样的改变所影响。

Invitrogen 公司的研究者计划对一个表达重组抗体的重组 CHO 细胞克隆开展试验，测量几种因素对细胞生长和产量的影响。试验的目的是解决 4 个问题：①试验前将 CHO 细胞克隆在不含谷氨酰胺的培养基上预培养，在生物反应器条件下会导致不同类型的生长响应吗？②pH 在补料分批培养的输出中有什么影响？③4 种不含谷氨酰胺的起始培养基中，哪一种和其他条件相结合效果最好？④补料方式的选择如何影响细胞生长和蛋白质表达？

14.5.2.1 试验设计

选取 4 个因子用 DOE 的一般析因方式进行试验。因子 A——细胞是经预处理的细胞，有 2 个水平。将 CHO 细胞分到 2 个摇瓶，在不含谷氨酰胺（"驯化的"细胞）的培养基 A 和含有 GlutaMAX®（"未驯化的"细胞）的培养基 A 上扩培 2 周。因子 B——pH 是在 SimCell 培养过程的 pH，有两个因子水平（6.85 和 7.15）。因子 C——以起始培养基为培养基，在微生物反应器中接种细胞，有 4 个因子水平（编码为培养基 A～D）。因子 D——补料，培养的第 2、4、6 和 8 天分别用 6%、12%、12% 和 10% 的初始培养体积补充料液。有两种补料料液（"补料 A" 和 "补料 G"）。

对于这一试验，在选取特定试验设计时要考虑 3 个试验限制。第一，这个试验有 13～15 个微生物反应器阵列（MBA）可以使用，每一个 MBA 带有 6 个 650 µL 的小腔体；第二，有 2 个 MBA 应该留作不补料的对照，比补料培养提前收获；第三，研究者希望每个补料培养条件有 4 个重复，以测量出纯误差并获取可能涉及测量抗体含量的分析方法的额外取样体积。设置重复的另一个原因是这些试验是 Life Technologies 公司在 SimCell 系统进行操作的验证试验之一。

鉴于目标、因子水平和技术限制等因素的影响，产生出一般的析因计划（表 14.3）。因子 A——细胞、因子 C——起始培养基和 D——补料方式设计成全因子析因的所有 16 种组合。因子 B——pH 和培养基 C 配对，与因子 A——细胞和 D——补料方式进行部分析因设计。那时候一般认为 pH 的影响比其他因子更易于理解，因此为适应这些限制达到目标，忽视了 pH 的交互作用。对照批次的选择是部分析因设计，只包括了 3 种起始培养基，其目的只是确认细胞接种并和摇瓶对照进行一般的比较。

表 14.3 在 SimCell 微生物反应器中进行补料分批和分批培养方法的试验条件说明（一般析因试验条件）

因子 A	因子 B	因子 C	因子 D	生物反应器运行类型
细胞类型	pH	起始培养基	补料	
驯化	6.85	培养基 A	补料 A	分批补料培养，$n=4$
驯化	6.85	培养基 A	补料 G	分批补料培养，$n=4$
驯化	6.85	培养基 B	补料 A	分批补料培养，$n=4$
驯化	6.85	培养基 B	补料 G	分批补料培养，$n=4$
驯化	6.85	培养基 C	补料 A	分批补料培养，$n=4$
驯化	6.85	培养基 C	补料 G	分批补料培养，$n=4$
驯化	6.85	培养基 D	补料 A	分批补料培养，$n=4$
驯化	6.85	培养基 D	补料 G	分批补料培养，$n=4$
未驯化	6.85	培养基 A	补料 A	分批补料培养，$n=4$
未驯化	6.85	培养基 A	补料 G	分批补料培养，$n=4$
未驯化	6.85	培养基 B	补料 A	分批补料培养，$n=4$
未驯化	6.85	培养基 B	补料 G	分批补料培养，$n=4$
未驯化	6.85	培养基 C	补料 A	分批补料培养，$n=4$
未驯化	6.85	培养基 C	补料 G	分批补料培养，$n=4$
未驯化	6.85	培养基 D	补料 A	分批补料培养，$n=4$
未驯化	6.85	培养基 D	补料 G	分批补料培养，$n=4$
驯化	7.15	培养基 C	补料 A	分批补料培养，$n=4$
未驯化	7.15	培养基 C	补料 A	分批补料培养，$n=4$

续表

因子 A	因子 B	因子 C	因子 D	生物反应器运行类型
细胞类型	pH	起始培养基	补料	
驯化	6.85	培养基 B		分批培养，n=2
驯化	7.15	培养基 C		分批培养，n=2
驯化	6.85	培养基 D		分批培养，n=2
未驯化	6.85	培养基 B		分批培养，n=2
未驯化	7.15	培养基 C		分批培养，n=2
未驯化	6.85	培养基 D		分批培养，n=2

72 个补料分批培养（n=4）和 12 个分批培养（n=2）的位置在 14 个 MBA 中进行随机化设置。6 个摇瓶用来作为一些条件设置的分批对照。补料分批培养在接种后的第 12 天收获，批次培养在第 7 天收获。每一 SimCell 培养基的细胞密度用在线吸光度法测量。细胞群体生长（integral cell growth）使用梯形求和方法对第 12 天进行计算。SimCell 和摇瓶中的重组抗体浓度使用 Octet 96 孔板（Forte Bio 公司）利用收获的培养基进行测量。

所有细胞生长和抗体产量的数据转换成测量原始数据平均数的百分数。对每一测量的响应，生成一个包含所有可能的主效应和交互效应的方差分析模型。使用 Design-Expert 软件进行残差分析，找出异常值并核实可接受的随机误差分布。认定首次运行的 4 个 SimCell 的生产和表达响应为统计离群值（statistical outlier）。从原始数据中排除这些极低的数值，它们被认为是由于接种前细胞表现不佳造成的。剩余的 68 个运行导入到方差分析和之后的残差分析。数据表述成总体方差平均值的百分比。

14.5.2.2 数据分析

表 14.4 显示了细胞群体生长的方差分析结果。残差造成的标准差为 6% 左右。预测值和实际值比较图（图 14.23）描述了模型拟合测量的细胞群体生长数据的好坏。显示的数据分布是可接受的。

表 14.5 显示了抗体浓度的方差分析结果。残差造成的标准差大约是 10%，在测量方法的合理变化区间内。图 14.24 显示的理论值和实际值图，在靠近顶部时数据分布较为难以解释。这种分布和 MBA 上的序列、位置，以及设计的条件无关。将抗体浓度数据转换为对数形式会稍微改善拟合状况，但是在平均图或最终结论中没有明显差异。因此对这一分析没有进行数据转换。

图 14.25 的 4 部分复合图中显示了细胞生长和抗体表达随 3 个最明显的交互作用因子的变化：细胞培养条件、起始培养基和补料培养基。对细胞生长的最大影响表现为细胞是否在不添加 L-谷氨酰胺的预培养。未驯化的细胞（没有预培养）生长更快速，与驯化细胞相比可以达到更高的累积细胞密度。在未驯化细胞中，相比于起始培养基，细胞生长略微不同，培养基 D 最低。在未驯化细胞的培养条件中没有这样因为起始培养基引起的差异。

表 14.4　分批补料培养细胞生长群体的方差分析

来源	平方和	自由度	平均平方值	F 值	P 值概率>F
		方差分析表及描述：细胞群体生长/%平均值			
模型	14 769.33	17	868.78	24.92	<0.000 1
A. 细胞	12 210.04	1	12 210.04	350.24	<0.000 1
B. pH	198.82	1	196.82	5.65	0.021 4
C. 起始培养基	1 230.44	3	410.15	11.77	<0.000 1
D. 补料方式	678.72	1	678.72	19.47	<0.000 1
AB	118.69	1	118.69	3.40	0.070 9
AC	610.08	3	203.36	5.83	0.001 7
AD	0.22	1	0.22	0.01	0.936 6
CD	78.79	3	26.26	0.75	0.525 6
ACD	6.74	3	2.25	0.06	0.978 4
纯误差	1 743.07	50	34.85		
总偏差	16 512.40	67			
标准差	5.90			R 拟合度	0.894 4
平均值	100			R 校正拟合度	0.858 5
变异系数	5.90			预测拟合度	0.803 3
预测残差平方和	3 248.22			信噪比	15.720 4

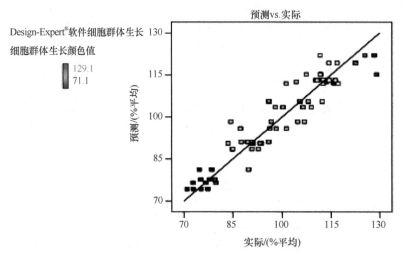

图 14.23 细胞群体生长，预测值（方差模型）和实际值。（本图全彩图片可由 http://onlinelibrary.wiley.com/book/10.1002/9780470054581 获得。）

表 14.5 分批补料培养抗体生产的方差分析

来源	平方和	自由度	平均方差	F 值	P 值概率 $>F$
方差分析表及描述：抗体生成/%平均值					
模型	52 931.0	17	3 113.6	30.83	<0.000 1
A. 细胞	23 232.8	1	23 232.8	230.02	<0.000 1
B. pH	4 841.6	1	4 841.6	47.93	<0.000 1
C. 起始培养基	9 745.5	3	3 248.5	32.16	<0.000 1
D. 补料方式	5 948.5	1	5 948.5	58.89	<0.000 1
AB	323.5	1	323.5	3.20	0.079 6
AC	204.4	3	68.1	0.67	0.571 8
AD	5 930.4	1	5 930.4	58.71	<0.000 1
CD	6 036.5	3	2 012.2	19.92	<0.000 1
ACD	1 123.5	3	374.5	3.71	0.017 4
纯误差	5 050.5	50	101.0		
总偏差	57 981.2	67			
标准差	10.050			R 拟合度	0.912 9
平均值	100			R 校正拟合度	0.883 3
变异系数	10.05			预测拟合度	0.840 9
预测残差平方和	9 223.05			信噪比	16.613 8

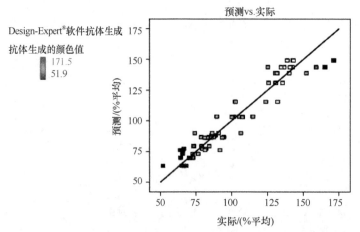

图 14.24 抗体浓度，预测值（方差模型）和实际值。（本图全彩图片可由 http://onlinelibrary.wiley.com/book/10.1002/9780470054581 获得。）

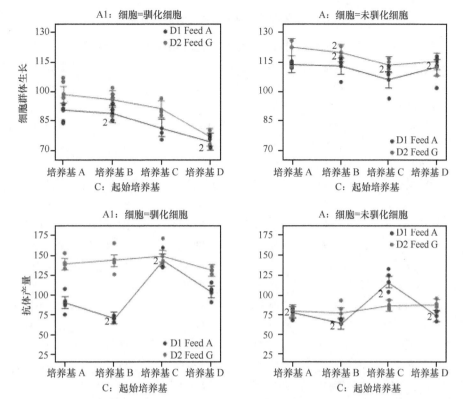

图 14.25 细胞生长和抗体产量在不同的培养条件、起始培养基和补料培养基等条件下的对比。描述了平均值（正方形或三角形）和数据点（圆形）。数据点左侧的数字显示重叠的数据点。误差棒是±1/2 最小显著差数（LSD）。（本图全彩图片可由 http://onlinelibrary.wiley.com/book/10.1002/9780470054581 获得。）

平均来说，细胞经不含谷氨酰胺的培养基预培养（驯化）比未驯化细胞表达更高浓度的抗体。特定的补料培养基对抗体表达有较大的不同。在所有培养基中，最高的抗体浓度出现在使用驯化细胞在分批补料培养中使用培养基 G。使用培养基 A 可以获得同样高的产量，但只有在和起始培养基 C 联合在一起使用时可获得。

pH 的影响在这里没有描述，但是对于细胞生长和抗体生成都没有检测到与 pH 有关的交互作用。pH 由 6.85 变为 7.15 导致细胞生长降低 7%，抗体浓度降低 37%。图 14.25 描述了在平均 pH 水平模型的数值。

在试验前经不含谷氨酰胺预培养的细胞表现为生长更慢，但是比未经预培养的细胞生成更多的抗体。只要细胞可以被预培养，并用培养基 G 补料，4 种培养基均能同样地产生最高产量。但是如果研究者不能预培养细胞，数据表明最好通过培养基 C 和补料培养基 A 的组合来提高表达的抗体的浓度。

非分批补料培养的对照结果（数据没有显示）显示了相似的趋势，经不含谷氨酰胺培养基预培养的细胞比未驯化细胞生长更慢，产生更高的抗体量。相似的，pH6.85 在细胞生长和抗体生成方面都优于 pH7.15。没有检测到交互作用，可能是由于较高的残差项和较少的样品数量。这些对照和其他摇瓶对照在同一范围内（数据没有显示）。

14.5.2.3 在整体优化中结合多响应

这一案例研究证明了对不同的因子，生长和产量如何产生彼此不一致的响应。随后产生的问题是，在多种相异响应存在的情况下，如何找出因子水平的最佳组合。研究者应首先确定描述一种最佳方案的标准。使用 Design-Expert 软件的数值优化功能，对每一相应的响应，有一个选项可以忽略或包含它，已达到最大化、最小化和设定可接受范围，或设定目标值。可以对每一包含的响应设定相对重要性级别。软件使用单一的方法用选定的标准计算最高满意度函数。除了满意度函数，也用到了其他几种折中的方法[50]。

表 14.6 描述了选定的标准和对于这一案例研究最高满意度条件的结果。设定产量的响应为最大的重要性级别 5（最高）。生长的响应也设定为最大，但重要性级别为 2。一般认为足够的生长对稳定的放大工艺是重要的，但不像抗体浓度那样重要。结果列于选定标准的下方，从最高到最低满意度排序（生成的 22 个里面这里只列出了最高的 12 个）。最右侧一栏中是相对特定产量值，通过抗体浓度（均值百分比）除以细胞群体密度（均值百分比）计算得到。标示出的 5 行强调的是最高满意度，抗体产量水平都是相当高的。

结果显示 pH6.85 好于 pH7.15，在生物反应器运行前，将细胞在不含谷氨酰胺的培养基中驯化利于获得最

表 14.6 抗体产量和细胞群体生长的数值优化

分批补料条件-数值优化选定的标准

名称	目标	下限	上限	低权重	高权重	重要性
细胞	在范围内	驯化	未驯化	1	1	3
pH	在范围内	6.85	7.15	1	1	3
起始培养基	在范围内	培养基 A	培养基 D	1	1	3
补料	在范围内	补料 A	补料 G	1	1	3
抗体产量	最大化	51.914	171.503	1	1	5
细胞群体生长	最大化	71.067	129.144	1	1	2

	细胞	pH	起始培养基	补料	抗体产量	细胞群体生长	满意度	特定产量/%平均值
1	驯化	6.85	培养基 A	补料 G	136.97	98.48	0.633	139.1
2	驯化	6.85	培养基 B	补料 G	138.14	95.69	0.620	144.4
3	未驯化	6.85	培养基 C	补料 A	120.75	107.59	0.590	112.2
4	驯化	6.85	培养基 C	补料 G	145.75	87.84	0.590	165.9
5	驯化	6.85	培养基 C	补料 A	141.93	81.82	0.504	173.5
6	驯化	6.85	培养基 D	补料 G	138.52	76.79	0.410	180.4
7	驯化	7.15	培养基 A	补料 G	99.78	91.73	0.387	108.8
8	驯化	7.15	培养基 B	补料 G	100.95	88.94	0.378	113.5
9	未驯化	6.85	培养基 C	补料 G	84.90	113.60	0.365	74.7
10	驯化	7.15	培养基 C	补料 G	108.56	81.09	0.355	133.9
11	未驯化	6.85	培养基 A	补料 G	81.32	121.65	0.353	66.8
12	未驯化	6.85	培养基 B	补料 G	81.26	119.39	0.348	68.1

佳的结果。在立式搅拌釜生物反应器中也获得了类似的结果（结果没有显示），在细胞驯化前设定的条件中，补料培养基 G 可以和任何 4 种起始培养基之一联合使用，在预测的抗体产量上只有微小的差别。如果特定的产量比起初设定的标准更重要，或者简单地获取同样的效果，培养基 D 可能是优选的，由于其细胞生长较低。一个有意思的转折是对于未经不含谷氨酰胺培养基预培养的细胞，可以使用补料培养基 A，但只在与起始培养基 C 一起时使用。

14.5.2.4 关键信息

这一试验特定的 DOE 计划是权衡待解决的问题和现有技术和分析方法的限制而选择的。选择部分析因试验的 4 个重复而不是更少试验重复的完全析因试验是由于当时的技术风险。由于之前的经验，牺牲与 pH 相关的交互作用信息在这一实例中被认为是可以接受的。使用方差分析在因子中得到平均效应和交互作用，这一决定对准确度的影响几乎可以忽略不计，原因是有较大的剩余自由度。

将不同条件的位置顺序随机化在 DOE 中通常是重要的，以降低分析偏差，通过将试验误差分散于整个设计为预测模型提供更高的准确度。在这一案例研究中，前 4 个腔体的试验确定为统计离群值，是由于不同的测试条件。如果重复同样试验，最多是分析结果不确定，

并可能全不合格。

通常在交互作用中，因子显示出惊人之处，例如，补料培养基 A 和起始培养基 C 联合可以保证未经不含谷氨酰胺培养基驯化的细胞能够具备高产量的能力。然而需要在较大规模上进行确认，这可能导致生物反应器放大试验时，培养基储液种类较少。

14.5.3 下游案例研究：提高抗体纯化纯度和产率的工艺优化

抗体的捕获纯化通常由蛋白 A 亲和介质来实现，经一步层析即可获得高的纯度和收率。之后的精纯化层析步骤去除污染物和/或抗体聚体，可以包括如阴离子和阳离子交换、疏水相互作用层析介质等。有一种方式是设计一种两步法工艺，其中第二步使用多模式层析介质。这一研究涉及两步法抗体纯化，其中 MabSelect SuRe（蛋白 A 介质）用于捕获步骤，Capto adhere（多模式阴离子交换介质）用于第二步。鉴于上样液含有高水平的聚体，第二步的目的是选择性地去除抗体聚体。这一研究描述了用 Capto adhere 使抗体单体纯度和产量最大化的条件优化。目标是为 Capto adhere 步骤寻找条件，使得最终样品聚体小于 1%（＞99%纯度），并且抗体单体产率要合适（＞85%）。对一种序贯试验方法进行了描述，初始筛选阶段使用 PreDictor 平板，随后在 HiScreen™ 层析柱上

用 DOE 方法进行较小试验空间的探索，以 Monte Carlo 模拟 DOE 结果，最后在大规模层析柱对结果进行确认。

14.5.3.1 平板中流穿试验

在流穿试验中，目标是找到抗体单体结合最小，同时聚体结合最大的条件。

使用 PreDictor Capto adhere 6 μL 平板。缓冲液由 Tecan Freedom EVO-2 200 自动化系统准备，但是试验（如加样）需手动执行。试验方案遵照"PreDictor 平板指南"（GE Healthcare）。把调节好的 200 μL 等份样品（浓度为 5 g/L）添加到每个孔中。使用 60 min 孵育时间。

总抗体浓度是通过吸光度来定量，样品中聚体和单体的比例通过分子筛色谱法测定。单体和聚体载量（Q）用式（14.5）计算。

$$Q = (C_{ini} - C_{FT}) \frac{V_{sample}}{V_{resin}} \qquad (14.5)$$

式中，V_{sample} 和 V_{resin} 分别指样品体积和介质体积，C_{ini} 和 C_{FT} 分别指单体或聚体的初始浓度和最终流穿浓度。

研究的因子有 pH（4~7.5）和 NaCl 浓度（0~550 mmol/L）。缓冲物质分别是 50 mmol/L 柠檬酸盐对 pH4~6 和 50 mmol/L 磷酸盐对 pH 6.5~7.5（图 14.26）。

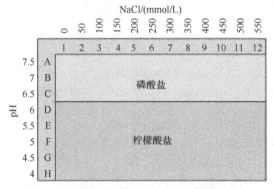

图 14.26 平板布局图。（本图全彩图片可由 http://onlinelibrary.wiley.com/book/10.1002/9780470054581 获得。）

测量的反应是单体和聚体的载量。

根据载量建立了内插等高线图，如图 14.27 所示。最高聚体载量（最佳聚体清除）是在高 pH 和低 NaCl 浓度下得到的，但这也适用于单体载量。因此，为了高的单体纯度，必将牺牲单体收率。

根据平板数据，对层析柱表现及抗体收率和纯度进行预测。假定平板载量和动态结合载量相同（对较长的保留时间很有可能是正确的），然后纯度和收率可以使用式（14.5）~式（14.7）进行计算：

$$收率 = \frac{V_{load} \times C_{ini,m} - CV \times DBC_m}{V_{load} \times C_{ini,m}} \qquad (14.6)$$

$$纯度 = \frac{V_{load} \times C_{ini,m} - CV \times DBC_m}{V_{load} \times (C_{ini,m} - C_{ini,a}) - CV \times (DBC_m - DBC_a)} \qquad (14.7)$$

式中，V_{load} 是上样体积，C_m 是单体浓度，C_a 是聚体浓度，ini 代表起始，FT 代表流穿，CV 是柱体积，DBC_m 或 DBC_a 分别是对单体和聚体的动态结合载量。

找出了纯度的最适区域（>98%单体，圈出），并和收率最低处一致（60%~65%）（图 14.28）。

在大规模生产中低收率是不可接受的，因此设置了洗脱研究试验探索选择性洗脱结合单体以提高单体收率的可能性。

14.5.3.2 平板中选择性洗脱研究

使用 PreDictor Capto adhere 6 μL 平板。在流穿试验的基础上，上样条件选择 50 mmol/L 磷酸钠，50 mmol/L NaCl，pH7。研究的洗脱条件为 50 mmol/L 磷酸钠 pH6~7 和 0~550 mmol/L NaCl。样品浓度和体积与流穿研究中相同。在洗脱液中分析单体和聚体。平板布局事实上如图 14.26 所示，除了 pH 和盐浓度分别是洗脱的 pH 和盐浓度。

建立了累积洗脱曲线。单体的选择性洗脱是成功的，因为单体被洗脱了而大多数的聚体在试验条件下仍然是

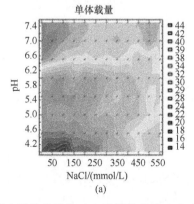

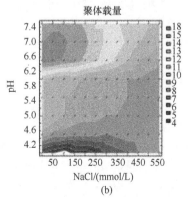

图 14.27 不同条件下的蛋白质单体载量（a）和聚体载量（b）的等高线图。（引用经 GE Healthcare 公司许可。）（本图全彩图片可由 http://onlinelibrary.wiley.com/book/10.1002/9780470054581 获得。）

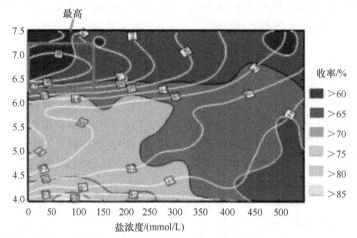

图 14.28 纯度（等高线）和收率（色图）的层析柱验证。（引用经 GE Healthcare 公司许可。）（本图全彩图片可由 http://onlinelibrary.wiley.com/book/10.1002/9780470054581 获得。）

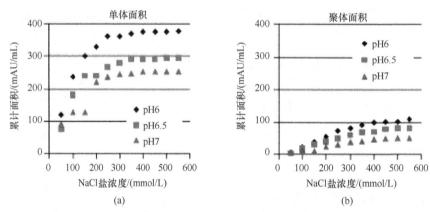

图 14.29 从 PreDictor 平板得到的单体（a）和聚体（b）洗脱曲线。（a）单体洗脱而大多数聚体仍结合。（引用经 GE Healthcare 公司许可。）（本图全彩图片可由 http://onlinelibrary.wiley.com/book/10.1002/9780470054581 获得。）

结合的（图 14.29）。通过使用最佳的条件（pH6，250～300 mmol/L NaCl），总单体收率从大约 60%（流穿）提高到＞80%（流穿+洗脱）。

14.5.3.3 在小规模层析柱的优化

在平板试验结果的基础上，建立使用 HiScreen™ 柱（4.7 mL 柱）的优化研究。这项研究的目标是找到获得单体纯度（＞99%在最终样品中）和可接受收率（＞85%）的最佳条件。

用于规划和评估的 DOE 软件 MODDE 8.0，由瑞典 Umetrics 生产。表 14.7 列出了研究的因子。选择的设计是中心复合表面设计和目标响应面分析。在 2_V^{5-1} 析因部分的 16 个试验，结合确认二级弯曲的 10 个试验，这一设计产生 26 个设计运行外加重复中心点。

表 14.7 工艺开发中的高通量技术

因子	因子范围
起始聚体水平	9%～14%
起始蛋白质浓度	5～15 g/L
上样	60～100 g/L
洗脱 pH	6.1～6.5
洗脱缓冲液中的 NaCl	150～450 mmol/L

上样采用筛选试验找出的最佳条件，保留时间为 5 min。响应是单体收率和纯度。研究中使用的抗体样品为两种 MabSelect SuRe 洗脱样品的结合，分别含有 9% 和 14% 的聚体。将它们混合（1∶1）获得中心点。使用的层析柱是 Capto adhere HiScreen，柱体积是 4.7 mL。

两种响应都获得了良好的预测模型，见图 14.30 所示实测值和预测值图。

图 14.31 所示的系数图显示了影响收率和纯度的显著因子。对于收率，5 种主要研究因子中有 4 种是显著的。不显著的主要因子，起始浓度，在模型中予以保留，因为有一种显著的交互作用因子包括浓度。除主要因子外，发现交互效应（聚体×浓度，聚体×上样，上样×pH，上样×NaCl）及 1 个二级效应（NaCl×NaCl）对收率有显著影响。对于纯度，除 pH 外的所有主要因子是显著的，而且 3 种交互效应（聚体×上样，聚体×NaCl，浓度×上样）和 1 个二级效应（上样×上样）是显著的。

图 14.32（a）和（b）显示了收率和纯度模型的等高线图。

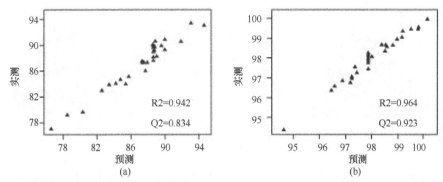

图 14.30　单体收率（a）和纯度（b）的实测和预测值图。R2 是模型解释响应的方差分数。Q2 是通过
交叉验证模型预测响应的方差分数。（转载经 GE Healthcare 公司许可。）

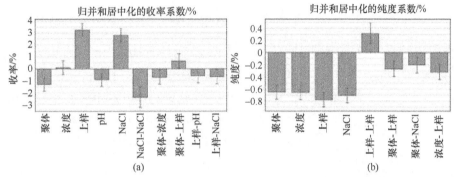

图 14.31　单体收率（a）和纯度（b）洗脱曲线的系数图。系数经归并和居中化。条块的高度代表影响，
条块的符号表示因子与响应是正相关还是负相关。（转载经 GE Healthcare 公司许可。）（本图全彩图片
可由 http://onlinelibrary.wiley.com/book/10.1002/9780470054581 获得。）

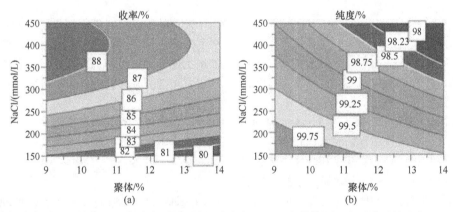

图 14.32　蛋白质单体收率（a）和纯度（b）的响应面图。蛋白质浓度、pH 和上样的因子水平分别锁定为 5 g/L、6.1 g/L 和 65 g/L。
（转载经 GE Healthcare 公司许可。）（本图全彩图片可由 http://onlinelibrary.wiley.com/book/10.1002/9780470054581 获得。）

为评估在 5 个因子同时变化时的工艺稳定性，使用
DOE 交换功能对纯度和收率进行 Monte Carlo 拟合[58]。
推断出 5 个因子的下列分布。

- 起始聚体水平：9%～12%（统一分布）。
- 抗体起始浓度：4.5～5.5 g/L（三角分布）。
- 抗体上样：60～65 g/L（三角分布）。
- 洗脱 pH：6～6.2（三角分布）。
- 洗脱 NaCl 浓度：230～270 mmol/L（三角分布）。

估测的收率和纯度浮动范围分别是 83.5%～
87.4%和 98.9%～99.9%，获得纯度大于 99%的概率是
99.98%（图 14.33）。

14.5.3.4　大规模层析柱验证

进行了一次大规模验证运行（图 14.34）。将 Capto
adhere 填充在 AxiChrom™ 70/300 层析柱（14.1 cm 柱高，
543 mL）。使用的条件是经过平板和 HiScreen 层析柱试
验确立的最佳条件。使用了相对低的上样条件（60 g/L），
因为在这一规模期望的收率要比 HiScreen 层析柱高一
些，这是由于死体积较小。

收率是 86%，聚体由 12%降到 0.6%，纯度为 99.4%，
考虑到高的起始聚体含量结果还是不错的。结果与 DOE
模型和 Monte Carlo 拟合预测的结果吻合较好。

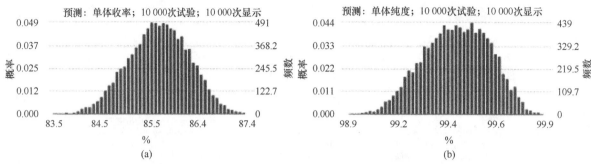

图 14.33 对蛋白质单体收率（a）和纯度（b）响应的 Monte Carlo 拟合。（转载经 GE Healthcare 公司许可。）
（本图全彩图片可由 http://onlinelibrary.wiley.com/book/10.1002/9780470054581 获得。）

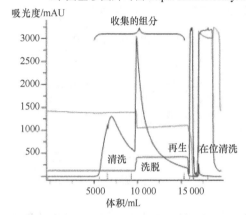

平衡/上样缓冲液：
50 mmol/L磷酸缓冲液，50 mmol/L NaCl，pH7.0（1个柱体积）
上样：
60 g/L（浓度5 g/L，聚体含量12%，保留时间5 min）
清洗：
50 mmol/L磷酸缓冲液，50 mmol/L NaCl，pH7.0（5个柱体积）
洗脱：
50 mmol/L磷酸缓冲液+250 mmol/L NaCl，pH6.1(20个柱体积)
再生：
100 mmol/L磷酸缓冲液，pH3.0（3个柱体积）
在位清洗：
1 mol/L NaOH（保留时间15 min，3个柱体积）

图 14.34 Capto adhere 步骤的层析图。蓝色线表示 A_{280}，绿色线表示 pH，棕色线表示电导。层析图谱来自于一个 543 mL 的 Capto adhere 层析柱的验证运行（AxiChrom™ 70/300）。（本图全彩图片可由 http://onlinelibrary.wiley.com/book/10.1002/9780470054581 获得。）

14.5.3.5 关键信息

通过使用快速而廉价的高通量技术（PreDictor 96 孔滤器平板）首先在一个大的试验空间进行摸索。这就产生了显著减少的试验空间，可以用小规模层析柱通过 DOE 优化进一步摸索。最后，DOE 试验和 Monte Carlo 拟合验证大规模工艺条件、评估工艺稳定性并通过大规模试验结果确认这些结论。高通量技术和统计方法的组合，DOE 试验和 Monte Carlo 拟合显著减少了找出好的工艺条件所需的时间和资源，并使对工艺获得的信息最大化。

14.6 结论

在这一章中，综述了目前最新的高通量生物工艺研发过程，并通过案例研究的方式对如何在特定应用中更好地采用高通量技术提供了建议。生物工艺开发中使用高通量技术的应用已经为早期纳入者带来了切实的好处，特别是当载量和时间限制是工作流程中的瓶颈时。

作为这一章的结束，很重要的一点是要强调好的科学性仍然是取得好的结果的最重要因素。通过高通量策略产生大量数据集合的能力只是进一步放大了对内在科学坚实了解的基础上有一个计划周密的试验的重要性。不是所有的项目都会从高通量技术获益，因此需要了解

科学发现的需求。科学家在使用技术时应当总是小心这样的冲动，即因为技术存在就使用，而不是使用技术能够增加价值。如果恰当加以应用，高通量技术是解决生物工艺当前和未来挑战的一个重要工具。

翻译：刘盛海 齐鲁制药有限公司
校对：李剑凤 齐鲁制药有限公司

参 考 文 献

1. Gryseeis T. Considering cell culture automation in upstream bioprocess development. Bioprocess Int 2008: 12−16.
2. Neway J. Process excellence: five critical elements of quality by design. Bioprocess Int 2008: 18−22.
3. Hanania E, Fieck A, Stevens J, Bodzin L, Palsson B, Koller M. Automated *in situ* measurement of cell-specific antibody secretion and laser-mediated purification for rapid cloning of highly secreting producers. Biotechnol Bioeng 2005; 91 (7)
4. Gray F, Kenney JS, Dunne JF. Secretion capture and report web: use of affinity derivatized agarose microdroplets for the selection of hybridoma cells. J Immunol Methods 1995; 182: 155−163.
5. Holmes P, Al-Rubeai M. Improved cell line development by a high throughput affinity capture surface display technique to select for high secretors. J Immunol Methods 1999; 230: 141−147.
6. Manz R, Assenmacher M, Pfluger E, Miltenyi S, Radbruch A. Analysis and sorting of live cells according to secreted molecules, relocated to a cell-surface affinity matrix. Proc Natl Acad Sci U S A 1995; 92: 1921−1925.

7. Böhm E, Voglauer R, Steinfellner W, Kunert R, Borth N, Katinger H. Screening for improved cell performance: selection of subclones with altered production kinetics or improved stability by cell sorting. Biotechnol Bioeng 2004; 88: 699–706.

8. Borth N, Zeyda M, Kunert R, Katinger H. Efficient selection of high-producing subclones during gene amplification of recombinant Chinese hamster ovary cells by flow cytometry and cell sorting. Biotechnol Bioeng 2000; 71: 266–273.

9. Carroll S, Al-Rubeai M. The selection of high-producing cell lines using flow cytometry and cell sorting. Expert Opin Biol Ther 2004; 4: 1821–1829.

10. Yoshikawa T, Nakanishi F, Ogura Y, Oi D, Omasa T, Katakura Y, Kishimoto M, Suga K. Flow cytometry: an improved method for the selection of highly productive gene-amplified CHO cells using flow cytometry. Biotechnol Bioeng 2001; 74(5): 435–442.

11. Disposable bioreactors gaining favor- new components and systems improve process reliability and reduce cost (2006). Genet Eng Biotechnol News 2006; 26(12)

12. Wurm FM. Production of recombinant protein therapeutics in cultivated mammalian cells. Nat Biotechnol 2004; 22: 1393–1398.

13. Puskeiler R, Kaufmann K, Weuster-Botz D. Development, parallelization, and automation of a gas-inducing milliliter-scale bioreactor for high-throughput bioprocess design (HTBD). Biotechnol Bioeng 2005; 89: 512–523.

14. Baldi L, Muller N, Picasso S, Jacquet R, Girard P, Thanh HP, Derow E, Wurm FM. Transient gene expression in suspension HEK-293 cells: application to large-scale protein production. Biotechnol Prog 2005; 21(1): 148–153.

15. Chen A, Chitta R, Chang D, Amanullah A. Twenty-four well plate miniature bioreactor system as a scale-down model for cell culture process development. Biotechnol Bioeng 2008. DOI 10.1002/bit.

16. Kensy F, John GT, Hofmann B, Büchs J. Characterization of operation conditions and online monitoring of physiological culture parameters in shaken 24-well microtiter plates. Bioprocess Biosyst Eng 2005; 75: 75–81.

17. Maharbiz MM, Holtz WJ, Howe RT, Keasling JD. Microbioreactor arrays with parametric control for high-throughput experimentation. Biotechnol Bioeng 2004; 86(4): 485–490.

18. Micheletti M, Barrett T, Doig SD, Baganz F, Levy MS, Woodley JM, Lye GJ. Fluid mixing in shaken bioreactors: implications for scale-up predictions from microliter-scale microbial and mammalian cell cultures. Chem Eng Sci 2006; 61: 2939–2949.

19. Anderlei T, Buüchs J. Device for sterile online measurement of the oxygen transfer rate in shaking flasks. Biochem Eng J 2001; 7(2): 157–162.

20. Knorr B, Schlieker H, Hohmann H, Weuster-Botz D. Scale-down and parallel operation of the riboflavin production process with Bacillus subtilis. Biochem Eng J 2007; 33: 263–274.

21. Carrier T. High throughput process development promises, myths, and truths. Bioprocess Int 2008: 54–58.

22. Schreyer H, Miller S, Rodgers S. High-throughput process development - microbioreactor system simulates large bioreactor process at submilliliter volumes. Genet Eng Biotechnol News 2007; 27(17)

23. Kuystermans D, Krampe B, Swiderek H, Al-Rubea M. Using cell engineering and omic tools for the improvement of cell culture processes. Cytotechnology 2007; 53(1–3): 3–22.

24. Al-Rubeai M. Apoptosis and cell culture technology. Adv Biochem Eng Biotechnol 1998a; 59: 225–249.

25. Al-Rubeai M, Singh RP. Apoptosis in cell culture. Curr Opin Biotechnol 1998b; 9: 152–156. [PubMed].

26. Cotter TG, Al-Rubeai M. Cell death (apoptosis) in cell culture systems. Trends Biotechnol 1995; 13: 150–155.

27. Shukla AA, Hubbard B, Tressel T, Guhan S, Low D. Downstream processing of monclonal antibodies – application of platform approaches. J Chromatogr B 2007; 848: 28–39.

28. Shukla AA, Hinckley P. Host cell protein clearance during protein A chromatography: development of an improved column wash step. Biotechnol Prog 2008; 24: 1115–1121.

29. Kramarczyk J. MS thesis, Tufts University, Medford, MA, Department of Chemical and Biological Engineering; 2003.

30. Rege K, Pepsin M, Falcon B, Steele L, Heng M. High-throughput process development for recombinant protein purification. Biotechnol Bioeng 2006; 93(4): 618–630.

31. Staby A, Jensen RH, Bench M, Hubbuch J, Dünweber DL, Krarup J, Nielsen J, Lund M, Kidal S, Hansen TB, Jensen IH. Comparison of chromatographic ion-exchange resins: VI. Weak anion-exchange resins. J Chromatogr A 2007; 1164: 82–94.

32. Coffman JL, Kramarzcyk JF, Kelley BD. High-throughput screening of chromatographic separations: I. Method development and column modeling. Biotechnol Bioeng 2008; 100(4): 605–618.

33. Wiendahl M, Wierling PS, Nielsen J, Christensen DF, Krarup J, Staby A, Hubbuch J. High throughput screening for the design and optimization of chromatographic processes – miniaturization, automation and parallelization of breakthrough and elution studies. Chem Eng Technol 2008; 31(6): 893–903.

34. ICH – Quality: International Conference on Harmonisation – Quality Q8 (R1) Pharmaceutical Development, Revision 1.

35. Arve BH, Liapis AI. Modelling and analysis of biospecific adsorption in a finite bath. AIChE J 1987; 33(2): 179–193.

36. Chase HA. Prediction of the performance of preparative affinity chromatography. J Chromatogr 1984; 297: 170–202.

37. Hunter AK, Carta G. Protein adsorption on novell acylamido-based polymeric ion exchangers: II. Adsorption rates and column behavior. J Chromatogr A 1984; 897(1–2): 81–97.

38. Wesselingh JA, Bosma JC. Protein ion-exchange adsorption kinetics. AICheE J 2001; 47(7): 1571–1580.

39. Thiemann J, Jankowski J, Rykl J, Kurazawski S, Pohl T, Wittman-Leibold B, Schluter H. Principle and applications of the protein-purification-parameter screening system. J Chromatogr A 2004; 1043: 73–80.

40. Wenger MD, DePhillips P, Price CE, Bracewell DG. An automated microscale chromatographic purification of virus-like particles as strategy for process development. Biotechnol Appl Biochem 2007; 47: 131–139.

41. Tscheliessnig A, Hahn R, Jungbauer A. In situ determination of adsorption kinetics of proteins in a finite bath. J Chromatogr A 2005; 1069: 23–30.

42. Bergander T, Nilsson-Välimaa K, Öberg K, Lacki KM. High-throughput process development: determination of dynamic binding capacity using microtiter filter plates filled with chromatography resin. Biotechnol Prog 2008; 24: 632–639.

43. Hertzberg RP, Pope AJ. High-throughput screening: new technology for the 21st century. Curr Opin Chem Biol 2000; 4: 445–451.

44. Patel TP, Parekh RB, Moellering BJ, Prior CP. Different culture methods lead to differences in glycosylation of a murine IgG monoclonal antibody. Biochem J 1992; 285(Pt 3): 839–845.

45. Rosenfeld R, Bangio H, Gerwig G, Rosenberg, R, Aloni R, Cohen Y, Amor Y, Plaschkes I, Kamerling J, Ruth M. A lectin array-based methodology for the analysis of protein glycosylation. J Biochem Biophys Methods 2007; 70(3).

46. Gillmeister M, Tomiya N, Jacobia S, Yuan C, Gorfien S, Betenbaugh M. An HPLC-MALDI MS method for N-glycan analysis using small size samples: application to monitor glycan modulation by media conditions. Glycoconj J, 2009; May 2. [Epub ahead of print].

47. Bensch M, Wierling PS, von Lieres E, Hubbuch J. High throughput screening of chromatographic phases for rapid process development. Chem Eng Technol 2005; 28(11): 1274–1284.

48. Montgomery D. Design and analysis of experiments. 7th ed. New York: John Wiley and Sons; 2009.

49. Oehlert G, Whitcomb P. Small, efficient, equireplicated resolution V fractions of 2^k designs and their application to central composite designs. Proceedings of 46th Fall Technical Conference of the ASQ and ASA; 2002.

50. Myers R, Montgomery D. Response surface methodology— process and product optimization using designed experiments. 2nd ed. New York: John Wiley and Sons; 2002.

51. Myers W. Response surface methodology. In: Chow S-C, editor. Encyclopedia of biopharmaceutical statistics. 2nd ed. New York: Marcel Dekker; 2003. pp. 858–869.

52. Anderson M, Whitcomb P. RSM simplified— optimizing processes using response surface method for design of experiments. New York: Productivity Press; 2005.

53. Cornell John. Experiments with mixtures— designs, models, and the analysis of mixture data. 3rd ed. New York: John Wiley and Sons; 2002.

54. Chow S-C. Good statistics practice. In: Chow S-C, editor. Encyclopedia of biopharmaceutical statistics. 2nd ed. New York: Marcel Dekker; 2003. pp. 858–869.

55. Panda T, Naidu G. Rotating simplex method of optimization of parameters for higher product of extracellular pectinases in bioreactor. Bioprocess Eng 2000; 23: 47–49.

56. Butler M. Animal cell cultures: recent achievements and perspectives in the production of biopharmaceuticals. Appl Microbiol Biotechnol 2005; 68: 283–291.

57. Chee Furng WD, Tin Kam WK, Tang GL, Kiat HC, Gek Sim YM. Impact of dynamic online fed-batch strategies on metabolism, productivity and N-glycosylation quality in CHO cell cultures. Biotechnol Bioeng 2005; 89: 164–177.

58. Robert CP, Casella G. Monte carlo statistical methods. 2nd ed. New York: Springer; 2005.

第15章 | 大规模蛋白质纯化与自切割融合标签

Iraj Ghazi and David W. Wood

Department of Chemical and Biomolecular Engineering，The Ohio State University，Columbus，Ohio

15.1 引言

20 世纪 70 年代发展起来的重组 DNA 技术彻底改变了生物科学的许多方面,包括任意外源蛋白质在宿主中的表达。重组蛋白表达是一个简单的过程,包括 DNA 重组和载体设计,并将其转移到合适的表达系统中(如细菌、酵母、昆虫、植物或哺乳动物细胞)。在最近几十年中,生物医学研究、生物技术和制药工业领域对多肽和蛋白质的活性和纯度有了更高的需求。这些科学领域的一个重要问题是,一般在研究或应用重组目标蛋白之前,必须将表达出来的目标蛋白进行提纯。重组蛋白的纯化,尤其是放大到大规模生产上,是一个昂贵的过程,可以占到整体生产成本的50%～80%[1,2]。如何获得更加可靠、快速、高效的蛋白质纯化方法已成为新型生物分离技术的焦点,并对生物技术领域中许多突破起着至关重要的作用 [3]。

亲和纯化是最有力的一种基于高度特异性生物识别的蛋白质分离技术,在这种条件下已知配体便对目标蛋白产生特异性亲和力。在亲和纯化技术中,这种配体可能是一种如底物、辅因子或酶抑制剂等特殊的小分子;也可能是如激素或抗体一类的蛋白质;或者是糖类、染料、金属离子这样的一般分子。这种特异性配体与目标蛋白质之间的特异性和唯一性的相互作用便产生了一种新颖的分离方法——亲和层析,这种方法仅此一步便能够将目标蛋白从含有成千上万种杂质的细胞裂解物中分离出来[4,5]。

蛋白质靶点及其配体之间的特异性亲和为蛋白质纯化提供了一种高度有效的方法,然而,该方法仍存在较大的局限性。在蛋白质功能未知的情况下去寻找和制作其合适的配基通常是非常困难的,这甚至比用常规的色谱法获取目的蛋白更加的复杂、昂贵。此外,必须保证配体不被化学固定,这在制备级规模的阶段同样是复杂并昂贵的。更进一步来说,尽管已经制作出合适的亲和树脂,但是亲和层析仍旧存在很多与普通树脂一样的限制条件。这些条件包括必须对每个新的目标蛋白进行优化,同时造成放大生产的成本提高、难度增大及生产率降低。

探索并优化出一种工艺简单、经济有效的纯化方法是该研究领域中的主要目标之一,而完全不使用或减少使用层析步骤才是生物分离过程的最终目标。利用专门的非色谱层析方法生产可溶性重组蛋白,这种生物技术对实验室规模到生产规模的放大有深远的意义,这可以通过使用自裂解聚合标记来实现,其中标记的前体蛋白是由目标蛋白、具有自我裂解能力的内含肽(干预蛋白质序列)和融合标签三种成分组成。其中的两个标签分别是被称为凝集素(phasin)的弹性蛋白样多肽(ELP)和聚羟基丁酸酯(PHB)的接头标签。利用这些标签进行蛋白质纯化能够非常有效地获得合理的收率,通常仅需离心、再悬浮和自我裂解这一个循环周期。

15.2 传统亲和标签技术

通过 DNA 重组技术对融合蛋白的改进可以对任意目标蛋白进行亲和分离层析,这种方法通常被称为亲和标记技术,它将涉及的重组目标蛋白加一个"标签"或"把手",使得纯化更加简单。这些经过预期优化得到的标签可以是其他蛋白质、蛋白结构域或多肽,优化后更有利于现有的技术进行纯化。这种技术常用于蛋白质科学的不同领域,如分析方法、生物传感器、固定化、表达、重折叠、纯化、蛋白质组学和结构研究的设计。这种方法的最大优点是,该标记的蛋白质的结构相对简单,并且可以使用常规的重组 DNA 技术来完成对未知特定属性的目标蛋白的分离。该方法一旦建立起来,任何目标蛋白的纯化均可通过单一的、已知的方法来完成,并不需要进行针对性的优化。

一般来说,本技术的一个显著局限性是必须将目标蛋白从融合蛋白裂解并释放出来。通常使用的化学方法是利用试剂如溴化氰或羟胺来裂解多肽在融合蛋白质中的位点[6,7]。但是,使用化学法存在一定的限制。首先,化学方法裂解的特异性主要是由一个单一的氨基酸来确定(通常为甲硫氨酸、色氨酸、天冬氨酸或半胱氨酸残基),而这些氨基酸在整个蛋白质中的各个位置均大量存在。其次,化学方法需要在高温或极性 pH 等剧烈的反应条件下进行,这可能会导致目标蛋白变性或部分氨基酸发生侧链修饰。

因此,从重组融合蛋白上切除标签的最常见和有效的方法是酶切技术,它具有高度的特异性,并可在温和的条件下完成切割。此外,更多的内肽酶和外肽酶已运用于各种融合蛋白的切割[8]。在目标蛋白和标签中间设计一个独特的氨基酸序列可以使酶切过程更易控制，同时使高度特异性蛋白酶更容易进行高效裂解。肠激酶[9]、凝血酶和 Xa 因子[10]是最常用的标签切割蛋白酶类[11]，同时许多实验室和公司正在开发更多、更高效和特异性更强的蛋白酶类。

尽管蛋白水解酶在进行重组融合蛋白裂解技术中具有绝对的优势，但是它也存在一些局限性。首先，在合理的时间内完成整个水解过程所加入的蛋白水解酶纯品是非常昂贵的，因此便要求提高水解酶与蛋白质的比例，此方面也限制了商业规模化蛋白水解酶的使用。其次，除了主要的切割位点外，目标蛋白中的一些位点可能会发生不需要的、非特异性的切割，导致目标蛋白的降解。此外，许多蛋白水解酶需要在目标蛋白的 N 端添加一或两个外源氨基酸，或多或少会对生产的蛋白质产生影响。用于医疗的蛋白质中存在外源氨基酸会带来很多的问题，对于其对蛋白质的结构和功能的影响都必须进行全面的研究。最后，切割的标签和水解酶均需要从目标蛋白中分离出去，因此需要施加额外的步骤来进行纯化。

15.3 蛋白质自切割

翻译后蛋白质自剪接是在研究酿酒酵母 *VMA1* 基因时首次被发现的[12]。在这个过程中，mRNA 翻译出多结构域的前体蛋白，随后内含肽蛋白结构域自动从前体蛋白中脱离。自我脱离过程伴随着两个侧翼氨基和羧基末端片段连接到修饰后具有活性的宿主细胞蛋白上（图 15.1）。酿酒酵母 VMA1 蛋白是由 *VMA1* 基因编码的 120 kDa 前体肽，它由 ATP 酶拼接成的 70 kDa 的活性单元和 50 kDa 的内含肽 DNA 内切酶组成[13]。内部剪接的蛋白质被称为内含子，而外部已剪接的蛋白质被称为外显子[14]。一般情况下，内部剪接蛋白独自催化剪接反应。

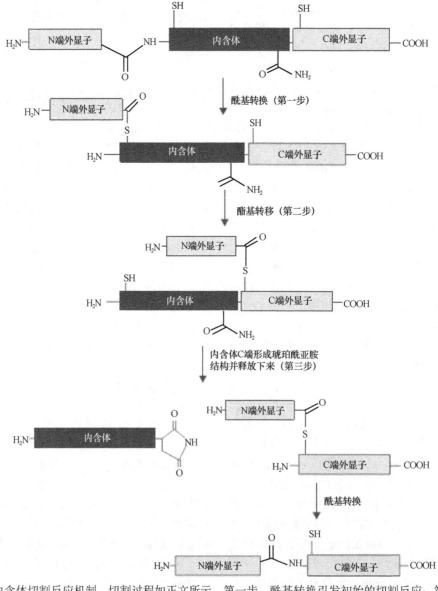

图 15.1 权威性的内含体切割反应机制。切割过程如正文所示。第一步，酰基转换引发初始的切割反应；第二步，通过 N 端的酯基转移作用将外显子连接在一起；第三步，C 端自切割并形成琥珀酰亚胺结构；第四步，通过酰基转换回复宿主细胞蛋白的活性。

蛋白质剪接的机制研究表明不同剪接前体在内含肽和外显子的连接处具有高度保守的氨基酸序列[15~18]。剪接反应的第一步是对位于内含肽 N 端的半胱氨酸或丝氨酸残基进行亲核进攻，然后转移到 N 端外显子的羧基上，如图 15.1 所示，并在内含肽和 N 端外显子之间通过酰基转换形成酯键或硫酯键。当第一步反应的内含肽 C 端（半胱氨酸、丝氨酸或苏氨酸）和酯键或硫酯键生成后紧接着便进入第二步反应，紧接氨基酸残基的亲核部分发生酯基转移作用。当 C 端外显子与内含肽仍旧通过肽键相连时，这个酯交换反应便会将两个外显子的 N 端和 C 端通过酯键或硫酯键连接到一起。剪接的第三步是，内含肽 C 端高度保守的天冬酰胺残基形成琥珀酰亚胺环，从而将内含肽伴随着 C 端的琥珀酰亚胺基一起释放下来。最后一步，这两个外显子间的硫酯键自发地进行酰基转换，转化为肽键，生成有活性的、剪接完毕的宿主细胞蛋白。

大多数内含子为双功能蛋白，含有自剪接属性和内切酶活性的两个独立结构域[19,20]。大型内含子内的内切酶的活性不是剪接过程所必需的，而功能性微型内含子中的剪接结构域已经缺失了内切酶结构域[21]。许多真核生物、细菌和古细菌机体内的内含肽已被确定为剪接因子[22]。许多内含子在外源蛋白或细胞中仍然保留剪接性质，并可以在外源宿主细胞蛋白上进行体外拼接[23~26]。目前已经报道约有 420 个内含肽序列，实验表明仅有 1/4 左右的内含肽可以在非原生环境下进行剪接[22]。其余大部分内含子是没有被验证过的，其中有许多不能再在非原生宿主内进行剪接，或者需要进行修饰后在非原生环境中进行剪接[27,28]。

为了对一些内含肽的剪接性质进行人工控制，研究人员已经对部分内含肽进行了改进[29]，使它们与亲和标签融合在一起，更有利于外源重组蛋白的纯化[30]。蛋白质的内含肽技术和体外自切割技术在蛋白质工程中的应用使得内含肽变得尤为重要，同时该技术在生物技术的许多领域不断进行改进，如蛋白质纯化[31,32]、蛋白质组学[33]、新药研究[34]、蛋白质的结构与功能[35]和基因治疗[36]。内含子的一个重要的具体应用是通过对剪接反应的改进，生产出含有亲和标签并可以对 N 端和 C 端自我裂解进行控制的内含子。

15.4 传统的自切割标签

将亲和标记引入到目标蛋白上或多或少会对目标蛋白的生化特性产生一定的影响。产生的积极影响有提高蛋白质的溶解度[37]，辅助蛋白质折叠[38]，以及改善表达和蛋白质收率[39]等。与此相反的是，亲和标签也可以减少蛋白质的收率[40]，改变该蛋白质的构象及靶蛋白的生物活性[41]。但是，大多数情况下只有将标签从目标蛋白上去掉才能获得具有活性的目标蛋白和进行各种应用。

任何常规的亲和标签与内含子经有效的融合后均可构建为自切割的亲和标签。基于内含肽的亲和标签，其自切割机制与图 15.1 所示的略有不同，在这些情况下，内含子与外显子交界处残基的适当突变可以抑制剪接反应的不同步骤，导致独立的 N 端或 C 端具有切割活性。因此，一般情况下目标蛋白与经过适当修改的内含肽的 N 端或 C 端中的任意一个位点都可进行相连，同时亲和标签一般都是位于相对应的内含肽另一末端，从而使前体肽形成目标蛋白-内含肽-标签或标签-内含肽-目标蛋白三个结构域并应用于亲和分离。

通过外源性硫醇化合物（R—SH）如二硫苏糖醇（DTT）来裂解第一次酰基转移产生的硫酯键（图 15.1 的第一步），将融合到内含肽 N 端的目标蛋白（目标蛋白-内含肽-标签）释放出来。在这种情况下，内含肽 C 端的天冬酰胺残基允许不需要的 C 端发生裂解，从而导致内含肽的两端进行裂解[42]，加入目标蛋白连接到了内含肽的 C 端，通过对内含肽起始点进行丙氨酸突变可以阻止剪接反应和 N 端被剪切，因此该氨基酸残基通常被突变为丙氨酸。这种突变可以避免剪接反应的初始酰基转移和硫酯形成，但仍然会导致内含肽游离的 C 端裂解形成琥珀酰亚胺。但是，这种突变通常导致内含肽切割速度变得很慢，对蛋白质纯化方法并不适合。这个问题可以通过对结核分枝杆菌 RecA 蛋白内含肽进行定向优化来解决[43]，其方法是先将其内切酶结构域删除，再将内部保守的天冬氨酸残基突变为甘氨酸，从而获得分子质量小、快速切割的内含肽，并与多种亲和标签或其他标签一起用于蛋白质纯化。

将优化的自我裂解内含肽与适当的亲和标签进行融合，便可以通过一步亲和的方法快速、方便地纯化目标蛋白。如图 15.2 所示，含有三个结构域的融合蛋白通过合适的宿主进行表达后，利用融合蛋白上的亲和标签与固体基质上的配体进行特异性结合，从而将前体蛋白从细胞裂解物的杂蛋白中分离。前体蛋白被纯化后，对内含肽进行诱导并将目标蛋白裂解掉，从而收获高纯度、天然形式的目标蛋白。

很多亲和标签或载体现在可以用于生产和纯化各种宿主生物体内的融合蛋白[44,45]，但是仅有很少一部分与内含肽一起使用，形成自切割亲和标签融合蛋白（表 15.1）。虽然常规的自我裂解的亲和标签技术已经大大简化了实验室规模中的蛋白质纯化，但由于使用设备和树脂的成本较高，从而限制了其在重组蛋白质的大规模纯化中的应用。

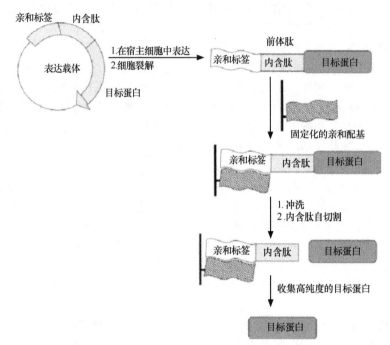

图 15.2 传统的亲和标签自切割纯化方法。设计编码三个结构域的表达载体，并将标记的前体蛋白转化到适当的宿主（如 E. coli 或酵母菌），然后通过亲和标签与固定化的基质特异性结合的方法，将表达出的前体蛋白从细胞杂质中分离出来。最后，通过改变 pH 或添加硫醇化合物诱导内含肽进行自切割反应，释放出目标蛋白，并进行柱层析收集纯化好的蛋白质。

表 15.1 用于蛋白质纯化技术自切割系统中的亲和标签

标签	数量（氨基酸）	注释	参考文献
聚组氨酸（polyHis）	5~15	用于活性或失活状态下的蛋白质纯化。最常用的亲和标签纯化配基：固定化二价金属离子（Ni^{2+}、Co^{2+}、Cu^{2+}、Zn^{2+}），载量：5~15 mg/mL	[46,47]
几丁质结合结构域（CBD）	52	第一个商业化的基于内含肽的纯化系统（IMPACT，New England Biolabs），可以标记目标蛋白 N 端或 C 端。基质：琼脂糖凝胶结合功能性甲壳素。载量：2 mg/mL	[48~50]
麦芽糖结合结构域（MBD）	396	真核蛋白可在原核宿主中表达，有较高表达量和溶解度。基质：交联琼脂糖、功能性直链淀粉。载量：3 mg/mL	[31,51,52]
谷胱甘肽 S-转移酶（GST）	218	较高的目标蛋白表达量和溶解度。基质：功能性谷胱甘肽-琼脂糖。载量：10 mg/mL	[53]
纤维素结合模块（CBM）	27~189	不可逆地将 CBD 结合到纤维素上，起固定作用。基质：纤维素	[54]

15.5 自切割融合标签

虽然传统的自切割亲和标签融合技术在重组蛋白生产过程中存在较大优势并获得了一系列成功，但是它们仍然存在一些显著的缺点。首先，多肽的亲和标签结合能力较弱，同时部分标签对宿主细胞存在毒性[55]。其次，运用色谱层析进行分离所采用的亲和基质非常昂贵（每升柱床体积的特定亲和基质的价格通常超过 1000 美元。），浪费时间并且很难放大。虽然自切割亲和标签已经得到广泛应用，但是以上方面严重地限制了将其运用到日常的大规模重组蛋白生产过程。因此，非色谱层析技术的开发受到研究者的广泛关注，并开发出以下两种自切割标签：利用可逆沉淀将目标蛋白进行分离的 ELP 标签；利用在宿主细胞中目标蛋白与肉眼可见 PHB 颗粒融合体的共表达进行分离的 PHB 系统。

15.5.1 自切割弹性蛋白样多肽系统

弹性蛋白样多肽（ELP）是由重复的 Val-Pro-Gly-X-Gly 寡肽单元组成的人造生物多聚体，其中 X 氨基酸残基可以是脯氨酸以外的所有氨基酸[56]，也可以是人工弹性蛋白中结构域模型的合成版本。因为弹性蛋白样多肽不需要进行功能性的翻译后修饰，所以其可以在各种宿主中（如 E. Coli 或酵母）进行简单、有效的富集培养[57,58]。此外，这种多肽并不产生免疫原性，使得它们在组织工程[59,60]和药物代谢[61]等生物医药应用中得到更高的评价。

弹性蛋白样多肽最重要的性质是其具有独一无二热力学诱导的相变特性，这个特性也使得它成为蛋白质纯化工艺中完美的候选标签。低于相变温度时，弹性蛋白样多肽有着较高的溶解度并可溶解于水溶液中，当温度升高至相变温度以上时，聚合物链的非极性区增多并导致弹性蛋白样多肽分子发生聚集，从而与溶液进行分离[62]。这种反应可以通过降温实现转变，也就是说，当不可溶的弹性蛋白样多肽（如聚合体标签）在温度低于相变温度时便可以复溶于重悬液中。弹性蛋白样多肽的相变温度的高低基于以下几点：如分子大小[63]、X 氨基酸的种类及融合蛋白浓度等结构特性[64]；更进一步，包括弹性蛋白样多肽的蛋白质浓度、缓冲液的离子强度和缓冲液中的盐离子类型与浓度[65]、缓冲液的 pH 等缓冲液条件均可影响相变温度[66]。例如，含有赖氨酸残基弹性蛋白样多肽标签的硫氧还蛋白-弹性蛋白样多肽融合蛋白，可以通过提高盐离子灵敏度和降低盐浓度来沉淀前导肽[67]。

有趣的是，当融合蛋白含有弹性蛋白样多肽时，弹性蛋白样多肽可逆的相转变过程会被保持住[68,69]。目的蛋白的 C 端或 N 端添加一个弹性蛋白样多肽标签后可经过加热、离心、重悬这一个循环周期对目的蛋白进行纯化，从而变得更加容易，这个方法就是反向转变周期（ITC）。ITC 技术已经运用到许多研究中，它不需任何的色谱层析步骤便可高效地选择性纯化带有弹性蛋白样多肽标签的融合蛋白[70~72]。一项研究表明，弹性蛋白样多肽标签可在含有弹性蛋白样多肽的融合蛋白浓度极低（15~20 pmol/L 的细胞培养浓度）的条件下进行纯化，相当于一个细胞中仅含有 2~3 个蛋白质分子[73]。这种情况下需要向细胞裂解液中加入过量单独的弹性蛋白样多肽，以此增加目标物的沉淀率。正是由于弹性蛋白样多肽纯化方法具有简便、低廉等优点，它可以完全取代其他亲和纯化方法，同时可为许多光谱测定和放射性分析或其他分析技术提供足够的蛋白质。

弹性蛋白样多肽可直接运用于固定化的弹性蛋白样多肽-酶技术中进行纯化，从而用于生物催化学[74~76]、治疗学或诊断学[77]。弹性蛋白样多肽标签从融合蛋白上切割下来后获得有活性的天然目标蛋白。与传统的亲和标签一样，可以利用酶切方法在弹性蛋白样多肽标签和目标蛋白之间的一个切割位点进行切割，从而将目标蛋白从融合蛋白中释放出来[78]，但是这种使用传统的亲和标签进行蛋白质水解切除的方法也存在着一些局限性。幸运的是，在 2005 年，这种方法通过连接弹性蛋白样多肽标签和自切割的内含肽得以改善[79,80]。这种自切割的融合蛋白方法抵消了酶解过程的缺点，降低了成本，省去了标签去除后单独除去蛋白酶的过程。在自切割的弹性蛋白样多肽标签技术中，目标蛋白基因、自切割的内含肽基因及弹性蛋白样多肽标签基因融合到一起进行共表达。

相变温度（inverse transition temperature, T_t）是弹性蛋白样多肽纯化的关键参数，因此在从表达到自我裂解阶段的所有步骤均需对温度进行适当的控制。如图 15.3 所示，通过内含肽与弹性蛋白样多肽标签共同介导目标蛋白的生产和纯化。前体蛋白的表达载体转化到合适的宿主（大肠杆菌、酵母或植物细胞）并进行过表达生产出可溶性前体。细胞裂解后当温度低于融合蛋白的相变温度时可以将细胞碎片从可溶性前体蛋白中分离。然后向前体蛋白溶液中加入氯化钠或硫酸铵等盐至预先优化好的最终浓度，并将溶液加热至相变温度以上，在此步骤中，前体蛋白中的弹性蛋白样多肽部分进行自分离并以沉淀形式存在，因此可在相变温度以上进行离心[81]或微滤[82]进行去除。对于一些弹性蛋白样多肽标记的融合蛋白，进行多轮的相变转换可以增加前体蛋白的纯度。在这种情况下，从上一轮相变转换步骤中获得的前体蛋白聚体在低于相变温度的条件下溶解于缓冲液中，通过离心去除杂质，并将可溶部分再用于另一轮纯化。

复溶的前体蛋白聚体在合适的低盐缓冲液中进行内含肽自切割并释放目标蛋白。C 端切割内含肽通过 pH 变化进行裂解[79]，N 端切割内含肽通过加入巯基化合物诱导裂解[80]。一些系统选择硫醇诱导的切割是在表达过程中提前进行切割。整个纯化过程还需要一个额外的去除 ELP 标签的循环——提高盐浓度、加热、离心。最终，没有通过任何色谱步骤便收获到高纯度的天然目标蛋白。

15.5.2 聚羟基丁酸酯系统

15.5.2.1 聚羟基丁酸酯-内含肽介导的蛋白质纯化

聚羟基脂肪酸酯（PHA）是天然存在的，3-羟基脂肪酸单体组成的可生物降解的线性聚酯 [HO—C(R)—CH₂—COOH] 可以在各种表达系统，如细菌、酵母和转基因植物的细胞中进行生产[83~86]。一个聚羟基脂肪酸酯的生物合成途径有三种不同的酶：β-酮硫解酶（phaA）、乙酰-CoA 还原酶（phaB）和 PHA 合酶（phaC）。聚羟基脂肪酸酯生物合成通常受限于包括氮、磷、微量元素等在内的元素或培养基中氧含量等基本要素。为了增加聚羟基脂肪酸酯的产量，通常通过添加不同的可再生碳源的方法，如脂肪酸和糖类来解决，这些物质可以占到细胞干重的 80% 以上。聚羟基丁酸酯（PHB）（[O—CH(CH₃)CH₂CO]ₙ）是聚羟基脂肪酸酯的一种常见类型，已在各种蛋白表达系统如大肠杆菌[87,88]、酿酒酵母[89]、转基因植物细胞[90,91]中进行生产。

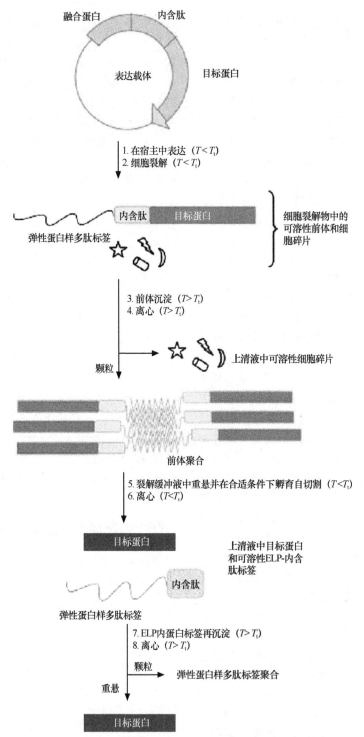

图 15.3 通过内含肽介导的 ELP-标签蛋白方法生产和纯化天然蛋白质。这个过程包括以下步骤：（1）在合适的宿主中 ELP-内含肽-目标蛋白前体过表达，并在低温下抑制内含肽的过早切割。（2）在低温下破碎细胞释放出可溶性前体和细胞碎片。（3 和 4）通过加入盐和/或加热及离心将可溶性 ELP 标记的前体从细胞裂解物中剩余的杂质中分离。（5 和 6）聚沉的前体重悬于低浓度的盐裂解缓冲液中，并通过温育诱导自我裂解反应。（7 和 8）裂解的 ELP-内含肽标签聚集在一起，并由另一轮沉淀和离心步骤分离出去。从上清液中收获纯化的目标蛋白。

PHB 颗粒之所以成为蛋白质纯化出色工具的最重要的原因之一是，它们可以作为目标蛋白的亲和载体在体内与目标蛋白进行共表达。通常情况下，PHB 在细胞内积累成粒状包涵体，其直径可达 0.2～0.5 μm。这些颗粒相对密度很高，从而使它们可以很容易地利用各种机械装置进行回收，如离心分离或膜过滤法纯化。结合到

PHB 颗粒的亲和标签是从一类称为 PHB 调节蛋白的凝集素（phasin）中衍生出来的，这已经在一些微生物中得到确定[92~96]。凝集素是一类低分子质量蛋白质，它在 PHA 合成中的作用还没有得到定论，但是已确定对 PHB 颗粒表面具有特异性结合亲和力[97,98]。蛋白体内形成 PHA 时，凝集素不断积累并结合到颗粒表面以促进更多

的 PHB 合成[99~102]。它们是 PHA 表面上的主要蛋白质并可以积累到总细胞蛋白的 5%以上[103]。

凝集素标记的目标蛋白和 PHB 颗粒在宿主发酵过程中共同表达。目标蛋白在体内通过凝集素标签固定到PHB 颗粒的表面上。与凝集素标记的目标蛋白相连的PHB 颗粒可通过一系列的离心和重悬步骤从细胞裂解物中进行清洗回收。第一个例子，恶臭假单胞菌（*Pseudomonas putida*）PhaF 凝集素的 N 端结构域可运用于将多肽标签（BioF）锚定到 PHA 的 β-半乳糖苷酶上的过程中。PHA 生物塑料携带的 β-半乳糖苷酶融合蛋白可直接或者交替用于某些应用中，并可以对该颗粒进行中性清洁剂处理获得以相对较纯的形式存在的可溶性BioF 融合蛋白[104]。第二个例子，PHA 解聚酶的底物结合结构域（SBD）被用来替代凝集素，使蛋白质固定到PHA 的表面上，随后便进行免疫测定实验[105]。第三个例子，利用蛋白质工程技术将 β-半乳糖苷酶与铜绿假单胞菌（*Pseudomonas aeruginosa*）PHA 合酶的 N 端相连接，表明凝集素可与固定化酶共价连接到该颗粒的表面上[106]。用这种方法生产的生物催化剂可于生物转化和精细化学品的生产过程中循环利用。

与 ELP 标签一样，凝集素可以与自切割的内含子进行融合，也是一个非层析的纯化方法[107~109]。实际上，此技术利用发酵过程产生带标签的目标蛋白，并将相发酵过程与亲和层析相结合。被标记目标蛋白的生产和纯化所涉及的步骤均发生于表达宿主内，包括形成带亲和性载体的标记蛋白与亲和介质结合。实际运用中，质粒携带 PHB 生物合成所需的所有酶首先转进适当的表达系统如大肠杆菌；其次由引入的质粒编码凝集素蛋白（phaP）、内含肽自切割元件和目标蛋白，它们共同组成融合蛋白；然后共转化表达菌株在合适的生长培养基条件下生产 PHB 颗粒，这种培养基通常补充乳酸、葡萄糖、蔗糖、果糖、木糖或其他廉价的和可再生的碳源。当表达出 PHB 颗粒时，融合蛋白在表达初期便固定在该颗粒上并诱导目标蛋白过表达。在抑制内含肽切割反应的条件下（在 pH8.5 条件下，适用于温度敏感型的内含子；没有 DTT 的条件下，适用于巯基激活的内含子）收获细胞并进行细胞裂解。PHB 颗粒的密度约为 1.20 mg/mL，通过离心或微滤洗涤可以从细胞裂解物中分离[110]。含有融合蛋白的 PHB 颗粒表面经过洗涤后，通过将 pH 由 8.5降至 6.6~7.0 或加入适当量的 DTT（一般为 30~50 mmol/L）诱导内含肽的自切割。通过切割反应释放的目标蛋白以高活性、高纯度的形式溶解到上清中，并可以很容易地通过一步最终的离心进行分离回收（图 15.4）。

目前已经可以有效地纯化摇瓶培养的不同蛋白质，如 β-半乳糖苷酶、氯霉素乙酰转移酶（CAT）的 NusA蛋白、麦芽糖结合蛋白（MBP）、绿色荧光蛋白（GFP），每升培养液获得 30~50 mg 纯的裂解蛋白质。举例来说，绿色荧光蛋白作为模型蛋白可以有效地将目标蛋

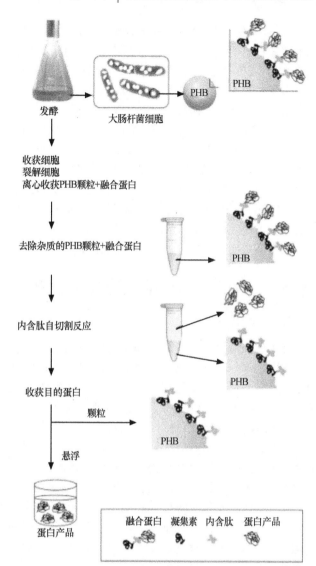

图 15.4 PHB-内含肽介导的蛋白质纯化方法。PHB 颗粒和凝集素-内含肽标记的产品蛋白在发酵过程中产生于合适的表达宿主。在此步骤中，上述融合蛋白在体内被固定在 PHB 颗粒表面上。收获的细胞经裂解和离心后从可溶性杂质中分离。将不溶的 PHB 颗粒与附着于表面的融合蛋白重新悬浮，并用合适的缓冲液收获纯的 PHB 颗粒。在诱导切割的缓冲液中孵育释放目标蛋白。最后一步离心将携带凝集素-内含肽的颗粒分离出来，同时在上清中收获切割后的目标蛋白。

白螯合到 PHB 颗粒的表面上[109]，在这种情况下，利用荧光显微镜和蔗糖密度梯度分级分离技术来定位细胞裂解物中的目标蛋白（GFP、凝集素-GFP 或凝集素-内含肽-GFP）。这项工作表明，绿色荧光蛋白与凝集素标签或凝集素-内含肽进行融合并定位于颗粒中 PHB 上。此外，PHB 可以被看作经典的亲和色谱法中的载体，标记的目标蛋白和 PHB 颗粒分开表达，并在体外进行结合[111]。纯化过程的其余部分类似于 PHB-内含肽的蛋白质纯化方法。

与其他传统的亲和标签色谱系统相比，PHB-内含肽介导的蛋白质纯化策略具有显著的经济优势，体内产生的亲和性载体（PHB）和目标蛋白避开了亲和基质及相

关的费用，其生产 PHB 颗粒唯一的额外成本是在发酵过程中增加了一个廉价的、可再生的碳源补充环节。所得到的 PHB 颗粒可进行生物降解，并且可以很容易地使目标蛋白恢复构象。商业性用于内含肽系统的亲和树脂如几丁质树脂价格非常昂贵，且蛋白质载量较低（每升柱床体积约 2000 美元，载量为 2 g/L）。另外，纯化使用的树脂再生过程耗费大量时间，大规模生产后成本也十分昂贵。因为切割反应只需释放颗粒表面上的目标蛋白，结合到颗粒上的任何杂蛋白仍旧保持结定并随着最终的离心和颗粒一起去除。这个系统兼有高水平的重组蛋白表达和简单的纯化方法，同时具有便于大规模生产各种肽或蛋白质（如酶、疫苗和治疗剂）的潜力。

15.6　自切割融合标签的技术优势、经济性和前景

ELP 和 PHB 系统采用自切割融合标签技术，为重组蛋白的纯化提供简单、有效和经济的手段。ELP-内含体与 PHB-内含体介导的融合蛋白均适用于各种表达系统的生产，如细菌、酵母或转基因植物细胞。开发哺乳动物细胞表达 ELP 与 PHB 技术可以为蛋白药物的生产与纯化开启新的篇章。

ELP-内含体与 PHB-内含体融合技术需要处于温和的条件下（如不同的表达变量条件和缓冲液的组成成分）进行蛋白质表达和捕获，这样才能最大限度地避免目标蛋白在捕获阶段发生降解及不可逆的破坏，并适用于最终的生产过程中。内含子的自切割不需要蛋白水解酶的存在，也不会在目标蛋白上留下多余的氨基酸，从而在大规模生产过程中获得理想的药物蛋白。

近年来，在大规模蛋白质纯化过程中（1 kg 纯品蛋白质）采用非色谱层析类型的 ELP-内含体与 PHB-内含体介导技术，其物料成本上比传统的亲和层析技术有着无法比拟的优势[112]。本研究对 5 种不同的蛋白质纯化方法进行了系统的对比。ELP-内含体介导技术是获得相同量的纯品蛋白药物的最经济有效的方法，其获取纯品药物蛋白的物料成本为 150 000 美元/kg，其他纯化技术的物料成本：PHB-内含体系统为 150 000 美元/kg，新英格兰生物实验室（NEB）的 IMPACT™ 试剂盒为 990 000 美元/kg，Novagen 的组氨酸标签系统为 840 000 美元/kg，新英格兰生物实验室的 pMAL 融合系统为 9 700 000 美元/kg。ELP 和 PHB 系统成本较低的主要原因是获得的蛋白产品收率较高，同时也除去了亲和树脂及与其相关的成本。pMAL 融合系统 87%的成本用于购买蛋白水解酶，是一种非常昂贵的方法（比 ELP 系统的成本高出 130 倍）。

尽管组氨酸标签系统与 pMAL 系统均能获得高纯度的目标蛋白，但是它们通常在小规模的实验室中应用，目前并没有普遍运用于大规模的工业化蛋白质生产过程中。ELP-内含体与 PHB-内含体系统可对低浓度的不纯品进行富集和提纯，并可直接用于大规模的工业化生产

中。如果需要达到用于药物研究的更高纯度，可以将从 ELP 和 PHB 系统中捕获的蛋白质通过传统的方法提纯至更高的纯度。试验表明，ELP 或 PHB 蛋白纯化技术简单而又灵敏，是大规模应用的理想工具，并可在大规模实验中获得较高的收率。

翻译：姚少华　齐鲁制药有限公司
校对：王克波　齐鲁制药有限公司

参 考 文 献

1. Freitag R, Horvath C. Adv Biochem Eng Biotechnol 1996; 53: 17–59.
2. Kalyanpur M. Mol Biotechnol 2002; 22: 87–98.
3. Hunt I Protein Expression Purif 2005; 40: 1–22.
4. Roque AC, Lowe CR. Methods Mol Biol 2008; 421: 1–21.
5. Yannis DC. J Chromatogr A 2006; 1101: 1–24.
6. Crimmins DL, Mische SM, Denslow ND. Curr Protoc Protein Sci 2005, Chapter 11: Unit 11 4.
7. Richardson JP, Macmillan D. Org Biomol Chem 2008; 6: 3977–3982.
8. LaVallie ER, McCoy JM, Smith DB, Riggs P. Curr Protoc Mol Biol 2001, Chapter 16: Unit16 4B.
9. Zheng XL, Kitamoto Y, Sadler JE. Front Biosci (Elite Ed) 2009; 1: 242–249.
10. Jenny RJ, Mann KG, Lundblad RL. Protein Expression Purif 2003; 1: 1–11.
11. Charlton A. Methods Mol Biol 2008; 421: 211–228.
12. Hirata R, Ohsumk Y, Nakano A, Kawasaki H, Suzuki K, Anraku Y. J Biol Chem 1990; 265: 6726–6733.
13. Gimble FS, Thorner J. Nature 1992; 357: 301–306.
14. Perler FB, Davis EO, Dean GE, Gimble FS, Jack WE, Neff N, Noren CJ, Thorner J, Belfort M Nucl Acids Res 1994; 22: 1125–1127.
15. Mujika JI, Lopez X, Mulholland AJ. J Phys Chem B 2009; 113: 5607–5616.
16. Perler FB. IUBMB Life 2005; 57: 469–476.
17. Anraku Y, Mizutani R, Satow Y. IUBMB Life 2005; 57: 563–574.
18. Mills KV, Dorval DM, Lewandowski KT. J Biol Chem 2005; 280: 2714–2720.
19. Duan X, Gimble FS, Quiocho FA. Cell 1997; 89: 555–564.
20. Belfort M, Roberts RJ. Nucl Acids Res 1997; 25: 3379–3388.
21. Derbyshire V, Wood DW, Wu W, Dansereau JT, Dalgaard JZ, Belfort M. Proc Natl Acad Sci USA 1997; 94: 11466–11471.
22. New England Biolabs Inc., web information. Available at http://www.neb.com/neb/inteins.html. Accessed 2009 30 Aug.
23. Perler FB. Nucl Acids Res 2002; 30: 383–384.
24. Dori-Bachash M, Dassa B, Peleg O, Pineiro SA, Jurkevitch E, Pietrokovski S. Funct Integr Genomics 2009; 9: 153–166.
25. Liu XQ, Hu Z. FEBS Lett 1997; 408: 311–314.
26. Wang S, Liu XQ. J Biol Chem 1997; 272: 11869–11873.
27. Appleby JH, Zhou K, Volkmann G, Liu XQ. J Biol Chem 2009; 284: 6094–6199.
28. Culley AI, Asuncion BF, Steward GF. ISME J 2009; 3: 409–418.
29. Lockless SW, Muir TW. Proc Natl Acad Sci USA 2009; 106: 10999–10004.

30. Porte M, Chong S. Anal Biochem 2008; 381: 175−177.

31. Gillies AR, Hsii JF, Oak S, Wood DW. Biotechnol Bioeng 2008; 101: 229−240.

32. Mee C, Banki MR, Wood DW. Chem Eng J 2008; 135: 56−62.

33. Lue RY, Chen GY, Hu Y, Zhu Q, Yao SQ. J Am Chem Soc 2004; 126: 1055−1062.

34. Cheriyan M, Perler FB. Adv Drug Delivery Rev 2009; 61(11): 899−907.

35. Muralidharan V, Muir TW. Nat Methods 2006; 3: 429−438.

36. Li J, Sun W, Wang B, Xiao X, Liu XQ. Hum Gene Ther 2008; 19: 958−964.

37. Nallamsetty S, Waugh DS. Protein Expression Purif 2006; 45: 175−182.

38. Planson AG, Guijarro JI, Goldberg ME, Chaffotte AF. Biochemistry 2003; 42: 13202−13211.

39. Ashraf SS, Benson RE, Payne ES, Halbleib CM, Gron H. Protein Expression Purif 2004; 33: 238−245.

40. Hammarström M, Woestenenk EA, Hellgren N, Hörd T, Berglund H. J Struct Funct Genomics 2006; 7: 1−14.

41. Goel A, Colcher D, Koo JS, Booth BJ, Pavlinkova G, Batra SK. Biochim Biophys Acta 2000; 1523: 13−20.

42. Chong S, Mersha FB, Comb DG, Scott ME, Landry D, Vence LM, Perler FB, Benner J, Kucera RB, Hirvonen CA, Pelletier JJ, Paulus H, Xu MQ. Gene 1997; 192: 271−281.

43. Wood DW, Wu W, Belfort G, Derbyshire V, Belfort M. Nat Biotechnol 1999; 9: 889−892.

44. Michelle, EK, Sondek J. Curr Protoc Protein Sci 2004, Chapter 9: Unit 9 9.

45. Terpe K. Appl Microbiol Biotechnol 2003; 60: 523−533.

46. Xu CG, Fan XJ, Fu YJ, Liang AH. Protein Expression Purif 2008; 59: 103−109.

47. Goodin JL, Raab RW, McKown RL, Coffman GL, Powell BS, Enama JT, Ligon JA, Andrews GP. Protein Expression Purif 2005; 40: 152−163.

48. Srinivasa BK, Antony A, Muthukumaran T, Meenakshisundaram S. Protein Expression Purif 2008; 57: 201−205.

49. Zhuo-Yu L, Jun-Hu F, Jing-Ming Y. Biotechnol Lett 2002; 24: 1723−1727.

50. Wu W, Wood DW, Belfort G, Derbyshire V, Belfort M. Nucl Acids Res 2002; 30: 4864−4871.

51. Wood DW, Derbyshire V, Wu W, Chartrain M, Belfort M, Belfort G. Biotechnol Prog 2000; 16: 1055−1063.

52. Wiese A, Wilms B, Syldatk C, Mattes R, Altenbuchner J. Appl Microbiol Biotechnol 2001; 55: 750−757.

53. Valiyaveetil FI, MacKinnon R, Muir TW. J Am Chem Soc 2002; 124: 9113−9120.

54. Hong J, Wang Y, Ye X, Zhang YH. J Chromatogr A 2008; 1194: 150−154.

55. Deo SK, Daunert S. Anal Chem 2001; 73: 1903−1908.

56. Chow D, Nunalee ML, Lim DW, Simnick AJ, Chilkoti A. Mater Sci Eng R Rep 2008; 62: 125−155.

57. McPherson DT, Morrow C, Minehan DS, Wu J, Hunter E, Urry DW. Biotechnol Prog 1992; 8: 347−352.

58. Schipperus R, Teeuwen RL, Werten MW, Eggink G, de Wolf FA. Appl Microbiol Biotechnol 2009; 85(2): 293−301.

59. Srokowski EM, Woodhouse KA. J Biomater Sci Polym Ed 2008; 19: 785−799.

60. Dreher MR, Simnick AJ, Fischer K, Smith RJ, Patel A, Schmidt M, Chilkoti A. J Am Chem Soc 2008; 130: 687−694.

61. Adams SB Jr, Shamji MF, Nettles DL, Hwang P, Setton LA. J Biomed Mater Res Part B 2009; 90, 67−74.

62. Li B, Daggett V. Biopolymers 2003; 68: 121−129.

63. Meyer DE, Trabbic-Carlson K, Chilkoti A. Biotechnol Prog 2001; 17: 720−728.

64. Ribeiro A, Arias FJ, Reguera J, Alonso M, Rodrrguez-Cabello JC. Biophys J 2009; 97: 312−320.

65. Fong BA, Wu WY, Wood DW. Protein Expression Purif 2009; 66: 198−202.

66. Li B, Daggett V Biopolymers 2003; 68: 121−129.

67. Lim DW, Trabbic-Carlson K, Mackay JA, Chilkoti A Biomacromolecules 2007; 8: 1417−1424.

68. Yamaoka T, Tamura T, Seto Y, Tada T, Kunugi S, Tirrell DA. Biomacromolecules 2003; 4: 1680−1685.

69. Meyer DE, Chilkoti A. Nat Biotechnol 1999; 17: 1112−1115.

70. Ge X, Yang DSC, Trabbic-Carlson K, Kim B, Chilkoti A, Filipe CDM. J Am Chem Soc 2005; 127: 11228−11229.

71. Lao UL, Mulchandani A, Chen W. J Am Chem Soc 2006; 128: 14756−14757.

72. Joensuu JJ, Brown KD, Conley AJ, Clavijo A, Menassa R, Brandle JE. Transgenic Res 2009; 18: 685−696.

73. Christensen T, Trabbic-Carlson K, Liu W, Chilkoti A. Anal Biochem 2007; 360: 166−168.

74. Kang HJ, Kim JH, Chang WJ, Kim ES, Koo YM. J Microbiol Biotechnol 2007; 17: 1751−1757.

75. Shimazu M, Mulchandani A, Chen W. Biotechnol Bioeng 2003; 81: 74−79.

76. Lee J, Kim O, Jung J, Na K, Heo P, Hyun J. Colloids Surf B 2009; 72: 173−180.

77. Mackay JA, Chilkoti A. Int J Hyperthermia 2008; 24: 483−495.

78. Trabbic-Carlson K, Liu L, Kim B, Chilkoti A. Protein Sci 2004; 13: 3274−3284.

79. Banki MR, Feng L, Wood DW. Nat Methods 2005; 2: 659−661.

80. Ge X, Yang DS, Trabbic-Carlson K, Kim B, Chilkoti A, Filipe CD. J Am Chem Soc 2005; 127: 11228−11229.

81. Wu WY, Mee C, Califano F, Banki R, Wood DW Nat Protoc 2006; 1: 2257−2262.

82. Ge X, Trabbic-Carlson K, Chilkoti A, Filipe CD. Biotechnol Bioeng 2006; 95: 424−432.

83. Singh M, Patel SK, Kalia VC. Microb Cell Fact 2009; 8: 38.

84. Li R, Zhang H, Qi Q. Bioresour Technol 2007; 98: 2313−2320.

85. Zhang B, Carlson R, Srienc F. Appl Environ Microbiol 2006; 72: 536−543.

86. Suriyamongkol P, Weselake R, Narine S, Moloney M, Shah S. Biotechnol Adv 2007; 25: 148−175.

87. Nikel Pi, de Almeida A, Melillo EC, Galvagno MA, Pettinari MJ. Appl Environ Microbiol 2006; 72: 3949−3954.

88. Yu H, Yin J, Li H, Yang S, Shen Z. J Biosci Bioeng 2000; 89: 307−311.

89. Leaf TA, Peterson MS, Stoup SK, Somers D, Srienc F. Microbiology 1996; 142: 1169−1180.

90. Petrasovits LA, Purnell MP, Nielsen LK, Brumbley SM. Plant Biotechnol J 2007; 5: 162−172.

91. Wrobel M, Zebrowski J, Szopa J. J Biotechnol 2004; 107: 41−54.

92. Hänisch J, Wältermann M, Robenek H, Steinbüchel A. Microbiology 2006; 152: 3271−3280.

93. Liebergesell M, Schmidt B, Steinbuchel A. FEMS Microbiol Lett 1992; 99: 227−232.

94. McCool GJ, Cannon MC. J Bacteriol 1999; 181: 585−592.

95. Pieper-Furst U, Madkour MH, Mayer F, Steinbuchel A. J Bacteriol 1995; 177: 2513–2523.

96. Prieto MA, Buehler B, Jung K, Witholt B, Kessler B. J Bacteriol 1999; 181: 858–868.

97. Jurasek L, Marchessault RH. Biomacromolecules 2002; 3: 256–261.

98. York GM, Junker BH, Stubbe J, Sinskey AJ. J Bacteriol 2001; 183: 4217–4226.

99. Neumann L, Spinozzi F, Sinibaldi R, Rustichelli F, Pötter M, Steinbüchel A. J Bacteriol 2008; 190: 2911–2919.

100. Wieczorek R, Pries A, Steinbüchel A, Mayer F. J Bacteriol 1995; 177: 2425–2435.

101. York GM, Stubbe J, Sinskey AJ. J Bacteriol 2001; 183: 2394–2397.

102. York GM, Stubbe J, Sinskey AJ. J Bacteriol 2002; 184: 59–66.

103. Potter M, Madkour MH, Mayer F, Steinbuchel A. Microbiology 2002; 148: 2413–2426.

104. Moldes C, Garcra P, Garcra jL, Prieto MA. Appl Environ Microbiol 2004; 70: 3205–3212.

105. Lee SJ, Park JP, Park TJ, Lee SY, Lee S, Park JK. Anal Chem 2005; 77: 5755–5759.

106. Peters V, Rehm BH. Appl Environ Microbiol 2006; 72: 1777–1783.

107. Gillies AR, Banki MR, Wood DW. Methods Mol Biol 2009; 498: 173–183.

108. Banki MR, Gerngross TU, Wood DW. Protein Sci 2005; 14: 1387–1395.

109. Barnard GC, McCool JD, Wood DW, Gerngross TU. Appl Environ Microbiol 2005; 71: 5735–5742.

110. Resch S, Gruber K, Wanner G, Slater S, Dennis D, Lubitz W. J Biotechnol 1998; 65: 173–182.

111. Wang Z, Wu H, Chen J, Zhang J, Yao Y, Chen GQ. Lab Chip 2008; 8: 1957–1962.

112. Banki MR, Wood DW. Microb Cell Fact 2005; 11(4): 32.

第16章 | 脂多糖，脂多糖去除，去除热源法

Pérola O. Magalhães

Department of Pharmacy，School of Health Sciences，University of Brasília，Brasília，DF，Brazil

Adalberto Pessoa Jr.

Department of Biochemical and Pharmaceutical Technology，School of Pharmaceutical Sciences，University of São Paulo，Brazil

16.1 引言

生物技术的进步为生物分子的大规模生产开创了更多的可能性，这些生物分子在科研、制药及工业应用领域有着至关重要的作用。蛋白质及其他生物分子分离纯化技术和方法的发展已对生物科技产业的进步产生了极其重要的影响[1,2]。这些生物分子或以胞外可溶物表达，或以胞内可溶物表达，或以膜结构、包涵体形式表达。以上三种情况中，通过细胞裂变过程来回收目标生物分子，必然能够大量释放被称为脂多糖的内毒素。

脂多糖，革兰氏阴性菌的细胞壁组成成分，能够被免疫系统识别，并且能够引发多种病理生理反应[3]。当身体与脂多糖有过度接触时（如当低浓度脂多糖进入血液系统时），会出现全身炎症反应，进而引起多种病理生理学反应，如内毒素休克、组织损伤甚至致死[4,5]。然而，内毒素并不直接作用于细胞或者器官，而是通过激活免疫系统，特别是通过白细胞和巨噬细胞释放一系列促炎介质，如肿瘤坏死因子-α（TNF-α），白介素6（IL-6）及白介素 1β（IL-1β）[4]。哺乳动物静脉注射低浓度（1 ng/mL）内毒素会引发发热反应甚至休克[6]。所有药典规定，药品或生物制品内毒素静脉注射最大量是 5 EU/(kg·h)[7]。EU 是表示内毒素生物活性的单位。例如，100 pg 的标准内毒素 EC-5 或者 120 pg 大肠杆菌内毒素 O111：B4 有 1 EU 的活性[8]。达到这一标准对于生物科研或制药工业始终是一个挑战[9]。

在生物技术产业，革兰氏阴性菌被广泛应用于多肽和蛋白质等重组基因产物的生产过程中。很多重组蛋白在革兰氏阴性菌——大肠杆菌中表达。这些产物往往被内毒素污染，当进入动物或人体时，可能会引起副反应。因此，值得注意的是，在以革兰氏阴性菌中生产蛋白质时，应特别注意尽量避免内毒素的污染。由于内毒素对温度和 pH 较稳定，在下游蛋白质纯化过程中，去除内毒素成为最困难的任务之一[10,11]。通常，实验室采用 180～250℃的高温及浓度至少为 0.1 mol/L 的酸或碱的方法去除内毒素。当遇到蛋白质等不稳定生物分子时，内毒素的去除变得更为困难[12]。通常，在蛋白质制备过程中，人们会采用一系列的方法来减少内毒素的污染，包括离子交换层析[13,14]、亲和吸附[如固定化 L-组氨酸、聚 L-赖氨酸、聚酯（γ-甲基 L-谷氨酸）及多黏菌素 B[15~17]、凝胶过滤层析、超滤、蔗糖梯度离心及 Triton X-114 相位分离[18,19]。这些技术在蛋白质分离脂多糖中的成功应用主要依赖于目标蛋白质的特性[20]。

考虑到内毒素的化学及生物学特性，本章旨在讨论在生物技术准备方面去除内毒素的方法及其有关方面；与其他论文不同，并不专注于体内内毒素的体外去除[21~23]。

16.2 内毒素：化学与物理性质

内毒素，又称为脂多糖，是革兰氏阴性菌细胞外膜的主要成分，由水溶性多糖和疏水性类脂 A（LipA）共价结合组成[5,8,24]。大多数脂多糖由三个不同结构组成：O-特异多糖、核心寡糖及类脂 A[4]。类脂 A 是内毒素中最为保守的部分[9,25]，是内毒素的生物活性的主要成分，表现为毒性。内毒素由 β-1,6-连接的 D-葡糖胺残基组成，D-葡糖胺通过酰胺键和酯键共价交联到3-羟酰基取代的 12～16 号 C 原子上。这些可进一步与饱和脂肪酸成酯。内毒素的疏水部分采用有序的六边形排列，和这个分子的其他部分相比具有刚性结构[9,20]。核心多糖具有保守的结构，由内部的 2-酮基-3-脱氧辛酸（KDO）、庚糖区和外部的半乳糖区组成。在大肠杆菌菌种中，已知的不同核心类型有 5 种，而沙门菌属只共用一个核心结构。核心区域靠近类脂 A，并且类脂 A 本身被部分磷酸化（类脂 A 的磷酸基团 $pK_1=1.3$，$pK_2=8.2$），因此，内毒素分子在常见蛋白质溶液中表现为带净负电荷[9,26]。O-特异多糖通常由一系列相同的寡糖（每个含有 3～8 个单糖）组成，这些寡糖具有菌种特异性，决定每个细菌的血清学特性[9]。

由于寡糖链的多样性，内毒素单体的摩尔质量为

10~20 kDa 不等；甚至有某些极端的内毒素摩尔质量为 2.5 kDa（O-特异多糖缺失）和 70 kDa（过长的 O-特异多糖）。众所周知，由于内毒素分子的两性结构，内毒素在水溶液能形成多种多样的超分子聚合物。这些聚合物是由脂质链与二价磷酸基团的非极性作用产生的[4]。这些聚合结构已经被许多技术方法研究过，如电子显微镜分析、X 射线衍射、傅里叶变换红外色谱（FTIR）和核磁共振（NMR）。这些研究结果表明，在水溶液中，内毒素可以自我组装成各种形状，如层状、立方体型和倒转的六边形排列，直径 0.1 μm，摩尔质量 1000 kDa，它的高稳定性取决于水溶液的特点（pH、离子表面活性剂等）[27,28]。有人提出蛋白质也可能通过从内毒素聚合体中释放单体来转变平衡[8,9]。根据分子动力学，内毒素的三维结构，特别是长表面抗原，要比蛋白质的球状结构灵活得多[9]。

内毒素在细胞生长、分裂和大量死亡时被释放出来。它们具有高度的热稳定性，在常规的消毒条件下不会被破坏。内毒素在 250℃下超过 30 min 或 180℃下超过 3 h 会失活[27]。在实验室中，0.1 mol/L 以上的强酸或强碱也可以用来破坏内毒素[29]。

16.3 内毒素作用机制

内毒素引起各种病理生理反应，如内毒素休克、组织损伤和死亡[5]。内毒素不直接作用于细胞或器官，而是通过激活免疫系统，特别是单核细胞和巨噬细胞，从而提高免疫反应。这些细胞释放介质，如肿瘤坏死因子、若干白介素、前列腺素、菌落刺激因子、血小板活化因子及自由基[30,31]。这些介质有强大的生物活性，遇到内毒素时响应副反应。这些副反应包括细胞器官结构和功能的改变，代谢功能的变化，体温升高，激活凝血级联，改变血流动力学及休克。许多方法用来预防或治疗内毒素对免疫细胞的影响，如抗内毒素抗体和内毒素受体拮抗剂。然而，内毒素与免疫细胞之间的相互作用不仅由特定受体介导，也由内毒素分子非特异性插入靶细胞细胞膜上介导[32]。

在 19 世纪前就有关于静脉注射特定溶剂后体温升高的研究记载。19 世纪末，注入热的概念主要是指静脉注射几种溶液后的发热反应。在 20 世纪，静脉注射药品使用路径的实施增加了这种事故发生的数量，这也促使一些研究人员去开展一系列关于这个问题的评估工作。1912 年，Hort 和 Penfold 创立了"高热"这个名称来指代注射后引起体温升高的"液体"。1923 年，Florance Seibert 进一步揭示了这个概念，他认为引起高热的物质至少包括完整的或者破碎的死细菌，可能有致病性，也可能没有，或者更可能有细菌新陈代谢的产物，如变形蛋白、内毒素和外毒素[29,33]。主要推动人们增加对热源的认识的事件发生在 1925~1945 年。尤其是 Co-Tui 值

得特别提出，在 Schrift 的协助下，他证实了革兰氏阴性菌是热源最危险的制造者[29]。

Westphal（1945 年）认为，致热源是药物制剂过程中非常可怕的东西，它与革兰氏阴性菌的内毒素一样，是一种脂多糖复合物，存在于细菌的细胞壁外层。从本质上讲，热源起源于肠杆菌科微生物，它是未经正确消毒和灭菌的注射剂中的主要污染物。大约 20 年之后，美国国立卫生研究院（NIH）和 14 个制药企业联合开展了一项研究，建立了一个动物系统来评估溶液的"致热源性"。这项研究的高峰期是 1942 年对兔子进行第一次正式致热源试验，这被收录进了美国药典Ⅻ（USPⅫ）。同时，人们开始提纯和定性内毒素，一些研究人员得到了纯净的致热源[29,34]。

Shear 和 Turner（1943 年）第一次用脂多糖这一术语来命名内毒素提取物；这一术语描述了内毒素的本质，被科学界所采用[35]。

最后值得一提的是，内毒素可能也有有利的一面。它们被应用于人工热疗法杀死癌细胞，提高非特异性免疫。Bennett 曾描述过内毒素对人类健康影响的不确定性[36]。此外，必须严格控制内毒素的过多接触，避免引起并发症，尤其是对于静脉注射药物。

16.4 内毒素去除技术的应用

许多重组蛋白由革兰氏阴性菌大肠杆菌产生，因此对制药企业来说，内毒素对药物的污染是他们首要关注的问题。从重组蛋白中去除脂多糖是复杂但又必需的一步，尤其是对于药用蛋白。

许多生物分子如脂多糖结合蛋白（LBP）、杀菌-渗透性增强蛋白（BPI）、淀粉样蛋白 P 组件、阳离子蛋白[37,38]或者是生物内毒素测定中使用的酶（鲎试剂中的抗脂多糖因子 LAL）[39]都体现了与内毒素的交互作用。这些蛋白质在不同物质中直接参与内毒素的反应[40,41]。分子识别被看作抗内毒素抗体和蛋白质内毒素受体的相互作用（如 CD14、CD16 和 CD18）[42]。其他蛋白质如溶菌酶[43]和乳铁蛋白[44]等基本蛋白质（pI>7）与内毒素相互作用机制不明了，静电作用可被假定为主要驱动力。尽管这项机制意义重大，但同时交互作用使得内毒素分子被隐藏，无法被去除。Karplus 等[45]曾列举过一个典型的例子。

因此，由于蛋白质和内毒素的相互作用，从蛋白液中去除内毒素需要一定技术和方法，如亲和层析，亲和介质能和内毒素形成强相互作用，或者蛋白质-内毒素复合体的特异性分离可以提高内毒素分子的可得性。对于大多数蛋白质产品来说，只通过单一的一般方法去除内毒素是不可能实现的。如何实现以经济节约型的方式来进行内毒素的去除已经吸引了大量研究人员的注意，尽管没有明确的报道，这也成为在许多情况下分离流程重

组的原因。然而，这个问题尚未圆满解决。从生物制品中去除内毒素相关方面的讨论和一篇关于现存去除方法的文献评论对于简化未来的研究方法是至关重要的。

在制药行业，有几种众所周知的可选择路线来生产内毒素含量较低的生物制品。然而，它们的多样性表明了内毒素去除困难重重。利用生产流程的特点，多种适合药用蛋白特定产品需求的操作流程被开发出来。不同的操作流程以完全不同的方式解决各自的问题；没有任何一种方式是普遍适用的。

此外，内毒素被认为对温度和 pH 稳定，这使得它的去除成为蛋白质纯化下游工程中最困难的任务之一[10,11]。当遇到不稳定的生物分子，如蛋白质时，从注射用医药产品中去除热源和内毒素变得更具有挑战性[12]。一系列的方法，如加热、蒸馏、电离辐射、化学钝化[46]、离子交换层析[13,14]、亲和吸附剂（如固定化组氨酸、聚赖氨酸、聚 γ-甲基-谷氨酸和多黏菌素 B）[15~17]、凝胶过滤层析、超滤、蔗糖梯度离心、Triton X-114 相位分离[18,19]通常被用来减少生物制品中内毒素的污染。这些从蛋白质中分离脂多糖方法的成功，主要依赖于目的蛋白的特性[20]。此外，在很多情况下，将多种方法结合起来从生物制品中去除内毒素是很有必要的。

在文献中描述的一些去除内毒素的方法，常用的是离子交换层析、凝胶过滤层析、超滤和亲和层析[47]。但是我们也可以在文献中找到一些利用两相水胶束系统去除内毒素的相关描述[10,48]。

因为内毒素是带负电荷的，所以可以使用阴离子交换剂来进行非蛋白溶液中的内毒素吸附，阴离子交换剂可以是 DEAE 层析基质，也可以是带有 4 个氨基官能团的 DEAE 滤膜或基质。但是，如果要去除带负电的蛋白质中的内毒素的污染，将会由于吸附作用而伴随着目的蛋白的大量损失[10,15,26]。而且带净正电的蛋白质会和内毒素形成复合体，导致内毒素沿着层析柱穿出，使得内毒素的去除效率降低[15]。

Hirayama 和 Sakata[8]提出这样一个假设，内毒素聚合物能和磷酸基团形成超分子组装体，该超分子组装体以磷酸基团作为头基。由于磷酸基团来源于类脂 A，因此表现出带净负电荷。这些特征表明，离子相互作用在阳离子吸附剂和内毒素的磷酸基之间的吸附作用中扮演着一个重要角色。当疏水性吸附剂应用于蛋白溶液中时，吸附剂和内毒素的亲脂性基因也会存在疏水作用。这种作用过程取决于蛋白质的特性（带电性和疏水性）及溶液所处的状态（pH 和离子强度）。

在许多以大肠杆菌为表达载体的项目试验过程中，往往通过改变疏水作用或者用乙醇、异丙醇及清洁剂处理固定在离子交换树脂上的蛋白质，来实现蛋白质中内毒素的成功去除[20]。乙醇和清洁剂，可以在离子交换层析中明显地起到降低蛋白质和脂多糖结合体水平的作用，但这在疏水层析中的分离作用并不明显，同时，清洁剂比乙醇的作用效果更好[20]。

烷二醇被证明是在离子交换层析中将脂多糖从蛋白质-脂多糖复合体中分离出来的最有效的溶剂。它的这种减少蛋白质与脂多糖络合作用的效率取决于：①烷二醇的分子大小；②烷二醇的异构体形式；③烷二醇分子长度；④烷二醇的浓度；⑤离子交换基质、阳离子和阴离子的类型。烷二醇不易燃烧，和已经应用于内毒素去除的其他醇类（乙醇和异丙醇）相比更加安全[20]。用阳离子交换剂去除内毒素比用阴离子交换剂更有效。

近年来，亲和层析被应用于内毒素去除，并且被证明具有特异性和高效性。这项技术允许纯化过程依靠生物学功能，而不是单纯的物理或化学性质[47]。从重组蛋白制剂中去除内毒素时，蛋白溶液可以从以固定在琼脂糖 4B 上的多黏菌素 B 为层析介质的亲和层析柱中穿出，而内毒素污染物被吸附在凝胶上。同样，组氨酸固定在琼脂糖 4B 上也能从蛋白液中捕获内毒素[16]。多黏菌素 B 亲和层析可以有效降低蛋白液中的内毒素含量[49]。多黏菌素 B 是一种抗菌的多肽，对绝大多数内毒素的类脂 A 部分具有高亲和力[50]。Karplus 等曾经报道过一种改进的多黏菌素 B 亲和层析方法。在该方法中，内毒素经过非离子清洁剂、辛基-β-D-吡喃葡萄糖苷处理后与蛋白质分离，而后被亲和介质有效吸附。

上述方法能相当有效地从蛋白液中去除内毒素，并且保持相对较高的蛋白质收率。但是，这些亲和介质不能用强碱氢氧化钠或乙醇等标准去除热源法的条件来清洗[51]。Anspach 和 Hillbeck[15]透露，这样的支持结构遇到蛋白质时效率会大大降低，因此，他们通常不适用于上述问题[15]。

此外，Zhang 等[47]重申了使用硅胶作为吸附剂基质的亲和层析的适用性。以硅胶作为基质的内毒素吸附剂是由硅烷偶联剂被激活后与组氨酸配基结合而制备的。通过研究硅胶孔隙大小和粒子尺寸的影响，结果表明，粒径 200 μm 和孔隙 12 nm 的硅胶是制备亲和吸附剂的良好载体材料[47]。

凝胶过滤层析是根据分子质量截留，而不是过滤孔的大小。脂多糖的基本单元大小是 10~20 kDa。因此，它能被 10 kDa 的滤膜有效去除。这种技术通常应用于实验室超纯水凝胶系统和从低分子质量的产品（葡萄糖、盐等）中去除内毒素[9]。然而，脂多糖未聚合的单体形式是非常少见的，如果有的话，在水溶液中会产生问题[52]。

同样，超滤作为一种去除热源的方式已经成功应用于大量低到中等分子质量的药物和溶液中。被内毒素污染的抗生素已经成功实现无菌化，并且抗生素没有大量损失，该过程也被用于大规模生产。如果内毒素可以被螯合剂或表面活性剂解聚，被相似大小的聚合内毒素污染的高分子质量溶液也许能够被成功超滤。如果内毒素聚合体和溶液的分子质量大小相似时，问题就变得比较麻烦了。在这种情况下，如果能够使用阳离子、洗涤剂或螯合剂来降低内毒素粒子尺寸，这两者也是可以被分离的。蛋白质分子之间的聚合是可以被抑制的，例如，通过重折叠常用添加剂——精氨酸。精氨酸也展示了它从蛋白复合体中分离单体蛋白的强大作用，它是通过促进单体的抗体蛋白从蛋白 A 基质上的洗脱实现的。精氨酸是动物和人的正常代谢物，具有低毒性。最终产品中含有低浓度的精氨酸不是一个大问题，因此简化了下游工程的应用[55]。

然而，虽然超滤在某些产品的内毒素去除中很有效，但不适用于能被物理作用力破坏的蛋白质除热源。近年来，人们对两相水溶液系统的纯化或生物分子（如蛋白质和病毒）的浓缩的兴趣正变得越来越浓[10,48]。

Fiske 等[6]验证了大量的方法，如使用两性离子表面活性剂 Zwittergent 3-12（Z3-12）和 Zwittergent 3-14（Z3-14）从纯化的 UspA2 蛋白中分离内毒素，随后通过离子色谱层析或凝胶过滤层析分离出内毒素。UspA2 蛋白是一种预防由黏膜炎莫拉菌（*Moraxella calarrhalis*）引起的中耳炎和其他疾病的潜在疫苗菌株[6]。由表面活性剂代替 Triton X-100 从 UspA2 蛋白中分离出内毒素成功地证明了该方法。Z3-12 和 Z3-14 能够成功地将内毒素与 UspA2 蛋白分离也许要归功于表面活性剂的带电特性。Triton X-100 是一种不带电荷的非离子型表面活性剂，而表面活性剂含有两性基团，同时带有正电荷和负电荷。大多数表面活性剂是中性的，然而，在某些情况下，存在强烈的极化[56]。Z3-12、Z3-14 的带电特性和表面活性剂与内毒素或蛋白质之间的相互作用可以帮助分离蛋白质的内毒素（UspA2 蛋白就是这种情况）。表面活性剂之间的结构差异也可能在内毒素与蛋白质的分离中扮演重要角色。不论是什么机制，表面活性剂的使用非常适合内毒素从 UspA2 蛋白中的分离，并且没有破坏蛋白质的免疫原性。在去除内毒素之前，UspA2 蛋白制品中内毒素的含量为 1.58×10^{-4} EU/mg。但是，采用了 Fiske 等[6]的 Z3-12 层析法后，内毒素水平降到了 7.2×10^{-9} EU/mg。依照 GMP 的要求，这种内毒素去除法已经成功地应用于生产 UspA2 蛋白亚单位疫苗来用于临床试验。

可溶性重组蛋白或细胞质碎片中的内毒素含量要比不溶性蛋白或包涵体中的内毒素含量高很多。这与脂多糖存在于细胞溶菌过程中的可溶性细胞壁的结论是一致的。Schnaitman[57]指出，使用 Triton X-114、EDTA 和溶菌酶处理大肠杆菌导致了所有的脂多糖从细胞壁中溶解释放。

Reichelt 等[10]检测到了在色谱纯化洗脱阶段使用 Triton X-114 能达到去除内毒素的目的。在组氨酸与谷胱甘肽巯基转移酶融合蛋白的纯化过程中，在洗脱步骤中使用 0.1%的 Triton X-114 能成功降低内毒素的浓度，而在洗脱阶段不使用表面活性剂是不能去除内毒素的。

重组人 CXCL8(3–7)K11R/G31P（hG31P）蛋白在大肠杆菌内表达，通过一步 SP-Sepharose 柱层析进一步纯化，在洗脱缓冲液中加入 0.1%的 Triton X-114 去除内毒素。重组 hG31P 蛋白的纯度能够超过 95%[58]。

与采用标准协议进行纯化的物料（浓度：2500～34 000 EU/mg）相比，使用 Triton X-114 处理后纯化的重组蛋白内毒素浓度能控制到 0.2～4 EU/mg（比最初的内毒素含量低了 99%）。溶解在包涵体中的残余内毒素含量可达 8×10^6 EU/mL，但事实上这一数值在重组蛋白中还要高很多[45]。

内毒素能和不同等电点[15]的蛋白质形成复合体，静电作用被认为是主要的驱动力。因此，从碱性蛋白质中去除内毒素比从酸性蛋白质中去除内毒素更加困难[9]。Reichelt 等[10]研究了在洗脱步骤使用 Triton X-114 能否从等电点在 8.5 以上的蛋白质中去除内毒素。他们发现将 Triton X-114 洗脱与亲和层析相结合能有效地从带负电荷的蛋白质（SyCRP 和 NdhR）中去除内毒素。内毒素的最低浓度能控制到低于 0.2 EU/mg；蛋白质收率能接近 100%[10]。

Adam 等[59]表示，使用 Triton X-114 可在两步层析后减少 100 倍的内毒素含量，内毒素最终含量控制在 30 EU/mg，50%的内毒素失去胞外多糖生物活性。此外，Cotton 等[60]表示使用 Triton X-114 能使质粒 DNA 制品中的内毒素含量降低至原来的 1/100，内毒素最终含量控制在每 6 µg DNA 0.1 EU。

Liu 等[19]描述了使用亲和层析和 Triton X-114 两相提取法纯化重组蛋白心肌肌钙蛋白 I、肌红蛋白、肌酸激酶同工酶的区别。他们得出结论，相位分离是最有效的分离方法，能够减少 98%～99%的内毒素，内毒素剩余量为 2.5～25 EU/mg，这取决于蛋白质本身。但是，Cotton 等[60]发现使用多黏菌素 B 吸附剂具有更高的去除效率。

Aida 和 Pabst[18]报道了一个使用 Triton X-114 去除蛋白液中内毒素的方法，在该方法中，表面活性剂有助于内毒素从蛋白质中分离，同时也为游离内毒素的去除提供了方便的相位分离能力。根据上述两位作者的结论，使用 Triton X-114 的相位分离法能从三种不同的蛋白质（细胞色素 c、白蛋白和过氧化氢酶）中去除内毒素。相位分离的第一个循环能够去除 1000 倍的内毒素，进一步的循环能够完全去除内毒素。

尽管洗涤剂也能够有效降低内毒素含量，但是相对比较昂贵，会给生产过程增加过高的成本，可能也会影响目的蛋白的生物活性。在从蛋白质中分离脂多糖的层析单元操作中，需要安全、成本较低的化学替代品来代替乙醇或洗涤剂作为洗脱液。理想情况下，这些化学替代品应该相对比较便宜，化学性质稳定，目前的安全问题最小，在操作过程中对目的蛋白的生物活性影响最低[20]。但是，表面活性剂的去除也许会是纯化过程中额外负担的问题[15]。

16.5 生物技术制造工艺中的内毒素去除

生物技术制造工艺是为了生产能够满足安全、纯净、有效的公司标准和监管要求的治疗产品。重组表达系统因为包含一系列的生物学杂质而更具挑战性，这些杂质必须在纯化过程及最终包装之前被去除。但是，它们的多样性表明内毒素去除困难重重。在很多情况下，包括上述讨论的方法在内的现代技术被应用于从治疗用制品中去除内毒素过程中。

翻译：温际富　齐鲁制药有限公司
校对：王克波　齐鲁制药有限公司

参 考 文 献

1. Rodrigues EMG, Milagres AMF, Pessoa A. Process Biochem 1999; 34: 121–125.

2. Rodrigues EMG, Pessoa A, Milagres AMF. Appl Biochem Biotechnol 1999; 79: 779–788.

3. Minutoli L, Altavilla D, Bitto A, Polito F, Bellocco E, Lagana G, Fiumara T, Magazu S, Migliardo F, Venuti FS, Squadrito F. Eur J Pharmacol 2008; 589: 272–280.

4. Anspach FB. J Biochem Biophys Methods 2001; 49: 665–681.

5. Ogikubo Y, Norimatsu M, Noda K, Takahashi J, Inotsume M, Tsuchiya M, Tamura Y. Biologicals 2004; 32: 88–93.

6. Fiske MJ, Fredenburg RA, VanDerMeid KR, McMichael JC, Arumugham R. J Chromatogr B Biomed Sci Appl 2001; 753: 269–278.

7. Daneshian M, Guenther A, Wendel A, Hartung T, von Aulock S. J Immunol Methods 2006; 313: 169–175.

8. Hirayama C, Sakata M. J Chromatogr B Analyt Technol Biomed Life Sci 2002; 781: 419–432.

9. Petsch D, Anspach FB. J Biotechnol 2000; 76: 97–119.

10. Reichelt P, Schwarz C, Donzeau M. Protein Expr Purif 2006; 46: 483–488.

11. Sharma SK. Biotechnol Appl Biochem 1986; 8: 5–22.

12. Kang Y, Luo RG. J Chromatogr Sci 1998; 809: 13–20.

13. Mitzner S, Schneidewind J, Falkenhagen D, Loth F, Klinkmann H. Artif Organs 1993; 17: 775–781.

14. Weber C, Henne B, Loth F, Schoenhofen M, Falkenhagen D. ASAIO J 1995; 41: 430–734.

15. Anspach FB, Hilbeck O. J Chromatogr A 1995; 711: 81–92.

16. Matsumae H, Minobe S, Kindan K, Watanabe T, Sato T, Tosa T. Biotechnol Appl Biochem 1990; 12: 129–140.

17. Sakata M, Kawai T, Ohkuma K, Ihara H, Hirayama C. Biol Pharm Bull 1993; 16: 1065–1068.

18. Aida Y, Pabst MJ. J Immunol Methods 1990; 132: 191–195.

19. Liu S, Tobias R, McClure S, Styba G, Shi Q, Jackowski G. Clin Biochem 1997; 30: 455–463.

20. Lin MF, Williams C, Murray MV, Ropp PA. J Chromatogr B Analyt Technol Biomed Life Sci 2005; 816: 167–174.

21. Tetta C, Bellomo R, Inguaggiato P, Wratten ML, Ronco C. Ther Apher 2002; 6: 109–115.

22. Shoji H. Therap Apher Dial 2003; 7: 108–114.

23. Shimizu T, Endo Y, Tsuchihashi H, Akabori H, Yamamoto H, Tani T. Transfus Apheresis Sci 2006; 35: 271–282.

24. Raetz CR, Ulevitch RJ, Wright SD, Sibley CH, Ding A, Nathan CF. FASEB J 1991; 5: 2652–2660.

25. Vaara M, Nurminen M. Antimicrob Agents Chemother 1999; 43: 1459–1462.

26. Hou KC, Zaniewski R. J Parenter Sci Technol 1990; 44: 204–209.

27. Gorbet MB, Sefton MV. Biomaterials 2005; 26: 6811–6817.

28. Darkow R, Groth T, Albrecht W, Lutzow K, Paul D. Biomaterials 1999; 20: 1277–1283.

29. Kaneko TM, Pinto TJA, Ohara MT. Controle Biológico de Qualidade de Produtos Farmacêuticos Correlatos e Cosméticos. São Paulo: Atheneu; 2000.

30. Rietschel ET, Kirikae T, Schade FU, Mamat U, Schmidt G, Loppnow H, Ulmer AJ, Zahringer U, Seydel U, Di Padova F, et al. FASEB J 1994; 8: 217–225.

31. Forehand JR, Pabst MJ, Phillips WA, Johnston RB Jr. J Clin Invest 1989; 83: 74–83.

32. Schromm AB, Brandenburg K, Loppnow H, Moran AP, Koch MH, Rietschel ET, Seydel U. Eur J Biochem 2000; 267: 2008–2013.

33. Probey TF, Pittman M. J Bacteriol 1945; 50: 397–411.

34. Westphal O. Int Arch Allergy Appl Immunol 1975; 49: 1–43.

35. Brunn GJ, Platt JL. Trends Mol Med 2006; 12: 10–16.

36. Bennett IL Jr, Beeson PB. J Exp Med 1953; 98: 477–492.

37. Beamer LJ, Carroll SF, Eisenberg D. Protein Sci 1998; 7: 906–914.

38. de Haas CJ, Haas PJ, van Kessel KP, van Strijp JA. Biochem Biophys Res Commun 1998; 252: 492–496.

39. FC Pearson. Pyrogens: endotoxins, LAL testing and depyrogenation. New York: Marcel Dekker; 1985.

40. Koizumi N, Morozumi A, Imamura M, Tanaka E, Iwahana H, Sato R. Eur J Biochem 1997; 248: 217–224.

41. Hoover GJ, el-Mowafi A, Simko E, Kocal TE, Ferguson HW, Hayes MA. Comp Biochem Physiol B Biochem Mol Biol 1998; 120: 559–569.

42. Morrison DC, Kirikae T, Kirikae F, Lei MG, Chen T, Vukajlovich SW. Prog Clin Biol Res 1994; 388: 3–15.

43. Ohno N, Morrison DC. Eur J Biochem 1989; 186: 629–636.

44. Elass-Rochard E, Roseanu A, Legrand D, Trif M, Salmon V, Motas C, Montreuil J, Spik G. Biochem J 1995; 312(3): 839–845.

45. Karplus TE, Ulevitch RJ, Wilson CB. J Immunol Methods 1987; 105: 211–220.

46. Williams KL. Endotoxins: pyrogens, LAL, testing and depyrogenation. New York: Marcel Dekker; 2001.

47. Zhang Y, Yang H, Zhou K, Ping Z. React Funct Polym 2007; 67: 728–736.

48. Magalhaes PO, Lopes AM, Mazzola PG, Rangel-Yagui C, Penna TC, Pessoa A Jr. J Pharm Pharm Sci 2007; 10: 388–404.

49. Issekutz AC. J Immunol Methods 1983; 61: 275–281.

50. Morrison DC, Jacobs DM. Immunochemistry 1976; 13: 813–818.

51. McNeff C, Zhao Q, Almlof E, Flickinger M, Carr PW. Anal Biochem 1999; 274: 181–187.

52. van Reis R, Zydney A. Curr Opin Biotechnol 2001; 12: 208–211.

53. Arakawa T, Tsumoto K. Biochem Biophys Res Commun 2003; 304: 148–152.

54. Arakawa T, Philo JS, Tsumoto K, Yumioka R, Ejima D. Protein Expr Purif 2004; 36: 244–248.

55. Ritzen U, Rotticci-Mulder J, Stromberg P, Schmidt SR. J Chromatogr B Analyt Technol Biomed Life Sci 2007; 856: 343–347.

56. Hjelmeland LM, Klee WA, Osborne JC Jr. Anal Biochem 1983; 130: 485–490.

57. Schnaitman CA. J Bacteriol 1971; 108: 553–563.

58. Cheng HT, Huang KC, Yu HY, Gao KJ, Zhao X, Li F, Town J, Gordon JR, Cheng JW. Protein Expr Purif 2008; 61: 65–72.

59. Adam O, Vercellone A, Paul F, Monsan PF, Puzo G. Anal Biochem 1995; 225: 321–327.

60. Cotten M, Baker A, Saltik M, Wagner E, Buschle M. Gene Ther 1994; 1: 239–246.

第 **17** 章 | # 生物技术中的多孔介质

Mnauel Mota
IBB，Centro de Eng. Biológica，University of Minho，Portugal
Alexander Yelshin and Inna Yelshina
Technological Dept，Polotsk State University，Novopolotsk，Belarus

17.1 引言

"孔"来源于希腊文"πορoσ（多孔的）"，意为通道。孔是体内的洞或者腔[1]。如果与表面相连，它是开放的孔；如果阻止液体流动或运输，即为关闭的孔。然而，对具有可透过性的介质来说，进口和出口表面的开放的孔还要相互联系或通讯，形成连续的、曲折的通道。

生物系统需要与环境相互作用，同时它们需要设置屏障保护自己。为了满足保护和控制与环境的相互作用这两个条件，生物系统需要有：①膜和壁；②通过孔捕获有用的物质，排出有害的物质。

换句话说，没有生物系统离得开孔，因为生物系统需要膜和/或壁来建立其屏障。因此，孔在自然界中广泛存在，不仅存在于生物系统中，还存在于非生物系统中。

多孔的介质至少有两相：固相和孔中的液相。固相可以是连续的或非连续的，简单的或混合的。许多生物多孔的系统是连续的和混合的，如骨基质。许多非生物的多孔系统是非连续的和简单的。在非生物的多孔系统中，单独的、分离的颗粒（沙土、砾石、陶瓷、玻璃、金属）在一个有限的空间被组合起来。这些情况在分离过程中十分常见，如滤饼过滤、层析、沉淀、气体净化。在此过程中，液体通过装在柱内多孔的介质。复杂的固相在自然界和人造的多孔系统中都存在，如在多层的透析膜中。

为了理解在多孔介质中的传输现象，需要理解三个关键概念：孔隙率、渗透性和弯曲度。

孔隙率（ε）即孔隙的体积与多孔介质的总体积的比值。孔隙率必须小于 1，但是在某些案例中它可能非常接近 1，如在纤维材料中。

渗透性（k）用于衡量液体通过多孔材料的难易度。因为小的孔更抵抗液体的通过，即使平均孔隙率是一致的，在小孔的比率较高的情况下，渗透性也可能会降低。此外，渗透性取决于通过液体的自身特性，如黏度和密度、溶质。例如，膜可使水透过却不能使离子通过，这在生物膜的例子中非常常见。换句话说，孔隙率是多孔

膜的固有特性，而渗透性取决于多孔介质和流经它的液体。在后续的部分中，将要介绍孔隙率和渗透性相关的方程。

第三个概念是弯曲度（τ）。在自然界中，很难发现直的、非扭曲的通道。不管是生物的或非生物的，自然界中大多数天然的孔和通道是弯曲的。通常，如果颗粒在液体中通过多孔的介质，其通道不是直的，因此导致压力同时下降。

17.2 一般定义

多孔的介质是由含有孔的固相组成，孔分布在基质中并充满液体。多孔的介质包括两种，不可渗透的和可渗透的。当液体不能在外力（如液压压力下降、浓度梯度、热梯度）的作用下通过多孔介质的网络，多孔的介质对该液体不可渗透。当液体可以通过孔时，多孔的介质是可渗透的。为了简单起见，假定固体基质和孔的网络均是连续的，并形成相互贯通的连续区[2,3]。图 17.1 展示了数种可渗透的多孔介质，并将做进一步的分析。

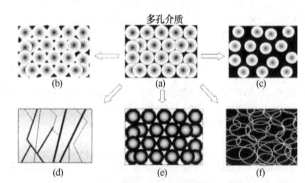

图 17.1 数种多孔介质，孔隙以黑色表示，而基质（固体）以白至灰的色调表示。（a）颗粒状多孔介质；（b）不可渗透的多孔介质，封闭气孔；（c）分散系统，固体是不连续的；（d）网状孔隙系统；（e）泡沫状多孔介质；（f）纤维或胶状多孔介质。

多孔介质可以是单独或多分散的、同质或非同质的、混合的（包括不同的固体或具有不同结构类型）[4~6]。在生物技术中，许多多孔介质是可压缩的和可变形的。压

缩与采用压力减少多孔介质的体积（重组、重排）或通过以渗透压、泡涨等方式达到压缩的多孔介质有关。变形与引起几何学上或形状的变化的应力相关，这可能会导致多孔介质组件的损害、变形或变质。然而，当变形是弹性的，多孔介质恢复最初的形状和几何形状。大多数生物的多孔介质在温和的条件下是有弹性的。

含有活的部件或活组织的多孔介质对内部和外部因子敏感，反应不仅有机械的（如同非活性的多孔介质），还有生理学上的。这是非活性与有活性的多孔介质的主要差异[7]。

17.3 多孔介质的特征

多孔介质的特征表现在它的孔隙率（ε）、弯曲度（τ）、孔或粒度分布，还有固相与液相的理化性质。运输特性由渗透性（k）、扩散系数或有效扩散系数（D_e）和化学动力学——蒂勒模数（φ）及效用（η）决定。

17.3.1 孔隙率

孔隙率为外水体积与多孔介质总体积的比值。多孔介质实际上可含有孤立的孔（腔），并且这些孔的一部分可能是盲端孔，这形成了介质不传导的孔空间，需要对孔隙率的定义进行改良。参与某一传输现象的孔的体积与总的多孔介质的体积的比值被称为有效的孔隙率。例如，当考虑连续的液体对流后，盲端孔是对传输无影响的不流动的位置。相反，如同层析中观察到的那样，当有些液体组分（溶质）发生传质，必须考虑扩散过程，而且盲端孔涉及传输，并影响溶质散布。经常，有效孔隙率通过孔隙率鉴定。

对于具有孔网络的低孔隙率的材料，因为盲孔的增加，大部分的孔空隙是不传导的。在这种情况下，存在一个渗透阈值，其被定义为当介质成为不可通透时的最小的孔隙率[8~11]。对于在质膜上模拟的二维（2D）蛋白扩散，当 $\varepsilon=0.22$ [12]时渗透阈值发生。

生物技术经常用多重分数（multifractional）颗粒多孔介质（以粒径的方式）进行操作，如固化细胞、生物材料、饼等的多孔介质。颗粒状混合床的孔隙率已经在众多的采用实验的、几何的和统计学方法的出版物中进行了讨论[13~20]。

在多重分数颗粒多孔介质中，孔隙率可以通过采用分次的孔隙率方法计算[21]。分次的或特定的孔隙率 i-th，尤其是分数的 $\varepsilon_i(x_i)$，是残余的自由空间的比例 $v_i(x_i)$，当将颗粒部分 i 置于多孔介质单位体积（v_0）后，比上剩余的自由空间 $v_{i-1}(x_{i-1})$。因此 $\varepsilon_i=v_i(x_i)/v_{i-1}(x_{i-1})$，$x_i$ 是在组分中 i-th 部分的体积成分，$i=1,\cdots,m$。因此，对 m 组分的混合物，v_m 对应多孔介质单位体积中最终的自由

空间。单位多孔介质体积 $v_0=1$ 的广义关系为

$$\varepsilon = v_m(x_m)/v_0 = v_m(x_m)/1 = \prod_{i=1}^{m} \varepsilon_i(x_i), \sum_{i=1}^{m} x_i = 1 \quad (17.1)$$

依赖性 $\varepsilon_i(x_i)$ 是粒子大小比值 $\delta_i=d_i/d_{i-1}$（$d_i<d_{i-1}$）和它们形状的一个复杂的功能[22~24]。当 $\delta<0.1$[25]，每一部分的填充密度接近单一粒度装填密度 ε_0，并且式（17.1）接近极限 $\varepsilon = \prod_{i=1}^{m} \varepsilon_i^0$。分析[22,24,26]表明通过不同的颗粒尺寸比率和分次的含量获得的二元多孔介质，能够建成具有宽量程传输特性的结构[27,28]。

17.3.2 弯曲度

常规的几何学上的弯曲度如式（17.2）[29~33]所示，其定义为孔长度 L_e 与多孔介质的厚度（间距）的比值。

$$\tau_G=L_e/L, \quad \tau_G \geqslant 1 \quad (17.2)$$

Sheffield[34]认为，弯曲度为实际的流线轨道长度与床长度（τ_P）的比值。实际上，该定义是较为合适的。在曲折的不介入毛细管（tortuous nonintersecting capillary）形成的多孔介质模型中，路径的弯曲度接近于几何学上的弯曲度。通常，弯曲度对多孔介质来说是平均值。通常，平均弯曲度由试验得出的有效扩散系数、导电性或通透性（当孔隙率和孔径分布已知时）计算。弯曲度分布由不同的决定因子决定，包括不同孔的弯曲度和多孔介质的总电导[32]。Johnston[35]阐述了弯曲度和孔径分布的关系：$\tau=\varepsilon^{-1}+1.196(\sigma/d)$，$\sigma$ 为孔直径（d）的标准偏差。

需要注意的事实是，在有些模型中，弯曲度的定义可能有其他形式[2,36]，如 $(L_e/L)^2$、L/L_e 的倒数，或 $(L/L_e)^2 \leqslant 1$。

取决于条件，弯曲度可能从纯几何学上的概念变成动力学上的特性[2,26]。一般而言，弯曲度是图 17.2 代表的几种因子的合并。在图 17.2（a）和图 17.2（b）中 1 所示的例子中，几何学的弯曲度（τ_G）完全描述了线性的、弯曲的和折叠的毛细管束。如图 17.2 所示，折叠数量的增加导致孔的高度折叠，并且不同水平等级的折叠导致分形孔[图 17.2（b），图 17.3]。高度折叠和分形孔也可通过几何学上的弯曲度描述，但是在特殊的例子中，即使当 τ_G 值相同[图 17.2（c）]，孔的折叠导致附加效应。当有形状的小物体扩散或流过窄的孔道时，与小分子相比，高度折叠的通道对它们的移动来说更加"弯曲"[27,37]。这种效应可通过引入"折叠"因子或孔道分形维数进行考察。如图 17.2（b）、图 17.4、图 17.6 所示，孔横切面性状的变化和收缩可产生额外效应。路径的轨道可以取决于流动状态[38,39]或外力，如磁、电等[图 17.2（d）]。这些就是为什么在多孔介质相似但不同的条件下，通过一个目标移动预计的弯曲度可能会相差很大[31]。

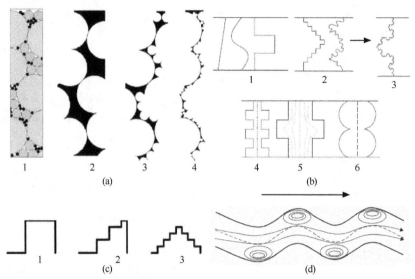

图17.2 孔道多样性的简图。(a) 孔道结构依赖多孔介质的分形组成：1.三元的多孔介质；2.大的单一尺寸的颗粒；3.大的和中间尺寸颗粒；4.三元的混合规则碎片形。(b) 孔的形态：1.直线的、弯曲的和折叠的通道；2.高度折叠的孔；3.分形孔隙通道；4、5 和 6.具有一定形状截面的通道。(c) 具有相同长度和几何学弯曲度（τ_G 约 2.0）但折叠倍数不同的曲线：1.为 3 倍；2.为 7 倍；3.为 15 倍。(d) 层流弯曲度依赖流体流动机制：带有虚线的曲线表示层流；实线的曲线表示因为不流动区域导致弯曲度减少。

已经提出了多种类型的网络模型[40,41]。基于所有这些理由，最好将弯曲度认为是一个复杂的因子而不单是几何学上的概念。弯曲度因子通常表示为 τ，包含平均路径的弯曲度和其他变化条件 τ_C，如孔的性状、孔隙喉道、直径等[42~48]。因此，弯曲度应写作函数 $\tau=\tau(\tau_G,\tau_P,\tau_C)$，$\tau_C$ 为校正因子。

弯曲度 τ 与孔隙率密切相关，并依赖多孔介质呈现多个相关方程：$\tau=1.5-\varepsilon/2$ [49]；$\tau=(2-\varepsilon)^2/\varepsilon$ 和 $\tau=(3-\varepsilon)^2/(4\varepsilon)$ [50]；$\tau^2=0.2408\cdot\log(r_{gr}/r_{eff})+\log1.2$ [51]，r_{eff} 为有效的液压孔半径，r_{gr} 为颗粒半径；$\tau=1+p\ln(1/\varepsilon)$ [52,53]，p 为参数，取决于颗粒的形状和它们在床中的平均排列方向（球体 $p=0.49\sim0.5$，纤维床 $p=1.0$）[54]。

最常用的弯曲度为幂律关系，拟合常数为 n [29,55]：
$$\tau=1/\varepsilon^n \tag{17.3}$$
对颗粒状的多孔介质来说，$n=0.4\sim0.5$ [25]。

式（17.3）可用于活组织。在先前的研究中[7]，结果表明细胞具有独特控制的质量转移过程的能力，这通过调整细胞外隙（ECS）结构完成，而这是通过孔隙率和弯曲度变化实现，可以通过三参数模型来表述：
$$n=n_0+a\varepsilon+\varepsilon^2 \tag{17.4}$$
该情形在惰性物质中不会发生，孔隙率依赖于弯曲度，可用式（17.4），$n=$常数表示。

多组分的多孔介质的弯曲度通过式（17.1）和式（17.3）表示，因此可以写出以下函数[21]：
$$\tau=1/\varepsilon^n=\prod_{i=1}^{m}[1/\varepsilon_i^n(x_i)]=\prod_{i=1}^{m}\tau_i(x_i),\sum_{i=1}^{m}x_i=1 \tag{17.5}$$
式中，$\tau_i=1/\varepsilon_i^n$ 为分次弯曲度（fractional tortuosity），由 i-th 分级颗粒大小到所有的混合物弯曲度 τ 影响。在 $\delta\to0$ 的极端条件下，弯曲度的极限接近 $\tau_{max}=\prod_{i=1}^{m}\tau_i^0$。对于

有形状的颗粒，n 的值在不同的组分中有差异，因此在式（17.5）中 $\tau_i=1/\varepsilon_i^{ni}$。

17.3.3　多孔介质特征的确定

有多种测定多孔介质特征的方法。孔隙率测定法用于分析多孔介质的性状，已经使用了几十年。该技术涉及使用高压（高达 400 MPa）来迫使非润湿性的液体（通常是水银）进入孔中。已经有数种假设，即孔是圆筒状的而且孔的几何性状不受压力影响。对于生物材料、泡沫和气状凝胶，这些假设经常失效，这已经被 Pirard 等[56]证实。此外，样品必须是干燥的。只有到达样品表面的孔被评价。孔隙率测定法的一种替换方法是采用氮吸附。Milburn 和 Davies[57]的著作中对这两种方法进行了比较。当生物的多孔介质采用这些方法时存在许多问题，不仅影响弯曲度的确定，还影响其他多孔介质的特征，如孔径分布。因此，出现了新技术并越来越多地被采用。

第一个例子是核磁共振（NMR）。Mair 等做出了先驱性的工作，他们报道了用气体扩散核磁共振（GD-NMR）来研究玻璃珠的结果[58]。作者强调对于液体浸渗多孔介质，不能采用普通的 NMR 技术。GD-NMR 的采用，使得作者克服普通 NMR 的缺点，它们可以描述广泛的孔分布特征，从微米大小的孔到毫米大小的孔。作者还提到，GD-NMR 可以成功地应用于研究湿的泡沫材料和生物系统。该建议被数个研究者采用，他们用这项技术研究土壤孔隙率和通透性[59]、骨的多孔特性[60]。因为气体的扩散系数比气体的高数个数量级，可能会降低空间分辨率。Acosta 等证明用 ^{3}He、^{129}Xe 和其他气体（如 SF$_6$）二元混合物代替单一的惰性气体（如 ^{129}Xe）可以显著地改善 GD-NMR 的分辨率[61]。这项技术从此

通常被用来研究肺多孔的特性和肺功能[62]。

计算流体动力学（CFD）和磁共振成像（MRI）的联合，使得心血管性能研究引人入胜。Wood 等[63]用这种方式评估了股浅动脉的弯曲度，而且 Lee[64]用相似的方式研究颈动脉分叉的几何形状。

除了 NMR 或 NMR/CFD 技术，另一正在普及的方法是微型计算机层析成像（μ-CT）。Beckmann 等[65]报道了这项技术的高分辨率的结果，他们运用同步辐射获得了鼠大脑 8～15 μm 分辨率的 3D 图像。最近改善分辨率的商业实验台 CT 系统的出现，推进了这项技术在组织工程学领域[66~68]的应用。Chaunier 等报道的出人意料的工作，采用 μ-CT 来研究烘焙产品屑的通透性和扩张的结构[69]。

Weinekoetter[70]报道了 CT 分辨率进一步的改善；纳米层析成像允许亚微米分辨率的 3D 图像。这一新的技术已经被 Brunke 和 Sieker[71]用来采用 3D 技术分析纺织品的结构。所有这些新的进步为研究（如微流控技术）提供了新的工具，并为令人激动的 3D 分析细胞超微结构新领域的研究铺平了道路。

17.4　多孔系统的传递现象

描述多孔介质中传递现象的模型包括多孔介质的复杂的特性，如孔隙率、弯曲度、颗粒或孔径和校正参数（在液体或固体界面上为颗粒或孔型和理化性质）。在转运过程中，流量比 j 通常以 $j=-K\mathrm{grad}(X)$ 的形式出现[2,72]，K 和 X 分别是广义电导率和驱动力。尤其是对于传质，我们可以写为 $\mathrm{Flux}=K(c^*-c)$，K 是有效扩散系数 D_e，c^* 和 c 分别是传递溶质的饱和浓度和目前的浓度。方程因此可写作 $\mathrm{Flux}=D_e(c^*-c)$。在流体流的例子中，K 代表水力传导度，X 代表压力降。

17.4.1　通透性

正如讨论的那样，通透性描述液体流经多孔介质现象的特征[式（17.6）]。

$$u = \frac{k}{\mu} \cdot \frac{\mathrm{d}p}{\mathrm{d}x} \qquad (17.6)$$

式中，u 为表观流体速度；$\mathrm{d}p/\mathrm{d}x$ 是在 x 方向上的压力梯度；k 是多孔介质的通透性，$1/m$；μ 为液体的黏度，$Pa \times s$ 是液体的动态黏度，以 $Pa \cdot s$ 测量。

取决于多孔介质模型，通透性可以以不同的方式呈现。最简单的是毛细管模型[2]，毛细管以一个单一的方向定向：$k=\varepsilon d_p^2/(32\tau_G^2)$。对于以正交的方式定向的毛细管网络，$k=\varepsilon d_p^2/(96\tau_p^2)$。式中，$d_p$ 为等效毛细管直径，通过横断面偏差和尺寸分布进行平均。颗粒床毛细管模型可以通过科泽尼-卡尔曼方程进行描述：

$$k = \varepsilon^3/[K_0\tau^2(1-\varepsilon)^2 S^2] = d^2\varepsilon^3/[36K_0\tau^2(1-\varepsilon)^2] \quad (17.7)$$

式中，S 为基于固相体积的比表面积；$d=6/S$ 为当量球形颗粒大小；ε 为孔隙率；$K_0\tau^2$ 是包含弯曲度 τ（平均路径与多孔介质厚度的比值）的因子；K_0 为依赖于孔隙横截面的形状的系数（圆柱状孔 $K_0=2$）。

对于非球形的颗粒，式（17.7）可以通过引入颗粒的球形因子 Φ 部分校正，其定义为一个球体的表面积 S（与给定的颗粒相同的体积）与颗粒的表面积 S_p 的比值：$\Phi = S/S_p$，因此 $d_p = 6/S_p = 6\Phi/S = \Phi_0$。在这种情况下，分形行为可能会影响所有的或部分变量[73]：孔隙分数（ε）、固相分数 $(1-\varepsilon)$ 或其比值 $\varepsilon/(1-\varepsilon)$ 和弯曲度（τ）。

一般来说，弯曲度取决于孔隙率并可以用 $\tau=a/\varepsilon^n$ $[n\geq 0; a\geq 1$，通常 $a=1$，式（17.3）]的形式呈现。在式（17.7）中代入 τ 和 Φ，并使渗透性（k/d^2）正常化（normalizing），导致以下关系[式（17.8）]：

$$k/d^2 = (\Phi^2/K_0)[\varepsilon^3/(36\cdot(a/\varepsilon^n)^2(1-\varepsilon)^2)] \quad (17.8)$$

K_0 的值取决于孔横截面的结构，这反过来也反映了颗粒的形状。因为 Φ、K_0 和 ε 的确切关系未知，$\Phi^2/(K_0 a^2)$ 可视为拟合系数 $1/A$。

源自分形分析的结构性质必须在 ΔD 和 $\Delta_1 D \cdot \varphi(\varepsilon)$ 的形式下引入，作为孔和固相分形的措施。其中 $0\leq\Delta D\leq 1$，$0\leq\Delta_1 D\leq 1$，$\varphi(\varepsilon)$ 是多孔介质颗粒装填偏差相关的函数，$\varphi(\varepsilon)=1+\varepsilon_0-\varepsilon$；当 $\varepsilon=\varepsilon_0$ 函数 $\varphi(\varepsilon)=1$，ε_0 的值为 0.3～0.45，被定义为拟合参数。最终，孔隙率有关的校正透气性值成为[74]

$$k/d^2 = \frac{\varepsilon^{3\Delta D}}{36A(1/\varepsilon^n)^2(1-\varepsilon)^{2\Delta_1 D\cdot\varphi(\varepsilon)}}$$

$$= \frac{\varepsilon^{3\Delta D+2n}}{36A(1-\varepsilon)^{2\Delta_1 D\cdot\varphi(\varepsilon)}} \qquad (17.9)$$

式（17.9）可以描述广范围的多孔介质：颗粒的、分形孔隙表面和分形弯曲度。

其他多孔介质渗透率的模型可以在数个科学著作中找到，如多分散床[75]、三元床[24]、二元装填[76~78]、网络模型[79]和纤维介质[80]。如同式（17.10）：

$$k = d^2/\{64(1-\varepsilon)^{1.5}[1+56(1-\varepsilon)^3]\}, \varepsilon>0.6 \quad (17.10)$$

17.4.2　扩散系数

扩散系数（diffusivity）这一术语通常是用于替换扩散系数（diffusion coefficient）的另一个词[81]，而在这里的意思是"允许扩散的能力"[6]。在多孔介质中溶质分子的扩散系数与本体溶液中的扩散 D_0 不同，因为存在着障碍、固相和孔弯曲度。在式（17.11）中描述为有效扩散系数：

$$D_e = D_0 \varepsilon/\tau^2 \qquad (17.11)$$

比率 $\chi=D_e/D_0=\varepsilon/\tau^2$ 被定义为多孔介质的相对扩散传递性，可以被认为是在单通道里的扩散，$\chi=1/\tau^2$。运用关

于描述孔隙率的式（17.1）和关于弯曲度的式（17.5）的叠加原理，对多成分的多孔介质的总的相对扩散传递性为

$$\chi = D_e / D_0 = \prod_{i=1}^{m} \chi_i(x_i) = \prod_{i=1}^{m} \frac{\varepsilon_i(x_i)}{\tau_i^2(x_i)} \cdot \sum_{i=1}^{m} x_i = 1 \quad (17.12)$$

式（17.12）适合多数固化在胶系统的同质细胞实验数据，导致相互关系 $\chi = (1-\varphi_c)^\alpha$，$\varphi_c$ 为细胞容积分数，α 值通常为 $1.8 \sim 2.25$[4]。

对于忽略对流、分层的系统，总质量传递系数 K 通过 $1/K = \sum_{j=1}^{n} 1/K_j$ 与层数相关，K_j 为 j-th 分层系统质量传递系数（coefficient），n 为系统中的层数。因此，$1/K_j = l_j\tau_j^2/(D_0\varepsilon_j)$ 并且 $K = D_e/L = D_0\varepsilon/(\tau^2 L)$，$l_j$ 为 j-th 层的厚度，L 为总分层系统的厚度，ε 和 τ 分别代表系统等值的孔隙率和弯曲度。对于比率 χ，总系统质量转移系数可以写作 $K = D_0\chi/L$，并且比率为 $L/\chi = \sum_{j=1}^{n} l_j/\chi_j$，在归一化后成为

$$1/\chi = \sum_{j=1}^{n} y_j/\chi_j \text{ 或 } \chi = 1/\sum_{j=1}^{n} y_j/\chi_j \quad (17.13)$$

式中，$y_j = l_j/L$ 为 j-th 层厚度在总体厚度的线性分式，$\sum y_j = 1$。

当在系统中的每一层都是混合的多孔介质时是最复杂的情况，并且式（17.12）和式（17.13）代表的模型因此需要一起考虑[5,6]。

17.4.3 受阻扩散

当转移、吸附或分离的溶质分子的大小与孔径相当时，会遇到所谓的受阻或限制扩散。由于空间和物理化学的影响，被阻扩散引起有效扩散系数降低。通常，被阻扩散模型是假定孔为光滑圆筒状而建立的，虽然在现实中多孔介质溶质通道是狭窄和弯曲的。

在完全多孔的介质中考虑到扩散时，采用式（17.4）[48,82,83]。

$$D_e = D_0 \frac{\varepsilon}{\tau^2} F_1(\lambda) F_2(\lambda) \quad (17.14)$$

否则，对单通道采用 $D_e = D_0 F_1(\lambda) F_2(\lambda)/\tau^2$，$\lambda$ 为扩散小物体的 Stokes-Einstein 直径 d_m 与同等孔直径的比值，$\lambda = d_m/d_{por}$。参数 $F_1(\lambda)$ 为空间分配系数，其定义为对溶质分子有效的孔的有效横截面积除以总的孔横截面积[式（17.15）]。

$$F_1(\lambda) = (1-\lambda)^2 \quad (17.15)$$

校正因子 $F_2(\lambda)$ 与孔隙壁对溶剂性质的影响有关（在孔隙壁附近局部溶剂黏度的增加），并通常以多项式系列表示 $F_2(\lambda) = 1 - a\lambda + b\lambda^3 - c\lambda^5$[83,84]，如 $F_2(\lambda) = 1 - 2.1044\lambda + 2.089\lambda^3 - 0.948\lambda^5$[85]，通过指数函数[82,86]或通过二者的结合[87]。

对于具有特定形状的大分子，通常在 Stokes-Einstein 直径之前引入形状因子作为系数[84,85,87,88]。Havsteen[88]

通过非经典的流经狭窄孔膜的分析，得出的结论是，当膜的通道尺寸大小接近渗透分子的大小，必须解释孔的分形性质。

Giona 等[89]强调，分形孔隙网络的拓扑复杂性改变了扩散的比例性质。在分形介质的有效扩散系数可以表示为 $D_e = l^{2-d_w}$，l 是结构的特征尺寸，d_w 为行走因次（walk dimension），$d_w \geq 2$。采用孔分维模拟 2D 多孔介质产生的结果，可以概括如下[90]。

1. 分子扩散限制效应取决于孔隙拓扑结构，这在填充床的情况下与装填的类型相关。

2. 大孔的微粒尺寸与孔径比 $\lambda > 0.001$ 时，分子（或任何其他测试目标）识别孔隙体积为有轻微减少的部分受限分维空间。

3. 反过来，当采用 2D 的方式，λ 超过 0.01 并接近约 0.1 时孔隙分形维数显著减少，这意味着测试对象将孔隙识别成 1D 而不是 2D 空间；与此相应，测试目标将 3D 系统识别成 2D 系统。因此，可以预见到的不对称的微粒在弯曲通道的运动可能会受到影响。

这些结果表明，高分子质量的线性或分支生物分子（如 DNA 或多糖）通过孔径狭窄介质的扩散将受到严重的影响。

17.5 生物过程中的多孔介质

生物反应器是生物技术仪器中的重要部分，并有许多种结构[72,91,92]。它们中的许多采用不同形式的多孔介质，在多孔载体里或上面固定化细胞或酶、吸附剂和催化剂、生物被膜、分层的多孔系统和膜、絮凝或聚集系统等。先前所有提到的多孔介质的特性在反应、质量和热传递方面起了重要的作用。图 17.3 为在生物反应器和层析柱中应用的主要的球形多孔介质。

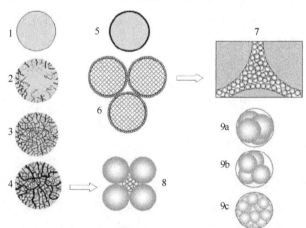

图 17.3 特殊的固定相类型。1. 非多孔的颗粒；2. 具有多孔的表面；3. 微孔性的表面；4. 具有微孔和巨大孔的二元多孔的表面；5. 覆有功能层的颗粒；6. 混合颗粒，具有微/纳米球体覆盖层的非多孔的小珠；7. 二元装填取代 6；8. 当 $0.4 > \delta > 0.1$ 时取代 4；9a~9c 分别为 0.645、0.53 和 0.31。

在案例 6 中（图 17.3），装填混合的、在颗粒大小存在巨大差异的颗粒，如果对流体压没有限制的话可以采用二元的装填代替。在案例 4 中（图 17.3），巨大的孔径保证对流流过一个颗粒。当小颗粒与大颗粒大小比在 $0.4>\delta>0.1$ 范围内，且减少孔隙比表面积不是问题，双孔型颗粒可以用二元装填取代。在具有相同的 δ 范围情况下，二元装填通透性比单一粒度装填要大，因为二元装填具有失真效应[77][图 17.3 (9a～9c)]。当 $\delta<0.1～0.15$ 时，二元装填的通透性比单一粒度装填要小。

随着生物药和纳米技术的发展，生物反应器应用转移至组织工程学的微生物反应器和超分子合成。例如[93,94]，纳米生物催化（酶被整合到纳米结构的材料中）已经快速发展。包括纳米多孔介质、纳米纤维、碳纳米管和纳米颗粒的纳米结构，已经显示出在纳米规模环境下酶的高效性，并且在酶技术的许多领域有希望出现令人振奋的进步。在这种情况下，考虑到先前讨论的孔拓扑学的日趋增长的作用，其控制的可能性变得至关重要。孔拓扑学的控制可以在缩微胶卷、纳米复合材料和活组织方面显著地影响质量传递[7,95]，并在生物技术领域具有广泛的应用。尤其是在含有活细胞的系统[4~6]——厚膜材料和固定化细胞、生物被膜、生物传感器[96~98]、生物电子学装置的组件[99,100]和生物催化涂层[101,102]方面。

17.5.1 生物系统中的多孔介质

多孔的生物系统可以分成三种类型。第一种涉及生物目标（微生物、细胞、支架上的组织、生物被膜、酶等）固定化到惰性多孔或非多孔的载体上或多孔基质里面。多孔介质的形式可以是颗粒、表面、床、渗透性或半透性膜。需要强调的是，细胞组织可被视为这种类型的生物系统。需要注意生物目标分布的方式。例如，在图 17.4 中，（a）在孔中的空隙通过一套球体占有，（b）与（a）一样，但是孔隙率、弯曲度和传递特性完全不一样。

第二种类型涉及通过微生物或细胞凝聚、絮凝、生长和分化形成的多孔介质。

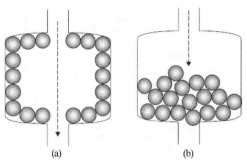

图 17.4 两种不同类型 18 个球体在孔隙中的排列，导致不同的质量传递机制的例子。（a）扩散；（b）对流。

第三种涉及由案例 1 和案例 2 类型组成的多孔系统（图 17.2）；最明显的例子是活性污泥和生物被膜。多孔系统的组件具有多种尺寸和合适的空间分布：均一的、非均一的、集落的形式、分层等[4~6,91]。

生物系统的质量传递与复杂的生化反应相关[91]，可通过无因次的蒂勒模数 φ 表征。蒂勒模数等于无质量传递限制下内在的化学反应速率与扩散通过多孔介质速率程度的比值。有效因子 $\eta=\tanh(\varphi)/\varphi$，是实际扩散影响的反应速率与无扩散阻力的相同反应比值。对于板来说，多孔介质的蒂勒模数为 $\phi=\sqrt{k_s L^2/D_e}$，k_s 为反应速率常数，L 为多孔介质厚度。

在生物多孔系统中存在的活细胞提出了一个问题，即它们能否通过与观察到的活组织相似的方式调整多孔介质的空间，来应答环境的变化[7][式（17.3）和式（17.4）]。为了说明这种情形，图 17.5 展现了一个模拟实验，模拟葡萄糖扩散（$D_0=6/10^{-10}$ m²/s）通过一个生物被膜，假定 $L=2.3/10^{-5}$，m 和 $k_s=0.17$ s^{-1}。考虑了 4 种情形：①恒定的弯曲度 $\tau=1.5$；②惰性颗粒装填，式（17.3），$n=0.5$；③和④两个"可变通的"关系[7]，对于解剖学上局部密集的细胞排列，$n=0.26+0.3\varepsilon+\varepsilon^2$；对于松散的结构，$n=0.2+\varepsilon^2$。对于相同的反应速率，活组织能够支持更高水平的有效因子，与常规的装填模型相比具有更大的装填密度。

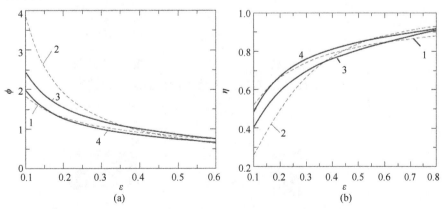

图 17.5 模拟的蒂勒模数（a）与 η（b）对于固定的生物被膜厚度比较生物被膜孔隙率 ε。1.$\tau=1.5$；2.式（17.3），$n=0.5$；3.$n=0.26+0.3\varepsilon+\varepsilon^2$；4.$n=0.2+\varepsilon^2$。

17.5.2 在下游加工过程中的多孔介质

在工业和实验室规模生物产品的纯化、分离或浓缩已经发展出数目众多的过程。选择特定的下游加工过程取决于产品的性质和数量、其物理化学性质、浓度、成本和其他因素[103,104]。沉淀法和离心法分别基于重力和离心力，而且沉淀物中的液体含量是一项重要的经济参数。对于一个液相，体积 V，可以采用拟合函数，充分描述了对于离心法和沉淀作用，在时间为 t 时，液体的倒出体积 V 的依赖性[105~107]：

$$v = V / V_\infty = k_s t^a / (1 + k_s t^a) \qquad (17.16)$$

式中，V_∞ 为平衡时（$t=\infty$）液体的倒出体积 k_s，a 为模型参数[式（17.16）]。参数 a 和 k_s 依赖于一系列的条件，即凝固或絮凝预处理和固体中有机或无机部分的比例。对于过程控制和优化，确定液体积累速率可能是有用的[式（17.17）]：

$$w = \mathrm{d}v / \mathrm{d}t = (k_s a t^{a-1}) / (1 + k_s t^a)^2 \qquad (17.17)$$

过滤与膜过程在下游加工过程中占据一大部分，多孔介质在此的作用是作为分离器[103,108,109]。取决于流入的基体组成，过滤被分为死端、错流或离心、圆盘过滤等。根据滤器介质的孔径，可以分为深层过滤、常规过滤、微滤、超滤、纳滤和反渗透分离[110~112]。具有相当分子质量大小的图案规则的筛网和滤器，有很大的希望替代常规的聚合物胶和纤维膜，用于改善生物分子的分离[113]。图 17.6 展示了一些例子。

在许多例子中，控制入口悬浮液的浓度是非常重要的，因为胶体系统的饼特性依赖于悬浮液的浓度。这些现象与混悬液中的颗粒聚集和饼结构重排的变化有关。此外，至少当饼可压缩时[114~116]，也可控制悬浮液浓度。

有多种分级分离大分子、生物多聚物和（纳米）微粒的色谱方法，用来分离的物质在大小、形状、柔性、电荷、极性或生物学功能上有差异。在许多案例中，尤其是生物多聚物，大分子的空间结构对于其活性是必要的。因此，色谱条件与生理学环境类似，如中性 pH 的水缓冲溶液，对于生物活性的保持是最合适的。所以，最成功的分离技术是与要分离的生物多聚物有选择性的相互作用[108,117,118]。

对"智能"聚合物应用的研究导致了新类型的分离生物分子多孔介质的产生[119]。刺激响应聚合物在响应其环境（如温度、pH、紫外线照射、离子强度或电场）发生的微小变化时，发生构象重排。这些环境变化刺激响应聚合物的结构，并增加或减少它们总的疏水性，导致可逆的塌陷、脱水或疏水层的形成。

大分子和生物多聚物色谱分离正逐渐朝着采用小颗粒（1~3 μm）柱填充的方向发展[120~123]。在毛细管色谱法中优化颗粒尺寸以提高效率，考虑到孔与空隙的流量比、需要的离子强度和分离效率，孔径在 30 nm 可能是最佳的[124]。但是在有些应用中，柱装填颗粒尺寸在 20 nm 或更小可能是合适的。

微型化正在引领液相色谱法 2D 纳米柱的制造，其具有纳米通道[125]常规的结构，可被视为 2D 多孔介质。采用的制造方法可以基于显微光刻法和其他已经在微电子学上应用的过程。

最近，人们提出利用微米尺寸的导电微珠形成一次性使用电极，制造电化学传感器，还有绝缘微珠形成固定化酶的可更新层[126]。已经发展出荧光标记的配体进行快速免疫测定、动力学的测量、亲和力测定生物分子的相互作用的自动化系统[127]。它独特的特性为每个测量固相的自动更新，避免了传感器表面的再生。

随着在胶体、聚合物和纳米科学领域新的发现，基于功能改性的表面多孔介质分离方法的数量正在增加。

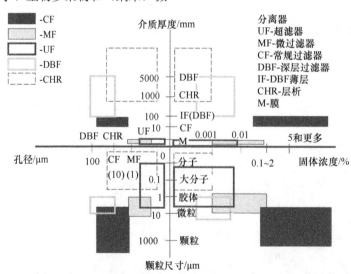

图 17.6 采用多孔介质分离过程的图解。显示了以下的尺寸：孔径（μm），多孔介质厚度（mm），分离基质的尺寸（μm）和要分离基质的处理浓度（湿选体积/体积）。所有的尺寸采用对数尺度显示。

这些新方法涉及的输运特性对于改善过程和成本效益起着重要的作用。在层析方法中，尺寸排阻层析（SEC）、流体动力色谱（HDC）和障碍色谱（SC）组成一套色谱分离组件的模式，在其中组分的分离与固定相无特异的相互作用[27,37,112]。这些方法可以以下方式描述（图 17.7）：SEC——该模型适合分辨分子质量大小的差异，选择性由装填颗粒的孔径分布决定；溶质进入孔空隙中，孔与溶质大小比例控制分辨率；HDC——溶质大小的差异通过接近孔隙管道的毛细管内表面空间排阻区设置，如果对象大小更大则排除体积更高；因为毛细管内抛物线流速轮廓（parabolic flow velocity profile），样品被分离，大的物体与小的相比通过毛细管更快；SC——选择是基于溶质分子长度和柔性的差异，提供的选择性是由装填的孔径和流速决定[117]，这种色谱模型尤其适合分离 DNA 片段，DNA 片段因为随着流动方向经过弯曲的通道重复通过多孔介质[128]。

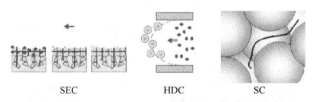

SEC HDC SC

图 17.7 SEC、HDC 和 SC 分离模型的简图。目标溶质流经多孔的介质，可能会经孔拓扑学和颗粒形状相关的效应，即：①颗粒尺寸与孔径的比值（λ）；②孔横截面积突变；③通道弯曲度。

有趣的是，在 HDC 层析柱，采用二元装填法代替单粒度装填改善了大颗粒系统[27,37]和大分子的分辨率[28]。图 17.8 给出了 Mota[129]所做相关研究的例子，用单粒度装填（玻璃珠 111.5 μm）和二元装填（111.5 μm 和 337.5 μm 玻璃珠的混合物，$\varepsilon=0.347$，大颗粒的容积率为 0.65）。

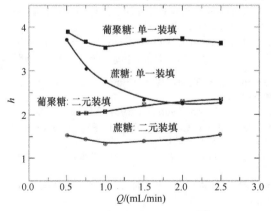

图 17.8 蔗糖和葡聚糖 2000 kDa 换算理论塔板高 h 比流速 Q。柱内部直径 2.5 cm；装填高度 48 cm；样品 1 mL；溶质浓度 0.6 g/L（Ricardo Dias 博士呈现在项目框架中的实验数据[129]）。

17.5.3 多孔介质在生物医药中的应用

给药的常规方法之一是采用分布或包被在多孔介质

中的药物。为此，凝胶通常用作多孔介质。现代凝胶系统通过调整多孔结构接近生理条件提供了受控的药物释放。药物释放的机制涉及药物扩散、水凝胶基质溶胀和药物或基质的化学反应性[130]。释放过程可以受时间、盐浓度、pH 或温度的控制[131]。新的多响应核-壳微凝胶已经成功地用于胰岛素封装，它具有热响应的核和葡萄糖响应的壳[132,133]。

一个有前途的方法是药物纳米颗粒的生产。该技术的主要优点是它一般适用于大多数药物。微粒给药系统在药剂学实验和临床医学方面已经非常重要[134]。微粒、纳米粒、片剂、水凝胶等，都有自己的优点和缺点。在同一药物递送系统中结合数种赋形剂的优势是可能的[135]。例如，应用装填了纳米粒温度和 pH 响应的聚合物复合膜，提高了蛋白质和肽受控的递送[136]。

多孔纳米系统代表新的复杂的多孔材料，需要进一步的研究[137,138]。参数的控制涉及经典架桥絮凝过程，能够制备和细调这类混合纳米材料的大小、组成、形态[139]。通过以不同的比例混合聚电解质、多价离子、纳米颗粒这三种基本的组件，在水混悬液中得到了填充纳米颗粒的"纳米袋"。可以制造的纳米和微药囊（micropouch）的尺寸范围似乎是从大约 25 nm 开始；很明显，这些寡纳米颗粒聚集体的尺寸与纳米颗粒本身的尺寸相关，似乎最大可以延伸到大约 5 μm。

在许多情况下，药物大分子或纳米颗粒在活组织中传播，需要克服血-组织屏障。一种方法将屏障视为多孔的复合膜屏障，而在另一种方法中为取决于组织的特性的复杂系统的多孔介质。

由于活组织结构的多样性，下面只给出了一些例子。在大脑 ECS 的扩散的建模比多孔介质中的扩散更为复杂，因为 ECS 具有极其复杂的物理三维结构，而且大脑组织动态响应环境条件的变化[7]。通过对大量的实验数据和模型的分析，得出的结论是在如缺氧外界条件下，ECS 孔隙率减少而细胞（推测是通过膜重排）调整孔隙空间保持扩散在特定的范围内，使活组织能够维持扩散水平是常规的颗粒装填的两倍或数倍。

这一发现产生了弯曲度相关的模型，即式（17.3）和式（17.4）。图 17.9 所示的是 $D_e/D_0=1/\tau^2$ 与 ECS 孔隙率比率，描述了扩散通过 ECS 通道，1 为 $n=0.5$（惰性多孔介质）；2 为 $n=0.2+\varepsilon^2$（松散的细胞结构）；3 为 $n=0.26+0.3\varepsilon+\varepsilon^2$（"局部解剖学"密集的细胞排列）。采用这种方法，发现了存在的三个集群：一个正常的大脑功能区域，为青年和成人的大脑，$\varepsilon=0.15\sim0.3$；以及两个异常的脑行为区，低于和高于正常区域，对应于不同的行为——衰老、肿瘤、缺氧、脑死亡等。

皮肤是一个多层的系统，被认为是一个多孔介质[140]。皮肤的综合模型对于局部给药、伤口修复及设计新的修复十分重要。模拟人体皮肤的组织工程模型，提供了研究正常和改变的复层鳞状上皮细胞新的实验系统[141]。

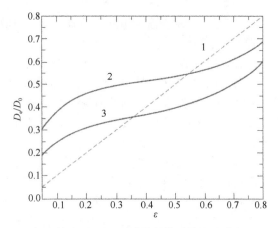

图17.9 细胞外隙（ECS）通道的扩散系数比孔隙率。$1.n=0.5$；$2.n=0.2+\varepsilon^2$；$3.n=0.26+0.3\varepsilon+\varepsilon^2$。

液体和溶质分子在肿瘤间质的运输由渗透和扩散机制决定，该机制在多孔介质传输模型中已进行了描述[142,143]。例如，为了到达肿瘤癌症细胞，血源性治疗剂必须进入肿瘤的血管，穿过血管壁进入间隙，并最终通过间隙。不幸的是，肿瘤经常形成阻碍这些步骤的方法[144,145]。

在许多情况下，组织培育法是将具有固定化细胞的多孔支架放置在合适结构的生物反应器中[146]。理想情况下，工程化的组织应该具有养分运输、机械稳定性、多细胞过程协调和促进表型稳定性的细胞微环境。为了实现这一目标，许多工程化的组织既需要大规模的（约厘米层级）也需要小规模的（约 100 μm 层级）架构特征（architectural feature）[147]。

水凝胶网络对细胞封装（cell encapsulation）来说是高度理想的三维组织工程支架，因为其具有高含水量和模拟天然的细胞外基质的能力。基于互穿网络（interpenetrating polymer network）的葡聚糖和明胶水凝胶在血管组织工程方面已经取得了良好的结果[148]。基于多孔共聚物支架的皮肤替代物组织工程，通过动态繁殖（dynamic seeding）已经成功执行[149]。

生物材料在心脏组织，特别是心肌组织工程方面，结合离体心肌细胞和可降解或非降解性生物材料，用来修复病变心肌[150]。

生物组织作为模板来构建具有不同孔隙结构的无机结构。反过来，其在生物技术应用中作为吸附剂、催化剂和固定介质。使用生物模板的例子有贝壳、骨骼、活细胞、硅藻[151,152]、细菌表面结构（bacterial superstructure）[153]和木材细胞结构[154,155]。举个例子，基于松树和藤条通过溶胶-凝胶处理获得的二氧化锆生物型陶瓷中，可以发现多种微观结构[156]。另一个例子[155]是，使用木材作为模板，在超临界二氧化碳的协助下，可控地合成整体层次（monolithic hierarchical）的多孔材料。

17.6 结论

本章讨论了生物技术应用中多孔介质的复杂性。如同展示的那样，在描述迁移现象前先仔细分析多孔介质的特性和结构很重要。模型假设和起始的边界条件的任何变化，均可能导致模型溶液的显著变化。因此，对于多孔介质在微米和纳米规模机制的研究需要进一步的了解，以提供全面的知识，成功应用于这个有挑战性的领域。

致谢

作者感谢葡萄牙基础科学技术授予 Alexander Yelshin 博士的博士后基金。本文献给 Alexander Yelshin 博士，我们一直在这项研究中合作，直至 2009 年 3 月他突然离世。他的女儿 Inna Yelshina 博士继续与我们合作进行这项研究，她是白俄罗斯波洛茨克州立大学的一名研究员。

翻译：王 乐 齐鲁制药有限公司
校对：张 乐 齐鲁制药有限公司

参 考 文 献

1. Tarleton S, Wakeman R. Dictionary of filtration and separation, Filtration Solutions. Exeter; 2008.
2. Bear J. Dynamics of fluids in porous media. New York: Dover Publications; 1972.
3. Wikipedia. Porous medium. web information. Available at http://en.wikipedia.org/wiki/Porous_medium. Accessed 2008 Dec 18.
4. Mota M, Teixeira JA, Yelshin A. Biotechnol Prog 2001; 17: 860–865.
5. Mota M, Teixeira JA, Yelshin A. Biotechnol Prog 2002; 18: 807–814.
6. Mota M, Yelshin A, Fidaleo M, Flickinger MC. Biochem Eng J 2007; 37: 285–293.
7. Mota M, Teixeira JA, Keating JB, Yelshin A. Biotechnol Appl Biochem 2004; 39: 223–232.
8. Kirkpatrick S. Rev Mod Phys 1973; 45: 574–588.
9. Klemm A, Kimmich R, Weber M. Phys Rev E 2001; 63: 041514–041511–041514–8.
10. Hastedt JE, Wright JL. Pharm Res 2006; 23: 2427–2440.
11. Ofir A, Dor S, Grinis L, Zaban A, Dittrich T, Bisquert J. J Chem Phys 2008; 128: 1–9.
12. Sung BJ, Yethiraj A. J Phys Chem B 2008; 112: 143–149.
13. Ouchiyama N, Tanaka T. Ind Eng Chem Fundam 1981; 20: 66–71.
14. Ouchiyama N, Tanaka T. Ind Eng Chem Fundam 1984; 23: 490–493.
15. Hulewicz ZZ. Int Chem Eng 1987; 27: 566–573.
16. MacDonald MJ, Chu C-F, Guilloit PP, Ng KM. AIChE J 1991; 37: 1583–1588.
17. Yu AB, Standish N. Ind Eng Chem Res 1991; 30: 1372–1385.
18. Yu AB, Zou RP, Standish N. J Am Ceram Soc 1992; 75: 2765–2772.
19. Yu AB, Zou RP, Standish N. Ind Eng Chem Res 1996; 35: 3730–3741.
20. Zou RP, Xu JQ, Feng CL, Yu AB, Johnston S, Standish N. Powder Technol 2003; 130: 77–83.
21. Mota M, Teixeira JA, Bowen R, Yelshin A. Proceedings of 8-th World Filtration Congress, 2000 Apr 3–7; Filtration Society, Brighton, UK ; 2000. pp. 57–60.
22. Mota M, Teixeira JA, Yelshin A, Bowen WR. Miner Eng 2003; 16: 135–144.

23. Mota M, Teixeira JA, Dias R, Yelshin A. Proceedings of 9th World Filtration Congress, 2004 Apr 18–22; New Orleans, Louisiana, USA, AFS ; 2004; pp. 1–30.

24. Dias R, Mota M, Teixeira JA, Yelshin A. Trans Filtr Soc 2005; 5: 68–75.

25. Dias R, Teixeira JA, Mota M, Yelshin A. Sep Purif Technol 2006; 51: 180–184.

26. Mota M, Teixeira JA, Yelshin A. Sep Purif Technol 1999; 15: 59–68.

27. Mota M, Teixeira JA, Yelshin A, Cortez S. J Chromatogr B 2006; 843: 63–72.

28. Dias RP, Fernandes CS, Mota M, Teixeira JA, Yelshin A. Carbohydr Polym 2008; 74: 582–587.

29. Currie JA. Br J Appl Phys 1960; 11: 318–324.

30. Giddings JC. Dynamics of chromatography. Part I. principles and theory. New York: M. Dekker; 1965.

31. Satterfield CN. Mass transfer in heterogeneous catalysis. Cambridge: M.I.T. Press; 1970.

32. Tye FL. Chem Ind (London) 1982; 10: 322–326.

33. Cussler EL. Diffusion: mass transfer in fluid systems. Cambridge: Cambridge University Press; 1984.

34. Sheffield RE, Metzner AB. AIChE J 1976; 22: 736–744.

35. Johnston PR. Fluid sterilization by filtration. Boca Raton, FL: Interpharm Press; 1992.

36. Dullien FAL. Chem Eng J 1975; 10: 1–34.

37. Mota M, Teixeira JA, Yelshin A, Cortez S. J Chromatogr B 2008; 864: 178 .

38. Dybbs A, Edwards RV, Bear J, Corapcioglu MY. Fundamentals of transport phenomena in porous media, NATO ASI series E. The Netherlands: Nijhoff; 1984. pp. 201–257.

39. Mauret E, Renaud M. Chem Eng Sci 1997; 52: 1819–1834.

40. Burganos VN, Sotirchos SV. AIChE J 1987; 33: 1678–1689.

41. Rege SD, Fogler HS. AIChE J 1988; 34: 1761–1772.

42. Aris R. Volume 1, The mathematical theory of diffusion and reaction in permeable catalysts. Oxford: Clarendon Press; 1975.

43. Satterfield CN. Heterogeneous catalysis in practice. New York: McGraw-Hill; 1980.

44. Welty JR, Wicks CE, Wilson RE. Fundamentals of momentum, heat, and mass transfer. Singapore: John Wiley & Sons; 1984.

45. Rosner DE. Transport processes in chemically reacting flow systems. London: Butterworths; 1986.

46. Sharma RK, Cresswell DL, Newson EJ. Ind Eng Chem Res 1991; 30: 1428–1433.

47. Walas SM. Chemical reaction engineering handbook of solved problems. Amsterdam: Gordon & Breach Publishers; 1995.

48. Blanch HW, Clark DS. Biochemical engineering. New York: M. Dekker; 1996.

49. Riley MR, Muzzio FJ, Buettner HM, Reyes SC. Biotechnol Bioeng 1996; 49: 223–227.

50. Yang J, Volesky B. J Chem Technol Biotechnol 1996; 66: 355–364.

51. Pape H, Riepe L, Schopper JR. Colloids Surf 1987; 27: 97–122.

52. Ho F-G, Strieder W. Chem Eng Sci 1981; 36: 253–258.

53. Mauret E, Renaud M. Chem Eng Sci 1997; 52: 1807–1817.

54. Wolf JR, Strieder W. AICHE Symp Series: Diffusion and Convection in Porous Catalysts 1988; New York, 84: 23–27.

55. Zhang TC, Bishop PL. Water Res 1994; 28: 2279–2287.

56. Pirard R, Blacher S, Brouers F, Pirard JP. J Mater Res 1995; 10: 2114–2119.

57. Milburn DR, Davies BH. Ceram Eng Sci Proc 1993; 14: 130–134.

58. Mair RW, Wong GP, Hoffmann D, Hürlimann MD, Patz S, Schwartz LM, Walswoth RL. Phys Rev Lett 1999; 83 (16): 3324–3327.

59. Baumann T, Petsch R, Fesl G, Niessner R. J Environ Qual 2002; 31: 470–476.

60. Lan HY, Grine F, Ni Q, Rubin C, Qin YX. Determination of bone porosity by non-invasive nuclear magnetic resonance. Proceedings IEEE 29 th Annual Bioengineering Conference; 2003; pp. 213–214.

61. Acosta RH, Agulles-Pedrós L, Komin S, Sebastiani D, Spiess HW, Blümler P. Phys Chem Chem Phys 2006; 8: 4182–4188.

62. Swift AJ, Wild JM, Fichele S, Woodhouse N, Fleming S, Waterhouse J, Lawson RA, Paley MN, Van Beek EJ. Eur J Radiol 2005; 54 (3): 352–358.

63. Wood NB, Zhao SZ, Zambanini A, Jackson M, Gedroyc W, Thom SA, Hughes AD, Xu XY. J Appl Physiol 2006; 101: 1412–1418.

64. lee SW, Antiga L, David Spence J, Steinman DA. Stroke 2008; 39: 2341 .

65. Beckmann F, Bonse U, Busch F, Günnewig O. J Comput Assist Tomogr 1997; 21 (4): 539–553.

66. Hopper TAJ, Wehrli FW, Saha PK, Andre JB, Wrgiht AC, Sanchez CP, Leonard MB. J Comput Assist Tomogr 2007; 31 (2): 320–328.

67. Bolland BJRF, Kanzler JM, Dunlop DG, Oreffo ROC. Bone 2008; 43 (1): 195–202.

68. Malafaya PB, Reis RL. Acta Biomater 2009; 5 (2): 644–660.

69. Chaunier L, Chrusciel L, Delisee C, Della Valle G, Malvestio J. Food Biophys 2008; 3 (4): 344–351.

70. Weinekoetter C. X-Ray nanofocus CT: visualizing of internal 3D-structures with submicrometer resolution. International Conference on Applications of Computerized Tomography, AIP Conference Proceedings, Volume 1050; 2008; pp. 3–14.

71. Bruncke O, Sieker F. 3D analysis of textile structures with high-resolution computed tomography. Proceedings 9th International Conference on Textile Composites; 2008; pp. 291–297.

72. Bailey JE, Ollis DF. Biochemical engineering fundamentals. Singapore: McGraw-Hill; 1986.

73. Xu P, Yu B. Adv Water Res 2008; 31: 74–81.

74. Mota M, Yelshin A. In: Ferreira EC, Mota M, editors. Proceedings of the 10th international chemical and biological engineering conference - CHEMPOR 2008 Braga, Portugal, 2008 Sep 4–6. Universidade do Minho, Braga; 2008. pp. 61–66.

75. Li Y, Park C-W. Ind Eng Chem Res 1998; 37: 2005–2011.

76. Mota M, Teixeira JA, Yelshin A. Trans Filtr Soc 2001; 1: 101–106.

77. Dias R, Fernandes CS, Mota M, Teixeira JA, Yelshin A. Int J Heat Mass Transfer 2007; 50: 1295–1301.

78. Dias RP, Fernandes CS, Teixeira JA, Mota M, Yelshin A. J Hydrol 2008; 349: 470–474.

79. Chapuis RP, Marcotte D, Aubertin M. Can Geotech J 2006; 43: 110–114.

80. Wakeman RJ, Tarleton ES. Filtration: equipment selection, modelling and process simulation. Oxford: Elsevier; 1999.

81. Kizilyalli M, Corish J, Metselaar R. Pure Appl Chem 1999; 71: 1307–1325.

82. Suzuki M. Adsorption engineering. Tokyo: Kodansha-Elsevier; 1990.

83. Limbach KW, Wei J. AIChE J 1990; 36: 242–248.

84. Cannell DS, Rondelez F. Macromolecules 1980; 13: 1599–1602.

85. Deen WM. AIChE J 1987; 33: 1409–1425.

86. Baltus RE, Anderson JL. Chem Eng Sci 1983; 38: 1959–1969.

87. Anderson JL, Kathawalla IA, Lindsey JS. AlChE Symp Series: Diffusion and Convection in Porous Catalysts, New York; 1988; 84: 35–39.

88. Havsteen BH. Adv Colloid Interface Sci 1993; 45: 79–213.

89. Giona M, Schwalm WA, Schwalm MK, Adrover A. Chem Eng Sci 1996; 51: 4717–4729.

90. Mota M, Yelshin A. In: Ferreira EC, Mota M, editors. Proceedings of the 10th international chemical and biological engineering conference - CHEMPOR 2008 Braga, Portugal; 2008 Sept 4–61. Braga: Universidade do Minho; 2008. pp. 671–676.

91. Cabral JMS, Mota M, Tramper J, editors. Multiphase bioreactor design: Taylor and Francis, London: 2001.

92. Oksmah-Caldentey KM, Barz WH, editors. Plant biotechnology and transgenic plants. New York: Marcel Dekker; 2002.

93. Wang P. Curr Opin Biotechnol 2006; 17: 574–579.

94. Kim J, Grate JW, Wang P. Trends Biotechnol 2008; 26: 639–646.

95. Lee EJ, Holmes JW, Costa KD. Ann Biomed Eng 2008; 36: 1322–1334.

96. D'Souza SF. Biosens Bioelectron 2001; 16: 337–353.

97. Dubey RS, Upadhyay SN. Biosens Bioelectron 2001; 16: 995–1000.

98. Fang Y, Govind R. Chin J Chem Eng 2008; 16: 277–286.

99. Simpson ML, Saylor GS, Fleming JT, Applegate B. Trends Biotechnol 2001; 19: 317–323.

100. Willner I, Willner B. Trends Biotechnol 2002; 19: 222–230.

101. Gosse JL, Engel BJ, Rey FE, Harwood CS, Scriven LE, Flickinger MC. Biotechnol Prog 2007; 23: 124–130.

102. Flickinger MC, Schottel JL, Bond DR, Aksan A, Scriven LE. Biotechnol Prog 2007; 23: 2–17.

103. Holdich RG. Fundamentals of particle technology. Shepshed: Midlend Information Technology and Publishing; 2002.

104. Weuster-Botz D, Hekmat D, Puskeiler R, Franco-Lara E. Trends Biotechnol 2007; 105: 205–247.

105. Mota M, Teixeira JA, Abaev GN, Yelshyna I, Yelshin A. Proceedings of International Conference FILTECH 2005; 2005 Oct 11–13; Weisbaden, Germany ; 2008; pp. I–241–I–248.

106. Mota M, Teixeira JA, Abaev GN, Yelshyna I, Yelshin A. Filtration 2008; 8: 80–86.

107. Mota M, Yelshin A, Yelshyna I. 10th World Filtration Congress; 2008 Apr 14–18; Leipzig, Germany; 2008; pp. I–101–I–105.

108. Flickinger MC, Drew SW, editors. The encyclopedia of bioprocess technology: fermentation, biocatalysis, and bioseparation. Toronto: John Wiley & Sons; 1999.

109. Svarovsky L, editor. Solid-liquid separation: Elsevier Butterworth-Heinemann; Oxford, 2001.

110. Porter MC, editor. Handbook of industrial membrane technology. Westwood , NJ: Noyes Publications; 1990.

111. Baker RW. Membrane technology and applications. Chichester: John Wiley & Sons; 2004.

112. Saxena A, Tripathi BP, Kumar M, Shahi VK. Adv Colloid Interface Sci 2009; 145: 1–22.

113. Fu J, Mao P, Han J. Trends Biotechnol 2008; 26: 311–320.

114. Mota M, Teixeira JA, Yelshin A. Sep Purif Technol 2002; 27: 137–144.

115. Yelshin A, Teixeira JA, Bowen WR, Mota M. Trans Filtr Soc 2002; 2: 45–48.

116. Mota M, Teixeira JA, Yelshin A. Proceedings of 9th World Filtration Congress; 2004 Apr 18–22; New Orleans AFS, Louisiana, USA ; 2004; pp. 1–20.

117. Huber CG. In: Meyers RA, editor. Encyclopedia of analytical chemistry. Chichester: John Wiley & Sons; 2000. pp. 11250–11278.

118. Yao K, Shen S, Yun J, Wang L, Chen F, Yu X. Biochem Eng J 2007; 36: 139–146.

119. Maharjan P, Woonton BW, Bennett LE, Smithers GW, DeSilva K, Hearn MTW. Innov Food Sci Emerg Technol 2008; 9: 232–242.

120. Ceriotti L, de Rooij NF, Verpoorte E. Anal Chem 2002; 74: 639–647.

121. Broyles BS, Jacobson SC, Ramsey JM. Anal Chem 2003; 75: 2761–2757.

122. Wu N, Clausen AW. J Sep Sci 2007; 30: 1167–1182.

123. Anspach JA, Maloney TD, Colón LA. J Sep Sci 2007; 30: 1207–1213.

124. Stol R, Poppe H, Kok WT. Anal Chem 2003; 75: 5246–5253.

125. He B, Tait N, Regnier F. Anal Chem 1998; 70: 3790–3797.

126. Mayer M, Ruzicka J. Anal Chem 1996; 68: 3808–3814.

127. Willumsen B, Christian GD, Ruzicka J. Anal Chem 1997; 69: 3482–3489.

128. André C, Guillaume YC. Chromatographia 2004; 59: 487–492.

129. Mota M. Influência das Propriedades dos Meios Porosos no Desempenho de Bioseparações . Report POCI/ EQU/ 58337/ 2004, 2008.

130. Hamidi M, Azadi A, Rafiei P. Adv Drug Deliv Rev 2008; 60: 1638–1649.

131. Horkay F, Basser PJ. J Polym Sci Part B Polym Phys 2008; 46: 2803–2810.

132. Zhang Y, Guan Y, Zhou S. Biomacromolecules 2007; 8: 3842–3847.

133. Lapeyre V, Ancla C, Catargi B, Ravaine V. J Colloid Interface Sci 2008; 327: 316–323.

134. Müller RH, Jacobs C, Kayser O. Adv Drug Deliv Rev 2001; 47: 3–19.

135. Kohane DS. Biotechnol Bioeng 2007; 96: 203–209.

136. Zhang K, Wu XY. Biomaterials 2004; 25: 5281–5291.

137. Lou XW, Archer LA, Yang Z. Adv Mater 2008; 20: 3987–4019.

138. Amgoune A, Krumova M, Mecking S. Macromolecules 2008; 41: 8388–8396.

139. Schneider GF, Decher G. Nano Lett 2008; 8: 3598–3604.

140. Amsden BG, Goosen MFA. AIChE J 1995; 41: 1972–1994.

141. Garlick JA. Adv Biochem Eng Biotechnol 2006; 103: 207–239.

142. Jain RK. Cancer Res 1987; 47: 3039–3051.

143. Syková E, Mazel T, Vargová L, Vorisek I, Prokopova-Kubinová S. Prog Brain Res 2000; 125: 155–178.

144. Jain RK. Ann Biomed Eng 1996; 24: 457–473.

145. Drummond DC, Meyer O, Hong K, Kirpotin DB, Papahadjopoulos D. Pharm Rev 1999; 51: 691–744.

146. Kretlow JD, Mikos AG. AIChE J 2008; 54: 3048–3067.

147. Tsang VL, Bhatia SN. Adv Biochem Eng Biotechnol 2006; 103: 189–205.

148. Liu Y, Chan-Park MB. Biomaterials 2009; 30: 196–207.

149. Wang HJ, Bertrand-de Haas M, Riesle J, Lamme E, van Blitterswijk CA. J Mater Sci Mater Med 2003; 14: 235–240.

150. Chen Q-Z, Harding SE, Ali NN, Lyon AR, Boccaccini AR. Mater Sci Eng R 2008; 59: 1–37.

151. Anderson MW, Holmes SM, Hanif N, Cundy CS. Angew

Chem Int Ed 2000; 39: 2707–2710.

152. Cai X, Zhu G, Zhang W, Zhao H, Wang C, Qiu S, Wei Y. Eur J Inorg Chem 2006; 18: 3641–3645.

153. Zhang B, Davis SA, Mendelson NH, Mann S. Chem Commun 2000; 9: 781–782

154. Dong A, Wang Y, Tang Y, Ren N, Zhang Y, Yue Y, Gao Z. Adv Mater 2002; 14: 926–929.

155. Li J, Xu Q, Wang J, Jiao J, Zhang Z. Ind Eng Chem Res 2008; 47: 7680–7685.

156. Rambo CR, Cao J, Sieber H. Mater Chem Phys 2004; 87: 345–362.

第18章 | 蛋白质聚集与沉淀，检测与控制

Catherine H. Schein

Structural Biology，University of Texas Medical Branch，Galveston，Texas

18.1 引言

蛋白质在溶液中以一种不稳定的平衡状态存在。有些人甚至猜测，重要蛋白质不稳定的结构，可能导致其细胞内的作用（如 p53[1]）。然而，大多数的蛋白质在高密度的溶液中，或当其暴露在表面上时形成低聚物或聚合物[2]，这种现象在一定程度上可以通过溶剂添加剂[3,4]和表面区域的目标突变参与聚集体形成的区域来避免[5]。从治疗性蛋白制剂到用于高分辨率结构测定技术的样品制备溶剂添加剂已经被证明是非常有用的。尽管许多研究中，选择共溶剂仍然是试验性的和错误的问题，没有预测其效果甚至优化浓度的可遵循的框架。这里部分是由于蛋白质聚集的早期阶段的固有问题。

本章总结了对测量溶解度和沉淀有用的生物物理技术。维持溶解度取决于侧链和骨架原子与溶剂和任何添加的共溶剂或盐之间微妙的相互作用。测定蛋白质的表面性质可以为碱性溶液中的溶解条件提供帮助。仅就规模和净表面电荷上来看，传统蛋白质被认为是唯一的不规则的球。测定蛋白质表面特征的直接方法可用来计算共溶剂存在下进行的蛋白质-溶剂相互作用。应用能量函数对蛋白质分子间多种作用力进行解释；目前正在测试在不同的溶剂中的情况。解析经验数据推导出原子溶解参数（ASP）或原液溶剂参数可能会一种热力学或动力学的计算方法，用于研究共溶质对蛋白质稳定性和溶解度的影响。

设计防止聚集的突变可以很大程度上借助于高分辨率的蛋白质-蛋白质复合物的三维结构。现在有许多好的计算机绘图程序绘制一个可视化的三维蛋白质结构。更快、更高效的计算方法，通过与已知结构同源建模或特奥勒布从头利用蛋白质一级序列穿线等算法，极大地扩展了我们构建蛋白质结构的能力。因此，也有一部分致力于获取和使用蛋白质结构信息，来预测蛋白质中可能涉及低聚和聚合反应的区域。

18.2 联合方法模拟聚集和沉淀，并确定复合物的结构

溶液中的小复合物的大小可以通过平衡离心（EC）、非变性凝胶电泳、分子排阻色谱（GSC）（如使用 Sephadex 层析柱或 HPLC）等方法来精确地测定。然而，这些方法对于研究蛋白质的聚集都不是特别有用。体外聚合可以有许多形式，从激烈的突然析出大的絮状蛋白质，经常可用肉眼观察，到逐步形成微小的不可见的颗粒。最有价值的实验在初始阶段。聚体定量检测最简单直接的方法是测定样品的可见光吸收值，如果蛋白质溶液中的细小颗粒能够沉降或通过离心的方法去除，那么蛋白质溶液的紫外吸收值也会随着细小颗粒的沉降而降低。如果聚合与展开有关，它可能会随着 OD_{280} 增加（如色氨酸残基展开后露出），然后随着蛋白质聚集而减少。

虽然快速检测方法表明聚体的产生是一个不可控过程，但是仍有一系列研究报道了这一过程的序列特异性，该研究是通过凝胶电泳方法检测高分子量的聚体形成模式[6]。不论蛋白质是形成包涵体还是以其他的聚集体形式出现，在凝胶电泳上都形成了一个十分相似的模式条带。虽然这将表明每种蛋白只与自身发生聚集，在非还原电泳上能够供研究者研究的聚体组分十分少，并且在所有的实验中蛋白质的主要部分均保留在 PAG 胶的顶部。利用计算机模拟和光散射的最近资料表明，集群机制不是一个循序渐进的单体加成聚合[7]。多肽链的重折叠由多聚体在聚合过程中产生，其中，任何尺寸的两种多聚体可结合形成一个较大的聚集体，并不需要一个连续加入的单体亚基。

将一般方法的组合应用到聚集蛋白的研究。

表18.1总结了一些常用的生物物理工具和已用于研究蛋白质的相互作用的方法，表 18.2 是通过结合生物物理方法研究的一些蛋白质复合物和聚集体。

18.3 测量溶解度和蛋白质联系的光谱法

关于涉及的复合物形成的分子间相互作用的细节，许多方法测量样品对某种形式的电磁辐射的吸收和散射（紫外/可见光谱和红外/拉曼光谱、光散射、激光散射、中子衍射和 X 射线结晶学）[100]。辐射束透过样品后的可能：

1. 通过样品不变；
2. 被样品吸收，并发射同一波长的光；
3. 被样品吸收，并发射不同的波长的光；

4. 被样品分散。

许多方法可用于检测样品的光束的效果[8]。图 18.1 是依据电磁辐射光谱的方法摘要。在此频谱的两端列出了两个最高分辨率的方法中，X 射线结晶学和 NMR 谱，其在原子水平上得到完整的结构信息。然而，结合较低分辨率方法，用于开发复合物的工作模型，并获取聚集过程的信息。

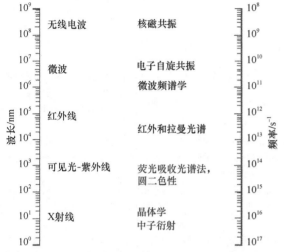

图 18.1 用于生物分子和复合物结构的电磁波谱分析方法。

最简单和最常用的测量的蛋白质浓度和聚合的方法是可见光或 UV 光的相干光束穿过样品。已知路径长度

的比色杯的另一侧的光被测量并且该测量值与样本的浓度有数量关系。关于样品的性质的一些信息可以通过观察波长改变，在整个光谱（通常称为 UV/可见光扫描）的光吸收而得到。在大的蛋白质中，蛋白质侧链的色氨酸可被屏蔽，当蛋白质展开时色氨酸在 280 nm 处的吸收变得更加明显。在可见光范围内的吸收，通常是由于发色团（如血红素吸收）或微粒的存在。荧光光谱法测定激发光的能量，激光光散射测量反射光的角度以确定颗粒尺寸[101]。许多其他更先进的方法，总结于表 18.1，已被用于测量蛋白质在溶液中的季铵状态。

聚集和纤维化是出了名的难以定性结构。然而，一些方法中，如 CD、傅里叶变换红外光谱（FTIR）和核磁共振可以被用来追踪聚集的初期阶段，以及在化合物的存在下的解离。电子显微镜（EM）和原子力显微镜，也可用于直接观察和表征化合物对纤维形态的影响。CD 光谱表征整体的二级结构，并且可以用于测定该抑制剂是否干扰带有聚集的构象变化。当使用如 CDsstr2[102]程序来定量估计百分比螺旋、链和无序的结构[103,104]时分析的数据是特别有用的。红外光谱是较为复杂的解释，但是可以提供一个更好的预测不同二级结构的蛋白质[105]。

18.3.1 在疾病状态下的蛋白质聚合

聚集蛋白物理化学性质的许多研究，通过识别疾病中蛋白质聚集所发挥作用来实现研究目的[106~108]。

表 18.1 监测蛋白质结构变化的物理方法，对参与聚集的蛋白质相互作用的描述，对于蛋白质要求，常用缓冲液的影响，以及获得在溶液中或沉淀中蛋白质所适用的情况。欲了解更多详细信息，请参见表 18.2 相关参考文献；有关方法一般资料，见参考文献[8]，蛋白质鉴定技术引自专业参考文献或其他书籍

方法（缩写）	简述	[蛋白质]要求 a	样品准备/缓冲液参照 b	最适用于
平衡（超）离心（EC）	蛋白复合物被高速密度梯度离心分离，其平衡位置用来确定分子或复合物的大小。	高	梯度成分可能会影响蛋白质的关联。	测定可溶性复合物的低聚或聚集状态。不溶性聚集体沉淀在离心管的底部或浮在梯度的表面。
凝胶排阻色谱（GSC）	可溶性蛋白质越过多孔聚合物的柱子。小分子进入颗粒内部，大分子不受阻碍地从颗粒间的空隙体积通过。可以用微型毛细管高效液相色谱柱来完成。	中度到高	样品需要采用一个减少聚集和低聚的步骤进行浓缩。	尺寸小，可溶性复合物的蛋白质；前面洗脱下来或沉淀在柱顶部的大聚集体（后者可能慢慢地再溶解，从而得出不可靠的数据）。
聚丙烯酰胺凝胶电泳（PAGE）	蛋白质是根据分子大小通过电泳经过不同密度的丙烯酰胺凝胶上分离。蛋白质可以以各种不同的方式来检测：通过染色、自体荧光，或转移到膜上后，通过与特定的抗体或核酸片段的反应。	低	需要浓缩样品，通过银或金染色可见需要少量的蛋白质。	尺寸小，可溶性复合物的蛋白质；大分子聚集体"聚集在插槽"。如果样品不被洗脱进行进一步的分析，应用较少的蛋白质，并使用更敏感的染料进行准确的尺寸确定。
紫外/可见吸收（UV-abs）	相干光的光束穿过样品并测得蛋白质成分的吸收。蛋白质为 210~220 nm 的吸收是由于肽骨架的轨道跃迁，这覆盖 D、N、E、Q 和 R 的侧链；260~280 nm 的吸收由于 F、Y 和 W[9]的芳香族侧链；蛋白发色团可在整个可见范围内吸收。	低	只适用于在溶液中的蛋白质；样品应稀释至分光光度计线性范围。	可用于研究蛋白质的共溶剂的变性效果；随着蛋白质聚集荧光吸收会减少。
荧光传输[10]	一种荧光受体和供体基团被连接到一个蛋白。当用光激发时，供体荧光被受体抑制作为在它们之间的复合物的距离度量。	高	只适用于在溶液中的蛋白质；一些缓冲液会产生荧光干扰；需要供体和受体分子的偶联通常在蛋白质游离的半胱氨酸基团。	在单个分子或低聚体标记的侧链之间的距离；对于已建立完善的三维结构的蛋白质复合物最有用的。

续表

方法（缩写）	简述	[蛋白质]要求 [a]	样品准备/缓冲液参照 [b]	最适用于
旋光色散（ORD）/圆二色谱（CD）	在 ORD，在反应杯的射出侧上的耦合偏振器/光电倍增管测量通过样品的光束的旋转偏振光。第二偏振器，以获得发射的光的强度最高的旋转角度被绘制为波长的函数。在 CD 中，通过对入射光束的采样来测量摩尔椭圆体吸收率的差异，即入射光束向左（IL）或向右（IR）的采样时间。在出口侧测量的光电倍增管吸光度随时间变化的函数和一个微处理器解释该数据以确定平均残基椭圆率（它正比于 $I_L - I_R$）作为波长的函数。	中	只适用于在溶液中的蛋白质；需要缓冲液参照。	测定各种介质中的蛋白质的二级结构；可用于遵循如变性或聚集的功能改变的二级结构。计算机辅助光谱的解释可以用来获取有关蛋白质结构比较复杂的数据。
电子显微镜（EM）	在真空中，一束电子通过一个目标（通常是染色或涂层的）物体在一个矩阵中以获得一个 2D 图像，测量样品的电子密度涂层之后，以获得 2D 图像。	低	可能需要固定/染色。	确定大分子的、电子致密、复合物的超级结构；特别适用于确定颗粒和其粒度分布。当前的分辨率为 10 Å 的范围。
低温电子显微镜（Cryo-EM）	冷冻电镜技术是将未染色样品嵌入在玻璃样冰中。高速计算可用于许多相颗粒[11,12]的图像。	低	样品制备的一致性对冷冻电镜技术至关重要，是相当困难的。	其中的一些方法，可见未染色的病毒颗粒和大复合物样品；分辨率可低至 6~9 Å。
电子衍射（ED）	通过在从入射不同角度的电子束的 EM 和测量反射时倾斜的目标，一个三维图像可以被重建。	低到高	二维晶体或薄膜匹配物，病毒颗粒。	获取常规单层结构，如紫色光合细菌的细胞膜超微结构的数据。
扫描隧道显微镜（STM）	来自物体的电子流穿过真空"屏障"由敏感探针检测。名称来自 Tunnelcurrent，当探头的尖端和导电表面的小电流流入时进行扫描（这应该是小于一个波长的距离）。	低	分辨率较高的导电样品。固定/染色可能需要的蛋白质和核酸。	确定固定的和涂覆大的蛋白质或蛋白质-DNA复合物的形状和大小；分辨率在理论上是在原子水平上；适合于较大的蛋白聚集体的研究，因为它直接给出了一个三维图像，而不使用用于 3D 传输的 EM 图像的图像重建方法。
原子力显微镜（AFM）	与 STM 技术（也称为扫描探针显微镜）相关并使用类似的设备，更适合于生物样品，因为它是在溶剂中而不是在真空中进行[13]。类似"水化 STM"，基于分子薄水层的导电性，其在潮湿大气中样品表面的吸收。	低	附在表面是必要的；可以在多种溶剂中进行。	直接可见大的、无染色的生物分子的非常规超微结构物；正在开发的方法用于观察蛋白质-RNA 复合物。
傅里叶变换红外吸收光谱（FTIR）	测量样品在红外区（2.5~250 μmol/L）的光吸收和输出光束透过（傅里叶变换红外光谱差异光谱，去卷积的酰胺I带区域 1620 cm^{-1} 和 1700 cm^{-1}）可以显示出二级结构的百分比、α 螺旋、β 折叠等[14,15]。	高	也可用于沉淀。	确定的二级结构元件和在不同的条件下的变化。
红外衰减全反射光谱（IR-ATR）	红外线光束通过涂有光学透明的锗板的样品反射的光；内部反射沿板增加灵敏度。	低到中	膜连接到一个特殊的板。	膜蛋白之间与外部的分子的相互作用。
扫描波动相关光谱（FCS）	通过监测一个飞升小体积样品色胺含量的荧光物质自发平衡波动测量粒子数浓度。	低	缓冲液干扰的小问题。	通过对稀释的、亚微摩尔样本"计算粒子"直接检测分子聚集。
弹性（典型,静态）激光散射（SLLS）	对于弹性光散射，测定通过样品偏振的激光束的散射，并得到用于计算在溶液中的颗粒均分子质量及半径的回转"分散因子"。	中	散射方法受缓冲液的影响通常不大。	测定聚集体和沉淀物的大小。获得"动态的分子量"的颗粒，一种测量在几个不同的散射角（q）的散射系数，然后绘制散射因子作为 q 的函数。外推回 $q=0$ 动态激光散射测定的分子量。
准弹性（动态）激光散射（DLLS）	如上所述，由于平移（"布朗"），散射粒子运动变化的频率也被测定。围绕激发光的主单色光束频率强度分布的宽度直接相关的颗粒，如果颗粒形状的扩散系数模型可用，可用于计算相关的流体动力学半径。	中	光束的强度和暴露时间的限制应被控制，以便不损坏敏感的生物标本。	随着颗粒尺寸的增大扩散系数下降[16]，测量颗粒混凝动力学，确定粒子分子质量作为时间的函数；如果黏度已经被精准测量，根据在任何溶剂中的聚集过程，比较样品在不同缓冲溶液中聚集体的程度。

续表

方法（缩写）	简述	[蛋白质]要求 [a]	样品准备/缓冲液参照 [b]	最适用于
拉曼光谱，拉曼共振（RRS）	散射光的入射频率，称为 Raleigh 散射，是测量经典（"弹性"）和准弹性（动态）光散射。激光的一小部分被分散成比入射光更高（anti-Stocks）和更低（Stocks）的频率光束。这些分散的光束以拉曼散射测量，其中有许多变化。	高	样品发出的荧光会干扰沉淀物的拉曼共振测量。	遵循可溶性复合物之间的复合相互作用，以及比较在不同条件下蛋白质的二级结构；目的是比较沉淀剂对二级结构的影响。
中子散射（NS）	测量通过样品的中子束散射。	高	中子束的时间有限。	确定较大的蛋白质和复合物的大小。
电子自旋共振（ESR）	微波被顺磁性物质吸收，并且测量电子自旋的能级的变化。	中	—	脂膜的结构与动态；蛋白质中的自由基检测；蛋白质中过渡金属的状态。
核磁共振（NMR）	浓缩的样品溶液，可能同位素富集的原子核具有不同于 0（^1H、^{13}C、^{15}N、^{31}P）的磁矩，经受一个高的磁场。在最常用的方法中，用无线电频脉冲激发样品内的原子核，原子核发射的无线电波随时间的振幅的衰减是通过傅里叶变换计算，并转换为频谱。脉冲的幅度和方向可以改变，以检测某些类型的原子核之间的相互作用。围绕单个原子上的局部磁场的强度是因共价结合的或空间上靠近的相邻基团的存在而降低，引起输出频谱的谐振线（"化学位移"）的位置变化。NOESY 谱峰强度反映个别自旋之间的距离。距离几何学方法和约束分子动力学计算可用于计算蛋白质或蛋白质-蛋白质复合物的三维结构。	高	大多数溶剂会干扰测量。用稳定的同位素标记样本是必要的。	测定小蛋白、核酸和配合物的确切的三级结构。从不同的 NMR 实验组合的结果可以用来监测变化时复合物形成的谐振频率，从而得到特定的结合位点的信息。各种技术（如共振转移）可以用来测量两个即使没有建立结构的分子之间的相互作用。详见参考文献[18]关于研究蛋白质复合物的 NMR 技术的讨论。
质谱（MS）	磁场诱导一个汽化、离子化分子的偏转以确定它的质量。类型的特征在于用于电离和检测样品的方法。先进的计算方法可用于解释较大的分子的"龟裂型"结构的数据。氢-氘交换（HDXMS）的方法，蛋白复合物和聚集体可迅速的在不同的缓冲溶液中变化来确定位点，很少出现溶剂挥发。	低（高氘交换）	该蛋白质可以是在溶液中（对于离子喷雾）或结合在一个样本点（MALDI）的基质。	单体的非常精确的分子质量；与化学裂解法结合使用可有助于确定三级和四级结构。电喷雾电离（ESI-MS）已用于表征蛋白质和蛋白质/核酸复合物[17]。HDXMS 可以用来估计相互作用位点。
蛋白酶映射（PM）[19]	用位点特异性蛋白酶切割后留下的片段进行分析（由凝胶色谱法和测序或 MS/MS 测序），以确定表面的接触区域。	高	需要蛋白质有特定的位点蛋白酶；缓冲液不应干扰用于识别蛋白质片段的技术。	分离蛋白质的三级结构或复合物的保护区。
基于化学裂解（CC）	类似于 PM，但活化金属离子切割剂被结合在一个游离的巯基，并通过化学或物理刺激物触发裂解。	高	使用的缓冲液不能激发裂解或妨碍后续确定片段的大小和组成的方法；需要蛋白质游离巯基。	分离蛋白质的三级结构或复合物的保护区。
表面等离子体共振生物传感器[20]	表面等离子体在金属表面存在自由振动的电子与光子相互作用产生的电子波，沿着金或银薄膜表面传播。要测量的样品被固定在金薄膜的一侧，例如在水凝胶中，等离子体波可以利用光束来激发。等离子波的强度与样品对光束的折射有关，固定在流动表面的结合物质（样品）不同折射率随之改变。	低到中	需要无标记的生物分子，但是这两个介质必须具有不同的折射率。为了避免重新绑定结合蛋白不得超载。	实时分析（未标记的）蛋白质结合反应[21]如抗原-抗体相互作用。
全内反射荧光（TIRF）	在水溶液中具有固相的荧光标记的蛋白（如熔融硅石）涂有合成的磷脂，未标记的蛋白质或甚至整个细胞。	中	两种介质必须具有不同的折射率。	测定膜结合的和游离的蛋白质之间的相互作用。
小角度 X 射线散射（SAXS）	小角度 X 射线散射可用于获得 X 射线晶体结构的更大的分辨率和测量复合物的大小。	中	需要晶体和特殊检测/计算系统。	解决大型复合物的结构问题，分辨率比可能高于单用衍射数据。

续表

方法（缩写）	简述	[蛋白质]要求[a]	样品准备/缓冲液参照[b]	最适用于
X 射线衍射（XRD）	蛋白质晶体被已知波长的和极性的高强度 X 射线轰击。所发射的能量，测量在 X 射线胶片或使用区域检测点的衍射图案，可以用来确定蛋白或复合物的三维结构的单个原子的位置。	高	需要晶体和广泛的实验，必须解决相位问题。	现在所使用的唯一的方法，可以在原子水平上得到大的、规则的蛋白质复合物的三维结构。现在正在开发适应性方法，并使用它来确定动力学。

a 测量所需的蛋白质浓度。低是指在 nmol/L～μmol/L 范围，高是指在 0.1mmol/L 或更高。需要注意的是高度浓缩的蛋白质溶液通常需要得到结晶，而大量的蛋白质在结晶的过程中被浪费掉。因此，纯化的蛋白质用于 X 射线分析需要约 100 mg，尽管只有几个 μg 可能会发现其束光的路径。

b 所有用于样品制备缓冲液的方法应该是经过除菌和超滤（0.45 μm 或更小的孔径过滤器）去除颗粒物。各种方法的缓冲要求在给出的参考文献中讨论。

表 18.2 用于研究蛋白质聚集的模型系统经得起几种方法的鉴定。见表 18.1 的缩写详情及方法参考

模型系统	研究方法	示例和主要成果
A. 多蛋白复合物：		
核糖体	XRCrys, SANS, EM, 中子衍射	比较嗜热微生物的早期核糖体晶体分别在分辨率>20 Å 的衍射和 EM 下获得的照片，对其外部结构进行对比。A 从乙酸双氧铀染色单粒子样品的电子显微照片计算得到兔网织红细胞核糖体的 37 Å 高分辨率三维结构[24]，而 cryo-EM 和 NS 的数据可以被用于蛋白/核酸相互作用建模[25]。晶体衍射到<5 Å，可结合图像重建，用于以确定结构细节[22]。核糖体晶体的中子衍射用来定位核糖核酸（RNA 在颗粒的核心使用差分地图制备在不同 D$_2$O/H$_2$O，改变溶剂中 D$_2$O 和 H$_2$O 的相对浓度的变化的相对衍射）[23]。冷冻结晶稳定了 X 射线束样品。
核小体	EM, XRCrys	利用各种蛋白分离技术和现代图像技术[26]，核小体核心颗粒的晶体结构已发展到很高的分辨率。
光合反应中心和其他膜	EM, XRCrys, NMR	晶体衍射到约 3°的分辨率，需要小的两亲性分子[27]的发展。其他技术包括在膜状环境 ^{19}F-标记的细菌视紫红质的片段 NMR [28]和红外示差光谱监测在 ^{15}N 标记的或氘化的细菌视紫红质[29]的结构变化。
	"电子衍射"	细菌紫膜的电子显微镜是脂质和细菌视紫红质的自然的 2D 晶体阵列。阵列中只有一个单元细胞厚，所以不适合用于 X 射线分析，但可以得到超过 4 Å 分辨率的电子衍射斑点图案。通过倾斜样品，一系列的图案或图像可以被转换为细菌视紫红质的结构中的膜[30,31]的三维模型。利用 EM 图像，可以得到填充在耐辐射奇球菌（*Deinococcus radiodurans*）[32]细胞壁上的六边形普通单层蛋白分子的精细结构。
病毒装配	CD, EM, XRCrys, SAXS, STM	圆二色谱显示，噬菌体 M13 的相关膜外壳蛋白（5.2 kDa）在一个膜环境下（即胆酸盐溶液或衣壳内）从 α 螺旋构象转变为 β 片层，然后再聚集（聚集的结构跑 PAGE 电泳）[20]。洗涤剂溶解的 M13 外壳蛋白的 NMR 研究，并且与沉降平衡（SE）、拉曼光谱和圆二色谱研究的结果相结合，表明代表不对称二聚体的非等价单体的两个构象异构体[33]的 STM 用来查看噬菌体 T4 聚合头部[34]。小角度 X 射线散射用来跟踪烟草花叶病毒蛋白的诱导温度跳跃的快速装配。最小计数时间为 7.5 s [35]。双链 DNA 噬菌体、疱疹病毒、酸性环境下的腺病毒的二十面体壳的装配要求在成熟病毒颗粒没有发现的蛋白质，称为骨架蛋白。噬菌体 P22 前体原壳体包含了 420 个外壳蛋白亚基[36]组成的外壳内约 300 个脚手架分子。冷冻电镜已被用来鉴定单纯疱疹病毒子的脚手架/组件[37]。
抗体-抗原相互作用	XRCrys, NMR, SLLS, DLLS, STM	抗体结构或细菌产生的抗体片段与抗原肽[38]或蛋白质的晶体结构可以衍射到<2.5 Å [39]，并且可以用于识别结合位点的原子特性。核磁共振研究抗体片段（Fab）与一种肽[40]的结合。抗体片段 Fab 的质子和肽的质子的自旋-晶格松弛时间的开/关率相比，肽质子的短，在广泛的过量的肽的存在下，NOESY 光谱具有额外的交叉峰（"转移无"），它是由于结合和游离肽组分之间的磁交换造成的，而当肽和 Fab 以 1：1 比例存在时，没有交叉峰出现[41]。抗体-抗体复合物的聚集体形成的动态光散射测量指示"分形"的尺寸，而不是确定的几何形状[42]。未染色的免疫球蛋白 G 的 STM 超微结构图像，可通过表面空气干燥的高定向热解石墨（HOPG）技术获得[43]，仅需 1 μL 0.5 mg/mL 在 50 mmol/L Tris 缓冲液的蛋白质。
酪蛋白胶束	SANS, 光散射, EM	酪蛋白胶束悬浮液的中子散射测量结合的 EM 数据的结构表征是填充胶团的单体亚单元[44]。
包涵体的形成	EM, SLLS, FTIR	差速离心后确定聚集的存在的传统方法是凝胶电泳（也与免疫印迹或等电聚焦联合）[45]。包涵体含有耐 SDS 和 β-巯基乙醇溶解的蛋白质聚合物[46,47]。包涵体（至少以聚合形式进入 PAG 电泳）似乎是仅由一个蛋白组成，而不是与其他蛋白组成的非特异性的共团聚体[6]。利用计算机模拟和光散射的最近资料表明集群机制，而不是一个循序渐进的单体加成聚合[7]。包涵体[48]可以被看作电子致密颗粒在整个大肠杆菌细胞的 EM 薄切片；孤立包涵体的形态通过扫描和冷冻蚀刻电镜[49]进行了研究；在较高的生长温度下大肠杆菌正确折叠的蛋白质含量[50,51]减小。

模型系统	研究方法	示例和主要成果
β-淀粉样纤维的形成	CD，静态和动态光散射，FTIR，NMR，固态 NMR，AFM，EM	β-淀粉样肽（Aβ）是一个 42 残基的肽，是 AD 病患者老年斑的主要成分。组装合成的 Aβ 的入磷酸盐缓冲盐水淀粉样蛋白原纤维，其次是静态和动态光散射。在神经毒性试验常用的圆二色谱是用来显示有机溶剂中溶解的 Aβ 结构多样性。在纯二甲基亚砜（DMSO），Aβ 没有可检测到的 β 折叠成分；在 0.1% 的三氟乙酸溶液中，该肽含有 1/3 的 β-折叠；而在 35% 乙腈-0.1% 三氟乙酸溶液中，Aβ 两含有 2/3 的 β 折叠，相当于在生理缓冲液中的纤维状肽[52]。金属结合及其在 Aβ 作用特点通过核磁共振测定[53,54]。原纤维的固体 NMR 结构，从特异性标记的单体形成，也已确定[55~57]，氢氚交换也可用于测定结构[58]。淀粉样蛋白肽形成的纳米层也已经用 IR 和 AFM 跟踪[59]。 朊病毒蛋白聚集体和低聚物已通过 EM 观察和原纤维形成的条件的二级结构采用带衰减全反射傅立叶关系变换红外光谱（ATR-FTIR）观察[60]。酵母朊病毒的菌株通过氢交换/核磁共振[61]进行区分。
细菌鞭毛组装，微管	EM 和 cryo-EM	磷钨酸染色的标本图像可用于在体外重建的细胞器，如沙门氏菌鞭毛丝状体[62]；相似于微管的图像（冷冻水合或戊二醛/单宁酸固定和染色）[63]。
脂氧合酶底物结合	EMR，X 射线吸收光谱，红外 CD	包括电子磁共振、X 射线吸收光谱、红外圆二色性、和磁圆二色谱的光谱研究，已被应用于比较脂氧合酶从不同来源和具有不同位置的特异性的底物。大豆脂肪氧合酶-1 包含一种新颖的三转 π-螺旋附近的铁中心[64]。
核苷酸结合	镁 NMR	MgATP 的构象在鼠伤寒沙门氏菌的 5-磷酸-α-D-核糖-1-磷酸合成酶（PRibPP 合成酶）[65] 和 MgADP 和 MgATP 的腺苷部分结合的兔肌肉肌酸激酶的构象的活性位点[66]已经通过二维转换-NOE 谱（TRNOESY）进行了研究。
降纤酶/锌结合	NMR 和 CD	Zn 的结合酶溶纤酶（pI 为 6.7）显示在 pH 低于 5 最小的溶解度曲线（其可以通过圆二色谱或核磁共振光谱跟踪结构变化）。通过温度升高或降低 pH 或添加螯合剂（EDTA、DTT）诱导锌的丢失，导致了 α 螺旋结构的快速损耗、疏水残基的暴露和聚集[67]。
钙调素/钙	XRCrys，SANS	小角 X 射线和中子散射被用来跟踪两个肽形成的钙调蛋白之间复合物[68]。
B. 特定蛋白质相互作用：		
抑制蛋白/肌动蛋白	XRCrys	Profilin 的晶体：肌动蛋白衍射至 1.8 Å 的分辨率，需要 ATP 水解形成和 3.2 mol/L 硫酸铵/保持 ATP 稳定的清洗液[69]。
RecA 蛋白/ DNA	EM，SANS，STM	通过 EM 和小角中子散射[70]STM 几纳米的分辨率对 RecA 蛋白复合物本身和与 DNA 结合物进行了表征，已经获得在各种条件下的 RecA 的涂层试样与 DNA 结合图像[71]。
其他蛋白质 DNA 复合物	EM，STM	电子显微镜、图像分析、三维重建[72]和 STM 的组合被用来展示一种六聚体 DnaB 蛋白的活性形式，在大肠杆菌中的主要复制解旋酶。取决于不同的核苷酸辅因子（ATP、ATPγS、AMP-PNP 或 ADP）的存在下，发现 DnaB 环的两个不同的六聚体形式，一种具有三重对称性和一种具有六重对称性。EM 和图像分析来建立大肠杆菌 RuvA 和 RuvB 结合到 Holliday 模型结构[73,74]的相对方向。
凝血因子抑制物	XRCrys	Thermitase（279 个氨基酸）与抑制剂 EglinC（70 个氨基酸）的复合物晶体结构，<2 Å 的分辨率[75]，人 α-凝血酶及其抑制剂水蛭素为 2.3 Å 的分辨率[76]。
环孢霉素/亲环素	XRCrys，NMR	亲环素对环孢素结合的核磁共振表明环孢霉素 A 和 FK506（而非雷帕霉素）在绑定到它们各自的结合蛋白[77]时，会经过激烈的构象变化。
α-晶体蛋白	EM，SLLS，DLLS	动态光散射数据（确定粒子分子量为时间的函数）组合使用 EM 来确定牛 α-晶体的聚集体的形状。静态光散射数据表明，用于（阴性染色）EM 的样品制备方法已经引起了一些粒子破坏[78]。
1）制作 lac 阻遏四聚成二聚体或单体	SAXS，SANS，XRCRYS，定点突变	基于分散数据（大小和四聚体的形状）四聚体（4×360 氨基酸）的野生型 lac 抑制为蓝本，直到最初的晶体结构是可用的。有针对性的突变产生新的单体保持的蛋白质，优先形成二聚体或不相关联，同时保留 DNA 结合的功能。点突变（Y282D）就是以破坏四聚体的形成和产生单体蛋白质[79]。IPTG（诱导物）的结合减少了在溶液中阻遏物的荧光发射强度。低浓度的 IPTG 降低对发射强度[80]KI 的荧光猝灭作用。
2）异丙 1 硫代-β-D-半乳糖苷的机制（IPTG）结合	均衡沉降；荧光猝灭	
从单体葡萄球菌核酸酶使二聚体	XRcrys 沉降平衡	金黄色葡萄球菌核酸酶的偶然突变体（在环表面的 6 氨基酸，Δ114-119）形成稳定的二聚体（Kd<10⁻⁸ mol/L）。在二聚体[81]中的各单体交换场所的羧基末端螺旋。
C. 体外聚集	光散射，激光透光脉动	抗原存在的单克隆抗体聚集，回转溶中的半径的估计，通过经典的和动态光散射测量，获得很好地与那些从同一个聚集体[82]的电子显微照片进行评估。通过乙酰化、氨基甲酰化、马来酰化或氧化诱导的低密度脂蛋白（LDL）的聚集，通过激光光传输波动进行评价。聚集的 LDL，但不是未改性单体，在刺激胆固醇酯动脉硬化的细胞摄取[83]。

续表

模型系统	研究方法	示例和主要成果
蛋白质变性	CD, FTIR, IR-ATR, RS, SLLS, NMR	拉曼光谱已经被广泛用于研究血红蛋白的季相互作用，并比较各种条件[84,85]下的蛋白质的二级结构。例如，10%~20%溶液的 α-胰凝乳蛋白酶和胰凝乳蛋白酶原被用于诱导 pH 和压力[86]的继发变化的拉曼光谱分析。
		用于 α-胰凝乳蛋白酶沉淀的盐种类和浓度之间的关系和无序化的二级结构通过拉曼光谱[87]确定。当该方法被应用到其他 11 种蛋白质，一般的结果是，沉淀的蛋白质包含的，平均来说，β 片层结构的由酰胺 I 带的强度和位置来确定的更高的百分比；与离液盐硫氰化钾相比，结构稳定的硫酸钠盐效果更明显[88]。
蛋白质的盐析	RS, SANS, 荧光 "散射峰", SLLS, DLLS	在超速离心组合 SANS 已被用来测定嗜盐菌在不同的盐溶液苹果酸脱氢酶的颗粒重量。在 1~2 mol/L 的 NaCl 溶液中，蛋白质是结合多水稳定的二聚体，在较低的 NaCl 盐溶液中，其中 "盐爱好" 蛋白质展开[89]。停流比浊法已被用于得出在不同的盐[90]沉淀的 α-糜蛋白酶动力学模型。
结晶途径	荧光光散射, EM, SLLS, DLLS	对溶菌酶和刀豆素 A 盐的效果准弹性光散射研究表明，沉淀盐降低平移扩散系数而促进结晶不改变它和解决方案保持单分散性随着盐[91]。刀豆球蛋白的在一个固定的盐浓度溶液的光散射研究被用于跟踪菱面体晶体[92]的形成。
		冷冻样品的立体电子显微镜用于表征溶菌酶和番茄丛矮病毒颗粒结晶方法（330 Å）。结晶中间体有一个结构较聚集，导致无定形沉淀物[93]更紧凑。
		在有机溶剂中，多肽的对称二聚体建议作为一个结晶包装与动态结构测定 X 射线晶体学和核磁共振[94]的模型。
配合物的磷脂和表面活性剂	固态 NMR	从固态核磁共振观察[95]多肽脂质双分子层的完整结构。
	NMR	IR 也被用来研究[96]CO$_2$ 碳酸酐酶与突变体的结合，31P-NMR 和 ATR-IR 的组合已被用于研究肺表面活性剂[97,98]。
	ATR/IR	磷脂与(R)-3-羟丁酸脱氢酶、磷脂酰胆碱、需膜酶的相互作用已经使用 ESR 光谱的自旋标记的脂质，即有序多层，并在脂质囊泡混悬剂（脂质体）[99]进行了研究。
	ESR	

阿尔茨海默病（AD）和相关的痴呆的特征在于，通过聚集的淀粉样 β 蛋白（Aβ）斑块的大脑中的积累在发病中的起到核心作用[107,109~112]。AD 是组蛋白错折叠疾病，其中的关键事件被错误折叠、聚集和其他正常的本身折叠蛋白[113]的组织沉积的一部分。这些典型老年疾病，如帕金森病、传染性海绵状脑病、亨廷顿病、肌萎缩性侧索硬化和大脑性共济失调[113~116]，朊病毒蛋白的不溶性聚集体在 Creutzfeld-Jakobs 综合征发挥作用[117]。淀粉样蛋白沉积也可发生在身体的许多器官，如 2 型糖尿病患者的胰腺，引起胰岛淀粉样多肽（IAPP）[118,119]。脯氨酸的构象被牵连在 β2-微球蛋白淀粉样蛋白形成[120]和一个单一的突变脯氨酸抑制 hIAPP 纤维形成[121]。我们仍然不知道如何在体外创建从朊蛋白到感染性纤维[122]；聚阴离子，可能需要刺激聚合过程[123]。Ron Wetzel 和同事确定，Aβ 每个变异残基变为 Pro 或 Ala 对纤维的形成和肽变性曲线[124,125]，并发现许多脯氨酸突变改变纤维形成。另一方面，Aβ 的 Asp 23 Ala 突变体是完全不溶的。这种突变会破坏 Asp 23 和 Lys 28 之间的盐桥通过固态 NMR 的看到淀粉样蛋白原纤维[55]的结构。其结果还表明，2 种形态不同四级结构中可能存在的原纤维，这取决于原纤维生长的条件[55]。

18.3.2 肽和淀粉样蛋白聚集的小分子抑制剂

对几种以尽量减少淀粉样蛋白途径的 AD 策略进行

了测试（参见参考文献[126]和[127]的综述）。各种低分子量化合物阻止或逆转 Abeta 的错误折叠和聚集，其中包括十六烷基-N 甲基哌啶鎓[128]、刚果红[129]、小磺化阴离子[130]、利福平[131]、褪黑素[132]、尼古丁[133]、蒽环-4-碘-4-脱氧多[134]、雌激素[135]、对硝基苯酚[136]、四环素[137]、糖胺聚糖模拟物[138]和苯并呋喃类化合物[139]。基于简单的积木库化合物库，已探索和证明防止有毒寡聚体的能力[140,141]。许多这些化合物具有很强的毒性和/或有明显的副作用，因为它们不是特异结合 Aβ。

18.3.2.1 化学聚合器

在这一点上，提及这个名词是明智的，疏水性有机物因为它们揭示了溶液中的行为，也可能涉及蛋白质聚集的基本机制。酶的一些小分子抑制剂可通过形成聚集工作，反过来结合非特异性蛋白质。该蛋白质是简单地通过附着在溶液[142,143]化合物的胶束状聚集体失活。原来，化合物明确的有多个目标，并且只有在相对较高的（30~100 μmol/L）的浓度下抑制称为聚合器。现在，在 0.01% 的 Triton X-100 存在下大大降低抑制活性的任何化合物，可以考虑作为聚合器，即使所测量的 Ki 是少至 5 μmol/L。通过高通量筛选大部分（95%）的化合物确定为 β-内酰胺酶抑制剂，通过这个定义聚合器[142]。麻烦的是，许多商业上可行的和有用的药物，如克霉唑，可列为聚合器，以及许多已报道来分解淀粉样蛋白原纤维[144,145]的化合物。

18.3.2.1.1 聚集的肽抑制剂

这个问题可能是一组不相关的良好表征的多肽,在大多数情况下,基于分解淀粉样蛋白聚集体的一级序列已显示出所聚集的蛋白质。这里的理论是所述肽结合到蛋白质的表面上,否则将彼此相互作用,将导致聚集体阻止/不稳定的相互作用。与序列 LPFFD[114,115,146,147] 相关的多肽,基于 Aβ 序列的肽,防止 Abeta 的聚集,由硫黄素 T 结合测定法,一种通用的荧光法来量化淀粉样蛋白(表 18.2)进行测定。拟肽系列显示这种肽的所有部分基本上都需要;不能改变所有中间的 Pro 残基(所以 LHFFD 是完全无效)。分子对接和建模用于确定具有类似活性的化合物,以这些肽中的各种测定法。在相对方法中,基于所述胰岛素序列,VEALYL 肽,刺激胰岛素聚集成纤丝但降低的毒性[148,286],表明可溶性聚集体的分子的更成问题的形式。这里,肽的效力可能会涉及其增加溶剂[148~150]的表面张力的能力。

18.3.3 可用于蛋白质折叠的化学改性剂

在体内化学处理现在被用于涉及蛋白质突变体形式的多种疾病,使得它们不太可能正确折叠,并因此更容易聚集[151]。小分子聚集抑制剂一个激动人心的应用是淀粉样蛋白区域之外的肿瘤抑制蛋白 p53 癌症疗法稳定剂的开发[1,152]。50% 以上的癌症已被检测到 p53 突变。许多特征侵略性癌症的突变引起蛋白质积累的聚集在肿瘤细胞中。一个小的马来酰亚胺类似物 Mira1,恢复肿瘤细胞中突变型 p53 的亲脂功能,并且,在体外 25 μmol/L 浓度下,稳定突变型 p53 在 37℃ 的变性[153]。

18.3.3.1 药用蛋白制剂

人用细胞因子可以通过物理改性用于治疗人类疾病[154],例如聚乙二醇化或修改它们的氨基酸含量[155]。许多药物活性的蛋白质的制剂含有人血清白蛋白;可以通过改变配方缓冲液并添加赋形剂,以取代这种昂贵的蛋白质,这也将降低引起的副作用[4]。

18.3.4 用于结构研究的蛋白质

在溶液中保持蛋白质的高浓度对于核磁共振研究[156,157]和晶体制备晶体[158,159]是特别重要的。晶体的条件可能与序列有关[160],使用特殊的溶剂条件(T7 RNA 聚合酶和溶菌酶晶体[161]的优化)和第一种通用的方法对结晶[162]可以提供帮助。

18.4 理解蛋白质-溶剂相互作用蛋白质稳定性的实际意义

如 Privalov 指出[163],如果假设从 X 射线晶体结构的所有偏差代表了一个新的和独立的状态下的蛋白质,蛋白质的任何温度下的净热力学稳定性 Kelvin 基本上是零。热力学框架可以很好地用于小分子,其可以假设有限数目的稳定构象。然而,蛋白质构象持续的变化;苯丙氨酸侧链是经常自由地围绕 Cβ-苯基键的旋转,并且多达 40% 的溶剂中,在几秒钟内蛋白质[164]的酰胺质子交换。溶剂效应使这些动态因素更加复杂;当所用溶剂的同位素性质被改变[165]蛋白质的氢交换的速度变化。

为了简化这个问题,热力学稳定性被定义为从一个折叠的、活跃的“自然”状态转换到(实际上周围亚基的集合的自然结构)到一个完全展开、“变性”状态蛋白质结构所需的能量。在稀释的蛋白溶液中的变性状态的形成可以通过缓慢地升高温度,直到在蛋白质的活性或蛋白酶的易感性极端的转变,或在蛋白质的特征紫外吸收、圆二色谱或更最近,NMR 光谱的极端变化。在此变化发生时的温度被称为热变性温度,或 T_d。热力学稳定性的数据可以在几个小时被收集,但在高蛋白质的密度聚集通常先完全变性,测量无法做到。从一个蛋白到另一个 T_d 差异很大,是 pH 和在溶液中的其他属性作用的结果。展开的自由能(ΔG 展开),其中,假设其他信息是可用的,例如 ΔCp,可从 T_d 计算出,所有蛋白质在 30℃ 约为 12±5 kcal/mol。这个数字是根据两个状态模型[166]等同于在水溶液中的蛋白质稳定化的自由能。

作为自然的正确折叠的结构聚集体少于展开的、变性的聚集体,有溶解性和热力学稳定性之间的亲密关系。然而,虽然在 T_d 极端的差异被用来作为直接蛋白质结构(肽可以在 $T<12℃$ 下松散二级结构,而嗜热蛋白保留它在沸水浴中)的稳定性的指示,典型的蛋白质的 T_d 为在一个范围太窄,作为一个结构或纯度指标。我们知道,蛋白质在溶液中或干燥状态其稳定性差别很大。已经表明,核糖核酸酶 T1 的 $\Delta G_{unfolding}$ 可以通过添加 0.2 mol/L 磷酸氢二钠或某些其他的盐几乎加倍,但增加仅相当于 5 kcal/mol。稳定蛋白质抵抗聚集的许多添加剂不影响 T_d。聚集发生在温度远低于 T_d 的蛋白质,这表明蛋白质不必完全展开到聚集体。

18.4.1 蛋白质在溶液中稳定性的实证定义

因此,其他方法必须用于确定在非极端条件下溶液中蛋白质的稳定性。两状态模型忽略了蛋白质结构的突然少(因此测量不容易)的变化,之前完全展开。这样的变化,再加上聚集产生发生率增加,可能导致温度依赖性蛋白沉淀。出于实用的目的稳定性蛋白质,由其他的经验确定低聚或灭活的阻滞机制。稳定性然后可以用溶解度或活性的持久性等同,并且在指定的 pH、溶质浓度和温度的溶液动力学测定作为蛋白质的半衰期(通过离心分离后的蛋白浓度或活性的测定)[3]。

测量稳定性的动力学方法需要数天及适量的蛋白质。为了缩短所需的溶液稳定性动力学测量的时间,额外的压力,可以把系统由搅拌,或添加蛋白酶。例如,抗机械振动为溶液中半衰期为 10 的酶的肝中提取物[167]

一个有用的指标。使用更灵敏的方法来检测蛋白质聚集应减少所需的稳定测量的蛋白质。渗透剂制定重组人生长激素和干扰素有用的被他们以防止乳化在有机溶剂中的应激蛋白质的天然状态，并重新提取到的缓冲能力检测。回收天然蛋白质都是由天然尺寸排阻高效液相色谱法测定，其次是圆二色谱，这需要相对较少的蛋白[168]两个快速技巧。

18.5 确定一个蛋白质的表面电荷和疏水性

再次，实用性决定了使用色谱方法来确定在溶液中的蛋白质近似的表面电荷和疏水性。因为整合膜蛋白转移至水性环境后聚合是一种很好的描述现象[169]，有一种倾向，在水性溶剂中把沉淀表明蛋白质"疏水性"。在现实中，所有的蛋白质都有一定程度的疏水性，具有致密的内核，排除水[170,171]，甚至蛋白与许多极性残基在它们的表面上，如干扰素-γ 和 RNA 酶 A，视情况将聚集。蛋白质是大于各部分的总和，所以分析单个氨基酸侧链，如苯丙氨酸，它具有几乎不溶于水的溶解度，并没有解释如何与许多芳香族残基的蛋白质可以永远留在溶液中。另一方面，某些渗透剂的作用可能是通过其来稳定侧链具有能力来解释与水，如芳烃少有利相互作用，或通过迫使骨架原子，以避免溶剂，驱动蛋白成更紧凑的折叠[172,173]。

与稳定性相比，蛋白质的表面电荷是不容易测定。蛋白质等电点（pI）可以通过等电聚焦或聚焦层析来测量，表明在该蛋白具有在非常低的盐浓度没有净电荷下（高离子强度会阻碍正常的电泳和干扰建立两性电解质 pH 梯度）的 pH。这些方法不能被用于测量在低盐缓冲液中沉淀的蛋白质（如 T7RP）。此外，蛋白质有效的 pI 很大程度上受缓冲液条件的影响。由于盐的结合，不能假设在溶液中的蛋白质在 pH 高于其等电点的含有盐或金属离子的溶液中的电荷会受到负面影响（例如，酸性酪蛋白结合的 Ca^{2+} 和出现在 $pH7^7$ 的正电荷）。低聚会改变蛋白质的一个 pH 单位表观等电点，正如胰岛素所显示[174]。

大多数蛋白质在 pH7.5 的 50 mmol/L 盐溶液中，如果它们带负电荷，会结合到 DEAE-偶联（带正电荷）的树脂；如果它们是带正电的，会结合到磷酸盐和其他带负电荷的树脂。表面电荷的程度可以从 DEAE 或 CM-缀合树脂柱洗脱所需的盐浓度进行估计；这也可以提供有关改变的残基的表面暴露程度的间接证据。例如，当带正电荷的残基（Arg10 或 Lys7）通过从 RNA 酶 A 的 N 端定点诱变（SDM）改变为不带电荷的谷氨酰胺，突变体在 pH8 低盐溶液先从 CM-琼脂糖柱上洗脱接着是野生型；双突变体在这个 pH 并没有结合到柱子上[175]。同样，C 端缺失的人类干扰素-γ，多个带正电荷的残基[Lys

（K）和 Arg（R）]的被删除（表 18.3），逐渐降低盐浓度从 CM-葡聚糖凝胶柱上洗脱。

表 18.3 水解切割人类 IFN-γ 从 CM-葡聚糖凝胶洗脱液洗脱的值用逐渐降低盐的浓度分别计算，这取决于从 C 端除去带正电荷的残基数目，在室温下用 1 单位的蛋白酶 Xa（Biolabs 公司）（针对 δ12 蛋白）或内肽酶 arg-C（σ）针对 δ14 蛋白质过夜裂解。样品用 pH5.7 10 mmol/L NaHPO₄ 缓冲液稀释 5 倍，并应用到 CM-交联葡聚糖 C25（Pharmacia）的小柱上[176,177]。洗脱液用 Centricon-3 微型离心机（Amicon）分离浓缩通过自动 Edman 降解，表明该蛋白的 N 端是不变的；删除的氨基酸数目由电喷雾电离质谱测定

人 IFN-γ	C 端	[NaCl]洗脱
全长	-PAAKTGKRKRS QMLFRGRRASQ	300～500 mmol/L
IFN-γ Δ12	-PAAKTGKRKR	200～300 mmol/L
IFN-γ Δ14	-PAAKTGKR	80～100 mmol/L

在后面的纯化，蛋白质的溶解度已被更好的定义，层析聚焦在适当的稳定缓冲液，可用于更精确地估计该蛋白质的等电点。一旦有足够纯化的蛋白质，等电点可以通过测量单独滴定缓冲液 pH 2.5～11 KOH 所添加蛋白质的溶液必要的量来确定。凝胶方法在跟踪蛋白质折叠和聚集的表面电荷变化也已经被开发[45]。

类似地，结合偶联疏水性基团的树脂，例如，苯基或辛基-琼脂糖®（Pharmacia 公司）测定在蛋白质表面上存在的疏水性残基。在蛋白质中加入高盐（0.7～11 mol/L 硫酸铵），从而增加疏水性相互作用，然后用降低的盐梯度洗脱。大多数蛋白质在 0.5 mol/L 和 0.1 mol/L 盐之间洗脱；非常疏水的蛋白质不会洗脱到低盐缓冲液，除非加入乙二醇降低极性。如果一种蛋白质不会结合到苯基琼脂糖凝胶，它要么有一个非常亲水的表面（如核糖核酸酶 A）或聚集。

可以确定纯化的蛋白质的疏水性或通过测量与疏水性染料的相互作用或放射性示踪物[如：1-苯胺基-8-萘磺酸[178]，或 ¹²⁵I-TID、3-(三氟甲基苯基)-3-(间-¹²⁵I 碘苯基)二氮丙啶 [179]]跟踪折叠过程中疏水性基团的变化。

18.6 用不同的基团盐溶和沉淀经验模型

一般来说，带电荷的蛋白质可以通过带相反电荷的离子"盐溶"或"出"。这是由于离子结合的蛋白质，和中和该净电荷的表面（见表 18.5 常见离子的介电常数）。带正电荷的蛋白质溶菌酶的溶解性，表面与阳离子结合比与阴离子的性质相差很大；阴离子依赖性遵循霍夫迈斯特系列[180]。另一方面，等电点在 pH 为 3～5 的酪蛋白用的溶解度因阳离子的性质而有所不同：钠、钾、铵和酪蛋白是可溶的；酪蛋白钙形成胶束[181]。酪蛋白的溶

解度与加入二价阳离子的原子半径成反比；Zn^{2+} 和 Cu^{2+} 是比 Co^{2+} 更有效的沉淀剂[182]。现在有许多不同的理论解释蛋白质盐和渗透调节物质的影响，对此，可以推荐读者参考[183~186]。

对蛋白质溶解度的离子和渗透调节物质的影响，早期的模型推测是它们引起了水的结构的具体变化。这不是一个不合理的观点，考虑到即使是少量的 NaCl，例如，导致在介电常数急剧下降。根据这一理论，分子可以被分为"稳液剂"，这将增强长程有序的溶剂，或"离液剂"，即应该干扰水内的氢键链。然而，直接的 X 射线吸收光谱实验测量表明，盐对水的结构很少远距离影响，因为它们的效果不超出第一互动壳[186]。支持该的观点实验是，水的结构相当灵活，可以轻松地将小离子，甚至相当疏水性化合物如苯，混合。蛋白质和大的疏水分子不能那么容易满足。

可以解释盐和渗透调节物质的影响一个理论，必须允许直接与蛋白质表面和水分子附近的盐和助溶剂互动[186,187]。这些分子改变蛋白质间的相互作用，否则将导致聚合，或者通过与蛋白质-共溶剂取代它们，或者通过直接结合于蛋白质的表面上。

按个别情况，可通过数学计算非常可溶性蛋白盐和 pH 相互作用。详细的研究已经报道了数个蛋白质，包括猪胰淀粉酶[188]、溶菌酶[189]和卵清蛋白[190]。后一项研究发现，在 30℃，卵清蛋白（C_O）在不同浓度的 C_A 的硫酸铵溶液中的溶解度可以通过简单的一元二次方程描述。

$$Log_{10}(C_O)=5.06-0.006t-0.205C_A+0.5(pH-4.58)+1.1(pH-4.58)^2$$

其中卵清蛋白和硫酸铵的浓度用 $g/100g\ H_2O$ 表示，4.58 是卵清蛋白的等电点。如果增加了温度修正，早期 18℃测量的数据相当不错。

蛋白质由较大的金属离子形成沉淀可能相当特殊。例如，牛血清白蛋白在铜离子中迅速析出，而在钙、钴、镍或铝中不析出[191]。虽然小离子（钠、钾）大多具有静水相互作用，较大的二价离子或过渡元素具有特定的蛋白质首选的结合位点的模式。例如镁和钙离子，偏好羧基（天冬氨酸和谷氨酸残基），而"软金属"，如锌、铜和镍离子，与咪唑（组氨酸）和硫醇盐结合。在表 18.5 下方总结了各种金属与蛋白质形成紧的离子络合物的数据。在设计一个特定的序列纯化方案时，此数据应予以考虑。

使用盐沉淀蛋白质的一个主要问题是与蛋白质形成紧密配合物的可能性。重金属在纯化药用级蛋白的后期阶段可能是相当有问题的。镍柱被常规用于纯化表达的具有聚组氨酸尾蛋白质。然而，在这个过程之后除去镍离子是相当困难的，需要对咪唑缓冲液充分透析。一些蛋白质可能对镍[192]有天然的亲和力（通常有许多组氨酸残基的蛋白质），可能会阻止柱上有效的洗脱。人们还应该意识到，可以在这些常见的、非金属盐的蛋白质沉淀剂如硫酸铵发现微量重金属。在工业过程中应避免使用与后者析出，由于这个原因和使用非常高浓度盐的成本。

18.6.1 用 PEG 和其他高分子量聚合物建模沉淀

沉淀模型通常是基于用于在蛋白质沉淀时形成相同尺寸并且大约相同的密度的沉淀时大的、具有聚合物的相当可溶性蛋白的数据，难以将这些结果直接应用到实验室规模的工艺。此处，典型地，在溶液中聚合物远远大于蛋白质且蛋白质的固有溶解比"标准"的蛋白质要少得多。

沉淀作为在干燥状态下纯化或贮存的蛋白质的手段，必须在除去沉淀后，得到可溶性和活性产物。有机溶剂将破坏蛋白质周围的水壳（乙醇、丙酮和三氯乙酸[193]）被用于工业大规模的蛋白质沉淀，因为它们可以在过程中保持低温，但实验使用的最有用是那些不使蛋白质变性的沉淀剂，例如聚乙二醇（PEG）。这样的化合物的沉淀模型通常是基于"排除体积"，这意味着当聚合物占据更多的溶剂，直至达到所述蛋白质的临界溶解度极限，该蛋白被强制进入一个逐渐变小的区域。

沉淀的模型通常涉及具有高溶解度常见蛋白质（牛血清白蛋白，人血清白蛋白，卵清蛋白和），并假设：

1. 蛋白是球形并具有均匀的表面特性；

2. 沉淀的聚合物是线性的，非离子的和同质的（例如，PEG 的各种聚合物的平均长度）。

对于第一个假设，该模型仅用于所用溶剂的离子强度调节到最小化静电蛋白-蛋白相互作用带电荷的蛋白质[194]。为了预测该过程，蛋白质在固相和液相的 Gibbs 自由能（使用硬球体周围的第二阶微扰理论的计算作为参考）等同起来。蛋白质溶解度为最低（蛋白质的固相浓度的增加）来获得更高的聚合物浓度、更大的蛋白质的大小、聚合物较高的分子量、弱蛋白-聚合物相互作用、较差的溶剂、较高的离子强度，以及接近等电点的 pH[195]。

18.7 测定助溶剂对蛋白质折叠影响的模型

考虑到蛋白质的部分和周围溶剂之间的相互作用在蛋白质折叠中的是一个发展最快的区域[196]。有几种理论来解释蛋白质变性剂和渗透调节物质对的溶解度的影响。这项工作的最终结果是要解释蛋白质如何折叠，着眼于从一级结构预测三级结构，其次是渗透剂和变性对溶液中蛋白质稳定性的影响，希望由此能够预测先验，在给定的成分中何种助溶剂最适合于蛋白。

渗透剂对不同的蛋白质有着不同的效果。我们不能简单地在蛋白质溶液中添加任何渗透调节物质，并假设它会增加溶解度；事实上，在浓缩的蛋白质溶液添加碳水化合物或其他渗压剂通常会生成沉淀。渗透性的氨基酸甜菜碱和脯氨酸，保护大肠杆菌对尿素和盐胁迫[197]，能够破坏脱氧核糖核酸 DNA 的螺旋[198]。甜菜碱，取决于化学生成的侧链，可以进行改变以保护或防止高盐或尿素[197]。海藻糖，这似乎在高温下稳定蛋白质特别有效，也可以与 DNA 相互作用。因此，可以通过几种不同的机制[199]进行计算它在提高 PCR 反应的影响。对于碳纳米管，同样也可增强 PCR，但它们的作用可能并不总是有利的[200]。

奇怪的是，尽管渗透剂具有增加蛋白在溶液中的溶解度的一般特性，也就是说，人们可以聚合发生之前达到所述较高浓度的蛋白质，没有一个单个氨基酸更易溶于渗透压溶液的量有是数据[0.5 mol/L 蔗糖[201]; 1 mol/L 三甲胺-N-氧化物（TMAO）[202]]。特定蛋白质基团，如酰胺，是相当少的可溶于 TMAO[172]。虽然环状甘氨酸二肽设计成模拟的骨架单元为约 20%以上的水溶性，但是侧链在 2 mol/L 尿素的存在下氨基酸的溶解度也没有真正显著增加[202]。

溶剂如三氟乙醇可能诱发可能是外来蛋白质螺旋的二级结构[203~211]。然而，渗透质 TMAO 似乎特别稳定蛋白质的天然活性和褶皱，在不影响整体的二级结构。结果表明，TMAO 能稳定水结构的预测[172]，已经在一定程度上得到核磁共振研究的支持。这些表明，TMAO 减慢与溶剂质子交换速率[212,213]，其可在稳定溶液中的一些蛋白质提供帮助。此外，TMAO 直接稳定整体折叠[214]，更小的蛋白质或肽这种效果可能最容易看到[215]。由于 TMAO 可以在折叠[216,217]中实现积极帮助，它当然应该包括在溶剂的优化方案中。

18.7.1　热力学途径在预测共溶剂存在下的稳定性

几种基于给定的溶剂中的 3D 结构绝对稳定性模型，利用热力学框架解释稳定自然状态或变性状态的相对能力。作为一个不可以通过在氨基酸侧链的溶解度差异解释渗透剂的特异性，"优先水合"理论表明，渗透剂被蛋白质的表面排斥，而变性剂结合。基本理论类似于蛋白质沉淀的排除体积的理论，并将蛋白质处理为水合离子。水分子与蛋白质的表面上的结合用来屏蔽电荷和保护蛋白质与其他蛋白质的相互作用。根据该模型，该共溶剂中的蛋白质附近的浓度可以是比（对于渗透剂）或比（对变性剂），在原液中较少或较大。因此，围绕在渗透性溶液的蛋白质的溶剂，将比原液中相对富含水分子。该理论假设第一，这种围绕蛋白质的浓度梯度存在，并且这可以作为稳定的驱动力。这就导致了一个问题：怎么样相对于蛋白质表面的共溶剂分子？毕竟，这些是在总体上比水分子低得多的浓度。

蛋白质表面附近的共溶剂的浓度是不容易测定。实验结果证明，这不同于基于在原液中蛋白质在各种溶液

的偏摩尔量的测量，或者较近期的红外光谱法来测量蛋白质[218]的附近 O-H 伸缩率。在 CO 结合肌红蛋白的结合过程中，高浓度助溶剂的存在所造成得阻挡效果已经由频率解析量热法[219]进行分析。为了开发更通用的方式来解释蛋白质表面占溶剂效应，计算机模型已经被开发出来。通过将蛋白质插入到不同厚度的溶剂外壳得到的溶剂清晰模型，在计算上是低效的。在展开模拟时必须施加诸如高温或压力的剧烈变化或通过应用特殊的算法手段展开蛋白质[220~222]，它很可能会诱导在自然界中未发现的途径。另外，可以基于所述连续近似和溶剂可及表面积（SASA）的计算方法隐式地进行建模溶剂分子。

这种方法已通过实验验证，对于 45 种蛋白质最近的一次统计数据分析，展开的测量自由能和热容量直接与在 SASA 的过程中的变化相关[223]。SASA 可以从方便的网页上 GETAREA，一个三维蛋白质结构的任何蛋白质数据库 PDB 格式的文件被明确地计算出[224]。通过 SASA 改变蛋白质-溶剂相互作用，推算零浓度的共溶剂，一个折叠途径应该有更多的生理意义可以被诱导和监控。

在这种情况下，蛋白质-溶剂相互作用术语 E_{hyd} 的计算通过下列公式连续接近：

$$E_{hyd} = \sum_{i=1,atoms} \sigma_i A_i$$

其中，A_i 是原子 i 的 SASA，σ_i 是取决于原子类型和溶剂组合物中的"溶剂化参数"[225~227]。各种数据可用于单个蛋白质原子 σ_i 值的测定。基于测得的"转移自由能"（ΔG_{tr}）用于将有机分子从一种介质移动到另一介质（通常是氨基酸或它们的类似物），几个这样的"原子溶剂化参数（ASP；σ_i）集已经派生[225,226,228~232]。ΔG_{tr} 的测定可以通过从组中两种介质的相对溶解度来计算。在后一种情况下，在上述两种溶液（C_w 和 C_s 分别表示在水或替代溶剂的最大溶解度）的溶解度得到 ΔG_{tr}，假定活度系数之比约为 1，根据等式[233]：

$$\Delta G_{tr} = RT \ln \frac{C_w}{C_s}$$

这些 ΔG_{tr} 值直接与每个氨基酸（A_i）的可及表面积相关，由方程：

$$\Delta G_{tr} = \Delta \sigma_i A_i$$

并且假定参数来自一个残基 R 的 ΔG_{tr} 值是各原子的自由能的总和：

$$\Delta G_{tr}^R = \sum_{atoms, j} \Delta \sigma_j A_j$$

Eisenberg 和 McLachlan[225]，在最早系统研究的一个，使用 Fauchère 和 Pliska 氨基酸侧链从正辛醇转移到水的能量[234]得出一组 5 ASP 的值：[$\Delta\sigma(C)$、$\Delta\sigma(N/O)$、$\Delta\sigma(O^-)$、$\Delta\sigma(N^+)$、$\Delta\sigma(S)$]。使用该组计算侧链的 ΔG_{tr} 是与观测值线性相关的。其他人已经展示了参数设置，只需稍作修改，可以驱动打乱的结构回到他们的自然状态[224,235~237]。同时人们也可以通过区分脂肪族、亚甲基

或羧基-C、以及骨架或胍基氮原子扩展参数列表，在确定准确的相互作用的影响时太多的参数可能是有害的。其他数据非常适合于 ASP 的推导，侧链类似物转移潜力蒸气相[238]，或基于 N-乙酰氨基酰胺的水合焓[239]的测定或三肽的等熵压系数[240]。数据也可导出含有变性剂[241]或渗透质[201]溶剂的 ASP 集。

其他数据可用于蛋白质组分在乙醇、辛烷，以及其他溶剂中推导作计算之用的 ASP 溶解度。另一个信息的来源是用于纯化蛋白用含水乙醇提取或接下来的各种溶剂条件下[242,243]的蛋白质或肽的展开。它也表明，与水混溶的有机溶剂中溶解焦磷酸钾浓度，可以与那些在众所周知的蛋白质（胰蛋白酶、细胞色素 C、胰凝乳蛋白酶原、胰凝乳蛋白酶、漆酶和肌红蛋白）它们变性[244]。根据简单的相关的常数，这表明源于一种溶剂中的 ASP 集可能与其他溶剂相关。

支持使用诸如 ASP，在蛋白质结晶看到周围的原子类型的水合作用，（表 18.4）的显示单个原子与水特定化学相互作用而不会受到晶格的影响。中性和带负电荷的氧原子是最亲水的，其次是带正电荷的氮原子的中性氮、碳、硫。（O⁻~O> N +> N>>C~S，其中~意思大致相同）。

蛋白质和结合水之间的相互作用基本上相似于蛋白质和原液水，在分区的实验[245]测量。表 18.4 中侧链自由能在环己烷和水[238,246] $r=-0.95$ 之间的转换线性相关系数据，并与使用 pH7.5 的平均定标器的反相 HPLC 残留物滞留 $r=-0.93$ 和 $r=-0.86$ 传输能量数据对于 Fauchere[234]的数据。

18.7.2 动力学的方法助溶剂效应

聚集，获得热力学数据的主要障碍，加快了增加蛋白质含量。助溶剂也通过改变溶液性质：黏度的、宏观的介电常数、和化学势影响聚集，所有这些影响也展开、复性和子状态之间的转变的动力学。这有力地表明，蛋白沉淀直接与蛋白-蛋白相互作用的速率相关。动力学，渗透调节物质在维持蛋白质的均衡解的作用最初是通过基于黏度的 Newton 定律和 Archimdes 定律方程来描述。在溶液中的蛋白质是在浮力平衡，用水的结构/黏度基础的力量来抵消加速其沉淀力量，这是一个功能蛋白本身和万有引力常数的特定密度的作用。这些互动可能很复杂；读者可参考关于输送现象[247]的书籍。估计维持此平衡所需的总能量的一种方法是，假定留在水溶液中的蛋白质必须常驻的空腔中的溶剂的结构略大于其表面面积。建立这样一个腔中的能量已被估计，基于水为 7.2×10^{-4} N/cm 的表面张力，为 104 cal/(Å²·mol)[248]。对于溶解在纯净水中的可溶性蛋白，这种能量的来源是水分子的结合到蛋白质上的分子的电荷的基团，以及去溶剂化能量，其中朝向内部的溶剂的蛋白质脂肪族和芳香族残基的转离。这也许可以解释为什么更高度带电的蛋白质，如核糖核酸酶 A，在溶液中的中等量的盐存在下相当稳定，相对于具有大的疏水性表面的区域的蛋白质。紧凑的球状其

有最低的表面面积。去折叠的蛋白质增加其表面积（和面积与其他分子的相互作用），并降低了其比重。

蛋白质是不固定的溶液中，在溶液中旋转或"翻滚"。翻滚的时间（τ_{tumble}），例如这对于测定蛋白质的 NMR 谱谱线增宽是重要的，计算为布朗运动的速率常数或旋转相关时间的倒数，φ：

$$\varphi \approx 1/\tau_{tumble} = V\eta/kT$$

其中，V 是分子体积，η 是黏度，k 是玻尔兹曼常数，T 是热力学温度。增加黏度或分子体积（即该蛋白的大小）减小翻滚的时间，这可能会影响聚合。然而，也介绍了当黏度增加时的其他效果。

蛋白质变性状态动力学效应中的第二个名词，该溶液的黏度会影响所需的折叠时间，效果总结[249]为：

$$\bar{t}(n) = t_0 e^{[\Delta E(n)/k_b T]^2}$$

其中 $t(n)$ 是一个典型的微态寿命，t_0 为大段的典型运动时间刻度的链，这是一个局部障碍和溶剂黏度的因子。对于黏度（摩擦）上成双结合反应的影响的情况下，请参阅参考文献[250]的论述，Kramer 定律，以便将其应用到蛋白质。

此外，一个必须考虑改变介质的介电常数和对蛋白颗粒作为距离（R）的函数之间的相互作用能量的蛋白质和其共溶剂的极化率（α）。经典热力学说，这种能量，对于一个振荡系统运动的领域没有限制，应该是：

$$\Delta E(R)_{dis} = -3hv/4(\alpha^2/R^6)$$

其中振荡器能量 hv 可以等同于电离势（IP）。因而相互作用的能量减小，粒子间的距离减小到第六功率和极化率增加。由于颗粒之间的距离减小，直接与该蛋白质的浓度，少量增加浓度将大大加快聚合速率。在另一方面，合适的共溶剂可以代替与另一蛋白质分子的相互作用，并降低诱导聚集的速率。

相对于所述 IP，蛋白质组分原子，除氢外，具有非常相似的电负性值（表 18.5）。不同强度的氢键维持蛋白质的三级和四级结构。注意（表 18.4），水合在蛋白质的原子晶体结构中可见，其中最明显的恰恰是键的离子特性。显然，代任何碱金属的氢原子会增加蛋白内局部的偶极矩。中间是一个较大的离子的偏振效应。如果表面电荷是众所周知的，这些因素可以被用作与蛋白质的盐相互作用分析的基础上。而这样的模型，将仍然需要实验，它们可以用作优化的框架，可能会减少所需要的数据。

表 18.4　晶体结构可见的水合

蛋白质 原子集团	集团中包括的原子类型	水离子/ 发生
中性 O	Q、N、D、T、Y 和所有的羧基氧原子	0.53
负 O	D 和 E 的侧链 O	0.51
正 N	H、K、R 侧链 N，中性的 Arg Nε 除外	0.44
中性 N	W、N 和 Q 侧链 N 和精氨酸 Nε，再加上所有的主链 N	0.35
碳/硫	所有碳原子和硫原子	0.08

表 18.5 蛋白质原子和常见的与蛋白质相关离子电负性数值

蛋白质原子的电负性		离子特性的键和（百分比离子）	
H	2.1	C-H，S-H	0.4（4%）
C	2.5	C-O	1.0（22%）
N	3.0	N-C	0.5（7%）
O	3.5	OH	1.4（39%）
S	2.5	NH	0.9（251）
P	2.1	P-O	1.4（39%）
CL	3.18		
F	3.98		
离子的电负性		最常见的蛋白配体 a[252]	平均键长/Å[253]
Li	1.0	无数据	无数据
Na	0.9	水；羰基；羧酸	2.42；2.46；2.3
K	0.8	羰基；水	2.8；2.82
Ca	1.0	水；羧酸盐；主链羰基；	2.4；2.33；2.36
Mg	1.31	水；羧酸盐；主链羰基	2.09；2.08；2.26
Mn	1.55	羧酸盐；水；咪唑	2.12；2.22；2.16
Cu	1.9	咪唑；硫醇	2.02；2.15
Zn	1.6	咪唑；硫醇盐（水，羧酸盐）	2.04；2.34（2.06；2.01）
Fe	1.8	硫醇盐；咪唑（羧酸盐；水）	2.3；2.03（2.17；2.10）

a 重要性的基础上，观察数据。

18.8 计算机设计更多的可溶性蛋白

现在可以产生蛋白质的突变体来改变聚集和溶解度（表 18.2 给出了一些例子）。例如，参与聚集的残基可以帮助确定一个详细的三维结构。这些可能被瞄准于定点诱变，以测试它的残基可以在不影响功能或蛋白质的全球褶皱[254]改变。此前，这种方法的局限性是有一个可靠的三维结构，以用于预测表面暴露，从而潜在地互动的表面。两种主要的力量都不能干预，以提供所需的三维数据。首先，计算的进步现在允许一个给定的蛋白质，基于序列同源性的已知结构的其他蛋白质进行建模。这种建模可以实现解决即使是在蛋白质的初始分离的问题，如果序列具有高的（＞35%的一致性，这取决于长度）为已知的结构[255~259]的蛋白质。第二个主要的发展是结构基因组学的倡议，其目的是确定可能有不同于在 PDB 库[260~262]折叠不同的新型蛋白质的结构。

如别处讨论[5]，几种经验性规则用于识别蛋白质导致聚合的区域。通过改变一级结构控制蛋白质的聚集的几个很好的例子开始从高分辨 X 射线晶体或蛋白质复合物或低聚物的核磁共振结构。它现在可以看到的蛋白质，其坐标已存入 PDB 中的三维结构。即使蛋白质的折叠是已知的，它聚集的位点仍然是不容易识别；然而，人们可以找出可能参与聚集或分子间的接触面迅速暴露的氨基酸延伸，并在这些位置检测定点突变对溶解度的影响。

例如，InterProSurf 程序允许快速识别的表面，根据统计分析，是最有可能与已知的复合物[263,264]等蛋白质相互作用的。通过计算机模拟蛋白质折叠的新方法表明我们可能很快就能确定主序列"问题区域"。两个基本假设可能极大地简化了蛋白聚集问题的计算。

1. 蛋白质折叠，首先折叠成一系列域，然后彼此特别的相互作用以形成最终的稳定的全局结构。

2. 在此过程中某些域可以形成，而不是内分子间的接触。一旦两个分子是这样的交织，其剩余的域可能被迫与其他分子结合，导致迅速大规模部分折叠，蛋白单体互锁。这一想法的基础上，Eisenberg 等的结构域交换的假说是基于寡聚蛋白质的结构分析，包括白喉毒素、葡萄球菌核酸酶、α-血影蛋白和抗唾液酸酶，用交换域的范围从 14 到 252 个氨基酸[265]。

然后，识别被折叠时充分分离的蛋白质中可能的域便成为问题，以便使另一分子在折叠过程中相互插入。人们可以看到在蛋白质的表面基团，寻找暴露疏水性表面的区域，例如，其可能参与聚合。还有一些具体的程序，允许查看一个分子动力学之间的相互作用，例如，在 Dock 程序，来自于 UCSF Irwin Kuntz 的小组，它可以在互联网上获得的。DOCK 查看分子和小分子配体的小部分之间的相互作用最合适。例如，神经营养因子的三维结构（NTR 也称为 p75NGFR 或 LANR）模拟了它的同源性区域的肿瘤坏死因子受体 1（TNFR-I）的受体。这 NTR 模型结构与神经生长因子[266]假设复合物，然后采用 DOCK 3.5 建模。观看数百个 MIDAS 预测方向的揭示了神经营养因子（NTR）和肿瘤坏死因子受体受体的配体结合域基序之间的相似性，矛头差异可以解释的特异性[19]Autodock 是对接的另一个优秀和良好的程序[287,288]。

然而，实验结构数据不适用于大多数蛋白质和蛋白质的复合物的结构更为罕见。对于新发现的蛋白质序列，通过与其具有同源性的已知序列同源性的蛋白质的百分比，一定程度的信任他们的整体拓扑结构和表面暴露的氨基酸伸展的预测。这并不意味着这样的模型可以取代的实验数据。蛋白质折叠的问题在数学上描述为"系统与沮丧"，作为解决该问题所需的计算步骤的数目增加超过系统[267]的大小的任何功率更快。本节将介绍一些使用的序列数据和分子图形工具来生成模型三维结构的可能性。从互联网一些方案除自校正距离几何（SECODG）之外的方法用来开发 UTMB 计算生物学组中的造型。当然，模型必须被实验和理论验证。测试的结构效度可根据"二进制代码"，其中所有的残基除七个非极性的（CILMFWV）都被认为是极性的。单独疏水性和极性残基作为评价计分制度（"疏水健康分数"）[268]的安排，已确认本机折出 2000 接近本机的每 5 个小单体蛋白质生成的结构。正在开发基于识别的结构与热力学最小能量结构效度等测试。

18.9 自动同源建模

如果用于与显著（＞30%～40%）的序列同一性的蛋白质的结构的确存在，一个 3D 结构模型可以通过一系列的方法容易地获得，或者使用从折叠识别服务器选择和用手模板排序[103,269]或使用自动方法，这已经达到了一个相当高的水平精度[255,256]。其中一个最古老的自动服务器，SWISSMODEL 中，使用 PDB 获得的结构信息，并自动生成一个模型，它与已知的三维结构中的至少一种蛋白质分享显著的相似序列。给定一个未知的序列，SWISSMODEL 使用 FastA 和 BLAST 搜索，以确定哪些蛋白在 PDB 可以是基于主要序列相似性[270]的可能的结构同系物。然而，该方案仅适用于同源性程度高存在于已知结构的蛋白质。

其他方法可用于与已知结构蛋白质具有更低同源性的蛋白质分析，但其中包含该序列残基发生的常规图案，甚至物理化学性质[258]。例如，人们可以使用 TOPITS 程序，其中"穿线于"蛋白质序列上的模型结构[271]。其他折叠识别的服务器上，也可以自动生成模型包括 Phyre（http://www.sbg.bio.ic.ac.uk/phyre/）和 I-TASSER[272]（http://zhang.bioinformatics.ku.edu/I-TASSER/）。

使用简单模型来设计诱变实验的一个问题是，虽然该程序将能够预测蛋白质的整体球形折叠，但是基于特定属性的局部构象更不容易预测。出于这个原因，开发一个工作模型（如本章日期）意味着需要研究者更多的

工作使用手工互动程序。

18.10 利用 CLUSTAL、MASIA、NOAH、DIAMOD 和 FANTOM 程序进行自校正距离几何模型的制作，设计蛋白质的三维模型

图 18.2 总结了本课题组用于结构预测的方法是基于 Werner Braun 博士和同事的一个独特的算法"自校正距离几何"（SECODG）。基于 SECODG 的程序集具有实验结果可直接通过"距离的限制"（DC）手动插入建模过程中的优势，那就是，限制了三维结构中的两个原子之间的距离。DC 实验可以通过由 NMR 或晶体数据或从其他类型的生物物理数据导出，例如，从知道二级结构元件在哪里或其中哪两个半胱氨酸残基形成二硫键，或者其中的那些残基的位于活性位点（这意味着它们必须位于彼此相距一定的距离内）。该方法首先用 BLAST 搜索，多序列比对，并折叠识别，以确定结构是否存在合理的序列同源性的蛋白质。如果同源结构可用，PDB 坐标可以转正，并通过相关的软件程序自动提取 DC。

该方法的详情载于下文我们的搜索识别 103 个残基的蛋白质，temptin，它的作用是参与软体动物海兔[104]的交配。我们以前测定了一个小蛋白 attractin 的 NMR 结构，它具有新颖的、二硫键稳定的螺旋结构[273]。我们的同事，Sherry Painter，Gregg Nagel 和 Scott Cummol/Lins 发现 temptin 和另一种蛋白质 enticin[103]，作为 attractin 两个因素发挥这种动物的信号。虽然 enticin 有一个类似于 attractin 的 3D 结构，temptin 没有与任何其他蛋白质高度认同。为了表征 temptin 的可能三维结构，可以用以下方案。

第 1 步：具有显著的身份模式的蛋白质使用 Psi-Blast 的"nr"（非冗余）的蛋白质序列数据库进行全面搜查，当没有合适的模板出现，用折叠识别服务器。位置特异性得分矩阵（PSSM）以及其他的服务器，表明 temptin 有一些相似性对人原纤蛋白的表皮生长因子重复区域。

第 2 步：CLUSTALW（从互联网上下载的）用于对准在一个块中最佳匹配的蛋白质，以确定与其他蛋白质同源性高的区域。与人、鸡和鱼原纤蛋白 temptin 序列的比对，并与 PDB 中原纤蛋白 1 的 2 个 EGF 重复序列的晶体结构的序列比对示于图 18.2。

第 3 步：预测的结构与 temptin 生物物理数据进行比较。在我们的案例中，圆二色谱表明蛋白质主要是 β-链，具有一定的螺旋结构。我们利用有限的蛋白水解和质谱实验来也确定两个二硫键的位置。其中的一些键可以根据比对（图 18.2 中的对齐线下连接这两个 Cys 残基）来正确预测；其他连接在 N 端和 C 端的蛋白质。

```
Hufibrillin1   ECPFG--YILAG----ECVDTDECSV-GNPCG--NGTCKNVIGGFECTCEEGFEPGPMMTC
Hufibrillin2   ECPMG--YNLDYTGVRCVDTDECSI-GNPCG--NTCTNVIGSFECNCNEGFEPGPMMNC
Hufibrillin3   ECPFG--YSLDFTGINCVDTDECSV-GHPCG--QGTCTNVIGGFECACADGFEPGLMMTC
Chickfibrill   ECPYG--YILQET--QCVDTDECAV-GNPCG--NGTCRNVVGGFECTCVDGFEPGPMMTC
Pufferfish     ECPMG--YQLDIS--GVTYTNECST-GNPCG--NGTCTNAIGGFECACDDGFEPGSMMTC
TemptinCal     LNPFGEDFKAAGK--QWT-TDLCDMDSDGDGRSNG---VELGDPECVWSQGETFARTTDL
TemptinBra     LNPFGEDFKAAGR--QWT-TDLCEKDSDGDGLTNG---QELGDPECVWSQGETFARTTGL
```

图 18.2 来自加利福尼亚海兔（*Aplysia califonica*）和巴西利亚海兔（*A. Brasiliana*）temptin 的中央区域与人、鸡和河豚的原纤维蛋白中央保守的 EGF 样结构域的比对。在所有 temptin 和所有 fibrillin 相同的保守残基红色表示；类似残基灰色阴影表示。那些涉及共同二硫键的粗体残基（由顶部支架连接），即在最终模型中 2 个色氨酸残基靠近的 2 二硫化物，和一个可能的金属结合环（底部支架）。

第 4 步：temptin 一个共识与 PDB 模板，1EMN 序列的比对，然后 EXODIS 程序是用来产生距离和二面角限制的列表（这个步骤，现已使用 MPACK 服务器自动完成）。这些限制可以与来自其他生物物理方法所得的结果进行组合，例如，其中的二硫键链接和活性位点残基在蛋白质中的知识。在我们的例子中，我们指定的内部二硫键。

第 5 步：SECODG 基于 NOAH/DIAMOD 数据包，使用这些限制来生成一个最适合这些约束的结构家族。NOAH 程序是一个"基于结构的过滤器"，这简单来说意味着，它采用了粗糙的 3D 结构，以确定圆二色谱的一个列表是否是内在一致的。

第 6 步：使用能量最小化程序 FANTOM 对局部结构进行细化，以确定最低能量结构。在我们的例子中，我们不得不采用另一个方案，通过 Sybyl-Biopolymer 程序插入连接 C 端和 N 端的二硫键，因为在这种区域中的结构必须有相当大的模板偏离。然后，我们在分析模型的结构之前，又依据相对保守残基和已知的突变体尽量减少 Biopolymer 中蛋白质的能量。

有关如何使用此方法应用到实际中的其他的例子，请参见参考文献[236]。

18.10.1 复合物建模

几个分子的相互作用的建模对我们理解聚合的是重要的。广泛的模拟研究为蛋白质复合物已被完成，例如，分析 lac 阻遏物的四聚体变构机制。在此，多年之前完成的阻遏物的晶体结构的定点诱变研究可用于研究[274]。

回到 temptin 模型，该模型的含义是，在功能上，temptin 可能结合到的 attractin 或者 enticin，以使它们能够结合到软体动物的气味受体。关于此的一系列直接测定表明，不仅混合 temptin 和 attractin 产生一个独特复合物的凝胶移位指示，而且这些复合物是类似于那些从软体动物 Western 印迹发现的整个提取物[104]。我们使用两种不同的程序以确定这个复杂的可能结构。首先，InterProSurf Web 服务器[275] 用来预测最有可能进行交互的两种蛋白质（表面上的残基图 18.3）。其次，Zdock 程序用于这两种蛋白彼此停靠，以确定最有可能的复杂结构[276]，这也表明 temptin 的这些区域为具有结合的 attractin 最高电位。

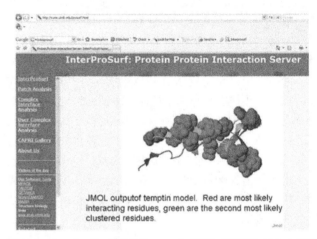

图 18.3 InterProSurf 预测的 temptin 模型，基于图 18.2 中排列来自 hu Fibrillin1 限制的取向，这表明该蛋白可能参与在复合物形成[104]的区域。

这个例子说明如何用计算模型预测三维结构和可能的功能，以及这些信息如何被用来确定蛋白质复合物。

18.10.2 蛋白质设计

蛋白质设计领域，也就是设计以某种方式的折叠蛋白，被证明我们对蛋白质折叠的了解与直接测量天然蛋白质的几乎一样多的影响。蛋白可以被设计为具有特定的整体结构与优化的次级元件和选择的溶解度[277,278]。最近几次的蛋白质设计项已经说明了我们如何好的设计一个主序列，将形成一个所需的结构。虽然设计 α 螺旋蛋白质是相当先进的，β 折叠的设计仍然受到溶解性问题的阻碍。Paracelsus 奖（现金价值小，但荣誉极高）声称多年后，资助通过在 ROP 蛋白离散取代残基形成一个四螺旋束的小组谁能够改变 G 蛋白，形成 β 折叠。螺旋形成残基的插入和残基已知有利于形成板去除[279]。这种过渡的一个生物相关的例子是淀粉样蛋白的聚集很大程度上是伴随着从螺旋构象到 β 折叠为基础结构[280,281]转换。这些原纤维的结构现在已经可以通过固态核磁共振[55]和其他方法（表 18.2）看到。

计算方法也被引入到蛋白质区域的设计。例如，不含有组氨酸、半胱氨酸或螯合的金属离子的蛋白质被设计成完全适合的锌指蛋白的 X 射线晶体结构。合成的模型蛋白质，不需要的金属离子稳定结构，用 NMR 测定与原来相同的锌指区域[282]。据推测，很快类似的建模算法将有助于蛋白质的匹配结构和功能的能力（如 DNA 结合[283,284]）的设计。

通过使用不同的溶剂转换结构。蛋白质的结构也取决于溶剂成分，加入有机溶剂，可诱导不会发生在水性环境中的蛋白质结构。例如，一个"死亡结构域"的结构在 45%甲基戊二醇的存在下被大大改变，结晶[285]时在母液中常常加入一种溶剂（但通常在低得多的浓度）。

18.11 结论

各种用于蛋白质寡聚化的研究方法，从而更好地理解在原子基础上的聚集。这对于理解许多涉及蛋白质聚集的疾病尤其重要。不同形式的生物物理数据可以用来开发更好的模型的过程。理解的溶剂和蛋白质的结构之间的相互作用如何影响跨蛋白质接触，将有助于设计更好的方法用于控制聚集过程和沉淀后蛋白的复溶。

致谢

作者希望感谢所有在 UTMB 的同事，尤其是 Scott Cummol/Lins 博士（准备图 18.2 的对齐方式，跑到证实在跨蛋白质相互作用 temptin 的角色所需要的实验的人），并向这一项工作的提供资金的单位，特别是来自 NIH（R01AI064913-01），美国环境保护局 EPA 和米切尔中心神经退行性疾病的 UTMB 表示感谢。我同时感谢那些发送重印论文的人，并向由于我的疏忽，引用其论文没有在这里提及的作者提前道歉。

翻译：邢婷婷 齐鲁制药有限公司
校对：韩国华 齐鲁制药有限公司

参 考 文 献

1. Joerger AC, Fersht AR. Structure-function-rescue: the diverse nature of common p53 cancer mutants. Oncogene 2007; 26(15): 2226–2242.

2. Daly SM, Przybycien TM, Tilton RD. Aggregation of lysozyme and of poly(ethylene glycol)-modified lysozyme after adsorption to silica. Colloids Surf B Biointerfaces 2007; 57(1): 81–88.

3. Schein CH. Solubility as a function of protein structure and solvent components. Biotechnology 1990; 8: 308–317.

4. Hawe A, Friess W. Formulation development for hydrophobic therapeutic proteins. Pharm Dev Technol 2007; 12(3): 223–237.

5. Schein CH. Controlling oligomerization of pharmaceutical proteins. Pharm Acta Helv 1994; 69: 119–126.

6. Speed M, Wang D, King J. Specific aggregation of partially folded polypeptide chains - the molecular basis of inclusion body composition. Nat Biotechnol 1996; 14: 1283–1287.

7. Speed M, King J, Wang D. Polymerization mechanism of polypeptide chain aggregation. Biotechnol Bioeng 1997; 54: 333–343.

8. Galla H-J. Spektroskopische methoden in der biochemie. Stuttgart, New York: Georg Thieme Verlag; 1988.

9. Edelhoch H. Spectroscopic determination of tryptophan and tyrosine in proteins. Biochemistry 1967; 6: 1948–1954.

10. Matouschek A, Serrano L, Meiering EM, Bycroft M, Fersht AR. The folding of an enzyme. V:H²H exchange-nuclear magnetic resonance studies on the folding pathway of barnase : complementarity to and agreement with protein engineering studies. J Mol Biol 1992; 224: 837–845.

11. Mancini E, de Haas F, Fuller S. High-resolution icosahedral reconstruction: fulfilling the promise of cryo-electron microscopy. Structure 1997; 5: 741–750.

12. Zhou Z, Chiu W, Haskell K, Spears HJ, Jakana J, Rixon F, Scott L. Refinement of herpesvirus B-capsid structure on parallel supercomputers. Biophys J 1998; 74: 576–588.

13. Haggerty L, Lenhoff AM. STM and AFM in biotecology. Biotechnol Prog 1993; 9: 1–11.

14. Casal HL, Köhler U, Mantsch HH. Structural and Conformational changes of ß-lactoglobulin B: an infrared spectroscopic study of the effect of pH and temperature. Biochim Biophys Acta 1988; 957: 11–20.

15. Hester RC, Austin JC. Current highlights in spectroscopic studies of biological systems. In: Schmid ED, Schneider FW, Siebert F, editors. Spectroscopy of biological molecules: new advances. Chichester: John Wiley & Sons; 1988. pp. 3–10.

16. Versmold H, Härtl W. Kinetics of coagulation by dynamic light scattering. J Chem Phys 1983; 79: 4006–4009.

17. Veenstra TD, Benson L, Craig T, Tomlinson AJ, Kumar R, Naylor S. Metal mediated sterol receptor-DNA complex association and dissociation determined by electrospray ionization mass spectrometry. Nat Biotechnol 1998; 16: 262–266.

18. Wand A, Englander SW. Protein complexes studied by NMR spectroscopy. Curr Opin Biotechnol 1996; 7: 403–408.

19. Chapman BS, Kuntz ID. Modeled structure of the 75-kDa neurotrophin receptor. Protein Sci 1995; 4: 1696–1707.

20. Spruijt RB, Wolfs CJAM, Hemminga MA. Aggregation-related conformational change of the membrane associated coat protein of bacteriophage M13. Biochemistry 1989; 28: 9158–9165.

21. Myszka DG. Kinetic analysis of macromolecular interactions using surface plamon resonance biosensors. Curr Opin Biotechnol 1997; 8: 50–57.

22. Yonath A, Wittmann HG. Challenging the three dimensional structure of ribosomes. Tibs 1989; 14: 329–335.

23. Eisenstein M, Sharon R, Berkovitch-Yellin Z, Gewitz HS, Weinstein S, Pebay-Peyroula E, Roth M, Yonath A. The interplay between X-ray crystallography, neutron diffraction, image reconstruction, organo-metallic chemistry and biochemistry in structural studies of ribosomes. Biochemie 1991; 73: 879–886.

24. Vershoor A, Frank J. Three-dimensional structure of the mammalian cytoplasmic ribosome. J Mol Biol 1990; 214: 737–749.

25. Mueller F, Brimacombe R. A new model for the three-dimensional folding of Escherichia coli 16 S ribosomal RNA. II. The RNA-protein interaction data. J Mol Biol 1997; 271: 545–565.

26. Luger K, Mader A, Richmond R, Sargent D, Richmond T. Crystal structure of the nucleosome core particle at 2.8 A resolution. Nature 1997; 389: 251–260.

27. Deisenhofer J, Michel H. The photosynthetic reaction center from the purple bacterium Rhodopseudomonas viridis. EMBO J 1989; 8: 2149–2170.

28. Bystrov VF, Arseniev AS, Barsukov AL, Lomize AL, Abdulaeva GV, Sobol AG, Maslennikov IV, Golovanov AP. 2D-NMR for 3D-structure of membrane spanning polypeptides: gramacidin A and fragments of bacteriorhodopsin. In:

Jardetsky O, editor. Protein structure and engineering. New York: Plenum Press; 1989. pp. 111–138.

29. Rothchild KJ, He YW, Gray D, Roepe PD, Pelletier S, Brown RS, Herzfeld J. Fourier transform infrared evidence for proline structural changes during the bacteriorhodopsin photocycle. Proc Natl Acad Sci U S A 1989; 86: 9832–9835.

30. Ceska TA, Henderson R. Analysis of high-resolution electron diffraction patterns from purple membrane labelled with heavy atoms. J Mol Biol 1990; 213: 539–560.

31. Henderson R, Baldwin JM, Ceska TA, Zemlin F, Beckmann E, Downing KH. Model for the structure of bacteriorhodopsin based on high-resolution electron cryo-microscopy. J Mol Biol 1990; 213: 899–929.

32. Amrein M, Wang Z, Guckenberger R. Comparative study of a regular protein layer by scanning tunneling microscopy and transmission electron microscopy. J Vac Sci Technol 1991; 9: 1276–1281.

33. Henry GD, Sykes BD. Detergent-solubilized M13 coat protein exists as an assymetric dimer. Observation of individual monomers by 15N,13C, and 1H nuclear magnetic resonance spectroscopy. J Mol Biol 1990; 212: 11–14.

34. Amrein M, Dürr R, Winkler H, Travaglini G, Wepf R, Gross H. STM of freeze-dried and Pt-Ir-C-coated bacteriophage T4 polyheads. J Ultrastruct Mol Struct Res 1989; 102: 170–177.

35. Hiragi Y, Inoue H, Sano Y, Kajiwara K, Ueki T, Nakatani H. Dynamic mechanism of the self-assembly process of tobacco mosaic virus protein studied by rapid temperature-jump small-angle X-ray scattering using synchrotron radiation. J Mol Biol 1990; 213: 495–502.

36. Greene B, King J. Scaffolding mutants identifying domains required for P22 procapsid assembly and maturation. Virology 1996; 225: 82–96.

37. Zhou Z, Macnab S, Jakana J, Scott L, Chiu W, Rixon F. Identification of the sites of interaction between the scaffold and outer shell in herpes simplex virus-1 capsids by difference electron imaging. Proc Natl Acad Sci U S A 1998; 95: 2778–2783.

38. Stanfield RL, Fieser TM, Lerner RA, Wilson IA. Crystal structures of an antibody to a peptide and its complex with peptide antigen at 2.8 Å. Science 1990; 248: 712–719.

39. Boulot G, Eisele J-L, Bentley GA, Bhat TN, Ward ES, Winter G, Poljak RJ. Crystallization and preliminary X-ray diffraction study of the bacterially expressed Fv from the monoclonal anti-lysozyme antibody D1.3 and of its complex with the antigen, lysozyme. J Mol Biol 1990; 213: 617–619.

40. Levy R, Assulin T, Scherf T, Levitt M, Anglister J. Probing antibody diversity by 2D-NMR: comparison of amino acid sequences, predicted structures and observed antibody-antigen interactions in complexes of two antipeptide antibodies. Biochemistry 1989; 28: 7168–7175.

41. Anglister J. Use of deuterium labelling in NMR studies of antibody combining site. Q Rev Biophys 1990; 23: 175–203.

42. Rarity JG, Seabrook RN, Carr RJG. Light-scattering studies of aggregation. Proc R Soc Lond A 1989; 423: 89–102.

43. Leatherbarrow RJ, Stedman M, Wells TNC. Structure of immunoglobulin G by scanning tunneling microscopy. J Mol Biol 1991; 221: 361–365.

44. Stothart P. Subunit structure of casein micelles from small-angle neutron scattering. J Mol Biol 1989; 208: 635–638.

45. van den Oetelaar PJM, de Man BM, Hoenders HJ. Protein folding and aggregation studied by isoelectric focusing across a urea gradient and isoelectric focusing in two dimensions. Biochim Biophys Acta 1989; 995: 82–90.

46. Schein CH, Noteborn MHM. Biotechnology 1988; 6: 291–294.

47. Albiges-Rizo C, Chroboczek J. Adenovirus serotype 3 fibre protein is expressed as a trimer in Escherichia coli. J Mol Biol 1990; 212: 247–252.

48. Perrot G, Cheng B, Gibson KD, Vila J, Palmer KA, Nayeem A, Maigret B, Scheraga HA. MSEED: A program for the rapid analytical determination of accessible surface areas and their derivatives. J Comput Chem 1992; 13: 1–11.

49. Bowden GA, Paredes AM, Georgiou G. Structure and morphology of protein inclusion bodies in Escherichia coli. Biotechnology 1991; 9: 725–730.

50. Ami D, Natalello A, Gatti-Lafranconi P, Lotti M, Doglia SM. Kinetics of inclusion body formation studied in intact cells by FT-IR spectroscopy. FEBS Lett 2005; 579(16): 3433–3436.

51. Doglia S, Ami D, Natalello A, Gatti-Lafranconi P, Lotti M. Fourier transform infrared spectroscopy analysis of the conformational quality of recombinant proteins within inclusion bodies. Biotechnol J 2008; 3(2): 193–201.

52. Shen C, Murphy R. Solvent effects on self-assembly of beta-amyloid peptide. Biophys J 1995; 69: 640–651.

53. Danielsson J, Pierattelli R, Banci L, Graslund A. High-resolution NMR studies of the zinc-binding site of the Alzheimer's amyloid beta-peptide. FEBS J 2007; 274(1): 46–59.

54. Hou L, Zagorski MG. NMR reveals anomalous Copper(II) binding to the amyloid beta; peptide of Alzheimer's disease. J Am Chem Soc 2006; 128(29): 9260–9261.

55. Petkova AT, Yau WM, Tycko R. Experimental constraints on quaternary structure in Alzheimer's beta-amyloid fibrils. Biochemistry 2006; 45(2): 498–512.

56. Petkova AT, Leapman RD, Guo Z, Yau WM, Mattson MP, Tycko R. Self-propagating, molecular-level polymorphism in Alzheimer's beta-amyloid fibrils. Science 2005; 307(5707): 262–265.

57. Tycko R. Solid-state NMR as a probe of amyloid structure. Protein Pept Lett 2006; 13(3): 229–234.

58. Luhrs T, Ritter C, Adrian M, Riek-Loher D, Bohrmann B, Dobeli H, Schubert D, Riek R. 3D structure of Alzheimer's amyloid-{beta}(1-42) fibrils. Proc Natl Acad Sci U S A 2005; 102(48): 17342–17347.

59. Lepere M, Chevallard C, Hernandez JF, Mitraki A, Guenoun P. Multiscale surface self-assembly of an amyloid-like peptide. Langmuir 2007; 23(15): 8150–8155.

60. Moore RA, Hayes SF, Fischer ER, Priola SA. Amyloid formation via supramolecular peptide assemblies. Biochemistry 2007; 46(24): 7079–7087.

61. Toyama BH, Kelly MJS, Gross JD, Weissman JS. The structural basis of yeast prion strain variants. Nature 2007; 449(7159): 233–237.

62. Ikeda T, Asakura S, Kamiya R. Total reconstruction of Salmonella flagellar filaments from hook and purified flagellin and hook-associated proteins in vitro. J Mol Biol 1989; 209: 109–114.

63. Wade RH, Chrétien D, Job D. Characterization of microtubule protofilament numbers. How does the surface lattice accomodate? J Mol Biol 1990; 212: 775–786.

64. Gaffney B. Lipoxygenases: structural principles and spectroscopy. Annu Rev Biophys Biomol Struct 1996; 25: 431–459.

65. Jarori G, Murali N, Switzer R, Rao B. Conformation of MgATP bound to 5-phospho-alpha-D-ribose 1-diphosphate synthetase by two-dimensional transferred nuclear Overhauser effect spectroscopy. Eur J Biochem 1995; 230: 517–524.

66. Murali N, Jarori G, Landy S, Rao B. Two-dimensional trans-ferred nuclear Overhauser effect spectroscopy (TRNOESY) studies of nucleotide conformations in creatine kinase com-plexes: effects due to weak nonspecific binding. Biochem-istry 1993; 32: 12941–12948.

67. Pretzer D, Schulteis B, Smith C, Vander Velde D, Mitchell J, Manning M. Fibrolase. A fibrinolytic protein from snake venom. Pharm Biotechnol 1993; 5: 287–314.

68. Trewhalla J, Blumenthal DK, Rokop SE, Seeger PA. Small angle scattering studies show distinct conformations of calmodulin in its complexes with two peptides based on the regulatory domain of the catalytic subunit of phosphorylase kinase. Biochemistry 1990; 29: 9316–9324.

69. Schutt CE, Lindberg U, Myslik J, Strauss N. Molecular pack-ing in profilin:actin crystals and its implications. J Mol Biol 1989; 209: 735–746.

70. DiCapua E, Schnarr M, Ruigrok RWH, Lindner P, Timmins PA. Complexes of RecA protein in solution. A study by small angle neutron scattering. J Mol Biol 1990; 219: 557–570.

71. Amrein M, Stasiak A, Gross H, Stoll E, Travaglini G. Scan-ning tunneling microscopy of recA-DNA complexes coated with a conducting film. Science 1988; 240: 514–516.

72. Stasiak A, Tsaneva I, West S, Benson C, Yu X, Egelman E. The Escherichia coli RuvB branch migration protein forms double hexameric rings around DNA. Proc Natl Acad Sci U S A 1994; 91: 7618–7622.

73. Yu X, West S, Egelman E. Structure and subunit composition of the RuvAB-Holliday junction complex. J Mol Biol 1997; 266: 217–222.

74. Yu X, Jezewska MJ, Bujalowski W, Egelman EH. The hex-americ E. coli DnaB helicase can exist in different quaternary states. J Mol Biol 1996; 259(1): 7–14.

75. Gros P, Betzel C, Dauter Z, Wilson KS, Hol WGJ. Molecular dynamics refinement of a thermitase-Eglin-c complex at 1.98 Å resolution and comparison of two crystal forms that differ in calcium content. J Mol Biol 1989; 210: 347–367.

76. Rydel TJ, Ravichandran KG, Tulinsky A, Bode W, Huber R, Roitsch C, Fenton JW. The structure of a complex of recombinant hirudin and human a-thrombin. Science 1990; 249: 277–280.

77. Braun W, Kallen W, Mikol V, Walkinshaw MD, Wüthrich K. Cyclophilin A review. FASEB J 1995; 9: 63–72.

78. Schurtenberger P, Augusteyn RC. Structural properties of polydisperse biopolymer solutions: a light scattering study of bovine α-crystallin. Biopolymers 1991; 31: 1229–1240.

79. Chen J, Matthews KS. Subunit dissociation affects DNA binding in a dimeric lac repressor produced by C-terminal deletion. Biochemistry 1994; 33: 8728–8735.

80. Chang WI, Matthews KS. Role of Asp274 in lac repressor: diminished sugar binding and altered conformational effects in mutants. Biochemistry 1995; 34: 9227–9234.

81. Green SM, Gittis AG, Meeker AK, Lattman EE. One step evolution of a dimer from a monomeric protein. Nat Struct Biol 1995; 2: 746–751.

82. Murphy RM, Slayter H, Schurtenberger P, Chamberlin RA, Colton C, Yarmush ML. Biophys J 1988; 54: 45–56.

83. Tertov VV, Sobenin IA, Gabbasov ZA, Popov EG, Orekhov AN. Lipoprotein aggregation as an essential condition of intracellular lipid accumulation caused by modified low den-sity lipoproteins. Biochem Biophys Res Commun 1989; 163: 489–494.

84. Rousseau DL, Ondrias MR. Raman scattering. In: Rousseau DL, editor. Optical techniques in biological research. Orlando (FL): Academic Press; 1984. pp. 65–132.

85. Williams RW. Methods Enzymol 1986; 130: 311–331.

86. Heremans L, Heremans K. Raman spectroscopic study of the changes in secondary structure of chymotrypsin: effect of pH and pressure on the salt bridge. Biochim Biophys Acta 1989; 999: 192–197.

87. Przybycien TM, Bailey JE. Structure-function relationships in the inorganic salt-induced precipitation of a-chymotrypsin. Biochim Biophys Acta 1989; 995: 231–245.

88. Przybycien TM, Bailey JE. Secondary structure perturba-tions in salt-induced protein precipitates. Biochim Biophys Acta 1991; 1076: 103–111.

89. Zaccai G, Eisenberg H. Halophilic proteins and the influence of solvent on protein stabilization. Trends Biol Sci 1990; 15: 333–337.

90. Przybycien TM, Bailey JE. Aggregation kinetics in salt-induced protein precipitation. AIChE J 1989; 35: 1779–1790.

91. Mikol V, Hirsch E, Giege R. Diagnostic of precipi-tant for biomacromolecule crystallization by quasi-elastic light-scattering. J Mol Biol 1990; 213: 187–195.

92. Kadima W, McPherson A, Dunn MF, Jurnak FA. Charac-terization of precrystallization aggregation of canavalin by dynamic light scattering. Biophys J 1990; 57: 125–132.

93. Durbin SD, Feher G. Studies of crystal growth mechanisms of proteins by electron microscopy. J Mol Biol 1990; 212: 763–774.

94. Pascal S, Cross T. Polypeptide conformational space. Dynamics by solution NMR disorder by X-ray crystallog-raphy. J Mol Biol 1994; 241: 431–439.

95. Ketchem R, Lee K, Huo S, Cross T. Macromolecular struc-tural elucidation with solid-state NMR-derived orientational constraints. J Biomol NMR 1996; 8: 1–14.

96. Krebs J, Rana F, Dluhy R, Fierke C. Kinetic and spectro-scopic studies of hydrophilic amino acid substitutions in the hydrophobic pocket of human carbonic anhydrase II. Bio-chemistry 1993; 32: 4496–4505.

97. Rana F, Mautone A, Dluhy R. Surface chemistry of binary mixtures of phospholipids in monolayers. Infrared studies of surface composition at varying surface pressures in a pul-monary surfactant model system. Biochemistry 1993; 32: 3169–3177.

98. Rana F, Harwood J, Mautone A, Dluhy R. Identification of phosphocholine plasmalogen as a lipid component in mammalian pulmonary surfactant using high-resolution 31P NMR spectroscopy. Biochemistry 1993; 32: 27–31.

99. Klein K, Rudy B, McIntyre J, Fleischer S, Trommer W. Specific interaction of (R)-3-hydroxybutyrate dehydrogenase with membrane phosphatidylcholine as studied by ESR spec-troscopy in oriented phospholipid multibilayers: coenzyme binding enhances the interaction with phosphatidylcholine. Biochemistry 1996; 35: 3044–3049.

100. Schein CH. Physical methods and models for the study of protein aggregation. In: Georgiou G, de Bernardez-Clark E, editors. Protein refolding. Washington (DC): A.C.S. Books; 1991. pp. 21–34.

101. Berne BJ, Pecora R. Dynamic light scattering. New York: John Wiley & Sons; 1976.

102. Miles AJ, Whitmore L, Wallace BA. Spectral magnitude effects on the analyses of secondary structure from circu-lar dichroism spectroscopic data. Protein Sci 2005; 14(2): 368–374.

103. Cummins S, Xie F, Misra M, Amare A, Jakubowski J, de Vries M, Sweedler J, Nagle G, Schein C. Recombinant pro-duction and structural studies of the Aplysia water-borne protein pheromone enticin indicates it has a novel disulfide stabilized fold. Peptides 2007; 28(1): 94–102.

104. Cummins SF, Xie F, de Vries MR, Annangudi SP, Misra M, Degnan BM, Sweedler JV, Nagle GT, Schein CH. Aplysia

temptin - the 'glue' in the water-borne attractin pheromone complex. FEBS J 2007; 274(20): 5425–5437.

105. Oberg KA, Ruysschaert JM, Goormaghtigh E. The optimization of protein secondary structure determination with infrared and circular dichroism spectra. Eur J Biochem 2004; 271(14): 2937–2948.

106. Hoppener J, Lips CJ. Role of islet amyloid in type 2 diabetes mellitus. Int J Biochem Cell Biol 2006; 38: 726–736.

107. Irie K, Murakami K, Masuda Y, Morimoto A, Ohigashi H, Ohashi R, Takegoshi K, Nagao M, Shimizu T, Shirasawa T. Structure of beta-amyloid fibrils and its relevance to their neurotoxicity: implications for the pathogenesis of Alzheimer's disease. J Biosci Bioeng 2005; 99(5): 437–447.

108. Selkoe DJ. Toward a comprehensive theory for Alzheimer's disease. Hypothesis: Alzheimer's disease is caused by the cerebral accumulation and cytotoxicity of amyloid beta-protein. Ann N Y Acad Sci 2000; 924: 17–25.

109. Shaked GM, Kummer MP, Lu DC, Galvan V, Bredesen DE, Koo EH. A beta induces cell death by direct interaction with its cognate extracellular domain on APP (APP 597-624). FASEB J 2006; 20(8): 1254–1256.

110. Schroeder BE, Koo EH. To think or not to think: Synaptic activity and A beta release. Neuron 2005; 48(6): 873–875.

111. Mori C, Spooner ET, Wisniewski KE, Wisniewski TM, Yamaguchi H, Saido TC, Tolan DR, Selkoe DJ, Lemere CA. Intraneuronal A beta 42 accumulation in Down syndrome brain. Amyloid-J Protein Fold Disord 2002; 9(2): 88–102.

112. Chen X, Yan SD. Mitochondrial Abeta: a potential cause of metabolic dysfunction in Alzheimer's disease. Iubmb Life 2006; 58(12): 686–694.

113. Soto C. Unfolding the role of protein misfolding in neurodegenerative diseases. Nat Rev Neurosci 2003; 4(1): 49–60.

114. Soto C, Kindy MS, Prelli F, De Beer FC, Frangione B. In: Becker R, Giacobini E, editors. Peptide inhibitors of amyloidogenesis in Alzheimer's disease. Boston (MA): Birkhauser; 1996.

115. Soto C. Alzheimer's and prion disease as disorders of protein conformation: implications for the design of novel therapeutic approaches. J Mol Med 1999; 77(5): 412–418.

116. Soto C, Saborio GP. Prions: disease propagation and disease therapy by conformational transmission. Trends Mol Med 2001; 7(3): 109–114.

117. Soto C, Kascsak RJ, Saborio GP, Aucouturier P, Wisniewski T, Prelli F, Kascsak R, Mendez E, Harris DA, Ironside J, Tagliavini F, Carp RI, Frangione B. Reversion of prion protein conformational changes by synthetic beta-sheet breaker peptides. Lancet 2000; 355: 192–197.

118. Janson J, Laedtke T, Parisi JE, O'Brien P, Petersen RC, Butler PC. Increased risk of type 2 diabetes in Alzheimer disease. Diabetes 2004; 53: 474–481.

119. Lin CYGT, Haataja L, Hsueh WA, Butler PC. Activation of peroxisome proliferator-activated receptor-gamma by rosiglitazone protects human islet cells against human islet amyloid polypeptide toxicity by a phosphatidylinositol 3'-kinase-dependent pathway. J Clin Endocrinol Metab 2005; 90: 6678–6686.

120. Eakin CM, Berman AJ, Miranker AD. A native to amyloidogenic transition regulated by a backbone trigger. Nat Struct Mol Biol 2006; 13(3): 202–208.

121. Abedini A, Meng FL, Raleigh DP. A single-point mutation converts the highly amyloidogenic human islet amyloid polypeptide into a potent fibrillization inhibitor. J Am Chem Soc 2007; 129(37): 11300–11130.

122. Baskakov IV. The reconstitution of mammalian prion infectivity de novo. FEBS J 2007; 274(3): 576–587.

123. Deleault NR, Harris BT, Rees JR, Supattapone S. From the Cover: formation of native prions from minimal components in vitro. Proc Natl Acad Sci U S A 2007; 104(23): 9741–9746.

124. Williams ADSS, Wetzel R. Alanine scanning mutagenesis of Abeta(1-40) amyloid fibril stability. J Mol Biol 2006; 357: 1283–1294.

125. Williams ADPE, Kheterpal I, Guo JT, Cook KD, Xu Y, Wetzel R. Mapping abeta amyloid fibril secondary structure using scanning proline mutagenesis. J Mol Biol 2004; 335: 833–842.

126. LeVine H, Scholten JD. Screening for pharmacologic inhibitors of amyloid fibril formation. Methods Enzymol 1999; 309: 467–476.

127. Poduslo JF, Curran GL, Kumar A, Frangione B, Soto C. Beta-sheet breaker peptide inhibitor of Alzheimer's amyloidogenesis with increased blood-brain barrier permeability and resistance to proteolytic degradation in plasma. J Neurobiol 1999; 39(3): 371–382.

128. Wood SJ, MacKenzie L, Maleeff B, Hurle MR, Wetzel R. Selective inhibition of Abeta fibril formation. J Biol Chem 1996; 271(8): 4086–4092.

129. Lorenzo A, Yankner BA. Beta-amyloid neurotoxicity requires fibril formation and is inhibited by congo red. Proc Natl Acad Sci U S A 1994; 91(25): 12243–12247.

130. Kisilevsky R, Lemieux LJ, Fraser PE, Kong XQ, Hultin PG, Szarek WA. Arresting amyloidosis in-vivo using small molecule anionic sulfonates or sulfates - implications for alzheimers disease. Nat Med 1995; 1(2): 143–148.

131. Tomiyama T, Asano S, Suwa Y, Morita T, Kataoka K, Mori H, Endo N. Rifampicin prevents the aggregation and neurotoxicity of amyloid beta protein in vitro. Biochem Biophys Res Commun 1994; 204(1): 76–83.

132. Pappolla M, Bozner P, Soto C, Shao HY, Robakis NK, Zagorski M, Frangione B, Ghiso J. Inhibition of Alzheimer beta-fibrillogenesis by melatonin. J Biol Chem 1998; 273(13): 7185–8188.

133. Salomon AR, Marcinowski KJ, Friedland RP, Zagorski MG. Nicotine inhibits amyloid formation by the beta-peptide. Biochemistry 1996; 35(42): 13568–13578.

134. Merlini G, Ascari E, Amboldi N, Bellotti V, Arbustini E, Perfetti V, Ferrari M, Zorzoli I, Marinone MG, Garini P, Diegoli M, Trizio D, Ballinari D. Interaction of the anthracycline 4'-iodo-4'-deoxydoxorubicin with amyloid fibrils: inhibition of amyloidogenesis. Proc Natl Acad Sci U S A 1995; 92(7): 2959–2963.

135. Hosoda T, Nakajima H, Honjo H. Estrogen protects neuronal cells from amyloid beta-induced apoptotic cell death. Neuroreport 2001; 12(9): 1965–1970.

136. De Felice FG, Houzel JC, Garcia-Abreu J, Louzada PRJ, Afonso RC, Meirelles MN, Lent R, Neto VM, Ferreira ST. Inhibition of Alzheimer's disease beta-amyloid aggregation, neurotoxicity, and in vivo deposition by nitrophenols: implications for Alzheimer's therapy. FASEB J 2001; 15(7): 1297–1299.

137. Forloni G, Colombo L, Girola L, Tagliavini F, Salmona M. Anti-amyloidogenic activity of tetracyclines: studies in vitro. FEBS Lett 2001; 487(3): 404–407.

138. Gervais F, Chalifour R, Garceau D, Kong X, Laurin J, Mclaughlin R, Morissette C, Paquette J. Glycosaminoglycan mimetics: a therapeutic approach to cerebral amyloid angiopathy. Amyloid 2001; 8(1): 28–35.

139. Allsop D, Gibson G, Martin IK, Moore S, Turnbull S, Twyman LJ. 3-p-Toluoyl-2-[4'-(3-diethylaminopropoxy)-phenyl]-benzofuran and 2-[4'-(3-diethylaminopropoxy)-phenyl]-benzofuran do not act as surfactants or micelles when inhibiting the aggregation of beta-amyloid peptide. Bioorg Med Chem Lett 2001; 11(2): 255–257.

140. Cohen T, Frydman-Marom A, Rechter M, Gazit E. Inhibition of amyloid fibril formation and cytotoxicity by hydroxyindole derivatives. Biochemistry 2006; 45(15): 4727–4735.

141. Maezawa I, Hong H-S, Wu H-C, Battina SK, Rana S, Iwamoto T, Radke GA, Pettersson E, Martin GM, Hua DH, Jin L-W. A novel tricyclic pyrone compound ameliorates cell death associated with intracellular amyloid-β oligomeric complexes. J Neurochem 2006; 98(1): 57–67.

142. Babaoglu K, Simeonov A, Irwin JJ, Nelson ME, Feng B, Thomas CJ, Cancian L, Costi MP, Maltby DA, Jadhav A, Inglese J, Austin CP, Shoichet BK. Comprehensive mechanistic analysis of hits from high-throughput and docking screens against beta-lactamase. J Med Chem 2008.

143. Giannetti AM, Koch BD, Browner MF. Surface plasmon resonance based assay for the detection and characterization of promiscuous inhibitors. J Med Chem 2008; 51(3): 574–580.

144. Feng BY, Toyama BH, Wille H, Colby DW, Collins SR, May BCH, Prusiner SB, Weissman J, Shoichet BK. Small-molecule aggregates inhibit amyloid polymerization. Nat Chem Biol 2008; 4(3): 197–199.

145. Rishton GM. Aggregator compounds confound amyloid fibrillization assay. Nat Chem Biol 2008; 4(3): 159–160.

146. Kim CWA, Berg JM. Thermodynamic beta-sheet propensities measured using a zinc-finger host peptide. Nature 1993; 362(6417): 267–270.

147. Wood SJ, Wetzel R, Martin JD, Hurle MR. Prolines and amyloidogenicity in fragments of the Alzheimer's peptide beta/A4. Biochemistry 1995; 34(3): 724–730.

148. Gibson TJ, Murphy RM. Inhibition of insulin fibrillogenesis with targeted peptides. Protein Sci 2006; 15(5): 1133–1141.

149. Kim JR, Gibson TJ, Murphy RM. Predicting solvent and aggregation effects of peptides using group contribution calculations. Biotechnol Prog 2006; 22(2): 605–608.

150. Kim JR, Gibson TJ, Murphy RM. Targeted control of kinetics of beta-amyloid self-association by surface tension-modifying peptides. J Biol Chem 2003; 278(42): 40730–40735.

151. Welch WJ. Role of quality control pathways in human diseases involving protein misfolding. Semin Cell Dev Biol 2004; 15(1): 31–38.

152. Bykov VJN, Selivanova G, Wiman KG. Small molecules that reactivate mutant p53. Eur J Cancer 2003; 39(13): 1828–1834.

153. Bykov VJN, Issaeva N, Zache N, Shilov A, Hultcrantz M, Bergman J, Selivanova G, Wiman KG. Reactivation of mutant p53 and induction of apoptosis in human tumor cells by maleimide analogs. J Biol Chem 2005; 280(34): 30384–30391.

154. Schein CH. The shape of the messenger: using protein structure information to design novel cytokine-based therapeutics. Curr Pharm Des 2002; 8(24): 2113–2129.

155. Ricci MS, Brems DN. Common structural stability properties of 4-helical bundle cytokines: possible physiological and pharmaceutical consequences. Curr Pharm Des 2004; 10(31): 3901–3911.

156. Bagby S, Tong KI, Ikura M. Optimization of protein solubility and stability for protein nuclear magnetic resonance. Nuclear magnetic resonance of biological macromolecules Pt B. Methods Enzymol 2001; 339: 20–41.

157. Bagby S, Tong KI, Liu DJ, Alattia JR, Ikura M. The button test: a small scale method using microdialysis cells for assessing protein solubility at concentrations suitable for NMR. J Biomol NMR 1997; 10(3): 279–282.

158. Chernov AA. Crystals built of biological macromolecules. Phys Rep 1997; 288(1–6): 61–75.

159. Blagova EV, Kuranova IP. Crystallization and preparation of protein crystals for X-ray diffraction analysis. Crystallogr Rep 1999; 44(3): 513–531.

160. Lorber B. Perspectives for pure and applied protein crystallogenesis studies. Cryst Growth Des 2005; 5(1): 17–19.

161. Jeruzalmi D, Steitz TA. Use of organic cosmotropic solutes to crystallize flexible proteins: Application to T7 RNA polymerase and its complex with the inhibitor T7 lysozyme. J Mol Biol 1997; 274(5): 748–756.

162. McPherson A, Cudney B. Searching for silver bullets: an alternative strategy for crystallizing macromolecules. J Struct Biol 2006; 156(3): 387–406.

163. Privalov PL. Stability of proteins, small globular proteins. Adv Protein Chem 1979; 33: 167–241.

164. Wagner G. Characterization of the distribution of internal motion in the basic pancreatic trypsin inhibitor using a large number of internal NMR probes. Q Rev Biophys 1983; 16: 1–57.

165. Parker MJ, Clarke AR. Amide backbone and water-related H/D isotope effects on the dynamics of a protein folding reaction. Biochemistry 1997; 36(19): 5786–5794.

166. Jaenicke R. Stability and self organization of proteins. Naturwissenschaften 1988; 75: 604–610.

167. Mann DF, Shah K, Stein D, Snead GA. Protein hydrophobicity and stability support the thermodynamic theory of protein degradation. Biochim Biophys Acta 1984; 788: 17–22.

168. Cleland JL, Jones AJ. Stable formulations of recombinant human growth hormone and interferon-gamma for microencapsulation in biodegradable microspheres. Pharm Res 1996; 13(10): 1464–1475.

169. McCloskey M, Poo MM. Protein diffusion in cell membranes: some biological implications. Int Rev Cytol 1984; 87: 19–81.

170. Rose GD, Geselowitz AR, Lesser GJ, Lee RH, Zehfus MH. Hydrophobicity of amino acid residues in globular proteins. Science 1985; 229: 834–838.

171. Wright PE, Dyson HJ, Lerner RA. Conformation of peptide fragments of proteins in aqueous solution:implications for initiation of protein folding. Biochemistry 1988; 27: 7167–7175.

172. Zou Q, Bennion BJ, Daggett V, Murphy KP. The molecular mechanism of stabilization of proteins by TMAO and its ability to counteract the effects of urea. J Am Chem Soc 2002; 124(7): 1192–1202.

173. Auton M, Bolen DW. Predicting the energetics of osmolyte-induced protein folding/unfolding. Proc Natl Acad Sci U S A 2005; 102(42): 15065–15068.

174. Kaarsholm NC, Havelund S, Hougaard P. Ionization behavior of native and mutant insulins: pk perturbation of B13-Glu in aggregated species. Arch Biochem Biophys 1990; 263: 496–502.

175. Boix E, Nogués MV, Schein CH, Benner SA, Cuchillo CM. Reverse transphosphorylation by ribonuclease A needs an intact p2 binding site. Point mutations at Lys-7 and Arg-10 alter the catalytic properties of the enzyme. J Biol Chem 1994; 269: 2529–2534.

176. Schein CH, Haugg M. The role of the C-terminus of human interferon-γ in RNA binding and activation of the cleavage of ds-RNA by bovine seminal ribonuclease. Biochem J 1995; 307: 123–127.

177. Schein CH. An enzymatic, cell free assay for selecting physiological inhibitors of interferon-γ in vitro. In Vitro Toxicol 1997; 10: 275–285.

178. Goto Y, Fink AL. Coformational states of β-lactamase: molten globule states at acidic and alkaline pH with high

salt. Biochemistry 1989; 28: 945–952.

179. Mitchell RD, Simmerman HKB, Jones LR. Ca2+ binding effects on protein conformation and protein interactions of canine cardiac calsequestrin. J Biol Chem 1988; 263: 1376–1381.

180. Ries-Kautt MM, Ducruix AF. Relative effectiveness of various ions on the solubility and crystal growth of lysozyme. J Biol Chem 1989; 264: 745–748.

181. Kinsella JE. Milk proteins: physicochemical and functional properties. CRC Crit Rev Food Sci Nutr 1984; 21: 197–262.

182. Farrell HM, Kumosinski TF, Pulaski P, Thompson MP. Calcium-induced associations of the caseins: a thermodynamic linkage approach to precipitation and resolubilization. Arch Biochem Biophys 1988; 265: 146–158.

183. Shulgin IL, Ruckenstein E. Solubility and local structure around a dilute solute molecule in an aqueous solvent: From gases to biomolecules. Fluid Phase Equilibr 2007; 260(1): 126–134.

184. Pierce V, Kang M, Aburi M, Weerasinghe S, Smith PE. Recent applications of Kirkwood-Buff theory to biological systems. Cell Biochem Biophys 2008; 50(1): 1–22.

185. Mazo RM. A fluctuation theory analysis of the salting-out effect. J Phys Chem B 2006; 110(47): 24077–24082.

186. Ball P. Water as an active constituent in cell biology. Chem Rev 2008; 108: 74–108.

187. Shulgin IL, Ruckenstein E. Local composition in the vicinity of a protein molecule in an aqueous mixed solvent. J Phys Chem B 2007; 111(15): 3990–3998.

188. Boistelle R, Astier JP, Marchis-Mouren G, Desseaux V, Haser R. Solubility phase transition kinetic ripening and growth rates of porcine pancreatic α-amylase isoenzymes. J Cryst Growth 1992; 123: 109–120.

189. Moon YU, Anderson CO, Blanch HW, Prausnitz JM. Osmotic pressures and second virial coefficients for aqueous saline solutions of lysozyme. Fluid Phase Equilibr 2000; 168(2): 229–239.

190. Judge R, Johns M, White E. Solubility of ovalbumin in ammonium sulfate solutions. J Chem Eng Data 1996; 41: 422–424.

191. Lee VE, Schulman JM, Stiefel EI, Lee CC. Reversible precipitation of bovine serum albumin by metal ions and synthesis, structure and reactivity of new tetrathiometallate chelating agents. J Inorg Biochem 2007; 101(11–12): 1707–1718.

192. Suck R, Weber B, Schaffer B, Diedrich E, Kamionka T, Fiebig H, Cromwell O. Purification strategy for recombinant Phl p 6 is applicable to the natural allergen and yields biochemically and immunologically comparable preparations. J Chromatogr B 2003; 787(2): 357–368.

193. Weissmann C, Schein CH, Biogen NV, assignee. Recovering products produced by host organisms. Eur patent Appl. 61250. 1982.

194. Guo M, Narsimhan G. A model for prediction of precipitation curves for globular proteins with nonionic polymers as the precipitating agent. Sep Sci Technol 1995; 31(13): 1777–1804.

195. Guo R, Guo M, Narsimhan G. Thermodynamics of precipitation of globular proteins by nonionic polymers. Ind Eng Chem Res 1996; 35: 3015–3026.

196. Schellman JA. Fifty years of solvent denaturation. Biophys Biophys 2002; 96(2–3): 91–101.

197. Randall K, Lever M, Peddie BA, Chambers ST. Natural and synthetic betaines counter the effects of high Nacl and urea concentrations. Biochim Biophys Acta 1996; 1291(3): 189–194.

198. Rajendrakumar CSV, Suryanarayana T, Reddy AR. Dna helix destabilization by proline and betaine-possible role in the salinity tolerance process. FEBS Lett 1997; 410(2–3): 201–205.

199. Spiess AN, Mueller N, Ivell R. Trehalose is a potent PCR enhancer: lowering of DNA melting temperature and thermal stabilization of Taq polymerase by the disaccharide trehalose. Clin Chem 2004; 50(7): 1256–1259.

200. Cui DX, Tian FR, Kong Y, Titushikin I, Gao HJ. Effects of single-walled carbon nanotubes on the polymerase chain reaction. Nanotechnology 2004; 15(1): 154–157.

201. Liu Y, Bolen DW. The peptide backbone plays a dominant role in protein stabilization by naturally occurring osmolytes. Biochemistry 1995; 34: 12884–12891.

202. Wang AJ, Bolen DW. Effect of proline on lactate dehydrogenase activity-testing the generality and scope of the compatibility paradigm. Biophys J 1996; 71(4): 2117–2122.

203. Luidens M, Figge J, Breese K, Vajda S. Predicted and trifluoroethanol-induced alpha-helicity of polypeptides. Biopolymers 1996; 39(3): 367–376.

204. Miskolzie M, Kotovych G. The NMR-derived conformation of neuropeptide AF, an orphan G-protein coupled receptor peptide. Biopolymers 2003; 69: 201–215.

205. Crescenzi O, Tomaselli S, Guerrini R, Salvadori S, D'Ursi AM, Temussi PA, Picone D. Solution structure of the Alzheimer amyloid beta-peptide (1-42) in an apolar microenvironment. Similarity with a virus fusion domain. Eur J Biochem 2002; 269: 5642–5648.

206. Coadou G, Evrard-Todeschi N, Gharbi-Benarous J, Benarous R, Girault J. HIV-1 encoded virus protein U (Vpu) solution structure of the 41-62 hydrophilic region containing the phosphorylated sites Ser52 and Ser56. Int J Biol Macromol 2002; 30: 23–40.

207. Daly N, Hoffmann R, Otvos LJ, Craik D. Role of phosphorylation in the conformation of tau peptides implicated in Alzheimer's disease. Biochemistry 2000; 39: 9039–9046.

208. Chia B, Carver J, Mulhern T, Bowie J. Maculatin 1.1, an anti-microbial peptide from the Australian tree frog, Litoria genimaculata solution structure and biological activity. Eur J Biochem 2000; 267: 1894–1908.

209. Saviano G, Crescenzi O, Picone D, Temussi P, Tancredi T. Solution structure of human beta-endorphin in helicogenic solvents: an NMR study. J Pept Sci 1999; 5: 410–422.

210. Steinert P, Candi E, Tarcsa E, Marekov L, Sette M, Paci M, Ciani B, Guerrieri P, Melino G. Transglutaminase crosslinking and structural studies of the human small proline rich 3 protein. Cell Death Differ 1999; 6: 916–930.

211. Brinkworth C, Carver JA, Wegener KL, Doyle J, Llewellyn LE, Bowie JH. The solution structure of frenatin 3, a neuronal nitric oxide synthase inhibitor from the giant tree frog, Litoria infrafrenata. Biopolymers 2003; 70(3): 424–434.

212. Jaravine VA, Rathgeb-Szabo K, Alexandrescu AT. Microscopic stability of cold shock protein A examined by NMR native state hydrogen exchange as a function of urea and trimethylamine N-oxide. Protein Sci 2000; 9: 290–301.

213. Foord R, Leatherbarrow RJ. Effect of osmolytes on the exchange rates of backbone amide protons in proteins. Biochemistry 1998; 37: 2969–2978.

214. Tulla-Puche JGI, Woodward C, Barany G. Native-like conformations are sampled by partially folded and disordered variants of bovine pancreatic trypsin inhibitor. Biochemistry 2004; 43: 1591–1598.

215. Schein C, Oezguen N, Volk DE, Garimella R, Paul A, Braun W. NMR structure of the viral peptide linked to the genome (VPg) of poliovirus. Peptides 2006 July; 27(7): 1676–84.

216. Henkels C, Kurz JC, Fierke CA, Oas TG. Linked folding and anion binding of the Bacillus subtilis ribonuclease P protein. Biochemistry 2001; 40: 2777–2789.

217. Gursky O. Probing the conformation of a human apolipoprotein C-1 by amino acid substitutions and trimethylamine-N-oxide. Protein Sci 1999; 8: 2055–2064.

218. Demmel F, Doster W, Petry W, Schulte A. Eur Biophys J 1997; 26: 327–335.

219. Kleinert T, Doster W, Leyser H, Petry W, Schwarz V, Settles M. Solvent composition and vicosity effects on the kinetics of CO binding to horse myoglobin. Biochemistry 1998; 37: 717–733.

220. Daggett V, Levitt M. A model of the molten globule state from molecular dynamics simulations. Proc Natl Acad Sci U S A 1992; 89: 5142–5146.

221. Hao M, Pincus M, Rackovsky S, Scheraga H. Unfolding and refolding of the native structure of bovine pancreatic trypsin inhibitor studied by computer simulations. Biochemistry 1993; 32: 9614–9631.

222. Hunenberger P, Mark A, van Gunsteren W. Computational approaches to study protein unfolding: hen egg white lysozyme as a case study. Proteins Structure Funct Genet 1995; 21: 169–213.

223. Myers JK, Pace CN, Scholtz JM. Denaturant m values and heat capacity changes: relation to changes in accessible surface areas of protein unfolding. Protein Sci 1995; 4: 2138–2148.

224. Fraczkiewicz R, Braun W. Exact and efficient analytical calculation of the accessible surface areas and their gradients for macromolecules. J Comput Chem 1998; 19: 319.

225. Eisenberg D, McLachlan AD. Solvation energy in protein folding and binding. Nature 1986; 316: 199–203.

226. Ooi T, Oobatake M, Némethy G, Scheraga HA. Accessible surface areas as a measure of the thermodynamic parameters of hydration of peptides. Proc Natl Acad Sci U S A 1987; 84: 3084–3090.

227. Vila J, Williams RL, Vasquez M, Scheraga HA. Empirical solvation models can be used to differentiate native from near-native conformations of bovine pancreatic trypsin inhibitor. Proteins 1991; 10: 199–218.

228. Wesson L, Eisenberg D. Atomic solvation parameters applied to molecular dynamics of proteins in solution. Protein Sci 1992; 1: 227–235.

229. Makhatadze GI, Privalov PL. Contribution of hydration to protein-folding thermodynamics. J Mol Biol 1993; 232: 639–659.

230. Delarue M, Koehl P. Atomic environment energies in proteins defined from statistics of accessible and contact surface areas. J Mol Biol 1995; 249: 675–690.

231. Evans JS, Chan SI, Goddard WA III. Prediction of polyelectrolyte polypeptide structures using Monte Carlo conformational search methods with implicit solvation modeling. Protein Sci 1995; 4: 2019–2031.

232. Cummings MD, Hart TN, Read RJ. Atomic solvation parameters in the analysis of protein-protein docking results. Protein Sci 1995; 4: 2087–2099.

233. Wang AJ, Bolen DW. A naturally occurring protective system in urea-rich cells—mechanism of osmolyte protection of proteins against urea denaturation. Biochemistry 1997; 36(30): 9101–9108.

234. Fauchère JL, Pliska V. Hydrophobic parameters of amino acid side chains from the partitioning of N-acetyl-amino acid amides. Eur J Med Chem Chim Ther 1983; 18: 369–375.

235. von Freyberg B, Richmond TJ, Braun W. Surface area included in energy refinement of proteins: a comparative study on atomic solvation parameters. J Mol Biol 1993; 233: 275–292.

236. Mumenthaler C, Braun W. Folding of globular proteins by energy minimization and Monte Carlo simulations with hydrophobic surface area potentials. J Mol Model 1995; 1: 1–10.

237. von Freyberg B, Braun W. Efficient search for all low energy conformations of Met-enkephalin by Monte Carlo methods. J Comput Chem 1991; 12: 1065–1076.

238. Radzicka A, Wolfenden R. Comparing the polarities of the amino acids: side-chain distribution coefficients between the vapor phase, cyclohexane, 1-octanol, and neutral aqueous solution. Biochemistry 1988; 27: 1664–1670.

239. Barone G, Della GG, Del VP, Giancola C, Graziano G. Hydration enthalpy of model peptides: N-acetyl amino acid amides. Biophys Chem 1994; 51(2–3): 193–199.

240. Hedwig GR, Hoiland H. Thermodynamic properties of peptide solutions. Part 11. Partial molar isentropic pressure coefficients in aqueous solutions of some tripeptides that model protein side-chains. Biophys Chem 1994; 49(2): 175–181.

241. Myers JK, Pace CN, Scholtz JM. Denaturant m values and heat capacity changes: relation to changes in accessible surface areas of protein unfolding. Protein Sci 1995; 4: 2138–2148.

242. Karle I, Flippen-Anderson J, Uma K, Balaram P. Apolar peptide models for conformational heterogeneity, hydration, and packing of polypeptide helices: crystal structure of hepta- and octapeptides containing α-aminoisobutyric acid. Proteins Struct Funct Genet 1990; 7: 62–73.

243. Karle I, Flippen-Anderson J, Uma K, Balaram P. Unfolding of an a-Helix in peptide crystals by solvation: conformational fragility in a heptapeptide. Biopolymers 1993; 33: 827–837.

244. Rosell CM, Vaidya AM, Halling PJ. Prediction of denaturing tendency of organic solvents in mixtures with water by measurement of naphthalene solubility. Biochim Biophys Acta 1995; 1252(1): 158–164.

245. Thanki N, Thornton JM, Goodfellow JM. 1988. Distributions of water around amno acid residues in proteins. J Mol Biol 1988; 202: 637–657.

246. Gibbs PR, Radzicka A, Wolfenden R. The anomalous hydrophilic character of proline. J Am Chem Soc 1991; 113: 4714–4715.

247. Bird RB, Stewart WE, Lightfoot EN. Transport phenomenon. New York: John Wiley & Son; 1960.

248. Ferscht A. Enzyme structure and mechanism. New York: Freeman; 1985.

249. Bryngelson J, Onuchic J, Socci N, Wolynes P. Funnels, pathways, and the energy landscape of protein folding: a synthesis. Proteins Struct Funct Genet 1995; 21: 167–195.

250. Ansari A, Jones CM, Henry ER, Hofrichter J, Eaton WA. Conformational relaxation and ligand binding in Myoglobin. Biochemistry 1994; 33: 5128–5145.

251. Meadows R, Post CB, Luxon BA, Gorenstein DG. MORASS program. Galveston (TX): University of Texas Medical Branch; 1996.

252. Harding MM. The geometry of metal-ligand interactions relevant to proteins. Acta Crystallogr 1999; D55: 1432–1443.

253. Harding M. Small revisions to predicted distances around metal sites in proteins. Acta Crystallogr D 2006; 62(6): 678–682.

254. Schein CH. Solubility and secretability. Curr Opin Biotechnol 1993; 4: 456–461.

255. Das R, Qian B, Raman S, Vernon R, Thompson J, Bradley P, Khare S, Tyka MD, Bhat D, Chivian D, Kim DE, Sheffler WH, Malmström L, Wollacott AM, Wang C, Andre I, Baker D. Structure prediction for CASP7 targets using extensive all-atom refinement with Rosetta@home. Proteins Struct Funct Bioinform 2007; 69(S8): 118–128.

256. Kryshtafovych A, Fidelis K, Moult J. Progress from CASP6 to CASP7. Proteins Struct Funct Bioinform 2007; 69(S8): 194–207.

257. Arnold K, Bordoli L, Kopp J, Schwede T. The SWISS-MODEL workspace: a web-based environment for protein structure homology modelling. Bioinformatics 2006; 22: 195–201.

258. Ivanciuc O, Oezguen N, Mathura V, Schein CH, Xu Y, Braun W. Using property based sequence motifs and 3D modeling to determine structure and functional regions in CASP5 targets. Curr Med Chem 2004; 11(5): 583–593.

259. Simons K, Bonneau R, Ruczinski I, Baker D. Ab Initio protein structure prediction of CASPIII targets using ROSETTA. Proteins Struct Funct Genet 1999; 37 Suppl 3: 171–176.

260. Wunderlich Z, Acton TB, Liu JF, Kornhaber G, Everett J, Carter P, Lan N, Echols N, Gerstein M, Rost B, Montelione GT. The protein target list of the Northeast Structural Genomics Consortium. Proteins Struct Funct Bioinform 2004; 56(2): 181–187.

261. Bhattacharya A, Tejero R, Montelione GT. Evaluating protein structures determined by structural genomics consortia. Proteins Struct Funct Bioinform 2007; 66(4): 778–795.

262. Hughes RC, Ng JD. Can small laboratories do structural genomics? Cryst Growth Des 2007; 7(11): 2226–2238.

263. Negi S, Schein CH, Oezguen N, Power TD, Braun W. InterProSurf: a web server for predicting interacting sites on protein surfaces. Bioinformatics 2007; 23(24): 3397–3399.

264. Negi SS, Kolokoltsov AA, Schein CH, Davey RA, Braun W. Determining functionally important amino acid residues of the E1 protein of Venezuelan equine encephalitis virus. J Mol Model 2006; 12(6): 921–929.

265. Bennett M, Schlunegger M, Eisenberg D. 3D domain swapping: a mechanism for oligomer assembly. Protein Sci 1995; 4: 2455–2468.

266. Watts NR, Misra M, Wingfield PT, Stahl SJ, Cheng N, Trus BL, Steven AC, Williams RW. Three-dimensional structure of HIV-1 Rev protein filaments. J Struct Biol 1998; 121: 41–52.

267. Hansmann UHE, Okamoto Y. Comparative study of multicanonical and simulated annealing algorithms in the protein folding problem. Preprint SC-94-20, Konrad Zuse Zentrum Berlin (available via anonymous-ftp: ftpserv01zib-berlindeSC94-20cd/pub get README) 1994.

268. Huang E, Subbiah S, Tsai J, Levitt M. Using a hydrophobic contact potential to evaluate native and near-native folds generated by molecular dynamics simulations. J Mol Biol 1996; 257: 716–725.

269. Ivanciuc O, Oezguen N, Mathura VS, Schein CH, Xu Y, Braun W. Using property based sequence motifs and 3D modeling to determine structure and functional regions of proteins. Curr Med Chem 2004; 11(5): 583–593.

270. Peitsch MC. ProMod and Swiss-Model: internet-based tools for automated comparative protein modelling. Biochem Soc Trans 1996; 24: 274–279.

271. Rost B. Predicting one-dimensional protein structure by profile based neural networks. Methods Enzymol 1996; 266: 525–539.

272. Zhang Y. I-TASSER server for protein 3D-structure prediction. BMC Bioinformatics 2008; 9: 40.

273. Garimella R, Xu Y, Schein CH, Rajarathnam K, Nagle GT, Painter SD, Braun W. NMR solution structure of attractin, a water–borne protein pheromone from the mollusk Aplysia californica. Biochemistry 2003; 42(33): 9970–9979.

274. Barker SA, Caldwell KK, Hall A, Martinez AM, Pfeiffer JR, Oliver JM, Wilson BS. Wortmannin blocks lipid and protein kinase activities associated with PI 3-kinase and inhibits a subset of responses induced by Fc epsilon R1 cross-linking. Mol Biol Cell 1995; 6(9): 1145–1158.

275. Negi SS, Schein CH, Oezguen N, Power TD, Braun W. InterProSurf: a web server for predicting interacting sites on protein surfaces. Bioinformatics 2007; 23(24): 3397–3399.

276. Wiehe K, Pierce B, Mintseris J, Tong W, Anderson R, Chen R, Weng Z. ZDOCK and RDOCK performance in CAPRI rounds 3, 4, and 5. Proteins 2005; 60: 207–213.

277. West MW, Hecht MH. Binary patterning of polar and nonpolar amino acids in the sequences and structures of native proteins. Protein Sci 1995; 4: 2032–2039.

278. Roy S, Helmer K, Hecht MH. Detecting native-like properties in combinatorial libraries of de novo proteins. Fold Des 1997; 2: 89–92.

279. Dalal S, Balasubramanian S, Regan L. Protein alchemy: changing b-sheet into a-helix. Nat Struct Biol 1997; 4: 548.

280. Prusiner SB, Telling G, Cohen FE, Dearmond SJ. Prion diseases of humans and animals [Review]. Semin Virol 1996; 7(3): 159–173.

281. Safar J, Roller PP, Gajdusek DC, Gibbs CJ Jr. Thermal stability and conformational transitions of scrapie amyloid (prion) protein correlate with infectivity. Protein Sci 1993; 2(12): 2206–2216.

282. Dahiyat B, Sarisky C, Mayo S. De novo protein design: towards fully automated sequence selection. J Mol Biol 1997; 273: 789–796.

283. Pomerantz JL, Wolfe SA, Pabo CO. Structure-based design of a dimeric zinc finger protein. Biochemistry 1998; 37: 965–970.

284. Kim JS, Pabo CO. Getting a handhold on DNA: design of poly-zinc finger proteins with femtomolar dissociation constants. Proc Natl Acad Sci U S A 1998; 95: 2812–2817.

285. Xiao T, Gardner KH, Sprang SR. Cosolvent-induced transformation of a death domain tertiary structure. Proc Natl Acad Sci U S A 2002; 99(17): 11151–11156.

286. Chen D, Martin Z, Soto C & Schein C.H Computational selection of inhibitors of Abeta aggregation and neuronal toxicity. Biorg. Med. Chem. 2009; 17: 5189–5197.

287. Morris G.M, Goodsell D.S., Huey R & Olson A.J Distributed automated docking of flexible ligands to proteins: parallel applications of AutoDock 2.4. J. Comput. Aided Mol. Des. 1996; 10: 293–304.

288. Chen D.L, Menche G., Power T.D., Sower L., Peterson J.W. & Schein C.H. Accounting for ligand-metal ions in docking small molecules on adenylyl cyclase toxins. Proteins-Structure Function and Bioinformatics 2007; 67: 593–605.

第四部分

下游回收与蛋白质纯化装置设计

第19章 在下游工艺中的清洁和消毒

Gail Sofer
GE Healthcare，Piscataway，New Jersey
Craig Robinson
GE Healthcare，Westborough，Massachusetts
Jonathan Yourkin
GE Instruments，Boulder，Colorado
Tina Pitarresi and Darcy Birse
Fast Trak Biopharma Services，GE Healthcare，Piscataway，New Jersey

19.1 引言

典型的生物制药下游工艺包括层析及过滤单元操作。图19.1描绘了一个单克隆抗体（mAb）生产的典型下游工艺。下游工艺实现了生产高度纯化的生物治疗产品以用于临床前测试、临床及商业用途。设计和实施恰当的清洁方案是监管承诺的一部分，确保了产品的一致性和对生物治疗产品生产条件的控制。

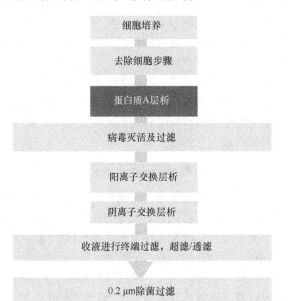

图19.1 典型的单克隆抗体工艺平台。（本图全彩图片可由 http://onlinelibrary.wiley.com/book/10.1002/978470054581 获得。）

在现代生物加工工艺某一规模生产方案下，一次性技术的使用增加了设备和单元操作的灵活性，从而减少了用于清洁及清洁验证方面的精力、时间和成本。工艺流程哪里最适合引入一次性技术取决于候选生物治疗产品所处的临床阶段和工艺开发阶段。工艺开发的改进、发展、成本、工艺过程总体积、时间、人员培训及现有设施的设计是实施一次性技术的关键驱动力。由于工程、成本或规模的限制，不是所有的生物工艺单元操作、设施及布局和设计都允许一次性技术的有效实施。在现代生物工业中，清洁及验证仍然是工业生物技术产品和工艺的关键关注点。

本章集中回顾了用于生产生物治疗产品及体外诊断试剂产品的层析介质，膜和设备的清洁与消毒。本章所描述的清洁及清洁验证原则广泛适用于生物技术产品的生产，包括生物治疗产品，如疫苗[核酸（DNA、RNA）、病毒、抗原和多糖]、单克隆抗体（mAb）、重组蛋白（rProtein）和多肽。

19.2 为下游生物工艺设计有效清洁方案

清洁的定义是物理去除表面存在的污垢、有机碎片和微粒；消毒的定义是去除或杀灭有生长能力的细菌细胞[1]。在下游工艺程序中常会将清洁和消毒应用结合。在方案设计阶段，试验条件的开发和验证研究中需要考虑的关键点包括适当的目标、测量法及用以量化预期研究的质量和稳健性的可接受的参数限度。在清洁方案设计中需要尽早明确的重要因子包括上游产物来源和原料流（feed stream），产品的目的用途（生物治疗、诊断、研究材料等），设备、材料及单元操作在工艺流程中的位置，产品开发所处阶段，以及对合适的清洁试剂的兼容性。应当使用确保工艺稳健性和重现性的试验和工艺数据来证实和支持控制生物负荷的能力。一个符合逻辑的分步骤的方法可以使方案设计时间最少化并提高方案效果（表19.1）。

表 19.1 分步法进行清洁方案开发所需回答的问题

你试图清除什么？
你试图清洁什么表面？
这个单元操作位于下游工艺流程的什么位置？
产品开发或临床开发处于什么阶段？
清洁效果如何测量？
该方案包含的细节达到什么程度？
你如何建立能被接受的限度？

19.2.1 你试图清除什么？

开发一个有效清洁方案的最基本的步骤是评估污染物情况（译者注：原文为 containment profile，译者认为应为 contaminant profile，指污染物），以鉴别什么是关键的需要通过工艺过程清除的，以及它影响产品完整性和患者体内安全性的风险。当处理一种新的生物来源或复杂的原材料时，一项艰巨的挑战是明确需要被去除的污染物和评估剩余污染物的风险状况。复杂的材料包括细胞培养生长培养基，血浆来源和添加剂（消泡剂、细胞生长环境、析出物等）。对于重组生物技术产品，最常见的源头材料是哺乳动物细胞[如中国仓鼠卵巢（CHO）细胞、NS0、PER.C6 和 HEK293 等]，微生物细胞[如大肠杆菌（*Escherichia coli*）和乳链球菌属（*Lactococcus*)]和酵母[枯草芽孢杆菌（*Bacillus subtilis*）及酿酒酵母（*Saccharomyces cerveisiae*）]。所有这些原料可能含有脂类或疏水蛋白质，可黏附在层析介质、膜和设备表面及工艺流程中所有被润湿的接触部位。生物类原料含有大量带有负电荷的杂质（如宿主细胞 DNA、脂类物质、细胞膜组分和内毒素）。工艺添加剂（如来自上游单元操作的稳定剂或无机化合物）的去除需要对整个工艺的生产率或效率做出妥协。对来自细胞生物反应器和发酵罐的杂质，需要评估其中内源逆转录病毒的污染或革兰氏阴性微生物系统造成的内毒素污染情况。

19.2.2 你试图清洁什么表面？

不论是为生物反应器、已装填的层析柱、空柱、膜、储罐还是过滤或层析单元模块设计清洁方案，都需仔细评估被清洁表面的化学性质。使用含有高浓度盐的高离子强度溶剂可以高度有效地清除残留的蛋白质和 DNA，但是不锈钢无法耐受长时间重复暴露于这类物理-化学条件下，有可能受损导致设备寿命降低。氢氧化钠（NaOH）是一种将清洁和消毒有效结合的试剂，被认为是这类应用的工业生物制药标准。应当注意的是，高浓度的 NaOH 可能破坏膜或层析介质，如那些具有不稳定蛋白配基或复杂偶联化学物质的介质。当寻找理想的清洁或消毒试剂时，尽管可能会找到一系列能够极好地实现单一目标的试剂，但是关键在于要从兼容性和寿命方面来理解试剂对于设备、膜或介质的影响。以过乙酸（PAA）为例来阐明在选择最适清洁剂的过程中产生的数

据的重要性。基于使用成本和效果，PAA 被用作消毒剂；进一步的挑战试验揭示，PAA 会导致过滤模块、层析柱和系统的"O"形圈及其他很多被润湿部件和组件的氧化。

被润湿的设备部件表面及介质的化学兼容性是很有价值的信息，在清洁方案开发前，该生物工艺的所有部件和产品的供应商提供该部分信息。按照确定的程序收集和试验研究得到的化学兼容性数据可以帮助加快特定生物工艺清洁方案的开发及建立适当的清洁消毒制度。

对于大多数生物工艺，不能做到完全理解或明确原料成分与其他材料之间所有的化学或物理相互作用。这类挑战属于未知的工艺挑战，例如疏水蛋白黏着在疏水介质和被润湿的设备表面。如果在一个清洁方案的最初步骤中使用盐浓度很高的溶液，疏水蛋白质污染物可能会沉淀从而产生必须被清除的更大的残留物。在为生物工艺开发清洁方案时，包括在明确清洗剂种类、接触时间、温度、冲洗步骤的次序、循环次数及材料和设备的预期寿命的过程中，这类非特异性相互作用及化学兼容性是必须被考虑的关键因素。

19.2.3 这个单元操作位于下游工艺流程的什么位置？

上游单元操作如生物反应器、储料罐和收获阶段处于生物工艺过程的初期，更易接触到最复杂的材料，因此通常需要更严格的清洁和消毒工艺。处理这项挑战最好在工艺开发阶段的早期进行，使得能够对培养基选择和典型设备配置做出明智的决定，从而实现向生产规模的成功转移。最后产品纯化阶段，即精制步骤，目的是清除微量杂质和为最终产品制剂配伍提供二次缓冲液交换。生物工艺后期阶段产品纯度水平很高，对污染物的关注集中在生物负荷风险和最后的无菌处理。清洁对工艺的后期阶段十分关键。

19.2.4 产品开发或临床开发处于什么阶段？

意识到被污染的设备、膜或介质不适合用于工艺开发（包括早期工艺设计）是很有价值的。被污染的部件可以造成杂质分布假象、较差的性能指标如动态结合载量（DBC）、流穿、流速、有害的反压和不必要或不典型的生物负荷风险。建立一个稳健的和规定清楚的清洁方案可以提高降低风险的能力，能够在节省时间和成本、降低工艺失败风险的情况下，更有效地将一个生物工艺转移至生产规模。

对于人用产品的生产，服从现行药品生产管理规范（cGMP）是监管要求，清洁和消毒是坚持该指导原则的关键条件。对于已上市产品，清洁和清洁验证制度是正式的监管要求。对在美国批准上市产品的法定要求可以在美国联邦法规（CFR）中找到，特别是 21 CFR

211.67 和 21 CFR 600.11。

19.2.5 清洁效果如何测量？

在为评判清洁方法选择最有效分析方法的研究中，数据驱动的分析有助于为清洁和消毒程序的稳健性和重现性提供可量化的指标。分析方法的选取、清洁程序的频率和例行测试应该在早期被开发和确定，并应被验证。从历史经验看，清洁方案的开发、例行的监测及清洁验证在下游工艺中存在一些问题，尤其是那些使用常规设备的多产品工厂的膜和介质。在传统工艺中，清洁策略建立于一个预期之上，该预期是指产品特异性分析可以用于检测遗留污染，且当与风险评估相结合时可以确定遗留污染（如果存在的话）如何影响终产品的安全性和有效性。生物制药领域的清洁专家则辩称产品特异性分析无法检测下游已经过严苛清洁或消毒过的膜或层析柱上的产品遗留污染；在综合回顾多种来源的检测数据后，确实像在 ELISA 检测中观察到的那样，存在交叉反应物质的风险[2,3]。为了提高测试严苛性和将正交分析方法引入清洁方案中，在 2005 年 5 月，美国食品药品监督管理局（US FDA）承认总有机碳（TOC）是评估清洁效果的可接受的方法。用于清洁研究的 TOC 方法已经证实检测到的被用来挑战清洁效果的残留污染物数据是有用的。TOC 在测量残留污染物方面的充分性已经在清洁验证检查指南上发布[4]。

FDA 注释道："TOC 或 TC 可以作为残留物例行监测和清洁验证的可接受的方法。为了使 TOC 功能上适宜，应该首先确定大量的污染物质是有机物，其所含碳元素能在 TOC 测试条件下被氧化。这是一项重要的工作，因为有些有机化合物无法使用 TOC 进行可靠的检测。"

进一步的用于确定清洁效果的正交分析方法包括高效液相色谱（HPLC）监测，十二烷基磺酸钠-聚丙烯酰胺凝胶电泳（SDS-PAGE）和总蛋白（质量平衡）。在进行空白工艺运行时检测紫外吸收情况对监测微量杂质有用，冲洗缓冲液可以用注射用水的标准数据、pH 和电导测量作基准。

19.2.6 该方案包含的细节达到什么程度？

方案被设计和实施以确保通过严格的清洁制度实现对既定工艺的控制。操作人员必须能够清楚地理解和执行清洁方案所有的指令以有效证实对于工艺的控制。加入清洁试剂和冲洗剂的时间顺序对于清洁和消毒的整体性能可能十分关键。工艺参数如流速、接触时间、温度和压力如果对于清洁效果十分重要则需要特别说明。必须清晰地明确清洁试剂的质量、制备、浓度和有效日期并在标准操作规程（SOP）中详细记录。试剂的温度和接触时间是清洁工艺中的关键要素且必须被限定在操作范围内，该操作范围在使用各自设备和设施设计的条件下，对于预期商业化规模的生产是适宜的。一个清洁方

案的执行频，以及清洁方案前和清洁方案后的保持时间都应当被明确和验证。为了充分证明对清洁工艺的控制，稳健性方案被要求包含能够检测各种规定限度污染物的分析方法，包括生物负荷，产品的遗留污染和残留的宿主细胞污染物。为了实现控制清洁工艺的清洁监督水平，方案中必须设计有清洁效果的在线测量以允许操作人员评估清洁程序是否符合规范。

19.2.7 你如何建立能被接受的限度？

由于清洁方案对生产率、设备磨损、成本、试剂效力和时间存在影响，为给定的清洁程序确定可接受的限度是一项具有挑战性的工作。对于任何给定的工艺，这需要一个最终平衡以实现充分清洁，设计的清洁稳健性和确保对工艺的总体控制。在选择恰当的污染物检测分析方法时，关键在于设计的程序处于基于风险检测限度的规格要求内。开发清洁方案造成的一个问题是，如果未检测到污染物或超出了给定分析方法或仪器的检测限，清洁工艺能否被证明是有效的？影响清洁程序规范限度的因素包括分析检测的灵敏度和与临床产品安全性研究相关数据的关联。作为生物制药工艺清洁验证的模型，多产品药物生产实践（multiproduct drug manufacturing practice）[5]为开发恰当的对生物制品生产有效的清洁策略提供了参考要点。在开发和验证一个清洁策略之前，一个基于风险的评估是确定必要的接受标准从而建立一个稳健性测试制度所必需的。基于国际协调会议（ICH）文件有关风险管理的 Q9 部分，产品和工艺质量的风险应该基于科学知识并与患者的安全相联系[6]。数据驱动的试验和临床观察，如患者群体、产品信息、剂量范围和用药频率应该作为清洁评估的考虑因素。当利用 TOC 方法设定遗留污染的规范限度时，测量的碳元素的总水平被指定为与最高风险因子相联系的基线水平。这个分析方法测量的是总蛋白含量和有机化合物包括缓冲液和杂质。

在建立一个有效的清洁策略过程中，试验数据是开发适合于各个单元操作的最有效和经济的清洁方法、试剂和方案所必需的。一个符合逻辑的、由实验设计（DoE）辅助的评估可能会促进清洁方案的开发和有助于在工艺开发早期识别有效清洁的重要因子。为了确保清洁方案的稳健性，应在检测限定范围内和最差污染物条件下对清洁效果进行确证。

19.3 层析介质

现在的商品化层析介质被设计为能够耐受广泛的相对严苛的清洁条件。在生物制药领域存在明显的不断提高清洁严苛程度和效果的趋势，最终提高对给定工艺的安全性控制并降低风险，这要通过层析介质革新者开发出的含有可在 NaOH 存在的碱性条件下进行原位清洁

（CIP）的蛋白配基的产品来实现。图 19.2 比较了两种商品化蛋白 A 亲和配基产品（GE Healthcare 公司的 MabSelect™ 和 MabSelect SuRe™）的清洁性能和碱耐受性。后一种产品的蛋白 A 亲和配基通过遗传工程将对碱敏感的氨基酸取代为高 pH 范围内耐碱氨基酸。这项研究的实验数据提供了在清洁性能和稳健性挑战中对介质动态结合载量（DBC）的评估，研究结果证实，耐碱介质在常规工艺条件下，即每个循环接触 0.1 mol/L NaOH 15 min，超过 120 个循环仍表现一致。

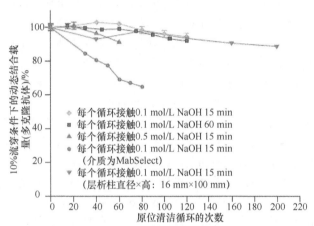

图 19.2 两种蛋白 A 亲和介质 MabSelect™ 和耐碱的 MabSelect SuRe 清洁性能的比较。耐碱的 MabSelect SuRe 能够在常规工艺条件下，即每循环接触 0.1 mol/L NaOH 15 min 循环超过 120 次仍能维持动态结合载量的稳定。（本图全彩图片可由 http://onlinelibrary.wiley.com/book/10.1002/978470054581 获得。）

对于共价或化学结合的配基层析介质，影响介质稳定性的因素包括糖骨架部分（基于琼脂糖）的化学交联、配基稳定性和配基结合稳定性。供应商会提供商品化产品的相关数据和产品特定的细节。此外，供应商应能够应客户要求（合同约定）提供一份保密的监管机构支持文件（RSF），该文件有可能会向监管机构递交。作为层析介质的最终用户，重要的是收集数据和供应商信息来支持向监管机构递交的产品文件。如果介质供应商在监管机构[如 FDA 或欧洲药品评估局（EMEA）]有一份药物管理档案文件（DMF）记录在案，那么递交的产品文件还可以获得额外的支持。向各自监管机构提交产品文件的公司需要提交关于清洗策略和验证的支持数据，通常情况下应与供应商推荐一致，公司应该不依赖供应商的文件对整个工艺控制负责，包括介质的清洁和性能。这些研究应该包括通过监测和检测方法证实工艺控制的试验数据，特别是对于蛋白 A 介质，关于配基脱落的数据对于介质的寿命和清洁程序非常重要。

如前所述，清洗和消毒试剂的化学性质会影响介质和设备的寿命。介质寿命的研究是一个按比例缩小的过程，被设计模拟整个单元操作以得出在满足确定的性能

指标（动态结合载量、流速、压力、再生等）条件下介质可用循环的次数和用于预测遵循了清洁制度的给定工艺的总循环次数的数据。随着工艺开发向着商业化生产前进，清洁工艺与一些工艺同时被验证以作为主验证计划（MVP）的一部分。当编制和实施清洁验证方案时，介质和缓冲液储存是寿命研究的一个关键部分。通常在装填介质的层析柱保存循环后进行清洗会观察到异常的清洁效果，紧密结合的污染物，如与阴离子交换介质结合的残余 DNA、变性蛋白、细胞碎片或脂类，被从层析柱上释放出来。在一个清洁循环后，在保存层析柱前应当对层析柱的流出物进行检测，以监测含碳或有紫外吸收的物质，来建立一个参考基线，这样在层析柱返回到生产周期时可以用同样的分析方法再进行检测。污染物周期外释放的前提为，清洁制度是接触时间的函数，而层析介质工作是一个动态过程，在不同条件如清洁和消毒条件下具有不同结合速度和效率。为了避免这些问题，当层析柱返回到生产活动中时应保证采用保存条件对层析柱充分冲洗，并在将层析柱按照生产设定连接在线前与清洁后的基线污染物水平作比较。一旦这些条件都确定后，应当将其作为清洁验证策略的一部分进行挑战、开发和验证。

在决定哪种清洁试剂对给定工艺最有效后，重要的就是评估所有设备被润湿、接触清洁试剂部件的兼容性。清洁方案的评估应当基于清洁的效果、工艺稳健性和对设备、产品的影响。依据上游单元操作的可变性理解生物工艺的阶段同样重要。如果上游生物反应器原料的变化改变了如生长培养基、生长时间、化学添加剂等，对于污染物分布和水平会有重大的影响从而导致清洁效果大打折扣。与生物工艺过程中的任何元素一样，监测清洁、消毒、保存试剂自身的清除同样十分重要。考虑到充足的清洁和冲洗，应当选择限定柱体积、接触时间和体积/线性流速的测试标准。如果可行，使用经过验证的在线分析方法可能能够提供基于试验建立的验收标准的有价值的清洁工艺。

当执行清洁验证方案时，关于清洁效力的研究需要有相对足够灵敏度的分析方法来监测和检测污染物分布的变化和污染物的水平。为了支持这项用途，TOC 已经进化成为生物制药工业帮助鉴定清洁效果的强大的工具。这个工具对许多生物工艺有用处，并对确定 TOC 是否是一个恰当的分析工具有用处，该判定是基于对不含碳元素材料的评估和对含有大量碳元素的材料如缓冲液和层析介质的评估。在某些情况下，使用 TOC 进行装填层析柱的清洁评估可能并不恰当。理想地，污染的分布和水平应当通过正交非特异性检测方法挑战，如 SDS-PAGE、HPLC、pH、电导和紫外分析。也可能有使用总蛋白（质量平衡）内毒素检测分析方法的地方。在生物工艺过程中，反压的增高表明物质堵塞了层析介质或膜，通常预示生物负荷污染，导致在再生和再平衡

步骤中稳定性的衰减。高度推荐开发和实施一个正交分析方法来挑战你的工艺和产生特异及非特异数据的清洁策略的严苛性。

19.3.1　残余 DNA

由于具有带大量负电荷的核酸骨架，来源于宿主细胞（细胞培养）的残余 DNA 的去除是一个重要问题。这些高度带电荷的生物分子具有很强的负电势，并且如果处于未折叠状态，那么这些生物分子与正在被纯化的生物治疗产品相比变得相当大。强负电性和大分子质量的结合导致它们与层析介质、膜，甚至目标生物治疗产品如单抗的非特异性结合。作为残余 DNA 去除挑战试验的指导，早期试验工作产生了清洁试剂评估目标的数据。研究使用了放射性标记的小牛胸腺 DNA 并在 DEAE Sepharose™ Fast Flow 介质上进行，以检测氯化钠（NaCl）和氢氧化钠（NaOH）对目标 DNA 去除的清洁效果。研究证明 NaOH 与单用 NaCl 相比是一种更有效的清洁试剂，试验强调了在不同条件下筛选多种清洁试剂的重要性。筛选多种清洁试剂以监测从一种季胺类阴离子交换介质（Q Sepharose™ Fast Flow）上去除核酸的效果的挑战试验使用了不同的对照样品[7]；数据汇总见表 19.2 和表 19.3。残余 DNA 的质量平衡分析被用来监测清洁的效果。NaOH 再一次显示其为一种有效的清洁试剂。脱氧核糖核酸酶（DNase）被用来检测残存在层析柱上的残余 DNA 以达到完全质量平衡，如表 19.3 所示。

表 19.2　从 Q Sepharose™ Fast Flow 上清除小牛胸腺 DNA 的质量平衡

被测试组分	DNA/μg	占总 DNA 百分比
初始材料	699.75	100.00
缓冲液 A 冲洗	0.79	0.11
100% B 洗脱液	253.80	36.27
酸洗	0.64	0.09
1 mol/L NaOH/ 1mol/L NaCl 洗	449.60	64.25
水洗	3.92	0.56
从层析柱上洗脱的总 DNA	708.75	101.20

表 19.3　从单克隆抗体中清除的总 DNA 的质量平衡

被测试组分	DNA/μg	占总 DNA 百分比
单抗中的总 DNA	481.50	100.00
流穿	0.31	0.06
冲洗	0.12	0.02
峰 1	10.00	2.08
峰 2	270.68	56.21

被测试组分	DNA/μg	占总 DNA 百分比
100% B 液冲洗	6.08	1.26
酸洗	4.00	0.83
1 mol/L NaOH/1 mol/L NaCl	64.00	13.29
2 mol/L NaOH	3.21	0.67
3 mol/L NaCl	0.65	0.13
水洗	0.29	0.06
部分合计	359.34	74.61
脱氧核糖核酸酶 1 处理	125.00	25.96
洗脱的总 DNA	485.90	100.60

19.3.2　内毒素

层析柱和膜的清洁和消毒方案必须证明在多个循环后仍有足够的清洁效果和稳健性，从而能够生产出一致的、符合所有严格质量属性和规范的中间产品。为了实现这样的工艺控制目标，产品的特性、杂质的情况和它们各自的水平是评估纯度和挑战清洁方案严苛性的关键。以一个大肠杆菌匀浆中的捕获步骤为例来阐明在一个生物工艺过程中微生物来源内毒素的去除。所用层析介质为一种强阴离子交换介质（Capto™ Q），在每个纯化循环后用 1.0 mol/L 的 NaOH 溶液清洗 4 h。79 个循环后评估层析柱装填的一致性（每米塔板数）、动态结合载量（10%穿透）、特异杂质（内毒素）的遗留污染、反压、离子容量和介质的视觉外观（表 19.4 和图 19.3）。定性方面，该研究的结果表明在重复使用后未观察到介质变色情况。定量方面，离子容量在 79 个循环后从新介质的 0.19 mmol Cl⁻/mL 下降到 0.17 mmol Cl⁻/mL，动态结合载量在 39 个循环后下降了 2.6%，在 79 个循环后，即接触 1.0 mol/L NaOH 的总清洁时间达到 316 h 后，动态结合载量下降了 10%。

表 19.4　多个循环后的性能衡量和遗留污染测量

循环的编号	10%穿透条件下动态结合载量/（mg/mL Capto™ Q）	空白运行的内毒素/（EU/mL）[a]	层析柱柱效（每米塔板数）
0	116	21	2986
1	120	9.6	3134
11	116	90	3146
20	115	36	3186
29	116	20	3155
39	113	6.5	3139
50	108	72	3126
59	109	20	3328
69	105	307[b]	3180
79	104	11	2986

a 澄清大肠杆菌匀浆约为 2.5×10^6 EU/mL。

b 考虑是由于污染。

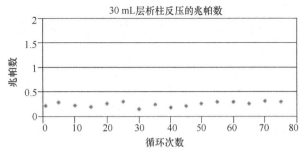

图 19.3　清洁和消毒方案对 Capto™ Q 层析柱性能的影响。每个纯化循环后使用 1.0 mol/L NaOH 清洁 Capto™ Q 介质。在 79 个循环研究中，对层析柱的反压没有影响。（总清洗时间：316 h，1.0 mol/L NaOH。）（本图全彩图片可由 http://onlinelibrary. wiley.com/book/10.1002/978470054581 获得。）

19.3.3　病毒灭活和清除

监管机构针对保留在层析柱和膜上的病毒提供了指导方针，并在关于病毒安全的 ICH 指导原则上予以阐述，"系统被再次使用前，应该确保任何潜在的留存在生产系统中的病毒均被充分破坏或去除。例如，可以通过证实清洁和再生程序确实可以灭活或去除病毒来提供这类证据"[8]。为了进行病毒灭活和清除挑战，需要采用评估感染力（噬菌斑分析）和清除[定量聚合酶链反应（Q-PCR）]效果的正交方法来评价一个生物工艺的清洁程序中病毒灭活和清除步骤的有效性、稳健性和重现性。感染力分析提供的是存活的有感染力的病毒颗粒的数据，Q-PCR 分析方法提供的是病毒被去除的数据，包括活的和已灭活的病毒。在传统生物工艺中，对装填好的层析介质或内置安装的膜进行病毒灭活和清除分析是一个艰难的挑战，这是因为如果所有的病毒颗粒都被灭活或清除，就没有可行的方法进行测量；特别是对于层析介质和内置安装的膜进行直接分析并不实际，因此必须设计工艺模型来进行由相关统计分析驱动的清洁方案挑战试验以确保实现必需的工艺控制。正交解决方法被应用于证实病毒的灭活，而病毒清除是通过在清洁和消毒程序后对层析柱流出物进行感染力和 Q-PCR 分析来证实的。

病毒挑战研究，包括病毒灭活和清除，涉及在工艺中加入标准病毒来证实清洁效果。向生产设施中引入病毒可能会造成产品的污染和威胁操作人员的安全。为了开发和进行清洁方法的挑战试验，病毒添加试验需要在特殊的实验室内使用按比例缩小的模型进行。

19.3.4　按比例缩小和生产规模条件下对清洁程序的评估

清洁程序的设计通常使用按比例缩小的工艺模型，而在生产规模下进行验证。规模按比例缩小的模型允许在广泛的试剂、工艺参数和不同污染物的条件下灵活地进行清洁程序的开发和挑战试验。清洁程序的筛选要考虑到稳健性方案的评估，确保控制被设计进工艺内。

作为对生产规模清洁制度的补充，在产品的商业化生产过程中需要进行监测以保证尽职生产和实现数据驱动的工艺过程控制。

为了证实对生物工艺的理解和控制，需要在生产规模下进行空白运行以在无产品条件下挑战工艺参数。实施空白运行的目的在于模拟生产参数和预演关键工艺步骤的影响，挑战程序，解决瓶颈问题和执行取样策略。在层析柱和膜上检测到的残存的杂质可以被量化并设为参照水平。

当装填好一个生产规模的合格的层析柱时，应当对层析柱的维护和循环频率进行评估，确保性能的一致和操作成本最优。设计和实施稳健的清洁和消毒方案连同常规监测能够延长层析柱和介质寿命进而降低生产成本。在某些情况下，依据生产规模、开发阶段和工艺经济性，一次性的层析介质或膜可能更为合适，在此情况下工艺运行完成后介质或膜即被丢弃，因而不需清洁程序。装填好的层析柱或内置膜的清洁方案利用了称为原位清洁（CIP）的工艺，在此过程中清洁程序在完整的单元操作内执行（图 19.4）。

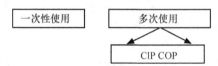

图 19.4　清洁策略：一次性策略与多次使用策略对比。多次使用策略包括原位清洁（CIP）技术和异位清洁（COP）技术。

19.4　交叉流过滤

在现代生物工艺过程中，随着相关开发和生产数据的获得，服务于下游工艺纯化流程多个方面的一次性设备正逐步变得越来越普遍。用于生产规模的常见的一次性生物工艺产品是交叉流过滤（CFF）设备。一次性 CFF 设备的使用被证实在单元操作中可以采用单次使用策略和清洁使用策略，在重复使用策略中，应当对该设备在一个明确时间段内或是特定工艺批次数量内进行验证。采用一次性 CFF 技术的决定应当基于成本模型和风险评估。一次性 CFF 设备与传统的正常流过滤（NFF）（译者注：原文为 nominal-flow filtration，译者认为应为 normal-flow filtration）（也被描述为死端过滤）区别在于：NFF 设备是典型的单次使用，用完即丢弃的产品，而 CFF 膜被证实在每批次产品之间对其进行化学清洁后，性能在一定的循环次数内仍能保持一致。应当注意的是，与单元操作的性质无关，无论是采用一次性技术还是采用需要确定清洁程序的产品，证明对工艺控制的原则是相同的，特别要提到单元操作需要在商业生产规模条件下进行验证。

生物制药领域的当今趋势已经向化学试剂的联合使用发展。清洁、消毒和保存试剂普遍用于多个单元操作中，对不同参数和条件，如试剂浓度、温度、流速和接触时间的筛选开发应该基于各个步骤所需达到的效果进行评估。CFF 膜的清洁和消毒应该被开发为能够有效消灭任何可能导致批次间污染的生物负荷，并能够通过去除附着在膜表面或存在于设备中的污染物恢复膜的性能。

CFF 膜设备可被分为两种设计类型：开放流道设计和筛网隔板模式。开放流道过滤设备可以是圆形的（中空纤维设计）或矩形的（板框设计）。筛网隔板构造可以将两层膜分开以加强在膜表面的流量分配，从而导致回流的减少和透过量的增加。两种 CFF 模式的过滤筛网加强了产品的分离性能，使得在保持回流的情况下高透过量的应用成为可能；筛网也能够捕获悬浮的微生物；通常开放流道的 CFF 设计对于去除微生物和恢复膜性能特征的清洁机制更为适应。

CFF 膜设备也可以被分为两种应用范畴，微滤（MF）和超滤（UF）。MF 膜经常被用于原料的澄清工艺，通过开放流道设计去除细胞或/和细胞碎片。UF 膜通常被用于透析和浓缩步骤。MF 和 UF 膜的维护和清洁机制的原则是相似的。当开发一个有效清洁策略时，应当考虑其目的用途和污染物的性质。由于对称的结构和设计，UF 膜与 MF 膜相比通常更易被清洁。

CFF 膜设备的基本清洁策略是通过化学作用将能够导致污染或降低过滤性能的微生物分解。最常见的用于膜的化学清洁反应遵循一级反应动力学，即温度每升高 10℃，反应速度增加一倍。在开发化学清洁机制时，温度在反应动力学方面扮演着重要角色，在室温条件下化学反应的清洁效果不如同样反应在 50℃ 条件下的清洁效果。接触时间是清洁工艺的一个关键参数，清洁试剂与膜的接触时间直接影响清洁效果。与其他参数相比，回流速度和压力对清洁效果只有很小影响，甚至没有影响。

不管 CFF 膜的设计和用途是什么，推荐在工艺单元操作步骤完成后立即执行清洁程序。迅速降低系统中微生物量和污染物水平的努力直接影响清洁效果。作为清洁工艺操作步骤，最初冲洗 CFF 膜的物质应当直接作为废液被排放以避免系统的循环污染。

膜滤器反洗的操作实践常见于工业领域（不仅存在于生物制药领域）。通常，中空纤维滤器设计可以耐受反洗程序而不会有明显的膜完整性受破坏的风险，然而卷式和一些平板与框架设计的过滤设备对于反压变化只有很低的耐受水平，从而导致完整性的显著受损。在某些观察到高水平颗粒状微生物量的工艺过程中，一个短时间的反洗循环将提高清洁工艺的效果。为了开发最有效和稳健的清洁方案，充分开发针对不同产品和用途的方法是确保清洁严苛性和证明工艺控制的关键步骤。

19.4.1 CFF 膜设备化学方式清洁

有效地对 CFF 膜设备的化学方式清洁需要对要被去除的污染物、膜的材料、设计和设备的构造有深刻理解。推荐参考过滤设备供应商提供的用户手册或验证指导来评估针对要被处理的特定原料的建议。供应商的文件通常会提供关于温度、pH 和压力等操作参数及化学兼容性的试验数据。

与层析介质相似，CFF 膜在生物工艺中的应用范围会使其接触到常见的污染物，如宿主细胞蛋白、DNA、RNA、脂类、细胞碎片、病毒、合成消泡剂和化学添加物。通常情况下，CFF 单元操作的化学清洁具有前文所描述的层析清洁要求的特征，例如，通常在多个单元操作中用于运行、清洁、消毒和保存的试剂；监测和检测污染物分布和水平变化的分析方法；从对 CFF 膜和设备的影响方面来说是实用的清洁程序；采用基于风险的方法来开发、实施和验证清洁方案。

为给定清洁方法筛选候选清洁、消毒和储存试剂的名单可被分类为碱性试剂、氧化剂、酸性试剂、酶、表面活性剂和溶剂（如低分子质量的醇类）。

19.4.1.1 碱性试剂

最常用的清洁 CFF 膜的试剂是氢氧化钠（NaOH），其次是氢氧化钾（KOH）。碱性试剂已经被证明是一种高度有效的消毒试剂。NaOH 能够作为清洁试剂是考虑到其在生产规模使用的廉价（与其他清洁试剂相比）及能够被有效地冲洗、分析和中和。像前文提到的，接触时间和温度是保证清洁效果的重要因素。碱性溶液能够分解残留污染物，可预见这能恢复 CFF 膜的性能。在清洁方案开发中需要考虑的影响清洁效果和膜性能的因素还有在细胞培养过程中添加到生物反应器中的脂类和消泡剂。带有脂类和硅基消泡剂的原料即使在高 pH 范围内清洁仍存在问题。

由聚醚砜（PES）和聚砜类（PS）制成的合成膜通常使用 0.5 mol/L NaOH 或 0.5 mol/L KOH 在 25～50℃ 的温度条件下进行清洁。通常基于纤维素材质的膜对于强碱清洗剂和清洗条件的耐受性有限，通常在室温条件下使用 0.1 mol/L NaOH 清洗膜 1～2 h 可以恢复其性能。

19.4.1.2 氧化剂

当使用 NaOH 作为清洁试剂从通量来说未能恢复 CFF 膜的性能时，通常接下来考虑的试剂是次氯酸钠（NaClO），次氯酸钠已被证实能够清除 DNA 和脂类。当使用次氯酸钠作为清洁计划的一部分时，需要考虑的问题包括评估过滤设备（包括不锈钢硬件）对试剂的兼容性，冲洗之后的检测和随时间的消散情况。为了使严苛的化学清洁条件对不锈钢造成的腐蚀损坏最小化，清洁试剂应当被缓冲于 pH 9～10。对于以去除热源为关键的一些用途,已经证明使用次氯酸钠比单独使用碱性 pH 条件更有效。实现有效清洁的典型次氯酸钠浓度应在 100~300 ppm 活性氯的范围内,在 1~2 h 的清洁期间应监测其浓度并通过多次添加以维持该浓度。

19.4.1.3 酸性试剂

磷酸(H_3PO_4)作为清洁试剂是一个替代选择,并在食品工业尤其是乳制品加工中显示出对 UF 膜的有效清洁。H_3PO_4 对于一个给定的工艺有可能是一个合适的清洁试剂。磷酸清洁工艺的工作 pH 为 3~4,工作温度为 50℃,清洁时间为 1~2 h。

19.4.1.4 酶

商业生产生物工艺通常要避免使用包含酶的清洁方案。尽管酶能够高效分解微生物和污染物,但存在通过冲洗无法清除酶的合理风险,以及伴随配方酶补充剂引入微量污染物的风险。尽管如此,在动物疫苗产品中仍有使用 2% Terg-A-Zyme® 的先例,且其已被证明是一些清洁方案的重要成分。酶清洁的温度应当维持在 50℃,接触时间为 1~2 h。在酶清洁程序后推荐进行大量的冲洗和酶的灭活。

19.4.1.5 表面活性剂

含有 0.1% 吐温 80 的清洁试剂在温度 50℃条件下可能能够有效清除一些种类的脂类污染物。这类去垢剂的表面活性化学性质可能促使表面活性剂与膜或系统内其他材质(被润湿的部分)的表面结合。结果是可能需要延长冲洗时间。与酶清洁一样,一个灵敏的分析方法对于支持完全冲洗验证十分关键。

19.4.1.6 乙醇

异丙醇或乙醇的稀释溶液通过显著降低溶液的表面张力对于脂类污染物进行清洁,其效果可能与表面活性剂相似。在开发含有乙醇的清洁方法之前推荐进行基于风险的评估。对易燃性爆炸,设施设计和布局的关注是使用乙醇作为清洁试剂的关键参数。通常,乙醇溶剂很少在商业生物工艺中用于清洁 CFF 系统。

19.4.2 清洁的标准操作规程(SOP)

一旦确定了有效的清洁试剂和清洁制度开发完成,就可以开始起草一个清洁方案的 SOP。清洁的 SOP 应当包括对清洁的说明,描述对实现有效清洁重要的不同参数,如试剂的制备、浓度、接触时间、流速、温度、冲洗步骤、监测和检测分析方法。

清洁 SOP 可能包含一些信息,如来源于膜包供应商的建议,使用 125%~150% 的工艺错流速度来加强颗粒状污染物的去除,同时应当保持在低压状态,促使极化层从膜的表面分离。操作上,反压阀应当完全打开,关

闭或限制过滤流速可能加快清洁过程。如果清洁溶液浊度很高,必须丢弃清洁溶液并使用新鲜溶液替换,来避免极化物质重新沉积回膜的表面。

CFF 工艺被设计为利用平行路径的循环流动。在一个动态流动路径中,流体流过阻力最小的路径,在开发清洁程序时应当重点考虑这个流体行为,以便使所有区域接受保证有效清洁所必需的流量。需要用流量计和压力表监测每个 CFF 膜设备中都达到了恰当的流速。

当冲洗系统准备进行新的生产活动时,推荐将过滤系统和设备的所有区域排干,以使电导恢复到需求值所需溶液达到最小化。表 19.5 总结了常见的清洁方案和它们被证实能够去除的污染物。

表 19.5 下游生物工艺中去除典型污染物常用的清洁试剂和条件

种类	试剂	污染物	条件
碱性溶液	NaOH	蛋白质,疫苗,细菌细胞	0.1~0.5 mol/L
		热原等	35~50℃
	NaOH-NaClO	核酸	0.3~0.5 mol/L NaOH
			200~400 ppm NaClO
酸	HNO_3,H_3PO_4	核酸,无机物等	0.1 mol/L 35~50℃
表面活性剂	SDS,Triton X-100,吐温 80	沉淀物,蛋白质,脂质,消泡剂	0.1%,pH 4~9

注:蛋白酶和 ALCONOX® 的组合:Alconox 公司的注册商标。
无菌层析工艺很少见。目前对于必须无菌的工艺正在研究过热水的使用。

19.4.3 清洗效果实证

稳健的清洁机制提供了污染物的去除和原始膜性能的恢复。衡量清洁效果最常见的方法是一个简单的水通量测试,该测试应在新设备上进行,并在每次清洁后重复。水通量测试衡量的是在一定的受控条件下水通过膜的摩擦阻力。水的黏度随温度不同而不同,这可能会影响清洁条件和效果。为了对该变量充分控制,设备必须被控制和监测以提供一致的比较。如果水通量测试在一致的条件下进行,且压力读数显示流程通畅,那么下面的公式被用来比较用于清洁程序开发的新设备和用过的设备的水通量。

水通量恢复(%) = 清洁后的水通量/初始水通量
× 100%

如果水通量低于预期,不大可能是由于设备被完全阻塞,另一种解释是膜上的残留物质覆盖在表面,增加了流动的摩擦阻力。这导致低水通量的读数。

已经显示在一个工艺环境中水通量测试的精确性有限,不推荐根据经验将规范标注为 100%。从清洁程序的开发阶段到清洁制度的验证测试所产生的数据应当能够决定给定设备情况下通量的预期范围,并应规定清洁后的水通量值应该落在该范围内。为了帮助监测 CFF 膜

在一定数量循环中的使用情况，推荐跟踪在使用过程中能够提供性能衰减和微生物遗留污染信息的趋势数据。水通量的降低通常是清洁不完全有效的第一个迹象。

清洁效果也能够监测工艺时间的一致性。通常通量会回复到接近初始通量值，表明水通量的恢复。随着工艺循环数目的增加或工艺时间的增加，工艺通量可能会开始衰减，导致工艺时间延长。如果观察到这个趋势，研究基于脂类的极化是否是其根本原因，在清洁工艺中使用额外的清洁试剂去除脂类或消泡剂可能是一个解决办法。

可以考虑一个在清洁程序开发和清洁验证中有用的补充测试，将清洁的设备中填充满缓冲溶液并保持一段时间，然后对缓冲液取样并分析溶液中是否有残留污染物的任何证据。通常，微生物含有蛋白质，与环境溶液中离子强度和 pH 不同，而显示出不同的表面相互作用。当仅存在临界水平的污染物时，用高纯度水的冲洗可能能够表明设备被清洁完成，反之工艺缓冲液使检测额外的污染物成为可能。

作为清洁程序开发的最终挑战，可以对卷式和盒式的膜组件进行破坏性测试来确定其清洁效果。通过在 CFF 设备中循环合适的染料，可以检测到未被完全清洁的区域。通过色彩鲜亮的染料和小心的拆卸过程，可以证实一个给定的清洁程序是有效的，或是还有区域需要更严苛的清洁方法以提高这些区域的清洁效果。

19.5　设备

通常设备清洁的选择要远远多于层析介质或膜清洁的选择（图 19.5）。设备的清洁不仅涉及化学清洁，也可以包括物理方法。比层析介质、填装的层析柱和膜的化学清洁更剧烈的化学清洁方法可能仍是合适的。蒸汽消毒常用于一些下游的工艺设备，尽管对这类处理的需要通常是不被保证的。

在清洁下游设备时需考虑多个因素。这些因素包括设备目的用途（专用的或用于多个产品的），设备设计，设施设计，与清洁试剂的兼容性，以及清洁效果的分析测定方法。

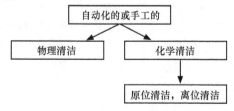

图 19.5　设备清洁策略：设备清洁可能涉及化学和物理清洁方法，可以包括原位清洁和离位清洁（COP）技术。

19.5.1　专用与多用设备

根据对层析介质和膜的描述，这些材料只能用于单

一生物制药产品的生产；然而硬件设备通常可用于多个产品。设备不同的用途使得它们需要被严格的清洁、监测，并要证明不会将潜在有害的遗留污染从一个产品带到下一个工艺控制要点。在可行的地方，针对每种新产品更换部件可以帮助使遗留污染的风险最小化。容易替换的被润湿的部件，如管路、层析柱垫片和筛网通常仅用于一个产品的生产。这些部件可以在不同生产活动间储存起来，或是在每次产品生产中都使用新的部件。当考虑到清洁和储存验证的成本及可利用的储存空间时，替换被润湿的部件可能会是一个更加经济的选择。

不论是专用的还是用于多个产品的层析柱，如果需要被拆柱和重新装填，需要进行目检作为质量评估，确保没有之前使用的层析介质的明显遗留。

19.5.2　设备的设计

设备的设计对于清洁效果有重大影响。任何可行的地方都要使用卫生连接。层析介质和层析柱的充分清洁取决于层析模块和层析柱的设计（类型和尺寸）。层析柱的设计应该使裂隙和死体积最小化和实现优异的流体分配。设备的设计已经被美国注射剂协会（PDA）生物技术清洁验证委员会讨论过[9]。

19.5.3　与清洁方案的兼容性

像 19.2 节"为下游生物工艺设计有效清洁方案"提到的，明晰什么样的润湿表面需要被清洁和它们对清洁试剂的兼容性是十分必要的。对于设备清洁，有时不仅要处理化学兼容性，还要评估压力限制。应当寻找最有效和节约成本的化学清洁试剂。如果需要类似表面活性剂的试剂，要考虑它们怎样被去除和去除怎样被证明。对于有些污染物，表面活性剂可能会提供一个卓越的清洁效果，但是就像前文提到的，可能同样很难被从某些表面去除。大量乙醇的使用可能会要求一个防爆环境。对于介质和膜，应当明确清洁试剂的质量并处理好排放问题。

19.5.4　清洁效果的测定方法

评估层析介质和膜的清洁效果实际上被限制在了对冲洗液体的分析上；对于设备存在更多的物理取样和检测的选择。擦抹取样是常用的一个选择。擦抹取样内在的不准确性能够导致对清洁效果的错误假设，包括操作者的技术，擦拭取样去除一种给定污染物的能力，从棉签上提取污染物的能力，物理接触到取样位点等。取样策略对于开发和放大清洁方案十分关键。

冲洗水分析不足以分析设备一部分难以接触到的区域的清洁效果。对这些难以接触到的位点擦抹取样可能也很困难或是不可能的。一个解决方法是使用试样[10]。试样是切割出的设备的一部分，通常可从设备供应商或次级分销商处获得。试样可以用最坏情况的污垢处理并允许处理一段时间。它们甚至可以被放置在关注的位置

（如管道或管螺纹的拐弯处）。之后使用清洁方案来确定其清洁效果。擦抹取样或冲洗分析之后被使用，以确定清洁方案对于取样片上污垢的清洁效果。

对于有害的污垢，如那些含有潜在有害的病毒或牛传染性海绵状脑病（transmissible spongiform encephalopathy）的媒介，取样片提供了一个合理的解决方法。添加有害媒介是不适宜的，除非在一个受控和安全的环境下完成。为了使风险最小化和降低成本，这类研究通常使用取样片以缩小规模的模型进行。

不论是专用的还是用于多个产品生产，下游工艺设备必须进行例行的清洁效果监测。在线的 TOC 单元用于检测和验证层析模块和层析柱硬件的清洁。图 19.6 阐明了为层析柱清洁验证的 TOC 分析手动直接取样（擦拭取样）过程。取样发生在最难清洁或是被分类为"最坏情况"的位点。在这些位点取样有时是困难的，并将设备暴露于潜在污染物。因此，越来越多的生物工艺加工设施实施在线 TOC 分析并伴有在线监测方法，包括紫外、pH 和电导的支持。一些 TOC 设备被特别试剂处理，操作参数如 pH、电导、流速和温度的波动。这些设备具有选择性膜导热率检测系统，用于确定样品中的 TOC 含量。这个专利技术是独一无二的，并且不受含氮、硫、卤素如氯的化合物的干扰，含有这些元素的化合物有可能出现在清洁过程中[11]。

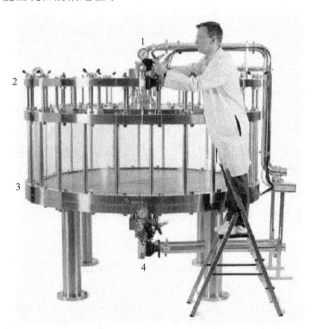

图 19.6　Chromaflow 层析柱清洁验证取样进行总有机碳（TOC）分析。取样位点 1～4 被分类为"最坏情况"位点或是最难清洁位点。（全彩图片可由 http://onlinelibrary.wiley.com/book/10.1002/9780470054581 获得。）

19.6　消毒与灭菌

消毒去除或杀灭在存储过程中增殖并导致污染的有生长力的微生物。通常消毒工艺也用来去除热原（如内毒素）。

就像上文 19.2 节"为下游生物工艺设计有效清洁方案"中说的那样，将清洁和消毒应用结合在一个清洁策略中十分常见。但是即使将微生物去除后，它们仍可能会留下毒素和其他有害物质。现在存在一种担忧，当生长条件适宜时，低水平的微生物（如细菌或真菌）污染在工艺过程中可能会增加。蛋白沉淀和中性 pH 条件可以为微生物的生长提供理想的环境。极少例外，下游工艺采用无菌措施操作但不是无菌的。例行清洁可以帮助保持低水平的微生物污染。

微生物挑战试验通常由设备供应商完成。这些研究的目的在于确定哪些区域在例行清洁消毒过程中应该给予特别注意，它们通常也会证明消毒条件合适。在这些研究中被用作挑战的微生物同用于测试 WFI 的微生物相同[12]。与之前讨论的病毒灭活和清除研究一样，由于污染的风险，将微生物带入生物制药生产设施中是不可接受的，所以加样微生物研究必须在远离生产环境条件下进行。因为工艺真正的风险在于它运行所处的环境，例行检测是最可行的方法。

设备装填的层析柱和膜在使用前应该进行生物负荷的检测及建立限值。快速微量检测法的使用使下游工艺单元操作风险降低成为可能[13]。

将装填好的层析柱和膜甚至整个系统保存在溶液中使微生物生长最小化是一个惯例。NaOH 已经成为层析柱和过滤系统的一个保存溶液。尽管如此，仍然存在 NaOH 不合适的情况，如不稳定的配基，或是与碱溶液不兼容的设备部件。乙醇有时也被用来抑制微生物的生长，但是不同的乙醇浓度和体积可能会产生防爆问题。过滤系统可以在室温条件下保存在 0.05～0.1 mol/L NaOH 溶液中 6 个月，大多数情况下，0.1～0.5 mol/L NaOH 溶液对于在 4℃ 条件下保存一年是适宜的。

对于每天使用的系统或是已经保存一段时间的系统，再次使用之前最好进行消毒，以消除所有潜在的微生物污染来源。幸运的是，使用相同的溶液进行清洁和消毒有很成功的事例。

对于过滤系统，为了实现消毒工艺效果的最大化，应当特别地保持一个高循环流速并将所有气体排出系统。打开所有适当的阀门，确保液体可以接触到所有的产品能够接触到的表面。对于层析设备和其他工艺部件，工艺流程中的擦拭取样检测和微生物监测可以确认消毒方案已经成功。

19.6.1　错流过滤设备的灭菌

在某些工艺应用中要求对整个 CFF 系统进行灭菌[2]。这些通常是为了上游操作，或是为了用于大分子终端制剂（如病毒或疫苗）的系统。为了实现无菌的 CFF 操作，这些设备要么必须是无菌状态供应，要么能够让用户按照经过验证的工艺对设备进行灭菌。

随着一次性设备变得更加普及，使用预先灭菌的组件（一个包括膜设备、管道和袋子的封闭系统）可能会成为惯例，这些组件在超净台内或其他受控环境内完成预先组装以生产适当的无菌系统。通过使用特殊的连接器，这些系统可以安全地与生物反应器和其他工艺设备连接。

对于膜面积大于 1 m² 的生产规模的工艺，对整个系统进行灭菌更为实际。两种最常见的灭菌方法为高压灭菌和在线蒸汽灭菌（SIP）。这两种情况下，关键是选定一个采用适当建设材料的系统设计，可以耐受这些操作所带来的高温。在某些情况下，当过滤设备自身无法耐受高温时，SIP 被用于过滤模块不在位的系统。这不是一个灭菌工艺，而是被用作预防措施来消灭任何微生物污染可能的来源。

19.7 清洁验证

如果在清洁验证中采用按比例缩小模型的研究，那么它必须能够代表生产规模。这需要一个经验证的小规模的模型。浸湿的材料、系统结构、流通池尺寸比例和流量分配系统在不同规模下有可能稍有不同。因此小规模的下游工艺系统不大可能与生产规模工艺系统完全一致，但应当有同样的性能。性能通过评估纯度、污染物组成和收率来决定。应该从生产规模来获取原料，所用的缓冲液和清洁溶液的制备应该与实际生产一致。为了实施清洁验证，所有将要使用的分析方法连同相关的取样方法都应经过验证。

一旦工艺最终确定就需进行清洁验证，通常是在III期临床前。尽管如此，清洁验证的某些方面仍需要在开展任何人体研究前进行。不论哪里存在威胁病患安全的风险，风险都必须被减小。因此必须证明任何有害媒介都将被灭活或去除。在临床试验早期使用一次性制品能够将清洁验证最小化并确保患者的安全。

19.8 结论

存在大量可利用的关于清洁、消毒、储存和清洁验证的信息。很多出版物描述了基本原则，但其中大部分信息是过时的[14,15]。这些出版物只提供了一般信息而不能解决层析介质和膜清洁的特殊性。在下游工艺中，需要做出的第一个决定是工艺的预期规模和生产规模的经

济性，以评估所需设备和设施的设计及工艺单元操作的结构。关于采用一次性组件还是重复使用器材的决定，对于清洁验证研究和基于风险的有效生物制造方法有重大影响。一旦决定重复使用，必须设计一个稳健的清洁方案，该清洁方案应当用生产原料测试并验证，通常是将生产运行按比例缩小。一个关键因素是选择实用性的分析工具监控清洁性能。对清洁效果设立规范是一项挑战，需要进行深入的风险评估。科学技术的进步使得更多的用于层析柱和多产品生产系统清洁的在线测量和反馈控制成为可能。

翻译：王 辉 华北制药集团新药研究开发有限责任公司
校对：魏敬双 华北制药集团新药研究开发有限责任公司

参 考 文 献

1. Lowry SA. Designing a contamination control program. In: Prince R, editor. Microbiology in pharmaceutical manufacturing. Bethesda (MD): PDA/DHI; 2001. pp. 203–265.

2. Hale G, Drumm A, Harrison P, Phillips J Repeated cleaning of Protein A affinity column with sodium hydroxide. J Immunol Methods 1994; 171: 15–21.

3. Seely RJ, Wight HD, Fry HH, Rudge SR, Slaff GF. Validation of chromatography resin useful life. Biopharm 1994; 7: 41–48.

4. http:// www.fda.gov/cder/guidance/cGMPs/equipment.htm# TOC.

5. Fourman GL, Mullen MV. Pharm Technol 1993; 17: 54–60.

6. ICH Q9 Quality Risk Management. www.ich.org.

7. Dasarathy Y. Biopharm 1996; 9: 41–44.

8. International Conference on Harmonization. Guidance on viral safety evaluation of biotechnology products derived from cell lines of human or animal origin. Fed Regist 1998; 63: 51074–51084.

9. PDA Biotechnology Cleaning Validation Committee. Cleaning and cleaning validation: a biotechnology perspective. Bethesda (MD): PDA; 1996.

10. Campbell J. Validation of a filtration step. In: Rathore AS, Sofer G, editors. Process validation in manufacturing of biopharmaceuticals: CRC Press; 2005. pp. 205–275.

11. GE Water and Process Technologies, Analytical Instruments Application Notes 1 and 2.

12. Available from ATCC (American Type Culture Collection), www.ATCC.org.

13. Moldenhauer J. Rapid microbiological methods and the PAT initiative. Biopharm 2005; 18: 31–46.

14. 21 CFR 211.67: Equipment cleaning and maintenance.

15. U.S. FDA. Guide to Inspections of Cleaning Validation; 1993.

第 **20** 章 | 原 位 清 洁

Phil J. Bremer and Richard Brent Seale

Department of Food Science，University of Otago，Dunedin，New Zealand

20.1 引言

原位清洁（CIP）是指在高温、高湍流及高流速的条件下，通过向表面喷洒或循环清洗溶液来清洗装配好的设备（桶、发酵罐、槽、工艺设备和探头）及管路[阀（译者注：原文是 values，应为 valves，意思是阀）、流量计、垫圈][2]。CIP 不需要或仅需操作人员很少的人工操作。清洗效果取决于机械、热力和化学作用。

20.2 CIP 系统的要求

在大多数生物技术和制药工厂内，生产通常涉及一系列的生物反应器和下游工艺设备。原材料、中间产品和终产品在一系列流动控制装置（泵、阀和探头）的控制下在厂区内通过输送管道迁移。大多数工厂的生物反应器通常采用批次生产模式，在严格受控的条件下生产规范严格的产品。为了确保最终产品的质量、一致性和安全性，所有的产品能够接触到的表面应当满足严苛的卫生要求。一个经有效设计、验证、实施和监控的 CIP 程序能够提高清洗效果，帮助确保始终如一的高质量产品的生产。

CIP 系统最早可追溯到 20 世纪 50 年代的奶制品工业，当时采用人工清洗的方法来清洗日益复杂和高产的设备[3]。典型的人工清洗方法包括完全拆解工艺管道系统和机械装置，并使用清洗剂刷洗与产品接触的表面。之后用水冲洗，再使用消毒剂消毒，并再次用水冲洗，最后重新组装管道系统和设备。该过程劳动强度大，且不十分可靠，在生产运行间需要长时间的停工期。

一个 CIP 系统包括用于清洗剂分配和回流的管路，储存并使清洗标准化的贮液容器，流体分配设备如热交换器、喷头、泵、阀、传感器、计量器和记录设备，以及一个用于实现自动化的程序控制单元。尽管需要相当可观的资本投入，CIP 系统与人工清洗系统相比仍具有多项优势。

与人工清洗方法相比，CIP 系统增强了清洗效果和重现性，降低了清洗成本，提高了操作人员安全性。通过自动化和设计良好的监控体系可以消除人为错误，确保一致性和重现性，从而增强了清洗效果。错误防止系统的设计可以阻止由于操作人员的错误而发生的意外产品污染。

一个运转良好的 CIP 体系与人工清洗相比需要更少量的水、化学物质和蒸汽，水和化学物质消耗及排放的减少节省了成本。除此以外，由于不需要人工拆卸设备且清洗过程实现了自动化，与劳动力相关的成本和与清洗造成的停工相关的成本大幅降低。且由于不需要操作人员物理拆解和清洗设备，以及操作人员很少暴露于清洗用化学物质，职员从事生产和清洗的安全性得到大幅提升。

20.3 CIP 程序概述

CIP 程序采用的操作参数和化学物质有很大不同，这取决于设备的设计、被清洗的材料、需要去除的产品残留（污垢）的天然属性、需要达到的卫生水平、需要考虑的微生物及成本或安全方面的限制。一个典型的 CIP 循环是一系列连续步骤，每一步骤用于获得不同的清洗或工艺目标。这个循环可以被设计包括冲洗和清洁，或是冲洗、清洁和蒸汽处理（消毒）过程，其建立于如下步骤。

程序起始。这一步是 CIP 程序的开始。它确定产品生产周期已完成，建立 CIP 回路边界，并确定流动控制装置（泵、阀、管路）已在线并可使用。

产品回收。它是指在生产停止后立即从生产系统中移除大量产品，这一步是为了降低产品的损失。

预冲洗。这一步目的是在清洗前尽可能多地去除残留的培养液、产品或废料。使用环境温度的水或温水通常可以去除大部分的有机脂肪类、糖类和蛋白质类污垢。黏稠的溶液可能需要被刮掉，或是在管路中使用清管器（固体材料制成的塞子，可以推进管道中将产品推出来）。

清洗（通常是碱洗或酸洗）。这一步的目的是从产品接触的表面上尽可能除去产品污垢和相关微生物。由于需要相对长的接触时间，为了实现操作的经济性，需要对清洗溶液进行循环。

中间排空。这一步通过将在不同 CIP 阶段使用过的冲洗溶液从 CIP 回路边界移除来加强不同 CIP 阶段间的明确过渡。

用水进行再冲洗。这一步设计用来冲洗干净大部分的清洗溶液。再冲洗所用的水有时被回收用于下一个 CIP 循环的预冲洗。

消毒步骤。这一步的目的是杀死在清洗步骤未能除去或灭活的细菌。这一步可以采用化学处理或蒸汽加热处理，通常用于生物制药或生物技术工厂。

最终冲洗阶段。最终冲洗需要使用适宜质量的水以满足产品的质量要求。这一步确保产品接触的表面不含有不可接受水平的化学物质残留。在许多制药应用中，需要对最终冲洗阶段使用过的水进行检测，以确定其未被残留的清洗用化学物质或污垢所污染。测试通常包括监测冲洗用水的电导值，来进一步确保工艺设备被充分清洁。再冲洗过程有时会通过加热来加速干燥。

最后排水阶段（重力）。这个阶段始于所有排水阀门的开启，从所用的 CIP 管道低点提供重力排水。

程序完成。这一步确认 CIP 回路边界是干净的，与产品生产过程是隔离的，并且所有设备（阀、转料系统和泵）被设置为安全状态。表 20.1 是一个一次性系统通用的 CIP 程序。

表 20.1 通用性 CIP 程序

步骤	功能
程序起始	确认 CIP 回路边界和流动控制装置在线并可使用
预冲洗	冲洗去除所有的游离物质
中间排水	回流侧排水，CIP 供给侧保持负载状态
碱洗	建立管道循环，加入碱性溶液（65℃ 1% NaOH 溶液，10 min）
吹气和排水	清空 CIP 管道中的化学物质，排空管路以实现最小体积有效冲洗
用水再冲洗	冲洗管道中用过的碱液
中间排水	回流侧排水，CIP 侧保持负载状态
酸洗	建立管道循环，加入硝酸溶液[75℃ 1% HNO₃（译者注：原文是 H₂NO₃）溶液，10 min]
吹气和排水	清空 CIP 管道中的化学物质，排空管路以实现最小体积有效冲洗
用水再冲洗	冲洗管道中用过的酸性溶液
中间排水	清空 CIP 管道中的化学物质；CIP 侧保持负载状态
最终冲洗	使用高质量的水冲洗以达到目标终点
吹气和排水	清空 CIP 管道中的水，排空管线
最后排水阶段（重力）	由 CIP 的最低点进行重力排水
程序完成	释放干净的 CIP 边界

20.4　CIP 用化学物质

清洁被设计用来减少表面的化学污垢及微生物数量。清洁过程是通过加入清洗剂和利用机械（流动）及热力作用来进行的。消毒被设计用来杀灭清洁步骤完成后残留的微生物。消毒过程是通过暴露于高温（通常使用蒸汽）或杀菌剂（消毒杀菌剂）条件下来完成的。在给一个 CIP 系统选择特定的清洁剂时需要考虑很多因素，包括需要被去除的污垢的性质、建造材料、清洁温度、可用于清洁过程的时间、所用化学物质的效果，以及它们的成本和对环境的影响[2,4,5]。

需要通过 CIP 去除的物质的性质取决于被加工处理的产品、采用的处理方法及工艺环境。沉淀物的形成来自于工艺过程中的物质流，因此沉淀物的组成包括糖类物质、脂类、蛋白质、矿物质及微生物，它们有的来自于原材料，更多的是由发酵过程引入的。污染物质的类型在很大程度上决定了最适宜的清洁化学物质（表 20.2）。

表 20.2　用于污垢清洁的化合物种类

残留类型	所需清洁化合物
无机物	酸性清洁剂
氧化的铁离子薄膜，硬水的水垢，乳垢	硝酸，磷酸，乙酸
水溶性物质	水
无机盐，糖，淀粉	
有机物-非石油类	碱性清洁剂
脂肪酸，血液，蛋白质，脂肪	氢氧化钠，硅酸钠，碳酸钠
	氯基清洁剂
	次氯酸钠，次氯酸钙
	合成清洁剂
有机物	溶剂型清洁剂
石油类	基于乙醚或乙醇类清洁剂

20.4.1　清洁用化学药品

CIP 系统的效果很大程度上依赖于化学作用。根据普遍的经验法则，经稀释配制的碱性清洗剂（浓度为 1% 或更低）能够容易地去除大部分的残留物质，因此 CIP 系统中最有效的步骤是碱洗步骤。实现有效清洁所需的三个步骤如下[6]：

1. 将污垢与底层分离；
2. 使污垢分散在清洗剂中；
3. 防止污垢再次沉积在底层上。

最常见和最剧烈的碱性清洗剂是氢氧化钠（NaOH），通常的使用条件为：浓度为 0.15%～1%，温度为 70～80℃，作用时间为 10～30 min。尽管如此，对于一些存在重度污垢的表面，尤其是那些含有烧焦蛋白质的表面，如在碟状或管状的热交换器上发现的，需要使用 5%浓度的氢氧化钠溶液。烧碱的活性部分是氢氧根离子（OH⁻），该离子构成了大部分的清洁剂。这些离子迅速地转移到被清洁表面的固液交界面，在那里溶液的高 pH 引起蛋白质中存在的功能基团的去质子化，使其带有负电荷。负电荷使蛋白质分子相互排斥从而变得膨胀和半透明[7]。随后通过物质质量传递至大体积溶液中，实现膨胀后的表面污垢的去除。为了增加碱洗步骤的效果，可以向基础的烧碱溶液中添加其他化合物[8]。向其中加入氧化剂和络合剂与 0.25%浓度的纯氢氧化钠溶液相比效果增强了 10 倍。向碱液中加入次氯酸钠可以增强脂肪和蛋白类污垢的去除效果，螯合剂可以用于硬水会引起问题的系统。硅酸盐和润湿剂也可以添加到碱性清洗剂中，以提高清洁效果和减少它们引起腐蚀的可能性。

20.4.2 酸性去污剂

在碱性清洗剂冲洗之后通常要进行酸性去污剂的冲洗，目的是帮助去除设备表面残留的微量的碱性产物，增强排水和干燥效果，提供抑制微生物生长的条件来推迟供水中存在的微生物的生长，对于一些系统，更重要的是去除矿物质沉淀，如硬水水垢、啤酒垢、草酸钙或乳垢。酸洗步骤需要关键的温度-浓度组合才能完全有效。最常见的酸性清洗剂是硝酸，通常情况下使用浓度为0.5%～1%，在室温或加热条件下（55～80℃）作用5～20 min [9]。对于易被腐蚀的材料，考虑使用有机酸如乳酸或乙酸更为合适。正如碱性化学药品一样，酸性清洗剂中也可以添加其他化合物如表面活性剂，以提高它们润湿表面、渗透污垢和清洁的特性。

20.4.3 消毒剂

消毒剂主要用来杀灭在"清洁"后仍存在于表面的有生长能力的细胞[10]。在CIP系统中主要使用基于氯（次氯酸钙或次氯酸钠）或有机酸（乙酸、过氧乙酸、乳酸、丙酸和甲酸）的消毒剂。

基于次氯酸钠的消毒剂具有的许多特性使得它们适合用于CIP，因此得到广泛的使用。它们对广泛的微生物种类都具有活性，包括革兰氏阳性和革兰氏阴性菌、细菌孢子和病毒。除此以外，它们不会起泡沫，不会留下活性残留，很容易获得且价格相对便宜。尽管如此，它们也具有一些劣势，包括对很多材料都具有腐蚀性，包括不锈钢，在其常用的浓度条件（200～400 ppm）下不稳定，能被无机物钝化，在工业生产如酿酒过程中可能引起污染问题，由于对皮肤和眼睛有刺激作用，需要操作人员小心使用。

有机酸消毒剂可以中和碱洗后残留的过量的碱性，防止碱垢的形成并消毒。其效果与使用量和作用时间相关，可以被添加到CIP系统的最终冲洗步骤中，对很多微生物都能起作用，尤其是酵母、病毒和嗜冷菌，有机酸消毒剂相对不易受到有机物影响，并且组合了酸洗、冲洗和消毒的功能。它们可以保留在系统中过夜，但对系统腐蚀效果增加的危险很小。尽管一些酸性消毒剂有起泡沫的倾向，针对CIP系统的不起泡沫的酸性合成清洗消毒剂已经被开发出来。酸性消毒剂的劣势在于当pH达到3以上时效果会下降，且与基于氯的消毒剂相比成本更高。

过氧乙酸或过乙酸（PAA）含有PAA和过氧化氢作为其主要成分。由于PAA对广谱的细菌和孢子高度有效，近年来其作为消毒剂的使用有所增加。同时它不起泡沫，腐蚀性低，在低温条件下效果极好（4℃），意味着工艺设备的消毒可以在环境温度条件下进行，且PAA对硬水耐受。PAA还有很好的生物可降解性，可被分解

为乙酸（醋）、水和氧。CIP使用PAA的劣势在于它比次氯酸盐更贵，具有刺激气味，是一种具有高毒性的强烈刺激物和强氧化剂。因此使用时需非常小心。

其他常见的消毒剂如四价铵化合物、碘和酸性阴离子不适宜用于CIP系统，它们可能形成过多的泡沫，在某些情况下能够在表面形成薄膜，使得它们很难被冲掉，导致潜在的污染问题。

20.5 CIP设计和构造

为了获得最有效的CIP清洗结果，生产工艺和CIP组件及管路的设计必须同时进行，从而平等地考量生产和清洁的要求。事后添加的CIP很少有效。所有生物反应器、工艺设备、管路的表面应当被设计为CIP溶液容易到达的，且应由耐腐蚀材料和橡胶制成。在制药工艺流程中通常使用不锈钢表面。代表性的304不锈钢用于非产品接触表面，更耐腐蚀的316L不锈钢被用于与产品接触的表面，因此会暴露在高温和清洗溶液的环境下。与产品接触的表面应不存在裂隙和凹陷，裂隙和凹陷可以保护污垢和细菌免受能够清除它们的剪切力的影响。通常产品接触的表面应该抛光，使得其算术平均粗糙度值（arithmetic roughness，R_a）为0.4～0.5 μm。用于无菌操作的表面应当进行电抛光，使其R_a值达到0.3 μm。

所有生物反应器、工艺设备和互相连接的管道必须能被排干，以防止形成积水，积水有助于微生物的生长，并可以稀释化学溶液及降低溶液温度。储罐、容器或生物反应器的拐角应是圆转角，最小半径为25.4 mm。平底储罐从后部到出口喷嘴处的斜率至少达到1/45。侧边到中心的斜率应当达到1/24。管道系统的所有部分必须向排水点连续倾斜，倾斜比例应达到水平方向每延伸1 m垂直方向应下降5～10 mm。

在不锈钢转料系统中，应使用焊接接头以达到永久连接的目的，焊缝应该连续、平滑、无裂隙。对接焊缝应当与内部表面齐平，搭接焊缝应当是波状的，以保证良好的排水效果。如果必须使用夹式接头，它们的垫片应该与内表面齐平，防止产物在此积聚。

高流速确保了在CIP操作中管路内表面污垢的去除。通常转料管路中的最低流速应达到1.5 m/s，对应的雷诺数（Re）为10 000左右，远远高于产生湍流所需的雷诺数（Re>2100）。对于大多数系统，倾向于使用Re值达到30 000左右的流速[11]。湍流保证了高表面剪切力，有助于使污垢从表面升起和去除，并且可以促进良好的径向混合及传热、传质。

管道不应存在阻止污垢去除的无效腔和凹陷，如死端和支路。如果不可避免，分支或T形分叉必须要么处于水平位置且其长度应小于管路直径的2倍（长度/直径<2），以确保液体的充分混合，要么确保其可以通过CIP彻底清洁。垂直死端在流体工艺中是不符合要求的，滞

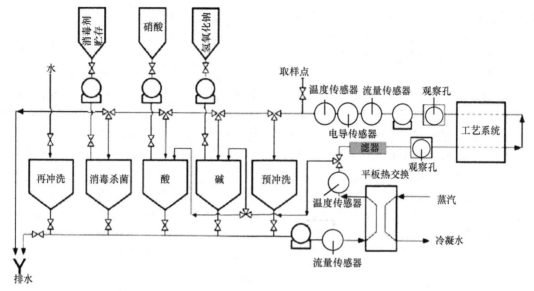

图 20.1　有一个典型的多储罐并带有一个回流泵的 CIP 系统。

留的空气阻止了清洗溶液到达装置靠上的部位。弯管的最小半径应等于或大于管道直径。管道的支撑体系应该是刚性结构，从而在所有操作和清洗条件下保持间距和对齐。

　　一个设计良好的 CIP 系统能够自动清洗工艺设备及相互连接的管道，而只需最小数量的清洗管道（图 20.1）。为了实现该目标，可以将工艺管道作为 CIP 供给/回流管道串联进一个回路中或将回路中的管道并联。这些所谓的整体系统由于实现了清洁管道与工艺管道连接接头数量的最小化，与其他管道配置相比具有更优异的清洁效果。在所有情况下，重要的是将用于 CIP 的管道与工艺管道隔离，防止由于安全阀的失效或使用了可拆卸的传输管道造成产品被清洗溶液污染。用于隔离的阀门应该为双向阻断排放阀，即在工艺管道和清洁管道间应该串联两个阀门（双向阻断）。在隔离状态下阀门之间的空间应当与大气相通（排放）。当在清洗过程中分开的工艺管道被串联时，理想状态下管道应该具有相似的直径，以确保液压平衡和有效清洗，或者泵的型号应能满足回路中最大直径管道的最小流速要求，尽管直径较小的管道限制了回路的流速。

　　所有在 CIP 和工艺系统中使用的泵、阀和其他装置（流速、温度和电导传感器）应该是经过卫生设计和具有自洁功能的。为了实现 CIP 和工艺系统中的卫生功能，柱塞或隔膜流量控制阀基于长期可靠使用的历史和可被清洁的能力而被普遍采用。

　　容器如生物反应器和储罐的 CIP 通过在它们内部的压力喷淋装置向与产品接触的表面喷洒溶液来实行（图 20.2）。这些喷淋装置可以是静态或者是动态的（旋转或摆动），通常用来清洗特定单元的所有表面。静态喷头通常是球形的（喷淋球），也可以是管状的或气泡形状。它们没有移动部件，因此仅需最少的维护就能实

现无故障运行。

　　动态喷淋球与单一静态喷淋球相比，优势在于能够清洁更大的面积（容器）。而且由于它们能够实现 360° 覆盖，而固定喷淋球是将所有溶液喷到顶部，然后使其沿侧壁流下，因此动态喷淋球覆盖所有表面需要使用的溶液的数量要远远低于固定喷淋球的要求。动态喷淋球需要能够自洁，尤其是当使用经回收的、可能含有外部颗粒的清洗溶液时。如果喷淋球粘住或磨损，就会造成扭曲的喷洒模式，导致不完全的清洗。

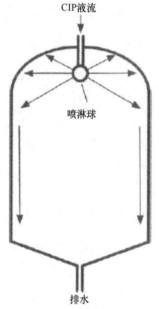

图 20.2　带有喷淋装置的容器的侧剖图，喷淋装置位于顶部，制造喷雾和倾泻功能，罐底倾斜以确保排水。

　　喷淋球被设计为能够适应特定的容器体积和配置（图 20.3）。它们通常能自排水，并且喷头上的钻孔具有特定模式，使它的喷洒模式可以覆盖容器的所有区域，包括探针、搅拌、喷嘴、人孔、进料管、蛇管、

挡板及它们遮挡的区域。在许多情况下需要多个喷雾球（图 20.4）。喷头应该位于储罐的顶部且应位于垂直中轴上。对于垂直的内部无突出部分的圆柱形储罐，推荐喷雾球流速与罐体周长比为 25 L/(min·m)[12]。通常喷头被设计为直接喷洒储罐的上 1/3 部分，储罐剩余区域由沿着侧壁流下并流经罐底的流体膜清洗。对于含有大量喷嘴和其他干扰光滑表面流的障碍物的容器，应该使用特定针对喷嘴、搅拌桨和探针等的定向钻孔喷头。每个喷头的推荐流速为 3.8～5.7 L/min；用于冲洗人孔和搅拌桨的喷头的流速与入孔或搅拌架周长比应为 25 L/(min·m)。这些流速与罐体的流速周长比 25 L/(min·m) 相加，意味着该容器喷头的总流速与该容器周长比平均应在 38 L/(min·m) 左右。

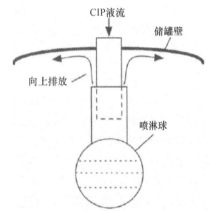

图 20.3 一个固定的喷淋球。特别设计的间隙可以向上排出清洗液，清洗供给管路的外表面和喷淋球上方的储罐壁。

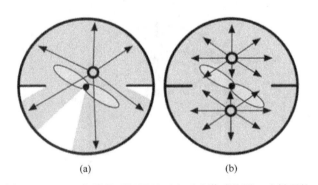

图 20.4 （a）容器的顶视图显示由于喷淋球偏置，喷射所能覆盖的储罐的区域。（b）双喷雾球布置确保储罐的所有区域都得到足够的清洗。（本图全彩图片可由 http://onlinelibrary.wiley.com/book/10.1002/9780470054581 获得。）

喷淋球典型的操作压力为 137.9～172.4 kPa（20～25 psig①），更高的压力可能形成细雾（雾化），细雾无法对表面进行有效的冲洗，因此会降低清洗效果。压力过低会降低喷射流的冲击力，也会降低清洗效果。高压动态喷头依赖喷射流的冲刷作用进行清洗。由于喷射流在立体空间中连续运动，容器壁无法被冲洗，这导致流速降低。喷射流的运动对于有效清洗是必要的，因此需

要安装运动探测器，确保动态清洗喷头的有效运作。喷嘴喷射流清洗需要更高的压力，通常为 206.8～275.8 kPa（30～40 psig）。

CIP 系统中应当包含有过滤装置，滤器可以降低喷淋球堵塞的可能性，尤其是当喷淋球位于相对难以到达的位置时。连接喷淋球的 CIP 入口管路和喷淋球正上方的区域也需要被清洗。通常情况下，这些区域通过设计在喷淋球套管和入口管路之间的间隙向上排出清洗液来清洗（图 20.3）。应当指出的是，在 CIP 过程中热冲洗步骤之后立即用冷水冲洗会产生真空，因此容器如生物反应器的充足排气对于避免容器的崩塌十分重要。

应时刻记住 CIP 系统的外部也应当采用卫生设计原则进行设计。它的建设和维护必须确保设备在寿命期内能够被有效和高效地清洁和消毒。建设材料必须完全与产品、环境、清洗和消毒化学物质，以及清洗和消毒方法兼容。电力、水、蒸汽和空气连接必须是密封的、易接触到的和可清洗的。设备的任何部分应该不存在凹陷如凹点、裂隙、腐蚀凹陷、开放的接缝、缺口、搭接接缝、突出的部分、内螺纹和螺栓铆钉，同时应当容易进行检查、维护、清洗和/或消毒。维护的附件（如电控面板、链条防护装置、皮带防护装置、齿轮罩、接线盒、气动或液压附件）和人机界面（如按钮、阀门扳手、开关、触摸屏）的设计、建造和维护必须确保水或液体产品不会渗透到或积聚在附件和界面处/内。

20.6 CIP 系统结构

CIP 系统可以分为集中式、分散式或卫星式。在集中式系统中，CIP 的流路从用于储存和监测清洗溶液和二次使用的冲洗液的 CIP 储罐出发，直到工艺设备。尽管该系统普遍有效，但在大型工厂中的应用存在问题，包括过长管路导致泵送能耗和维持温度能耗的增加，残留的冲洗用水的积聚导致清洗液的稀释和降温。集中式 CIP 系统另外的缺陷在于整个工厂依赖一个中心站，一旦失灵整个工厂都会受到影响。

分散式系统采用了多个 CIP 储罐、泵和管道流路来清洗工艺设备中单个或相关的部件。尽管这个系统避免了整体失灵，但它需要多个控制器、泵、加热器、部件和储罐。卫星式系统是集中式和分散式系统的结合。在卫星式系统中，存在中央溶液储罐和从其中汲取溶液的局部单元，通常溶液加热在局部完成。

CIP 系统进一步可以分类为单次使用系统、再利用系统和多次使用系统，取决于同样的清洗溶液是仅使用一次、使用很多次还是只用几个循环。在单次使用系统中，最少量的 CIP 化学物质一旦使用就被丢弃。这个系统最适合用于小型工厂、工厂中的重污染部件如热交换器，或是需要避免交叉污染的情况。尽管这类系统很容

---

① 1 psig（磅每平方英尺）=6.894 76 Pa。

易安装和使用，但在热消耗、清洗溶液和废水排放方面成本较高。

再利用系统提供了清洗和冲洗溶液的回收和再利用功能。冲洗溶液常常随后在下一个清洗事件中用于预冲洗或冲洗。再循环的清洗溶液被储存起来用于下一次清洗。更多的清洗剂被加入到溶液中以补偿因为使用过而造成的去垢能力损失，一旦溶液变得太脏而不能使用就应丢弃。如果仅再利用清洗溶液，那么最初的供给储罐就足够用于存储。尽管如此，如果冲洗用水也需要被收集，那么就需要添加更大的收集储罐，导致整个 CIP 系统需要更大的占地面积。

在具有大直径管道回路的工厂中，管路中污垢负荷低且清洗频繁（如一天一次），具有回收循环利用的 CIP 系统由于降低了清洗化学物质和废水排放的成本因而更受欢迎。多次使用系统是单次使用系统和再利用系统折中的产物。最后清洗用水和溶液在被丢弃之前通常会用于几个清洗循环。

20.7 自动化

CIP 系统需要对运行次数、化学物质浓度、温度和流速进行严格控制，从而优化清洗效果和降低成本。尽管在小型操作车间由操作人员手工控制这些参数已经足够，但对于大型设施是不适宜的。因此通常使用自动化来实现按精确序列控制这些参数。

CIP 的控制系统包括一个中央微处理器、存储器和操作人员使用的输入/输出界面。这使得操作人员可以控制面向流程的设备如泵的马达、电磁阀、压力传感器、液位探针、流量计和温度控制开关。通常微处理器中会编写有多个不同的清洗程序。自动化使得操作人员可以通过一个正反馈回路监控很多个用于控制化学物质流向的阀的状态。当发生错误时，系统可以按一定程序停止清洗过程，以便将清洁用化学物质储存在工厂的一个特定部分。操作人员可以通过用户界面在任何时刻停止和重新开始清洗过程。尽管内部的 CIP 程序可能十分复杂，但通过操作界面，清洗工艺可以十分简单。

20.8 验证与确认

一个验证过的 CIP 系统是一个经过认证的系统，确保系统一旦完成就经受一个成功的测试体系测试，其中每个单独的测试均经过认证。验证是一个确保清洁效果和可靠性被挑战，并与预先设定的一系列满足 CIP 要求的标准做比较的过程。这些步骤包括：

1. 功能设计规范：确定系统功能满足设计要求；
2. 工厂验收测试：向用户展示设备满足设计规范；
3. 现场验收测试：证明 CIP 系统被正确安装在现场并能发挥预设的功能；

4. 在首次操作运行时，与供应商在现场做工艺认定，确保设备能够按照需要的性能标准运行；
5. 持续进行验证与确认，以保证长期维持需要的性能指标。

测试前所有关键设备都应经过校准，如那些用于测量温度、流速和浓度的仪器。如果这些设备未经过校准，那么在接下来的测试过程中通过它们所收集的信息是无效的。

确认是确保 CIP 系统正确运转的过程。它可能涉及在运行期间对工厂的设备进行直接观察，确保系统如阀、泵和仪器按正确的顺序出现，并能获得了正确的温度、运行时间和清洗剂浓度。对接触表面进行目检也是一个重要的初始步骤。更复杂的测试可能包括确认表面已被彻底清洗。这可能涉及包括检测擦拭表面的棉签或检测最后冲洗用水是否存在微生物污染或产品残留。核黄素常被用来帮助进行喷淋覆盖目检。核黄素或维生素 B_2 是一种在紫外灯（不可见光）下发荧光的水溶性化合物。常将核黄素溶液（100～200 ppm）施加于被喷射清洗的表面。另一种方法是对表面使用核黄素/葡萄糖混合溶液（浓度分别为 50 mg/L 和 10%质量分数），并且过夜干燥以模拟更具挑战性的条件。在运行完 CIP 流程后，使用紫外灯对设备进行检视，以确认任何内部表面包括探针、挡板、搅拌等都不存在荧光残留。如果在对喷淋球的布置或清洗循环做过修正后仍观察到无法被去除的荧光，那么这个系统要么需要被重新设计，要么需要在清洗循环中加入人工清洗步骤以去除污染。

翻译：王　辉　华北制药集团新药研究开发有限责任公司
校对：魏敬双　华北制药集团新药研究开发有限责任公司

参 考 文 献

1. Sieberling DA. Clean-in-place for biopharmaceutical processes. New York: Taylor and Francis Ltd.; 2007.
2. Changani SD, Belmar-Beiny MT, Fryer PJ. Engineering and chemical factors associated with fouling and cleaning in milk processing. Expe Therm Fluid Sci 1997; 14: 392–406.
3. Stewart JC, Seiberling DA. The secrets out: clean in place. Chem Eng 1996; 103: 72–79.
4. Boulangé-Petermann L, Jullien C, Dubois PE, Benezech T, Faille C. Influence of surface chemistry on the hygienic status of industrial stainless steel. Biofouling 2004; 20(1): 25–33.
5. Lelievre C, Antonini G, Faille C, Benezech T. Cleaning in place: modelling of cleaning kinetics of pipes soiled by *Bacillus* spores assuming a process combining removal and deposition. Inst Chem Eng 2002; 80(Part C): 305–311.
6. Russell MJ. Live long and prosper. Food Eng 1992; Dec: 77–80.
7. Mercadé-Prieto R, Sahoo PK, Falconer RJ, Paterson WR, Wilson DI. Polyectrolyte screening effects on the dissolution of whey protein gels at high pH conditions. Food Hydrocolloids 2007; 21: 1275–1284.
8. Bremer P, Fillery S, McQuillan AJ. Laboratory scale Clean-In-Place (CIP) studies on the effectiveness of different caustic and acid wash steps on the removal of dairy biofilms. Int J Food Microbiol 2006; 106: 254–262.

9. White JC, Rabe GO. Evaluating the use of nitric acid as a detergent in dairy cleaned-in-place systems. J Milk Food Technol 1970; 33(1): 25–28.

10. Dunsmore DG, Thomson MA. Bacteriological control of food equipment surfaces by cleaning systems. 2. Sanitizer effects. J Food Prot 1981; 44(1): 21–27.

11. Chisti Y. Modern systems of plant cleaning. Encyclopedia of food microbiology: process hygiene. Academic Press, London; 1999; 3: 1806–1815.

12. Franks JW, Seiberling DA. CIP spray device design and application. In Seiberling DA, editor. Clean-in-place for biopharmaceutical processes. New York: Taylor and Francis, Ltd.; 2007.

延 伸 阅 读

Chisti Y, Moo-Young M. Clean-in-place for industrial bioreactors: design, validation and operation. J Ind Microbiol 1994; 13:201–207.

Voss J. Cleaning and cleaning validation: A biotechnology perspective. CRC Press, USA; 1996.

第 **21** 章

大规模层析柱，流量分配建模

Zhiwu Fang

Amgen Inc.，Systems Informatics，Thousand Oaks，California

21.1　引言

层析柱填充包括以下一个或多个操作：机械压缩，流体填充，动态轴向压缩填充。树脂颗粒首先与溶液混合成浆料。在一些情况下浆料在重力作用下沉降过夜，在装柱之前去掉顶层的液体。在机械压缩过程中，一个压缩顶板被放在柱的顶端，施加水压以降低顶板，流体通过管子从柱顶部或底部排出，从顶板传送至柱底的压缩力压缩柱床。在流体填充的情况下，流体被引入并通过筛头分配，从顶部至底部流过柱子，并通过管子从下面排出，黏滞力为柱床上的压缩力。在动态轴向压缩填充过程中，首先进行流体填充，再进行机械压缩。

了解填充柱的孔隙分布和树脂的内部孔隙率是理解柱内液流的关键。众所周知，层析柱内的液体流动是不均匀的[1~5]。已知许多因素能够引起柱内的不均一性。首先，柱壁会引起树脂颗粒分布的浓度梯度，形成几个粒径厚的边界层[3,6]。由"管壁效应"引起的径向不均匀性，小柱比大柱更严重。其次，在机械压缩中不完善的顶板设计，以及在流体填充中不完善的流量分配设计会在柱子上产生不均匀的压缩力，引起整个柱子填充的不均匀[7]。最后，填充层析柱的市售树脂由不同强度的聚合物颗粒组成，有硬的或软的。这些树脂对工艺条件可表现出非常不同的机械反应，有弹性的、黏弹性的或可塑性的[8,9]。即使是相同的树脂，在填充过程的不同阶段也可能经历所有这些反应。琼脂糖基架的树脂由于高度的多孔性、选择性、化学惰性和亲水性，经常被选用。然而，这些机械软质的颗粒是高度可压缩的，结果，在通常的流体条件下所产生的过度压缩降低了柱床的孔隙率，限制了通量和分离效率。在压缩条件下，树脂颗粒复杂的流变学反应可能会引起柱内的不均匀置换[10~12]，柱子越长，孔隙分布梯度越大[13,14]。

层析工程师对各种工艺条件下的树脂行为和填充质量的预测很感兴趣，已经报道了几个实验模型[15~17]。由Mohammad等提出的模型只对实验室规模的层析柱的压力-流量曲线提供定量预测。Stickel 和 Fotopoulos 的模型在几个规模上进行了评估，并且能够对临界速度（压力-流量曲线上的最大速度）提供定量预测，而临界速度是

开发流体填充方法的一个关键变量。这两个经验模型只适合于流体填充，不能扩展到其他装柱方法的填充行为。此外，这些模型只能作为一个快速的参考工具，因为它们对柱床内的孔隙率或流量分配无法提供信息。基于物理学的模型也被提出，主要是将 Biot 方程用于三维固结问题[15,18,19]和弹性理论[20~22]。压力与固体骨架弹性模型中的固体压力和水压有关，然后通过达西定律描述了骨架中的液体流动。这些模型适用于刚性颗粒的柱填充。最近，Keener 等[20,21]提出了一种基于大变形弹性理论的一维模型，这个模型能够提供关于孔隙率和压力轴向分布的信息。

同时，层析工作者更感兴趣的是，不完善的工艺条件对分离效率的影响和可能的补救措施。Guiochon 和他的同事针对硬件设计、装柱质量、管壁效应[7,23~29]对层析图的影响已经进行了广泛研究。他们发现，在样品带边缘接近管壁时，径向扩散系数随时间逐渐减小。与此相反，轴向扩散系数保持恒定。他们将管壁附近局部的理论塔板高度（HETP）的增加归因于在该区域传质阻力和柱床异质性的增加，他们证实了，当溶质和流动相的黏度差足够大时，会发生黏性指进流体不稳定性。他们还发现，筛板尺寸和孔隙率对柱子入口处样品浓度分布的均匀化具有重要作用。Yuan 等[30]采用线性弹性模型预测了在一个轴对称的几何形状内的流量分配，预测在管壁区树脂可能会比在柱中心填充得更加密集，压力的径向变化随柱子变宽而减小。基于该模型的预测，他们提出了一种新的顶板设计，由准直器和歧管两部分组成，都是多孔固体，实现了理想的均匀的速度分布，以及对所有流体元素的均一的滞留时间。

当前的计算机容量仍然不允许进行对现实系统的孔径（颗粒）级别的模拟[31]。大多数计算机模型被设计成从一个 1 万颗粒规模的周期性系统所观察到的微观结构导出宏观的有效性能，如黏性、渗透率和微粒压力[32~34]。这些衍生的宏观模型对于现实的多孔系统的建模是有用的，如连续填充的层析柱床。此外，在计算机硬件上的进步使得有可能使用宏观模型来研究工艺条件对层析分离效率的影响。这种模型是基于平衡理论或更现实的数学模型，模型中考虑到了相关物理学，如轴向分散、移动相和固定相之间的界面传质、内扩散及多组分等温线。

计算流体动力学（CFD）技术是连续水平流体流动

数学建模的一种应用。它能够预测流体动力学及相关组分的传输。一些研究者已经利用 CFD 来研究大规模的高效液相色谱（HPLC）的分离效率。Wu[35,36]研究了柱子异质性和釉料质量（FQ）对一个常规层析柱的影响，柱子包含一个突然扩大和突然收缩的部分，一个位于柱子进口和出口处的筛板。他发现，与一个理想的均匀柱子相比，一个存在孔隙径向变化的实际柱子具有更高的 HETP，但比无筛板的均匀柱具有更好的性能。这一发现强调了筛板在促进分离上的重要性。Tan 和 Koo[37]还通过使用渐进的扩张和收缩结构，替换入口处的突然扩张和出口处的突然收缩，研究了入口和出口几何形状的影响。他们发现，拥有较高渗透率的扩张和收缩区域能够获得更好的性能，并降低反压，从而有可能通过调节入口和出口的几何结构，来实现在常规柱上用低 FQ 筛板达到与高 FQ 筛板相同的分离效率。Ching 等[38]研究了 HPLC 上的热效应，他们发现，管壁与入口间适当的温度差可以改善分离效率，原理是，由于局部黏度降低，管壁附近的洗脱速度增加。

本章的目的是提供一种数学建模的工具，并将这些模型应用于每个层析过程。本章首先回顾了液相层析柱填充放大的挑战，然后提供了一种以一维弹性理论为基础的模式，作者认为该模式可以促进柱工艺的放大。之后，提供了一种三维分析来说明规模相关的管壁效应。21.2 节介绍了大型层析柱流量建模及分离效率分析的案例研究。

21.2　放大层析的挑战

在柱床的固结过程中会同时发生几个现象[9,29,39,40]：单个颗粒的压缩，颗粒网络的压缩，以及流动相从颗粒间的空隙逸出的迁移。当最初包含在这些空隙中的过剩流动相在短暂的液压梯度的影响下流出时，该容积由于颗粒网络的压缩而减小。由于柱床的高孔隙率和小尺寸，流动相从固结柱床排出的动力学在层析中发生得很迅速，速度比在一般的固体结构中要快。颗粒的压缩性是软质材料的一个很重要的特性，而对于刚性颗粒则通常可以忽略不计。对于刚性颗粒组成的树脂，颗粒网络的变形对柱床的固结具有最显著的影响。软、硬质颗粒在流变学方面具有显著差异。对于刚性颗粒，在坍塌前弹性是主要反应，之后可塑性是主要反应[9,40,41]，而软质颗粒对所施加的力表现出黏弹性反应[18]。在小变形的情况下，去除施加的力后填充床恢复到不同的程度。随着力的增加，软、硬质颗粒的变形开始发生不可逆变形。

可压缩生物层析树脂填充的建模和其流量分配的预测存在许多挑战，因为柱子的性能依赖于填充方法、树脂

性质和柱子的几何形状。很多时候，柱子的性能表现出较强的规模相关性；因此，只基于实验室规模的试验数据难以建立实际的柱填充工艺。图21.1 显示了流速-压力曲线、流速-孔隙率分布和流速-变形曲线。在试验中使用的柱子规格分别是，实验室规模直径 3.2 cm，中试规模直径 10 cm 和生产规模直径 80 cm。在重力沉降后压缩前的初始孔隙率 ε=0.38。柱子填充至不同的初始长度，从短的（9.1 cm）到长的（38.5 cm）。表 21.1 列出了采用大规模的直径 80 cm 柱和初始长度 24.5 cm 柱的原始实验数据。

表 21.1　一个大规模柱（直径 80 cm，长度 24.5 cm）的原始试验数据

$q/$（mL/min）	h/cm	Δ 总压/psi	孔隙率
5 300	23.9	1	0.364 435
13 700	23.3	5	0.348 069
31 700	21.9	18.5	0.306 393
40 000	21.1	35.5	0.280 095
43 000	20.85	47.5	0.271 463
43 900	20.55	60	0.260 827
44 600	20.45	69.5	0.257 213
44 800	20.35	74.5	0.253 563

注：第一栏是流速，第二栏是压缩后柱长，第三栏是压力，最后一栏是孔隙率。

Sepharose fast flow（SPFF）相对较硬，这样在压缩过程中的体积损失可以忽略不计。填充了 SPFF 树脂的柱子比填充了软树脂，如丁基 4FF 的柱子可以使用更高的流速。在任何情况下，所有的试验数据显示出流体装柱的一般趋势如下：

1. 压力降在临界速度 U_{crit} 偏离；
2. 平均孔隙率随流速增加而减小；
3. 柱高随流速增加而线性降低，直到临界速度；
4. 所有可测量参数，压力降、柱高变化和平均孔隙率，均取决于柱的几何形状。大柱临界速度较低，短柱临界速度较高。

图 21.1 中最后一个图是 Stickel 曲线[17]，给出了临界速度和初始柱长的乘积与柱子径高比的关系。曲线的截距用数字表示了在给定的操作条件下树脂的可压缩性，而斜率是管壁效应的一个体现。图中分散程度显示装柱性能与规模及柱子几何形状具有较强的依赖性，这对于按比例放大的目的是不利的，使基于此类经验关系式的按比例放大变得不可靠。

为了能够理解观察到的装柱行为内在的物理特性，进行了对于在填充柱床内固定相和流动相之间的作用力平衡，以及物理边界管壁产生的影响的如下分析。

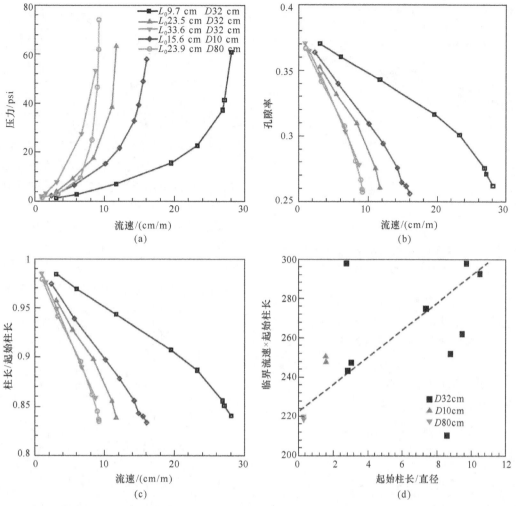

图 21.1　SPFF 柱的填充行为。（a）流速-压力；（b）流速-孔隙率；（c）流速-压缩率；（d）SPFF 的 Stickel 曲线。起始孔隙率为 0.4，使用三根柱，直径分别为 3.2 cm、10 cm 和 80 cm。（本图全彩图片可由 http://onlinelibrary.wiley.com/book/10.1002/9780470054581 获得。）

21.3　管壁效应分析

让我们先从二相流的守恒方程开始，固相的力平衡方程的一般形式为

$$\rho_s a_s = \nabla \cdot \sigma + \rho_s g + F^{SF} + F^{ext} \qquad (21.1)$$

式中，ρ_s 是固相的密度，a_s 是加速度，σ 是固相的压力，g 为重力，F^{ext} 为外力，F^{SF} 是固相与液相之间的相互作用力，通常，它是黏滞力。流体相的动量平衡表示为

$$\rho_f \frac{du_f}{dt} = -\nabla P + \nabla \cdot \tau + \rho_f g - F^{SF} \qquad (21.2)$$

在稳定态，我们有

$$\nabla \cdot \sigma + \nabla \cdot \tau + \rho g + F^{ext} - \rho_f u_f \cdot \nabla u_f = 0 \qquad (21.3)$$

式中，ρ 为混合物的密度。使用下列参数对上述方程进行无量纲分析

$$\chi \sim R_0, u_f \sim u_c = Q / A, P \sim \eta_f u_c R_0 / d_p^2, \tau \sim \eta_f u_c / R_0$$

$$\sigma \sim E, Re = \rho_f u_c R_0 / \eta_f, \hat{E} = E R_0 / u_c \eta_f,$$

$$\xi = R_0 / d_p g = p_f g R_0^2 / u_c \eta_f, F = F^{ext} R_0^2 / u_c \eta_f$$

降低低阶项后获得

$$\nabla \cdot \sigma + \rho g + F^{ext} = \nabla P \qquad (21.4)$$

在稳定状态下，流体相的力平衡方程为

$$-\nabla P + \nabla \cdot \tau + \rho_f g - F^{SF} = 0 \qquad (21.5)$$

在稀释极限，固体浓度 $\varphi < 1$，流相和固相之间的相互作用仅为斯托克斯阻力，$F^{SF} = 3\pi \eta_f D_p U$，其中 η_f 是流体的黏度，U 是颗粒的相对速度，但对于浓的悬浮液或多孔介质的流体，应考虑多颗粒相互作用，通常，相互作用力是由渗透率 k 模拟的，$F^{SF} = \eta U / k$。

关于多孔介质的渗透率提出了许多相互关系。图 21.2 显示了渗透率作为孔隙率函数的一些相互关系[42]。不同的相关性可以对渗透率造成几个数量级的差异。最常用的一种是 Blake-Kozeny 关系，适用于刚性的球形颗粒。在综述中 Alazmi 对多孔介质传输模型中的变量进行了综合比较[43]。

如果忽略了黏性应力并将重力算入压力中的话，我们有达西定律：

$$\nabla P = \frac{\eta}{k} U \qquad (21.6)$$

式中，k 为渗透率，是颗粒体积分数 φ 或多孔孔隙率 ε 的一个函数，U 是流体的表观速率。

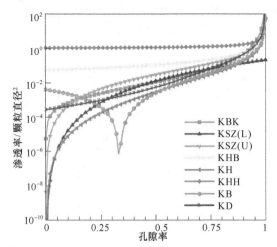

图 21.2 渗透率为孔隙率的函数。（本图全彩图片可由 http://onlinelibrary.wiley.com/book/10.1002/9780470054581 获得。）

二维分析显示，黏性应力项比其他项要小得多，但是在柱壁附近的边界层这是不正确的。让我们针对完全稳定态，在一个圆柱坐标系下检查式（21.5），方程写为

$$\frac{dp}{dz} = -f(\varepsilon)\frac{\eta_f}{d_p^2}u_z + \frac{\eta}{r}\frac{d}{dr}\left[r\frac{du_z(r)}{dr}\right] - \rho_f g \quad (21.7)$$

使用以下参数对方程进行无量纲化后，

$$p \sim \rho U_0^2, x \sim D, u \sim U_0 = Q / A$$

式中，D 为柱直径，我们有

$$\frac{dp}{dz} = -\frac{1}{Re}\left[\frac{1}{\xi^2}f(\varepsilon)u_z - \frac{1}{r}\frac{d}{dr}\left(r\frac{du_z}{dz}\right)\right] - \hat{g} \quad (21.8)$$

式中，$Re = \rho_f U_0 D / \eta_f$，为雷诺数；$\xi = d_p / D$，为相对粒径；$\hat{g} = gD / U_0^2$，为无量纲重力。

第一项是达西项，第二项是黏性剪切力，最后一项是重力。让我们继续进行量纲分析如下。

1. 由于 $\xi \ll 1$，最高阶项是第一项，$Re^{-1}\xi^{-2}\varphi f(\varepsilon)u_z$。上面的方程简化为达西定律。柱床的压力降是通过黏滞力平衡。

2. 在粒径深度的边界层，第一项和第二项有相同的数量级。

3. 只有当 $U_0 \sim \rho g d^2 / \eta f(\varepsilon)$ 时，重力项具有与高阶项相同的数量级。

4. 如果 $Re \ll 1$，则

$$\frac{dp}{dz} = -\frac{1}{Re}\left[\frac{1}{\xi^2}f(\varepsilon)u_z + \frac{1}{r}\frac{d}{dz}\left(r\frac{du_z}{dr}\right)\right]$$

5. 雷诺数 Re 随 D 增加而线性增大，但相对粒径 ξ 随 D 增加而线性减小，因此，式（21.8）中的第一项作为 D / d_p^2 而增加，而第二项作为 D^{-1} 而减小。这与管壁支撑随柱直径增加而减小的现象是一致的。

达西定律，式（21.6），描述了经过一个刚性的无边界多孔介质的流量。但是，应该使用布林克曼方程以考虑边界的影响，使用 Brinkman-Forchheimer 方程以进行惯性校正。

在柱面坐标系中，布林克曼方程为

$$\frac{dP}{dz} = \eta\left[\frac{1}{r}\frac{d}{dr}\left(r\frac{du(r)}{dr}\right)\right] - \eta\frac{u(r)}{k(\varepsilon)} \quad (21.9)$$

Forchheimer 方程为

$$\frac{dP}{dz} = \eta\left[\frac{1}{r}\frac{d}{dr}\left(r\frac{du(r)}{dr}\right)\right] - \eta\frac{u(r)}{k(\varepsilon)} - \frac{\rho F(\varepsilon)}{\sqrt{k(\varepsilon)}}u^2(r) \quad (21.10)$$

式中，P 是流体孔隙压力；η 是流体黏度；ρ 为流体密度；$u(r)$ 是流体的轴向速度；$k(\varepsilon)$ 是多孔介质的渗透率，这是孔隙率 ε 的函数。请注意，在下面的推导中，黏度 η 和孔隙率 ε 都假设恒定。

选择下列参数对上述公式无量纲化：

$$r \sim R_0, u \sim uc = -\frac{R_0^2}{\eta}\frac{dP}{dz}, k \sim R_0^2, \tau = \eta\frac{u_c}{R_0}$$

然后，布林克曼方程被改写为一种无量纲的形式：

$$\frac{1}{r}\frac{d}{dr}\left[r\frac{du(r)}{dr}\right] - \frac{u(r)}{k(\varepsilon)} + 1 = 0 \quad (21.11)$$

在边界条件下：

$$u\big|_{r=1} = 0, \frac{du}{dr}\bigg|_{r=0} = 0$$

解析上述方程：

$$u(r) = k\left[1 - I_0\left(\frac{r}{\sqrt{k}}\right)\bigg/ I_0\left(\frac{1}{\sqrt{k}}\right)\right] \quad (21.12)$$

管壁上的剪切力由下式得出：

$$\tau_w = \frac{dP}{dz}\sqrt{k}I_1\left(\frac{1}{\sqrt{k}}\right)\bigg/ I_0\left(\frac{1}{\sqrt{k}}\right) \quad (21.13)$$

式中，$\tilde{k} = k / R_0^2$，为无量纲的渗透率。

很显然，由于 $I_1(1/\sqrt{\tilde{k}}) / I_0(1/\sqrt{\tilde{k}}) \simeq 1$，$\tau_w / (dP / dz)$ 是按 $\sqrt{k}$ 的顺序，因此，除非 $k \sim 0(1)$，否则该边界效应可以忽略不计。

21.4 柱床压缩和流量间耦合的建模

21.4.1 一维模型

对层析工程师来说，一个一维公式对于放大工作将会非常有用。当忽略了在径向方向的变化时，可以得到这样一个模型[20,21]。

在一个柱面坐标系，式（21.4）可写为

$$\frac{1}{r}\frac{\partial}{\partial}(r\sigma_{rr}) - \frac{\sigma_{\theta\theta}}{r} + \frac{\partial(\sigma_{rz})}{\partial z} = \frac{\partial P}{\partial r} \quad (21.14)$$

$$\frac{1}{r}\frac{\partial}{\partial r}(r\sigma_{rz})\frac{\partial(\sigma_{zz})}{\partial z} - \rho g + F^{\text{ext}} = \frac{\partial P}{\partial z} \quad (21.15)$$

沿柱的横截面对式（21.15）积分，例如：

$$\bar{f} = \frac{2}{R^2}\int_0^R f(r)r\mathrm{d}r \quad (21.16)$$

通过弹性材料的莫尔-库仑破坏准则，将管壁上的剪

切力 $\bar{\sigma}_{rz}|_{r=R}$ 与平均轴向应力 $\bar{\sigma}_{zz}$ 联系起来，

$$\sigma_{rz} = C + \tan\varphi\, \sigma_{rr} \qquad (21.17)$$

我们得到：

$$\frac{\mathrm{d}\bar{\sigma}_{zz}}{\mathrm{d}z} + \frac{2}{R}\tan\varphi\, \sigma_{rr}|_{r=R} = 0 \qquad (21.18)$$

式中，φ 是材料的摩擦角度；C 是材料的内聚力（在推导中 C 假设为零）。如果假设径向的正应力梯度小，并且对于单轴向压缩的密闭样品，认为平均径向正应力与平均轴向正应力相关，如：

$$\bar{\sigma}_{rr} = \frac{v}{1-v}\bar{\sigma}_{zz} \qquad (21.19)$$

式中，v 是材料的泊松比，则我们有以下的模型：

$$\frac{\mathrm{d}\bar{\sigma}_{zz}}{\mathrm{d}z} = -\frac{4}{D}\mu_f \frac{v}{1-v}\bar{\sigma}_{zz} \qquad (21.20)$$

式中，$\bar{\sigma}_{zz}$ 是材料上的轴向有效应力，μ_f 是管壁摩擦系数，D 是柱直径。

对于流体填充，我们有

$$\frac{\mathrm{d}\bar{\sigma}_{zz}}{\mathrm{d}z} = -\frac{4}{D}\mu_f \frac{v}{1-v}\bar{\sigma}_{zz} - \frac{\mathrm{d}P}{\mathrm{d}z} \qquad (21.21)$$

这种方法沿用了土壤力学理论，许多类似的模型已经被提出[4,5]。在给定适当的边界条件下，式（21.20）和式（21.21）可以提供沿柱轴的应力分布。为了知道孔隙率的分布，需要补充将压力与张力联系起来的流变学结构方程。最简单的一个是基于线性弹性的方程。

$$\sigma_{rr} = 2G\gamma_{rr} + \lambda(\gamma_{rr} + \gamma_{\theta\theta} + \gamma_{zz})$$
$$\sigma_{\theta\theta} = 2G\gamma_{\theta\theta} + \lambda(\gamma_{rr} + \gamma_{\theta\theta} + \gamma_{zz}) \qquad (21.22)$$
$$\sigma_{zz} = 2G\gamma_{zz} + \lambda(\gamma_{rr} + \gamma_{\theta\theta} + \gamma_{zz})$$

式中，G 和 λ 是材料的拉梅常数，与杨氏模量 E 和泊松比 v 相关。

对于径向密闭柱，可以证明：

$$\sigma_{zz} = (2G+\lambda)\gamma = \frac{(1-v)E}{(1+v)(1-2v)}\gamma \qquad (21.23)$$

式中，γ 是在轴向方向上的面积平均张力，这与柱变形 $\mathrm{d}u/\mathrm{d}z$ 相关。

Keener 等[20,21]认为柱子的大变形是非线性的，并提供了以下模型：

$$\sigma_{zz} = \frac{(1-v)E}{(1+v)(1-2v)}f(s)s \qquad (21.24)$$

式中，$s = \dfrac{\mathrm{d}u}{\mathrm{d}z} - \dfrac{1}{2}\left(\dfrac{\mathrm{d}u}{\mathrm{d}z}\right)^2$ 为轴向欧拉张力，函数 $f(s)$ 假设为一个经验式：

$$f(s) = f_0 e^{ks} \qquad (21.25)$$

该模型对流体填充和机械压缩都非常适用。通过对柱长变化和压力降的回归，作者能够找到一套通用的针对上节中所列数据集的 f_0 和 k 的拟合参数。图 21.3 列出了在各种规模下（柱直径分别为 3.2 cm、10 cm、80 cm）柱压力降和柱长变化的模型预测数据和试验数据之间的比较，而压力降和柱长变化是流速的函数。很显然，该模型预测与试验数据吻合得很好。

不过，作者注意到，拟合参数 f_0 和 k 在某种程度上依赖于施加的压力类型或压缩方法。这种依赖性可能是由于管壁效应。正如上述推导显示，管壁效应不存在于一维模型，因为在径向方向上的任何变化由于区域平均过程而可以忽略。在上一节中还表明，管壁效应对小规模柱更重要；因此，应该使用二维或三维模型来捕捉在

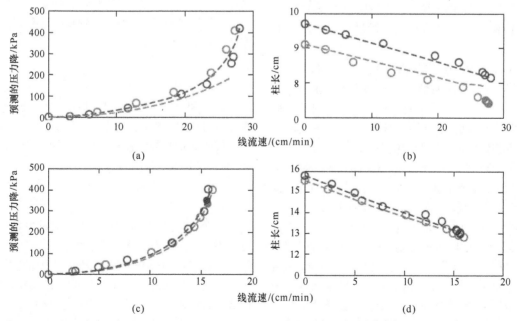

图 21.3　在压力降（a，c，e）和柱长变化（b，d，f）上，模型预测和实验数据间的比较。（a，b）柱直径 $D=3.2$ cm，柱长 $L_0=9.7$ cm；（c，d）柱直径 $D=10$ cm，柱长 $L_0=15.6$ cm；（e，f）柱直径 $D=80$ cm，柱长 $L_0=24.5$ cm。（本图全彩图片可由 http://onlinelibrary.wiley.com/book/10.1002/9780470054581 获得。）

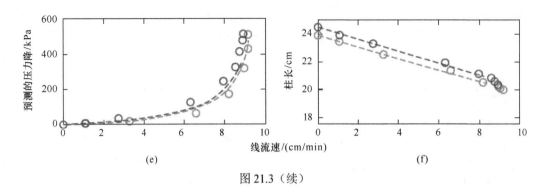

图 21.3（续）

径向方向上的变化。

McCue 等[44]基于线性弹性理论并采用基纳相关性建立了一个二维模型，考虑到了颗粒孔隙率、置换及在轴向和径向方向上的压力变化。他们在一定范围的柱直径、柱高和温度下将该模型应用到二维的柱几何学中。在所有情况下，该模型对压力-流速特性的预测与试验数据吻合良好。该模型能够准确预测大柱的压力-流速特性（柱直径＞20 cm），并能够使用经验系数的单一表达式，准确地描述不同固定相在填充过程中颗粒的压缩情况。

21.4.2 本构建模的考量

弹性理论适用于柱子的小变形[22,45,46]。然而，正如文献中指出，层析柱的固结始终表现出塑性、黏弹性或黏塑性行为[9,47]。结构化的液体或软固体材料，如糨糊和颗粒悬浮液通常具有剪切屈服应力[48~50]。

柱床的压缩通常包括以下过程：①在所施加的压力下，在填充柱床内颗粒的重排；②在填充柱床内颗粒的变形；③两种效果同时发生。低强度柱床在受到压缩力时立即发生变形，没有颗粒的重排，与此相反，当高强度柱床压缩时，在颗粒变形前先发生颗粒重排。一旦失去了间隙空间，固体基质将对进一步变形要更加耐受得多。

压力状态和张力或变形状态之间的关系可以由一个结构方程来描述。在线性弹性材料的情况下，张力与压力成正比，这种关系被称为胡克定律。弹性材料是一种在去除压力时变形能够完全回复的材料，很像橡皮筋。许多材料具有弹性行为直到变软或失效，此时发生可塑性变形。对于填充有二氧化硅基质材料的柱子，颗粒表现可以假设为非线性弹性的方式，直到颗粒开始发生破碎，之后假设为塑性反应。对于聚合物基质的颗粒，可能发生大的局部张力，使颗粒发生显著的可塑性变形，这在去除外力时是不可逆的，同时伴随着柱床渗透率的降低。

在压缩过程中柱床呈现出蠕变和松弛，这是黏弹性的标志。每个单独颗粒由于其内部高的孔隙率而发生变形，之后整个柱床的微观结构发生变化，黏弹性反应可能就是由此产生的。因此，柱床固结不可能在瞬间实现，而是要在中间的亚稳定态花费大量的时间，持续数分钟至数小时[25]。在一个小的制备柱上，可能遵循一个准指

数衰减，在时间顺序上保持一个伪时间恒定。常见的是，在机械填充中把柱顶板降低并锁定在所需柱高，过夜后发现柱床发生了缓慢的小幅收缩。

任何建模工作的其他因素包括透气性的选择，压缩过程中树脂颗粒体积的损失，以及边界条件。多孔介质的渗透率通过该介质的特定属性来表示，如柱床的孔隙率、孔隙大小分布、颗粒的大小和形状及暴露于流体的表面积。其中最流行的一个相互关系是著名的 Kozeny-Blake 方程，

$$k = \frac{\varepsilon^3}{k_0 S_0^2 (1-\varepsilon)^2} \tag{21.26}$$

式中，S_0 为颗粒的比表面积，对于具有直径 d_p 的刚性球形颗粒 $S_0 = 6/d_p$，k_0 为常数。然而，对于由软质颗粒组成的多孔介质，关系式需要修改以考虑到颗粒变形的影响[51]：

$$k' = \frac{\varepsilon^3}{k_0' S_0'^2 (1-\varepsilon)^2} \tag{21.27}$$

式中，$S_0' = \Omega S_0$，为软质颗粒压缩后的有效表面积，k_0' 为极低柱床孔隙率条件下的修饰的 Kozeny 常数。

当颗粒的体积变化不可忽略时，可以将柱变形与孔隙率联系起来，如：

$$\frac{du}{dz} = \frac{\varepsilon - \varepsilon_0}{1-\varepsilon} + \frac{1-\varepsilon_0}{1-\varepsilon} \frac{\delta V_s}{V_s^0} \tag{21.28}$$

式中，ε_0 和 V_s^0 分别为柱床的孔隙率和颗粒变形前的体积，δV_s 是颗粒体积的变化。

如果固体颗粒在压缩过程中体积不变，$\delta V_s = 0$，则上面的式（21.28）简化为

$$\frac{du}{dz} = \frac{\varepsilon - \varepsilon_0}{1-\varepsilon} \tag{21.29}$$

在装柱模型中，设置合适的边界条件是非常重要的，但很不幸，大多数情况下其往往得不到足够的重视。在管壁上存在两种类型的滑动，悬浮液的物理滑动和表面滑动。在前一种情况下，管壁上速度是不连续的，固体/悬浮液相对管壁滑动[52,53]；而在后一种情况下，一个流体薄层紧贴在管壁上，颗粒不与管壁相互作用或者存在微弱的相互作用，即所谓的表观滑移[54~56]。在足够高的剪切速率下，紧贴管壁的流体速度比大部分流体的更高[3,57]。在

极端情况下，管壁附近依靠颗粒的流体流动，而大部分材料不会变形。剪切速率在邻近管壁处似乎是不连续的[54]。薄液层的剪切振幅比在材料的其余部分大得多。在微粒系统已经观察到这一现象，如泡沫剂、乳剂、混悬剂、聚合物和凝胶[2,58~62]。然而，滑移速度的大小和边界层的厚度是很难测量的，并且一般认为它们依赖于管壁上的压力（包括剪切力和正向压力，因此为压力[52]）和颗粒浓度[63,64]。考虑滑移边界条件必将使管壁上压力计算变得复杂化。

21.5 硬件设计对大规模层析柱液流的影响

如引言所述，硬件设计对流量分配，进而对分离效率具有很大的影响。本节提供了一个案例研究，是关于一种具有独特头部设计的商业规模层析柱的流量分配，以及该设计对分离效率的影响。液体由 4 个 2.54 cm 的管子引入柱头区，瞄准了 4 个直径 6.35 cm 的位于分层筛网上的导流板。作者使用一种商品化的 CFD 软件包 FLUENT 6.2.2 模拟在整个柱子内的流量分配，包括柱头区。还进行数值模拟和实验性的染料研究。填充床染料分布的模型预测显示与实验数据吻合。该研究的目标是：

1. 监控顶板内的流体动力学，并评价卡环、浆料端口和导流板对柱子内流体分布的影响；

2. 通过改变硬件设计寻求工艺优化；

3. 进行染料研究，用试验结果验证 CFD 模型，并更好地理解染料传输，用于在将来设计更好的染料研究。

21.5.1 硬件结构

实验系统有两个主要组成部分，一个 Eastern Rivers 的 1.6 m 不锈钢层析柱和一个用于传输液体的层析滑车。滑车具有与该研究相关的以下部分：①进料泵；②流量计；③缓冲液过滤管道；④柱上游的电导仪（用于 HETP 的测量）；⑤柱下游的电导仪（用于 HETP 的测量）；⑥柱上游的压力指示器；⑦柱下游的压力指示器。两个 5.08 cm 软管把滑车连接到柱组件上。

柱组件包含一个注射染料/HETP 检测用溶液的自动装置，传输一定体积的染料至柱子。该装置被连接到柱顶部的分配端口。柱组件还包含一个连接到柱底板分配端口的双向阀组件，使用一个放泄蝶阀和一个隔膜阀以密封底板分配端口。柱顶部和底部顶板有筛网和一个产品分配端口，筛网将树脂保留在柱子内，产品分配端口有 4 个分配管道部分，每一部分通过管道输送到 4 个柱扇区之一。在顶部和底部顶板的中心都有浆料阀。

顶板设有 4 个入口，每个入口具有一个并置的导流板，以"飞溅"的方式将流入顶板的液体在径向分配。这有助于在顶板和填充床内分配液体。包含一个聚丙烯网状物以防止顶板和导流板之间的接触。一个分层筛网

正好置于导流板下面，用于阻挡填冲床中的树脂。该分层筛网通过一个接触填充床的"开口环"安装到顶板上。柱子是中间水平对称的，并且可以在上升流或下降流的条件下运行。柱和顶板的设计示意图见图 21.4。

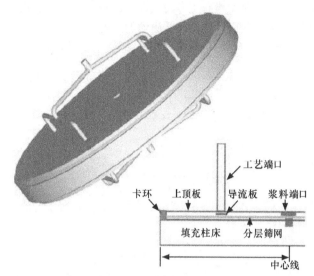

图 21.4 一个工业规模层析柱的几何图形。（本图全彩图片可由 http://onlinelibrary.wiley.com/book/10.1002/9780470054581 获得。）

21.5.2 染料研究

染料试验研究是用于此项评价的标准方法，利用注入的染料示踪物质分配的质量来评估流体分配情况。在染料测试期间，将物质分配等同于流体分配的研究方法是一个合理的假设。简言之，染料被注入一个平衡好的柱子，并允许流动预定的一段时间。随后柱子被拆除露出树脂床。以一种预定的方式挖出树脂床，以暴露染料带并得到一张物质和流体在柱内分配的图谱。该研究耗费资源，只能在柱子制备好后进行，因此难以进行硬件改变，如果有变化，那是由染料实验结果建议的。

在这些研究中，填充柱预先用 25 mmol/L 的 Tris，45 mmol/L 氯化钠，pH9.0 平衡，之后将 1%~2%柱体积的染料通过染料注射装置注入填充柱内。染料注入时缓冲液流速通常为，1 m 柱子每分钟 3~20 标准升（SLPM），1.6 m 柱子 7~51 SLPM。单次或多次注射，然后进行挖掘。针对所有用于染料注射的填充柱子，压缩因子的目标是 18%。在大多数再填充操作中，注射用水（WFI）被泵入柱子，树脂变浑，然后进行压缩填充操作。在这之后，柱子用 WFI 先向上流 2CV，再向下流 2CV。然后树脂用缓冲液（25 mmol/L 的 Tris，45 mmol/L 氯化钠，pH9.0）平衡，准备染料注射。填充床的缓冲液平衡是至关重要的，因为染料的颜色与 pH 相关，并且颜色是导出关于质量和流量分配结论的主要手段。

21.5.3 填充床中的液流建模

由于焦点是柱头和导流板的设计，并且我们处理的

是具有大径高比（D/H）的柱子，因此我们将忽略填充床的异质性，并假设填充床的孔隙率是均匀的。然而，应该指出的是，由于卡环的尺寸及在一些配置中浆料口穿透到填充柱内，在卡环和浆料口正下方的柱床与大部分的填充床相比将有更多的压缩。此外，该区域的孔隙率要更低，从而导致该区域更慢的流速。

描述整个系统中流量的控制方程由下式给出：

$$\frac{\partial \rho}{\partial t} + \nabla \cdot \rho u = 0 \tag{21.30}$$

$$\frac{\partial (\rho u)}{\partial t} + \nabla \cdot \rho u u = -\nabla P + \nabla \cdot \left[\eta (\nabla u + \nabla^T u) \right] + \rho g + S \tag{21.31}$$

$$\frac{\partial (\rho u \varphi)}{\partial t} + \nabla \cdot \rho u \varphi = \nabla \cdot D \nabla \varphi \tag{21.32}$$

在动量平衡方程中，源头项是由多孔介质中的流量引起的额外压力降，这被建模为

$$S = -\frac{\eta}{k} u + \frac{1}{2} C \rho |u|^2 \tag{21.33}$$

式中，η 是液体的黏度；u 是速度矢量；C 是惯性效应常数；k 为多孔介质的渗透率，由介质的特定属性决定，如柱床的孔隙率、孔隙尺寸分布、颗粒大小和形状，以及暴露于流体的表面积。渗透率的倒数被称为流阻。

通过解析式（21.30）和式（21.31）获得流量场，而通过进行暂态模拟和解析成分传输式（21.32），获得染料的传输。

图 21.5 显示了柱子和顶板内的轴向、径向速度。顶板内的流量在径向和轴向方向表现出大的速度梯度，当靠近导流板时尤其如此。一方面，在填充床内离开浆料口和导流板的大部分的流量，在一定程度上是均匀的，并与柱轴平行；另一方面，在管壁和处理端口附近的流量具有显著的径向流动组分。

硬件设计对流量分配的影响在图 21.6 中可以清楚地看出。卡环托住层状网筛，并基本上嵌在填充床内。如图中所示，一个庞大的卡环留下显著印记，导致大面积的低流量区域，并在染料检测中引起管壁附近的笑脸现象。修饰后的卡环，设计上更薄许多，使得流量分配得到显著改善。在实施这种硬件修饰时，染料检测证实了改善的流量分配。

模型模拟也清楚地表明，导流板对流量分配有很大的影响。改变导流板的大小和孔隙率使得流量分配得到改善，这由染料分配图[65]清楚地显示出来。导流板对流量分配及最终对 HETP 的作用在下面的章节将进一步证明。

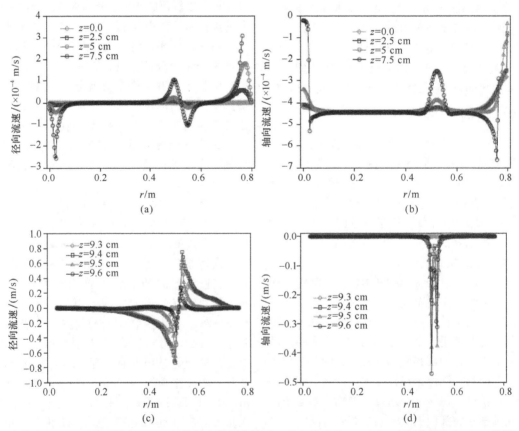

图 21.5 在柱内（a，b）和顶板内（c，d）的轴向和径向流速。进口流速为 51 L/min，柱直径为 1.6 m，柱长 18 cm。
（本图全彩图片可由 http://onlinelibrary.wiley.com/book/10.1002/9780470054581 获得。）

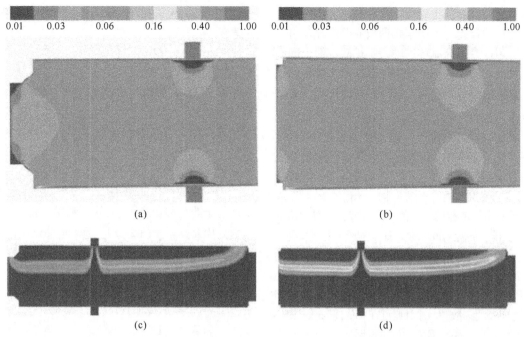

图 21.6　在穿过浆料端口的一个垂直面上的流速大小和染料的分布，表明减少了卡环改善了流量分配。流速大小分布，旧的大环（a），改进的卡环（b）；染料分布，旧的大环（c），改进的卡环（d）。（本图全彩图片可由 http://onlinelibrary.wiley.com/book/10.1002/9780470054581 获得。）

21.6　洗脱液流动与 HETP 分析建模

在本节中，首先简要讨论在洗脱过程中的基本物理学，然后介绍数学模型和使用。

层析法是一种基于进料组分在不同两相，即固定相和流动相中分配平衡的分离过程，其中涉及一个选择性、对流性和扩散性的传输组合。

两相之一必须是一种流体，以获得层析所需的差分迁移。第二相通常是固体，并且一般是固定的。在众多可能的固液平衡中，离子交换与吸附平衡是在实际应用中最常见的两种类型。模拟高浓度下的分离，足以知道进料组分在两相之间的平衡等温线。在制备层析使用的浓度范围内进料组分的等温线通常是非线性的，而在分析色谱中呈线性，这仅仅是因为非线性效应太小而无法测量。对纯化合物有许多等温线模型[66,67]，其中 Langmuir 等温线模型已经被证明是合理准确的经验公式。这个模型假设溶液和吸附层都是理想的，不存在任何被吸附物质间的相互作用，并且该吸附发生在一个单层。它采用以下形式：

$$q = \frac{K_{eq}Q_{max}c}{1 + K_{eq}c} \qquad (21.34)$$

式中，q 是结合蛋白质的浓度，c 是液相的浓度，与 q 平衡，Q_{max} 为蛋白质的最大结合载量，K_{eq} 为平衡常数。

洗脱剂沿柱的传输，以及它们的分离，是由流动相在柱床中渗透的流速来控制的。流动相通过液相层析柱床的渗透流总是蠕动流，基于粒径具有非常低的

雷诺数。这个速度是由达西公式，式（21.6）表示，或者当包括黏性效应时，由布林克曼方程，式（21.9）表示。

分离过程还包括扩散和分散。在流过多孔介质的液流中，扩散包括两方面：一个与轴向的分子扩散有关，另一个称为涡流分散，与多孔介质中液流分配的不均匀性有关。当颗粒是多孔的时，在系统两相之间传质动力学的有限特征对带扩展有附加贡献，这在文献中通常被称为表观弥散。在均衡分散模型中，线性条件下分散的特征为 HETP。而只有当传质动力学速率比较快，并且洗脱峰是呈高斯分布时，HETP 的概念才是严格有效的。在一阶近似中，前两个贡献是附加的

$$D_\alpha = \tau_L D_m + \alpha d_p u \qquad (21.35)$$

式中，D_m 是分子扩散系数；d_p 是平均粒径；u 为流动相流速；τ_L 和 α 是两个几何参数。特别是，τ_L 与填充柱的曲折因子相关。在填充柱中，固体颗粒的存在减慢了分子扩散，其防止颗粒沿直线轨迹迁移较大的距离（与颗粒直径相比），并迫使分子在其周围扩散。然而对分子开放的通道被扩展，并且横截面不同，这些限制导致表观弥散降低。

通过 Lattice-Boltzmann 模拟，Koponen 等[31,68,69]已经发现了流道的平均扭曲和该物质的孔隙率之间的关系。一个简单的关系由下式给出：

$$1/\tau_L = 1 + 0.8(1 - \varepsilon) \qquad (21.36)$$

式中，ε 为多孔介质的孔隙率。层析柱的曲折因子值约为 0.7。

但是应当指出的是，该填充柱的径向不均匀性对表观弥散具有额外贡献。不均匀性导致流动相流速的局部

波动。Maier 等[70,71]在量筒里进行了单分散球体填充和流体流动的孔隙尺度模拟，证明了物理边界壁的存在引起填充密度不均匀，会提高流体的动力学扩散，而提高程度与量筒半径有关。有效轴向分散常数比在主体中的值要大。对于紧密的随意填充的柱子，D_a^{eff} 值可能比主体的值要大得多，特别是对于轴向组分。

式（21.35）的第二项解释了涡流分散对表观弥散的贡献。涡流分散，源于所谓的 Saffman 分散[72]，是颗粒在填充柱里随机分布的结果，引起渗透率的变化，进而造成局部速度的波动，有助于在流动相中的径向物质传输的加速[73]。

当处于平衡态的两相体系中的一个区域突然发生浓度变化时，平衡不能在各处瞬间恢复，而需要时间来缓和到一个新的平衡状态，具体时间取决于系统中的传质速率。新的平衡状态可能永远不会在柱内实现，因为带持续迁移，并且流动相中浓度不断发生变化。已经证实，传质阻力的贡献相当于谱带增宽和表观弥散[74]，并且通过在 Van Deemter 和其他塔板高度方程中存在传质阻力项可以说明[66]。

填充柱内每个颗粒周围的停滞液层，阻止从流动相液流到颗粒细孔内的静止流动相的直接传质，而是通过分子扩散进行传输。液层厚度，控制着对传质动力学的影响程度，取决于流体的速度。膜传质动力学通常由浓度梯度进行描述：

$$\frac{\partial Q}{\partial t} = k_f A(c - c^*) = \frac{6k_f}{d_p}(c - c^*) \qquad (21.37)$$

式中，k_f 是有效传质系数；A 是每单位体积中颗粒的外表面积（对球形颗粒 $\alpha = 6/d_p$）；Q 是在吸附相中的浓度；c 是流动相内的溶质浓度；c^* 是 c 的平均值。

通过颗粒的传质动力学取决于孔扩散和表面扩散。颗粒内有效扩散通过下式给出：

$$D_e = D_p + \rho_p K D_s \qquad (21.38)$$

式中，D_p 为颗粒内的孔隙扩散率，往往以诸如下列方式相关：

$$D_p = \left[\varepsilon_p / (2 - \varepsilon)\right]^2 D_m \qquad (21.39)$$

式中，ε_p 为颗粒内孔隙率；D_s 为表面扩散率，ρ_p 为颗粒密度，K 为吸附的亨利常数。

最后的现象是分子从流动相被吸附，然后释放回流动相。事实上，净保留时间是分子在吸附状态所用时间的积分。Langmuir 动力学模型是能够解释此动力学现象的几个动力学模型之一[66,75,76]，它可以写为

$$\frac{\partial Q}{\partial t} = k_a (Q_{max} - Q)c_p - k_d Q \qquad (21.40)$$

式中，Q_{max} 为柱子的饱和容量；c_p 为孔内浓度；k_a 和 k_d 分别为分子吸附和解吸的速率常数。

虽然传质阻力的实际影响不应该被忽略，但常常可以通过把轴向扩散包含到表观轴向分散项的方式将它考虑进去，从而通过一个均衡分散模型对洗脱物的传输进行说明。这个模型假定在整个柱内的传质是瞬时的，并且在柱内的任何一点上，流动相和固定相始终处于平衡[28,77,78]。它表示为

$$\frac{\partial c}{\partial t} + F \frac{\partial q}{\partial t} + u \cdot \nabla c = \nabla \cdot D_a \nabla c \qquad (21.41)$$

式中，c 和 q 分别为流动相和固定相中的溶质浓度；$F = (1-\varepsilon)/\varepsilon$，$F$ 为相比率；ε 为柱子的总孔隙率；u 为流动相流速；D_a 为表观弥散系数。

21.6.1 模型设置与实现

用于洗脱剂传输和 HETP 分析的柱子具有上一节中所述柱子的全部功能，包括进口和出口管、顶板区域、导流板和填充柱床（图 21.7），但是被简化，使我们能够进行二维轴对称模拟。进行三维模拟需要的精细网格精度超出了我们目前的计算机内存能力，该模型，式（21.41）和式（21.45），在 COMSOL（版本 3.5a）中实施和执行。

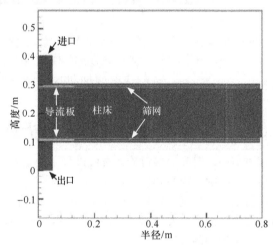

图 21.7 一个柱模型的几何图，一个 1.6 m 层析柱的简化版本。（本图全彩图片可由 http://onlinelibrary.wiley.com/book/10.1002/9780470054581 获得。）

在这个案例研究中做出了下面的简化和假设：

1. 填充床的异质性被忽视，填充床的孔隙率和渗透率被假定为常数；

2. 所有的过程都采取等温的；

3. 不同物质之间的扩散被忽略；

4. 流体是不可压缩的。各种物理性质是与压力不相关的；

5. 溶质、溶剂，以及两者任意比例的混合物具有相同的物理性质；因此，速度范围与流体组成无关。

饱和的多孔介质和完全的流体固体系统的控制方程由式（21.41）给出，其中表观扩散率是由张量给出：

$$D_a^{rr} = \frac{1}{\varepsilon}\left(\alpha_1 \frac{u_r^2}{|u|^2} + \alpha_2 \frac{u_z^2}{|u|^2} + \tau_L\right)D_m \qquad (21.42)$$

$$D_a^{zz} = \frac{1}{\varepsilon}\left(\alpha_1 \frac{u_z^2}{|u|^2} + \alpha_2 \frac{u_r^2}{|u|^2} + \tau_L\right)D_m \qquad (21.43)$$

$$D_a^{rz} = D_a^{zr} = \frac{1}{\varepsilon}(\alpha_1 - \alpha_2)\frac{u_r u_z}{|u|^2}D_m \qquad (21.44)$$

式中，α_1 是平行于流动方向和 α_2 横向方向上的分散性。在这里，D_m 是分子扩散系数，τ_L 是曲折因子。

除了连续性方程，式（21.30）外，流速场还由布林克曼方程给出。

$$\frac{\rho}{\varepsilon}\frac{\partial u}{\partial t} + \frac{\eta}{k}u = -\nabla \cdot \left\{pI + \frac{1}{\varepsilon}\left[\eta(\nabla u + \nabla^T u)\right]\right\} \qquad (21.45)$$

采用 Langmuir 模型，式（21.34）代表吸附等温线。在这项研究中，作者模拟了三个系统，即不吸附、亲和层析和离子交换，常数 Q_{max} 和 K_{eq} 相应发生变化。

假设下面的边界条件和起始条件：

1. 无滑移，在管壁和导流板没有组分流量边界条件；
2. $U_n = U_0$，在进口处 $c = c_0^*$（$t \le t_0$）；
3. $P = 0$，在出口处 $n \cdot (D_a \nabla c) = 0$；
4. $r = 0$，轴对称边界条件。

首先解析稳态动量平衡方程，式（21.45），得到速度场。然后是溶质传输方程，式（21.41），获得瞬时溶质浓度分布。在进口，$t = 0$ 时洗脱剂的浓度被设定为 $c = 0$，然后经过一段时间 t_0，$t_0 = V_0/U_0$，c 被设置为零。V_0 是洗脱剂注射的特定体积。模型参数和材料特性列于表 21.2。

设置 4 个硬件配置来研究硬件设计和工艺条件对流体分配和分离效率 HETP 的影响。表 21.3 提供了几何形状的细节。对无吸附、离子交换和亲和层析系统建模以考察在这些硬件配置下的性能差异。Langmuir 模型被用于所有这三个系统，使用不同的常数，常数值列于表 21.2。

表 21.2 模型中使用的物理参数和工艺条件

参数	符号	值
流体密度	ρ	1000 kg/m³
流体黏度	η	0.001 Pa·s
混合物扩散率	D_m	1×10^{-10} m²/s
颗粒密度	ρ_p	1 kg/m³
柱床孔隙率	ε_b	0.263
柱床渗透率	k_b	1.308e^{-10} m²
柱床弯曲度	τ_b	0.629

续表

参数	符号	值
筛网孔隙率	ε_s	0.35
导流板孔隙率	ε_d	0.5
筛网弯曲度	τ_d	1
筛网渗透率	k_s	1.211e^{-10} m²
导流板渗透率	k_d	（0.01~0.1）k_s
进口流速	U_0	4.678~37.42 cm/s
进口洗脱剂体积	V_0	1.51 L
进口洗脱剂浓度	c_0	1 mol/m³
柱内轴向分散率	α_1	220
柱内横向分散率	α_2	15
Langmuir 常数	K_{eq}	（无保留）0 m³/mol （离子交换）1 m³/mol （亲和）100 m³/mol
	Q_{max}	（无保留）0 mol/m³ （离子交换）0.7 mol/m³ （亲和）0.5 mol/m³

21.6.2 数据分析方法

使用矩量法[66]计算保留时间和 HETP。

第一个矩量为保留时间：

$$t_r = \int_0^\infty ct\,\mathrm{d}t \Big/ \int_0^\infty c\,\mathrm{d}t \qquad (21.46)$$

第二个为半峰宽：

$$\sigma^2 = \int_0^\infty c(t - t_r)^2\,\mathrm{d}t \Big/ \int_0^\infty c\,\mathrm{d}t \qquad (21.47)$$

第三个测量峰的偏斜，即峰的不对称性，由下式给出：

$$\gamma = \int_0^\infty c(t - t_r)^3\,\mathrm{d}t \Big/ \int_0^\infty c\,\mathrm{d}t \qquad (21.48)$$

理论塔板数（NTU）由下式给出：

$$\mathrm{NTU} = t_r^2 / \sigma^2 \qquad (21.49)$$

HETP 由下式给出：

$$\mathrm{HETP} = \frac{L}{\mathrm{NTU}} \qquad (21.50)$$

式中，L 是固定柱床的长度。

表 21.3 4 种模拟的硬件配置

	配置 1（全）	配置 2（半）	配置 3（hp001）	配置 4（hp01）
柱直径/cm	160	80	80	80
导流板直径/cm	25.4	25.4	25.4	25.4
导流板厚度/cm	0.64	0.64	0.64	0.64
导流板渗透率与筛网渗透率的比率	0	0	0.01X	0.1X
进口/出口管直径/cm	10.16	10.16	10.16	10.16
进口/出口管长度/cm	10	10	10	10
开口环宽度/cm	0.93	0.93	0.93	0.93
开口环高度/cm	1.66	1.66	1.66	1.66

高斯分布导致 $\gamma=0$。当 $\gamma>0$，峰表现为拖尾。相反，当 $\gamma<0$，可观察到前拖。通常，具有较低 HETP 值的峰 γ 值也会较小。大的 γ 值表示峰严重拖尾，以及微量的溶质保留在柱中，这是不被希望的，因为微量溶质残留在柱内而大部分被洗出，会使混合物分离不含污染物组分变得困难。

在柱底部的表面平均瞬时溶质浓度被用来计算这些量。时间间隔选择为 0.1 s，时间点在洗脱开始时和结束前 5 s。

21.6.3 结果

图 21.8 显示了柱中的典型流体分配，其中绘制了流路。导流板改变了流动方向，从轴向变为径向，帮助达到分配流量的目的。然而，可以清楚地看到，导流板的存在扭曲了填充床中的流路。导流板影响板间的流量，影响程度比对管壁附近更严重，管壁处有一个小的突然扩大和收缩。这对在柱床内产生均匀流动构成了严重挑战。直观地提高导流板与柱子的比率有助于在顶部空间和填充床内更好的流体分配。然而，HETP 的模型预测结果表明，除非导流板被制成多孔的，否则结果并非如此。在一些试验中使用的活塞流假设会严重低估这种影响。

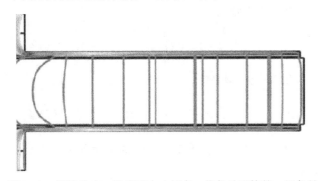

图 21.8　流路分布，按流速大小标色。紫色是更快的，红色是最慢的。进口速度 $U=0.187\,12$ m/s，不包含吸附。（本图全彩图片可由 http://onlinelibrary.wiley.com/book/10.1002/9780470054581 获得。）

图 21.9 显示了在不同的时间点洗脱剂的浓度分布。以 91 L/min 的流速，由导流板产生的径向流量不足以覆盖整个柱直径范围。此外，短的柱床高度（因此洗脱时间短）不允许洗脱剂各处扩散到管壁，从而引起洗脱剂浓度分配的高度不均匀性（图 21.10）。在柱中，洗脱剂浓度分配主要通过对流测量，因为扩散是一个慢很多的过程。整个洗脱期间洗脱剂可以扩散的距离是 $2\sqrt{D_a\tau}$。最好的例子是亲和系统，它具有最长的保留时间，假设总的表观扩散系数是 2×10^{-8} m^2/s，估计扩散距离是大约 6 cm。在该系列的最后一个图显示，残留的相当大的一部分洗脱剂在导流板之间和导流板底盘正上方逗留了很长一段时间。所观察到的非抛物线形的洗脱峰前沿是柱内不均匀流动的直接结果。由导流板引起的这种滞留可以通过将板改为多孔的来缓解。

进口速度从 20 L/min 到 360 L/min 变化，观察流速对分离效率的影响。图 21.11 给出了作为线速度函数计算出的 HETP。可以看出，HETP 最初随流速增加而减小，最终随流速增加而增大。最佳流速为大约 0.3 m/s。

在这三个系统中，非吸附系统具有最尖锐的峰和最少的保留时间（图 21.12）。当柱直径减小时可以观察到一个小的第二个峰，从而使图形变为非高斯分布。当盘被改为多孔的时，第二个峰消失。这表明，在配置 2 中的流量分配是最差的。HETP 的最高值也是极不均匀洗脱的一个明确标志。

表 21.4 列出了保留时间、峰宽度、NTU、HETP 和峰偏斜，从中可以观察到，对于大尺寸柱，塔板高度从非吸附至亲和略有降低，但对于其他三种配置趋势是相反的。当柱尺寸减小时保留时间下降，如果盘是多孔的，对于每个模型化系统更是如此。对峰扩展和偏斜度也能看到类似的影响。在保留时间上的差异强调了使用包含适当的结合动力学的真实物理模型的重要性，这正是作者目前的研究。

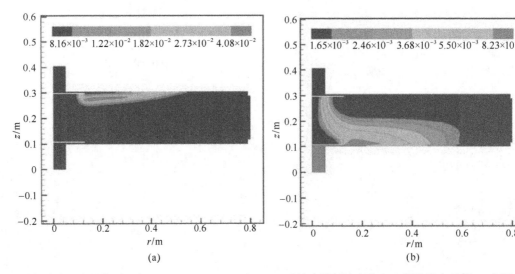

图 21.9　洗脱剂浓度分布的快照。在 $t=5$ s、60 s、120 s 和 600 s 时的洗脱剂浓度分布，假设没有吸附。（本图全彩图片可由 http://onlinelibrary.wiley.com/book/10.1002/9780470054581 获得。）

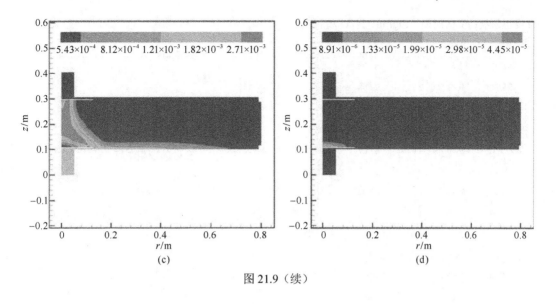

图 21.9（续）

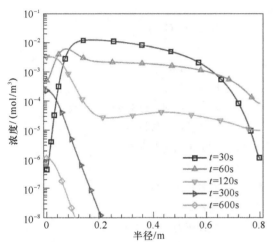

图 21.10 在 t=5 s、60 s、120 s 和 600 s 时，柱床中心线的洗脱剂浓度，假设没有吸附。（本图全彩图片可由 http://onlinelibrary.wiley.com/book/10.1002/9780470054581 获得。）

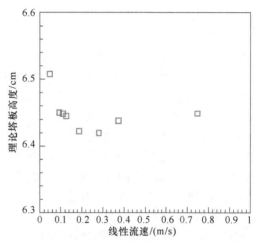

图 21.11 作为线性流速函数计算得到的 HETP，不包含吸附。（本图全彩图片可由 http://onlinelibrary.wiley.com/book/10.1002/9780470054581 获得。）

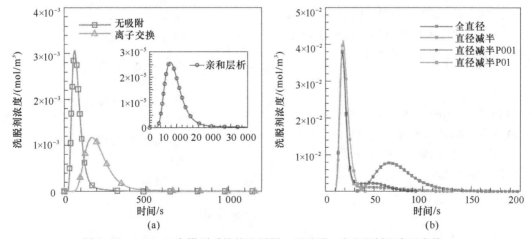

图 21.12 （a）三个模型系统的洗脱图：无吸附，亲和层析和离子交换；（b）无吸附系统在全直径、直径减半、直径减半 P001 和直径减半 P01 配置下的洗脱图谱。（本图全彩图片可由 http://onlinelibrary.wiley.com/book/10.1002/9780470054581 获得。）

表 21.4　所有模型系统的保留时间、Sigma、NTU 和 HETP

系统	τ	NTU	γ	σ	HETP/cm
无保留	81.92	2.8	5.07	48.93	6.42
NR half	26.31	1.72	2.75	20.08	10.48
NR hp001	25.56	2.8	1.93	15.27	6.42
NR hp01	20.06	19.16	0.94	4.58	0.94
离子交换	222.31	2.81	4.81	132.7	6.41
IonX half	70.53	1.7	2.53	54.13	10.6
IonX hp001	68.45	2.65	1.86	42.04	6.79
IonX hp01	53.46	16.82	1.01	13.04	1.07
亲和层析	10 103.15	2.82	4.61	6 017.34	6.39
AFF half	3 189.62	1.66	2.43	2 473.88	10.83
AFF hp001	3 089.44	2.54	1.84	1 939.04	7.09
AFF hp01	2 405.76	15.02	1.03	620.7	1.2

21.7　总结

本章采用物理数学模型，模拟了大层析柱中每个阶段的流液。它首先回顾了一个一维的、弹性基础的理论模型，然后使用该模型将柱填充从实验室规模放大到了商业规模。利用 CFD 技术在 1.60 m 柱内进行了染料研究。最后，使用均衡分散模型模拟了大柱的洗脱剂传输，假设在柱中的任何一点流动相和固定相之间的传质都是始终处于平衡的。应当指出的是，使用这种类型流量分配器的如此规模的柱子以前从未研究过。

层析柱填充放大是具有挑战性的。现象学模型不足以捕捉到潜在的复杂的流变行为。管壁效应分析表明，边界柱壁的存在对靠近管壁几个粒径范围内的流量分配产生影响。对小到中等规模的柱子应考虑管壁效应。对大的商业规模柱的案例研究表明，流量分配及分离效率在很大的程度上取决于硬件设计。大规模柱的流量分配器对填充床内流量的均匀分配是非常重要的。在所研究的配置中不能实现均一的洗脱前沿。案例研究还表明，工艺优化通过数学建模和仿真的方法是可以实现的。CFD 技术有望成为一种重要的 qbd（质量源于设计）工具。

致谢

作者要感谢他在 Amgen 公司工艺开发与研究部门的前同事。特别感谢 Suresh Vunnum 博士在柱洗脱过程建模上的讨论，并特别感谢 Arleen Paulino 博士和 Mark Durst 博士对本章手稿的帮助。

缩略词

CFD	计算流体动力学
HETP	理论塔板高度
FQ	釉料质量
HPLC	高效液相色谱
NTU	理论单位数

术语

a	加速
A	单位体积颗粒的外表面积
c	孔内的液相浓度（p）
C	常数
c^*	c 的平均值
D	扩散，有效（e），颗粒内孔（p），分子的（m），表面（s）
D_c	柱直径
d_p	颗粒直径
E	杨氏模量
F	力
F	相比率，$(1-\varepsilon)/\varepsilon$
g	重力
G	Lame 常数
K	Henry 常数
k	多空介质的渗透率或恒定参数
k_a	吸收的速率常数
k_d	解吸附的速率常数
K_{eq}	平衡常数
k_f	有效传质系数
L_c	柱长
P	流体压力
q	限制蛋白浓度
Q	被吸附相浓度
Q_{max}	最大结合蛋白能力
R	柱半径
r, θ, z	柱面坐标
Re	雷诺数
s	轴向 Eulerian 拉力
S	颗粒的比表面积
t_r	保留时间，与 HETP 相关
u	固体置换
U	表观速度，相对速度
u	流速
U_{crit}	流体填充的关键流速
V	颗粒体积
x, y, z	空间坐标

希腊字母

Ω	有效比表面积参数
α	与对流相关的表观扩散几何参数

ε	孔隙率
φ	颗粒体积分数
γ	与 HETP 相关的轴向面积平均张力或洗脱偏度
η	流体黏度
λ	Lame 常数
μ_f	管壁摩擦系数
v	泊松比
ρ	固体（s）或流体（f）的密度
σ	与 HETP 相关的峰半宽
ρ	固相的压力
τ	流相的压力
τ_L	填充床曲折因子相关的表观扩散几何参数
τ_w	管壁剪应力
ξ	相对粒径

翻译：程立均　天津华纯生物技术有限公司
校对：魏敬双　华北制药集团新药研究开发有限责任公司

参 考 文 献

1. Bey O, Eigenberger G. Chem Eng Sci 1997; 52: 1365–1376.
2. Cohen Y, Metzner AB. J Rheol 1985; 29: 67–102.
3. Park JC, Raghavan K, Gibbs SJ. J Chromatogr A 2002; 945 (1–2): 65–81.
4. Zou RP, Yu AB. Chem Eng Sci 1995; 50: 1504–1507.
5. Zou RP, Yu AB. Chem Eng Sci 1996; 51: 1177–1180.
6. Hardin RA, Burmeister LC. J Appl Polym Sci 1993; 48: 625–637.
7. Broyles BS, Shalliker RA, Guiochon G. J Chromatogr A 1999; 855 (2): 367–382.
8. Stanley BJ, Sarker M, Guiochon G. J Chromatogr A 1996; 741: 175–184.
9. Yew BG, Ureta J, Shalliker RA, Drumm EC, Guiochon G. AIChE J 2003; 49 (3): 642–664.
10. Cherrak DE, Al-Bokari M, Drumm EC, Guiochon G. J Chromatogr A 2002; 943 (1): 15–31.
11. Cherrak DE, Guiochon G. J Chromatogr A 2001; 911 (2): 147–166.
12. Inci MN, Erman B, Okay O, Durmaz S. Polymer 2001; 42: 3771–3777.
13. Koh JH, Broyles BS, Guan-Sajonz H, Hu MZC, Guiochon G. J Chromatogr A 1998; 813 (2): 223–238.
14. Koh JH, Guiochon G. J Chromatogr A 1998; 796 (1): 41–57.
15. Colby CB, O'Neil BK, Middelberg APJ. Biotechnol Prog 1996; 12: 92–99.
16. Mohammad AW, Stevenson DG, Wankat PC. Ind Eng Chem Res 1992; 31: 549–561.
17. Stickel JJ, Alexandros F. Biotechnol Prog 2001; 17: 744–751.
18. Lu WM, Tung KL, Hung SM, Shiau JS, Hwang KJ. Powder Technol 2001; 116: 1–12.
19. Soriano GA, Titchener-Hooker NJ, Shamlou PA. Bioprocess Eng 1997; 17: 115–119.
20. Keener RN, Maneval JE, Fernandez EJ. Biotechnol Prog 2004; 20: 1146–1158.
21. Keener RN, Maneval JE, Ostergren KCE, Fernandez EJ. Biotechnol Prog 2002; 18: 587–596.
22. Ostergren KCE, Tragardh AC, Enstad GG, Mosby J. AIChE J 1998; 44 (1): 2–12.
23. Broyles BS, Shalliker RA, Guiochon G. J Chromatogr A 2001; 917 (1–2): 1–22.
24. Farkas T, Guiochon G. Anal Chem 1997; 69: 4592–4600.
25. Guiochon G, Drumm E, Cherrak D. J Chromatogr A 1999; 835 (1–2): 41–58.
26. Shalliker RA, Broyles BS, Guiochon G. Anal Chem 2000; 72 (2): 323–332.
27. Shalliker RA, Broyles BS, Guiochon G. J Chromatogr A 2000; 888 (1–2): 1–12.
28. Shalliker RA, Broyles BS, Guiochon G. J Chromatogr A 2003; 994 (1–2): 1–12.
29. Shalliker RA, Wong V, Broyles BS, Guiochon G. J Chromatogr A 2002; 977 (2): 213–223.
30. Yuan QS, Rosenfeld A, Root TW, Klingenberg DJ, Lightfoot EN. J Chromatogr A 1999; 831 (2): 149–165.
31. Koponen A, Kataja M, Timonen J. Int J Mod Phys C 1998; 9 (8): 1505–1521.
32. Brady JF, Bossis BG. Annu Rev Fluid Mech 1988; 20: 111–157.
33. Kim AS, Stolzenbach KD. J Colloid Interface Sci 2002; 253: 315–328.
34. Sierou A, Brady JF. J Fluid Mech 2001; 448: 115–146.
35. Wu YX, PhD thesis: "Computational fluid dynamics study of high performance liquid chromatography", University of Singapore; 2002.
36. Wu YX, Ching CB. Chromatographia 2003; 57 (5–6): 329–337.
37. Tan SN, Khoo BC. In the MIT Report High Performance Computation for Engineered Systems (HPCES) ; 2003.
38. Ching CB, Wu YX, Lisso M, Wozny G, Laiblin T, Arlt W. J Chromatogr A 2002; 945: 117–131.
39. Guiochon G, Farkas T, GuanSajonz H, Koh JH, Sarker M, Stanley BJ, Yun T. J Chromatogr A 1997; 762 (1–2): 83–88.
40. Guiochon G, Sarker M. J Chromatogr A 1995; 704: 247–268.
41. Melekaslan D, Gundogan N, Okay O. Polym Bull 2003; 50: 287–294.
42. Happel J, Brenner H. Low Reynolds Number Hydrodynamics: with special application to particulate media. The Hague: Martinus Nijhoff Publishers; 1983.
43. Alazmi B, Vafai K. J Heat Transf 2000; 122: 303–326.
44. McCue JT, Cecchini D, Chu C, Liu W-H, Spann A. J Chromatogr A 2007; 1145 (1–2): 89–101.
45. Ostergren KCE, Tragardh C. Chem Eng J 1999; 72 (2): 153–161.
46. Zhao J, Wang C-H, Lee D-J, Tien C. J Colloid Interface Sci 2003; 262: 60–72.
47. Yew BG, Drumm EC, Guiochon G. AIChE J 2003; 49 (3): 626–641.
48. Meeten GH. Rheol Acta 2000; 39: 399–408.
49. Meeten GH. Rheol Acta 2001; 40: 279–288.
50. Meeten GH. Rheol Acta 2002; 41: 557–566.
51. Tung KL, Lin YL, Shih TC, Lu WM. J Chin Inst Chem Eng 2004; 35 (1): 101–110.
52. Hatzikiriakos SG, Dealy JM. J Rheol 1991; 35: 497–523.
53. Hatzikiriakos SG, Dealy JM. J Rheol 1992; 36: 703–741.
54. Barnes HA. J Non-Newtonian Fluid Mech 1995; 56: 221–251.
55. Barnes HA. J Non-Newtonian Fluid Mech 2000; 94: 213–217.
56. Barnes HA, Nguyen QD. J Non-Newtonian Fluid Mech 2001; 98 (1): 1–14.
57. Liu S, Masliyah JH. J Non-Newtonian Fluid Mech 1999; 86: 229–252.
58. Cohen J, Metzner AB. J Rheol 1985; 29, 67–102.

59. Kalyon DM, Gevgilili H. J Rheol 2003; 47 (3): 683−669.

60. Kalyon DM, Yaras P, Aral B, Yilmazer U. J Rheol 1993; 37 (1): 35−53.

61. Lawal A, Kalyon DM, Yilmazer U. Chem Eng Commun 1993; 122: 127−150.

62. Walls HJ, Caines SB, Sanchez AM, Khan SA. J Rheol 2003; 47 (4): 847−868.

63. Jana SC, Kapoor B, Acrivos A. J Rheol 1995; 39 (6): 1123−1132.

64. Yilmazer U, Kalyon DM. J Rheol 1989; 33 (8): 1197−1212.

65. Pathak N, Norman C, Kundu S, Nulu S, Fang Z. Bioprocess Int J 2008; 6 (9): 72−81.

66. Guiochon G, Golshan-Shirazi S, Katti AM. Fundamentals of preparative and nonlinear chromatography. Boston (MA): Academic Press; 1994.

67. Ruthven DM. Principles of adsorption and adsorption processes. New York (NY): Wiley; 1984.

68. Koponen A, Kataja M, Timonen J. Phys Rev E 1996; 54 (1): 406−410.

69. Koponen A, Kataja M, Timonen J. Phys Rev E 1997; 56 (3): 3319−3325.

70. Maier RS, Kroll DM, Bernard RS, Howington SE, Peters JF, Davis HT. Philos Trans R Soc Lond A Math Phys Eng Sci 2002; 360: 497−506.

71. Maier RS, Kroll DM, Bernard RS, Howington SE, Peters JF, Davis HT. Phys Fluids 2003; 15 (12): 3795−3815.

72. Tallarek U, Bayer E, Guiochon G. J Am Chem Soc 1998; 120: 1494−1505.

73. Weber SG, Carr PW. High performance liquid chromatography. New York: Wiley; 1989.

74. Giddings JC. Dynamics of chromatography. New York (NY): M. Dekker; 1965.

75. Guiochon G, Lin B. Modeling for preparative chromatography. San Diego (CA): Academic Press; 2003.

76. Gu T. Mathematical modeling and scale-up of liquid chromatography. Berlin: Spinger-Verlag; 1995.

77. Smith MS, Guiochon G. J Chromatogr A 1998; 827 (2): 241−257.

78. Yun T, Smith MS, Guiochon G. J Chromatogr A 1998; 828 (1−2): 19−35.

第 **22** 章 | 泵，工业化

Bob Stover and Ed Domanico

Tri-Clover，Valencia，California

22.1 引言

液体传送是大多数生物技术过程的重要组成部分。关于泵的可用信息比典型工厂中其他任何单个部件都多（泵是液体传输设备中非常通用的一种，比泵更通用的只有电机），因此本章只对流体力学理论做一简要介绍。本章主要提供一些泵的基本知识，有泵的结构、命名、原理及如何选择一个新泵。

22.2 理论

在开始泵的选型之前，首先必须了解泵需要满足的工作条件。将系统划分为清晰界定（clearly defined）和可议部分（agreed-upon）有两个好处，首先是简化计算，确保无遗漏，其次是很容易评估系统任何局部变化造成的结果。划分系统已经有通用方法，得到了所有泵制造商和用户认可。

22.2.1 流量

流量（flow）即单位时间的流量，通常为加仑（gal[①]）每分钟（gal/min）或加仑每小时（gal/h），或为立方米每小时（m³/h）。

体积与加仑之间的换算关系为

$$1 \ ft^3 = 7.48 \ gal$$
$$1 \ m^3 = 264.2 \ gal$$

估算真实很重要，因为精确的压力损耗计算取决于精确的流速。过高估算会导致选择的设备不得不加装阀门或减速来满足实际需要，或者会选择过大/价格过高的泵。

22.2.2 压头

压头（head）是压力的流体力学术语。最普遍的是表达为磅/平方英寸（psi）或平方英尺。用长度单位表示压力，这个概念可以用抵抗流动来直观认识，可以将其想象为一截竖直水柱，该假想水柱的高度等价于抵抗研究部分的压力。任何能够推动流体抵抗该高度水柱的泵，都可以抵抗所计算系统来传送流体。

将 psi 换算成英尺（ft[②]）：

$$1 \ psi = 2.31 \ ft \ 水柱$$
$$1 \ ft \ 水柱 = 0.433 \ psi$$

大部分管路摩擦损失图，其损失描述为英尺压头每 100 ft 管路，所有用 psi 给出的损失均可经上述公式换算成 ft（关于比水轻或比水重的液体调整见比重一节）。

这个长度单位已经成为描述流体力学压力（抵抗流体）的最常用选择，原因如下：

- 直观；
- 长度单位适合大多数流体力学公式（速率、功率、比速率等）；
- 弥补了各种不同的比重；
- 提供了一个通用单位计算总压头的各组成部分，可以加在一起得到总阻力。

22.2.2.1 压头类型

上述总压头有 4 个组成部分。任意抵抗流动的因素均可归到如下类别。

22.2.2.1.1 静压头

静压头（static head，ΔZ）指液体发源地水平与目的地海拔之间的高度差。换言之，就是泵需克服的海拔高度差。对此说明如下。

- 如果管路在目的罐底部附近进入，罐内液高需考虑进来，而不是以管路入口处为准（泵需将罐内液柱加进来作为需要满足压力的一部分）。
- 垂直方向的上下曲折与静压头无关（会在之后摩擦压头部分考虑）；管路起始和终止位置的高度差才是 ΔZ。
- 泵在管路中与起点和终点的垂直距离也与静压头无关。

静压头可以很容易用 ft 表示。

22.2.2.1.2 压力水头

压力水头（pressure head，ΔP）是系统末端的压差，即进口和出口间压差，用 ft 表示。例如，起点为真空罐；它对流动产生抵抗（真空会吸住流体），必

---

① 1 gal（US）=3.785 43 L。

② 1 ft=0.3048 m。

须用泵来克服。从真空流出的抵抗可以经下式转换为英尺压头：

1 in 汞柱（Hg）= 1.133 ft 水柱

出料端的压力（带压罐或注入带压管路）也需要加进总压，包括在 ΔP 内。

22.2.2.1.3 动压头

动压头（velocity head, H_V）是克服惯性需要的能量。用下式计算：

$$H_V = V^2/2g$$

式中，V 为通过管路的流速（ft/s），$g = 32.2$ ft/s^2，即海平面上的重力加速度。

动压头可用系统的平均流速合理替代。然而，对于大多数系统中给定的最大平均流速小于 8 ft/s 的情况，H_V 通常在典型流体力学计算中相对较小，几乎可以忽略不计。

22.2.2.1.4 摩擦压头

摩擦压头（friction head, H_f）在大部分计算中经常是总压最大的组成部分。它的计算有很多公式，有各种类型管路、连接头、阀门和滤器，幸运的是，有图表给出已计算好的压头。管路自身损耗通常表达为英尺压头/单位长度（通常为 100 ft）。配件损耗可用被称为等价换算为英尺的管路（equivalent feet of pipe）来替代计算，即在真实直管长度上增加一截等价直管长度。或者可查表得到每种配件的真实损耗。通过阀门、滤器及类似的损耗通用用 psi 或损耗英尺每阀门来表示。管路中的每个组件都需考虑到，系统总和即为各个单独组件的加和。

摩擦损耗数量总是不同，因为通过管路的流动不同；高速意味着更多拖滞和因此而来的更多阻力。滤器会随流体不同，而且滤器自身条件也不同。通常使用最坏条件来计算。

22.2.2.1.5 总压头

前述 4 个独立因素加在一起即为总力学压头[total mechanical head, H_M，也称为力学压头，总动力学压头（TDH），或简单称为总压头（total head, H_M）]。它们是伯努利方程（Bernoulli's formula）的构成部分，对于工业泵修正给出如下：

$$H_M = \Delta Z + \Delta P + H_V + H_F$$

22.2.2.2 压头的调节

流体具有很多影响 H_M 的性质。

22.2.2.2.1 比重

比重（SG）是特定液体质量与水质量的直接数值比率。由于给定标准条件下水重接近于 8.31 lb[①]/gal，任何比水重的液体的比重都会大于 1.0（例如，一种质量为 16.68 lb/gal 的液体 SG 为 2.0），而比水轻的 SG 会小于 1.0。比重会影响从 psi 到 ft 的换算：

psi =（水的英尺高度×SG）/2.31

或

水的英尺高度=(psi × 2.31)/SG

比重还会直接影响功率，因为需要额外的扭矩来克服液体增加的质量（即将在功率一节中列出）。

第二个直接影响流体总压计算的液体性质是黏度（viscosity）。很多泵的选型图表都假设黏度类似于水[1 cP 或 31 赛氏通用黏度秒（SSU）]。黏度比水大的液体会在如下几个方面对泵产生影响。

· 影响摩擦损耗计算；黏度大的液体损耗更高。对于黏度高于水的液体有单独的表格。

· 影响功率。制造商通常通过特殊图表提供克服黏度所需的额外扭矩。

· 严重影响泵的处理能力。离心泵（centrifugal pump）尤其缺乏处理黏稠产品的能力。

· 黏度通常用参考单位（cP 或 SSU）表示，但也有很多其他表示方法。黏度在不同动态条件下会有变化，特例如下。

· 如果液体在剪切力作用下黏度减小，该液体有触变性（thixotropic），如油漆。

· 如果在剪切力作用下黏度增加，该液体有膨胀性（dilatant），如糖稀。

· 如果仅在剪切力超过一定最小阈值时黏度下降，则该液体有塑性（plastic），如番茄酱。

· 如果不受剪切力影响，则该液体为牛顿流体（Newtonian），如水。

前面提到过，黏度会影响离心泵转移液体的能力；传输黏性流体时，离心泵的承压性能下降，流动性能下降更多，而其效率会下降到完全不能使用的程度。容积（PD）泵受影响的是速度，其仍可以运行并且在入口不缺料的情况下继续传输产品。制造商提供图表给出不同黏度下的最大速度，给出驱动黏稠产品进程需要修正的功率，也许还有使产品从进口流入的最小必要接管口径。

如果产品的黏度未知，那么很多泵制造商会提供免费服务来测定其液体黏度，以便得到使用其所产泵的机会。

22.2.3 功率

有了上述计算的总压头，就可以进行功率（horsepower）的精确计算以使特定泵运转。

基本功率方程为

$$HP =(gpm \times H_M \times SG)/(3960 \times eff.)$$

式中，gpm 为流速（gal/min）；H_M 为总力学压头（ft）；SG 为比重；eff.为效率（用小数表达；如50%应该为0.50）。注意：3960 为常数，由功率单位和水质量得到。

此方程的一个变化形式如下，通常用于 PD 泵，其比重在表示为 psi 之前就已计入总压头：

[①] 1 lb（磅）=0.453 592 kg。

HP =(gpm×psi)/(1715×eff.)

常数 3960 已经通过除以 2.31 变为 1715 来提供 psi 作为压力单位。

通常黏度会像上面计算的那样影响功率；在这种情况下制造商会提供针对不同黏度的修正因子。Hydraulic Institute 提供的离心泵通用图表几乎适用于所有制造商，但还有一些特别高效的泵声明超出此图表范围，因此自行提供修正因子。

22.2.4 汽蚀余量

汽蚀余量（NPSH）为水力学术语，指液体能够进入泵的压力，不仅指现有系统能够提供的，也指任意特定泵正常发挥功能所需的。NPSH 是绝对单位，总是相对于绝对零点（与测量单位相反，测量单位总是与正常大气压有关，称为零点测量值）来表示。如果进入泵的液体没有足够压力，泵会形成汽蚀（cavitation）。

22.2.4.1 汽蚀

液体只有在有足够大气压或系统压力的存在下才能保持液态而不发生气化。例如，即使是冷水也会在足够强的真空条件下变为气态，如在外太空即是一个明显的例子。所有液体都有已知的必需饱和蒸汽压来保持其液体状态，随着液体加热或冷却而蒸发或液化。

这一点在水力学中很受关注，因为泵的入口通常真空度很高。如果系统提供的压力低于液体的蒸汽压，泵将会出汽蚀现象。从离心泵到 PD 泵，这种现象在细节方面有所不同，但大致过程相同。

- 液体位于低压区，即泵入口。
- 如果压力过低（低于操作温度下液体的饱和蒸汽压），将会发生从液态到气态的状态变化。由于蒸汽无法逃逸，会假定以气泡（球形）的形状夹带在液体中。
- 蒸汽气泡进一步被周围液体带入泵中。
- 最终低压气泡及周围液体来到泵出口相对高压的区域。
- 高压导致蒸汽气泡急剧缩小而爆裂。这种现象称为汽蚀。

低压蒸汽气泡的爆裂会产生可辨识的声音；在离心泵中会产生咯咯声，听起来像是碎石滚过屋顶；在 PD 泵中声音更大，通常非常大声。两种情况中蒸汽气泡的爆裂对泵本身和泵内产品都有破坏性。离心式叶轮和 PD 泵甚至会被强烈的爆裂破坏其表面材料，泵轴可能被破坏至疲劳点，此时功率消耗更大，而性能下降。

22.2.4.2 必需汽蚀余量

制造商可以通过测试泵来确定不同流体必需的正吸入压头，以避免出现汽蚀，称为必需汽蚀余量（NPSH$_R$）。一般来说，流速越高，所需压力越大，因为通过泵壳的速度越高。可能出现的例外：在极度低的流速下，某些

离心泵中，泵壳内循环导致的降低可能会造成低压区，有时候足以低至液体的饱和蒸汽压以下从而产生汽蚀；可被称为入口或出口循环汽蚀，取决于在泵壳内发生的位置。制造商根据经验数据确定 NPSH$_R$。他们设定一个测试范围，然后逐渐约束入泵的流速，连续用压力表和流量计监测其性能。最终他们会确定一个点，此处约束会在一个公认的范围内（当前标准为不低于正常曲线 3%）影响性能。此时泵被认为产生汽蚀，同时这个点会在图表中注明。对一系列流体进行同样的过程，即可创建一个 NPSH$_R$ 曲线。NPSH$_R$ 通常用 60°F 水绘制，之后可以修正用于其他流体。

22.2.4.3 有效汽蚀余量

有效汽蚀余量（NPSH$_A$）为任意操作条件下特定系统为泵入口提供的压力，为若干因素之和。经计算（或者由物理计算测定）与泵的 NPSH$_R$ 比较。多数认可的泵的 NPSH$_A$ 必须超过 NPSH$_R$ 至少 2 ft 才可被接受。但这一点也存在争议；有人认为这个差值还不够，因为 NPSH$_R$ 表格上的点代表泵已经出现汽蚀，2 ft 的差值通常太低了；用 NPSH$_A$ 应该超过 NPSH$_R$ 的最小百分比这样一个比例尺，使用起来会更方便。然而，目前大多数水力工程师仍然可以接受这个 2 ft 的差值。

NPSH$_A$ 可由下述方程计算：

$$NPSH_A = H_{ATM} \pm \Delta Z - H_F - H_{VAP}$$

式中，H_{ATM} 为绝对单位下的大气压，用 ft 表示（海平面大气压 = 14.7 psi = 33.9 ft）；ΔZ 为液面到泵入口的高度差（ft），如果液面高于泵入口，该值为正（+），反之为负（–）；H_F 为入口管路损失（ft）；H_{VAP} 为操作温度下液体的饱和蒸汽压（ft）。

H_{ATM} 和 H_{VAP} 可从各种参考书籍获得；H_F 和 ΔZ 可用如摩擦压头章节所述方法计算得到。

NPSH$_A$ 可在操作泵上测定，即在泵入口处安装一个组件或真空计，将此值读入并减去液体的饱和蒸汽压（饱和蒸汽压无法在真空计体现，H_{ATM}、H_F 和 ΔZ 均可被真空计读数指示出来）。

如前所述，计算结果（或者真空计读数–H_{VAP}）可以与制造商的比较，保证有最小 2 ft 的差值来避免泵的汽蚀。NPSH$_A$ 的计算很重要，原因如下：

- 该值可以预先告诉我们泵安装后是否会出现汽蚀。
- 对于已存在的气蚀，该值指出改变哪一方面最容易消除气蚀，以及需要改变多少。例如，如果 H_F 值高，可以通过增大管径或减少弯头来将其降低。如果 ΔZ 值低（或者甚至负值），可以通过升高进料罐的位置来实现正值。

如果系统仍然有汽蚀，意味着 NPSH$_A$ 的计算不容易修正，可能需要改用一个低 NPSH$_R$ 值的泵。有全系列被认为 NPSH 较低的泵，通常低于 1 ft 或者 2 ft 的需求。

22.3　离心泵

泵通常分为两类，离心泵和容积泵（PD 泵）。还有很多子类。本章随后会列出一些，通过其在生物加工过程中的适应性分类，包括少量介于离心泵和 PD 泵之间的泵。绝大多数在用泵都是离心泵，因为离心泵设计有很多优势（稍后列出），但由于生物过程有特殊需要，PD 泵在生物过程工业中的使用频率显著高于其他行业。

22.3.1　离心泵操作原理

离心泵（图 22.1）包括：

• 一个转动叶轮；

• 一个叶轮外壳（蜗壳）将流体从进液口导流至卸料口；

• 一个电源，通常为电机；

• 电机与叶轮的连接部分，电机自身的轴或者独立延展的轴；

• 一个机械密封装置，将末端液体密封在泵蜗壳内避免随泵轴流出。

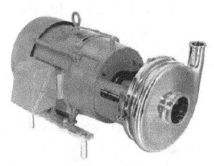

图 22.1　离心泵。来源：由 Tri-Clover 有限公司，Kenosha，Wis 提供。

叶轮的设计有很多方面，需要设计的有：叶片是否被盖板封闭（开放或封闭；开放式更干净，但效率较低；封闭式滑动更少，因此更高效，但很难清理及检查），叶片的数量及自身的角度（影响泵曲线的形状），以及叶片的直径和厚度（叶片越深厚能达到的流量越大，直径越大意味着承压能力越强）。制造商可以生产为不同条件设计的叶轮。离心泵的简单设计意味着：

• 离心泵通常比 PD 泵便宜（往往便宜得多）；

• 离心泵可以耦合使用，即可以在数量上直接相当于专门设计的耦合电机，这样更便宜（也兼容），而 PD 泵很少有此特性；

• 流动相对连续；

• 由于存在固有的由叶轮/蜗壳的开放状态导致的滑漏，离心泵存在一个可达到的最大压力（截止压头）；这也意味着它们可以简单地通过调节阀门来控制，系统通常不需要减压阀或控制器，因为当阀门使流量降低时 HP 负载实际上会减小；

• 易于保养及维修；

• 易于达到清洁标准。

离心泵处理过程也有一些缺点，通常在生物加工过程中更明显。

• 离心泵固有的滑漏意味着不能很好地处理黏稠物质。经验法则是，任何超过 2000 SSU（约 500 cP）的液体通常被视为不宜用离心泵处理。

• 由于压力是叶片端速产生的，离心泵不适合在高压下使用。这一点可在一定程度上被克服，方法是高速运转（有高于 10 000 r/min 的设计存在），或增加多级设计，即一系列叶轮叠加在一个普通轴上，每个叶轮对前一个产生的压力进行增压。

• 离心泵必须以相对较快的速度运行，足够的叶片端速才能产生合理的压头（通常最低速度为 1200 r/min）。相对的，PD 泵在低于 100 r/min 时即可良好运行。这个最低速度意味着离心泵在需要低剪切力的应用中不够适用。

• 最低速度还意味着离心泵无法有效处理低流量应用；低速以限制流量意味着丧失所有的压力性能。即使最小的离心泵额定也达 10 gal/min 以上；它们通过多种方式调节背板（调节阀门、逆变器及旁通线路）来实现低速运转，但仍然无法在非常低的流量下运行。

• 轴封的存在意味着粗糙产品成为潜在问题，不仅仅是因为可能使部件寿命下降，而且有使内表面磨损脱落物进入产品流的风险。有的设计是将产品流的机械密封去掉（双机械密封）或将两个机械密封全部去掉（磁力驱动泵或带气封的泵），但这种泵通常很贵并且有时不能应用于清洁生产。

22.3.2　离心泵的类型

22.3.2.1　端吸泵

目前为止最常用的离心泵类型为端吸泵（end suction）。液体从泵壳中心进液，由叶轮的前端捕获，通过叶轮转动获得能量，从涡轮外缘的出口切线方向流出。端吸离心泵可作为单体（close-coupled，直接耦合到电机表面）或托架固定（pedestal-mounted，泵为带轴/轴承壳的独立单元，与电机柔性耦合，组合包用螺栓固定在通用基座上）使用。单体设计通常更受欢迎，因为更便宜、更紧凑并且部件在内部排列，但托架固定泵通常有更多空间容纳特殊密封选项，也更易于适用于任意电机要求。

22.3.2.2　磁耦合离心泵

磁耦合离心泵（magnetically coupled）是一种减少密封的方式，解决密封兼容性难题（见机械密封章节），适用于标准端吸设计。不同于电机轴直接穿过机械密封到泵的卸料口，该泵驱动一个很大的中空旋转磁铁。泵的卸料口位于密封外壳中，和一个延伸至驱动磁铁中空区域的磁化叶轮一起安装到电机上。随着电机轴转动中空驱动磁铁，叶轮也随之转起来。由于电机与叶轮之间缺少直接接触，磁力驱动泵只能处理有限黏度或特定重力的液体，否则叶轮会解耦合。小型设计很便宜，但随着泵变大价格迅速上涨。通常，需要使用软启动电机以避免解耦合。目前还没有符合清洁生产的磁力驱动泵，但毫无疑问很快就会出现。

22.3.2.3　多级离心泵

离心设计通常最适用于中-高流量，低压头条件，如液体传送。离心泵的多种优势使其成为优先设计，但当所需总压超过标准离心泵的可用值时，可以使用多级离心泵（multistage）来替代PD泵。将叶轮级联，一个接一个连成线，由长的通用轴驱动。内部通道可见，第一个叶轮的流出液供给第二个的入口，而第二个的流出液供给第三个，依次类推。压力会累积，但流量局限于任意单个叶轮的承载量。唯一限制级数从而限制总压的因素是泵壳承压极限。这种设计带有标准离心泵的所有优点，除了很难修理（叶轮必须按顺序卸载，而且间距很难调整），而且也不贵。已有用于清洁生产的设计。

22.4　容积泵

22.4.1　设计和操作原理

容积（PD）泵是当今生物过程工业用泵的第二大种类。与先前讨论的离心泵相比，PD泵的工作原理非常不同：压缩流体体积会提高流体工作能力。体积改变发生在泵内腔，泵驱动或推动该流体体积至出口，因此提高该体积流体的压力大小直至等于泵出口压力。注射器是该原理的简单实例。随着注射器柱塞推入，注射器内部液体承压升高。高压驱动流体流出注射器末端。在注射器和泵中，泵可产生的压力由对流动的抵抗控制，该流动是随着流体离开泵出口接触到的。与动力或离心泵不同，PD泵可能发生过量增压情形。PD泵可持续驱动流体向前，不管抵抗力有多大。过量增压只能通过两种方式减压，即泵出口端的泄压装置或通过泵操作过程中的滑漏（slip）泄压。

PD泵中，滑漏定义为通过计算得到的效率，随着流体压力增加而逃逸出密封空间的流体量，除以传输过去的流体量。逃逸流体会通过泵内间隙重新送至入口端或泵的低压侧。如果已知泵的滑漏，就可以计算泵的效率。通常，PD泵效率相对较高，80%～90%，并随着流体黏度变大而升高，稍后会讨论。

22.4.1.1　优势

生物过程工业使用PD泵的优势包括以下几方面。
- 能以恒定流速传输：PD泵的输出速率基本为常数，尽管出液压力会有变化。
- 在低流速时运行良好：PD泵能在高出液压力下低流速传输，相较于离心泵仍能维持高效率。

- 高黏度下运行良好：PD泵很容易处理高黏度流体，事实上，此时效率更高，因为高黏度流体滑漏量更少。
- 有自吸能力：大部分PD泵会在泵入口处形成一个真空环境，能够将液体吸入泵内腔。
- PD泵很容易实现清洁生产。

22.4.1.2　劣势

生物过程工业使用PD泵的劣势包括以下几方面。
- 会出现过量增压：局限在PD泵内的流体会持续增压，直到泄压。为实现泵安全操作，需要在泵内或泵外安装泄压装置。
- 会出现脉冲式流动：PD泵的设计通常会导致压力脉冲，因为要维持流速。压力脉冲会导致出液管路过度振动而被破坏。需要安装脉冲减振器。
- 很难维持高流速：即使用大泵也很难得到高流速，因为最大泵速受黏度和吸入口尺寸限制。
- 功率限制：由于出液压力直接与所需功率线性相关，极高的出液压力会需要极高的功率，可能会超出泵自身的能力。

22.4.2　容积泵的类型

22.4.2.1　齿轮泵

齿轮泵（gear pump）（图22.2）也许是工业化中最常见的PD泵，其由于价格便宜、构造简单得到广泛使用。通常，齿轮泵有两种独特设计，其中一种是外啮合齿轮泵。该种设计使用两个啮合齿轮，以相反方向旋转。第一个齿轮由泵电机驱动，称为从动齿轮，第二个齿轮由第一个齿轮驱动，称为泵齿轮。流体从垂直于啮合齿轮的方向进出齿轮腔，随着打开的啮合产生真空环境将液体吸入，进入的液体被困在齿轮间。被困住的液体转到齿轮外侧，随着齿轮再次啮合被挤出泵卸料出口。流体在泵卸料口的高压下从齿轮腔被挤出。

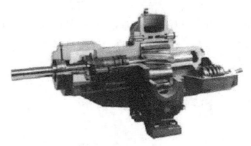

图22.2　齿轮泵。来源：图片经Roper Pump公司授权使用。

另一种工业化齿轮泵为内啮合齿轮泵。内啮合齿轮泵与外啮合齿轮泵工作原理相同；但是，齿轮构造为一个行星齿轮内部还有一个更小、偏离中心的内部齿轮。内部齿轮与行星齿轮的内部齿轮啮合来产生泵的抽吸。这种设计中，大点的行星齿轮为电机从动齿轮，内部齿轮为空转轮。内齿轮偏离中心形成的空洞由一个新月形刮刀填充。刮刀的作用是密封卸料口的入口，减少泵滑漏量。这种泵价格略高，但声音更小，通常寿命更长。

22.4.2.2 气动双隔膜泵

双隔膜泵（double-diaphragm pump）（图 22.3）是一种 PD 泵类型。双隔膜泵的设计是 4 个止回阀和两个平行安装的隔膜构成的。两个隔膜连接到气动活塞上。液体从普通入口进入，通过两个止回阀中的一个分离，即暴露在开放隔膜的止回阀。同时，在关闭的止回阀的相反方向，闭合隔膜在出口压力（由驱动泵的空气供应压力限制）下将流体排出。被排出的流体推开闭合隔膜部分的止回阀，并关上开放隔膜的止回阀。随着驱动两个隔膜的空气活塞往复，重复进行这个动作。由于两个隔膜连在同一个轴上，因此两个隔膜会交替开关。

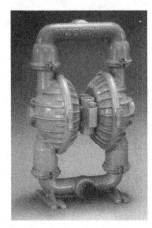

图 22.3　双隔膜泵。来源：由 Wilden Pump 公司提供。

22.4.2.3 螺杆泵

螺杆泵（progressing cavity pump）（图 22.4）的特殊设计可以将高黏度流体缓慢泵出。大部分螺杆泵是由一个位于双螺旋定子（弹性的）中旋转的单个螺旋状（金属）转子马达构成的。转子和定子组合形成的空腔会随着轴转动而沿着旋转轴的方向移动。其中转子的功能非常类似于螺杆泵，缓慢推动泵中液体朝着卸料端移动。由于转子和定子间隙非常小，将此类泵的滑漏最小化，因此会有压力产生。而且，由于该泵非常适于处理高黏度液体，这个现象得到了更好地利用。

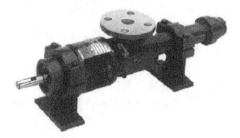

图 22.4　螺杆泵。来源：图片经 Roper Pump 公司授权使用。

22.4.2.4 挠性叶轮泵

挠性叶轮泵（flexible impeller pump）（图 22.5）是一类非常便宜的 PD 泵，可方便地用于多种用途。挠性叶轮泵的工作原理是，一个橡胶材质的多叶片叶轮窝在泵壳中旋转，这样当叶轮旋转时，叶片被挤压得彼此间距离非常近。这种压紧的叶轮把流体排出卸料端，同时在进料口吸进液体。这种行为的结果是在进料口形成真空。真空值可以很轻松地高达 22 Hg。这种 PD 泵类型的主要缺点是泵不能无液体空转。这种类型泵如果空转，转子很快就会腐蚀。

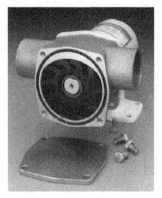

图 22.5　挠性叶轮泵。来源：由 ITT Jabsco 提供。

22.4.2.5 旋转活塞泵

旋转活塞泵（circumferential piston pump）[图 22.6（a）]在生物过程工业中用来传输包括原材料和终产品的很大范围的液体。圆周活塞泵由两个 180° 对立的半球形转子实现工作。这两个转子以相反方向转动，与外啮合齿轮泵类似，但是，经过进料口的转动活塞会形成真空，将流体吸入泵内空腔。流体被困于转动的活塞和泵壳之间，走遍泵壳后随着相反方向转子的活塞将被困液体推入出口端而实现卸料。随着被困液体被推进泵出口，该动作在泵转子和从动转子间交替。此类泵设计要求泵的转子间彼此不能有接触。为实现此目的，转子由齿轮箱驱动，齿轮箱中有支撑轴、轴承和定时齿轮，因此非常清洁，理论上不会带给产品任何金属污染。

22.4.2.6 罗茨泵

与圆周活塞泵的设计非常类似，罗茨泵（Lobe pump），图 22.6（b）也采用一个有支撑轴、轴承和定时齿轮的齿轮箱。罗茨泵的两个转子旋转方向相反，随着叶片分开会在泵入口产生一个低压或真空环境。吸入泵腔内的流体被困于叶片凹处并转到泵出口，随着相反方向转子的叶片转进前一个叶片凹处，被困液体被迫挤出泵出口。该动作在两个转子间交替，与圆周活塞泵中类似。相比于圆周活塞泵，罗茨泵剪切力较小，原位清洁时更容易。

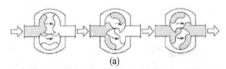

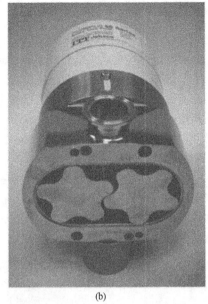

图 22.6 （a）旋转活塞泵；（b）罗茨泵。来源：（a）由 Waukesha Fluid Handling 提供；（b）由 ITT Sherotec 提供。

22.4.2.7 蠕动泵

蠕动泵（peristaltic pump）（图 22.7）在整个生物过程工业中普遍使用。有各种尺寸范围，可以处理实验室规模的流量 3～4 mL/min，也可处理生产车间流速 30～40 gal/min 的流体。泵的基本设计是通过位于基座上的滚轴连续挤压管路实现其功能。滚轴将流体困在管路内，并将其旋转至出料端。此类泵为自吸式，有一个主要的优势，即流体仅接触泵管路，因此泵无须密封。此动作还可以将泵内流体上承受的剪切力最小化。

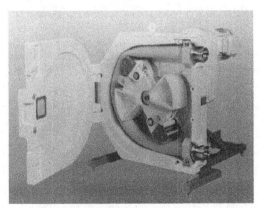

图 22.7 蠕动泵。来源：由 Watson Marlow 有限公司提供。

22.4.2.8 章动盘式泵

章动盘式泵（nutating disk-type pump）（图 22.8）是生物过程用泵的新品种，有着与老式泵设计不同的几个

优点。此类 PD 泵的工作通过泵内腔一个摆动圆盘的作用实现。该圆盘可用来捕捉圆盘与固定泵腔之间的一定体积的流体。被捕捉流体通过这种摆动动作及一个取决于转动圆盘宽度的刮刀门的作用，被挤压至泵出口。

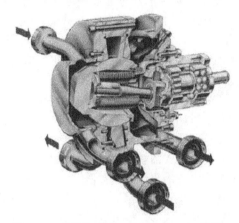

图 22.8 章动盘式泵。来源：由 KSI 提供。

22.5 驱动器

目前，泵的驱动器最常见的选择是交流式电机（AC motor）。它们之所以成为标配，是因为其价格便宜，使用寿命长，活动件相对较少，来源多种多样，样式及附件也非常多。它们噪声相对低（一般为 70～85 dB），效率高（经常高于 90%），而且有美国国家电器制造商协会（NEMA）保证不同制造商之间的产品有一定程度的可替代性。除非 AC 电机不可接受并且有其他选择，否则其使用非常典型。需要考虑的注意事项包括样式、电气规格和附件。

22.5.1 样式

离心泵通常选用强耦合带支座电机。使用托架固定离心泵时需选用标准水平支座电机。PD 泵通常需要整合有齿轮箱的电机，以实现低速。由于绝大部分泵供应商将泵与电机打包出售，用户通常无须关注如何组装，但应该理解其原理。

22.5.2 电气规格

与通用电机样式不同，驱动器工作的电气环境是用户需要明确的。供应商关心的事项如下。

· 相：单相可用于小功率驱动器（低于 5 hp[①]），通常用于低功率，而三相可用于低功率和大的集成电机。

· 电压：美国标准电压为，单相 115 V 或 230 V，三相 230 V 或 460 V，但也有其他数值电压。由于电机可在±10%内运行良好，因此有一些弹性。

· 频率：美国标准为 60 Hz，但 50 Hz 在全球都通用。电机能承受的频率变化只有±5%。

---

① 1 hp（马力）=745.700 W。

22.5.3 附件

附件是一个应该考虑的重要因素。可用的标准类型有，开放式防滴漏保护电机免受环境中气体危害；电机暴露在湿度略高环境的部分面积采用全封闭风扇制冷（TEFC）；美国保险商试验所（Underwriter Laboratories 有限公司，UL）等级认证需要时加防爆装置，而且出于安全考虑电机需有能力防止电火花逸出；在生物加工过程中普遍有冲洗（wash-down）附件，使安装处表面能够定期冲洗。

NEMA 已编写了关于电机规模的标准化清单，这样用户可以在品牌间替换电机而新电机能够相互适用。这是通过一系列型号实现的，例如，品牌 A 型号为 145TC 的电机能够完全替代品牌 B 同一型号的电机。

当前最常考虑的附件是变频器，它可以变换频率和电压，使得 AC 电机速度可调节。其优势除了允许用户更精确调速外还有很多，如可远程控制速度，可缓慢启动泵以降低启动对泵和电机的破坏。

AC 电机其他可选项还有，在没有电力的地区使用汽油或柴油，或者越来越常见的压缩空气驱动。空气电机的优势是天然防爆，并且安装时无破坏，劣势是需要非常干燥的压缩空气，并且效率较低。有些非常小的泵组使用直流电（DC power），但并不普遍。

22.6 生物加工过程用泵的特殊考虑

22.6.1 清洁标准

生物过程工业用泵的构造和清洁设计主要标准是 3A 标准（Code of Federal Register，21 条 177 节）。这些标准确保一些关键设计修订使泵维持清洁条件。这些指导原则包括表面抛光、构件的材质、装配及其他。泵的清洁设计必须同时遵守其他应用标准，包括关于食品、药品和饮料设备的 FDA、cGMP 和 ANSI/ASME 标准。

22.6.2 构成材质及表面抛光

生物加工工业用泵最常用的材质是奥氏体不锈钢合金（Austenitic stainless steel alloy）。清洁不锈钢泵使用的奥氏体不锈钢合金包括 AISI 类型 304、304L、316 和 316L。对于这些不锈钢的组成分析显示，所有不锈钢中的主要元素是铁。如果只有铁的话，大部分流体都会很快贴附其上，但如果加上 Cr 及正确比例的 Ni、C、Mn、P、Mo、Si 和 S，不锈钢的抗腐蚀能力就会非常好。由于这一点，再加上碳含量低，以及易于焊接、机械加工和抛光，316L 成为生物加工过程中泵使用最多的材质。由于大部分生物加工过程都需要无菌且符合清洁生产，对产品接触的表面进行抛光非常关键。产品能接触到的所有表面必须没有裂纹、裂缝及可能包纳细菌繁殖的死角。大部分泵的表面抛光是通过机械抛光和点抛光实现的。这种处理方式得到的表面光洁度接近 15 Ra。

22.6.3 机械密封

22.6.3.1 理论

机械密封（mechanical seal）（图 22.9）是泵制造中所用的标准件，用来在滚动泵轴和泵内腔之间起到密封作用。用来密封泵内腔的机械密封是生物过程工业所用大部分泵的关键组成部分。位于泵内的机械密封必须有以下两个功能：

- 提供挡住空气的屏障；
- 容纳泵内腔流体且不影响其质量。

生物过程用泵的密封易于清洗并且不易藏纳细菌。然而，当它们被用于处理无菌流体的泵时还需要做一些修改。这些修改包括改变密封设计、密封在泵壳内的位置和密封材质的选择。

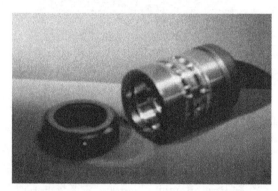

图 22.9　机械密封。来源：由 Durametallic 公司提供。

开始讨论机械密封之前最好先简单了解机械密封工作原理。单端面机械密封有两个非常平的端面，其中之一是可转动的动环，另一个是固定的静环。两个端面互相依靠，密封面上形成超薄的一层流体。当流体进入两个端面之间区域时，由于端面之间存在摩擦阻力，流体温度上升。如果密封运行正常，此区域流体会蒸发至空气中。此原理适用于生物过程用泵的大部分单端面机械密封。使密封运行正常的关键是要有合适的驱动力推动动环在固定座上转动。该驱动力可由机械力或水压获得。机械力是由一个压缩弹簧提供的。而水压是用泵头的压力推动动环，见于液压平衡密封。在生物过程泵密封中，这两种方法都有使用，用来提供驱动力使端面之间产生足够摩擦力将流体蒸发，同时避免密封面磨损太快或产热太多。

如果机械密封需要起到如上所述作用并在泵内腔流体之间和外界空气提供一个屏障，在密封设计上还需要做些修改。第一，需要在内部一级密封后面加一个二级机械密封，这种组合即双端面机械密封。第二，两个机械密封都放在一个填料箱或填料压盖内，连接在泵上转动轴进入泵头处。这样做能够实现两个密封之间流体冲洗。流体屏障会保护泵内腔流体免受空气来源污染。冲洗流体在压力下挤过填料箱，使外侧密封保持正压，组织污染物进入填料箱。冲洗流体的另一个功能是冷却密封端面。

由于密封容纳泵内腔流体时不能影响流体质量，因此内侧密封行使功能的方式有必要做出改变。泵内腔流体的无菌是通过维持泵内侧密封正压实现的。该压力与作用在外侧密封上的压力方式相同，但是，比填料箱压力更大，以确保任何泄漏都会从泵内部进入填料箱。这样能阻止污染物从填料箱进入泵内腔。为这种结构设计的密封会产生一些问题。

首先，如果内侧密封失效，产品会通过填料箱出口流失。其次，如果泵内流体无可避免地含有有机体，这些有机体有可能会进入密封冲洗。这种情况下，双端面机械密封的常见冲洗过程是维持填料箱压力高于泵内侧密封的压力。当密封失效时，冲洗流体会进入泵头，没有产品流失。如果密封端面磨损产生的颗粒被填料箱的高压压至泵内腔，这种排列就会出现问题，从而污染泵内流体。实际应用中应参考前例来决定选用哪种冲洗结构。

实际应用选择的机械密封应采用 FDA 批准的最好材质，以提供可靠、长效的密封条件。端面和动环材质的选择应考虑流体兼容性、硬度和平整度。常用材质包括碳化钨、硅胶、陶瓷、碳石墨和不锈钢。密封的辅助部件，包括弹簧、推环、O 形圈、驱动环和固定螺丝，选择时也应该考虑流体兼容性和运行特性。这些部件组成系统来提供一个可靠的密封。

22.6.4 静态密封

生物过程工业用泵的静态密封可分为两类，弹性 O 形圈和平垫圈。O 形圈在现代泵设计中更常用，因为其尺寸可以恰当地适用于密封平或圆的泵组件。而且，O 形圈及与其一致的 O 形圈槽易于装配，从而减少流体截留，提供可清洁的无缝密封。O 形圈通常用于将泵轴密封到机械密封上和将泵盖板密封到泵壳上。O 形圈材质的选择基于所需硬度及与被密封流体的兼容性。常用材质包括 Viton®、EPDM、Buna-N、Silicone 和 Kalrez®。

平垫圈在现代泵设计中不太常见，但是在泵设计中需严格保持间距时会使用。与 O 形圈一样，平垫圈也可由弹性化合物制造，但其他材质如纸或 PTFE（Teflon®）等也很常见。

22.6.5 无菌改进

无菌流体要求系统可以在线蒸汽灭菌（SIP）。为缩短休整期并保护抽运系统内无菌环境的完整性，可对泵进行修饰以满足 SIP。大部分泵只要符合 3A 标准就可以SIP。如早些提到的，这些标准会指定适当的表面抛光、叶轮和密封设计。而且，泵还必须使用一个密封，能够在压力下使蒸汽完全穿透。因为维持泵内饱和蒸汽消毒需要适当的蒸汽流量，所以通过冷凝水去除来提高泵内

蒸汽流量。当蒸汽消毒过程中泵冷却时，蒸汽会形成冷凝水。为了使泵得到恰当的消毒，冷凝水必须快速从泵内移除，避免形成冷水滴。因此，通常要求泵有自排水能力，即添加一个外围底部排水口。

22.6.6 针对注射用水改进（离心泵）

离心泵的设计使它们非常适合传输注射用水（WFI）。因为 WFI 需要在管路系统中高温高速流动，所以标准清洁离心泵可以经过改进来应用于这种情况。首先，进行表面抛光和材质选择。泵的材质应选择 AISI 316L 型不锈钢，这样表面粗糙度才能近似于 15 Ra。其次，泵内所有橡胶元件都必须满足 WFI 要求，要求能匹配温度。常用材质包括耐蒸汽的 Viton® 或 EPDM。再次，选择正确的机械密封结构。该选择是用来降低污染风险。最后一点改进是添加套管排水，加快除去 WFI 泵蒸汽消毒过程产生的冷凝水。

22.7 故障排除

故障排除有通用的成功方法。具体有以下几点：
1. 必须完全理解整个系统（以免有疏忽）；
2. 将问题范围缩小或拆分；
3. 找出此领域所有可能的原因；
4. 按照可能发生的概率，逐个排除。

通常第三点最难，但必须 4 点全部做到才能控制潜在风险和提出解决办法。

1. 系统分析比较烦琐乏味。由于不愿意查找看起来很明显的问题，人们可能会放弃此步骤。然而，如果问题是在系统有变化后出现的，系统分析才有可能抓住问题。跟踪一个典型流体类型并对每个步骤排疑通常很有用。要记住，任何流动分支都是平衡的，分流方式是，一侧流量的阻力完全等于另一侧剩余流量的阻力。理论上，加倍核查问题泵是否满足系统条件也是需要做的。

2. 很多情况下，换上一个已知运行良好的泵可以将范围缩小到问题到底出在系统还是泵。如果问题消失，说明是泵的问题；而如果仍有问题，则说明是系统管路的问题。其他情况下，可以通过隔离系统的各种元件检查噪声是否继续出现。例如，有时可以将电机从泵上拆下，或者将可疑元件暂时移除。有时可利用阀门将泵或部分管路隔离，以便于检查问题。

3. 通常问题的解释要比制造商提供的典型清单要多。以下列举的是具体问题的可能原因。此步骤必须有创造力，什么都不要被认为是想当然的。经常出现的情况是，有些不太相关的描述被工程师偶然得到，问题因此而被识别出并解决了。

4. 总有些问题出现的可能性会比其他问题要大（列于下个小节），这取决于症状。检查顺序应从易到难。有时一个系统会有两个毛病，这时单因素检查就会没有结

果。这种情况下，逻辑推理比实验结果更重要。

常见问题的解决建议如下。

22.7.1 流量小

22.7.1.1 仅适用于离心泵

1. 反转（注意：离心泵的正确转动方向是，叶轮将液体抛出而反向将其铲起。离心泵如果反转仍可传输流体，但流量低且压力高、功率大，因为反转会降低效率）。
2. 实际压头比初始计算值高。
3. 叶轮受阻碍。
4. 叶轮直径与条件不符。
5. 出现汽蚀现象（见前面小节）。
6. 叶轮间距太大。
7. 电机速度低于铭牌标识。
8. 叶轮在轴上转动松懈。
9. 耦合断开。
10. 黏度增加。
11. 原料罐出现涡流。
12. 由于飞溅或搅动，距离罐出口足够近的空气随着蒸汽进入罐体。
13. 泵选型不符合条件。
14. 如果泵位置比原料罐高，会有空气漏入吸进管路。

22.7.1.2 仅适用于容积泵

1. 部件过度磨损。
2. 内部如有止回阀，可能已被卡住。
3. 如有膜，可能破裂。
4. 内部（或外部）泄压阀被卡住。
5. 速度过慢。
6. 发生汽蚀（见前面小节）。
7. 泵选型不符合条件。
8. 如果是皮带驱动，可能皮带松弛打滑。
9. 耦合断开。
10. 速度没有降低到黏度要求的低速，导致汽蚀现象。
11. 如果泵位置高于原料，进口管路可能有空气漏入。

22.7.2 汽蚀

注意：以下几个现象说明可能发生汽蚀，包括离心泵发出喀拉喀拉的噪声，大部分 PD 泵出现咚咚的响声，或者个别离心泵的 TDH 下降到标准曲线的 3% 以下。

1. 入口堵塞。
2. 吸入管路摩擦损失过大。
3. 弯头距离泵进料口过近（注意：基本原则是弯头应位于 6×进料口直径以外的位置）。
4. 对于离心泵，在曲线最左端运行导致出现低压区域。
5. 吸入管路较高（非逐渐升高），因此，有空气进

入扰动或限制流量。
6. 液体太热，因此饱和蒸汽压过高。
7. 海拔差过大（提升过多）。
8. 如果从封闭罐中抽液，真空度过高，或真空水平达到液体不能被泵出的程度。
9. 离心入口过度预旋，导致流体进入时流动形态与设计不同（注意：与叶轮转动方向相反的转动是促进因素，会将曲线上移，但更普遍的是与叶轮方向相同的预旋，这种是有害的并会拉低曲线）。

22.7.3 电机过热

22.7.3.1 仅适用于离心泵

1. 流量过大，因此远超出计算所得曲线。
2. 转动方向错误。
3. 叶轮过大。
4. 叶轮不平衡。

22.7.3.2 仅适用于容积泵

1. 背压过高。
2. 部件过紧或存在摩擦。
3. 对于螺杆泵、弹性叶轮或其他带摩擦部件的泵，电机启动转矩不足会使泵无法达到全速。

22.7.3.3 适用于所有泵

1. 电压超过制造商规定的 ±10%。
2. 频率超过制造商规定的 ±5%。
3. 电机轴承损坏。
4. 三相电机三条线路没有全部通电（单相运行）。
5. 发生汽蚀。
6. 电机/泵轴偏移，或滑轮偏移。
7. 电机配套电缆能力不足。
8. 电机出口箱或控制箱连接松散。
9. 使用时间太长，绝缘破损。
10. 电缆太长以至于电流不足。
11. 环境温度过高。
12. 轴承抹油脂过多，导致轴承变热时连通。
13. 对于 TEFC 设计，风扇可能破损或松弛。
14. 泵速过高。
15. 空间狭小导致空气流通不够，电机无法冷却。
16. 对于单相电机，启动电圈未解除。
17. 黏度高于计算值。
18. 管路扭曲，导致位置不准并打结。
19. 电机开关过于频繁。（咨询制造商所用功率下最大开关次数，很可能比你认为的要低！）
20. 表面污物使冷却效率低。
21. 对于防滴漏设计，内部扩散器或风扇没有正确导流空气。

22.7.4 噪声

注意：不同设计对噪声是否合理有各自的标准。给定操作条件后制造商可以给出参数。

1. 电机或泵轴承磨损。
2. 汽蚀现象。
3. 如果是 PD 泵，可能有部件撞击或摩擦。
4. 如果是硬管，正常量噪声可能会通过管路放大至非正常量。
5. 如果安装在槽钢基座上，电机/泵组下面形成的气腔会放大噪声。
6. 联轴器撞击联轴器罩。
7. 电机风扇撞击风扇罩。
8. 止回阀关闭时发出的颤动声。
9. 水锤现象（water hammer，阀门必须缓慢关闭以便于管路中的冲量被消解）。粗略准则是 $t=2L/a$，其中 t 为关闭阀门所用时间（单位为 s，所需最短时间）；L 为管路最远长度，单位为 ft；a 为压力波速度，单位为 ft/s（水中平均值为 4000 ft/s）。例如，一个处理水的 200 ft 长管路，要求阀门关闭时间不少于 $2×200/4000=0.1$ s，来避免出现水锤现象。

22.7.5 异常密封磨损

注意：在连续作业清洁生产中使用的机械密封通常被希望使用好几年，一般要求理想条件下最少工作 10 年。

22.7.5.1 支座开裂

1. 从空运行突然引入冷液体，或任何温度或液体突然剧烈改变，都可能会导致热冲击。通常表现为细缝裂痕。
2. 动环安装不正确，导致封头撞击支座。
3. 物理撞击，如掉落。
4. 水锤现象。
5. 管路没有对准，使安装支座的支架扭曲。

22.7.5.2 碳垫圈过早磨损

1. 粗糙（由带磨痕的表面清晰可见）。
2. 化学制品与垫圈本身或垫圈黏合剂不相容。
3. 安装不正确，通常是动环翘起。

22.7.5.3 弹性体问题

1. 化学不相容。弹性体可能会变得易碎、软化、膨胀或完全消失。
2. 空运行。弹性体可能会看起来像烧坏或破裂，或变脆变硬。

翻译：赵俊伟 华北制药集团新药研究开发有限责任公司
校对：王 丽 华北制药集团新药研究开发有限责任公司

延 伸 阅 读

Hydraulic Institute Standards, Hydraulic Institute.

I. Karassik, W. Krutzsch, W. Fraser, and J. Messina eds. The Pump Handbook, 2nd ed., McGraw Hill, New York, 1985.

R. Stover, in B. Lydersen, N. D'Elia, and K. Nelson eds. Bioprocess Engineering: Systems, Equipment and Facilities, Wiley, New York, 1994, pp. 253–315.

V. Streeter, Handbook of Fluid Dynamics, 1961.

C.R. Westaway and A.W. Loomis, Cameron Hydraulic Data, 16th ed., Ingersol Rand, 1984.

第五部分

下游的现行药品生产质量管理规范操作

第**23**章 | 血浆蛋白的亲和层析

Mirjana Radosevich and Thierry Burnouf

Human Protein Process Sciences，Research and Development Department，Lille，France

23.1 引言

很久以来，生物化学家一直在努力研究优化复杂生物原料（如人和动物血浆）中提取的蛋白质的分离纯化方法。起初，最常用的蛋白质分离系统是基于物理或化学沉淀作用与分离工具，利用硫酸铵、乙醇、聚乙二醇、pH 或温度的改变来分离蛋白质。接着，层析仪作为一种更具选择性与精细度的分离提纯程序被引进到工艺中，其中，最常用的层析技术有离子交换层析、疏水层析和凝胶过滤层析[1,2]。与沉淀法相比，这些层析技术虽然具有较好的选择性并且可以从复杂的生物样品中提取到微量的目的蛋白，但仍需发展高度特异性的捕获目的蛋白的技术。亲和层析通过分子间特异结合力，可以达到这种要求；它充分利用蛋白质及抗体、酶及其底物、受体及配体之间的特异生物学相互作用，而促进生物分子之间的结合。作为一种高效的层析技术，亲和层析可以纯化人血浆蛋白[3]。

直到 19 世纪 80 年代末，人血浆生产工艺仍然采用的是冰乙醇沉淀法获得治疗性蛋白，如白蛋白和 IgG[4]。VIII 因子（FVIII）的制备是采用冷沉淀法从血浆中获得[5]，接下来的步骤是聚乙二醇沉淀或者甘氨酸沉淀去除杂蛋白如纤维因子[6~8]。这种生产中低纯度 VIII 因子的工艺方法取代了从血浆库中提取的工艺技术。这些 FVIII 由于杂蛋白过多造成半衰期过短，频繁接受注射的 A 型血友病患者会产生免疫功能失调；由于缺乏血液中 A 和 B 凝血因子，这些制剂还会导致患者出现严重的出血。与此相似的是复合 IX 因子（FIX），也是从血浆上清中提取，通过非特异性的阴离子交换层析技术获得[9]。低纯度的复合 IX 因子[10,11]会导致 B 型血友病患者出现血栓的风险[12]。基于亲和层析和离子交换工艺生产 FIX 是一种高效的纯化工艺，能够减轻血栓形成的风险。哺乳动物细胞中表达重组血浆蛋白的技术的出现，逐渐促进了高度特异性亲和层析技术的发展。与从人血浆中提取的治疗性蛋白产品相比，DNA 重组技术表达的蛋白质需要更高的纯度才能避免人体对非人源蛋白的免疫反应。获得高纯度重组蛋白的一个途径是通过基因修饰表达标签蛋白，这些融合蛋白能够结合特异的配基。这些标签

可能是一个蛋白质或者一个简短的氨基酸小肽，可以被一种抗体识别。这个抗体可以结合目标蛋白。例如，His 标签可以结合镍离子或者钴离子，GST 标签可以结合谷胱甘肽[13]。亲和层析一个非常成功的应用是利用蛋白 A 大规模纯化重组单克隆抗体[14]。

伴随着配基化学和多肽合成及生物信息学的发展[15]，用于提取血浆蛋白或者重组治疗蛋白药物的各种亲和介质已经得到很大范围的应用。本章综述了亲和层析生产血浆蛋白及重组蛋白药物获得的成就，并指出了亲和层析方法生产血浆蛋白的质量控制的主要问题，对未来用于纯化血浆蛋白的亲和层析技术也作了一些描述。

23.2 亲和纯化中的配基和介质

23.2.1 天然的配基

近几十年来，用于提取血浆蛋白的亲和层析技术被局限于天然存在的抑制剂及底物的相互作用，如肝素、葡聚糖硫酸脂及凝胶。这些生物配体作用可以应用于琼脂糖介质上。在蛋白质纯化过程中，这些亲和层析的应用已经是很大进步；目前，它们仍然是凝血因子、抗凝血素及蛋白酶抑制剂生产工艺中的主要过程[16]。但在某些情况下，这些配基的选择性与离子交换层析类似，对于结合能力相似的蛋白质不能有效分离，导致它们一块洗脱下来。这些非特异配基的应用缺陷需要在上游或下游纯化步骤上得以弥补，或者优化洗脱条件来去除杂蛋白，获得目的蛋白。利用毒素成分作为配基来纯化生产抗毒素免疫成分，但是在这个领域技术还处于保密状态[17]。

23.2.2 抗体配基

杂交瘤细胞培养和大规模单克隆抗体纯化技术的发展拓宽了制药领域免疫亲和层析技术发展的路子；细胞培养和抗体纯化策略的完善，一方面促进了大量抗体的应用，另一方面在制药领域提高了生产产率和药物的安全性。这个技术因为能够从粗品和复杂的组织样品中提取蛋白质且对目标蛋白高度的选择性，所以得到了很快的普及及流行。这些技术开始在 FVIII 和 FIX 蛋白的纯

化工艺中得到了应用，并且成为重组蛋白类似物纯化工艺中的首选。虽然作为配基的抗体相比于其他血浆蛋白能够耐受较低的 pH 范围，但是在超滤浓缩过程中会很容易导致蛋白质产生聚体。这个纯化过程会产生 20% 的 IgG 聚体，需要增加纯化步骤来去除这些聚体，因此增加了生产成本[18]。这些配基也会在细胞培养基或者其他生物组织中的蛋白酶和细菌的作用下产生降解产物。正因为这些原因，免疫亲和层析系统不能够经过简单粗糙的清洗，需要保持良好的作用环境和尽量去除结合力较强的杂蛋白。相比于其他合成的吸附介质，抗体配基亲和层析系统有很低的循环利用次数，能够重复 10～20 次。此外，由于生产工艺和相应的免疫学研究过程需要更多的研究，与其他非生物配基不同，亲和层析介质成本更高，一般是离子交换层析介质价格的 10 倍[19]。

23.2.3 合成配基

亲和层析技术的发展和改进促进产生了新的合成技术和生物合成配基[20]。亲和配基经历了从酶底物、共价酶、激素、抗体、核酸等到多肽、多聚肽、肽片段的一些发展。目前，最具选择性的亲和层析配基是针对单克隆抗体和多肽的亲和层析吸附介质。

合成配基含有染料分子，这些分子已经被研究了很长时间，被认为是特异性亲和层析中一个重要的配基。染料配基可以结合很多类型的蛋白质，某些情况下可以特异性吸附一些目的蛋白[21]。这些模拟生物学配基的染料分子不同于免疫亲和层析或者金属螯合的亲和层析，经常被认为是"假亲和"。如果标准的染料配基不能够特异地吸附一个目的蛋白，新的配基会进行化学修饰从而确保能够特异亲和多种多样的血浆蛋白，特别是 IgG。这些配基的优点是可以耐受化学物质干扰或者生物体的降解。它们会模拟酶底物、共价因子、结合剂的结构，有选择且可逆地结合一系列的酶和蛋白质[22,23]。这些有活性的染料分子大部分都包括一个发色团，如偶氮染料、蒽醌等，这些都是活性基团且有一个或者多个杂环结构。染料配基的残留对于生物样片的纯化可能是一个较大的缺陷，特别是对于一些蛋白药物需要大剂量注射的时候。

随着噬菌体展示[24,25]技术的完善和容纳多种结构突变体的合成化学库的发展，一些新的有意思的配基得到了发展，能够针对特定的目的蛋白[26,27]。这些方法可以筛选出高选择性的配体，能够分离纯化血浆蛋白中的凝血因子。但是，噬菌体展示技术需要生物合成的多肽，这些多肽合成需要温和的反应条件，因此限制了这个技术的发展。

不同的是，化学库策略如果能够联合快速灵敏的筛选方法，可以有效地提供新颖且全面的合成配基。未来的改进可能是起源于自动化学传感技术的发展。然而，亲和多肽配基还是通过经典的方法如固相肽合成技术来制造。一个结合人纤维蛋白原的亲和多肽（GPRP）和能

够结合人白蛋白的多肽 GAQGHTVEL 通过这种方式合成出来，用于分析诊疗[28]。纤维蛋白原和白蛋白对凝胶的动态结合能力分别为 10 mg/mL 和 19 mg/mL。这些研究表明，通过固相肽合成技术制备的多肽亲和层析技术代表了一种可能的选择，来在工艺研究中制备单克隆抗体。由于对目的蛋白的适中的亲和能力，这个技术可以在温和的洗脱条件下获得更高的白蛋白回收率，并且结合能力提高 10 倍。而后，另外一种多肽配基 FLLVPL，被用来分离提纯高纯度和高活性的纤维蛋白原[29]。

应用合成亲和配基纯化的药物产品有几个优点，特别是免疫相关药物。一个主要的优点是这些配基不是生物源的，不会带来传染性的风险。因此，在终产品中一些医学相关的杂质和传染性成分被去除了。但是，考虑到化学材料供应链的复杂性，需要从供应商手中获得适当的且明确没有生物源性的合成配基。其他的优点有：①低工艺成本；②耦合化学固定化后达到大规模商业化应用；③完善配基修饰，增加特异性和稳定性；④对变性剂的高度耐受性[30]。

亲和的稳定性和结合能力是与配基的分子大小和复杂程度相关的。研究发现，Camelid 抗体衍生的配基显示了固有的化学稳定性，可能是由于分子小和缺少轻链的原因。这些 IgG 片段由两条重链组成，能够对单克隆抗体和血浆中的某些蛋白质显示很好的亲和能力及高度的选择性。因为对多种有机成分有多个结合位点，对人 Fc 片段的亲和能力在纯化 IgG 的时候是非常有用的。这些纯化 IgG 和其他蛋白质中的亲和介质仍然在改进中[31]。

23.2.4 亲和载体

一般来说，这些配基是通过共价键固定到基质上的。通常，亲和载体填充在层析柱中可以更好地控制色谱性能。普通固定化配基的载体有琼脂糖、纤维素、右旋糖酐等，近来诸如聚甲基丙烯酸吸附剂的合成材料也得到了应用[32]。配基也可以固定在膜上或者磁性小珠上，但是工业化的改进还没有成熟。为配基选择合适的载体是非常关键的，它们之间相互影响。配基的密度和方向可能影响动态结合介质的能力[33]。因此，需要优化配基的密度，不但可以达到最大的结合靶蛋白能力，而且能够适宜洗脱目的的蛋白。配基的结合能力可以通过物理延长介质上的烃链长度来增加，从而防止了原子空间阻碍效应[34]。

23.3 亲和层析在血浆蛋白制品中的应用

现今，血浆蛋白工艺生产很大程度上依赖包括亲和层析在内的层析技术。表 23.1 展示了用于工业化生产血浆蛋白衍生物和实验室规模治疗性重组血浆蛋白的配基。图 23.1 显示了一个经典的血浆蛋白生产工艺，指出有代表性的工艺生产步骤是基于亲和层析技术。工业化

生产指出了亲和层析在提高蛋白质纯度、增加收率、提高产业化效率（减少工艺耗时和纯化步骤）中的优势。

下面摘取几个实例来描述亲和层析在多种血浆蛋白生产上的应用。

表 23.1 用于工业上与实验室血源性及重组血浆蛋白的亲和纯化过程中的固定配基举例

配体蛋白	肝素	明胶	抗体	硫醇	金属整合亲和层析（铜）	右旋糖酐硫酸酯	蛋白A	合成配基	染色配基	生物配基
FVIII	[c][a]		[35,36][a,b]			[37][a]		[38,39][c]	[40][c]	
FIX	[41,42][a]		[43][a]		[44][a]	[45][a]				
VWF		[46,47][a]				[37][c]			[40][c]	
FXI	[48][a]									
FVIIa			[49,50][a]							
纤维素蛋白原								+[29][c]		
纤维连接蛋白	[51][c]	[52~54][a]								
MBL						[55][a,d]				
激肽释放酶								[32][c]		
ATIII	[3,56][a]									
AAT				[57][c]					[58][c]	[59][c]
ITI	[60][a]									
C1-Inh					[61][c]					[62][c]
蛋白C	[63][a]		[64][a]		[65][c]					
APC			[66][a]							
TFPI	[67,68][c]		[67,68][c]							[69][c]
白蛋白								[70][c]	[3,71][c]	
IgG							[14][a]	[72][c]	[40][c]	
IgG 片段（抗蛇毒素）						[73][a,c]				

a 应用于工业化规模生产治疗性生物用品。
b 应用于血浆冷沉淀法和重组 FVIII。
c 实验室研究。
d 右旋糖与琼脂糖混合物。

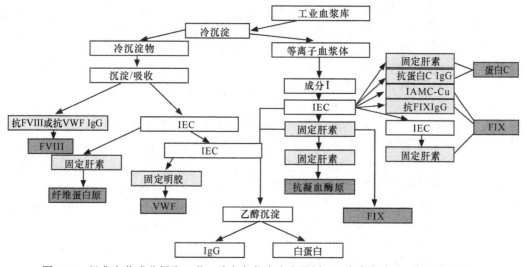

图 23.1 经典血浆成分提取工艺，浅灰色代表亲和层析，深灰色代表治疗性蛋白药物。
（本图全彩图片可由 http://onlinelibrary.wiley.com/book/10.1002/9780470054581 获得。）

23.3.1 凝血因子

无论是从血浆中还是从重组表达系统中提取凝血因子，亲和层析的优点都得到了很好的展示。重组凝血因子的纯化技术的发展仍然具有挑战性，因为这些复杂的蛋白质的生产工艺暗示含有一些成分，如：①哺乳动物细胞或者人源细胞培养基成分；②鼠源抗体；③病毒载体。会在产品中引入未知蛋白质、非人源核酸、免疫成分、传染性试剂。

23.3.1.1 凝血因子 VIII（FVIII）

A 型血友病患者由于缺乏 FVIII，一直有出血的风险，除非在一生中能够获得规律的替代品进行治疗。FVIII 产品中应当避免工艺生产上的一些有害成分，如活性蛋白、溶血素、病毒因子、化学试剂等。亲和层析在缓解这些风险上有很大优势。

在血浆中，FVIII 结合于另一个凝血因子蛋白 VWF，这个蛋白质是活性 FVIII 的天然稳定剂，亲和配基能够直接靶向这两个分子中的其中一个。普通的配基（角质素和右旋糖苷配基）都有抗凝血的性质，它们对 FVIII/VWF 复合物有亲和力，因此被连接到介质上来生产层析树脂[37]。另外一种配基，聚丙烯甲酸酯，也可以用来捕获血浆中的凝血复合物[74]，但由于不能够回收层析血浆中的其他的治疗蛋白限制了此技术的应用。但是，最具价值的配基是固定在介质上的能识别 FVIII 或者 VWF 的抗体[35,36]。这个免疫亲和层析策略大规模应用在生产高纯度的 FVIII 浓缩物。经提纯的 FVIII 需要增加人白蛋白来稳定活性。FVIII 的免疫亲和层析策略对病毒去除[75]有很大作用，但是因为这些病毒很难被检测到或预料到，可能没有完全去除失活的病毒[76]。这个方法的缺憾是应用了鼠源的抗体（啮齿类动物），这些抗体可能被要求滤除，因此需要解吸附的亲和步骤和较高的生产价值。

目前的治疗性重组 FVIII 的生产工艺也是依赖免疫亲和层析，作用是捕获目的蛋白和去除细胞培养基中的核酸分子。但是，新近研究多肽配基阐明了一个替代免疫亲和层析的趋势，这个技术需要更好的质量控制来保持高柱效和产品的安全性。商业化的缺失 B 结构域的重组 FVIII 应用了一个称为 TN8.2 的多肽配基，这个多肽配基是通过噬菌体展示技术获得，偶联在葡聚糖介质上面。通过多肽亲和层析技术可以精确地去除宿主细胞蛋白和 DNA 的残留，但是，需要另外的层析步骤来去除一些杂质蛋白。免疫亲和层析技术的优点是提高了动态结合能力，柱再生时有更好的稳定性和较高的产率[38]。一个应用在血浆中 IgG 捕获上的染料配基系统能够在实验室规模[40]上结合 FVIII/VWF 复合物，能够获得高回收率和特异性的 VWF 产物，但是 FVIII 纯度较低。设计的配基（MA A2p）有三角形的氨基结构，模拟了蛋白 A 上的 Phe-Tyr 二肽结构。最近，采用一个连接到 AF-Epoxy-650M 上的配基，在实验室水平上纯化 FVIII。一步纯化获得 FVIII 制剂，这些蛋白质溶解在含有 10% 牛血清的培养基中。经过 SDS-PAGE 及免疫印迹分析，洗脱的 FVIII 有超过 78% 的产率及较高的纯度。一个设计成多肽类似物的配基 L4，是通过固相合成获得，可以不被蛋白酶降解并且可以在温和的条件下纯化 FVIII，就像通过离子交换技术纯化血浆中的 FVIII[39]。

23.3.1.2 血管性假血友病因子（VWF）

VWF 是 FVIII 的载运体，是一个高分子质量的凝血因子，单体的分子质量为 260 000 Da，形成多聚体后分子质量为 10 000 000 Da。替代疗法在临床上是针对天生缺陷或者不足的患者。工业化提取 PD-VWF 的过程是沉淀和离子交换层析，例如，用 DEAE-Toyoperal 650 mol/L 来分离纤维蛋白原、VWF 和 FVIII。VWF 洗脱下来进一步浓缩后，用 DEAE-Toyoperal 650 mol/L 进行第二步纯化。主要的杂质是纤连蛋白，通过葡聚糖凝胶介质的亲和层析去除，获得了高纯度的 VWF 产品[46,47]。最近报道的 VWF 产品，是以纳滤和干热方法来获得[77]。

23.3.1.3 凝血因子 IX（FIX）

这个凝血因子在 B 型血友病患者中是缺失或者功能失调的，这些患者需要长期的替代药物治疗来避免或者控制事故、病理及外科手术中的流血。多种多样的配基可以用来分离 PD-FIX，如肝素[41,42]、金属螯合铜亲和层析（IMAC）[44]、右旋糖酐[45]和能够结合人源 FIX 的鼠单克隆抗体[43]。一般情况下，优先于亲和层析，沉淀和 DEAE 离子交换层析从复杂的血浆中捕获凝血因子或者一些生物学性质相近的抗凝血蛋白[16]。在获得 PD-FIX 过程中有代表性的生产顺序是：冷沉淀，然后通过柔和的凝胶（DEAE Sephadex-A50）捕获 FIX 复合物（FII、VII、IX、X 和其他蛋白质），DEAE E Sepharos FF 初步分离，然后是通过固定角质素的亲和层析分离 FX 和 FIX[41]。经典的免疫亲和纯化 FIX 的工艺，沉淀和 DEAE Sephadex 之后，鼠源抗体特异地结合到免疫亲和层析柱上，进一步通过 Aminohexyl Sepharos 来去除残留的鼠源抗体。DEAE Spherodex 层析在免疫亲和层析之前的应用已经有所报道了[43]，但是就我们所知，大规模生产过程中这个工艺还没有得以实施。免疫亲和层析系统也被用来从细胞培养基中捕获 r-FIX。相关的工艺过程与 PD-FIX 的工艺类似。

23.3.1.4 凝血因子 XI（FXI）

相比与 FVIII 和 FIX，这个凝血因子缺陷是少见的，临床症状（出血）也没有较大的危险。FXI 缺陷的患者在 20 世纪 80 年代中期以前很大程度上依赖血浆注入，因为纯化的样品未得到应用。英格兰生产出第一个 FXI 制剂，是通过固定肝素的亲和层析获得，这个工艺与 AT 产品类似[48]。但是，肝素亲和层析可能不是较为理想的纯化 FXI 的方法，因为活性形式 FXIa 也可以结合肝素；相比 FXI 通过 A3 结构域结合肝素[78]，FXIa 的结合能力更强[79]。最近，另一个 FXI 通过超滤和阳离子交换层析获得。这种工艺可以分离开产品和蛋白酶及活性因子，这充分说明了传统的离子交换层析也可以用来分离制备高纯度的蛋白药物。

23.3.1.5 凝血因子 VIIa（FVIIa）

这个凝血因子酶能够有效控制 A 型血友病患者 FVIII 抑制剂的动态平衡[80]。大规模 PD-FVIIa 提取纯化技术包括阴离子交换层析初步捕获，抗体亲和层析获得高纯度的产品。纯化的 FVII 在阴离子交换树脂上自动活化，通过纳滤技术除去病毒残留[49]。商业化的 rFVIIa 是通过 4 步纯化从哺乳动物细胞中获得，其中包括鼠源抗 FVII 抗体的免疫亲和层析[50]。已通过大规模临床实验证明 rFVIIa 的有效性[81]。rFVIIa 的安全性显示产品质量大体较好，但是血栓的不良反应最近已被报道[82]。

23.3.1.6 纤维蛋白原

治疗性的纤维蛋白原是在止血和愈合过程中涉及的蛋白质，能够预防出血倾向。纤维蛋白原是凝血酶激活的纤维成分中的一个组分，被用来止血，促进伤口愈合[83]。纤维蛋白原的获得是通过肝素亲和层析纯化 FVIII 的副产物而来[84]，或者直接从血浆中通过乙醇沉淀获得[16,85,86]。最近研究表明，从多肽库中获得的 GPRP 配基可以分离纯化出高纯度有活性的纤维蛋白原。这些亲和纯化的纤维蛋白原保留 FXIII 交联活性，能够提供类似纤维蛋白黏合剂的弹性和高强度的性质。固定在支持介质上的高密度的多肽配基是更为有效的纯化配基[29]。

23.3.2 蛋白酶抑制剂

23.3.2.1 α-1 蛋白酶抑制剂（AAT）

AAT 又称为 α-1 蛋白酶抑制剂，是血浆蛋白中提取用于治疗肺肿等疾病的药物。乙醇沉淀法和离子交换层析结合的工艺用来分离纯化 AAT，但质谱和等电点分析发现白蛋白会在这个工艺中一块洗脱下来。研究表明，糜蛋白酶[59]和 Affi-Gel Blue 对 AAT 的结合是有利的，白蛋白的含量会影响弹性蛋白酶的抑制活性[58]。巯基-二硫键交换层析技术在研究领域被用来捕获 AAT 蛋白[57]。

23.3.2.2 C1 抑制剂

这种丝氨酸蛋白酶被用于治疗遗传性血管水肿，发病机制是由于 C1 抑制剂的缺乏，补体系统的组分 C1 得到了激活，从而威胁生命。这个抑制剂在涉及全身性炎症及多器官故障的病理中是非常重要的，如败血症和弥散性血管内凝血（DIC）[87]。

从血浆中提取的产物是通过离子交换层析获得[88]，但是早期实验室水平的纯化策略包括 Zn 离子螯合介质[61]或者螯合菠萝凝集素，然后通过离子交换层析改善纯化的 C1 抑制剂的稳定性[62]。重组 C1 抑制剂是通过转基因兔乳腺[89]，但是据我们所知，纯化工艺还没有确定下来。临床 II 期和 III 期实验表明，重组 C1 抑制剂是有效的，但是需要高剂量的注射，因为它的半衰期比血浆蛋白提取的产品短。

23.3.2.3 α-间苯二酚抑制剂（ITI）

这个抑制剂是丝蛋白酶抑制剂的一员，实验表明它是通过释放比库蛋白起到抗炎作用。这个血浆抑制剂是凝血酶原复合物浓缩纯化过程的副产品，通过离子交换层析和肝素亲和层析获得[60]。研究表明，Cibachrom Blue 亲和配基用于实验室规模纯化 ITI[91]。

已有报道表明，环氧活化整体技术应用于包括抗体配基在内的蛋白配基，用于拮抗干扰抑制剂：这种抗体固定在单片磁盘上面，用于快速纯化 ITI[92]。研究表明，这个抑制剂的重链对于减缓各种癌症进程是非常有用的[93]。

23.3.3 抗凝血/抗凝集素

23.3.3.1 抗凝血因子（AT）

这种糖蛋白调节血液凝固，用于替代治疗先天缺陷的患者[94]。它是肝素的生理辅助因子，因此，几十年来肝素亲和层析用于纯化血浆 AT 是并不奇怪的；并在灭活过程中，用来分离活性和变性的 AT 分子[3,56]。重组 AT 分子是从转基因的羊奶中提取，其中也包括肝素亲和层析[95]。

23.3.3.2 蛋白 C（PC）

PC 是血浆蛋白中的抗凝剂。PC 有抗血栓和酶原性质，因此被用来治疗 PC 缺陷和深度静脉血栓及肺水肿的患者。高纯度的治疗 PC 蛋白是 PCC 和 FIX 产品中的副产物。纯化方法是经典方法与单克隆抗体配基亲和层析相结合，还有蒸汽加热灭活病毒方法[64]。这个 PC 产品在治疗紫癜引起的凝血中是非常有效的[96]。而后，另一种高纯度的 PC 制剂，利用离子交换层析和肝素亲和层析获得的技术[63]在欧洲开始应用起来。临床结果表明，这种产品在治疗多种血栓疾病的时候是安全且有效的[97]。两种产品的安全性表明通过亲和层析去除 PCC 因子是非常重要的。其他用来纯化 PC 的技术有将大肠杆菌表达的单链抗体 IgG 片段偶联于琼脂糖凝胶上，或者是 IMAC 亲和层析[65]。但是，据我们了解，其还没有得到生产。此外，在腺病毒中表达的重组 PC 通过"伪亲和层析"纯化，能够分离性质相近的分子[98]。

23.3.3.3 活性蛋白 C（APC）

APC 是一种抗血栓剂，能够抗凝集、纤溶酶并有抗炎的活性。能够获得高纯度、活性及稳定性的血浆 APC 的工艺技术已经被报道了：通过酶激活和包括亲和层析在内的三步层析技术获得[66]。商业化的重组 APC 可以用来治疗败血症。相比治疗性肝素，重组 APC 蛋白在随机双盲实验及 DIC 病症的患者中的临床效果是安全及有效的。APC 组死亡率明显降低且没有增加出血风险[99]。医学研究表明,APC联合t-PA治疗心肌梗死比肝素更有效[100]。

23.3.3.4 组织因子通道抑制剂（TFPI）

TFPI 是一种有效的抗凝血剂,存在于血管内皮细胞、血小板和血浆中,在体内和体外都能起到凝血效果。最初,是通过疏水层析、离子交换层析和亲和层析从血浆中分离纯化获得,可以定性为与低密度脂蛋白和载脂蛋白相关的糖蛋白[69]。由肝素释放、存在于血浆中的 TFPI 与固定肝素有很高的亲和力[67]。目前无血浆提取的 TFPI 上市,但是在细胞中表达的不含糖基化且 N 端有多余丙氨酸的重组 TFPI 已经成为药物产品[101]。重组 TFPI 临床试验中有出血风险[102],可能像其他的抗凝血剂,能够与肝素相互作用[103]。最近,另外一种重组 TFPI 在 CHO 细胞中表达,且通过抗体亲和层析和肝素亲和层析纯化获得[68]。

23.3.4 白蛋白

正如文献报道[3],乙醇沉淀有时联合离子交换层析或者分子筛层析,是主要的纯化血浆中白蛋白的方法。至今,尚未发现用亲和层析纯化白蛋白,但是一些研究工作显示,白蛋白可以结合多种染料配基[3,71]。最近,从免疫数据库中衍生出来的高特异性的抗体亲和片段对大规模纯化是非常有效的,可以作为一种纯化方法[70],但是,需要增加额外的一到两步纯化步骤来去除配基或片段。

23.3.5 免疫球蛋白 G（IgG）

人血浆被认为是独一无二的潜在的治疗源,其中含有的很多免疫性抗体 IgG 是具有医学研究价值的。IgG 的市场潜力目前仍然在扩大,多种临床效果仍然稳步增加,如治疗感染和自体免疫、炎症及神经性蜕变[104~106]。相比于细菌来源（蛋白 A、蛋白 G、蛋白 L）的亲和配基,合成配基如蛋白 A 模拟类似物多肽更方便且价格低,对大规模纯化治疗性单克隆抗体非常有用[72]。在血浆成分领域,蛋白 A[14]没有应用在生产免疫球蛋白制剂上,可能是由于监管或者成本问题,又或者是因为需要同时分离获得其他产品[16]。然而,一个染料配基系统,采用级联顺序的层析柱,研究认为能够从血浆中提取 IgG。其他的血浆蛋白产品如 IgA、IgM、白蛋白、蛋白酶抑制剂和 FVIII/VWF 复合物可以作为此工艺的副产物,并且相比其他标准工艺能够获得高的回收率[40]。据报道,应用模拟配基来纯化 VWF 可以获得超过 40% 的产率（与当前工业产量的约 20% 相比）,并且有类似于离子交换层析获得的产品的特定的活性（约 80 IU/mg）[47]。FVIII 活性在保持约 40% 产率的同时也得到了保证,标准的血浆提取方法的产率约 15%,但是这种方法提取的纯度类似于粗的血浆沉淀物。这个技术中目标分子是免疫球蛋白,回收率为 98%;但是,需要额外的纯化步骤来提高蛋白纯度,

因此相应地降低了产率。

最近发展的亲和层析配基是来自于骆驼家族的抗体,这个抗体有突变结构域并且缺少 IgG 轻链。低分子质量的片段可以从骆驼抗体中分离,产生高亲和力和选择性的配基,这些配基对色谱条件和储存条件有较好的稳定性。这些新一代的配基可以大规模纯化 IgG、单克隆抗体和抗体片段,甚至是病毒[107]。

低分子质量的酸性亲和配基通过疏水作用、等电点和氢键作用,在接近中性的 pH 条件下,在实验室规模结合 IgG 及 Fab 片段,通过将 pH 从 8 增加到 9,可以洗脱蛋白。这个纯化方式不需要稀释上样样品,得益于装量和高密度的扩张床吸附剂[108]。高密度混合模型采用的扩张床吸附剂材料[109]可以在扩张床模型上洗脱蛋白,此模型可以保持高流速和在增强的特异性条件下处理大规模未经过滤的原料[110]。并且,相比于核心的乙醇血浆分离过程,这个模型提供了更好的选择性,特别是对 IgG 的提取分离。

23.3.6 其他血浆蛋白

23.3.6.1 纤连蛋白

这个糖蛋白存在于血浆、结缔组织及细胞外基质中。它参与了细胞黏附、组织识别和创伤愈合等过程。虽然没有上市的血浆提取产品,但是一些临床报道表明,自从 20 世纪 80 年代初,其可以使角膜溃疡得到治愈,其他一些疗法无效[111]。最常用的纯化纤连蛋白的方法是通过结合固定化明胶的亲和层析获得,接着用高浓度的尿素或者氨基化合物来洗脱[52]。在很小的变性条件下,高品质的柱解吸可以使用精氨酸缓冲液来实现[53]。结合固定化肝素的亲和层析方法也已经被报道了[51]。纤连蛋白可以吸附固定在精氨酸-琼脂糖基上,这一步可以去除一些免疫原成分,然后得到高纯度的制剂。在 2-羟乙基丙烯酸甲酯（PHEMA）微球共价固定明胶,证明了增加纤连蛋白的结合能力,每克凝胶可以结合 22 mg 目的蛋白[54]。生物素亲和层析凝胶可以用来纯化体外表达的重组生物素化的纤维蛋白。该法纯化的蛋白质通过细胞黏附实验证明是有细胞活性的,并且能够在内毒素实验模型中防止肝衰竭[112]。

23.3.6.2 甘露糖结合凝集素（MBL）

MBL 是一种存在于血浆中的凝集素,表现出抗微生物的性质并且参与到起始免疫过程中。MBL 缺陷倾向于容易感染疾病的儿童和成人,特别是一些不成熟或者免疫系统受损的患者[113]。欧洲实验产品是通过应用亲和树脂来提取血浆成分 III,如 Superdex 200 树脂,其为葡聚糖和高度交联的琼脂糖的混合物。据推测,葡聚糖的 D 葡萄糖可以类似于一个配基,表现为配位体钙依赖性 MBL 结合。通过含有甘露糖的缓冲液洗脱,蛋白质从树脂上解吸

附，然后纳米过滤和溶剂处理蛋白质，保证病毒安全性。下游的步骤包括离子交换层析和凝胶过滤层析[55]。此产品在 I 期临床表现出较好的耐受性和安全性[114]。最近，另外一种 MBL 制剂也通过基因重组技术获得。I 期临床的结果显示了令人满意的结果，只有轻微的不良反应且无抗体形成[115]。

23.3.6.3 激肽释放酶（kallikrein）

将合成配基（激肽释放酶的抑制剂）偶联到大孔的支持介质上的 Toyopearl 树脂上，可以纯化得到高纯度和高回收率的激肽释放酶。接下来是亲和层析一步，从血浆中用 DEAE-Toyopearl 650 M 两步来分离激肽释放酶，需要用 1720 倍的净化因子[32]。

23.4 亲和层析提取蛋白质的质量控制

血浆和重组血浆蛋白的生产工艺需要遵循严格的现行规范，这些规范适用于生物来源的医疗药物。GMP 及相关的保证产品质量的指导和建议是由国际组织监管，如世界卫生组织[116]、欧洲药事管理局[117,118]、美国食品药品监督管理局和药品检查公约及药品检查计划[119]。一个关键方面是 GMP 的实现，它通过国家监管部门提供了有法律约束力的保证，确保生产工艺是以连续均一的方式，根据先前定义的质量标准来控制产品质量。

对于重要的工艺步骤中血浆蛋白的质量和安全性检测的实例，在先前的综述[120]中已经提到了，适用于重组蛋白的深入描述也已被较早报道了[38]。除了常规的产品质量控制方法，在工业化的亲和层析中最重要的环节在下面会涉及。

23.4.1 构象改变

构象的改变可能发生在细胞系生产阶段，多个细胞培养周期生产参数发生微小变化，从而导致目标蛋白在合成和转录过程中产生突变。其他构象变化包括细胞培养基中蛋白酶裂解，启动血浆纯化进程，或者激活导致丧失生物学活性，或者产生了有免疫原性的裂解片段。一些工艺步骤，如浓缩，可能引起蛋白质结构改变。大部分抗体好像对长时间浓缩时的剪切力特别敏感，容易产生聚集蛋白[18]。聚集蛋白可能通过激活补体系统来引起患者的过敏反应。原则上，当结合力强的配体需要粗糙的洗脱条件的时候，亲和层析可能产生目标蛋白的结构改变。与此相似，蛋白配基的相互作用可能导致构象的改变，从而影响功能或者药代动力学（治疗蛋白的半衰期）。

23.4.2 渗漏

在应用亲和层析时，主要关注在极端的操作条件（最坏情况）下，如常规操作步骤中的漂移偏差，亲和吸附是否能够容忍它们且能够洗脱目标蛋白，不会造成配基

或者片段，以及支持介质的化学成分或者空间臂是否渗漏，从而导致细胞毒性。渗漏的单克隆抗体和多肽配基可能与目标蛋白共洗脱，需要用离子交换层析来去除。

23.4.3 病毒安全性

所有的蛋白质过程都需要整合经过验证的减少病毒的方法，包括作为原材料或净化工具的生物（人或动物）。病毒可能源于起始原料，如人血浆或用于表达重组蛋白的动物细胞培养物。此外，许多基因工程蛋白质的净化程度依赖于动物抗体的免疫亲和性，因此存在外源性病毒传染给患者的风险。PD-蛋白质制剂的制作过程中通常采用的是病毒灭活和病毒清除，这两种方法也越来越多地用于重组体制剂。

23.4.4 残留杂质

用于病毒减少过程的有毒化学物质，或来源于细胞培养的原材料、色谱固定相和缓冲液中的有毒化学物质的含量应该低至可接受的水平以下。一般的残留杂质包括小鼠抗体、核酸、清洁剂（如聚乙二醇辛基苯基醚、吐温 80 或胆酸盐）、有机溶剂（TnBP 或乙醇）和重金属（铝或钡）。

23.4.5 新抗原的形成

与亲和配体的化学作用可能引起靶蛋白的分子修饰（如构造的改变），尤其是配体中含有合成的或生物合成（多肽）的结构。这种蛋白质的分子修饰可能导致其结构或糖苷部分的改变，这些改变会引起新的蛋白质抗原决定簇出现，称为新抗原，同时引发患者的免疫系统合成新抗体。在使用 FVIII 替代疗法时，这些新抗体会变成抑制剂与注入的 FVIII 分子发生中和反应致使治疗失效。在其他情况中，分子修饰作用会影响蛋白质特性（如降低 FVIII 与其天然 VWF 载体和稳定剂的结合能力）。例如，r-FVIII 制剂看起来似乎比分馏血浆 FVIII 产品的免疫原性更强[121]，但是依然有约 20% 的抗原分子不能与 VWF 结合[122]。

23.4.6 质量管理的标准

PD 蛋白产品和重组蛋白产品的效价评估都需要一个精确的功能检测标准，以及对抗原含量和总蛋白含量的检测。这个评估有助于确定正确的产品用量以避免治疗和预防过程中出现试剂过量或不足的现象。因此，质量管理分析对于产品的效价定义是通过特定的产品与已知的标准试剂对照校准制定的，并且在分别测定中平行运行。这些标准可用于血浆制剂或提纯浓缩剂，作为凝血因子、抗凝剂、蛋白酶抑制剂及 NIBSC 中可作为世界卫生组织国际标准的其他疗法的标准。我们可以在 NIBSC（http://www.nibsc.ac.uk/products/cataloguefull）和 WHO（http://www.who.int/biologicals/neference_preparations/en/）网站上的更新列表中找到分馏血浆制剂和重组血浆制剂的国际试剂参考标准。

23.5 结论

使用天然配体和小鼠单克隆抗体的亲和色谱法在 PD 治疗剂和基因工程血浆蛋白的净化作用中起到了重要作用。因此，在公司适当监控和实施 GMP 后，它成为一种确立的健全的工业纯化方法，通常也很容易被监管当局接受。尽管如此，用于蛋白质亲和纯化的生物合成和人工合成的配体似乎却成为免疫亲和系统更富有吸引力的选择。它们比单克隆抗体更可靠，可以提供更高的稳定性、更长的保质期、改进过的稳固性及更大的成本效益。这些新体系避免了潜在免疫原性抗体的渗漏危险，省去了对病原病毒（病毒和朊病毒）和核酸污染验证的需要。

此外，现在已有将肽亲和技术应用到人血浆治疗成分中的趋势，用来提高产量、降低成本。然而，这些配体的工业实现需要供应者和使用者提供大量的验证和前临床研究来满足适用于生物治疗药物生产工艺的严格的监管需求。这些需求可能大幅提高成本并且减缓如此有前景的下游技术的引入速度。

翻译：常希龙 齐鲁制药有限公司
校对：孙丽霞 齐鲁制药有限公司

参 考 文 献

1. Burnouf T. J Chromatogr B Biomed Appl 1995; 664: 3–15.
2. Johnston A, Adcock W. Biotechnol Genet Eng Rev 2000; 17: 37–70.
3. Burnouf T, Radosevich M. J Biochem Biophys Methods 2001; 49: 575–586.
4. Cohn E, Strong L, Hughes W, Mulford D, Ashworth J, Melin M, Taylor H. J Am Chem Soc 1946; 68: 459–475.
5. Pool JG, Gershgold EJ, Pappenhagen AR. Nature 1964; 203: 312.
6. Thorell L, Blomback B. Thromb Res 1984; 35: 431–450.
7. Brodniewicz-Proba T, Beauregard D. Vox Sang 1987; 52: 10–14.
8. Wagner BH, McLester WD, Smith M, Brinkhous KM. Thromb Diath Haemorrh 1964; 11: 64–74.
9. Josso F, Menache D, Steinbuch M, Blatrix C, Soulier JP. Bibl Haematol 1970; 34: 18–22.
10. Pejaudier L, Kichenin-Martin V, Boffa MC, Steinbuch M. Vox Sang 1987; 52: 1–9.
11. Giles AR, Nesheim ME, Hoogendoorn H, Tracy PB, Mann KG. Blood 1982; 59: 401–407.
12. Sakuragawa N, Takahashi K, Hoshiyama M, Niiya K, Itoh M, Matsuoka M, Ohnishi Y. Thromb Res 1977; 10: 315–318.
13. Nilsson J, Stahl S, Lundeberg J, Uhlen M, Nygren PA. Protein Expr Purif 1997; 11: 1–16.
14. Goding JW. J Immunol Methods 1978; 20: 241–253.
15. Clonis YD. J Chromatogr A 2006; 1101: 1–24.
16. Burnouf T. Transfus Med Rev 2007; 21: 101–117.
17. Sullivan JB Jr. Ann Emerg Med 1987; 16: 938–944.
18. Aldington S, Bonnerjea J. J Chromatogr B Analyt Technol Biomed Life Sci 2007; 848: 64–78.
19. Charlton H. In: Antibody development & production conference (IBC, Ed.). Carlsbad, California; 2006.
20. Labrou NE. J Chromatogr B Analyt Technol Biomed Life Sci 2003; 790: 67–78.
21. Denizli A, Piskin E. J Biochem Biophys Methods 2001; 49: 391–416.
22. Lowe CR, Burton SJ, Burton NP, Alderton WK, Pitts JM, Thomas JA. Trends Biotechnol 1992; 10: 442–448.
23. Lowe CR, Burton SJ, Pearson JC, Clonis YD, Stead V. J Chromatogr 1986; 376: 121–130.
24. Dunn IS. Curr Opin Biotechnol 1996; 7: 547–553.
25. Cortese R, Monaci P, Luzzago A, Santini C, Bartoli F, Cortese I, Fortugno P, Galfre G, Nicosia A, Felici F. Curr Opin Biotechnol 1996; 7: 616–621.
26. Ellman J, Stoddard B, Wells J. Proc Natl Acad Sci U S A 1997; 94: 2779–2782.
27. Hogan JC Jr. Nature 1996; 384: 17–19.
28. Pingali A, McGuinness B, Keshishian H, Jing FW, Varady L, Regnier F. J Mol Recognit 1996; 9: 426–432.
29. Kaufman DB, Hentsch ME, Baumbach GA, Buettner JA, Dadd CA, Huang PY, Hammond DJ, Carbonell RG. Biotechnol Bioeng 2002; 77: 278–289.
30. Baumbach GA, Hammond DJ. Biopharm 1992; 5: 24–29.
31. Klooster R, Maassen BT, Stam JC, Hermans PW, Ten Haaft MR, Detmers FJ, de Haard HJ, Post JA, Theo Verrips C. J Immunol Methods 2007; 324: 1–12.
32. Tada M, Wanaka K, Okamoto S, Okamoto U, Nakaya Y, Horie N, Hijikata-Okunomiya A, Tsuda Y, Okada Y. Biol Pharm Bull 1998; 21: 105–108.
33. Doyle ML, Myszka DG, Chaiken IM. J Mol Recognit 1996; 9: 65–74.
34. Cuatrecasas P. J Biol Chem 1970; 245: 3059–3065.
35. Rotblat F, O'Brien DP, O'Brien FJ, Goodall AH, Tuddenham EG. Biochemistry 1985; 24: 4294–4300.
36. Liu S, Addiego J, Gomperts E, Kessler C, Garanchon L, Neslund G, Foster V, Berkebile R, Courter S, Lee M, Kingdon H, Griffith M. Colloq INSERM 1989; 175: 263–270.
37. Harrison P, Saundry RH, Savidge GF. Thromb Res 1988; 50: 295–304.
38. Kelley BD, Tannatt M, Magnusson R, Hagelberg S, Booth J. Biotechnol Bioeng 2004; 87: 400–412.
39. Knor S, Khrenov A, Laufer B, Benhida A, Grailly SC, Schwaab R, Oldenburg J, Beaufort N, Magdolen V, Saint-Remy JMR, Saenko EL, Hauser CAE, Kessler H. J Thromb Haemost 2008; 6: 470–477.
40. Chen T, Allen S, Baines D, Betley J, Blackman D, Hayes T, Schmidt D, Busby T, Harris G, Lobezoo B, Watson K. In: 4th Plasma Product Biotechnology Meeting. Porto Elounda, Crete, Greece; 2005.
41. Burnouf T, Michalski C, Goudemand M, Huart JJ. Vox Sang 1989; 57: 225–232.
42. Hoffer L, Schwinn H, Josic D. J Chromatogr A 1999; 844: 119–128.
43. Lutsch C, Gattel P, Fanget B, Véron JL, Smith K, Armand J, Grandgeorge M. Volume 227, Biotechnology of plasma proteins. Nancy, France: INSERM; 1993. pp 75–80.
44. Feldman PA, Bradbury PI, Williams JD, Sims GE, McPhee JW, Pinnell MA, Harris L, Crombie GI, Evans DR. Blood Coagul Fibrinolysis 1994; 5: 939–948.
45. Menache D, Behre HE, Orthner CL, Nunez H, Anderson HD, Triantaphyllopoulos DC, Kosow DP. Blood 1984; 64: 1220–1227.
46. Burnouf-Radosevich M, Burnouf T. Vox Sang 1992; 62: 1–11.
47. Burnouf-Radosevich M. J Tissue Cult Methods 1994; 16: 223–226.

48. Smith JK, Winkelman L, Evans DR, Haddon ME, Sims G. Vox Sang 1985; 48: 325–332.

49. Tomokiyo K, Yano H, Imamura M, Nakano Y, Nakagaki T, Ogata Y, Terano T, Miyamoto S, Funatsu A. Vox Sang 2003; 84: 54–64.

50. Jurlander B, Thim L, Klausen NK, Persson E, Kjalke M, Rexen P, Jorgensen TB, Ostergaard PB, Erhardtsen E, Bjorn SE. Semin Thromb Hemost 2001; 27: 373–384.

51. Allary M, Amoignon T, Lafargue O, Sene C, Boschetti E, Saint-Blancard J. Rev Fr Transfus Hemobiol 1989; 32: 107–113.

52. Vuento M, Vaheri A. Biochem J 1978; 175: 333–336.

53. Vuento M, Vaheri A. Biochem J 1979; 183: 331–337.

54. Kayirhan-Denizli F, Arica MY, Denizli A. J Biomater Sci Polym Ed 2001; 12: 479–489.

55. Laursen I, Houen G, Hojrup P, Brouwer N, Krogsoe LB, Blou L, Hansen PR. Vox Sang 2007; 92: 338–350.

56. Heger A, Grunert T, Schulz P, Josic D, Buchacher A. Thromb Res 2002; 106: 157–164.

57. Myerowitz RL, Handzel ZT, Robbins JB. Clin Chim Acta 1972; 39: 307–317.

58. Finotti P, Pagetta A. Clin Chim Acta 1997; 264: 133–148.

59. Twining SS, Brecher AS. Proc Soc Exp Biol Med 1975; 150: 98–103.

60. Michalski C, Piva F, Balduyck M, Mizon C, Burnouf T, Huart JJ, Mizon J. Vox Sang 1994; 67: 329–336.

61. Prograis LJ Jr, Hammer CH, Katusha K, Frank MM. J Immunol Methods 1987; 99: 113–122.

62. Donaldson VH, Falconieri MW. J Immunol Methods 1993; 157: 101–104.

63. Radosevich M, Zhou FL, Huart JJ, Burnouf T. J Chromatogr B Analyt Technol Biomed Life Sci 2003; 790: 199–207.

64. Johann E, Ludwig P, Hans-Peter S. Vol. Eur. patent EP 0533210 B1. 1991.

65. Rezania S, Ahn DG, Kang KA. Adv Exp Med Biol 2007; 599: 125–131.

66. Orthner CL, Ralston AH, Gee D, Kent R, Kolen B, McGriff JD, Drohan WN. Vox Sang 1995; 69: 309–318.

67. Novotny WF, Palmier M, Wun TC, Broze GJ Jr, Miletich JP. Blood 1991; 78: 394–400.

68. Kamei S, Kamikubo Y, Hamuro T. Vol. US Patent N° 6300100. 2001.

69. Novotny WF, Girard TJ, Miletich JP, Broze GJ Jr. J Biol Chem 1989; 264: 18832–18837.

70. Klooster R, Maassen BTH, Stam JC, Hermans PW, ten Haaft MR, Detmers FJM, de Haard HJ, Post JA, Theo Verrips C. J Immunol Methods 2007; 324: 1–12.

71. Allary M, Saint-Blancard J, Boschetti E, Girot P. Bioseparation 1991; 2: 167–175.

72. Fassina G, Verdoliva A, Odierna MR, Ruvo M, Cassini G. J Mol Recognit 1996; 9: 564–569.

73. Smith DC, Reddi KR, Laing G, Theakston RG, Landon J. Toxicon 1992; 30: 865–871.

74. te Booy MP, Riethorst W, Faber A, Over J, Konig BW. Thromb Haemost 1989; 61: 234–237.

75. Horowitz B, Minor P, Morgenthaler JJ, Burnouf T, McIntosh R, Padilla A, Thorpe R, van Aken WG. World Health Organ Tech Rep Ser 2004; 924: 1–232, backcover.

76. Burnouf T. Dev Biol Stand 1993; 81: 199–209.

77. Mazurier C, Poulle M, Samor B, Hilbert L, Chtourou S. Vox Sang 2004; 86: 100–104.

78. Ho DH, Badellino K, Baglia FA, Walsh PN. J Biol Chem 1998; 273: 16382–16390.

79. Burnouf-Radosevich M, Burnouf T. Transfusion 1992; 32: 861–867.

80. Goudemand J. Transfus Clin Biol 1998; 5: 260–265.

81. Selin S, Tejani A. In: (www.ccohta.ca), C. C. O. f. H. T. A. Issues in emerging health technologies. Ottawa: Canadian Coordinating Office for Health Technology Assessment; 2006.

82. Diringer MN, Skolnick BE, Mayer SA, Steiner T, Davis SM, Brun NC, Broderick JP. Stroke 2008; 39: 850–856.

83. Radosevich M, Goubran HA, Burnouf T. Vox Sang 1997; 72: 133–143.

84. Burnouf T, Burnouf M. Centre regional de transfusion sanguine de lille. European Patent Office; 1989; EP0359593B2.

85. Burnouf T, Burnouf-Radosevich M, Huart JJ, Goudemand M. Vox Sang 1991; 60: 8–15.

86. Burnouf-Radosevich M, Burnouf T, Huart JJ. Vox Sang 1990; 58: 77–84.

87. Caliezi C, Wuillemin WA, Zeerleder S, Redondo M, Eisele B, Hack CE. Pharmacol Rev 2000; 52: 91–112.

88. Poulle M, Burnouf-Radosevich M, Burnouf T. Blood Coagul Fibrinolysis 1994; 5: 543–549.

89. Longhurst H. Curr Opin Investig Drugs 2008; 9: 310–323.

90. Choi G, Soeters MR, Farkas H, Varga L, Obtulowicz K, Bilo B, Porebski G, Hack CE, Verdonk R, Nuijens J, Levi M. Transfusion 2007; 47: 1028–1032.

91. Dubin A, Potempa J, Travis J. Prep Biochem 1990; 20: 63–74.

92. Lim YP, Josic D, Callanan H, Brown J, Hixson DC. J Chromatogr A 2005; 1065: 39–43.

93. Hamm A, Veeck J, Bektas N, Wild PJ, Hartmann A, Heindrichs U, Kristiansen G, Werbowetski-Ogilvie T, Del Maestro R, Knuechel R, Dahl E. BMC Cancer 2008; 8: 25.

94. Vinazzer H. Semin Thromb Hemost 1999; 25: 257–263.

95. Edmunds T, Van Patten SM, Pollock J, Hanson E, Bernasconi R, Higgins E, Manavalan P, Ziomek C, Meade H, McPherson JM, Cole ES. Blood 1998; 91: 4561–4571.

96. Schellongowski P, Bauer E, Holzinger U, Staudinger T, Frass M, Laczika K, Locker GJ, Quehenberger P, Rabitsch W, Schenk P, Knobl P. Vox Sang 2006; 90: 294–301.

97. Dreyfus M, Ladouzi A, Chambost H, Gruel Y, Tardy B, Ffrench P, Bridey F, Tellier Z. Vox Sang 2007; 93: 233–240.

98. Yan SC, Razzano P, Chao YB, Walls JD, Berg DT, McClure DB, Grinnell BW. Biotechnology (N Y) 1990; 8: 655–661.

99. Aoki N, Matsuda T, Saito H, Takatsuki K, Okajima K, Takahashi H, Takamatsu J, Asakura H, Ogawa N. Int J Hematol 2002; 75: 540–547.

100. Sakamoto T, Ogawa H, Takazoe K, Yoshimura M, Shimomura H, Moriyama Y, Arai H, Okajima K. J Am Coll Cardiol 2003; 42: 1389–1394.

101. Gustafson ME, Junger KD, Wun TC, Foy BA, Diazcollier JA, Welsch DJ, Obukowicz MG, Bishop BF, Bild GS, Leimgruber RM, Palmier MO, Matthews BK, Joy WD, Frazier RB, Galluppi GR, Grabner RW. Protein Expr Purif 1994; 5: 233–241.

102. Abraham E, Reinhart K, Opal S, Demeyer I, Doig C, Rodriguez AL, Beale R, Svoboda P, Laterre PF, Simon S, Light B, Spapen H, Stone J, Seibert A, Peckelsen C, De Deyne C, Postier R, Pettila V, Artigas A, Percell SR, Shu V, Zwingelstein C, Tobias J, Poole L, Stolzenbach JC, Creasey AA. JAMA 2003; 290: 238–247.

103. Fourrier F. Med Mal Infect 2006; 36: 524–533.

104. Siberil S, Elluru S, Graff-Dubois S, Negi VS, Delignat S, Mouthon L, Lacroix-Desmazes S, Kazatchkine MD, Bayary J, Kaveri SV. Ann N Y Acad Sci 2007; 1110: 497–506.

105. Misra N, Bayry J, Ephrem A, Dasgupta S, Delignat S, Van Huyen JP, Prost F, Lacroix-Desmazes S, Nicoletti A, Kazatchkine MD, Kaveri SV. J Neurol 2005; 252 (Suppl 1):I1–I6.

106. Over J. Blood Bank Transfus Med 2003; 1: 60–66.

107. Detmers F, Hermans P, ten Haaft M. Genet Eng Biotechnol News 2007; 27: 5–6.

108. Noel R, Bendix Hansen M, Vaarst Andersen I, Pontoppidan M, Lihme M. In: Antibody Production and Downstream Processing. Dublin, Ireland; 2006.

109. Lihme A, Zafirakos E, Hansen M, Olander M. Bioseparation 1999; 8: 93–97.

110. Noel R, Bendix Hansen M, Lihme A. Bioprocess Int 2007; 5: 58–61.

111. McCulley JP, Horowitz B, Husseini ZM, Horowitz M. Trans Am Ophthalmol Soc 1993; 91: 367–386, discussion 386-390.

112. Wu Y, Chen YZ, Huang HF, Chen P. Acta Pharmacol Sin 2004; 25: 783–788.

113. Bouwman LH, Roep BO, Roos A. Hum Immunol 2006; 67: 247–256.

114. Valdimarsson H, Vikingsdottir T, Bang P, Saevarsdottir S, Gudjonsson JE, Oskarsson O, Christiansen M, Blou L, Laursen I, Koch C. Scand J Immunol 2004; 59: 97–102.

115. Petersen KA, Matthiesen F, Agger T, Kongerslev L, Thiel S, Cornelissen K, Axelsen M. J Clin Immunol 2006; 26: 465–475.

116. World Health Organization (WHO). Volume 2, Quality assurance of pharmaceuticals. A compedium of guidelines and related materials. 2nd updated ed. Good manufacturing practices and inspection; Geneva, Switzerland 2007.

117. CPMP. ICH Q5A. Note for guidance on quality of biotechnological products: viral safety evaluation of biotechnology products derived from cell lines of human or animal origin. London: European Medicine Agency; 1997. *CPMP/ICH/295/95, April*. http://www.emea.eu.int.

118. CPMP. Note for guidance on plasma -derived medicinal products: The European Agency for the Evaluation of Medicinal Products. London: 2001. *CPMP/BWP/269/95 rev.3*. http://www.emea.eu.int.

119. Guide to good manufacturing practice for medicinal products. Part I. PE009-8. 15 January 2009. Ed: Pharmaceutical Inspection Convention/Pharmaceutical Inspection Co-operation Scheme, 14 rue du Roveray CH-1207 Geneva (Note: this reference has been updated in 2009) 2003.

120. Radosevich M, Burnouf T. Curr Pharm Anal 2007; 3: 83–94.

121. Goudemand J, Rothschild C, Demiguel V, Vinciguerrat C, Lambert T, Chambost H, Borel-Derlon A, Claeyssens S, Laurian Y, Calvez T. Blood 2006; 107: 46–51.

122. Lin Y, Yang X, Chevrier MC, Craven S, Barrowcliffe TW, Lemieux R, Ofosu FA. Haemophilia 2004; 10: 459–469.

第24章 | 抗体纯化、单克隆抗体和多克隆抗体

James J. Reilly and Michiel E. Ultee
Laureate Pharma，Inc.，Princeton，New Jersey

24.1 引言

医疗卫生工业广泛使用单克隆抗体用于疾病诊断和治疗。在当今生物制药的发展中，抗体和抗体衍生物占生物药物产品的1/3[1]。另外，多克隆抗体疗法也引起很多的关注，近来已经有报道使用转基因动物表达的全人多克隆抗体[2]，有效性和成本效益好的单克隆抗体生产将是未来生物工业成功的关键[3~6]。

抗体或者免疫球蛋白由二硫键连接的重链和轻链组成，包括可变区和恒定区。5个不同的重链（γ、α、μ、δ和ε）和两个不同的轻链（κ和λ）决定免疫球蛋白的种类（IgG、IgA、IgM、IgD和IgE），以及在免疫球蛋白的结构和功能上更详细的信息。读者可能通过大量关于此方面的教科书和综述了解相关内容。本章将关注单克隆抗体的纯化技术和方法，重点关注应用于生物医药的IgG抗体纯化。

考虑到单克隆抗体在工业中的优势，这篇综述将表述它们的纯化方法。同样，这些选择的方法也适用于多克隆抗体。特别的是，单克隆抗体经常用于免疫系统体外诊断。它们对不同种类的抗原广泛的选择性对纯化来说是有利的。这个技术适合单克隆抗体的纯化，同样也适用于多克隆抗体的纯化。抗体的纯化通常只是利用某些片段的功能进行纯化，这些片段主要功能是和目的单抗结合，最终以抗原亲和为基础方法进行单抗纯化。读者主要参考适合的纯化方法，特别是那些来自一些公司的专门技术[7~9]。

24.2 下游过程方法

小规模的沉淀技术使用硫酸铵、酸、PEG等方法，这些技术容易操作，需要很少的指导，通常具有浓缩效果和合适的纯化能力[10~12]。有时需要离心和无菌操作，使用这些方法时，需要减少过程操作以适合生物药物的准备，特别是在大规模生产中尤为重要[12,15]。近来，一些公司正在把沉淀技术作为一个成本效益好的主要纯化方法[16]。治疗用抗体需要减少污染物，例如，将DNA、宿主细胞蛋白（HCP）、产品相关污染物、内毒素和病毒样颗粒减少至ppm级别[17,18]。沉淀法本身不足以满足工

业可接受的产品需求，相反，不同模式的层析技术（如亲和、离了交换层析、疏水层析）已经成功地用于高纯度的单克隆抗体产品中[19,20]。这种方法像其他蛋白质技术一样，应用于抗体的纯化是依据这些抗体的物理特性（等电点、疏水性、电荷密度等），产量、纯度、生产能力和花费往往与这些纯化过程相关[21]。当选择何种纯化方式和基因序列时，用于抗体产品生产的培养基成分也应该考虑在内。无血清培养基更适用于单克隆抗体产品，因为血清的存在增加了纯化的复杂性，增加了病毒污染风险和潜在的宿主细胞生长和产率的变化[23]。从纯化方面考虑，培养基最好是无蛋白培养基，因为这样能够在纯化过程中很容易去除原料中的低分子成分。

下游纯化过程经典模式是三步纯化策略[捕获、中间纯化和精纯化（CIPP）]。这个模式不意味着纯化过程只包含三步层析或分离。相反，它指的是纯化的一般方法。实际应用中，中间纯化和精纯化紧密相关，它们去除微量残留，这些残留在产品捕获阶段不能够从粗原料中去除。依据捕获后产品的相应纯度，可能仅仅需要一步精纯化就能达到所需要的纯度。事实上，许多开发的技术是两步纯化平台，通常是亲和捕获和离子交换精纯化。不管在纯化过程中含多少分离技术，今天大多数使用的分离技术通常包含其中，选择何种纯化方法主要依据产品和污染物的相互关系。

24.3 亲和层析

蛋白A、G或L亲和层析是单克隆抗体纯化的标准技术。大多数细胞和病毒的蛋白表面能够和免疫球蛋白的Fc段结合，这些表面蛋白被认为是细菌的致病部分，因此可以用这些表面蛋白能够和Fc段结合来研究它们的发病机制。从初始被发现以来，它们就已经成为免疫球蛋白纯化非常重要的工具。人们最熟知的这些Fc受体是来源于葡糖球菌的蛋白质A和来源于链球菌的蛋白G。虽然蛋白A和蛋白G不具有同源序列，但是它们能够结合IgG Fc区域的相同部分。由于蛋白G具有更宽的特异性，因此蛋白G比蛋白A具有更多用途（IgG来源种类不同），蛋白G结合能力非常强，因此在温和条件下目的蛋白很难被洗脱下来。

蛋白 A 亲和层析是主要的亲和技术，以及最广泛用于单克隆抗体捕获阶段的纯化方法。这种层析介质具有许多优势，最重要的是，由于具有高选择性，其能够制备高纯度的产品（亲和常数为 10^8 L/mol）。蛋白 A 具有很好的特性。一些公司已经推出可控特性的适用于商业用途的蛋白 A 层析介质（动态载量、吸附分离等）[31~34]，从重组细菌中获得大量的蛋白 A，其具有广泛的 pH 稳定性[2~11]，并且具有在用尿素和盐酸胍处理后能够正确折叠的特性。

蛋白 A 层析不是没有缺点。配体会从亲和支持物上脱落，在对患者进行治疗之前需要进行产品中浸出蛋白 A（HPL）残留的分析。蛋白 A 配基本身是细菌产品，它需要首先被制备出来，然后与亲和介质支持物结合，这非常昂贵和耗时。需要特别关注的是蛋白 A 层析介质对去污剂的稳定性。当然，使用最佳的清洗方式，蛋白 A 层析介质能够使用 300 个循环仍能保持好的产品效益，以此来减少投入成本[35~38]。除了最佳清洗和再生，可以使用耐受碱性的蛋白 A 层析介质[39]。在蛋白 A 层析介质中，选择天冬酰胺残基设计出的氨基酸序列，这种蛋白 A 介质能够减少碱性环境中对脱氨基的敏感性。

蛋白 A 层析使用低 pH 进行抗体洗脱（pH<3）[12,15,40]，蛋白 G 层析会潜在地导致蛋白变性、聚集和丢失生物学活性[41]。尽管抗体对酸敏感，但蛋白 A 和蛋白 G 亲和层析是常用的纯化方法；近来已经报道了一些潜在的替代洗脱，包括使用基础 pH[42]、离液离子或乙二醇的基础 pH[43] 及模拟肽结合位点等。

当今，最普通的蛋白 A 吸附剂是琼脂糖。这些吸附剂通常性能较好，相对大的琼脂糖球体能够压缩，并且对像抗体这样的大分子具有很低的粒子内扩散作用。有一些珠状的替代物，如那些以多孔二乙烯基苯聚合物为基础的替代物，但是仍然普遍使用以琼脂糖为基础的吸附物。因为这些替代物缺乏与大多数生物分子的相互作用，并且需要改进技术来提高这些介质的抗压性和较慢的流速。蛋白 A 亲和层析的优势在于它用于抗体纯化而建立起来的技术平台。它能够满足高动态载量和高通量的要求，这能够与增加细胞培养反应器体积（2000 L）和细胞培养表达水平（5 g/L）保持一致。最新的蛋白 A 支持物和以前相比在清洗时更能耐受氢氧化钠。然而，为减少如抗体等生物产品的生产成本，也将推动蛋白 A 层析介质的替代物的研制。

最近 Jungbauer[47~49]做了很多工作，对许多商业用途的蛋白 A 层析介质根据它们的特性进行评估。在动态载量方面，MabSelect Xtra[TM]、MabSelect SuRe[TM] 和 ProSep-vA Ultra 在保留时间 3 min（200 cm/h 的线性流速）条件下动态载量可以在 30 g/L 以上。现在希望细胞培养水平在今后 5 年可以达到 8~10 g/L[50]。根据这些载量，纯化周期将会很长。理论上，蛋白 A 层析介质最大动态载量可以达到 70 g/L。目前正在努力缩小 30 g/L

和理论载量 70 g/L 之间的差距，一些用于提高载量的方法正在进行研究，这些方法包括更高的配体浓度、粒径大小、孔径大小和分布，以及使用不同的支持基质。一些可以提高载量的纯化方法也在发展中，包括连续多列色谱层析（SMCC）[51]和模拟移动床（SMB）层析[52]。

由于上述层析介质的局限性，以及除 IgG 外的其他种类免疫球蛋白的重要性，这些推动了对新型合成配基的研究，这些新型合成配基能够代替蛋白 A 和蛋白 G 使用。与蛋白 A 和蛋白 G 相比，它们不仅能够减少大规模纯化的生产成本，而且能够增加对化学和生物降解的耐受性，并且蛋白质 A 或蛋白质 G 配基不会脱落，这些新型合成的配基能够提高大规模纯化的载量能够提供除了蛋白 A 和蛋白 G 纯化外的其他选择。目前一些不同选择性、载量和性能的蛋白 A 类似介质在市场上经常见到，但是蛋白 A 和蛋白 A 类似介质仍然是迄今为止亲和层析最常用的纯化介质，当然一些其他的方法也有报道，包括组氨酸标签层析[53]、金属亲和层析[53~56]、亲硫作用层析和凝集素亲和层析。近来，混合模式层析介质（本文后面将讨论）如疏水和离子交换，具有对抗体更高的选择性，这已经成为蛋白 A 层析介质的竞争对手[67~70]。

24.4 离子交换层析

除了亲和层析，在单克隆抗体纯化中最常用到的层析方式是离子交换层析，由于蛋白 A 层析介质高昂的费用和低产量，一些科研人员采用阳离子层析捕获来代替亲和层析捕获。此外，最多的纯化过程仍然采用一种或更多种离子交换层析作为中间纯化和/或精纯化阶段。然而和亲和层析介质蛋白 A/蛋白 G 相比，离子交换特异性较小，离子交换层析介质能够从料液中纯化蛋白，提供大于 80% 的纯度，这个纯度水平能够满足多种用途[71~74]。如果非亲和模式层析（离子交换层析、疏水层析等）能够组合恰当和层析顺序合理，不使用亲和介质（如蛋白 A）作为单克隆抗体的初始捕获，完全能够达到较高的纯度水平。Humira[®][75]就是一个例子，它是使用离子交换层析介质而不是蛋白 A 层析介质作为初始捕获。使用离子交换层析介质作为单克隆抗体的初始捕获具有一些优势，它通常比亲和介质具有更高的载量而且清洗更简单。然而，不像亲和介质，在 HCP 和病毒污染物的去除方面，更依靠操作参数（pH、电导、冲洗和洗脱缓冲液组成、保留时间等）来完成。

对于精纯化层析，阳离子层析和阴离子层析可以采用结合洗脱模式或者流穿模式。采用何种选择主要依据抗体的离子特性和想要去除的杂质。流穿模式主要用于去除核酸、病毒和 HCP 残留。流穿模式主要是阴离子交换层析，层析过程中抗体不结合层析介质而污染物结合在介质上，从而达到分离的目的。与此相应，阳离子层析捕获目的蛋白的同时能够去除蛋白 A 残留以及用于病毒灭活使用的有机溶剂和去污剂。

通常，对大多数人或人源化 IgG，阴离子交换或者阳离子交换层析在弱酸性 pH（5.5～6.5）和低电导下能够去除上述杂质。尽管如此，需要选择离子交换层析操作参数，不仅要考虑分辨率，还要考虑到载量问题。特别是，离子交换层析分辨率对 pH、盐浓度、缓冲液离子强度等的影响很大。此外，如果选择抗体和杂质都结合的方式，这样层析介质对抗体的载量会严重降低。通常，在选择如操作 pH 和电导等参数时，首先要考虑的是抗体的等电点（pI）。抗体或者其他任何蛋白质的等电点都是离子交换层析蛋白层析行为的参考指标。蛋白表面电荷分布和许多其他小的效应都会对层析行为产生影响。尽管如此，等电点仍是一个首要被考虑和通常容易决定使用何种技术的好的参考指标。

医药工业在细胞培养过程中通常使用无血清和蛋白培养基，一些抗体产品直接从血清或血浆中进行纯化。两种普通的血浆污染物是白蛋白和转铁蛋白，这两种蛋白质在血浆中稳定而且含量很大。白蛋白等电点是 4.5～5.0（主要依据不同种类）[76,77]。转铁蛋白 pH 主要为 5.5～6.0，主要依据不同种类和铁饱和程度[78]。因此，酸性抗体采用离子交换层析很难从转铁蛋白和白蛋白中分离出来。

传统离子交换层析是有效和稳定的，同时对于传统的结合-洗脱模式的层析技术也具有相同的缺点，比如低的产品生产效率（千克蛋白每小时）。离子交换层析的研究已经持续了 10 年，但是，孔状或凝胶状层析介质的柱床高度很难克服。为了提高离子交换层析介质硬度、多孔性和电荷密度已做了很多工作。尽管如此，其替代方法——膜离子交换层析慢慢地被医药工业所接受。

传统离子交换层析介质，蛋白质要依据不同浓度梯度分散到介质孔径内，结果扩散在有限的空间内，导致纯化工作需要很长的时间。就膜离子交换层析而言，结合位点固定在膜气孔表面。因此，产品对结合位点的质量传递主要依据大容量的流速而不是气孔扩散。由于这种特殊的方式，膜离子交换层析的结合载量主要依据流速[79~82]，而传统吸附模式层析的载量与流速呈负相关。这种对流速度减少了传质的阻力，允许吸附过程中结合占主要作用。

现在有一些商业化有效的大规模阴离子和阳离子交换层析膜。目前而言，离子交换层析膜载量与流速快慢没有关系，但仍然低于传统的离子交换层析技术。但是，离子交换层析膜取代传统层析柱具有许多优势，首先和最重要的是，正如前面讨论到的，其膜通量比层析柱优越。或许更重要的是，通量的增加不能以降低载量为代价。离子交换层析膜是一次性的，消除了传统模式中清洗和重复使用验证的需要。不像传统层析柱，离子交换膜在使用前不需要装柱和测柱效。这将转化为节约劳动力和材料。产品生产规模的流速合适，层析柱需要的柱

床高度小[83]。结果，许多产品层析柱非常大，也就是说，它们的尺寸是为了过程速度而不是载量。这种折中对离子交换层析来说极大地增加了花费和复杂性。

层析膜是多层的，与传统层析柱相比体积更小。现代膜吸附的多层结构减少了 10～15 年前层析膜出现时的一些显著缺点。开始时的缺点为小的入口流速分布[84~86]、不均一的膜孔径分布[87~89]、不均一的膜厚度[89]和载量[84~89]，目前仅仅载量仍然是一个显著的问题。然而，当吸附膜采用流穿模式时，载量问题影响就小了，特别是当用于纯化过程中的精纯化阶段的时候。

离子交换层析中需要高载量，因此在采用传统捕获模式时，离子交换层析膜对传统层析柱没有明显优势。事实上，比较了这两种纯化方式载量之间的差异后，传统层析柱纯化可能是最合理的选择。膜吸附低的结合能力是由于低的表面分布比例和流速分布问题，这两个问题很难克服[90]。正如前面提到的，许多层析过程使用阴离子交换层析，采用流穿模式，主要用于去除核酸、病毒和 HCP 残留。阴离子交换层析膜也适用于对这些残留的去除，因为去除这些污染物仅仅需要少量的吸附剂。由于流速的限制和对通量的需求，商业化纯化经常使用很大的阴离子交换层析柱。作为一种选择需要，高通量和流速的小面积层析膜也许是理想的。

24.5 疏水相互作用层析（HIC）

由于在原料上清中抗体通常是疏水性最强的蛋白质，因此疏水层析是用于免疫球蛋白捕获和纯化的另一种纯化技术。疏水层析是以生物分子表面疏水性为基础，并且在高浓度盐的环境中会发生溶质吸附作用。产品洗脱时需要一定的盐浓度，这就需要在下一步纯化之前进行缓冲液更换，因此，疏水层析纯化在单克隆抗体纯化中没有得到普遍使用，但是，合理选择不同种类离子交换模式，疏水层析能够作为去除单克隆抗体过程杂质的有效技术，特别是聚体和相关产品的低分子质量杂质。

由于生产工艺的不同，不同的疏水层析介质具有不同的结合强度，在工业生产中，烷基链越长，结合力越强。但是，这之间的关系需要对不同的产品进行验证。筛选合适的疏水层析介质在一定程度上比筛选离子交换层析介质更困难。结合强度的选择范围非常大，不仅仅是供应商和供应商之间在配基密度和表面化学的差异（离子交换层析介质液是常见的），也有大量的结合基团需要考虑（丙基、丁基、苯基、醚基、辛基、聚醚基等）。

疏水层析介质需要优化的两个参数是选择性和保留时间，通常，在盐缓冲液中越易溶解，疏水结合力越强[93,94]。硫酸铵是疏水层析中最常用的盐，但是它需要去除氨气（pH 7.5 以上），具有腐蚀性和很难大量处理的缺点。硫酸钠和磷酸钾也是好的选择，但是在溶解性方面具有一定的限制[93~95]。通常，pH 高于 9 或低于 4，保留时

间增加可能导致蛋白质变性，如糖、醇、PEG 和尿素等溶液添加剂也会对选择性和保留时间产生影响[93~95]。

蛋白质和疏水层析介质结合力随温度变化而变化。结合力是熵驱动的，伴随着温度、疏水相互作用的范德瓦耳斯力吸引力的增加而增加[96]。这似乎是随着温度的升高，蛋白质和疏水介质结合力也会加强，但是，蛋白质在温度增加时可能产生溶解度的变化，这可能导致不利结合。由于这个原因，温度对于疏水层析的影响是复杂的，并且不能断定是在 20℃下层析效果好，还是其与 2~8℃条件下层析效果相近。

24.6 羟基磷灰石层析

像前面讨论的，蛋白 A 亲和层析能够去除原料中大部分的 HCP、核酸、内毒素及病毒。蛋白 A 层析之后，大多数杂质和污染物是产品聚体、HCP 和 LPA 残留。产品的 LPA 污染物主要是蛋白 A 层析介质本身引进的。聚体杂质可能在料液中存在，或者在层析之前产生，或者在分离使用低 pH 洗脱时产生。假使聚体存在于料液中，蛋白 A 层析在纯化蛋白的同时进一步浓缩这些聚体。然而后续的阴离子交换层析能够去除 DNA、内毒素和病毒污染，但对去除 HCP 和脂蛋白不是特别有效。选择最佳的条件，可以加强阴离子层析去除 HCP 的能力，但是由于 LPA 具有酸性特性，因此采用阴离子层析很难从产品中去除。阳离子交换层析在除去 LPA 污染物方面非常有效。但是，如果仅仅一步离子交换层析介质能够处理所有这些污染物，它将是两步平台技术的一个很好的选择，或者可增加第三步来增加它的稳定性。在最近的 10 年中，进行了大量研究，增加了对蛋白质之间复杂的相互作用的理解，并开发了羟基磷灰石层析（CHT），它对于去除所有这些杂质是一个很有吸引力的选择。

CHT，是磷酸钙的无机物结构，是一种复合模式的层析支持物。CHT 理论上能够通过阴离子交换（带有正电荷的钙离子）、金属亲和（钙）、阳离子交换（磷酸根）、氢（羟基基团）结合蛋白。通常，抗体（大多数蛋白质）通过金属亲和和磷酸基阳离子交换联合来与 CHT 结合[97]。蛋白质与 CHT 的金属亲和是由于羧基基团邻近金属螯合剂的羧基基团，如 EDTA[98~100]。总的来说，CHT 层析介质与普通使用的以琼脂糖为基础的离子交换层析介质有一些其他的区别。其他层析介质由配体或者功能基团连到基质（如琼脂糖）上而构成，而 CHT 层析介质是包括配基和基质。

CHT 已经发展了 20 多年，但是很多限制因素阻碍了它的工业化应用。过去，CHT 介质易碎，比传统离子交换介质使用寿命低。它具有很大的反压，这些导致线性速度需要更长的纯化周期。很强的结合力有时是不可逆的，这会产生宽的、稀释的洗脱峰。与二氧化硅或者以有机物为基础的树脂基质相比，CHT 层析介质的载量很低。新改进的合成方法已经制备出比过去更高质量的

CHT 介质。现代的介质是由高温焙烧的微粒构成的，其能够形成稳定、多孔的陶瓷结构。这将生产出多孔的结构，它能够提供大的表面积、有限的传递阻力、高的机械抵抗力和耐碱能力[101]。

CHT 具有从产品中除去聚体、LPA 和减少 DNA、HCP、内毒素及病毒的能力，这将使它与蛋白 A 层析都非常具有吸引力[101]。CHT 用于精纯化时，它的载量和蛋白 A 介质非常相近，但是，原料中的电导经常减少其载量。实验室规模纯化，可以通过稀释料液来解决电导问题。然而，大规模中如此稀释将暴露很大问题，因为细胞培养体积为几千升甚至上万升，进行 CHT 层析捕获之前需要稀释 4 或 5 倍。结果，与蛋白 A 介质相比，CHT 介质可能不是一个实际的选择。然而，另外一种新的介质（复合模式吸附剂）正在展示出很好的前景。

24.7 复合模式层析

大多数单一模式层析介质包含一种分离元素，另一种复合模式层析（MMC）介质也发展起来。目前，大多数层析介质是疏水和离子交换模式的结合。这种混合模式允许层析介质使用组合的或者芳香族、疏水、离子和氢结合基团。这些基团的联合使用可能识别蛋白质表面特异性的基团。以阴离子和阳离子为基础的混合模式层析介质现在也能使用。这些模式的层析介质能够采用传统捕获或者流穿模式去除杂质，包括聚体等。正如传统离子交换层析介质，需要优化一些条件，然而 MMC 介质能够在高电导下进行上样，洗脱时可以根据 pH 或者电导进行优化选择。

疏水层析其中之一的限制条件是在纯化过程中需要使用可溶性的盐，除了产品、废弃物处理和与这些盐接触所产生的腐蚀而需的花费外，产品线需要在下一步离子交换层析或者制剂前先除去这些盐。然而，采用合理的层析过程设计和/或者采用超滤能够弥补这种不足（如最佳的后续层析步骤，在另一个临近层析中兼容的上样/洗脱条件，等等）。MMC 介质允许在使用疏水层析时，不需要使用盐。另外，更宽的 pH 和电导能够使层析过程更有效和合理，同时能够取消潜在的像稀释或者切向流超滤等。

与 MMC 介质相关，除了它们自己的基团外，层析介质使用疏水电荷诱导层析（HCIC）。与其他 MMC 层析介质相似，这些介质使用离子交换和疏水模式。目前仅仅有两个商业化可使用介质，MEP HyperCel® 和 MBI HyperCel® [67~70]。这些介质是以电荷诱导配基为基础，能在低 pH 环境下增强疏水性，因此能够切换疏水层析与阴离子交换层析模式。由于这两种分离技术在相同的支持物上应用，HCIC 具有这两种分离技术的优势，因此具有和蛋白 A 层析相同的选择性，IgG 结合能力，是独立的基团并且在较小的酸性和温和的条件（pH 4.0）下进行洗脱，这能够降低聚体和变性的可能性。

不同于 MMC 层析介质，蛋白质与层析介质吸附是以离子交换、疏水或者两者结合的方式为基础，蛋白质与 HCIC 的吸附是以在生理 pH 条件下和不含盐的、温和的疏水相互作用为基础。洗脱是以电离基团 pKa 之下的 pH，一旦解离，正电荷基团排斥结合的蛋白质。

MMC 和 HCIC 能够通过 pH 和电导方式完成载量和杂质的去除，合理选择这些介质是非常重要的，这些需要通过实验设计、进行实验来完成。

24.8 免疫球蛋白 M（IgM）纯化

过去，IgM 单抗由于生产困难和其他生产弊端（主要由于分子大小）限制了其在治疗方面的应用（后面会讨论）。IgM 单抗比 IgG 单抗更不稳定。它在低 pH 条件下易形成聚体、极端 pH 和低电导（生理电导以下）。天然 IgM 以五聚体或者六聚体存在，与 IgG 相比糖基化更严重，IgM 糖基化为 7.5%～12%，IgG 糖基化为 2%。除 IgG 二级结构外，五聚物 IgM 包含 J 链，J 链仅仅在 IgM 和 IgA 被发现，J 链曾被认为是 IgG 聚合的必要因素（IgA 是二聚体）。这后来被证明是错误的，J 链是抗体分泌到黏膜组织的需要成分。

五聚体（更普通）和六聚体 IgM 是更大的蛋白质（0.96 MDa 和 1.15 MDa）。它们与 IgG 相比扩散常数更小（IgM 为 2.6×10^{-7}，IgG 为 4.9×10^{-7}）。更小的扩散常数对纯化产生困扰。它导致载量减少和分辨率降低，特别是那些依靠扩散的层析介质。IgM 对蛋白 A/G 也没有亲和性，这也导致其纯化不能采用单抗 IgG 纯化占主要地位的亲和模式纯化。经过好多年的发展，许多亲和方法已经有很大的提高，但没有一个真正的蛋白 A 模拟物可以被接受。大多数早期纯化方法是以沉淀法，准备规模的分子筛（或凝胶过滤）和离子交换层析为基础[103,104]。疏水层析能够替代离子交换层析，但是由于疏水层析过程中需要改变电导率，有可能导致沉淀产生。分子筛层析比较温和，但是它生产量较低，而且由层析柱限制了它的生产规模。这些限制能够克服，但是导致花费很多的资本（如大量小层析柱的串联使用），和 IgG 相比，IgM 的聚合特性导致其分子具有很高电荷。然而，IgM 的分子大小、电荷和较严重的糖基化使离子交换层析的选择和优化更困难，大分子 IgM 更易于受剪切力影响和在超滤过程中产生聚体。

经过近年来的发展，已经能够解决一些 IgM 纯化时遇到的困难。正如前面讨论的，CHT 层析介质经过许多年发展已经有很大的改进。CHT 层析能够捕获在相对温和的、最小限度改变样品性状的条件下洗脱的 IgM 目的蛋白。洗脱缓冲液中 NaCl 和磷酸盐的优化可以去除产品聚体、DNA、HCP、内毒素和病毒[105]。同样，高浓度大分子内含物液需要提高杂质的去除[106]。以离子交换为基础的层析膜的发展也为 IgM 纯化带来希望。正如先前提到的，IgM 的低扩散常数使以扩散为基础的分离模式产生问题，如那些以粒径为基础的离子交换层析介质。膜离子交换不是以扩散为基础，而是以对流模式为基础。如用于 IgG 的纯化方法，这些膜离子交换能够采用捕获或者流穿模式。然而，如 IgG 的纯化，使用捕获模式在载量和分辨率方面不是特别有效。部分是因为离子交换膜的载量比以粒径为基础的离子交换的载量更低（先前被讨论过）。捕获的低分辨率是由于单一的层析板通常在一个大的覆盖物内，这导致不均一的流速分布和混合。当使用流穿模式用于 IgM 纯化杂质的去除，膜离子交换展示出很好的前景。

最后，在 IgM 的纯化方面膜离子交换介质已经展示出很大的潜力来取代以粒径为基础的离子交换介质。这些介质由合成有机材料或无机材料组成，包括连续床或者对流作用介质[107]。介质模型是海绵样的、相互连通的、气孔（50～300μm）的结构。这个巨大的基质表面很容易与离子交换功能基团结合，这些功能基团包括 DEAE、Q、CM 和 SP。和膜离子交换相似，介质中的质量输送是以对流方式而不是以扩散为基础，有非常少的气孔扩散[108～110]和一些膜扩散[111,112]，这些扩散对质量运输带来阻力。尽管如此，它们能够在膜离子交换的产量和以粒径为基础的离子交换的载量之间提供一种更好的纯化技术。鉴于其具有低扩散常数的极大的分子（如 IgM），它们相对于以粒径为基础的层析介质具有较大的优势。

24.9 平台技术

正如本章摘要中提到的，单克隆抗体市场正在较快地增大，在将来希望继续增长。大多数单克隆抗体治疗需要克级别的剂量，这需要增加产量。细胞表达量从 mg/L 至 g/L 的增加是为了满足这方面的要求。这也给降低生物药品和单抗的成本带来了很大的压力，由于剂量较大，就需要尽力降低成本，从当前的 1000 美元/g 降到 100 美元/g[113]。为了满足这些要求，下游的生产力与效率需要增加和与细胞培养规模扩大一致。满足这些要求的一个方法是采用平台技术。

平台技术是一种利用治疗药物相似的特性设计的技术。单克隆抗体具有单一的抗原结合位点，是一组免疫球蛋白家族的同源蛋白。对于 IgG，已经建立了采用蛋白 A 为初始单抗捕获的平台技术。通过采用平台技术，科学家能够减少生产成本和时间，减少更有效的、潜在的治疗产品进入临床所需要的成本和时间。能够使验证、材料控制、层析柱寿命和重复研究及质量控制简单化。平台技术不能增加表达量，但是能够与表达量提高相一致，其中一种标准能够选择提供高载量和生产量的技术。

适用于所有产品纯化的设计思路也是有风险的，并且平台技术的设计应该严谨地进行和应用。采用平台技术的一个好处是积累大量许多批次产品生产的数据，这些数据能够用于改进平台技术。

24.10 结论

　　抗体纯化已经发生很大变化，从早期的血液分馏法到现在以层析和超滤为基础的技术，取得了很高的收率和纯度（ppm 级别的杂质）。生物药物中抗体和以抗体为基础的药物增多的优势，是它们具有抗体的同源结构和特性，这将帮助科学家继续进行研发，提高纯化平台技术水平。分离介质的生产商也改进他们的产品，用来提供更高的载量和分离率、更高的线性速度，以及更强的稳定性。生物工业、学术界和政府部门的科学家正在解决持续高表达量原料的挑战、减少生产成本的压力和更快的生产过程等问题。

翻译：陈俊良　齐鲁制药有限公司
校对：孙丽霞　齐鲁制药有限公司

参 考 文 献

1. Glennie MJ. Immunol Today 2000; 21: 403–410.
2. Robl JM, Kasinathan P, Sullivan E, Kuroiwa Y, Tomizuka K, Ishida I. Theriogenology 2003; 59: 107–113.
3. Reichert J, Pavlou A. Nat Rev Drug Discov 2004; 3: 383–384.
4. Dutton G. Genet Eng News 2006; 26(14): 1.
5. Monoclonal Antibody Therapies. Entering a new competitive era. Minnetonka (MN): Arrowhead Publishers; 2004.
6. Molowa DT. The state of biologics manufacturing: part 2. New York, NY: JP Morgan Securities Equity Research; 2002.
7. Newcombe C, Newcombe AR. J Chromatogr B Analyt Technol Biomed Life Sci 2006; 168(93): 686.
8. Pierce Chemical Company. Web information. Available at http://www.piercenet.com/Objects/View.cfm?Type=Page&ID=84DF5176-0BE6-40CC-B0D8-C0768D6BFDF1. Accessed 2008 Dec 15.
9. KPL Protein Research Products. Web information. Available at http://www.kpl.com/docs/techdocs/How%20KPL%20Purifies%20Its%20Antibodies.pdf. Accessed 2008 Dec 15.
10. Harlow E, Lane D. Antibodies, a laboratory manual. Cold Spring Harbor (NY): Cold Spring Harbor Laboratory; 1988. pp. 283–318.
11. Polson A, von Wechmar MB, van Regenmortel MHV. Immunol Commun 1980; 9(5): 475–493.
12. Neoh SH, Gordon C, Potter A, Zola H. J Immunol Methods 1986; 91: 231–235.
13. Phillips AP, Martin KL, Horton WH. J Immunol Methods 1984; 74: 385–393.
14. Thompson PW, Kenney AC, Moulding P, Wormald D. Ann N Y Acad Sci 1990; 529: 529–539.
15. Fraser CM, Lindstrom J. The use of monoclonal antibodies in receptor characterization and purification. In: Venter JC, Harrison LC, editors. Receptor biochemistry and methodology. New York: Alan R. Liss; 1984. pp. 1–30.
16. Glynn J. Biopharm Int 2008; Suppl: 12–16.
17. Jiskoot W, Van Hertrooij JJ, Hoven AM, Klein-Gebbinck JW, Van der Velden-de Groot T, Crommelin DJ, Beuvery EC. J Immunol Methods 1991; 138: 273–283.
18. Wolter T, Richter A. Bioprocess Int 2005; 3: 40–46.
19. Necinam R, Amatschek K, Jungbauer A. Biotechnol Bioeng 1997; 60: 689–698.
20. Graf H, Rabaud JN, Egly JM. Bioseparation 1994; 4: 7–20.
21. Huse K, Bohme H-J, Gerhard H, Scholtz J. J Biochem Biophys Methods 2002; 51: 217–231.
22. Broedel SE, Papciak SM. Bioprocess Int 2003; 1: 56–58.
23. Fletcher T. Bioprocess Int 2005; 3: 30–36.
24. Björck L, Kronvall G. J Immunol 1984; 133(2): 969–974.
25. Surolia A, Pain D, Khan MI. Trends Biochem Sci 1982; 7: 74–76.
26. Walker BW. Use of immobilized protein G to isolate IgG. In: Boyle MDP, editor. Volume 2, Bacterial immunoglobulin binding proteins. San Diego (CA): Academic Press, Inc.; 1990. pp. 255–368.
27. Äkerstrom B, Bjorck L. J Biol Chem 1966; 261(22): 10240–10247.
28. Langone JJ. Adv Immunol 1982; 32: 157–252.
29. Langone JJ. J Immunol Methods 1982; 55: 277–296.
30. Deisenhofer J. Biochemistry 1981; 20: 2361–2370.
31. McCue JT, Kemp G, Low D, Quinones-Garcia I. J Chromatogr A 2003; 989: 139.
32. Fahrner RL, Iyer HV, Blank GS. Bioprocess Eng 1999; 21: 289.
33. Fahrner RL, Whitney DH, Vanderlaan M, Blank GS. Biotechnol Appl Biochem 2003; 30: 121.
34. Hahn R, Schlegel R, Jungbauer A. J Chromatogr B 2003; 790: 35.
35. Healthcare GE. Downstream 39, 2005.
36. Brorson K, Brown J, Hamilton E, Stein KE. J Chromatogr A 2003; 989: 155.
37. Hale G, Drumm A, Harrison P, Phillips J. J Immunol Methods 1994; 171: 15–21.
38. Francis R, Bonnerjea J, Hill CR. In: Pyle DL, editor. Separations for biotechnology 2. London: Elsevier; 1990. pp. 491–498.
39. Linhult M, Gulich S, Graslund T, Simon A, Karlsson M, Sjoberg A, Nord K, Hober S. Proteins 2004; 55: 407.
40. Villemez CL, Russell MA, Carlo PL. Mol Immunol 1984; 21(10): 993–998.
41. Gulich S, Uhlen M, Hober S. J Biotechnol 2000; 76: 233–244.
42. Croze EM. Eur patent Appl 453,767. 1991 Oct 30. (to E.R. Squibb and Sons, Inc., now Bristol-Myers Squibb, Inc.).
43. MacKenzie AP. Therapeutic peptides and proteins: formulation, delivery and targeting. Cold Spring Harbor (NY): Cold Spring Harbor Laboratory; 1989. pp. 17–21.
44. Bywater R, Eriksson G, Ottosson T. J Immunol Methods 1983; 64: 1–6.
45. Bywater R. Chromatogr Synth Biol Polym 1978; 2: 337–340.
46. Yarnell M, Boyle MDP. Biochem Biophys Res Commun 1986; 135(3): 1105–1111.
47. Hahn R, Schlegel R, Jungbauer A. J Chromatogr B Analyt Technol Biomed Life Sci 2003; 790: 35–51.
48. Hahn R, Bauerhansl P, Shimahara K, Wizniewski C, Tscheliessnig A, Jungbauer A. J Chromatogr A 2005; 1093: 98–110.
49. Hahn R, Shimahara K, Steindl F, Jungbauer A. J Chromatogr A 2006; 1102: 224.
50. Low D, O'Leary R, Pujar NS. J Chromatogr B 2007; 848: 48–63.

51. MCC information. Available at www.novasep.com. Accessed 2008 Dec 15.

52. SMB information. Available at www.tarponbiosystems.com. Accessed 2008 Dec 15.

53. Fassina G, Ruvo M, Palombo G, Verdoliva A, Marino M. J Biochem Biophys Methods 2001; 49: 481–490.

54. Porath J. Protein Expr Purif 1992; 3: 263–281.

55. Hale JE, Beidler DE. Anal Biochem 1994; 222: 29–33.

56. Boden V, Winzerling JJ, Vijayalakshmi M, Porath J. J Immunol Methods 1995; 181: 225–232.

57. Zachariou M, Hearn MTW. J Chromatogr A 2000; 890: 95–116.

58. Porath J, Maisano F, Belew M. FEBS Lett 1985; 185: 306–310.

59. Maisano F, Belew M, Porath J. J Chromatogr 1985; 321: 305–317.

60. Belew M, Juntti N, Larsson A, Porath J. J Immunol Methods 1985; 102: 305–317.

61. Oscarsson S, Porath J. Anal Biochem 1989; 176: 330–337.

62. Robertson ER, Kennedy JF. Bioseparation 1996; 6: 1–15.

63. Peng Z, Arthur G, Simons E, Becker AB. Vet Immunol Immunopathol 1993; 36: 83–88.

64. Roque-Barreira MC, Campos-Neto A. J Immunol 1985; 134: 1740–1743.

65. Roque-Barreira MC, Praz F, Halbwachs-mecarelli L, Greene LJ, Campos-Neto A. Braz J Med Res 1986; 19: 149–157.

66. Kabir S. J Immunol Methods 1998; 212: 193–211.

67. Schwartz W, et al. J Chromatogr A 2001; 908: 251.

68. Ferreira GM, Dembecki J, Patel A, Arunakumari A. Biopharm Int 2007: 32–43.

69. Guerrier L, et al. J Chromatogr B 2000; 755: 37.

70. Boschetti E. J Biochem Biophys Methods 2001; 49: 361.

71. Gemski MJ, Doctor BP, Gentry MK, Pluskal MG, Strickler MP. Biotechniques 1985; 3(5): 378–384.

72. Deschamps JR, Hildreth JEK, Derr D, August JT. Anal Biochem 1985; 147: 451–454.

73. Clezardin P, McGregor JL, Manach M, Boukerche H, Dechanvanne M. J Chromatogr 1985; 319: 67–77.

74. Pavlu B, Johansson U, Nyhlén C, Wichman A. J Chromatogr 1986; 359: 449–460.

75. Turner B. BioLOGIC USA 2003, Boston, MA, U.S.A., 2003.

76. Hanna LS, Pine P, Reuzinsky G, Nigam S, Omstead DR. Biopharm 1991: 33–37.

77. Righetti PG, Caravaggio T. J Chromatogr 1976; 127: 1–28.

78. Baker EN. Perspect Bioinorg Chem 1993; 2: 161–205.

79. Kubota N, Konno Y, Miura S, Saito K, Sugita K, Wantanabe K, Sugo T. Biotechnol Prog 1996; 12: 869.

80. Dancette OP, Taboureau J, Tournier E, Charcosset C, Blond PJ. Chromatogr B 1999; 723: 16.

81. Gerstner JA, Hamilton R, Cramer SM. J Chromatogr 1992; 596: 173.

82. Camperi SA, Navarro del Canizo AA, Wolman FJ, Smolko EE, Cascone O, Grasselli M. Biotechnol Prog 1999; 15: 500.

83. Yuan QS, Rosenfeld A, Root TW, Klingenberg DJ, Lightfoot EN. J Chromatogr A 1999; 831(2): 149–165.

84. Roper DK, Lightfoot EN. J Chromatogr A 1995; 702(1–2): 3–26.

85. Reif OW, Freitag R. J Chromatogr A 1993; 654(1): 29–41.

86. Lightfoot EN, Coffman JL, Lode F, Yuan QS, Perkins TW, Root TW. J Chromatogr A 1997; 760: 139–149.

87. Frey DD, Walter RV, Zhang B. J Chromatogr A 1992; 603(1–2): 43–47.

88. Sauer PW, Burky JE, Wesson MC, Sternhard HD, Qu L. Biotechnol Bioeng 2000; 67(5): 585–597.

89. Ghosh R. J Chromatogr A 2002; 952(1–2): 13–27.

90. Zhou JC, Tressel T. Biotechnol Prog 2006; 22: 341–349.

91. Knudsen HL, Fahrner RL, Xu Y, Norling LA, Blank GS. J Chromatogr A 2001; 907: 145–154.

92. Gagnon P, Cartier PG, Maikner JJ, Eksteen R, Kraus M. LC GC 1993; 11(1): 26–34.

93. Gagnon P, Grund E. Biopharm 1996: 54–64.

94. Fausnaugh JL, Kennedy LA, Regnier FE. J Chromatogr 1984; 317: 141–155.

95. Arakawa T, Narhi LO. Biotechnol Appl Biochem 1991; 13: 151–172.

96. Troy DB, Beringer P. The science and practice of pharmacy. Philadelphia: Lippincot Williams and Wilkins; 2005. p. 620.

97. Gagnon P, Ng P, Zhen J, Aberinm C, Hie J, Mekosh H, Cummings L, Zaidi S, Richieri R. Bioprocess Int 2006: 50–60.

98. Gorbunoff M. Anal Biochem 1984; 136(2): 425–432.

99. Gorbunoff M. Anal Biochem 1984; 136(2): 423–439.

100. Gorbunoff M. Anal Biochem 1984; 136(2): 440–445.

101. Gagnon P, Ng P, Aberrin C, Zhen J, He J, Mekosh H, Cummings L, Richieri R, Zaidi S. Bioprocess Int 2006; 4(2): 50–60.

102. Gagnon P, et al. Recent advances in the purification of IgM monoclonal antibodies. 3rd Wilbio Conference on Purification of Biological Products; 2007; Waltham, MA. See www.validated.com for a copy of this and related presentations.

103. Middaugh CR, et al. Proc Natl Acad Sci U S A 1978; 75: 3440.

104. Middaugh CR, et al. J Biol Chem 1978; 255: 6532.

105. Gagnon P, et al. Practical issues in the industrial use of hydroxyapatite for purification of monoclonal antibodies. 232nd Meeting of the ACS; 2006; San Francisco, CA.

106. Gagnon P, et al. Nonionic polymer enhancement if aggregate removal by ion exchange and hydroxyapatite chromatography. 12th Waterside Conference; 2007; San Juan, Puerto Rico.

107. Cabrera K, et al. J High Resolut Chromatogr 2000; 23: 106.

108. Unarska M, et al. J Chromatogr A 1990; 519: 53.

109. Thommes J, Kula M. Biotechnol Prog 1995; 11: 357.

110. Belenkii BG, Maltsev VG. Biotechniques 1995; 18: 288.

111. Josic D, Starncar A. Ind Eng Chem Res 1999; 38: 333.

112. Iberer G, Hahn R, Jungbauer A. LC GC 1999; 17: 998.

113. Farid S. Adv Biochem Biotechnol 2006; 101: 1–4.

第**25**章 病毒颗粒的层析纯化

Pete Gagnon

Validated Biosystems，San Clemente，California

25.1 引言

病毒颗粒作为一种特定的生物种类，与其他复杂的生物分子一样，展现了一系列独特的理化性质，其中最基本的包括：特定的正负电荷数、电荷的分布、独特的滴度特征、表面脂肪族和芳香族疏水残基的分布及病毒颗粒的大小。因此，基于以上特征，采用能够在分子水平分离的手段，可以将一种病毒种类从其他病毒种类中分开来。层析介质从一开始就非常适合该项应用，并且综合利用各种介质可以全面、有效地分离各种生物分子。传统的层析介质主要设计用于纯化比病毒颗粒小的分子，如蛋白质，很偶然的机会，其被发现也可以用于纯化病毒颗粒。并且病毒颗粒的纯化有着与蛋白纯化一致的化学原理，这样就构建了与很多治疗型蛋白质已有的经验，如相关工艺研究、生产、质控等相通的桥梁。现在已有基于病毒颗粒优化的层析介质出现，研发人员和工业流程开发人员可以使用比从前更好的装备用于病毒颗粒纯化的研究。本章主要关注于筛选最适合纯化病毒颗粒介质的实际问题，以及开发多步纯化流程，以迎合这个高速扩张领域的学术、经济和可控要求。

25.2 层析分离方法

25.2.1 尺寸排阻层析

尺寸排阻层析（SEC）广泛用于病毒纯化[1~14]，并有如下几个显著的优势：首先，是它的选择性，除了具有生物特异性的亲和层析，SEC 相较于其他单一方法能够更有效地将蛋白质、DNA 片段及其他"小"分子从病毒颗粒中分离出来。但相对于亲和层析仅针对单一品种的特定基团，SEC 能广泛适用于所有病毒种类。其次，不同于其他分离手段，SEC 的分离机制不受缓冲液成分的影响，这就赋予其在样本缓冲液组成方面更高的灵活性：不用考虑缓冲液的成分、能够在一个广泛的缓冲液配伍中洗脱病毒颗粒，尤其是可以使用有利于病毒存活的、接近生理条件的缓冲液[1~8]。最后，虽然 SEC 是一种基于蛋白质纯化而优化的介质，但也是一种可以完美适用于病毒纯化的层析手段，甚至可以说 SEC 用于病毒

颗粒纯化比用于蛋白质纯化分离效果更好。

SEC 使用装有多孔颗粒的层析柱，给定的 SEC 介质有一个确定的孔径范围。最大的孔径界定排阻极限。某些溶质，如病毒颗粒，太大而无法进入最大的孔隙内，即被排阻。这些溶质只能流过凝胶颗粒的间隙体积，被称为外水体积。被排阻在外的溶质最早从凝胶柱中洗脱下来，即为外水峰。能够进入凝胶颗粒孔隙内的溶质，如蛋白质，则渗入。渗入的溶质由于要通过孔隙，因而比外水收集溶质流出晚。更小的溶质由于能够通过更大比例的凝胶孔隙而流出更晚。最小的溶质，如盐和糖，能够通过所有孔隙而最晚流出。图 25.1 是一个典型的 SEC 洗脱图，阐明了病毒颗粒和较小分子的分布情况。图 25.2 阐明了流感病毒H1N1 在阴离子交换层析捕获后的 SEC 分离情况。

溶质在柱床内的移动机制对于有效使用该技术来说是非常重要的。孔内溶质进出颗粒孔穴的过程称为扩散[15]。扩散定义为溶质从高浓度区域向低浓度区域的随机热运动。其标志性特点就是慢，并且溶质越大扩散越慢（表 25.1）。因此当 SEC 用于分离孔内溶质，如多种大小的蛋白质，流速必须足够慢，以使这些溶质随着缓冲液沿柱向下流动时能够进出孔穴。如果流速太快，那一部分溶质会没有时间进入所有的孔穴而会比大部分溶质洗脱

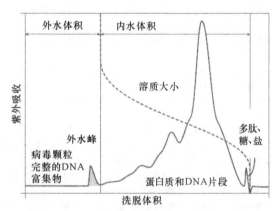

图 25.1 包含病毒的细胞培养上清的典型假设 SEC 洗脱图。外水峰的富集物可能包括：病毒的富集、蛋白质的富集或异源富集物。虚线表示图中溶质相对大小的分布。通常部分溶质的大小分布由生产商提供，而且一般只提供内水体积内成线性比例的部分。排阻极限通常没有界定，只能通过生产商建议的分离范围推断。与本章相比，参考文献[7]、[15]和[16]里有进一步的讨论。

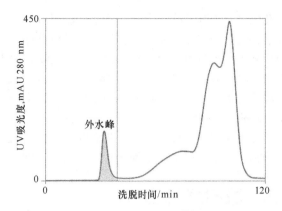

图 25.2 流感病毒 H1N1 使用 Sephrose™ CL4B 纯化的 SEC 图谱，该步位于初始纯化阴离子交换层析（图 25.9）后。包含病毒的收集组分用灰色突出显示。详细信息见参考文献[17]。

早。而另一部分溶质因为没有时间从孔穴出来而比大部分溶质洗脱晚。这就是为什么增加 SEC 的流速会产生更宽、稀释倍数更大的洗脱峰，并使分辨率降低[15]。上述过程显示了扩散传质过程的低效。

表 25.1 特定溶质的扩散常数

溶液	大小	K_{diff}/（cm²/s）
IgG，轻链	23 kDa	$9.1×10^{-7}$
牛血清白蛋白	66 kDa	$6.7×10^{-7}$
IgG	150 kDa	$4.9×10^{-7}$
脲酶	480 kDa	$3.5×10^{-7}$
IgM	960 kDa	$2.6×10^{-7}$
ETX	2 MDa	$2.1×10^{-7}$
CMV	5 MDa	$1.2×10^{-7}$
TMV	40 MDa	$5.0×10^{-8}$
DNA₁	4.4 kb	$1.9×10^{-8}$
DNA₂	33.0 kb	$4.0×10^{-9}$

注：ETX，内毒素；CMV，黄瓜花叶病毒；TMV，烟草花叶病毒。

溶质在外水体积的运动过程主要是对流。对流是一种由外力驱使的运动，在 SEC 中指缓冲液流动穿过层析柱。在外水体积中也有扩散运动，但其主要带来随机混合效应而并未推动溶质在层析柱中向下运动。对流溶质的运动效率不受流速或溶质分子质量的影响，也就是说外水峰的溶质和浓度同样对其没有影响。就病毒来说，由于只能存在于外水体积，其相比于蛋白可以在 SEC 过程中使用更高的流速。理论上，流速可以提高到层析柱压力承受的极限，但在实际中，仍受孔穴内溶质扩散限制的约束。正如之前的描述，当流速增加到超过了能使孔内溶质达到充分扩散平衡所需的速度时，孔内一部分溶质会因无法进入孔内而比大部分孔内溶质更早洗脱出来。流速越快，就有越多的孔内溶质被过早洗脱。当孔内溶质的流速增高到在外水体积被洗脱的临界点时，就会有溢出物进入外水体积，从而降低病毒收集产物的纯度。因此在实践中推荐一种能够有效纯化某种特定病

毒种类的介质，应满足既有最高的排阻极限，同时该病毒又不能进入介质孔内。这样就避免了其他溶质在外水体积附近出峰。从而降低了一般孔内溶质溢出到外水体积的可能性，这样随着介质颗粒的增大，允许更大的流速。但流速增加的程度只能通过实验确定。一般推荐从线性流速为 50 cm/h 开始，该流速至少是常规分离蛋白质的 SEC 流速的两倍。然后根据纯化过程中其他步骤能够去除溢出污染物的能力适当增加或降低流速。

确定分辨率与柱床高度的关系也十分重要。对于孔内溶质，分辨率与柱床高度的平方根负相关[15]。这就解释了为什么 SEC 纯化蛋白质使用 60～100 cm 的层析柱。然而，孔内溶质的高分辨率并不是病毒纯化的目的，而是以分离孔内体积和孔外体积（外水峰）为目的，这样该参数就对柱床高度不敏感。因此用于纯化病毒的 SEC 层析柱的高度，可以根据特殊应用降低到 10～30 cm[7,18]。同样体积的更短的柱床有更大的直径和入口表面积，因此即使有同样的线性流速，体积流速也会随着表面积线性增加。这就缩短了流程时间，提高了总体效率。

SEC 分离的第三个重要因素就是载量。当分离孔内蛋白质时，柱子载量很少高于柱体积（CV）的 5%，并且通常更低。这就对大多数蛋白质纯化流程设计者造成三大打击：低线性流速、高柱床和低载量，同时在经济上造成巨大障碍[19]。SEC 层析柱用于病毒纯化时，理论载量可以达到柱体积的 40%，该体积与装填介质层析柱的外水体积相关。如果打算同时升高线性流速，降低柱床高度，那么实际上样体积保险起见应是柱体积的 10%～30%[7,18]。即便如此，相比而言更快的流速、更短的柱床和更高的载量都会比用于纯化蛋白质时的效率高 10 倍以上，这使得 SEC 用于病毒纯化比用于蛋白质纯化更有吸引力。

SEC 对缓冲液条件的不敏感使其具有了两个显著的优势。最广为人知的是它可以在收集溶质的同时完成液体交换[15]。病毒洗脱收集的缓冲液与平衡层析柱的液体相同。上样中的小分子和盐稍后在内水体积的末端被洗出。然而引起人们注意的是，该项应用并未如被希望那样应用广泛。完美的 SEC 介质应该与所分离溶质间没有化学相互作用。而事实上，大多数 SEC 介质有弱疏水性，大部分是带负电的羧基或磺基基团，另一些是富含羟基的正电基团[15,20~23]。这些基团使得待分离溶质与介质间形成各种形式的非特异相互作用。在低盐缓冲液中，带电基团表现出类似离子交换的特性，能结合或阻滞病毒，部分或全部阻止其在外水体积被洗脱出来[15,24]。非特异的电荷相互作用也会迫使分子质量较小的溶质进入外水体积。例如，除了很小的带负电荷的 DNA 片段可以进入孔穴内而在内水体积洗脱，大部分由于在电导较低时与介质表面的带电基团排斥而被早早洗脱。这种现象被称为离子排斥，或许可以解释为什么在很多实例中许多小片段 DNA 出乎意料地会出现在外水峰里。基于电荷

的非特异性结合或排斥通常能够通过增加盐浓度而克服[15,25,26]。但这也使得样品无法直接应用于后续离子交换步骤，不过适度的稀释通常能够恢复前步的相容性。精氨酸最近被证实能够显著提高 SEC 纯化蛋白质的分辨率和回收率，并且预期能够同样适用于病毒纯化[27,28]。它是一个强的氢离子的供体/受体，可以阻碍氢键结合，并且它的胍侧基能够减弱疏水作用（HI）。

另一个重要的纯度的提升是针对结合在病毒颗粒表面的污染物。最近有关蛋白 A 亲和层析的出版物报道，大多数随 IgG 一同洗脱的污染物来自于细胞培养中产生的污染物与产品形成的稳定的复合物[29,30]。裂解细胞释放的 DNA 作用类似于液相阳离子交换剂（CEX）。高于 1 mol/L 的氯化钠才可以将 DNA 从与产物的复合物中分离开来。同样在裂解细胞时释放的组蛋白作用类似于液相的阴离子交换剂（AX），其更易于与 DNA 结合，一旦与其他蛋白结合则需要 1.5 mol/L 氯化钠才能将其分离出来。产物与其他污染物也可以通过疏水作用、氢键或金属螯合作用而形成复合物。这些复合物经历整个纯化流程而无法被破坏，从而迫使人为划定一个终产物的纯度上限[29,30]。没有理由假设病毒颗粒能够避免上述现象的发生。考虑到它们相对的复杂性和大小，病毒颗粒比蛋白质更易携带各种污染物，并且有研究表明病毒与 DNA 的结合更强，能产生更大的聚集物，从而使纯化更加复杂[31~33]。同蛋白质纯化一样，这些复合物能够通过氯化钠分离。氢键可以通过加入氢离子的供体和/或受体而打开，如尿素或精氨酸。丙二醇或低分子质量的聚乙二醇，如 PEG-400 或甚至更小，既能减弱疏水作用，又能作为稳定蛋白质的有机添加剂。使用具有生物亲和性的解络剂清洗能够促进宿主细胞蛋白的清除，清除因子达到 10 或更大，但 SEC 本身并不支持该项应用，而有两种变更既能够获得上述较好效果又不影响任何所需要配方缓冲液交换的目的。一种是直接在样品中加入解络剂，另一种是直接用含有解络剂的缓冲液预平衡好层析柱。解络剂和样品的结合体积必须足够小而不用进入外水体积，否则缓冲液的交换能力就被削弱。前一种方式可以允许层析柱加载更大体积的上样量，但直接在样品中加入解络剂在某种程度上稀释了样品。而后者虽然避免了样品的稀释，但相对于前一种方法，上样量也有所减少。无论采用哪种方法，解络剂都是渗入介质孔内并沿柱缓慢通过。病毒颗粒以更快的速度通过解络剂区域并进入外水体积，在平衡层析柱的缓冲溶液中被洗脱出来。

使用 SEC 纯化病毒颗粒的最大讽刺是其通常并不适用于基于大小的病毒分离：将完整的单分散病毒颗粒与部分组装的病毒壳体、降解的碎片或病毒聚集体分离。最近关于蛋白质的研究表明要使扩散传质没有限制，孔径至少要比待分离溶质大 10 倍[34]。这对于病毒而言是有问题的，因为非常大的孔穴的代价是更薄的孔壁。更

薄的孔壁会减少颗粒的稳定性。即便有更牢固的聚合物能保证颗粒的稳定性，为了达到有效的扩散传质而显著降低的流速会使分离时间长得令人无法接受。类似于典型蛋白分离的 SEC 分离时间会妥协于分辨率和病毒回收率。这也就解释了为什么相对于 Superdex™ 200 HR，百合无症状病毒在 Sephacryl™ S-100 SF 中的回收率会低很多[35]。此外，最大的分辨率需要牺牲掉层析柱更短和上样量更高的优势，而这些正是使 SEC 在病毒纯化方面最具吸引力的地方。

25.3 吸附层析法

吸附层析法包括：离子交换，疏水相互作用层析（HIC），羟基磷灰石（HA）和亲和层析。使用吸附方式的层析介质在固相支撑上有广泛的多样性，包括多孔颗粒、膜和整体树脂。基于多孔颗粒的层析介质占主导，主要是因为该领域发展支持蛋白质纯化的需要，但相比于基于蛋白优化的 SEC 同样适合病毒纯化，多孔颗粒在吸附方法的有效性方面具有严重的局限性。基于颗粒的吸附介质，其孔径分布于 60~100 nm[18]。这就保证了在适当的高流速下仍能有较高的蛋白载量，但很多病毒颗粒由于太大、无法扩散进入孔内而仅能结合在颗粒的外表面（表 25.2，图 25.3）。这就严重降低了病毒载量。更小的病毒颗粒也许能进入小部分介质颗粒，但由于扩散限制而在进入孔内方面高度受限。因此多孔颗粒对已公布的蛋白质载量会高于病毒结合载量。溶质大小与载量的关系见表 25.3。将病毒颗粒从孔内洗脱出来也受上述限制，并且伴随着如下的负面影响，如峰变宽、分辨率降低、回收率损失，而且流速越高，上述影响越大。

表 25.2　特定病毒颗粒的近似直径大小

病毒	直径/nm
AAV	20~26
MVM	25
鼻病毒	30
HBV	42
腺病毒	59~67
EBV	80~100
IVA	80~120
HIV	100~120
HSV	110~200
MuLV	120~150

注：AAV，伴随病毒；MVM，鼠微小病毒；HBV，乙型肝炎病毒；EBV，Epstein-Barr 病毒；IVA，甲型流感病毒；HIV，人免疫缺陷病毒；HSV，单纯疱疹病毒；MuLV，小鼠白血病病毒。

基于颗粒的层析柱的外水体积引起两个附加效应，都对病毒纯化造成不好的后果。缓冲液优先流过颗粒孔隙，但在颗粒表面引起的摩擦在间隙形成漩涡成为涡流。生成的湍流混合称为涡流分散，这直接导致了峰变宽[15,40~42]。这会降低峰之间的分辨率并将其稀释。涡

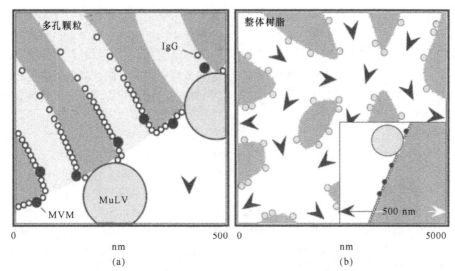

图 25.3　病毒和蛋白质大小与颗粒孔径和整体树脂通道的关系。颗粒孔径和整体树脂通道的大小比较（按比例绘制）。图中显示孔径（a）是 100 nm。通道大小（b）是 1 μm（1000 nm）。MuLV，直径 150 nm，灰色圆形图。MVM，直径 25 nm，黑色圆形图。IgG，流体力学直径 12 nm，白色圆形图。白色区域代表对流传质区域。灰色区域代表扩散传质区域。箭头表示流动方向。如图所示，MuLV 无法进入孔内，只能到达颗粒表面。对于整体树脂而言是没有表面到达限制的，因为病毒实际上分布在膜内。对于大部分多孔颗粒，100 nm 是其孔径大小的上限。1 μm 是工业整体树脂最小通道直径大小的一半。对于两种病毒，其结合载量都限制在颗粒大小上；对于 MVM 是扩散传质的低效，对于 MuLV 是难以接近孔的内表面。最后两张图都揭示了一个重点，那就是蛋白质或其他污染物如 DNA 能与病毒可结合的表面形成竞争结合，从而降低病毒的载量。（经许可重绘自参考文献[36]。）

流分散不依赖于流速，这也就是说即使在高流速下涡流自转速度升高，但其在混合上的净影响保持不变。对于病毒纯化而言，更大的影响在于涡流会在相邻区域造成逆流，这会产生强大的剪切（图 25.4）。与分散不同，剪切力与流速线性相关，也就意味着随着流速的增加，复杂的生物结构受物理性破坏的风险也会升高[41~43]。

一些多孔颗粒介质被设计用于支持一定程度的孔内对流传质。这种介质被称为渗透颗粒，对比于传统的颗粒是典型的盲端浅孔，渗透介质包括所谓的通孔：比传统颗粒有更大的通道[44]。传统颗粒和渗透颗粒基于蛋白质的表现来说，渗透颗粒相对于传统颗粒支持更高比例的对流传质，不过这种升高增幅有限（图 25.5）。进入颗粒内部也可以增加病毒可达区域的面积。因此可以期待渗透颗粒

表 25.3　特定溶质在多孔颗粒和整体层析介质中的动态载量

溶质	层析方法	整体树脂	颗粒
BSA	AX	20~25（81[a]）	75~300
IgG	蛋白 A	10~12	25~60
IgG	AX/CX	20~25	50~150
IgM	AX/CX	20~50	10~50
DNA	AX	12~15[b]	0.5~3[b]
ETX	AX	115~150[b]	9~15[b]
IVA	AX	10~100X[c]	1 X[c]

注：ETX，内毒素；IVA，甲型流感病毒。除了流感病毒所有值单位均为毫克每毫升。

a 参考文献[37]。

b 参考文献[38]。

c 参考文献[17]。其他数据来源于参考文献[39]。

注意整体树脂和颗粒在溶质大小及载量的关系上是反向平行的。参考正文，图 25.3、图 25.6 和图 25.7 是基本技术原理。

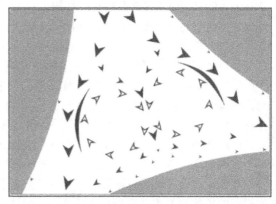

图 25.4　在装有颗粒柱中的涡流分散和剪切力示意图。灰色表示颗粒。白色表示颗粒间的外水体积。黑色箭头表示主流路。白色箭头表示涡流。黑色新月箭头表示剪切力发生时的临近对流。（经许可重绘自参考文献[36]。）

比传统颗粒能适当提高病毒载量。但渗透介质依然存在外水体积的负担——峰变宽和来自于涡流形成的剪切力。目前渗透颗粒在病毒纯化的应用仅限于离子交换。

整体树脂在层析介质中被归为单独一类。其特征是像海绵一样内部高度互联的通道网，没有颗粒也没有外水体积。由于没有外水体积，也就没有涡流分散。流动呈薄片状，因而也没有分子剪切力[40]。没有涡流分散，会使洗脱峰更窄、更集中，这也就提高了分辨率[34,40,45~48]。目前工业整体树脂的通道尺寸为 2~5 μm，这是传统多孔颗粒最大孔径的 20~50 倍，也比大多数的病毒颗粒大很多[40]。这些通道太大而无法有效地进行扩散传质，但可以高效地进行对流传质。这对病毒纯化有几个重要的影响。对流传质的效率不受分子质

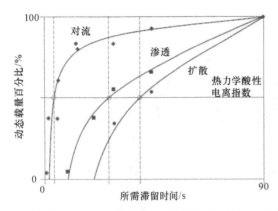

图 25.5 达到50%载量的滞留时间：扩散颗粒、渗透颗粒和整体树脂，该图揭示了对流和扩散传质的相对效率。数据来源于使用1 mL蛋白A亲和层析柱在不同流速下纯化IgG的实验。整体树脂达到50%载量的时间少于4 s。渗透介质的时间达到前者的6倍多，为26 s。而扩散介质则需要整体树脂几乎10倍的时长（38 s）。由于病毒的扩散常数更低，因此这种差异会更大。（数据重绘自参考文献[36]。）

量或流速的影响。这就意味着在高流速下载量和分辨率不会有太大改变，同时对于病毒颗粒的破坏的风险也不会升高[34,45~48]。不出所料，整体树脂最引人注目的应用之一是对于活的重组减毒疫苗的纯化[17,49~51]。

对于整体树脂通常公布的是蛋白质的结合载量，并且与多孔颗粒一样，其完全无法代表病毒的结合载量，但有一个重要区别就是：采用整体树脂上的蛋白结合载量会严重低估病毒的结合载量。图25.6揭示了上述现象的基础。很少的大颗粒能够固定在二维表面，但大部分颗粒占据三维空间位点的比例会增加[34,52,53]。这就解释了表25.3以结合能力作为表面积和溶质大小的函数中的数据，为什么病毒在整体树脂中的载量会比多孔颗粒的高10~200倍。这种差异不能被忽视。因为这会直接导致整体树脂的柱体积仅是多孔颗粒柱的柱体积的1%~10%，这会带来缓冲液体积和洗脱体积的减少，以及洗脱产物的浓度成比例提高。减少的柱体积和缓冲液带来更小的台面面积，这也提高了昂贵的GMP生产空间的单位生产效率。对于一个装好的颗粒柱，在流程中的体积减小10倍并不能减少流程时间，因为线性流速在整个生产规模中是一定的。然而在整体树脂中对流传质和流速无关，并且整体树脂相比于颗粒柱能承受更高的流速，这就带来更短的整体树脂和更短的流程时间的双重经济效益。制造整体树脂使用与多孔颗粒同样的聚合物，

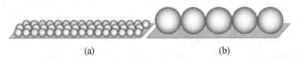

图 25.6 结合能力作为表面积和溶质大小的函数。（a）表示球状蛋白在一个固定面积的表面上的结合。（b）表示病毒颗粒在同样面积的表面上的结合。病毒的质量载量大于蛋白质，但蛋白总载量高于病毒。参考正文和参考文献[52~54]进行进一步讨论。

具有众多的表面化学特性，如各类离子交换基团、HIC及预活化的基团用于固定亲和配基。

严格来说，吸附膜就是整体树脂，至少在某种程度上归于同一类型，并且都是大通道而非孔洞。然而吸附膜非常矮的柱高和物理形式使其具有一系列独特的工作特征。相对于整体树脂，吸附膜的通道直径一般更小，为0.35~1 μm，柱高用mm分级[18]。膜通常叠加使用来增加载量。这比整体树脂的连续结构要低效很多，其局限性在于壳体的流体分布能力较弱，并且通常会带来更大的死体积。相较于多孔颗粒系统产生涡流分散，这些死体积会造成难以控制的混合效应[15,54]。这会适当降低捕获效率，但显著降低洗脱效率。洗出峰变宽、被稀释，并比多孔颗粒和整体树脂更难改善。因此，吸附膜应用最理想的是对纯度和洗脱产物浓度要求不高，或是选择结合污染物而让病毒流穿。吸附膜通常由再生纤维素制造，该材料有时也用于多孔颗粒介质，或用更多的外来合成聚合物来制造，该聚合物可以产生次级疏水效应。大部分离子交换基团难以应用于膜表面，但一种用于疏水相互作用层析（HIC）的苯基膜最近被研发出来（Sartorius 公司），并且一些膜制造商打算在传统的基础上固定亲和配基。

25.4 离子交换层析

离子交换层析是生物分离领域应用最广的一种技术，包括病毒纯化，并有比其他方式更多的应用类型[1~14,55~88]。同时离子交换剂也比其他方式有更加多样的固相材质：由多种聚合物合成的多孔颗粒、渗透颗粒、整体树脂和膜。阴离子交换（AX）带正电，排斥带正电的溶质，结合带负电的溶质。阳离子交换（CX）带负电，排斥带负电的溶质，如DNA，结合带正电的溶质。AX和CX根据交换基团的强弱来分类。术语强交换剂（strong exchanger）是指离子交换基团在一个较宽的pH范围内仍能保持电荷[89]。例如，带季胺基团的Ax，如Q、QA、QAE和TMAE在pH13时（1 mol/L氢氧化钠）能带正电。弱阴离子交换基团如DEAE在高于中性的pH下会丢失电荷，在pH大约9时完全不带电。在CX中，磺酸基团如SO_3、SE和SP是强离子交换剂，在pH低于3时仍能保持电荷。例如，羧甲基（CM）是一个弱阳离子交换基团，在pH低于5时开始逐渐丢失电荷。对于一个给定的分离，强弱离子交换剂在相邻峰之间的分辨率表现不同，以及有时在峰之间的洗脱顺序会不同。有时一个既定溶质与强离子交换剂的结合比弱离子交换剂的结合更强。这就造成一种错觉，那就是强交换剂指的是与特定溶质的结合有多强。当弱离子交换剂充分带电，对于某种溶质的结合可能也很强，甚至比强离子交换剂还强。强和弱在这里仅指基团的pH滴定特征。

这里有一些实际原因，为什么推荐用强离子交换剂，而且除非必要不会做其他选择。首先是因为其在 pH 方面的电荷差异，弱阳离子交换剂在分离过程中会增加额外的变量。缓冲液批次间的常规微量变化不会丝毫影响强离子交换剂的载量或选择性，但可能会显著影响弱离子交换剂的载量和纯化表现的重现性。其次，当应用于生物分离的缓冲液发生典型的 pH 变化，就会使弱阴离子交换剂的固相缓冲液，结合或释放高浓度的抗衡离子。例如，DEAE 即使在中性 pH 下，也会结合高浓度的氢氧根离子。当采用氯化钠梯度洗脱时，与 DEAE 有更高亲和力的氯离子会取代氢氧根离子，这会使 pH 升高 2 个单位甚至更高。增加的大小和时间取决于引入的氯化钠的浓度。在 CX 发生相反的 pH 变化，当在 CM 中引入盐会导致 pH 降低 2 个或更多个单位[90,91]。即使充其量这样的 pH 的偏移会造成流程控制的损失，但更大的担忧是对病毒的潜在破坏。例如，在 CM CX 中平衡到 pH4，可能会降到 2 以下，这种偏移在强离子交换剂中也会发生，但量值和时间会更小。pH 偏移的量值和时间会随着缓冲液浓度的增加而减少，但无法彻底避免。更倾向于强离子交换剂的最后一个原因是弱离子交换剂需要更大体积的平衡液才能达到最初操作的 pH。

缓冲液组成对离子交换的性能影响较大，包括载量、分辨率和重复率。缓冲液根据电位分为三类：阴离子缓冲液（带净负电荷）、阳离子缓冲液（带净正电荷）和兼性离子缓冲液（中性，但既有阴离子又有阳离子）。阴离子缓冲液包括乙酸盐、柠檬酸盐、磷酸盐和硼酸盐缓冲液。阳离子缓冲液包括乙基磺酸甲酯（MES）和羟乙基哌嗪乙磺酸（HEPES）。在阴、阳离子缓冲液中，要选择和离子交换剂带同种电荷的缓冲液。这样缓冲液的离子不与离子交换剂表面结合，从而使流动相具有预期的缓冲能力。如果使用带和离子交换剂相反电荷的缓冲液，缓冲液中大量的离子会与交换剂结合，从而会使流动相的 pH 成比例地上升或下降。上述规则经常被打破。例如，磷酸盐缓冲液常被用于 AX。可以奏效，但会付出质控上的代价，并且很重要的是实验的设计应充分保证质控的有效充分而不应妥协于系统。阴离子和阳离子缓冲液会升高电导，导致溶质与交换剂之间的作用减弱。这会略微降低结合载量，因此在离子交换应用中，通常使用非常低的缓冲液浓度。兼性离子缓冲液的优势源于以下两方面，首先是其本身没有电导率，唯一的电导率来源是用于滴定工作 pH 的氢氧化钠。也就是说兼性缓冲液可以在不降低病毒载量的前提下，使用比阴离子、阳离子缓冲液更高的浓度。兼性离子缓冲液也可不与正电或负电基团结合，也就是说它可以在 CX 和 AX 间互换使用。

缓冲液的配制同样重要。例如，配制 pH 为 8 的 Tris 缓冲液，首先是称取 Tirs 碱，然后用盐酸滴定 pH。如果你从 Tris-HCl 开始，然后用氢氧化钠滴定 pH，缓冲液的电导值会显著升高，降低待分离溶质与交换剂的结合能力。同样重要的是不要进行返滴定。如果你偶然将 pH 滴定到目标值以下，那就将其丢弃然后重新配制。用 NaOH 补偿会带来容易忽略的电导升高，从而减弱溶质的结合力。由于很少记录返滴定，当电导升高带来过程偏差时，很难追查到该原因，或很难重现这一特殊缓冲液批次的生产表现。以上原则适用于所有离子交换缓冲液。所有缓冲液在应用于层析柱前都应用 0.2 μm 的膜进行过滤，这对所有层析方法都适用。

溶质的等电点（pI）通常用来预测离子交换模式[92,93]，但通过对溶质保留的进一步研究表明，这样会造成误导，有时甚至是严重误导[92,94]。这反映了上述模型的不足，并且对病毒颗粒尤其重要。这个基本模型阐述了，当 pH 高于某一特定溶质的 pI 一个单位以上，就与 AX 结合，pH 接近或低于 pI 就不结合。而在 CX 中与上述情况相反。实际上，蛋白质经常比预测 pH 高整整一个单位才能与 AX 结合，而在相反情况下的 CX 中，蛋白质要比预测低整整一个单位才能结合。传统的模型假设任何一点都具有所有带电残基的性质。而在实际中，电荷是随机分布于生物分子表面的。负电荷有时与正电荷混合分布在一起，而削弱了与 AX 和 CX 的结合力。另外，大部分正电荷或负电荷会分布于电荷密集区，该区域决定整个分子的离子交换结合特性。这种现象称为择优取向（preferential orientation）：分子本身转向暴露出与离子交换剂呈现最互补的表面[95,96]。由于蛋白质是两性的，可以根据结合界面的电荷滴定特征，随着 pH 变化而改变优先结合位点的位置与组成[96,97]。因此，在不同的 pH 下，洗脱顺序和分辨率会以令人意想不到的方式发生改变。目前还未开展关于病毒的择优取向的研究，但鉴于病毒表面携带的一系列蛋白质、带电碳水化合物、钙离子或磷脂酰残基，它们在表面的分布可能会趋向或避开带电残基特定基团的相互作用，因此可以谨慎地预测：病毒的保留行为会与采用简单的 pI 模型估计的行为相差很远。如果你想知道一个特定种类病毒的离子交换结合特性，以及与污染物的保留的关系，最可靠的方法就是在一个适当范围内绘制保留图谱。

离子交换最常用的洗脱方式就是在固定 pH 下增加某一种盐的浓度来形成电导梯度。氯化钠的使用最为广泛，但经常被乙酸钠取代，因为其对不锈钢缓冲液容器和层析管路有更小的腐蚀性。离子交换剂也采用 pH 梯度洗脱方式。表面上 pH 梯度洗脱的分辨率与盐梯度洗脱相似，其实在很多方面存在显著差异。这两种方式有着不同的流程分支。盐梯度靠绝对电导分离，而 pH 梯度依赖溶质的滴度特征。例如，在 pH4 下的盐梯度，一种由 6 个组氨酸残基（pKa 大约为 6）决定保留特性的蛋白质会与一种由 6 个赖氨酸残基（pKa 大约为 10）决定保留特性的蛋白质一同被洗脱出来，而既有 6 个赖氨酸又有 6 个组氨酸的蛋白质则稍晚被洗脱。在 pH6 时，组氨酸会失去一半的电荷，因此 6-His 蛋白会先被洗脱，接下来是 6-Lys 蛋白，然后是 6/6 蛋白（six histidine/sixlysine）。在 pH8 时，组氨酸残基会失去大部分的电荷，6-His 蛋白可能无法结合，6-Lys 蛋白可能与 6/6 蛋白一同被洗脱。在增加的 pH 梯度下，6-His 首先被洗脱，剩下两个可能随后共同洗脱，但显著不同的是：所有蛋白质在很低的电导下被洗脱，同时处在比固定 pH 盐梯度洗脱更高的 pH。这使 CX 的洗脱产物便于用于 AX 柱。pH 梯度洗脱成功用于噬菌体纯化[86]。在蛋白质中当含有与产物相关的变体或杂质时，pH 洗脱通常能够提供更高的分辨率[16,93,98]。因此 pH 梯度可能更适合于病毒纯化，但有待进一步的实验验证。

离子交换和其他吸附方法无外乎以下两种方式：结合-洗脱（bind-elute）或流穿（flow-through）。结合-洗脱模式的特征是结合目标产物，然后通过改变缓冲液条件将其从杂质间分离出来。流穿模式，也称为反色谱（negative chromatography），其特征是理想状态下，杂质结合而使目标产物流穿柱。流穿应用通常提供最好的总流程性能。它们可以将目标产物从上样料液中浓缩出来，相比于更早或较晚被洗脱的杂质，可以提供给目标产物更高的分辨率。流穿应用吸引人的是它们需要更少的流程步骤、更少的缓冲液种类和更小的缓冲液体积，但一旦杂质比目的产物的保留特性稍弱，会与目的产物一同洗脱。同样很难或几乎不可能摸索到一种流穿缓冲液，在不损失产物回收率的前提下，能够在产物洗脱后，杂质立即被有效且可重复地洗脱出来。流穿也很难浓缩目标产物。基于以上原理，流穿法最适合用于上样料液被高度浓缩，同时主要杂质的保留特性要比目标产物高很多。上述方法最适于应用基于膜的介质。如果杂质需要更高的分辨率，且与目的产物的保留特征类似，那么吸附-洗脱方法用于整体树脂或多孔颗粒介质通常能提供更好的结果。

25.5　疏水相互作用层析

HIC 在病毒纯化中有重要的应用[63,64,83]，尽管比离子交换要少得多。最常用的两个 HIC 的配基是苯基和丁基。苯基配基与芳香族氨基酸残基占优势的蛋白质有更高的亲和力，丁基配基与脂肪族氨基酸残基占优势的蛋白质有更高的亲和力。上述两者在选择性上的差异十分重要，并且期待同样适用于病毒颗粒。强的 HIC 配基，包括苯基和丁基，根据记载可以变性不稳定蛋白[99~104]。通常蛋白质会在洗脱时恢复天然结构，一般不会对病毒造成失活，但也需谨慎验证。强 HIC 配基如己基和辛基对大部分蛋白质有破坏性。整体树脂目前仅限于丁基，膜仅限于苯基，所以若要正面比较疏水配基间的选择性，需要基于多孔颗粒的介质。

大部分疏水文献中介绍使用硫酸铵用于提高 HI，通常使用 1~2 mol/L 的浓度。硫酸铵简单有效，但有一些缺点，使得其在工业生产方面不具有吸引力。在碱性 pH 下，铵离子转变为氨气。溶解的铵完全是碱性的，这会导致产物的水解。逐步溶解的氨气会对 pH 控制带来影响。而大规模生产中，氨气的释放也会威胁安全。市政当局也会对处理铵盐采取限制或处罚措施。上述困扰可以通过加入其他可以显著增强疏水作用的替代盐类来解决。磷酸氢二钾、硫酸钠和柠檬酸钠都可作为备选，但它们都会存在一个同样的问题，那就是在平衡样品准备上层析柱的过程中，会造成产物沉淀。在小规模实验中，上样物中有产物沉淀或许可以忍受，但当规模扩大或到达生产规模时，这会带来严重的问题。上述问题可以通过逆向思维来解决，采用一种对疏水作用促进更弱的盐类，如氯化钠。该方法通常需要氯化钠的物质的量浓度比硫酸铵高 2~3 倍，但由于硫酸铵的分子质量是氯化钠的 2.6 倍，因此在密度（g/L）上的差别不大。无论使用何种盐，仍会有一些种类的病毒可能会因暴露在高盐溶液中而部分失活[105]。

一些病毒即便在氯化钠中，也可以与苯基或丁基有非常强的结合，使得它们被部分洗脱甚至无法被洗脱下来。在这种情况下，加入一种能减弱疏水相互作用的添加剂可以让产物提早洗脱并有更好的回收率，包括浓度一直到 25% 的乙二醇和 10% 的低分子质量的聚乙二醇聚合物，如 PEG-400。这两种物质都有蛋白稳定作用，可能不会对病毒结构有不好的影响。此外，它们都是非离子物质，因此不会对随后的离子交换步骤有干扰，同时当产物与离子交换剂结合，上述物质则通过流穿被去除。PEG-400 也是被批准用于静脉注射的惰性成分[106]。1~2 mol/L 尿素或 100~200 mmol/L 精氨酸也会导致提早洗脱，但同时会导致某些病毒失活[105~109]。醇类并不经常被推荐用于减弱 HIC 的疏水作用，而且承担了使产物失活的巨大风险。另一个适用于强疏水病毒种类的方法是考虑采用疏水性较弱的介质，如 ToyoPearl PPG（固定的配基为聚丙二醇，Tosoh Bioscience 公司）或甚至疏水性更弱的 ToyoPearl Ether（固定的配基为乙二醇，Tosoh 公司）。

25.6　多模式方法

多模式方法，或称混合模式，指层析色谱支持将几种独立的、非常明确的机制联合使用的模式。多模式包括大部分最经常用于病毒纯化的方法，如羟基磷灰石（HA）和固定化肝素。多模式系统的好处在于其独一无二的选择性在流程特点上有很大的价值。但不利条件是该方法的开发过程更为复杂。

25.6.1 羟基磷灰石

HA 是一种钙和磷酸盐的矿物质。两种占主导优势的结合机制，一种是带负电荷的 HA 磷酸基团介导的阳离子交换，另一种是 HA 钙基团介导的金属配位作用，也就是金属螯合。对于 HA 有两种不同的开发路径。在相关工艺文献中，尤其是病毒纯化方面，最常用的策略是简单的磷酸盐梯度[67,110~114]。磷酸盐的阳离子性质会升高电导，从而将结合的阳离子交换成分洗脱。其对钙离子的强螯合力会洗脱钙螯合组分。最近更多出现的一种策略是当磷酸盐的浓度保持恒定，采用氯化钠梯度洗脱。由于钙螯合力对氯化钠不敏感，因此首先影响阳离子交换组分，产生相对于磷酸梯度完全不同的选择性。脂包膜病毒尤其对于 HA 磷酸基团有很强的结合力。脂包膜病毒的磷酸残基与 HA 钙基团结合力很强，钙残基与 HA 磷酸基团结合力很强。这就暗示磷酸梯度可能更适合脂包膜病毒，氯离子梯度可能更适合无包膜病毒，但对于任何给定的分离挑战，仍推荐同时评估两种策略。氯离子梯度对于分离大小不同、与产物有关的杂质，相比磷酸盐梯度更有效。并且已经在蛋白实例如 IgG 中得以验证，氯化钠比磷酸盐梯度在去除碎片和聚集物方面明显更有效[115]。此外，磷酸盐梯度已被证明能够分离 IgG 的成分变异体，如轻链变异体，包括双特异性抗体[116~119]，这就为分离如完整和空病毒衣壳提供了很好的预示。

HA 在商业上有几种可用的形式，它们之间的差别会影响某种应用的效率。HA 的原始形式由扁平的晶体结构组成，该结构容易断裂，不太适合层析色谱。一种更合适的形式是采用将该晶体结构嵌入琼脂糖颗粒的孔内的形式（HA Ultrogel，Pall 公司）。大多数采用一种称为陶瓷 HA 的形式。这种材料是用针状的 HA 纳米晶体聚集而成的微球，然后通过高温烧结黏合而成的。 I 型的平均孔径是 60~90 nm。 II 型的平均孔径为 80~120 nm。两种类型可用的颗粒大小为 20 μm、40 μm 和 80 μm[120]。40 μm 通常是最好的方案。20 μm 对于很多工业用柱的筛板来说太小。80 μm 的反压最低，但只有 40 μm 载量的一半。氟磷灰石（FA）也是市售的（II 型，40 μm）。其与 HA 的化学性质类似，主要的不同在于采用氟残基取代了 HA 的羟基基团。FA 的机械强度是 HA 的 4 倍，并且具有更稳定的化学性质。在 pH 低至 5 时，FA 仍可使用，而 HA 的操作下限是 pH6.5。两者都在 1 mol/L NaOH 中数千个小时而保持稳定。初步结果表明，FA 和 HA 可采用同样的缓冲液策略，但由于大部分溶质与 FA 的结合更弱，而导致分辨率各不相同。

25.6.2 肝素

肝素主要是弱和强 CX 配基的混合，包括磺基和羧基基团，以及大量的羟基基团。与传统的 CX 一样，固定化肝素通常用盐洗脱，但洗脱病毒颗粒要求的盐浓度通常高于 1 mol/L[87,121~125]，该浓度大约是从配基为磺基或羧基的 CX 中洗脱结合力强的病毒的两倍。这反映了氢键的贡献，并且特别典型的案例显示，氢键能充分增强结合力[126]。肝素的分枝线性结构也创造了另一种可能性，那就是其从固定相外像触手一般延伸的形式可能有更多的与溶质相互作用的点。

典型的方法开发仅局限于简单的、在接近中性 pH 下采用盐梯度，其实应在更广的范围内评价可能性。与传统的 CX 一样，结合力会随着 pH 的降低而增强，随着 pH 的增加而降低。氢键的作用可以通过实验性地加入强的氢供体/受体来控制。尿素比较理想，因为它是非离子的，从而可以在不影响离子交换组分的前提下控制氢键。浓度低于 2 mol/L 一般不会导致变性。如果某种病毒无法使用尿素，可以考虑使用不同的糖。

25.7 其他多模式方法

另一个多模式方法家族的代表配基是结合了静电和疏水相互作用及潜在的氢键，如 Capto adhere™的一种疏水 AX（GE Healthcare 公司），以及 Capto MMC 的一种疏水 CX。这些产品最近才被研发出来，并且它们在病毒纯化方面的价值还有待进一步的研究，但其能够在更高的盐浓度下结合蛋白，以及有比传统离子交换更宽的 pH 范围。这使得它们可能非常适合于从粗料液中捕获病毒。目前主要的障碍在于还没有出现一些非常明确的方法开发途径。

25.8 生物特异性亲和层析

生物特异性亲和性，如免疫亲和性，是最具吸引力的亲和层析方法。其广受好评的地方在于能够通过一步纯化就获得很好的纯度，能将稀释的目的产物浓缩，以及对料液的 pH 和电导很少或几乎没有要求。而对方法开发的要求也远比其他理化方法低得多，但要求低不代表没有；从 1/4 个世纪工业上使用蛋白 A 纯化 IgG 的经验来看，只有当眼光超越其最表面的简单性时，才会实现巨大的利益。两个主要的好处，一个是对二次洗脱液配方的开发显著提高了洗脱产物的纯度，另一个是洗脱成分的开发对于产物的质量、活性和稳定性的回收都有巨大的改善。上述两方面都可应用于病毒。正如 SEC 那部分的讨论中描述的一样，生物制品和不同的污染物会在细胞培养的过程中形成稳定的复合物。二次洗脱能够分离上述复合物，并且在产物与亲和配基结合的基础上能更有效地去除杂质[29,30]。免疫亲和力及类似的强相互作用十分强，使得它们可以耐受强解络剂制品，如 1.5 mol/L 氯化钠、2 mol/L 尿素和 10 mmol/L EDTA，这些解络剂能够终止非特异的静电作用、减弱疏水相互作用、氢键和金属螯合作用。采取上述处理应小心，以免病毒失活，但在中性 pH 下较短的接触时间（3～5 CV），可以改善潜在的破坏影响。

大多数对于洗脱条件的改善是采用加入一种添加剂能中和洗脱 pH 的形式。从前广泛使用低 pH（2.3～3.3），但这会导致某些蛋白质的构象发生永久改变、活性损失、形成聚集体和降低产物的长期稳定性[16]。蛋白 A 采用在 pH 3.8 下 0.1～0.2 mol/L 精氨酸的洗脱条件，已被证实有更高的质量回收率、免疫反应性的完全回收和更好的长期稳定性。精氨酸显然通过一系列的特点来达到上述效果。它是强的氢供体和受体，能够抑制氢键，且其胍基侧链能够减弱疏水相互作用。精氨酸可能因为其潜在的失活效应不适合于所有的病毒纯化[127,128]，因此在使用时，需谨慎考虑其浓度和接触时间的限度。但在无法采用精氨酸的情况下，可以使用其他添加剂，如丙二醇和聚乙二醇（PEG）。用含氯化钠浓度高至 1 mol/L 的条件也可以支持在更高的 pH 下洗脱。但这对蛋白产物并不适用于洗脱的样本后续要求使用低电导条件的方法，如离子交换。对于病毒产物，由于 SEC 可以接受任何上样料液的组分，同时将产物进行缓冲液置换到一种更适合的溶液，从而避免上述情况的发生。无论是否使用可以改善洗脱的添加剂，都值得对 pH 的线性梯度进行评价，以确定在洗脱发生时的最佳 pH。另一个应对 pH 的线性梯度进行评价的原因是，生物亲和介质有时对多聚体的亲和力要比单体高，单体比片段高。如果某一 pH 梯度能有效地分离上述组分，就会简化后续纯化步骤。此外，可以将线性梯度转化为在某一最有效 pH 的分步洗脱。

生物亲和最显著的不利条件是成本。在抗体纯化领域，蛋白 A 亲和介质，尽管已被广泛并有效地使用，但其仍是 IgG 生产中成本最高的一个单元，可占总成本的 3%。另一个局限是可用性。目前商业化的用于病毒纯化的生物亲和配基是针对腺伴随病毒（AAV）[129,130]。开发针对用于划痕接种病毒的亲和介质更加昂贵。患者的安全及相关的质控要求进一步增加了研发要求和成本。必须测定配基的脱落和开展毒理学研究，以确保脱落的配基不会给患者带来安全风险[131,132]。必须建立下游能将配基从产物中去除的方法。由于脱落的亲和配基在大部分常用的分离条件下，仍会与产物结合，会造成分辨上的困难。介质的维护也是一个问题。蛋白 A 及用于纯化 AAV 的商业化配基，可以耐受反复暴露于 0.5 mol/L NaOH 中，但很少有其他的亲和配基能像上述那样，甚至都不能使用 0.1 mol/L NaOH 来给介质除菌。

25.9 流程开发

流程开发是一个艰苦的、昂贵的、花费时间的过程，但它是值得的。一个好的流程会在你每次运行的时候都会报答你。而一个坏的流程则会在你每次运行的时候惩罚你。然而仍然没有理由需要在这个过程中投入比其合理要求更多的精力。在接下来几页所总结的系统是从几十年来成功的商业纯化流程开发精炼而来，代表了以一种快速、有效及资源友好的方式来进行流程开发。

25.10 样品的界定

细胞培养基成分的变化、产物的浓度等都能对样品制备和层析效果有极深的影响。因此推断细胞培养的生产流程应在纯化流程开发之前就被最终确定，但这在实际中有局限性。大部分流程开发者都来不及等待最终的细胞培养流程确定，而强迫使用"改进阶段"的产物上样料液开展流程开发。这会不可避免地出现一些意外。例如，当一种新的介质添加剂将病毒颗粒的浓度浓缩两倍，但由于在第一步层析的样品准备中造成产物聚集，而不经意地将纯化流程的收率降低了一半。这可能是一种正常的情况，但该情况会造成纯化内容成为对最终介质组成的选择标准的一部分。总之，越早将细胞培养和纯化开发团队的操作结合在一起，两者的流程开发进程就会越快，并且可能会比单独开发带来更好的结果。

25.11 样品制备

使用色谱法通常需要将样品用 0.45 μm 的膜过滤；0.22 μm 的膜更好，但会过分限制一些颗粒比较大的病毒种类。这样任何可能会污染所使用的层析介质的物质就不会通过滤膜。污染物顶多会导致反压增加，但增加的反压仅是颗粒或通道阻塞的次级指示，阻塞意味着色谱的分辨率降低。这会导致载量、峰之间的分离度及产物的回收率的降低，更不用说会缩短层析柱的寿命。这也会削弱介质的洁净度和无菌程度，导致碎片残渣的聚集引起细菌繁殖，从而释放蛋白酶、糖苷酶和其他可能影响产物的组分。

如果过滤会带来病毒颗粒的意外损失，那么应该采用一系列增加样品氯化钠浓度的过滤方法，这样可以解离病毒颗粒表面与 DNA、蛋白质、细胞膜碎片或其他细胞培养组分形成的复合物[31~33]。如果病毒的滤后回收率仍比预期要低，那么加入一些如上文中提到的非特异解离剂等物质应该会有帮助。或者加入非离子去污剂（吐温、曲拉通）或兼性离子去污剂（CHAPS，CHAPSO）可能有用，但会有两个潜在的缺陷。一是去污剂和蛋白质、病毒颗粒结合可能无法在不破坏产物的前提下将其去除。去污剂也会与介质表面结合，去除需要使用有机溶剂而带来火灾隐患。因此应该谨慎使用去污剂，除非其在最终产物的配方中存在。即使这样，也仅使用将会在配方中使用的去污剂。第二个去污剂的潜在缺陷是纯度：去污剂溶液应该是无色澄清的，如果是微黄的颜色，代表它们可能被过氧化物污染了，这会导致产物不可控的氧化破坏。超纯的去污剂可以从 Pierce Chemical 公司购买（SurfactAmps™，Rockford，伊利诺伊州，美国）。如上所述，任何解离剂都对病毒的稳定性存在潜在的不利影响，所以从一开始就应充分调研。它们也会在许多不同方面影响层析方法，因此最好在开始层析流程开发前就确定样品的处理方法，并且有必要在最终审定规格之前将样品的处理方案确定下来用于纯化流程。除了在开发粗滤分离配方和对下游纯化的适应性方面的额外增加的复杂性，这也提供了一个重要附加利益：那就是可以减少或消除在上游流程开发过程中，细胞培养基成分变化带来的影响。如果过滤对某种样品完全不适用，离心可以满足要求，或者至少花时间去进一步研究解络的处理方法。值得注意的是，如果病毒样品用甲醛或戊二醛处理过，可能就不适合用于层析纯化法，因为这种处理会导致病毒颗粒与其他溶质的非共价交联而形成非常大的聚集体，会堵大部分的层析介质。

核酸处理（在膜过滤之前）是可选的，但通常是有好处的。完整的核酸与 AX 的结合比片段更紧密，并且更难被去除[133,134]。强 AX 即使在 1 mol/L 的氢氧化钠中依然带负电。因此，少量的 DNA 每次运行都会与介质结合，即便使用 1 mol/L 的氢氧化钠加 2 mol/L 的氯化钠，DNA 仍会在交换基团表面逐渐积累。这会改变离子交换基团去除其他东西中 DNA 的能力，带来流程控制和回收率问题。细胞上清的核酸处理会产生很宽范围大小的片段。这使得一些片段同病毒产物一起从 AX 中洗脱出来的可能性增加，但也使得从 AX 中大量洗脱 DNA 更容易。DNA 片段的分散出现也会加宽在 HA 中的洗脱区域，增加与病毒共洗脱的概率。核酸消化对于 HIC、CX 和肝素亲和中的 DNA 消除没有作用，因为其不与 HIC 结合，与 CX 和肝素亲和排斥。而对 SEC，消化预期可以增加 DNA 的去除效率。最后，有这种考虑，那就是，管理机构对于在病毒纯化流程中的核酸消化非常熟悉，可能在产品批准过程中有利[131,133]。如果 DNA 消化在流程的最后进行，那不如从一开始就进行该过程。

该过程的开发可以在样品还不纯时单独进行，但没必要占用大量的时间和精力。细胞培养上清的许多蛋白组分可以产生复杂的色谱图，通常很难分辨出病毒产物。需要对很多的层析收集产物进行大量的二级检测，采用电泳、印记、ELISA、PCR 或其他需要分辨产物的形式。如果样品中以病毒为主，基本没有蛋白质和其他小分子杂质，那么二级检测就会限定在一个更可控的样品和检测单元内。因为从层析图谱上就能看出病毒峰，从而显著减少需要检测样品的收集数目，并且将初始检测限定在最方便有效的方法。一旦产物的行为在一系列特定条件下被确定，可能在随后条件接近，并且经过梯度优化的纯化实验中可以省去二次检测的步骤。

SEC 非常适合于上述样品的生产，尤其是在膜过滤浓缩后。这样该系统也无须优化。使用一个高度为 20 cm 的柱床，浓缩过滤后病毒上样量为 20% CV，流速为 50 cm/h。平衡柱的缓冲液的 pH 接近中性，如 pH 大约为 7 的 20 mmol/L 的 HEPES 或磷酸盐，50 mmol/L 的氯化钠。这样的盐浓度通常足以维持产物的溶解度，并且能够抑制病毒与存在于介质颗粒表面的离子交换基团的结合干扰。如果有必要，增加盐浓度。但低缓冲液浓度能将随后离子交换实验的 pH 干扰降到最低。

25.12 初始筛选

25.12.1 离子交换

整体树脂显著加快了早期的筛选进度和方法优化。它们的低分散性也相比其他介质能产生更尖、更集中的洗脱峰，这样也增加了在层析图谱中病毒峰的辨识度。用于筛选的整体树脂的尺寸较小（0.34 mL），也有助于节省样品，因为在早期的流程开发中样品是有限资源。如前所述，初筛可以限定于强 AX 和强 CX。用于筛选的电导梯度条件见表 25.4。pH 梯度条件见表 25.5。大部分无包膜病毒可以耐受文中的全部参考条件。而有包膜病毒预期会更脆弱一些。尽管最终通过实践来确定哪些条件奏效是唯一的途径，筛选还是应该在接近生理条件的范围内开展。图 25.7 是腺病毒从 SEC 分离收集的组分过阴离子交换整体树脂的洗脱图。

表 25.4 离子交换缓冲液电导梯度的初筛条件

A1：20 mmol/L 乙酸盐，pH4.0
A2：20 mmol/L MES，pH5.5
A3：20 mmol/L HEPES，pH7.0
A4：20 mmol/L Tris 或 Bacine，pH8.5
B1：20 mmol/L 乙酸盐，1 mol/L 氯化钠，pH4.0
B2：20 mmol/L MES，1 mol/L 氯化钠，pH5.5
B3：20 mmol/L HEPES，1 mol/L 氯化钠，pH7.0
B4：20 mmol/L Tris 或 Bacine，1 mol/L 氯化钠，pH8.5

样品准备。对于阴离子交换，用 4 份的 A4 缓冲液稀释 1 份的已过滤样品。对于阳离子交换，用 4 份的 A1 缓冲液稀释 1 份的已过滤样品
层析介质：强阴离子交换或强阳离子交换的整体树脂，0.34 mL
流速：4 mL/min
平衡层析柱：直到流出 pH 与流入 pH 相等
上样品：尽可能多上到可以产生可见的目的峰
冲洗：12 个 CV（1 min）的缓冲液 A
洗脱：60 个 CV（5 min）线性梯度到缓冲液 B
保存/清洗：使用缓冲液 B 直到电导值稳定

注：对于薄膜离子交换使用同样的条件。如果用于弱离子交换剂，可以使用同样的缓冲液条件，但缓冲液的浓度最好提高到 50 mmol/L 以防止 pH 的偏移。对于多孔颗粒离子交换剂，使用 1 mL 层析柱流速为 100~300 cm/h，减少洗脱体积到 10 CV，梯度体积减少到 2 CV。同样的缓冲液条件可以用于弱离子交换剂，但缓冲液的浓度最好提高到 50 mmol/L 以防止 pH 的偏移。

表 25.5 离子交换缓冲液 pH 梯度的初筛条件

A1: 10 mmol/L MES, 10 mmol/L HEPES, 10 mmol/L Tris（或 Bicine）pH5

A2: 10 mmol/L 柠檬酸钠, 10 mmol/L 磷酸钠, pH4

B1: 10 mmol/L MES, 10 mmol/L HEPES, 10 mmol/L Tris（或 Bicine）pH8.5

B2: 10 mmol/L 柠檬酸钠, 10 mmol/L 磷酸钠, pH7

B1: 20 mmol/L 乙酸盐, 1 mol/L 氯化钠, pH4

C: 1 mol/L 氯化钠, 有无缓冲体系均可, 对 pH 没有特定要求

样品准备。见表 25.4

推荐介质: 强阴离子交换或强阳离子交换的整体树脂, 0.34 mL

流速: 4 mL/min

阳离子交换

平衡层析柱: 缓冲液 A1 或 A2, 直到流出 pH 与缓冲液 pH 相等

上样样品: 尽可能多上到可以产生可见的目的峰

冲洗: 12 CV（1 min）的缓冲液 A

洗脱: 60 CV（5 min）线性梯度到缓冲液 B1 或 B2

保存: 使用缓冲液 B 直到 pH 稳定

清洗: 缓冲液 C

注: 不要混用兼性离子和阴离子缓冲液。在 B1 中使用 A1, 或在 B2 中使用 A2。如果需要, 可将 10mmol/L 硼酸加入到缓冲液 B2 中, 并将 pH 升高至 9 以延长梯度范围。硼酸盐不是人体可注射的, 可能会干扰某些碳水化合物的分析方法。

阴离子交换

平衡层析柱: 10CV 缓冲液 B1, 流出 pH 与缓冲液 pH 相等

上样样品: 尽可能多上到可以产生可见的目的峰

冲洗: 12 CV（1 min）的缓冲液 B1

洗脱: 60 CV（5 min）线性梯度到缓冲液 A1

保存: 使用缓冲液 A1 直到 pH 稳定

清洗: 缓冲液 C

注: 缓冲液 A1/B1/C 系列可以用于阴离子交换和阳离子交换。缓冲液 A2/B2/C 系列仅用于阳离子交换。如果 pH 不高于 7.5, 可将硼酸从 A2/B2 缓冲液中删除出去。这些配方可以在强力离子交换剂如 Q 和 S 中产生线性提速, 但不能保证在弱离子交换剂如 DEAE 或 CM 中也有同样的表现。

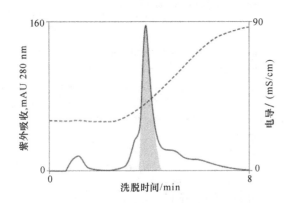

图 25.7 SEC 收集组分腺病毒 Ad5-GFP 在整体树脂 AX（CIM QA）的盐梯度洗脱图。虚线代表整个分离过程中的电导。灰色区域代表主要产物收集。在典型的整体树脂中具有高分辨率和较短的分离时间。梯度越缓越可能提高主要组分的纯度。该图揭示的另外两个重要的点是: ①尽管 SEC 对于将病毒颗粒从细胞裂解物中纯化出来起了非常重要的作用, 但该步的洗脱病毒非常不均一; ②SEC 基于 UV 吸收估计的回收率可能被远远高估。关于条件和进一步的讨论见参考文献[135]。（经许可重绘自参考文献[135]。）

25.12.2 疏水作用

在固相上的苯基和丁基 HIC 基团仅在很多种多孔颗粒介质中应用。目前市场上可能还没有差异性很大的产品可供选择, 而改为选择具有同样聚合物骨架、颗粒大小和孔径的丁基和苯基产品。使用装有 1 mL 介质的柱子。根据最初苯基和丁基的筛选结果, 来决定是否筛选疏水性更弱的介质。筛选条件见表 25.6。

表 25.6 疏水相互作用层析的缓冲液初筛条件

A: 20 mmol/L 磷酸钠, 4 mol/L 氯化钠, pH7

B: 20 mmol/L 磷酸钠, pH7

C: 2 mol/L 盐酸胍, pH5

样品准备。一份样品用 3 份缓冲液 A 稀释

推荐介质: 苯基和丁基多孔颗粒

线性流速: 200 cm/h（1 mL/min, 在 5 mm×50 mm 的柱子中）

平衡层析柱: 10 CV 的缓冲液 A 或直到电导稳定

上样样品: 尽可能多上到可以产生可见的目的峰

冲洗: 5 CV 的缓冲液 A

洗脱: 15 CV 的线性梯度到缓冲液 B

保存: 使用缓冲液 B 直到电导值稳定

清洗: 5 CV 的缓冲液 C

25.12.3 羟基磷灰石

陶瓷 HA CHT™ II 型比 I 型对病毒可能有更高的载量。40 μm 的颗粒在工业柱筛板上能提供载量和相容性间最好的平衡。使用装有 1~2 mL 介质的层析柱。筛选其他类型、颗粒大小的介质, 或者根据在 CHT II 型的结果再测试 FA（CFT™ II 型, 40 μm）, 可能要从 FA 洗脱需要更加温和的条件。磷酸根离子的梯度筛选条件和在恒定磷酸根离子下氯离子的梯度见表 25.7。

表 25.7 羟基磷灰石的初筛条件

A: 10 mmol/L 磷酸钠, pH7

B1: 10 mmol/L 磷酸钠, 1 mol/L 氯化钠, pH7

B2: 500 mmol/L 磷酸钠, pH7

样品准备。在样品中加入磷酸盐直到终浓度为 10 mmol/L。这是基于文中讨论, 假设待准备的样品来自 SEC。如果磷酸盐浓度已高于 10 mmol/L, 则最好稀释到 10 mmol/L

推荐介质: 陶瓷羟基磷灰石 CHT™, II 型, 40 μm

线性流速: 200 cm/h（1 mL/min, 在 5 mm×50 mm 的柱子中）

平衡层析柱: 10 CV 的缓冲液 A 或直到电导稳定

上样样品: 尽可能多上到可以产生可见的目的峰

冲洗: 5 CV 的缓冲液 A

洗脱（氯化钠梯度）: 20 CV 的线性梯度到缓冲液 B1

保存缓冲液 B1 直到电导值稳定

清洗: B2 缓冲液

或洗脱: 磷酸盐梯度——20 CV 的线性梯度到缓冲液 B2

保存/清洗: B2 缓冲液

注: 样品不能包括螯合剂。使用磷酸一水化合物或六水化合物。避免使用无水磷酸盐[120]。如果病毒在 10 mmol/L 氯化钠梯度下未被洗脱出来, 增加 A 和 B1 中磷酸盐的浓度到 20 mmol/L。如仍未被洗脱, 增加到 40 mmol/L 等, 直到洗脱出来。通常最佳的分离表现是在低于 1 mol/L 氯化钠下病毒洗脱的最小磷酸盐浓度观察到的。

25.13 生物特异性亲和

不同于 SEC，生物特异性亲和是一种可以采用粗样品上样的方法。由于二次洗脱有造成病毒失活的风险，因此开始时应谨慎地采取简单的平衡、洗脱缓冲液，如 pH 中性的磷酸盐缓冲液。如前所述，线性 pH 梯度洗脱可以减少产物变性的风险，与一步直接到非常低的 pH 洗脱方式相比，可以获得更高的回收率和更高质量的产物。一个线性梯度可以很容易地从以下两种缓冲液中获得：①20 mmol/L 磷酸钠、20 mmol/L 柠檬酸钠，pH7.0；②在 pH2.5 下的同样配方。磷酸和柠檬酸都是三元酸。它们的相对 pK 在该 pH 范围内均匀分布，并且在恰当的稀释下能形成可重复的线性梯度。用 A 液平衡层析柱，上样，再平衡柱，然后线性梯度到 B 液来洗脱，长度 10 CV。保持 B 液直至 pH 达到恒定。

25.14 初步结果的解释

筛选的第一要务是找到一种捕获方法：①对上样料液做最小的改变；②支持高结合载量，这样能浓缩产物、减少产物体积；③提供高纯度的产物；④洗脱产物的配方与后续可能的纯化方法兼容。上样料液处理的最低要求和高结合载量可以从病毒的梯度洗脱中推断出来。病毒越晚被洗脱出来，对于上样条件的包容性越好，相对载量就越高。整体的纯化潜力，可以通过比较未纯化的样品和 SEC 后富集的样品间的层析图谱来直观估计出来。这就足可以确定大部分杂质是早于还是晚于产物洗脱，以及与产物的接近程度。潜在下游步骤的兼容性是相对的。产物在非常低的电导下洗脱非常适合于随后的离子交换步骤。产物在较低到适中的盐浓度下洗脱适合于 HA 和肝素亲和。产物在高电导下被洗脱与 HIC 容易兼容。

如果产物与 CX 的结合较强，这通常是最好的捕获选项，因为大部分杂质无法或仅能微弱地结合。唯一会造成负担的是由于产物的强结合力，需要在高盐中洗脱。这会对产物在下一步纯化的结合造成干扰，如对 CX 和 AX 步骤。然而在很多案例中，洗脱电导可以通过改变洗脱 pH 来适度降低。例如，结合在 pH6.0 或更低时可以获得更高的载量，然后层析柱的清洗和再平衡用稍高一点的 pH，这样洗脱需要的盐浓度就会降低。在 CX 中洗脱采用较高的 pH 通常也伴随对杂质更有效地去除。这就强调了在实际中很重要的一点：支持最有效产物结合的 pH 不同于最有效洗脱的 pH。既然这样，在支持最高载量的 pH 下结合，在支持最好纯度的 pH 下洗脱。这样的好处是可能会减少总体纯化的步骤，即便不可以，也会使得整个流程更可靠、更经济。

如果在 CX 上产物的结合力比较强，那该途径就是最佳的捕获方式，因为大部分杂质不能结合或结合很弱。

对于结合力强的产物可能会造成的负担就是目的产物倾向于在高盐浓度洗脱。这会干扰下步纯化的结合，如从 CX 步骤到 AX 步骤。然而在很多案例中，洗脱电导可以通过改变洗脱 pH 来降低。例如，结合在 pH6 或更低，以保证高载量，然后提高冲洗和平衡层析柱的 pH，这样在洗脱时就需要较少的盐。在 CX 上更高的洗脱 pH 通常伴随着较好的杂质去除效果。这在实际中强调了非常重要的一点：支持对有效产物捕获的 pH 与支持最有效洗脱的 pH 不同。在本案例中，保证最佳载量的 pH 用于结合，而保证最佳纯度的 pH 用于洗脱。采用上述方法的好处就是，也许会减少总体纯化的步骤，即使不能，也会使得该流程更稳定、经济。

在病毒纯化的文献中，采用离子交换进行初始捕获的占大多数，但通常也会有结合大部分杂蛋白和 DNA 的缺点。这会减少病毒类的结合载量，并且使得介质容易被污染，同样也难以清理。如果能在适当的低 pH 和/或高盐浓度下，病毒的结合力依然很强，那么阴离子交换仍然非常适合于捕获步骤。也会有例外，那就是弱阴 AX DEAE 可能比强 AX 更适合。在 pH 低于 7 时，DEAE 会充分带电，展示了与强 AX 在同样 pH 下相同的结合载量。在氢氧化钠中，DEAE 完全不带电，这使得它比强 AX 更容易清洗。

HIC 很少用于捕获，甚至在蛋白应用领域。大体积的高盐溶液的花费通常高得让人难以承受，更不用说与处理它们相关的成本。

HA 通常作为捕获是没有吸引力的，主要是因为在细胞培养上清中存在的金属离子和螯合剂。金属离子会结合并使 HA 变色。虽然这不会显著影响分离效果[136]，但会在监管部门那里亮起红灯，并且可能需要进一步的验证。螯合剂会造成更大的担心，因为它会移除 HA 结构中的钙离子导致逐步溶解。这会减少层析柱的循环使用次数。DNA 即使通过核酸酶消化，也能与 HA 有很强的结合力，进而可能降低病毒的结合载量。然而不同于强 AX，DNA 的物质平衡可以通过使用 pH 7 的 500～600 mmol/L 磷酸盐冲洗层析柱来达到。

肝素亲和对于高盐溶液的耐受使得它可以作为捕获的候选，但也会受杂蛋白与结合配基的竞争结合的影响。作为捕获步骤可能需要去除与产物一起洗脱出来的脱落的肝素配基。尽管这不太可能造成安全风险，肝素有很强的抗凝血能力，这使得监管部门会对其脱落配基的清除问题比较关心。阴离子交换和 HIC 应该都能有效去除脱落的肝素配基，前者是因为其对肝素的强吸附力，后者是因为高盐的操作条件会终止肝素对产物的电荷吸附作用，而使肝素被冲走。

SEC 表面上不太适合作为捕获手段，因为它的低载量及相对于其他吸附方法的低速，但对于浓缩的上样料液使用较短的层析柱是可行的，可以有更大的上样量和更高的流速。如前所述，该法在产物收集的同时进行缓冲液交换而便于与后续流程衔接。例如，其可以去除大部分与病毒竞争结合影响 AX 结合载量的杂质，并且在产物从 SEC 柱中洗脱的同时将样品平衡到可以直接用于随后的 AX。这也同样适用于任何方法之前。而且 SEC 能附加去除产物-杂质复合物的能力，使得其无论在流程的哪个环节都非常具有吸引力。

生物特异性亲和层析，如对特定病毒种类可用，通常可以在捕获阶段完全满足各种需要。有时会建议在流程中推后该步骤，这样可以避免该昂贵的介质被污染，但根据直接使用蛋白 A 捕获 IgG 的商业经验显示，在上百个循环中其一直可以满足流程规范。但作为捕获步骤仍有需要后续步骤去除脱落配基的问题。

接下来需要筛选一种或几种中间纯化候选方法，在一个较宽的上样条件下可以结合产物，并且能去除区别于捕获方法的杂质亚群。该步骤可能聚焦在流程中去除产物相关的杂质，如聚集、片段或空病毒衣壳。如果生物亲和作为初始捕获，那么中间步骤应有必要去除脱落的配基。离子交换、HIC 都是该应用的合适备选，并且能在结合洗脱模式下提供最好的性能。

第三个需要筛选的方法是采用吸附层析法，确定一种或几种候选方式在一系列给定的条件下不与产物结合，而选择性地去除一些结合力很强的杂质。该方法适合采用流穿手段。如文中所述，采用流穿法比结合-洗脱法由于相对更方便而更具有吸引力，但它不太可能提供可重复的高分辨率，并且完全无法将结合力弱的杂质从产物中分离出来。然而，如果其能去除一种主要的或一类杂质，那么这样的方法也是有用的。

初步筛选通常包括所有三个阶段的筛选方法，可能建议流程顺序要有好的连续性，而无须额外的稀释或超滤。例如，病毒总体在 CX 捕获步骤中从高盐中洗脱。CX 也能有效去除 DNA，因为表面带负电的交换基团与 DNA 相排斥。SEC 会去除蛋白类杂质，而样品在中性或弱碱性的低盐缓冲液中洗脱，这样洗脱的样品很少甚至无须稀释就可用于 AX 层析柱。筛选结果可能也会建议同样方法的另一种排列。例如，病毒总体在 CX 中在 pH6 时结合，在 pH7.5 时洗脱，可直接用于 AX 层析柱，然后采用盐梯度洗脱，样品再上 SEC 层析柱在计划中的产物配方中洗脱。然而在模拟和比较这些方法排列之前，应该值得去做一些粗略的优化。图 25.8 提供了一个样本。上面的图显示了 pH6 下在 CX 中粗略样品的原始筛选结果。下面的图是一个经过大致优化的图谱，表明较早出来的杂质被一步洗脱，然后线性梯度的间隔缩短并变缓，这提供了更高的分辨率，仍结合的杂质在清洗步骤中去除。开发这些条件需要一系列的实验，但若采用整体树脂，时间可缩短到半天。AX 也可采取详细的优化方法。SEC 步骤的优化应包括上面所讨论的杂质复合物的处理。此刻，整个流程初步成型。并且此时此刻，或许是第一次，对主要收

集组分做全面的测试分析才有意义。

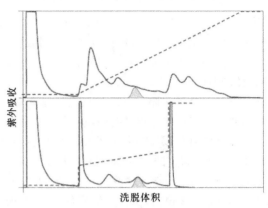

图 25.8 初始筛选图谱和粗略优化的图谱，离子交换。上图显示的是初筛时的运行结果。病毒洗脱位置决定于上样到 SEC 的收集样品，用灰色标记。注意如果没有 SEC 的参考病毒峰无法直观分辨。下图是经过初始优化的结果。上样后增加了一个一步洗脱，去掉了大部分杂质。另外一个一步洗脱增加于病毒洗脱之后，以去除剩下的杂质。如图所示，这两步还可以进一步地优化，但最终的优化和转换步骤洗脱，最好还是等决定了最终介质及上样量后再进行。参照正文进一步的讨论。

如果一种或多种排列模式能够提供有希望的结果，那么可以开始更全面的流程优化。优化的一个主要部分就是，如果需要探索其他介质，因为目前的分布洗脱需要在最终流程中使用的介质上优化。确定备选介质首先要考虑分辨率。最初采用和粗略优化同样的结合和洗脱条件。刚开始最好继续采用梯度洗脱，因为这样比较介质才会更有意义。从一种层析产品到另一种层析产品，病毒峰的洗脱位置会提前或推后，但仍应在梯度内。如果不在其内，有必要延长梯度。也需要做好遇到不同介质的水平差异巨大的准备，如与产物相关的异构体和杂质。

介质选好后，接下来是确定病毒的结合载量。无论最终选择何种介质，结合载量仅取决于可接触的表面积及传质效率，但也与病毒表面的性质、缓冲液条件和需要的分辨率是多少有关。实际的结果是载量仅靠经验判断。一种判断载量的方法是每次先上一个大概量的样品，然后同样条件下把量翻倍，直到纯化表现无法达到要求。在最高载量下再运行该流程，以能够满足规范要求。该一系列的运行数据也可用于评估在流程每步的层析柱体积需要量。

病毒载量在多孔颗粒和对流介质（整体树脂和膜）间的巨大差异使后者更受青睐，但在至少一个特殊案例中，多孔颗粒的低病毒载量是一种优势。一个特定类型的多孔颗粒层析柱可以作为一个去除蛋白质和其他"小分子"杂质的高载量前置柱，使得大部分病毒流穿被对流介质捕获。这种配置方式可用于任何纯化方式，但尤其建议本身能够提高效率的阴离子交换作为捕获步骤。

去除大部分蛋白质和核酸酶消化的 DNA 碎片能保证随后对流 AX 对病毒的高载量。颗粒层析柱可以使液流在到达整体树脂之前将其中的杂质去除。图 25.2，即一个先由阴离子交换纯化的样品过 SEC 的图谱，提供了该方法可能性方面的建议。一个装有基于颗粒的 Q 前置柱可能能够去除在外水体积之后洗脱的大部分杂质。根据图谱判断，这可能占全部紫外信号的至少 90%，暗示整体树脂的病毒结合载量可能会提高 10 倍，并且同样能有效减少到 1/10 柱体积。该方法的负担在于，在颗粒柱中会不可避免地损失病毒。通过将柱体积减少到仅够结合"小分子"杂质来将损失降到最低。杂质含量高的料液（多个料液）也会有所帮助，因为那些可能会结合病毒的带电颗粒表面位点被蛋白质和 DNA 所占据。第二个负担是颗粒层析柱相对慢的要求会对其他更快流速的对流介质造成同样的限制。一个直径更宽的短柱可以用于颗粒介质，用来增加体积流速。如果颗粒层析柱仍构成限制，可以让其脱离整体树脂单独运行。颗粒介质使用完可随意丢弃，这样可能会节省其清洗、除菌、保存和再使用方面产生的开发、校正和生产成本。

根据生产力决定，线性梯度最后可以转化成分布梯度（图 25.9）。等到本环节才进行上述工作，是因为上样量决定洗脱条件，上样量越大，洗脱剂在层析柱上取代产物所需要的浓度就越低。因此，使用一个根据上样量不够的层析柱所决定的洗脱条件，可能会意外地在一个充分上样的层析柱中将产物洗脱出来。这也是一个关键注意点，因为这强调了对于一个纯化流程而言，层析柱的上样量对于维持批与批之间的重现性非常重要。冲洗和洗脱步骤应在一个足够的上样范围内被评估，以得出的条件，即便批与批之间在上样料液成分、缓冲液条件及层析介质有差异，也不会影响产物品质的一致性。

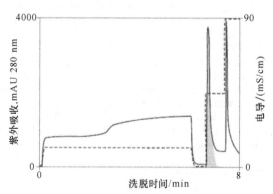

图 25.9 采用阴离子交换整体树脂（CIM QA）捕获流感病毒 H1N1。虚线代表电导。主要的病毒收集组分（图中灰色部分）的纯度由随后的图 25.2 SEC 图谱推断；为 5%～10%。进一步的讨论见参考文献[50]。（经许可重绘自参考文献[50]。）

不可能预测一个纯化流程会需要多少洗脱步骤。这与

目标要求、上样料液的组成、特定病毒的保留特性，以及不同方法去除污染物和与产物相关的杂质的能力有关。对于非治疗性应用一步洗脱纯化或许可行。对于无须去除污染的病毒或产物相关的杂质，两步洗脱也许可以满足需要。而更严格的规范也许会要求至少三步洗脱步骤。

25.15　结束语

上面的讨论使得流程开发听起来像一个依次发生的顺序过程。有时证明的确如此，但通常会有干扰单元出现。例如，在运行第一代流程模式时发现有缺陷，需要在初始筛选的方法中进一步地评价其他模式。如果这些方法达不到既定要求，那么就有必要筛选其他介质，并且再一次从头运行整个流程。有可能细胞培养流程的一个改变会带来在纯化流程上的未曾预料到的改变。也有可能发现产物意料之外的特性，如在低盐浓度下发生沉淀，或在特定条件下自发失活，无论上述哪种情况发生都会对用于纯化的工具和条件产生限制。在任何情况下，上述建议都应作为指导方针。在适用的地方采用这些方针，同样在相反情况可以忽略它们。

文中的一些例子来源于蛋白质纯化领域，这带来一个疑问，那就是蛋白质纯化能为病毒纯化提供多少有意义的指导。有些方面的技术可以转移用于某些特定的应用，如溶质与不同层析载体结合的化学机制，以及这些溶质的洗脱策略。与蛋白质一样，某种类型的完整的单分散病毒颗粒通常在一个单独峰中被洗脱出来。如果有不同成分存在，那其中一定是有原因的，并且该情况具有临床重要性。同样，每种病毒种类在各种层析方法中都展现独特的保留特性，然而不同种类的保留行为可能涉及整个图谱。种属相关的病毒预期能表现类似的层析特性，但也许不能，生产企业在 IgG 的纯化领域得到了一个深刻的教训，那就是即使属于同一类或亚类的抗体，在不同的克隆之间也会表现出非常大的差异。可能病毒纯化与蛋白质纯化最大的实际差异在于不同层析方式所支持的适应性不同。蛋白质可以耐受多孔颗粒的扩散限制和剪切力效应，会成为病毒纯化上的很大缺点。整体树脂和膜在蛋白质纯化方面具有相对载量比较低的缺点，但由于高载量、高分辨率及低剪切力效率而成为病毒纯化的理想选择。基于多孔颗粒病毒纯化的成功，历史迄今为止是一个不断改进、不断确证的过程，并且预期该应用会随着对流科学的持续支持而得到发展。

本章可能造成了这样一个整体印象，那就是只有层析纯化才是工业界所一直追求的目标。但这个目标从开始就是不真实的。最起码，过滤方法在所有的商用纯化流程中，就与层析方法全面整合在一起了：用于去除颗粒物（微滤）、用于产品浓缩（超滤）及用于缓冲液交换（渗滤）。层次法也能与沉淀法或密度梯度分离法有

效整合在一起，层析法不可否认地具有其他方法所不具备的优势：更好的过程控制、更佳的重现性、更灵活的规模可伸缩性及更快的通量。所有这些特点都服务于便于管理和经济生产的目标，并且是蛋白质纯化领域层析法占主导的主要驱动力。但即使在蛋白质纯化领域，也与一个微弱但不同的声音支持另一种论调：使用任何方法，除了层析色谱法。最后，还是应该选择最能有效满足你特定产品规范要求的方法组合。

25.16　推荐读物

Rodriguez 等[1]、Segura 等[87]及 Morenweiser[7]的综述都详细阐述了病毒纯化领域层析处理法的发展趋势和对病毒纯化领域文献入门的杰出切入点。Gavin 和 Gagnon 的文章[131,132]介绍了关于人用注射类病毒的层析纯化法的质控问题。

翻译：房　婷　军事科学院军事医学研究院生物工程研究所
校对：李建民　军事科学院军事医学研究院生物工程研究所

参 考 文 献

1. Rodriguez T, Carondo M, Alves P, Cruz P. J Biotechnol 2007; 127: 520–541.
2. McGrath M, Witt O, Pincus T, Weissaman I. J Virol 1998; 25: 923–927.
3. Slepushkin V, Chang N, Cohen R, Gan Y, Jiang B, Deausen E, Berlinger D, Binder G, Andre K, Humeau L, Dropulic B. Bioprocess J 2003; 2: 89–95.
4. Transfiguracion J, Jaalouk D, Ghani K, Galpeau J, Kaman A. Hum Gene Ther 2003; 14: 1139–1153.
5. Transfiguracion J, Jorio H, Meghrous J, Jacob D, Kaman A. J Virol Methods 2007; 142: 21–28.
6. Peixoto C, Sousa M, Silva A, Carondo M, Alves P. J Biotechnol 2007; 127: 452–461.
7. Morenweiser R. Gene Ther 2005; 1(12 Suppl): S103–S110.
8. Volkin D, Burke C, Marfia K, Oswald C, Wolanski B, Middaugh C. J Pharm Sci 2007; 86: 666–677.
9. Kalbufuss B, Wolff M, Morenweiser R, Reichl U. Biotechnol Bioeng 2007; 96: 932–944.
10. Kim S, Jeong H, Park S, Kim H. J Virol Methods 2007; 139: 24–30.
11. Smith R, Ding C, Kotin R. J Virol Methods 2003; 114: 115–124.
12. Kamen A, Henry O. J Gene Med 2004; 6(Suppl 1): S184–S192.
13. Burova E, Ioffe E. Gene Ther 2005; 12(Suppl 1), S5–S17.
14. Smith R, Yang L, Kotin R. Methods Mol Biol 2008; 434: 37–54.
15. Hagel L, Janson J-C, Ryden L,editors. Protein Purification: Principles, High resolution Methods, and Applications, New York: VCH Publishers; 1989. pp. 63–106.
16. Gagnon P. Purification Tools for Monoclonal Antibodies, Tucson: Validated Biosystems; 1996.
17. Maurer E, Brazzale T, Muster T, Gassner M, Seper H, Gelhart F, Banjac M, Lah B, Kramberger P, Meznar N, Urbas L, Barut M, Peterka M. An industrial platform for purifying influenza virus particles, Poster, IBC conference on Next Generation Vaccines, Baltimore, 2008
18. Gagnon P. BioProcess Int 2008; 6(Suppl 6): 24–30.
19. Aldington S, Bonnerjea J. J Chromatogr B 2006; 848: 67–78.
20. Bruck C, Derbin J, Glineur C, Portatelle D. Methods Enzymol 1986; 121: 587–595.
21. Scopes R. Anal Biochem 1987; 165: 235–246.
22. Jones K. LC-GC 1991; 4(9): 32–37.
23. Fujita T, Suzuki Y, Mauti J, Takagahara I, Fujii K, Yamashita J, Horio T. J Biochem 1980; 87: 89–100.
24. Rubenstein M, Familletti P, Miller RS, Waldman A, Pestka S. Proc Nat Acad Sci USA 1979; 76: 640–644.
25. Pfankoch E, Lu K, Regnier F, Barth H. J Chrom Sci 1980; 18: 430–441.
26. Janado M, Shimada K, Nishida T. J Biochem 1976; 79: 513–520.
27. Ejima D, Yumioka R, Arakawa T, Tsumoto K. J Chromatogr A 2005; 1094: 49–55.
28. Tsumoto K, Ejima D, Senczuk A, Kita Y, Arakawa T. J Pharm Sci 2007; 96: 1677–1690.
29. Shukla A, Jiang C, Rubaca M, Flansburg L, Lee S. Biotechnol Prog 2008; 24(3): 615–622.
30. Luhrs K, Harris D, Summers S, Parsehgian M. J Chromatogr B 2009; 877: 1543–1552.
31. Wright J, Le T, Prado J, Bahr-Davidson J, Smith P, Zhen Z, Sommer J, Pierce G, Qu G. Mol Ther 2005; 12: 131–178.
32. Konz J, Lee A, Lewis J, Sagar S. Biotechnol Prog 2005; 21: 466–472.
33. Floyd R, Sharp D. Appl Environ Microbiol 1978; 35: 1084–1094.
34. Jungbauer A. J Chrom A 2005; 1065: 3–12.
35. Wang R, Wang J, Li J, Wang Y, Xie Z, An L. J Virol Methods 2007; 139: 125–131.
36. Gagnon P, Richieri R. Productivity improvements in the capture and initial purification of monoclonal antibodies, Oral presentation, Second Annual Conference on Purification of Biological Products, Thousand Oaks, CA September 18-20, 2006. http://validated.com/revalbio/pdffiles/PUR_MassTrans.pdf
37. Frankovic V. Characterization of a grafted weak anion methacrylate monolith, Oral presentation, 3rd International Monolith Symposium, Portoroz, May 30-June 4 2008.
38. Gagnon P, Richieri R, Aolin F, A comparison of microparticulate, membrane, and monolithic anion exchangers for polishing applications in purification of monoclonal antibodies, Poster, BioProcess International Conference and Exhibition, Boston, October 1-4, 2007. http://validated.com/revalbio/pdffiles/IBCBOS07a.pdf.
39. Gagnon P. Eliminating the downstream processing bottleneck with monoliths and simulated moving bed chromatography, Oral presentation, BioProcess International Conference and Exhibition, Anaheim, Sept. 23-26, 2008. http://validated.com/revalbio/pdffiles/LithSMB.pdf
40. Strancar A, Podgornik A, Barut M, Necina R. Adv Biochem Eng Biotechnol 2002; 76: 49–85.
41. Giddings J. Dynamics of Chromatography: Part I., New York: Marcel Dekker; 1965.
42. Hearn MT. Adv Chromatogr 1982; 20: 1–64.
43. Kirkland J, Truszkowski F, Dilks C Jr, Engel G. J Chromatogr A 2000; 890: 3–13.
44. Afeyan N, Gordon N, Mazaroff J, Varaday C, Fulton S, Yang Y, Regnier F. J Chromtogr 1990; 519: 1–29.
45. Iberer G, Hahn R, Junbauer A. LC-GC Int 1999; 11: 998–1005.
46. Svec F, Tennikova T, Deyl Z. Monolithic Materials: Prepa-

ration Properties and Applications, Amsterdam: Elsevier; 2003.

47. Podgornik A, Strancar A. Biotechnol Ann Rev (Suppl) 2005; 11: 281–333.

48. Hahn R, Panzer M, Hansen E, Mollerup J, Jungbauer A. Sep Sci Technol 2002; 37:(7): 1545–1565.

49. Maurer E. Influenza vaccine purification platform, Oral Presentation, 3rd International Monolith Symposium, Portoroz, May 30-June 4 2008.

50. Maurer E, Peterka M, Gassner M, Seper H, Gelhart F, Jarc M, Lah B, Kramberger P, Strancar A, Muster T. Influenza virus purification platform, Poster, Wilbio Conference onViral Vectors and Vaccines, Austin, October 29-31, 2007.

51. Banjac M, Kramberger P, Lah B, Strancar A, Maurer E, Gelhart F, Seper H, Muster T, Peterka M. Comparison of ion exchange ligands for purification of different influenza viruses, Poster, 3rd International Monolith Symposium, Portoroz, May 30-June 4, 2008.

52. Etzel M, Svec F, Tennikova T,editors. Monolithic Materials, Amsterdam: Elsevier; 2003. p. 213.

53. Yamamoto S, Kita A. Trans ICHemE, Part C 2005; 84: 72–77.

54. Etzel M. Charged membranes and monoliths in chromatography, Oral Presentation, 3rd International Monolith Symposium, Portoroz, May 30-June 4, 2008.

55. Qu G, Barr-Davidson J, Proado J, Tai A, Craniag F, McDonnell J, Zhou J, Hauck B, Luna J, Sommer J, Smit P, Zhou S, Colosi P, High K, Pierce G, Wright J. J Virol Methods 2007; 140: 183–392.

56. Vicente T, Sousa M, Peixoto C, Mota J, Alves P, Carondo M. J Memb Sci 2008; 311: 270–283.

57. Specht R, Hahn B, Wickramasinghe S, Carlson J, Czermak P, Wolf A, Reif O. Biotechnol Bioeng 2004; 88: 465–473.

58. Kalbfuss B, Wolff M, Geisler L, Tappe A, Wickramasinghe R, Thom V, Reichl U. J Memb Sci 2007; 299: 252–260.

59. Wu C, Soh K, Wang S. Hum Gene Ther 2007; 18(7): 665–672.

60. Urthaler J, Schegl R, Podgornik A, Strancar A, Jungbauer A, Necina R. J Chromatogr A 2005; 1065: 93–106.

61. Smrekar F, Ciringer M, Peterka M, Podgornik A, Strancar A. J Chromatogr B 2005; 861: 177–180.

62. Boratynski J, Syper D, Weber-Dabrowska B, Lusiak-Szelchowska M, Pozniak G, Gorski A. Cell Mol Biol Lett 2004; 9: 253–259.

63. Vellekamp G, Porter F, Sujipto S, Cutler C, Bondoc L, Liu Y-H, Wylie D, Cannon-Carlson S, Tang J, Frei A, Voloch M, Zhuang S. Hum Gene Ther 2001; 12(15): 1923–1936.

64. Huyghe B, Liu X, Sujipto S, Sugarman B, Horn M, Shepard H, Scandella C, Shabram P. Hum Gene Ther 1995; 6(11): 1403–1416.

65. Kaludov N, Handelman B, Chiorni J. Hum Gene Ther 2002; 13(10): 1235–1243.

66. Kramberger P, Petrovic M, Strancar A, Ravnikar M. J Virol Methods 2004; 120: 51–57.

67. O'Riordan C, LaChapelle A, Vincent K, Wadsworth S. J Gene Med 2000; 2: 444–454.

68. Kramberger P, Petrovic N, Strancar A, Ravnikar M. J Virol Methods 2004; 120: 51–57.

69. Kramberger P, Peterka M, Boben J, Ravnikar M, Strancar A. J Chromatogr A 2007; 1144: 143–149.

70. Brument N, Morenweiser R, Bloin V, Toublanc E, Rimbaud I, Chere Y, Folliot S, Gaden F, Boulanger P, Kroner-Lux G, Moullier P, Rolling F, Salvetti A. Mol Ther 2002; 6: 678–686.

71. Wu C, Ker Y, Wang S. Hum Gene Ther 2007; 18: 665–672.

72. Rodrigues T, Carvalho A, Carmo M, Carrondo M, Alves P, Cruz P. J Gene Med 2007; 9(4): 233–243.

73. Rodrigues T, Carvalho A, Roaldo A, Carrondo M, Alves P, Cruz P. J CHromatogr B 2006; 837: 59–68.

74. Strauss D, Gorell J, Plancarte M, Blank G, Chen Q, Yang B. Biotechnol Bioeng 2009; 102: 168–175.

75. Konz J, Livingood L, Bett A, Goerke A, Laska M, Sagar S. Hum Gene Ther 2005; 16: 1346–1353.

76. Konz J, Pitts L, Sagar S. Methods Mol Biol 2008; 434: 13–23.

77. Yamada K, McCarthy D, Madden V, Walsh C. Biotechniques 2003; 34(5): 1074–1080.

78. Peixoto C, Ferreira T, Sousa M, Carrondo M, Alves P. Biotechnol Prog 2008; 24(6): 1290–1296.

79. Trilisky E, Lenhoff A. J Chromatogr A 2007; 1142: 2–12.

80. Zolotukhin Z, Potter M, Zolotukhin I, Sakai Y, Loiler S, Fraites T Jr, Chiodo V, Phillpsberg T, Muzyczka N, Hauswirth W, Flotte T, Byrne B, Snyder R. Methods 2002; 2: 158–167.

81. Davidoff A, Ng C, Sleep S, Gray J, Azam S, McIntosh J, Karimpoor M, Nathwani A. J Virol Methods 2004; 121: 209–215.

82. Debelak D, Fisher J, Iulano S, Sesholtz D, Sloane D, Atkinson E. J Chromatogr B 2000; 740: 195–202.

83. Chahal P, Aucoin M, Kamen A. J Virol Methods 2007; 139: 61–70.

84. Lee D, Kim B, Seol D. Biochem Biophys Res Commun 2009; 378: 640–644.

85. Coleen A, Huang J, Scott M, Kierstend D, Beaupre I, Gao G, Wilson J. Hum Gene Ther 2002; 13: 1921–1934.

86. Brorson K, Shen H, Lute S, Perez J, Frey D. J Chromatogr, A 2008; 1207: 110–121.

87. Segura M, Kamen A, Garnier A. Biotechnol Adv 2006; 24: 321–337.

88. Kaludov N, Handelman B, Chiorini J. Hum Gene Ther 2002; 13: 1225–1243.

89. Karlsson E, Ryden L, Brewer J, Janson J-C, Ryden L,editors. Protein Purification: Principles, High Resolution Methods, and Applications, New York: VCH Publishers; 1989. pp. 107–148.

90. Ghose S, McNerney T, Hubbard B. Biotechnol Prog 2002; 18: 530–537.

91. Perez J, Frey D. Biotechnol Prog 2005; 21: 902–910.

92. Perez J, Frey D. Ion Exchange Chromatography: Principles and Methods, Uppsala: Pharmacia; 1980.

93. Perez J, Frey D. FPLC Ion Exchange and Chromatofocusing: Principles and Methods, Uppsala: Pharmacia; 1991.

94. Brautigan D, Ferguson-Miller S, Margoliash E. J Biol Chem 1978; 253: 130–139.

95. Regnier F. Science 1987; 238: 319–323.

96. Dismer F, Hubbuch J. J Chromatogr A 2007; 1149: 312–320.

97. Dismer F, Petzold M, Hubbuch J. J Chromatogr A 2008; 1194: 11–21.

98. Sluyterman L, Elgersma O. J Chromatogr 1978; 150: 31–44.

99. Zizkovsky V, Strop P, Lukesova S, Korkacova J, Dvorak P. Oncodev Biol Med 1981; 2: 323–330.

100. Gagnon P, Grund E, Lindbäck T. BioPharm 1995; 8:(3): 21–27.

101. Hofstee B. Biochem Biophys Res Commun 1975; 63(3): 618–624.

102. Rosengren J, Pahlmann S, Glad M, Hjerten S. Biochim Biophys Acta 1975; 412: 51–61.

103. Kunitani M, Cunico R, Staats S. J Chromatogr 1988; 443: 205–220.

104. Wu H, Figueroa A, Karger B. J Chromatogr 1986; 371: 3–27.

105. Utsunomiya H, Ichinose M, Tsujimoto K, Katsuyama Y, Yamasaki H, Koyama A, Ejima D, Arakawa T. Int J Pharm 2009; 366: 99–102.

106. FDA FDA CDER Inactive Ingredient Search for Approved Drug Products, 2009, http://www.accessdata.fda.gov/scripts/cder/iig/index.cfm

107. Arakawa T, Kita Y, Koyama A. Biotechnol J 2009; 4: 174–178.

108. Yamasaki H, Tsujimoto K, Koyama A, Ejima D, Arakawa T. J Pharm Sci 2008; 97: 3067–3073.

109. Katsuyama Y, Yamasaki H, Tsujimoto K, Koyama A, Ejima D, Arakawa T. Int J Pharm 2008; 361: 92–98.

110. Kuiper M. Biotechnol Bioeng 2002; 80(4): 445–453.

111. Tusuru S. Bio-Med Mat Eng 1991; 1: 143–147.

112. Srivastava A. Trop Med 1987; 29(4): 187–194.

113. Cynthia S. J Chromatogr 1985; 326: 191–197.

114. Raptis L. Biochim Biophys Acta 1981; 653(3): 331–343.

115. Gagnon P, Ng P, Aberin C, Zhen J, He J, Mekosh H, Cummings L, Richieri R, Zaidi S. BioProcess Int 2006; 4(2): 50–60.

116. Juarez-Salinas H, Ott G, Chen J. Methods Enzymol 1986; 1221: 615–622.

117. Vola R, Lombardi A, Mariani M. BioTechniques 1993; 14: 650–655.

118. Tarditi L, Camagna M, Parisi A, Vassarotto C, Delmonti L, Letarte M, Malvasi F, Mariani M. J Chromatogr 1992; 599: 13–20.

119. Ford C, Osborne P, Mathew A, Rego B. J Chromatogr B 2001; 754: 427–435.

120. Bio-Rad Laboratories CHT Ceramic Hydroxyapatite Instruction Manual, LIT611 rev E. 2007.

121. Segura M, Kamen A, Trudel R, Garnier A. Biotechnol Bioeng 2005; 90(4): 391–404.

122. Segura M, Kamen A, Garnier A. Methods Mol Biol 2008; 434: 1–11.

123. Segura M, Kamen A, Garnier A. Biotechnol Adv 2006; 24(3): 321–337.

124. Segura M, Kamen A, Lavoie M, Garnier A. J Chromatogr B 2007; 846: 124–131.

125. O'Keefe R, Johnston M, Slater N. Biotechnol Bioeng 1999; 62(5): 537–545.

126. Thompson L, Pantoliano M, Springer B. Biochemistry 1994; 33: 3831–3840.

127. Ejima D, Yumioka R, Tsumoto K, Arakawa T. Anal Biochem 2005; 345: 250–257.

128. Arakawa T, Kita Y, Tsumoto K, Ejima D, Fukada H. Prot Pept Lett 2006; 13: 921–927.

129. Detmers F, Hermans P, ten Haaft M. LC-GC 2007; 7(9): 13–17.

130. GE Healthcare. AVB Sepaharose High Performance Data file 28-9207-54AA, 2007.

131. Gavin D, Gagnon P. BioProcess Int 2006; 4(10): 22–30.

132. Gavin D, Gagnon P. BioProcess Int 2006; 4(11): 28–34.

133. Dasarathy Y. BioPharm 1996; 9(8): 41–44.

134. Ng P, McLaughlin V. Bioprocess Int 2007; 5(5): 52–56.

135. Eglon M, Banjac M, Strappe P, O'Brien T, Lah B, Strancar A, Peterka M, Development of a fast and reliable chromatography method for adenoviral vector purification using methacrylate monoliths, Poster, 3rd International Monolith Symposium, Portoroz, May 30-June 4, 2008.

136. Shepard S, Brinckman-Stone C, Scrimsher L, Koch G. J Chromatogr A 2000; 891: 93–98.

137. Fausnaugh-Politt J, Thevenon G, Janis L, Regnier F. J Chromatogr 1988; 443: 221–228.

138. Kopaciewicz W, Rounds M, Fausnaugh J, Regnier F. J Chromatogr 1983; 266: 3–21.

139. Scopes R, Algar E. FEBS Lett 1979; 106: 239–242.

140. Fägerstram L, Söderberg L, Whalström L, Fredriksson U, Plith K, Walden E Peeters H,editors. Protides of the Biological Fluids. Volume 30, Oxford: Pergamon Press; 1982. pp. 621–628.

第**26**章 | 疏水相互作用层析

Per Kårsnäs

Institute of Biology and Chemical Engineering，Mälardalens högskola，Eskilstuna，Sweden

26.1 引言

疏水相互作用层析（HIC）在生物分子的分离方面是一项重要的层析技术。这种疏水作用是基于分子的理化性质而不是像离子交换层析（IEC）一样基于电荷性质，或如凝胶色谱一般基于分子大小。这种技术在工业应用方面也很重要。当在某个分离工艺中，最优条件已确定，那么 HIC 技术无疑是非常强大的，但是要真正实现它远非易事。一个原因是，相互作用的机制是复杂的，这是因为分离介质和待分离物质的多个特性还没有被完全理解。一些从不同角度的假设接近疏水作用现象，但专家还是会发现，没有一个简单的理论，可以完全解释分离的优化，使用其他层析技术时也是如此。疏水作用的应用模式经常是这样的，先是使物质处于高盐浓度溶液中，然后是具有较高离子强度环境的盐析或者 IEC，最后是常用的纯化步骤。

HIC 被用作一种组分分离方法，能将滞留在层析柱上的物质和不与柱发生反应的物质快速分离，并且由于使用梯度降低盐浓度的方法，使其成为一种高分辨率的色谱技术。

除此之外，还有一些完全或者部分基于 HIC 理论的层析技术也被划分为 HIC。

反相层析（RPC）是其中最重要的一种，它是通过高密度的长脂肪链配基来实现强疏水作用的。HIC 和 RPC 的主要区别在于层析的方法。在 HIC 中，随着盐浓度的增加，疏水作用增强，从而使样品吸附到柱子上，当恢复到原来条件时样品被洗脱下来。而在 RPC 中，样品先吸附到柱子上，当增加有机溶剂时样品被洗脱下来。这些方法被描述为盐调节作用还是亲硫相互作用是十分重要的，但它们是否应该被视为 HIC 技术也许是语义的问题。另外，亲和层析的吸附及染料与配体基质的结合通常具有疏水性作用的显著特征。

26.2 疏水作用

26.2.1 基本理论

有几种方法，从理论上阐明了疏水作用的性质，从热力学表面张力到范德瓦耳斯力[1~3]。从不同的角度来

分析盐析效应、离液离子、盐的种类、温度、pH 和添加剂对疏水作用观察到的影响。没有单一独立的理论，而是尽量完全涵盖相互作用的机制。在 HIC 中，由于基质、间臂、配基的存在，以及缓冲液环境对不同种类生物分子的影响，其变得更加复杂。除了一般推荐的方法，HIC 的过程设计仍然以实践经验和实用性为基础。

26.2.2 盐析和疏水相互作用

蛋白质沉淀中应用的盐析与层析中应用的疏水作用存在必然的联系。霍夫迈斯特序列表中阴离子和阳离子按照沉淀蛋白能力的减弱和溶解蛋白能力的增强的顺序排列，并且这个序列的前几个组合（盐）是众所周知的促进疏水相互作用的盐类[4~7]（图 26.1）。也许盐析产生沉淀和疏水相互作用基于相同的现象，而主要的不同点是：沉淀中的疏水作用发生在溶液中的同类或不同类分子之间；而在层析过程中，一种确定的复合物有足够的疏水性结合部分流经的化合物，而且所需的盐浓度要低于使同种物质沉淀的盐浓度。

26.2.3 热力学定律

疏水作用的热力学定律[8]直接与吉布斯自由能等式（$\Delta G = \Delta H - T\Delta S$）有关。吉布斯自由能等式描述了当一个化学体系从一个地方转移到另一个地方时能量的变化。

阴离子:盐析效应增强

←

$PO_4^{3-}; SO_4^{2-}; CH_3; COOH^-; Cl^-; Br^-; NO_3^-; ClO_4^-; I^-; SCN^-$

(a)

阳离子:离液效应增强

→

$NH_4^+; Rb^+; K^+; Na^+; Cs^+; Li^+; Mg^{2+}; Ca^{2+}; Ba^{2+}$

(b)

盐类增强每摩尔水的表面张力

$Na_2SO_4 > K_2SO_4 > (NH_4)_2SO_4 > Na_2HPO_4 > LiCl > KSCN$

(c)

图 26.1 霍夫迈斯特序列表包括阴离子（a）和阳离子（b）。箭头的方向表示阴离子盐析作用的增强和阳离子离液作用的增强。离子序列的左边部分具有很强的促进疏水作用的能力。这些盐类促进水的表面张力的作用更早被发现，（c）部分表示这些盐类促进水的表面张力的能力逐渐减弱。那么选择哪种盐类，要取决于盐的溶解度和生产成本，以及治理废缓冲液对环境造成污染的成本。

吉布斯自由能等式中，$\Delta G=G_2-G_1$，为吉布斯自由能变；$\Delta H=H_2-H_1$，为焓变或热能变；T 为热力学温度；$\Delta S=S_2-S_1$，为熵变或体系的改变。如果 ΔG 为负值，则第二部分有较低的能量并且体系将适应它，不给它任何能量的阻碍。在疏水作用中，熵变是最主要的[8]。如果疏水性分子，如脂肪族碳链浸入水中，与碳链接触的单层水分子将比其余部分的水分子有更好的排列顺序。如果有两个或者更多的疏水结构聚合，那么表面有秩序排列的水分子减少，一些水分子加入到其他无秩序排列的大体积的水分子中，并且整个体系熵增加，于是，依据式（26.1），体系的自由能降低（图 26.2）。这种状态从能量角度看是有利的。如果一些疏水性分子吸附到层析基质的配基上，那么就将其定义为典型的HIC（图 26.3）。

当水从非极性分子的表面转移到大体积的水中时，将获得更高的熵值，这就可以解释盐析离子存在时相互作用增强的现象。因为在盐存在时，表面水最初是更有序的，或者大体积的水相对无序，或无法界定。

式（26.1）显示出，在更高的温度下，熵值的增加将提供更高的能量，因为该方程的熵因子通过相乘得到较高的数值。因此，如果由于温度使吸附到介质上的性能增强，那么该迹象表明，这是真正的疏水相互作用。

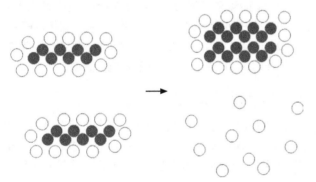

图 26.2 疏水相互作用。两个脂肪族碳链（黑色圆圈）被浸没在水中。只有高度排序的单层水分子（白色圆圈）与非极性分子相邻。当两个链结合在一起时，其表面有序排列的水分子减少，部分水分子进入大体积无序排列的水中。体系的自由能降低，于是，这两个分子更牢固地结合在一起。

26.2.4 表面张力，范德瓦耳斯力

另一个理论[4]表明，非极性结构周围水的表面张力和使这种表面张力最小化的趋势为相互作用做出贡献。如果向水中加盐，表面张力增强。其结果是，在减少疏水分子表面暴露时能量增加更多，因此相互作用更强。有些影响表面张力的盐在图 26.1 中以递减顺序排列。虽然依照霍夫迈斯特序列表，增加表面张力的盐大多数促进疏水相互作用，但顺序是不太一样的。

第三个理论表明，范德瓦耳斯力[5]在 HIC 中也对疏水相互作用有贡献。这是通过一个事实证明的，即在盐

存在时，这个力随着水的排列有序性增强而增强。大体上，在这里提到的理论只描述了复杂的相互作用的其中一部分，而且将这些理论结合，更加关联地描述疏水相互作用的现象。

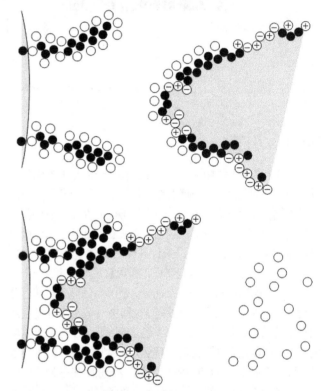

图 26.3 疏水作用在层析中的应用。两个辛基链被偶合到层析介质上。如图 26.1 所述，获得能量，由辛基链的非极性部分与蛋白质的作用来实现。蛋白质的疏水部分的碳原子用黑圈表示，水的氧原子用白圈表示，蛋白质带电的原子或基团用含有加号或减号的白圈表示。阴影区域表示蛋白质的内部部分。

26.2.5 基于混合模式的相互作用

一些研究者证实，在层析中的相互作用是一个真正的混合理论，它根据各种不同的参数，这些参数包括某些蛋白质的特别的属性[9~11]。

26.3 疏水相互作用层析

26.3.1 技术的发展

早在 1948 年，Tiselius 提出了他所谓的"通过盐析作用的吸附分离"[12]，但直到 20 世纪 70 年代初才在媒体上发表综合性报道。由于介质带电，一些研究人员使用混合模型进行工作[13~16]，但是合成了无电荷的疏水性介质[6,17,18]，第一代市售产品在晚些年问世[19]。目前，各种各样的产品，包括 HIC 介质用于高效液相色谱（HPLC），但苯基、辛基、异丁基和烷基配体仍是迄今为止最常见的[20,21]。用于从粗抽提物中纯化蛋白的膨胀床 HIC 介质也是很有价值的[59,60]。

26.3.2 HIC 的影响因素

除了环境参数外，包括离子强度、温度和 pH 等影响疏水相互作用，当以层析为目的而使用疏水相互作用时，还有一些因素必须加以控制。通过将疏水性配基连接到层析基质上来构建层析介质，通常使用一个短的间臂以加强与大分子在空间上相互作用的可能性。配基的种类和密度影响该介质的特性。缓冲离子的选择比通常预期的更加严重地改变相互作用模式。有机溶剂和洗涤剂的选择必须加以考虑。分子本身具有某些特性，并且在个体模式中，有缓冲盐时常会改变层析相互作用行为[9]。最后，层析柱尺寸和洗脱模式的选择取决于生物分子的大小，它需适合工艺和分离阶段所需的生产能力。一种从实用的角度描述 HIC 复杂相互作用的方法，已经以一个重要的组蛋白分子的相互作用模式描述了一个 HIC 介质，通过使用主成分分析法评估结果。如在后面的章节中描述的那样，介质可以通过这种方法分离分类，蛋白质不同特征的重要性可与不同介质的相互作用相联系。

26.3.3 基质

具有不同交联度的琼脂糖基质最常用于 HIC，但有机树脂和二氧化硅介质也被使用，尤其是应用于 HPLC。所有常见的层析基质，如交联琼脂糖[22,23]、有机聚合物[24]和二氧化硅[25]，可以衍生疏水性基团，得到 HIC 介质。通常情况下，经过设计的基质的亲水影响会小幅增加，如果真是这样，从介质的性能来说，一个众所周知的事实是，琼脂糖在凝胶过滤中是不可取代的，这揭示出，只有在极高的盐浓度时才可定义为疏水相互作用[26~28]。这就使在使用 HIC 时，即使对于疏水性相当高的蛋白质，也会不可逆地吸附到常规的疏水性凝胶上。必须指出，虽然其在正常的盐浓度（如在凝胶过滤中使用的那些），但是没有疏水相互作用发生，因为凝胶尽量设计为亲水性的。

26.3.4 配基

烷基、丁基、苯基和辛基是在商业化的 HIC 介质中最常见的配基（图 26.3）。它们的排列是按照通常认为的疏水作用递增的顺序，但如前所述，它们与不同种类或不同组的分子相互作用，没有线性或单一维度的关系。显而易见的是，苯基的芳香族部分可以 π-π 结合，因此增加了相互作用的复杂性。其他配基包括巯基衍生物，包括相互作用的另一种光谱。它们被称作一个特殊亲硫相互作用的一部分，但有一些疑问，是否硫组分影响相互作用的方式，或者它只是疏水介质中的另一种类型，并以相同的特性结合其他疏水介质而运行。

26.3.5 偶联反应

缩水甘油醚是最常用于固定疏水性配基[20]的偶联剂，但理论上，所有常规的偶合方法，都可以用来将配基附着到层析基质上。一个大规模的偶合方法的回顾实验由 Carlsson 等在工作中提出。配基通过一个通常很短的间臂连接，这必然引起了偶合过程，加入间臂是个优势，因为当大的蛋白质分子结合量下降时，蛋白质构象受到限制。此外，偶联化学过程的选择是通过引入疏水性或带电基团，这将始终影响层析介质的性能，并且即使偶联的配基恰好相同，选择性和容量也可能非常不同。

26.3.6 结合容量

一种 HIC 介质的结合能力部分取决于配基密度[29~32]，但要记住，任何给出的数据总是应与特定的蛋白质有关，用以确定容量和进行层析的条件。在静止状态下蛋白质暴露在介质中时，容量可以被定义为总容量或动态容量时，分子在柱子中的线性流速和保留时间会影响容量结果。此外，对于不同的蛋白质，可能还有 10~20 倍的容量差异，当从目录中选择介质时，一个事实必须先确定：动态容量常用血清蛋白如白蛋白来测定。

可使用的载量是依据杂质图谱，以及该杂质的主要部分是否比目的物有更多或更少的疏水性，所以在实践中，每一个特定的应用中有必要确定动态载量，这应该被看作一个优化过程的常规部分。

无论是供应商还是用户，都在做更多的工作来优化介质的动态载量，但问题是增加柱子容量最方便和经济的方法是增加凝胶的量。

26.3.7 HIC 和 RPC 及柱的设计

HIC 和 RPC 都是基于疏水相互作用，并且这两种技术之间的界定更多是靠不同的方法和样品的种类而不是靠相互作用。

在 RPC 中，介质的疏水性更高，因为它的配基疏水性更强，密度更高。当样品在生理 pH 和盐浓度范围内通过 RPC 柱时，大部分化合物被滞留在柱子上。用逐渐升高的有机溶剂梯度才可完成洗脱。常用的溶剂以洗脱能力递增排列为：甲醇、异丙醇、乙腈等。

相比之下，HIC 中在生理条件下小部分样品被滞留。必须增加样品的离子强度以促进吸附，并且通常靠递减的盐梯度完成洗脱。如果在弱的缓冲液中，一些化合物仍然吸附在介质上，用温和的有机溶剂如乙醇可将它们洗出。

因此，HIC 更常用于蛋白质分离，因为它更能保留被分离分子的三级结构和生物学活性，而 RPC 通常用于较小的分子，如缺乏三级结构的肽，并在之后耐受洗脱条件而不会变性。

从历史上看，HPLC 发展了 RPC 技术，主要以二氧化硅和有机聚合物为基质来分离小分子，而 HIC 作为蛋白分离技术而发展，它用琼脂糖基质携载疏水性配基，与 IEC 和凝胶过滤可选其一。待分离分子的分子大小范围的差异决定了这两种技术在方法学上一些重要的差异[33]。在所有的吸附技术中，小分子和大分子之间在行为上的差异是很重要的，如 IEC、HIC 和 RPC。但是由于暴露在有机溶剂的大分子有限，这两种疏水技术有一个临界，要分离的大小分子的界限或多或少恰好重合。但是由于其他技术原因，HIC 和 RPC 技术落后于各种以分子质量为基础的层析技术[33]。

小分子通过单点吸附与基质相互作用，分子在一定的时间内与凝胶吸附并且在剩余时间随着缓冲液被解吸附下来。用另一种方法来表述相同的事实是，在一定的时间内，一部分分子吸附到柱子上，而其余部分随着流动相流走。即使平衡趋向于吸附作用，但宏观的效果是，小的物质在一个广泛的盐浓度下以相同的速率流经柱子，虽然这个速率很低。在一个混合的物质中，沿着柱子运动的速率会有所不同，如个体平衡常数所描述的情况，从而发生分离。为了使分子得到分离，一个长的路径是必要的，并且长的柱子和保持分离图谱尖锐是高效率的关键。这就要求一个高的塔板数，这一要求可以通过使用小颗粒的基质来实现。反过来讲，这将导致一个高的反压，并且需要在 HPLC 条件下工作。柱子选择性的充分利用，将通过阶段洗脱条件或者梯度洗脱来实现。由此产生的高效分离技术已非常成功和令人印象深刻，并且已经用于肽的指纹识别和其他类型的有机小分子的质量分析。

此外，蛋白质与介质以多点吸附相互作用。即使在一些盐浓度下，一些大分子的相互作用部分可能未被吸附，常会剩下一些相互作用的位点，使蛋白质与柱子吸附。直到有一定的洗脱条件，如在 IEC 中较高的离子强度或在 HIC 中较低的盐浓度，所有蛋白质的结合位点同时解吸附，将蛋白质流穿柱子。与小分子被分离时相比，蛋白质丝毫不动和全速移动之间的范围很窄。等度洗脱是不可能的，因为在恒定的缓冲液浓度下，一些蛋白质会毫无停滞地移动而有些会丝毫不动。在洗脱蛋白时需要梯度洗脱。因为分辨率不是非常依赖于柱效，在一个 HIC 步骤中，蛋白质的分离应该在短柱中进行，并且应该通过增加柱子的直径来保持低的线性流速。在大规模应用时，HIC 和 IEC 使用短而粗的柱子进行蛋白质分离，这就实现了仍然保持一定的线性流速而具有高的总流量和生产能力，这个足够低的线性流速使吸附和解吸附得以完成。

26.4 介质分类和层析结果模型

26.4.1 通过多变量分析将 HIC 介质分类

HIC 介质的性能可以通过多变量分析法进行检测，这种检测法是通过探测一组蛋白质分子的不同疏水性质来完成的。分子组与 HIC 介质的相互作用与分子质量、等电点、疏水性氨基酸含量、表面电荷和若干疏水性指标相关联[31]，而不需要涉及参数和机制的细节知识。相反，介质和层析条件的不同组合，可以通过它们在实践应用中的性能进行识别，且易于比较。还有蛋白质的人工混合物，具有 15～20 种被确定了蛋白质的血清，已经用来作为确定吸附模式的探针[34]。

相反，生物分子可以依据它们的疏水性质进行分类，这种疏水性质可以通过监测它们与一组标准的不同疏水性介质之间的相互作用来完成。与介质之间具有相似吸附模式的分子可能在分子水平上具有相似性。

该结果暗示，在经过测试的缓冲液系统中，有至少两个影响 HIC 的主要机制[9,35]。相互作用的一个模型是典型的高疏水性介质，例如，用辛基链作为配基，其中的吸附作用似乎完全与疏水性氨基酸片段和蛋白质分子的疏水性指标相关。一种解释可能是疏水氨基酸含量较高，自然导致更多的疏水性氨基酸被暴露在蛋白质的表面上。但由于蛋白质暴露的疏水区域总是在 40%～50%[36,37]附近，另一种可能的解释是考虑到蛋白质不是具有坚硬表面的坚硬个体，但是该结构应该被认为具有一个统计学意义上的大小，这些蛋白质分子必须具有呼吸和改变微观构象的性质，因此需要有一个长的疏水链与疏水结构相结合，这些疏水结构通常并不总是暴露在表面。

一个有趣的发现是，与辛基介质的结合同分子质量高度相关。但是，考虑到大的蛋白质分子通常具有更高的疏水性氨基酸片段比例以保持它的三级结构，这种现象是合乎逻辑的。

另一种模型与蛋白质中疏水性氨基酸含量没有关系，而与该分子表面的带电量成负相关，这可以在生化手册中找到。这种相互作用在具有短的烷基链的弱疏水性基质中可以看到，但也有一些亲硫介质。一个解释是，带电基团在已测定的条件下，会掩盖这种凝胶中疏水相互作用的发生。pH 的改变可能会严重影响这种相互作用。

最常用的 HIC 介质是以苯基和丁基为配基，它们常在混合模式下工作，也就是两种纯机制的组合。这个事实增加了解释的难度，特别是在使用这些 HIC 介质时，在优化分离手段后应找到更简单的方法。

应该注意到，HIC 介质的性质是配基、间臂、基质相结合的产物。产自不同厂商的苯基凝胶，如果用如前所述的一组蛋白质进行测试，它们的相互作用模式非常不同。要记住一点，在实验室规模的优化后，HIC 工艺放大前要进行介质替代测试。这种优化只对使用的介质有效。这样就导致介质竞争的风险，这可能是有利的，将在非最优条件下测试，若测试失败，该介质就被淘汰。

26.4.2 层析结果的预测

一些实验已被用来预测，例如，基于蛋白质性质的保留时间。研究参数的实例是氨基酸的含量[38]，可伸缩的船坞蛋白 B 分子构成了蛋白质的表面区域[39]，以及更普遍的方法，包括如上所述的蛋白质和缓冲液性质[40,41]。找出蛋白质和保留时间之间精确关系的方法已经给出[42,43]。然而，大多数的预测方法，要求充分认识蛋白质的特性，如氨基酸含量，甚至全结构。虽然这些发现没有明确提到 HIC 的机制，但其仍然是一个 HIC 分离优化的实用方法，将是一个成功的捷径。

26.5 层析条件

26.5.1 离子强度

将生物分子吸附到柱子上需要一个高的离子强度。很多时候，在没有进一步的试验来优化时，以 1.5～1.7 mol/L 的硫酸铵作为初始缓冲液浓度。另一种常见的方法是用弱的 Tris-缓冲液平衡柱子以保持 pH，以及通过加入至高达 3 mol/L 浓度的氯化钠来增加离子强度。必须指出的是，一定浓度的硫酸铵在促进疏水相互作用方面效果是氯化钠的 3～4 倍，所以如果物质与柱子之间需要更强的相互作用，与接近饱和的氯化钠相比，选择硫酸铵更好。硫酸铵的使用延伸到具有较少疏水性分子分离的 HIC 工艺。

在生产规模的操作，使用硫酸铵受到质疑，因为所用缓冲液中的氮可能对环境有营养过剩的危害。在营养过剩与替代缓冲液如硫酸钠可能存在的毒性效果之间做选择并不容易，而且综合所有的因素，从简化分离过程到净化污水的成本都必须加以考虑。

26.5.2 缓冲离子

最近，已经揭示出，缓冲液的离子的选择极大地影响了 HIC 介质[34,44]的性能。

一个缓冲液-配基-间臂-基质系统的整体行为可能在很宽的范围内波动，如从典型的苯基到典型的丁基，反之亦然，只要改变缓冲离子就可实现。测试不同的缓冲液的优化工作可能比通常预期的更为有利，但是出于 pH 的原因，更多的工作还要进行。

26.5.3 pH

已经表明，蛋白质和辛基凝胶之间的疏水性相互作用通常是 pH 降低时增大，pH 升高时减小，但 pH 为 6～8.5 时，这种情况不明显。对于一些蛋白质，相互作用随着 pH 的升高而增加。该不同结果的原因之一可能是，硫酸钠在 pH 高于 8.5 时使用，而硫酸铵缓冲液在 pH 低于 8.5 时使用[22]。依据 Oscarsson 和 Kårsnäs[34]的理论，血清蛋白与辛基凝胶的吸附行为在两种环境中是非常不同的。这种复杂现象的原因与 HIC 的多重性有关，缓冲离子与蛋白质表面不同类型的相互作用和与 HIC 基质的相互作用[21]引起了这种无规律的现象。

在实践中，改变 pH 以获得所希望的分离可以是非常有效的，因为它可能会改变整个吸收层析，但是实验任务常有误差，pH 不是优化的主要参数。

26.5.4 温度

高温可以促进吸附，并且如果待分离的化合物可以承受这种条件而不失活，HIC 最好在室温下进行[5,8,10,45]。与在低温下进行分离相比，在室温下可以用稍微低浓度的缓冲液。难结合物质的洗脱，可以通过在低温下完成洗脱步骤来实现。然而在实际应用中，在室温下，柱子再平衡时温度的升高，不可避免地会产生气泡，这会破坏柱子的填料，所以如果选择两种温度模式，重装柱子必然会包含在分离循环操作之内。

26.5.5 流速，保留时间

相对于其他吸附层析来说，疏水相互作用表现的是一个缓慢的过程。化合物从柱子上的解吸附往往在非平衡条件下进行，从而导致很长的拖尾峰，严重影响分辨率。

通常还发现，分子的吸附有时似乎是一个两步反应，其中初始结合较弱，在洗脱条件下更容易断裂。经过一段时间后，吸附上的分子似乎随着柱子调整自己，包括构象的变化[46,47]。更恶劣的条件可能不得不被用于洗脱，并且有一种风险，即复性将降低。此外，有报道显示，洗脱模式的重复性较好的，即使结合物较长时间被固定在柱子上也不受影响[22]，HIC 通常被认为是一种高恢复技术[48]。

26.5.6 洗脱

通常，洗脱结合到 HIC 柱的物质时可以通过改变促进吸附的参数之一来实现。如果是在低 pH 下进行的吸附，可以通过提高 pH 来实现洗脱，或通过降低温度，虽然这样的效果可能会很不显著。但通常，通过降盐梯度来实现洗脱，或者在放大时，通过逐步降低盐浓度来实现[6,17]。使用置换剂来实现洗脱是一个功能强大的技术，如非离子表面活性剂[61]或氨基酸[62,63]。

如果在缓冲液浓度非常低时物质仍保留在柱上，有机添加剂如乙二醇或表面活性剂可用于洗脱。乙二醇会改变水的结构并减弱疏水相互作用，而表面活性剂通过竞争和置换结合在层析介质上的蛋白质来实现洗脱。

26.6 再生和原位清洁

考虑到过程的经济性，HIC 柱的再生是必要的。柱子的污染物和污染物与柱子的不可逆结合，在 HIC 中是常见的缺点。有三级再生：去除强结合和沉淀蛋白，除去疏水性物质如脂质和脂蛋白，以及除菌，这意味着灭活和除去微生物。更多情况下是通过原位清洁来实现再生，而不是用浪费和麻烦的重新装柱。所有洗涤步骤应反向进行，以使污染物以最短的距离流出柱子，并且避免与柱子的剩余部分二次作用。首先，用于再生的条件是应该尽量减少疏水相互作用。表面活性剂与结合上的物质进行竞争，乙醇和异丙醇缓冲液通常用于 RPC，而 0.5~1 mol/L 的氢氧化钠是最常见的选择，它被普遍用于清洗柱子，并有较好的清洁能力。要注意的是，洗涤用清洗液的狭窄区域通常在去除柱的污染物方面比将介质在恒定浓度的洗涤剂中长时间浸泡更有效。在清洗 HIC 介质时，随着洗涤浓度的增加或减少，物质在洗涤区的开始和结束时都分别被洗出的情况是不常见的。或许有很多均衡存在，包括疏水相互作用，涉及电荷的相互作用，如果一种类型的结合最小化，另一种将增强，并且使污染物保留在柱子上。通过从低到高或从高到低的离子强度浓度的变化，利用反应速度的差异使得洗脱完成。

26.7 优化过程

虽然上面提到的所有参数都可以被用来优化一个 HIC 步骤，但其中许多变化的效果是不容易预测的，因为它也依赖于待分离的蛋白质的个别属性。因此，pH 的变化可改变整个洗脱模型或者仅仅影响单一组分的结合。可能改变整个相互作用模型的其他参数是缓冲离子和所选择的层析介质。

26.7.1 介质的选择

理想情况下，优选的是，所需要的组分在中等盐浓度吸附到介质上（如高达 1 mol/L 的硫酸铵），而且最常见的市售介质的筛选始终是可取的。这种筛选很容易在小试进行，并且应包括一个测试，即用水或缓冲液时，洗脱是否有高的回收率。如果一个较低的盐浓度对于一种凝胶是足够的，并且所获得的分辨率仍然可以接受时，基于经济和环境原因，其为最优选择。

26.7.2 起始缓冲液浓度的确定

一个 HIC 运行通常是用起始缓冲液平衡柱子，然后上样，并用一个逐步递减的离子强度或递减的连续梯度洗脱。

优化的起始浓度，或蛋白质被吸附到柱上的浓度，重要的是要真正利用 HIC 步骤（图 26.4）。在实验室规模和分析实验中，分辨率可以通过梯度洗脱来实现，离子强度应足够高，以滞留所需组分，并让它在递减梯度的中间部分被洗脱。在这种方式中，对于目标组分的结合能力和分辨率将是有利的。在大规模运行时，确定的和可重复的梯度是比较难以实现的，所以优先考虑通过逐步降低离子强度来实现洗脱。在某种情况下，选择刚刚足够使目标物质滞留的离子强度效果会很好，但在其他情况下，在这种条件中，目标物质的峰值将扩大到不可接受，这将不得不提高盐浓度（图 26.5）。

26.7.3 梯度体积

5~10 倍柱体积的梯度体积，在大多情况下会给予足够的分辨率。通过增加梯度体积，分辨率将增加，但是组分将被洗脱到一个更大的体积内。

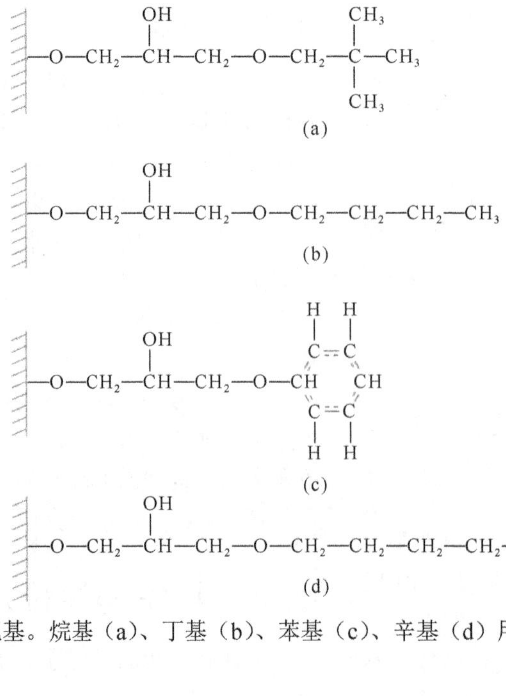

图 26.4 常用疏水配基。烷基（a）、丁基（b）、苯基（c）、辛基（d）用缩水甘油醚偶联到一种层析基质上。

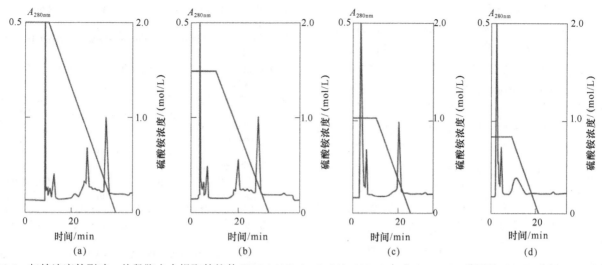

图 26.5 起始浓度的影响。从鼠腹水中提取的抗体 CEA-MAB（－IgG1）100 μL 加入 0.8 mol/L 硫酸铵（AS），以 2.5 cm/min 的流速上样于 Alkyl Sepharose HR 5/5 柱。0.1 mol/L 磷酸钠 pH7.0 起始缓冲液中加入不同浓度的 AS。（a）样品加入 2 mol/L AS。白蛋白和 IgG 均吸附到柱子上。（b）样品加入 1.5 mol/L AS。少量白蛋白被吸附，这表明相互作用减弱，吸附容量降低。（c）在 1 mol/L AS 中只有 IgG 被吸附。（d）在 0.8 mol/L AS 中 IgG 仍被吸附，在洗脱时出现一个宽峰。（来源：经 Pharmacia Biotech，Uppsala，瑞典许可，图片转载自参考文献[20]。）

26.7.4 开启或关闭反应的选择性

经常发现，结合于柱子的反应是相当快速和具有选择性的，而化合物从柱上的洗脱则较慢。所以洗脱峰常常拖尾，影响了物质的分辨率。全面优化方法的一种方式是利用吸附的选择性，可使用以下方案。

1. 用起始缓冲液平衡柱子，缓冲液浓度要低于使所需物质滞留的浓度，相应地调整样品，使其通过柱子。

2. 用水或低盐洗脱一切滞留在柱上的物质。检测活性。

3. 向缓冲液和样品中加入适量盐，重复步骤 1~3，使所需物质从柱上洗脱。为了加快运行，当步骤 1 第一次运行时，一个起始于高盐浓度的梯度试运行将提示出一个合适的起始浓度。

优化的分离方案应包括，第一步运行的柱上的盐浓度应稍低于使目标物质滞留的盐浓度。所有比目标物质与柱子结合更牢的杂质都应被洗脱。接下来的步骤是使用稍高的盐浓度来结合所需物质。如果小心操作，只有很少量杂质被结合，随后的目的物洗脱可以通过斜率很大的递减梯度而得到高的回收率，如果一些杂质也结合在介质上，或许考虑使用很稀的缓冲液洗脱。所描述的方法是有利的，不仅因为相互作用的选择性被充分利用，而且因为其简单性，只是加上盐来调整样品和缓冲液。此外，柱的容量被用来结合主要的目标化合物和很少的污染物。缺点可能是，当吸附发生在洗脱浓度附近时，柱子对于目标物的容量可能降低。

26.7.5 柱的平衡和上样

始终存在一种风险，使样品吸附到柱子上的高盐浓度可能在管子、柱子、泵和检测器内产生沉淀。可以通过下列方案来预防：用合适的缓冲液浓度来平衡柱子，

但样品盐浓度略低。这很容易通过样品的稀释来完成。用等分的平衡缓冲液区域上样来代替一次性上完整个样品体积。如果等分样品的体积少于柱体积的 10%，而且具有高的缓冲液浓度的中间区域样品体积超过柱体积的 10%，则样品条件将适合平衡好的柱子。以这种方式可以避免在错误的地方产生沉淀，并且与柱子的相互作用仍然在正确的环境中发生（图 26.6）。

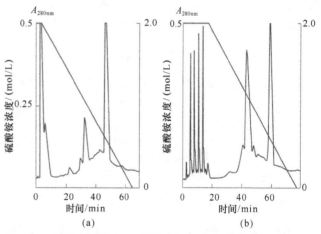

图 26.6 用所建议的方法，将样品加入到用浓缩缓冲液制得的稀释等分液中的效果。在（a）中，从鼠腹水中提取的抗体 CEA-MAB（IgG1）500 μL 加入 0.9 mol/L 硫酸铵（AS），加样于用 2 mol/L AS+0.1 mol/L pH7.0 磷酸钠平衡好的柱上。在（b）中，同样的样品分成 100 μL 每份。将 1.3 mL 2 mol/L AS 加入到每份样品中，没有管路和连接头的蛋白沉淀风险，柱子的容量被充分利用。（来源：经 Pharmacia Biotech，Uppsala，瑞典许可，图片转载自参考文献[20]。）

26.7.6 放大和缩小

在大规模生产中与在实验规模中获得相似的结果，

保持一些参数恒定是很重要的。柱长、线性流速及梯度和柱体积间的比值就属于这一类。一个恒定的柱长导致了一个事实，所需容量将正比于柱子的横截面积和实际要求，因为柱长的相同比例在两种规模中都被样品占用。一方面，是由于体积流速、线性流速、柱子横截面积之间的关系；另一方面，由于梯度与柱体积比例的关系，当柱子直径一定，梯度体积将被确定。原则上，生产规模的梯度洗脱将与实验室规模的所需时间一样。在实践中，生产规模柱入口处更无效的溶剂分配系统会降低分辨率，这有时就需要一个更低的流速来进行补偿。

优化现有分离步骤的一个非常有效的方法是将实验缩减到一个小实验室规模[49,50]。这将为广泛的优化实验提供一个机会，无须花费大量的材料和化学品。之后的规模放大可以如上所述进行。

26.8 应用

HIC 已用于血清蛋白[19,51]、核蛋白[52]、膜结合蛋白[53]、病毒和细胞[54]、重组蛋白[55]，以及受体的纯化[56,57]，已成功制备。这些应用包括：以疏水相互作用为原理，通过用疏水性相互作用[58]来偶合酶，以及一种用洗涤剂与膜蛋白交换制备的生物反应器[21]。

对于进一步的应用和对利用 HIC 进行大型加工更多的讨论，建议参考 Pharmacia Biotech 和 Eriksson[20,21]的工作。

翻译：王 炜 华北制药金坦生物技术股份有限公司
校对：王家希 华北制药金坦生物技术股份有限公司

参 考 文 献

1. Queiroz JA, Tomaz CT, Cabral JMS. J Biotechnol 2001; 87(2): 143–159.
2. Tanford C. The hydrophobic effect: formation of micelles and biological membranes. New York: Wiley; 1973.
3. Crighton TE. Proteins, structures and molecular properties. New York: W.H. Freeman; 1984.
4. Melander W, Horwath C. Arch Biochem Biophys 1977; 183: 200–215.
5. Srinivasan R, Ruckenstein E. Sep Purif Methods 1980; 9: 267–370.
6. Porath J, Sundberg L, Fornstedt N, Olsson I. Nature 1973; 245: 465–466.
7. Porath J. J Chromatogr 1986; 376: 331–341.
8. Hjertén S. J Chromatogr 1973; 87: 325–331.
9. Kårsnäs P, Lindblom T. J Chromatogr 1992; 599: 131–136.
10. Jennisen HP. J Chromatogr 1978; 159: 71–83.
11. Salgado JC, Rapaport I, Asenjo JA. J Chromatogr A 2005; 1098(1–2): 44–54.
12. Zhou P, Tian F, Li ZL. Sci China B 2007; 50(5): 675–682.
13. Hofstee BHJ. Anal Biochem 1973; 52: 430–448.
14. Shaltiel S, Er-el Z. Proc Natl Acad Sci U S A 1973; 70: 778–781.
15. Halperin G, Breitenbach M, Tauber-Finkelstein M, Shaltiel S. J Chromatogr 1981; 215: 211–228.
16. Wilchek M, Miron T. Biochem Biophys Res Commun 1976; 72: 108–113.
17. Hjertén S, Rosengren J, Pahlman S. J Chromatogr 1974; 101: 281–288.
18. Påhlman S, Rosengren J, Hjertén S. J Chromatogr 1977; 131: 99–108.
19. Jansson J-C, Låås T. In: Roger E, editor. Chromatography of synthetic and biological macromolecules. Chichester: Ellis Horwood; 1978.
20. Pharmacia Biotech. Hydrophobic interaction chromatography-Principles and Methods. Uppsala: GE Health Care; 1992.
21. Eriksson K-O. In: Jansson J-C, Rydén L, editors. Protein purification: principles, high resolution methods, and applications. Cambridge: VCH Publishers; 1989. pp. 207–226.
22. Hjertén S, Yao K, Eriksson K-O, Johansson B. J Chromatogr 1974; 359: 99–109.
23. Maisano F, Belew M, Porath J. J Chromatogr 1985; 321: 305–317.
24. Kato Y, Kitamura T, Hashimoto T. J Chromatogr 1986; 360: 260.
25. Fausnaugh JL, Pfannkoch E, Gupta S, Reigner FE. Anal Biochem 1984; 137: 464.
26. von der Haar F. Biochem Biophys Res Commun 1976; 70: 1009–1013.
27. Adachi K. Biochim Biophys Acta 1987; 912: 139.
28. Porath J. Nature 1962; 196: 47.
29. Carlsson J, Jansson J-C, Sparrman M. In: Jansson J-C, Rydén L, editors. Protein purification: principles, high resolution methods, and applications. Cambridge: VCH Publishers; 1989. pp. 275–329.
30. Tiselius A. Ark Kemi 1948; 26B: 1–5.
31. Fausnaugh JL, Reigner FE. J Chromatogr 1986; 359: 131.
32. Jennissen HP, Heilmeyer IMG. Biochemistry 1975; 14: 754–760.
33. Ekström B, Jacobson G. Anal Biochem 1984; 142: 134–139.
34. Oscarsson S, Kårsnäs P. J Chromatogr 1988; 803: 83–93.
35. Melander WR, El Rassi Z, Horvath C. J Chromatogr 1989; 469: 3–27.
36. Miller S, Janin J, Lesk AM, Chotia C. J Mol Biol 1987; 196: 641.
37. Lee B, Richards FM. J Mol Biol 1971; 55: 379–400.
38. Salgado JC, Rapaport I, Asenjo JAJ. J Chromatogr A 2005; 1098(1–2): 44–54.
39. Katti A, Maa Y-F, Horváth CS. Acta Chromatographica 1987; 24(1): 646–650.
40. To BC, Lenhoff AM. J Chromatogr A 2007; 1141(2): 191–205.
41. To BC, Lenhoff AM. J Chromatogr A 2007; 1141(2): 235–243.
42. Lienqueo ME, Malm A, Vásques L, Asenjo JA. J Chromatogr A 2002; 978(1–2): 71–79.
43. Lienqueo ME, Malm A, Vásques L, Asenjo JA. J Chromatogr A 2003; 1009(1–2): 189–196.
44. Arakawa T, Narhi LO. Biotechnol Appl Biochem 1991; 13: 151–172.
45. Parsegian VA, Ninham BW. Biophys J 1970; 10: 664–674.
46. Jennissen HP. J Colloid Interface Sci 1986; 111: 570.
47. Haimer E, Tscheliessnig A, Halm R, Jungbauer AJ. J Chromatogr 2007; 1139(1–2): 184–194.
48. Scopes RK. Protein purification, principles and practice. New York: Springer; 1994.

49. Ghose S, Chase H. Bioseparation 2000; 91: 21–28.
50. Ghose S, Chase H. Bioseparation 2000; 91: 29–36.
51. Hrkal Z, Rejnkova J. J Chromatogr 1982; 242: 385–388.
52. Comings DE, Miguel AG, Lesser HH. Biochim Biophys Acta 1979; 563: 253–260.
53. McNair RD, Kenny AJ. Biochem J 1979; 179: 379–395.
54. Hjertén S. In: Glick D, editor. Methods of biochemical analysis. New York: Wiley; 1981. pp. 89–108.
55. Belew M, Yafang M, Bin L, Berglof J, Jansson J-C. Bioseparation 1991; 1: 397–408.
56. Kuehn L, Meyer H, Reinauer H. Proceedings 2nd International Insulin Symposium. Aachen; 1980. pp. 243–250.
57. Levy A, Boyle DM, van der Walt LA. Biomed Chromatogr 2005; 5(2): 62–67.
58. Caldwell KD, Axen R, Porath J. Biotechnol Bioeng 1975; 17: 613–616.
59. Klimchak RJ, Wang S. Biotechnol Tech 1997; 11(7): 497–501.
60. Lewin S. Displacement of water and its control of biochemical reactions. New York: Academic Press; 1974.
61. Rosengren J, Påhlman S, Glad M, Hjertén S. Biochim Biophys Acta 1975; 412: 51–61.
62. Rukhadze MD, Sebiskveradze MV, Makharadze TG, Sidamonidze NS. Biomed Chromatogr 2003; 17(8): 538–542.
63. Tsumoto K, Ejuna D, Nogase K, Arakava TJ. J Chromatogr A 2007; 1154(1–2): 81–86.

第 **27** 章 | 层析法，径向流技术

Tingyue Gu

Department of Chemical and Biomolecular Engineering，Ohio University，Athens，Ohio

27.1 引言

现代生物技术产品通常指重组蛋白的生产，通常需要多级下游工艺。因为原料一般是液态的，产物的浓度较低，而且含有很多包括未知化学成分之类的杂质。这些工艺通常会以两个或多个液相层析步骤为中心展开，最终获得目标纯度。随着生产规模的扩大，层析柱日益庞大和昂贵。在工业级别，柱床体积达到百升的层析柱也并不罕见。

径向流层析柱首先被用于大体积填充床的气-固催化反应。设计通过增加横断面的流动面积来提高气体的流速和降低压力。20 世纪 80 年代中期，径向流层析（RFC）开始进入商业生物技术市场[1]。该技术的市场定位是用于取代在制备和大规模生产应用中传统的轴向流层析（AFC）。但 RFC 并不适合于分析领域，因为其应用于该方面没有任何优势。在 RFC 柱中（图 27.1），流动相以辐射方向而非轴向流动，流从柱壳外侧向中心汇集（图 27.2）。相比于细长的 AFC 柱，RFC 柱能够提供更大的流动面积和更短的流路（如径向床的长度）。从而允许更低柱压下的更高体积流速。这与使用饼状 AFC 短

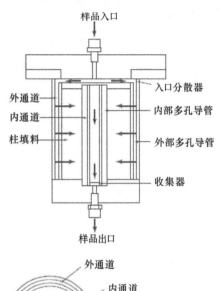

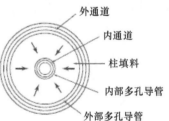

图 27.2　Superflo 柱解剖图（引用经 Sepragen 公司许可）。

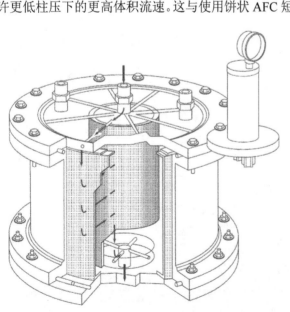

图 27.1　丙烯酸 Superflo 柱示意图（引用经 Sepragen 公司许可）。

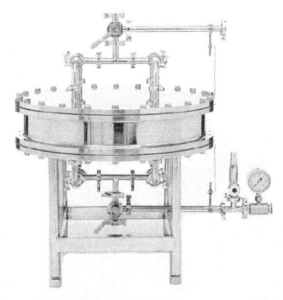

图 27.3　大型饼状轴向流层析柱（引用经 General Electric 公司许可）。

柱的效果相当（图 27.3）。饼状的 AFC 柱相当普遍，绝大部分的商业层析柱供应商都有售。因为要适应更大的上样量而过多增加 AFC 柱高是不现实的，因为过大的压差会过度压缩填料而导致液流困难。尤其当使用软性填料时上述情况更为严重。因此饼状 AFC 柱尽管流路较短，但仍被普遍使用。

本章将着重讨论 RFC 柱在生物分离方面的应用和有关 RFC 的模拟和放大方面的内容。本章的应用实例基于目前已公开发表的文献。通用的速度模型将在 RFC 模拟中展示。此外 AFC 与 RFC 之间的实验和理论方面的比较也会在文中进行讨论。

27.2 径向流层析柱构型

1974 年，Hopf[2]描述了一种径向流层析设备。该设备的中心有一根进液管。当设备旋转时，向外的液流被离心力驱动沿径向流动。因此他称此设备为离心色谱机。这类设备对于大规模工业领域而言明显过于复杂和昂贵，因此在生物技术领域从未被采用。

迄今为止，仅有几家商业公司将 RFC 柱推向市场。第一家是位于 Connecticut 的 CUNO 公司。他们推向市场的 Zetaffinity 系列制备级径向流套筒看起来像螺旋微孔过滤套筒（图 27.4）。该设计明显是出自工业过滤领域最大的生产商 CUNO 之手。CUNO 公司的 PFC 套筒采用织物状的变性纤维素[3]取代吸附颗粒。该套筒用于亲和层析，商品名称为 Zetaffinity。CUNO 公司于 1991 年停止了该产品线的生产。

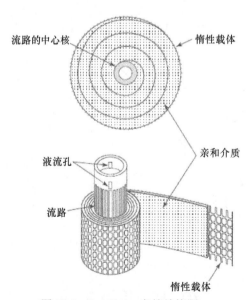

图 27.4 Zetaffinity 套筒结构图。

流路的中心核　　惰性载体

亲和介质

液流孔

流路

惰性载体

第二个 RFC 柱的销售和生产商是位于 Hayward 的 Sepragen 公司（http://www.sepragen.com），其产品线的商品名为 Superflo。Sepragen 销售 50 mL～200 L 的 RFC 空柱。图 27.5 展示了几个相似直径但不同柱高的 Superflo 柱。Superflo 柱的材质有不锈钢、丙烯酸、聚碳

酸酯和聚乙烯，可以耐受的 pH 范围是 2～12，最大压力是 50 psi。该柱已被一些生物制药公司用于生产。Sepragen 公司的 Vinit Saxena 拥有一项设计 RFC 空柱的美国专利[4]。图 27.1 展示了一种向内径向流的丙烯酸 RFC 柱。料液从顶端的中心输入口进入，通过一些流动通道分散到外壳，随后沿径向向中心收集管流动进入装好的填料中。流出液从底部的排出口流出管外。图 27.1 中顶部入口旁的两个孔是装填料时使用的装填口。带压力计的气泡阱位于层析柱顶盖边缘。图 27.2 是 Superflo 柱的解剖图。Superflo 柱通常采用向内的流路取代向外的流路，因为很难在不增加由重力导致的流动扰动的前提下向外分配液流。另一个使用向内流路的原因是相比向外的流路，在同样的电脑积分下向内流路能产生相对更尖的峰[5]。RFC 柱通常是在装柱或再生时使用向外的流路。

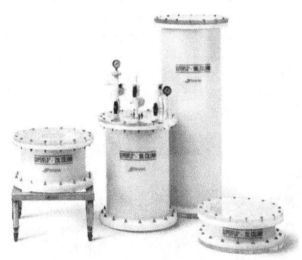

图 27.5 Superflo 柱（引用经 Sepragen 公司许可）。

成立于 2002 年，位于荷兰 Emmen 的 PROXCYS 下游生物系统公司（http://www.proxcys.nl）是一家新的制备级和大规模生产级径向流层析柱的供应商。PROXCYS 公司提供体积为 50 mL～1200 L 的径向流层析柱。图 27.6 显示了一个 CRIO 系列的 CA601 S 5 L 径向流柱。PROXCYS 公司也将一种 AXCIS 柱投入市场，

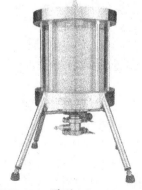

图 27.6 PROXCYS CRIO 系列 CA-601 S 5 L 径向流层析柱（引用经 PROXCYS Downstream Biosystem 许可）。

该柱为混合径向流柱，可用于处理含有颗粒的粗料液，这与一种被称为膨胀床的层析柱类似，该柱首先被位于新泽西州 Piscataway 的 Pharmacia 公司（现为 GE Healthcare 的一部分）投放市场。两者的差别在于后者采用轴向流。

Sepragen 公司和 PROXCYS 公司都推出了小型"切片"状径向流层析柱。该柱看起来像切蛋糕一样从 RFC 柱的中心切出的一角。图 27.7 展示了一个 PROXCYS 公司的 100 mL CRIO-MD 121 柱。CRIO-MD 系列柱与 Sepragen 公司的楔形柱非常相似。该柱可用于小规模应用或规模放大和规模缩小的研究。与 Pfeiffer[6] 研发的轴向流锥形柱有些相似，因为这两类柱都有一个很窄的下游区柱床。

除了上述三家公司，Ngo 和 Khatter[7] 提到使用位于美国 California 的 BioProbe 国际公司生产的 100 mL 和 500 mL Avid AL 径向流柱。但该柱已不再投放市场。此外位于奥地利的 BIA Separations 公司（http://www.biaseparations.com）生产销售 8 mL、80 mL 和 800 mL 的导管状整体柱用于离子交换、反向、亲和及其他应用。位于美国加利福尼亚州的 Harrison Research 公司（http://www.harrisonresearch.com）销售采用超速制备离心加速的径向流薄层层析设备。

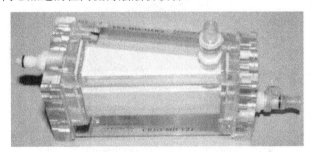

图 27.7 PROXCYS CRIO-MD 121（100 mL）径向流柱（引用经 PROXCYS Downstream Biosystems 公司许可）。（本图全彩图片可由 http://onlinelibrary.wiley.com/book/10.1002/9780470054581 获得。）

27.3 RFC 层析柱的装填程序

CUNO 公司的 Zetaffinity 套筒由于其特殊的结构，因此无须终端用户自行装柱。Sepragen 公司的 Superflo 柱的装柱过程为：首先通过向外流动的缓冲溶液置换掉空气，然后填料悬液通过柱顶盖的两个装柱口（图 27.1）泵入柱内，多余的缓冲液便从柱顶盖的进口被推出。更详细的 Superflo 柱装柱过程可见 Wallworth 的图解[8]。PROXCYS 公司的层析柱可以通过泵采用自动程序将填料悬液装入。装柱程序快结束时，当柱压开始急剧升高，说明装柱完成终止该程序。不同于 Superflo 柱，PROXCYS 公司层析柱的装柱口与中心熔块非常接近。PROXCYS 公司声称装柱口的此种安排能取得更好的装柱效果。装填大型的径向流柱仍然是一项技术挑战。由于在装柱过程中无法解决不良的窜槽问题，用户对 RFC

柱敬而远之。Muson-McGee[9] 研究了采用离子交换填料装填 1.5 L Superflo1500 径向流柱的装柱问题，并且数学模拟了压力和速度分布。

27.4 RFC 柱的压差

由于 CUNO 和 Sepragen 公司的 RFC 设备都具有较短的流路及从入口到出口较低的压差，因此其柱床压差和流速之间表现出高度的线性关系。图 27.8 展示了 Huang 等研究者发表的一个 800 mL CUNO 公司的 Zetaffinity 套筒的柱床压力和流速之间的线性关系。

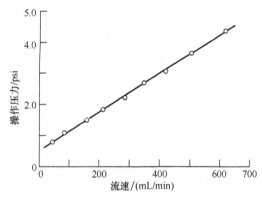

图 27.8 800 mL Zetaffinity 套筒的压差-流速。

图 27.9 显示了一个 Superflo 20 L 柱和一个 Superflo 50 L 柱装填几种不同的软胶层析介质的压差[10]。图中表明在高流速下压差非常低。在低流速时，压差曲线是线性的。该柱的柱上行为与柱高很短的饼状 AFC 的柱上行为非常相似。

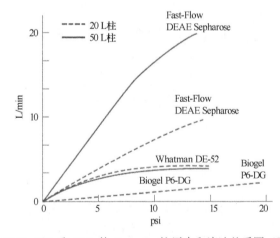

图 27.9 20 L 和 50 L 的 Superflo 柱压力和流速关系图（引用经 Sepragen 公司许可）。

测定一个 RFC 柱内的压力分布应该很有趣。不幸的是，这样的数据目前还无法获得。在体积流速恒定的情况下，由于流动的横断面积变窄，向内流向中心的液流的间质线性流动速度增加。增加的流速会导致流体的动能增加。而根据流体力学中的 Bernoulli 原理，流体的动能增益会被局部降低的压力抵消。此外，增加的流速会显著增加摩擦损失，而需要克服更大的压差。因此由于增加流速带来的此消彼长的效应，而无法估计对局部压力产生的净效应。对于软胶柱，即便在低压 RFC 柱中柱床挤压也是不可避免的。如果向内流向中心液流的压差以每单位径向长度递增，胶密度也会逐渐增加。这会平衡胶体积向中心逐渐减少的效应，Pfeiffer[6]在一个底部狭窄的锥形柱中证实了这一点。而在 RFC 柱中是否会出现同样的效应有待进一步的实验证明。

27.5 径向流柱与轴向流柱的对比

Saxena 和 Weil[11]做了一个实验案例研究用于比较 RFC 柱和 AFC 柱的差别。他们在位于加利福尼亚州 Hercules 的 Bio-Rad 实验室（http://www.bio-rad.com）使用直径为 2.5 cm、体积为 100 mL 的径向流玻璃柱（Econocolumn），以及 Sepragen 公司柱体积为 100 mL 的 Superflo-100 RFC 柱。两个柱均采用如下规程装填季铵乙基（QAE）纤维素。Superflo 柱用泵通过两个装柱口以 30 mL/min 的速度将 25%的填料悬液（含 0.5 mol/L 的 NaCl）泵入。最终装填后 QAE 纤维素的密度为 6 mL/g 干胶。Superflo 柱的装填用时大约 20 min。AFC 柱的填料悬液以 50%的比例从柱顶端加入。当上层液体排去，柱床稳定后，再将额外的填料悬液加入。上述过程一直重复，直到在 AFC 柱中也装入同样总量的 QAE 纤维素。两根柱分别分离 10 mL 的腹水样品。样品在 10 mmol/L、pH8.0 的磷酸缓冲液中透析 2 d，中间换液三次。通过离心去除沉淀和组织碎片。采用分布盐梯度洗脱。图 27.10 显示了 100 mL 的 AFC 柱和 100 mL 的 Superflo-100 RFC 柱之间的比较。从图 27.10 中可以看出：RFC 柱在同样分离结果下所需的时间更短。本案例中两个柱子仅柱体积相同。

更严格的比较应该使用与径向方向的 RFC 柱同样厚度的饼状 AFC 柱，并且两柱具有相同的柱体积。接下来的案例研究接近满足上述条件。

Tharakan 和 Belizaire[12,13]采用一个柱床高度 0.95 cm、径向方向装柱厚度 3.0 cm、体积为 50 mL 的 RFC 柱和一个柱床高度 2.8 cm 的体积为 50 mL 的 AFC 柱。两支柱都装填了 Pharmacia 公司含有单克隆抗体的 Sepharose CL2B 树脂。他们研究了一种称为IX因子的蛋白质的纯化过程。该实验结果表明，两柱都给出了相似的纯化结果。这合乎预期，因为 AFC 柱为饼状结构。Tharakan 和 Belizaire[12]也用同样的柱壳装填了 Sigma Chemical 公司（St. Louis，密苏里州，美国）的尺寸排阻凝胶 S-200 Sephacryl。发现采用 RFC 柱比 AFC 柱的蛋白带更加弥散。

Cabanne 等[14]比较了 120 mL 的 AFC 柱和 120 mL 的 RFC 柱（来自 PROXCYS 公司的 CRIO-MD 62）。两层析柱都有相近的流径，为 6 cm。发现 RFC 柱的表现稍好。

Lane 及其同事[15]比较了纯化卵清蛋白的 Superflo-100 RFC 柱和一个 6.6 cm×4.4 cm 直径柱的表现。两个柱子都有名义上 100 mL 的柱体积，均装有同样的层析介质。两种阴离子交换纤维素用于测试。一种是 WhatmanDE52，另一种是来自 Whatman 公司专业产品事业部（梅德斯通，英国）的 QA52。卵清蛋白首先分离自新鲜的鸡蛋，然后加入缓冲液。细胞碎片去除之后，卵清蛋白悬液用滤纸过滤。用于层析的样品浓度为 14 mg/mL，上样体积为 40 mL。上样后，层析柱用缓冲液淋洗。洗脱采用线性梯度 0～0.5 mol/L NaCl，洗脱液为 pH7.5 的 0.25 mol/L Tris/HCl 缓冲液，含 0.5 mol/L NaCl。同时实验了不同的流速：AFC 柱为 5～50 mL/min，RFC 柱为 5～150 mL/min。图 27.11 和图 27.12 展示了

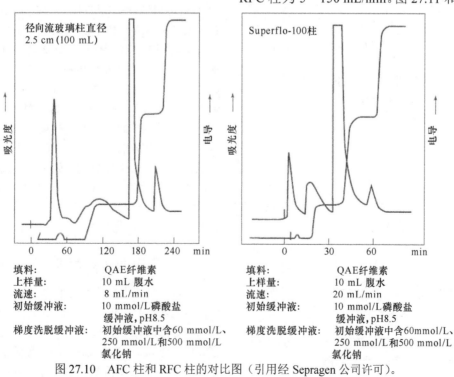

图 27.10　AFC 柱和 RFC 柱的对比图（引用经 Sepragen 公司许可）。

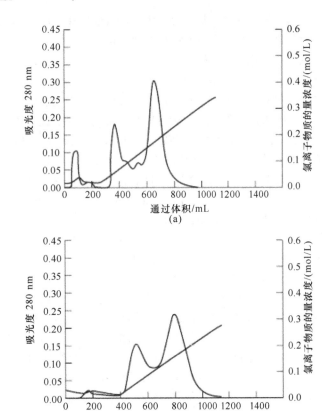

图 27.11 装有 DE52 的 100 mL 的 AFC 柱（a）和 100 mL RFC 柱（b）的卵清蛋白分离比较图。

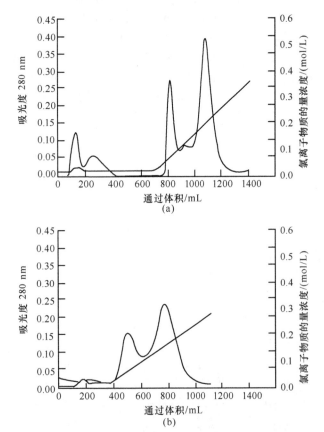

图 27.12 装有 QA52 的 100 mL 的 AFC 柱（a）和 100 mL RFC 柱（b）的卵清蛋白分离比较图。

Lane 等[15]获得的比较典型的结果。研究者指出无论对于 DE52 还是 AQ52 介质来说，在流速为 25 mL/min 时，AFC 柱能给出更加锐利的洗脱峰和更短的洗脱时间。

27.6　RFC 柱的利与弊

RFC 柱可以提供更短的流路和更大的横截面积。这与饼状的 AFC 柱具有同样的效果。但 RFC 柱明显所需的面积更小。然而 RFC 和饼状 AFC 柱都面临着液流分布峰问题。根据 Sepragen 公司的说法，相比典型的大型饼状柱，其 Superflo 柱具有更好的液流分布。

相比于长的 AFC 柱，RFC 柱产生更少的压差，因此能有更大的体积流速。如果采用软胶作为分离介质，RFC 柱的低压差有利于减轻柱床的压缩[16,17]。RFC 柱尤其适合使用软胶的亲和层析。在亲和层析操作中，通常都会使用稀释后的料液。由于产物和胶基架之间超高的亲和力，因此在层析中可允许的流速非常高并且无须损失柱分辨率。对于强反向、疏水相互作用和离子交换介质而言，RFC 也是一个不错的选择。

放大对于 RFC 柱也更加简单，因为相比于 AFC 柱需增加柱直径而言，RFC 柱通常只需增加柱床高度。并且在一定程度上，这样在实际中不会带来液流扭曲的问题。如果一个 AFC 柱的放大是通过增加直径，那么相比容易形成平推流的小 AFC 柱，大 AFC 柱的液流分布则迥然不同。因此，很难根据一个细长的 AFC 的柱上行为来推断一个饼状 AFC 柱的表现。

RFC 柱的劣势首先来自于其很短的流路带来的有限的分辨率。如果流路增加太多，则会带来由于重力导致的液流分布问题。对于分辨率要求较高的分离物只能采用柱床高度足够高的 AFC 柱。这恰好解释了为什么 RFC 在高效液相色谱（HPLC）领域毫无用武之地。RFC 并不适合于与固定相相互作用弱或无特异性吸附的分离。例如，RFC 对于尺寸排阻层析（SEC）来说并不是一个很好的选择，因为 SEC 非特异性结合的分辨率主要依赖于流路的长度。而 RFC 的短流路无法满足其要求。

如果采用机械力强的装柱填料，如二氧化硅基架的颗粒，由于柱床能够耐受更大的压力，那么就可以采用更长的流路。由于被短流路限制，在需要相对高的分辨率的前提下，相比于 AFC，RFC 应该处于劣势。

27.7　应用实例

27.7.1　用膜薄板装填 RFC 柱的应用实例

Huang 等[3]研究了来自于 CUNO 公司的几种装有改性纤维素基架亲和介质的 Zetaffinity 套筒。表 27.1 罗列了 Huang 等测试的三种 Zetaffinity 套筒的尺寸。图 27.13 展示了使用一个 800 mL 的 Zetaffinity 套筒在流速 100 mL/min 下从人血浆中去除阮酶类的色谱分析图[3]。套筒装有改性纤维素对氨基苯甲脒（PAB）作为配基。单步蛋白酶去除率达到 70%。处理后的血浆预期稳定性会有三倍的提升。同样类型的 800 mL Zetaffinity 套筒装填有 1260 mg 的 PBA 配基，也被用于纯化购买自 Sigma Chemical 公司的粗制胰蛋白酶。图 27.14 展示了 Huang 等[3]在流速为 295 mL/min 下获得的结果。

表 27.1　Huang 等[3]试验的 CUNO 的径向流套筒尺寸

参数	小型	中型	大型
额定尺寸/mL	250	800	3200
柱体积/mL	210	810	3020
外径/cm	7.0	12.7	12.7
内径/cm	0.6	0.9	0.9
高度/cm	6.4	6.4	23.8

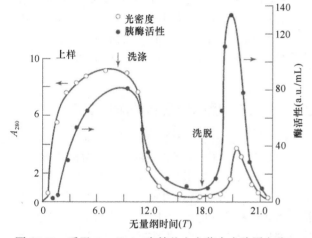

图 27.13　采用 Zetaffinity 套筒从人血浆中去除蛋白酶。

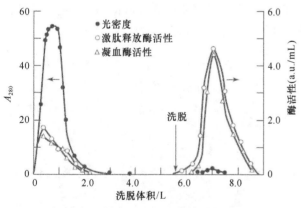

图 27.14　采用 Zetaffinity 套筒纯化胰酶。

Planques 等[18]采用来自 CUNO 公司的 250 mL Zetaffinity 套筒装填有改性纤维素作为层析介质。他们首先使用化学法处理套筒，使配基偶联 L-赖氨酸。该亲和层析介质能与称为人纤维蛋白溶酶原（human plasminogen）的蛋白质结合。离心和微孔过滤后，人血浆用缓冲液稀释后以 20 mL/min 的流速上样。洗涤和洗脱后，回收率为 85%，并且特异性活性获得 110 倍的提升。

Wang 及他的团队[19]焊接了一个直径为 7 cm、柱高

为 2 cm 的柱，从预处理的人尿中纯化人尿血管舒缓素。其多孔的中心滚筒被 QAE 离子交换薄膜所缠绕。这样就与 CUNO 公司的 Zetaffinity 套筒类似。Sun 等[19]使用一个小的 RFC 柱装有交联了溴化甲基（DEAE）的纤维素薄膜，用于从 Nitschmann fraction III 中纯化人凝血酶原。该柱购于中国科学院物理化学研究所。

27.7.2　使用 Sepragen 柱的应用实例

Akoum 和他的团队[21]使用装有组氨酰-琼脂糖凝胶的 Superflo-400 RFC 柱用于纯化 myxalin，一种具有抗凝特性的糖肽。上柱的料液来自黄色粘球菌（*Myxococcus xanthus*）的发酵液。在上柱之前，通过离心、微孔过滤和反渗透对料液进行了澄清和浓缩。

Strækvern 和他的团队[22]使用一个 60 mL、直径 2.2 cm 的 AFC 柱、一个 Superflo-250 柱（柱体积 250 mL）和一个 2500 mL 的 AFC 柱，用于从鳕鱼幽门盲囊的提取物中分离脱氧核糖核酸酶（DNase）。装填的介质为来自 Pharmacia 的 Q-Sepharose Fast Flow 的阴离子交换凝胶。柱尺寸和操作条件列于实验结果汇总表，表 27.2 和表 27.3。结果表明，RFC 柱需要更少的时间能达到更高的生产率。但本案例显示出来的优越性能并不能作为一条既定法则，因为他们使用的 AFC 柱并不是同等的饼状柱结构。

表 27.2　Strækver 等[22]所用层析柱

参数	小柱	中柱	大柱
柱型	轴向流	径向流	轴向流
柱体积/mL	60	250	2500
横截面流动面积/cm²	3.8	120（外）	154
体积流速/h⁻¹	0.6	17.4	20.9
样品体积/L	0.033	0.135	1.32
蛋白质浓度/（mg/mL）	2.6	2.6	2.4
规模因素	1	4	40

表 27.3　Strækver 等[22]所得纯化结果

参数	小柱	中柱	大柱
洗脱体积/L	0.20	0.87	3.57
蛋白质/mg	10	44	350
总活性/×10⁻⁶ U	20	78	783
比活/×10⁻⁶ mg⁻¹	2.00	1.77	1.35
得率/%	100	107	76
纯化（倍数）	20	17	13
循环时间/h	1.3	0.25	1.4
生产率/[×10⁻⁶ U/（h·mL 胶）]	0.256	1.25	0.135
生产率/[mg/（h·mL 胶）]	0.13	0.70	0.1

Weaver 和他的同事[23]使用一个装有来自 Pharmacia 公司的 Q-Sepharose Fast Flow 介质的 10 L 的 Superflo

RFC 柱，用于从完全粗制的大肠杆菌提取物中分离尿苷磷酸化酶。发酵后，将 375 L 的发酵液浓缩到 10 L。然后用 50 L 含有 1 mmol/L $MgCl_2$ 的 20 mmol/L 的 K_3PO_4 缓冲液进行淋洗。每升发酵液加入 20 μg 溶菌酶、100 mg DNase 和 100 mg RNase 后，用球磨机对细胞进行匀浆。上清稀释到 30 L，然后上 10 L RFC 柱。料液以 1.3 L/min 的流速回流到柱内 3 h 后丢弃。然后柱子用三种不同的缓冲液进行淋洗以去除结合的脂质和疏水蛋白。然后用含有 0.225 mmol/L 的 NaCl 进行洗脱。收集洗脱产物 50 L。终产物透析后纯度达到 85%、回收率 82%。

McCartney[24]使用两根 100 mL 装有 S-Sepharose FF（Pharmacia）离子交换介质的 Superflo-100 RFC 柱串联，用于纯化一种来自 *E. coli* 的不明重组蛋白。该系统能够在 2 h 内处理 4 L 料液，并且达到 64 倍的富集比。

Saxena 和其合作者[17]使用一个采用固定蛋白 A 装填的 Superflo-1500 柱（柱体积 1500 mL），用于从腹水中纯化一种抗黑色瘤的 IgG2a 抗体。样品的上样速度是 104 mL/min。上样结束后，柱子用 170 mL/min 的速度淋洗。洗脱速度为 92 mL/min。在 3.5 h 内实际回收到了纯度大于 97% 总计 3.1 g 的抗体。研究者还采用装有与 Sepharose 4B 基架通过环氧键固定了核黄素的介质的 Superflo-1500 柱，用于获得一种核黄素结合蛋白的粗纯产物[17]。全部运行速度为 350 mL/min。他们也使用装有将抗 ricin B 链抗体固定在交联琼脂糖的 Superflo-200 柱[17]。采用 45 mL/min 的流速。最后获得纯度为 100% 共计 2.1 g 的产物。

Sun 等[25]使用分别装有 DEAE Sepharose Fast Flow 介质的 15 mL 的 AFC 柱和 50 mL 的 Superflo 径向流柱，从用 Nitschmann 方法从人血浆中分离白蛋白和 IgG 的 Nitschmann fraction III 组分中纯化出人凝血素。AFC 柱的上样量为 50 mL，RFC 柱的上样量为 200 mL。使用 RFC 柱得到了分离度更好的峰。他们还使用同样的柱子从 Nitschmann fraction I 中纯化人体血纤蛋白原[26]。Tseng[27]等成功地使用来自 Sepragen 的 100 mL Superflo 径向流柱，该柱装有 DEAE-52 纤维素，用于纯化人唾液胱抑素 SN（CsnSN），属于半胱氨酸蛋白酶抑制剂的胱抑素家族的一员。Levison[28]比较了在均装有 DE52 介质、都用于纯化卵清蛋白的前提下，100 mL Superflo-100 柱、10 L Superflo-10L 和 100 mL AFC 柱之间表现的差异。相互之间的色谱图都非常相似，表明从 100 mL 到 10 L 呈线性放大。

27.7.3 使用 PROXCY 柱的应用实例

目前为止，文章前面提到的 Cabanne 等[14]比较了 120 mL AFC 柱和 120 mL RFC 柱（来自 PROXCYS 公司的 CRIO-MD 62），是目前唯一一发表的应用实例。因为 PROXCYS 公司在 RFC 市场是后起之秀，更多地在公开文献中使用该公司柱的应用研究还未出现。

27.7.4 使用 RFC 柱整体装填的应用实例

近年来，一些研究团队尝试用整体柱介质装填 RFC 柱，证明其能够减少 AFC 中的谱带扩展。Gustavsson 和 Larsson[29]自行焊接了一个装有单独的一片的多孔琼脂糖凝胶（被认为是整体柱介质中的一类）的 65 mL RFC 柱。凝胶被 Cibacron Blue 3GA 亲和配基衍化后，该柱用于从 200 mL 的粗制的牛乳酸脱氢酶提取物总分离脱氢酶，结果非常好。Yang 等[30]在加入致孔剂的前提下，通过甲基丙烯酸缩水甘油酯和乙烯二甲基丙烯酸的聚合作用获得一种整体柱形式。聚合物在装入 38 mL 径向流柱之前，用 DEAE 弱阴离子交换基团修饰。该柱的压差与流速呈线性关系，当测试流速最高达 50 mL/min 时，压差值为 1.7 MPa。

Hahn 等[31]研究了一个制备级聚甲基丙烯酸酯整体柱的分散效应，该柱的外直径为 15 mm，内直径为 1.5 mm，柱高 45 mm。值得注意的是，对于刚性整体柱介质，相比于 AFC 柱，RFC 柱并不具有多大优势。

27.7.5 连续径向流层析的应用实例

Lay 等[32]报道了在连续模式下使用 RFC。他们构建了一个具有旋转环形套管的 RFC 柱，在外套筒上平均分布了 8 个输入口，如图 27.15 所示。柱床装填有 500 mL 的 DEAE Sepharose Fast Flow 阴离子交换剂，然后整圈被分为 4 个相邻的区域：进料区、淋洗区、洗脱区和二次淋洗区。该柱用于从乳铁蛋白中分离牛血清白蛋白（BSA），BSA 的分离因子达到 4.78。连续的 RFC 与连续的环形层析相当的理论可见 Hilbrig 和 Freitag[33]的评论。它们在流向上不同，后者为径向流。

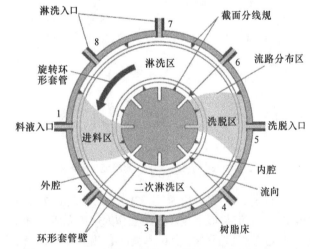

图 27.15 RFC 柱的示意图。（来源：参考文献[32]。）

27.8 径向流层析的数学模型

1950 年，Lapidus 和 Amundson[34]提出了一个 RFC 的简化理论模型。他们忽视了主体流动相的径向分散和粒内扩散。这与 Rachinskii[35]采用的模型相似。Inchin 和 Rachinskii[36]随后将主体流动相的分子扩散纳入考虑之中。Lee 等[36]提出一些独立的单元评价模型，用于比较 RFC 和 AFC 之间的统计矩。这些模型包括：径向分散、粒内扩散和外部物质传递效应。Kalinichev 和 Zolotarev[38]将径向分散系数作为变量，对独立单元 RFC 的力矩进行了分析检验。Duong 和 Shallcross[39]提出了一个 RFC 离子交换的模型，该模型考虑到了径向分散、外膜质量传递机制及二元阳离子交换。该模型用于预测实验穿透曲线。

Lee[40]采用有限差分和正交配置的方法，从数值上解决了一个非线性独立单元 RFC 的评价模型。他的模型将径向分散、粒内扩散、外膜质量传递机制和非线性等温线都考虑在内。该模型没有将径向分散和传质系数作为变量，而取其平均值。最近，Lay 等[32]模拟了连续 RFC 柱，见图 27.15。他们的模型考虑了径向和对角方向的分散、粒内扩散、界面膜传质和包括 BSA 及 NaCl 的二级动力学，在 MATLAB（http://www.matlab.com）中采用显示有限差分法求解该模型。当正向和逆向反应达到平衡，二级动力学导致 Langmuir 等温线。对于他们只有很短的 3 cm 直径的柱子而言，径向及对角方向的分散影响可以忽略不计，但粒内扩散仍不可小觑。最后从乳铁蛋白中分离 BSA 的实验数据与模型预测圆满匹配。

由于 RFC 柱的线性流速（velocity，v）沿半径坐标方向连续变化，因此 RFC 的实际模型应该把径向分散和外膜质量传递系数当作变量而非常量。如果不考虑流路的曲率被丢失的显著特征，RFC 柱可被想象成将其切开并展开，这就非常像饼状的 AFC 柱。

27.8.1 多组分 RFC 通用速率模型

Gu 和他的团队[40]提出了一个 RFC 的通用速率模型，该模型把径向分散和外膜质量传递系数当作变量而非常量。该模型可以数值求解。图 27.16 显示了为建模构建的 RFC 柱的剖面图。做了如下假设来构建 RFC 的通用评价模型：

1. 柱子是等温的；

2. 柱床中的多孔颗粒可以被认为是球形的，并且具有均一的直径；

3. 轴向的浓度梯度可以忽略不计，也就是说可以忽略轴向的分布不均；

4. 颗粒大孔内的液体是停滞的，即大孔内无对流流动；

5. 大孔表面与大孔内的停滞液体存在瞬时局部平衡；

6. 膜传质理论可以用于描述主体流动相和颗粒相之间的界面传质；

7. 分散和传质系数是常量，与相关组分的混合效应

无关。

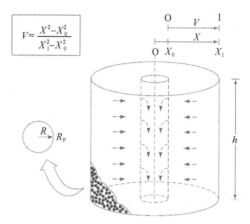

图 27.16　一根内流 RFC 柱的剖面图。

在上述基本假设的基础上，式（27.1）和式（27.2）根据主体流动相和颗粒相每种组分间的不同质量平衡而制定。在式（27.1）中，"+v"代表向外流动，"−v"代表向内流动。

$$-\frac{1}{X}\frac{\partial}{\partial X}\left(D_{bi}X\frac{\partial C_{bi}}{X}\right) \pm v\frac{\partial C_{bi}}{\partial X} + \frac{\partial C_{bi}}{\partial t} + \frac{3k_i(1-\varepsilon_b)}{\varepsilon_b R_p}(C_{bi}-C_{pi,R=R_p}) = 0$$

（27.1）

$$(1-\varepsilon_p)\frac{\partial C_{pi}^*}{\partial t} + \varepsilon_p\frac{\partial C_{pi}}{\partial t} - \varepsilon_p D_{pi}\left[\frac{1}{R^2}\frac{\partial}{\partial R}\left(R^2\frac{\partial C_{pi}}{\partial R}\right)\right] = 0$$

（27.2）

在式（27.2）中，C_{pi}^* 和 C_{pi} 通过等温线相关[40]。

偏微分方程（PDE）系统的初始条件如下：

当 $t=0$ 时，

$$C_{bi} = C_{bi}(0, X) \quad (27.3)$$

以及

$$C_{pi} = C_{pi}(0, R, X) \quad (27.4)$$

边界条件如下。

在入口 X 位置：

$$\partial C_{bi}/\partial X = (v/D_{bi})[C_{bi}-C_{fi}(t)] \quad (27.5)$$

在出口 X 位置：

$$\partial C_{bi}/\partial X = 0 \quad (27.6)$$

式（27.1）和式（27.2）可以写为如下无因次形式：

$$-\frac{\partial}{\partial V}\left(\frac{a}{Pe_i}\frac{\partial c_{bi}}{\partial V}\right) \pm \frac{\partial C_{bi}}{\partial V} + \frac{\partial C_{bi}}{\partial \tau}\xi_i(C_{bi}, C_{bi,r=1}) = 0 \quad (27.7)$$

$$\frac{\partial}{\partial \tau}[(1-\varepsilon_p)C_{pi}^* + \varepsilon_p C_{pi}] - \eta_i\left[\frac{1}{r^2}\frac{\partial}{\partial r}\left(r^2\frac{\partial C_{pi}}{\partial r}\right)\right] = 0 \quad (27.8)$$

在式（27.7）中，无因次变量 $V=(X^2-X_0^2)/(X_1^2-X_0^2) \in [0,1]$ 是基于局部体积平均法[40]。参数 $\alpha = 2\sqrt{V+V_0}\left(\sqrt{1+V_0}-\sqrt{V_0}\right)$ 是 V 的函数，在这里

$$V_0 = X_0^2 = (X_1^2 - X_0^2)。$$

无因次初始条件如下：

当 $\tau = 0$ 时， $c_{bi} = c_{bi}(0, V)$ （27.9）

并且 $c_{pi} = c_{pi}(0, r, V)$ （27.10）

无因次边界条件如下：

$$\partial c_{bi} / V = Pe_i[c_{bi} - C_{fi}(\tau) / C_{0i}] \quad (27.11)$$

在入口 V 位置，对于正面吸附， $C_{fi}(\tau) / C_{0i} = 1$ ；对于洗脱， $C_{fi}(\tau) / C_{0i} = \begin{cases} 1, 0 \leqslant \tau \leqslant \tau_{tmp} \\ 0, 其他情况 \end{cases}$ 当以矩形脉冲的形式上样后：

如果组分 i 被置换， $C_{fi}(\tau) / C_{0i} = 0$

如果组分 i 是置换剂， $C_{fi}(\tau) / C_{0i} = 1$

在出口 V 位置，$\partial c_{bi} = \partial V = 0$。由于颗粒相支配方程，边界条件如下：

当 $r=0$ 时， $\partial c_{pi} = \partial r = 0$ （27.12）

当 $r=1$ 时， $\partial c_{pi} = \partial r = Bi_i(c_{bi} - c_{pi, r=1})$ （27.13）

注意所有的无因次浓度都基于 C_{0i}，每种组分的最大上样浓度是 $C_{fi}(\tau)$。

径向分散系数 D_{bi} 依赖于线性速度 v。在液相色谱法中，假设[5,38,42] $D_{bi} \propto v$。因此， $Pe_i = v(X_1 - X_0) / D_{bi}$ 在液态 RFC 中可以认为是常量。 Bi_i 的变化可以从如下关系中得出：

$$Bi_i \propto k_i \propto v^{1/3} \propto (1/X)^{1/3} \propto (V + V_0)^{-1/6} \quad (27.14)$$

如果 $Bi_{i,V}$ 值未知， Bi_i 值其他地方都可以从式（27.15）中得到：

$$Bi_{i,V} = [(1 + V_0) / (V + V_0)]^{1/6} Bi_{i,V} = 1 \quad (27.15)$$

参数 ξ_i 可以根据 Bi_i 用它的定义公式 $\xi_i = 3Bi_i \eta_i (1 - \varepsilon_b) / \varepsilon_b$ 算出。

27.8.2　数值解

支配方程的 PDE 系统首先被离散化成为一个常微分方程（ODE）系统。通常采用有限单元法和正交配置法来分别离散主体流动相和颗粒相的支配方程。然后作为结果的 ODE 系统通过一种由 Brown 等[43]开发的、被称为双精度可变系数常微分方程求解程序（DVODE）的公共域来求解。基于微软 Windows 系统的该操作软件对于任何学术研究的技术及研究人员都是免费的。软件的信息可以从如下网址获得：http://www.ent.ohiou.edu/~

guting/CHROM/。

Gu 等[5,42]开展了一项将 D_{bi} 和 k_i 作为变量而非常量的影响的研究。也通过计算机模拟比较了 RFC 与 AFC。图 27.17 表明，内流 RFC 具有比外流 RFC 更窄的浓度分布图[5,42]。理论上预测出来的细小差别，在实验中也许不会出现，特别是对于那些具有较大 X_0 或 V_0 值的柱子。该图也表明 RFC 在相等的物理参数下，与 AFC 的浓度分布图相似。上述理论结果与 Tharakan 和 Belizaire[12] 获得的实验结果相符。

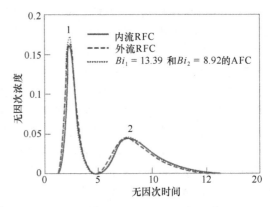

图 27.17　内流及外流的 RFC 和 AFC 之间的模拟比较图。

27.9　RFC 柱的放大

RFC 柱应予肯定的诸多优点中，有一个与放大相关。在某种程度上，为了适应增加的样品体积，选择在 Sepragen 公司的 Superflo 柱系列，逐渐增大柱高是一种相当保险的方式。然而，也必须牢记这会导致液流分布在径向流方向会变差。如果柱床厚度沿径向增加，那么柱压也会成比例增加。图 27.18 显示：用 DEAE 分离腹水时，上样量和柱床放大 15 倍时，纯化表现依然相似[11,44]。图 27.19 显示[11]的是一个 50 倍放大的例子。这两个例子均是成功的典范。

当 RFC 柱的直径增加时，其性能推算就会更加困难，这和增加 AFC 柱的柱长是一个道理。这类放大会改变洗脱时间和峰形。前面描述的数学模型会对放大过程有帮助。无论是购买现货还是订制一个柱子之前，该柱基于不同的直径及操作条件的性能应先用计算机模拟进行预测。等温线数据应由试验获得，或由装填介质的供货商提供。为了简化问题，只有一两个关键元素采用计算机模拟。而模型中使用的各个传质参数可以通过现有的相互关系估计出来。

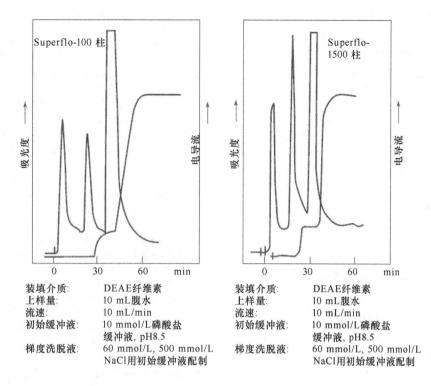

装填介质：　　DEAE 纤维素
上样量：　　　10 mL 腹水
流速：　　　　10 mL/min
初始缓冲液：　10 mmol/L 磷酸盐
　　　　　　　缓冲液, pH8.5
梯度洗脱液：　60 mmol/L, 500 mmol/L
　　　　　　　NaCl 用初始缓冲液配制

装填介质：　　DEAE 纤维素
上样量：　　　10 mL 腹水
流速：　　　　10 mL/min
初始缓冲液：　10 mmol/L 磷酸盐
　　　　　　　缓冲液, pH8.5
梯度洗脱液：　60 mmol/L, 500 mmol/L
　　　　　　　NaCl 用初始缓冲液配制

图 27.18　应用 Superflo 柱 15 倍放大的应用实例。

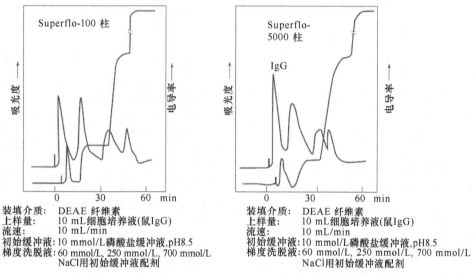

装填介质：　DEAE 纤维素
上样量：　　10 mL 细胞培养液 (鼠 IgG)
流速：　　　10 mL/min
初始缓冲液：10 mmol/L 磷酸盐缓冲液,pH8.5
梯度洗脱液：60 mmol/L, 250 mmol/L, 700 mmol/L
　　　　　　NaCl 用初始缓冲液配剂

装填介质：　DEAE 纤维素
上样量：　　10 mL 细胞培养液 (鼠 IgG)
流速：　　　10 mL/min
初始缓冲液：10 mmol/L 磷酸盐缓冲液,pH8.5
梯度洗脱液：60 mmol/L, 250 mmol/L, 700 mmol/L
　　　　　　NaCl 用初始缓冲液配剂

图 27.19　应用 Superflo 柱 50 倍放大的应用实例。

27.10　结束语

RFC 柱具有较短的流路和较大的流动面积，这会导致较小的柱床压力。这使得它们尤其适合于对压力敏感的软胶介质，尽管也可用于刚性颗粒。由于其分辨率有限，RFC 仅用于基于强溶质-固定相相互作用的层析，如亲和层析、强阳离子或阴离子交换、强反相层析及强疏水相互作用层析的制备级或大规模层析分离。RFC 不适合于 SEC 或其他形式的弱溶质-固定相相互作用。RFC 并不能取代 AFC，相反，它是 AFC 在制备级和大规模分离时的一种替代选项。实验结果和理论模型都表明，当 RFC 柱的径向装柱厚度与饼状 AFC 柱的柱床高度一样，且它们的装柱体积也一样时，两者的表现非常相似。然而，RFC 的占地面积要小得多，而且它似乎比非常宽的饼状柱能够更好地分布液流。

致谢

作者要感谢 PROXCYS 下游生物系统公司的 Marcel Raedts 先生，以及 Sepragen 公司的 Sanjeev Saxena 先生，感谢他们提供了径向流柱的产品信息。

术语

Bi_i　　组分 i，$k_i R_p / (\varepsilon_p D_{pi})$ 的传质 Biot 数

C_{0i}　　无量纲化浓度，$\max\{C_{fi}(t)\}$

C_{bi} 主体流动相组分的浓度

C_{fi} 组分 i 的上样浓度分布，是一个时间因变量

C_{pi} 颗粒大孔内静止流动相组分 i 的浓度

C_{pi}^* 颗粒固定相中组分 i 的浓度（基于颗粒骨架的单位体积）

c_{bi} C_{bi}/C_{0i}

c_{pi} C_{Pi}/C_{0i}

c_{pi}^* c_{pi}^*/C_{0i}

D_{bi} 组分 i 的轴向或径向分散系数

k_i 组分 i 的膜传质系数

Pe_i 组分 i 径向分散的佩克莱数，$v(X_1 - X_0)/D_{bi}$

R 颗粒的径向坐标

R_p 粒径

r R/R_p

t 时间量纲（$t=0$ 是样品进入层析柱的时刻）

v 间隙速度

V 无因次体积坐标，$(X^2 - X_0^2)/(X_1^2 - X_0^2)$

V_0 $X_0^2/(X_1^2 - X_0^2)$

X RFC 柱径向方向的坐标

希腊字母

α RFC 的 $2\sqrt{V+V_0}(\sqrt{1+V_0} - \sqrt{V_0})$

ε_b 柱床外水体积分数

ε_p 微粒孔隙性

η_i 无因次常数，$\varepsilon_p D_{pi} L/(R_p^2 v)$

ξ_i 组分 i 的无因次常数，$3Bi_i \eta_i (1-\varepsilon_b)/\varepsilon_b$

τ 无因次时间，vt/L

τ_{imp} 样品矩形脉冲的无因次持续时间

翻译：房　婷　军事科学院军事医学研究院生物工程研究所
校对：李建民　军事科学院军事医学研究院生物工程研究所

参 考 文 献

1. McCormick D. Biotechnology (NY) 1988; 6: 158–160.

2. Hopf P. Ind Eng Chem 1947; 39: 938–940.

3. Huang SH, Roy S, Hou KC, Tsao GT. Biotechnol Prog 1988; 4: 159–165.

4. Saxena V, inventor; Sepragen Corporation. US patent 4,627,918. 1986 Dec 9.

5. Gu T, Tsai G-J, Tsao GT. In: Fiechter A editor. Advances in biochemical engineering/biotechnology. Berlin-New York: Springer; 1993. pp. 73–95.

6. Pfeiffer W. J Chromatogr A 2003; 1006: 149–170.

7. Ngo T, Khatter N. Appl Biochem Biotechnol 1991; 30: 111–119.

8. Wallworth DM. Downstream processing of proteins: methods and protocols. In: Desai MA, editor. Volume 9, Methods in biotechnology. Berlin-New York: Springer; 2000. pp. 173–184.

9. Munson-McGee SH. Sep Sci Technol 2000; 35: 2415–2429.

10. Saxena V, Dunn M. Biotechnology (NY) 1982; 7: 250–255.

11. Saxena V, Weil AE. BioChromatography 1987; 2: 90–97.

12. Tharakan JP, Belizaire M. J Liq Chromatogr 1995; 18: 39–49.

13. Tharakan JP, Belizaire M. J Chromatogr 1995; 702: 191–196.

14. Cabanne C, Raedts M, Zavadzky E, Santarelli X. J Chromatogr B Biomed Appl 2007; 845: 191–199.

15. Lane L, Koscielny ML, Levison PR, Toome DW, Butts ET. Bioseparation 1990; 1: 141–147.

16. Ernst P. Aust J Biotechnol 1987; 1: 22–26.

17. Saxena V, Weil AE, Kawahata RT, McGregor WC, Chandler M. Am Lab 1987; 19: 112–120.

18. Planques Y, Pora H, Menozzi FD. J Chromatogr 1991; 539: 531–533.

19. Wang H, Li T, Zou H, Zhang Y, Chao J, Chao L. Biomed Chromatogr 1996; 10: 139–143.

20. Sun T, Chen G, Liu Y, Bu F, Wen M. J Chromatogr B Biomed Appl 2000; 742: 109–114.

21. Akoum A, Devichi F, Kalyanpur M, Neff JP, Vijayalakshmi MA, Sigot M. Process Biochem 1989; 24: 55–59.

22. Strætkvern KO, Raae AJ, Folkvord K, Næss BA, Aasen IM. Bioseparation 1991; 2: 81–93.

23. Weaver K, Chen D, Walton L, Elwell L, Ray P, BioPharm 1990; July/August: 25–29.

24. McCartney JE. BioTechniques 1991; 11: 648–649.

25. Sun T, Chen G, Liu Y, Bu F, Wen M. Biomed Chromatogr 2000; 14: 478–482.

26. Sun T, Chen G, Liu Y, Bu F, Wen M. Biotechnol Tech 1999; 13: 831–835.

27. Tseng C-C, Tseng C-P, Levine MJ, Bobek LA. Arch Biochem Biophys 2000; 380: 133–140.

28. Levison PR. J Chromatogr B Biomed Appl 2003; 790: 17–13.

29. Gustavsson P-E, Larsson P-O. J Chromatogr A 2001; 925: 69–68.

30. Yang C, Wei Y, Zhang Q, Zhang W, Li T, Hu H, Zhang Y. Talanta 2005; 66: 472–478.

31. Hahn R, Tscheliessnig A, Bauerhansl P, Jungbauer A. J Biochem Biophys Methods 2007; 70: 87–84.

32. Lay MC, Fe CJ, Swan JE. Food Bioprod Process 2006; 84(C1): 78–73.

33. Hilbrig F, Freitag R. J Chromatogr B Biomed Appl 2003; 790: 1–15.

34. Lapidus L, Amundson NR. J Phys Colloid Chem 1950; 54: 821–825.

35. Rachinskii VV. J Chromatogr 1968; 33: 234–242.

36. Inchin PA, Rachinskii VV. Russ J Phys Chem 1977; 47: 1331–1333.

37. Lee W-C, Huang SH, Tsao GT. AIChE J 1988; 34: 2083–2087.

38. Kalinichev AI, Zolotarev PP. Russ J Phys Chem 1977; 51: 871–873.

39. Duong H, Shallcross DC. Ind Eng Chem Res 2005; 44: 3681–3691.

40. Lee W-C, PhD thesis, West Lafayette, IN: Purdue University; 1989.

41. Gu T. Mathematical modeling and scale-up of liquid chromatography. Berlin-New York: Springer; 1995, pp. 102–106, 116.

42. Gu T, Tsai G-J, Tsao GT. Chem Eng Sci 1991; 46: 1279–1288.

43. Brown PN, Byrne GD, Hindmarsh AC. SIAM J Sci Stat Comput 1989; 10: 1038–1051.

44. Saxena V, Subramanian K, Saxena S, Dunn Michael. BioPharm 1989; March: 46–49.

第 **28** 章 | 生物材料的干燥

Chung Lim Law

Department of Chemical and Environmental Engineering，The University of Nottingham，Malaysia Campus，Selangor，Malaysia

Arun S. Mujumdar

Department of Mechanical Engineering，National University of Singapore，Singapore

28.1 引言

大多数生物技术产品以液态或培养基形式存在，通常需要冷冻来用于保存和分配，因而增加了处理成本和不便性。然而，这些生物技术产品可进行脱水来消除冷冻和液态存储导致的缺点。在无菌和稳定性方面，生物制品的干粉优于液态或冷冻产品。此外，冻干制品的运输储藏成本比液态或冷冻产品相对较低。

干燥，是指通过供给热能，从固体、半固体或液体物质中除去液体（通常是水，但在许多生物加工应用中，可以是有机溶剂或含水的混合物），引起液态到气态的相变而产成固体产品。在冷冻干燥的特殊情况下，液体会先凝固，然后升华。生物技术产品是由微生物作用而产生的，且与生物体相关。生物技术产品是对生物材料的一个更广泛通用的定义，其中包含了木材、煤、生物质、食品（生物聚合物）、蔬菜、水果等。本章仅限于全细胞的生物技术产品（如面包酵母、细菌、血液、血浆、疫苗、真菌），发酵食品（如酸奶、奶酪），低分子质量（如氨基酸、柠檬酸）和高分子质量合成产品（如抗生素、氧杂蒽），碳水化合物和酶。

所有这些产品的特点是具有较高的热敏度；它们暴露于某些特定温度下会变质或变性，另外一些则由于机械力（如剪切力等）、表面张力或者在操作过程中引起的细胞壁破坏而导致失活。这些产品的生产批量较小。同时，它们通常是高附加值的产品，质量控制比干燥成本更重要。因此，即使热泵干燥等这一类不太昂贵的技术可能会应用成功，但使用昂贵的干燥技术（如冻干、真空干燥等）更为普遍。当然，还有一些生物技术产品会使用常规的干燥技术，如喷雾干燥或流化床干燥等进行连续操作。

生物技术产品中水的活性是由其状态决定的。自由水代表细胞内的水分，活细胞所需的营养物质以溶液形式存在。结合水是组成细胞和生物体结构的成分。它更牢固地结合到固体基质上，且更耐冷冻。水活度是指在相同温度下，产品中预期的水蒸气压与纯水的平衡压的比值。为储藏安全，干燥处理的目的是减少产品含水率，以保证水的活性降低至安全储存的阈值。在热干燥过程中，生物技术材料可能会发生一些变化，例如，干燥生物材料时，会造成细胞膜破坏，蛋白质或酶变性，甚至细胞死亡。

选择用于生物技术产品处理的干燥机是极为重要的，因为它涉及引起以上问题的传热和传质。一台合适的干燥机能产生理想的最终产品品质，包括较高的细胞存活率、高的细胞生物量、有效成分保存、理想的最终水分含量、颗粒尺寸等。

28.2 生物制品的干燥

已有许多类型的酵母应用于工业，如糖发酵、面包生产、啤酒发酵、葡萄酒发酵、木糖醇生产、乙醇生产和生物修复（如棕榈油工厂废水、脂肪酸、脂肪、油降解等）。酵母也是健康和益生菌的来源。它是蛋白质和维生素的极好来源，特别是复合维生素 B。酵母提取物用作食品添加剂或香料。表 28.1 列出了一些酵母的工业应用。

细菌的许多特性有利于工业生产，如生物转化。其已经在许多工业如食品发酵、废物处理、生物修复、生物病虫害防治、农药和除草剂的降解、化工生产、医药、农药及微生物开采中得到应用。在干燥和储存过程中细菌的存活是受多种因素影响的，如初始浓度、保护剂、补液、贮存条件、物种动力学和操作参数[1~4]。因此，干燥机的选择对能最大限度地提高贮存稳定性、活力和活性是至关重要的。在冷冻干燥过程中所用的保护剂是影响细菌存活和细胞生存力的另一个因素，如阿东糖醇、甜菜碱、甘油、乳糖、蔗糖、脱脂奶、二甲亚砜、海藻糖、山梨醇和甘露醇。许多菌株已在工业中应用，包括乳酸菌（LAB）（乳酸乳球菌和乳杆菌）、乙酸菌、重组生物发光性细菌、无致病力的细菌等。表 28.1 列出了这些细菌的一些应用。

表28.1 一些不同类型酵母与细菌的工业应用

生物制品	类型	工业应用
酵母菌	不同的酵母菌株	食品生产、啤酒与葡萄酒发酵、健康与益生菌补充、农业园艺生物防治和生物降解
	酵母浸提物（β-D 葡聚糖）	免疫刺激性活性的药用酵母产品
细菌	乳酸菌：乳酸乳球菌 乳杆菌	生产香料、胞外多糖、发酵牛奶制品、乳品发酵剂、益生菌和青贮饲料防腐剂
	乙酸菌	氧化醇类和糖转化成商业食品和化工产品，如醋、纤维素、山梨糖、葡糖酸等
	重组生物荧光细菌	毒性监测系统、毒性生物传感器、基因工程细菌、大肠杆菌
	非病原细菌（百日咳博德特氏菌）	脱脂牛奶的生产

蛋白质和氨基酸在食品工业中是初级产品。蛋白质和氨基酸的适当处理和加工对保持或改善其营养和功能特性是重要的，如消化率和溶解性。干燥不当和过度加热可能会导致结构变化，从而减少其消化率或吸收[5~7]。

在干燥过程中发生的化学和物理反应由于蛋白质的变性会有损产品的消化率[8~11]。操作或环境条件的变化，如温度变化可能引起蛋白质分子间的相互交联。这反过来会导致聚集、混凝，最后沉淀[12,13]。

最近几年，酶更多地用作工业催化剂、医药产品、临床诊断化学品及分子生物学。酶是由植物或微生物产生的蛋白质催化剂。工业化酶如蛋白酶、淀粉酶、果胶酶[14]等进行批量生产，而用于化学分析的分析酶生产量较少。

因为大多数酶在水中是不稳定的，脱水利于它们的稳定。表28.2列出了在工业中一些常见酶的应用。选择合适的用于生产酶的干燥机及操作条件的优化对于生产干燥的酶是至关重要的，这种酶在保持活性、溶解性、

表28.2 不同类型酶组的应用

酶	应用
蛋白酶	洗涤剂、乳制品、烘焙和皮革行业
淀粉酶	洗涤剂、淀粉、蒸馏、面包店和纺织行业
脂肪酶	洗涤剂、乳品行业
纤维素	洗涤剂、葡萄酒和果汁、纺织品和动物饲料行业
乳糖酶	乳品业
果胶酶、纤维二糖酶、多酚氧化酶	葡萄酒和果汁行业
葡萄糖氧化酶	葡萄酒和果汁、烘焙行业
葡萄糖异构酶	淀粉行业
糖化酶	淀粉和蒸馏行业
过氧化氢酶	纺织品行业
植酸酶	饲料行业
木聚糖酶	纸浆造纸行业
单宁酶	茶行业
乙酰乙酸脱羧酶、β-葡聚糖酶	酿酒行业

分散性、稳定性、纯度、颜色和气味等方面具有良好的品质。另外，干燥后的酶在流动性、粉末粒径、粒径分布、均匀性和密度等方面的性质也同样重要。

由于血小板易在低温冷冻条件下被激活，血小板浓缩物的储存和运输是一个主要问题。因此，只能在温度高于22℃的条件下储存。在输血中心，富含血小板的血浆浓缩物存储于22℃的血袋中，保质期不超过5 d。此外，液态储存的血小板易于迅速失去其功能和活力[15]。此外，在环境温度存储下的血小板易导致细菌滋生。保存血小板的方法之一是使用冷冻保护剂进行冻干干燥。

28.3 干燥对生物技术产品质量的影响

生物技术产品的质量属性覆盖面很广，包括细胞活力、存活率、有效成分含量、色泽、质地、感官特性、营养价值、口感、风味、终含水率等。在冷冻干燥过程中细菌的存活也受到物种[16]、初始浓度[17,18]、生长和干燥介质[19]、干燥参数[20]、复水[19]及存储条件的影响。

有报道称，低的初始细胞浓度不利于冻干生物技术产品[17,19]的存活。Palmfeldt 等[21]发现蔗糖作为保护溶质时，绿假单胞菌的冷冻干燥最优初始细胞浓度应为$1 \times 10^9 \sim 1 \times 10^{10}$ CFU/mL。

根据 Beker 和 Rapoport[22]，将面包酵母的含水量从65%～70%降至最终的 4%～6%是必要的。Bayrock 和 Ingledew[23,24]发现，当水分含量高于 15%时，压缩酵母的存活率不受干燥温度的影响。然而，当水分含量低于5%～8%时，细胞活力很低。这是由于结合水去除时[25]，代谢功能发生了不可逆的损害。

在干燥过程中，各种各样的异常变化会出现在产品中。这些变化可能是物理、化学、生化或酶反应的。在最差条件下，人们可以得到干燥但完全失活的产物。表28.3总结了多种生物材料的变化及其对产品质量的影响。各项指标都用来量化质的转变，对它们的选择显然必须依赖于产品，但讨论这个重要问题超出了本章的范围。简要地说，典型的质量标准可以如下。

表28.3 在生物材料干燥过程中可能的质量变化

原料	变化类型	影响
酵母菌	生化	细胞萎缩
细菌	生化	细胞萎缩
霉菌	生化	细胞萎缩
酶	酶催化	失去活性
纤维素	酶催化	失去活性
蛋白质、脂肪、碳水化合物、抗生素	化学	失去活性、营养物质缺失
其他	物理、化学、生化	溶解性、补液、香气丧失、收缩

• 对于食品生物聚合物，标准包括颜色、质地、感

官特性，营养价值（维生素含量）、味道和风味。

· 对于"活"的产品（如细菌、酵母）或那些对热不稳定或失活的酶或蛋白质产品，可使用质量指数。

将应用于生物技术产品的各种质量标准举其一例，表 28.4 列举的即通常用来定义干燥蛋白质或含蛋白质化合物的质量指标。然而，不是所有这些标准都用于给定的产品。

表 28.4　干燥蛋白化合物的质量变化

质量评价指标
氮溶解指数（NSI）
蛋白质分散指数（PDI）
水分散的蛋白质（WDP）
水溶性蛋白（WSP）
氮溶解度曲线（NSC）
蛋白质沉淀曲线（PPC）

注：对于水果、蔬菜和其他食品，其他条件适用，包括颜色、质地、口感、风味、营养、感官特性等。

对于生物材料如食品、水果和蔬菜，使用了许多其他质量属性，如结构性质（密度、孔隙率、孔径、比容），光学特性（颜色、外观），结构特性（硬度、黏着性、咀嚼性等），热特性，感官特性（香味、口感、风味），营养特性（维生素、蛋白质含量）和复水性（复水、速度、容量）。这些质量属性也适用于生物技术产品[26]。这些质量属性分为 4 类，即物理、化学、生物和营养，如表 28.5 所示。

表 28.5　质量属性分类

质量	质量属性	备注
物理	颜色	由褐变反应、美拉德反应、焦糖化、氧化等引起
	性状	通过改变颜色、形状（收缩）引起
	孔隙度	取决于干燥方法，影响补液性能
	质感	如硬度、黏性、咀嚼等
	补液性能	取决于干燥方法
化学	风味、气味	良好的储存和包装可以保持风味和避免异味
	水活度	低于 0.65，防止细菌和酵母的增长
	化学稳定性	
生物	微生物	避免感染霉菌，真菌等
	免于害虫/污染物	5℃ 以下储存
营养	营养成分的保留	如蛋白质、脂肪、碳水化合物、维生素、矿物质等

28.4　干燥的基本原理

图 28.1 显示了一个典型的干燥曲线。随着水分含量

的降低，干燥速率会有变化。有些材料表现出初始瞬态，即干燥速率随含水率减少而升高的一个短暂时期。这是由于该部分的热量被转移到干燥材料而提高了其温度。

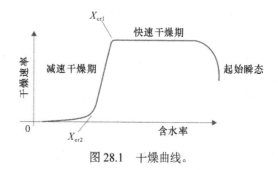

图 28.1　十燥曲线。

若表面的材料覆盖有一层薄薄的水分，初始瞬态之后是恒定的速率期。在恒定速率时期，蒸发是占主导地位的传输过程。当材料表面局部干燥，恒速期结束。然后干燥速率开始下降。这是由于水分在表面上的蒸发速率比内部扩散速率慢。标志着水分含量下降率的被称为第一临界含水率，X_{cr1}。在降速阶段，扩散占传质运输的主导地位。有些材料仅表现出降速期，有些则有两个明显的降速期。第二临界含水率 X_{cr2}，用于区分第一和第二下降速率周期。对干燥期的详细讨论可见 Mujumdar 和 Davahastin[27]、Law 和 Mujumdar[28]、Monlar[29]。

28.5　普通使用的干燥机

通常情况下，用于干燥的生物技术产品可以是湿的固体、泥浆、滤饼、悬浮液或溶液等形式。Mujumdar 和 Menon[30]、Mujumdar[31,32]为众多干燥机型及选择标准提出了一个分类方案。只要说该干燥机的选择主要受限于物理处理生物材料的能力就够了，同时操作条件的选择由该材料的热灵敏度确定。

表 28.6 列出了一些常规的干燥机及一些新兴的适用于热敏性生物技术产品的干燥技术，其中不少已经商业化，但供应商还不能普遍供应。表 28.7 总结了决定生物产品干燥稳定性的关键限制性条件。值得注意的是，除了热，该产品在氧的存在下也会被破坏。在干燥某些酶时，一些产品可能需要通过添加剂如糖或盐来保持稳定。在冷冻干燥活细胞时，需要使用某些冷冻保护化学品以避免细胞壁破裂。干燥速率可能对产品的质量及对物理处理有直接或间接的影响。喷雾干燥和冷冻干燥是一些用于生物技术产品干燥的最普遍技术，尽管流化床、间歇和连续盘式干燥机、旋转闪蒸和真空干燥机也很常见。Pilosof 和 Terebiznik[33]回顾了用喷雾和冷冻干燥酶的相关文献。

表28.6 适用于生物技术产品常用的
干燥机和新兴的干燥技术

常规型	新兴干燥机
喷雾干燥机	热泵干燥机（低于/高于冰点）
喷雾流化床（两级）	间歇批量干燥机
冷冻干燥机	真空流化床干燥机
真空盘式干燥	低压喷雾干燥机与超声雾化器（板或涡轮干燥机）
连续盘式干燥机	吸附干燥机
转筒干燥机/真空	脉动燃烧干燥机
间接真空	循环压力/真空机高电场（HEF）机，在低压力下过热蒸汽干燥机

表28.7 生物技术产品干燥机的选择和干燥条件取决于特定
的制约因素

干燥生物技术产品时严格的标准	可能的干燥机/干燥条件
高热敏性；热灭活或已损坏	在低温下除湿干燥空气（热泵或吸附除湿机） 真空干燥与间接加热 间歇批量干燥循环真空/压力干燥冷冻干燥
被氧化破坏	对流干燥的氮气或二氧化碳真空冷冻干燥
产品不稳定（如酶）	添加糖、麦芽糊精、盐等稳定一些酶 干燥过程中控制 pH 变化
物理处理对产品的影响	使用温和的干燥（如填充层或相对于流化床连续托盘） 部分产品在一体式干燥机的干燥比其他方式更好（如酵母在喷雾床与流化床的比较）

在保持产品质量的同时，多级干燥系统（如喷雾干燥机先除去表面水分后，再通过流化床或振动床在一个延长时期温和干燥条件下除去内部水分）经常用来加快整体干燥过程。尽管不是一种常用工艺，低压流化床可用于低温条件下实现固体颗粒的干燥。冷冻干燥（冻干）技术在工业中广泛用于干燥超热敏感的生物材料（如一些制药）。全世界每年近 2000 亿美元的医药产品进行冻干。这是一个非常昂贵的脱水过程，决定了产品的高附加值。

28.5.1 喷雾干燥机

喷雾干燥机用来将悬浮液或浆转化为粉末。Mujumdar[31]描述和讨论了从悬浮液和糊状形成粉末的各种方法，包括喷雾干燥。图 28.2 展示了一个典型的喷雾干燥系统的示意图。该干燥系统包括一个干燥室和灰尘/粉末分离室。

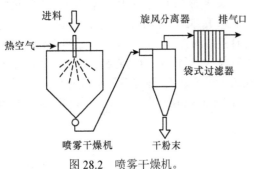

图 28.2 喷雾干燥机。

喷嘴通常安装在所述腔室的顶部，尽管在水平喷雾干燥机下，它可以被放置在干燥室的侧面。液体雾化通过喷嘴产生液滴，然后由干燥介质干燥形成粉末。热空气通常被用作干燥介质。当液滴中的水蒸发后，形成粉末并下降至干燥室的底部。

该粉末从干燥室中随着排出的空气排出。然后气粉混合物装入粉尘/粉末分离系统。旋流器通常用于粉末气体分离的第一阶段。旋流器能分离粗粉，但一些细微的粉末会被旋风废气带走。因此，安装二次除尘器如袋式过滤器或水洗涤器可以从气流中除去细粉末。若使用水涤气器，则微细粉末会溶解在水中。然后将溶液再循环并在喷雾干燥机中与形成粉末的进料流混合。

喷雾干燥在从液态/悬浮液到粉末形式的生物技术产品生产中日益普遍。许多研究工作已经开展，比较喷雾干燥和常规冷冻干燥性能，以及它们的产品质量，其中包括细胞生存力。喷雾干燥已在啤酒酵母[35,36]产品中试验成功，它的活力得到提高；从面包酵母提取的葡聚糖颗粒[37]，其中提取物的原生状态被很好地保存；屎肠球菌[38]的干燥颗粒封装良好；α-乳白蛋白和 β-乳球蛋白[39]，两种蛋白质的溶解度并不受介质的出口温度影响，但温度较高时，溶解度会降低；羧甲基壳聚糖/β-环糊精微球[40]获得了高收率。

喷雾干燥比冷冻干燥[41]价格便宜 4~7 倍，而且更节能。Master[42]针对喷雾干燥机的多种方面进行了详细介绍，包括各种工业喷雾干燥机的设计和描述。Huang 和 Mujumdar[34]讨论了喷雾干燥机的特点，并提出了喷雾干燥机模拟及其分类。Filkova 等[43]对雾化、喷雾干燥系统的各种布局及其分类提出了详细评论。

28.5.2 喷雾流化床干燥机

当粉末在喷雾干燥机中形成时，它们含有内部水分。如果喷雾干燥机用来消除内部水分含量，由于喷雾干燥机热效率通常很低，运行成本相对较高。这是由于内部水分的去除依赖于内部水分的扩散作用。因此，提高外部运行条件不会增强内部水分的去除率。因此，内部水分的去除往往需要较长时间。

去除内部水分的一种替代方法是使用具有成本效益和较低操作成本的干燥机。流化床干燥机是一个不错的选择，因为其运营成本比喷雾干燥机相对较低，且在不产生巨额运营成本的条件下可以更长时间运行。

因此，喷雾流化床干燥机可用来干燥具有高内部水分含量的溶液/浆体。图 28.3 展示了喷雾流化床干燥机的示意图。含有内部水分的喷雾粉末被运送到附着在喷雾干燥机下方的流化床干燥机。内部的水分含量在流化床干燥机中被除去，其中流化增强了粉末和流化气体之间的接触效率。通过加大流化床干燥机长宽比可以获得较长的停留时间。凉空气可以用于冷却粉末以避免粉末包装时可能会发生的冷凝。筛子分离器可以被用于筛选不良产品的尺寸。粗产物研磨成更小的产品大小并循环利用，而细产物溶解在溶剂中，并循环到喷雾干燥机用于形成粉末。

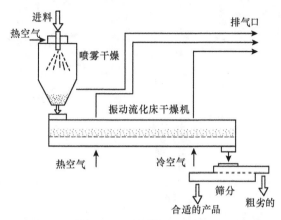

图 28.3　喷雾流化床干燥。

Wang 等[44]报告说，牛血清白蛋白（BSA）、脱脂奶粉（无毒的细菌百日咳杆菌）的制剂产品粉末在喷雾冷冻干燥后生物特性保持良好。他们发现牛血清白蛋白 α 螺旋的百分比未受影响，并且百日咳杆菌大气喷雾冻干粉的存活率为 90% 以上。干燥时间明显比冷冻干燥更少。

Jinaponget 等[45]发现，由于在细粉末（颗粒尺寸 <25 μm）之间产生的黏结力，在喷雾干燥机产出的速溶豆浆粉的流动性和润湿性很差。同时也发现通过使用麦芽糖糊精溶液作为黏合剂，流化床附聚可用于改进质量。Mounir 和 Allaf[46]报道称喷雾干燥和最终干燥之间的即时控制压降可以进一步提高产品的功能质量。

关于喷雾流化床干燥机的简单介绍及如何工作的原理可以参考 Huang 和 Majumdar[34]、Law 和 Majumder[47]及 Filkova 等[43]中。

28.5.3　冷冻干燥机

冷冻干燥机传统上用作血细胞和血浆脱水，使其能够保持细胞活力。目前已应用于生物源产品、医药及纳米材料[48]的脱水。在处理生物源的产品，尤其是那些有高利润的产品行业中发现，冷冻干燥机是生产具有高品质产品的最佳干燥机，如使维生素 C 具有更好的保存期、结构特性和色泽[49]。然而，冷冻干燥机的运行成本比其他干燥机高得多，因为这项干燥技术涉及在低压下冷冻干燥。而且，干燥时间长，需要较高的能量输入。因此，冷冻干燥机在具有高附加值的制药工业和生物技术产品中是可行的。

冷冻干燥机是可以在低温条件下进行脱水操作的干燥机之一，因此，适用于热敏感产品。它涉及三个操作阶段。第一个阶段是冷冻。在这个阶段，工作温度降低到低于溶剂（通常为水）的熔点。溶剂（水）被冻结且变成固体（如果溶剂是水即变成冰）。在此阶段，结合水仍保持液相。第二个阶段初始干燥，其中压力降低到真

空度。溶剂的固态形式进行升华。理论上在初始干燥结束时，所有的游离水被去除。二次干燥涉及结合水的去除。结合水去除是由在真空条件下加热该产品来实现的。

对于乳酸菌（LAB）的冷冻干燥，其中包括乳酸乳球菌和乳杆菌，乳酸菌菌株的存活率可以通过使用保护剂和冷冻保护剂进行保护或增强。据报道，在冷冻干燥和存储过程中微生物益生菌的稳定性可以通过添加保护剂如阿东糖醇、甜菜碱、甘油、乳糖、脱脂乳和二甲亚砜得到增强[50]。Carvalho 等[51]表明，脱脂奶粉应选定为冷冻干燥 LAB 的干燥介质。乳糖和蔗糖的保护作用在 LAB 干燥和后续存储过程中已经通过测试[52,53]。Carvalho 等[51]报道称脱脂牛奶增加存活率，碳水化合物的增加能改善耐冷冻干燥应力。

发现海藻糖及与其他保护介质的混合物能大大提高细菌的存活率[54]、血小板[55,56]和水包油包水多重乳状液[57]。Gu 等[58]还发现海藻糖是冷冻干燥基因工程大肠杆菌的最佳冷冻保护剂。

Liapis 和 Bruttini[59,60]对冷冻干燥技术给出详细描述，包括工艺、对传统冷冻干燥的改进及其分类。

28.5.4　真空干燥机

真空干燥是低温条件下去除水的另一种方法。随着环境压力降低，沸点降低，水分蒸发所需要的显热也降低。值得注意的是，真空干燥中当干燥介质不存在时，对流热传递变得微不足道。在真空干燥的传热模式通常是辐射。因此，热传导通常需要增加干燥速度。加热板/盘和加热腔室壁通常安装在真空干燥机中，使得热传导以提高整个热传输效率。

28.5.5　盘式干燥机

盘式干燥机是传统干燥机，其中产品被放置在板/托盘，受对流和传导热传递。它可以在大气压或真空下操作。烤箱是一个典型的盘式干燥机。托盘机可在真空条件下，如真空干燥机进行操作；或使用不同的干燥介质，如热泵干燥机的低温除湿空气。

28.5.6　转鼓式干燥机

转鼓式干燥机也是传统干燥机中的一种。使用的旋转滚筒表面涂覆了一层液体/悬浮液。附着的薄层是由滚筒内的加热介质进行传导干燥。干燥速率可以通过薄层表面上吹热风进一步提高。转鼓式干燥机可在真空下操作以降低水的沸点，适合热敏感产品干燥。Daud[61]对转鼓式干燥机的操作和分类做了详细介绍。

28.5.7　固定床干燥机

固定床干燥机是另一种类型的常规干燥机。它用于干燥粉末或颗粒。粉末或颗粒填充在柱中形成固定床/填充床。然后将热空气从底部装入填充床柱。干燥空气

通过床层粉末/颗粒并带走水分。

28.5.8 流化床干燥机

流化床干燥机是类似的填充床干燥机，但在更高的空气流速下操作。在更高的空气流速下，流化床柱粉末/颗粒悬浮，反过来又增大了暴露于干燥介质粉末的表面。结果，传热和传质，使其干燥速率得到增强。图 28.4 显示了一个典型的充分混合的流化床干燥系统。由于流化气流可带走一些细粉末，因此需要灰尘分离系统。

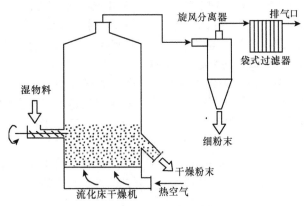

图 28.4 混合流化床干燥机。

Strumillo 等[62]模拟生物合成产品的流化床干燥，发现在最终产品的质量上塞流流化床干燥机优于充分混合流化床干燥机。Strasser 等[63]发现冷冻干燥的屎肠球菌与流化床干燥相比，存活率分别为 80% 和 70%。然而，与冷冻干燥相比，流化床干燥消耗更少的时间和能量。

各种干燥方法如真空干燥、热泵干燥和间歇式干燥可以与流化床干燥合并。Law 和 Mujumdar [28,47]对流化床干燥机做了全面概述，并对各种改良的能够适用各种干燥策略以克服不同操作困难的流化床干燥机做了详细介绍。

28.5.9 过滤器干燥机

过滤器干燥机将过滤和干燥相结合，用来干燥悬浮液。由于过滤是不涉及相变的脱水过程，与干燥相比，过滤需要的能量相对较低。因此，干燥之后的过滤脱水往往会带来更好的节能性能。图 28.5 展示了垂直滤波干燥机的示意图。料填充到过滤器干燥机和填满过滤器。压缩空气充入容器中产生正压力，而将滤液从容器中抽出来产生负压。正压和负压产生施加给滤液的动力以渗透过滤元件。形成了一层滤饼和环绕滤芯。然后将水喷在滤饼上除去杂质。滤饼洗涤后，将饼进行加热干燥去除饼上的水。然而热干燥只能去除表面水分；干燥的第二阶段能除去内部水分。最后，滤饼从过滤元件除去并引入到次级干燥机，如流化床干燥机或真空干燥机。Mujumdar 和 Law [64]讨论了适合于液萃取及滤饼干燥的多种类型过滤器干燥机。

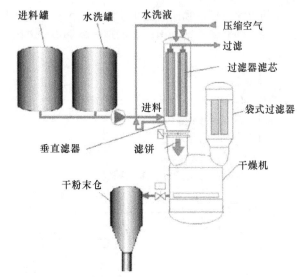

图 28.5 垂直过滤干燥机。（本图全彩图片可由 http://onlinelibrary.wiley.com/book/10.1002/9780470054581 获得。）

28.6 一些新兴干燥技术

在过去几年提出并测试的许多新兴干燥技术对生物技术产品具有应用潜能。对于基本原理、优点及上述各项限制的广泛讨论已超出了本章的范围。表 28.6 列出了一些新兴技术。表 28.7 显示了一些限制性条件下可能的干燥机或干燥条件，其中生物技术产品的干燥备受关注。

干燥是一个能源消耗量大的工艺。由于燃油价格大幅上升、产品质量要求提高、干燥成本不断增加。这促使干燥方面的专家和研究人员设计新思路和新机器以解决这些问题。这些思路和创新可分为以下几类：

- 干燥策略；
- 干燥介质；
- 处理干燥材料；
- 热输入模式。

28.6.1 干燥策略

这种分类包含了热输入设置和操作的创新、创意和策略，进料流如何控制和暴露在干燥介质，外部操作条件是如何控制提高干燥性能和成本效益。

28.6.1.1 间歇性分批干燥

传统的干燥需要在整个烘干过程持续添加干燥介质。众所周知，工艺结束时的干燥由内部扩散控制。因此，在恒定的工作条件下，连续干燥并不是一个优化的干燥策略。间歇干燥指热能间歇地而不是连续应用到干燥材料。不提供热能的时期称为回火期。固体中的水分在回火期间重新分配。间歇干燥是可以应用到任何直接接触干燥机的干燥策略，如传送带干燥机、流化床干燥机和喷动床干燥机。可以根据干燥材料[65]的特性使用各种间歇（干燥时周期的一部分）。Law 等[66]给出了间歇式干燥的全面概述，并讨论了针对生物原材料在干燥策略方面的最新进展。

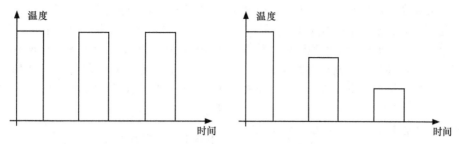

图 28.6　间歇干燥的温度曲线。

对于批量干燥，若大范围的干燥发生在速率下降时期，能量的间歇供给是一个特别有趣的概念。Jumah 等[67]阐明了间歇喷射和间歇性加热喷动床干燥谷物时的应用原理。它表明，由于间歇喷射能获得较低的产品温度并且机械处理减小，在提高产品质量的同时，低能量和空气消耗是可行的。这种思路已经扩展到流化床。此外，尽管没有直接的生物技术应用被报道，但这个概念基本上是可行的，并且有望发现新的应用。

除了间歇干燥，可变间歇性描述如在干燥和回火过程中干燥温度逐步变化的应用可进一步提高干燥性能。这种策略结合了间歇干燥和变量操作条件。图 28.6（a）显示了间歇干燥的温度变化图，图 28.6（b）显示了可变间歇干燥的温度变化。继此，多个热量输入可用于同时去除表面和内部的水分。此处，间歇性可应用于一个或全部热量输入。

除了开/关间歇性及图 28.6 给出的随时间变化的温度图，间歇式干燥也可以应用在随时间变化的热量输入、多变量输入热量或温度压力或气流速度的循环变化。循环压力将在 28.6.1.4 节"循环压力真空干燥机"进一步讨论。Chua 等[68]通过实验与数学模型，展示了热敏感水果利用间歇干燥表现的如色泽和抗坏血酸含量方面性能等质量参数的优良特性。干燥时间可能会略有增加。

间歇性也可应用于喷射床干燥机[69]。图 28.7 为旋转射流喷动床干燥机的示意图。旋转喷射具有两个气体喷射口，由安装在喷动床干燥机底部的电动机驱动。两气体喷射口供应的喷射气体穿过粉末床，从而在床上形成两个喷射区域。随着射流围绕中心轴线旋转，外喷射区域也随之旋转。该喷射区域实现快速热量和质量传递，而静态区域在内部水分重新分配的干燥物料允许回火。

28.6.1.2　脉冲燃烧干燥机

脉冲燃烧是一个燃料和空气的可燃混合物在脉动燃烧器中被周期性点燃和排出的过程。燃料混合物的周期性燃烧伴随着周期性的压力振荡。典型的脉动燃烧包含以下的过程：

- 燃料混合物的点燃和燃烧；
- 燃烧气体产物的扩张；
- 燃烧气体产物的排放和清除；
- 燃料混合物的再次充装和压缩的混合物。

在过去的 20 年里，脉冲燃烧干燥的理念经多次提出并重新审视，但取得了一定的成功。在原则上，尽管有超高的排气温度，但即使是高度热敏感产品，如维生素、酶和酵母也可以通过直接注射入高速湍流脉动燃烧排气尾管干燥。快速传热和传质速率和细雾化的饲料（泥浆或稀糊）允许在几分之一秒内由高度湍流精细雾化干燥，不会发生热降解。

图 28.8 为一个典型的脉冲燃烧干燥机的示意图。脉动燃烧器安装在干燥室。从燃烧器排出的燃烧气态产物与产品的液体混合，并将该混合物装入干燥室。干燥室内进行的快速干燥使粉末形成并降落在腔室的底部。该产品随着快速移动的气流排出干燥室，并进入粉尘/粉分离系统。

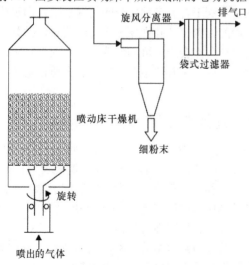

图 28.7　旋转射流喷动床干燥机。

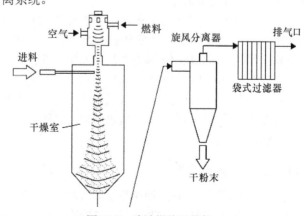

图 28.8　脉冲燃烧干燥机。

脉动燃烧器可以安装在一台喷雾干燥机上来代替喷嘴使液体雾化[70]。这反过来又消除了传统操作上喷嘴卡住或磨损的问题。因此，它需要定期维修和更换。燃烧器尾管产生的不稳定快速振荡热空气流雾化了从尾管附近引入的液体。雾化受气流振荡频率、速度、密度和液体性质的影响。

可能是由于噪声、规模扩大和资金问题，该工艺在商业上还未获得成功。在成功的商业化之前还需要更多的研究与开发。Mujumdar 和 Wu[71]对脉动燃烧器给出了全面概述，并对各类燃烧器给出了详细的介绍。这项干燥技术的详细说明可以参照 Kudra 和 Mujumdar[72]。

28.6.1.3　碰撞蒸汽干燥机

碰撞蒸汽干燥机是一种适合于悬浮液/膏/污泥干燥新兴的干燥机。两个高速流发生碰撞，使快速热质传输[73]，其中一个包含给料物质。在冲击区形成粉末，然后由气流夹带。高强度的湍流，快速、不稳定的粒子运动产生非常高的传热和传质，从而提高干燥速度，并降低干燥时间[74]。这种干燥技术在去除粉末表面的自由水时是有用的。如果干燥动力学是由内部扩散控制的，如果它们是热敏感的，如生物技术产品，冲击干燥机的高传热可能使它们变性。本款干燥机可能与其他类型的干燥操作相结合，如造粒、凝聚和化学反应的组合。冲击流的各种配置是可能的。Kudra 和 Mujumdar[75]已经给出了这种类型的干燥机及各种配置撞击流的详细描述。

28.6.1.4　循环压力真空干燥机

循环压力真空干燥机允许真空室内的压力在一定范围内波动。反过来又改变了对流换热强度。真空干燥机中的压力波动加速水蒸气从干燥机中排出。随着蒸汽压力降低增强了质量传递的驱动力。Sadykov 等[76]提出了一个有趣的干燥生物活性物质的技术。它涉及循环操作压力。热量在大气压下一段时间内对流供给，然后在一个给定但不同的时间段内，当真空施加到腔室，水分在随后的循环中被蒸发掉。这个过程可多次重复。热量可以通过传导室壁间接供给。

对热敏感产品，在高压和低压环境中间歇性应用减少了操作温度。然而，该过程必须在批处理模式下操作。实现高压和低压间歇性的一种方法是将干燥物料放在一个圆柱形腔室中，通过紧密配合的往复式活塞，腔室的体积（和压力）可以预定的频率（或循环时间）实现周期性地改变。循环压力真空干燥机仍属新兴的行业，需要更多的研究工作。

28.6.1.5　喷雾冻干机

喷雾冻干机适合干燥热敏感物质如溶液、糊剂等，在冷冻干燥机中干燥时间较长。在喷雾冷冻干燥中，溶液遇低温介质如液氮雾化形成冻结液滴。然后液滴在真空条件下进行冷冻干燥。由于液滴表面积要比溶液本身的表面积相对较大，冷冻干燥时间相对较短。而由于它涉及冷冻干燥，其干燥时间会比喷雾干燥时间更长。Filkova 等[43]报道了该项技术及其分类方面的一些最新研究成果。

28.6.1.6　常压冷冻干燥机

常压冷冻干燥机在大气压力而不是真空条件下运行干燥阶段。由于不存在真空，冷冻干燥得到简化并且节省了真空操作成本，液体和食物使用这种技术[77~79]已经通过了测试。由于内部扩散，常压冷冻干燥有相对较长的停留时间。建议产品尺寸不应超过 2 mm[80]。这种技术可以与流化床干燥机[81]进行组合。Rahman 和 Mujumdar[82]提出了一种新型的常压冷冻干燥机，其中使用流化床和吸附物。以吸收剂协助的干燥在 28.6.2.5 节"吸附剂，吸附干燥机"将进一步讨论。

28.6.1.7　真空流化床干燥机

如前所述，真空干燥降低了水的沸点，使得干燥能在较低温度下进行。同样，真空可应用于流化床干燥从而结合这两种干燥方法的优点。流化床可以增大粉末与干燥介质接触的表面，继而提高它的干燥速度，而真空可降低操作温度。因此，这种干燥技术适合干燥热敏感材料，如生物技术产品。

28.6.1.8　低压喷雾干燥机

同样，低压可以应用到喷雾干燥机中以降低它的工作温度，从而使其更适合干燥热敏产品。已经报道了益生菌在温度低至 80℃的真空喷雾干燥条件下，细菌存活率更高且储存稳定性更佳[83]。

28.6.2　干燥介质

加热的空气通常在常规的干燥机中使用。由于大气中含有氧，不利于含有活性成分的物料烘干，即氧化。氧化使干燥的物料变性并损坏了产品的质量。此外，一些干燥的材料可能会产生可燃性蒸汽，从而存在燃烧危险。因此，可以应用其他不含氧的干燥介质以避免氧化和燃烧。

28.6.2.1　过热蒸汽，过热蒸汽干燥机

过热蒸汽在直接干燥机可以用来替换被加热的空气。因为它不含有氧气，可避免氧化或燃烧反应。此外，它消除了火灾和爆炸危险。因为氧化反应消除，过热蒸汽干燥产品的质量往往会更好。Mujumdar[84]讨论了该技术的原理、优点、局限性及各种应用。

随着近几年石油价格的飞涨，这项技术在节省运行成本及限制碳排放上提供了强有力的刺激。

尽管如浆、废污泥、湿混合废木料、甜菜浆等商业产品在市场上仅出现了 20 年，但过热蒸汽干燥这个概念却已存在了一个多世纪。对于那些易被含氧气大气损坏的热敏性物料来说，过热蒸汽干燥只在低操作压力下才是可行的。Chen 等[85]等已将这项技术在桑蚕茧干燥上进行了成功应用，使产生的丝绸更结实、亮丽。更多最新的实验室研究主要集中在蔬菜干燥上，但结果仅是尝试性的。目前，还没有生物技术产品干燥的相关报告。由于大多数生物技术产品产量少和采用批处理模式，过热蒸汽干燥在该应用领域不太可能成为主要竞争者。

28.6.2.2　低温热泵除湿干燥机

低温干燥等技术能避免产品变性[8]和维生素损失[86]。Krokida 等[87]发现在苹果烘干时香气的保留主要是因为较低的产品温度。

开展低温干燥的方法之一是使用低温除湿空气作为干燥介质。这种类型的干燥系统被称为热泵干燥。用热泵除湿回收湿空气的露点。然后该除湿空气被加热到一个较高的水平，但比常规的热空气相对较低。热泵干燥通常用于对流干燥热敏性物料。图 28.9 显示了一个典型热泵干燥系统的示意图，蒸发器回收热泵系统作为冷凝器除湿潮湿空气，热泵系统的冷凝器用于提升除湿循环空气的温度。

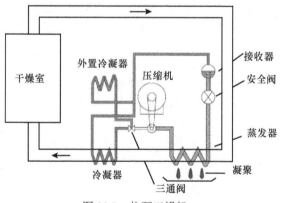

图 28.9　热泵干燥机。

Tsaousi 等[88]推荐干燥酵母、酿酒酵母的热量为 32℃。他们发现在低温热干燥下的干酵母粉的细胞生存能力与冻干酵母相当。由于成本较低和干燥时间较短，热干燥的成本效益比冷冻干燥相对要低。

Chua 等[68]对众多的异构体提供了一个全面的概述，包括：多级热泵；多级干燥机；冰点以下的烘干；通过传导、辐射或介质（微波或射频领域）补充热量输入的热泵干燥；对于热敏的批处理干燥产品使用周期性变化干燥空气温度。使用周期性变化干燥空气温度是一种间歇干燥，在 28.6.1.1 节"间歇性分批干燥"进行了阐述。

热泵干燥机进一步细分为以下几类[89]：

• 分批或连续操作；
• 操作温度和压力；
• 连续、循环或中断的热输入；
• 与传统干燥机结合，如托盘干燥机、流化床干燥机等；
• 有/没有辅助热量输入，连续或间歇传导、辐射；微波、红外或无线电频率；
• 单级或多级干燥机（任何对流类型）；
• 单级或多级热泵系统。

应该指出，并不是上面提到的所有热泵干燥机异构体在实验室或者中试规模中都进行了测试。在加热热敏性生物技术产品时，我们对其中几个较有兴趣，因为它们的成本效益比冷冻干燥机更低。

由 Alves-Filho 和 Strommen 设计的双级热泵干燥机[90]中，第一阶段是常压流化床冷藏/冷冻干燥机，第二阶段是用除湿空气作业但在冰点之上的流化床干燥机，在某些产品上能够与冷冻干燥机成功竞争。它能产生与使用更昂贵的冷冻干燥工艺相似的产品特性。蛋白质使用这项技术已进行测试，发现该产品质量比单级干燥[91]要好。当要干燥的生物材料由于蛋白质、脂肪或糖的存在更黏时，特殊的干燥技术是必要的。然而，这些问题必须在单个产品基础上进行解决。

除了热泵系统，还可以利用沸石除湿空气[92]。升高除湿空气的温度来降低其相对湿度，据报道，多级沸石吸附可以用来改善沸石干燥的效率。

28.6.2.3　惰性气体，惰性媒介干燥

惰性气体如氮气可以用来替代热空气作为干燥媒介。因为惰性气体中不存在氧气，在惰性气体干燥中氧化反应被阻止。

28.6.2.4　超临界流体干燥

超临界干燥适用于干燥气凝胶和具有多孔、表面张力易破坏的生物技术产品。当液体在孔/空隙和汽化的表面张力干燥时，从而引起孔/空隙的变形和收缩。在超临界条件下，表面张力消除。干燥在高温下进行时，它适用于那些耐热性的材料。Jovanović 等[93]报道，超临界流体干燥可以通过调整工艺条件，从人血清中的免疫球蛋白产生稳定的微蛋白粉。Jovanović 等[94]还发现，稳定、含糖的蛋白质制剂可以通过使用临界流体干燥溶菌酶溶液，在加入和不加入蔗糖或海藻糖条件下得到。超临界流体喷雾用于干燥乙基纤维素微粒已有报道[95]。

28.6.2.5　吸收剂，吸附干燥机

大多数干燥机使用气体加热介质，如热空气、超热蒸汽、低温除湿空气和纯氮气，将热量传递到材料上并去除材料湿气。在吸附干燥时，惰性固体用作加热介质及吸收剂。高热电导率的惰性固体提高了热传导，而惰性固体是吸湿的，增强了接触面的湿度转移。最理想的

吸收剂是加热的吸湿材料，使得传热和传质同步进行。这些包括膨润土、沸石、菱沸石和具有抗热震性[75]的高吸附合成材料等。

当被干燥的产品在混合物中使用，该混合物的组分可被用作载体。这种干燥方法被称为接触吸附干燥。载体可以有不同的作用。

· 如果产品是液体悬浮液，颗粒形式的载体将其分散，因此，在产生粒状产品的同时，为水分蒸发提供一个大的界面面积。

· 载体的存在有效地降低了材料的吸湿性。

· 在"干"衬底的液体分散体使得混合更容易处理（如流化、传递、上料），因此允许使用多种常规机器。

文献中，从单级或多级流化床干燥机到喷雾干燥机，其内的载体被干燥空气分散在雾化器的区域中。图28.10显示了喷雾干燥机与分散载体的示意图。载体由一个螺钉输送机装入到喷雾干燥室，而将以悬浮液或浆料形式存在的生物技术产品喷雾到干燥室中。

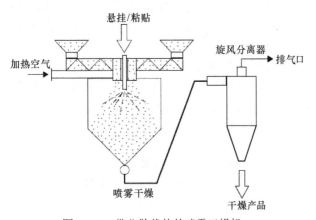

图 28.10 带分散载体的喷雾干燥机。

在仓室内，该产品的液滴与分散的载体混合形成混合物。该混合物与干燥介质接触（可被加热成空气或低温除湿后的空气）。该混合物干燥形成粉末。同样，粉末在旋转分离器中被气流分离。图 28.11 给出了喷流化床干燥机带分散载体原理图。在喷雾室中，该干燥系统采用流化床干燥机作为二次干燥机以除去内部水分，这种去除困难且昂贵。安装另一喷嘴，用以从主喷嘴在该混合物中喷射悬浮液和浆。干燥的流化气体流从干燥室的底部引入，并通过一个多孔分配器板。该板有几度倾斜，以确保粉末流平滑移动。

28.6.3 干燥材料的处理

传统的干燥方法通常将干燥材料放置在托盘或在填充床中包装粉末。干燥材料间的接触效率和干燥介质一般不理想，导致较低的热量、质量传输和干燥速度。因此，传统的干燥机通常需要较长的干燥时间来完成该操作。在干燥材料处理方面的进步已经有报道，大大提升了干燥介质和材料之间的接触效率。

28.6.3.1 喷动床干燥机

喷动床干燥机通常用来干燥较粗的颗粒，对于流化床干燥机这是相对难以流化的。因为流化气体往往会形成大气泡且没有与颗粒充分接触就绕过床，所以粗粉的流态化质量普遍较差。这反过来又降低了热量和质量的传输效率。图 28.12 展示了喷动床的示意图。一个强大的气流被充入颗粒床的中央区域，在那里颗粒与气流混合并剧烈向上移动。将颗粒推在床面并落在靠近壁的区域。在近壁区的颗粒慢慢移向床的中心区域进行另一轮喷出。在该中心迅速喷出和颗粒在壁区域缓慢移动可视为一种间歇式干燥，颗粒在近壁区缓慢运动时，在快速喷发及回火过程中，发生热量和质量的快速转移。在回火期间，内部水分重新在颗粒内分布。

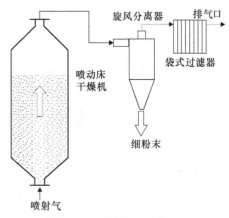

图 28.12 喷动床干燥机。

惰性粒子置于喷射床协助干燥。惰性粒子可以作为导电性传输介质或吸收剂。该技术被用于干燥化学制品、动物血液、中药提取物[96]、抗生素、酵母[97]、细菌[98]、糊剂[99]和明胶胶囊剂[100]。带嘴的床干燥机可以与其他类型的干燥机结合，如流化床干燥机，用以改善整体干燥性能。Grabowski 等[101]发现，两个阶段干燥，即喷动流化床干燥机（水分含量从 70%减少至 35%）和流化床干燥机（降低水分含量至 6%～8%）能得到最好的终产品质量。

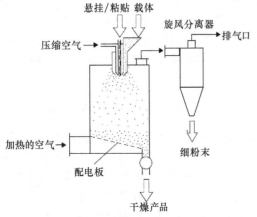

图 28.11 带分散载体的喷雾流化床干燥机。

28.6.3.2 喷气喷动床干燥机

图 28.13 显示了典型的喷气喷动床。这种类型的干燥机是由喷动床干燥机改装，在中心有一个很大的管子插入粒子床，更换喷出气流。本机和喷动床干燥机的显著区别是，在床体的中心区域形成了泡沫而不是稀相。

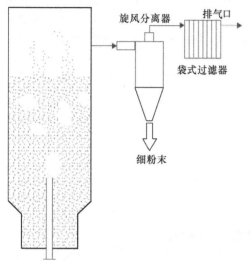

图 28.13 喷气喷动床干燥机。

28.6.3.3 振动型流化床干燥机

振动在流化床干燥机中的应用可以干燥难以流化的细的或粗的粉末。振动可以分解为细粉的团聚体和粗粉的结块。因此，能改善这些粉末的流化质量。反过来又增强了它们的热量和质量的转移。通常的振动应用于水平流化床干燥机，其中它的长宽比例比常规的流化床干燥机明显更高。更长的比例会使停留时间延长。对于振动流化床，参照 Law 和 Mujumdar 给予的简要描述[47]。

28.6.3.4 脉冲流化床干燥机

脉冲流化床干燥可被视为一种间歇型干燥。图 28.14 显示了一个典型的脉冲流化床干燥机的示意图。流化气体流在不同的时间[102]迁至部分流化床。一种旋转式气体分配器用于将流化气体在同一时间充入粉末床的一部分。

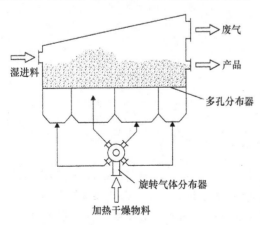

图 28.14 脉冲流化床干燥机。

当粉末床的一部分被流态化，产生快速的热量与质量传递，而床的其余部分正在回火阶段，使其内部的水分被允许从内部迁移到粉末的表面。本机通常用于干燥粉末状材料[103]，但也适用于悬浮液[104]。微波炉可以用于提高体积加热[105]。这项技术的详细讲解可以参照 Kudra 和 Mujumdar[72]。

28.6.4 热输入模式

传统干燥机的热输入，包括对流和传导热量转移。两种传热模式只允许传热到干燥材料的表面上，因而在去除内部水分方面效率较低。新的热量输入方法，如微波和高电场（HEF）能使热能渗透至干燥物料的内部。热传递的这种模式也称为容积热。两种对流和传导热传递模式可以采用容积热方法相结合，来同时去除在表面和内部的水分。

28.6.4.1 高电场

高电场（HEF）干燥是一个众所周知的相对较新的应用程序。Kulacki[106]讨论了电流体力学的基本原理和电场对传热传质的影响。在高电场技术中，湿物料可使用备用高电场电流[107]，在环境温度和压力下（或在较低的温度和压力下）干燥。不像微波或射频，热量不会在材料中产生，因此，在干燥过程中不发生色泽、营养或者质地损失。该装置很简单，由点和平板电极组成。主要成本是电能消耗。Bajgai 和 Hashinaga[108]报道了在 430 kV/m 高电场条件下，干燥碎菠菜获得了高品质量的案例。虽然烘干率非常低，但干燥后的产品质量非常好。

据报道，脉冲电场可以作为对流干燥的预处理方法[109,110]，其中，在几微秒和几百秒时间间隔内，持续的脉冲串被施加到干燥的材料。每个脉冲串的间隔为毫秒至数十秒。脉冲在等温条件下适用于间歇性的材料。虽然生物技术产品未经测试，但这项技术有可能用于干燥小批量的物料。需进一步研究来评估和比较该技术与具有竞争性的干燥方法之间技术经济性。

28.6.4.2 微波场，微波干燥

除了传导、对流和辐射热量转移等的传统方法，微波场可应用于干燥材料。介电加热含有极性化合物容积的材料。热量是由不对称作用的活跃分子摩擦而产生的，例如，当交变电磁场应用于电介质材料水时。允许工业应用的微波频率范围为 915～2450 MHz。

微波干燥提供了以下优势，包括均匀的能量、对材料内部具有热高的传导率、空间利用率高、干燥时间更短，并抑制酶促反应。另外，真空条件下微波干燥可以增强其干燥性能[111]。人们发现，微波真空干燥海参[112]和炸土豆片[113]，比起热空气干燥和冷冻干燥可以得到更好的产品质量和相对较短的干燥时间。Wu 和 Mao[9]发现，相比热风干燥样品，微波干燥的样品显示出较低的脂肪流失、更高的蛋白质溶解度和更低的茴香胺值，从

而防止脂质氧化。

表28.8参照生物技术产品的物理形式给出了可选择的干燥机型。表28.9参照进料的物理形式和一些可应用于代替常用的干燥机的新技术，列出了一些常用的干燥机。但应注意的是，新技术不一定比常规的好。应进行仔细的可行性研究。

表28.8　干燥机的选择需要参考生物技术产品的物理形态

液体			生物技术产品			
溶液和悬浮液	糊状物	饼	自由流动的固体颗粒/纤维	易碎的固体	成型的固体	纳米材料
流化床（FB）干燥机	喷雾干燥机	闪蒸干燥机	带式输送机干燥机	带式干燥机	带式干燥机	盘式干燥机
喷雾干燥机	转鼓干燥机	流化床干燥机	闪蒸干燥机	盘式干燥机	批量盘式干燥机	喷雾干燥机
转鼓式干燥机	冷冻干燥机	旋转干燥机	流化床干燥机			冷冻干燥机
冷冻干燥机	盘式干燥机	盘式干燥机	旋转干燥机			微波干燥机
射流喷动床（SB）干燥机	流化床干燥机		盘式干燥机			超临界干燥机
冲击干燥机			转鼓式干燥机			
			过热蒸汽干燥机			
			冲击式干燥机			
			喷动干燥机			
			真空干燥机			
			浆式干燥机			

表28.9　食品加工行业中传统与创新干燥技术对比

进料形态	传统的干燥机	新技术
液体悬浮液	转鼓式干燥机	惰性固体流化床干燥机
	喷雾干燥机	惰性固体流化床干燥机
	冷冻干燥机	喷雾流化床干燥机
		低压喷雾干燥机
		真空带式干燥机
		脉冲燃烧干燥机
		空气冻干机
		喷雾冷冻干燥机
糊剂/污泥	转鼓式干燥机	惰性固体流化床干燥机
	喷雾干燥机	流化床干燥机与固体返混
	浆式干燥机	低压喷雾干燥
		过热蒸汽干燥机
微粒	柜式干燥机	振动床干燥机
	输送干燥机	热泵干燥机
	旋转干燥机	真空流化床干燥机
	流化床干燥机	
碎片/块形式	盘式干燥机	冲击射流干燥机
		振动床干燥机
		热泵干燥机
		微波干燥机
连续的片	多级干燥机	冲击与辐射结合的干燥机
	撞击流干燥机	冲击与穿透结合的干燥机
		冲击与微波结合的干燥机
		冲击与射频结合的干燥机

28.7　结束语

热脱水的能量消耗很大程度上依赖于所选择的干燥机或烘干系统，并且湿的原料和干燥产品的性能也在一定程度上有影响。有时，当高耗能的干燥机产成的产品质量较低时，就会选择一个较低热效率的干燥机来应用。显然，概括所有新兴的干燥技术是不可能的，因为它与干燥多样化和不断增长的生物技术产品有关。本章涵盖了适用于热敏性生物技术产品干燥的各式各样的干燥机。但应注意的是，干燥机的选择也应考虑地理特性。对于相同的物料烘干，在一个地点工作的干燥机可能无法在其他地方良好工作。

本章参考了包含 Kudra 和 Mujumdar[72]最近撰写的有关先进干燥技术方面的书籍、由 Mujumdar[114]负责的生物技术产品干燥技术和信息书籍，以及他撰写的广泛工业干燥机的详细信息的手册[115]。两年一度的国际干燥研讨会（IDS）的论文集囊括了丰富的技术文献资料，为新兴干燥技术和研发提供了最新资讯。对干燥感兴趣的研究者会发现这些论文集对他们的工作是很有价值的。对于学术和工业从业人员来讲，《干燥技术》（*Drying Technology*）这本国际期刊（Marcel Dekker）仍然是首屈一指的。

翻译：宋洪英 齐鲁制药有限公司
校对：张 乐 齐鲁制药有限公司

参 考 文 献

1. Wang Y, Yu R, Chou C. Int J Food Microbiol 2004; 93: 209–217.
2. Schwab C, Vogel R, Ganzle MG. Cryobiology 2007; 55: 108–114.
3. Schoug A, Olsson J, Carlfors J, Schnurer J, Hakansson S. Cryobiology 2006; 53: 119–127.
4. Ziadi M, Touhami Y, Achour M, Thonart P, Hamdi M. Biochem Eng J 2005; 24: 141–145.
5. Malumba P, Vanderghem C, Deroanne C, Béra F. Food Chem 2008, Food Chemistry 2008; 111: 564–572.
6. Sarwar G. J Nutr 1997; 127: 758–764.
7. Savoie L, Charbonneau R, Parent G. Plant Foods Hum Nutr 1989; 39: 93–107.
8. Anandharamakrishnan C, Rielly CD, Stapley AGF. Drying Technol 2007; 25: 799–807.
9. Wu T, Mao L. Food Chem 2008; 110: 647–653.
10. Eckhoff SR. In: Wrigley C, Walker CE, editors. Volume 2, Encyclopedia of Grain Science. Amsterdam: Elsevier; 2004. pp. 225–241.
11. Finot PA. In: Damodaran S, Paraf A, editors. Food protein and their application. New York: Marcel Dekker; 1997. pp. 551–577.
12. Pelegrine DHG, Gasparetto CA. LWT 2005; 38: 77–80.
13. Terebiznik MR, Buera MP, Pilosof AMR. LWT 1997; 30: 513–518.
14. Pilosof AMR, Sanchez VE. In: Mujumdar AS, editor. Handbook of Industrial Drying. 3rd ed. New York: CRC Press; 2008. pp. 981–991.
15. Moroff G, Holme S. Transfus Med Rev 1991; 5: 48–59.
16. Miyamoto-Shinohara Y, Imaizumi T, Sukenobe J, Murakami Y, Kawamura S, Komatsu Y. Cryobiology 2000; 41: 251–255.
17. Bozoglu TF, Ozilgen M, Bakir U. Enzyme Microb Technol 1987; 9: 531–537.
18. Heckly RJ. Dev Ind Microbiol 1985; 26: 379–395.
19. Costa E, Usall J, Teixido N, Garcia N, Vinas I. J Appl Microbiol 2000; 89: 793–800.
20. Souzo H. Volume 2, Encyclopedia Microbiol. New York: Academic Press; 1992.
21. Palmfeldt J, Radstrom P, Hahn-Hagerdal B. Cryobiology 2003; 47: 21–29.
22. Beker MJ, Rapoport AI. Adv Biochem Eng Biotechnol 1987; 35: 128–171.
23. Bayrock D, Ingledew WM. Food Res Int 1997; 30: 407–415.
24. Bayrock D, Ingledew WM. Food Res Int 1997; 30: 417–425.
25. Koga S, Echigo A, Nunomura K. Biophys J 1966; 6: 665–674.
26. Krokida M, Maroulis Z. In: Mujumdar AS, Suvachittanont S, editors. Volume II, Developments in Drying. Bangkok: Kasetsart University Press; 2000. pp. 149–195.
27. Mujumdar AS, Devahastin S. In: Mujumdar AS, editor. Guide to Industrial Drying. Mumbai: Colour Publications; 2004. pp. 1–22.
28. Law CL, Mujumdar AS. In: Mujumdar AS, editor. Guide to Industrial Drying. Mumbai: Colour Publication; 2004. pp. 75–141.
29. Molnar K. In: Mujumdar AS, editor. Handbook of Industrial Drying. 3rd ed. New York: CRC Press; 2008. pp. 33–52.
30. Mujumdar AS, Menon AS. In: Mujumdar AS, editor. Handbook of Industrial Drying. 2nd ed. New York: Marcel Deker; 1995. pp. 1–40.
31. Mujumdar AS. In: Devahastin S, editor. Mujumdar's Practical Guide to Industrial Drying. Montreal: Exergex Corp.; 2000. pp. 37–71.
32. Mujumdar AS. In: Mujumdar AS, editor. Handbook of Industrial Drying. 3rd ed. New York: CRC Press; 2008. pp. 3–32.
33. Pilosof AMR, Terebiznik VR. In: Mujumdar AS, Suvachittanont S, editors. Volume II, Developments in Drying. Bangkok: Kasetsart University Press; 2000. pp. 71–94.
34. Huang L, Mujumdar AS. In: Mujumdar AS, editor. Guide to Industrial Drying. Mumbai: Colour Publications; 2004. pp. 143–174.
35. Luna G, Salgado MA, Garcra MA, Rodrrguez GC. Volume C, Proceedings of International Drying Symposium, Thessaloniki: Edition Ziti; 1998. pp. 1815–1821.
36. Luna G, Salgado MA, Garcra MA, Rodrrguez GC. J Food Proc Eng 2000; 23: 453–462.
37. Hromádková Z, Ebringerová A, Sasinková V, Sndula J, Hrbalová V. J Omelková Carbohydr Polym 2003; 51: 9–15.
38. Millqvist-Fureby A, Malmsten M, Bergenstähl B. J Colloid Interface Sci 2000; 225: 54–61.
39. Anandharamakrishnan C, Rielly CD, Stapley AGF. LWT 2008; 41: 270–277.
40. Zhang WF, Chen XG, Li PW, Liu CS, He QZ. Drying Technol 2008; 26: 108–115.
41. Horaczek A, Viernstein H. Biol Control 2004; 31: 65–71.
42. Master K. Spray Drying Handbook. New York: Longman; 1991.
43. Filkova I, Huang LX, Mujumdar AS. In: Mujumdar AS, editor. Handbook of Industrial Drying. 3rd ed. New York: CRC Press; 2008. pp. 215–256.
44. Wang ZL, Finlay WH, Peppler MS, Sweeney LG. Powder Technol 2006; 170: 45–52.
45. Jinapong N, Suphantharika M, Jamnong P. J Food Eng 2008; 84: 194–205.
46. Mounir S, Allaf K. Drying Technol 2008; 26: 452–463.
47. Law CL, Mujumdar AS. In: Mujumdar AS, editor. Handbook of Industrial Drying. 3rd ed. New York: CRC Press;

2008. pp. 173–201.

48. Chen GH, Wang W. Drying Technol 2007; 25: 29–35.

49. Shitanda D, Wanjala NV. Drying Technol 2006; 24: 95–98.

50. Kearney L, Upton M, Loughlin A. Appl Environ Microbiol 1990; 56: 3112–3116.

51. Carvalho AS, Silva J, Ho P, Teixeira P, Malcata FX, Gibbs P. Int Dairy J 2004; 14: 835–847.

52. Leslie SB, Israeli E, Lighthart B, Crowe JH, Crowe LM. Appl Environ Microbiol 1995; 61: 3592–3597.

53. Carvalho AS, Silva J, Ho P, Teixeira P, Malcata FX, Gibbs P. J Appl Microbiol 2003; 94: 947–952.

54. Zayed G, Roos YH. Proc Biochem 2004; 39: 1081–1086.

55. Wolkers WF, Walker NJ, Tablin F, Crowe JH. Cryobiology 2001; 42: 79–87.

56. Wolkers WF, Tablin F, Crowe JH. Comp Biochem Physiol A 2002; 131: 535–543.

57. Choi MJ, Briancon S, Bazile D, Royere A, Min SG, Fessi H. Drying Technol 2007; 25: 809–819.

58. Gu MB, Choi SH, Kim SW. J Biotechnol 2001; 88: 95–105.

59. Liapis AI, Bruttini R. In: Mujumdar AS, editor. Handbook of Industrial Drying. 2nd ed. New York: Marcel Deker; 1995. pp. 309–344.

60. Liapis AI, Bruttini R. In: Mujumdar AS, editor. Handbook of Industrial Drying. 3rd ed. New York: CRC Press; 2008. pp. 257–283.

61. Daud WRW. In: Mujumdar AS, editor. Handbook of Industrial Drying. 3rd ed. New York: CRC Press; 2008. pp. 203–213.

62. Strumillo C, Grabowski S, Kaminski W, Zbicinski I. Chem Eng Proc 1989; 26: 139–145.

63. Strasser S, Neureiter M, Geppl M, Braun R, Danner H. J Biotechnol 2007; 131:S194.

64. Mujumdar AS, Law CL. Chem Ind Dig 2006: 54–61.

65. Jumah R, Al-Kteimat E, Al-Hamad A, Telfah E. Drying Technol 2007; 25: 1421–1426.

66. Law CL, Waje SS, Thorat BN, Mujumdar AS. Stewart Postharvest Rev 2008; 4: 1–23.

67. Jumah R, Mujumdar AS, Raghavan GSV. Can J Chem Eng 1996; 74: 479–486.

68. Chua KJ, Mujumdar AS, Chou SK, Hawlader MNA, Ho JC. Drying Technol 2000; 18: 907–936.

69. Bon J, Kudra T. Drying Technol 2007; 25: 523–532.

70. Xiao Z, Xie X, Yuan Y, Liu X. Drying Technol 2008; 26: 427–432.

71. Mujumdar AS, Wu Z. In: Mujumdar AS, editor. Guide to Industrial Drying. Mumbai: Colour Publication; 2004. pp. 253269.

72. Kudra T, Mujumdar AS. Advanced Drying Technologies. New York: Marcel Dekker; 2002.

73. Sathapornprasath K, Devahastin S, Soponronnarit S. Drying Technol 2007; 25: 1121–1128.

74. Kudra T, Mujumdar AS. Drying Technol 1989; 7: 219–266.

75. Kudra T, Mujumdar AS. In: Mujumdar AS, editor. Handbook of Industrial Drying. 3rd ed. New York: CRC Press; 2008. pp. 453–517.

76. Sadykov RA, Pobcdimsky DG, Bakhtiyarov ER. Drying Technol 1997; 15: 2401–2420.

77. Claussen IC, Strømmen I, Hemmingsen AKT, Rustad T. Drying Technol 2007; 25: 853–865.

78. Di Matteo P, Donsi G, Ferrari G. J Food Eng 2002; 59: 267–275.

79. Boeh-Ocansey O. Drying Technol 1983–84; 2: 389–405.

80. Claussen IC, Ustad TS, Strømmen I, Walde PM. Drying Technol 2007; 25: 957–967.

81. Wolff E, Gibert H. Drying Technol 1990; 8: 385–404.

82. Rahman SMA, Mujumdar AS. Drying Technol 2008; 26: 393–403.

83. Chavez BE, Ledeboer AM. Drying Technol 2007; 25: 1193–1201.

84. Mujumdar AS. In: Mujumdar AS, editor. Handbook of Industrial Drying. 3rd ed. New York: CRC Press; 2008. pp. 439–452.

85. Chen SR, Chen JY, Mujumdar AS. Drying Technol 1992; 10: 251–260.

86. Nicoleti JF, Silveira V Jr, Telis-Romero J, Telis VRN. Drying Technol 2007; 25: 891–899.

87. Krokida MK, Philippopoulos C. Drying Technol 2005; 23: 799–830.

88. Tsaousi K, Dimitrellou D, Koutinas AA. Food Chem 2008; 110: 547–553.

89. Chou SK, Chua KJ. In: Mujumdar AS, editor. Handbook of Industrial Drying. 3rd ed. New York: CRC Press; 2008. pp. 1103–1131.

90. Alves-Filho O, Strommen I. In: Strumillo C, Pakowski Z, editors. Proceedings of International Drying Symposium, Drying '96. Poland: Lodz Technical University; 1996. pp. 405–415.

91. Alves-Filho O, Eikevik TM, Goncharova-Alves SV. Drying Technol 2008; 26: 470–475.

92. Djaeni M, Bartels P, Sanders J, van Straten G, van Boxtel AJB. Drying Technol 2007; 25: 1063–1077.

93. Jovanović N, Bouchard A, Hofland GW, Witkamp GJ, Crommelin DJA, Jiskoot W. Eur J Pharm Biopharm 2008; 68: 183–190.

94. Jovanović N, Bouchard A, Sutter M, Speybroeck MV, Hofland GW, Witkamp GJ, Crommelin DJA, Jiskoot W. Int J Pharm 2008; 346: 102–108.

95. Li B, Zhang Y, Zhang W, Hua Z. Drying Technol 2008; 26: 464–469.

96. Marreto RN, Freire JT, Freitas LAP. Drying Technol 2006; 24: 327–338.

97. Markowski AS. Drying Technol 1993; 11: 369–387.

98. Oliveira AC, Moretti TS, Boschini C, Baliero JCC, Freitas LAP, Freitas O, Favaro-Trindade CS. Drying Technol 2007; 25: 1687–1693.

99. Passos ML, Massarini G, Freire JT, Mujumdar AS. Drying Technol 1997; 15: 605–624.

100. Oliveira HVA, Peixoto MPG, Freitas LAP. Drying Technol 2005; 23: 2039–2053.

101. Grabowski S, Mujumdar AS, Ramaswamy HS, Strumillo C. Drying Technol 1997; 15: 625–634.

102. Gawrzynski Z, Glaser R. Drying Technol 1996; 14: 1121–1172.

103. Gawrzynski Z, Glaser R, Kudra T. Drying Technol 1999; 17: 1523–1532.

104. Reyes A, Herrera N, Vega R. Drying Technol 2008; 26: 122–131.

105. Reyes A, Campos C, Vega R. Drying Technol 2006; 24: 1469–1480.

106. Kulacki FA. In: Mujumdar AS, Mashelkar RA, editors. Volume 2, Advanced Transport Protocols. New York: Wiley; 1982. pp. 105–147.

107. Hashinaga F, Bajgai TR, Isobe S, Barthakur NN. Drying Technol 1999; 17: 479–495.

108. Bajgai TR, Hashinaga F. In: Proceedings of 12th Interna-

tional Drying Symp. Amsterdam; 2000. p 155.

109. Shynkaryk MV, Lebovka NI, Vorobiev E. Drying Technol 2008; 26: 695-704.

110. Amami E, Khezami L, Vorobiev E, Kechaou N. Drying Technol 2008; 26: 231-238.

111. Jaya S, Durance TD. Drying Technol 2007; 25: 2005-2009.

112. Duan X, Zhang M, Mujumdar AS. Drying Technol 2007; 25: 2011-2019.

113. Song X, Zhang M, Mujumdar AS. Drying Technol 2007; 25: 2021-2026.

114. Mujumdar AS. Drying of Products of Biological Origin, New Hampshire: Science Publishers; 2004.

115. Mujumdar AS, editor. Handbook of Industrial Drying. 3rd ed. New York: CRC Press; 2008.

第**29**章 | 冷冻干燥与制药

Jinsong Liu

Product Development，Abraxis BioScience，Melrose Park，Illinois

29.1 引言

　　冷冻干燥技术已广泛应用于制药行业。冷冻干燥过程在低温条件下进行，冻干产品相对于液体产品在运输和储存过程中具有更高的稳定性，更便于操作，因此，冷冻干燥技术特别适用于不稳定的药物。由于冻干产品具有高比表面积，冷冻干燥过程也用来增强产品的溶解特性。在制药行业中冷冻干燥应用于包括活性药物成分（API）和成品最终剂型。虽然在某些情况下，冷冻干燥法也用于生产口服固体产品[1]，但最常见的是用于生产注射产品。

　　注射剂的冷冻干燥过程为，首先向小瓶中灌装液体或半流体，加橡胶塞半密封。然后将瓶转移到冻干机腔体的冻干箱板上。通过箱板内部通道借助循环传热流体使产品冷却至很低的温度，大部分的水转换成冰和溶质固体。这一阶段被称为冷冻。冷冻阶段有时会增加热处理及退火工艺。为了升华形成冰晶，腔室压力小于冰蒸汽压力，同时箱板温度升高，增加供应升华过程所需能量。由于大多数产品水分在升华过程中去除，这个阶段被称为升华干燥。第二阶段，也就是二次干燥，旨在通过相对较高的温度进一步减少结合水，达到固体基质解吸目标水平。冻结、初级干燥及二次干燥构成了冷冻干燥过程，被称为冷冻干燥周期。一个有代表性的冻干周期如图 29.1 所示。

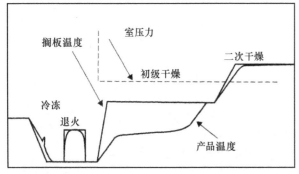

图 29.1　典型的含有退火工艺的冷冻干燥过程。

　　二次干燥末期，腔室压力保持在真空状态，或通过回填惰性气体增加到部分或完整的大气压力，通常充入无菌干燥氮气，充气后液压箱板压塞，产品出箱后进行检测和贴标签。

　　冻干产品能够重构，快速和完整地溶解，具有理想的水分水平及良好的外观，并能够在有效期内恢复原来的化学或生物效能。

　　成功地开发和制造冻干注射剂产品受很多因素影响，包括冷冻干燥过程、配方、包装及冻干机性能。本章概述了药品冷冻干燥基础内容，主要包括冷冻干燥工艺设计和控制依据，冷冻干燥配方筛选，包装材料的重要性，药用冷冻干燥机简介。

　　近几十年来，随着生物技术发展，生物制药产品，如多肽、蛋白质和其他生物制剂药物的开发和生产大幅增加。因为大多数高分子化合物具有临界稳定性，冷冻干燥成为这些生物制药产品发展的第一选择。产品脆弱的自然特性和生物制药的高成本，需要优化的冻干设计及冻干过程控制，以确保产品的质量。因此近年来，冷冻干燥过程中出现一些特殊的挑战，冷冻干燥技术进一步发展。冷冻干燥过程中面临的挑战和问题及取得的新进展将在本章第二部分介绍。

29.2 药品冷冻干燥

29.2.1 冷冻干燥工艺设计

29.2.1.1 冻结

29.2.1.1.1 冷冻过程中的阶段过渡

　　冻结是冷冻干燥过程的第一步，在该过程中近 90% 的水转化成冰晶，配方中的所有溶质凝固成非晶态或结晶状态，或混合物（图 29.2）。从冰晶开始转换成冰核，之后是冰晶体生长。冰成核是依赖于一系列的过程和配方变量，以及瓶中表面特征的变化。典型的制剂配方，冰成核温度通常是 10～15℃ 或低于平衡冻结温度，这种现象称为过冷。由于随机冰核性质和冰晶体生长，在一个瓶和一批中冻结成冰作用本质上都是一个异构过程。

　　冻结阶段溶质通过结晶和/或玻璃化过程凝固。在后者，当温度低于玻璃化转变温度（$T_{g'}$），不结晶的溶质，如蛋白质转化为非晶态固体。图 29.2 展示了一个蔗糖-

水二元系统的冷冻干燥过程平衡相图[2]，在冻结过程中冰晶形态和溶质形态很大程度上影响干燥和解吸过程二次干燥中冰晶升华的过程，最终影响产品质量，因此，冷冻是冷冻干燥过程中非常关键的阶段。

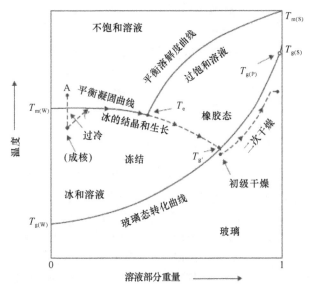

图 29.2 在配方中溶质 S 如蔗糖，在冷冻干燥过程中不能结晶。箭头表示冷冻干燥过程，A 代表配方水溶剂；$T_{m(W)}$ 和 $T_{m(S)}$ 分别表示水和溶质的熔化温度；$T_{g(W)}$ 和 $T_{g(S)}$ 分别表示水和溶质的玻璃化转变温度；T_g 和 $T_{g(P)}$ 分别表示冷冻浓缩的配方和冻干产品的玻璃化转变温度；T_e 表示共晶温度。（来源：经 Taylor & Francis 许可转载自参考文献[2]。）

29.2.1.1.2 流程设计和控制

在冻结过程中由于低温条件或预还原腔室压力增强其腔门密封性，腔室压力略低于大气压力。该阶段主要受箱板冷却及加热速率、箱板维持温度及恒温时间这些因素所控制。注意，配方的冷却速率不一定与箱板冷却速率有必要相关性。

29.2.1.1.2.1 预冻结

为了更有利于相对均匀的冰核和冰晶产生，在冻结之前箱板上产品瓶温度需要降到室温之下。这个温度通常为加载温度，如 5℃。对于过冷温度较高的配方，保持在更低温度（比冰核温度高几度）是更合适的。

29.2.1.1.2.2 最后冻结冷却下来的温度

冷却产品终端（最终）冻结温度促进了冰核/增长和溶质凝固。如果使用过冷保存，通常有助于瓶内更快形成均匀的冰晶。注意，即使实验室规模的冻干机能够达到更高的冷却速率，只有合理的不高于 2℃/min 的冷却速率才是可行的，除非配备液态氮驱动的制冷系统。最后冻结温度要足够低，并且冷却时间应足够长，以确保溶质完全凝固。

29.2.1.1.2.3 退火

一般来说，退火或热处理是指在冻结阶段进一步促

① 1 mTorr=0.133 Pa。

进填充剂的结晶如甘氨酸或甘露醇等的结晶。填充剂不仅能够保证产品的良好外观，还加快后续的干燥升华过程，晶体的熔化温度（T_e）一般远远高于冻结过程中玻璃化转变温度（$T_{g'}$），产品在初级干燥阶段温度维持在 T_e 和 T_g 之间。在这种情况下，尽管干物质中微观崩解，水晶矩阵仍保持良好外观。因此，由于较高的产品温度和冰晶微崩解产生的耐蒸汽流，冰晶升华的速率大大加快[3]。

退火温度和持续时间的制定基于特征设计。退火温度是高于结晶开始温度的温度，其特点如差示扫描量热法（DSC）。不完整的填充剂的结晶在主要干燥阶段、二次干燥阶段、和/或即使在保质期也会出现持续晶。典型的如甘露醇，由于温度的增加，或初级干燥阶段会导致快速的体积膨胀，导致"瓶在冷冻干燥中破损"，这在生产过程中是非常麻烦的[4]。

在冷冻阶段，所谓"冰-退火"步骤有时合并。也就是说，配方冻结凝固后，冷冻的温度升至更高，介于 T_g 与冰的熔点之间，维持一段时间后重新冻结至 $T_{g'}$。在退火过程中，因为"成熟效应"，通过解冻水扩散冰冻的矩阵和冰晶大小的增长，未冻结水开始扩散，之后更多均匀的冰晶开始形成。因此，退火工艺有助于加快冰升华和克服瓶与瓶之间干燥速度及质量属性之间的异质性[5,6]。退火后，产品温度一般降至最后的温度足够长的时间，使产品完全凝固。

29.2.1.2 初级干燥

冻结阶段形成的冰晶体在初级干燥过程中升华。也就是说，产品在相对低温和低压条件下进行干燥，冻结期间仍保持溶质结构以确保可接受的物理属性，如良好的外观。

29.2.1.2.1 流程设计原则

冰升华过程中质量和热量转移。冰升华过程中的驱动力主要是差异冷冻产品温度（T_P）下冰的平衡蒸汽压（P_0）与腔室压力（P_C）之间的差异[7]。冰升华速率为 dm/dt，每个瓶单位时间内冰升华的质量，可以被描述为如下：

$$\frac{dm}{dt} = \dot{m} = \frac{P_0 - P_C}{R_P + R_S} \tag{29.1}$$

式中，R_P 和 R_S 分别是升华过程中产品冻干层的阻力和蒸汽输出。冰的蒸汽压（P_0，mTorr①）取决于冷冻产品的温度（T_P，℃），它可以被描述如下[8]：

$$P_0 = 2.7 \times 10^{13} \exp[-6145/(T_P + 273.15)] \tag{29.2}$$

为了补偿冰升华和维持产品温度热损失，箱板需不断加热。箱板到瓶的传热速率方程如下：

$$\frac{dQ}{dt} = A_V \cdot K_V \cdot (T_S - T_P) \tag{29.3}$$

式中，A_V 为瓶的横截面积；K_V 为箱板到瓶表面传热系数，

受腔室压力 P_C 的影响；T_S 是箱板的温度，或者更准确地说，为装载产品瓶的箱板表面温度，T_P 的产品瓶底温度。稳定升华过程所需的升华热量为 $(dm/dT \cdot \Delta H_S)$，其中 H_S 是冰升华的热量，质量传递和热量传递偶合公式如下：

$$\Delta H_S \cdot \left(\frac{P_0 - P_C}{R_P + R_S} \right) = A_V \cdot K_V \cdot (T_S - T_P) \quad (29.4)$$

从上面的方程可以看出，腔室压力、板层温度、产品温度是相互关联的，它们的整体确定冰升华率。图 29.2，基于从 Chang 和 Fischer 实验结果重绘简化的草图[9]，提供了一个描述升华速度、产品温度、两个独立控制流程变量、箱板温度和腔室压力功能关系的插图。显然，在腔室压力不变情况下，增加箱板温度会导致冰升华速率增加。同样，箱板恒定情况下，在恒定温度下增加压力也会促进升华加速。因为随着腔室压力的增加，从箱板到瓶子的传热系数大大增加。

29.2.1.2.2 流程设计和控制

29.2.1.2.2.1 目标温度和产品结构的崩溃

在初级干燥，如果产品的温度超过了共晶熔化温度（T_e）或玻璃化转变温度（$T_{g'}$），结晶固体熔化或非晶态溶质黏度相对减少。而共晶熔化通常直接造成干基质结构的损失，非晶态固体黏度降低并不一定导致结构性损失或崩解。非晶系统崩解温度是指高于干物质临近冰点失去其结构的温度[10]，也就是说，崩解温度（T_C）可以高于玻璃化转变温度（$T_{g'}$），差几摄氏度，如表 29.1 所示[2,11~13]。然而，对于高浓度的蛋白质配方，T_C 远高于 $T_{g'}$，达 15℃[14]。

表 29.1 玻璃体转变温度（$T_{g'}$）和崩溃温度（T_C）及冻干产品常用赋形剂[a]

组分		$T_{g'}$/℃	T_C/℃
蛋白质	半乳糖苷酶	−29	−15
	卵清蛋白	−11	−10
	重组人源化单克隆抗体	—	−20
糖类	蔗糖	−32	−31
	海藻糖	−29	−28.5
	乳糖	−28	−30.5
	麦芽糖	−30	—
多元醇	甘油	−65	—
	山梨醇	−56	—
	甘露醇	−35	−1.4[b]
聚合物	葡聚糖	−10	−10
	聚乙烯吡咯烷酮	−21	−24
	聚蔗糖	−19	−20
	明胶	−9	−8
	羟乙基淀粉	−12	>−5
氨基酸	甘氨酸	−62	−3.5
	丙氨酸	−65	—

续表

组分		$T_{g'}$/℃	T_C/℃
	组氨酸	−33	—
盐	乙酸钠	−64	—
	柠檬酸钠	−41	—
	KH_2PO_4	−55	—
	K_2HPO_4	−65	—
	NaCl	−60	—
	$CaCl_2$	−95	—
	$ZnCl_2$	−88	—

a 引自[2,11~13]。
b 处于结晶状态。

初级干燥是最耗时的阶段。因为 T_P 每增加 1℃，初级干燥时间减少超过 10%[15]，一个优化过程必须在最大允许操作产品温度，T_C 或 T_e，冻干制品仍保持很好的再结合性质及粉饼的良好外观。一般来说，在初级干燥阶段的安全系数：①产品温度（T_P）低于 T_C 或 T_e 2~5℃，由于干燥板层阻力的增加，安全系数产品温度增加为 1~3℃；②间隔箱板之间产品温度的异质性；③由于扩大和/或传递导致产品温度的差异（见 29.3.1 节 "冷冻干燥规模放大和转移"）。

对于蛋白质配方，假定蛋白药物在 T_g 温度不稳定的条件下，初级干燥温度谨慎控制在 $T_{P'}$，保证 T_g 以下而非更高的 T_C[15]。然而，最近的工作证明了冷冻干燥的时间范围，温度介于 T_g 和 T_C 之间蛋白质的解折叠并不是关键所在[16]。

即使物理属性有利于初级干燥的实施，但是在大规模生产中冷冻干燥机的传热传质能力限制这些积极的条件。

升华所产生的大量蒸汽流动引起冷凝器超载或蒸汽管道堵塞，这方面将在 29.3.1 节 "冷冻干燥规模放大和转移" 进行进一步讨论，Tang 和 Pikal[16] 提出产品温度一般情况下不应超过 −15℃。

29.2.1.2.2.2 腔室压力

图 29.3 所示基于质量和传热方程，较高箱板温度和低腔室压力组合相对于较低箱板温度和高腔室压力更有利于蒸汽升华，这两种组合都能达到相同产品温度，因此，最有效的初级干燥条件应该为产品高温低压。然而实际操作中降低室压提高了瓶与瓶之间热传递的异质性，提高了来自胶塞及冻干腔室内挥发性组分的吸附风险，并引发泵油回流的问题。腔室压力一般不低于 50 mTorr。一般来说，腔室压力一般为产品目标温度时冰蒸汽压的 10%~50%，通常降低到 50~200 mTorr。为了使瓶与瓶之间热传递的异质性最小化，建议腔室压力设置为 100~200 mTorr。

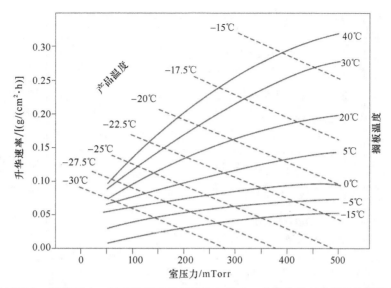

图 29.3 在蛋白冷冻干燥过程中，腔室压力、板层温度对升华速率的影响，虚线显示产品温度的等温曲线。（来源：经 Springer Science and Business Media 许可重绘自参考文献[9]。）

29.2.1.2.2.3 箱板温度

一旦室压设定，箱板温度得到确定，架子上的温度可通过试验确定，结合选择燃烧室压力，得到目标产品的温度。一些质量和传热建模的方法，如测压温度测量（MTM）方法，有助于箱板温度的确定。根据上述质-热传输方程，得出箱板温度高于产品温度，有时可以更高，达到40℃，通过冰升华速率设计主要干燥条件。

对于一个给定的配方，如果冻结过程、包装材料及冻干机发生变化，相同的箱板温度和腔室压力条件下也不会导致相同的目标产品温度。因此，产品的冷冻干燥概况也是不同的。这种情况下对循环参数，即箱板温度或腔室压力进行调整。这种情形经常出现在周期放大或转移过程中，将在 29.3.1 节"冷冻干燥规模放大和转移"中进行论述。

29.2.1.2.3 过程监测和控制：初级干燥终点确定

一旦箱板温度和腔室压力确定，初级干燥过程基本可以设计。

29.2.1.2.3.1 冻结到初级干燥的渐变

腔室压力抽真空至设定水平后，箱板温度升至目标参数。温度渐变速率一般低于 1℃/min。对于大加载量，蒸汽压力高于腔室压力，温度渐变速率小于 0.5℃/min，升华初始由于产品阻力几乎为零，冰升华速率很高。如果加热速率过高，蒸汽流回堵塞冷凝器。

29.2.1.2.3.2 初级干燥持续时间

一旦箱板温度到达设定值时，控制温度和腔室压力，直到冰升华结束，初级干燥持续进行。初级干燥持续时间是由冰升华率、配方特性及装量决定，因此，可以根据传热和传质方程大致估计干燥持续时间。然而，在实践中，初级干燥持续时间或冰升华的终点是通过监测干燥过程决定的。

在一个常规药品冻干机中，冷冻干燥过程中通过大量变量监控初级干燥的进展，特别是干燥终点的判断。通常，温度通过热电偶测量。压力通过电容式压力计和/或导热系数（电阻）计测量，冷凝器温度由一个电阻温度检测器（RTD）传感器测量。

冷凝器压力由另一个电容压力计测出，腔室中氮气流速率通过流量计进行检测，露点或蒸汽组合是由湿度传感器测量，或蒸汽流量是通过升压试验评估，升压速率通过关闭隔离阀时间段内上升的压力进行检测计算。

在初级干燥末期，随着冰升华完成，热电偶检测显示产品温度急剧升高并接近箱板温度。尽管通过热电偶检测产品温度作为监测干燥过程的"黄金标准"，但是通过热电偶检测的产品温度往往不能代表整批的冻干状况，除非实施退火程序。因为热电偶的插入引起了冰核的变化，最终改变了冰升华速率，热电偶在产品瓶中的不同位置引起的差异性导致了所测量数据并不能作为整批干燥过程中温度曲线的代表，在这种情况下，建议将预冻时间加到初级干燥过程中（热电偶检测大约占到冰升华总时间的10%～20%）。

与电容压力表读数不同，热导率的压力或皮拉尼真空计读数由腔室内气相组成决定，在初级干燥中腔室内主要是水汽，所以皮拉尼真空计读数是电容式测压计读出的实际压力的 1.5 倍。随着接近冰升华终点，氮比例大幅增加，升华的水汽减少。所以皮拉尼真空计读数降低，逐渐接近电容式测压计读数，与此同时，干燥的氮气流量增加，产品腔室内的露点或湿度大幅降低。如果进行压力升测试，随着干燥终点的临近，压力上升速度降低，最终达到一固定常数，如果批次量足够大，如工业规模或生产规模，在干燥过程中由于加载在冷凝旋管上的冰大量减少，通常冷凝器温度上升。

图 29.4 展示了压力上升和其他流程变量如产品温度、相对压力、腔室与冷凝器之间压力差、氮气流速之间的相关性，包括热电偶测得的产品温度，电容压力计

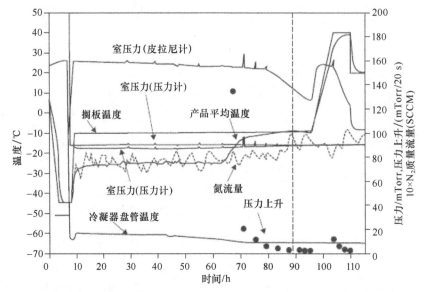

图 29.4 15%（m/m）7-β-环糊精磺基顶米溶液的冻干过程曲线。（来源：经 Taylor & Francis 许可转载自参考文献[6]。）

与皮拉尼真空压力计比较，室和冷凝器之间的压降，N_2 流量、冷凝器旋管温度。数据证明压力升检测为升华干燥和升华干燥过渡到二级干燥精确的测定方法。然而，设计压力升的测试参数时，注意隔离阀产生的压力干扰不要导致产品崩解。

29.2.1.3 二次干燥

当所有的冰晶从产品中升华，干物质中含有相当高的"未冻水"（占固体含量的 5%～20%），吸附在结晶固体表面，在结晶水化合物或非晶体形态中以结合水形式存在。在二次干燥阶段，未冻水在较高温度条件下进一步降低。

干物质的玻璃化转变温度（T_g）为 Gorden-Taylor 方程中水分含量的函数，在初级干燥过渡到二次干燥及二次干燥的过程中随着水分减少 T_g 急剧下降（图 29.2）。

29.2.1.3.1 流程设计和控制

29.2.1.3.1.1 二次干燥中腔室压力

试验表明，腔室压力为 50～200 mTorr 时结合水不受影响，但是受产品温度影响较大[19]。综上讨论，在大多数情况下，除了对温度非常敏感的产品[19]，初级干燥最优的腔室压力为 50～200 mTorr，因此，二次干燥过程中没有必要改变腔室压力。

29.2.1.3.1.2 初级干燥到二次干燥的过渡

初级干燥到二次干燥的过渡过程中，为了避免产品结构收缩或变形，产品温度应一直低于 T_g。通常产品在无定形固体状态下推荐缓和的温度变化速率，0.1～0.2℃/min，产品结晶状态下 0.5℃/min 变化速率相对安全。

29.2.1.3.1.3 箱板温度和二次干燥中的维持时间

二次干燥过程中，产品温度略低于箱板温度，设定温度下，前几个小时，含水量明显降低直至接近稳定水

平。随着温度升高，含水量达到稳定水平的时间急剧缩短[19]。考虑到效率，在产品稳定性允许的情况下，产品二次干燥的温度可以达到 30～50℃。产品可以以理想的速率干燥并达到合格水平，通常时间为 4～10 h。

需要特别注意的是在二次干燥过程中温度不要太高，以免蛋白产品发生变性[20]，然而，在初级干燥后蛋白产品为相对干物质状态，在这种状态下，温度低于 100℃ 蛋白质不会发生变性[16]，从而能证明在二次干燥过程中采用相对较高的温度如 40℃ 是比较合理的。

在一定条件下，定期从批样品中抽出样品进行水分检测，直至得到合格水分产品所需时间为二次干燥时间。目前已开发了一些先进的过程分析技术（PAT），如 MTM[21]，能够在线测量产品水分。

为了建立给定冻干产品的水分控制目标，进行了产品水分含量的稳定性研究。一般情况下，小分子药物的冻干产品水分含量与本身稳定性成反比例关系。因此冻干产品经常冷冻干燥后水分降至很低水平（低于 1%）。但是，由于蛋白药物高级结构的复杂性，这个发现对蛋白质或其他生物制剂并不是一直适用[22]。目标水分含量为中间水平时，较低的箱板温度和较长的二级干燥时间组合优于高箱板温度和短干燥时间，因为前者在批量生产或放大试验中的产品水分一致性的控制更稳健。

29.2.2 制剂配方筛选-冷冻干燥工艺

冷冻干燥的产品在日常生产（冷冻干燥、分配、储存及运输过程中）应该维持药物分子的化学及生物学活性。此外，最终产品有合格的物理属性，如外观及复溶性。

在冷冻干燥的制剂配方中含有功能性赋形剂。赋形剂有很好的冷冻干燥特性，并选择了合适的浓度。关于配方筛选中的细节讨论不在本章中论述，读者可以参考

一些优秀的文章[12,23,24]和书籍[25,26]。在此，对制剂特征对冷冻干燥的影响，在冷冻干燥过程中压力的不稳定性，以及缓解压力的剂型进行了大体的论述，以达到较高的存储稳定性和生产能力。

29.2.2.1 配方性能的影响

药品冷冻干燥过程中，配方和冷冻干燥相互关联，所以制剂配方特性对冷冻干燥有相当大的影响。之前讨论的配方中一种或几种成分结晶，有利于初级干燥的进行。配方为完全的无定形状态时，崩解温度或玻璃体转化温度（T_g）对冷冻干燥效率影响很大。药物配方玻璃体转化温度小于−40℃，在冷冻过程中需要很高的冷冻能力形成晶体状态，同时晶体升华需要很长的时间。通常来说此种配方即使有较高的稳定性，也不适合冷冻干燥。

在这种情况下，需要提高 T_g 温度。例如，可以通过不改变缓冲能力的情况下降低缓冲液浓度，改善可以实现了，例如简单的降低缓冲液浓度不影响缓冲能力或者添加一种所谓的崩解修饰剂，往往是 T_g 温度高的高分子量赋形剂，如右旋糖酐。这种修饰是基于玻璃体转化温度随着配方的组分变化。冷冻浓缩后的配方玻璃体转化温度通过福克斯方程可以预算出，实际使用过程中有很高的精确度[27]。

$$1/T_g = w_1/T_{g'1} + w_2/T_{g'2} \quad (29.5)$$

式中，w_i 为组分 i 的质量百分数，$T_{g'i}$ 为纯化合物的玻璃体转化温度，上述方程能适用于含有两种以上组分的系统，表 29.1 中列出了赋形剂的玻璃体转化温度和崩解温度，高玻璃体转化温度的配方经冷冻干燥的产品有较高的玻璃体转化温度，有利于产品存储的稳定性。

29.2.2.2 冷冻干燥及稳定过程中的挑战

29.2.2.2.1 冷冻干燥过程中的挑战

分子药物尤其是蛋白药物，在冷冻干燥过程中有很大的挑战，主要是由于剧烈温度变化及相变。对在冻结及稳定阶段中所面临的挑战进行了大量研究，尤其在蛋白制剂生产中[28]。

29.2.2.2.1.1 冻结浓度、溶质再分配、结晶和相分离

冻结过程中配方中的小分子和蛋白质都有可能发生不稳定压力，同时大部分水分子转化成结晶，溶质浓度及非冻结部分黏度急剧上升，因此推测加速了降解反应，并且随着温度降低反应缓和。

冻结溶质浓缩能引起溶质再分配，配方浓度增高，冷却速率降低[6]，冷冻浓缩过程中溶质再分配取决于溶质溶解度和扩散的能力。因此，在冻结过程中添加不同盐分对溶质再分配有很大影响，蛋白配方中，蛋白质浓缩的速率取决于冻结速率、浓度及配方组成[29]。表面活性剂的添加能够减少表面浓缩的现象。

冻结过程中的冷冻浓缩可能导致无定形态和结晶态的过饱和，无定形态溶质的结晶经常发生在缓冲液、稳定剂及膨胀剂。冻结阶段膨胀剂通过退火结晶已经讨论过了。大多数的冷冻干燥产品特别是蛋白产品的稳定性受 pH 变化的影响，缓冲盐的结晶会导致降解和影响贮存稳定性。为了最小化 pH 变化及对制剂的影响：①应选择合适的缓冲体系，如在磷酸缓冲液中，磷酸钾比磷酸钠更有利，因为在冻干过程中磷酸钠 pH 变化幅度比较大；②高比例溶质如稳定剂，可能的话能够阻止缓冲组分的结晶；③缓冲组分浓度不宜过高。冻结促使稳定剂形成结晶，如聚合物或糖；在冷冻干燥过程中聚乙二醇结晶会影响其稳定性作用，所以要合理设计在冷冻过程中的冷却速率、温度或退火条件，防止稳定剂的结晶，或者变更配方，因为稳定剂的结晶很大部分取决于配方中的其他组分。

冻结也可能引起稳定剂的结晶，如聚合物和糖，例如，聚乙二醇结晶后失去了其在配方中的稳定作用[30]。冷冻过程中如冷却速率、温度和退火条件应在设计过程中被注意，避免结晶，或者更改制剂配方。因为稳定剂的结晶主要依赖于其他溶质的影响。

在冷冻过程中常见的相分离现象是活性物质，主要是蛋白质等的分离，与稳定剂不同，能够直接或间接影响稳定性。这种相分离在聚合物或其他高分子化合物中常见[31]。合适的配方组成及冷却速度的控制可以消除相分离现象。

29.2.2.2.1.2 冷变性和晶体液界面变性

冻结过程中配方中的蛋白质发生冷变性和冰水界面变性。当温度降低到−40℃或以下，蛋白质发生自我展开，称为冷变性。冷变性可能会导致过程降解，更严重影响产品稳定性。与热变性不同，有关冷变性研究比较少。近期研究发现，蛋白冷变性温度受配方 pH、蛋白浓度及赋形剂的影响。糖类或多元醇等类似的稳定剂可以减少蛋白质的变性。

在冻结过程中发生冰水界面变性。蛋白质吸附到界面后导致界面变性的发生[33,34]。结晶界面的扰动并不仅仅局限于冰晶。据报道[35]，起填充作用的甘氨酸配方比例会在冻结过程中对蛋白质产生影响。表面活性剂可以非常有效地抑制蛋白质聚集引起的结晶界面的冷冻变性，因为它们优先与结晶界面交互，减少蛋白质结构扰动。

29.2.2.2.2 干燥过程对产品的影响和稳定性

在初级干燥过程中，由于冰晶升华导致配方出现固体及半固体的固液混合状态。在冻结阶段，继续降温，在干燥阶段，主要的解析和解冻也可以发生升华。也就是说二次干燥过程在初级干燥过程中已经开始，而且是低速率进行。水解析或脱水主要在初级干燥过程中进行，这已经由 Luthra 等[36]证实，冻结压力对蛋白质的不稳定

起保护作用，大多数损失主要发生在二次干燥过程中，也就是说干燥过程的本质是在压力条件下去除水或脱水的过程。去除水可以进一步提高浓度，最终导致压力的增强。在初级干燥过程中，尤其在二次干燥过程中的产品温度高于冻结温度，这些压力可以通过冷冻保护剂和稳定剂如糖类，将分子的迁移率降至最低，起到稳定作用。

对蛋白质配方，去除水导致蛋白质展开，因为一定量的水对于保留蛋白质原生结构是至关重要的[34]。蛋白质展开不仅导致聚合，还可以降低产品稳定性。经常使用稳定剂如蔗糖和海藻糖来减少这种现象。也就是说，稳定剂分子可以代替水分子结合到蛋白结合位点，减少蛋白质结构的扰动。因此，糖类，尤其是蔗糖和海藻糖，在干燥过程中对蛋白质起到很好的热力学稳定的作用。

29.2.2.3 配方和冻干过程对保质期的影响

配方复溶后具有较高的活性并不能代表冷冻干燥产品具有好的稳定性或保质期。干燥过程中压力的不稳定导致产品在存储上具有很大的可调空间，虽然产品存储温度比干燥温度低得多。

虽然冷冻干燥过程或热量对产品贮存稳定性有很大影响，但通过改变冻干制剂固体基质的玻璃动力学也可以提高贮存稳定性[37,38]。Luthra 等报道[39]，在相对较高温度下冷冻干燥后退火有助于提高最终产品稳定性。

制备可观的贮存稳定性的建议可以概括为以下几个方面，其中一些措施用于减少冻干过程对配方稳定性的影响：①选择合适的缓冲体系和浓度，在最优的 pH 条件下稳定，在冷冻干燥过程中不发生变化；②使用赋形剂来防止一些主要的、特定的退化的发生，例如，一种抗氧化剂和/或金属螯合剂应主要用于防止抗氧化作用；③选择稳定剂，如海藻糖或蔗糖等，形成一个玻璃矩阵低分子流动性，提高玻璃化转变温度（T_g），不仅提供动态稳定药物分子，对于蛋白质分子也能使其更好地保持蛋白质的构象结构[24]。

然而，开发蛋白质配方不是那么容易。制剂研发并不一定提供良好的稳定性，因为每个蛋白质通常在某种程度上具有独特的化学和物理性质，当前理解的蛋白质的固态稳定机制是不完整的。例如蔗糖在某些情况下对蛋白质的其稳定性比海藻糖更好，但是这一现象不能用玻璃态的分子流动性或蛋白结构的保持等解释[40]。

一些最近的研究发展可能会帮助我们进一步了解蛋白质的稳定性。例如，研究冻干制剂中固体的快速动力学，在一个远低于 T_g 的存储温度，"β 松弛"可能引起小分子扩散或导致部分的分子运动，引起蛋白质的变性和退化[41]。同样，报道称，在非晶基体中水含量和结构解开时间"哈米特酸度"对化学反应有显著影响[42]。

对于蛋白质结构，通过更高级水平的二级结构进一步探索蛋白质的差异，更好地了解蛋白质的固态机制，虽然对于蛋白质二级结构不够稳定[24]。只有对固体蛋白质的稳定机制有一个完整的理解，理性设计的蛋白质配方才能开发出贮存期稳定的药物。

29.2.2.4 其他配方方面的考虑

冷冻干燥的制定应该考虑商业生产可行性。例如，配方能足够保持较长时间的稳定性。尤其对于蛋白产品来说，搅拌、过滤和灌装操作对蛋白质分子有不利影响，也可以导致蛋白质分子变性。配方中非离子表面活性剂通常使界面变性、搅拌过滤灌装过程中产生的聚合最小化。

冻干产品，尤其是皮下（SC）和肌内（IM）注射的，配方中应该含有渗透压调节剂，如氯化钠和甘油，以确保重组产品的等渗性。然而，这些物质组分大大降低了产品的崩解温度，如果条件允许的话，建议将渗透压调节剂加入到冻干粉稀释液中，而不是在冻干粉中。表 29.2 中列出了冷冻干燥配方中常用的赋形剂，主要包括冷冻干燥和贮存过程中的稳定剂、抗氧化剂、非离子表面活性剂、金属离子螯合剂、膨胀剂、崩解温度修饰剂和渗透压调节剂。

表 29.2 冷冻干燥配方中常用的功能性赋形剂

功能	赋形剂
缓冲液（pH 使用范围）	柠檬酸（pH 2.5～6.0），组氨酸（pH 6.2～7.8），磷酸（pH 6.0～8.2），氨基甲烷（pH6.8～7.7）
稳定剂/冷冻保护剂	糖（蔗糖、海藻糖、乳糖和麦芽糖） 氨基酸（甘氨酸、精氨酸） 多元醇（甘露醇、山梨醇、甘油）
抗氧化剂	抗坏血酸、谷氨酸、亚硫酸钠、亚硫酸氢钠
金属螯合剂	柠檬酸/柠檬酸钠
非离子表面活性剂	吐温 20，吐温 80
填充剂	甘氨酸、甘露醇、蔗糖、乳糖、精氨酸、组氨酸
崩解温度调节剂	葡聚糖、明胶、聚蔗糖、羟乙基淀粉
等渗调节剂	氯化钠、甘油

29.2.3 冷冻干燥产品的容器密封系统

在冷冻干燥产品中，容器的密封系统是很重要的一部分，其不仅保护产品粉饼，还影响冷冻干燥的传热传质过程和流程的吞吐量。

箱板到药瓶的热传递及在随后冰升华过程中的速率都受到玻璃瓶类型、瓶直径、灌装量及外形，如底半径和凹性的影响[43,44]。通常，冻干产品的玻璃瓶材质为 I 型玻璃瓶。瓶子尺寸大小的选择由很多因素决定，如最终的灌装装量、复溶后体积等。在灌装装量比复溶后体积多或少的情况下，其体积通常都小于瓶子总体积的一半，因为高的灌装高度会延长干燥时间，增加瓶裂的风险。

管制瓶和模制瓶为冷冻干燥产品的生产容器，一般选择管制瓶，管制瓶具有良好外观、较高的均质性和导热能力。除了玻璃瓶，涂布瓶和聚合物瓶也经常用作冻干产品的容器。

在这些容器中水的冻结过程与玻璃瓶有很大不同，进而影响后续的干燥过程。

冻干产品使用的胶塞密封系统通常是丁基胶塞或卤化丁基胶塞，这种胶塞具有低的水分渗透性、低水分吸附性、低溶出物及低吸收性等。较高的温度范围、高真空度及较长的循环时间容易使挥发物质从胶塞转移至冻干产品中，但是这两种胶塞中的挥发物含量相当低。

胶塞镀膜工艺可以解决冻干结束时胶塞粘连在箱板上的问题。通常说胶塞不会延长干燥时间，但这种说法是不准确的。半加塞的瓶子中存在胶塞对传质的阻力，即便是同一种型号的胶塞，开口的变化对冰升华速度的影响可能会到达10%。

尽管大多数胶塞为冻干胶塞，具有低的水分传输速率，同时瓶内充氮气也会使产品水分吸收达到最小化，但贮存过程中经常发现冻干产品水分增加，并增加至一定高度。这主要是由于升华过程中胶塞中吸附了一些水分，在存储过程中水分被释放至产品中。胶塞吸附水分含量由胶塞配方、胶塞大小及升华条件决定。

值得注意的是，对于冻干产品，尤其是低质量的粉饼，对胶塞吸附的水分比较敏感，解吸附的水分含量会引起粉饼水分含量大幅度增加。选择合适的胶塞或进一步干燥胶塞至合适水平均可以使产品水分含量降至最低[46]。

29.2.4 制药冷冻干燥机

一台冷冻干燥机主要包括：①产品腔室，包括冻干箱板，通过箱板实现热传递，产品装载在箱板上进行冷冻干燥；②泵送及加热、冷却箱板温度控制系统；③真空泵系统，可控输入惰性干燥气体（N₂），使腔室压力维持在一定水平；④冷凝器，捕获产品升华的蒸汽；⑤冷却冷凝器的制冷系统[47]。冷凝器一般安装在腔室内，但是大多数情况下，它们是分开安置的，并通过蒸汽管道相连接。大多数的冷冻干燥机装备有化霜系统、原位清洁（CIP）和在线蒸汽灭菌（SIP）。典型的药用冷冻干燥机见图29.5。

产品从实验室、半工业生产到生产规模的发展过程中均使用冷冻干燥机。这三种规模中任意一种均没有固定的箱板大小。实验室规模的干燥机有1～3层箱板，0.09～0.19 m²，半工业生产的干燥机是实验室规模的10

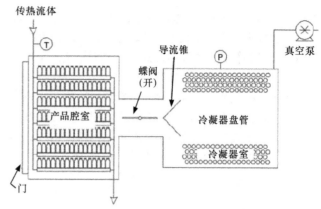

图29.5 典型的药用冷冻干燥机示意图。

倍，主要用于制备I期临床样品，生产规模的干燥机是半工业生产规模干燥机的10倍[48]。从实验室规模到生产规模的冷冻干燥机功能、配置及所用材料均不相同，所以冷冻干燥机的热质传递特征有很大不同，在规模放大生产中要注意。表29.3中进行了实验室规模、半工业生产规模及生产规模冷冻干燥机之间的比较[48]。

表29.3 实验室、半工业生产或生产规模的冷冻干燥机的特点

特点		实验室型冻干机(FTS)	半工业生产规模冻干机(Edwards)	生产规模冻干机 Lyomax (Edwards)	生产规模冻干机 Stokes
箱板面积/m²		0.38	2	39	24.2
冷凝器表面/m²		0.64	2	40	24.6
箱板冷凝器通路	直径(m)	0.05	0.25	0.91	0.9
	长(m)	0.27	0.72	1.5	0.9
搁板传热系数		8.0±2.3	18.1±4.3	—	13.9±8.5
标准电阻常数	K_P	0.020	0.011	0.003	
	K_C	0.450	0.360	0.262	
	K_R	0.064	0.066	0.097	
辐射率	墙	0.75	0.66	0.65	
	门	0.90	0.65	0.35	

注：K_P为腔室到冷凝器的热量传递；K_C为冷凝器的水蒸气输送及转换成冰的阻力；K_R为制冷系统的阻力及本室对凝汽器传热阻力。

即使相近规模的冷冻干燥机，不同供货商之间配置也有很大不同，在进行冻干工艺转让过程中具有很大的挑战。规模放大或冻干工艺的转让过程中冻干机的性能评估变得十分关键。

29.3 冷冻干燥过程中的挑战和新进展

29.3.1 冷冻干燥规模放大和转移

实验室规模冷冻干燥机的冷冻干燥工艺在半工业规模或生产规模的冷冻干燥机中不能很好地重现，这种现象是很普遍的。冷冻干燥规模放大实际就是确定稳定的冷冻干燥工艺，从而大规模制备可重复再现的稳定均匀

的冻干产品，基本和小规模制备的产品质量一致[49]。冷冻干燥过程中或冷冻干燥产品的转移可以是从研发阶段到生产阶段的转移，主要涉及规模的放大；从一个生产现场到另一个生产现场的转移；或同一生产规模下从一个冷冻干燥机到另一冷冻干燥机的转移。冷冻干燥规模的放大或转移具有很大的挑战性，尤其对于蛋白配方而言，对冻干过程中的变化具有较高的敏感性。对于这类问题的讨论可以参考相关文献[49~55]。此处描述了冷冻干燥过程中遇到的主要挑战及应对策略。

29.3.1.1 挑战

29.3.1.1.1 实验室规模和无菌生产规模之间的冰成核温度的差异

正如前面提到的，冰成核温度极大地影响了后续干燥过程和产品质量。冰成核温度较低会产生较小的冰晶，具有较小的孔隙、较长的初级干燥时间和较短的二级干燥时间。Searles 等[56]文章中报道冰成核温度每降低 1℃，初级干燥时间要延长 3%。同一批次的冰晶形成的不均匀性导致初级干燥和二级干燥速率的不均一性。

冰成核的不同导致冷冻干燥规模放大过程中具有很大的挑战，并不能完全解决，直至可控的冰成核技术的出现。这方面内容将在 29.3.2 节"冻结控制"讨论。然而不同冰成核温度的影响能够最小化，在研发过程中，尤其是在规模放大或转移阶段，瓶子和密封组件会被清洗和加工。而且配方溶液的配制和冷冻干燥在洁净度相当高的环境中进行。此外，冰晶退火过程可以合并到冻结过程中，从而保证冰晶核的均质性。

29.3.1.1.2 冷冻干燥设备差异所面临的挑战

29.3.1.1.2.1 设计不同

辐射效应。冷冻干燥过程中，产品温度的获得通过箱板传递到瓶中，主要是在接触点部位，箱板表面和瓶底之间。冷冻干燥过程在低温条件下进行，热辐射一般不是传热的主导机制。然而，对于箱板边缘的瓶子，门和腔室壁的辐射比瓶内高得多。边缘瓶子的冻结过程是不同的，相同板层边缘瓶子的升华速率高于中间的瓶子。如果热电偶装置放置在边缘瓶子中用于检测和控制温度，会得到非典型的冻干曲线。

辐射效果或"边缘效应"的差异取决于冷冻干燥机的设计和配置，主要包括箱板间距、腔室壁/门温度和腔室壁/门到边缘瓶的距离、表面辐射系数等。明显的辐射效应一般在实验室冷冻干燥机中出现，因为腔室门材质通常为树脂玻璃或高辐射系数的相似材料，而在生产规模，冷冻干燥机的腔室门材质是低辐射率的不锈钢材质

（表 29.3）。辐射效应是冷冻干燥规模放大和转移中的主要问题之一[57]。

腔室到冷凝器过程中的阻力。除了在一些异常情况下使用内置冷凝器，大多数的冷冻干燥机配备外置冷凝器。这种冷冻干燥机腔室和冷凝器通过一根导管相连接，主要用于蒸汽的流动。在初级干燥过程中产品升华的水蒸气流至冷凝器的阻力主要包括：产品干燥层的阻力、瓶塞的阻力及腔室到冷凝器过程中的阻力。这种腔室到冷凝器过程中的阻力取决于导管大小（管半径和长度）（表 29.3）。在产品规模放大或转移过程中不同型号的导管产生不同的产品冷冻干燥曲线。

冷凝器冷凝能力和阻塞流。具有高崩解温度的配方，如结晶体中含有大量组分或具有高浓度蛋白质，可以在非常苛刻的初级干燥条件下进行冷冻干燥，但不会影响产品的质量。不过如果冷凝器的热传递和质传递能力不能满足在足够低温度下使产生的水蒸气转化成冰晶，冷凝器会出现超负荷，冷冻干燥过程失控。在产品规模放大和转移过程中，目标冷冻干燥机的冷凝能力具有潜在限制性。在产品放大过程中合理的冻干配方设计和升华的能力是非常关键的，尤其是对于苛刻的初级干燥过程。

冷凝能力可以通过液氮制冷系统进行提高[58]。然而，即使使用具有较高冷凝能力、能够处理大量蒸汽的冷冻干燥机，冰升华过程也会导致腔室压力损失，因为在蒸汽管道或导管中蒸汽会出现"窒息"现象。这种极端现象称为阻流[59]。

阻流的根本原因与气体流动态的性质有关。蒸汽流过蒸汽管的速度与腔室和冷凝器之间的压力差成正比，同时也取决于升华速率、装载能力及蒸汽管道的大小型号。在初级干燥过程中如果蒸汽流速达到最大值（Mach1），蒸汽流会形成阻力[27]。

这种阻力限制了冻干机所能提供的最大干燥速率。在规模放大或转移过程中需特别注意，特别是在批量增加或蒸汽管减小的情况下。

29.3.1.1.2.2 温度控制和压力控制的区别

冻干机冷却和加热速率随着冻干机的厂家和大小而变化。理想情况下，在进行大规模生产设计冻干参数之前应充分评估冷冻干燥机的性能。实际情况是冻干生产位置确定之前已经完成了冷冻干燥工艺的工作。

小规模研发过程中对冷冻干燥机典型特征的理解是非常重要的。大规模生产所用的冻干机中一系列典型特征，包括冷却加热温度、箱板温度和压力的控制在表 29.4 中列出，作为通用指南[49]。需注意的是，这些范围随着制造商、模型、大小、使用年限、环境情况等发生变化。

表 29.4 箱板的加热/冷却速率的能力，典型的范围，搁板温度控制，以及在药品生产冻干室的压力控制

参数	最小值	最大值
最大冷却速率/（℃/min）	0.5	1.0
最大升温速率/（℃/min）	0.54	1.0
搁板温度控制/℃	−50	70
最宽搁板温度变化/±℃	1.0	3.5
最宽搁板温度均匀性/±℃	1.0	2.0
最高压力控制范围/±mTorr	500	10 000
最宽压力控制变化/±mTorr	2	20

从一个冷冻干燥机到另一个，特别是从一个实验室冷冻干燥机到生产冷冻干燥机，温度传感器和箱板上检测温度的传感器的位置和/或控制的方法是不同的。这种差异可能导致不同的箱板表面温度，这方面的影响下面将讨论。对于压力监测和控制，应该使用相同类型的仪表，最好是电容压力计。和温度传感器一样，压力传感器的位置也会影响压力读数。因此，压力表位置的不同也会影响到生产规模扩大或冻干机之间转移中的冷冻干燥过程。

29.3.1.1.3 箱板表面温度

箱板温度为冷冻干燥过程中的重要参数，箱板温度通常通过导热流体，通常是位于箱板入口的硅油进行控制。实际上箱板表面温度决定了产品瓶子的热质传递。理论上来说，小瓶的热质传递可以通过箱板表面温度进行控制和监测[50]。

不同的冻干机，即使箱板温度设定值相同，箱板表面温度也有所不同。而且即使是相同的冻干机，特别是大规模生产用的冻干机，箱板温度也不同，不同板层之间也是不同的。这些不同与冻干机的设计结构、传热特性及升华速率有关系。生产用冷冻干燥机不同箱板温度差异达到 2～5℃ 是很常见的，尤其是在大量热量交换阶段，如冻结坡道、初级干燥的开始阶段，或低温条件下的初级干燥。

为了解决这些问题，在 OQ 升华测试中应该包含对箱板温度测绘图的研究，通过图表可以很明显地看出箱板设定温度和箱板表面温度、穿过箱板的温度差异这些数据对规模放大或转移的冷冻干燥过程的调节是很关键的。例如，箱板温度可能降低，初级干燥过程中调节箱板冷热点的持续时间延长等，都可以通过图表看出。

29.3.1.2 实验室规模和半工业生产规模的冷冻干燥工艺开发

成功的冷冻干燥工艺开发起始于剂型的研究，配方性质对冷冻干燥过程有很大影响。

在冷冻干燥研发初期，配方具有很好的物理性质和稳定的化学性质，如较高的崩解温度，冻结阶段较好的物理和化学稳定性，固态结晶条件下对温度和维持时间

的微小变化不敏感，均有利于冻干。配方的性质为冷冻干燥过程的开发和优化提供基础[2]。冷冻干燥工艺开发起始于实验室规模，工艺放大问题应该被考虑。

半工业规模的研究对于规模放大和转移是很有益处的。相对于实验室规模的干燥机，半工业规模的冻干机设计和控制与生产用冻干机更接近。在这个阶段冻干工艺参数需被仔细优化以满足产品的限制性要求。瓶子与胶塞需统一，同时需要经过相同方式的处理。在半工业生产和效率研究的基础上，一台冷冻干燥机运行工程量应达到最小化。

在实验室或半工业生产研发阶段，尤其对于成本较高的蛋白质，冷冻干燥过程冻干机内并不满载。试验证明装载情况和瓶子形成对冷冻干燥曲线有很大影响，所以当瓶子部分装载特别是有空箱板存在时，开发冷冻干燥参数时应特别注意[60]。

29.3.1.3 流程建模和工程运行

关于冷冻干燥过程的建模，特别是冷冻干燥过程中瓶子中冰晶的质热传递，已经有很多报道，几种建模技术已经发展形成[61~64]。使用合适的建模技术有利于优化冻干参数，并评估规模放大和传递过程中的稳定性，节省大量的人力物力和时间，并能够对冻干过程进行更科学的优化。

然而，在大多数生产规模情况下，基于合适的建模并不能完全取代批量生产的研发。这称为工程运行。生产规模下，满载条件下执行工程运行，确定真实生产条件下的动力学过程，评估不同冻干机的规模，描述准备使用的冷冻干燥机的冻干参数，生产出合格并均一的产品[51,55]。

29.3.1.4 冷冻干燥规模放大中替代配方的研发

在半工业或生产规模条件下，为了节省成本或由于原料药的无效性，开发过程中使用空白对照剂或替代辅料。如果原料药含量低，安慰剂只是不含原料药的空白配方。但是如果原料药在配方中含量相当高，在蛋白质配方中比较常见，只是单纯地去除原料药的安慰剂在冷冻干燥过程中就会出现问题。

例如，安慰剂的冷冻干燥图谱与含有活性成分的配方冻干图谱有很大不同。在一批安慰剂和含有活性成分的药瓶冻干过程中，周围安慰剂瓶子对含有活性成分配方的产品温度、冻结速率和干燥速率有明显影响。

在这种情况下，需要开发一个合适的替代配方[52]。这种替代配方需要与活性配方有相似的物理性质，如冻结干燥条件下的显微组织结构、崩解温度和冰升华的阻力，最终替代配方冷冻干燥过程和最终产品质量，如使产品外观和水分能够与含有活性成分的配方相近。替代配方在实验室规模的冷冻干燥机条件下研发，并在半工业规模的冷冻干燥机的条件下验证。

29.3.2 冻结控制

冻结不仅是冷冻干燥过程中的一个关键步骤，也被认为是最难控制的一步。

通过制冷系统的压缩机进行药品生产，可获得的箱板冷却速率通常较低（不高于 1℃/min）并受工作温度的控制，也就是说工作温度越低，箱板冷却速率越低。近年来液氮冷却系统在冷冻干燥机中应用越来越多，与压缩机冷却系统相比，不仅增强了冷凝器的能力，而且加快稳定了箱板冷却速率，部分解决了生物制剂、非水溶剂或高深度体积配方冷冻干燥过程中遇到的问题与挑战[58]。

然而，冰成核仍是冻结过程中的重大挑战，主要是由于冰成核的自发性和随机性。在工业化冷冻干燥过程中冰成核的控制为冻干循环优化过程中的一个关键因素。近年来，一系列控制冰成核的技术得到报道，如压力诱导冻结[6]、电冻结[65]和超声诱导[66,67]。但是在实际生产过程中很难落实。

所谓的"冰-雾"技术[68]目前看来是冷冻干燥过程中一种比较可实现的方法。通过降低箱板温度和降低样品温度用于冰成核，然后引入很低的氮气流至腔室中，冰晶形成并进入瓶内，达到冰晶成核所需的温度。最近，另一种实用性技术得到报道，冰成核通过增压或降压方式形成[69]。然而，即使实验室条件下的冷冻干燥技术取得成功，应用在工业化生产也还需要很多时间。

29.3.3 冷冻干燥中助溶剂的使用

非水溶剂助溶剂在冷冻干燥研发过程中应用得越来越广泛，通过助溶剂可以改变配方的物理性质，如增加润湿度或溶解度，或改变分子状态，或仅仅为了提高升华速率。

和其他助溶剂相比，叔丁醇（TBA）具有高冻结温度和高蒸汽压力，是较优的选择，特别是有利于干燥过程。然而，在某些情况下，TBA 残留很难达到合格的低水平[70]，同时 TBA 在冷冻干燥过程中能够破坏蛋白结构和生物学活性[71]。另一种得到越来越多关注的是乙醇，一种典型的有机溶剂，非常容易溶于水。乙醇用来改变活性分子或赋形剂的物理状态。然而，乙醇及大多数非水溶剂在冻干过程中仍可能会冻结或以残留的形式分布于整个冰矩阵。这直接导致了配方冻结状态下不同的热气流量和不相容的结构性质，最终影响干燥速率[72]。含有乙醇/水助溶剂系统的配方冷冻干燥速率低于相应的水系统，主要是由于系统的不完全[73]。依据助溶剂的性质和百分比，含有助溶剂配方的蒸汽组分，热传递与不含助溶剂配方有很大不同[74]。所以增加助溶剂为以后厂房设计的选择、生产能力、生产质量等增加了许多难度。作者引入了报道进行详细介绍[75]。

29.3.4 除瓶子以外其他包装形式的冷冻干燥产品

大多数冷冻干燥产品的包装容器是玻璃瓶，注射器和套筒也经常用于冷冻干燥的产品[76,77]。特别是双室预充注射器的冷冻干燥产品对于患者和临床医生具有很大的适宜性。因此双室注射器在冷冻干燥产品中应用得越来越广泛。

一般情况下用小瓶装的冷冻干燥产品同样适用于注射器进行冷冻干燥。然而灌装容器的不同给冻干产品放大过程中冻干进程及规模放大带来很大挑战。对于双室注射器系统，配方溶液灌装至注射器中间，缺少与箱板直接接触的接触点，导致质热传递与瓶装有很大不同。产品与箱板之间的温度差异和相对压差也较高。关于注射器冻干的报道很有限。Hottot 等[78,79]报道发现了注射器内一致性，同时注射器中料液均一性也非常高。主要由于注射器体积小，对于冰晶升华对流效应更明显。

29.3.5 过程分析技术和质量源于设计

过程分析技术最初是几年前由 FDA 倡议提出的，目的是更好地理解和控制联机或在线的冷冻干燥过程，并有利于工业化生产过程中产品的质量。

实际上，配方与冻干过程紧密相连。在过程分析技术被提出前，在线监测技术用于分析或描述配方冻干过程。例如，冷冻干燥显微镜技术[80]、冷冻干燥 X 射线技术[81]和冷冻干燥电子显微镜[82]用于描述冷冻干燥过程中物理特征变化过程。红外光谱和红外显微镜技术用于描述蛋白质结构的变化。这些技术通常用于冷冻干燥特定阶段，过程分析技术能够更好地理解冷冻干燥过程中配方的物理变化[85]。

对于过程监控过程提出了很多技术，主要分为两类，见表 29.5[86~102]。一类包括监测单瓶物理变化的方法，所以称为"单瓶"监测技术，这种技术方法需要深入瓶内；而另一类称为"批量"监测技术，主要监测整批生产过程中的冷冻干燥过程。这些技术的优点和局限性可以参考一些相关的文献和综述[103,104]。

FDA 提出过程分析技术，不仅用于监测冷冻干燥过程，同时还可以产生反馈以便于控制。由于冷冻干燥过程中质热传递的异质性，容易错误地根据一瓶的检测控制整批产品。在这方面，"批量"监控比较合适。测压的温度测量（MTM）和可调谐二极管激光吸收光谱（TDLAS）是目前研究比较多的技术。MTM 方法是一种比较实用的过程分析技术。基于 MTM 进行合适的冷冻干燥过程研发促进了 SMART 冷冻干燥机的商业化[21]。从实验室规模到生产规模 TDLAS 的转移显得更直接。只涉及管道的变更，并且在无菌环境中创建也不困难。

表 29.5　冷冻干燥过程分析技术（PAT）

特征		技术	过程中被监测的参考变量	参考文献
单瓶监测	扩散性	温度传感器：热电偶热电阻温度检测器（RTD）等	产品温度	传统
		无线温度测量	产品温度	[86]
	非扩散性	微量天平	瓶质量变化	[87,88]
		近红外	残余水分	[89]
		拉曼光谱	残余水分	[90]
批次监测	非扩散性	气体流量控制器	N_2 流量	[91]
		风车	蒸汽流量	[92]
		比较压力测量	电阻/电容差压	[93]
		水分探头（电子湿度计）	产品室的湿度变化	[94~96]
		热量测定	传热率和总能量转移	[97]
		压力上升试验	升华动力学	[6,93]
		测压的温度测量（MTM）压力上升的分析	通过数学模型分析产品温度	[98,99]
		质谱分析	水蒸气分压力	[100]
		等离子发射分光学	产品腔室的湿度变化	[101]
		可调谐二极管激光吸收光谱	腔室到冷肼的蒸汽质量流量	[102]

一般来说，过程分析技术需要在无菌环境中不可插入料液中才能实现，如蒸汽灭菌、CIP、泄漏控制等。这些挑战和高成本尤其在生物制品的冷冻干燥中，需要更多的实证。

质量源于设计（QbD）是由 FDA 于几年前提出的，主要基于 ICHQ8、Q9 和 Q10，不能通过产品判断质量，而是需要设计、PAT、设计空间和风险管理构成 QbD。通过建立设计空间内 PAT 监测和控制，制备符合质量标准的产品，利用风险管理调节产品生产的灵活性。

设计空间是 QbD 的一个关键因素，这是一个多维和组合交互的输入变量和过程参数，已经被证明是提供质量的保证。冻干产品的质量是由冷冻干燥周期参数、产品设计（配方、压力系统和填充量）、冻干机设备的特性（包括冻干机的设计、容量、操作和控制）所决定。因此，冷冻干燥过程中的 QbD 是一项科学又新颖的技术，同时它还为制药科学家和工程师提供了一个巨大的挑战。例如，适当的开发和设计的特征冷冻干燥的空间不仅需要深入了解冷冻干燥工艺和设备，同时权证方面也需要大量工作。

Nail 和 Searles[106]提出了设计空间在冷冻干燥过程的研发、规模放大和转移过程中的使用方法。

致谢

感谢 Drs. Enrico Bellomo、FreemanStanfield（Abraxis BioScience），以及 Beena Uchil（APP Pharmaceuticals）对文章提出的修改建议，同时还要感谢 Mrterry Hendricks 和 Mr William Lu（Abraxis BioScience）准备的图表。

翻译：董　婷　齐鲁制药有限公司
校对：王克波　齐鲁制药有限公司

参 考 文 献

1. Seager H. J Pharm Pharmacol 1998; 50: 375–382.
2. Liu J. Pharm Dev Technol 2006; 11: 3–28.
3. Overcashier DE, Patapoff TW, Hsu CC. J Pharm Sci 1999; 88: 688–695.
4. Jiang G, Akers M, Jain M, Guo J, Distler A, Swift R, Wadhwa MV, Jameel F, Patro S, Freund E. PDA J Pharm Sci Technol 2007; 61(6): 441–451.
5. Randolph TW, Searles JA. Am Pharm Rev 2002; 5(4): 40–45.
6. Liu JS, Viverette T, Virgin M, Anderson M, Dalal P. Pharm Dev Technol 2005; 10: 261–272.
7. Pikal MJ, Roy ML, Shah S. J Pharm Sci 1984; 73: 1224–1237.
8. Janso G, Pupezin J, van Hook WA. J Phys Chem 1970; 74: 2984–2989.
9. Chang BS, Fischer NL. Pharm Res 1995; 12:, 831–837.
10. Pikal MJ, Shah S. Int J Pharm 1990; 62: 165–186.
11. Her LM, Nail SL. Pharm Res 1994; 11: 54–59.
12. Wang W. Int J Pharm 2000; 203: 1–60.
13. Chang BS, Randall CS. Cryobiology 1992; 29: 632–656.
14. Blue J, Yoder H. Am Pharm Rev 2009; 12(1): 90–96.
15. Pikal MJ. Biopharm 1990; 3: 18–28.
16. Tang X, Pikal MJ. Pharm Res 2004; 21: 191–200.
17. Franks F. Eur J Pharm Biopharm 1998; 45: 221–229.
18. Liveseyand RG, Rowe TW. J Parenter Sci Technol 1997; 41: 169–171.
19. Pikal MJ, Shah S, Roy MJ, Putman R. Int J Pharm 1990; 60: 203–217.
20. Chang BS, Patro SY. In: Costantino HR, Pikal MJ, editors. Lyophilization of biophармaceticals. Arlington (VA): AAPS press; 2004. pp. 113–138.
21. Tang XC, Nail SL, Pikal MJ. Pharm Res 2005; 22: 685–700.
22. Hsu CC, Ward CA, Pearlman R, Nguyen HM, Yeung DA, Curley JG. Dev Biol Stand 1992; 74: 255–270.

23. Carpenter JF, Pikal MJ, Chang BS, Randolph TW. Pharm Res 1997; 14: 969–975.

24. Chang LL, Pikal MJ. J Pharm Sci 2009; 98: 2886–2908.

25. Akers MJ, Vasudevan V, Stickelmeyer M. In: Nail SL, Akers MJ, editors. Development and manufacture of protein pharmaceuticals. New York (NY): Kluwer Academic/Plenum Publishers; 2002. pp. 47–127.

26. Costantino HR. In: Costantino HR, Pikal MJ, editors. Lyophilization of biopharmaceticals. Arlington (VA): AAPS press; 2004. pp. 139–228.

27. Rambhatla S, Pikal MJ. In: Costantino HR, Pikal MJ, editors. Lyophilization of biopharmaceticals. Arlington (VA): AAPS press; 2004. pp. 75–109.

28. Bhatnagar BS, Bogner RH, Pikal MJ. Pharm Dev Technol 2007; 12: 505–523.

29. Millqvist-Fureby A, Malmsten M, Bergenstahl B. Int J Pharm 1999; 191: 103–114.

30. Izutsu K, Yoshioka S, Kojima S, Randolph TW, Carpenter JF. Pharm Res 1996; 13: 1393–1400.

31. Hancock BC, Shalaev EY, Shamblin SL. J Pharm Pharmacol 2002; 54: 1151–1152.

32. Tang XC, Pikal MJ. Pharm Res 2005; 22: 1167–1175.

33. Chang BS, Kendrick BS, Carpenter JF. J Pharm Sci 1996; 85: 1325–1330.

34. Jiang S, Nail SL. Eur J Pharm Biopharm 1998; 45: 249–257.

35. Liu W, Wang DQ, Nail SL. AAPS PharmSciTech 2005; 6: 150–157.

36. Luthra S, Obert JP, Kalonia DS, Pikal MJ. J Pharm Sci 2007; 96: 61–70.

37. Liu J, Rigsbee DR, Stotz C, Pikal MJ. J Pharm Sci 2002; 91: 1853–1862.

38. Abdul-Fattah AM, Truong-Le V, Yee L, Nguyen L, Kalonia DS, Cicerone MT, Pikal MJ. J Pharm Sci 2007; 96: 1983–2008.

39. Luthra SA, Hodge IM, Utz M, Pikal MJ. J Pharm Sci 2008; 97: 5240–5251.

40. Shamblin SL, Hancock BC, Pikal MJ. Pharm Res 2006; 23: 2254–2268.

41. Cicerone MT, Soles CL, Chowdhuri Z, Pikal MJ, Chang L. Am Pharm Rev 2005; 8(6): 22–24.

42. Chatterjee K, Shalaev EY, Suryanarayanan R, Govindarajan R. J Pharm Sci 2008; 97: 274–286.

43. Pikal MJ. PDA J Pharm Sci Technol 1985; 39: 115–139.

44. Cannon A, Shemeley K. Pharm Res 2004; 21: 536–542.

45. Willemer H. In: Rey L, May JC, editors. Freeze-drying/lyophilization of pharmaceutical and biological products. New York (NY): Marcel Dekker, Inc.; 1999. pp. 79–122.

46. Donovan PD, Corvari V, Burton MD, Rajagopalan N. PDA J Pharm Sci Technol 2007; 61: 51–58.

47. Gatlin LA, Nail SL. Bioprocess Technol 1994; 18: 317–367.

48. Rambhatla S, Tchssalov S, Pikal MJ. AAPS PharmSciTech 2006; 7(2): 61–70.

49. Trappler EH. Am. Pharm Rev 2001; 4(3): 55–60.

50. Jennings TA. Am Pharm Rev 2002; 5(1): 34–40.

51. Speaker SM, Teagarden DL. Am Pharm Rev 2008; 11(5): 54–61.

52. Sane SV, Hsu CC. Am Pharm Rev 2007; 10(1): 132–136.

53. Tsinontides SC, Rajniak P, Pham D, Hunke WA, Placek J, Reynolds SD. Int J Pharm 2004; 280: 1–16.

54. Jameel F, Paranandi M. Am Pharm Rev 2006; 9(2): 53–55.

55. Tchessalov S, Dixon D, Warne N. Am Pharm Rev 2007; 10(2): 88–92.

56. Searles JA, Carpenter JF, Randolph TW. J Pharm Sci 2001; 90: 860–871.

57. Rambhatla S, Pikal MJ. AAPS PharmSciTech 2003; 4(2): 22–31.

58. Liu JS, Rouse D. Bioprocess Int 2005; 3(2): 28–31.

59. Searles J. Am Pharm Rev 2004; 7(2): 58–69.

60. Gieseler H, Lee G. Pharm Res 2008; 25: 302–312.

61. Pikal MJ, Cardon S, Bhugra C, Jameel F, Rambhatla S, Mascarenhas WJ, Akay HU. Pharm Dev Technol 2005; 10: 17–32.

62. Kuu WY, Hardwick LM, Akers MJ. Int J Pharm 2005; 302: 56–67.

63. Hottot A, Peczalski R, Vessot S, Andreiwu J. Dry Technol 2006; 24: 561–570.

64. Kramer T, Pikal MJ, Petre WJ, Shalaev EY, Gatlin LA. J Pharm Sci 2009; 98: 307–318.

65. Petersen A, Schneider H, Rau G, Glasmacher B. Cryobiology 2006; 53: 248–257.

66. Nakagawa K, Hottot A, Vessot S, Andrieu J. Chem Eng Prog 2006; 45: 783–791.

67. Passot S, Tréléa IC, Marin M, Galan M, Morris GJ, Fonseca F. J Biomech Eng 2009; 131: 074511.

68. Rambhatla S, Ramot R, Bhugra C, Pikal MJ. AAPS PharmSciTech 2004; 5(4): 54–62.

69. Sever R. In: First Annual Meeting of the Midwest Chapter of the International Society of Lyophilization - Freeze Drying 2009; April 16; Oak Brook (IL).

70. Wittaya-Areekul SS, Nail SL. J Pharm Sci 1998; 87: 491–495.

71. Zhang Y, Deng Y, Wang X, Xu J, Li Z. Int J Pharm 2009; 371: 71–81.

72. Seager H, Taskis CB, Syrop M, Lee TJ. J Parenter Sci Technol 1985; 39: 161–179.

73. Takada A, Nail SL, Yonese M. Pharm Res 2009; 26: 1112–1120.

74. Daoussia R, Séverine V, Julien A. Chem Eng Res Des 2009; 87: 899–907.

75. Teagarden DL, Baker DS. Eur J Pharm Sci 2002; 15: 115–133.

76. Mosharraf M, Malmberg M, Fransson J. Int J Pharm 2007; 336: 215–232.

77. Roth C. In: AAPS National Biotechnology Conference; 2007 Ju 24–27; San Diego (CA).

78. Hottot A, Andrieu J, Vessot S, Shalaev E, Gatlin LA, Ricketts S. Dry Technol 2009; 27: 40–48.

79. Hottot A, Andrieu J, Vessot S, Shalaev E, Gatlin LA, Ricketts S. Dry Technol 2009; 27: 49–58.

80. Nail SL, Her LM, Proffitt CP, Nail LL. Pharm Res 1994; 11: 1098–1100.

81. Cavatur RK, Suryanarayanan R. Pharm Dev Technol 1998; 3: 579–586.

82. Meredith P, Donald AM, Payne RS. J Pharm Sci 1996; 85: 631–637.

83. Remmele RL, Stushnoff C, Carpenter JF. Pharm Res 1997; 14: 1548–1555.

84. Schwegman JJ, Carpenter JF, Nail SL. J Pharm Sci 2007; 96: 179–195.

85. Romero-Torres S, Wikström H, Grant ER, Taylor LS. PDA J Pharm Sci Technol 2007; 61: 131–145.

86. Schneid S, Gieseler H. AAPS PharmSciTech 2008; 9: 739–929.

87. Gieseler H, Lee G. Pharm Dev Technol 2008; 13: 463–472.

88. Roth C, Winter G, Lee G. J Pharm Sci 2001; 90: 1345–1355.

89. Brülls M, Folestad S, Sparén A, Rasmuson A. Pharm Res 2003; 20: 494–499.

90. De Beer TRM, Alleso M, Goethals F, Coppens A, Heyden YV, Lopez De Diego H, Rantanen J, verpoort F, Vervaet C, Remon JP, Baeyens WRG. Anal Chem 2007; 79: 7992–8003.

91. Chase DR. Pharm Eng 1998; 18(1): 92–98.

92. Couriel B. Bull Parenter Drug Assoc 1977; 31: 227–236.

93. Nail SL, Johnson W. Dev Biol Stand 1991; 74: 137–151.

94. Roy ML, Pikal MJ. J Parenter Sci Technol 1989; 43: 60–66.

95. Bardat A, Biguet J, Chatenet E, Courteille F. J Parenter Sci Technol 1993; 47: 293–299.

96. Genin N, Rene F, Corrieu G. Chem Eng Prog 1996; 35: 255–263.

97. Jennings TA, Duan H. PDA J Pharm Sci Technol 1995; 49: 272–282.

98. Milton N, Pikal MJ, Roy ML, Nail SL. PDA J Pharm Sci Technol 1997; 51: 7–16.

99. Chouvenc P, Vessot S, Andrieu J, Vacus P. PDA J Pharm Sci Technol 2005; 59: 298–309.

100. Connelly JP, Welch JV. J Parenter Sci Technol 1993; 47: 70–75.

101. Yeresse Y, Veillon R, Sibille PH, Nomine C. PDA J Pharm Sci Technol 2007; 61: 160–174.

102. Gieseler H, Kessler WJ, Finson M, Davis SJ, Mulhall PA, Bons V, Debo DJ, Pikal MJ. J Pharm Sci 2007; 96: 1776–1793.

103. Wiggenhorn M, Presser I, Winter G. Am Pharm Rev 2005; 8(1): 38–44.

104. Gieseler H. In: The Freeze drying of Pharmaceuticals and Biologicals Conference; 2008 Aug 6–9; Breckenrideg (CO).

105. Sane SV. In: Peptalk: Lyophilization 2009 Jan 12–14; San Diego (CA).

106. Nail SL, Searles JA. Biopharm Int 2008; 21(1): 44–52.

Philippe Lam and Jamie Moore

Pharmaceutical Development Genetech，Inc.，South San Francisco，California

第**30**章 | 冷冻，生物制药

30.1 引言

商业治疗用蛋白质的制备通常是在以下模式下进行，即在多个生物反应器中收获目的蛋白并进行纯化，最终得到数百升的原液。由于该药物不会立即灌装到上市用的小瓶中，因此经常使用冷冻储藏的方法来延长蛋白质的保质期，并保证灌装之前蛋白质的活性。虽然在实验室冷冻被普遍用于保存少量样品，但商业规模蛋白质溶液的冷冻面临着很多的挑战。

蛋白质溶液冷冻的物理现象与常规水糖或盐溶液的冷冻是非常相似的，如蔗糖或氯化钠的冷冻。然而，由于大分子与小型溶质相比特性差异较大，如果溶液中有大量蛋白质的存在，可能会影响冷冻的动力学。以下各节介绍冻融对于溶液的重要作用，探讨冻融对蛋白质的影响和相关大型商业治疗批量处理蛋白质的稳定性。

30.2 溶液的冷冻

30.2.1 冰点温度

对于纯物质如水，冷冻温度很好确定，并且和解冻温度相同。处理水溶液的冰点实际上是指，纯溶剂中具有正常凝固温度溶质的冰点降低。冰点降低是溶液的依数性，当是一个确定数值时，它仅适用于初始溶液。表 30.1 给出了几个溶液的冰点值，其中包括一些 IgG1 单克隆抗体（mAb）的药物产品。溶液在接近生理条件下，冰点不会比纯水的冰点低很多。冰点下降主要是由于盐和缓冲液成分的作用，蛋白质对冰点的影响很小，除非浓度很高。

在冷冻过程中，溶质聚集在液相中，它们被生长的冰晶排除在外。因此，对于溶液来说，由于越来越多的溶质积累在剩余的液体中，冰点实际上在整个固化过程中是变化的。

表 30.1 选定溶液的冰点，冰点值的测量用冰点渗透压仪，单抗溶液是商业生物药物产品

溶液	冰点/℃
水	0
0.150 mol/L NaCl	−0.5
单克隆抗体 A（约 25 mg/mL 的蛋白质，60 mmol/L 的海藻糖和 5 mmol/L 的组氨酸-盐酸组氨酸缓冲液）	−0.1

续表

溶液	冰点/℃
单克隆抗体 B（约 25 mg/mL 的蛋白质，150 mmol/L 的 NaCl 和 25 mmol/L 的柠檬酸缓冲液）	−0.7
单克隆抗体 C（约 150 mg/mL 的蛋白质，200 mmol/L 的精氨酸氯化物和 20 mmol/L 的组氨酸-盐酸组氨酸缓冲液）	−0.8

30.2.2 成核温度和过冷

溶液的冷冻，主要是水结晶成冰，是一种相变，需要有晶核的产生。成核温度指的是在该温度下第一晶核的形成。实际上对于大多数工业生物技术工艺来说，冰核在与液体接触的冷表面上形成，并且其温度显著低于大整体的冰点。成核也可以由于粒子存在或容器的表面缺陷而产生。医药产品的成核温度可低至-20℃，这就要求医药产品中的颗粒含量非常低。此外，当这些溶液填充到像玻璃瓶这种具有小的光滑壁的容器中时，可以在过冷温度条件下以液体的形式存在较长时间。术语"过冷"（supercooling，有时也用 subcooling 表示）指的是使一种液体的温度低于其冰点。已经过冷的溶液在冰核的形成前保持在亚稳液态状态，随着冰核的增长，温度将迅速升至溶液的冰点。

若溶液很纯净并且微粒很少，逐渐冷却后，溶液可能会在容器中以过冷状态存在。一旦冰核形成，全部液体几乎在瞬间冷冻。这种现象的顺序如图 30.1 所示，其中左边的小瓶从液体转变成固体用了不到 0.5 s 的时间。

实际上，只有一小部分水在那一瞬间被冷冻。在冰核快速增长的过程中，凝固的液体的量与过冷的程度呈比例关系。例如，能量平衡计算表明，对于 15 度（相对于绝对零度）的过冷却时，至多有 20% 的水变成冰。过冷液体就像散热器，因为吸收了快速增长的树枝状冰晶释放的热量而升温。由于全部液体过冷，冰可形成于整个体积中。当其余液体的温度达到冰点温度时，冰结束快速增长。然后，剩余的液体通过相同的过程冷冻，这将在随后的部分中说明。在图 30.1 中，样品是从下面冷却，常规的冷冻方式如右边的小瓶所示。

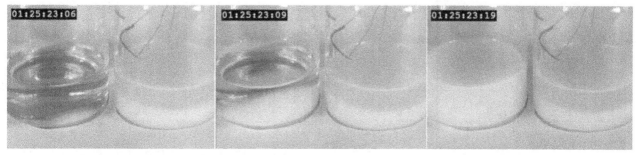

图 30.1　蛋白质溶液的过冷和成核。含有药物蛋白的小瓶从底部被冷却。冰核形成之前左侧小瓶已冷却至约-17℃。0.5 s 内整个液体被树突状的冰快速替代。图像序列的记录为 30 帧/s，时间标记（在每帧的左上角）的最后两个数字表示帧号。（本图全彩图片可由 http://onlinelibrary.wiley.com/book/10.1002/9780470054581 获得。）

就快速冷冻来说，整个过程在几秒或几分钟内完成，这有可能会涉及非平衡冷冻动力学[1]。对于非平衡的冷冻来说，溶液成分在动力学上先是被限制于一个短暂的状态，随后被释放，溶质分子会使周围环境产生显著的变化，有可能会影响蛋白质的稳定性。这个以动力学为主的冷冻机制，在更高程度过冷的小量（如几毫升）样品中应用，这在冷冻干燥过程中很常见[2]。对于典型的冷冻贮存产业来说，涉及更大体积的样品（几升至数百升），冷冻时间可能需几小时甚至数天。因此，对于冷冻的应用一般会尽量平衡或非常接近平衡。随后的章节中关于冷冻过程的讨论主要和冷冻平衡机制相关。

30.2.3　过冷对蛋白质稳定性的影响

在冷却和过冷过程中的蛋白质溶液可在较长时间内暴露在 0℃。在低温条件下可以减缓一些化学和物理反应，有可能产生其他问题，包括冷变性和液-液相分离。

冷变性是蛋白质的自发性的解折叠。这一现象在很多文献中被描述；它本质上是个低温条件下的热力学事件，解折叠的非天然状态在热力学上超过天然折叠的状态[3~6]。关于金黄色葡萄球菌核酸酶的研究，观察到其在室温条件下最大的稳定性，以及在较高和较低的温度下蛋白质稳定性的下降[7]。最近的一项研究关于 NMR 监测肌联蛋白 I28 在-16~65℃时液体状态下的稳定性，发现室温范围内其最大稳定性为类似于抛物线的一个曲线[8]。这似乎是由许多蛋白质，包括 β-乳球蛋白、磷酸甘油酸激酶、核糖核酸酶、葡萄球菌核酸酶、乳酸脱氢酶、肌红蛋白和胰凝乳蛋白酶所表现出来的一个普遍的现象[6,7,9~12]。

蛋白质的冷变性通常条件下是可逆的。然而，如果蛋白质在冷冻过程中发生解折叠，在较低的温度下长期储存会导致进一步的蛋白质变性。此外，还要关注解冻后蛋白质不完全的复性。正因为如此，最近有研究调查了冷变性中稳定剂的影响[13,14]。这些研究的结果表明，像蔗糖和海藻糖这样的稳定剂，可以将冷变性温度降到较低的值，降幅可达 35℃。此外，稳定剂可以提高解折叠半衰期的时间（年）[13]，与冻融过程无关。其他因素，如 pH 和蛋白质浓度也能影响冷变性温度。

在一定的溶液组合物中，可以观察到在冷却时蛋白溶液发生相分离。最近发现一个 IgG 单克隆抗体在温度低于 0℃时分离成两个液相。液-液分离依赖于蛋白质浓度、离子强度和 pH。两相均是由不同蛋白质浓度和不同溶液条件组成。当两相升温后恢复为一相时，蛋白质聚集，在蛋白质浓度较高时发生变性[15]。此外，蛋白质的相分离可能会导致稳定剂和冷冻保护剂改变至对蛋白质不利的程度。

冷变性和液-液分离，可能是由于样品过冷或长期贮存在 0℃以下导致，现已证明稳定剂和配方条件的改进可以防止这些现象的发生，这应该在制剂开发期间进行评估。

30.2.4　溶液冷冻的物理学

溶液的冷冻是一个凝固的过程，也是一个分解的过程。溶质的存在对冰晶体的结构和整体冷冻动力学产生深刻影响，水凝固放热时的传热也有深刻的影响。所以，凝固是一个复杂的过程，同时涉及几何依赖传质和传热。

假设在一个圆柱形容器中，这样讨论的目的是去评价容器中各个方向单独的热交换。从这种评价中可能会获得一些经验，在实际过程中，在某种程度上，它可能将所有事件都偶联在一起。

30.2.5　从底部冷冻

脱气纯净水形成的冰基本上是透明的，光滑的[16]。当另一组分被引入后情况就会变得很复杂。图 30.2 说明了一静态的溶液从底部冷却凝固的顺序。

1. 靠近底部冷却表面的液体，保持在一个恒定的温度，过冷温度低于溶液的冰点。在冷却表面和溶液之间的液体存在密度差异，这取决于过冷的程度，可能会有一些热对流。

2. 成核发生在冷却表面，冰晶迅速放大至整个溶液，凝固潜热在相邻的过冷液体内加温至溶液冰点时被吸收。热过冷条件可以说已经"轻松"[17]。

3. 冰晶在与冷却表面接触的地方快速增长，一部分回熔是由于温度较高的溶液的热传导所致。如果冰的形成比溶质扩散要快，溶质有可能被困在初始冰层。冰面的温度与溶液的冰点相同或接近。随着冰覆盖所有的冷却表面和

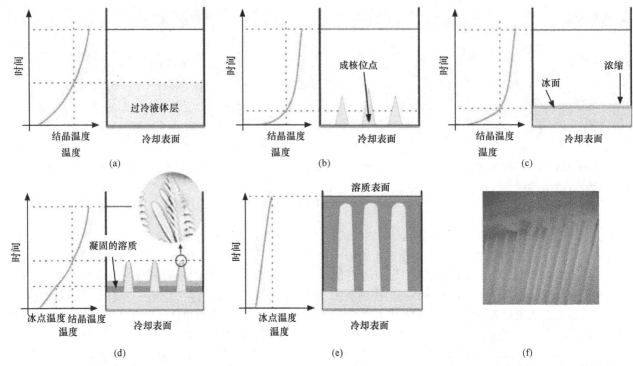

图 30.2 溶液从底部冷却的示意图。（a）过冷液体层；（b）表面上冰成核；（c）一种平的冰面形成并生长，溶质开始集中在冰面；（d）不稳定性导致冰晶呈树突状，这是溶液冷冻的特性；（e）冷冻完成；（f）冰面树突状的特写，溶质聚集在冰晶之间。为提高图像对比度，添加了食用色素。（本图全彩图片可由 http://onlinelibrary.wiley.com/book/10.1002/9780470054581 获得。）

冰液界面，冷冻有所减缓，在这一点上，是相对平缓的。若继续冷冻，在冰面上溶质会阻止冰晶的积累。

4. 一段时间后，很小的干扰就可能导致冰晶在冰面上的某些地方增长速度加快。这些不稳定性放大后，这种情况会在溶液而不是纯物质的表面观察到。这被称为不稳定的固化，其特征是一个粗糙的冷冻面上的冰晶体具有树突状形态[17~19]。这种树突状冰晶的增长是由于在冰晶的底部和侧面的溶质浓度较高，从而导致局部比顶部的冰点低，顶部的溶质浓度更接近初始溶液的浓度。这种现象被称为成分过冷，在冰已经存在的情况下，这个术语是有点误导性的。局部冰点是由局部溶质浓度决定，实际上是局部真正的冷冻温度。因此，在粗糙的冷冻面由于冰晶在顶端的增长趋势较快，成分过冷比侧面和底部要低。它们不会在溶液中无限地延长，因为凝固潜热仍然必须从冷冻面回落到冷却表面。

随着越来越多的水被固化，冰晶无论是长度和宽度均有增加，会组织溶质在晶粒间的空间内积累。根据温度变化，会将浓缩溶质的一部分固化（也被称为冷冻浓缩或冷冻浓缩物），或者是形成了低共熔混合物（如氯化钠），或被冷却到低于玻璃化的温度（如糖溶液）。

从水溶液中形成的冰会出现不透明的原因是，结晶水的冰相和冷冻浓缩相之间的折射率的不同引发光散射。

5. 很多时候，已经冷冻的溶液从底部向上呈现于顶部的"皮肤"，它可以是有光泽、结晶的、粉末状的。溶质浓缩物形成的薄层，是由于水在固化时膨胀而被水冰晶间空间挤压出来。

30.2.6 从侧面冷冻

当冷冻发生在一个垂直的冷却表面时，冷冻的顺序如图 30.2 所示。在这种情况下，热和组分的对流流动[20]变得更加普遍，并且可能影响冷冻的动力学。热对流循环会给冷冻面带来热的液体，组分的对流会减缓该位置冰的生长，如图 30.3 所示，影响了冷冻体中溶质分布方式。

图 30.3 所描绘的情况。大致对应于图 30.2 中的冷冻序列（d）。

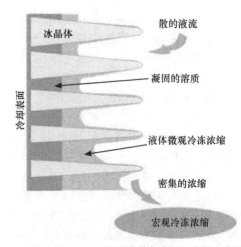

图 30.3 从侧面冷冻。自然对流的机制。（本图全彩图片可由 http://onlinelibrary.wiley.com/book/10.1002/9780470054581 获得。）

粗糙的冷冻面形成以后，在一些点上由于溶质不能进入冰晶之间的空间（微观冷冻浓缩）从而变得集中和稠密（不会发生在冰点），会由多孔的冷冻体中流出，被大部分未冷冻溶液中抽入的低密度流体所替换。密度较大的冷冻浓缩在冷冻面的底部淤积[18,21,22]。因此，在宏观的水平上，溶质不会在最终的冷冻体内均匀地分布。宏观冷冻浓缩积聚部位的溶质含量会比其余部位要高。这种宏观的溶质分布，可以在冷冻体内以冰芯的形式观察到[23]。

需要注意的是，宏观冷冻浓缩不会像之前讨论的那样在从底部冷冻时容易出现，因为密集的冷冻浓缩体不能轻易地流动到已冷冻的区域。此外，溶质浓度的绝对程度（水已被转变为冰）不会比宏观冷冻浓缩聚集更高。然而，对于多组分体系来说，在最终冷冻体的不同的部分，溶质的比例可以是不同的。这些问题将在后面的章节进行更详细的讨论。

图 30.4 的一系列图片标示出了对流流动的联合效应，图片拍摄于一个实验设备中从左侧开始冷冻的实验过程。可以看出，冷冻体由左边向右边移动，不是垂直状而是像梨状。冰在顶部增长受阻是由于热对流从右边带来的温暖的流体。在底部，冷冻浓缩由于冷冻体降低了局部的冷冻点而流出，造成冷冻体的弯曲，加入食用色素以提高对比度，提高了冷冻浓缩"排水"的渠道在冰冻体中的可见度。

溶质存在是海冰[24]一个众所周知的现象，甚至已经被用于海水淡化[25]。

30.2.7 从顶部冷冻

从顶部冷冻，如海洋冰层，涉及与之前描述类似的物理学。当热量的介质是空气时，在许多方向可形成树枝状的冰晶，在冰层没有达到足够的厚度之前，冰冻层是不衔接的。和之前的情况相似，冷冻浓缩溶质在冰的基质中保持移动状态，并由冷冻体的通道中流出[26,27]。在大多数实际应用中，包括标准形状的容器，从顶部的热传递只代表一小部分的冷冻热负荷。

30.2.8 冷冻对蛋白质稳定性的影响

对蛋白质稳定性的影响主要源于冷冻浓缩形成时溶质的再分配，反应速率的改变，黏度的增加，以及溶质结晶的诱导。

30.2.9 冷冻浓缩和溶质再分布

冷冻过程中溶质的分布取决于以下几个因素：冰晶体的距离、对流和配方的组成。在冰界面形成的梯度变化主要取决于溶解度、扩散、溶质的表面张力。

有一项研究检测过 300 L 生产规模冻融容器中浓度的变化（生产规模设备在下一章节讨论）。使用一个订制的正位移抽吸装置获取容器内最低位置的液体样品。通过测量渗透压和蛋白浓度对样品进行了分析。这些实验的目的是探索在冷冻过程中宏观冷冻浓缩的程度。图 30.5 中的（a）和（b）表示两种不同单抗和安慰剂的结果。随着时间的推移，宏观冷冻浓缩的影响随着时间的推移而显示出来，两种分别为：单抗 A 含糖（海藻糖）配方、单抗 A 含盐（NaCl）配方。注意：图 30.5（b）中的纵坐标（y 轴）是图 30.5（a）的 10 倍。

图 30.5 的数据表明，含盐的配方中可观察到有较大程度的冷冻浓缩。这是由于即使在蛋白质含量高时含盐配方仍有较高的流动性。在浓度增加和温度较低的情况下含海藻糖的配方可能变得更加黏稠，限制其流动性。由于蛋白质的存在显著降低了所观察到的宏观冷冻浓缩[图 30.5（b）]，这表明蛋白质的含量像糖辅料一样有降低流动性的效果。

此外，数据还表明，辅料与蛋白质的相对比例在冷冻过程中不是一个常数。这可能是由于大的蛋白质分子

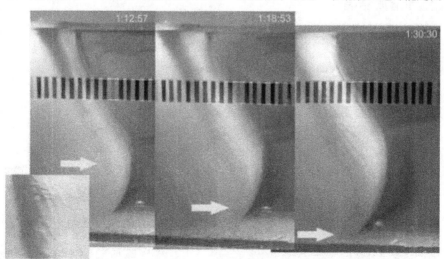

图 30.4 20%（质量分数）精氨酸氯化物的侧面冷冻。图像的顺序显示在冰面上热和组分对流的影响。加入食用色素以提高对比度，提高了冷冻浓缩"排水"的渠道在冰冻体中的可见度。箭头表示红色染料中的冰体质量的变化情况。（本图全彩图片可由 http://onlinelibrary.wiley.com/book/10.1002/9780470054581 获得。）

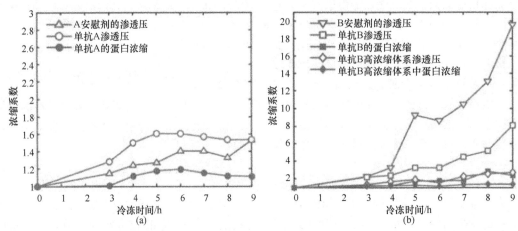

图 30.5　宏观冷冻浓缩的程度。实验结果源于 300 L 的冻融容器中的两种单克隆抗体。(a) 60 mmol/L 的海藻糖、5 mmol/L 组氨酸-盐酸组氨酸缓冲液。(b) 单抗 A 浓度为 25 mg/mL，150 mmol/L 氯化钠、25 mmol/L 柠檬酸盐缓冲液。mAb B 浓度较高，约为 55 mg/mL，相同的缓冲液/盐的浓度较低。注意：(b) 中的纵坐标 (*y* 轴) 是 (a) 的 10 倍。(本图全彩图片可由 http://onlinelibrary.wiley.com/book/10.1002/9780470054581 获得。)

和小的赋形剂之间的迁移率不同,但因为局部的情况(组成、浓度、温度等)是未知的,所有个别分子的扩散率难以确定。这种情况在较小比例下也能观察到[23]。根据变化的幅度,蛋白质失去稳定剂而需要足够的稳定,或反之,蛋白质的破坏可能是由过量的赋形剂和缓冲盐导致。

30.2.10　冷冻浓缩和反应速率的改变

较低的温度下,冷冻过程中的冷冻浓缩和溶质再分布导致黏度的增加,因此降低了分子的流动性。降低温度的同时也降低了物理反应和化学反应的速率。但也有相矛盾的方面:高浓度可提高双分子反应的物理降解率,分子流动性的降低和低温可减小反应速率。假设在一般情况下,低温和分子流动性降低会引发浓度和总速率的降低,而化学反应速率与此无关。对于物理反应来说,局部反应速率的耦合有可能影响整体的降解率[28,29]。

30.2.11　冷冻浓缩和溶质结晶

冷冻浓缩的另一个后果是由于添加剂的过饱和而导致结晶。导致赋型剂结晶的因素,也可能会影响蛋白质的稳定性。有数据表明,缓冲组分如磷酸钠和磷酸钾的结晶会导致冷冻系统内 pH 发生较大的变化[30~33]。在磷酸钠缓冲液中,二盐比一盐溶解性要差,因此溶解度的问题更容易导致冷冻系统中 pH 的下降。在磷酸钾缓冲液中,由于一盐的沉淀而使 pH 升高。由于蛋白质稳定性强烈地依赖于 pH,所有缓冲盐的结晶对于蛋白质的稳定性有不利的影响。

凝固过程中容易发生饱和而结晶的辅料包括:甘氨酸、甘露醇、山梨糖醇、棉子糖、海藻糖、聚乙二醇等。这些添加剂的结晶会导致蛋白质的不稳定,如蛋白聚集。山梨糖醇的结晶会使长期贮存于-30℃的 Fc-融合蛋白发生聚集反应[34]。蛋白质的稳定性下降也与棉子糖、甘露醇、海藻糖的结晶有关。关于蛋白质稳定性的下降有几

种解释,Piedmonte 等推测,山梨糖醇作为稳定剂,其还原性可导致蛋白质聚集。也有人认为,晶体增加的表面积可能会诱导蛋白质变性[35],结晶产生的热也可能会导致蛋白质局部变性。由于溶质结晶而使蛋白质浓度增加,还可能进一步导致蛋白质变性。

无论变性的分子机制如何,均可以通过修改配方组分、工艺参数和存储条件的方法来防止辅料结晶。降低可结晶辅料的浓度和增加其他可溶性组分如填充剂和蛋白质的浓度,就可以避免结晶。此外,修改冷冻和储存温度也可以防止辅料结晶并维持蛋白质的长期稳定[34]。

30.2.12　冰诱导蛋白质变性

在冷冻过程中,冰-水界面对蛋白质产生一种压力。Strambini 等通过荧光监测阿苏林、碱性磷酸酶和肝醇脱氢酶发现,其构象变化是冰表面面积的一个函数[36,37]。他们观察到随着冰面面积的变大,三级结构的变动也相应增加。磷酸果糖激酶、乳酸脱氢酶和谷氨酸脱氢酶也会因为冰面面积的变大而使蛋白质变性。越来越多的关于使用红外显微镜的研究文献,可证明部分蛋白质在冰-水界面的变性[38~40]。冰诱导蛋白质变性的机制尚不完全清楚。

然而,表面活性剂,如吐温 80 和吐温 20,可以解决这个问题。一些研究已经表明,在不存在表面活性剂的情况下,蛋白质倾向于在冰面聚集。此外,现已证明,在含有表面活性剂和简单缓冲溶液[40~42]的冷冻过程中,蛋白质的完整性和三级结构保留较好。

30.2.13　冷冻期间蛋白质稳定和不稳定

在冷冻过程中有很多因素会影响蛋白质的稳定性。这些因素包括蛋白质暴露在较低的温度下、冷冻浓缩和冰的形成。由于难以单独地研究这些因素在一个现象中对蛋白质的损坏,因此建议凭借配方开发过程中的经验

评估蛋白质的稳定性，以确定缓冲液和溶液条件，确保冷冻过程中蛋白质的稳定。可以使用若干稳定剂和冷冻保护剂。

糖，如蔗糖和海藻糖，是提供冷冻保护的一类稳定剂。虽然关于稳定真实机制的文献有很多不同，但相同的一点是，这些冷冻保护剂也会提供热力学和动力学的稳定性。在液体制剂中，假定糖会通过优先水合的方式从展开的非天然状态向天然状态转移平衡。这意味着，在展开的状态下，更大的表面面积与溶剂接触，对溶质有更大的优先排斥，因此相比原生状态，折叠状态的自由能会增加。这个热力学平衡的转变对原始折叠状态下的蛋白质是有利的，此理论也可用于冷冻状态，当然，也有可能是动能对蛋白质也有贡献。由于溶液冷冻、冷冻浓缩和低温使溶液黏度增加，流动性降低，随后所有的物理和化学反应变缓。最近关于稳定剂冷变性影响的研究表明，冷变性温度和展开动力学均有了显著改变，这对热力学和动力学稳定性很重要[13,14]。

第二类冷冻保护剂是表面活性剂，如吐温 80 和吐温 20，其保护蛋白质表面变性的能力是众所周知的[43]。表面活性剂的特性也可防止冰诱导的蛋白质变性，磷酸果糖激酶、乳酸脱氢酶和谷氨酸脱氢酶已证明这一点[44]。

同糖类和表面活性剂的作用相反，也有一些影响蛋白质稳定的化合物，包括常用的抗菌防腐剂，如苯酚、对羟基苯甲酸甲酯和间甲酚。在液体状态下，防腐剂的浓度尽量低，以免在产品的保质期内影响蛋白质的稳定性。在冷冻过程中由于冷冻浓缩效应会使溶质浓度升高而导致蛋白聚集[45]。一般情况下，液体状态、含防腐剂的蛋白质药物产品是不能冷冻的。

30.2.14 冷冻速率

冷冻速率通常是指在冷冻表面观察到的冷冻随着时间的推进距离（cm/min、mm/min 等）。然而，正如前面章节所讨论的，由于水溶液的冷冻面和冷冻体不统一，

因此解释冷冻现象时要慎重，并根据冷冻速率的数据得出结论。

冷冻在本质上是一种热传递过程，冷冻速率与冷冻界面和容器周边的液体之间的温度差（$\Delta T/\Delta x$）成正比，系统的热量会通过这些液体移除。冷冻过程凝固潜热，必须从冷冻面穿过冰/溶质层实现，冰/溶质层厚度的增加阻止了热量的传递（图 30.6）。因此，相对于冷却表面固定的温度，冷冻过程中冷冻速率是变化的，起始时较快，结束时较慢。起始和结束时冷冻速率的差异依赖于容器的几何形状和冷却表面的位置。

冰晶的体积是冰晶生长速率的函数[46]。冷冻速度越快，晶体体积越小，反之亦然。然而，小的冰晶一旦形成后，就会随着时间的推移凝聚成较大的冰晶，凝聚快慢主要取决于温度。这种"退火"现象已经用于冷冻干燥工艺中，在初级干燥升华过程中减少水蒸气的传质阻力[47]。冰晶体积小也意味冰晶之间的体积小，这对液体流动的阻力较大。因此，与缓冻相比，速冻的溶液受组分对流的影响较小。

需要注意的是，通常冷冻浓缩的绝对值是温度和组分的函数，而不是冷冻速率（平衡凝固条件）或初始浓度（溶质的相对比例不发生变化）的函数。也就是说，冷冻浓缩与冷冻后的水处于一个热力学平衡状态；液体中溶质的浓度与冰晶的大小无关。对于确定的最终温度来说，快速冷冻的溶液在冷冻浓缩区域有小而多的冰晶处于平衡状态，缓慢冷冻的溶液在冷冻浓缩区域有大而少的冰晶处于平衡状态（图 30.7）。这两种情况下溶质的浓度是相同的。

以氯化钠溶液为例说明。图 30.8 是氯化钠溶液的相图。起始点为 A，5%（质量分数）的溶液由 20℃冷却到-30℃。在[AB]段，溶液只是简单排热，直到 B 点，在-3℃，热量去除。点 B 是溶液正常的冰点，冰成核后，纯水冰相与 5%氯化钠溶液处于平衡状态。类似于图 30.2（b）。如果冷却面的温度维持在-3℃，不会再有冰产生。如果冷却面的温度逐渐或迅速降低到-30℃，冷冻沿[BD]

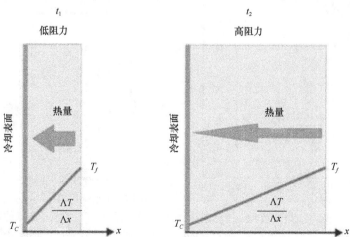

图 30.6　传热推动力和阻力。传热热阻增加可形成更多的冰。（本图全彩图片可由 http://onlinelibrary.wiley.com/book/10.1002/9780470054581 获得。）

进行[类似于图30.2（c）]，随着更多的水被隔离在冰相内，氯化钠在液相中的浓度升高。NaCl 与水的混合在−21℃形成三相混合物（D 点），高于此温度时，冰与氯化钠溶液共存，低于−21℃，冰相与氯化钠二水合物形成固相共存[图30.2（d）所示为"凝固溶质"]。除了点 D，没有更多的成分发生变化，进一步降低温度的只是两个固相点 E 和 F。

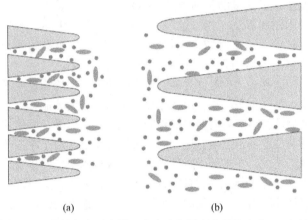

(a)　　　　　　　(b)

图30.7　冰晶大小示意图。冷冻速率影响冰晶的大小。（a）速冻产生小冰晶和较小冷冻浓缩区域；（b）慢冷产生较大冰晶和较大冷冻浓缩区域，在确定温度下，冷冻浓缩的量是相同的。（本图全彩图片可由 http://onlinelibrary.wiley.com/book/10.1002/9780470054581 获得。）

冷冻速率的差别主要由冰晶的大小和从图30.2（c）到30.2（d）状态所花费时间的长短反映出来。在缓冻状态下，"泥泞"状态[图 30.2（c）]会保持较长时间，而在速冻过程中，系统将转至图30.2（d）的状态。注意，以上只是讨论有效的局部平衡。实际冷冻容器中这些情况同时发生时，根据位置的不同，反应也会有差别。

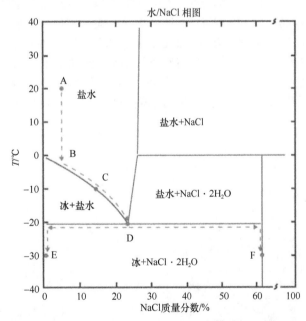

图30.8　氯化钠-水体系的相图。5%（质量分数）NaCl 溶液按照途径从 20℃冷冻至−30℃。本图仅说明用途，数值为近似值。（本图全彩图片可由 http://onlinelibrary.wiley.com/book/10.1002/9780470054581 获得。）

对于简单的盐系统，冷冻速度是无关紧要的。然而，对于涉及盐、缓冲液成分、辅料和蛋白质的混合物，冷冻过程可能会影响蛋白质的稳定性。

30.2.15　冷冻速率对蛋白质稳定性的影响

冷冻速率改变因素包括冰的形成、冰表面面积的差别、低温。这些因素已经在前面的章节中讨论过。

快的冷冻速率会产生大量的小冰晶，形成较大的冰-水界面面积。增加的冰-水表面面积与蛋白质的构象变化相关，可促使蛋白质聚集。Cao 等研究证明，较快的凝固速率（＞5℃/min）和较低解冻速率（＜10℃/min）会促使蛋白质变性，蛋白质活性的恢复性下降，反之，较慢的冷冻速率和更快的解冻速率会使蛋白活性的恢复性加强[48]。同样，Hsu 等观察到速冻条件下蛋白质的聚集，并证明蛋白质分子接触冰表面时可发生解折叠和聚集[41]。

增加冰-水表面面积也可提供额外的成核位点，能刺激亚稳添加剂的结晶。结晶也可以反过来导致蛋白质聚集。

一个最佳的蛋白质制剂中，冷冻率对蛋白质稳定性的影响可大大降低。关于 mAb1，在 5 mmol/L 盐酸组氨酸，pH6.0，60 mmol/L 的海藻糖和 0.01%吐温 20 条件下的研究，观察短期和长期不同冷冻速率对蛋白质稳定性的影响，包括慢（约 100 h）、中（几个小时）、快（几秒）的冷冻。缓冻是将蛋白质样品小瓶放在冻干机的预冷架上，−1℃保持 24 h。冰成核是通过将 Dry Ice® 放到每个小瓶的侧面，直至观察到冰形成，然后将温度线性降温至−40℃超过 144 h。中等速率冷冻，直接将装有蛋白质样品的小瓶放在−20℃冰箱。控制冰核以防止过冷，并确保所有的样品有同样的冷冻速率。最后，速冻通过淬火冷却 50 μL 样品滴入液氮。蛋白质样品冷冻后，随着时间的推移监测蛋白质质量（图30.9）。作为冷冻速率的函数，可溶性或不溶性聚体没有明显增加（数据未显示）。此外，不考虑冷冻方法，蛋白质在−20℃保存 12 个月后

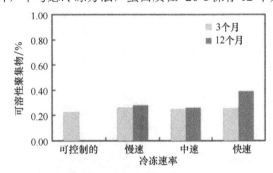

图30.9　冷冻速率对蛋白质长期稳定性的影响。mAb A，在 5 mmol/L 的盐酸组氨酸，pH 6.0，60 mmol/L 的海藻糖，0.01% 聚山梨酯条件下，以三个不同的速率冷冻，然后置于−20℃下长期贮存。产品质量的检测是通过使用分子排阻色谱法对可溶性聚集物进行测定。（本图全彩图片可由 http://onlinelibrary.wiley.com/book/10.1002/9780470054581 获得。）

稳定性保持不变。本研究的结果表明，如适当比例海藻糖之类的稳定剂和吐温 20 之类的添加剂，可保护蛋白质在冷冻过程中的承受能力，减缓冷冻对蛋白质造成的影响。

表 30.2 表示在蛋白质制剂中常用的一些添加剂/辅料。表中物质虽然不是很全面，但为研究的发展提供了一个很好的起点。蛋白质少数残基及相关分子的异常，可以在相同的条件下表现出不同的特性（物理或化学稳定性，黏度）。因此，试验结果是，使用替代的蛋白质"模型"可以替换经过仔细审查的活性物质。

表 30.2 常见的配方成分

成分	功能	特征
氯化钠	张力剂，稳定剂	-21℃产生共晶
氯化钾	张力剂，稳定剂	
蔗糖	张力剂，冷冻保护剂，稳定剂	
海藻糖	张力剂，冷冻保护剂，稳定剂	
甘露醇	张力剂，膨胀剂	
甘氨酸	稳定剂，膨胀剂	
吐温 20，吐温 80	表面活性剂	
磷酸二氢钠二磷酸钠磷酸	缓冲剂	会结晶导致 pH 的变化
柠檬酸-柠檬酸钠	缓冲剂	
组氨酸-盐酸组氨酸	缓冲剂	
乙酸钠	缓冲剂	

30.3 解冻

30.3.1 融点温度

纯物质凝固温度是确定的，与解冻温度一致。对于冷冻溶液来说，融点不是冷冻点并且不易界定。此外，溶液在冷冻开始时是均匀的组合物，然而冷冻液本质上是不均匀的，至少有两个不同的相[17]。

确定溶液的解冻温度的实际意义是确定适当的储存条件以保证冷冻溶液尽可能低于这个温度。

溶质相开始"液化"的温度和程度取决于该相的浓度和组成。对于涉及两个以上组分的溶液，很可能存在两个以上的相并且其各具特点。

从理论上讲，应该可以使用量热法估算解冻的开始，因为相的变化通常伴随着样品和周围环境之间的热能交换[49]。图 30.10 所示的是差示扫描量热法（DSC）关于几种物质的热分析图，包括水、mAb 的溶液、5%（质量分数）的氯化钠溶液。对于纯水的冰（曲线 a），解冻开始温度很容易确定，在热变化是峰的起始位置。在蛋白质溶液中（曲线 b），中间峰的基准线上有一个逐渐上升。因此，解冻开始点位置的确定较为主观。这是冷冻体不均匀性的体现，在不同阶段、区域，在不同的温度下开始解冻。在氯化钠溶液中（曲线 c），大多数冰在解

冻之前有共晶融峰的存在。对于这样的情况，无论是在共晶融峰或冰融峰的前面，关于解冻位置的设置是有争论的。每个溶液显示的最大峰值的位置都不同。峰值位置不仅取决于组成，与 DSC 仪器加热速率的设置、复杂数据的分析也有关系。

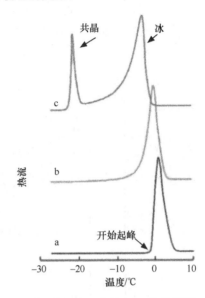

图 30.10 几种溶液解冻温度的 DSC 热分析图。（a）水；（b）25 mg/mL 的治疗性蛋白质抗体溶液；（c）5%（质量分数）NaCl 的水溶液。（本图全彩图片可由 http://onlinelibrary.wiley.com/book/10.1002/9780470054581 获得。）

对于可形成非晶相的溶液，如果玻璃化转变温度存在于相应的温度范围内，可以通过 DSC 的调制来确定玻璃化转变温度（$T_{g'}$）。相比于水的熔融峰，玻璃化转变相对较弱且难以观察热分析。应该是有这样的一种物质存在，在低于其 $T_{g'}$ 时分子的流动性显著减弱，但是从转变温度前到转变温度后分子迁移率幅度的变化上没有明显的特征。

30.3.2 溶液解冻的物理学

溶液的解冻不是冷冻的逆反应，因为起始条件有很大的不同[17]。冷冻溶液由微观和宏观不同的区域组成。这些区域的特性不同，在解冻过程中的表现也不同。解冻开始时，热量传递到冷冻体。根据传热（温度驱动力）的速率，当热对流的热传递占主导地位时，冷冻溶液大多已经解冻[50]。

30.3.3 从侧面和底部解冻

在实际情况中，解冻期间大部分的热量传热发生在容器的侧面和底部。由于解冻的动力学与这两个方向的热输入相似，本节将两者一起讨论。图 30.11 表示在没有外部搅动的情况下解冻的主要顺序如下。

1. 热量从容器的侧面和底部传导到冷冻体。溶质冷冻浓缩相开始移动。

2. 与容器壁相邻的区域开始液化，溶质在容器的底

部聚集更集中，更密集。因为靠近容器壁的液体层被加热，热对流变得更加明显。

3. 解冻正在顺利进行，大部分热量从容器壁热对流到正在解冻的"泥泞"的冷冻体。由于冰块是多孔的，密度较大的冷冻浓缩从里面流出并在底部聚集，促进对流进行。

4. 解冻完成后，液体并不是均一的组合物。浓度梯度的存在使溶质在容器的底部比在顶部更集中。这种分层可以持续很长一段时间，除非在混合物中有机械性搅拌。

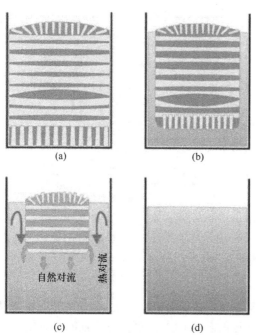

图 30.11 从底部和两侧开始解冻的示意图。（a）在解冻开始时传导传热占主导地位；（b）足够的液体支持热对流的发生；（c）热和自然对流同时存在；（d）解冻完成，但液体中存在显著的溶质浓度梯度。（本图全彩图片可由 http://onlinelibrary.wiley.com/book/10.1002/9780470054581 获得。）

30.3.4 从顶部解冻

这种热传递的方向在实际的工业过程中并不重要，因为其效率较低。较高温度溶质对容器的顶部不产生任何显著的热对流流动。

30.3.5 解冻的速率

与冷冻类似，温度差提供动力，并控制解冻的速率。然而，由于热对流大大提高了传热速率[51]，容器壁只有在适中的温度（10～20℃）下，才能实现高效解冻。较低的温度（5℃）也可解冻，但解冻时间将会大大延长，因为在这种情况下热对流较弱[52]。

热对流的流动还可以提供一些额外的混合。容器内适中温度下迅速的解冻通常比较低温度下的解冻更均匀。

30.3.6 解冻对蛋白质稳定性的影响

在解冻过程中，蛋白质溶液直接处于低温（<0℃）和浓度梯度的环境下。解冻速率较慢时，较低温度下的持续时间和溶液的不均匀性会加剧。有几个例子表明较慢的解冻速率会导致酶的活性降低[39,48]。如前面所讨论的，蛋白质长时间处于低温环境可导致冷变性或液-液相分离。现已证明，稳定剂和其他添加剂可以降低这两种风险[13,14]。解冻后非均相溶液会影响不同配方中蛋白质的稳定性，如不同的离子强度和 pH 条件，在不同的配方中，蛋白质浓度的提高可促进蛋白质间相互作用，如聚集（冷冻物理学部分有详细介绍）。

解冻过程中的另一个考虑因素是热。根据容器和体积的条件，快速解冻可能不需要将蛋白质溶液暴露在较高的温度下，这有可能导致蛋白质聚集。文献表明，IgG2样品速融相对于慢融来说，不同的解冻参数下观察到IgG2样品聚集水平的增加[53]。在样品确定的基础上，可以确定，聚集的增加主要是由于较高的解冻温度（55℃），而不是较快的解冻速率。

30.3.7 混合

解冻后溶液一般会出现分层的现象，溶液底层的蛋白浓度比表面要大。对于数升或更小的容器，轻轻翻转瓶子便可以混合。较大的容器可能需要机械搅拌，如使用轨道摇床。另外，也可以在解冻过程中进行容器内搅拌及增加混合液的对流传热效率，可以减少解冻时间。对于大型容器，在实际应用过程中会使用泵，从底部抽出密度较大的液体，通过一个特殊的靠近顶部的端口，使液体沿着汲取管或容器壁流动，以减少泡沫。混合是通过流体的翻转和通过液体泵返回容器表面温和的影响来实现的。这种技术的好处是，只要有足够的液体可以满足泵的操作，解冻就可以尽快开始，通过结束解冻过程和减少蛋白质不稳定的风险，从而实现容器内内容物的均一。

30.4 冻融放大

30.4.1 容器放大

在大的表面，如托盘矩形板的冷却表面上，通过保持厚度不变、增加宽度和长度的方法放大托盘的体积。传热距离是固定的，所以冷冻速率不依赖于体积。对于其他形状，如圆柱形的容器，冷冻和解冻过程依赖于容器的尺寸和几何形状。与更小的容器相比（有类似的形状和长宽比例），在相同的温度驱动力下，较大的容器完成冷冻或解冻的时间相对较长。然而，时间和体积不是线性相关的。例如，如果溶液在一个 1 L 容器中 2 h 内可完全冷冻，10 L 的容器并不一定需要 20 h 才能完全冷冻。这对于生物制药的制造业来说是一个令人头痛的问题，不仅涉及设备设计方面，还涉及过程表征方面。

由于生物制品的价格较高，使用实际产品进行大规模的工艺试验是不可行的，而是应使用小规模的

"模型"。对于冷冻和解冻的操作来说，大规模装置的动力学不能准确应用于小规模的装置，因为物质的性质，如热容量和热导率，是固定的并且不依赖于规模（1 mL 或 1000 L 的物质性质是相同的）。例如，对于冷冻来说，在大规模的容器和一个简单的小容器中进行同一实验用来摸索冷冻速率和冷冻温度是不可以的。在给定的设定温度，小规模容器中的冷冻速率较快，反过来，对于一个给定的冷冻速率，小规模的容器将需要更高的温度，以确定在规模放大的情况下保持相同的冷冻速度。一个解决方法是，针对大规模的托架条件设计小规模的研究，以非常缓慢或非常迅速的冷冻速度分别进行试验。

30.4.2 生产规模的设备

标准聚合容器中可冷冻 20 L 的样品。由聚丙烯、聚碳酸酯或 PETG（乙二醇修饰的聚对苯二甲酸乙二醇酯）制成的瓶子经常被用来冷冻样品，因为这些材料在特殊的储存条件下可以保持足够的韧性。此外，冷冻过程可以在独立、步入式的鼓风冷冻机中进行。溶液可以在较低的温度（如-50℃）冷冻，减少冷冻时间，如果需要的话可以移动到较高的温度下储存冷冻（如-25℃）。样品在常规或步入式冰柜中冷冻，被认为是无方向性的或无法控制的。实际上，冷冻是有方向性的，热量必须从高温传向低温，但热流的主要方向可能在整个过程中有不可预知的改变，因为在这些冰柜中不易确定对流换热的区域。相比之下鼓风式冷冻柜广泛应用于速冻食品行业，这种冷冻柜具有强的对流区域，可以在固定的方向达到较好的冷冻速率。

虽然塑料容器具有价格低廉和一次性的优势，但不是大批量生产（数百或数千升）的最佳选择。例如，治疗用抗体通常需要较大的量，生产这些复合物通常需要 300～1000 L 的批次量，如果一个 300 L 批次量被存储在 2 L 的瓶中，至少需要 150 个瓶子，这就产生了一个具有挑战性的问题——批次跟踪问题。使用大体积的瓶子可减少容器的数量，但处理起来比较困难，冷冻的时间

也会增加。针对这些问题，专门的设备已经被开发出来[54]。这是一种防滑、可传热、具有各种尺寸、可以进行冻融操作的轻便的金属容器，容器具有压力夹套，基本上与外界是绝缘的。冷却线圈从容器的顶部插入，实现容器中心的热传递。可以通过将散热片与冷却线圈连接来实现传热效率的增加。图 30.12 是展示这种容器的照片，容器分别为 120 L（a）和 300 L（b）。这些冻融罐有不锈钢或高合金产品的接触表面，可原位清洁和在线蒸汽灭菌。容器加入溶液并冷冻后，容器和内容物可以被移动到一个大型冷冻柜内存储，直到需要时再取出。这种容器已经用于标准的商业运输方式，如冷藏车或保温空运集装箱。冻融导轨可使冷却或热传递流体（HTF）通过该容器的夹套及盘管进行循环，从而进行冷冻或解冻。温度可以通过导轨的自动化控制，以提供可重复的冷冻或解冻条件。一个工业冻融单元能够在 20 h 内使溶液在 300 L 容器中冷冻。注意，冷冻温度（如-50℃）明显比贮存温度（如-25℃）更低。这要求有更好的热驱动力来降低冷冻时间。解冻可以在大约 12 h 内完成（导热油设置为 25℃）。小容量的容器可以更快地进行处理。图 30.13 给出了接有导轨的冻融容器的示意图。

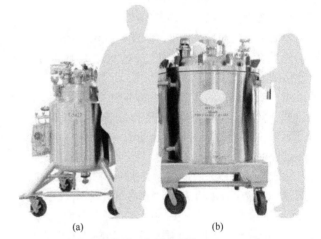

(a)   (b)

图 30.12 商业冻融容器。容量分别为 120 L（a）和 300 L（b）。人物的轮廓可显示设备规模。（本图全彩图片可由 http://onlinelibrary. wiley.com/book/10.1002/9780470054581 获得。）

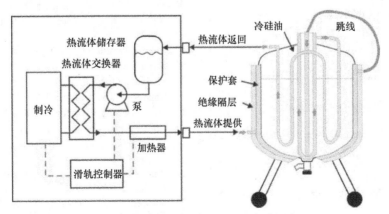

图 30.13 冻融导轨容器的连接。导热油流路径由箭头表示。（本图全彩图片可由 http://onlinelibrary.wiley.com/book/10.1002/9780470054581 获得。）

这种专门的设备，冻融导轨和容器，需要大量的投资。这些设备可使大量溶液实现冷冻、解冻，并且长期贮存。涉及价值高的产品时，这类设备的成本还是合理的。

现在有一些经销商，专门从事针对生物制药行业中直接使用的冻融设备。欧洲泽塔基督水科技集团提供的生产规模冻融系统，包括导轨和各种大小的容器。赛多利斯生物技术提供的冻融设备可从实验室（毫升刻度）延伸至生产过程的规模（几百升）。除了容器和导轨，赛多利斯斯泰迪还销售可冷冻袋，体积可达 16.5 L。与玻璃瓶相比，其主要优点是其更合理的长宽比例。这项技术虽然已经开发，但还没有可处理的大体积冷冻袋的系统[55]。

30.5 结论

溶液的冰点是复杂的，在涉及质量的同时，还涉及热的转移。冷冻溶质分子被排除于形成的冰格之外，集中在冰晶之间的液相内。这种微观冷冻浓缩现象在所有实际过程中是不可避免的。依据容器几何形状和冷冻速率，宏观冷冻浓缩也可能会发生。解冻过程中也同样复杂，并且会在多个相的体系中开始。因此，混合物必须完成解冻之后才可以获得均匀的溶液。

较低的温度和冷冻浓度增加了冷冻溶液的黏度，限制了分子流动性。另外，由于冷冻储藏温度通常降低大部分化学反应（如氧化、脱酰胺化、水解等）和一些物理反应（如聚合）的速率，从而对蛋白质产生影响。由于这些原因，液体制剂一般会冷冻并保存在低温（≤20℃）条件下以保持蛋白质的稳定性。但是，冷冻和解冻过程中固有的物理条件可以导致蛋白质降解。然而，有可能通过选择适当的冷冻、贮存和解冻方法（如冷冻/解冻速率、储存温度），以减少潜在的冷冻/解冻的因素，这些因素的影响可随着更好的配方的开发而大大减小。此外，一个最佳配方的蛋白质溶液将为制造规模的冷冻/解冻操作提供更大的自由度。

翻译：董　婷　齐鲁制药有限公司
校对：王克波　齐鲁制药有限公司

参 考 文 献

1. MacKenzie AP. Philos Trans R Soc Lond B Biol Sci 1977; 278: 167–189.
2. Gomez G, Pikal MJ, Rodriguez-Hornedo N. Pharm Res 2001; 18: 90–97.
3. Franks F, Hatley RH, Friedman HL. Biophys Chem 1988; 31: 307–315.
4. Jaenicke R. Philos Trans R Soc Lond B Biol Sci 1990; 326: 535–551. discussion 551-3.
5. Franks F, Hatley RHM. Pure Appl Chem 1991; 63: 1367–1380.
6. Privalov PL. Biochem Mol Biol 1990; 25: 281–306.
7. Griko YV, Privalov PL, Sturtevant JM, Venyaminov SY. Proc Natl Acad Sci U S A 1988; 85: 3343–3347.
8. Sanfelice D, et al. J Am Chem Soc 2009; 131(33): 11662–11663.
9. Hatley RH, Franks F. FEBS Lett 1989; 257: 171–173.
10. Franks F. Biophysics and biochemistry at low temperatures. Cambridge: Cambridge University Press; 1985.
11. Griko YV, Venyaminov SY, Privalov PL. FEBS Lett 1989; 244: 276–278.
12. Zhang J, Peng X, Jonas A, Jonas J. Biochemistry 1995; 34: 8631–8641.
13. Tang XL, Pikal MJ. Pharm Res 2005; 22(7): 1167–1175.
14. Tang XL, Pikal MJ. Pharm Res 2005; 22(7): 1176–1185.
15. Cromwell MEM, et al. Opalescence in antibody formulations is solution critical phenomenon. In: 236th ACS National Meeting. A.o. Papers, Editor. Philadelphia (PA); United States: 2008.
16. Harrison JD, Tiller WA. Ice and snow: properties, processes and applications. Cambridge (MA): Massachusetts Institute of Technology: The M.I.T. Press; 1963.
17. Hayashi Y. In: Cheng KC, Seki N, editors. Freezing and melting heat transfer in engineering: selected topics on ice-water system and welding and casting processes. New York: Hemisphere Publishing Co.; 1991. pp. 491–519.
18. Nagashima K, Furukawa Y. Physica D 2000; 147: 177–186.
19. Nagashima K, Furukawa Y. J Phys Chem B 1997; 101: 6174–6176.
20. Gross GW, Wong PM, Humes K. J Chem Phys 1977; 67: 5264–5274.
21. Nagashima K, Furukawa Y. J Cryst Growth 2002; 237-239: 81–85.
22. Nagashima K, Furukawa Y. Can J Phys 2003; 81: 99–105.
23. Webb SD, et al. Biopharm 2002; 15: 2–8.
24. Kingery WD, Goodnow WH. Ice and snow: properties, processes and applications. Cambridge (MA): Massachusetts Institute of Technology: The M.I.T. Press; 1963.
25. Adams CM, French DN, Kingery WD. Ice and snow: properties, processes and applications. Cambridge (MA): Massachusetts Institute of Technology: The M.I.T. Press; 1963.
26. Worster MG, Wettlaufer JS. J Phys Chem B 1997; 101: 6132–6136.
27. Wettlaufer JS, Worster MG, Huppert HE. J Fluid Mech 1997; 344: 291–316.
28. Parker R, Ring SG. Cryo Letters 1995; 16: 197–208.
29. Pikal MJ. Volume 137, Freeze-Drying/Lyophilizationof Pharmaceutical and Biological ProductsMechanisms of protein stabilization during freeze-drying and storage: the relative importance of thermodynamic stabilization and glassy state relaxation dynamics. New York: Marcel Dekker, Inc; 2004.
30. Larsen SS. Arch Pharm Chem Sci 1973; 1: 41–53.
31. Van Den Berg L, Rose D. Arch Biochem Biophys 1959; 81: 319–329.
32. Murase N, Franks F. Biophys Chem 1989; 34: 293–300.
33. Shalaev EY, et al. Pharm Sci 2002; 19(2): 195–201.
34. Piedmonte DM, et al. Pharm Res 2007; 24: 136–146.
35. Randolph TW. J Pharm Sci 1997; 86: 1198–1203.
36. Strambini GB, Gabellieri E. Biophys J 1996; 70: 971–976.
37. Gabellieri E, Strambini GB. Biophys J 2006; 90: 3239–3245.
38. Chang BS, Kendrick BS, Carpenter JF. J Pharm Sci 1996; 85: 1325–1330.
39. Bhatnagar BS, Bogner RH, Pikal MJ. Pharm Dev Technol 2007; 12: 505–523.
40. Schwegman JJ, Carpenter JF, Nail SL. J Pharm Sci 2009; 98: 3239–3246.
41. Hsu CC, et al. Pharm Res 1995; 12: 69–77.

42. Jiang S, Nail SL. Eur J Pharm Biopharm 1998; 45: 249–257.

43. Levine HL, Ransohoff TC, Kawahata RT, McGregor WC. J Parenter Sci Technol 1991; 45: 160–165.

44. Carpenter JF, Crowe JH. Cryobiology 1988; 25: 244–255.

45. Maa YF, Hsu CC. Int J Pharm 1996; 140: 155–168.

46. Woinet B, *et al*. J Food Eng 1998; 35: 395–407.

47. Searles JA, Carpenter JF, Randolph TW. J Pharm Sci 2001; 90: 872–887.

48. Cao E, *et al*. Biotechnol Bioeng 2003; 82: 684–690.

49. Ablett S, Izzard MJ, Lillford PJ. J Chem Soc Faraday Trans 1992; 88: 789–794.

50. Sparrow EM, Patankar SV, Ramadhyani S. J Heat Transf Trans ASME 1977; 99: 520–526.

51. Kemink RG, Sparrow EM. Int J Heat Mass Transf 1981; 24: 1699–1710.

52. Yen Y-C. In: Cheng KC, Seki N, editors. Freezing and meltin heat transfer in engineering: selected topics on ice-water systems and welding and casting processes. New York: Hemisphere Publishing Co.; 1991. pp. 261–314.

53. Kueltzo LA, *et al*. J Pharm Sci 2008; 97(5): 1801–1812.

54. Wisniewsky R, Wu V. in: Avis KE, Wu V, editors. Biotechnology and biopharmaceutical manufacturing, processing, and preservation. Englewood (CO): IHS Health Group; 1996. pp. 7–60.

55. Lam P, Sane S. Biopharm Int 2007; Suppl. Nov: 6–16.

第**31**章 | 膜 色 谱

John Pieracci and Jörg Thömmes
Department of Process Biochemistry，Biogen Idec，San Diego，California

31.1 引言

对于生产规模的蛋白质纯化色谱，成功开发的关键在于建立一种提高产品纯度和生产率的方法。实验室规模的研究方法依据分辨率建立，并通过小颗粒吸附剂和高压设备最大程度高效地实现。在生产规模中，高产出和工艺可操作性是附加考虑的因素。因此，在生产规模中使用大型层析柱进行高流速操作时，为了避免压力限制的影响，不得不将小颗粒吸附剂更换成较大孔径颗粒。此外，吸附剂单位体积的载量是一个关键的问题，这就要求多孔吸附剂可以提供内表面积而保证产品的吸附。当使用大孔颗粒（d_p=50~200 μm）时，颗粒性能主要取决于蛋白质到颗粒内部结合位点的传质效率。在溶液中一个大的蛋白质分子主要是通过缓慢扩散系数来表征$[D=(1-10)/10^{12}\,m^2/s]$，由于多孔结构阻碍了传输而导致扩散系数降低，因此在这些介质中蛋白质色谱被描述为粒子内缓慢传输的限制[1]。使用大颗粒介质进行大规模操作的特征是高流速下压力的下降和颗粒慢速传质之间的妥协。

固定相的发展是为了减少粒子内部传质的限制。这可以通过增加流速从而加强达到颗粒内部的扩散传输[2]，或者通过装填固定相的对流方式来支持（或者取代）从溶质到配基的扩散运动。通过装填凝胶从而减少颗粒间孔径的方法可以提升传输[3]。另一种有效的方式是应用连续流固定相，这样通过对流到达全部颗粒内部。按照上述方式制造的吸附剂必须保证较短的对流传输厚度（L），并且允许吸附过程的快速传质及较短的保留时间（$t_C=L/v$）。足够的容量（吸附体积）取决于单位膜的半径，这就需要在设计膜时通过膜的厚度与直径的比率来对膜进行表征（厚度与直径的比率，L/d）。这种概念是通过使用不同设计的微滤膜（中空纤维、平板和膜堆）时首先被意识到的[4]。因此，尽管微滤膜并非是能达到上述讨论标准的唯一可能的固定相，但是经过验证膜色谱是合理的。通过聚合化学技术可以制作成不同的大孔几何形状。保证低 L/d（具有较大的传输特性）的整体铸造的膜与那些微滤膜性质很相似。因此，它们的应用可以看作膜色谱下的一个分支。本章对膜相关内容不作

单独介绍。对于更多的综述和应用，读者可以参看前几章[5]。现有几篇文献说明了吸附膜的良好价值[6~10]。在以下的章节中，将从概念上简单地进行理论分析。现在已经应用和调研的膜色谱形式、膜材质及配基化学等都将在本章讨论。基于膜色谱的技术特点，如果将其放置在蛋白质纯化流程也有潜在的局限性。最后，在小试和中试规模上吸附膜的应用证明了这种方法在高效生产规模中的巨大潜力。

31.2 基本理念

31.2.1 提升传质

正如上面讨论的，膜吸附剂需要允许溶液对流传输至配基，并克服多孔颗粒中的扩散局限性。这就需要将配基偶联至固定相内表面的流通孔，使溶液可以通过小孔传输至结合位点，并且保证几乎没有"死孔"。"死孔"中的慢速扩散是需要避免的。这种情况见图 31.1。如果使用连续流固定相，装填时保证最小柱床高度（抵消装填带来的不均匀）就可以避免了。正由于以上特性的结果，拥有低 L/d 的吸附剂可以保证连续流介质的大量传输，实现低保留时间内的高生产力。很关键的一点是吸附溶液必须良好地分布于膜的正面部分，另外不规则的流动将会抵消以上提到的优点。这将在下面的部分加以介绍。

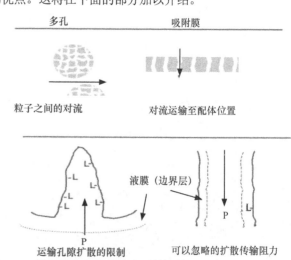

图 31.1 吸附膜和多孔颗粒主要传输特征示意图。P 代表吸附颗粒，L 代表配基。

31.2.2 膜形式

满足以上条件的膜吸附已经发展为呈现多种形式，见图 31.2，主要区分为 4 种概念：（a）单层或多层的平板膜堆结构；（b）卡盘连接连续流膜形式的固定相；（c）螺旋管道的膜结构；（d）中空纤维模式。

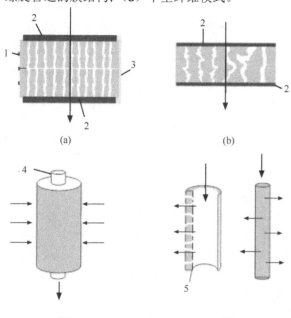

图 31.2 列举了 4 种膜吸附的形式。（a）膜堆结构；（b）含有孔状结构的连续流固定相；（c）螺旋管道的膜结构；（d）中空纤维模式。1.垫圈；2.分配和收集的金属装置；3.膜堆四周的密封；4.用于液体收集的中心管；5.切向流的中空纤维。

单层平板膜结构放置于滤器支撑物中，保证液体通过膜正面区域可以有效分配且通过膜结构后有效地收集液体。膜堆的配置可以允许每个单元的载量叠加递增，就像吸附柱床的长度可以调整一样。每一层的平板薄层都被合适地密封分离，保证液体通过膜而避免从周围绕过。这可以通过垫圈及硅胶密封来实现。或者，随着连续孔结构的整块材料的应用[图 31.2（b）]，逐渐淘汰叠加的模式。螺旋式的管状结构（管状结构被螺旋结构所包围）内部可以用于流体的收集。液体的流向是由外部指向内部；这就需要保证柱床的 L/d 值较小，平板膜结构通常就是这样制作的。中空纤维也是同样道理，流体扩散通过膜结构，扩散方向垂直于流向。其中 L 定义为单一纤维结构的厚度。一种操作模式是死端过滤，令所有液体通过膜。或者，采取切向流的运行方式。中空纤维模式可以采取捆绑多个纤维模块成为一个整体模块的模式从而提高载量。

Ghosh 的综述中提到膜色谱应用于蛋白质纯化以来，70%都采用平板模式，其次是中空纤维模式。这里有几点需要考虑的地方：平板模式相比于中空纤维模式容易灌注，表面容易添加配基实现功能化，相比于中空纤维更容易节省原料体积。在商业膜吸附剂的选择上，

平板结构的优势得以体现（表 31.1）。小规模平板形式目前应用于实验室规模，而螺旋形式主要应用于中试和生产。总体来说膜吸附剂只有少部分应用于商业。市场上大量的离子交换型膜都用于杂质去除。

31.2.3 膜基质

膜用于膜色谱时具备许多理想的物理和化学性质。膜在操作中需要具有较高的机械强度来抵挡压力下降。较高化学保留膜材质需要耐受恶劣酸性（pH1～3）和碱性（pH10～14）清洗条件。膜表面应该具有高亲水性，低非特异性蛋白吸附。高特异性表面区域具有令人满意的配基密度和吸附载量。一个开放式微孔结构可以允许大分子通过，一个窄的孔道分布可以将不规则流动最小化。另一个需要注意的地方是，膜的成本相比于传统的色谱吸附剂具有竞争力。这就需要一个合适的衡量标准，传统色谱吸附剂用体积来衡量，而膜用表面积来衡量。

对于生物技术领域中膜的应用有一些规定的要求。一种是膜的表面必须可以连接配基。膜表面还可以功能化以便于吸附，因此，膜相比于传统的色谱介质更具竞争力。

在平板类型膜和中空纤维膜中加入相当一部分高聚物可以提供列表中所期望的性质。研究者制造和应用了大量的商业化膜吸附剂（表 31.1）和膜（表 31.2～表 31.7），大多数基于再生纤维素、脂肪性聚酰胺(尼龙)、聚偏二氟乙烯（PVDF）、聚乙烯（PE）、聚砜类和聚醚砜。膜通过特异性的聚合物制造而成，如聚乙烯-乙酸乙烯酯（PEVA）[11~14]和甲基丙烯酸酯或其聚合物[11,15~19]。纤维素制成的膜具有非常强的亲水性，且非常低的特异性吸附可以使它们被更好地应用。然而，早期的纤维素膜流通性能很差，这是由于为了补偿聚合物较差的机械性能而不得不制造成小孔类型结构。再生纤维素的机械性能和流通性得到提升，它们变成主要商业产品的基本膜材料（Sartobind 膜）（表 31.1），广泛收录在文献中（表 31.2～表 31.5，表 31.7）。其表面的羟基和羧基可以被许多化学手段功能化，从而吸附环氧化物和胺类物质，在其上可以偶联各式各样的配基。

疏水性质聚合物非常适合制造成膜；它们提供了高机械性能、耐热性和耐化学腐蚀性，但是容易形成蛋白非特异性吸附。另外，表面无充裕的功能基团供配基连接。因此，这些膜通过亲水聚合物进行覆盖，如羟乙基纤维素[21~23,34,46,51,54]、聚乙烯醇[24,26,54]和聚乙烯亚胺[42,52]，从而增加亲水性和提供供配基吸附的基团或者暴露基团供配基首先连接。PE 由于缺少活性侧链，就要求更复杂的修饰方法。膜通过电波辐射将环氧基团移至表面[13,57,58,64,66,77]，这样配基共价吸附至环氧基团链暴露位置。大量文献提供了膜功能化及配基吸附方法。

表 31.1　商业化膜吸附剂

产品名称	膜材质/配基化学	组态	制造商
Sartobind MA5，MA15，MA75，MA100	稳定性增强纤维素，强/弱阳离子交换，强/弱阴离子交换，蛋白 A，蛋白 G，亚氨基二乙酸，环氧活化，乙醛活化，三嗪染料，p 型氨基苯	平板，包裹准备使用的装置	Sartorious
Sartobind，SingleSep，Sartobind System	稳定增强型纤维素，强阳/阴离子交换	囊式径向流	Sartorious
Mustang	稳定增强型纤维素，强/弱阳离子交换，强/弱阴离子交换（聚乙烯亚胺）	筒式径向流	Sartorious
Mustang	稳定增强型纤维素，强/弱阳离子交换，强/弱阴离子交换（聚乙烯亚胺）	囊式和筒式径向流	Pall
Immunodyne	修饰尼龙	平板	Pall
Biodyne	修饰尼龙，阳、阴离子交换，两性离子	平板	Pall
Ultrabind	修饰聚醚砜	平板	Pall
Vivapure	强/弱阳离子交换，强/弱阴离子交换	平板，夹膜内的离心装置	Vivascience

表 31.2　配基为蛋白 A/G 的膜色谱

配基	膜材质	目标蛋白	膜形成	文献
蛋白 A/G	环氧树脂	兔源 IgG	平板	[20]
蛋白 A	聚砜	人源 IgG	中空纤维	[21]
蛋白 A/G	聚酰胺纤维	人源 IgG	平板/中空纤维	[22]
蛋白 A	聚醚砜/聚环氧乙烷	人源 IgG	中空纤维	[23]
蛋白 A/G	聚乙烯(甲基丙烯酸甲酯)/聚乙烯(丙烯腈)/聚乙烯(甲基丙烯磺酸钠)	鼠源 IgG/人源 IgG	平板	[15]
蛋白 A	尼龙	人源 IgG	平板	[24]
蛋白 A	环氧树脂	人源 IgG	平板	[25]
蛋白 A	环氧树脂/Sartobind 醛/尼龙	人源 IgG	平板	[26]
蛋白 A	Sartobind 蛋白 A	人源 IgG	平板	[27]

表 31.3　配基为免疫亲和型的膜色谱

配基	膜材质	目标蛋白	膜形式	文献
兔源 IgG	环氧树脂	蛋白 A	平板	[20]
白介素-2 单抗	酰肼	人源化抗体，重组 IL-2 抗毒素	中空纤维	[28]
白介素-2 受体	酰肼	人 IL-2	平板/中空纤维	[29]
兔源抗 BSA	尼龙-6	BSA	中空纤维	[30]
IgE 抗体（兔源 IgG）	再生纤维素	鼠源 IgE	平板	[11]
人源 IgG	聚甲基丙烯酸环氧丙酯/甲基丙烯酸乙二醇酯	蛋白 G	平板	[12]
多肽类	聚甲基丙烯酸环氧丙酯/甲基丙烯酸乙二醇酯	人源 IgG	平板	[31]
抗低密度脂蛋白抗体	聚羟乙基甲基丙烯酸酯/甲基丙烯酰胺苯基丙氨酸	胆固醇	平板	[32]

表 31.4　固定化金属离子亲和膜色谱

配基	膜材质	目标蛋白	膜形式	文献
亚氨二乙酸（IDA）Zn^{2+}，Co^{2+}，Ni^{2+}，Cu^{2+}	Sartobind IDA	人血清蛋白（HSA），溶解酵素，细胞色素 C，肌红蛋白，胰凝乳蛋白酶原，融合蛋白	平板	[33]
IDA/Cu^{2+}	尼龙-6	卵清蛋白，伴刀豆球蛋白 A，溶菌酶	平板	[34]
IDA/Cu^{2+}	聚偏二氟乙烯	溶菌酶，肝细胞生长因子	平板	[35]
IDA/Cu^{2+} N,N,N-三(羧甲基)乙二胺/Cu^{2+}	再生纤维素	溶菌酶，牛血清白蛋白，γ-球蛋白	平板	[36]

续表

配基	膜材质	目标蛋白	膜形式	文献
IDA/Cu²⁺	再生纤维素	青霉素酰化酶	平板	[37]
IDA Zn²⁺, Co²⁺, Ni²⁺, Cu²⁺	聚乙烯-乙酸乙烯酯（PEVA）	鼠源 IgG	中空纤维	[38]
IDA Zn²⁺, Co²⁺, Ni²⁺, Cu²⁺	聚乙烯-乙酸乙烯酯	人胰岛素原	中空纤维	[39]
IDA/Ni²⁺ 三(2-氨基乙基)胺/Ni²⁺	聚乙烯-乙酸乙烯酯	人源 IgG	中空纤维	[40]
IDA/Ni²⁺	再生纤维素	传染性囊性病毒特异性蛋白（VP3）	平板	[41]

表 31.5 配基为氨基酸和染料的伪亲和膜色谱

配基	膜材质	目标蛋白	膜形式	文献
Cibacron blue F3-GA	尼龙	牛血清白蛋白	平板	[42]
Procion red HE-3R	—	丙酮酸脱羧酶	—	—
Procion yellow HE-4R	—	甲酸脱氢酶	—	—
Cibacron blue F3-GA	Sartobind 蓝 2	6-磷酸葡萄糖脱氢酶	平板	[43]
Cibacron blue F3-GA	聚醚砜壳聚糖共混物	人血清白蛋白	平板	[44]
Cibacron blue F3 -GA	壳聚糖	人血清白蛋白	平板	[45]
Procion red HE-3B	壳质	牛血清白蛋白	—	—
Procion blue MX-R	—	—	—	—
Procion red HE-3B	聚乙烯	溶菌酶素	中空纤维	[46]
Cibacron blue F3-GA	聚酰胺	人血清白蛋白	中空纤维	[47]
Procion brown MX-5BR	聚 2-羟乙基甲基丙烯酸酯	溶菌酶素	平板	[16]
Procion red HE-3B	聚 2-羟乙基甲基丙烯酸酯	溶菌酶素	平板	[48]
L-苯基氨基酸，L-色氨酸	聚乙烯	球蛋白	中空纤维	[13]
L-组氨酸	乙烯/乙烯醇共聚物	人源 IgG	中空纤维	[17]
L-组氨酸	聚(甲基丙烯酸羟乙酯-甲基丙烯酰氨基)	人源 IgG	平板	[14]
L-组氨酸	乙烯/乙烯醇共聚物	寡葡糖醛酸	中空纤维	[15,22,23, 49～51]
苯基丙氨酸	尼龙-6	人丙种球蛋白	平板	[52]
L-苯基氨基酸，L-色氨酸，L-组氨酸	聚偏二氟乙烯	人丙种球蛋白	中空纤维/平板	[53]
L-赖氨酸 lymyxin B，L-组氨酸组胺，α-淀粉酶	尼龙-6	内毒素	平板	[54]
L-赖氨酸	尼龙-6	组织血纤维蛋白溶酶原活化剂	平板	[55]

表 31.6 疏水作用膜色谱

配基	膜材质	目标蛋白	膜形式	文献
辛基，十二烷基	聚甲基丙烯酸环氧丙酯/甲基丙烯酸乙二醇酯	溶菌酶素，核糖核酸酶卵清蛋白	平板	[18]
辛基，十二烷基	聚甲基丙烯酸环氧丙酯/甲基丙烯酸乙二醇酯	胰凝乳蛋白酶原A；肌红蛋白，溶菌酶素，核糖核酸酶A，卵清白蛋白	平板	[56]
苯基	聚乙烯	牛血清白蛋白	中空纤维	[57,58]
偏氟乙烯基	聚偏二氟乙烯	人源 IgG，牛血清白蛋白	平板	[59～62]
偏氟乙烯基	聚偏二氟乙烯	人源 IgG	平板	[63]

表 31.7 离子交换膜色谱

配基	膜材质	目标蛋白	膜形式	文献
阴离子二乙胺乙基（DEAE）	聚乙烯	牛血清白蛋白	中空纤维	[64]
阴/阳离子交换	叔胺基微孔离子交换膜	模型蛋白	平板	[65]
季胺	磺酸基微孔离子交换膜	抗凝血酶Ⅲ		

续表

配基	膜材质	目标蛋白	膜形式	文献
阴离子交换乙醇胺（EA）	叔胺基微孔离子交换膜；磺酸基微孔离子交换膜	人血清白蛋白	平板	[67]
阴/阳离子交换	叔胺基微孔离子交换膜；磺酸基微孔离子交换膜	IgM	平板	[68]
阴/阳离子交换	叔胺基微孔离子交换膜；磺酸基微孔离子交换膜	模式蛋白；枯草杆菌蛋白酶，β-半乳糖苷酶	平板	[69]
阴/阳离子交换	叔胺基微孔离子交换膜；磺酸基微孔离子交换膜	鼠源 IgG；抗凝血酶III	平板；起褶模式	[70]
阴离子交换	Quick disc（德国诺尔）	肿瘤坏死因子	平板	[71]
阳离子交换	磺酸基微孔离子交换膜	溶菌酶素，血红蛋白	径向流盒	[72]
阴离子交换 二乙氨基乙基基团	聚砜	β-半乳糖苷酶	中空纤维	[73]
阳离子交换	磺酸基微孔离子交换膜	牛血清白蛋白，溶菌酶素	平板	[74]
阴/阳离子交换	离子交换型乙烯醇膜	牛血清白蛋白	平板	[75]
阴/阳离子交换	离子交换型乙烯醇膜	牛血清白蛋白，血红蛋白	平板	[76]
阴离子交换	含有二乙胺和二乙醇单异丙醇胺的聚乙烯膜	凝溶胶蛋白	中空纤维	[77]
阴离子交换	叔胺基微孔离子交换膜；二乙基胺基微孔离子交换膜	乳清蛋白	平板	[78]
阳离子交换	磺酸基微孔离子交换膜	乳清蛋白	平板	[79]
阴/阳离子交换	Vivapure 离子交换膜，离心柱	IgG，人血清白蛋白，人类生长激素，青霉素	平板	[80]
阴离子交换	Mustang Q 层析膜（聚醚砜）	质粒 DNA	平板	[19]
阴离子交换	Mustang Q 层析膜（聚醚砜）	超螺旋 DNA	平板	[81]
阴离子交换	聚醚砜	质粒 DNA	平板	[82]
阴离子交换	Mustang Q 层析膜	质粒 DNA	平板	[83]
阴离子交换	Mustang Q 层析膜	质粒 DNA	径向流	[84]
阴/阳离子交换	叔胺基微孔离子交换膜；磺酸基微孔离子交换膜	人源化单克隆抗体，中国仓鼠卵巢（CHO）细胞，宿主细胞蛋白，DNA	平板	[85]
阴离子交换	聚偏二氟乙烯	人源化单克隆抗体，CHO DNA，CHO 宿主细胞蛋白，内毒素，哺乳动物病毒	平板	[86]
阴离子交换	叔胺基微孔离子交换膜	人源化单克隆抗体，CHO DNA，CHO 宿主细胞蛋白	平板，径向流囊	[87]
阴离子交换	叔胺基微孔离子交换膜；二乙基胺基微孔离子交换膜	人和马流感病毒	平板	[88]
阴/阳离子交换	叔胺基微孔离子交换膜；磺酸基微孔离子交换膜；羰基微孔离子交换膜；二乙基胺基微孔离子交换膜	埃及伊蚊浓核病毒	平板	[89]
阳离子交换	叔胺基微孔离子交换膜；磺酸基微孔离子交换膜；羰基微孔离子交换膜；二乙基胺基微孔离子交换膜	埃及伊蚊浓核病毒	平板	[90]
阴/阳离子交换	叔胺基微孔离子交换膜；磺酸基微孔离子交换膜	模式蛋白；埃及伊蚊浓核病毒	平板	[91]
阴/阳离子交换	二乙基胺基微孔离子交换膜	轮状病毒类似颗粒	平板	[92]

31.2.4 配体化学性质

通过将多种多样的配基偶联到膜吸附剂从而研究蛋白分离。配基可以分为三种类型：亲和型，离子交换型（阳离子和阴离子），疏水作用型。本节列举了有关配体的化学性质。

目前对亲和膜的应用进行了大量的调查研究。这是由配基多样性及不同种类蛋白质的特异性所决定的。亲和配基可以进一步分成 4 个种类：蛋白 A/G、免疫亲和、染料和氨基酸，以及固定化金属离子。由于蛋白 A/G 配基对免疫球蛋白的特异性，表 31.2 已经进行了调研。以蛋白 A 为配基的膜被制作成两种形式：平板型和中空纤维型。很多研究都证明，低功能化水平的膜最终导致人源免疫球蛋白（hIgG）载量小于 5 mg/mL。然而，Klein

等[22]创造了以蛋白 A 为配基的中空纤维膜,合理地提高了 hIgG 的动态载量(膜载量为 20～25 mg/mL 10%初始浓度穿出,初始浓度 C_0=1 mg/mL)。同样地,Charcosset 等对中空纤维膜进行了测试,证明了针对 hIgG 的吸附载量可以达到 25 mg/mL(C_0=0.1 mg/mL)。虽然拥有了以上这些令人满意的结果,大规模蛋白 A 配基的膜系列仍然没有实现商业化。这是由于膜的载量仍然远远落后于典型蛋白 A 吸附剂的载量(对于 hIgG,以 10%初始浓度穿出时,载量为 40～70 mg/mL),有限的数据证明了膜拥有较高的使用次数和较低的损耗。免疫亲和性质膜通过偶联抗体,从多肽和受体到平板和中空纤维等膜形式已经被制造出来,用于广泛活性分子的纯化(表 31.3)。大量已经出版公布的工作对蛋白 A 配基膜的性质进行了实验[11,12,29～32]。消费者需要经过免疫亲和性质的配基偶联且具有商业价值的膜(如 Immunodyne 和 Biodyne、Pall Filtron 等)。然而,大多数免疫亲和功能化膜的销售面向实验室规模蛋白质纯化或部分作为分析工具使用。

固定化金属离子亲和膜色谱(IMAMC)基于金属离子的孤对电子(电子供体)和蛋白质氨基酸残基(电子受体)配位作用而成。许多因素影响固定化金属离子亲和膜(IMAM)的载量,其中最重要的是螯合物和金属离子的选择。现在最常用的螯合物是多齿配体,可以提供多个供金属离子结合的位点。常见的多齿配体有以下 4 种:二齿配体,三齿配体,四齿配体,五齿配体。基于本节总结内容及 Suen [95]所著的综述,在 IMAMC 中三齿配基亚氨基二乙酸(IDA)应用最为广泛。相对于其他的螯合剂,这种三齿配基拥有较低的成本,且具有商业利用度。另外,三齿配基相对于其他多齿配基,拥有大量有效的金属离子配位位点,因此对蛋白质有较强的吸附能力。然而,固定化金属离子亲和色谱的缺点是配位结合较弱,这就导致了较多金属离子的泄漏。表 31.4 和 Suen [95]的综述中显示最常用的金属离子是 Cu^{2+} 和 Ni^{2+}。然而,金属离子的选择可以影响蛋白质的分离和选择性[38,39]。在 IMAM 中已经制造出了多种膜色谱聚合物基质,评价了大量的生物活质分子,包括模型蛋白(溶菌酶素、牛血清白蛋白、肌红蛋白、Y-球蛋白)、酶类、人源和鼠源 IgG,以及人源胰岛素(表 31.4)。研究表明,在相同条件下 IMAMC 相比于固定化金属离子亲和层析(IMAC)可以提供相同的选择性,并且可以加速分离。然而,IMAMC 由于缺少商业模型,并不能广泛应用于大规模的生物生产。这可能是由于相比于其他类型的 IMAC,配基和载量受到限制。在大多数产品提纯情况下,IMAC 配基的特异性比不上蛋白 A 吸附剂。然而,组氨酸标签可以增加特异性,但是组氨酸标签的去除及苛刻洗脱条件的选择都限制了它的应用。在杂质的清除上,离子交换吸附剂较高结合载量大大减少了 IMAC 的竞争力。然而,对于实验规模的应用,IMAC 和 IMAMC

可能展现出更多的竞争力。

伪亲和膜通过染料和氨基酸偶联而成(表 31.5)。由于染料的低成本特性及对不同种类生物分子的特异性,其被广泛地应用。来自纺织工业的氯三嗪作为色谱配基长期使用[98,99]。这些染料与蛋白质通过极性(硫酸根、羧基、氢氧根、胺)和非极性(苯类)相互作用。以三嗪类染料为配基的膜已经有效地在蛋清中成功提取溶菌酶素[16,46,48],在面包干酵母中提取酶类[42,43]和在血浆中提取人血清白蛋白[45,47]。以组氨酸为功能基团的膜已经成功从人血清中纯化免疫球蛋白[17,48,52,53],在天然细菌成分中提取多糖[49～51]。以色氨酸(Trp)和苯丙氨酸(Phe)为官能结构的膜用于人源和鼠源免疫球蛋白的纯化[13]。在较少的传统应用中,Petsch 等[54]指出以 L-赖氨酸和 L-组氨酸为功能基团的吸附膜用于缓冲液和蛋白溶液去除热源。

除了在蛋白质纯化中运用疏水作用吸附剂外,疏水相互作用层析(HIC)还没有像其他模式色谱一样受到足够的关注(表 31.6)。早期工作关注于 HIC 膜和反相膜的制造上,更多地进行了模式蛋白分离的分析工作。Tennikova[18,56]通过吸附膜(含有环氧化物的异丁烯酸连接到辛烷基和十二烷基长链构成)分离模式蛋白。研究显示膜吸附剂的分辨率可以与反相层析相媲美。Kubota 等通过辐射诱导含有环氧化物的异丁烯酸,将苯基连接至 PE 膜上[57,58]。BSA 通过高浓度的硫酸铵(2 mol/L)吸附到膜上,10 个循环以上收率仍然保持一致(收率 80%)。Ghosh 等最近通过从 BSA 和 HSA 分离 hIgG,并且从哺乳动物细胞培养基中分离 hIgG,从而表征亲水性质 PVDF 膜的性能[59,63]。对于 hIgG 膜的吸附载量可以达到 60 mg/mL,此时硫酸铵的浓度是 1.7 mol/L[60]。从 HSA[63]和 BSA[59]中分离 hIgG 的收率可以达到 95%以上,纯度达到 97%以上。

离子交换膜吸附剂具有阴离子和阳离子交换层析的功能。阴离子交换膜由强阴型功能基团(季胺)或者弱阴型功能基团[乙醇胺(EA)和二乙氨乙基(DEAE)]连接至膜上,而阳离子交换膜基于强阳型或者弱阳型两种功能基团。含有以上配基的膜吸附器只有通过多种化学修饰技术才能实现商业化,来自大量制造商的多种形式的离子交换膜是稳定有效的(表 31.1)。这些商业化的膜最初是将强阴和强阳交换剂连接到再生纤维素上或者是聚醚砜膜基质上。基于这些膜的有效性,大多数研究都采用这些商业化的膜(表 31.7)。此外,对于离子交换应用,大规模囊式或盒式的径向流是唯一有效的。这些离子交换膜的成功应用已经用来对比大规模生产的传统柱层析,正如亲和膜与疏水膜色谱一样。现在研究者已经制造出弱离子交换膜(EA 功能基团连接至 PE 中空纤维上[66],或者是二乙胺基基团连接至 PE[64]和聚砜[73]中空纤维上)。Avramescu 等通过含有阴离子和阳离子交换基团的多孔乙烯共聚物基质制造膜单元[75,76]。离子交换膜已经应用于分离模式蛋白[64,66,68,69]，如溶解细菌产物的酶类[65,73,80]，哺乳动物细胞上清液[68,70]，乳清蛋白[78,79]，以及血浆蛋白[72,74,77]中的人源或者动物源的免疫球蛋白。膜色谱也被应用于大生物分子如 DNA[19,81~83]和病毒[88~92]的纯化。

31.2.5 静态载量

正如前面部分介绍的，从经济学考虑整个纯化单元中吸附剂的成本和厂房空间要求之后，单位吸附剂的有效吸附载量成为准备放大之前的重要问题。当配基连接至固定相的内表面之后，特异性的表面面积 a（m^2/m^3）近似决定平衡载量。Champluvier 和 Kula 测量了尼龙膜（$d_p=1.2~\mu m$）的比表面积 a 值为 250 m^2/m^3。假定膜平均厚度 L 为 200 μm，a 值为 $1.2\times10^6~m^2/m^3$。传统蛋白质色谱的多孔颗粒拥有的特异性吸附面积明显高于这个值（如 $1.5\times10^7~m^2/m^3$，测量目标是以二氧化硅为基质的德国 Schott 公司产品 Bioran CPG，平均颗粒直径 200 μm，平均孔径 100 μm）。因此，特异性比表面积是膜色谱为固定相的主要缺陷。Roper 和 Lightfoot 在综述中介绍了在颗粒内部具有单层覆盖配基的膜吸附剂降低了静态载量[6]。防止载量降低的方法是在颗粒表面采用三维结合层，这样可以更多地接受蛋白结合配基[100]。这种类似凝胶的三维结构可以吸收并结合分子，参见图 31.3。这种技术已经成功应用于中空纤维膜[13,52,54,57,64,66,77,101~108]，平板膜吸附剂已经成功用于商业（Sartobind，Sartorius，Göttingen，德国），且此类平板类产品的载量可以与多孔吸附颗粒相比较[109]。对比于单层结构中空纤维，对模式蛋白的静态载量增加 4~44 倍，平板模式的增加了 100 倍。正如以下介绍的，多层的类凝胶结构可能改变了膜吸附器的传质特征及吸附性能。

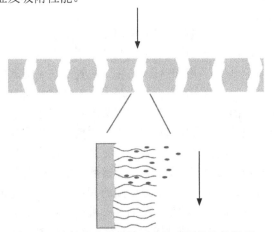

图 31.3 连接聚合物配基至内孔表面的修饰图解。

尽管进行了以上的技术革新，但是小分子膜载量仍然比多孔颗粒的低。Kubota 等发现经过 EA 修饰的中空纤维膜对于 BSA 的平衡载量相对于 DEAE 弱阴颗粒柱床组的低 2/3（25 g/L 相对于 80 g/L）[66]。Knudsen 等在对 MAb 在阳离子交换介质的流穿测试中确定了其流穿

载量高于膜色谱 2~4 倍（5~15 CV/h），但是在高流速时差别明显减小[85]。

由于凝胶颗粒小孔径阻碍生物大分子进入凝胶的内表面，这种凝胶的固有优势不能发挥出来。Yang 通过阳离子交换膜和凝胶研究检测了小蛋白（α-乳清蛋白，14.4 kDa，直径 3.5 nm）和大蛋白（甲状腺球蛋白，650 kDa，直径 20 nm）的动态和静态载量[111]。α-乳清蛋白的动态和静态载量保持一致，而甲状腺球蛋白的动态载量低于静态载量 40 倍。这表明大蛋白进入颗粒内部时受到阻碍，不能进入颗粒内部。对于蛋白分离来说膜静态载量和动态载量保持一致，这证明了膜的对流传输的优越性。由于膜的内表面面积较小，因此 α-乳清蛋白的动态载量相比于颗粒剂的动态载量的 1/25 这个结果就不难理解了。然而，对于甲状腺球蛋白，膜的动态载量相比于凝胶高了 2.5 倍。这就表明了膜对于大分子的纯化更有优势，对于质粒 DNA 和病毒颗粒更容易排阻于颗粒内部。Ljunglof 等最初使用显微镜聚焦的方法确认质粒 DNA 在典型的阳离子交换凝胶的吸附[112]。Teeterset 等[19]实际测量阳离子交换膜对于一个 6.1 kb 的质粒 DNA 的载量为 10 mg/mL，这相当于小颗粒凝胶对于 6.9 kb 的质粒 DNA 相对应载量的 2 倍，相当于大孔商化凝胶的 5 倍[113]。多孔结构排阻并不受限于多孔凝胶，在膜中也能出现。商业化离子交换膜对于 BSA、溶菌酶素、甲状腺球蛋白的显微镜共焦研究表明甲状腺球蛋白（分子质量大）像分子质量较小的蛋白质一样拥有不同的结合模式。当对比于分子质量较小的蛋白质载量时，甲状腺球蛋白静态载量显著降低，这就显著表明甲状腺球蛋白不易进入膜内部表面积。总之，分子质量较大的生物分子能够降低凝胶和膜的吸附，其中对于凝胶吸附可能影响更大一些。由于限制凝胶外表面的吸附，凝胶和膜的吸附能力变得具有可比性了。

纯化应用中静态载量并不是必要的控制因素。精细纯化步骤用于降低杂质水平，包括宿主细胞蛋白（HCP）、DNA 和病毒。在杂质去除过程中使用阴离子交换层析是独特有效的。然而，层析柱通常外形过大，并不是关注容量，而是关注于是否达到一个高处理量[85]。由于柱压的局限性，吸附剂较低的作用力限制了流速。因此，如果生产力用单位时间内的处理体积来衡量，那么膜吸附剂因为其固有优良的处理量而被应用。

31.2.6 工艺性能考虑

为了评价大规模蛋白质纯化中与之相适应的固定相，建立了相应的性能衡量标准。这些标准可以适用于所有的吸附剂，并且能够进行比较。这部分就讨论了工艺性能的潜在瓶颈，但是并不针对任何一种吸附剂。

两种因素可以用来评估工艺的性能：一种给定的大量吸附剂在一定时间内给定的①生产力、产品量，以及②产品纯度。每种因素在性能上的影响能够被分别评价，

它们相互之间并不是独立的。通常在生产力和分辨率之间是有关联的；通常情况高分辨要求生产率做出牺牲。生产率受到固定相渗透率（机制限制）和吸附过程效率（动态限制）的限制，吸附剂的静态载量在工艺考虑选择中应用。所有吸附剂的磁导率（用 B 来表示）利用基质的多孔性和经过设备的压力下降来描述，不论这个设备是层析柱装填的，还是整体的，或者是单一膜，或者是膜堆形式。整块和装填柱床的孔率是孔径和孔间隙的函数，而膜的孔率是孔径和孔数量的函数。在一定操作条件下吸附单元的压力下降可以通过式（31.1）计算：

$$\Delta p = \frac{v \cdot L \cdot \eta}{B} \qquad (31.1)$$

前面的吸附实验决定了吸附过程的动力学。从理想阶段函数的穿透曲线显示了吸附剂的静态载量如何有效地应用。在不同的实验条件下（例如，通过改变 L 和 v）测量穿出 Q_D（分别在 1%，5% 和 10% 穿出时），允许过程条件的定义，使得吸附剂的静态载量最大程度被应用。另外，理论分析将会向表征数值妥协，如传递单元的数量、塔板高度，或者传递和色散系数，以上都可以根据标准模型进行工艺性能的预测[110,114~116]。

然而，整体的生产力必须包括冲洗、洗脱和再生等所有步骤；这些操作可以表示为总柱体积数（α）。生产率可以定义为单位时间和单位吸附体积的产品数量，如式（31.2）[110]所示。产品收率用回收率 R_E 来表示。

$$P = R_E \cdot \frac{1}{\left(\frac{Q_D}{C_0} + \alpha\right)} \cdot \left(Q_D \cdot \frac{v}{L}\right) \qquad (31.2)$$

最后，在程序化条件下产品纯度可以通过以膜分离的分辨率 R_s 来表示。为了优化 R_s 通常权衡较低 L/d 下最大化生产量和维护高分辨率之间的关系，因为吸附膜的较低高度具有较小的塔板数[117]。然而，Coffman 等发现膜吸附可以对大多数蛋白质进行分离，因为分离取决于吸附-解离机制而不是差别迁移。

31.3 膜吸附过程的限制因素

结合固定性柱床的层析特性，膜吸附受到混合、传质及吸附和解吸附动力学的限制。为了更精确地讨论这些效应，一种方式就是定义膜单元吸附的详细过程。动力学限制取决于被吸附物与配基结合物的结合率（k_a）和分解率（k_d）。在动力学中缓慢的吸附和解吸附起到重大的作用。更进一步的限制是由吸附分子从溶液至结合位点的传输过程引起的，例如，液体流至结合表面上的边界层。尽管膜吸附剂容易通过的孔可以克服死端孔的慢速扩散，由于膜的生产过程中可能出现这种类型的孔，孔的扩散仍然需要在吸附动力学中考虑。另外，正如以前提到过的，依附至孔内表面的三维吸附层被看成是潜在的传质障碍。在吸附过程中的传质应该分成三种主要的效应：Fickian 扩散，吸附剂中非理想的流体流动，以及柱外混合[119]。第一种影响描述为扩散运动相背于对流流向，第二种影响是吸附剂不规则结构导致通过填充物时流体流向的不规则性，第三种影响总结了管状结构、柱外死体积及流体分配，甚至收集分区的拓宽。通常这些不同作用的贡献共同用扩散系数来表示（dispersion coefficient，D_{ax}），这个系数用来表征整个试验过程而不是吸附本身。在后续的章节中，将会详细地介绍以便提供膜吸附在生物分子纯化过程中的性能的基础。

31.3.1 混合

Suen 和 Etzel 针对混合对吸附过程中整体性能的影响进行了理论研究[115]。这些作者利用式（31.3）中的无量纲参数佩克莱数（Pe）来量化扩散情况。

$$Pe = \frac{v_e \times L}{D_{ax}} \qquad (31.3)$$

式中，v_e 为间隙的流速。在正面吸附到膜的过程中 Pe 数大于 40 代表足以排除流穿过程中严重混合的影响。Pe 与柱床长度成正比，通过增加 D_{ax} 指数而增强混合从而弥补 L。类似的 Liu 和 Fried 报道了当 Pe 数大于 25 时可以忽视扩散作用在吸附过程中的限制。记录这些单个组件吸附需要考虑的注意事项是很重要的；一些边界条件是多组分分离系统所要求的。

Roper 和 Lightfoot[119]为了区别 Fickian 扩散、非理想条件下吸附剂的流体流动和柱外混合，分析了膜平板结构在特定不结合条件下峰变宽的原因。他们利用理论塔板高度（HETP）确定了半峰宽各自的贡献，并且发现流速为 0.5~4 cm/min 时塔板数高度 h（由 Fickian 扩散产生）为 1~5 μm。塔板高度 h 与扩散系数 D_{ax} 和流速相关，见式（31.4）：

$$h = \frac{2D_{ax}}{v} \qquad (31.4)$$

然而，文献报道中吸附膜中 h 值为 20~200 μm，且随着流速的增加而略微增加。这些与公式相悖之处可以归于柱外影响和膜中的不均匀扩散。Teeters 等运用模式蛋白对另一种商业化平板类型膜得出了相同的分析结果[121]。膜塔板高度被确定为小于 15 mm 孔径颗粒的两个数量级，且受流速变化的影响较小。当洗脱流向改变时塔板高度发生巨大改变；那被认为是不均匀流动分布的结果。Gebauer 等发现商业化的平板类型膜可以用 D_{ax} 来表示，比文献中报道的高了 10 倍左右。总的来说，这些研究表明非理想流体扩散和柱外效应在膜系统中起支配作用，而扩散系数在其中只起到很小的作用。

膜吸附剂中的巨大混合作用已经在离子交换进行 HSA 分离研究中成功演示。相比于实验室规模，大规模模式蛋白混合作用的增加导致生产率减少了 2/3，这是因为分配器具有大于两倍膜体积的死体积。Reif 等也演示了在膜后减少死体积的作用，正如大量的混合空间可以导致模式蛋白分析分离中分辨率的下降。Josic 等研究了连续流（对比于图 31.1）b 类型固定相层析柱入口流体分布的影响[122]。在没有进行优化设计的入口，当流体通过操作单元的中心区域时，对流传输膜的很大一部分区域不能到达。不均匀的流体分布使膜分离性能显著丢失。当对进口进行优化设计后，分辨率可以与 HPLC 方法相比较。

不均衡的流速分布可能由吸附膜的孔径改变引起。Kim 等描述了聚合物主链上带有 Phe 和 Trp 伪亲和配基修饰的中空纤维用于免疫吸附的应用[13]。这些膜吸附剂处理能力的偏差归于孔径长度的不均匀分布。Klein 等描述了蛋白 A 修饰的中空纤维中孔径的分布规律，解释了作为免疫亲和捕获中这些吸附剂的静态载量利用不充分的原因[123]。Suen 和 Etzel[115] 及 Liu 和 Fried[120]通过计算机模拟出较广泛的孔径分布可能导致较平的穿出曲线，这样有效吸附载量会显著下降。在改变膜厚度时相似的影响也随之出现。总之，膜堆被推荐使用且其可以降低这些作用的影响。

总结以上内容，重点是要关注膜色谱的过程设计，尽量减少柱外效应及不均衡流速，而混合现象是人们不希望看到的限制因素。然而，吸附膜应该作为一个色谱过程考虑，过滤模式的设计标准不会达到吸附过程的要求，还可能损失一些膜本身具有的优点。

31.3.2 传质

当利用多孔颗粒进行蛋白质纯化时，对于吸附的传输阻碍这里有两个潜在的来源：被吸附溶液到外表面的传输，还有就是被吸附溶液从颗粒内部到结合位点的传输。传统的观点是吸附的流体传输要快于其内部的传输。因此，薄膜传输阻碍通常被忽视。条带弥散和色谱峰变宽都归于慢速，这时通常受到阻碍，从而影响粒子内的扩散。用于蛋白吸附的孔的膜结构被认为是通过降低蛋白质到配基的特征长度来去除传输阻碍。Brandt 等通过联系膜孔内的扩散时间 t_D（$t_D = d_p^2/D$）和保留时间 t_C（$t_C = L/v$），对吸附膜的传质效率进行了总体的估计。将吸附膜的标准值代入式中（$d_p = 3/10^6$ m，L 单膜片 $= 2/10^4$ m，$v = 8.3/10^4$ m/s），假定平均扩散系数 D 为 $5/10^{11}$ m^2/s，当对于单膜来说 t_C 为 0.24 s，那么可以得到 t_D 为 0.18 s。因此使用商业化的 10 个膜的膜堆，容易满足必要的条件且扩散传输的阻碍可以被忽略。对于标准多孔颗粒正好相反，t_D 的值基于颗粒的半径，因此在直径为 $9/10^5$ m 颗粒中可以估算其值为 40.5 s。

没有出现"死孔"且没有传输阻碍的膜色谱传输可以保证流体穿过配基层（图 31.1）。通过膜层的传输率决定吸附的自由扩散系数和膜层的厚度。如果微膜中窄孔内流速较高且膜层厚度较低，那么传输就不能限制吸附过程。Suen 和 Etzel[115]通过对比模型中扩散至膜层的平均保留时间，演示了小孔径膜的有效性。它们拥有非

常小的扩散系数（如大蛋白质分子），流体通过设计好的膜堆保留时间远比扩散时间高。因此，当对比于其他可能的局限性时，低运输阻力就显得重要了。在这些情况下大孔径因素可能不再是有效的。Adisaputro 等[124]测量了利用膜色谱进行乳清蛋白动态吸附中非常大的孔隙直径（50～300 μm），发现减少保留时间可以减少捕获有效率。通过计算每种蛋白质在膜中的扩散时间得出传输可能是最主要的限制。

如前面所述，表面上引入三维配基层孔隙也可能引入大量的运输阻力。Gebauer 等[110]调查商用平板离子交换膜的吸附动力学，发现吸附效率受到扩散限制。根据配位层长度和密度，蛋白质运输的孔隙或固体扩散机制已经被确认。然而穿透能力可以保证流速在一个非常高的水平。这归因于辅助对流可以传质到灵活的配位层链区。附加高聚物配体至中空纤维内部孔隙壁也生产出具有三维中空纤维的吸附层的结构。没有依赖停留时间的穿透行为被发现，从而支持蛋白质快速接触配基的理念 [13,106～108,125]。

总之，相比于标准色谱多孔介质，在膜吸附中传质限制并不占主导地位。然而，只有在某些特定的条件下才可以完全忽视传输阻力。因此，基于这些固定相吸附膜，在过程设计中要仔细分析传质的限制。

31.3.3 结合动力学

如果在一定环境下排除混合和传质潜在的吸附效率的限制因素，蛋白质配基相互作用动力学就成为重点问题了。Brandt 等[4]利用了二阶速率来评估 BSA 和抗体免疫亲和配基反应时间 t_R。他们获得了一个 5 s 的 t_R，显著高于上面计算的膜孔平均扩散时间（0.18 s）。从上面的估计可以推测出缓慢结合动力学可能限制亲和膜吸附剂的性能。Suen 和 Etzel[115]用试验证实预测了以上相似的假设，随后他们利用抑肽素 A 或者胃蛋白酶亲和系统[126]的试验加以证实。在使用具有染料配基和伪亲和功能的平板膜中，动力学的限制在蛋白质穿出的偏差中被发现。Briefs 和 Kula[127]报道峰变宽的开始阶段是由于动力学限制，即类似于伪亲和相互作用中 t_C 在 20.5 s 以下时形成的。然而，对于离子交换作用，在没有动力学限制的试验条件[t_C=(20.5-5.1)s]下已经被证实。Nach-man 等[28,29,128]报道了膜色谱动力学的限制情况，他们采用将亲和配基连接至孔内表面的中空纤维进行验证。在这项研究中，模型中保留时间缩短后即降低了吸附剂的捕获效率。在所有试验的条件下，t_C 要大于 t_D，这是基于吸附剂上膜几何学和扩散系数计算所得的。捕获效率决定于初始浓度，以此可以预测出在矩形的等温线下受到动力学限制[110]。动力学限制吸附可以在膜色谱中开发用来分离具有相同等温线但不同结合速率常数的吸附分子。在标准多孔吸附剂中，这些吸附分子就不能得到分离，这是由于孔中流体的缓慢扩散导致了在流体中的吸附物和

已经结合的吸附物之间形成一种平衡。膜吸附剂对于吸附动力学的差异十分灵敏，既不提供传质也不能将混合"隐藏"在动力学的偏差中。对这些均进行了理论预测[116]，并在具有亲和配基的平板类型膜堆上进行了试验证明[126]。

总而言之，吸附膜提供了一个宝贵的机会来研究吸附过程中结合动力学的影响。这一事实突显出优秀基质的质量输运特征，它允许快速蛋白质纯化，而蛋白质和配基相互作用未成为吸附过程的限速步骤。然而，这似乎受限于亲和作用，是因为配基较慢的联合率，即配基由于较高的空间要求却只能连接于二维表面。由于离子交换作用迅速，这类吸附膜在蛋白吸附过程中不能被证明受到动力学的影响。

31.4 吸附膜的性能优化

膜吸附单元的性能定义为在最大产能条件下达到期望的纯度，优化有两个目标：实现分辨率和增加产量。最大产能的实现要求固定相基质的稳定性，流经膜吸附单元的流速稳定，以及吸附过程动力学理论。后面的观点用减少保留时间作为近似的衡量标准。正如上面31.3.2 节"传质"讨论的一样，吸附膜拥有优秀的传输能力，甚至在膜内表面中引入三维配基分层增加了静态载量。传输能力的增加可以减少保留时间（$t_C = L/v$），而保留时间通常被用来提高载量的有效手段。衡量这种效率的突破能力，是增加停留时间和依赖于对整个吸附过程动力学的固定相的性能，分散或绑定动力学实现的。吸附性能的动力学越好，保留时间越短，处理载量并没有下降，因此，产量反而增加。在膜吸附过程中，通过缩短吸附剂厚度（L）可以在高流速下操作从而增加传输。Yamamoto 等[129]的工作及式（31.2）说明了透过载量增加和保留时间（t_C）缩短从而增加产能。然而，透过载量是随着 t_C 增加而增加，生产率对应一个合适的 t_C 值。吸附膜的优点是静态载量在较短的 t_C 条件下就可以获得。因此，以膜为基础的吸附方法被期望拥有较高的生产力。

膜吸附剂传质的提高可以导致膜内流量分布的限制从而影响性能。较短的保留时间导致膜模型配制上具有较小的柱径比（L/d）。这种几何学的膜设计使得通过膜表面的流体均匀分布更加具有挑战性，尤其是当直径增加到生产规模以后。在使用颗粒吸附剂时，流体经过柱进样口的不均匀分布经过较长的一段通路（可以看作柱子的一小部分，即一个附加的分布单元）后可以消除影响。在使用膜吸附剂时，以上情况是不可能的，因为膜厚度很短。因此，一种大规模生产使用的设备分布单元的精细设计是非常必要的。更进一步说，膜吸附剂的制造需要引起重视。孔的大小的分布将导致过膜的流体通过最优的通路，这将导致保留时间较广泛的分布，从而

影响过程的性能。Suen 和 Etzel[115]进行了理论分析，成功演示了当膜具有多孔结构改变时使得通过平板类型的膜堆流量均匀分布。尽管在膜的模块设计上具有挑战，一些大规模径向流的盒形式结构已经被发展起来并且市场化。他们的体积范围从几毫升最大至 5 L。大量的 FDA 批准的药物，如 Aldurazyme[130]和 CMAPATH-1H[131]用于纯化过程，其中使用了阴离子径向流盒式结构清除 DNA 和病毒。这表明这方面的关注度已经提高了，在31.3.1 节"混合"提到了膜吸附剂的产品类型。

在纯化过程中，相比于多孔颗粒，吸附膜具有较低的分辨率，这样限制了它的应用。然而，Coffman 等[118]报道，大多数蛋白质在洗脱色谱中使用开-关模式。这意味着在洗脱剂改变的条件下，分离的选择性依赖蛋白与结合吸附剂之间作用的差别。通过不同的迁移实现分离，这是分子相对于吸附剂的运动中不同的滞留时间引起的，这起着很小的作用。因此，对于离子交换，疏水作用和反相方法分离中的理论塔板理论是必需的，正如不同种类蛋白质的本质分离因子足够高从而可以判断分离，且与开-关机制一致。因此，长度较短的膜吸附剂可以实现较好的分离，且分辨率可以和 HPLC 分离相比，较长柱子在高压的条件下具有非常高的塔板数。Coffman 等报道了 50 种计划，足够应对大多数的分离任务。因此，膜吸附剂中 HETP 值为 20～200 μm，蛋白分离膜厚度在 10 mm 时可以达到较高的分辨率。Dubinina 等[132]报道了在使用膜吸附剂进行蛋白质分离时，为达到满意的结果必须拥有一个必要的柱床长度。在分析中，作者阐述了如果蛋白依据离合机制达到分离，那么这种分离仅仅需要较短的柱床就能实现。梯度、流速和柱床长度的影响都被研究，厚度较小的吸附膜应用于高分辨率下的高产量的分离。

生产力的增加（增加上样量或者降低 t_C）可能降低分辨率，同样的条件在膜吸附剂的穿透载量下优化 L/v。当使用设计好的膜单元时具有较好的传质且在保留分辨率下允许高流速。很多研究者运用这些设备进行蛋白分离时使用较广泛的流速均可以达到卓越的分辨率[18,56,65,68～70,122,133～135]。

总结以上内容，膜吸附生产过程的优化是在维持要求的分辨率并且实现最大产能的权衡结果，即具体明确为找到最大载量和保留时间之间的平衡。当以增加产能的名义来降低保留，那么可能对分辨率引起影响。对于大多数蛋白分离，膜吸附剂拥有一个足够的塔板数才能成功应用。

31.5 膜吸附在纯化流程中的位置

在表征完吸附膜的特征之后，现在讨论其在纯化流程中的位置。膜吸附在下游纯化过程中应用于初始回收、低分辨率纯化和高分辨率纯化[136]。依赖于

吸附单元的设计，吸附膜可以适用于各种任务。吸附膜的广泛应用可以满足下游纯化的各个阶段，总结见图31.4。

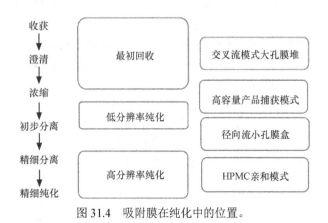

图31.4 吸附膜在纯化中的位置。

初始回收是对经过澄清或未经过澄清的细胞上清进行产品捕获。当原料捕获完成之后，紧跟着两种分离步骤，离心或者深滤和柱层析结合成为一个单独的步骤。无论捕获澄清或未澄清样品，产品蛋白都被浓缩成少量的体积。大体积细胞培养上清需要加工处理，那么生产能力就变得很重要了。离子交换膜良好的传质特征及快速结合动力学可以实现高产能[17,57,103,107,137]。疏水作用膜（HIC）和伪亲和配基（IMAC、染料等）也可供选择[46,138,139]。亲和[20,21,140]、免疫[28]和受体亲和膜[29]属于大多数具有高分辨率的传统配基这一分类。在下游纯化工艺开发的早期阶段，为了达到高选择性的目的，这些技术可能被使用。快速的结合动力学有利于用于稀释后的料液，即使进样浓度按照被吸附物-配基相互作用的解离常数 K_D 数量级的顺序而定，高亲和吸附也能够在膜设备上进行高产能的操作[128]。

低分辨率纯化可以使目标分子和主要杂质有效地分离。阴离子交换膜可以去除过程相关杂质（HCP、DNA）和环境污染物（病毒、内毒素）[54,85~87]。HIC和伪亲和配基膜有能力进行低分辨率和高分辨率的纯化，主要是针对类似于目标产品的次要杂质的去除和最终的精细纯化（如变体、聚体的正确分离）。对于高分辨率的膜应用可以通过高性能膜色谱（HPMC）实现[18,56,122]。b类型连续流固定相（图31.2）的性能应用离子交换、疏水和反相配基[28]。亲和[20,21,140]、免疫[28]和受体亲和膜[29]也属于这种类型。

31.6 应用

本节讨论了纯化策略中每步的应用，但并不包括所有的文献。因此读者可以参考近期文献指导应用[6~10,141]。以膜吸附剂为例示范其广泛潜在应用，并且证明在生产过程中使用膜吸附剂可实现较佳分辨率。表31.8总结了实现产能的选择应用。

表31.8 实现产能的选择应用总结

配基	几何形式	目标蛋白	生产能力/[g/(L·h)][a]	文献
Q（强阴离子）	堆	甲酸脱氢酶	36	[142]
Q（强阴离子）	起褶模式	抗凝血酶 Q Ⅲ	21.5	[70]
Q（强阴离子）	堆	人血清白蛋白（HSA）	220	[109]
Q（强阴离子）	径向流盒式	质粒 DNA	5.7	[84]
Q（强阴离子）	堆	单克隆抗体（MAb）	5680	[85]
Q（强阴离子）	堆	单克隆抗体（MAb）	5000	[86]
DEAE（弱阴离子）	中空纤维	尿素酶	200	[107]
DEAE（强阴离子）	中空纤维	凝胶溶素	26	[77]
S（强阳离子）	起褶形式	丙酮酸脱羧化酶	40.3	[127]
S（强阳离子）	堆	甲酸脱氢酶	24	[142]
单克隆抗体（MAb）	中空纤维	重组干扰素-α2a	2.7	[28]
组氨酸	中空纤维	免疫球蛋白 G	6.7	[17]
黄色普施安染料	堆	丙酮酸脱羧化酶	40.3	[127]
红色普施安染料	堆	甲酸脱氢酶	24	[142]
红色普施安染料	中空纤维	溶菌霉素	12	[46]
蓝色普施安染料	交叉流模式	苹果酸酶	1.1	[138]
亚氨基二乙酸-镍离子	堆	囊病病毒特异性蛋白（VP3）	50	[41]
蛋白 A	中空纤维	免疫球蛋白 G	35	[21]
蛋白 A	堆	免疫球蛋白 G	10.8	[20]

a 生产能力是计算纯化所有循环的总时间（包括冲洗、洗脱）且涉及产品纯化的循环时间和吸附剂体积的应用。

31.6.1 初级回收

微孔膜可以应用于培养液的澄清，孔内表面连接的配基可以将蛋白吸附和固液分离组合成为一个单独步骤。然而，几乎很少的例证说明直接捕获未澄清的细胞培养液。Krause 等[138]运用染料修饰膜（Sartobind Blue，Sartorius，Göttingen，德国）直接从未澄清大肠杆菌匀浆中分离脱氢酶。膜吸附剂相比于商品化的颗粒拥有相似的静态载量，它们拥有相同的配基，在回收滤液时采用交叉流模式，即批吸附模式。全部的产能是 1 200 000 U/(L·h)，澄清、捕获和初步纯化合并成一个单独的步骤。这种方法的长期稳定缺乏数据支持；微孔滤膜对于污染、分层传统问题的影响也不能做出判断。在不同领域内也有应用，例如，运用大孔膜堆从未澄清乳清蛋白中捕获乳清蛋白（Productiv Sand QM，BPS Separations，Spennymoor，英国）。Adisaputro 等利用乳清蛋白批吸附模式运用吸附膜堆模式代替了传统的方法。基于他们的结果，作者预测由于膜吸附方法快速传质的可能性，可以在较短保留时间内实现高产能。然而，孔径大小的问题需要考虑，因为大孔径可以处理未澄清料液，但是非常大的孔径能够引起流体边界层问题。Vogel 等[55]将赖氨酸功能化的平板类膜放置于旋转切向细胞设备中用于捕获未澄清中国仓鼠卵巢（CHO）细胞培养液中组织纤溶酶原激活物（t-PA）。在细胞培养液澄清过程中，设备形式的设计是制造一个远离膜表面的水动力，即形成平行于膜表面的动力，进而抑制膜污染和结块分层。这种膜设备可以以较高回收率重复澄清 CHO 培养液和捕获 t-PA。当循环使用 12 次后，尽管这批细胞密度增加 25 倍后，跨膜压略有增加，表明膜表面上缺失二次阻抗分层（结块分层），但这些循环中载量和回收率始终没有变化。t-PA 纯化因子为 16.7，整个回收率为 86%，纯度为 65%。细胞活力不变，表明该设备可能应用于连续流生产过程。

31.6.2 捕获

31.6.2.1 小生物分子

离子交换吸附膜被描述成从澄清过的细胞上清中直接有效捕获的方法，可能之前加上稀释从而降低离子强度。Jungbauer 等[144]应用 Zetaprep QAE 径向流盒来捕获，吸附体积从 50 mL 放大至 930 mL。报道的产能是 0.2 g/(L·h)，一些单抗（MAb）通过 SDS 凝胶电泳进行浓缩。Lutkemeyer 等利用阳离子交换膜堆在实验室规模上从稀释后杂交瘤上清液中分离 IgG（吸附剂 28 mL，原料体积 5.5 L）[70]。在膜厚度较小的条件下（较短保留时间）却拥有较高的静态载量（50 mg/mL），此时产能达到 75.2 g/(L·h)，为相同条件下多孔阳离子交换颗粒的 13 倍。在近期的报道中，在对未经稀释的上清液进行中试规模的生产中运用了与以上相似的方法。甚至在高离子强度下整个产能达到 29 g/(L·h)。在试验阶段，利用 4 mm 膜厚度单元 2 h 内处理 100 L 规模上清（Sartobind S，Sartorius，Göttingen，德国 $V = 220$ mL）；100%回收条件下，过程体积下降了 44 倍[55]。对于大肠杆菌表达的重组免疫球蛋白的纯化，Wang 等选择了相似的方法[139]。同样利用离子交换膜堆捕获澄清的 200 L 和稀释 10 倍的细胞上清。Matoba 等描述了经过阴离子配基修饰过的中空纤维对于尿素酶的捕获[107]。这些研究中的产能（表示为尿素酶的收率）达到 200 g/(L·h)。Grasselli 等运用经过染料（dye Procion red HE-3B）修饰的中空纤维膜从蛋黄中纯化溶菌霉素。此时膜提供产能为 12.1 g/(L·h)，相比商业化的阳离子交换基质高出 6 倍。这两种的纯度（92%~94%）和收率（约 90%）相当。Hagiwara 等制造了一个经过弱阴离子交换基团修饰过的中空纤维膜去纯化牛血浆中溶菌霉素，此时生产力达到 26 g/(L·h)[77]。膜使用过程中采用三循环操作。Hu 等通过纯化具有传染性囊状病毒中的结构特异性蛋白（VP3）对比膜（Ni^{2+}）和 IMAC（Ni^{2+}）凝胶[41]。膜的产能高达 50 g/(L·h)，接近于凝胶的 47 g/(L·h)。在两种情况下回收率（87%左右）和纯度（98%~99%）基本相似。所有这些例证都证明膜修复的高效可能用于开发从细胞上清中高产能捕获目标蛋白。

31.6.2.2 大生物分子

现在膜对于大生物分子的纯化已经被研究和调查，如病毒和质粒 DNA（pDNA），因为膜可以提供相比于吸附柱床的很多优势。由于膜具有优良的传质能力和无压力下降的影响，它的高产能用于处理应用大量的细胞上清体积[84]。由于柱床具有可以压缩的特性，高压降使产能受到限制。生物分子的大小能够占据较大范围的表面区域，因此影响吸附柱床的载量。大生物分子能够扩散至小孔或者完全排阻。这将严重影响吸附柱床的载量，这时膜的载量就可以与之相比较了。

阴离子交换膜通过自身所带的阳离子对病毒进行纯化。Specht 等报道了 Sartobind 阴离子交换 Q 膜对于捕获埃及伊蚊（*Aedes aeypti*）病毒的动态和静态载量非常相似（1.35×10^{10} 个颗粒/mL，相比于 3.1×10^{10} 个颗粒/mL）[89]。这就说明膜载量对于传质至孔内部没有影响。使用相同的离子交换膜，Kalbuss 等从细胞上清中捕获人流感病毒[88]。病毒活性回收率为 72%，体积下降了 5 倍，生产能力为 67 L/(m^2·h)，但是 DNA 的回收纯度降低。Vicente 等开发了一种工艺去纯化草地贪夜蛾（*Spodoptera frugiperda*）Sf-9 细胞中已经清除 HCP 和 DNA 的轮状病毒颗粒（RLP）[92]。通过弱阴离子交换膜（Sartobind DEAE，Sartorious，Göttingen，德国）捕获和浓缩已经澄清的细胞上清液中病毒，同时可以去除 HCP 和 DNA。紧接着利用凝胶过滤去除小分子质量杂质。膜对于 RLP 的回收率达到 55%；整个过程产品纯度达到 98%，总回收率 46%，体积数下降了 134 倍。

质粒 DNA（pDNA）作为基因药物和疫苗在大量的疾病中用于进行研究。然而质粒 DNA 较大的尺寸及细菌裂解体积给吸附介质带来了问题（上面讨论的问题），另一个潜在的问题是高纯度产品的实现。pDNA 吸附将会被限制在介质的外面，主要的杂质如内毒素和 HCP 由于很小，容易接近内表面区域。凝胶（bead）的内表面越大，对小分子等杂质就有越高的吸附。如果膜具有较大孔径和较小的表面积，可能更好地实现高纯度。Endres 等[83]利用实验室规模的强阳离子交换膜（Mustang Q，Pall Corp.，East Hills，纽约州，美国）从大肠杆菌上清液中纯化 6.3 kb 的 pDNA。阴离子交换膜可以在流速为 5.5~55 MV/min 的条件下上样，动态载量可以达到 15~18 mg pDNA/mL；Ferreira 等报道了这种离子交换膜对于 4.8 kb pDNA 的静态载量比 4 种商业化阴离子交换凝胶高出 5~25 倍[145]。Zhang 等利用强阳离子交换径向流膜盒进行了 71 L 规模的大肠杆菌培养液中 4.5 kb pDNA 的纯化工作。pDNA 浓缩了 10 倍，回收率达到 95%。产品收集液的纯度估计为 85%~90%；RNA、内毒素和 DNA 片段是主要的残留杂质。整个操作不到 1 h，生产能力为 5.7 g/(L·h)。这个例子说明吸附膜对 pDNA 具有潜在的生产能力。然而，同时要实现高纯度也具有很大难度。

31.6.3 低分辨率纯化

在捕获和低分辨率纯化中没有明显的划分，因为两者都是从杂质中分离目标蛋白。一种区别是捕获为缩小体积，而低分辨率纯化为从主要杂质中分离主要组分。通过澄清，在高产能且保证分辨率条件下优化 t_C，变得十分重要。

31.6.3.1 普通蛋白质纯化

低分辨率中典型的例子是利用离子交换吸附剂在血浆组分中进行 HSA 的分离。Lacoste-Bourgeac 第一次叙述了这种起源于血浆分离中的传统乙醇沉淀法[146]。一系列阴离子交换和阳离子交换螺旋膜盒（Cuno，Cergy-Pointoise，法国）应用于回收白蛋白，收率达到 66%。因此，报道组分中高含量蛋白只有少许价值，但是能够被开发研究。Gebauer 等提出利用平板膜堆分离 HSA，并且与已经成功建立的多孔基质对比[109]。一系列强阳和强阴离子交换步骤被应用，实验室规模的产能达到 220 g/(L·h)。这个数值高于离子交换柱操作的 6～8 倍（Sepharose FF，Pharmacia，Uppsala，瑞典）。然而对于应用商业化设备，生产规模增加至 110 mL 时，产能下降了 1/3。另外，产品被明显稀释了。大规模生产模型的劣质性能取决于全部混合作用，这些模型最初只是一个过滤单元，不需要进行层析需求的优化。这就支持了上面提到的混合的结论：较差的膜形式设计能够导致性能的丢失，归因于柱外效应对短柱床分辨率的影响。Luksa 等应用一系列离子交换膜和疏水作用膜从澄清过的大肠杆菌提取物中纯化重组 TNF-α[71]。对比 b 型商业化膜（Quick Disk，Knauer，柏林，德国）和传统多孔颗粒的结果发现，它们的产品纯度一致，前者相对于后者的操作时间减少一半。这说明吸附膜可以在增加产能条件下且保证分辨率。Gerstner 等评价了商业化阴离子交换膜堆（Quick Disk，Knauer，柏林，德国）[133]。作者分离三种混合模式蛋白，产能达到 58 g/(L·h)。Splitt 等报道了利用强离子交换膜分离乳清蛋白[147]。基础层长度的影响在乳清中 β-乳球蛋白两种变体的分离中起到很大的作用，选择商业化的平板单元使最小的基础层长度为 2 mm 可以实现。从稀释的乳清蛋白中进行捕获的差能达到 45.5 g/(L·h)，体积浓缩了 60 倍。Champluvier 和 Kula[42] 使用染料配基膜从澄清过的酵母提取物中分离脱氢酶。利用蓝色一氟三嗪固定至尼龙平板的膜分离葡萄糖 6-磷酸脱氢酶的产能可到 150 000 U/(L·h)。产能受限于结合反应动力学。在后续的离子交换和染料配基修饰过的膜纯化中，甲酸脱氢酶的产能分别为 24 g/(L·h) 和 37 g/(L·h)。在这一纯化阶段中，总收率 27%，纯化提升了 4.6 倍，而且在转移下一步膜操作时没有进行缓冲液置换。

31.6.3.2 单克隆抗体纯化

阴离子交换膜用于去除单抗生产中的低水平杂质，如 HCP、内毒素、DNA 和病毒，具有广泛的应用前景。当为产品流穿并收集模式时，低水平的杂质吸附于膜上。低水平的杂质吸附模式创建了一个纯化产品方案，载量不是根本因素，主要是限制杂质的含量[148]。这种方案中膜优于吸附剂是因为其快速传质和低压降的特征。因为涉及压降的影响，层析柱必须保证一定规格从而实现高流速。一个大直径的层析柱使用高柱床，需要克服流体分布加剧的问题，这是不均匀装填或者次优的流体分布在柱头处造成的。这样不仅柱子不被充分利用，还需要大体积缓冲液。小型设备类型的膜，在最小压降条件下有能力实现较高流速，最适合这方面的应用。

Knudsen 等演示了 CHO 单抗精细纯化过程中，阴离子交换膜相比于吸附颗粒在产能上的优点[85]。一个 Sartobind Q 膜（Sartorius 公司）和 Q-Sepharose FF 凝胶都能够清除低水平 HCP（10.6 ppm）至小于 2 ppm，但是膜处理能力相当于柱子的 300 倍（分别为 15 000 g/L 和 50 g/L），速度相当于 8 倍（分别为约 38 mL/min 和 0.4 mL/min）。膜的产能达到 5658 g/(L·h)，相当于柱子产能的 3 个数量级[4.7 g/(L·h)]。在较高 HCP 水平上样过程中，膜和柱子具有同样的清除效果，但是膜相对于柱子具有 8 倍的生产能力。膜对于 DNA 的载量为 8～9 g/L，操作过程具有宽泛的 pH（4～9）和电导范围（小于 40 mS/cm）。Phillips 等指出强阴离子交换膜在进行 DNA、HCP 和内毒素的清除中需要改变上样 pH 和流速[86]。季铵功能化的平板膜在 pH4～8，高流速 1000 cm/h（167 MV/min）条件下有能力去除 3～4 个 log 的 DNA，4～5 个 log 的内毒素。杂质的清除对于上样中 NaCl 浓度非常敏感；在 100 mmol/L 和 300 mmol/L NaCl 的条件下，对内毒素和 DNA 有显著的清除效果。膜在上样流速 600 cm/h（100 MV/min）条件下，从含有 HCP 的单抗原液中能够降低 1 个 log 的 HCP。本次循环生产力达到约 5000 g/(L·h)。Q 膜显示了三种哺乳动物细胞病毒的高效清除：在 50 mmol/L NaCl 条件下，鼠白血病病毒（MuLV）（清除率>5.5 log），鼠细小病毒（MMV）（清除率>5.2 log），以及猿猴病毒 40（simian virus 40）（清除率>5.5 log）。Zhou 等报道了利用强阴离子交换膜对病毒卓越的去除效果[87]。使用 Sartobind Q 膜在 7.5 MV/min 流速下载量可以达到 10 700 g/L（3000 g/m²），MuLV 清除率>5.3 log，MMV 清除率>6 log，伪狂犬病病毒（pseudorabies virus）>5.5 log 和呼吸道肠道孤儿病毒（respiratory enteric orphan virus-III）清除率>6.9 log。

这些研究表明在高产率的抗体生产过程中必要杂质的去除方面，膜色谱比柱色谱具有明显的优势，无论如何，相对于层析柱而言，膜色谱的成本优势，膜色谱最终被接收和广泛使用是可以预见的。Zhou 等完成了阴离子交换膜和阴离子柱在抗体纯化中的比较[148]。他们的实例是从 2000 L 规模标准程序及成本假设等数据推测而出。他们假定了 15 000 L 的生产规模，其中发酵滴度为

1 g/L，整个步骤有 90% 的回收率。一个 220 L 规模，Q-Sepharose FF 柱（GE Healthcare，纽约州，美国）流速 76 cm/h，载量 70 g/L；以及一个 4.5 m² Sartobind Q 膜（Sartorius 公司）在 450 cm/h 条件下，载量 3000 g/m²，两者相比较。填料可以循环使用 100 批，而膜是一次性使用的。柱层析相比于膜需要 30 倍缓冲液，3 倍的操作时间。在一个循环中，膜操作成本（11 700 美元）比柱层析高（9200 美元）。膜操作中超过 80% 的成本是膜本身，而填料占整个成本的 30%。膜成本取决于上样载量；降低膜的载量至 2000 g/m²（低于 33%），单次循环中增加消耗 16 200 美元。这说明了膜正确定价的重要性。然而，最初的成本组成中一次性膜并不占优势。因为吸附颗粒可以循环使用，且吸附剂的清洁和寿命验证研究也包含在内。当这些传统柱子成本添加进来并对比 10 年的生产成本，发现膜消耗显著低于柱子成本（分别为 472 000 美元和 611 000 美元）。另外，折叠式膜的消耗占总消耗的 70%，高于凝胶介质 8 倍。总而言之，在精细纯化色谱应用的成本基准中，只要膜厂商给膜准确定价，膜好像是以更有利的位置与柱层析竞争。

31.6.4 高分辨率纯化

膜形状的固定相在 HPMC 理念下引入高分辨率纯化[18,56,122,135,149]。通过选择不同几何形状的连续流固定相，分离中分辨率可以媲美 HPLC 方法。连续相中提高传质特征允许高产能实现，尽管低 L/d 值可以降低压降。Tennikova 和 Svec 深入分析了 HPMC 性能参数的影响[56]。在模式蛋白分离中，一个有趣的研究结果是，在增加流速的条件下阴离子交换 HPMC 的分辨率增加，而疏水模式下没有影响。在利用吸附膜进行分辨率纯化条件下，阶段性梯度分离要优于线性分离。

连接有亲和配基的膜为高分辨率纯化提供了另外一种可能。Nachman 等提出亲和吸附膜适合混合分子中快速纯化[28,29,128]。通过在中空纤维模型（Sepracor，Marlboro，美国）上连接受体或者抗体，可以进行高产能[2~6 g/(L·h)]自动化的分离。从相同制造商生产的蛋白 A 修饰中空纤维膜也获得了相似的结果[21]。IgG 吸附至基质中的分析显示了吸附效率受到动力学限制，这里处理能力随着 t_C 的增加而增加，但是与 C_0 无关[23]。Langlotz 等通过蛋白 A 成功修饰中空纤维和平板类型膜[20]，能够从杂交瘤细胞中纯化 IgG。同时可以获得高分辨率和高产能[10.8 g/(L·h)]。

31.7 小结

在过去的 20 多年里，膜色谱在许多生物大分子的纯化过程中发挥了巨大的作用。大量的实验室或试点规模的膜形式以各种化学反应功能化，目前也已上市。另外，大量生产商也开始考虑之前模型中一直困扰着人们的大

规模模块内液体分布差的问题。尽管如此，这些技术几乎还没有大规模应用。在生产规模的蛋白质纯化过程中长期稳定性和重复性是必不可少的，所以传统观念中对应用新模型在此过程中的抵触也可能是上述技术无法应用的原因。相对于柱层析来说，膜处理的花费是另外一个可能的因素。从耗资的角度来看，吸附磁珠尽管内在亲和力较低，但它们可以循环使用，而且在多个循环中保持一致，所以用膜去竞争吸附磁珠的结合洗脱在费用上是不占优势的。尽管如此，相对于吸附柱来说，循环利用的必要性使膜并非那么具有吸引力。在这两个领域中，膜吸附在大规模广泛使用中可能具有的最大优势是清除杂质和捕获高纯度的大分子如 DNA 和病毒等。开发商已声明与吸附磁珠相比，膜在结合大分子生物蛋白上具有更开放的孔性结构。随着应用 DNA 或病毒等基于基因的治疗手段的发展，膜吸附很快会成为这个领域的平台技术。大量文献已经表明膜吸附在去除杂质方面的优势。在应用领域，生产商的关键将是如何恰如其分地为只能单次使用的模块定价，这将会是相对于柱吸附的一个明显的优势。最后，一个不是很关键的考虑，就是应用大规模模块减少在结合清除应用中的循环及通常膜使用过程中的痕迹。然而，到目前为止，只有一个生产商制作了大模块（>5 L）。更多的工作需要进行，从而给生产商的研制过程提供了更大的灵活性。

术语

a	特异性表面面积（m²/m³）
α	色谱循环过程中冲洗、洗脱和再生的柱床体积数
B	装填磁导系数（m²）
C	初始浓度（kg/m²）
D	扩散系数
D_{ax}	轴向色散系数
D	吸附剂柱床直径（m/s）
d_p	孔径（m）
ε	孔隙率
η	动态黏滞度[kg/(m·s)]
HETP	塔板高度（m）
HIC	疏水层析
HPLC	高效液相色谱
HPMC	高效膜色谱
HSA	人血清白蛋白
k_a	结合速率常数
L	吸附柱床厚度
L/d	柱径比
MAb	单克隆抗体
N	塔板数
P	生产率[g/(L·h)]
Phe	苯丙氨酸
Pe	佩克莱数
Q_D	处理能力
R_E	回收率

R_S	分辨率
t_C	保留时间（s）
t_D	扩散时间（s）
Trp	色氨酸
V	吸附体积
v	流速（m/s）
v_e	间隙流速（m/s）

翻译：陈俊良　齐鲁制药有限公司
校对：孙丽霞　齐鲁制药有限公司

参 考 文 献

1. Janson J, Peterson T. Large-scale chromatography of proteins. In: Ganetsos G, Barker PE, editors. Preparative and production scale chromatography. New York: Marcel Dekker; 1993. pp. 559–590.
2. Boschetti E, Guerrier L, Girot P, Horvath J. J Chromatogr B 1995; 664: 225.
3. Afeyan NB, Fulton SF, Mazsaroff I, Regnier FE. Biotechnology 1990; 8: 203.
4. Brandt S, Goffe RA, Kessler SB, O'Connor JL, Zale SE. Biotechnology 1988; 6: 779.
5. Jungbauer A, Hahn R. J Chromatogr A 2008; 1184: 62.
6. Roper DK, Lightfoot EN. J Chromatogr A 1995; 702: 3.
7. Thömmes J, Kula MR. Biotechnol Prog 1995; 11: 357.
8. Charcosset C. J Chem Technol Biotechnol 1998; 71: 95.
9. Ghosh R. J Chromatogr A 2002; 953: 13.
10. Boi C. J Chromatogr B 2007; 848: 19.
11. Adachi T, Mogi M, Harada M, Kojima K. J Chromatogr B 1995; 668: 327.
12. Kasper C, Meringova L, Freitag R, Tennikova TB. J Chromatogr A 1998; 798: 6.
13. Kim M, Saito K, Furusaka S, Sato T, Sugo T, Ishigaki I. J Chromatogr 1991; 585: 45.
14. Arica MY, Yalcin E, Bayramoglu G. J Chromatogr B 2004; 807: 315.
15. Dancette OP, Taboureau J, Tournier E, Charcosset C. J Chromatogr B 1999; 723: 61.
16. Arica MY, Yilmaz M, Yalcin E, Bayramoglu G. J Chromatogr B 2004; 805: 315.
17. Bueno SMA, Haupt K, Vijayalakshmi MA. J Chromatogr B Biomed Sci Appl 1995; 667: 57.
18. Tennikova TB, Bleha M, Svec F, Almazova TV, Belenkii BG. J Chromatogr 1991; 555: 97.
19. Teeters MA, Conrardy SE, Thomas BL, Root TW, Lightfoot EN. J Chromatogr A 2003; 989: 165.
20. Langlotz P, Kroner KH. J Chromatogr 1992; 591: 107.
21. Klein E, Eichholz E, Yeager D. J Memb Sci 1994; 90: 69.
22. Klein E, Yeager D, Seshadri R, Baurmiester U. J Memb Sci 1997; 129: 31.
23. Charcosset C, Su Z, Karoor S, Duan G, Colton CK. Biotechnol Bioeng 1995; 48: 415.
24. Castilho LR, Deckwer WD, Anspach FB. J Memb Sci 2000; 172: 269.
25. Castilho LR, Anspach FB, Deckwer W-D. Biotechnol Prog 2002; 18: 776.
26. Castilho LR, Anspach FB, Deckwer WD. J Memb Sci 2002; 207: 253.
27. Yu D, McLean MD, Hall JC, Ghosh R. J Chromatogr A 2008; 1187: 128.
28. Nachman M, Azad ARM, Bailon P. Biotechnol Bioeng 1992; 40: 564.
29. Nachman M, Azad ARM, Bailon P. J Chromatogr 1992; 597: 155.
30. Kugel K, Moseley A, Harding GB, Klein E. J Memb Sci 1992; 74: 115.
31. Platonova GA, Pankova GA, Il'ina IY, Vlasov GP, Tennikova TB. J Chromatogr A 1999; 852: 129.
32. Denizli A. J Chromatogr B 2002; 772: 357.
33. Reif O, Nier V, Bahr U, Freitag R. J Chromatogr A 1994; 664: 13.
34. Beeskow TC, Kusharyoto W, Anspach FB, Kroner KH, Deckwer WD. J Chromatogr A 1995; 715: 49.
35. Tsai Y-H, Wang M-Y, Suen S-Y. J Chromatogr B 2001; 766: 133.
36. Wu CY, Suen S-Y, Chen S-C, Tzeng J-H. J Chromatogr A 2003; 996: 53.
37. Liu Y-C, ChangChien C-C, Suen S-Y. J Chromatogr B 2003; 794: 67.
38. Serpa G, Augusto E, Tamashiro W, Ribeiro M, Miranda E, Bueno S. J Chromatogr B 2005; 816: 259.
39. Lins de Aquino L, Tunes de Sousa H, Miranda E, Vilela L, Bueno S. J Chromatogr B 2006; 834: 68.
40. Ribeiro M, Vijayalakshmi M, Todorova-Balvay D, Bueno S. J Chromatogr B 2008; 861: 64.
41. Hu H-L, Wang M-Y, Chung C-H, Suen S-Y. J Chromatogr B 2006; 840: 76.
42. Champluvier B, Kula M-R. J Chromatogr 1991; 539: 315.
43. Champluvier B, Kula MR. Biotechnol Bioeng 1992; 40: 33.
44. Zeng X, Ruckenstein E. J Memb Sci 1996; 117: 271.
45. Ruckenstein E, Zeng X. J Memb Sci 1998; 142: 13.
46. Grasselli M, Camperi SA, Navarro del Canizo A, Cascone A. J Sci Food Agric 1999; 79: 333.
47. Kassab A, Yavuz H, Odabasi M, Denizli A. J Chromatogr B 2000; 746: 123.
48. Arica MY, Bayramoglu G. Process Biochem 2005; 40: 1433.
49. Delattre C, Michaud P, Hamze K, Courtois B, Courtois J, Vijayalakshmi MA. J Chromatogr A 2005; 1099: 121.
50. Pirlet AS, Pitiot O, Guentas L, Heyraud A, Courtois B, Courtois J, Vijayalakshmi MA. J Chromatogr A 1998; 826: 157.
51. Pirlet A-S, Guentas L, Pitiot O, Heyraud A, Vijayalakshmi MA, Courtois B, Courtois J. J Chromatogr A 1999; 841: 1.
52. Gan HY, Sheng Z, Wang J-D. J Chromatogr A 2000; 867: 161.
53. Sun H, Zhang L, Chai H, Yu J, Qian H, Chen H. Sep Sci Technol 2006; 48: 215.
54. Petsch D, Beeskow TC, Anspach FB, Deckwer WD. J Chromatogr B 1997; 693: 79.
55. Vogel JH, Anspach B, Kroner KH, Piret JM, Haynes CA. Biotechnol Bioeng 2002; 78: 806.
56. Tennikova TB, Svec F. J Chromatogr 1993; 646: 279.
57. Kubota N, Kounosu M, Saito K, Sugita K, Wantanabe K, Sugo T. J Chromatogr A 1995; 718: 27.
58. Kubota N, Kounosu M, Saito K, Sugita K, Wantanabe K, Sugo T. J Memb Sci 1997; 134: 67.
59. Ghosh R, Wang L. J Chromatogr A 2006; 1107: 104.
60. Wang L, Kanani DM, Ghosh R. J Immunol Methods 2006; 314: 1.
61. Ghosh R. J Chromatogr A 2001; 923: 59.
62. Ghosh R. J Memb Sci 2004; 237: 109.

63. Ghosh R. J Memb Sci 2005; 260: 112.

64. Tsuneda S, Saito K, Furusaki S, Sugo T. J Chromatogr A 1995; 689: 211.

65. Freitag R, Splitt H, Reif OW. J Chromatogr A 1996; 728: 129.

66. Kubota N, Miura S, Saito K, Sugita K, Watanabe K, Sugo T. J Memb Sci 1996; 117: 135.

67. Gebauer KH, Thommes J, Kula MR. Biotechnol Bioeng 1997; 54: 181.

68. Santarelli X, Domergue F, Clofent-Sanchez G, Dabadie M, Grissely R, Cassagne C. J Chromatogr 1998; 706: 13.

69. Reif OW, Freitag R. J Chromatogr A 1993; 654: 29.

70. Lutkemeyer D, Bretschneider M, Buntmeyer H. J Chromatogr A 1993; 639: 57.

71. Luksa J, Menart V, Milicic S, Kus B, Gaberc-Porekar V, Josic D. J Chromatogr A 1994; 661: 161.

72. Demmer W, Nussbaumer D. J Chromatogr A 1999; 852: 73.

73. Heng MH, Glatz CE. Biotechnol Bioeng 1993; 42: 333.

74. Gebauer KH, Thommes J, Kula MR. Chem Eng Sci 1997; 52: 405.

75. Avramescu M-E, Borneman Z, Wessling M. Biotechnol Bioeng 2003; 84: 564.

76. Avramescu ME, Borneman Z, Wessling M. J Chromatogr A 2003; 1006: 171.

77. Hagiwara K, Yoneda S, Saito K, Shiraishi T, Sugo T, Toyjo T, Katayma E. J Chromatogr B 2005; 821: 153.

78. Splitt H, Mackenstedt I, Freitag R. J Chromatogr A 1996; 664: 87.

79. Plate K, Beutel S, Buchholz H, Demmer W, Fischer-Fruhholz S, Reif O, Ulber R, Scheper T. J Chromatogr A 2006; 1117: 81.

80. Suck K, Walter J, Menzel F, Tappe A, Kasper C, Naumann C, Zeidler R, Scheper T. J Biotechnol 2006; 121: 361.

81. Haber C, Skupsky J, Lee A, Lander R. Biotechnol Bioeng 2004; 88: 26.

82. Tseng WC, Ho F-L, Fang T-Y, Suen S-Y. J Memb Sci 2004; 233: 161.

83. Endres HN, Johnson JAC, Ross CA, Welp JK, Etzel MR. Biotechnol Appl Biochem 2003; 37: 259.

84. Zhang S, Krivosheyeva A, Nochumson S. Biotechnol Appl Biochem 2003; 37: 245.

85. Knudsen HL, Fahrner RL, Xu Y, Norling LA, Blank GS. J Chromatogr A 2001; 907: 145.

86. Phillips M, Courmier J, Ferrence J, Dowd C, Kiss R, Lutz H, Carter J. J Chromatogr A 2005; 1078: 74.

87. Zhou JX, Tressel T, Gottschalk U, Solamo F, Pastor A, Dermawan S, Hong T, Reif O, Mora J, Hutchison F, Murphy M. J Chromatogr A 2006; 1134: 66.

88. Kalbfuss B, Wolff M, Geisler L, Tappe A, Wickramasinghe SR, Thom V, Reichl U. J Memb Sci 2007; 299: 251.

89. Specht R, Han B, Wickramasinghe SR, Carlson JO, Czermak P, Wolf A, Reif OW. Biotechnol Bioeng 2004; 88: 465.

90. Han B, Specht R, Wickramasinghe SR, Carlson JO. J Chromatogr A 2005; 1092: 114.

91. Wickramasinghe SR, Carlson JO, Teske C, Hubbock J, Ulbricht M. J Memb Sci 2006; 281: 609.

92. Vicente T, Sousa M, Peixoto C, Mota J, Alves P, Carrondo M. J Memb Sci 2008; 311: 270.

93. Klein E. J Memb Sci 2000; 179: 1.

94. Swinnen K, Krul A, Van Goidsenhoven I, Van Tichelt N, Roosen A, Van Houdt K. J Chromatogr B 2007 ; 848: 97.

95. Suen SY, Liu Y-C, Chang C-S. J Chromatogr B 2003; 7979: 305.

96. Porath J, Olin B. Biochemistry 1983; 22: 1621.

97. Gaberc-Porekar V, Menart V. J Biochem Biophys Methods 2001; 49: 335.

98. Clonis YD, Labrou NE, Kotsira VPh, Mazitsos C, Melissis S, Gogolas G. J Chromatogr A 2000; 891: 33.

99. Koch C, Borg L, Skjodt K, Houen G. J Chromatogr B 1998; 718: 41.

100. Kawai T, Saito K, Lee W. J Chromatogr B 2001; 790: 131.

101. Saito K, Ito M. Ind Eng Chem Res 1989; 28: 1808–1812.

102. Iwata H, Saito K, Furusaki S. Biotechnol Prog 1991; 7: 412.

103. Kim M, Saito K, Furusaki S, Sugo T, Ishigaki I. J Chromatogr 1991; 586: 27.

104. Shinano H, Tsuneda S, Saito K, Furusaki S. Biotechnol Prog 1993; 9: 193.

105. Kobayashi K, Tsuneda S, Saito K, Yamagishi H, Furusaki S, Sugo T. J Memb Sci 1993; 76: 209.

106. Tsuneda S, Shinano H, Saito K, Furusaki S, Sugo T. Biotechnol Prog 1994; 10: 76.

107. Matoba S, Tsuneda K, Saito K, Sugo T. Biotechnology 1995; 13: 795.

108. Tsuneda S, Saito K, Sugo T, Makuuchi K. Radiat Phys Chem 1995; 2: 239.

109. Gebauer KH, Thömmes J, Kula MR. Biotechnol Bioeng 1997; 54: 181.

110. Gebauer KH, Thömmes J, Kula M-R. Chem Eng Sci 1996; 52: 405.

111. Yang H, Viera C, Fischer J, Etzel MR. Ind Eng Chem Res 2002; 41: 1597.

112. Ljunglof A, Bergvall P, Bhikhabhai R, Hjorth R. J Chromatogr A 1999; 844: 129.

113. Levy MS, O'Kennedy RD, Ayazi-Shamlou P, Dunnill P. Trends Biotechnol 2000; 18: 296.

114. Frey DD, Water VD, Zhang BR. J Chromatogr 1992; 603: 43.

115. Suen SY, Etzel MR. Chem Eng Sci 1992; 47: 1355.

116. Suen S-Y, Caracotsios M, Etzel MR. Chem Eng Sci 1993; 48: 1801.

117. Yamamoto S. Presented at Recovery of Biological Products VIII, Tucson, 1996.

118. Coffman JL, Roper DK, Lightfoot EN. Bioseparation 1994; 4: 183.

119. Roper DK, Lightfoot EN. J Chromatogr A 1995; 702: 69.

120. Liu HC, Fried JR. AIChE J 1994; 40: 40.

121. Teeters MA, Root TW, Lightfoot EN. J Chromatogr A 2002; 944: 129.

122. Josic D, Reusch J. J Chromatogr 1992; 590: 59.

123. Klein E, Eichholz E, Yeager DH. J Memb Sci 1994; 90: 69.

124. Adisaputro IA, Wu YJ, Etzel MR. J Liq Chromatogr 1996; 19: 1437.

125. Kubota N, Konno Y, Miura S, Saito K, Sugita K, Watanabe K, Sugo T. Biotechnol Prog 1996; 12: 869.

126. Suen S-Y, Etzel MR. J Chromatogr A 1994; 686: 179–192.

127. Briefs KG, Kula M-R. Chem Eng Sci 1992; 47: 141–149.

128. Nachman M. J Chromatogr 1992; 597: 167–172.

129. Yamamoto S, Sano Y. J Chromatogr 1992; 597: 173–179.

130. In Atkinson S, editor. Membrane Technology. New York: Elsevier; 2004. pp. 2–3.

131. Presentation at Biomanufacturing Process IBC's Biopharmaceutical Week, San Diego (CA), 2001. pp. 127.

132. Dubinina NI, Kurenbin OI, Tennikova TB. J Chromatogr A 1996; 753: 217.

133. Gerstner JA, Hamilton R, Cramer S. J Chromatogr 1992; 596: 173.

134. Briefs KG, Kula M-R. Membrane chromatography. In: Ladisch M, Bose R, editors. Harnessing biotechnology for the 21st century. Washington (DC): Journal of the American Chemical Society; 1992. pp. 258–261.

135. Svec F, Tennikova TB. J Bioact Compat Polym 1991; 6: 393.

136. Wheelwright SM. J Biotechnol 1989; 11: 89.

137. Le Borgne S, Graber M, Condoret JS. Bioseparation 1995; 5: 53.

138. Krause S, Kroner KH, Deckwer WD. Biotechnol Tech 1991; 5: 199.

139. Wang WK, Lei S-P, Monbouquett HG, McGregor WC. Biopharm International 1995; June: 52.

140. Kucerova Z, Turkova J. Int J Bifurcat Chaos 1997; 2: 145.

141. Klein E. Affinity membranes. New York: John Wiley & Sons; 1991.

142. Champluvier B, Kula MR. Bioseparation 1992; 2: 343.

143. Luetkemeyer D, Ameskamp N, Tebbe H, Bracht K, Lehmann J. Direct capture of monoclonal antibodies using high capacity membrane ion exchangers in pilot scale. In: Carrondo MJT, editor. Animal cell technology-from vaccines to genetic medicine. MA, Norwell: Kluwer Academic Publishers; 1997. pp. 325–329.

144. Jungbauer A, Unterluggauer F, Uhl K, Buchacher A, Steindl F, Pettauer D, Wenisch E. Biotechnol Bioeng 1988; 32: 326.

145. Ferreira GNM, Cabral JMS, Prazeres DMF. Biotechnol Prog 2000; 16: 416.

146. Lacoste-Bourgeacq JF, Desneux C, Allary M. Chromatographia 1991; 532: 27.

147. Splitt H, Mackenstedt I, Freitag R. J Chromatogr A 1996; 729: 87.

148. Zhou JX, Tressel T. Biotechnol Prog 2006; 22: 341.

149. Josic D, Lim YP, Strancar A, Reutter W. J Chromatogr A 1994; 662: 217.

第**32**章 | 膜 分 离

Manohar Kalyanpur

Consultant，Bioseparations & Pharmaceutical Validation，Plaisir，France

32.1 膜分离

本章旨在报道膜在分离领域的发展和它们在生物技术领域的详细应用。现在已经发展出各种不同的膜。我们还同时描述了针对特定应用采用特定种类的膜需要考虑的参数。这些膜可以以不同的方式应用并满足使用者的目标，如产品回收率和质量。我们详述了这些方法，用以提供给读者采用这些方法的优点等。

32.2 介绍

过滤指的是从一种液体或气体中分离两种或更多的组分。通常，它指的是固体从液体或气体中分离。在膜分离中，超越了经典的从其他相中分离固相。膜可以用来且正在用来分离溶液中溶解的溶质，也用来去除溶解在液体中的溶质。以这种方式，膜用来纯化或浓缩产品。这在生物技术中有着显著的优点，因为源于生物的产品通常是自然界的蛋白质，并且不耐热。膜提供了一种在室温或低于室温分离的方式。这为生物学家提供了一种分离或纯化技术，它可以为产品稳定性提供最大的保障。在基于膜的分离中，特定组分因为膜的屏障作用无法流过，而其他组分可以自由地通过膜。因此，简单的膜分离的最后结果是浓缩上游未通过膜屏障的组分。这一组分指的是渗余物。穿过膜的组分被称作渗透或滤出液，渗滤液中溶液成分的浓度与过滤前液体一致。这就是简单的基本膜分离。

32.3 膜分离的三种主要应用

32.3.1 产品纯化

这是膜分离在生物技术中最重要的应用。膜采用不同的材料制成，生物学家需要根据应用的目的和膜的适合性做出选择。本章旨在提供给生物工程学家信息，这些信息有助于他们选择最佳的膜，以及容易用膜完成分离和纯化任务的方式。膜分离是生物技术上游和下游工艺中一个重要的部分。典型的工艺可以包括数个步骤，例如，离心后上清液的膜澄清，一个或数个层析工艺，

然后膜处理完成进一步的纯化，最后进行浓缩。

32.3.2 过滤除菌

在生产注射剂中最关键的步骤之一是产品的灭菌。溶液灭菌的最简单、典型的方法是热高压灭菌。然而，生物技术工业中产品大多热不稳定，因此不可采用热灭菌。在此，膜提供了一种良好的替代方式。现在，膜滤器用来从最终的制剂中去除细菌和其他微生物，使得产品注射非常安全。随后，产品进行冻干并以冻干粉末的形式销售。以液体制剂销售的产品直接通过膜过滤除菌到安瓿、管制瓶或其他合适的容器中。

32.3.3 膜过滤法去除病毒

这是膜过滤在生物制药领域最新的应用。现在，新一代的膜用来去除生物制品中的病毒。源于血液、细胞培养或最现代的转基因动物的治疗剂中，可能会含有来自原材料的危险病毒污染。这些产品可通过膜设备过滤去除大多数病毒污染，包括人免疫缺陷病毒（HIV）和已知的导致不同肝炎的病毒。

这与先前提到的过滤除菌存在区别，除菌过滤是将溶液中的微生物污染完全去除。在病毒过滤中，当病毒非常小时，去除是不完全的。因此，为了病毒的完全去除，实际上将膜过滤作为早已熟知的通用病毒灭活的额外方法，如溶剂和去污剂处理、其他化学失活试剂、延长时间温和加热灭活等。

32.4 膜与膜工艺分类

生物技术领域中较为常用的膜分离工艺是微孔过滤（MF）、超滤（UF）和反渗透（RO）。三者都是压力驱动的分离，而且它们保留组分的大小均不同。膜自身在压力的影响下，控制处理缓冲液中个体组分的保留和通过。

32.4.1 微孔过滤

该工艺保留工艺流体中悬浮的亚微米范围内的颗粒。微孔过滤膜还用来去除生物技术和其他工业发酵过程中空气和气体中的颗粒和微生物。膜过滤去除的颗粒

大小为 0.1～10 μm。常规的过滤，如更传统的制药工业采用滤板和压滤器的过滤，通常可以只保留 10 μm 以上的颗粒。

32.4.2 超滤

超滤膜通常保留 0.001～0.2 μm 大小的大分子和颗粒。通过一种或更多种膜，可以在上述尺寸范围内将较大的和较小的大分子分离。例如，采用超滤膜将大蛋白质或多糖与较小的分子分离是生物技术行业中典型的应用。

32.4.3 反渗透

反渗透实际上是膜分离最早的应用之一。该工艺中的膜可以比超滤膜保留更小的分子。1000 Da 以下的盐和其他分子通常不能被超滤膜截留，它们可以被反渗透膜截留。反渗透膜首先用于海水脱盐。这些膜现在用来浓缩小分子，而超滤用来分级分离和纯化分子质量为

1000～100 万 Da 的大分子。图 32.1 总结了生物技术中膜滤器的应用。表 32.1 列举了可被三种类型的膜截留的例子。在典型的生物技术过程中，微孔过滤是采用膜的第一个步骤，它被用来分离悬浊的材料，如生物反应器中的细胞和其他的颗粒物质。包括从大量溶解的物质中分离细胞碎片，这通常含有采用细胞株表达的感兴趣的特定产品。在许多例子中，采用许多材质制作的澄清过滤器在微孔过滤前对工艺流体进行预澄清。这常常有助于改善微孔过滤步骤的表现，延长膜滤器的使用寿命。Honig 和 Schwartz[1]对此做了极好的综述。微孔过滤步骤的滤出液或渗透液含有所需的产物，同时还有其他蛋白质、碳水化合物和较小的分子，如培养基中和发酵过程中产生的盐。为了从这些污染物中分离感兴趣的产物，理想的膜分离步骤是超滤。具有合适的理论截留分子质量（用于鉴别和区别不同超滤膜的术语）的膜在接下来被用于连续的纯化步骤，以促进所需高纯度的产物的回收。

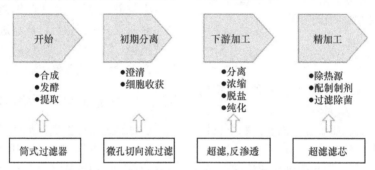

图 32.1 下游工艺中采用膜分离的不同步骤。

表 32.1 微孔过滤、超滤和反渗透截留的产品

尺寸	产品	膜工艺	尺寸	产品	膜工艺
100 μm	花粉、淀粉颗粒	微孔过滤	50 000～100 000 Da	白蛋白、免疫球蛋白酶、其他蛋白质、大的寡肽	超滤
10 μm	血细胞		10 000～100 000 Da 1 000～100 000 Da		
1 μm	细菌、较小的有机体		<1 000 Da	葡萄糖、小肽、盐	反渗透

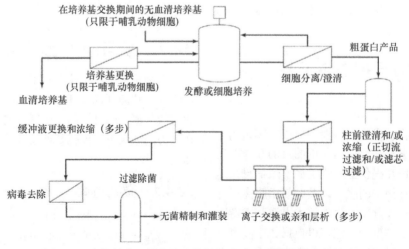

图 32.2 生物技术下游产品回收操作膜分离和其他技术的结合。

通常，生产过程在膜分离之间还包括色谱或其他合适的步骤，以达到总体的产品质量和回收率优势。图 32.2 说明了在生物技术工业上游和下游工艺中，膜和层析工艺一步一步被整合到一起。

32.5 膜化学成分、结构与功能

在生物制药行业中高容量的微孔过滤需要以经济、有效的方式去除颗粒和胶状物质。这些颗粒的特性与过滤动力学的相互影响一起增加了任务的难度。为了使系统能在低操作成本下提供理想的分离，平衡过滤效果和工艺成本十分重要。

通常，过滤过程以工艺流体通过多孔的基质，从而将固体陷入基质或将其截留在表面开始。制造这些滤器的材料是多孔的或纤维状的，如纸、毡制品、机织用纱和纤维等。根据基本的过滤机制、颗粒保留模型和构造特性，在生物制品工业中不同的滤器可以分为深层过滤、表面过滤和筛滤板。图 32.3～图 32.5 为这三种滤器保留微粒的机制。

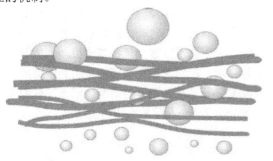

图 32.3 深层过滤截留颗粒的机制。

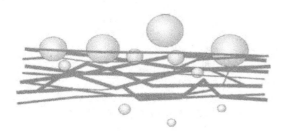

图 32.4 表层过滤截留颗粒的机制。

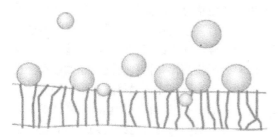

图 32.5 筛滤板截留颗粒的机制。

深层过滤由纤维、颗粒状或热压结的材料组成，并形成一种无规则的多孔的结构。当液体通过深层过滤时，颗粒被液流通路扭曲的网状构造截留。颗粒保留机制为随机吸附和通过滤器基质深层的机械俘获。这些滤器的

过滤基质可以是缠绕棉（wound cotton）、人造丝、聚丙烯和叠层板（如纤维素和玻璃纤维）。

表面过滤器由数层基质如玻璃或聚合微纤维组成。在过滤过程中，比滤器基质孔径大的颗粒主要被截留到滤器的表面。其他较小的颗粒被包埋在基质中。因此，这些滤器同时具有筛滤板和深层过滤的特点。表面过滤器通常由聚合材料、树脂纸或玻璃纤维和纸制成。

筛滤板具有几何学上规则的多孔基质，颗粒主要通过筛分或尺寸排阻机制截留在其表面。比孔径大的小颗粒和微生物被截留在表面。过滤过程在此是"完全"的，因为比标称的孔径大的所有物质均无法通过滤器。这种滤器的例子包括生物技术领域用于关键的亚微和大分子分离的铸造聚合物膜。滤器材料的结构更加坚硬，其生产与其他类型的滤器相比被更好地控制。

微孔过滤膜制造的筛滤板具有尺寸明确的孔径，为 $0.1\sim1~\mu m$。当膜用于注射药物的过滤除菌时，因为颗粒和微生物被截留在膜表面或靠近膜表面，所谓的"通过增加（grow through）"现象发生的可能性非常小。这实际上是微孔过滤膜在一般的药物和生物技术领域的主要应用。它们还用于另一生物技术应用，即从生物反应器中收获细胞。

超滤膜是筛滤器的第二项主要的应用，常被称作不对称或表层膜。膜表层的作用是截留高于膜截留量的溶质，膜表层由更加刚性的支架或支撑物支撑。不像微孔过滤膜那样，超滤膜分离不是通过膜孔径大小而是根据膜截留溶解溶质的分子质量。这在之前提过，被称作膜的理论截留分子质量（NWCO）。

32.6 膜制造方法

多数膜由有机的聚合物组成，如天然高分子、纤维素及其衍生物（如乙酸纤维素）和某些其他合成聚合物（如聚乙烯、聚碳酸酯、聚砜和它们的衍生物）。某些膜还由无机材料组成，如锆和氧化铝，它们常被称为陶瓷膜。

在高分子膜的制造中，有机的聚合物常被溶解在合适的溶剂中，与非溶剂或溶胀剂结合。这组成了膜浇筑溶液。膜在铸造机上被浇筑，铸造机通常是由膜生产者自己制造的。多数膜被造成平板的形式，但有些在管型膜中被浇筑在模载体上。有些膜还被直接造成中空纤维。随后对膜进行退火。

平板膜随后组装成板框式或卷式或折叠筒式。膜制造的关键细节是被严格保守的秘密，它们的专利工艺被膜生产者拥有。

微孔过滤膜被制成 $100\sim120~\mu m$ 的厚度，颗粒材料滞留在膜表面或弯曲膜孔外面数微米。超滤膜具有非常薄的表面，用来分离溶液中的溶质。超滤膜表面由较厚的支撑材料支撑，因其具有类似手指的形状，常将其称

为"指空隙"。这些空隙在液体流过精细的超滤膜表面后，促使液体快速流动。正如反渗透膜经典的定义一样，用于截留除了溶剂外所有的溶质。它们起初被发展用来为海水除盐制作饮用水。这依旧是反渗透膜目前为止最大的工业应用。这些膜已经被发展出一些修饰的型号，它们可以截留低标称分子质量的超滤膜无法截留的更小分子质量的溶质。截留的这些分子较盐要大，而盐则更容易地通过膜。这些新一代的反渗透膜适合应用于低分子质量的溶质，如生物制药工业中的肽、抗生素和其他产品。表32.2总结了上述三种膜工艺的特性。

表32.2 膜工艺的特性

工艺	渗透液	渗余物
微孔过滤[a]	溶剂和所有溶解的溶质	悬浮颗粒、胶体材料
超滤[b]	水和溶解的低分子质量的溶质	胶体材料和溶解的高分子质量的溶质
反渗透	溶剂，主要是水	溶质

a 在微孔过滤中，截留的微粒主要取决于膜的孔径。

b 在超滤中，溶质的通过或截留主要取决于膜的理论截留分子质量。

32.6.1 径迹蚀刻膜

正如前面所述的那样，大多数高分子膜在多孔的材料中含有弯曲的孔。由于它们的制造方法，这些膜的孔具有相当大的孔径分布。一种不同的膜通过两步程序制得，包括制造具有特定厚度的聚合物膜层，随后用 ^{235}U 高能核裂变对膜层进行轰击。这些原子核通过膜，随后膜中形成孔径。在轰击后步骤，膜经过进一步的程序使其抗静电，修饰其表面特性，使其亲水或者疏水。

假设在膜中造孔，使膜具有高度均一的孔径和准确的理论截留分子质量是自然而然、符合逻辑的。然而在实际中，随机的轰击还可导致两个或更多的孔紧挨着形成，从而导致较单个的更大的孔。这种孔重叠的问题据推测如果原子轰击时膜层与离子束呈29°角可以避免[2]。这些膜也存在着一些缺点。它们极薄，只有15 μm，使得它们的处理非常困难。同时，如果轰击粒子无法完全穿透膜板，膜表面的孔将无法形成真正的孔。

32.6.2 新超滤方法与除病毒膜

多年前，超滤膜就被引入到生物制药业下游工艺中。典型的膜具有大的空隙结构，空隙经常趋于破裂并产生贯穿膜的通道。通常被膜截留的产品将通过这些开口，发生损失。膜生产者改善了膜的截留特性，导致降低了膜的通透性。但是通透性的降低对工艺经济性有负面影响，因为或者增加了工艺时间，或者需要增大膜的表面积。

随着在生物制品和生物技术产品降低病毒污染水平的新法规指导原则的出现，Millipore公司大力发展新一代病毒过滤膜。经典的超滤膜的空腔通过减小作用层的厚度去除，同时增加了膜对液体的通透性。因为较薄的膜处理液体较快，它们改善了工艺的经济性。新的膜的

保留特性较它们的前代更加突出，允许膜对于特定的应用更高的特异性。

减少了厚度的膜需要更好的基层，在其上面形成膜。Millipore公司开发了新的铸造无空隙膜工艺，他们在微孔性的基层上铸造薄的膜来保护。这些新的膜被称作复合膜，它们具有稳健性、高度适应严格的装置生产要求和在生物技术领域日常应用等独特的优势。这些膜包括Millipore公司新的"Biomax"和"Ultracel"超滤膜、"Viresolve"病毒清除膜。现在，业界对特定应用的膜装置有着更广阔的选择。

32.7 膜工艺如何操作

膜工艺由压力驱动，它们对生物技术产业具有较大的优势，因为大多数生物制品对热不稳定。该工艺还消耗更少的能量，因为它们既不需要热转移也不需要生热。如图32.6所示，它们需要泵在压力下驱动工艺流体经过膜。然而，有些工艺可以在压缩空气或氮气的驱动下进行，且不需要泵。大多数膜工艺在常温下运行，只有极少数对热非常敏感的产品需要在低于常温的条件下运行。当工艺时间长、工艺流体有降解或微生物污染的风险时，低温膜工艺也较常见。在其他极端的例子中，当液体非常黏稠、产物对热不敏感时会用到较高的温度。较高的温度降低了工艺流体的黏度、增大了过滤速率，从而显著减少工艺时间。

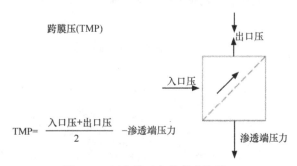

图32.6 切向流工艺的基本路线。

在生物技术领域建立良好的工艺中，膜过滤工艺与一项或更多的色谱操作或其他分离纯化方法组合非常常见。而且，就像离子交换、尺寸排阻或亲和方法以互补的方式运用一样，在下游工艺合适的位置也可以采用一种以上的膜分离步骤，如微孔过滤、超滤和反渗透。一种单一的膜分离步骤来完成最终结果是不够的。有时发酵过程含有高的生物量，在膜处理澄清液体前需要先进行离心。离心上清随后通过包括膜处理的其他纯化方法进行更好的处理。

32.7.1 膜工艺操作的两种方法

膜分离工艺有两种明显不同的运行方式。图32.7说明了这两种过滤方法。第一种是经典的方法，即过滤含

有悬浮颗粒的溶液，或者收获颗粒（当产品从溶液中结晶收获时），或者获得澄清的过滤液（产品在过滤液中）。这种方法被称为死端过滤或常规过滤。

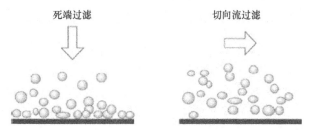

图 32.7　采用膜滤器的两种方法。

当过滤的溶液含有高浓度的颗粒或生物负荷，滤器因为有固体积累在膜表面，会很快被堵塞。这通常以膜表面边界层沉积，边界层随后作为次级膜结束。这阻止了液体的自由通过，通常膜会被完全堵塞。当它发生时，过滤无法继续进行，唯一的方法是停止过滤并更换新的膜滤器。这样的中断是费时的，常导致贵重产品的损失并影响总体工艺的经济性。

切向流过滤（TFF）或交叉流过滤（CFF）的膜滤器是经典死端过滤一个非常实际和通常有效的替换方式。图 32.6 说明了完整的工艺流体方向与膜表面平行的循环。

在此工艺中采用了不同类型的泵。这种方法的优点是，在死端过滤中会积累到膜表面的颗粒现在被保存在液体部分。它们远离膜表面，使液体流畅地流过膜表面的孔。如果过滤速度或通量严重下降，工艺流体可通过用合适的纯溶剂（如水或缓冲液）进行稀释。该程序有助于恢复最初的通量，超滤可以像先前一样继续进行。如图 32.8 所示，添加稀释液体可以不中断超滤工艺进行。在超滤工艺中的稀释步骤被称作透析过滤法。图 32.8 图解了典型的超滤工艺框架。当滤出液中所需的产物浓度更低时，可通过感兴趣产物的分子质量选择合适的膜，采用超滤或反渗透将其再浓缩至所需的浓度。浓缩和进一步的纯化还可通过层析的方法进行。

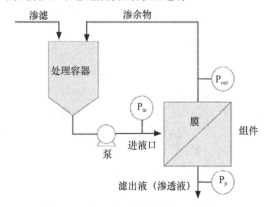

图 32.8　切向流过滤操作的示意图。

32.7.2　膜过滤设备

根据过滤方法的不同，不同的工艺需要不同结构的膜滤器。选择特定类型的滤器由数项考虑点决定，如工艺流体组分、工艺的目标（收获颗粒或过滤液）和工艺的经济性。

32.7.3　死端过滤或常规过滤模式中的微孔过滤设备

在研发的条件下澄清小体积的溶液，采用不同直径和孔径的小滤片。滤片被置于合适的塑料或不锈钢材料的支架上。不锈钢支架在过滤前可被高压灭菌除菌，并可重复使用。

这些较便宜的滤器在决定对特定的应用采用何种类型的滤器时也十分有用。还有装配好的滤器，可以置于注射器的端部。这种滤器理想的过滤体积为 1～100 mL。对于工业环境下需要过滤大体积的工艺流体，理想的选择是置于合适不锈钢夹具上的滤芯滤器。在这种夹具上的滤器易于处理，因为可高压灭菌或蒸汽灭菌，有时可清洁后再用。

过滤时颗粒水平经常很高，膜滤器很快堵塞。通常的解决办法是在过滤步骤膜滤器前添加预过滤和澄清滤器。延长通常更贵的最终滤器寿命的经济效益远高于预过滤器的成本。在良好设计的过滤中，滤器按照如下的顺序使用：澄清过滤器⇒预过滤⇒膜滤器。每一滤器去除工艺流体中混悬的或胶质的材料，以改善在线下一步滤器的效果[1]。

32.7.4　小规模超滤包括切向流过滤设备

对于浓缩 1～20 mL 小体积的蛋白质溶液，可采用具有超滤膜的离心过滤装置（图 32.9）。市场上还有滤器供应商推出的其他装置，如可采用宽量程的超滤膜的超滤杯（图 32.10）。这些设备理想的处理体积从几毫升到大约 0.5 L。搅拌棒帮助搅拌膜上面的液体，使污染物在溶液中移动，减少滤器堵塞，增加过滤速率。虽然这种设备有助于实验室小规模的分离或蛋白质浓缩，但是它无法给出放大至大体积操作时的膜面积和/或工艺条件。

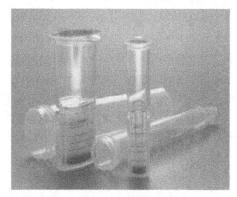

图 32.9　在离心机使用的小规模超滤装置。照片由位于法国 Molsheim 的 Millipore 公司提供。

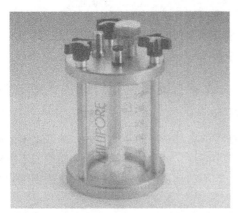

图 32.10　实验室规模小体积超滤应用装置。照片由位于法国 Molsheim 的 Millipore 公司提供。

因为大规模的超滤工艺通常以切向流过滤系统操作，最好以该模式的设备进行研发实验室的操作。这些应用的小规模设备可以从滤器供应商获得。单片膜或小的具有更大膜面积的滤器也可获得。当工艺流体的体积增大时，过滤设备的膜面积必须相应增大。当放大至中试水平或规模生产时，可用大面积的模块和系统，这为适当的放大提供了便利。供应商提供的膜滤器具有以下构型：中空纤维模块、卷式膜组件、采用平板膜的板框模块和圆管式滤器。不同的生产商基于可靠的流体原理和极其复杂的数学模型发展了所有的这些构型，流体原理和数学模型用于模块和系统性能。发展每种设备背后的理念是改善性能，并最终降低终端用户的加工成本。对特定的应用采用何种设备，需要考虑性质。更具体的为工艺流体的成分、应用的目标和初期小规模试验的结果。毋庸置疑地，过滤步骤对整体工艺经济性的影响是非常重要的。

在研发实验室，在工作台上操作的小设备对于早期的研究十分理想。正确地进行试验有助于决定何种膜、膜设备最适于特定的应用和恰当的优化膜工艺。大多数滤器生产商帮助正确地设计这些试验，这对遇到生物分离问题、急需解决者来说非常关键。有些公司甚至提供对操作者动手实践的培训。通过这些研究，可以获知采用何种孔径的膜（在微孔过滤膜中）或理论截留分子质量（在超滤膜中）最佳。

有时在超滤工艺中会采用中空纤维模块。参与分离工艺有效的膜在具有均一孔径的中空纤维的内部。在泵的作用下，工艺流体穿过中空纤维，穿过膜的溶剂和分子出现在纤维的外部。根据内部直径，50～3000 根纤维被捆成束，封在透明的圆柱形盒中，两端用环氧板密封。每个盒子在任意一端都有透过口，还有进液口和循环口。这些端口可以连接到系统的管道上，中空纤维模块在此通过标准的不锈钢管夹被安装。具有不同截留分子质量和表面积超滤膜的中空纤维可从数家供应商获得。

32.7.5　卷式膜组件

它们为生物技术产业带来了最紧凑和最便宜的超滤设备。其由同样的平板膜组成，被用在板框式设备上。如图 32.11 所示，每一膜包通过膜和筛式分离器交替缠绕，共同绕着中空的中心制造。Millipore 公司制造的螺旋卷式超滤膜包的流动示意图见图 32.12。处理的产物在压力的作用下进入膜包的一端，无关的物质流动至中心轴。超滤液含有盐、水和膜不能截留的分子，它们穿过膜到渗透液槽，一直螺旋至膜包的中央轴。渗透液不断地从中央轴移除，而渗余物回到卷式膜组件中，不同超滤膜制造的具有不同截留分子质量的卷式膜组件可从滤器供应商获得。

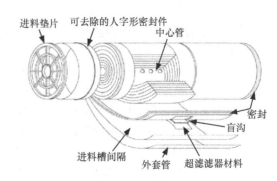

图 32.11　卷式超滤膜组件组成。照片由位于法国 Molsheim 的 Millipore 公司提供。

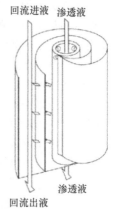

图 32.12　卷式超滤膜组件的流动示意图。照片由位于法国 Molsheim 的 Millipore 公司提供。

32.7.6　扁平盒式膜与板框模块

这是切向流过滤经常采用的结构和设备，它们是由供应商提供的具有不同孔径的微孔过滤膜和不同截留分子质量的微孔过滤膜。微孔过滤膜与圆筒中死端过滤模式采用的一样。理想的设备为小的可以采用切向流过滤模式的单片膜或模块。在此规模的工作有助于帮助用户理解膜堵塞或膜极化和膜污染的问题，以及如何通过选择其他类型的膜或改变工艺条件迅速解决问题。

盒式过滤装置通过平行堆积和黏合相同的膜片及筛式分离器制造。具有相同膜的设备含有相同结构的材料。因此，工艺的研发可以先采用小的盒式滤器用于小体积的实验，并只需通过在不锈钢或丙烯酸树脂支架上堆积许多更大表面积的盒式滤器,最终放大至数百升的工艺。

32.7.6.1 板框模块

当过滤工艺从研发实验室实验台上的试验发展到生产车间时,业界需要处理大体积工艺流体的设备。滤器供应商发展了具有大至数平方米的膜面积和极其稳健的模块,用来满足生物技术和其他工业的需求。它们可以在正确清洗和消毒的条件下重复使用数年。这种设备的典型例子是 Millipore 公司的 Prostak 膜模块。它们是叠加的板式切向流设备。模块采用溶剂黏合,既不含黏合剂,也不含依靠压力的膜密封。模块含有 Millipore 公司

系列的微孔膜,可被蒸汽灭菌几十次。图 32.13 描述了 Prostak 模块中工艺流体的流动路径,图 32.14 所示为 Prostak 模块。因为其有微孔过滤和超滤型号,在下游工艺中可以对二者采用同一硬件,可以显著地降低总投资。大多数滤器供应商提供含有膜设备的手动控制或完全自动化的系统。图 32.15 为不锈钢支架上小实验台滤器评价模块,图 32.16 示范了数个板框模块如何在数个不锈钢支架被组装在一起,垂直排列组成膜组件,形成大的工艺系统的一部分。图 32.17~图 32.19 说明了生物技术领域中应用的许多种小的、大的膜系统。以上描述了携带不同膜结构的系统。

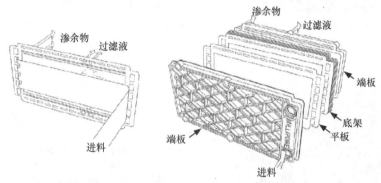

图 32.13 通过单独的膜板(左)和通过整个的 Prostak 板框模块(右)的流动示意图。

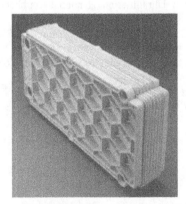

图 32.14 Prostak 膜组件的照片。照片由位于法国 Molsheim 的 Millipore 公司提供。

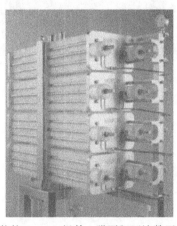

图 32.16 组装的 Prostak 组件,膜面积可达数平方英尺,用于生物分离大的系统。

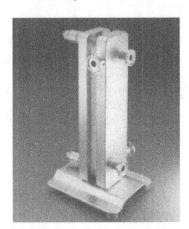

图 32.15 在下游切向流过滤工艺中评估膜的简单实验室装置。

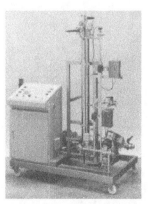

图 32.17 小的带有卷式膜组件的超滤系统。照片由位于法国 Molsheim 的 Millipore 公司提供。

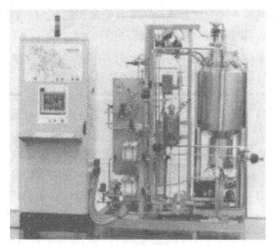

图 32.18　用于蛋白质浓缩的带有数个膜包的全自动系统。照片由位于法国 Molsheim 的 Millipore 公司提供。

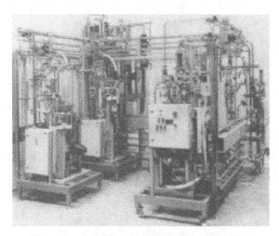

图 32.19　在下游工艺中使用的全自动系统。

32.8　结论

以上提供的信息将给目前和潜在的膜生物分离使用者一个清晰的框架，即如何最佳地完成所需最终结果的任务。膜和膜设备的生产者总是乐于在对每种应用选择合适的产品方面为用户提供必要的帮助。膜分离更详细的信息，读者还可以参阅大量的综述文章和教科书，如 M. Cheryan 撰写的超滤方面的书[3]。另一本有用的书是 McGregor[4]编写的，它含有多章生物技术领域从事膜分离"艺术"的人撰写的许多专门课题。Le 和 Atkinson[5]综述了采用切向流模式微孔过滤收获细胞内的产物，而 Short 和 Webster[6]撰写了制药领域应用超滤的优秀篇章。

翻译：王　乐　齐鲁制药有限公司
校对：张　乐　齐鲁制药有限公司

参 考 文 献

1. E.S. Honig and P.D. Schwartz, Filtration and Separation, Jan/Feb 1997.
2. M.C. Porter, Handbook of Separation Techniques for Chemical Engineers, published by McGraw-Hill, N.Y. (1979).
3. M. Cheryan, Ultrafiltration Handbook, published by Technomic Publishing Company, Inc. (1986).
4. W.C. McGregor, Membrane Separations in Biotechnology, published by Marcel Dekker, Inc. (1986).
5. M.S. Le and T. Atkinson, Process Biotechnology, February 1995.
6. J.L. Short and D.W. Webster, Process Biochemistry, March/April 1982.

第33章 质粒纯化

H.S.C Barbosa and J.C. Marcos

Center of Chemistry，University of Minho，Campus de Gualtar，Braga，Portugal

33.1 引言

基因治疗是近年来备受关注的领域之一，随着人类基因组中新的潜在治疗靶点的发现，预计在未来发展更迅速[1,2]。这种治疗策略，因为其通过引入核酸进入人体细胞治疗疾病而具有很大的潜力，为了治愈疾病，提升或取消遗传组分中特定的元件。不同于其他传统的治疗方法，基因治疗的目的是除去引起疾病的原因，不是纠正体内的生化失调，或者是和传统治疗方法一样清除或减弱疾病症状[2]。

通常，使用的核酸是编码特定蛋白质的双链脱氧核糖核酸（dsDNA），而不是其他的核酸，如单链脱氧核糖核酸（ssDNA）或反义RNA。反义RNA在宿主细胞中结合靶序列，并通过阻断基因表达或启动子而抑制特定基因的表达。另外，这种转基因可以编码靶抗原，并针对特定的抗原引起两者的体液免疫和细胞免疫系统应答反应。这个过程被用来制作DNA疫苗[4]。

基因治疗和DNA疫苗中两个比较关键的挑战是核酸引入靶细胞后的有效性和安全性。为此，已经开发了病毒和非病毒传递载体[5]。病毒载体（如逆转录病毒、腺病毒）的使用由于重复给药后引起的毒性和强烈的免疫反应导致其安全性和调控影响已被质疑[3]。此外，激活癌基因或抑制肿瘤抑制基因的可能性，也使这些载体的应用已引起人们的忧惧[5]，实际上，病毒载体在基因治疗中也存在挫折，因为在临床试验中有死亡报道[6]。

非病毒载体相对于病毒载体逐渐发展成为更为安全的选择，相对于病毒类似物，非病毒载体更易于开发，并且其优势是不受病毒相关的安全问题的影响。

在基因治疗/DNA疫苗试验中质粒DNA（pDNA）载体的使用量不断增加，导致迫切需要发展大规模和高性价比的质粒DNA的制造工艺。由于质粒DNA通常具有较低的转染效率，因此为了能够成功地进行基因转移，需要大剂量的质粒DNA或重复给药质粒DNA[3,8]。每种疗法所需的平均剂量不同，并且每种疾病也有特定的需要。预期质粒DNA典型的剂量大小是0.1 mg和5 mg，但全疗程可能需要更大数量治疗性DNA[9]。因此，为了满足全球需求需要生产大量的质粒DNA[3,10]。

截至2009年3月，目前全世界有246个利用质粒DNA正在进行的基因治疗临床试验，其中两个已经处于Ⅲ期临床试验[11,12]。因此，如果这些产品批准上市，将在2～5年进入市场。

此外，当DNA疫苗相对于传统的疫苗接种方法更加高效、安全时，质粒DNA载体的高需求将急剧增加。相对于传统的治疗方法，DNA疫苗生产成本较低、环境温度更加稳定、给药更加安全[13]。此外，DNA疫苗的生产周期短至2周，而相比之下，由当前的生产方法[14]所需的时间是8～9个月。这显然是一个巨大的优势，因为应对疫情暴发可以更迅速地进行生产。

33.2 治疗性质粒

质粒是从细菌中发现的可以独立复制染色体DNA的环状DNA分子。质粒DNA在结构上以三种形式存在：超螺旋、开环和线性。如图33.1所示，质粒结构表示为超螺旋是一个圆形的双链DNA结构，其中的DNA螺旋相互缠绕。美国食品药品监督管理局（FDA）指出，开环或线性形式的质粒DNA可能具有更低的有效性，因此申请临床时需要几乎所有的pDNA形式为超螺旋形式。然而，基因疗法治疗的效果是否受详细的拓扑结构影响还没形成统一的意见，因为质粒DNA特有结构的转染效率已被描述[15]。

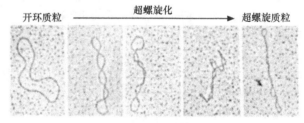

图33.1 质粒DNA超螺旋结构。

开环和线性形式是（质粒）的糖磷酸骨架经酶和剪切引起的破坏产生，与超超螺旋结构具有相同的性质，但该结构被视为杂质，对纯化过程产生了关键和困难的挑战[17]。

利用质粒DNA进行治疗应用须严格控制杂质的清除。高标准去除所有这些杂质对产品被批准作为治疗药物是必不可少的，这也是质粒放大生产中的一个主要问题。监管机构限制每个 DNA 制剂中的杂质含量，如表 33.1 所示。

表 33.1 细菌裂解物中杂质特征和内容 [a]

细菌裂解物的成分	终产品		
	集中结果	接受范围	测定方法
55%蛋白质	蛋白质	<3 μg/mg pDNA	BCA（蛋白浓度测定试剂盒）
3%宿主基因组 DNA	基因组 DNA	<2 μg/mg pDNA	TaqMan®-PCR
<3%质粒	scDNA 形式	>97%	CGE（毛细管凝胶电泳）
21% RNA [b]	RNA	<0.2 μg/mg pDNA	HPLC 分析
15%其他			

a 来源：改编自参考文献[18]。
b 53% 23S rRNA；27% 16S rRNA；2% 5S rRNA；14S tRNA；4% mRNA。

生产质粒 DNA 通常包括三个步骤：载体的构建及宿主细胞的转染、培养转染细胞来扩增质粒、收获细胞纯化质粒。大肠杆菌（*E. coli*）经常被用作宿主细胞，最后一步质粒纯化的成本占总成本的 80%。

质粒 DNA 产品的高度规范需要在下游工艺中加强多个限制，大肠杆菌裂解物具有较低的分子质量。一般的细胞裂解产物中质粒 DNA 占不到 3%，从而增加了纯化的难度。此外，质粒 DNA 的结构与其他杂质，如 RNA 和基因组 DNA 相关。这两种杂质在裂解物中的浓度很高，并且与质粒共有某些物理化学特征，如大小和电荷。

没有断裂的基因组 DNA 是一个大分子，其分子质量为 2700 MDa，而质粒 DNA 的分子质量为 2～20 MDa，分子质量明显较小[19]。但是，制备裂解物中的低效裂解和剪切作用可能将基因组 DNA 片段剪切成和质粒 DNA 具有相同大小和电荷密度的很小的分子，使得去除基因组 DNA 部分更具有挑战性。已经发现，质粒 DNA 和基因组 DNA 的大小是物理操作中的主要限制，因为它们对于液体机械作用非常敏感。这可能是在大规模制备质粒 DNA 中最关键的瓶颈之一。

非核酸杂质组成主要包括内毒素和蛋白质。细菌内毒素是革兰氏阴性菌的外膜带负电荷的脂多糖成分。当细胞在裂解时，可以出现很多大小不等的内毒素球体。在人类中，内毒素可引起反应，从轻微的影响，如败血症严重的影响，到大的不良反应，如血栓[20]。因此，从 DNA 制剂中去除内毒素是至关重要的，因为它们与质粒具有相似的大小，被认为难以清除。

内毒素和纯化过程中几乎所有的材料及溶剂具有亲和力，而且发现采用纯化系统链时内毒素浓度迅速降低。因此，在一种多级纯化过程结束时，它们通常被充分地降低，以满足法规要求，而不需要特定的内毒素去除操作[21,22]，不过，亲和基质，如多黏菌素 B[23]、亲硫芳香族色谱法[18]和疏水性相互作用层析（HIC）（在一定程度上）[24]已被优化用于此目的。

此外，蛋白质杂质低至每剂量 1 ng 已被认为能够引起人体的不良反应，虽然免疫原性应答高度依赖于特定的蛋白质和受体[25]。因此，在一个质粒 DNA 的提取过程中，法规部门要求高效地去除蛋白质，最高限度 3 μg/mg 质粒 DNA。如表 33.2 所示，蛋白质与质粒 DNA 在生理化学上不太相似，一般，高效地去除蛋白质并不会给质粒下游工艺带来很大的负担，因为对质粒 DNA 选择条件更容易。

33.3 细胞裂解

细胞裂解之后的回收工艺是质粒 DNA 下游工艺的首要步骤。发酵后，质粒 DNA 中含有细胞，通常采用离心或过滤的方式将它们和生长培养基分开。细菌细胞壁破裂将质粒 DNA 释放到上清中，其在随后的纯化过程中将被捕获。细胞破碎分为两大类：机械破碎和化学破碎[26]。

机械破碎（如超声破碎、玻璃珠磨碎、热击等）的方法一般都被排除，因为机械破碎潜在地破坏基因组 DNA，导致产生和质粒 DNA 大小相同的片段，并且使质粒很难与裂解杂质分离。

可替换的方法，化学裂解，最初由 BrinBoim 等[27]描述的碱裂解法衍生而来。简言之，细胞在中性缓冲液中重悬，向其中加入含 1%十二烷基硫酸钠（SDS）的碱性 0.2 mol/L 的 NaOH 溶液（质量/体积）。这一步溶解细胞壁，释放其内容物到上清液。在 pH12.0～12.5 的范围内质粒 DNA 不会完全变性，维持在溶液中，而在此 pH 范围内，基因组 DNA 和蛋白质都会不可逆地变性。这是关键的一步，因为较高 pH 缓冲液会使质粒 DNA 不可逆转地变性，也可能会影响质粒 DNA 内容物的超螺旋形式。这些裂解物表现出明显的非牛顿特性，表现出流变学行为，使得流动的材料和处理非常困难[19]。加上高浓度 NaOH 和 SDS，机械搅拌裂解反应器可能产生这种极端的 pH。在大规模生产中，混匀的效率较低，因此管道中裂解物的均一性会较差。这可能影响质粒 DNA 的质量，使得后续的纯化工作更难操作。第三阶段是在裂解物中加入冰冷的乙酸钠溶液，以降低裂解物的 pH 至 5.5，pH 的变化导致基因组 DNA 呈絮状，且蛋白质-SDS 复合物和某些 RNA 发生沉淀[15,19]。

大规模生产中通常采用降低剪切过滤作用将沉淀和絮凝物质从质粒 DNA 上清液中分离出来。然而，在实验室和预实验规模，离心时固定角转子[28]是常用的方法。在大规模生产中，由于其大的容量常采用连续补料流加离心的方法，但是液体进入离心机时也会引起剪切作用，这减弱了其高效去除碎片的能力[29,30]。除去碎片后，大部分的基因组 DNA 和蛋白质被去除，但是得到质粒 DNA 的量占总裂解物含量（表 33.1）的小于 3%。

表 33.2 蛋白质和质粒理化特征比较

特征	活性分子	
	蛋白质	质粒 DNA
组成	氨基酸	核苷酸
分子质量/kDa	$10^3 \sim 10^5$	$10^6 \sim 10^{7a}$
Stokes 半径	<5 nm	100~300 nm
电荷	依赖于 pI/pH	负电荷
扩散系数	中到高	低
黏性	低	高
剪切力敏感性	低	高

a 较大的质粒大小严重影响了所有其他属性。

通常在此步骤后需要一个澄清和浓缩步骤。澄清主要是设计来除去上清中残留的蛋白质，并且通常使用离液序列高的盐，如氯化锂和乙酸铵[31,32]进行。进入下一个纯化步骤前，质粒 DNA 采用聚乙二醇（PEG）进行浓缩，以除去某些宿主核酸。这个步骤的优点是使用缓冲液交换，为下一步制备质粒 DNA 裂解物。33.5.1 节"沉淀"将会详细讨论可替代的沉淀方法。

最近，报道了一套全自动的用于工业生产药用级 pDNA 的大肠杆菌细胞碱裂解、中和、澄清系统[33]（图 33.2）。该系统包括三个不同的单元。首先，在反应器中用裂解溶液将同质的细胞悬浮液轻轻混合。这避免了局部极端 pH 和接触次数的变化。然后中和沉淀步骤过程会形成絮凝物，并且中和过程中会产生沉淀，这是为了进行充分的混匀，同时避免机械压力。在第三个特殊设备中，通过浮选和过滤的组合进行温和的澄清。通过这种集成设备，相对于以前用离心进行澄清过滤的方法质粒 DNA 的产量达到 100%。另外，用这种集成方法得到的溶胞产物均匀性和轻柔的人工裂解方法相似。这个装置常规用于生产现行药品生产管理规范（cGMP）的药用级 pDNA 的 200 L 发酵中。

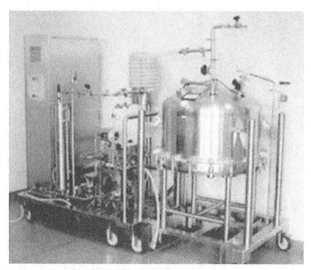

图 33.2 制药级质粒 DNA 常规生产系统，裂解、中和和澄清。（转载自参考文献[33]。）

这种裂解初始准备步骤的专利前景包括大规模生产中碱裂解的不同方法和设备。值得注意的是勃林格殷格翰的专利，该专利公开了采用玻璃珠柱子进行连续流动裂解的方法和设备[34]。专利 WO2004060277[35]中公开了高盐沉淀杂质去除 RNA 和多种内毒素。

33.4 色谱方法

色谱法是制药工业中一种典型和成熟的蛋白质纯化方法，该方法具有较高的分辨率和重复性[36]。因此，色谱法是已经被广泛研究用于质粒 DNA 纯化的技术之一。无论是目标质粒 DNA 还是其杂质的若干理化特性，都可以通过与固体层析载体选择性相互作用进行研究。对大小、电荷、疏水性、构象及分子基团的可接受性等特征都进行了研究。Diogo 等对当前分离质粒 DNA 的色谱基质进行了广泛的考察[37]。

作为多孔颗粒的技术选择，整体柱在质粒 DNA 纯化工艺中具有显著的意义。整体柱是大孔（10～4000 nm 或更大）固体材料的单个部分，具有高传质速率，使它们更适合于较大的分子，如质粒 DNA，而不是传统的小珠色谱法[38]。这种新型色谱固定相也因此提高了容量（可超过 10 mg/mL），超过了传统的色谱载体（0.1 mg/mL），从而获得更高的质粒 DNA 收率[39]。

此外，大分子的最佳分离可在不牺牲分辨率的条件下实现短、快速的溢出。CIM（BIA 分离专利）商标下基于聚甲基丙烯酸的短的整体柱是一种常用的整体柱。多篇文献中报道了采用这种材料进行质粒 DNA 的纯化[39,41,42]。

由于聚合反应放热的性质，制备高容量、具有均匀孔结构的整体柱相对困难，这可能是该技术的主要缺点。可以制备单个单元，并且将其合并形成一个大的均一特征的整体柱，这样就避免了这个难点，这将表现为一个单一径向流管[36]。

图 33.3 展示了目前生产 DNA 疫苗的工艺流程，通过采用整体柱使得工艺简单。

33.4.1 阴离子交换

阴离子交换层析（AEXC）是最基本的捕获质粒 DNA 的方法，超过 81% 的专利采用这种 DNA 纯化方法。AEXC 考察了带负电荷的质粒和带正电荷的固定相如四价铵之间的电荷相互作用[45]。

该技术的主要限制是，与质粒 DNA 结构相似带电的阴离子聚体，如基因组 DNA、内毒素和某些 RNA[45,46]。因此，需要增加其他的纯化步骤，同时也就增加了操作的成本。AEXC 的其他缺点是质粒 DNA 相对低的容量，并且洗脱需要高盐缓冲液。

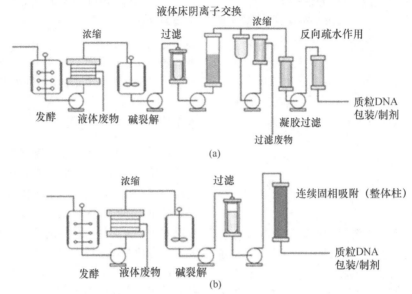

图 33.3 （a）目前质粒 DNA 疫苗生产的简要流程图。多个操作单元合并成下游工艺；（b）展示了当前整体柱技术生产质粒 DNA 疫苗的流程图。（转载自参考文献[43]。）

但是，尽管如此，一些 AEXC 载体已被证明对质粒 DNA 的超螺旋形式（它具有较高的电荷密度）具有选择性，洗脱时间晚于开环形式（其具有较低的电荷密度）[30]。这是该技术的主要优点之一。另一个优点是，能有效地去除 RNA（虽然通常用 RNase 预处理裂解物）、寡核苷酸，以及一些蛋白质[37]。阴离子交换固定相大多数用纯化质粒 DNA 的实验室试剂盒，如来自 Qiagen 或 Promega 公司的商业产品。

目前 4 种不同的 AEXC 之间进行比较，载体包括常规的介质（Source 30Q，Q Sepharose HP），聚合物移植介质[Fractogel EMD DEAE（M）]，大孔介质（Celbeads DEAE，PL SAX 4000 Å 30 mm），以及整体柱介质，结果表明，最后一个具有最快的 pDNA 吸附速率，最高结合容量是 13 mg 质粒 DNA/mL[47]。其他由正电荷配体衍生的整体柱方法也具有高的容量和质粒 DNA 吸附率[41,42,48~50]。聚丙烯酰胺凝胶整体柱（PAAm 柱）含有不同的多聚阳离子，表明，聚[2-(甲基丙烯酰氧基)-乙基]三甲基氯化铵（polyMETA）在中间的 NaCl 浓度（0.5 mol/L）与质粒 DNA 具有最高选择性[42]。考虑到整体柱中的大孔，能够将非澄清的菌体裂解物上载到柱子上，获得纯化的质粒，产率达 99%，RNA 的水平几乎检测不到。

通过聚乙二醇二甲基丙烯酸酯（EDMA）及甲基丙烯酸缩水甘油酯（GMA）的自由基液体致孔聚合而得到的整体柱还衍生有不同的氨基基团[51]。结果发现，2-氯-N,N-二乙基乙胺盐酸盐（DEAE-Cl）具有最高的容量（18.73 mg 质粒 DNA/mL），解离常数（K_D）为 0.11 mg/mL。也被证明室温下存储在 1.0 mol/L 的 NaOH 中保存 7 周后90.5%的配体仍然很稳定。这些结果为未来实施原位清洁（CIP）方法打开了前景。5 mL 整体柱在短短的

5 min 内可以将质粒 DNA 从细菌裂解物中纯化出来，并且没有 RNA 和蛋白质的污染[49]。

33.4.2 排阻

分子排阻层析（SEC）通过探索质粒和其杂质的不同流体动力学大小，而不是吸附过程，以提纯目标分子。为了实现两种物质之间的良好分离，要求两个分子大小相差 2 倍，否则两种物质将共洗脱，并且分辨率是有限的[52]。尽管对 RNA 和蛋白质这些杂质有良好清除效果，但质粒 DNA 和基因组 DNA 之间的距离被证明更为困难，因为这两种物质的洗脱都接近死体积[52]，或者分离依赖于两物质的浓度[53]。

因此，这种方法主要的缺点是和质粒 DNA 大小相似的物质容易共洗脱，工业生产规模的限制，以及较高的稀释倍数。因此，SEC 经常在质粒 DNA 纯化工艺的后续步骤中使用。

33.4.3 疏水作用

疏水相互作用层析（HIC）也已用于纯化的 pDNA[24,54,55]。HIC 利用杂质（RNA、变性的基因组 DNA 和变性的质粒 DNA）单链核酸和内毒素的疏水特性，延缓这些杂质流通过填充有疏水性载体（如 1,4-丁二醇二缩水甘油基醚、丁基、苯基、辛基）的层析柱，使超螺旋的 DNA 洗脱在流动相中[37]。HIC 需要高盐浓度，以促进结合，或当质粒库具有较高的含盐量，从而可以在后续纯化中更方便地使用 AEXC。但是，将澄清的裂解物直接加载到 HIC 柱上也有报道[56]。在这种情况下，两个 HIC 柱，丁基-6PW（Tosoh）和辛基-6PW（Tosoh）可以串联使用。采用高盐浓度（硫酸铵 2.0 mol/L）时，第一列柱子吸附 RNA 和蛋白质，而质粒 DNA 和基因组

DNA 被吸附到第二个柱子。降低流动相中盐浓度时，质粒 DNA 被洗脱下来。虽然第二个柱子的载量仅为 1.1 mg/mL，但是质粒 DNA 的收率可以达到 90%。然而，质粒 DNA 的洗脱物必须由 AEXC 进一步纯化，因为洗脱液中含有某些污染物。

尽管 HIC 树脂的质粒结合能力较低，但是已报道在最小的溶剂条件下收率高达 95%[57]。该技术的主要局限性在于，它需要高盐浓度（如 1.5～2.5 mol/L 硫酸铵）和 pDNA 洗脱在高盐缓冲液中。此外，在大多数情况下，质粒 DNA 在裂解液中需要用异丙醇（大规模生产会受到限制）进行预沉淀，然后在预装到柱子之前溶解在高盐缓冲液中，因此增加了操作和成本。最近的研究表明，常用的硫酸铵盐可以由柠檬酸盐[58]取代。虽然会带来产量较低和纯化因素，但这种盐的替换在大规模生产中很受欢迎。据估计，环境因素对柠檬酸盐的影响比硫酸铵[58,59]至少低 3 倍。

实验性抗狂犬疫苗就已经采用了基于 HIC 的纯化步骤[56]。从 4.5 L 的细菌细胞培养物，获得 143 mg 质粒，用（高效液相色谱法）HPLC 得到的纯度大于 99%。最终制备的质粒 DNA 构象符合质粒 DNA 产品的相关法规，在小鼠中能够诱导狂犬病毒中和抗体，保护它们免受狂犬病毒感染。已经有几篇专利报道采用 HIC 作为主要的质粒 DNA 纯化工艺[60~62]。

33.4.4 亲和力

根据其生物学功能或单一化学结构，质粒 DNA 基础上的亲和捕获最近已被开发并正在获得更多的利益。然而，目前还没有大量的文献资料参考，已经开发了三种高选择回收质粒 DNA 的方法：超螺旋结构、DNA 结合蛋白，以及氨基酸相互作用[63]。

三重螺旋亲和层析（THAC）是基于嘧啶寡核苷酸与质粒 DNA[64,65]的序列特异性相互作用。该结合主要通过 DNA 槽，并通过 Hoogsteen 氢键的形成绑定发生。结合动力学通常是缓慢的（可能需要 >1 h），需要一个酸性 pH 条件，以形成稳定的结合复合物。尽管不同的质粒因为序列不同在一个步骤有所不同，收率通常较低（最高产率大约 50%[65]），而且因为三重超螺旋结构动力学比较慢，需要色谱仪长时间运行，然而，其可以有效地清除基因组 DNA 和 RNA。

Woodgate 等最先将 DNA 结合蛋白最为亲和配体用于质粒 DNA 色谱纯化[66]。在其研究中，双功能的锌指（ZnF）DNA 结合蛋白在 ZnF 识别位点融合谷胱甘肽-S-转移酶（GST-ZnF）被用于直接从裂解物中分离质粒 DNA。采用这种方法，很容易分离含有 ZnF 识别序列（5′-GGGGCGGCT-3′）的质粒。但是，这种方法的收率较低，并且作者没有从结合复合物中洗脱质粒 DNA。

这个实验小组还研究了一个相似的方法，利用不同的外源功能蛋白，LacI-His6-GFP（绿色荧光蛋白）可以结合到乳糖操纵子的特异性序列[67,68]。这个技术可以分离含有乳糖操纵子的质粒 DNA，形成的裂解物不含有基因组 DNA、RNA、蛋白质和开环的质粒 DNA。这个色谱方法的主要缺陷是容量有缺陷，很难工业化生产。

氨基酸-DNA 亲和层析采用组氨酸[69]或精氨酸[70]氨基酸配体，经常被用作拟生物亲和配体。这两种氨基酸都被固定到层析柱上，经一步操作可以看到超螺旋和开环质粒 DNA 的差别。基因组 DNA 和内毒素的清除在可接受的水平，洗脱液样品中没有检测到蛋白质或 RNA。然而，这些配体被证明产量较低，质粒 DNA 和氨基酸的相互作用依赖于基质组成，不同的质粒纯化工艺可能折中[63]。

一个 16 聚体肽代表乳糖抑制体 DNA 结合结构域的螺旋 II 也被用来从细菌裂解物中纯化质粒 DNA 的配体[71]。所用的固定相是一种新型的由 EDMA 和 GMA 聚合而合成的整体柱。该整体柱的利用率，增加的容量及分离的速度，使质粒 DNA 更容易通过配体，从而提高质量传递。采用这种柱子，从澄清的裂解物中获得质粒 DNA 的收率为 81%，纯度为 92%。

33.5 非色谱方法

为了避开质粒 DNA 色谱方法的缺陷，开发了备选的非色谱质粒 DNA 纯化工艺。尽管采用色谱方法能够达到高的分辨率，但质粒 DNA 的载量相对较低，导致质粒 DNA 的收率较低。这一般是由于色谱载体最初是为蛋白质纯化中的小分子设计的，而不是像质粒这样的大分子[37,66]。已经发现，这些色谱载体中，质粒吸附仅发生在小球的外部，并没有结合质粒 DNA 的位点。为了达到每升基质 200 mg 蛋白质的载量，质粒 DNA 是靶向活性分子时，只能获得数百克级别的产品[72]。

尽管已经在开发具有高结合容量的新载体，如整体柱，但层析工艺仍然很难放大到大的生产规模，在大体积进行补料时常常因为扩散的原因导致分辨率较低。相对于非层析的方法，层析基础的工艺被公认为花费比较大的技术，如柱子、泵、工艺控制器、大体积的缓冲液、吸收剂等。

因此不采用色谱的工艺非常受欢迎，这种方法能够避开色谱方法的缺点，能够改善质粒 DNA 纯化工艺。下游纯化工艺的花费是生物制品工艺过程中的主要花费，占总成本的 80%，因此需要重点关注纯化工艺。大量节省下游加工成本，通过改善已有的方法，有很大的潜力可以减少下游纯化的成本。省去色谱步骤将大大降低成本。

33.5.1 沉淀

沉淀技术是在实验室级别将 DNA 从可溶性污染物，如 RNA 和某些蛋白质分离出来的一种简便且常用的方法。通过加入异丙醇[31]、PEG[26,35]、亚精胺[75]和十六烷基三甲基酰胺（CTAB）[76,77]可以将质粒选择性地沉淀。例如，CTAB 第一个被用于工业化生产中非色谱方法纯化质粒 DNA 工艺[78]。使用 20 g/L CTAB，得到的质粒 DNA 的总回收率为 83%。

虽然可以很好地去除质粒 DNA 中的主要杂质，但是该沉淀的方法不容易规模放大，因为质粒需要进行离心，所得沉淀物需要再悬浮，以便进入下一步工艺。此外，一些溶剂，不建议在大规模的质粒 DNA 生产中使用，因为它们中的一些不利于人类健康或可能需要特殊设备如防火花设备。

也可以通过和阳离子聚体形成聚电解质复合物形成沉淀。这是捕获质粒 DNA 的有效技术，因为加入 PEG 或其盐的情况下沉淀不依赖于介质性质的变化。这意味着溶液中只需要加入较少的聚体以沉淀质粒 DNA。聚（N,N-二甲基二烯丙基）烯丙基氯化铵（PDMDAAC）用于从澄清的碱性裂解物中选择性地沉淀 pDNA，收率为 75%~80%[79]，也显著去除了 RNA（95%）和蛋白质（90%）。

同时开发了其他选择性沉淀质粒 DNA 杂质的方法，而质粒 DNA 保留在溶液中。例如，RNA 可采用抗 chaotropic（离液剂）的盐，如乙酸铵[80]、硫酸铵[81]和氯化锂[82]，但使用高浓度的盐在大规模生产中会遇到环境和经济方面的各种问题。

值得注意的是，目前已经开发质粒亲和沉淀试剂。温敏弹性蛋白样多肽（ELP）[83,84]与 DNA 结合蛋白相结合产生热可逆的亲和沉淀系统。识别目标质粒特定序列的短的单链寡核苷酸序列被连接到一个 N-异丙基丙烯酰胺低聚物[85]。该共轭物在低温（4℃）条件下，在溶液中以三螺旋形式结合质粒。将温度提高到 40℃时，复合物定量形成沉淀，捕捉目标质粒。将复合物再溶解，pH 变化释放质粒 DNA，收率达到 70%~90%。

33.5.2 膜工艺

吸附膜提供了另一种非色谱技术，在脱盐过程中可以降低质粒中杂质的浓度。该技术的主要优点是能够增加某些膜的载量（10 mg/mL），并在高流速[86,87]下保持大分子的高效率。然而，膜相对高的成本阻止了它们在大规模生产中应用[88]。

不同的方法已经被开发用于纯化质粒 DNA。切向流过滤（TFF）和硝化纤维素集成工艺已经进行了优化，可以显著去除 RNA、蛋白质、内毒素和基因组 DNA[89]，质粒 DNA 的回收率几乎为 100%。带电荷的膜也已经被开发（就像 AEXC），用于快速和高载量地纯化质粒 DNA（约 10 mg/mL）。然而，如果不使用核糖核酸酶（RNA 酶），RNA 污染物不能被完全除去。这可能是这种技术的缺陷，需要预处理进料流，以除去过量的 RNA，或者通过使用 RNA 酶或延长碱裂解时间（1 d）[90]。

非常典型的例子是 Butler 等在专利中阐述的，质粒 DNA 纯化系统中使用 TFF[91]，其中利用阳离子交换膜 Pall Mustang[92]。

33.5.3 液体的提取

从液体中提取质粒 DNA 可以采用两相水系统（ATPS）完成。当两个聚体或一个聚体与盐在水中混合，达到某个极限浓度后就形成两相水系统。两相不同的理化特征形成后使得混合物中成分发生分离，这对含有较高水分（80%~95%）的活性物质特别有利[73,93]。

利用 ATPS 方法质粒 DNA 的回收采用 PEG 聚体、二聚体或盐浓缩的下相。磷酸钾、硫酸铵、柠檬酸钠已经用作下相盐，并且进行了比较研究[55,94,95]。在多数采用 PEG-盐系统的研究中，可以获得较高的收率，盐相可以去除聚体相中多数 RNA、蛋白质和内毒素。PEG-盐系统采用低分子质量 PEG 会获得更好的实验结果。然而，系统的组成必须谨慎选择，因为顶相和底相组成间明显的差别，导致质粒沉淀在中间，同时收率较低[55]。

利用琼脂糖凝胶进行定量评估，多数的宿主基因组 DNA 都被转移到 PEG-盐系统的聚体相。但是考虑到相成分的干扰，很难对基因组 DNA 进行精确定量。采用 AEXC 方法聚合容易受层析介质干扰[97]。此外，高浓度的 PEG 通过比色槽印迹干扰基因组 DNA 分析，盐会干扰定量聚合酶链反应（PCR）[94]。琼脂糖凝胶电泳是两相中基因组 DNA 半定量分析的唯一方法。然而，应该指出的是，在碱性细菌细胞裂解物中添加中和溶液后，大多数的基因组 DNA 发生沉淀。碱变性后剩余的基因组 DNA 变成单链，由于疏水性碱基的暴露一般都被划分到聚体相中。因此，在聚体-盐系统中盐相中基因组 DNA 的含量明显减少[96,94]。

在 PEG-$(NH_4)_2SO_4$ 的系统中 PEG 分子质量似乎对质粒 DNA 划分影响很大。结果表明，质粒 DNA 定向于顶部相（富含 PEG 的相）（MW<400），或者在底部相（盐富集相）定向（MW>400）[55,94]。在 PEG600-盐系统中，质粒 DNA 完全在底部相（产率 88.4%），而细菌细胞裂解物的蛋白质仍保留在顶部相[55]。

Rahimpour 等[98]报道，在 pH6.9 PEG400-柠檬酸系统质粒 DNA 收率达到 99%。在这些条件下，RNA 去除率只有约 68%。一项最近的研究报道，相对于柠檬酸盐系统，硫酸铵系统可以获得较高纯度（100%），但是收率较低[99]。将两种盐混合后可以获得这两个参数之间的平衡。25%（m/m）硫酸铵和 75%柠檬酸钠混合（m/m）后，质粒纯化的收率达到 91.1%，纯度为 17.2%。在这项研究中，有可能表明，硫酸铵可以用部分柠檬酸盐缓冲液代替，而不影响性能[99]。

如前所述，从环境的角度来看，相对于硫酸盐或磷酸盐的系统，柠檬酸盐更受欢迎，因为它是可生物降解和无毒的[98,100]。此外，从硫酸铵相萃取质粒 DNA 更加方便，是因为有机盐相可直接应用于 HIC 以除去残留的杂质[55]。

聚合物-聚合物系统通常比聚合物-盐系统[73]更昂贵。然而，由于其盐含量低，这些系统可能更加方便。

热分离相部分，如 50% 的环氧乙烷-50% 的氧化丙烯共聚物（EOPO）已用于与葡聚糖形成两相聚合物体系[97]。在 EOPO-葡聚糖系统，质粒 DNA 几乎 100% 积累在 EOPO 富相，它可以被清除，加热至 55℃ 形成第二水相，以洗脱质粒 DNA。通过这种方法，去除 RNA 不是那么有效，只能去除 80% 污染物[97]。这种方法的另一个缺点是裂解物必须先去除盐成分，以精确控制系统的盐组分，这反过来又决定了核酸的分区。与盐-聚合物体系相比，裂解物应该直接添加到相成分中[95]。

上述某些研究应用于另一纯化步骤，从 ATPS 盐相中回收质粒 DNA，并除去残留的杂质。与 HIC[55]、膜[96]，或者两个以上的操作单元整合已经被报道用于此目的[101]。

在这些系统中经常发现选择性低，可以通过加入亲和配体增加选择性。这种方法已被广泛用于研究蛋白质的纯化[102~104]，最近才在 ATPS 中应用于纯化的 pDNA。阳离子聚合物聚乙酰亚胺（PEI）与聚乙二醇（PEG）衍生化用作两步 ATPS 工艺中从粗裂解物中纯化质粒 DNA 的非特异性配体[105]。作者报道的质粒 DNA 以 DNA-PEI 多聚物的形式回收率高达 100%，没有 RNA 污染，只有少量的蛋白质杂质。质粒 DNA 作为多聚物的纯化是一个优势，该多聚物将准备用于人体给药。

可选择一个 ZnF 转录因子融合到 GST 蛋白质（GST-ZNF），能够从 PEG-葡聚糖 ATPS 顶相的底部耐受 ZNF 识别部位分离出质粒 DNA[106]。该蛋白质可能以天然的形式或聚乙二醇化的形式使用，这取决于其在 ATPS 的分区。该实验使用纯质粒证明，并具有从形成蛋白质-质粒 DNA 复合物到洗脱质粒 DNA 的难度，没有尝试从粗细胞裂解液中提取质粒 DNA。

33.6 产业化工艺

因为上述描述的某些技术采用单一的操作不能获得高纯度的质粒 DNA，经常需要结合几个不同的技术，以获得高标准的产品。Prazeres 等[45]设计了几个工艺流程图，代表了质粒 DNA 下游工艺当前的进程，假设高效的纯化需要多步操作。

已经有报道将多步操作结合的例子，例如，Centelion 介绍了将 AEXC、三重螺旋色谱、HIC 结合，生产的质粒 DNA 符合产品标准[9]。

Urthaler 等[72]已经阐述了一种自动连续的 HIC、AEXC、SEC 层析系统，所获产品具有高纯的均一性（98%），产品以超螺旋形式存在于任何缓冲体系中。

Cobra Biomanufacturing 公司（英国）采用三种色谱阶段，首先是阴离子交换，紧接着是分子筛，采用混合式层析混匀，纯化过程中采用商业化吸附物 Poly-Flo™ 吸附内毒素[44]。

这种将多种色谱技术结合的纯化方法非常常见，然而它们不符合成本效益的商业规模纯化[9]。然而，这是一个不寻常的整体处理，但是，对整个工艺来讲，除去填充珠色谱的使用是非常罕见的，而使用带有色谱工艺的抛光步骤是有必要的[45]。可替代地，在同一整体进程也已开发出色谱和非色谱技术的组合。

例如，已经利用 PEG 沉淀试剂，以提高 AEXC[107] 的非色谱方法的整合。作者声称，在 AEXC 层析之前使用 PEG-8000（浓度 1%），回收率从 20% 增加至 80%。

Kepka 等[101]将 ATPS 与膜过滤和盖珠色谱法整合，在专利 WO2004020629[108]也有描述。这种工艺起始体积减小，采用中空纤维膜系统将裂解缓冲液进行交换。将浓缩的样品应用于一个 EOPO-葡聚糖系统以除去大部分蛋白质和 RNA。最后，从顶部相洗脱的质粒 DNA 采用盖珠色谱进行抛光。这种新型色谱使用带正电荷的内芯（为了结合残余的 RNA）和惰性表面层。可以有效地去除各种杂质，但整个过程的收率约 69%。

Frerix 等[96]已经在 PEG-盐双水相萃取后使用膜过滤作为研磨工序（而且完全避免了色谱步骤）选择超螺旋形式的质粒 DNA（35 mg/95%），并从剩余核酸杂质中转移，如开环质粒 DNA（<3%）和基因组 DNA（<1%）。这个工艺在 2006 年 US2006286080[109]公开的专利中也被描述。

通常情况下，公司已经为质粒 DNA 下游纯化工艺的各阶段发表专利，这个工艺必须整合第三个系统才能成为完整的下游工艺操作。例如，GE Healthcare 公司集团已经开发出了 PlasmidSelect Xtra 下游纯化工艺学[110]，它结合了不同的专有技术：来自 Nature Technology 公司的高发酵过程和专有的嗜硫芳香层析介质[9,111]。S-芳基配位体代表一种选择性工具来删除质粒 DNA 的不必要形式，因此它们是高度选择性的超螺旋质粒 DNA。亲和层析柱的超螺旋在原料[15]中的浓度为 45%～96%。有些公司，如勃林格殷格翰公司和默克公司已经组合了偶联的高产量发酵的工艺平台、细胞裂解、纯化专利组合，并且可以操作自己几乎全部的注册技术[9]。

在文献[43,112～114]中（表 33.3）描述了 4 种 cGMP 工艺的比较。在所有这些工艺中，碱裂解，在 33.3 节"细胞裂解"中介绍，用于细胞破碎。裂解后，基因组 DNA、蛋白质和细胞碎片这些群体样颗粒可以通过离心或过滤除去。由于它们中的一些容易漂浮，过滤通常是一个更有效地去除方法。其中描述的两个工艺[113,114]，将约 500 mbar 低压施加到裂解物，使沉淀的颗粒漂浮。从溶液中逸出到空气中，絮凝物料形成紧凑床，允许其使用过滤器，可商购囊式过滤器[113]。调节步骤取决于后续色谱类型。

在 HIC 中使用的样品，必须通过超滤浓缩并加入硫酸铵[112]的后过滤。当使用 AEXC，加入内毒素去除缓冲液，以防止内毒素结合到柱子上[113,114]。使用整体柱的优点是不需要调节步骤[43]。

表 33.3 治疗性质粒的 cGMP 纯化

质粒	pRZ-hMCP1 4.9 kb	pPING-MT 6.5 kb	pPING-MT 6.5 kb	pVR1020-PyMSP4/5
治疗适应证	无	黑色素瘤	黑色素瘤	疟疾
发酵	补料批发酵	摇瓶	批培养发酵	—
细胞回收	离心	离心	切线流过滤	—
细胞裂解	碱裂解	碱裂解	碱裂解	碱裂解
澄清	—	过滤	过滤	离心
条件	$(NH_4)_2SO_4$ 超滤加过滤	Qiagen 去内毒素缓冲液	去内毒素缓冲液	—
层析	HIC；AEXC；SEC	超纯 100 柱	超纯树脂	异丁烯酸整体柱
浓缩	超滤	异丙醇沉淀，乙醇洗涤，抽真空	切线流过滤，冻干	—
收率/%	65	95	—	—
超螺旋 DNA/%	96	98	98	92.5
基因组 DNA	6 mg/mg	0.01%	<5%	<0.01%
RNA	<20 mg/mg	<1.3%	<4%	<0.01%
内毒素	0.02 ～ 0.04 mg/mg	<0.005 内毒素单位/mL	<2 内毒素单位/mg	< 0.28 内毒素单位 /mg DNA
蛋白质	0.8 mg/mg	<10 mg/mg	<5 mg/mg	0.26%
参比品	112	113	114	43

三个 cGMP 工艺使用填充珠子色谱作为主要的纯化步骤[112~114]。其中一个是多阶段的工艺，并连续使用 HIC、AEXC 和 SEC，而另外两个只使用 AEXC。在多步操作的工艺中，进行使用填充珠子（Fractogel）和整体柱（CIM）固定相之间的比较。得出的结论是，虽然整体柱的生产率高 5～10 倍，但考虑到目前可用的 CIM 大小的限制，其只能获得少量的质粒 DNA。根据整体柱 cGMP 的实验设计，使用甲基丙烯酸酯聚合物衍生有氨基基团的固定相。聚体的合成将采用一种新的热排出技术，保证通过大容量的聚合物获得大体积整料的长度更均匀[43]。

质粒生产时最终浓缩步骤通常是必要的。可以通过用异丙醇沉淀、乙醇洗涤，重悬在合适的缓冲液中，方便抽真空[113]。然而，在生产用于人体的质粒时使用潜在的可能有毒的有机溶剂是不被推荐的。膜工艺如超滤和 TFF 也被用来浓缩洗脱液。如果需要的质粒的浓度较高时，最终溶液需要冻干。然后质粒的浓度可以通过加入所需要体积的缓冲液或溶液制剂[114]进行调节。

4 个 cGMP 工艺中制剂的最终纯度都差不多。然而，超螺旋质粒 DNA 的含量都符合严格的规范，如表 33.1 中所示，使用来自 Qiagen 公司的 AEXC 超纯支持。

33.7 总结和展望

基于质粒 DNA 和 DNA 疫苗的非病毒基因治疗应用的新兴趣正在增加，需要生产大批量的医药级质粒 DNA。在未来几年内，当第一批产品终于进入市场，这种需求应该增加。

基于填充床色谱的传统纯化方法，虽然能够提供高纯度的质粒 DNA，但是也有一些局限性。主要是其成本高，大规模生产的难度较大，载量低。整体柱的利用率可以规避某些限制，尽管它们目前受大小限制。这些领域也有令人振奋的发展，大规模生产尽可能利用这些载体，并在工业环境中使用。非色谱方法，如膜工艺、沉淀和萃取液在质粒 DNA 纯化中的作用也越来越大。传统上，它们被用来作为色谱法的辅助手段。然而，它们通过采用新材料和具体的质粒 DNA 配体，实现了选择性的逐渐增加，使人们有可能考虑新的、完全非色谱方法过程来纯化质粒 DNA。某些例子已经在实验室规模被证明。现在的挑战是要证明其在大规模医药级别质粒 DNA 生产中的潜力。

预计在接下来的几年，将引进生产质粒 DNA 的新 cGMP 工艺。最有前途的是，基于整体柱和非色谱方法，因为其使得新药生产更加可操作。这是很重要的一点，使得分子医学的进步服务于全世界的人口。

翻译：王桂江 齐鲁制药有限公司
校对：朱 蕾 齐鲁制药有限公司

参 考 文 献

1. International Human Genome Sequencing Consortium. Nature 2004; 431: 931–945.
2. Gillet JP, Macadangdang B, Fathke RL, Gottesman MM, Kimchi-Sarfaty C. Methods Mol Biol 2009; 542: 5–54.
3. Ferreira GN, Monteiro GA, Prazeres DM, Cabral JM. Trends Biotechnol 2000; 18: 380–388.
4. Kutzler MA, Weiner DB. Nat Rev Genet 2008; 9: 776–788.
5. El-Aneed A. J Control Release 2004; 94: 1–14.
6. Yi Y, Hahm SH, Lee KH. Curr Gene Ther 2005; 5: 25–35.
7. Parker SE, Vahlsing HL, Serfilippi LM, Franklin CL, Doh SG, Gromkowski SH, Lew D, Manthorpe M, Norman J. Hum Gene Ther 1995; 6: 575–590.
8. Luo D, Saltzman WM. Nat Biotechnol 2000; 18: 33–37.
9. Carnes AE, Williams JA. Recent Pat Biotechnol 2007; 1: 151–166.
10. Crystal RG. Science 1995; 270: 404–410.
11. Williams JA, Carnes AE, Hodgson CP. Biotechnol Adv 2009; 27: 353–370.
12. Wiley. Gene therapy clinical trials worldwide. 2009. Available at http://www.wiley.co.uk/genetherapy/clinical/.
13. Manoj S, Babiuk LA, Littel-van den Hurk SvanDrunen. Crit Rev Clin Lab Sci 2004; 41: 1–39.
14. Forde GM. Nat Biotechnol 2005; 23: 1059–1062.
15. Shamlou PA. Biotechnol Appl Biochem 2003; 37: 207–218.

16. Ferreira GNM. Chem Eng Technol 2005; 28: 1285–1294.

17. Kelly WJ. Biotechnol Appl Biochem 2003; 37: 219–223.

18. Lemmens R, Olsson U, Nyhammar T, Stadler J. J Chromatogr B Analyt Technol Biomed Life Sci 2003; 784: 291–300.

19. Levy MS, O'Kennedy RD, Ayazi-Shamlou P, Dunnill P. Trends Biotechnol 2000; 18: 296–305.

20. Karima R, Matsumoto S, Higashi H, Matsushima K. Mol Med Today 1999; 5: 123–132.

21. Hirayama C, Sakata M. J Chromatogr B Analyt Technol Biomed Life Sci 2002; 781: 419–432.

22. Liu S, Tobias R, McClure S, Styba G, Shi Q, Jackowski G. Clin Biochem 1997; 30: 455–463.

23. Anspach FB. J Biochem Biophys Methods 2001; 49: 665–681.

24. Diogo MM, Queiroz JA, Monteiro GA, Martins SA, Ferreira GN, Prazeres DM. Biotechnol Bioeng 2000; 68: 576–583.

25. Briggs J, Panfili PR. Anal Chem 1991; 63: 850–859.

26. Prazeres DM, Ferreira GN, Monteiro GA, Cooney CL, Cabral JM. Trends Biotechnol 1999; 17: 169–174.

27. Birnboim HC, Doly J. Nucleic Acids Res 1979; 7: 1513–1523.

28. Theodossiou I, Collins IJ, Ward JM, Thomas ORT, Dunnill P. Bioprocess Eng 1997; 16: 175–183.

29. Ferreira GN, Cabral JM, Prazeres DM. Biotechnol Prog 1999; 15: 725–731.

30. Prazeres DM, Schluep T, Cooney C. J Chromatogr A 1998; 806: 31–45.

31. Chakrabarti A, Sitaric S, Ohi S. Biotechnol Appl Biochem 1992; 16: 211–215.

32. Horn NA, Meek JA, Budahazi G, Marquet M. Hum Gene Ther 1995; 6: 565–573.

33. Urthaler J, Ascher C, Wohrer H, Necina R. J Biotechnol 2007; 128: 132–149.

34. Urthaler J, Necina R, Ascher C, Woehrer H. Patent ID: WO04085643. 2004.

35. Budahazi G, Goff B. Patent ID: WO04060277. 2004.

36. Przybycien TM, Pujar NS, Steele LM. Curr Opin Biotechnol 2004; 15: 469–478.

37. Diogo MM, Queiroz JA, Prazeres DM. J Chromatogr A 2005; 1069: 3–22.

38. Strancar A, Podgornik A, Barut M, Necina R, Scheper T, Freitag R. Advances in biochemical engineering/biotechnology, modern advances in chromatography. Heidelberg: Springer–Verlag; 2002.

39. Branovic K, Forcic D, Ivancic J, Strancar A, Barut M, Kosutic Gulija T, Zgorelec R, Mazuran R. J Chromatogr B Analyt Technol Biomed Life Sci 2004; 801: 331–337.

40. Necina R, Urthaler J, Strancar A, Jancar J, Merhar M, Barut M, Podgornik A. Patent ID: WO03051483. 2003.

41. Urthaler J, Schlegl R, Podgornik A, Strancar A, Jungbauer A, Necina R. J Chromatogr A 2005; 1065: 93–106.

42. Hanora A, Savina I, Plieva FM, Izmrudov VA, Mattiasson B, Galaev IY. J Biotechnol 2006; 123: 343–355.

43. Danquah MK, Liu S, Ho J, Forde GM, Wang L, Coppel RL. AIChE J 2008; 54: 2290–2998.

44. Forde GM. Doctor of philosophy [dissertation]: University of Cambridge; 2004.

45. Prazeres DMF, Ferreira GN. Chem Eng Process 2004; 43: 609–624.

46. Wicks IP. Hum Gene Ther 1995; 6: 317–323.

47. Tarmann C, Jungbauer A. J Sep Sci 2008; 31: 2605–2618.

48. Zochling A, Hahn R, Ahrer K, Urthaler J, Jungbauer A. J Sep Sci 2004; 27: 819–827.

49. Danquah MK, Forde GM. J Chromatogr B Analyt Technol Biomed Life Sci 2007; 853: 38–46.

50. Bencina M, Podgornik A, Strancar A. J Sep Sci 2004; 27: 801–810.

51. Danquah MK, Ho J, Forde GM. J Sep Sci 2007; 30: 2843–2850.

52. Li LZ, Liu Y, Sun MS, Shao YM. J Chromatogr A 2007; 1139: 228–235.

53. Bywater M, Bywater R, Hellman L. Anal Biochem 1983; 132: 219–224.

54. Diogo MM, Queiroz JA, Monteiro GA, Prazeres DM. Anal Biochem 1999; 275: 122–124.

55. Trindade IP, Diogo MM, Prazeres DM, Marcos JC. J Chromatogr A 2005; 1082: 176–184.

56. Diogo MM, Ribeiro SC, Queiroz JA, Monteiro GA, Tordo N, Perrin P, Prazeres DM. J Gene Med 2001; 3: 577–584.

57. Diogo MM, Ribeiro SC, Queiroz JA, Monteiro GA, Perrin P, Tordo N, Prazeres DM. Biotechnol Lett 2000; 22: 1397–1400.

58. Freitas SS, Santosa JAL, Prazeres DM. Sep Purif Tecnhol 2009; 65: 95–104.

59. Heinzle E, Biwer A, Cooney C. Development of sustainable bioprocesses: modeling and assessment. New York: John Wiley & Sons, Inc.; 2006.

60. Ramasubramanyan N. Patent ID: US20056953686. 2005.

61. Ramasubramanyan N. Patent ID: WO0073318. 2000.

62. Prazeres DM, Rodrigues F, Diogo MM, Queiroz JA. Patent ID: US20077169917. 2007.

63. Sousa F, Prazeres DM, Queiroz JA. Trends Biotechnol 2008; 26: 518–525.

64. Wils P, Escriou V, Warnery A, Lacroix F, Lagneaux D, Ollivier M, Crouzet J, Mayaux JF, Scherman D. Gene Ther 1997; 4: 323–330.

65. Schluep T, Cooney CL. Nucleic Acids Res 1998; 26: 4524–4528.

66. Woodgate J, Palfrey D, Nagel DA, Hine AV, Slater NK. Biotechnol Bioeng 2002; 79: 450–456.

67. Darby RA, Hine AV. FASEB J 2005; 19: 801–803.

68. Darby RA, Forde GM, Slater NK, Hine AV. Biotechnol Bioeng 2007; 98: 1103–1108.

69. Sousa F, Freitas S, Azzoni AR, Prazeres DM, Queiroz J. Biotechnol Appl Biochem 2006; 45: 131–140.

70. Sousa F, Prazeres DM, Queiroz JA. Biomed Chromatogr 2009; 23: 160–165.

71. Han Y, Forde GM. J Chromatogr B Analyt Technol Biomed Life Sci 2008; 874: 21–26.

72. Urthaler J, Buchinger W, Necina R. Acta Biochim Pol 2005; 52: 703–711.

73. Azevedo AM, Rosa PA, Ferreira IF, Aires-Barros MR. Trends Biotechnol 2009; 27: 240–247.

74. Roque AC, Lowe CR, Taipa MA. Biotechnol Prog 2004; 20: 639–654.

75. Mourich DV, Munks MW, Murphy JC, Willson RC, Hill AB. J Immunol Methods 2003; 274: 257–264.

76. Ishaq M, Wolf B, Ritter C. Biotechniques 1990; 9:19–20–22–24.

77. Lander RJ, Winters MA, Meacle FJ, Buckland BC, Lee AL. Biotechnol Bioeng 2002; 79: 776–784.

78. Lander RJ, Winters MA, Meacle FJ. Patent ID: US20046797476. 2004.

79. Wahlund PO, Gustavsson PE, Izumrudov VA, Larsson PO, Galaev IY. J Chromatogr B Analyt Technol Biomed Life Sci 2004; 807: 121–127.

80. Evans JK, Troilo P, Ledwith BJ. Biotechniques 1998; 24: 416–418.

81. Sparks RB, Elder JH. Anal Biochem 1983; 135: 345–348.

82. Cathala G, Savouret JF, Mendez B, West BL, Karin M, Martial JA, Baxter JD. DNA 1983; 2: 329–335.

83. Lao UL, Kostal J, Mulchandani A, Chen W. Nat Protoc 2007; 2: 1263–1268.

84. Kostal J, Mulchandani A, Chen W. Biotechnol Bioeng 2004; 85: 293–297.

85. Costioli MD, Fisch I, Garret-Flaudy F, Hilbrig F, Freitag R. Biotechnol Bioeng 2003; 81: 535–545.

86. Levy MS, Collins IJ, Tsai JT, Shamlou PA, Ward JM, Dunnill P. J Biotechnol 2000; 76: 197–205.

87. Teeters MA, Conrardy SE, Thomas BL, Root TW, Lightfoot EN. J Chromatogr A 2003; 989: 165–173.

88. Grunwald AG, Shields MS. Anal Biochem 2001; 296: 138–141.

89. Kendall D, Lye GJ, Levy MS. Biotechnol Bioeng 2002; 79: 816–822.

90. Kahn DW, Butler MD, Cohen DL, Gordon M, Kahn JW, Winkler ME. Biotechnol Bioeng 2000; 69: 101–106.

91. Butler MD, Cohen DL, Kahn D, Winkler ME. Patent ID: WO0107599. 2001.

92. Nochumson S, Yang Y, Kinsey JL. Patent ID: WO0194573. 2001.

93. Albertsson PÅ. Partition of cell particles and macromolecules: separation and purification of biomolecules, cell organelles, membranes, and cells in aqueous polymer two-phase systems and their use in biochemical analysis and biotechnology. New York: Wiley; 1986.

94. Ribeiro SC, Monteiro GA, Cabral JM, Prazeres DM. Biotechnol Bioeng 2002; 78: 376–384.

95. Frerix A, Muller M, Kula MR, Hubbuch J. Biotechnol Appl Biochem 2005; 42: 57–66.

96. Frerix A, Geilenkirchen P, Muller M, Kula MR, Hubbuch J. Biotechnol Bioeng 2007; 96: 57–66.

97. Kepka C, Rhodin J, Lemmens R, Tjerneld F, Gustavsson PE. J Chromatogr A 2004; 1024: 95–104.

98. Rahimpour F, Feyzi F, Maghsoudi S, Hatti-Kaul R. Biotechnol Bioeng 2006; 95: 627–637.

99. Gomes GA, Azevedo AM, Aires-Barros MR, Prazeres DM. Sep Purif Technol 2008; 65: 22–30.

100. Freitas S, Canario S, Santos JA, Prazeres DM. Biotechnol J 2009; 4: 265–278.

101. Kepka C, Lemmens R, Vasi J, Nyhammar T, Gustavsson PE. J Chromatogr A 2004; 1057: 115–124.

102. Ku CA, Henry JD Jr, Blair JB. Biotechnol Bioeng 1989; 33: 1089–1097.

103. Sivars U, Abramson J, Iwata S, Tjerneld F. J Chromatogr B Biomed Sci Appl 2000; 743: 307–316.

104. Birkenmeier G, Vijayalakshmi MA, Stigbrand T, Kopperschlager G. J Chromatogr 1991; 539: 267–277.

105. Duarte SP, Fortes AG, Prazeres DM, Marcos JC. J Chromatogr A 2007; 1164: 105–112.

106. Barbosa H, Hine AV, Brocchini S, Slater NK, Marcos JC. J Chromatogr A 2008; O 1206: 105–112.

107. Murphy JC, Fox GE, Willson RC. J Chromatogr A 2003; 984: 215–221.

108. Kepka C, Rhodin J, Tjerneld F. Patent ID: WO04020629. 2000.

109. Muller M, Hubbuch J, Frerix A, Kula MR. Patent ID: US2006286080. 2006.

110. Ge H. Application Note 28; 2008. pp. 4094–4085.

111. Lemmens R, Nyhammar T, Berglof J, Stadler J. Patent ID: US20056916919. 2005.

112. Urthaler J, Buchinger W, Necina R. Chem Eng Technol 2005; 28: 1408–1420.

113. Przybylowski M, Bartido S, Borquez-Ojeda O, Sadelain M, Riviere I. Vaccine 2007; 25: 5013–5024.

114. Quaak SG, van den Berg JH, Toebes M, Schumacher TN, Haanen JB, Beijnen JH, Nuijen B. Eur J Pharm Biopharm 2008; 70: 429–438.

第**34**章 | 蛋白质层析，工业规模

Joseph Bertolini

CSL Bioplasma，Broadmeadows，Victoria，Australia

34.1 引言

将层析工艺从毫升级的实验室规模放大到百升级的中试规模通常需要选择合适的层析技术及操作参数以达到经济、稳定、操作方便的目的。事实上，大规模层析工艺是由上述因素和有效分离目的蛋白综合决定的[1,2,3]。

34.2 层析工艺放大

34.2.1 工艺设计的考虑因素

层析操作比较烦琐、昂贵、耗时。因此，在层析之前需要设计高效的工艺方法以使层析步骤最少。可供选择的层析手段有很多，包括离子交换层析、亲和层析、疏水层析、凝胶过滤。通常使用这些层析可纯化任何一种目的蛋白[4]。

在层析之前需要考虑的重要一点是，该层析是使用流穿模式还是使用捕获模式。如果该步层析的目的是去除低量污染物，那么通常使用流穿模式，使目的蛋白穿出而污染物与介质结合。与捕获模式相比，使用流穿模式的载量较高，可有效减小柱体积。

使用流穿模式有多种优点。使用该模式时样品的电导通常比较低，因此在下步层析之前不需要超滤脱盐。而捕获模式需要洗脱目的蛋白，洗脱液电导通常较高，因此可能在该步骤后增加超滤脱盐过程。避免使用捕获模式可提高回收率，避免挂柱和洗脱时蛋白质的损失。通常，为了避免极端的电导和pH，捕获模式可能不能有效实施。

捕获模式具有浓缩样品的优点，可将样品由较大的体积洗脱到较小的体积，以此提高样品浓度。

34.2.2 技术参数的考虑因素

为了使层析稳定地线性放大，以下几个因素需要被考虑：

1. 柱高需要保持一致，通过提高柱直径增加载量；
2. 使用线性流速；
3. 样品或缓冲液（如平衡、洗脱）体积使用柱体积计算。

介质含有多种不同的粒径。在生物制品纯化时更倾向于选择大粒径介质，因为这样可以降低装柱时的背景压力。柱子的分辨率取决于其含有介质颗粒的数量、介质的表面积，以及蛋白质进入介质的扩散率。一个 1 L 的含有100 μm粒径介质的柱子包含的介质颗粒与一个 1 mL 含有10 μm粒径介质的柱子相同。如果介质是多孔的，伴随着柱体积的增加，可接触表面积也会增加，从而保证在工艺放大时的高分辨率。

如果层析柱尺寸没有按照常规原则放大，则需要做出合适的改变，需要改变线性流速，保证蛋白质与介质的作用时间与放大前相当。蛋白质-介质相互作用进而与介质结合，这是个动态过程，取决于扩散力、对流力，这些均受在流动相中的蛋白质与固定相的介质之间的相互作用程度影响。

工业生产规模的层析柱存在一个问题，那就是由于介质的质量导致的装柱过程中出现的垮塌现象。实验规模的层析柱的柱壁存在明显的支撑效应，而大直径柱子不存在该效应。因此，这些柱子中的介质有扭曲的趋势，中间部分挤压导致形成凹面。这导致柱子不同部位的线性流速不同，降低了柱子的分辨率。因此，柱子的高度不能过高，通常要低于 50 cm。事实上，对于柱高低于 20 cm 的层析柱该效应更加明显，因为柱子具有较大的表面积，如果适当提高柱高，单个的塔板可以互相联系。

34.3 工业规模的层析参数对工艺的影响

在开发一个层析工艺时，在工艺开始之前就要注意到这个工艺的放大的可行性，而层析参数对工艺放大具有显著影响。这些影响通过以下形式表现出来：设备、试剂、批循环时间、参与生产的人员数。软件可以模拟层析工艺并且可以分析出工艺中的瓶颈，如流速、循环时间和潜在收率。

产品的收率和层析步骤的数量需要认真评估。当处于实验规模时，低收率也许不是问题，因为可以快速地制备样品。但当工艺放大后，低收率和过多的层析步骤将大量地消耗时间和成本。

层析的步骤数目是能够制备合格样品所需的最少的纯化步骤。每增加一步层析都将增加相应的硬件、软件、

操作时间、试剂。此外还将降低产品收率，三步收率为90%的层析将导致总收率为73%。

降低柱体积将显著降低生产成本和操作难度。这些成本包括：柱管及配套硬件、介质量、操作时间、缓冲液量、泵。介质的载量决定了需要介质的量，进而决定柱体积。因此，层析介质载量优化十分重要，这包括使用高载量的介质，优化层析参数，如流速、上样蛋白浓度、pH、电导。在某些情况下，可通过使用流穿模式（使目的蛋白传出而使少量的杂质与介质结合）来提高载量。

高处理量也是要努力达到的，这可通过提高工艺流速，在保证载量和层析分辨率的前提下尽可能降低保留时间。然而，高流速还受其他因素影响：在大规模生产时柱子可能会超压，配套的泵的能力不能达到工艺流速。泵的选择也十分重要，因为泵的剪切力对蛋白质有破坏作用。有多种类型的泵可供选择，如蠕动泵、隔膜泵、多叶回旋泵，这需要对各种泵进行综合评价。

层析介质的选择对工艺放大有至关重要的影响。例如，如果介质是用来生产药物的，那必须有验证证书保证其是可通过过滤去除的。而且必须足够稳定以保证可消毒和再生处理，如耐受高浓度氢氧化钠。

34.4 工业规模的层析包括的要素

34.4.1 介质

介质的选择决定了层析的表现。使用自动纯化系统配合96孔板DOE实验可有效筛选合适的介质及层析条件。对大规模层析工艺来说，一种层析介质的技术性能显著影响着生产成本和工艺可调控性。

介质的成本有高有低，然而，更需要考虑的是介质的性能，如可达到的线性流速、动态载量、可清洁性、可重复使用的次数、功能稳定性、是否会浸出等，需要全面评估。

介质之间主要的不同在于基质的不同。基质的硬度决定着流速。此外，基质在不同化学试剂下的稳定性决定着介质的使用寿命。例如，氢氧化钠是层析过程中最常用的清洁剂，因为它可以灭活细菌和病毒，破坏内毒素，溶解脂类和蛋白质。然而，不是所有介质都能够使用氢氧化钠处理，因此若计划使用氢氧化钠处理介质，则必须选择耐碱介质。大部分介质通常耐受一定程度的酸、洗涤剂、有机溶剂和促溶剂。事实上，很多情况下是由于层析柱本身材料的限制，导致不能使用某些化学试剂。

介质的一个主要特性是它的动态载量。动态载量通常是结合蛋白穿出5%～10%时的上样量。这代表着结合配基的饱和度。动态载量通常和流速有关，这可通过蛋白质在介质中扩散来解释，当流速较快时，扩散程度较低，以致目的蛋白未能与介质完全结合。

介质的使用寿命也是考察介质表现的一个重要方面。介质制造商通常不会提供这类信息，需要通过具体工艺考察。这需要将层析规模缩小，反复上样和再生，结合载量是反映介质寿命的一个常用参数，这比动态载量容易计算，反映了结合在介质上的目的蛋白的总量。若结合载量降低，动态载量必然降低。结合载量是指上样直到介质满载，然后洗脱结合在介质上的蛋白质，计算出结合在介质上的蛋白量。介质考察的其他指标包括理论塔板数（后面讨论），功能基团和基质的脱落情况，介质的可填装性，介质可清洗性。

介质的另一个重要指标是在使用寿命期间介质的有效性。因此，这需要考察该商品生产厂家生存情况及厂家对该产品的承诺情况。

生产商提供系统的产品使用说明书是十分重要的，这将在国家部门验证时提供极大的便利。

34.4.2 层析柱

工业规模的纯化生产中，现代化的层析柱是必不可少的。当今，层析柱使用十分方便，且可放大、重现性好，装柱和拆柱均可实现自动化。目前直径为280～2000 mm 的层析柱有多种型号，可以承受高达 5×10^5 Pa 的压力，为高的工艺流速提供了保证。

层析柱通常会有完整的验证文件，这对生物制药是必需的。生产商会提供他们的层析柱的组成材料，以及该层析柱可耐受哪些化学溶剂。显而易见的是，层析柱在不同的生产工艺中会暴露于多种化学试剂，特别是在清洗和再生工艺中。柱子的组成通常为316 L 不锈钢、聚乙烯或聚丙烯，它们可耐受绝大多数的化学试剂，同时可在较大的温度区间使用，这使得原位清洁可以用于层析工艺中。层析柱中最脆弱的部分是它的密封圈，虽然它耐受大多数的水溶液，但是它通常对多种有机溶剂敏感。然而，若使用到有机溶剂，可用专门的硅树脂材料的密封圈。

工业规模的层析柱通常使用原位清洁，常使用最高达 1 mol/L 的 NaCl 和 2 mol/L NaOH 清洗 4 h。洗涤剂（Triton 100）、离液剂（8 mol/L 尿素）、低浓度的酸（最高 1.7 mol/L 乙酸，0.1%三氟乙酸，0.1 mol/L 硝酸）均可使用。最高 20%乙醇和 30%异丙醇也可使用。如果工艺中需要使用更高浓度的盐溶液和更强的酸（如盐酸），层析柱的不锈钢部分可能会受到损伤，但聚乙烯部分对其耐受性较好。

34.4.3 层析柱的清洗和再生

避免批次间的污染对于制药行业来说十分重要，这就需要批次间层析柱的再生，清洗过程的目的是去除细菌、病毒和朊病毒。因此，国家权威部门对于生物制药生产中的清洗和再生十分重视，这对于产品质量和产品安全至关重要[7]。

批次间的清洗和再生不仅仅是防止批次间污染，更重要的是去除层析柱中的污染物和紧密结合的蛋白质，保证层析柱的柱效。这包括保证理论塔板数（HETP）进而保证分辨率，防止背景压力的产生。此外，清洗和再生可提高介质的使用寿命，降低生产成本。要根据具体工艺确定清洗再生的方法。在离子交换层析中，通常使用高盐（1 mol/L NaCl）处理后再使用 NaOH（0.5～1 mol/L）处理。然而，对于某些特殊产品，有时会使用洗涤剂（吐温 80）或有机溶剂（丙酮、乙醇、异丙醇）处理。

层析介质清洗情况可通过检测过柱的平衡缓冲液中的总有机碳（TOC）来考察。也可通过 X 射线光电子能谱（XPS）或飞行时间二次离子质谱（Tof-SIMS）来检测介质上污染物存在情况。这些检测手段在建立清洗再生工艺中十分重要。

工业生产中，微生物控制十分重要，这伴随着整个操作过程（操作前、操作中和操作后）。使用乙醇溶于中性或酸性水溶液是非常常用的微生物灭活的方法。60%～70%乙醇效果最好，但在生产设备中常用 20%乙醇。然而，在如此低的浓度下，乙醇对病毒和内毒素几乎无效。因此，乙醇仅仅是为了控制细菌。

次氯酸钠是常用的氧化剂，常用于柱子清洁。该消毒剂能够有效灭菌并且对皮肤和黏膜无害。但是，它仅用于柱子的灭菌，由于其与树脂作用会产生有害的副产物，因此不能作用于大部分层析介质。过乙酸与乙醇混合（pH5.5）被证明是有效的抗微生物试剂，此外过乙酸本身就是有效的抗病毒剂。另外一个常用的酸性消毒剂是被证明无害的乙酸。

氢氧化钠是制药界最常用的试剂，常用于层析介质的清洗和再生，它可有效去除热源、病毒和朊病毒。朊病毒在血浆制品生产中十分常见。氢氧化钠作用的浓度（0.1～1 mol/L）、时间、温度及清洗的频率是由清洗挑战实验来决定的。需要对工艺进行清洗验证研究，以确定所使用的柱子的清洗方法是否能够有效避免批次间污染，以及是否有效去除有害杂质。可通过检测经过氢氧化钠清洗的介质中病毒、内毒素、朊病毒等物质的残留来确定使用氢氧化钠清洗介质的工艺是否有效。

34.4.4 层析系统

在实验室阶段，有多种层析系统可供选择，如 AKTA（GE Heathcare 公司）、Bio-Cad（Applied Bilsystems 公司）或 Biologic（Bio-Rad 公司）。

在中试研究或小规模生产中，可供选择的系统有Bioprocess 系统（GE Heathcare 公司）、K-Prine 系统（Millipore 公司）。

这些系统具有方法编辑功能，可使层析过程自动化。这些系统的软件具有细节记录功能，能够记录下详细的层析参数，包括流速、激活状态的泵、泵入缓冲液的时间。

供应商可以提供大量层析系统相关的验证文件（无论软件还是硬件），同时还包括设备的外围元件，如瓣膜、泵、导管。如果设备用于药物生产，符合零号生产规范（GMP）规定是十分重要的。

在购买之前，层析系统的鉴定工作十分重要，这需要供应商提供文件证明确定该设备能够满足生产需要，同时具有完整的保养服务和定期校准服务。鉴定过程包括 4 个部分：①设计确认（DQ）；②安装确认（IQ）；③操作确认（OQ）；④性能确认（PQ）[8]。

DQ 描述了层析系统的要求，以及定义它的功能说明和使用说明，如泵的能力、检测器特征、数据分析功能。需要考察的其他部分包括用户指令、维护需求、验证方法、人员培训。

IQ 确定层析系统按照设计规格到货并安装到合适位置。需要注意的地方有：层析系统是否与购买时的承诺一致，是否包括完整的配套文件（使用说明书、维护指南、标准操作规程、验证证书），安装完成后是否所有部件均发挥作用。IQ 还包括使用实验样品进行层析，确证样品的层析图谱是否与生产商提供的参考图谱一致。

OQ 用于证明在标准环境下层析系统进行一项特定层析任务的能力，并且证明层析系统能够达到 DQ 中设定的操作和功能需求。在进行 OQ 测试时，最好是对整个系统进行完整测试，而不是隔离地测试系统中的单个元件。测试内容可包括：渗漏测试、基线漂移测试、注入体积准确度、流速准确度、检测器线性度、波长准确度。

PQ 是在一系列预设的标准下能够稳定、一致地发挥功能。因此，为了确定设备的稳定性，需要测试设备多个循环的表现。PQ 根据生产工艺的不同具有不同的测试方法，通常与标准生产工艺接近。这需要使用与生产相同的缓冲液、上样样品、介质、柱高、洗脱条件。考察指标包括峰宽、基线噪声、波长准确度、保留时间等数据。

当这些验证工作完成后，需要生成完整的 DQ、IQ、OQ、PQ 文件。这包括 OQ 和 PQ 的验证方法及检测结果。需要生成索引以便今后对各个参数分析的查证。

进行工业化的层析时，可能使用直径达 2 m 的层析柱，这需要详细考察是否对设备有特殊需求，待考察的对象包括：柱子，泵，检测器，以及其他辅助设备。这需要多部门之间的合作，其中包括生产部门、工艺工程部门、研发部门及质量部门。经过这项工作，可得到各部门对设备的特殊需求，在安装新设备时，同样需要经过之前介绍的验证工作。

34.4.5 一般操作问题

一根填装好的层析柱需要有合适的再生 SOP，并且保证在一段时间内保持一致表现。如之前介绍的，再生和清洗过程是去除污垢和抑制微生物生长的重要过程。此外，可通过在上样之前对样品进行预过滤保护层析柱，防止各种不溶性颗粒不可逆地结合于层析介质，进而导致层析最大流速降低。在进行层析时，上样样品的浓度通常较高，这会导致样品黏度较大，因此上样时需要降低流速，防止背景压力过大。否则，将会导致层析介质压缩，产生空隙，增大理论塔板数，降低分辨率。此外，这同时降低了样品在层析介质间的扩散系数，导致层吸收率降低。

34.5 层析的建立

34.5.1 层析柱和配套设备

一个典型的层析设备（包含柱子及层析介质）布置包括防止空气进入层析柱的气泡陷阱，在设备不同部位的压力检测器，以及一条为了方便上样而设置的旁路（图 34.1）。检测蛋白质的紫外吸收检测器用于监测上样和洗脱。pH 检测器和电导率检测器用于监测平衡、上样、洗脱、再生时的缓冲液改变情况。若上样时对样品温度有要求，换热器也是必需的。可使用一体化的层析控制系统，通过电脑控制层析操作、图像展示及数据记录。

34.5.2 柱填装

柱填装对整个层析十分重要，填装较差的柱子会导致沟流效应，造成流量的局部不均，降低层吸收率。

装柱时使用的流速与层析设备、柱子型号、层析介质类型和质量均有关。流速可通过经验性地建立流速-压力曲线确定。通常情况下，层析介质和层析柱的供应商可提供相关信息。

下面将讨论手动填装中小型层析柱的一般方法。下面将以 GE 公司 BPG 系列（直径 100~450 mm）层析柱为例介绍。在装柱之前将层析介质制成浆体（大约 75%）。在装柱过程中，需要连续地进行搅拌，以使介质均匀分布。当介质达到额定高度后，需要将管路中的空气排除干净，之后泵入溶液（如 0.1 mol/L NaCl），在低流速下压胶。之后逐渐提高流速，同时记录系统压力。伴随着介质沉降，在柱床和顶板之间会有明显的空间，这时不要调整顶板高度使之与柱床一致。逐渐提高流速，直到达到一个临界流速，高于该流速系统压力与流速将不再按照线性关系增加。该临界流速可作为装柱的工作流速（通常是最大流速的 70%~100%）。现代的新型硬胶可允许的流速较高，可能无法测出临界流速，此时可使用层析柱所能承受的最大压力时的流速作为装柱的工作流速。

大规模工业化所用的直径大于 1 m 的层析柱通常可装柱高为 15~17 cm。这些柱子在设计时不含柱塞系统，因此装柱时需要在柱子合适位置安装装柱器，之后再填装入相应体积的介质溶浆，液体通过泵从柱子的排水口吸出，这样缩短了装柱时间。装柱完毕后，再将装柱器拆卸下来，高于装柱器位置的介质将被刮除，柱头落到相应位置。因为是通过手动装柱，所以柱效可能会有较大波动，当柱效较低时需要重新装柱。

最近出现了大规模层析柱的自动装柱系统，可自动搅拌介质溶浆，通过柱塞或柱子顶部的喷嘴自动将介质导入层析柱中。通常通过机械化设备自动压胶并将柱头调整到合适高度。这些设备简化了装柱过程，减少了工作量，提高了装柱稳定性。

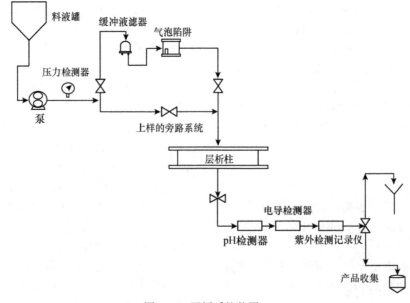

图 34.1 层析系统装置。

34.5.3 柱效测定

在相同情况下，装柱的好坏决定了柱子在层析过程中的表现。评价柱效的指标是理论塔板高度（HETP）和峰不对称性（A_s）。这些测试方法简单有效，且不会向层析介质中引入染料物质或其他污染物。HETP 和 A_s 通常是通过 NaCl（不适用于离子交换树脂）、丙酮或 NaOH 测定。丙酮通过 UV280 检测，NaCl 和 NaOH 通过电导率检测。若使用后两者，则需要使用低盐溶液平衡柱子，防止背景电导对检测造成的误差。通常检测样品的体积不超过柱体积的 2.5%，上样时尽可能地接近柱子入口，减少管道中的扩散效应，特别是不要使样品经过气泡陷阱和缓冲液滤器。

HETP 只能在恒定条件下在相同介质之间进行比较。最好进行三次重复测试再对结果进行评价。当层析表现满足工艺要求后，测试该层析柱的 HETP，该值可作为今后的参考值。通常可接受的 HETP 值为 <0.06 cm。

洗脱峰应该是对称的，前导峰和拖尾峰的出现代表着装柱较差，柱床中可能存在沟流，也是柱子衰退的表现。峰不对称值应该尽可能接近 1。

峰不对称值增大（前导峰降低，拖尾峰增加）代表柱子装得太松了。相反，峰不对称值降低（前导峰增加，拖尾峰降低）代表柱子压得太紧了，或是介质中间有裂缝。双头峰说明柱子装得较差，也有可能是泵的脉冲引起的。

34.5.4 HETP 计算

可通过式（34.1）计算 HETP，其中 L 代表柱子长度，N 代表理论塔板数。

$$HETP = \frac{L}{N} \text{ (cm)} \tag{34.1}$$

$$N = 5.54 \left(\frac{V_e}{W_{1/2}} \right)^2 \tag{34.2}$$

式中，V_e 代表洗脱体积，等于上样后平衡之后的体积；$W_{1/2}$ 指的是洗脱峰的半峰宽；峰高指的是峰最高点到峰拐点切线之间的垂直距离。在计算 N 的时候，V_e 和 $W_{1/2}$ 的单位必须相同。可以厘米为单位，在层析图中容易计算出这些值（图 34.2）。

HETP 计算示例：
假设

$$V_e = 7.330 \text{ cm}$$
$$W_{1/2} = 0.845 \text{ cm}$$

那么

$$N = 5.54 \left(\frac{V_e}{W_{1/2}} \right)^2$$

$$= 5.54 \left(\frac{7.330}{0.845} \right)^2$$

$$= 5.54 \times (8.674)^2$$
$$= 5.54 \times 72.25$$
$$N = 417$$

因此

$$HETP = \frac{L}{N} \text{ (cm)}$$

$$= \frac{15}{417}$$

$$= 0.036 \text{ cm}$$

34.5.5 不对称值计算

图 34.3 通过测量 a 和 b 计算不对称因子 a_f 值，公式如下：

$$a_f = b/a \tag{34.3}$$

式中，a_f 指的是不对称因子，a 代表峰前半部分峰高 10% 处，b 代表峰尾部分峰高 10% 处。

a_f 应该尽可能地接近 1；若 $a_f > 1$ 代表峰拖尾，若 $a_f < 1$ 代表存在前导峰。

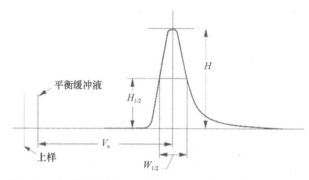

图 34.2 分析层析图谱，通过测量 V_e（洗脱液体积）和 $W_{1/2}$（洗脱峰半峰高处峰宽）计算 N（理论塔板数）。

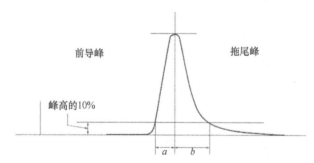

图 34.3 分析层析图谱，测量 a（峰高 10% 的前导峰）和 b（峰高 10% 的拖尾峰）计算 a_f（不对称因子）。

翻译：陈俊良　齐鲁制药有限公司
校对：孙丽霞　齐鲁制药有限公司

参 考 文 献

1. Janson J-C, Hedman P. Large-scale chromatography of proteins. Adv Biochem Eng 1982; 25: 43–99.
2. Wheelwright SM. Protein purification: design and scale-up of downstream processing. New York: Hanser Publishers; 1991.

3. Sofer G, Hagel L. Handbook of process chromatography. London: Academic Press; 1989.

4. Janson J-C, Ryden L. (editors) Protein purification: principles, high resolution methods, and applications. New York: VCH Publishers; 1989.

5. Dasarathy Y, Ramberg MM, Andersen M. A systematic approach to screening ion-exchange chromatography media for process development. Biopharm 1996; 9: 42−45.

6. Kelley BD, Switzer M, Bastek P, Kramarczyk JF, Molnar K, Yu T, Coffman J. Biotechnol Bioeng 2008; 100: 950−963.

7. Jungbauer A, Lettner HP. Chemical disinfection of chromatographic resins, part I: preliminary studies and microbial kinetics. Biopharm 1994; 7: 46−56.

8. Huber L. Systems qualification for high-performance liquid chromatography systems. Biopharm 1998; 11: 65−66.

第 **35** 章 | 蛋白质结晶动力学

Gianluca Di Profio

Institute on Membrane Technology（ITM-CNR），c/o University of Calabria，Arcavacata di Rende（CS），Italy
Department of Chemical and Materials Engineering，University of Calabria，Arcavacata di Rende（CS），Italy

Efrem Curcio

Department of Chemical and Materials Engineering，University of Calabria，Arcavacata di Rende（CS），Italy

Enrico Drioli

Institute on Membrane Technology（ITM-CNR），c/o University of Calabria，Arcavacata di Rende（CS），Italy
Department of Chemical and Materials Engineering，University of Calabria，Arcavacata di Rende（CS），Italy

35.1 溶液中的蛋白质分子

35.1.1 蛋白质溶解度、沉淀剂、相图

蛋白质溶解度，s（mol/L），受很多因素，包括 pH、表面电荷分布、分子大小、盐类型和盐浓度的影响，但它们的影响并不是很明确。在水中，蛋白质分子以离子状态存在，也就是说，侧链分子的一些极性基团易于电离。因此，分子表面的不同部分可以带正电荷，也可以带负电荷，因此整个分子的极性取决于溶液的 pH。在这种条件下，库仑排斥力成为蛋白质分子间的主要作用力。在等电点 pI 时，粒子表面净电荷消失，分子之间的主要作用力占主导（范德瓦耳斯力、疏水性和多极性）。由于缺乏静电排斥作用，溶解度急剧下降。因此，蛋白质的溶解度是一个在等电点时最低的 U 形函数。

溶解度对 pH 的依赖，原则上，可以用来解决结晶问题。然而，在实际尝试中，通过简单地改变 pH 使蛋白质结晶不是很合适。这是因为在等电点时，吸引力通常过于强烈，导致诱导有序的分子聚合形成常规的晶体和无定形沉淀的一般形式。为了降低粒子之间的吸引力，可以保留一些分子之间的相互排斥力。这通常是通过设置 pH=pI 和通过添加沉淀剂微调排斥力来解决，例如，部分筛选蛋白质表面的电荷。在这方面，蛋白质结晶一般是通过加入无机盐或聚合物来形成，最常用分子质量为 200～20 000 Da 的聚乙二醇（PEG）。对于电中性的 PEG，诱导生物大分子之间有效吸引力的机制是减少其之间的作用力。当在大分子的间隙之间插入小分子（PEG）时，由于其间隙宽度等于或小于小分子的大小，这些作用力就会受到限制。然后，由于小分子和外侧大分子冲撞产生的布朗运动，渗透压将会超过间隙一侧的排斥力。此时，作用力的减少有助于大分子形成。

如果沉淀剂是离子盐，就会涉及很多作用力，从而使整个系统更加复杂。蛋白质溶解度随溶液离子强度增加降低的现象称为盐析。这种效应来源于蛋白质和盐与水结合的相互竞争。而任何离子都可以和水在一定程度上结合，减少了蛋白质与水的结合，从而降低蛋白质的溶解度。换句话说，水分子被垄断，与小分子结合，因此盐使蛋白质脱水。当离子的浓度变得足够高，则蛋白质通过相互结合作用来中和其表面电荷，最终出现结晶现象。离子可根据与水相互作用的强度分为稳液剂和离液剂。稳液剂是能够与水分子强烈结合、具有高电荷的小离子，能够降低附近水分子的流动性。离液剂是低电荷密度大型一价离子，与水的相互作用弱于水分子之间的相互作用。

但是离子沉淀剂可以通过盐溶效应促进蛋白质之间的相互吸引作用从而诱导结晶。在高离子强度的沉淀剂中，接近等电点时，蛋白质之间产生反离子吸附，造成同种电荷的蛋白质分子发生静电斥力从而被筛选出来（德拜屏蔽）。这种效果是由 Derjaguin、Landau、Verwey 和 Overbeek 的胶体稳定性（DLVO）理论[1~3]描述的。这种现象是基于范德瓦耳斯力和溶液中的电解质介导的静电斥力之间的平衡而存在的。在经典的 DLVO 理论中，唯一的离子特性是盐离子的大小和电荷，以及不依赖于盐型的蛋白质沉淀剂。然而，在 19 世纪，霍夫迈斯特表明，沉淀蛋白质溶液所需盐的浓度在很大程度上依赖于盐的选择[4]和不同类型的盐对蛋白质析出阶段所产生的不同效果（霍夫迈斯特效应）。霍夫迈斯特根据沉淀鸡蛋清蛋白的能力对各种盐溶质系列进行了排名：

阳离子：$NH_4^+ > K^+ > Na^+ > Li^+ > Mg^{2+} > Ca^{2+}$

阴离子：$SO_4^{2-} > HPO_4^{2-} > CH_3COO^- > C_6H_5O_7^{3-} > C_3H_2O_5^{2-} > HCO_3^- > CrO_4^{2-} > Cl^- > NO_3^- \gg ClO_3^- > SCN^-$

因为这种模型缺乏特定盐的界定，所以很少有人能理解霍夫迈斯特效应，并且不能在 DLVO 理论的框架下来解释。一些可能的解释已经提出了，包括特定盐在盐

离子与蛋白质分子[5]、与水合力、与水结构、与溶解的气体之间存在离子扩散力[6]。然而，没有详细的理论解释盐型对球状蛋白质相图的影响。

球状蛋白质的典型相图如图35.1所示。该图可以被细分成多个区域。溶解度曲线以下的区域是不饱和状态，不会产生结晶；溶解度曲线以上会产生结晶。在亚稳区（参见35.2节"均相成核"）成核率是非常小的，一般可以被忽略，所以只有生长现象；在不稳定的区域，成核和生长都会发生。在不稳定区域的极端地方，蛋白质可能聚集成一个可以观察到的无定形沉淀物。

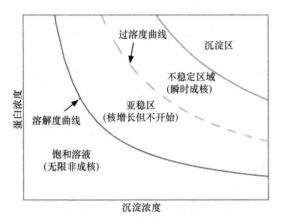

图35.1 应用于球状蛋白质结晶的相图。溶解度曲线（实线，黑色）分为两个区域：过饱和溶液，其中会发生结晶过程；不饱和溶液，晶体溶解。超溶解度曲线（虚线，绿色）将饱和区进一步分成高过饱和状态，此状态发生成核现象；增长竞争（不稳定阶段）以及较低的水平，该状态只会发生晶体生长（亚稳相）。不稳定区域，其中蛋白质沉淀为非晶相（实线，红曲线）。

（本图全彩图片可由 http://onlinelibrary.wiley. com/10.1002/9780470054581 获得。）

35.1.2 结晶蛋白的最佳工艺条件

由于不知道蛋白质的溶解度，因此有时候很难选择沉淀一个目标蛋白质的最佳条件。球蛋白的平衡溶解度与相关的热力学参数 B_{22}[7]密切相关，即所谓第二病毒系数。B_{22} 是一个涉及蛋白质-蛋白质相互作用强度，即平均势力的一个必不可少的衡量参数。这个量可以为稀蛋白质-蛋白质相互作用（玻尔兹曼在液相中所有距离和方向的平均[8]）提供衡量标准。由于 B_{22} 与溶液平衡理论和平均势力相关，因此其评价可以对稀溶液中蛋白质-蛋白质相互作用做一个定性估计。B_{22} 被定义为

$$B_{22} = 2\pi \int_0^\infty (1 - e^{-U(\bar{r})/k_B T}) \cdot \bar{r}^2 \, d\bar{r} \quad (35.1)$$

式中，$\bar{r}$ 为颗粒中心到中心的距离，k_B 为玻尔兹曼常数，T 是热力学温度，$U(\bar{r})$ 是一对相互作用势。在此公式中，被添加到该蛋白质溶液中以达到一个给定的 B_{22} 值的物质无关紧要，一旦引力的强度已经达到，该蛋白质将具有相同的溶解度。

与蛋白质-蛋白质相互作用相比，B_{22} 的正值通常表

示较大的蛋白质-溶剂相互作用，也就是说，净蛋白质分子间力是斥力；此外，B_{22} 的负值意味着蛋白质分子在溶液中的总吸引力。因此，B_{22} 具有关于蛋白质结晶或沉淀的预测功能。B_{22} 值的区域，被称为结晶槽，此区域内有利于结晶。它对应的范围是：$-8.0 \times 10^{-4} \sim -1.0 \times 10^{-4}$ mol·mL/g²[9]。该区域以外的值不会利于结晶或导致非晶相[10]沉淀。众所周知，相对于蛋白质分子的大小，B_{22} 的这些值相当于蛋白质-蛋白质短范围的相互作用。此条件通常对应于盐浓度足够大，能够屏蔽库仑斥力，使得德拜屏蔽长度变小[11]的情况。渗透第二维里系数与成核动力学相关[12]。这意味着成核动力学通过系数 B_{22} 与蛋白质的溶解性相关。对于渗透第二维里系数而言，结晶槽可以转化成溶液条件，从而可以更好地成核。由于 B_{22} 是从稀溶液以非破坏性的方式来确定，因此 B_{22} 成为一个有用的指引，可以通过控制溶液条件使蛋白质容易结晶。

第二维里系数是从渗透可压缩性确定的一个可衡量的实验参数。

$$\lim_{\rho_C \to 0} \left[\frac{d\Pi/d\rho_C}{\rho_C \to 0} \right] = k_B T (1 + 2 B_{22} \rho_C + \cdots) \quad (35.2)$$

式中，Π 指该悬浮液的渗透压；ρ_C 为颗粒的密度数。通过渗透可压缩性，B_{22} 可以用静态光散射法[13]和自主交互色谱技术[14]测定。

35.1.3 静态光散射

静态光散射（SLS）已被用来获取估计一些蛋白质和结晶系数映射槽[15]导致渗透的第二维里的信息。

极化激光束在溶液中被分子散射，偏转的光束既可以被一个单一的散射量，围绕在平面周围可径向移动的光电倍增管检测到，也可以由被径向地布置在一个平面上的多个围绕散射量检测器检测到，这种方法可以同时在多个角度测量。通过光散射确定的量，瑞利比，R_θ，这对应于蛋白质分子散射强度中多余的溶剂散射：

$$R_\theta = \frac{\bar{r}^2}{\sin^2 \theta} \frac{I_S}{I_0} \quad (35.3)$$

式中，θ 为散射角，I_S/I_0 是入射光和散射光的强度比例。对于稀溶液，该方程可以写为[16]

$$R_\theta = \frac{K_C}{1/MW + 2 B_{22} c + 3 B_{33} c^2 + \cdots} \quad (35.4)$$

式中，MW 是分子质量，c 是蛋白质物质的量浓度，B_{22}、B_{33} 和连续的部分是第二、第三等维里系数，K 是该系统的一个光学常数。

$$K = \frac{4\pi^2 n_0^2 (dn/dc)^2}{N_A \lambda^4} \quad (35.5)$$

式中，n_0 是不包括散射分子的纯溶剂的折射率，dn/dc 是折射率增量，λ 是激光的波长，N_A 是阿伏伽德罗常数。如果散射分子小于入射激光光束波长，那么散射光就没

有角度依赖性，能够在一个单一的角度完成测量，通常将检测器放置在与入射光束成 $\theta=90°$ 的位置。确定分子参数方程[式（35.4）]可以改写，截断一阶项后：

$$\frac{K_C}{R_\theta} = \frac{1}{MW} + 2B_{22}c \qquad (35.6)$$

因此，一个图表中的 K_C/R_θ 与 c 可以从截距得到的分子质量信息及第二维里系数提供，也就是斜率除以 2。

35.1.4 动态光散射

动态光散射（DLS），也被称为准弹性光散射和光子相关光谱法，是用于测量互扩散系数和溶液中蛋白质或其他生物分子聚集模式的一个多功能的光学方法。事实上，这种技术提供了蛋白质的相互扩散系数，D_0，以及该蛋白单体的大小和可以从 D_0 获得的聚集体；此外，D_0 为蛋白浓度的依赖性提供了蛋白颗粒间和水动力相互作用的有关信息。相对于其他方法，DLS 的巨大优势在于需要的样品少及实验时间短。

在典型的 DLS 几何图形中，从激光器发射的光通过样品散射，并由光电检测器在一个给定的角度 θ（通常为 90°）进行收集。不同于 SLS 测量到的绝对平均强度，在 DLS 中，蛋白质分子进出聚焦激光束时的随机扩散运动，所引起的光的散射强度波动可以测量到。散射角定义散射矢量 q 的方向：

$$q = \frac{4\pi n}{\lambda}\sin\frac{\theta}{2} \qquad (35.7)$$

式中，λ 是光在真空中的波长，n 是样品的折射率。以数学的一种方法描述随机时间波动的零散电场是通过一个相关函数 $g(\tau)$：

$$g(\tau) = B\{1 + a[g'(\tau)]^2\} \qquad (35.8)$$

式中，τ 是采样时间，B 是相关的基线函数，a 是常数，它取决于检测到的散射光的空间相关性，和 $g(\tau)$ 为归一化散射电场相关函数。在相对于逆散射矢量 q^{-1} 的长度极限小的颗粒中，热力学波动理论和流体力学提供了一个将 $g(\tau)$ 和扩散系数联系到一起的理论框架。主要的一点是分散电场的波动依赖于通过扩散消散的浓度的波动。同理，一个二元溶液，归一化区域的相关函数，由下式给出：

$$g'(\tau) = e^{-\Gamma\tau} \qquad (35.9)$$

式中，Γ 是衰减常数，蛋白质通过 $\Gamma=D(c)q^2$ 包含分子信息，$D(c)$ 是蛋白质浓度相关的平移扩散系数。$D(c)$值越大，表明粒径越小，该相关函数减小越快，而对于 $D(c)$ 较小的值对应较大的颗粒，造成函数缓慢衰减。由于球状蛋白质常常被假定为球形，因此斯托克斯-爱因斯坦关系可以用来估计蛋白质的表观流体动力学半径 $R_h(app)$：

$$R_h(app) = \frac{k_BT}{6\pi\eta D(c)} \qquad (35.10)$$

式中，η 是溶液黏度。因此，从 DLS 对 $g(\tau)$ 的分析提供了一种估算蛋白质表观大小的一个很有吸引力的方式。扩散系数具有通常所描述的蛋白质浓度依赖性：

$$D(c) = D_0(1 + k_Dc + \cdots) \qquad (35.11)$$

式中，D_0 是 $D(c)$ 的无限稀释值，K_d 是扩散维里系数。真正的蛋白质分子当量球流体动力学半径可以在下列公式中使用 D_0 估计：

$$R_h = \frac{k_BT}{6\pi\eta D_0} \qquad (35.12)$$

35.2 均相成核

根据经典概念，成核是从具有较高自由能量的旧相诞生新相的一阶相变的初始步骤。成核区的主要概念是由 J.W.吉布斯在 19 世纪引入[17,18]，他认为一个流体相晶核的形成是由于在另一个流体相的密度波动。随着进一步的发展，一些吉布斯的假设被用于有序的固体，如成核结晶，在稀或稠的流体和所谓的经典成核理论（CNT）中出现。CNT 假设微小晶体和一个大的晶体的排列相同。因此，其原子核的表面自由能与晶体表面相等。它也假设晶核大小随饱和度的增加平稳减小。虽然 CNT 已经相当成功地用来形容小分子的成核，但是一个蛋白质成核的专门理论尚未被开发出来。因此，经典成核理论一般都扩展到了蛋白质，虽然在某些情况下，它们看起来不足以解释蛋白质结晶过程中观察到的现象（见 35.4 节"非经典成核方法"）。

35.2.1 经典成核理论

在结晶时，均相成核发生在一个无结晶溶液中，此时溶质以它们对应的自由能最小化有序地排列在一起。考虑到一定数量的分子在溶液溶剂分子之间随机运动及彼此非弹性碰撞，这个过程是可视化的。这些集群的位置易于波动。成为单体或低聚物的这些聚集体，是晶体成长的单位。这些集群的寿命受使集群生存的内聚力及那些倾向于分解增长单位的力之间的平衡控制。维持一个集群的力 F_V 依赖于分子之间共用键的数量并且与群集的体积成正比。而力 F_S 倾向于把它们分开，与溶液中非共用键成正比，它依赖于团簇的表面[19,20]。创建一个蛋白质集群所需的自由能（焦耳）变化可写为

$$\Delta G_{hom} = \Delta G_{S,hom} + \Delta G_V \qquad (35.13)$$

式中，$\Delta G_{S,hom}$ 是形成总额（正相关量）相关的表面自由能变化，ΔG_V 是与相变（负量）相关联的体积自由能变化。术语 $\Delta G_{S,hom}$ 也被称为群集的过量自由能，可表示为核簇和结晶介质之间总的产品表面积 A_n（m^2）和界面能 γ（J/m^2）：

$$\Delta G_{S,hom} = A_n\gamma = \beta l^2\gamma \qquad (35.14)$$

式中，β（无单位）是由集群形状决定的因素，l（m）为

固定簇大小分布的特征长度。体积能量术语 ΔG_V，均相和非均相（见 35.3 节"异相成核"）成核，是由化学势差 $\Delta\mu$（分子在溶液中为 μ_a，固相中为 μ_b）给定的：

$$\Delta G_V = -\alpha l^3 \frac{1}{\upsilon} \Delta\mu \qquad (35.15)$$

式中，α（无单位）是体积形状系数；υ（m³）是晶体中的高分子物质的体积。溶液中和固相中分子的化学势可以分别以 a_a 和 a_b 表示为函数：

$$\mu_a = \mu_a^0 + k_B T \ln a_a \qquad (35.16a)$$

$$\mu_b = \mu_b^0 + k_B T \ln a_b \qquad (35.16b)$$

式中，k_B（J/K）为玻尔兹曼常数，T（K）为热力学温度。然后聚集过程的驱动力可以被改写为

$$\Delta\mu = k_B T \ln\left(\frac{a_a}{a_b}\right) = k_B T \ln\left(\frac{\gamma_a C_a}{\gamma_b C_b}\right) \qquad (35.17)$$

式中，$\gamma_{a/b}$ 是活度系数，$C_{a/b}$（mol/m³）是溶液中各自的平衡浓度。从上面的等式中，定义过饱和度 S（无量纲）作为溶液实际活性与平衡活性的比例，可以得到：

$$S = \Delta\mu / k_B T = \ln\left(\frac{a_a}{a_b}\right) = \ln\left(\frac{\gamma_a C_a}{\gamma_b C_b}\right) \qquad (35.18)$$

如果活动系数被假定为在给定的浓度范围内是独立的，那么 $\gamma_a \approx \gamma_b$ 和过饱和度可以表示为

$$S \approx \ln\left(\frac{C_a}{C_b}\right) = \ln\left(\frac{C}{s}\right) \qquad (35.19)$$

式中，s（mol/m³）是蛋白质溶解度；C 代表 C_a。经常使用的过饱和定义是

$$S_r = \frac{C - s}{s} \qquad (35.20)$$

进一步使用方法的简化是

$$S_t = \frac{C}{s} \qquad (35.21)$$

或作为浓度差：

$$S_d = C - s \qquad (35.22)$$

过饱和度可通过各种调节溶质活动的方法建立。这些措施包括去除溶剂（蒸发或冷冻），以及离子析出（盐析效应）。过度饱和也可通过调节溶质溶解度的方法建立，如温度变化、pH 变化，以及加入可以降低溶质溶解度的溶剂。

结合式（35.14）～式（35.19）并代入式（35.13），可以得到：

$$\Delta G_{hom} = \beta l^2 \gamma - \alpha l^3 \frac{1}{\upsilon} k_B T \ln S \qquad (35.23)$$

如果假设晶核为致密的球状物体，$\alpha = 4\pi/3$，$\beta = 4\pi$，并且它们像散相的小液滴，这意味着表面能 γ 不会随方向改变，一半径为 r 的球形蒸汽液滴的自由能变化：

$$\Delta G_{hom} = 4\pi r^2 \gamma - \frac{4}{3}\pi r^3 \frac{1}{\upsilon} k_B T \ln S \qquad (35.24)$$

这种关系被称为 Gibbs-Thompson 表达式。式（35.24）

右边的第一项是表面积项，而第二项则是体积。虽然衍生为一个高能量流体液滴的成核，对于在溶液中晶体生长的情况，这种形式是有用的，如果假设该界面能和形状系数不依赖于成核的大小，并且等值于宏观上的大晶体，也就是说，它们不是一个方向的函数。然而，在发生结晶化合物时，相对于所述表面取向，界面能是各向异性的。因此，结晶簇的过量能量是目前在集群上所有界面取向的表面能量的加权平均。考虑到不同面晶体 i 的各向异性，区域 A_i 的总表面积，晶体的 γ 应通过下面的表达式表示：$\sum_i A_i \gamma_i$ [21]。

作为簇的大小功能的曲线 $\Delta G_{S,hom}$、ΔG_V 和 ΔG_{hom} 已经在图 35.2 中给出。需要注意的是，ΔG_{hom} 的增加随着 r 增加到一个临界值后 ΔG_{hom}^* 减小。这意味着诱导形成稳定的原子核必须越过一个高能量的屏障，低于此临界值时，表面能占上风，并且由于热不稳定性，集群形成并不断重新溶解。临界值以上，则形成体积能够稳定的集群，促使它生长成为宏观晶体。因此，一个关键的直径 r^* 可以平衡 F_V 和 F_S。任何一个半径比 r^* 小的集群会趋于溶解，而临界尺寸更大的集群，在生长时自由能会降低，也就是说，随着生长集群尺寸变大而变得更加稳定。为了达到临界尺寸的集群，溶液需要克服活化能，即所谓的成核障碍，可以从 G_{hom} 与 r 曲线中观察到。

为了计算临界半径 r^* 的值，只需区分式（35.24）并将其设置为 0（$\partial G_{hom}/\partial r = 0$）。因此，临界晶核获得的表达式为

$$r^* = \frac{2\upsilon\gamma}{k_B T \ln S} \qquad (35.25)$$

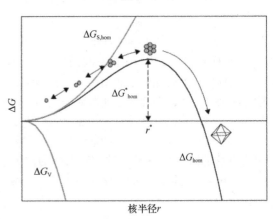

图 35.2 依赖自由能 ΔG_{hom}，从集群半径得到的体积项 $\Delta G_V \propto r^3$ 和表面积项 $\Delta G_S \propto r^2$。需要注意的是，对于 $r < r^*$ 的聚集形式，发生连续溶解；而当 $r > r^*$，聚集体是稳定的并且向宏观晶体形成的方向演变。（本图全彩图片可由 http://onlinelibrary.wiley.com/book/10.1002/9780470054581 获得。）

成核势垒高度 G^* 可以通过 R^* 的表达代入式（35.24）获得：

$$\Delta G_{hom}^* = \frac{16\pi\upsilon^2\gamma^3}{3(k_B T \ln S)^2} \qquad (35.26)$$

很显然，从式（35.26）得出，成核势垒高度 G^* 取决

于两个主要参数：外部控制的过饱和度和依赖组成的材料表面/溶液的界面能。根据下面的公式可以从溶解度 s 和分子体积 υ 估计球形核的界面能 γ[22]：

$$\gamma = 0.514 k_B T \frac{1}{\upsilon^{2/3}} \ln \frac{1}{\upsilon s N_A} \qquad (35.27)$$

图 35.3 所示的是对过饱和度的不同的值以吉布斯-汤普森表达式的图形方式表示。需要注意的是，成核势垒的高度和稳定晶核形的临界尺寸与过饱和度的变化成反比。这说明成核对过饱和度的依赖性较强。能量势垒的存在及其对过饱和度的依赖解释了相亚稳区的存在（图 35.1）。事实上，在溶解度曲线上，即使溶液具有适合沉淀的热力学条件，仅当过饱和的一定值被超过时才会发生。由式（35.25）可知，这个值与成核能量势垒 G^* 相关。此外，根据上述描述，成核可以看成是一个由溶液的密度局部变化波动导致的相变，其生命周期与溶质分子之间的互动有关。然而，密度波动是现象，其时空分布是不可预知的。因此，这种直观的描述，解释了为什么均相成核被认为是概率现象。

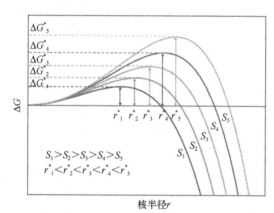

图 35.3 由过饱和度引起的成核障碍的依存度：R^* 和 $G^* \to 0$ 为 $S \to \infty$。（本图全彩图片可由 http://onlinelibrary.wiley.com/10.1002/9780470054581 获得。）

35.2.2 成核率

根据经典成核理论，成核的固定速率，J（$m^{-3}s^{-1}$），即每单位体积和单位时间晶核超过临界尺寸的数量，可以根据下面的描述式（35.22）得出：

$$J = A \exp\left(\frac{-\Delta G^*_{hom}}{k_B T}\right) \qquad (35.28)$$

指前碰撞因子 A（$m^{-3}s^{-1}$）是一个分子水平的动力学参数的函数。它是三项的乘积：分子的密度 ρ，分子附着到晶核使其成长的速率 j，以及 Zeldovich 因子（Z）。分子的密度 ρ 基本上是每单位体积的可能的成核位点的数目，作为均相成核，成核可以在任何一种分子的周围形成。对于稀的蛋白质溶液，$\rho = 1024/m^3$。分子附着到细胞核使其生长的速率上界 j，是由细胞核中有限扩散通量提供的。参数 j 与单位体积结晶相中分子的数目有关，

同时和分子在核-液界面的运输频率 ν 有关。它依赖于溶液黏度、分子电荷、分子体积、溶液的密度及结晶体系内的流体动力学机制。由斯托克斯-爱因斯坦关系式可得：原子或分子在核-液体界面运输频率与体积黏度 η[kg/(m·s)] 相关：

$$\nu \approx \frac{k_B T}{3\pi a_0^3 \eta(T)} \qquad (35.29)$$

式中，a_0（m）是扩散物质的平均有效直径。如果临界晶核是由半径为 r^* 的球体近似而来，那么这个上限为 $j \approx \rho D r^*$，其中 D 是分子的扩散系数。该 Zeldovich 因子 Z（无量纲）是一个原子核在屏障顶部将继续形成结晶的概率；这个概率小于 1。因此，原子核越过势垒并成长为一个新阶段的速率为 Zj。在屏障的顶部，该泽利多维奇因子 Z 约等于 $[\partial^2(\Delta G/k_B T)/\partial n^2]^{1/2}$。这里，$n$ 是原子核中的分子数。对于 CNT，在体系屏障顶部自由能的二阶导数为 $k_B T/(n^*)^{4/3}$，其中 n^* 是分子的临界晶核的数目。这样，在 CNT $Z \approx 1/(n^*)^{2/3}$ 中，对于 $n^* = 10$–100 的分子核，Z 的值为 0.1 或 0.01。

曾有人尝试解析推导式（35.28）系数 A 的表达式。在均相成核和的情况下以及溶质的扩散机制是从本体扩散时，指前因子 A 可以表达为（见 35.6 节"强制溶液流态结晶"）：

$$A_{HON,D} = \left(\frac{k_B T}{\upsilon_0^2 \gamma}\right)^{1/2} Ds \ln S \qquad (35.30)$$

式中，D（m^2/s）是扩散系数和 s（mol/m^2）的平衡溶解度。将式（35.26）代入式（35.28），可以得到球形成核的公式：

$$J = A \exp\left[-\frac{16\pi \upsilon^2 \gamma^3}{3(k_B T)^3 (\ln S)^2}\right] \qquad (35.31)$$

请注意，该指数因子的过饱和度通常比前指数因子变化更加迅速，因此 A 通常被视为一个常数。

上述方程清楚地表明，成核速率可以用下列参数通过实验来进行控制：分子或离子运输、黏度、过饱和度、溶解度、固-液界面张力和温度。成核率将随过饱和度增加而增加，而所有其他变量不变。然而，在过饱和度恒定时，成核速率将随溶解度增加而增加。溶解度影响指前因子和分子间碰撞的概率。此外，溶剂或溶液组合物的改变导致溶解性的增加，由于结晶介质和晶体之间的亲和力增加使界面能减小，因此，需要自发成核的过饱和度随溶解度降低。

一些技术已经用于溶液中蛋白质成核的检测。这包括用光学显微镜对生长在过饱和溶液中可以光学检测到的蛋白质结晶直接计数、原子力显微镜、静态和动态光散射、小角度 X 射线或中子散射比浊法、中子磁共振、拉曼光谱、电子显微镜蛋白质晶体直接计数和差示扫描量热法。

35.2.3 成核时间

在沉淀过程中，成核时间 $\bar{\tau}$（s）是指一个已给定过饱

和值的蛋白质溶液形成晶核的时间间隔。它是由两项组成的：$\bar{\tau} = t_d + t_a$。第一项，t_d 是实现亚临界簇固定大小分布所需的时间，而第二项，t_n，是形成临界尺寸原子核所需的时间。实验上测定成核时间是困难的，因为它是不可能直接被观察到的，因为蛋白质在溶液中形成临界晶核。然而，只有当晶核成长到一定大小才能被观察到，而成核的等待时间是可以衡量的。这个等待时间是成核时间的总和，术语 t_g 表示晶核生长到足够大的尺寸可被实验检测所需的时间[24]。因此，等待时间，被称为诱导时间，t_{ind}，是指从晶核形成到可观察到晶体的时间，并且它经常被用来作为成核时间的宏观测量。诱导时间是涉及成核为数不多的参数之一，它可以通过实验来评价成核生长与分离状况。感应时间受几种参数如初始过饱和度、温度、pH、搅拌速度和存在添加剂/杂质[25~27]的影响。由于 t_{ind} 取决于成核的检测技术，用于诱导时间周期所确定的可靠方法是最重要的。如测量的几种技术溶液的电导率[28]、透射光的强度[29]、电子显微镜[30]、荧光[31]和浊度[32,33]可用于实验测定诱导时间。大多数上述的技术比视觉检测晶体和通过使用简单的光学显微镜更敏感。

稳定核的形成是结晶中的限速步骤，那么诱导时间与成核速率 J 是负相关的。因此，根据经典成核理论，$\bar{t}$ 诱导与过饱和、S、温度 T、界面张力、γ 有关，根据相关文献[20]：

$$J \propto \frac{1}{t_{ind}} \qquad (35.32)$$

考虑到式（35.31）：

$$\ln t_{ind} = \bar{B} + \vartheta \left[\frac{\gamma^3 \upsilon^2}{(k_B T)^3} \right] \left(\frac{1}{\ln S} \right)^2 \qquad (35.33)$$

式中，$\bar{B}$ 为常数，$\vartheta = 4\beta^3/27\alpha^2$（对球形簇而言 $\vartheta = 16\pi/3$）。从式（35.33）可以推测初始过饱和度的增加将导致所观察到的诱导时间的减少。

根据式（35.33），$\ln(t_{ind})$ 与 $1/(\ln S)^2$ 应产生斜率 $16\pi\gamma^3\upsilon^2/3(k_B T)^3$ 的直线，从中可估计 γ。一个 5~10 mol[34]的溶菌酶集群，γ 的典型值是 0.6 mJ/m²。这种图形的代表性曲线如图 35.4 所示。它以不同的斜率表示出了两个不同的

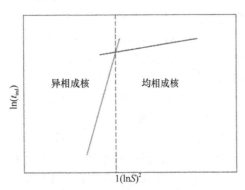

图 35.4　均质（高过饱和度）和异相（低过饱和度）成核的区域。从曲线的斜率可以计算出界面能 γ 的值。（本图全彩图片可由 http://onlinelibrary.wiley.com/10.1002/9780470054581 获得。）

区域。对于有机[35]和无机[36]化合物，这两个区域的产生可归结为随过饱和增加，异构同质形核机制的改变。这种类型的图表在结晶过程中是很常见的，因为在实验室某些情况下，均相成核不太可能发生，这是由于溶液中存在固体外表面，如容器壁或叶轮的表面，灰尘颗粒、大的杂质、现有的商业制剂预形成集群、已经形成的分子结晶晶体（晶种），或具有诱导成核的性质和可能因此影响成核动力学的不同的固体物质类型。

35.2.4　亚稳区

低饱和值的形核率非常低，在达到某一临界值 S^* 后迅速增加。这解释了在溶解度图中存在 $S=1$（饱和）和 S^*（对应于相位的超可曲线图）之间的区域（图 35.1），称为亚稳区，是一个成核概率非常低的区域。因此，亚稳区由不同性质的两条曲线为界。较低边界是溶解度曲线，其位置由该系统的热力学性质决定。位于这条曲线下面的溶液是永远稳定的，成核发生的概率是 0 并且诱导时间是无限的。亚稳区的上限区被称为亚稳极限或超可曲线，与溶解度曲线不同的是，它有一个动力学性质。它是由溶解度图的轨迹定义的，其中成核事件的发生概率为 1，这样当系统接近这条曲线时，成核可以被认为是瞬时的。处于亚稳态的任何溶液在给予的足够时间内自发地成核，这是成核屏障的功能，因此过饱和度越高，成核时间越短。过饱和界限取决于几个参数，如温度、溶液成分组成、产生的过饱和率、存在的杂质、机械效应、流体动力学等。由于过饱和区的动力学性质曲线，亚稳区范围（MZW）取决于实验条件。MZW 是非常重要的，因为该宽度可能对一个结晶的产率产生深远的影响[37]。因为 MZW 过饱和[38~40]的速率增加，这会最终影响结晶过程中传热和传质率，影响该结晶产物的性质，如粒径、粒径分布、形状[41]、整体晶体质量[42]。

35.2.5　控制成核的必要性

不同于无机材料的晶体生长，蛋白质结晶通常是基于溶质的自发成核，而不是从种子成长。这是由于经常使用少量的生物分子材料，处理脆弱的小的种子存在难度，并且少量的杂质在晶体表面可以引起中毒效应，这种效应可使早期生长停止。尽管就它们的数量和完善度来说，表面上看起来很简单，但是自发成核结晶控制不好就会导致整体结晶试验不好控制。例如，为了实现晶体成核需要高过饱和度，从而导致过量的成核及劣质晶体[43]的快速增长。晶体的数量越多代表成核完成后晶体越小。虽然这种材料结构还没确定，但是它适用于生物催化的酶制剂的晶体，如交联酶晶体（CLEC）[44]。如果蛋白质晶体的成核可以提高，这将允许晶体成核可以发生在较低的过饱和度，可以预计高质量的晶体可在其

中生长。在其他情况下，新晶体可以通过运行结晶和连续成核结晶，也可能被纳入先前较大的晶核。这样的结合检测不到而导致镶嵌和晶格应变。因此，对于后一种类型，抑制二次成核发生，应该有助于完美成核。在其他与健康相关的领域，蛋白质晶体成核的控制是必要的，如生产蛋白质为基础的结晶制药[45]，蛋白质的分离[46]，以及治疗蛋白质凝结疾病[47]。这解释了为什么根据其特定的预期用途和特性而控制蛋白质的成核在基础和应用研究方面是非常必要的。因此，增强或抑制晶核生长的速率的可能性，在蛋白质结晶领域为蛋白质结晶的 X 射线结构的研究或蛋白质的生物催化应用开辟了广阔的途径。

35.3 异相成核

在上一节中已经考虑了，蛋白质溶液是均匀的，因此对于该溶液的总体积，一个给定的密度波动的概率是相同的。对于基本上只发生在非常纯净的溶液里的均相成核，这是最理想的情况。此外，与小分子的成核不同，蛋白质晶体的成核需要惊人的高饱和。这是因为蛋白质晶体成核是大分子高度精确的自组装过程，该过程要求具有高度选择性和准确的定向相互作用。出于这个原因，所谓产生结晶的蛋白质分子之间成功的碰撞，不仅需要两种蛋白质足够接近，也需要它们有适当的空间取向。因此在许多结晶实验中，因为均相成核的自由能垒（大于或等于 100 k_BT 的数量级）相对较大，达不到所要求的饱和度水平，就不会发生成核。在实践中，即使是在过滤或蒸馏溶剂中，可以作为成核模板的颗粒还是大量存在的。因此，在结晶中均匀成核不太可能。这些物质引起溶质的局部高浓度，从而促使晶体形成。据说这种机制进行了异相成核的过程，其中的异物降低表面核屏障，有利于聚集在那些不够自发（均相）成核的条件下[48]。

蛋白质晶体生长异相成核吸引的第一个原因是，成核可能出现在亚稳态区域内。因为亚稳区的增长能提供动力的优势，比那些在更高的过饱中增长的，往往产生出更大、更好、有序的晶体，所以一个蛋白结晶的目标就是以受控的方式诱导异相成核。因此，营造有利于成核的环境，即将所谓的成核诱导剂（或成核剂）引入结晶容器中，并试图有效地加以利用已经成为普遍的做法。这样的成核剂可有助于提高任何单个试验生产结晶材料的可能性，从而减少了开始被用于筛选的材料的量并增加成核速率，最终影响晶体的尺寸和尺寸分布。通常，从一个广义的均相成核到一个广义的异相成核，诱导时间和成核蛋白质所需浓度减少，而成核密度增长。

蛋白质异相成核的机制可能起源于溶质分子和成核剂之间的物理和化学的相互作用。尽管相互作用的确切机制目前仍不清楚，但已知的是不同的表面可以通过不同的方式影响异相成核，例如：①导入相关晶格[49,50]的空间特征；②由于浓差极化和吸附的溶质在表面上通过特异性相互作用，改变表面附近的过饱和度分布；③表面微观结构的存在，如粗糙或多孔性，有利于促进成核。

不同的作用机制以不同的化学性质依赖于存在的蛋白质片段。我们已经知道，疏水性和亲水性的斑点、正和负电荷的官能团、氢键键合基团可以为几乎任何类型的非生物表面提供亲和性。吸附大分子的结构重排随着蛋白质-表面停留时间的发展，被视为吸附的驱动力之一，这显著有助于成核自由能的变化[51]。这已经在蛋白质结晶异相成核的战略发展中造成了困难和不可再现。

人们已经试图利用基板作为蛋白质结晶的外延成核对异相成核进行控制。矿物质[49,52]或脂质层[53]具有一个与蛋白质晶体紧密匹配的晶格，在减少诱导时间并获得适合于 X 射线衍射研究的单晶方面可能有效。然而，不产生[54]流动的损失将蛋白质分子集中和定向到表面，有效的外延成核需要可逆相互作用。这些互动应该是既不强也不具体的，这足以限制蛋白质的旋转自由度和蛋白质相互作用的模式程度。因此，尽管初步采用各种基材的积极成果已推行数年，但是对于蛋白质异相成核的控制，没有一个已被证明是普遍适用的"通用形核"。

实验证据表明，蛋白质晶核由电荷控制而不是受外部限制。在这方面，电荷层通过非特异性静电相互作用的方法诱导蛋白质分子在表面成核浓缩。此外，许多蛋白质的构象已被发现能适应导致表面附近结构重排的可能性[55]。异相成核剂的有效性的一些例子是由于蛋白质和聚 L-赖氨酸包被的表面、化学改性的云母表面[57]、硅烷化的聚苯乙烯平底孔[58]、聚合物膜的表面[59]，以及化学处理的玻璃表面[60]之间非特异性的吸引力和局部的相互作用。在非常低的过饱和度中，利用高分子材料，小初始量的蛋白质就可以从溶液中结晶，而结晶动力学增强的蛋白质表现出很长的结晶时间，可以通过使用这些方法获得。

表面微观结构是另一个可能有效的影响诱导蛋白质的异相成核的因素。多孔介质，如多孔硅[61]、多孔玻璃表面[62]、聚合物微孔膜[50]、在成核的凝胶[63]或在硅器件显示的分形结构[64]，有令人感兴趣的蛋白质作为异相成核剂。其含有不规则的结构（图 35.5），表面可能限制和集中分子，从而促使它们形成晶核。

从经典的成核方式来看，成核热力学关注的主要是创建一个表面。如果系统中已经有一个疏水性/亲水性基材，这将减少创建临界晶核所需的工作，相对于系统中的其他位置，将会增加局部成核的概率。二维晶核的形成所需的定量自由能（ΔG_{het}）由于一个适当底物的存在而降低了。这可以通过下面的等式说明[66]：

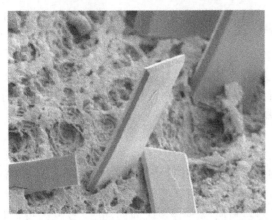

图 35.5 生长在微孔疏水性聚丙烯膜的表面上的猪胰脏胰蛋白酶的晶体。（经许可重印自参考文献[65]，Copyright 2005 American Chemical Society。）

$$\Delta G_{het} = \left(\frac{-\Delta \mu}{\Omega}\right) + \gamma_{12} A_{12} + (\gamma_{23} - \gamma_{13}) A_{23} \quad (35.34)$$

式中，Ω 是摩尔体积（$\Omega = 4\pi r^3/3v$）；v 是分子体积；μ 是动力（$\Delta \mu = k_B T \ln S$）；γ 为单位面积；A 是界面的表面积；下标 1、2、3 分别表示溶质、溶剂和底物。表面自由能的总变化会因为聚合体和基质之间的良性互动，以及结晶介质和基质之间不利的相互作用而降低，这是因为上面方程的第二项是负值。因此，通过增加基板的表面区域会加强成核。成核工作取决于两个主要参数：外部控制的过饱和度及材料表面/溶液组成依赖的界面能。根据杨氏方程理想的光滑表面，界面能量 γ_{12} 可由下式估计：

$$\frac{\gamma_{23} - \gamma_{13}}{\cos \alpha} = \gamma_{12} \quad (35.35)$$

式中，γ_{12}、γ_{13} 和 γ_{23} 分别为核液、核的基板及液体-基底界面能，α 是晶核和体相形成的界面之间的角度。接触角是由晶核中表面和分子的相互作用决定的。界面和分子间的吸引力比那些细胞核中分子之间的吸引力强，随着核扩散到一个薄液滴中，这种吸引力会产生一个小的角度 α，使其与表面的交叉面积最大化。然而，如果表面趋向于排斥分子，然后细胞核被推到远离表面，导致接触角 $\alpha > 90°$，从 Young 的方程中，与一个纯粹的均质成核的界面能 γ_{12} 相比，异相成核的有效界面能，γ_{eff}，将由一个因子，$0 < \varphi < 1$ 而降低。因为 $\gamma_{eff} < \gamma_{12}$，异相成核与均相成核相比大大降低。此外，之前的动力学参数方程[式（35.31）]中的 A_{het} 与异质颗粒浓度成反比，这种颗粒的体积比分子体积 v 更小。通常情况下 $A_{het} \approx 10^{15} \sim 10^{25} \ll A_{hom} \approx 10^{35}$。因此，在基底上异相成核比均相成核需要的能量少，这是由于在界面接触的成核表面能的降低[67]。

$$\gamma_{eff} = \phi^{1/3} \gamma_{12} \quad (35.36)$$

$$\Delta G_{het}^* = \phi \cdot \Delta G_{hom}^* \quad (35.37)$$

式中，ϕ 为异质和均相成核之间的比例。考虑到拥有完美平面的蛋白质分子和化学均相成核之间的相互作用，这个比例可以表示为

$$\frac{\Delta G_{het}^*}{\Delta G_{hom}^*} = \phi = \frac{1}{2} - \frac{3}{4}\cos \alpha + \frac{1}{4}\cos^3 \alpha \quad (35.38)$$

需要注意的是，如果核完全湿润基材（$\alpha = 180°$），$G_{het} = G_{hom}$；当接触角 $\alpha = 90°$，$G_{het} = 1/2 G_{hom}$，而接触角 α 越小，激活能值越小。当 $\alpha = 0°$ 时，激活能值为 0。

当成核需要在多孔基材上发生时，式（35.37）不再适用。在这种情况下，考虑到表面的多孔结构，公式可以变形为[50]：

$$\frac{\Delta G_{het}^*}{\Delta G_{hom}^*} = \frac{1}{4}(2+\cos \alpha)(1-\cos \alpha)^2 \left[1 - \varepsilon \frac{(1+\cos \alpha)^2}{(1-\cos \alpha)^2}\right]^3 \quad (35.39)$$

式中，ε 是表面的孔隙率，定义为在整个几何表面总孔隙区域的比。如果 $\varepsilon = 0$，对于无孔的表面上的异相成核，式（35.38）降低至在文献[式（35.37）]中列出的形式。类似的公式适用于粗糙基材，假设成核溶液的沉淀由一系列 n 个粗略地模拟了高度为 h、半径为 r[68]视锥细胞组成的一个主半径为 R 的球形帽形状表面：

$$\frac{\Delta G_{het}^*}{\Delta G_{hom}^*} = \frac{1}{4} \frac{[2(1-\cos \alpha) - \cos \alpha \sin^2 \alpha]^3}{[(1-\cos \alpha)^2(2+\cos \alpha) + 3\beta \sin^2 \alpha - n\delta^2 \beta]^2} \quad (35.40)$$

式中，$\beta = h/R$；$\delta = r/R$。对于一个理想的表面异相成核，如果 $n = 0$，$\delta = 0$，$\beta = 0$ 时，式（35.39）可以再次转换成式（35.37）。

图 35.6 显示出了式（35.38）和式（35.39）的表面粗糙度（β）和孔隙率（ε）的各种值的图形。可以清楚地看出，如果不考虑其他溶质/基质相互作用，异相成核对自由能壁垒的贡献随着表面粗糙度和孔隙度的增加而增加。

图 35.7 显示了一个不规则的表面形貌产生一个可能的异相成核机制。在这个方案中，溶液中分散的分子首先吸附在表面上。不规则结构可以物理地阻止吸附的蛋白质分子的横向迁移进入凹部，从而使它们被迫地被包装成紧凑的聚集体。分子表面上的俘获可能会导致一个相对较高的局部过饱和，与一个理想的平坦表面上的成核相比，这将增加成核的可能性。在这里，成核将遵循临界簇的形成，包括分子与其邻居形成合适的键。而随机填充结构紧凑的分子可以形成一个分形簇，不能作为一个核心的晶体生长。临界簇然后生长成为晶体，而分形集群成长为更大的集群。这个简单的机制可以概括描述不规则基板如多孔或粗糙的表面异相成核。从技术的角度来看，表面粗糙度是一个特点，在固体表面很难控制，而表面孔隙度更容易控制。所以，可以生产既能够达到所需 $\Delta G_{het}^* / \Delta G_{hom}^*$，又具有适当孔隙率的特殊成核

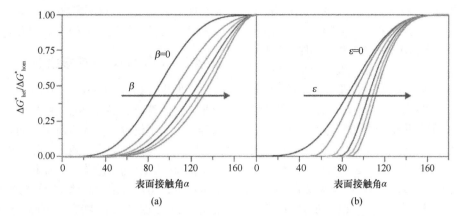

图 35.6 在固体表面的蛋白质异相成核中，表面粗糙度（β）和孔隙率（ε）对 $\Delta G^{*}_{het} / \Delta G^{*}_{hom}$ 比例的影响。成核的能量障碍会随着粗糙度和孔隙率的增加而降低。（本图全彩图片可由 http://onlinelibrary.wiley.com/10.1002/9780470054581 获得。）

剂。这是用膜结晶技术[50]进行蛋白质结晶的情况。用这种方法，微多孔疏水膜既可作为物理支撑用作溶剂萃取汽相也可作为异相成核的底物。

虽然上面描述的机制是简单的，但是在许多情况下，基片的不规则结构可能没有充分考虑到异相成核的效果。更通常情况下，蛋白质分子部分和基板之间的静电/疏水相互作用发挥额外的作用，使成核所产生的整体异质贡献是物理（包封）的组合和化学（静电/疏水相互作用）的影响。

35.4 非经典成核方法

35.4.1 经典成核理论的弱点

两个经典成核理论的主要概念是：①对于大的结晶，

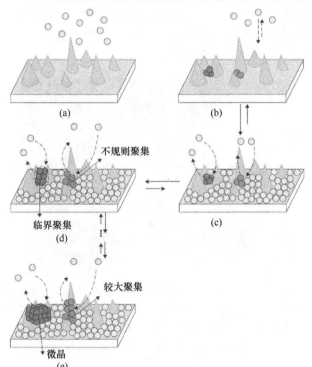

图 35.7 不规则表面蛋白质聚集的示意图。（经许可转载自参考文献 [68]，Copyright 2007 American Chemical Society。）（本图全彩图片可由 http://onlinelibrary.wiley.com/10.1002/9780470054581 获得。）

临界簇的结构是相同的；②该簇的形状由表面自由能的最小值来确定。

根据 CNT，只有对存在于相对较低的过饱和溶液中的大细胞核，第一个假设与实际很接近。然而，在高过饱和度溶液中，稳定簇太小，就没有办法区分表面和本体。在某些情况下，例如，用 4% 的 NaCl 作为沉淀剂的溶菌酶结晶，稳定的集群可以小到 1～2 个蛋白质分子[69]。这个数目的分子比建立晶胞所需要的数量还小。这些集群太小而不能肯定有一个大的晶体结构，从而不能遵循晶体的聚集结构，最有可能的配置是缺乏平移顺序的无定形材料。这是源于无定形沉淀的区域中蛋白质相图的机制。

关于第二个假设，在溶菌酶[69]的情况下，关键簇的大小范围可以从几个群落到 1～2 分子。有了这样的小型集群，聚合物内的分子重排将导致其总自由能的变化较大，从而将系统带出临界区。作为结果，其与假设②矛盾，不能被看作临界簇，这将形成一个尽量减少其自由表面能的形状。

除了这些概念上的矛盾，在某些特定的条件中，在蛋白质结晶一个经常观察到和不能由 CNT 来解释的现象是相分离。如果存在，这个情况对结晶动力学有显著作用，使得蛋白质晶核更加类似于胶体系统，而不是原子的物质。

35.4.2 液-液相分离

用一个互补的方式来描述蛋白质晶核，所谓非经典的方法，可以通过将蛋白质溶液考虑作为胶体系统，其中粒子经历一个高度各向异性和短程相互作用势[70]的过程。当吸引力的范围比粒径长时，胶态悬浮体的相图类似于典型的原子物质[23]，具有三个稳定相共存于一个三态点[71]。然而，当粒子之间的相互作用的范围与它们的大小相似时，胶体体系的典型的相图随温度（或其他外部条件）的变化表现出了两相转换——稠相的形成，这可以具有规则的结构（结晶）或无定形（聚集体），以及由富胶体和胶体贫乏而形成的液-液相分离法（LLPS）（凝聚）液相。这些相变的简单分子液体类似的配对是胶体的凝固的流体-固体过渡，而气-液共存的类似物，以胶体液-液相分离。但是，这两种情况之间一个显著的区别是当简单的流体进行冷却，相位观察的顺序是气体→液体→固体。相反，在胶体溶液，凝聚层通常转变成固体不经过液相。而对于胶体系统观察，阶段的这种"反常"命令直接关系到蛋白质溶液。事实上，在高过饱和度时，溶液中蛋白质分子相互作用的范围与它们的大小是可以比较的，此外，是高度各向异性的，从而产生一个相位图，如图 35.8，这是典型的球状蛋白。这个代表性的相图中，密集液体相的形成具有两相：共存曲线或双节线，这是蛋白质溶液保持均的区域和发生 LLPS 的区域之间的边界，以及一条旋节线，即从不稳态分隔亚稳态，低于该亚稳区稠密液体的瞬间形式[23]。双节线和旋节线相交于临界点，在这两个阶段变得相同。除了这一点，是不可能发生 LLPS 的。然而，对于蛋白质，在更高的蛋白浓度，甚至高于 LLPS 临界温度的情况下，由于附加的广泛范围引力的作用，蛋白质溶液通常形成凝胶[24]。

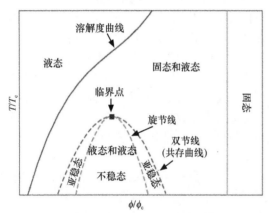

图 35.8 一个简单的模型蛋白质，在温度浓度平面，假设与短程吸力相互作用的硬球体的理论相图。降低温度 T/T_c（T_c 为临界温度）表示为体积分数/时的函数。液体和实线标记为边界的稳定液和固相。共存线（蓝色虚线）位于下方的液相线。黑色实曲线是稀的蛋白质溶液，与结晶相共存的体积分数。固体绿色曲线是晶体的体积分数。（本图全彩图片可由 http://onlinelibrary.wiley.com/10.1002/9780470054581 获得。）

在蛋白质溶液中，亚稳态的流体/流体边界的位置，在许多系统中，可以通过在一个固定的温度下快速降温或快速增加相互作用的强度变化来快速提取液/固相边界下面的蛋白质溶液。溶液在位于液-液边界附近的情况下，密度波动可能诱发中间相的形成，包括被低浓溶液所包围的高密度蛋白液滴，这样，在重力的影响下，液滴可以分离，两个液相将是可见的。因此，许多小液滴聚集从而形成散射光，使溶液变得混浊，不再透明。根据所谓的"浊点法"，对一个大分子系统而言，通过测量液滴透过光强度的方法可以得到共存曲线。包括以下步骤：①对一个已知蛋白质浓度的溶液闪光，降温到透射强度下降到初始值一半的（混浊温度）的温度；②当所发射强度达到零，溶液必须被加热，直到透射强度返回

至初始值的其一半（澄明温度）；③该相分离温度可由混浊和信息交换的温度之间的平均来近似。

35.4.3 LLPS 中的成核机制

当发生 LLPS，而不是经典方法的一步到位时，成核是由进行两步结晶（TSC）机制促进的。现已经发现这种机制，不仅对于蛋白质适用，而且适用于小分子的结晶[72]，原子系统[73,74]、纳米晶体[48]的生长期间，以及生物矿化[75]。相对于溶液的总体积，富溶液相的数量是非常小的，可形成浓度高达 400～500 mg/mL 的蛋白质液滴[24]。在这些过饱和状态，由此产生的富含蛋白质的阶段可能会产生特定形状的晶体。溶菌酶的成核发生在 LLPS 导致的微小的"海胆"或"球状"晶体生长阶段（图 35.9），高浓度概率下降。这种针状的蛋白质结晶被认为可能是亚稳性或者不稳型[76]。

由于其在科学和技术的重要意义，已经在理论[77]和实验[31]对 TSC 机制进行研究。然而，到目前为止，人们对 TSC 的理解仍然很差。人们已经知道的是，一个亚稳态液-液临界点的存在极大地改变了临界晶核的形成途径。通过亚稳态，失稳临界点附近产生的较大密度波动将成核势垒 G^* 由 $\geq 100k_BT$ 降低至 $50k_BT$[23]，从而提高晶核成核速率。然而，成核作用的提高率被由临界点集体溶质扩散系数的损失所缓和。因为这两个相对效果之间的非线性耦合的结果，成核速率以过饱和状态非线性的变化[78]。成核增强到最大时的临界点最接近溶解度曲线，使得所述亚临界点是最接近溶解度曲线的，结果在该条件下同时出现两个成核速率的极大值。其结果是，结晶的热力学驱动力减少，晶体生长缓慢，改善了结晶的排列，从而生成更好的晶体。

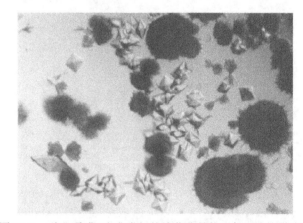

图 35.9 "海胆聚集"和非常规的溶菌酶晶体，在乙酸盐缓冲液由膜结晶系统的 4.5% NaCl 沉淀剂获得。（G.Di Profio 未发表的作品。）（本图全彩图片可由 http://onlinelibrary.wiley.com/10.1002/9780470054581 获得。）

然而当考虑到一些实验现象时，如在温度下降到液-液共存区时，形核率下降；在某些情况下，大量稠密液体的液滴不会使新的晶体成核，描述蛋白质成核的难度，

以及对 TSC 机制描述的局限性很明显。这解释了一个事实，即浓稠液体存在长久的液滴不是增强成核[79]的先决条件。这些因素要求进一步努力定义一个专门的理论来描述蛋白质晶核。

35.5 晶体生长

溶液中晶体生长的基本步骤一般分为可被假设为串联发生的两个独立的步骤：①从本体溶液向晶体表面附近的扩散边界层扩散的生长基；②表面整合进入晶格。这最后一步涉及表面扩散、重新定位、在其集成到晶体之前部分或全部反溶剂的增长单元。对于表面的整合，晶体表面的发展有两种模式：切层生长和正常生长。不同单晶的面是不相同的，可以同时使用不同的发展机制。此外，单个面可以同时表现出一种以上的机制，且机制的类型可以改变，因为一些实验变量，如温度被改变，大多数晶体可以在同一时间利用各种机制，尽管一种机制可能受到青睐。

35.5.1 切向层生长模式

当晶体/溶液界面在分子尺度上是光滑的时，切向层生长模式就会发生。即，它本质上与晶核平面是相似的，这个晶核平面可以由米勒指数通过切割晶格获得。在这种模式下，一个新的层，通常为一个晶格间距高，沉积在之前晶格层的光滑表面。不完整层的边缘被称为梯。梯之间的平坦处是突出的晶面。梯本身也残缺不全，含有扭结。新生长基附着在扭结上，在晶体体积上其数量是减半的。扭结在连接后被保留，并且假定该连接不改变晶体[80]的表面自由能。因此，表面晶体的生长靠传代和层蔓延（图 35.10）。

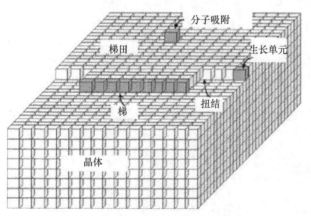

图 35.10 生长的平面晶体的表面结构示意图。

与附着在梯田或平坦阶梯边缘的分子相比，附着在扭结上的分子与邻近的分子产生更多的结合。因此，它们更容易保持下来。相反，当分子离开晶体，比从任一完整的台阶边缘或梯田中任一嵌入的位置，它们可以更容易地从扭结分离。其结果是，该分子可被添加到一个

小平面晶体上，对于给定的溶质浓度，在垂直的方向上的生长面测量速率 R 时，平均梯密度，p，定义为梯高度 h 除以平均距离 λ：

$$R = p \cdot v = \frac{h}{\lambda} \cdot v \qquad (35.41)$$

式中，v 是步速。该步速距离由梯级生成的模式确定，从而依赖于自由表面能和过饱和。在本节中，该梯级的来源将被忽略，并且只是在梯级动力学将被考虑。梯级繁殖生长（或溶解）的速率由扭结密度、a/λ_k、速度、v_k、沿梯级扭结的扩散确定：

$$v = \frac{a}{\lambda_k} v_k = \frac{a}{\lambda_k} a(j_+ - j_-) \qquad (35.42)$$

式中，a 是晶格参数（近似于典型分子大小），j_+ 和 j_- 是分子和扭结接触-不接触的频率，以及 $a(j_+ - j_-)$ 是扭结沿着梯级传播的速率。由于热激活分子[81]中，即使在平衡状态，梯也会有扭结，分子都在不断接触和分离，因此，台阶边缘不是静态的。由于附着在晶体表面上分子的磁通量超过分子从表面分离的通量，因此在过饱和溶液中会发生生长。能量势垒从梯级中分离分子完全是由它与相邻分子键合晶体的强度来确定。自黏结强度是温度，而不是表面通量的功能，表面的总通量几乎是与浓度无关的，它不能只通过改变溶液组成受到影响。与此相反，焊剂的表面可取决于几个实验条件，因此可以通过以下方式变化，例如，促进系统中溶液对流（见 35.6 节 "强制溶液流态结晶"）。频率 j_+ 和 j_- 可表示考虑分子的掺入扭结作为化学反应使激活屏障 G^*。这个障碍是关系到参与水的结构的能量：

$$v = \frac{a}{\lambda_k} a v_+ \exp\left(\frac{-\Delta G^*}{k_B T}\right) \Omega(C - s) \qquad (35.43)$$
$$\equiv \beta \Omega(C - s) = \beta \Omega s\left(\frac{C}{s} - 1\right)$$

式中，v_+ 是尝试克服障碍 G^* 来加入一个扭结的热的典型频率，Ω 是分子体积，C 是溶质浓度，s 为平衡浓度（溶解度）。参数 β（m/s），通常被称为动力学系数，它与一阶动力学常数 k 通过公式 $\beta = ak$ 相关联。它可以看作是在过饱和率 $\eta(C-s) = 1$ 时，该分子掺入晶格。β 也与自由能屏障 G^* 有关，如下：

$$\beta = \frac{a}{\lambda_k} a v_+ \exp\left(\frac{-\Delta G^*}{k_B T}\right) = \frac{a}{\lambda_k} a v_+ \exp\left(\frac{\Delta S^*}{k_B}\right) \exp\left(\frac{-\Delta H^*}{k_B T}\right) \qquad (35.44)$$

式（35.43）的推导已经呈现在别处[82]。式（35.43）意味着晶体的生长速率常数是由生长培养基中接口上的扭结的密度及一个分子掺入到一个扭结的屏障，即熵和焓确定的。因此，晶体的生长速率可以通过阻断扭结嵌入或通过粗糙化的步骤来改变。动力学系数已经由原子力显微镜和干涉测量[83]进行测定。根据式（35.40）和式（35.42），表面的传播速率是

$$R = pv = p\beta\,\Omega(C - s) \qquad (35.45)$$

式（35.43）～式（35.45）显示，动力学参数 β，该步骤的速度 v，以及晶体生长速率 R，在很大程度上，由扭结密度 a/λ_k 和成团障碍 G^* 决定。扭结密度是由扭结的机制决定的，而 G^* 是由分子结合进入扭结的机制和溶质/溶剂和晶体/溶剂之间的化学相互作用决定。式（35.44）的主要后果是，溶解度是其中两个通量相等的浓度。这意味着，如果两种类型的晶体被放置在相同的过饱和溶液中，可溶的晶体将增长得比另一种快，仅仅是因为在其表面分子的一个较大的磁通。换句话说，晶体生长加速了溶解度速度，没有人可以假设加速增长率意味着扭结嵌入上更快的动力学。自动变速的溶解度改变生长动力学，提供改变晶体生长速率的又一途径。

35.5.2 分步生长模式

通过两种机制产生新的步骤：①二维成核；②一个螺旋位错交叉的晶面。其中哪个机制占优势取决于过饱和度。

在二维（2D）成核作用中，新层的成核由层生长[84]引导。这种机制被显示在图 35.11 中。

二维成核机制适用于单核或多核。此机制在高过饱和度下运作。在底层的晶格引导下，黏在表面和组织起来的分子溶液，有序阵列与原有的层一致。这些分子也可以离开表面，但当组织阵列超过一定的临界尺寸，分子从溶液到台阶边缘生长。首先，二维成核可以垂直于表面生长，而后一个过程是切向生长。因为在没有位错的情况下，新层的创建需要在先前没有存在的层上出现

新的有序排列，这是一种成核事件。代表激活过程的这种成核一般难以发生，并且需要克服能量或概率障碍。这是晶体生长过程中较慢和较困难的过程。相反，分子聚集到阶梯边缘以及在表面上扩展新层是一个非常容易的过程，因为合并新的个体本质上是合成的过程，这两个分子组成现有的阶梯边缘和新的聚集。因此，一旦出现新生层，其二维膨胀可以不受阻碍地进行。但是，已经停止生长的晶体的表面是平坦的，因为表面上没有残留模块。二维岛在所有方向上通常并不等同。因为阶梯边缘呈现出不同的结构，也就是说，根据这些点上的能量关联，以不同的速率显示不同的键合可能性。影响步态发展速率的杂质也与生长岛屿外围产生不同的亲和力，这些也可能改变聚集率，导致模块的形状不对称。

如果通过二维成核生成步骤，对于单核机制，增速 $G(\mathrm{m/s})$ 垂直于表面可以被描述为过饱和 S 的一个函数：根据

$$G_{MN} = d_0 A_{\mathrm{cr}} J_{2\mathrm{D}} = d_0 A_{\mathrm{cr}} A_0 S\,\exp\!\left[-\frac{\pi a_0 k^2}{(k_\mathrm{B}T)^2 \ln S}\right] \qquad (35.46)$$

式中，d_0（m）是分子直径；A_{cr}（$\mathrm{m^2}$）是晶面的面积；$J_{2\mathrm{D}}$（$\mathrm{m^2/s}$）是二维成核速率；A_0（$\mathrm{m^{-3}s^{-1}}$）是指前动力学参数；a_0（$\mathrm{m^2}$）是在单分子层和 κ（$\mathrm{J/m^2}$）分子区域自由步骤的能量，通过公式 $\kappa = k_s d_0 \gamma$ 与该界面能 γ 有关，其中 k_s（无量纲）是一个形状因子。

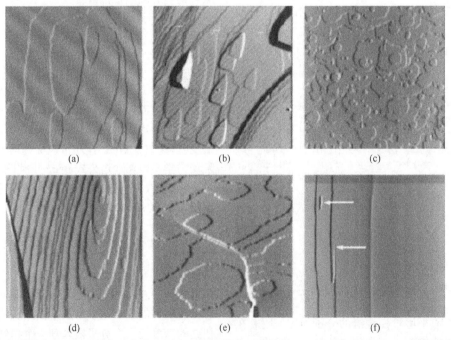

(a)	(b)	(c)
(d)	(e)	(f)

图 35.11 原子力显微镜图像。（a）甜蛋白晶体的表面上因螺旋错位形成的梯田二维成核上；（b）二维和三维成核；（c）一个甜蛋白晶体分别在低和高过饱和度；（d，e）的错位源和溶菌酶晶体表面上的二维成核和（f）位错源，以及在木聚糖酶晶体的表面上的二维成核。（经许可重印自参考文献[85]。）

对于多核机制，增长率可描述为

$$G_{PN} = d_0 \left(\frac{1}{3} \pi v_s^2 J_{2D} \right)^{1/3} = d_0 \left(\frac{1}{3} \pi a_0 D c_e \right)^{2/3}$$ (35.47)

$$A_0^{1/3} (S-1)^{2/3} S^{1/3} \exp \frac{\pi a_0 \kappa^2}{3(k_B T)^2 \ln S}$$

式中，$v_s = a_0 D(c_0 - c_e)$（m/s），梯级传播的速度。

一个常见的层产生机制是由螺旋位错[86]刺入日益增长的小平面（图 35.12）。对于某些原因，如掺入一种污染物或错误掺入一个或几个分子，这些问题产生的时候，沿法线方向的表面会不连续。在这种情况下，梯级在过饱和溶液中以螺旋状围绕位错不断传播，因此它们名为螺旋位错。因此，在这种增长模式下，螺旋位错为新的分子提供附着步骤，对分子非常光滑的结晶面，这是非常困难的[87]。垂直于表面的生长速度可以表示为

$$G_{BCF} = \frac{d_0 v s}{\beta R^*} = \left(\frac{a_0 D c_e k_B T}{\beta d_0 \kappa} \right)(S-1)\ln S$$ (35.48)

式中，$\beta = 19$（无单位）是一个数值因子；$R^* = a_0 \kappa / \Delta \mu$（m）是一个二维核的半径。对于低过饱和度，式中 $\ln S \approx (S-1)$，增长速度方程变为二次 $G_{BCF} \approx (S-1)^2$。

通过这个机制生长和二维成核之间的显著区别在于，从螺旋位错产生梯到产生面，生长更容易方便，因为不需要二维成核启动一个新的层。该螺旋台阶边缘不断提供新生层并且晶体在向另外的分子梯的边缘，几乎全部增长。螺旋可左手或右手，这取决于错位的性质，并且单晶面往往会表现出两者的性质。螺旋可以是单面或双面的错位，而这些更复杂的螺旋也可为一个方向。

35.5.3 正常生长模式

晶体生长的另一种机制，称为正常增长，不进行逐层递增，而是通过在表面任意点上随机聚集分子。分子在晶体溶液界面加入表面上无处不在的格子。相对于通过层生长产生的原子"光滑"表面，这会导致原子"粗"表面。界面的粗糙度是一个标志，即自由界面的能量是很低的，不能防止热波动引起的混乱和二维成核消失形成的潜在势垒。光滑和粗糙界面以及它们的成长模式之间的主要区别在于梯级和晶体表面上扭结位点的密度。在光滑的面上，扭结和梯级的密度小于晶面上分子位点的总密度的约 $10^{-3} \sim 10^{-2}$。对粗糙无序的面，梯级和扭结正处于高密度，这样梯级和扭结之间的平均距离与沿表面的晶格间距是对等的。因为新的分子只会在纽节点上自由地加入晶体。无序的表面上由波动产生的梯级和扭结很容易增长，而在光滑表面上，梯级的生长就是一个问题。增长率在这种情况下，弱依赖于表面的方向，因为当溶质分子在到达表面时就会马上集成，从而使生长的晶体成为圆形、球形、椭圆形等。在高过饱和体系中的这种增长机制，是杂乱无章的，并会产生人们所预料的质量不好的晶体。当形成二维临界核所需的活化能量为阶数 $k_B T$ 时，通常观察到动态粗糙化。对于一个表面上的粗糙增长的生长速率依赖于差异生长基在晶体表面散装的撞击通量 f_s（s^{-1}）和离开表面生长单位通量 g_s（s^{-1}）之间的差别，根据

$$G_{RG} = d_0 (f_s - g_s) = a_0 D c_e (S-1)$$ (35.49)

因此粗生长是过饱和率的线性函数。

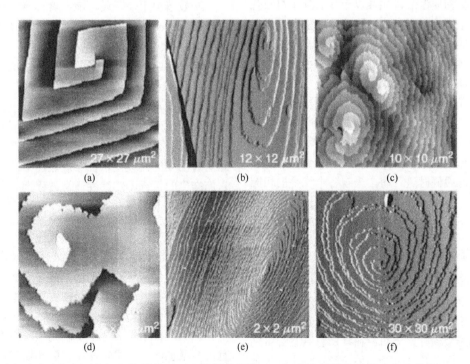

图 35.12　多种蛋白质晶体的表面上螺旋位错的原子力显微镜图像。（a）葡萄糖异构酶；（b）溶菌酶；（c，d）刀豆球蛋白；（e）溶菌酶；（f）牛胰蛋白酶。（经许可重印自参考文献[88]。）

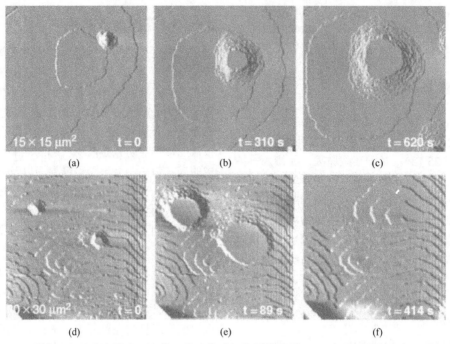

图 35.13　图像显示晶体生长表面上的三维成核时间发展的序列。（经许可重印自参考文献[88]。）

35.5.4　三维成核

三维成核生长可能是大分子晶体生长的独一无二的机制，因为其在先前常规的结晶机制中并没有被描述过（图 35.13）。

这种机制与在一定的过饱和范围内的大分子溶液中观察到的液-液相分离现象有关（见 35.4 节"非经典成核方法"）。在这些情况下，低于所需阈值的二维成核，形成致密液相的蛋白质溶液，由数以千计的分子组成几百纳米大小，并呈现出短程有序。这些液滴落在晶面上并转化为与下面的晶格完美对齐的晶体物质。当液滴与现有晶体表面接触时，晶格用作外延衬底以引导和促进上述分子中的结晶。它们形成了一个晶体层，激发了它们上方分子的结晶性，传播连续的一系列生长层，即多层叠层。有几个晶格厚度的层岛，侧向传播产生了几个新的阶梯。堆叠的每一层都提供了阶梯边缘，因此也是切向生长和新层形成的来源。当层的切向生长从晶体表面上的多个多层堆叠同时进行时，来自各个堆叠的相应层最终彼此相遇，合并，并以完全邻接的方式拼接在一起。在某些情况下，这可能是主要的增长机制。

35.5.5　杂质影响

因为来源于生物，大分子容易受到外来的各种杂质的影响。这些不仅包括外源蛋白和变性或降解大分子，还有它们的聚集物，甚至它们的微晶。除了灰尘颗粒和可能污染传统的母液的外来无机材料，所有这些都可纳入全部晶体生长。因此，大分子晶体广泛地结合各种杂质进入其内部。

杂质可能会产生晶格缺陷的多样化，或者它们可能

在晶体中产生严重的缺陷。这种缺陷的程度在很大程度上取决于大分子的性质、杂质的类型，以及维持晶格的物理力。掺入晶体中的杂质分子影响阶梯边缘的粗糙度，尽管理想状态下它们应该是平滑的。这是阶梯边缘进程中局部"麻痹"的结果，从而导致前进层中产生间隙和参差不齐。空位、空单位细胞、部分填充的单位细胞，甚至成行的缺失粒子或单位细胞也很常见，并且可能占蛋白质晶体中所有单位细胞的 1%。

一般情况下，杂质可能显著影响晶体的衍射特性。虽然在个别缺失的情况下，这种不好的后果相当有限的，但当这种缺失很多时，影响就会很大。产生长程无序并且影响晶体中的许多分子的更严重的缺陷是平面缺陷。这些位错平面可以延伸穿过晶体中数百或数千个分子层，并且在其邻近区域中取代大量分子。大量的平面错位可以形成网络并在晶体内建立一个域的系统。这些结构域的相对数量和位移决定了晶体的镶嵌特性，以及由此衍射图案的镶嵌性。在常规晶体中，这些平面缺陷及它们产生的长程不连续性通常被称为晶界。

35.6　强制溶液流态结晶

溶液中的结晶过程是按照两个连续的阶段进行的，①将生长单位从母液中输送到晶体表面；②并入晶面。取决于这两个过程中哪一个占主导，据说这种增长分别由扩散或界面动力学贡献决定。在第一种情况下，晶体生长速率取决于溶质分子扩散到生长表面的速度，由于对流会增加溶质的供给速率，因此期望增加溶液对流会加快晶体生长速率。当控制机制是界面动力学时，生长速率是由从固体/溶液界面的生长面中所包含的单元的

速率来决定的。在这些条件下流体对流不会显著地影响溶质掺入晶体[89]和总体增长率。通常，这两种贡献中的其中一种主导了结晶过程中的整个运输机制，尽管有时也可能是混合主导。以上描述中出现的总趋势图如图 35.14 所示。

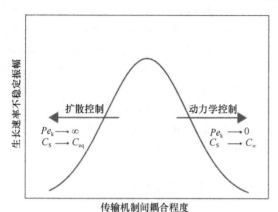

图 35.14 由整体的传输机制和结晶过程耦合的晶体生长速率的波动。对应关系曲线中的最大值，最大波动幅度是由于运输和界面动力学过程之间的耦合。在界面动力学或扩散控制下，当界面溶质浓度 C_S 分别接近无穷（C_∞）或平衡（C_{eq}）的浓度时，扰动幅度向生长衰减变化。（本图全彩图片可由 http://onlinelibrary.wiley.com/book/10.1002/9780470054581 获得。）

如果增长是在纯动力或运输控制下进行的，当界面浓度 C_S 分别接近体积浓度 C_∞ 和平衡浓度（溶解度）时，系统是稳定的，也就是说，扰动被抑制了。然而对于混合控制，系统是不稳定的，扰动会导致平均速率的波动。预计在总体速率控制[90]下运输和动力学成分的相同影响下运行的过程会产生最强的不稳定性（最大波动幅度）。在这样的解决条件下，增长机制可以被描述为界面动力学和扩散贡献的组合。在这种情况下，生长过程的固有不稳定性导致生长速率，阶梯密度和阶跃速度的波动，在他们各自的平均值[91]中高达 80%。这些波动与晶体的同质性降低有关，降低了结晶质量[90]。

基于这些波动幅度对"工作点"的依赖性（整体速率控制中扩散和界面动力学贡献的相对权重），可以预期转向纯界面动力学或扩散控制，将导致更稳定的增长。在没有流体对流的情况下，分子通过扩散运送到晶体。在此，生长中的晶体被其母液包围，因此，衰竭区源于将生长单元从液体中提取出来而进入固态。在重力作用下，产生溶质的浮力对流，由此产生的浓度梯度会引起密度变化。因此，可以通过抑制浮力驱动的对流来实现纯动力控制。缓慢的分子供给会使生长面附近的蛋白质浓度降低，从而阻止新核的形成，使蛋白质分子有更好的机会到达晶格中的特定位置。这就意味着蛋白质晶体质量的提高，此外，生长晶体周围的衰竭区可以作为杂质的过滤区帮助改善其质量[92]。利用高黏性凝胶和油作为分散介质，利用影响溶液中分子运动的磁场/电场，可以得到抑制浮力的对流。另一方面，通过将工作条件从

静态变为强制流体对流来增强浮力驱动的对流，可以获得纯粹的扩散控制。工作点的这种转变改善了晶体质量[93~96]。

晶体生长中主要传输机制的个体化控制参数是动力学佩克莱数[90]：

$$Pe_k = \beta_f \frac{\delta}{D} \qquad (35.50)$$

式中，β_f 是表面动力学系数（如溶菌酶约为 10^{-6}cm/s），D 是溶质扩散系数，δ 是一个特性扩散长度（相称的边界层厚度）。边界层厚度 δ 是在评价具有滑移速度 v[97] 层流的情况下：

$$\delta = \left(\frac{x}{0.282}\right) Re^{-1/2} Sc^{-1/3}$$
$$= \left(\frac{x}{0.282}\right) \left(\frac{\upsilon x}{\eta}\right)^{-1/2} \left(\frac{\eta}{D}\right)^{-1/3} \qquad (35.51)$$

式中，x 可以由晶体线性尺寸来近似，$Re = \rho u_s L/\eta$ 为雷诺数，$Sc = \eta/(\rho D)$ 是施密特数，u_s（m/s）是粒子滑移速度，ρ（kg/m³）是溶液密度，L（m）是晶体直径，η[kg/(m·s)] 是溶液黏度。

Pe_k 的值 $\ll 0.1$，或 $\gg 1$ 分别表示纯粹动能或扩散控制的生长，其中扰动是衰减的，生长是稳定的。中间值表征的动力学波动和台阶会聚可能会出现混合生长的现象。当考虑到这个准则和表面浓度 CS 方面，如上所述生长的不稳定性之间的对应关系变得清楚[81]：

$$Cs \approx C_\infty - (C_\infty - C_{ep}) \frac{Pe_k}{1 + Pe_k} \qquad (35.52)$$

因此，如果 $Pe_k \to 0$，$C_S \to C_\infty$，如果 $Pe_k \to \infty$，$C_S \to C_{eq}$（见图 35.14）。对于给定的结晶溶液，在原则上，根据式（35.49），Pe_k 的所有三个组成部分都可以变化。然而，在 β_f（如通过改变其他溶液组成中的浓度）或 D（通过加入增黏物质）中的诱导变异也可能导致其他两个参数的改变，由式（35.50）所示，从而带来了 Pe_k 不明确的变化。因此，通常改变溶液流速以控制主要的扩散。

除晶体质量，强制溶液对流通过作用于整体晶体生长速率来影响晶体形态。对于晶体生长，当溶液的扩散是速率决定步骤时，浓度和晶体表面之间的浓度梯度被建立；在这种情况下，第一和第二 Fick 定律可用于描述一个分子以一个固定的粒子通过边界层扩散的现象。在强制溶液流动状态下，扩散通过对流传质增强，并且过饱和环境中生长的晶体通量 J 可以表示为

$$J = k_x(C_\infty - C_{ep}) = \frac{D}{\delta}(C_\infty - C_{ep}) \qquad (35.53)$$

式中，k_x（m/s）是传质系数。这将产生一个对流增长量 G，由下式给出：

$$G = \xi^{-1} k_x C_{ep}(S - 1) \qquad (35.54)$$

式中，ξ 是溶液中单位体积每分子沉淀的数量，S 是过饱和度。根据这个理论，预测 δ 与速度的平方根成反比，G 应该与 $v^{1/2}$ 成比例地增加。

图 35.15 示出增加对流（溶液速度 v）对牛胰腺胰蛋白酶的晶体生长速率（BPT）和以硫酸铵及 PEG6000 作为沉淀剂结晶的猪胰脏的胰蛋白酶（PPT）的影响。

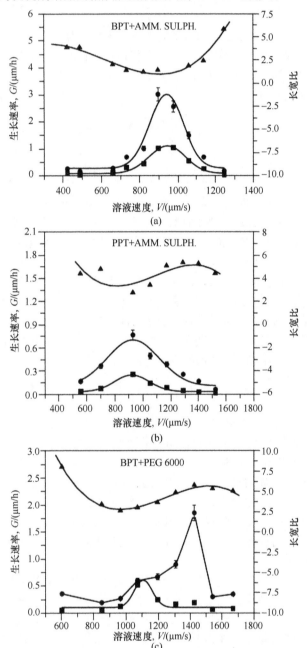

图 35.15 晶体宽度（■）和长度（●）的增长速度和长度与宽度之比 r（▲）作为溶液的速度 v 的函数，对 3 种蛋白溶液：（a）牛胰腺胰蛋白酶（BPT）＋ 硫酸铵；（b）猪胰蛋白酶（PPT）＋铵硫酸盐；（c）牛胰腺胰蛋白酶＋聚乙二醇 6000。（经许可转载自参考文献[65]，Copyright 2005 American Chemical Society。）

在最大限度的情况下，v 的生长速率的初始增长是由于扩散控制系统中，生长单元对固体/液体界面的对流供给的增强。曲线的最大值对应着操作点转移到具有更快转运和整体控制结晶过程中界面动力学效应的相对重量更高的点，并且因为衰竭区饱和，溶质供应的进一步增加不会引起增长率的增加。在这里，限速步骤是将生长单元从衰竭区集合到晶体表面，而不是将其传输到衰竭区。对于超过最大值的溶液速度值，生长速率随着 v 的增加而减小，直至完全停止。减速可以解释为需要增强对抗杂质的产生，这些杂质以阻碍生长动力学的方式[98]和/或在接近固体/液体界面边界层的高蛋白质浓度，可能会产生二次成核，反而导致过量成核，抑制生长[65]。

翻译：周　新　齐鲁制药有限公司
校对：王庆民　齐鲁制药有限公司

参 考 文 献

1. Derjaguin BV. Theory of stability of colloids and thin films. New York: Plenum; 1989.
2. Verwey EJW, Overbeek JTG. Theory of stability of lyophobic colloids. Amsterdam: Elsevier; 1948.
3. Derjaguin BV, Landau L. Acta Physicochim URSS 1941; 14: 633−662.
4. Hofmeister F. Arch Exp Pathol Pharmakol 1888; 24: 247−260.
5. Kunz W, Henle J, Ninham BW. Curr Opin Colloid Interface Sci 2004; 9: 1−18.
6. Boström M, Williams DRM, Ninham BW. Biophys J 2003; 85: 686−694.
7. Guo B, Kao S, McDonald H, Asanov A, Combs LL, Wilson WW. J Cryst Growth 1999; 196: 424−433.
8. Haas C, Drenth J, Wilson WW. J Phys Chem B 1999; 103: 2808−2811.
9. George A, Wilson WW. Acta Crystallogr D Biol Crystallogr 1994; 50: 361−365.
10. Wanka J, Peukert W. Chem Ing Tech 2006; 78: 273−278.
11. Gunton JD, Shiryayev A, Pagan DL. Protein condensation: kinetic pathways to crystallization and disease. Cambridge: Cambridge University Press; 2007.
12. Bhamidi V, Varanasi S, Schall CA. Cryst Growth Des 2002; 2: 395−400.
13. Bonnetè F, Finet S, Tardieu A. J Cryst Growth 1999; 196: 403−414.
14. Tessier PM, Lenhoff AM, Sandler SI. Biophys J 2002; 82: 1620−1631.
15. Velev OD, Kaler EW, Lenhoff AM. Biophys J 1998; 75: 2682−2697.
16. Tanford C. Physical chemistry of macromolecules. New York: John Wiley & Sons; 1961.
17. Gibbs JW. Trans Connect Acad Sci 1876; 3: 108.
18. Gibbs JW. Trans Connect Acad Sci 1878; 16: 343.
19. Gibbs JW. Collected works. Volume I, Thermodynamics. New Haven (CT): Yale University Press; 1948.
20. Volmer M. Kinetic der phasenbildung. Leipzig: Steinkopff; 1939.

21. ter Horst JH, Kramer HJM, Jansens PJ. Cryst Growth Des 2002; 2: 351–356.

22. Mersmann A. J Cryst Growth 1990; 102: 841–847.

23. Kashchiev D. Nucleation, basic theory with applications. Oxford: Butterworth; 2001.

24. Söhnel O, Müllin JW. J Colloid Interface Sci 1988; 123: 43.

25. Gomez-Morales J, Torrent-Burgues J, Rodriguez-Clemente R. J Cryst Growth 1996; 169: 331.

26. Müllin JW, Zacek S. J Cryst Growth 1981; 53: 515.

27. Datta S, Grant DJW. Cryst Res Tech 2005; 40: 233.

28. Söhnel O, Müllin JW. J Cryst Growth 1978; 44: 377.

29. Kozlovskii MI, Wakita H, Masuda I. J Cryst Growth 1983; 61: 37.

30. Michinomae M, Mochizuki M, Ataka M. J Cryst Growth 1999; 197: 257.

31. Crosio MP, Jullien M. J Cryst Growth 1992; 122: 66.

32. Hu H, Hale T, Yang X, Wilson LJ. J Cryst Growth 2001; 232: 86.

33. Di Profio G, Curcio E, Cassetta A, Lamba D, Drioli E. J Cryst Growth 2003; 257: 359–369.

34. Galkin O, Vekilov PG. J Cryst Growth 2001; 232: 63–76.

35. Beckmann W. J Cryst Growth 1999; 198–199: 1307.

36. Söhnel O, Müllin JW. J Cryst Growth 1982; 60: 239.

37. Ulrich J, Strege C. J Cryst Growth 2002; 237–239: 2130.

38. He G, Bhamidi V, Tan RBH., Kenis PJA., Zukoski CF. Cryst Growth Des 2006; 6: 1175–1180.

39. Mersmann A, Bartosch K. J Cryst Growth 1998; 183: 240–250.

40. Garcìa-Ruiz MM. J Struct Biol 2003; 142: 22–31.

41. Kim K-J, Mersmann A. Chem Eng Sci 2001; 56: 2315–2324.

42. Talreja S, Kim DY, Mirarefi AY, Zukoski CF, Kenis PJA. J Appl Crystallogr 2005; 38: 988–995.

43. McPherson A. Crystallization of biological macromolecules. Cold Spring Harbor (NY): Cold Spring Harbor Laboratory Press; 1999.

44. Margolin AL, Navia MA. Angew Chem Int Ed 2001; 40: 2204.

45. Brange J. Galenics of insulin. Berlin: Springer; 1987.

46. Mahadevan H, Hall CK. AIChE J 1992; 38: 573.

47. Broide ML, Berland CR, Pande J, Ogun OO, Benedek GB. Proc Natl Acad Sci U S A 1991; 88: 5660–5664.

48. Mullin JW. Crystallization. 4th ed. Oxford: Butterworth-Heinemann; 2001.

49. Kimble WL, Paxton TE, Rousseau RW, Sambanis A. J Cryst Growth 1998; 187: 268–276.

50. Curcio E, Fontananova E, Di Profio G, Drioli E. J Phys Chem B 2006; 110: 12438.

51. Horbett TA. In: Ahern TJ, Manning MC, editors. Stability of protein pharmaceuticals, Part 1. New York; Plenum Press: 1992.

52. McPherson A, Shlichta P. Science 1988; 239: 385–387.

53. Edwards AM, Darst SA, Hemming SA, Li Y, Dkornberg R. Nat Struct Biol 1994; 1: 195–197.

54. Kornberg RD, Darst SA. Curr Opin Struct Biol 1991; 1: 642.

55. Roth CM, Lenho AM. Langmuir 1993; 9: 962.

56. Hemming SA, Bochkarev A, Darst SA, Kornberg RD, Ala P, Yang DSC, Edwards AM. J Mol Biol 1995; 246: 308–316.

57. Tang L, Huang YB, Liu DQ, Li JL, Mao K, Liu L, Cheng ZL, Gong WM, Hu J, He JH. Acta Crystallogr D 2005; 61: 53–59.

58. Paxton TE, Sambanis A, Rousseau RW. Langmuir 2001; 17: 3076.

59. Fermani S, Falini G, Minnucci M, Ripamonti A. J Cryst Growth 2001; 224: 327–334.

60. Tsekova D, Dimitrova S, Nanev CN. J Cryst Growth 1999; 196: 226–233.

61. Chayen NE, Saridakis E, El-Bahar R, Nemirovsky Y. J Mol Biol 2001; 312: 591–595.

62. Rong L, Komatsu H, Yoshizaki I, Kadowaki A, Yoda S. J Synchrotron Radiat 2004; 11: 27.

63. Vidal O, Robert MC, Boùe F. J Cryst Growth 1998; 192: 257–270.

64. Sanjoh A, Tsukihara T, Gorti S. J Cryst Growth 2001; 232: 618–628.

65. Di Profio G, Perrone G, Curcio E, Cassetta A, Lamba D, Drioli E. Ind Eng Chem Res 2005; 44: 10005–10010.

66. Fletcher NH. J Chem Phys 1963; 38: 237.

67. Bonafede SJ, Ward MD. J Am Chem Soc 1995; 117: 7853.

68. Liu Y-X, Wang X-J, Lu J, Ching C-B. J Phys Chem B 2007; 111: 13971–13978.

69. Vekilov PG. Cryst Growth Des 2004; 4: 671–685.

70. ten Wolde PR, Frenkel D. Science 1997; 277: 1975–1979.

71. Hagen MHJ, Frenkel D. J Chem Phys 1994; 101: 4093.

72. Veesler S, Revalor E, Bottini O, Hoff C. Org Proc Res Dev 2006; 10: 841.

73. ten Wolde PR, Frenkel D. Phys Chem Chem Phys 1999; 1: 2191.

74. Chen X, Samia ACS, Lou Y, Burda C. J Am Chem Soc 2005; 127: 4372–4375.

75. Addadi L, Raz S, Weiner S. Adv Mater 2003; 15: 959.

76. (a) Bhamidi V, Skrzypczak-Jankun E, Schalla CA. J Cryst Growth 2001; 232: 77–85 (b) Heijna MCR, Theelen MJ, van Enckevort WJP, Vlieg E. J Phys Chem B 2007; 111: 1567–1573.

77. Neilsen AE. In: Peiser S, editor. Crystal growth. Oxford: Pergamon; 1967. p. 419.

78. Dixit NM, Zukoski CF. J Colloid Interface Sci 2000; 228: 359–371.

79. Anderson VJ, Lekkerkerker HNW. Nature 2002; 416: 811.

80. Stranski IN. Z Phys Chem 1928; 136: 259–278.

81. Chernov AA. Volume 36, Modern crystallography. III. crystal growth, Springer series on solid state science. Berlin: Springer; 1984.

82. Chernov AA, Komatsu H. In: van der Eerden JP, Bruinsma OS, editors. Science and technology of crystal growth. Dordrecht, Netherlands: Kluwer Academic; 1995. pp 67–80.

83. Vekilov PG, Chernov AA. Solid State Phys 2002; 57: 1–147.

84. Stranski IN, Kaischew R. Z Phys Chem B 1934; 26: 100–113.

85. Malkin AJ, Kuznetsov YG, McPherson A.. J Cryst Growth 1999; 196: 471–488.

86. Burton WK, Cabrera N, Frank FC. Philos Trans R Soc Lond A 1951; 243: 299–310.

87. Vekilov PG. Prog Cryst Growth Charact Mater 1993; 26: 25–49.

88. McPherson A, Kuznetsov YG, Malkin A, Plomp M. J Struct Biol 2003; 142: 32–46.

89. Lin H, Rosenberger F, Alexander JID, Nadarajah A. J Cryst Growth 1995; 151: 153.

90. Vekilov PG, Alexander JID, Rosenberger F. Phys Rev E 1996; 54: 6650.

91. Vekilov PG, Monaco LA, Rosenberger F. J Cryst Growth 1995; 146: 289.

92. Tanaka H, Inaka K, Sugiyama S, Takahashi S, Sano S, Sato M, Yoshitomi S. Ann N Y Acad Sci 2004; 1027: 10.

93. Kadowaki A, Yoshizaki I., Adachi H, Komatsu H, Odawara O, Yoda S. Cryst Growth Des 2006; 6: 2398-2403.

94. Kadowaki A, Yoshizaki I, Rong L, Komatsu H, Odawara O, Yoda S. J Synchrotron Radiat 2004; 11: 38-40.

95. Adachi H, Takano K, Matsumura H, Inoue T, Moria Y, Sasaki T. J Synchrotron Radiat 2004; 11: 121-124.

96. Di Profio G, Curcio E, Drioli E. J Struct Biol 2005; 150: 41-49.

97. Schlichting H. Boundary layer theory. 6th ed. New York: McGraw-Hill: 1968.

98. Vekilov PG, Rosenberger F. J Cryst Growth 1998; 186: 251.

第36章 蛋白质纯化，含水液相萃取

Maria-Regina Kula and Klaus Selber
Heinrich Heine University Düsseldorf, Jülich, Germany

36.1 引言

对于活细胞中合成蛋白质的大规模纯化，需要经历烦琐的步骤。与化工的下游过程不同，蛋白质纯化必须保持其天然结构，这就需要维持近中性的 pH 及合适的温度（≤30℃）。鉴于蛋白质纯化的烦琐性，分离过程的高特异性及高回收率就尤为关键。由于蛋白质的极性特性且其分子质量较大，化工中的许多操作方法无法得以实施，如蒸馏和有机相萃取。液液萃取的液体两相体系可以用于蛋白质纯化。此种技术建立在两种不同聚合物在水或者醚中氧的可逆性聚合的不兼容性基础之上。

含水液相萃取过程中，优先选择细胞、细胞碎片及其他杂质溶于顶相的两相溶剂，而目的蛋白分布于另一相中。两相萃取后进一步加工直至获得理想的样品纯度。在细胞匀浆和发酵液早期优先选择萃取，这样就可以一步达到产品富集且同时去除固体颗粒的目的。

蛋白质的含水液相萃取方法已经被广泛提及[1~6]，且逐步应用于大规模工业过程，在 Albertsson，尤其 Walter 等的专著中都有所提及。接下来的内容具体描述萃取操作方法及其应用。Harry Walter 援引了 1956～1996 年关于液体两相体系的 1000 多篇文献报道：http://radar.ch.ua.edu/~aq2phase/。

36.2 生物化学原理

聚合物-聚合物作用、聚合物-盐作用及热分离使得不相混溶区存在于不同液体体系中。亲和萃取展示了萃取的动力学过程。进一步的深入阐述参考 36.3 节"备选两相系统"。

36.2.1 两相萃取原理

大多亲水的中性合成物是可溶于水的，与其他化合物或盐可以实现两相分离。图 36.1 的聚乙二醇（PEG）和钾盐的相图显示化合物与盐的相容性。曲线中（双节点）体系分为两液相。

若 PEG 与盐以双节点上的 M 点比例混合，混合物就会沿连接线（tie-line）分离。连接线与双节点的交点

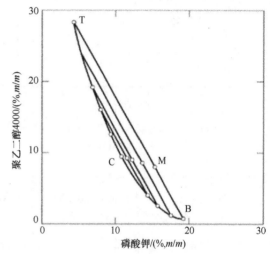

图 36.1　聚乙二醇 4000-磷酸钾相图（20℃）。（来源：参考文献[4]。）

即为两相的组成比例。PEG 相与盐相的体积比与 $\overline{MB}$ 和 $\overline{TM}$ 的比例大致相同。当连接线仅为双节点中一点时，此点就是临界点。在临界点时，添加极少量的水都会分割为完全一致的两相；因此组分的添加需按照一定的分配系数 K，K 为顶相（$c_{i,T}$）与下相（$c_{i,B}$）的比值：

$$K = c_{i,T}/c_{i,B} \qquad (36.1)$$

随着连接线的延长，两相的组成也会相应地变化，K 值也会改变。

值得注意的是，当细胞匀浆或不同盐类等成分引入足够量时，相图也会不同[7,8]。这对相体系的选择十分关键。参考文献[4]和[6]列出了多种聚合物-聚合物体系及聚合物-盐体系。选取萃取系统时，更倾向于目的蛋白分布于顶相中（如此例中的 PEG），而相关杂质如细胞和细胞碎片进入下相（盐类）。通过产率 Y 和分离因子 G 评价体系的分离能力，主要取决于体积比 R 和 K。顶相收率：

$$Y_T = n_T/(n_T + n_B) \qquad (36.2)$$

或者

$$Y_T = \frac{1}{1 + \left(\dfrac{V_B}{V_T} \cdot \dfrac{1}{K} \right)} \qquad (36.3)$$

式中，n 为顶相和下相中目的蛋白的物质的量。G 为产品的分配系数 K 与体积比 R 的乘积，体积比的计算如式

（36.5）所示。

$$G=K \cdot R \qquad (36.4)$$

$$R=V_T/V_B \qquad (36.5)$$

式中，Y_T、K 与 R 值相互关联。通常当 R 值一定时，Y_T 随 K 值增加而增加，同理 K 值不变时，随 R 增加 Y_T 也会增加（图36.2）。

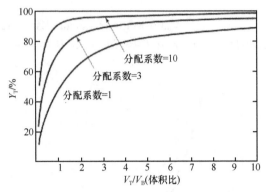

图 36.2 收率（Y_T）、分配系数（K）与体积比（R）关联图。（来源：参考文献[8]。）

若蛋白浓度 c_i 远低于相形成聚合物浓度且无络合物形成时，就不会影响 K 值。据 Bronstedt 所述[9]，K 值与蛋白质 i 表面积（分子质量）呈指数关系：

$$\ln K_i = \frac{\alpha \cdot A_i}{k \cdot T} \qquad (36.6)$$

式中，α 因子与化学势相关，A_i 为表面作用面积，k 为波尔兹曼常数，T 为热力学温度。如此一来，当代谢物 K 值接近于 1 且蛋白质 K 值为 0.1～10 时，细胞及细胞碎片的 A 值较大，它们在某相中的分配系数就趋近于 0，α 也趋近于无穷小。$\ln K$ 与 A 值的关系通过重组酵母来源乙肝疫苗的乙肝表面抗原颗粒（分子质量为 100 万～200 万 Da）的分离过程进行量化[10]。式（36.1）仅适用于两液相间的平衡；然而，鉴于 PEG-盐系统中顶相萃取条件下 i 选择性溶解时，该公式也适用于某些固定相或 K 值不大的情况[11]。此时，K 值随 c_i 增长。

36.2.2 分配决定因素

引起分相的因子可以通过分配系数的拆分解释：

$$\ln K = \ln K_{ion} + \ln K_{hphob} + \ln K_{hphil} + \ln K_{conf} + \ln K_{lig} \qquad (36.7)$$

式中，K_{ij} 为源于电荷或亲水性的分配系数，它取决于构象或配体相互作用[12]。其中仅 $\ln K_{lig}$ 可以预测。$\ln K$ 取决于亲和力反应，故关于亲和力萃取的研究较多。除去亲和力反应，许多参数都会影响分配系数和选择性，进而影响蛋白质在液体两相系统中的分配。这些因子如下：

- 两相体系组分的选择
- 聚合物的浓度
- 聚合物的分子质量
- 离子种类和浓度
- pH

- 温度
- 其他溶剂的添加（如促溶剂）[13,14]
- 细胞及细胞碎片的浓度

体系组分的微小改变就会大大影响分配，如图 36.3 所示，磷酸钾的加入显著影响 L-2-羟基异己酸脱氢酶的分配系数，进而改变连接线（tie-line）。

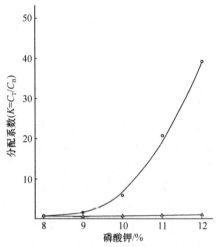

图 36.3 磷酸钾浓度对 L-2-羟基异己酸脱氢酶（○）及 D-乳酸脱氢酶（△）分布的影响。（来源：参考文献[15]。）

聚合物的分子质量严重影响蛋白质的分配。分配系数随下相分子质量（如葡聚糖）的增加或顶相平均分子质量的降低（通常为 PEG）而增长[1,4]。后续介绍了一种方便快捷的方法提升顶相中的蛋白产率，并证实聚环氧乙烷适用于不同分子质量产物的 PEG 萃取。多种组分都是商业化的，且已经被多国药典收录。pH 的改变会影响蛋白质侧链的离子化，进而打破其表面的极性/疏水性平衡；它还会影响萃取物中弱酸及多价酸的离子化，引起 K 值的改变。pH 可被方便地控制在蛋白质的稳定范围之内。离子的添加通过改变连接线长度显著影响 K 值，同时改变 PEG-盐体系的溶解度及聚合物-聚合物间的电势。

对于新蛋白分离体系的选择经常会被前面所讨论的一些"经验"误导。统计学数据显示，某些体系单个因子的改变都会产生 5.0～10.0 g 的差异。Hart 等就讲述了一个很具有统计学意义的例子，即无活性 IGF-I 的分离。Y、K、R 及蛋白质浓度都是确定的。根据这些参数可以获得一个实用的萃取体系，还可以根据产率及质量需求进一步优化。此外还可以在生物降解度、循环性、毒性萃取体系化学特性及成本等方面进行优化。

科研中最常用的为 PEG-左旋糖苷体系。每种聚合物中的各分子质量组分均为商业化的。技术应用中分馏的左旋糖苷过于昂贵；天然左旋糖苷工作浓度较低时即可形成高黏度的下相。另一种低成本的体系为 PEG-盐体系，适用于大规模应用。其他替代体系也有相关报道。使用其他聚合物替代左旋糖苷时，对所需的分离相浓度、产率及质量都要进行评估。对于不同体系组合中的聚合物、表面活性剂[21,22]、亲和力及温度[23]等都需衡量。

对于大规模操作，排废、循环利用度、环境及成本都是问题。这些方面在后续的 36.4 节"应用"中单独讨论。

36.2.3 热力学

液体体系中的蛋白质分配受热力学因素影响。液体两相体系的热力学特性甚至相关数学模型都难以在三言两语中解释清楚，读者可以参考相关文献。我们可以通过 Cabezas[24]的综述了解。

相分离动力源于混合物的吉布斯自由能，若两相的 ΔG^{mix} 高于单一相的 ΔG^{mix}：

$$\Delta G^{mix} = \Delta H^{mix} - T\Delta S^{mix} \qquad (36.8)$$

式中，ΔH^{mix} 和 ΔS^{mix} 分别为混合后的焓变和熵变，T 为温度，ΔG^{mix} 与 G^e 关系为

$$\Delta G^{mix} = G^e + RT\sum_i x_i \ln x_i \qquad (36.9)$$

式中，x_i 为各相组分 i 的加成。

大量的聚合物-聚合物模型可供选择，如使用 McMillan-Mayer 或 Hill virial 膨胀物的 Edmond-Ogston 模型[25,26]，采用经典聚合物溶解原理的 Flory-Huggins 晶格模型[27,28]，UNIQUAC 晶格模型[29]，积分方程理论模型[30]，基于盐-聚合物的 VERS 模型[31]，以及基于几何统计学的排除体积原理[32]。近期 Johansson 的一篇文章有关于此的深入讨论[33]。这些模型涵盖了气体至晶体的组分，有优势也有不足：参数多、确定参数耗时长，且参数只适用于特定的条件范围。

Baughman 和 Liu 介绍了一种解决 PEG-左旋糖苷体系双节点的有效途径[34]。他们根据来自其他研究者的约 100 组不同的双节点及蛋白分布数据，对未知相图进行准确预测。然而，此方法对于等电点附近蛋白质的分离不是很准确。聚合物-盐体系中大多的等电点反应都被相中的高盐浓度所屏蔽，使得模型更加复杂。基于维里展开[31]、积分方程理论[30]和包括波动理论的波动溶液理论[35]屈指可数。

至今要精确预测随机某个蛋白质在液体两相体系中的分布还不太现实。此系统十分复杂，取决于 pH、盐、聚合物、蛋白结构、温度、特定相互作用及蛋白质表面的电荷分布。缩小特定体系试验与预测差距的思路是超前的。模型试验中存在的问题是，所采用的均为商业化的低成本的蛋白质，存在一些特定相互作用，如溶解酵素或 α-糜蛋白酶引起的二聚化或自溶。液体两相体系中还没有关于此方面的深入研究。而关于肽段分布预测方面的研究已经开展[27,36~38]。近年对于特定肽段或氨基酸的推测有所发展，但是基于序列，推测还未能广泛开展。

尽管不同相分离模型的描述很多，但没有一个新的模型可用[24]。蛋白质与溶液的反应需要得到更多的关注，以更好地理解蛋白质分布及其描述，这需要耗时良

多。只要选取合适的方法，K 值就很容易确定。

36.3 备选两相系统

除了常用的聚合物-聚合物及聚合物-盐体系，还有许多其他的液体两相体系可供选择。

36.3.1 亲和萃取

配体与某一相组分共价结合后，其优先分布于特定相中，这对于特定蛋白的萃取是很有帮助的。如图 36.4 所示，分布与络合物形成存在动态平衡。分离效率取决于蛋白结合位点的数量及络合物的分布。络合物在顶相和下相中的分布可能存在差异[39,40]。

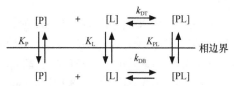

图 36.4 亲和萃取过程中的分布及络合物形成平衡。[P]，蛋白质浓度；[L]，配体浓度；[PL]，蛋白质-配体络合物浓度；K_P，蛋白质分配系数；K_{PL}，配体分配系数；K_L，络合物分配系数；k_{DT}，顶相中络合物平衡常数；k_{DB}，下相中络合物平衡常数。

亲和配体可以是目的蛋白的辅酶或者抑制剂。纺织品染料类配体的应用要多于天然配体。除了化工染料，金属螯合剂也是一种常见配体。这都是在 PEG-盐体系中廉价而有效的化学品，且有良好的选择性。Harris 的报道有关 PEG 衍生物的合成[41]。Johansson 等[42]从酵母中分离出磷酸果糖激酶。亲和过程中伪亲和配体三嗪染料的应用使得分配系数增大 10^4（图 36.5）。

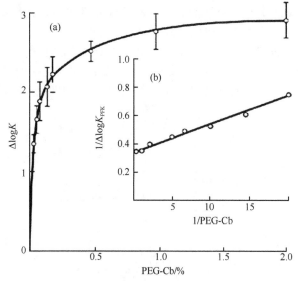

图 36.5 基于配体数量的磷酸果糖激酶分配系数的变化。（来源：参考文献[42]。）

Kroner 等[43]也证实了亲和萃取的有效性。随着 PEG 蓝的增加，分配系数 K 值也不断增大。经一步萃取的回

收率高达 98%。除配体浓度[43]外，还有聚合物浓度[44]、盐种类及其浓度、pH、温度及游离配体的添加[44,45]等关

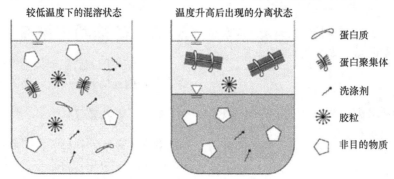

图 36.6　液体洗涤剂中浊点上下的示意图。

键参数。Cordes[40]、Suh 和 Arnold[46]派生出多种亲和萃取的有效模型。

关于染料的选择可以参照 Guliano 和 Szlag[47]的专利，它描述了三嗪染料 Cibacron-Blue FGF、普世安绿松石 H-A、普世安绿 HE-4BDA 和普世安红 HE-3B 在乙醇脱氢酶分离的应用。之后介绍了亲和萃取的大规模应用。Johansson 及 Tjerneld 发表了有关聚合物-配体体系的综述[48,49]。源于库中的特异性配体或亲和层析肽段都有望用于亲和萃取。

36.3.2　基于去垢剂的系统

近年又有一种新的液体两相萃取系统，它们基于携带疏水性环氧乙烷基团非离子的洗涤剂。借助一种化学物实现蛋白质分离，原理如图 36.6 所示。低温条件下，洗涤剂胶粒与发酵在均相中共存。洗涤剂与疏水性蛋白相互作用。一旦温度高于特定值，就会出现浑浊、标志相分离的发生。所谓的浊点取决于环氧乙烷基团的平均数量，是很窄的一个范围。C12EO5 的浊点为 23～25℃。洗涤剂的醚氧原子可逆失水导致的洗涤剂富集和洗涤剂去除平衡影响相分离过程。胶粒聚集成膜结构，使得疏水蛋白进入含水 70%～80% 的所谓聚析液相[50]。

Bordier[51]、Minuth[52]等研究了蛋白质的浊点法萃取。膜蛋白的分离中非离子和两性离子洗涤剂应用最广泛[53,54]。图 36.7 展现了胆固醇氧化酶纯化的完整过程。

化酶进行初步纯化的优化过程。（来源：参考文献[55]。）

放大研究表明极低密度的基于去垢剂的系统限制最初步骤中离心的相分离效果[56]。

采用洗涤剂体系对疏水蛋白和膜结合蛋白进行萃取时，洗涤剂的选择要遵循亲水亲油平衡（HLB）[57]。表 36.1 显示的分配结果为氯化钠存在时不同亲水亲油平衡的曲通（Triton）对肽链内切酶的分离效果。分配系数随亲水亲油平衡的增长显著提高。

表 36.1　表面活性剂的亲水亲油平衡（HLB）对分配系数、浓度因子和纯化工艺产率的影响，以肽链内切酶为例

表面活性剂	HLB	分配系数	浓度因子	产率/%
Triton X-100	13.5	0.81	0.7	15
Triton X-165	15.8	4.17	3.65	49
Triton X-305	17.3	8.93	3.1	69
Triton X-405	17.9	53	6.63	100

来源：参考文献[57]。

36.3.3　反胶束

鉴于反胶束蛋白萃取与液体两相萃取的相似性，在此我们做简要介绍。根据等电点的差异，有机相中胶束使得蛋白质发生萃取，这与溶液的 pH 和离子强度密切相关。原理如图 36.8 所示。有机相使反胶束聚集，并从水相分离。

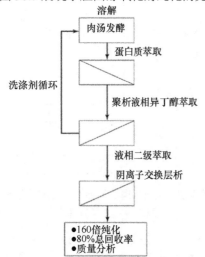

图 36.7　应用基于去垢剂系统对玫瑰色卡诺菌来源胆固醇氧

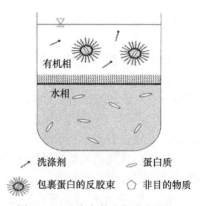

图 36.8　反胶束萃取操作视图。

反胶束萃取已经用于多种工业相关蛋白质纯化，但还未用于工业化生产[58,59]。面临的一大挑战是生物蛋白的反萃取及反胶束的再利用。

36.3.4 热分离聚合物

某些聚乙烯-聚环氧丙烷共聚物的氧化基团在特定温度范围内发生可逆的脱水，Alred[60]、Johansson[61]、Persson[62]都对其在液体两相体系的应用进行了研究。通常当蛋白质倾向于共聚物富集相时，首选聚合物-聚合物体系。经相分离后，溶液会被加热至浊点之上，此时实现蛋白质与聚合物相分离。

36.4 应用

36.4.1 技术方面

液体两相萃取的原理与传统的化工液-液萃取原理相同。因此所用的商业化设备也很类似。然而其物理参数却不尽相同，最引人注意的就是其极低的界面张力（表 36.2）。

表 36.2 液体两相体系物理特性

体系组成	$\Delta\rho/$ (g/cm³)	$\eta_T/$ (mPa·s)	$\eta_B/$ (mPa·s)	$\eta_{离相}/$ (mPa·s)	$\delta/$ (mN/m)	参考文献
9% 聚乙二醇 4000, 2% 左旋糖苷 T-500	1010	3	94	3.4	—	[16]
7% 聚乙二醇 4000, 1.25% 天然左旋糖苷	1046	2.7	2000	4	—	[16]
16% 聚乙二醇, 13% 磷酸盐	1085	12	2.1	—	1.25	[58]

来源：参考文献[8]。

对于胞内蛋白质的纯化，细胞会被裂解，加入相组分，调节 pH，之后悬浊液混合将达到平衡。大规模生产中利用搅拌桨或电子搅拌来实现此过程[63]。鉴于其极低的界面张力，必须控制能量的输入。如 Fauqueux 等[64]所述，在短时间内达到平衡（≤30 s），避免剧烈搅拌。平衡后实现顶相与下相的分离。分离可以单单依靠重力或借助离心。当黏度太高或密度差异较小时我们更推荐借助离心。离心时的回收率较高，使用小型碟式离心机时最佳转速可达 3 L/min，保留时间约 16 s[8]。

一级分离后，顶相中会加入盐以形成二级相体系。我们会选择蛋白质倾向于下相的条件，以方便蛋白质的进一步纯化（图 36.9）。此外离心、吸附、超滤、电泳也可以实现蛋白质的分离[66]。

大规模过程中，通过超滤和透析对下相的蛋白产物进行浓缩。顶相还可以实现循环利用[52,67]。

二级下相或许可以在特定条件下用于层析，如疏水层析。

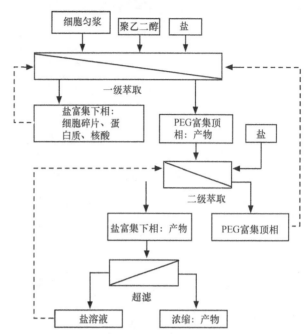

图 36.9 聚乙二醇（PEG）-盐液体两相系统萃取过程中产物、化学物和废物流程图。（来源：参考文献[65]。）

萃取常用于批生产，但是在连续生产中成本更低。连续生产中有三种可能：直流、错流和逆流。如图 36.10 所示，并对其参数进行对比（表 36.3）。大规模过程中，逆流法的高回收率及低消耗使得其更加高效[63]。当前萃取已经用于多步生产过程。

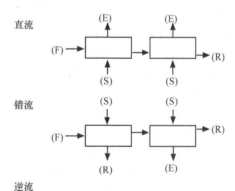

图 36.10 直流、错流、逆流原理示意图。F，进料；S，溶剂；E，抽提；R，萃取液。

表 36.3 连续生产中不同流型的优缺点

	适用范围	市场需求	回收率	纯化因子
直流	低 K	同错流	中游	中游
错流	高 K	同直流	最低	最高
逆流	低 K	最低	最高	最低

目前连续错流萃取已试用中试规模。电脑控制下酶

萃取也成功实现每天 500 kg 以上的酵母规模[68]。此过程　　同样可以实现大肠杆菌中酶的连续萃取[69]。

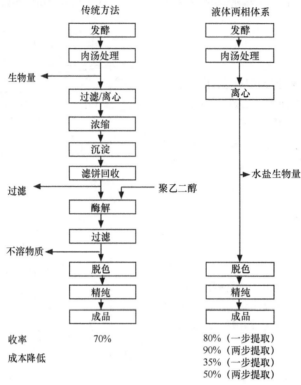

图 36.11　传统方法（左侧）和液体两相体系（右侧）对于 α-淀粉酶下游纯化的对比。（来源：参考文献[74]。）

为了获得更高的纯度，需要多步骤的分离。由于两相的物理参数过于相近或界面张力太低，并不是所有的液液萃取体系都适用于多步骤操作。人们提出了格雷泽接触器。对于乳清中 α-乳白蛋白的分离，产量达 29 g/(L·d)。PEG-盐体系中"雨桶接触器"的转速由 20 U/min 降至 2～5 U/min[71]。此外也会颠倒转动方向以降低混合强度、避免水浸。多步骤过程中所有的设备有：混合沉降器、Kuhnicolumas[72]、波氏离心提取器[1]及喷淋式气体洗涤塔[73]。它们都可以成功地避免水浸。操作参数如 pH 或者连接线长度的改变要比多步骤操作更有利于蛋白质的纯化。

Miles 公司，以芽孢杆菌 α-淀粉酶为例将液体两相萃取与传统方法进行了对比[74]。液体两相萃取实现了 50 000 L 规模（图 36.11），且步骤少、收率高、成本低。

36.4.2　工艺化学品回收

为了降低成本避免浪费，我们推荐辅助化工原料的回收和再利用。在固体自由流程流中，通过 6℃结晶实现磷酸盐回收[8]。Papamichael[75]、Minuth[55]等介绍了 PEG

等洗涤剂的回收（图 36.7）。Grevehe 和 Kula[76]通过三相体系中可混合气体的使用实现下相盐的回收（图 36.9）。

作者还从经济学角度进行分析[76]。物料平衡中 90% 的辅助原料可以回收，降低生产成本，减少环境污染。

36.4.3　大规模应用

36.4.3.1　大规模应用的实例

液体两相萃取的工业化应用信息是缺乏的。表 36.4 列出了文献中提到的大规模应用（始于 1982 年，最小 24 kg 细胞）专利。反应器规模达 50 000 L 以上[74]。通常最初相分离借助于离心（图 36.11 所述实例）。

36.4.3.2　放大

液体两相萃取的一大优点就是易于放大。Hart、Schutte 及 Kroner 证实其可以进行线性放大。通常需要离心设备，Sigma 就是一个很好的选择。图 36.12 展现了 Kroner[94]通过 PEG-磷酸钾体系对假丝酵母中甲酸脱氢酶纯化的放大过程。放大近 40 000 倍时，各步的收率都没有发生明显改变。

表 36.4　液体两相体系在蛋白质萃取中的大规模应用及专利

文献		作者	年份	酶或蛋白质	所用体系	配体	来源
[77]	专利 a	Kula	1982	干扰素	PEG-左旋糖苷		野生
[15]	文章	Hummel 等	1983	乳酸脱氢酶	PEG-磷酸盐		乳酸杆菌
[78]	专利	Kim 等	1985	蛋白酶、淀粉酶	PEG-左旋糖苷		芽孢杆菌
[79]	文章	Schutte	1985	L-亮氨酸脱氢酶	PEG-磷酸盐		蜡样芽孢杆菌

续表

	文献	作者	年份	酶或蛋白质	所用体系	配体	来源
[80]	专利	Gustafsson 等	1986	利尿激素，己糖激酶	PEG-磷酸氢二钾，磷酸二氢钾	是[d]	酵母
[80]	专利	Guatafsson 等	1986	转铁蛋白	PEG-磷酸氢二钾，磷酸二氢钾	是	血清
[81]	专利	Paul 等	1986	左旋糖苷转化酶	PEG-左旋糖苷		肠膜明串珠菌
[82]	专利	van Wijnendaele 等	1986	乙肝抗原	PEG-(NHY$_4$)$_2$SO$_4$		酵母
[82]	专利	van Wijnendaele 等	1986	α-1-抗胰蛋白酶	PEG-(NH$_4$)$_2$SO$_4$		酵母
[83]	专利	Dove 等	1987	治疗性活性蛋白[b]	PEG-磷酸二氢钾		血清
[44]	文章	Tjerneld 等	1987	乳酸脱氢酶	PEG-亲水相 PPT	是	猪肌肉
[84]	专利	Ananthapadmanabhar	1988	碱性蛋白酶	PEG-硫酸钠	是	
[85]	专利	Brewer 等	1988	蛋白酶	PEG-硫酸钠		全发酵啤酒
[14]	专利	Sieron 等	1991	重组蛋白	PEG-聚乙烯醇	[c]	
[86]	专利	Enfors 等	1992	人免疫球蛋白 G	PEG-磷酸盐		葡萄球菌
[47]	专利	Giuliano 等	1992	乙醇脱氢酶	PVP-麦芽糖糊精	是	面包酵母
[87]	专利	Heinsohn 等	1992	凝乳酶	PEG-硫酸钠		黑曲霉
[88]	专利	Kirchberger 等	1992	碱性磷酸酶	PEG-左旋糖苷		牛小肠
[71]	文章	Coimbra 等	1994	β 球蛋白	PEG-磷酸盐		干酪乳清
[71]	文章	Coimbra 等	1995	α 球蛋白	PEG-磷酸盐		干酪乳清
[18]	文章	Cordes 等	1994	甲酸脱氢酶	PEG-磷酸盐	是	假丝酵母
[89]	文章	Hart 等	1994	生长因子[b]	PEG-硫酸钠		大肠杆菌
[90]	专利	Lorch 等	1994	乙二醇[d]	PEG-硫酸铵		纤维素酶混合物
[13]	专利	Builder 等	1995	生长因子 I 或哺乳动物多肽	PEG-柠檬酸盐	[c]	大肠杆菌
[91]	专利	Heinssohn 等	1995	凝乳酶	PEG-硫酸钠		牛胃
[92]	专利	Lee 和 Kahn	1995	血红蛋白	PEG-磷酸盐		牛血
[57]	专利	Braunstein 等	1995	不同酯酶和蛋白酶	洗涤剂		不同有机体

a 专利涵盖范围较广，因此只提供了专利中的一些实例。
b 球蛋白、免疫球蛋白 M、免疫球蛋白 G、α-1-抗胰蛋白酶。
c 使用离液序列高的物质。
d 吸附在琼脂糖颗粒。

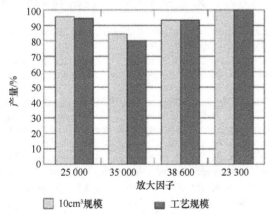

图 36.12 从假丝酵母中分离纯化甲酸脱氢酶的萃取放大。（来源：参考文献[94]。）

36.4.3.3 经济因素

液体两相萃取纯化蛋白的成本与实际体系、规模等密切相关。Kroner[95]对采用萃取和其他方法从 100 kg 规模枯草芽孢杆菌中提取胞内延胡索酸酶的成本进行对比。经 PEG-磷酸钾体系两次萃取回收率达 70%。萃取的成本结构如表 36.5 所示。尽管价格在变，但此表仍能在一定程度上反映材料、人力、能量及不同过程成本的比例。

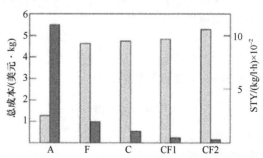

图 36.13 将成本因素与初始操作方法成本进行对比[95]。A，水相系统操作；F，过滤；C，离心；CF，错流过滤（1，保留相关系数 R=0；2，R=0.7)。（来源：参考文献[95]。）

表 36.5 萃取过程的成本构成

工序	原料 /（美元/kg）	材料 /（美元/kg）	人工 /（美元/kg）	能量 /（美元/kg）	设备 /（美元/kg）	总计 /（美元/kg）	百分比/%
发酵	5.80					6.55	40.1
裂解		0.03	0.92	0.03	2.76	2.82	17.2
1. 萃取		1.89	0.48	<0.01	0.94	3.52	21.5
2. 萃取		0.17	0.29	<0.01	0.94	1.08	6.6
超滤		0.20	0.48	0.01	0.90	1.60	9.8
废水						0.78	4.8
合计/（美元/kg）	5.80	2.29	2.17	<0.06	5.54	16.35	
百分比/%	35.5	14.0	13.3	0.4	33.9		

表 36.5 与图 36.13 皆源于式（36.10），此式经化工过程成本计算衍生而来：

$$T = \frac{1.13M + 2.6L + 1.13E + 0.13I}{Y} \quad (36.10)$$

式中，T 为成本；M 为原料；L 为人工；E 为能量；I 为投入；Y 为得率。

液体两相萃取为耗能低、投入低而耗人工且原料成本高的过程。然而化工原料的高成本可以通过选择合适的体积比、新型相体系尤其是循环过程的发展大大降低[65]。离心可以避免蛋白质的降解，如此不仅仅可以获得高回收率、高质量的产品，更能显著缩短生产周期[96,97]。Johansson[45]和 Cordes[18]等也对亲和萃取的成本进行探究，其主要取决于先期投资及亲和配体的可重复使用性。

对于有效性评估，我们要认识到萃取为一个综合性技术，它可以去除固体杂质，并一步实现特异性活性物的富集。此外，多数情况下，可以实现产物与高分子核酸的分离，提高产物浓度，便于次级纯化步骤的操作。图 36.11 显示了液体两相系统与传统方法的投入情况。对于芽孢杆菌中 α-淀粉酶来讲，成本降低了 35%～50%。

36.5 总结

对于蛋白质纯化，液体两相体系是一种相对较新但已被广泛所知的技术。鉴于其高效性及便于操作性，其在工业中的应用正逐步增多。人们也正在对其实际应用和理论深入地进行研究。随着药用蛋白生产规模的增长，会推进液体两相萃取在生物产业中的广泛应用。

翻译：张守雨　齐鲁制药有限公司
校对：贾国栋　齐鲁制药有限公司

参考文献

1. M.-R. Kula, K.H. Kroner, and H. Hustedt, Adv. Biochem. Eng. 24: 73–118 (1982).
2. M.-R. Kula, Bioseparation 1: 181–189 (1990).
3. H. Walter and G. Johansson, Methods in Enzymology, vol. 228, Academic Press, San Diego, Calif., 1994.
4. P.A. Albertsson, Partition of Cell Particles and Macromolecules, Wiley, New York, 1986.
5. H. Walter, D.E. Brooks, and D. Fisher, Partitioning in Aqueous Two-Phase Systems, Academic Press, Orlando, Fla., 1985.
6. B.Y. Zaslavsky, Aqueous Two-Phase Partitioning, Dekker, New York, 1994.
7. M.-R. Kula, in A. Humphrey, C.L. Cooney eds., Comprehensive Biotechnology, vol. 2, Pergamon Press, New York, 1985, pp. 451–471.
8. H. Hustedt, K.H. Kroner, and M.-R. Kula, in H. Walter, D.E. Brooks, and D. Fisher eds., Partitioning in Aqueous Two-Phase Systems, Academic Press, Orlando, Fla., 1985, pp. 529–587.
9. J.N. Bronsted, Z. Phys. Chem. Abt. A 157: 257 (1931).
10. D.J. Kubek, in R.G. Harrison ed., Protein Purification Process Engineering, Dekker, New York, 1994, pp. 87–114.
11. U. Menge, M. Morr, U. Mayr, and M.-R. Kula, J. Appl. Biochem. 5: 75–90 (1983).
12. P.A. Albertsson, Endeavour 1: 69 (1977).
13. U.S. Pat. 5,407,810 (April 18, 1995), S. Builder, R. Hart, P. Lester, J. Ogez, and D. Reifsnyder (to Genentech, Inc.).
14. GDR Pat. DD 288 837 (April 11, 1994), R. Sieron, R. Wondraczek, K. Binder, H. Dittmar, K. Lambrecht, and H. Thessa (to Zentralinstitut für Mikrobiologie und experimentelle Therapie).
15. H. Schütte, W. Hummel, and M.-R. Kula, Appl. Microbiol. Biotechnol. 19: 167–176 (1984).
16. R.A. Hart, J.R. Ogez, and S.E. Builder, Bioseparation 5: 113–121 (1995).
17. K.H. Kroner, H. Hustedt, and M.-R. Kula, Biotechnol. Bioeng. 24: 1015–1045 (1982).
18. A. Cordes and M.-R. Kula, in H. Walter and G. Johansson eds., Methods of Enzymology, vol. 228, Academic Press, San Diego, Calif., 1994, pp. 600–617.
19. D.C. Szlag, K.A. Giuliano, and S.M. Snyder, J.F.P. Hamel, J. Hunter, and S.K. Sikdar eds., Downstream Processing and Bioseparation, ACS Symposium Series, vol. 419, American Chemical Soc., Washington, D.C., 1990, pp. 71–86.
20. M.-R. Kula, in H. Brauer ed., Biotechnology, vol. 2, VCH-Verlagsgesellschaft, Weinheim, 1985, pp. 725–760.
21. U. Sivars, K. Bergfeld, L. Piculell, and F. Tjerneld, J. Chromatogr. B 680: 43–53 (1996).
22. H.-O. Johansson, G. Karlström, and F. Tjerneld, Macromolecules 26: 4478 (1993).
23. P.A. Alred, A. Koslowski, and J.M. Harris, Bioseparation 2: 363–373 (1992).
24. H. Cabezas, Jr., J. Chromatogr. B 680: 3–30 (1996).
25. D. Forciniti and C.K. Hall, ACS Symp. Ser. 419: 53–70 (1990).
26. F. Döbert, A. Pfennig, and M. Stumpf, Macromolecules 28: 7860–7868 (1995).

27. A.D. Diamond, K. Yu, and J.T. Hsu, in Protein Purification, ACS Symposium Series, American Chemical Soc., Washington, D.C., 1990, pp. 52–65.

28. A. Gustafsson, H. Wernerström, and F. Tjerneld, Polymer 27: 1768–1770 (1986).

29. H. Hartounian and S.I. Sandler, Biotechnol. Prog. 7: 279 (1991).

30. C.A. Haynes, F.J. Benitez, H.W. Blanch, and J.M. Prausnitz, AIChE J. 39: 1539 (1993).

31. C. Großmann and G. Maurer, Fluid Phase Equilib. 106: 17–25 (1995).

32. Y. Guan, T.H. Lilley, and T.E. Treffry, Macromolecules 26: 3971 (1993).

33. H.-O. Johansson, G. Karlsström, F. Tjerneld, and C.A. Haynes, J. Chromatogr. B 711: 3–17 (1998).

34. D.R. Baughman and Y.A. Liu, Ind. Eng. Chem. Res. 33: 2668–2687 (1994).

35. M. Kabiri-Badr and H. Cabezas, Jr., Fluid Phase Equilib. 115: 39–58 (1996).

36. J. Bringmann, B. Keil, and A. Pfennig, Fluid Phase Equilib. 101: 211–225 (1994).

37. W.-Y. Chen, C.-G. Shu, J.Y. Chen, and J.-F. Lee, J. Chem. Eng. Jpn. 27: 688–690 (1994).

38. M.A. Eiteman, C. Hassinen, and A. Veide, Biotechnol. Prog. 10: 513–519 (1994).

39. M.-R. Kula, A. Walsdorf, and A. Cordes, Ber. Bunsen-Ges. Phys. Chem. 93: 968–970 (1989).

40. A. Cordes, J. Flossdorf, and M.-R. Kula, Biotechnol. Bioeng. 30: 514–520 (1987).

41. J.M. Harris, J. Macromol. Sci. C-25: 325 (1985).

42. G. Johansson, G. Kopperschläger, and P.A. Albertsson, Eur. J. Biochem. 131: 589–594 (1983).

43. K.H. Kroner, A. Cordes, A. Schelper, M. Morr, A.F. Bückmann, and M.-R. Kula, in T.C.J. Gribnau, J. Visser, and R.J.F. Nivard eds., Affinity Chromatography and Related Techniques, Elsevier, Amsterdam, 1982, pp. 451–501.

44. F. Tjerneld, G. Johansson, and M. Joelsson, Biotechnol. Bioeng. 30: 809–816 (1987).

45. G. Johansson and M. Andersson, J. Chromatogr. 303: 39 (1984).

46. S.-S. Suh and F.H. Arnold, Biotechnol. Bioeng. 35: 682–690 (1990).

47. U.S. Pat. 5,093,254 (March 3, 1992), K.A. Giuliano and D.C. Szlag (to the United States).

48. G. Johansson, in S.K. Sikdar and M. Bier eds., Frontiers in Bioprocessing, CRC Press, Boca Raton, Fla., 1989, pp. 271–284.

49. G. Johansson and H. Tjerneld, J. Biotechnol. 11: 135–142 (1989).

50. G.C. Terstappen, R.A. Ramelmeier, and M.-R. Kula, J. Biotechnol. 28: 263–275 (1993).

51. C. Bordier, J. Biol. Chem. 250: 1604–1606 (1981).

52. T. Minuth, J. Thömmes, and M.-R. Kula, J. Biotechnol. 38: 151–164 (1995).

53. R.P. Frankewich and W.L. Hinze, Anal. Chem. 66: 944–954 (1994).

54. W.L. Hinze and E. Pramauro, Crit. Rev. Anal. Chem. 24: 133–177 (1993).

55. T. Minuth, J. Thömmes, and M.-R. Kula, Biotechnol. Appl. Biochem. 23: 107–116 (1996).

56. T. Minuth, H. Gieren, H. Pape, C. Raths, J. Thömmes, and M.-R. Kula, Biotechnol. Bioeng. 55: 339–347 (1997).

57. Int. Pat. WO 96/23061 (January 27, 1995) E.L. Braunstein, N.T. Becker, G. Ganshaw, and T.P. Graycar (to Genencor International, Inc.).

58. B.D. Kelley, D.I.C. Wang, and T.A. Hatton, Biotechnol. Bioeng. 42: 1199–1208 (1993).

59. M.J. Pires and J.M.S. Cabral, J. Chem. Technol. Biotechnol. 61: 219–224 (1994).

60. P.A. Alred, A. Kozlowski, J.M. Harris, and F. Tjerneld, J. Chromatogr. A 659: 289–298 (1994).

61. H.-O. Johansson, G. Karlsström, B. Mattiasson, and F. Tjerneld, Bioseparation 5: 269–279 (1995).

62. J. Persson, L. Nyström, H. Ageland, and F. Tjerneld, J. Chromatogr. B 711: 97–109 (1998).

63. N. Papamichael and H. Hustedt, Methods Enzymol. 228: 573–584 (1994).

64. P.-F. Fauqueux, H. Hustedt, and M.-R. Kula, J. Chem. Technol. Biotechnol. 35B: 51–59 (1985).

65. A. Greve and M.-R. Kula, J. Chem. Technol. Biotechnol. 50: 27–42 (1991).

66. G. Johansson, in H. Walter and G. Johansson eds., Methods of Enzymology, vol. 228, Academic Press, San Diego, Calif., 1994, pp. 569–573.

67. H. Hustedt, K.-H. Kroner, U. Menge, and M.-R. Kula, Trends Biotechnol. 3: 139–144 (1985).

68. H. Hustedt, B. Börner, K.H. Kroner, and N. Papamichael, Biotechnol. Tech. 1: 49–54 (1987).

69. H. Hustedt and N. Papamichael, Enzyme Eng. 9: 135–139 (1988).

70. J. Dos Reis Coimbra, J. Thömmes, A. Meirelles, and M.-R. Kula, Bioseparation 5: 259–268, (1995).

71. J. Dos Reis Coimbra, J. Thömmes, and M.-R. Kula, J. Chromatogr. A 668: 85–94 (1994).

72. H. Hustedt, K.-H. Kroner, U. Menge, and M.-R. Kula, Enzyme Eng. 5: 45–47 (1988).

73. K.R. Jafarabad, S.B. Sawant, J.B. Joshi, and S.K. Sikdar, Chem. Eng. Science 47: 57–68 (1992).

74. C.Y. Kim, J.W. Brewer, C.E. Brothers, T.F. Farver, and E.K. Lee, 3rd Chemical Cong. of North America, Toronto, Canada, June 5–10, 1988.

75. N. Papamichael, B. Börner, and H. Hustedt, J. Chem. Technol. Biotechnol. 54: 47–55 (1992).

76. A. Greve and M.-R. Kula, Bioprocess Eng. 6: 173–177 (1990).

77. FRG Pat. DE 2943016 C2 (September 6, 1984), U. Menge, M. Morr, and M.-R. Kula (to the Gesellschaft für Biotechnologische Forschung mbH).

78. U.S. Pat. 4,508,825 (April 2, 1985), C.Y. Kim, T.F. Farver, and J.W. Brewer (to Miles Laboratories, Inc.).

79. H. Schütte, W. Hummel, H. Tsai, and M.-R. Kula, Appl. Microbiol. Biotechnol. 22: 306–317 (1985).

80. U.S. Pat. 4,579,661 (April 1, 1986), S.J. Gustafsson, P.O. Hedman, T.G.I. Ling, and B.G. Mattiasson (to Pharmacia AB, Sweden).

81. U.S. Pat. 4,591563 (May 27, 1986), F. Paul, P. Monsan and D. Auriol (to Societe Nationale Elf Aquitaine, France).

82. E.U. Pat. 0 199 698 B1 (August 28, 1991), F. van Wijnendaele, D. Gilles, and G. Simonet (to Smithkline Biologicals S.A.).

83. U.S. Pat. 4,684,723 (August 4, 1987), G.B. Dove and G. Mitra (to Miles Laboratories, Inc.).

84. U.S. Pat. 4,743,550 (May 10, 1988), K.P. Ananthapadmanabhan and E.D. Goddard (to Union Carbide Corporation).

85. U.S. Pat. 4,728,613 (March 1, 1988), J.W. Brewer, C.E. Brothers, T.F. Farver, C.Y. Kim, and E. Lee (to Miles Laboratories, Inc.).

86. Int. Pat. WO 92/07868 (May 14, 1992), S.-O. Enfors, K. Köhler, Ch. Ljundquist, B. Nilsson, and A. Veide (to Pharmacia AB, Sweden).

87. U.S. Pat. 5,139,943 (August 18, 1992), H.G. Heinsohn, J.D. Lorch, and R.E. Arnold (to Genencor International, Inc.).

88. FRG Pat. DD 298 424 (February 20, 1992), J. Kirchberger, G. Kopperschläger, M. Rockstroh, and K. Eisenbrandt (to Universität Leipzig, Germany).

89. R.A. Hart, P.M. Lester, H. Riefsnyder, J.R. Ogez, and S.E. Builder, BioTechnology 12: 1113–1117 (1994).

90. U.S. Pat. 5,328,841 (July 12, 1994), J.D. Lorch, K.A. Clarkson, E. Larenas, B.S. Bower, and G.L. Weiss (to Genencor International, Inc.).

91. E.U. Pat. 0 477 284 B1 (August 16, 1995), H.G. Heinssohn and K.J. Hayenga (to Smithkline Biologicals S.A.).

92. U.S. Pat. 5,407,579 (April 18, 1995) C.-J. Lee and P. Khan (to National Science Council, Taipei).

93. H. Schütte, K.H. Kroner, W. Hummel, and M.-R. Kula, Ann. N.Y. Acad. Sci. 413: 270–282 (1983).

94. K.H. Kroner, H. Schütte, W. Stach, and M.-R. Kula, J. Chem. Technol. Biotechnol. 32: 130–137 (1982).

95. K.H. Kroner, H. Hustedt, and M.-R. Kula, Process Biochem. 19: 170–179 (1984).

96. T.R. Pulliam, S. Winston, and W.E. Bentley, Enzyme Microb. Technol. 20: 46–51 (1997).

97. H. Hellebust, A. Veide, and S. Enfors, J. Biotechnol. 7: 185–198 (1988).

第 **37** 章 | 蛋白质超滤

Robert van Reis

Genentech，Inc.，South San Francisco，California

Andrew L. Zydney

Department of Chemical Engineering，The Pennsylvania State University，University Park，Pennsylvania

37.1 引言

尽管蛋白质超滤早在 20 世纪初就已经在实验室运用，但是大规模的工业级运用却只能追溯到约 1970 年。由 Loeb 和 Sourirajan 引导的非对称膜的发展，以及后来 Alan Michaels 和他的同事将这种技术拓展到超滤膜的生产上，引起了超滤的突破性发展。这种非对称膜有一层很薄的外皮（大约 0.5 μm 厚）和多孔的表面：薄的外皮为膜提供了选择性，而多孔的表面提供了所必需的机械和结构上的完整性（图 37.1）。相比于均一的膜，这种薄的外皮导致了更高的透过速率，有效地降低了所需要的膜面积及（或）工艺时间。典型的超滤处理流量为 20～150 L/(m²·h)。操作压力一般为 0.2～4 bar，这个压力远远低于为了克服保留下的盐分所产生的高渗透压所需要 25～80 bar 的反渗透压。超滤膜有多样性的孔径规格，并且可用一系列的基础聚合物进行浇铸，每一种聚合物都有其特有的物理和化学特性。带电膜通常由基础聚合物通过后期处理产生，这种膜利用带电荷蛋白与膜孔间的电荷相互作用为提高分离效果提供了机会。

大多数大规模的超滤设备运用切向流过滤（TFF），切向流也是一种交叉流结构，在这种结构中，进料流平行于膜表面而垂直于滤出流[1,2]。相对于终端操作模式，这种方式允许保留的样品流过膜表面并流出超滤设备，极大地增加了处理量。在膜的上表面形成一个包含高浓度回流产物的浓度边界层（图 37.2）。这种高浓度区域降低了有效的驱动压力，同时能够引起膜的污染，这种污染是由于蛋白质吸附、变性、沉淀或是聚集引起的。回流溶质从膜表面运输回到本体溶液中的速率决定了大多数切向流系统的性能[1]。多样化的膜组件已经发展至能够满足所需要的传输流速并能够保持高的膜装配密度，关于这部分将在"模块和设备"中讨论一些细节。多数的单元能够进行模块化生产，这种方式可以简单地进行替换并且易放大。膜设备可以运用小至 50 cm² 膜面积的膜，也可运用大规模过程中大于 300 m² 膜面积的

膜。终端过滤（或是正常流）模式主要运用于实验室规模分离和回流产物浓度非常低的系统中。例如，终端微滤墨盒已经广泛应用于无菌过滤中，在除菌过滤中保留物的浓度是非常低的。相同的模式同样可以用于病毒去除。

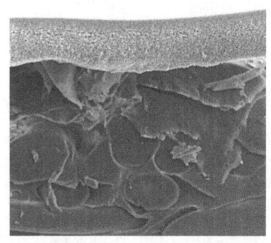

图 37.1 扫描电子显微图，显示在非交联的聚丙烯上呈现的不对称再生纤维素超滤膜的扫描电子图片，最上层即为膜表面。

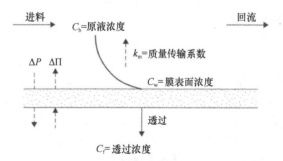

图 37.2 浓差极化的示意图。膜壁截留的溶质浓度远远大于原浓度。改编自 van Reis 等[3]。

一般超滤用来进行分子质量差异在 10 倍以上物质的分离，从而进行蛋白质的浓缩及缓冲液的置换[4]。超滤工艺通常贯穿整个下游工艺过程中，可根据条件决定是在层析之前还是之后。另外，超滤是使最终的制剂产

品达到目的浓度与缓冲液组分最主要的方法。超滤限制性的分离度通常归结于膜孔径大小在商业膜中的分布情况、目前模式中大容积物料的转移限制及膜污染现象。在过去的十年中，大家更加清晰地认识到，膜系统有能力进行真正的蛋白质与蛋白质间的分离，即使是分子质量非常接近的蛋白质，通过高效切向流过滤（HPTFF）也能够达到分离[5]。HPTFF 的高分离度是通过对膜及缓冲液条件进行选择，以及后来对能够将两种蛋白质差异最大化的流体动力体积上的选择来获得的。浓差极化用来加强溶质的分离，而不是限制其分离。膜污染通过膜的化学性质及使用适当的流速和传输条件来控制。高收率和纯化因素通过洗滤模式获得。最终的结果是 HPTFF 提供了一种竞争性的分离方法，这种方式是对蛋白质纯化色谱技术的补充。

37.2 理论基础

37.2.1 膜运输

溶质与溶剂通过超滤膜的理论分析是由 Kedem-Katchalsky 或 Stefan-Maxwell 的不可逆热力学理论发展而来的[6]。滤过流 J 与有效驱动压力是成比例的[7]：

$$J=L_p\left(\Delta P-\sum_i \sigma_i \Delta \prod_i\right) \quad (37.1)$$

式中，L_p 是总的渗透率（相当于总阻力的倒数），ΔP 是跨膜压。在不存在不可逆污染时，L_p 仅仅相当于干净膜的渗透率（通过干净膜的水流量进行评估获得）。渗透反射系数（σ_i）为膜分离度提供一种测定方式：当 $\sigma_i=1$ 表示溶质完全保留下来，当 $\sigma_i=0$ 表示溶质完全透过。横跨膜间的渗透压差异（$\Delta\prod_i=\prod_w-\prod_f$）具有使溶质在上表面（$C_w$）及在透过溶液（$C_f$）中浓缩的功能（图 37.2）。对于浓度小于 10 g/L 的溶质，尽管渗透压相当小，在超滤过程中，由于在膜表面的回流蛋白所建立的浓缩区域，$\Delta\prod_i$ 相当于 ΔP。

溶质通量 N_s 通常表示为

$$N_s = JS_\infty C_w \quad (37.2)$$

式中，S_∞ 是固有的筛选系数。基于 Onsager 相互作用，此系数相当于 $1\sim\sigma_i$。当溶质通量由对流决定时，式（37.2）才有效；Opong 和 Zydney 对对流和扩散间的偶联关系进行了更为详尽的分析[8]。溶质进入膜的热动力学区域和溶质通过孔径的相关传输速率决定了渐近筛选系数[9]：

$$S_\infty=C_f/C_w=K_c \quad (37.3)$$

式中，K_c 表示水流阻碍因子，C_f 表示滤出浓度，C_w 表示接近膜的回流溶液的浓度。由于孔径壁的存在，水流阻碍因子还受到额外的影响。对在一个圆柱形孔里的硬球进行的理论分析表明：K_c 仅仅在 1.0～1.47 变化，因此，S_∞ 主要由平衡系数决定（ϕ），平衡系数是空间和电荷等相互作用的函数。蛋白质和孔径间的相互作用的静电能

量有三个显著的作用[11]。在超滤系统中，主导因子是溶质所带的电荷（σ_s）。孔径壁的存在引起围绕在蛋白质周围的双层电荷发生变形，这种变形导致了自由能的增加，进而导致了区域系数随着 σ_s 的升高而降低。这可以解释为一种与扩散离子云相关的有效蛋白体积的增加[12]。这种效应便是在牛血清白蛋白所看到的随着盐浓度的降低 S_∞ 成 100 倍减少的基础[13]。围绕在孔径壁周围的双层电荷及电荷间直接的相互作用也对这种现象有贡献。当溶质和孔带相反电荷时，这种电荷间的相互作用后来引起的增加。为增强 UF 或 HPTFF 而使用电荷改良的膜时，这种电荷间直接的相互作用相当重要。

在没有长期相互作用的情况下，对于在圆柱形孔径的球形溶质来说，筛选系数是

$$S_\infty=(1-\lambda)^2K_c \quad (37.4)$$

式中，λ 是溶质（r_s）半径比孔（r_p）半径的比率。因此，由于伴随着 r_s 的增加可进入孔径体积减小，即使有单一孔规格的膜也会有 S_∞ 逐渐降低。由于不规则的成形孔径的广阔分布，商业 UF 膜的截留特性就更复杂。一个简单的近似的分析产量为

$$S_\infty=\exp(-r_s/s) \quad (37.5)$$

s 提供一种孔径平均大小的测量方式。由于一小部分大的孔径的存在，S_∞ 无限接近于零。在 S_∞ 方面这种不同大小孔径的分布效应也在其他方面被讨论[14]。

37.2.2 浓度极化

决定任何一个 UF 装置整体效率的关键因素之一是在大体积溶液中接近膜的蛋白质传输速率。滤出流引起在膜的上游（或是进料端）部分或是全部截留溶质的聚集，这是一种关于浓度极化的现象（图 37.2）。溶质浓度从在膜表面的最大值（C_w）到总体浓度（C_b）间变化，这种变化超过浓度差（δ）。大多数浓度极化分析采用一种简单的没有长足发展的模式，这种模式最初由 Michaels 提出：

$$J=k_m\ln[(C_w-C_f)/(C_b-C_f)] \quad (37.6)$$

溶质大量传输系数（k_m）相当于浓度差（δ）的扩散（D）速率。更为严谨的溶质传输的分析表明，式（37.6）在浓度极化程度低的时候是成立的，在高 C_w/C_b 时，实际浓度的依赖性变得更加复杂。随着滤出流的增加，膜表面浓度就会增加，这就引起 $\Delta\prod$ 增加和有效驱动压力的降低[式（37.1）]。在浓度非常高（接近溶解限度）时，渗透压升高得非常快，这样最终结果是流量达到恒定，并且在高 ΔP 时与压力无关（图 37.3）。通过在膜表面形成蛋白胶或是不可逆的污染，高膜表面浓度能够降低 L_p。在后来的事例中，与压力无关的流量是由蛋白质的最大溶解度及蛋白胶浓度所决定的。尽管这种"胶极化"模式已被广泛应用，但 C_w 的数值与设备相关而且多数被认为与蛋白溶解度无关[10]，这就表明在 UF 过程中实际的蛋白胶并不是在膜表面形成的。关于浓度极化边界中的静电作用、范德瓦耳斯力和熵

作用的更为详细的超滤模式也已经发展起来[17]。

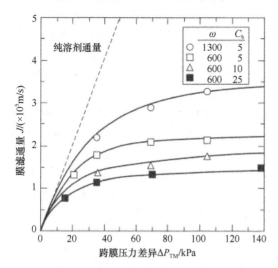

图 37.3　使用搅拌速率常数获得不同体积浓度的牛血清白蛋白，体现在不同通量下的跨膜压差异。模型的计算基于式（37.1）和式（37.6）。改编自 Opong 和 Zydney[8]。

在层状流中，溶质大量转移系数的理论分析通常是以勒维克溶液理论为基础的[1]：

$$k_m=0.807(D^2\gamma/L)^{1/3} \qquad (37.7)$$

此式说明，蛋白在转移过程中，转移系数 2/3 依赖于蛋白质的扩散率（D）、1/3 依赖于剪切率（γ）。回流端蛋白扩散系数依赖于蛋白质电荷（pI 和 pH）、缓冲液电导和蛋白质浓度。由于在蛋白质电荷和分子内静电相互作用间存在差异，在不同缓冲液中伴随着大量转移系数在两者间不断变化，这些影响因素的效果是非常明显的。扩散系数与热力学温度成正比，与黏度成反比，扩散系数本身就具备温度功能。在较高操作温度下，这能够引起大量传输系数和滤过流的大幅提高。

当幂值为 0.5 时液体充满管道，幂值接近 1 时为剧烈流速，通过对幂值对进料速率的依赖性的 Chilton-Colburn 分析，驱动力数据丰富了 k_m 的经验值。特别是对于具有复杂液体流速特点的模型，评估大量传输系数最准确的方法是在模型中采用实际的滤出数据。利用式（37.6）将与压力无关的流量作为 $\ln(C_b)$ 的函数（假设膜是完整良好的，则 $C_f=0$），从此函数的斜率上评估 k_m 是最简单的途径。这种方法需要最小限度的试验数据，并且这种方法近期已经成功应用于单抗的控制策略中。通过将 ΔP 数据与式（37.1）和式（37.6）同时进行对比，这种方式是过去在图 37.3 中产生一致曲线的方法，因此通过适当的滤出流数据也可以对大量传输系数进行评估。这种方法要求对工艺膜的渗透性有一个判断，从污染膜和蛋白质渗透压作为 C_w 的函数上可获得缓冲液流量数据，膜的渗透性可以通过缓冲液流量数据进行评估。通过将 J 与不同 C_b 中获得的 ΔP 数据进行对比分析，同时评估 k_m 和 $\Delta\Pi$ 也是可能的。

在膜上滞留的溶质的积累也会影响蛋白回流。使用

$N_s=JC_f$，式（37.6）可重新更改用来评估蛋白筛选系数（S），更改后的公式为

$$S=C_f/C_b=S_\infty/[(1-S_\infty)\exp(-J/k_m)+S_\infty] \qquad (37.8)$$

在低滤出流速时，由于 C_w 非常接近 C_b，因此 $S=S_\infty$。可观察的筛选系数随着流量的升高而增加，只要膜对溶质部分透过并且能够达到所要求的浓度，在高流量时筛选系数可达到 1（如 $C_f=C_b$）。典型的牛血清白蛋白试验结果如图 37.4 所示。实线是通过式（37.8）进行的模式计算。由于蛋白质通过膜时的扩散作用，当滤出流速非常低时，S 有缓慢的增加[8]。

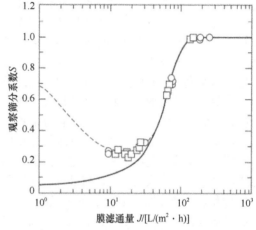

图 37.4　观察筛分系数体现为 BSA 通过 100 kDa 膜的通量。曲线模型基于式（37.8）。虚曲线呈现不同扩散的情况。改编自 Opong 和 Zydney[8]。

37.3　膜材质、特性和污垢

37.3.1　膜的化学和形态特点

几乎所有的超滤膜都有一个非均一的或是非对称结构从而支持其膜的选择性，膜的这种选择性是由一个薄的表皮层及由许多稠密的大孔提供的机械完整性（图 37.1）所决定的。大多数非对称超滤膜是通过浸泡铸造而成的[10]。一种聚合物溶液在合适的支持物上（如非纺织构造）伸展开形成一层薄膜。铸膜浸入到非溶剂中（通常为水中）。在溶剂与非溶剂间发生扩散性交换，这种交换引起聚合物溶液相分离，以及随后的富有聚合物凝胶相的形成。这使膜具备了结节状的孔状形态学构造，这种构造是由聚合物富集的球体的大小和间隔决定的。这种非对称结构是由于质量转移效应形成的，如在形成凝胶前聚合物富集的球体的增大与合并[10]。由于界面的不稳定性或是在膜内聚合物倾斜区域的形成，在膜的表皮下形成大量的泪珠状大孔[18]。大孔的膜具有较低的最大压力限制。最重要的是，如果大孔穿过表皮，那么就会形成缺陷。通过孔隙将聚合物溶液挤入一个凝胶腔内，然后第二种凝胶介质被泵进纤维腔内，中空纤维膜也是通过这种相的转化制造的。根据凝胶媒介的特性，表皮层在其内表面或是外表面形成。合成膜通过多种铸造工

序生产。例如，没有大孔的非常均一的超滤膜是通过将一层薄（$5\sim10\ \mu m$）的聚合物膜铸造在三聚氰胺-甲醛基质上生产出来的[19]。这种膜非常广泛地应用在除病毒过滤中，在除病毒过滤中，一个很小的缺陷都会导致病毒去除的失败。另外，复合再生纤维素膜已经发展起来，在超滤中，这种膜相比于其他膜具有以下优点：具有更好的机械张力，能够引起更小的污染，能够提供更高的流速和更好的截留特性[20]。

超滤膜可用多种聚合物铸造，包含聚砜类、聚醚砜、聚酰胺、聚酰亚胺、聚乙烯、聚丙烯腈、聚偏氟乙烯、再生纤维素和醋酸纤维素。再生纤维素膜具有最低的蛋白质结合，但是会被剧烈的清洗条件破坏。合成的聚合物具有更好的化学稳定性和热稳定性，但是更容易受到蛋白质污染。采用氧化铝或是由二氧化硅的酸铸造生产的陶瓷膜具有很高的热和化学稳定性，但是相比于复合膜价格非常昂贵。多数的复合膜在铸造过程中或是之后发生改变，例如，最初的聚合物溶液中包含聚乙烯吡咯烷酮、聚砜类磺化、甲基丙烯酸酯单体放射性转移至聚酰胺上，或是涂上聚丙基纤维素[22]。这些改变增加了膜的亲水性并改变了膜的表面电荷，但是却降低了膜的长期热稳定性和化学稳定性。与电荷相关的膜对于带电蛋白质具有高截留性，伴随着在等价的蛋白质截留溶液中具有高的渗透性。当溶液的离子强度在 10 mS/cm 以下时，这些膜能够加强 UF 和 HPTFF 过程。

37.3.2 膜的特性描述

提供给终端用户的最为常见的超滤膜特性分析包括水通量测定、溶质保留测试、选择性蛋白结合数据、化学相容性和温度限制。水通量数据提供了对膜通透性的测量，通过滤出流量（相对于表面积的标准透过速率）和跨膜压（ΔP）函数的评估进行测定：

$$\Delta P=(P_F+P_R)/2-P_{fil} \qquad (37.9)$$

式中，P_F 是进口压力，P_R 是回流压力，P_{fil} 是滤出压力。标准滤出流示意图产生了通量（J）和跨膜压在不使膜压缩时的线性关系。商业化超滤膜的压缩在压力小于 1 bar 时通常忽略不计。超滤膜也可经高压短时间的前处理，这会减少后续通透性的变化。在切向流过滤（TFF）中的情形更为复杂，因为进口流体到透过流体的转变通过流体通道产生了非线性的压力下降。TFF 装置膜透过性的正确数值可通过测量通量和跨膜压并外推 $J/\Delta P$ 对 ΔP 的曲线至 $\Delta P=0$ 获得。膜的通透性主要由孔径大小分布、多孔性（孔密度）、膜厚度和溶液黏度等决定。

在判断膜的通透性时需考虑几个因素。试验用水的类型和质量可能对结果有显著影响。水的 pH 和离子强度由于电荷作用可影响通量，水中的污染物在试验时可使膜堵塞。鉴于通透性和黏度呈线性，控制和记录试验的温度也很重要。如上所述，膜的压缩和超滤装置的设置在这些试验中也扮演重要角色。应注意

到，膜的水通量数据除非和其他膜特性信息结合，否则价值不大。由于不同化学性质膜堵塞表现的显著差异，水通量数据不能预测工艺的通量。例如，聚砜膜一般具有高水通量值，但是再生纤维素膜有更高的工艺通透性数值，这是因为其内在的大多数生物工程流体低污染的特性[20]。

在选择保留测试时，考虑到膜的使用意图是很重要的一点。工艺目标及膜选择的首要因素对蛋白质浓缩、溶液置换、病毒蛋白分离、澄清或蛋白质纯化来说非常不一致。超滤膜的保留测试涉及溶质传递的测量。滤过系数（S）或保留因子（R）在特定工艺条件下通过分析进样和滤出液中的溶质进行测定。

$$S=C_f/C_b \qquad (37.10)$$
$$R=1-S \qquad (37.11)$$

测试通过使用单一溶质或多种溶质在独立的试验中进行。最常使用的单一溶质是窄的分子质量分布聚合物（如聚乙烯氧化物和葡聚糖多糖）、蛋白质和病毒。保留测试的目的是为每一种膜提供标准分子质量截留值。单一溶质保留测试是最容易进行的，它基于溶质和选定的测试条件提供最少或最有用的数据。膜的生产商进行的单一溶质测试一般使用被膜部分保留的溶质进行一个或数个试验。这一数据对蛋白质浓缩和溶液交换价值较低，因为部分保留溶质的保留系数并不能预测一个高保留溶质的保留值。例如，溶质保留值为 $R=0.3$ 和 $R=0.9$ 不能在分子质量上对保留值 $R=0.999$ 的溶质提供指导，这是人们在蛋白质浓缩/洗滤操作中通常期望的。在所有应用中，保留系数同膜污染、缓冲液化学性质及流体动力学也高度相关。此外，在膜生产商之间的保留测试方案缺少标准化。不同的溶质、缓冲液和流体动力学条件都有应用，Zydney 和 Xenopoulos[24]最近发现装置的形式和流体条件对测量的葡聚糖的保留值可能有较大的影响。还有，方案中设定的标准分子质量（如具有保留系数 $R=0.9$ 的溶质的分子质量）在公司之间都没有标准化。因此终端用户有必要对目标溶质在所需工艺的线性缩小的条件下进行各自的保留测试。

使用牛血清白蛋白作为模型蛋白，水透过性和蛋白质保留的内在权衡如图 37.5 [23]所示。y 轴是蛋白质透过系数的倒数，它提供了膜对小的溶质（透过系数为 1）和目的蛋白的选择性的测量。实线是根据单纯基于大小排阻假定孔径大小对数正态分布的理论计算。多数试验数据集中于这一理论曲线，确立了目前使用的商业化超滤膜的上限值。曲线下方的数据点主要是那些比非对称超滤膜具有较低孔性和较大厚度的膜的标记。对一指定应用表现特定的最佳组合由特定工艺的需要和经济性决定。上面及右侧的符号代表了标准负电荷复合再生纤维素膜。这些膜比任何一种商业化形式的膜具有好得多的性能表现（高透过性和高选择性），这缘于对带负电的蛋

白质的强烈的静电排斥作用。

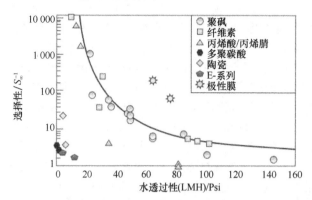

图 37.5 使用牛血清白蛋白做模型蛋白，超滤膜选择性-透过性的权衡。选择性用蛋白质透过系数的倒数来表示。实线是根据假定孔径大小对数正态分布的空间作用的模型计算。（本图全彩图片可由 http://onlinelibrary.wiley.com/book/10.1002/9780470054581 获得。）

混合葡聚糖测试提供了膜特性分析的另一种方式。使用几种多分散葡聚糖的混合物，进样和透过流体经带有在线示差检测器的尺寸排阻层析（SEC）分析。SEC 色谱图显示了溶质浓度（示差吸光度）和葡聚糖分子质量的函数（洗脱时间）。于是可使用式（37.10）和式（37.11）建立曲线，产生连续的保留曲线（保留值和分子质量），进样和滤出浓度分别由各自的色谱图表示。SEC 色谱图提供每一分子质量部分的出峰时间，因此不必使用紧密分子质量分布的葡聚糖。混合葡聚糖测试在恒定的质量传递系数和通量下进行，在比较不同超滤膜的相对保留特性时是一种有用的工具。这一方法对生产商和终端用户来说都是很好的质控测试。这种方法也可以用于发掘孔径大小分布的信息[26]。将葡聚糖和蛋白质分子质量转换成等同的流体动力学体积，这一方法学还能衍生到预测能力[10]。

葡聚糖测试还包含在称作 Flex 测试的试验中[27]。这一试验通过使用荧光标记的葡聚糖，灵敏度大约提高了 10 倍。传统的葡聚糖测试一般用来辨别保留值 $R=0.9$（"R90"）或 $S=0.1$，灵敏度超过 $S=0.01$ 需要特别关注试验细节（如本章后面所述 $S=0.01$ 表示在 $N=10$ 的洗滤工艺中只有 90% 的收率）。另外，流量测定还可以采用带有荧光标签的葡聚糖捕捉固定在筛网上的膜效应进行测定。在选择荧光标记时应对化学特性（极性和疏水性）予以考虑。对于极性膜，极性溶质的滤出通常使用荧光标记的葡聚糖测量（对低滤出值的高灵敏度），而中性葡聚糖可能不需要荧光标签，它们本身代表了通过标签。不同膜的保留能力可通过评估从极性荧光和中性葡聚糖数据获得的选择性（ψ）和通量（$J\Delta S$）参数来比较（见 37.8 节 "高通量切向流过滤"）。

超滤膜特性分析的一种更为灵敏的方法涉及液液孔侵入的原理。两种高度不相溶的液体，如一种硫酸盐溶液和一种聚乙二醇溶液，混合后通过搅拌达到分配平衡。待测试的膜用其中一种液体装填，以布满所有的孔隙。排空进液管后，系统引入第二种液体。第一种液体随即被第二种液体置换出孔，测量跨膜压和流速的函数。获得的数据可提供孔大小分布的信息，并校正标准分子质量截留。还需说明的是，这一方法学可作为 HPTFF 应用的超滤膜的优异的质控测试，因为性能可以和蛋白质滤出数据相结合[28]。

蛋白质结合试验通常是为对比不同化学特性膜的相对表现来进行的。这些研究中生成的数据作为一般指导可能是有用的。但是，很重要的一点是必须认识到蛋白质吸附与 pH、离子强度及特定蛋白质的特定等电点和疏水性高度相关。而且，简单地将膜浸入蛋白质溶液可能会得出误导的结果，因为大量的吸附可能会发生在膜支持结构，一个在超滤过程大部分蛋白质不会进入的区域。还有一点被注意到也会很有用处，就是大多数膜不会因为吸附导致明显的蛋白质损失，这是因为低的结合载量（1～10 mg/m²），低的表面积（0.01 m²/g）和现代生物工程获得的高蛋白质浓度（1～150 g/L）。对于终端微滤和病毒过滤这样的工艺也同样适用，在这些过程中产品暴露的内表面积可能是前表面积的 10～500 倍。

膜的化学和热力学限制取决于接触前后对膜进行特性分析（使用这里描述的技术）。膜制造商经常进行额外的测试以确定膜孔径分布、孔密度、形态、厚度、极性、工艺通量和机械强度（压缩、抗张强度和层离）。孔大小分布和密度可以由混合葡聚糖、液液侵入、汞侵入、气液侵入（对大孔径）、热力学气孔测量法、扫描电子显微镜（SEM）或原子力显微镜（AFM）来测定。膜形态和厚度通过扫描电子显微镜或透射电子显微镜（TEM）来测定。膜极性可以由涌动电势来测定，在 HPTFF 中具有特殊的用途。工艺通量提供了一些与生产商提供的透水值互补的信息，但最好由终端用户在感兴趣的具体应用中进行测定。机械强度的测定应包含测试膜压缩、抗张强度和对抗反压的能力。软性的膜在工艺条件下易于压缩。膜压缩可以很容易地通过测量在适当的 ΔP 范围内水渗透率作为跨膜压力的函数来确定。抗拉强度大多和膜制造商提供的数据相符，它通过相关分析膜的专门设备测量伸长的作用力。膜的反压限制对最终用户很重要，因为工艺过程中可能发生意想不到的压力峰值，引起合成膜的分层和后续产品的损失。测试是通过如前所述的对膜反向压力周期在不同压力的保留测试来进行。

超滤膜的完整性测试可以通过泡点测量、空气扩散流测量或使用刚才描述的液-液侵入法来进行。泡点的确定是通过测量在逐渐增大的压力下气体流过湿润膜的速率进行。流速压力曲线决定了泡点，泡点用来说明液体的位移孔隙。以水为溶剂泡点值为 1～6 bar（对 0.65～0.1 μm 孔径）的超滤膜一般使用泡点测量。超滤膜的泡点测量只有当使用表面张力低得多的溶剂才有实际意义，因为以水为溶剂的泡点值通常会超出膜或装置的压力额定值。因此超滤膜完整性测量通常使用气体（或氮气）扩散的方法。气体扩散测量法在一定压力下进行，检测由于允许泡点通过的足够大的膜孔形成对流产生的异常高流速。测量的空气扩散流速被与制造商制定的范围相比较，那是由通过适当的质量控制测试的一组膜确定的。

37.3.3 膜污染和再生

膜污染是指在膜过滤过程中，由于料液与膜存在特殊的物理和/或化学作用而引起的膜的不可逆的变化。污染的原因为蛋白质的吸附沉淀及沉淀效应。污染的速率和程度取决于膜的形态和化学特性、样品的流体学特性和缓冲液[29]。此外，重复的泵过滤也会让蛋白质聚合或变性，沉积在滤膜上。静态吸附（未过滤）的蛋白质以单层膜的形式覆盖在膜表面[30]，导致过滤性能显著低于单层吸附亲水膜。正如前面所讨论的，吸附损失通常非常小（<0.01%产品滞留物，通常可以局限于<5%甚至只是损失过滤时膜内部孔隙表面的一点）。

由于膜孔径和表面化学作用，超滤过程中的对流会导致额外的污染，污染会随着滤液通量（或压力）的增加而增加，并且可能会使滤器完全低于临界通量[31]。微滤最初的污染通常是由于膜表面沉积大量的蛋白聚集体所导致的[32]。但最重要的是因为超滤的膜孔隙大小和进料的某些情况下，微滤被放在超滤之前一步作为粗过滤。在等电点附近时蛋白质沉淀通常达到最大，蛋白质同膜电荷相反时更会变强。滤液通量和跨膜压同污染程度呈线性关系。在超滤过程中，复合再生纤维素膜几乎无污染。

很多经验表明，在超滤系统中，蛋白质聚集会因为泵和阀门的微空化首先发生在蛋白质-氧气接触处[34]。氮气喷射和氮气覆盖几乎消除蛋白质聚合。氮气覆盖也可以用来代替滞留物控制阀来控制滞留物的压力。但是操作者必须考虑安全因素（气体覆盖后缺氧的大型容器）。实际上，超滤过程中生成的不溶性蛋白聚体是微不足道的。超滤蛋白液浑浊很大的原因是散射光对粒径大小的依赖。光散射强度同r^3成正比，动态光散射信号强度同r^6成比例，r为离子半径。幸运的是，无菌滤器提供了一种优秀的去除不溶性蛋白聚体的方法。虽然不溶性蛋白聚体数量不多，但是需要相当大的无菌过滤面积进行处理。大量单克隆抗体试验表明在超滤中可溶性的多聚体通常不是问题，超滤前后测量发现可溶性聚体只有1%左右。

当膜的通量和/或分离度低于最小接受水平时需进行膜的清洗或再生，实际上，在每步工艺之间即使没有明显的污垢也需要进行消毒灭菌。清洗可以用物理方法清除膜上的污染物，如零压力跨膜循环冲洗、负压反冲或者机械冲刷（一般局限于大管径模块）。化学清洗是指使用适当的清洁剂、酸、碱、酶和/或螯合剂。这些清洁

剂必须有效地置换、溶解和/或化学修饰污染物，但不能超过膜聚合物和模块的机械、热和化学极限。例如，纤维素膜在极端pH和温度下很容易被破坏[35]。一般来说，在常温下0.1 mol/L NaOH清洗很容易就可以恢复100%水通量。根据一些制造商报告，聚砜（PS）和聚醚砜（PES）可以短时间暴露在125℃下，并且可以在宽泛的pH（1～13）下使用，甚至可以耐受低浓度的氯（200 ppm）。碱性清洗剂（如NaOH）可以特别有效地去除生物污染物。很多碱性清洗剂同螯合剂结合使用（如柠檬酸或EDTA），可以消除自由的Ca^{2+}和Mg^{2+}，防止皂化脂肪和油的沉淀[10]。洗涤剂如十二烷基磺酸钠（SDS）在很多系统中也有效。酶清洗剂可用于那些无法承受高温、强化学物质或极端pH的膜，但是非常昂贵，并且要注意去除残留的蛋白酶。膜清洗在很大程度上仍然是一门艺术，最佳的清洗周期的判定主要是通过实验和错误决定。

次氯酸钠（NaClO）广泛用于膜系统的化学消毒，其也是一种非常高效的清洁剂（通常与NaOH结合使用）。次氯酸盐在低pH下非常有效，但也有强腐蚀性[38]，必须注意避免有毒氯气的生成。解决办法是用高浓度（0.25%～4%）的NaClO在pH=10条件下消毒。其他用于膜消毒的氧化剂包括过氧化氢（H_2O_2）和过氧乙酸（CH_3COOOH）[36]。需要特别注意的是过乙酸，它可以快速分解成无毒的乙酸。亚硫酸氢钠（$NaHSO_3$）是一个强大的还原剂，可用于膜的消毒。可以被强氧化剂如次氯酸盐分解[39]。

蒸汽灭菌可以通过将膜单元拆卸下来进行，但膜单元必须可以无菌安装到预灭菌系统的其余部分[40]。在线蒸汽灭菌（SIP）是首选的灭菌方法，装配好的过滤系统同整个系统一起接触流动蒸汽，最低的有效蒸汽灭菌要求121℃、0.1 MPa、15 min。SIP的有效验证程序非常重要[41]。膜系统也可以用环氧乙烷（EtO）或含氯氟烃（CFC）灭菌，但这些气体灭菌需要相当长的作用时间，以确保所有微生物和孢子失活。伽马射线也可以被使用，但一些膜材料（如聚四氟乙烯和纤维素塑料）在高剂量辐射下会损坏[41]。

37.4 模块和设备

膜模块是使超滤膜安装在适当位置的物理单元。模块必须做到滞留物和滤液物理分离，为膜提供机械支持，膜的安装密度高，方便清洗更换和可扩展。此外，进样通道必须选择最低的满足体积传质率的操作（通常是泵）的成本。这些标准在很大程度上是矛盾的，例如，高密度的膜安装设备会更容易受到微粒污染并且更加难以清洗。许多商业的超滤模块被开发出来，主要是不同大小和形状的进料和滤液流通通道。为了方便，分成5种不同类型：平板盒式、螺旋缠绕模块、中空纤维暗盒、管状和增强传质模块。最后一种类型包括广泛的几何图形

和操作策略。这些模块的一些重要特征归纳在表 37.1；这些模块的更多的经济、流体力学和传质特性等的细节说明，可在 Zeman 和 Zydney 的书中见到[10]。

表 37.1 不同模块配置对比

模块配置	通道间隔/cm	安装密度/(m²/m³)	能量消耗(泵)	微粒堵塞	易清洗程度
中空纤维	0.02~0.25	1200	低	高	一般
管状	1.0~2.5	60	高	低	极好
平板盒式	0.03~0.25	400	中	中	好
螺旋缠绕	0.03~0.1	600	低	很高	很一般

37.4.1 平板盒式

平板盒（也称为平板框）是最早被开发作为大规模商业应用的配置。该模块使用一个支撑板（同时规定了滤液的流路）、膜和通道间隔（规定了滞留物的流路），组成一个三明治结构（图 37.6）。用垫片将膜密封在板子里，靠水压可以将模块（堆）密闭压紧。或者是直接用熔接或者适当的黏合剂将膜结合或者粘到板子上形成一个整体。其中一些部分/板子堆放在一起夹紧形成一个完整的模块。进样流设置在装置的一端，另一端收集滞留物。滤液从原料中被全面分离，可以根据特别的装置设计使里面或者外面的模块结合。进样槽通常 0.03~0.1 cm 高，通道可以是完全开放的或者使用适当的筛网（通常是聚丙烯网）以促进混合提高传质。通道高度低可以相对让膜组装密度更高（通常 300~500 m⁻¹）和滞留体积更低，这是非常有吸引力的高价值产品。开放的通道不容易堵塞，还可以在低压力（进料减去滞留物压力）下操作。但是反冲时只能有效地冲洗膜的一面。

37.4.2 螺旋滤芯

螺旋滤芯使用平板构造膜原理，一个高度多孔透水网提供物质支持膜，两个膜床间隔的形式组成的空隙限定了滤液流动路径（图 37.7）。使用适当的环氧树脂或聚

氨酯胶黏剂密封膜的三个边缘形成一个空间，空间的开口通向中央附加的一个中央穿孔管收集滤过液，以一种聚丙烯的网格为支撑层，作为建立导料槽间空隙的结构。多个空隙的使用减少了总路径长度和滤液流动压降。为了增加机械强度和防止在压力下螺旋展开，整个螺旋通常是用玻璃纤维胶带或收缩包装，螺旋组件和防拉伸装置安装在钢管或塑料的压力容器设备两端，防止操作过程中螺旋的变形。这也使得一些螺旋组件组装到一个管。加压原料液在塑料屏障的作用下流经膜表面，在设备另一端收集滞留物。滤液流入封闭的空隙，经螺旋路径流入中央管。为了避免流体绕过，循环组件的外缘和圆柱内的外壳之间的区域是密封的。螺旋滤芯决定了料液是螺旋方向进入，滤出液为轴向方向流出。螺旋滤芯进口端具有液体分布器，使其有高的载量和良好的传质性。

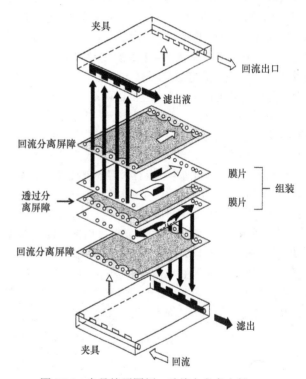

图 37.6 夹具简要图解。改编自参考文献[10]。

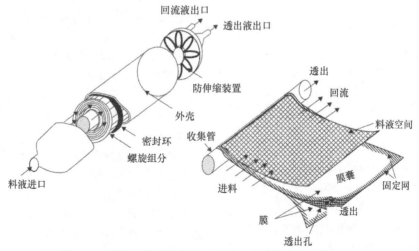

图 37.7 膜包里的缠绕模块示意图。改编自参考文献[10]。

螺旋滤芯也有相当低的能源成本，因为其在相对较低流速下也可提供有效的传质能力。螺旋滤芯最主要的缺点就是对污染狭窄和不规则路径的颗粒高度敏感。另外，组件边缘和圆柱形滤壳之间的死体积难以清洗，易受细菌污染，这时解决问题的办法是允许一个有限的旁路，不断刷新环形空间。当重复使用强力的清洁方案时，滤器的完整性和组成过滤空间的密封圈的耐化学性也可能是个问题。

37.4.3 中空纤维滤芯

中空纤维滤芯由自身带有大量细孔且通常具有各向异性的纤维组成。纤维直径范围为 200～2500 μm，纤维壁厚度约 200 μm。密集的表层通常是纤维内腔面，虽然其也可以放在外面。一系列平行的 50～10 000 根纤维用环氧树脂或聚氨酯树脂密封在塑料或钢圆柱筒内的末端，形成管，使纤维内腔的开孔暴露（图 37.8）。这些模块通常的操作是料液流入纤维内腔，滤液朝着一个径向向外通过纤维壁。墨盒通常配有一个进口、一个回流液出口、两个滤液出口（分别靠近滤器两端）。进口和回流口流向可以顺流或逆流。由于每个纤维在圆柱筒（壳）具有狭窄直径和纤维束紧包装的能力，中空纤维设备载量高。使用小直径的纤维可以在相对较低的成本下，提供有效传质。在组装过程中，没有任何的分布器和复杂的密封过程降低了劳动力成本。中空纤维具有自支持技术，这种技术可以通过设备的反向冲洗来进行清洗，通过反转滤液流向或是通过关闭滤过端反转进口来实现反向冲洗。中空纤维一个不利因素是易堵塞。易断裂也是中空纤维的一个问题，因此，在规定的压力下，遵循制造商的建议进行操作是至关重要的。纤维断裂往往难以发现，数家制造商推荐使用改良后的泡点测试来检测纤维破裂。

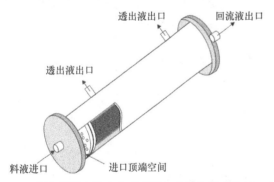

图 37.8 中空纤维内部走向示意图。改编自参考文献[10]。

37.4.4 管式模块

管式模块设计与在上一节中描述的中空纤维滤器非常相似，但使用了更大直径的管子（通常为 0.3～2.5 cm）。管式膜不是自支持的（除了一些无机膜）。膜通常是现浇在由玻璃纤维、陶瓷、塑料或不锈钢制成的多孔支撑管。单独的管可以放置在一个塑料或不锈钢套筒形成一个单

一的管筒，或者它们可以挤在一个小束中，再使用一个适当的端板固定（图 37.9）。进液流经管的孔，而滤液流动方向径向向外跨膜和支持管并从滤出口收集滤液。这两个流向可以顺流或逆流。无机膜通常是在蜂窝形上平行分布[21]。这个组件安置在一个合适的塑料或不锈钢筒。管式模块通常在大直径管道内以湍流状态来获得有效传质。管模块的主要优势是它们抗微粒堵塞和易用化工/机械清洗。能够通过管上小孔的橡胶海绵、洗涤球或小杆，可以影响膜的物理清洗。在多元素组件领域中也可以替代单独的管组件，从而大大减少膜替代成本并提高整体单元寿命。管模块的主要缺点是膜包装密度较低、死体积大、进料流速大，以及资金成本高（包括大的厂房面积需求）。

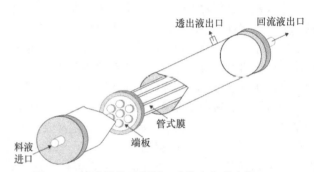

图 37.9 管式模块示意图。改编自参考文献[10]。

37.4.5 强化传质装置

强化传质单元利用流动不稳定性或湍流以增加保留的溶质的转运。各种设备一直使用脉冲式设计流，或具有明显的表面波纹的膜[42]。同时，某些经进料流产生的二次流的模式或涡流系统已经有所发展。迄今最成功的是由 Hallstrom 和 Lopez-Leiva 开发的旋转圆筒装置[43]。料液进入圆筒间的狭窄（0.05～0.10 cm）空间，并与该表面结合膜的环形区域。滤液被收集在中央腔室（一个具有内膜的圆筒装置），或者一多孔圆筒临近的过滤区域。这些装置内筒高速旋转（通常>3000 r）形成泰勒漩涡，作用于旋转引起的流体。该漩涡有效地混合表面附近的液膜，提高进料侧的传质系数。在旋转系统中的传质主要取决于旋转速率，从而有效地解除进料流率对传质的影响。因此，实现较低流速下旋转装置的操作。低流速的使用可以满足许多高黏度物质应用的需求。然而，旋转系统成本很高，难以放大；此外这么多的运动部件的长期性能也成为问题。另外，膜填充密度低，所以很难保证旋转系统的有效密封。

Belfort 和同事[44]及 Winzeler[45]均提出基于狄恩漩涡而非泰勒漩涡的涡流系统。狄恩涡流由施加在高度弯曲通道流动流体的离心力引起。整个保持在狄恩涡流系统中，这可以通过使用与弯道相应的螺旋缠绕平板膜，或通过中空纤维膜绕中央纤芯的适当间距来实现。这两种系统产生反向漩涡从而有效地将浓度边界层去极化，而

不需要任何移动部件或密封件。狄恩涡流系统的应用数据非常令人鼓舞[44]。鉴于这些单元还没有被商业化，很难评估其经济性和整体性能特性，况且单位体积总膜面积要低于常规中空纤维的模块。另一种来实现高传质的方法是应用移动的膜，而保持流体处于静止状态。例如，Vigo 等[47]开发了一个模块，其中，筒状膜在同心圆柱体内振动。Culkin 和 Armando[48]开发了振动剪切增强过程（VSEP），即通过扭转弹簧使得一叠平行圆形薄膜磁盘在一个同心圆筒形壳体内高速地往复运动。膜料接口剪切速率可以高达 150 000 s^{-1}，以 60 Hz 振荡。在这些系统中所得到的高剪切速率可显著改善膜通量；然而，其放大性及成本问题仍很突出。

高频率的跨膜压力脉冲也可用于增强传质。与经典反吹不同，几分钟或几小时正常过滤后进行逆过滤，跨膜压力会以 0.1～1 Hz 的频率增加[49]。通过氮气或空气进行施压应用背压脉冲，并通过电脑控制其脉冲的发生频率及持续时间[49]。过滤时间（<1 min）以防止显著浓差极化或结垢，从而保持较高的平均膜通量。白蛋白过滤数据显示，免疫球蛋白混合物显示随着通量的增加[50]，蛋白质的截留不断降低。尽管跨膜压力脉冲系统性能优良，但也没有实现大规模的商业应用。气体喷射也被用于提高传质和超滤通量[51,52]，虽然这些系统中可能会增加蛋白质聚集和变性。

37.5　设备

生物技术行业中大规模超滤系统，是以食品和乳品行业中的设备为原型的。这些设备有很大的局限性，清洁程序烦琐，且系统缺乏能力的线性缩放，不适合用于人类药品生产（见下一节）。聚砜膜机械坚固但容易结垢，不易清洁。纤维素膜低污染，易清洁，但容易出现分层且价格昂贵。要解决这些难题可通过：①开发机械坚固的复合再生纤维素膜；②引入简单和有效消毒剂（过氧乙酸）和存储解决方案（0.1 mol/L 氢氧化钠）；③建立放大或者缩小模型[20]。夹具的整体设计由水平设计改为垂直设计，通过校准棒来避免夹具间的位移，增加内部孔径来匹配工艺流速，并且经孔径重新设计以适应工业管路的设计[20]。

随着高剂量的产品问世（>100 mg/mL 蛋白质含量），对大量产品的需求推进了更大设备的开发（大至 10.16 cm 的内孔），更大的系统（15.24 cm 管道和 260.13 m^2 的表面积）和低滞留量设计（最小工作总体积低至 709.68 mL/m^2）。低滞留量的设计采用一些新的设计理念[20]。再循环罐经重新设计，包括一个圆柱体和圆锥体，其中圆柱体和圆锥体高度与圆柱的半径相当。同传统设计，出口位于圆锥体的底部，但截留管也通过底部进入，而不是传统浸渍管锥体设计。替代了通常通过上方或侧方

气缸，进而将滞留体积最小化。截留管采用三通阀，而不是直管设计。这有助于充分混匀，避免了回流及小体积时的空气混入。该通过小试和中试的混合研究，优化混频器的位置、角度和旋转（向上泵送，而不是向下泵送），确保浓缩和渗滤过程中良好的混合。达终浓度时未使用混合器。垂直设计的所有组件紧密耦合，将进料和截留管道最小化。罐出口阀是通过一个 90°弯头（便于泵的维护）直接连接到供料泵。该泵是直接连接到一个流量计，三通阀（压力开关和取样阀）和隔离阀直接安装在级联控制的顶部。传统设计中进料经夹持器的底部进入，使得管道流量显著增加。用之前介绍的缓冲液将蛋白质导入系统中，验证了垂直管道设计，避免了空气的混入。进料、滤液和截留的压力传感器均位于支架之上。低流速流量范围所需精度为 50%～100%，避免了流量计前后的长管道设计。盒形容器被用作循环回路的一部分，而滞留量仅包括隔离阀门、产品转移/缓冲液添加阀、罐隔离阀与完整性测试氮气阀和短管部分，以便与进料管线部件的高度相匹配。上部和下部的滤液阀分别用于处理和排水。产物回收阀是位于顶部，提升产品回收。通过完全垂直的设计将高密度蛋白质混入较低的密度缓冲液完成产品回收。这个新系统滞留体积仅为之前的 1/3，主要体现在罐和管道方面。

37.6　工艺设置

37.6.1　批

超滤和 HPTFF 流程包括各种组合的浓缩和透析操作。浓缩是该过程关键，可以用作后续渗滤的优化（见 37.7.4 节 "方程设计"）。浓缩在分批或补料分批模式分别进行。在批处理模式中，整个进料体积均包含于再循环罐，如图 37.10 所示。批处理模式使用最少的设备，经简易的手动或自动控制，获得最高的通量。当滞留物前后浓度不变时，去除过程配制的影响，相比分批补料操作，批量操作通量更高，这是因为多出了最初浓度至最终浓度[10]的部分。批模式操作的不足在于灵活性差，不利于多级体系的兼容，且较难获得高浓度。混合是极其关键的，既能保持体积浓度在最低限度，又能实现缓冲液的有效交换。在批模式中两个或更多个部分直径递减，也可以获得高的浓缩倍数。

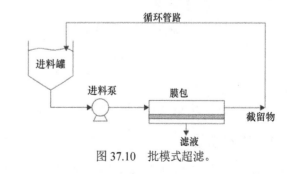

图 37.10　批模式超滤。

37.6.2 分批补料模式

分批补料模式需要额外的罐进行补料，如图 37.11 所示。分批补料模式通常用于工业化，以获得更高的浓缩倍数，增加多级操作的灵活性，并提供充分混匀以便进行有效渗滤。循环罐的体积选择，通常以终产品在罐里能够达到良好的混匀需求为基础。在选择分批补料配制时必须权衡多种因素。相比批模式，膜面积给定时，分批补料模式中处理时间会随着补料体积浓度的增加而延长。此外，鉴于更长的处理时间和更小的保留体积，循环中产物过泵次数相应更多。经泵/阀的剪切会导致细胞裂解及蛋白质变性和聚集。在泵和阀的蛋白质变性就是蛋白质与气体接触形成小气泡[34]的结果。

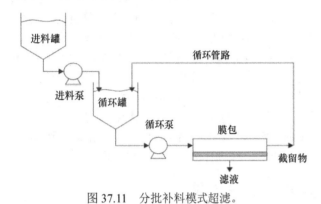

图 37.11 分批补料模式超滤。

37.6.3 透析

透析就是不断地往循环罐中添加缓冲液进行过滤的工序（图 37.12）。通常恒容透析中以恒定的流量添加缓冲液。超滤过程中，当目的产物存在于滞留物时可以进行缓冲液置换；当其为滤出物时则可以提高回收率。切向流过滤中，透析可以提高纯度。特定过程中可以达到稀释或浓缩的目的[53]。透析过程的优化将会在超滤的"流体动力学和过程控制"（37.7.3 节）及切向流过滤的"工艺优化"（37.8.4 节）中介绍。

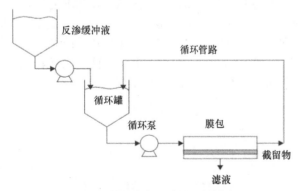

图 37.12 截留产物超滤的透析模式。

37.6.4 串联系统

许多工厂设计中，采用串联系统会更加有力，包括开环设计和闭环设计。两种设计中，一级过滤供给二级系统。开环设计里，向一级体系添加置换的缓冲液，而二级滤出物直接排废。闭环设计中（图 37.13），二级滤出物用作一级的透析缓冲液，从而大大降低缓冲液的需求。某一操作中，串联系统可以结合多级步骤。例如，借助微滤收获蛋白质时，就可以串联二级超滤提升回收率及蛋白质浓度。切向流过滤时，两级串联可用于存在于一级滤液中的蛋白质。当一级过程缓冲液已经优化时，由于缓冲液的不断添加会导致透析体积较大。需要注意的是，一级中的保留体积无须与二级罐相同。若缓冲液成本很高时，也不排除通过浓缩后操作降低成本。两级甚至更多的串联系统也适用于产物分散于两部分或者部分的情况。Cheang 和 Zydney[54]就利用两级过程收获了乳清中的 α-乳白蛋白和 β-乳白蛋白。

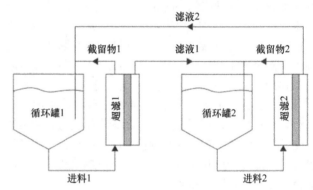

图 37.13 两级闭环串联系统。

37.7 过程设计——超滤

37.7.1 缓冲液

次级层析上样或最终制剂都需要特定缓冲液的置换。超滤的缓冲液组分就需要满足下一级的需求。鉴于单位膜面积的高蛋白载量，超滤过程需要耐受宽泛离子强度和 pH 范围而不会引起产物吸附。一般截留模式中吸附很低（<0.01%），而滤过模式中可以控制在 5%以下。利用超滤置换缓冲液时，选择有利于超滤过程的缓冲液。pH 和离子强度的改变通常影响传质、蛋白质溶解度、稳定性、吸附性及流体力学体积。这些参数与膜表面的蛋白质吸附密切相关。造成流量提高、膜面积降低、死体积减小的缓冲液组分改变都会大大影响传质。pH 高于或低于等电点及离子强度很低时都会使得流量提升。

"方程设计"中讨论了透析中对低分子质量组分的去除。需要注意的是，尽管膜都有理论的截留分子质量，但不能完全照搬。循环罐的不完全混匀或者缓冲液条件都会造成低分子质量物质与理论清除率的偏差。原料或透析液中的洗涤剂也会引起某些胶束物质的不完全透析。胶束夹带缓冲液组分就会被膜截留。正因如此，超滤一般会避免洗涤剂的使用。膜的改变会引起 Donnan 排斥，导致各种离子的截留。可以发现低分子质量离子清除增加，这可能源于截留溶液的 Donnan 排斥。

37.7.2 膜选择

鉴于生物生产过程的稳健性、可靠性及重现性，高质量的膜供应商的选择是必要的。膜及设备的一致性对产品质量、得率和成本至关重要，且不同供应商也存在较大的差距。膜的截留能力、透过性、机械强度及化学相容性是膜选择的关键因素。膜的吸附性影响膜的渗透性，但产品的损失更加关键。膜化学性质的选择就需要结合缓冲液的组分。此外，还要考虑前面所述的 Donnan 效应。而膜为多孔性的，其水透性并非关键因素。膜的孔径大小、分布、形态均会影响其截留能力、渗透性及化学相容性。此外，串联系统中的黏着剂、垫圈等会造成膜面积的损失，使得实测的水透性低于理论值。如前所述，膜的截留能力要以实际的溶质为准，否则参照值会造成误导。膜的截留分子质量与蛋白质的分子质量相关，此外还要考虑其极端的 pH 和离子强度变化[12]，且供应商未对超滤膜的特性及命名标准化。膜的化学特性决定了其密封性及压力耐受。尤其压力的耐受影响着操作过程中的透过性。工业化超滤系统的压力耐受性对反向压力峰值的影响是难以避免的，其导致的膜分离对产品收率的损失是致命的。相比纤维素材质，聚丙烯及修饰的聚丙烯材质有着更好的化学相容性，但其再生就需要更加苛刻的化学条件。超滤膜的长期稳定性还需要通过其在保存液中保存后对蛋白质截留能力进行评估。

37.7.3 流体动力学和过程控制

超滤过程可以在恒定跨膜压（ΔP）、恒定流速（J）或者恒定滞留物浓度（C_w）条件下进行。跨膜压力恒定的超滤工艺的主要优点是控制过程中固有的简单性，特别是对于手动系统。进样速率爬升至设定值，截留阀部分关闭，以达到特定的滞留物浓度或者跨膜压。如果超滤过程中样品黏度发生变化，可以通过调节截留阀的开关以维持一个恒定滞留物浓度或者跨膜压。无论是手动还是自动系统，这都可以轻易实现。并且在达到起始设定值之后经常只需要很小幅度的调节。滞留物压力也可以通过使用覆盖在循环罐内的气体进行控制。通过测量在不同进样流速和跨膜压下流通量与溶液浓度之间的函数，可以经验性地对进样流速和跨膜压进行优化。测量溶液分离与溶液浓度和流量之间的函数也非常重要。即使一个非常小的分离常数也会导致严重的产品流失，特别是在洗滤过程中需要一个很大的洗滤体积时。例如，分离常数 $S=0.01$，经过一个 10 倍洗滤体积的缓冲液置换过程将会导致 10% 产品的流失[式（37.17）]。

在微滤操作过程中，保持恒定的跨膜压而不伴随过滤流速的降低并不总是可行的。有证据显示，在这些操作中（如澄清）通过恒定通量操作可以获得更高的总体载量[55]。为达到这个目的可以通过调节滞留物压力控制阀或者在过滤线上加一个泵。后者可以提供更精确的

控制，并且在手动操作系统中更容易使用。优化通常通过经验性研究不同的进样速率和通量，并确定产品总量、过滤澄清度及产品分离效果来达到。

在过程控制的第三种方法中，流量随着滞留物浓度和传质系数而变化，以维持滞留物恒定的壁浓度[可从式（37.6）计算]。控制可使用一个控制环进行，它可以测量流量，以及通过滞留物控制阈值来控制跨膜压，以维持一个恒定的壁浓度（图 37.2）[3]：

$$J=k_m\ln(C_wV/C_0V_0) \qquad (37.12)$$

式中，J 为流量，k_m 为传质系数，C_w 为保留溶液的壁浓度，V 为保留体积，V_0 为初始加入体积，C_0 为初始保留浓度。恒定 C_w 控制的优势是产率最大化，产品质量可以保证，膜面积最小化且过程时间是持续的，不依赖于膜的通透能力。在浓缩阶段的恒定 C_w 控制需要一个自动化系统。然而恒定 C_w 控制的恒定保留体积的洗滤则容易通过采用手动或者自动控制，因为此时 C_w 设定值维持一个恒定的流量。改变传质系数的调节可以在洗滤过程中实现。C_w 的优化是由最小化产率损失决定，包括分离、吸附、可溶性及体积维持（图 37.14）。进样速率的优化是通过增加传质系数（可在给定 C_w 下增加流量和减少膜面积）和增加泵管传递数值（这会增加蛋白质变性）两者的权衡来实现。传质系数可按照下面的公式计算：

$$k_m=aQ^bD^{2/3} \qquad (37.13)$$

式中，a 和 b 是由特定超滤模式决定的系数，Q 是针对膜面积的标准化进样流速，而 D 是溶液的扩散率。

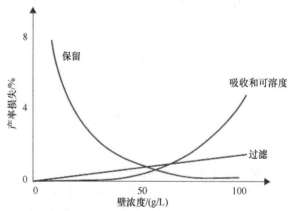

图 37.14 产率损失与壁浓度（C_w）方程图。随着 C_w 的升高，由于系统体积的降低，产率损失会降低。改编自 van Reis 等[3]。

37.7.4 方程设计

超滤过程的收率和纯化所得可以通过质量平衡来计算，一般假设有一个固定的分离常数。一批次中滞留物产品的收率是

$$Y_r=(V_f/V_0)^{-S} \qquad (37.14)$$

式中，V_f 是最终滞留物体积，V_0 是起始滞留物体积，S 为分离常数。一个产品在过滤过程的收率可简单地计算为

$$Y_f=1-Y_r \qquad (37.15)$$

对于分批操作过程滞留物的收率为

$$Y_r = \{1-(1-S)\exp[-S(V_o/V_f-1)]\} - S(V_o/V_f) \quad (37.16)$$

同样，对应的过滤收率可通过综合式（37.15）和式（37.16）来计算。恒定滞留物体积洗滤过程的滞留物收率可以通过下面方程得到：

$$Y_r = \exp(-S \cdot N) \quad (37.17)$$

此处洗滤的次数为

$$N = V_D/V \quad (37.18)$$

式中，V_D 为洗滤缓冲液体积，V 为恒定的滞留物体积。通常通过综合和重组式（37.14）和式（37.17）来获得滞留物的滞留系数是非常有用的，后者可用于获得一批次的超滤和恒定体积洗滤过程中滞留物的收率，其公式为

$$R = 1 + \ln\{Y_r/[\ln(V_f/V_o)+N]\} \quad (37.19)$$

对于过滤产物需要的滞留系数公式为

$$R = 1 + [\ln(1-Y_r)]/[\ln(V_f/V_o)+N] \quad (37.20)$$

洗滤过程通常用于去除非需要的小分子质量部分。其残留浓度计算公式为

$$C = C_o \exp(-S \cdot N) \quad (37.21)$$

缓冲液交换也会包括一些新组分的加入，公式为

$$C = C_i[1-\exp(-N)] \quad (37.22)$$

式中，C_i 是在洗滤过程中所加入的组分的浓度（假设其 $S=1$）。同时加入和去除一种组分可能会发生，即在起始缓冲液和洗滤缓冲液中有共同的组分。这种组分的浓度可以通过综合式（37.21）和式（37.22）来计算。在最合适的浓度下操作超滤过程可以使操作时间和膜面积保持最小化[56]：

$$C^*_b = C_w/e \quad (37.23)$$

通过综合式（37.23）和式（37.6），同时对于一个完成的膜 $C_f=0$，可以看出[3]在 C_b^* 最优的洗滤流量为

$$J^* = k_m \quad (37.24)$$

37.8 高通量切向流过滤

超滤只局限用于分离至少 10 倍大小差异的溶质。相反，高通量切向流过滤（HPTFF）则使溶质的分离不受分子质量相对大小的影响。HPTFF 甚至可用于进行反向分离，即大分子质量溶质透过膜而小分子质量溶质高度保留。高分辨率的分离是通过进行浓度极化、优化缓冲液及使用高选择性的超滤膜来实现的。HPTFF 的通量可以通过两个无穷小量数 Ψ 和 $N\Delta S$ 来定量的：

$$\Psi = S_2/S_1 \quad (37.25)$$

$$N\Delta S = (JAt/V)(S_2-S_1) \quad (37.26)$$

式中，Ψ 代表选择度，S_1 和 S_2 分别是低和高保留溶质的分离系数，N 是超滤体积数，A 是膜面积，t 是操作时间，V 是滞留物体积。膜面积和操作时间可以独立于其他参数进行选择，以满足经济上或者生产标准的需求。滞留物体积可以分别进行优化。起始时对选择度[式（37.25）]

和 $J\Delta S$ 进行评估是非常有用的，它们只依赖于三个简单经验性参数：

$$J\Delta S = J(S_2-S_1) \quad (37.27)$$

接下来的部分将会讨论缓冲液化学、膜选择及流动力学的优化。最后的部分将会讨论优化公式和图表中数学公式基础和使用。

37.8.1 缓冲液化学

在 HPTFF 中，完成选择性能优化的重要参数是选择缓冲液的 pH 和离子强度。通过操作使 pH 更接近于低分子质量溶质的 pI 和远离高分子质量溶质 pI，可有效地利用它们在流体动力学体积和电荷上的差别[5]。通过 SEC 发现，环绕带电溶质周围的双电层可有效地提高其流体动力学体积[12]。直接的电荷效果可以通过使用带有滞留溶质相反电荷的膜来实现。除此之外，一个分子的构象，同样包括流体动力学体积，在高电荷状态下也会改变。电荷效果的使用可以在低离子强度条件下进行优化操作（图 37.15）。对离子强度的优化通常是首先选择最低的离子强度，但同时能保证维持足够 pH 缓冲容量。同时也要考虑到溶液中蛋白质的溶解度最高值接近于膜壁浓度。即使溶质之间在 pI 上没有区别，优化 pH 和离子强度也是有用的，因为在给定的膜截留量时可以通过调节流体动力学体积来提高选择度和 $J\Delta S$[5]。这同时也减少了对不同分子截留量膜选择的需求。通过使用不同蛋白质结合特性的缓冲离子，也会影响水动力体积和电荷效应[57]。然而快速的工艺开发，经常在测试 10 mmol/L 浓度的一种缓冲离子在低分子质量溶质 pI 附近的几个 pH 条件后就宣告完成。类似于所有纯化工艺开发过程，很重要的一点是确定缓冲液组成不会对产品造成不期望的生化扰动，而且产品溶解性维持在膜壁处的浓度（见 37.8.3 节"流体动力学和工艺控制"）。

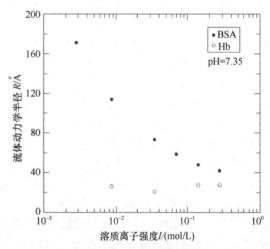

图 37.15 BSA 和血红蛋白（Hb）的有效流体动力学半径与溶质离子强度的公式。R 值的计算可以通过 SEC 检测中的保留时间来确定，SEC 可以使用用于毛细管电泳的窄分子质量分布的右旋糖酐标准品校正[12]。

37.8.2 膜选择

在超滤中膜选择的一般考虑因素也适用于 HPTFF。可用膜实现的选择性和 $J\Delta S$ 由孔径大小分布和膜化学性质决定。孔径大小分布既影响选择性又影响 $J\Delta S$，因为滤出系数取决于孔径大小和滤出流体分布，它与第四种力孔径半径有关[10]。由于膜形成条件与铸膜溶液的化学性质有关，膜化学性质对孔径大小分布有非直接的影响。膜化学性质在膜污染中也有显著影响，而这又影响选择性和 $J\Delta S$。可以利用简单的电荷效应，使用带电荷的膜提高对有相似极性物质的保留。因此，带正电荷的膜将会比同样孔径大小带负电荷或中性的膜具有大得多的保留值[58]。需要注意到甚至可能对不同物质不同带电 pH 谱的相似 pI 的溶质开发静电相互作用，发掘蛋白质带电和大小对蛋白质透过膜的组合作用。还应注意到实际上可以利用膜的选择性污染增强分离效果，因为膜孔径大小分布可以降低，而且表面电荷可以受到影响。以此为指导，经常能够在进行流体动力学优化前，将选择缩小至一两种膜。

37.8.3 流体动力学和工艺控制

式（37.3）描述了一种溶质的固有滤出系数。固有滤出系数取决于溶质和膜孔的大小和极性特性。因此缓冲液优化和膜选择关注于建立提供待分离溶质最佳滤出系数差异的条件。但是一种溶质的表观滤出系数，不仅取决于固有滤出系数，还与膜壁处的溶质浓度有关。壁浓度由传质系数和滤出通量决定。表观滤出系数可由式（37.8）建立与固有滤出系数（S_∞）、传质系数（k_m）和通量（J）的关系。因此 HPTFF 的优化非常受浓差极化效应的影响。浓差极化经常在文章中被引用，作为超滤未能在高分辨率分离中得到成功应用的一个原因。但是有报道称[5]，浓差极化可用来增强而不是限制超滤膜的分离能力。使用 HPTFF 理论的关键差异包括在转折点下方进行操作（图 37.16），以及沿滤出模块的长度尽量

减小跨膜压梯度。传统的超滤通常在转折点之上操作，使通量最大化，据称最适的选择性和 $J\Delta S$（一个质量通量微分）发生在转折点之下[5]。报道还称，在转折点以下，膜污染更为恒定和可控[3]。因此 HPTFF 流体动力学的优化可减少为一组简单的试验，研究模块几何形状、进样流速和滤出通量。通过测量选择性（ψ）和质量通量微分（$J\Delta S$）与这些变量的函数，对结果进行评估。

37.8.4 工艺优化

工艺优化的目的是获得收率和纯化因子的最佳组合，使用经济的膜面积同时提供可接受的工艺时间。无论对于保留产品（图 37.17）还是滤出产品（图 37.18），所有这些标准都可以使用优化图表[61]来评估。所有这些优化图表包括一组曲线，带有无量纲参数选择和 $N\Delta S$。在优化图表中的曲线组是将产率（部分蛋白质收率）和纯化因子（目的产品收率和杂质收率的比值）与选择性和 $N\Delta S$ 值连在一起的数学表达。方程可写为[61]

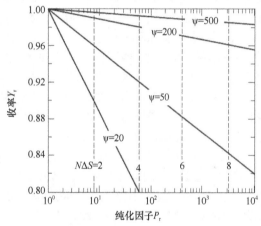

图 37.17 产品在保留液中的优化图表。工艺沿恒定选择性（ψ）从部分收率 $Y=1$ 开始操作到 $N\Delta S$ 的最大值，这取决于试验的 $J\Delta S$ 值和膜面积（A）、工艺时间（t）及保留体积（V）的比值。改编自 van Reis 和 Saksena[61]。

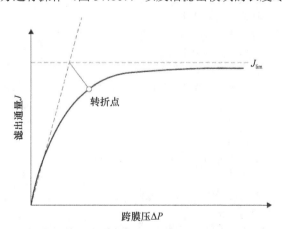

图 37.16 典型的通量对跨膜压曲线显示了在弯曲点处的通量转折点[59]。最适的选择性（ψ）和质量通量微分（$J\Delta S$）发生在通量转折点之下。

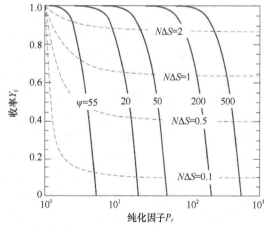

图 37.18 产品在滤出液中的优化图表。工艺沿恒定选择性（ψ）从部分收率 $Y=0$ 开始操作到 $N\Delta S$ 的最大值，这取决于试验的 $J\Delta S$ 值和膜面积（A）、工艺时间（t）和保留体积（V）的比值。改编自 van Reis 和 Saksena[61]。

$$P_r = Y_r^{1-\psi} = \exp(N\Delta S) \tag{37.28}$$

$$P_f = \frac{Y_f}{1-(1-Y_f)^{1/\psi}} = \frac{Y_f}{1+(Y_f-1)\exp(N\Delta S)} \tag{37.29}$$

式中，P 是纯化因子，Y 是保留部分（r）和滤出部分（p）的收率。保留和滤出产品的过程沿恒定选择性曲线进行。在保留产品的工艺中，从纯化因子 1 和部分收率 1 开始，沿恒定选择性曲线上升到 $N\Delta S$ 的极限，纯化因子逐渐增大，收率逐渐降低。与此相反，滤出工艺从收率 0，纯化因子数值上等同于选择性开始[61]，沿恒定选择性曲线上升到 $N\Delta S$ 的极限，收率逐渐增大，纯化因子逐渐降低。不同的试验条件（缓冲液化学性质、膜化学性质、孔径大小和流体动力学）现在可以通过评估选择性和 $N\Delta S$ 对收率和纯化因子的影响进行比较。选择性和 $N\Delta S$ 通常在不同的试验条件下达到最大。选择性和 $N\Delta S$ 最佳的组合取决于整体工艺目标，可以使用优化图表对这些参数不同组合下的收率和纯化因子进行比较。作为分析的一部分，通过式（37.26）引入膜面积、工艺时间和保留体积将 $J\Delta S$ 转换为 $N\Delta S$。膜面积和工艺时间选择为有可接受的经济性、系统保留体积和工艺时间。保留体积必须经过优化。降低保留体积（同时维持溶质质量的恒定），降低工艺所需缓冲液的量，也可降低给定工艺时间所需要的膜面积。这些必须同在较高浓度下经过的泵和阀门的增加相权衡，它们对下游所需的无菌过滤载量有负面影响（见 37.7.3 节"流体动力学和工艺控制"）。

HPTFF 已经在抗原结合片段（Fab）和单克隆抗体的纯化中成功应用[20]。通过比较使用非亲和的阳离子交换层析、阴离子交换层析、HPTFF 单克隆抗体纯化工艺和使用蛋白 A 亲和层析工艺纯化获得产物的非还原 SDS-PAGE 和 ELISA，从收获细胞培养液中纯化单克隆抗体的数据表明了同样的效果。

37.9 工艺放大

UF 和 HPTFF 的有效商业化应用需要精确可靠的膜工艺放大。同样重要的是，能够有效缩小已有生产工艺用于进一步优化、验证和故障排除。很明显 UF 和 HPTFF 的放大需要用同样材质的膜和孔径大小，以及在所有规模中同样的模块组装和管道高度，膜面积和滤出体积成比例放大。放大膜面积最有效的方式是线性放大，压力、流速和沿滤出模块长度的浓度曲线在改变操作规模时都保持不变[56]。特定点的回流速度、溶质浓度和液体压力由于液体滤出和摩擦压力损失随管道位置的不同而不同，只有保持管道长度不变才能实现线性放大。因此，对大体积滤出液体的操作所需的膜面积增加必须通过增加平行管道或纤维的数目来完成。在扁平片式膜包中增加管道宽度也是可行的，但必须注意确保在不同尺寸的模块中不会引起流速曲线的改变。中空纤维素系统的线性放大相对简单一些，使用相同长度不同数目的纤维素模块。在纤维素之间及纤维素筒之间同样的流速分布，

通过合适的筒填充和管道复制易于实现。在分布扁平式设计中，通过恰当的系统设计确保在小规模和大规模中具有相同的流速、管道高度压缩和进口/出口效应，线性放大也已成功实现[62]。最新的进展包括自动化生产强大的第三代热塑性膜包，模块涵盖 100 cm^2～1 m^2 的线性规模，带有内嵌式垫圈、压力下降的紧密相容、更低的平行压力损失和高的耐压性（高达 7 bar）[20]。

螺旋缠绕式模块线性可放大性范围更窄，因为滤出端的压力损失随膜面积改变也会不同，特别是在极低膜面积模块（<0.1 m^2）的设计中。流速为螺旋方向（滤出在轴向）的螺旋装置也能开发线性放大，这些模块应该通过形成狄恩涡流提供较强的质量传递。由于在系统几何学和设计中的实际限制，在"模块和装置"中讨论的其他增强质量传递模块的线性放大可能经常难以在广泛的膜面积上实现。

术语

a	在质量传递关系中的参数
C	溶质浓度（kg/m^3）
C_b	溶液（进液）中的溶质（蛋白质）浓度（kg/m^3）
C_b^*	进行洗滤的最适溶液浓度（kg/m^3）
C_f	溶液（滤出液）中的溶质（蛋白质）浓度（kg/m^3）
C_i	洗滤中加入的溶质浓度（kg/m^3）
C_o	初始进样（回流）浓度（kg/m^3）
C_w	上游膜表面的溶质（蛋白质）浓度（kg/m^3）
D	溶质扩散系数（m^2/s）
J	通量（m/s）
J^*	最适洗滤通量（m/s）
K_c	对流溶质迁移水动力阻碍因子
k_m	溶质质量传递系数（m/s）
L	管道长度（m）
L_p	膜透过性（m/s/Pa）
N	洗滤次数
N_s	过膜溶质通量[kg/(m^2·s)]
ΔP	跨膜压（Pa）
P_F	进液（进口）压力（Pa）
P_f	滤出产品的纯化因子
P_{fil}	滤出压力（Pa）
P_r	保留产品的纯化因子
P_R	回流液（出口）压力（Pa）
Q	统一为膜面积的进液流速（m/s）
R	保留因子
r_p	孔半径（m）
r_s	溶质半径（m）
s	孔大小分布的特征性孔大小（m）
S	表观滤出系数
S_∞	高流速小固有滤出系数的渐近值
V	进液体积（m^3）
V_D	洗滤缓冲液总体积（m^3）
V_f	累积滤出体积（m^3）
V_o	初始进液（回流）体积（m^3）
Y_f	滤出液中的产品收率

Y_r 回流液中的产品收率

希腊字母

γ 模块中的壁剪切速率（s^{-1}）

δ 边界层厚度（m）

λ 溶质与孔半径的比值

$\Delta\Pi_i$ 溶质 i 的渗透压差（Pa）

σ_i 溶质 i 的折光系数

Φ 溶质在膜和溶液中的分布系数

翻译：孙　波　齐鲁制药有限公司

校对：陈俊良　齐鲁制药有限公司

参 考 文 献

1. Blatt WF, Dravid A, Michaels AS, Nelsen L. In: Flinn JE, editor. Membrane science and technology. New York: Plenum Press; 1970. pp. 47–97.

2. Michaels AS. US patent 3,615,024. 1971.

3. van Reis R, Goodrich EM, Yson CL, Frautschy LN, Whiteley R, Zydney AL. J Memb Sci 1997; 130: 123–140.

4. Kurnik RT, Yu AW, Blank GS, Burton AR, Smith D, Athalye AM, van Reis R. Biotechnol Bioeng 1995; 45: 149–157.

5. van Reis R, Gadam S, Frautschy LN, Orlando S, Goodrich EM, Saksena S, Kuriyel R, Simpson CM, Pearl S, Zydney AL. Biotechnol Bioeng 1997; 56: 71–82.

6. Lightfoot EN. Transport phenomena in living systems. New York: Wiley; 1974.

7. Kedem O, Katchalsky A. Biochim Biophys Acta 1958; 27: 229–246.

8. Opong WS, Zydney AL. AIChE J 1991; 37: 1497–1510.

9. Deen WM. AIChE J 1987; 33: 1409–1425.

10. Zeman LJ. Zydney AL. Microfiltration and ultrafiltration: principles and applications. New York: Marcel Dekker; 1996.

11. Pujar NS, Zydney AL. J Colloid Interface Sci 1997; 192: 338–349.

12. Pujar NS, Zydney AL. J Chromatogr A 1998; 796: 229–238.

13. Pujar NS, Zydney AL. Ind Eng Chem Res 1994; 33: 2473–2482.

14. Mochizuki S, Zydney AL. J Memb Sci 1993; 82: 211–228.

15. Michaels AS. Chem Eng Prog 1968; 64: 31–44.

16. Zydney AL. J Memb Sci 1997; 23: 275–282.

17. Bown WR, Williams PM. Adv Colloid Interface Sci 2007; 134: 3–14.

18. Paulsen FG, Shojaie SS, Krantz WB. J Memb Sci 1994; 91: 265–282.

19. Tucelli R, McGrath PV. US patent 5,522,991. 1994.

20. van Reis R, Zydney AL. J Memb Sci 2007; 297: 16–50.

21. Hsieh HP. AIChE Symp Ser 1988; 84: 1–18.

22. Belfort G, Zydney AL. In: Malmsten M, editor. Interfacial behavior of biopolymers. New York: Marcel Dekker; 1998.

23. Mehta A, Zydney AL. J Memb Sci 2005; 249: 245–249.

24. Zydney AL, Xenopoulos A. J Memb Sci 2007; 291: 180–190.

25. Tkacik G, Michaels S. Biotechnology 1991; 9: 941–946.

26. Meireles M, Aimar P, Sanchez V. J Memb Sci 1991; 56: 13–28.

27. Mulherkar P, van Reis R. J Memb Sci 2004; 236: 171–182.

28. Gadam S, Phillips M, Orlando S, Kuriyel R, Pearl S, Zydney A. J Memb Sci 1997; 133: 111–125.

29. Belfort G, Davis RH, Zydney AL. J Memb Sci 1994; 96: 1–58.

30. Robertson BC, Zydney AL. J Colloid Interface Sci 1990; 134: 563–575.

31. Bacchin P, Aimar P, Field RW. J Memb Sci 2006; 281: 42–69.

32. Kelly ST, Opong WS, Zydney AL. J Memb Sci 1993; 80: 175–187.

33. Hanemaajer JH, Robbertsen T, van den Boomgard T, Gunnik JW. J Memb Sci 1989; 40: 199–212.

34. Narendranathan TJ, Dunnill P. Biotechnol Bioeng 1982; 24: 2103–2107.

35. McCray SB, Glater J. In: Sourirajan S, Matsuura S, editors. Reverse osmosis and ultrafiltration. Washington (DC): ACS ACS Symposium Series; 1985.

36. Cheryan M. Ultrafiltration handbook. Lancaster (PA): Technomic; 1986.

37. Tragardh G. Desalination 1989; 71: 325–335.

38. Lawrence CA, Block SS. Disinfection, sterilization, and preservation. Philadelphia (PA); Lea and Febiger; 1968.

39. Smith KE, Bradley RL. In: Lund D, Plett E, Sandu C, editors. Fouling and cleaning in food processing. Madison (WI): Extension Duplicating, University of Wisconsin; 1985. p. 410.

40. Berman D, Meyers T, Chrai S. J Parenter Sci Tech 1986; 40: 119–121.

41. Goel V, Accomazzo MA, DiLeo AJ, Meier P, Pitt A, Pluskal M, Kaiser R. In: Ho WSW, Sirkar KK, editors. Membrane handbook. New York: Chapman and Hall; 1992. pp. 506–570.

42. Belfort G. J Memb Sci 1988; 35; 245–270.

43. Hallstrom B, Lopez-Leiva M. Desalination 1978; 24: 273–279.

44. Chung K-Y, Bates R, Belfort G. J Memb Sci 1993; 81: 139.

45. Winzeler HB, Belfort G. J Memb Sci 1993; 80: 35–47.

46. Gooding CH. Hollow fibers in a spiral wound configuration. Presentation at Membrane Technology and Separations Planning Conference; 1997 Oct; Newton (MA).

47. Vigo F, Uliana C, Ravina E. Sep Sci Technol 1990; 25: 63.

48. Culkin B, Armando AD. Filtr Sep 1992; 29: 376–378.

49. Redkar SG, Davis RH. AIChE J 1995; 41: 501–508.

50. Rodgers VGJ, Sparks RE. J Memb Sci 1992; 68: 149–168.

51. Cui ZF, Wright KIT. J Memb Sci 1997; 117: 109–116.

52. Smith SR, Cui ZF, Field RW. Ind Eng Chem Res 2005; 44: 7684–7695.

53. Lutz H. US patent 5,597,486. 1997 Jan 28. (to Millipore Investment Holdings Limited).

54. Cheang BL, Zydney AL. J Memb Sci 2004; 231: 159–167.

55. Sheehan JJ, Hamilton BK, Levy PF. ACS Symp Ser 1990; 419: 130–155.

56. Ng P, Lundblad J, Mitra G. J Sep Sci 1976; 2: 499–502.

57. Menon M, Zydney AL. Biotechnol Bioeng 1999; 63: 298–307.

58. Mehta A, Zydney AL. Biotechnol Prog 2006; 22: 484–492.

59. van Reis R. US patent 5,256,294. 1993 Oct 26. (to Genentech, Inc.).

60. van Reis R. US patent 5,490,937. 1996 Feb 13. (to Genentech, Inc.).

61. van Reis R, Saksena S. J Memb Sci 1997; 129: 19–29.

62. van Reis R, Goodrich E, Yson CL, Frautschy LN, Dzengeleski S, Lutz H. Biotechnol Bioeng 1997; 55: 737–746.

第 **38** 章 | 病毒截留过滤器

George Miesegaes and Scott Lute

Office of Biotech Products，Center for Drug Evaluation and Research，Food and Drug Administration，Silver Spring，Maryland

Hazel Aranha

GAEA Resources Inc.，Northport，New York

Kurt Brorson

Office of Biotech Products，Center for Drug Evaluation and Research，Food and Drug Administration，Silver Spring，Maryland

38.1 工艺病毒学概述

38.1.1 紧迫性

血浆来源的生物制品和重组 DNA 来源的生物药物的病毒安全性对于法规批准、产业销售及患者最终安全使用产品来说都是至关重要的[2]。过去，人血浆来源的病毒污染（如凝血因子内的免疫缺陷病毒 HIV）危害了成千上万人的健康[3]。同样，哺乳动物细胞培养生产的生物技术产品也存在潜在的病毒污染的危险。虽然生物制品生物反应器的微生物污染（如细菌）发生的频率是更高的，但病毒污染的后果却是更为严重的[4,5]。

20 世纪 90 年代，加利福尼亚一家大的生物技术公司报道一种鼠微小病毒（MVM）的污染情况[4]。污染的来源并没有被准确地找到，但是推测可能是细胞培养的原材料的问题。这些事件使工厂陷入不希望的但是必需的停产及全面的清洁工作中。生产厂家环境的污染会有很严重的后果，除了危害用于患者的产品的有效性外，法规及经济上的后果也是很明显的，如产品的损失、产品的易感性和成本的损失。所以，不仅对于生物药物的质量，而且对于主要生产工艺的经济性考虑来说，病毒安全及病毒清除的稳定性是十分重要的方面。

另外一个需要考虑的关于生物药物病毒（及微生物）污染的问题就是，病毒检测方法没有精确到检测低浓度病毒的水平，因此不可能绝对地确定病毒存在与否。某些病毒会具有真正的危险性（例如，血浆制品会被诸如 HIV 和肝炎病毒这样的致病性的血液伴生病毒污染）。此外，有些危险性则是理论上的。举例来说，在生物技术工业中，像中国仓鼠卵巢（CHO）细胞这样含有 $10^6\sim10^9$ 个颗粒/mL（电子显微镜观察）的内源性逆转录病毒的细胞系被认为是可以接受的，因为这些颗粒是没有感染性的。监管机构强调用整体的方法将风险最小化，该方法与工艺过程监控一道，构建了一个合适的风险管理程序。

38.1.2 实施策略

目前确保生物制品病毒安全性的策略涉及对产品和工艺的多级的控制，包括多级细胞库系统的建立、原材料的筛选和生产过程中特异病毒去除和灭活步骤。对于估计生产方案中清除病毒的能力及评估生产过程中不同工艺步骤的清除能力是否可以确保病毒安全性来说，验证工艺中病毒的清除和灭活能力是十分关键的。但需要认识到的是，这种策略给出的安全因子不是绝对的。对于已知的生物制药生产中使用的细胞系的污染物，如内源性的逆转录病毒，可接受的安全因子的计算是基于与细胞培养收获相等量的病毒颗粒负载剂量和纯化工艺的清除能力的。

38.1.3 病毒清除方法

病毒的清除是通过常规的纯化操作工艺或通过直接整合到生产工艺中的特别设计的清除/灭活策略。一些生物制药下游纯化中的方法会提供额外的病毒清除能力。例如，病毒灭活只能在生产过程中使用的溶液中进行（如低 pH 培育），对蛋白质进行浓缩或提纯的沉淀技术或色谱层析也具有一定的病毒去除能力。这些方法如果通过评估（验证）研究被证明可以提供病毒清除的贡献时，通常就可以用于计算生产工艺中总体的病毒清除能力。特定的病毒清除步骤包括病毒截留过滤和溶剂去污剂灭活。总体来说，这些步骤如果被很好地设计并连续地应用，对于特定的病毒（如逆转录病毒）可以累积提供达 $15\sim20\ \log_{10}$ 的对数清除率（LRV）。LRV 的计算参见 38.9 节"验证（病毒清除率评价）研究"。

38.1.4 病毒去除与灭活

病毒清除操作被分为两个主要的方式：①去除步骤，

病毒从产品中被分隔/移除；②灭活步骤，通过物理化学处理使病毒断裂、灭活或是失去感染性。物理上的处理包括低 pH、溶剂/去污剂和热孵育。不同于色谱层析、隔离和病毒过滤这些去除步骤，对于灭活步骤来说，死亡/非感染性的病毒颗粒和/或任何残留组分依然与产品共存于溶液中，而不能像色谱层析、隔离和病毒过滤等方式将病毒从产品中物理去除。

特定操作的稳健性（病毒灭活/去除的有效性很大程度上不依赖于生产的可变性）已经被实验证明和文献报道。对于任何给定的操作，病毒清除典型地依赖于一些关键单元操作参数，其他参数则相对地不敏感，只要这些参数都保持在定义的生产范围之内。例如，低 pH 灭活鼠逆转录病毒高度依赖于时间、温度和 pH，相对地不依赖于模式蛋白种类或基质中的盐浓度[6]。病毒过滤则被认为很大程度上依赖于滤器的孔径分布，并且受到诸如亚微米颗粒过载的影响[7]。明确这些单元操作的病毒清除机制不仅是法规的要求（见下文），而且可增强病毒清除的可靠性，那些与病毒清除机制不相关的参数改变并不会影响最终的病毒清除效率。

38.1.5 清除研究

产品特定的验证研究包括：①证明生产工艺中病毒清除水平是足够的；②描述并明确病毒清除的机制，是灭活、去除还是两者兼有。

病毒清除研究是以实际生产规模缩小模型的设计开始的。缩小模型的目的是确定病毒清除的性能，以及预测大规模操作时的病毒清除程度。首先，缩小模型必须符合大规模操作的每项关键操作参数。其次，像收率、分离效率和层析参数这样的关键工艺参数必须是能代表大规模操作的。非关键的操作参数（如柱床直径和过滤体积通量）则被调整到实验室研究的规模。模式病毒被加入到中间体中，上游和下游的病毒负载量可以通过感染分析或定量聚合酶链反应技术（Q-PCR）测量。每个步骤的对数减少因子被定义为上游料液病毒滴度或总载量与被分离后下游料液的病毒滴度或总病毒量的比率，通常用对数滴度减少（LTR）或减少值（LRV）来表示。当计算生产工艺中完全的病毒清除因子时，只有那些减少因子大于 1 的才被包括在内。

38.1.6 指导文件

生物药物的病毒安全性在三个主要的法规文件中被描述：人或动物源细胞系来源的生物技术制品病毒安全评价，Q5A [8]；美国食品药品监督管理局（FDA）生物制品评价与研究中心（CBER）的人用单克隆抗体产品生产与检测关注点[9]；欧洲药品评价中心（EMEA）的生物技术开发的药物产品的病毒安全评价指导原则[10]。

38.2 操作原则

38.2.1 筛分与其他截留机制的对比

设计为从液体中截留颗粒的滤器通常假定为单独通过基于截留作用的机制（颗粒筛选）。实际上，还包含有很多其他截留机制，Grant 等在一篇很全面的过滤综述中描述了这些机制，包括重力沉降、电静力/电动力沉积、阻断、嵌入、表面捕获随后的扩散运输及筛分作用[11]。每种机制影响程度的不同直接造成了滤器类型和过滤模式（切向流、直流过滤或深层过滤）的不同。而且，有些机制如重力沉降及嵌入机制不会发生在小于 100 nm 胶体直径的颗粒中，就像病毒颗粒，它们倾向于存在于悬浊液中，而不会像大颗粒那样重力沉降。

Grant 等描述了每种作用机制对气体和液体过滤的理论影响，相对而言，液体过滤的模型更加复杂。举例来说，很多气体过滤的概念也适用于理想环境下的液体滤器[12,13]；Grant 等的综述中，颗粒截留在挑战条件下越来越依赖于筛分作用了[11]。这主要是因为液体中颗粒截留的物理化学性质是工艺依赖性的。例如，目标病毒颗粒或滤器自身与工艺流体间的化学反应，可以明显地影响一种或更多种截留机制。

38.2.2 影响病毒截留过滤器病毒清除的因素

影响病毒过滤的因素可以按病毒（尺寸）、滤器、供料和过滤条件（模式）进行划分。可能影响病毒截留的滤器性质包括孔径及其分布、膜结构、表面化学性质及厚度（包含的滤膜层数）。由于滤器不同的设计，影响性能的主要因素也因滤器而异。例如，对于通过透入滤芯深度进行截留的滤器来说厚度可能是重要的，但对于主要依赖表面捕获的滤器来说厚度就是次要的。供料依赖的方面则包括物理化学属性（如 pH、渗透压、离子强度、温度），组成成分，分子质量和产品质量（如聚体含量）。供料质量应该与生产工艺中所表现的质量相类似，质量的变化会降低测试的可靠性。例如，过多的蛋白聚体负荷会导致滤器过早的污染。过滤模式（死端和切向流）、流速或压差（ΔP）、跨膜流速/ΔP（对于切向流）、体积过滤面积比率和使用后滤器冲洗是关键的过滤条件，并且在病毒清除研究中相应模型应该被建立。

如果供料有严重的杂质，预过滤器的使用可以提高病毒过滤器的性能和总工艺处理量。接下来的工作就是确保找到适合特定工艺应用的预过滤器。

38.2.3 工艺参数和滤器类型的影响

对于特别设计用于病毒去除的病毒截留过滤器来说，筛分作用被认为是主要的机制。但需要指出的是，产品和工艺相关的因素也会影响滤器的病毒截留能力。

举例来说,典型的生物工艺料液是包含有盐、缓冲液成分、目的蛋白和工艺相关杂质(如宿主细胞蛋白和DNA)的一种复杂的混合物。如我们所料,相关的工艺参数也是十分繁多的。

一项最新研究报道,不同类型滤器,其累积过滤载量与各种病毒截留机制对病毒去除能力贡献的相关性是不同的[7],证明病毒清除中每种截留机制的影响程度也依赖于滤器的类型。

38.3 滤器本身的属性

38.3.1 化学性质与构造

病毒过滤器是具有复杂内部多孔结构的浇铸多聚物膜。当溶液穿过这层网状膜孔后,料液中携带的病毒和其他颗粒可能被固定在了膜表面或是在捕获前穿透入膜内部。下面要讨论的病毒过滤器针对两种广义的病毒:大病毒(如逆转录病毒)和小病毒(如细小病毒)。目前使用的病毒过滤膜都是由多聚物构成(如聚醚砜、表面修饰的聚偏氟乙烯、铜铵再生纤维素等);使用聚合物修饰主要是使滤器亲水化(如果聚合物本身是疏水的)。膜的外壳,如典型的套筒,也是由多聚物构成(聚碳酸酯、聚丙烯等)。滤膜、套筒和/或使用的添加剂都会产生滤器的溶出物负载。

一般来说,病毒过滤器具有不对称的膜结构。膜的方位布置会对病毒过滤器的性能有明显的影响[14]。大多数的病毒过滤器采用直流过滤(DFF)方式,其致密层是与进料液的方向相反的。数据显示,致密层在下侧的滤器具有较高的过滤载量,表明不同的膜方位布置导致了不同的膜堵塞机制。相反,切向流过滤膜的致密层大多面向进料液。料液的连续循环对膜表面进行了持续的冲洗,有效地避免了膜孔的堵塞。

针对不同生产厂家,滤膜主要有打褶片层、粘连于托板上的扁平片层或是成束的中空纤维几种形式。需要指出的是,由于它们不同的化学特性,所有滤器品牌及模型是不能随意互换的。而且,滤器病毒清除性能的一致性只有当按照每个厂家技术说明书使用时才能得到保证。表38.1对已经上市及即将上市的病毒过滤器进行汇总。

表38.1 目前上市的病毒截留过滤器

滤器供应商	滤器品牌	目标病毒种类 a	过滤模式 b	膜孔对称性	层数	膜化学性质
Millipore	Viresolve NFR	逆转录病毒	直流过滤	非对称	三层	亲水聚醚砜(PES)
	Viresolve NFP	细小病毒	直流过滤	非对称	三层	亲水聚偏二氟乙烯(PVDF)
	Viresolve 70	细小病毒	切向流过滤	非对称	单层	亲水 PVDF
	Viresolve 180	逆转录病毒	切向流过滤	非对称	单层	亲水 PVDF
	Viresolve Pro	细小病毒	直流过滤	非对称	双层	亲水 PES
Sartorius Stedim Biotech	Virosart CPV	细小病毒	直流过滤	对称	双层	亲水 PES
Pall	Ultipor VF grade DV50	逆转录病毒	直流过滤	对称	三层	亲水丙烯酸酯修饰的 PVDF
	Ultipor VF grade DV20	细小病毒	直流过滤	对称	双层	亲水丙烯酸酯修饰的 PVDF
	Pegasus grade LV6	逆转录病毒	直流过滤	对称	双层	亲水丙烯酸酯修饰的 PVDF
	Pegasus grade SV4	细小病毒	直流过滤	对称	双层	亲水丙烯酸酯修饰的 PVDF
Asahi Kasei	Planova 35N	逆转录病毒	直流/切向流 c	非对称	中空纤维	亲水的铜铵再生纤维素
	Planova 20N	细小病毒	直流/切向流	非对称	中空纤维	亲水的铜铵再生纤维素
	Planova 15N	细小病毒	直流/切向流	非对称	中空纤维	亲水的铜铵再生纤维素
	Planova BioEX	细小病毒	直流/切向流	非对称	中空纤维	亲水的铜铵再生纤维素

a "目标病毒种类"是一个主观的概念,它基于应用和产品的类别(如生物技术或血清制品)。一些大病毒过滤器也可以截留比逆转录病毒更小的病毒。因此,工艺上有清除特定的病毒的需求时需咨询滤器生产厂家。

b DFF,直流过滤;TFF,切向流过滤。

c 用户可以选择配置任一种过滤模式。

38.4 工艺考虑

38.4.1 使溶出物和微粒最小化

溶出物是正常操作条件下滤器或其他生物工艺仪器设备释放的可溶性化学成分。滤器会潜在地释放低水平的溶出物和微粒进入工艺流体中，这是工艺缓冲液/料液和滤膜、滤壳或机械组件之间自发的化学反应累积的结果。颗粒也会随机地出现在工艺料液中并且达到限定范围。

有很多控制微粒和溶出物的标准。首先，构成病毒过滤器的材质应该是只能将很低水平化学物质或纤维释放至含水溶液中的。与终端的除菌过滤器不同，病毒过滤器一般不是生物制药工艺中最后一步操作，但是也位于生物制药工艺中接近最终产品的位置。即使下游生产步骤中可以除去溶出物和微粒，也应使引入中间体的滤器溶出物和颗粒最小化。生物药物本质上是水溶液性质的产品，是不会溶解滤壳和滤器其他组件中的塑料成分的。在特定工艺的潜在溶出物评估中，缓冲液性质如 pH 和去污剂浓度也是需要考虑的。因此在使用前，生产者应冲洗滤器从而确保保存溶液的彻底去除并且使滤器的微粒和溶出物最小化。此外，使用前润湿滤器也可以减少滤器吸附蛋白质的水平从而使蛋白质损失最小化。

38.4.2 脱落物数据分析

脱落物与溶出物不同，它们是在应力条件下的操作导致的，如溶剂和热处理等。通常认为脱落物的分析对潜在的溶出物的鉴定是有用的[15]。在这种情况下，溶出物可被看作脱落物的亚类，尽管通常来说不一定只是这种情况（如长时间的化学降解）。病毒过滤器一般是抛弃式/一次性使用的，所以与超滤膜相比，脱落物对病毒过滤器来说很少被考虑，因为病毒过滤器通常不能承受清洗和储存过程中强烈的化学处理。虽然如此，从法规监管的角度，脱落物相关信息是有帮助的，而销售商通常也会提供该信息。

38.5 过滤模式

主要有两种过滤模式被应用于病毒过滤中：直流过滤和切向流过滤。下文简要地讨论了这两种过滤模式。

38.5.1 直流过滤

直流过滤（DFF），也称为死端或正常流动过滤，其流体的流动路径垂直于滤膜表面。DFF 的主要优点是它使用简便。DFF 操作也可达到较高的回收率，尤其是当产品经缓冲液冲洗后。DFF 一般要求有清洁工艺，因为流体的颗粒可以渗透到整个孔结构并保留在其中；如果

微粒的负载很高，可能会导致过滤器堵塞。基于这个原因和其他原因，DFF 系统被设计为一次性使用的。大多数 DFF 过滤器现在是密封包装于塑料封装或外壳中并作为完全可抛弃型使用。

38.5.2 切向流过滤

切向流过滤（TFF）操作比直流过滤更加复杂。在 TFF 中，大部分待过滤的流体在过滤器的上游再循环，所以主要的液体流动与膜表面呈切向（或平行）。这种"错流"不断冲洗膜的表面，将杂质（如颗粒和聚集体或附聚物）清除，从而减少膜孔堵塞的速率和程度。正因为如此，TFF 过滤器一般能比 DFF 过滤器处理更高的微粒负载。部分流体穿过膜而被称为透出液。随着过滤操作的进行，被排出进入透出液的液体体积逐渐增加，循环回流的液体体积也在不断下降。为提高收率，在渗滤阶段可在回流端连续地加入缓冲液，使膜包中截留的产品冲洗进入回流端。与此同时，膜包中所截留的活性或非活性污染物也在回流端被浓缩。理论上，TFF 过滤器可以重复使用，但重复使用的工艺经济性和验证问题使企业一般不采取这种方式。

38.6 滤器种类

38.6.1 目标病毒的分类

与生物制药和血液制品相关的病毒一般按大小分为三种类别：大病毒（>80 nm，如逆转录病毒），小病毒（<30 nm，如细小病毒），以及中间尺寸的病毒（30~80 nm，如乙型和丙型肝炎病毒、呼肠孤病毒）。病毒过滤器主要针对大病毒（如逆转录病毒，80~110 nm）和小病毒（如细小病毒，18~26 nm）。对于中等大小的病毒，可以使用小孔径病毒过滤器去除。

之所以如此分类，是因为生物技术药物关注的病毒既有逆转录病毒又有细小病毒。对于血液制品，中间大小的病毒清除已足以满足要求。一些大的病毒过滤器都声称能有效清除像 SV40 这样中等大小的病毒。基于目标病毒分类和滤器过滤能力，过滤器供应商已经制定了分级标准可供选择。

38.6.2 滤器厂家不同的分级

在某些情况下，制造商已经指定与一个特定类型的病毒，如细小病毒或逆转录病毒（表 38.2）相关的病毒滤器分级。在其他情况下，除病毒滤器尺寸分级基于给定 LRV 下颗粒模型如噬菌体的截留率，或是根据数学模型计算出的膜透过性所测算的平均孔径。另一些情况下，则依据分子质量的截留或透过来分级。目前，PDA 最新颁布的基于噬菌体截留的分级标准已将上述多个分级标准统一起来[1]。

表 38.2 目前上市的病毒截留过滤器的分级

滤器供应商	滤器品牌	目标病毒种类	生产厂家分级	PDA 分级 [a]
Millipore	Viresolve NFR	大	Φ6≥6 LRV	PR772-LRF6
	Viresolve NFP	小	ΦX174>4 LRV	PP7-LRF4
	Viresolve 70	小	基于 70 kDa 蛋白透过	未报道
	Viresolve 180	大	基于 180 kDa 蛋白透过	未报道
	Viresolve Pro	小	ΦX174>4 LRV	PP7-LRF4
Sartorius Stedim Biotech	Virosart CPV	小	PP7≥4 LRV	PP7-LRF4
Pall	Ultipor VF DV50	大	PR772≥6 LRV	PR772-LRF6
	Ultipor VF DV20	小	PP7≥3 LRV	未报道 [b]
	Pegasus LV6	大	PR772≥6 LRV	PR772-LRF6
	Pegasus SV4	小	PP7≥4 LRV	PP7-LRF4
Asahi Kasei	Planova 35N	大	清除乙型脑炎病毒	PR772-LRF6
	Planova 20N	小	清除细小病毒	PP7-LRF4
	Planova 15N	小	清除细小病毒	PP7-LRF4
	Planova BioEX	小	清除细小病毒	PP7-LRF4

a 经第三方实验室证实。
b Pall 公司出具数据文件证明 Ultipor VF DV20 按照 PDA 的方法也能满足 PP7 的对数减少因子达到 4 的标准。报告文件可以向厂家索取。

38.6.3 滤器/工艺兼容性

产品和/或工艺可能会影响过滤器的化学和物理属性，包括其去除杂质的性能。产品对过滤器潜在的影响包括：在膜表面上形成凝胶层，膜孔堵塞，并在膜孔表面产生吸附。

对于 TFF 的系统，在膜表面上形成蛋白凝胶层可被看作第二层更紧密的分离层，并且可能导致清除率的增加。因此这种滤器是和 DFF 相反的，对它来说低蛋白载量是一种更苛刻的挑战条件。但是，请注意，潜在导致的病毒清除增加可能是依赖于工艺相关变量，因此这不被认为是一个稳健的工艺。

对于某些小病毒截留的过滤器类型，扩大的通量或高流速衰减的 DFF 系统（在下面描述）可能会出现病毒滴度减少的下降[16]。对于这些类型的过滤器，上述现象被认为是由于局部上更精细的膜孔被颗粒所堵塞造成的。根据这个理论，料液流通过大孔径时会导致低的病毒滴度减少值。工艺料液/病毒样本的过载和病毒研究过程中滤器部分堵塞都会导致流量衰减并引起较低的对数减少值。咨询过滤器的供应商是必要的，以避免不希望的病毒穿出情况发生。

38.7 完整性测试

38.7.1 方法学

从生物制药工艺开发的角度来看，通过病毒清除的一致性和高的产物收率来证明滤器的性能是很关键的。此外，滤器使用者应用文件记录每个滤器能按照预期的方式运行。原则上每个过滤器性能的评估应与病毒截留能力相关。虽然病毒挑战是一个过滤器性能唯一真正的测试，但它是一种破坏性试验，这妨碍生产过程中继续对其进行使用。此外，将病毒引入生产设施是违反 cGMP 要求的。

因此，物理完整性测试被制造商设计、开发和制定。

虽然有些病毒过滤器的完整性测试方法已经应用于灭菌的滤器（如前进流测试），但是其他的方法并没有设计用于病毒截留过滤器的完整性测试（如泡点测试会损坏滤器或滤壳）。给定的完整性测试的特性因过滤器厂家品牌和模型的不同而不同，但一般都是下面三类中的一种：颗粒挑战试验，气-液孔隙密度测试，液-液孔隙密度测试（表 38.3）。泄漏测试被认为是一个安装测试；一般来说，这些都在相当低的压力下进行，并只检测整体的完整性。

表 38.3 目前滤器生产厂家推荐的完整性或安装测试方法

完整性测试	种类	方法学	注意事项
金颗粒	颗粒挑战	基于金颗粒尺寸的筛分作用	破坏性测试
泄漏测试	气-液	低压力下检测整体的缺陷	定性的分析（通过/失败）
前进流/扩散流测试	气-液	依据压力测量气体通过润湿的滤膜的迁移	对温度敏感，取决于溶剂种类
压力保持/衰减	气-液	依据气体扩散过滤膜计算压力衰减的速率	取决于上游体积、溶剂种类，对温度敏感
液体流速	液-液	测量一种液体流过事先被润湿的滤膜时的流速	对温度敏感，取决于溶剂种类

38.7.2 不可替代性

完整性测试是过滤器类型特异的，并且必须按照制造商的建议进行。作为病毒过滤器的验证的一部分，为了确保是按照每种病毒清除目标运行，过滤器厂家应进行测试并指明完整性测试的类型和条件（这和关联于物理完整性测试的病毒去除能力的滤器性能是相关的）。

38.8　性能

38.8.1　已发表的关于性能的信息

多种类型的病毒过滤器的性能数据已经有科学文献发表。应用哺乳动物细胞病毒和噬菌体，对除病毒滤器进行标准模式和失败模式挑战试验。一般来说，过滤器在标准挑战条件下性能是稳健的。此外，失败模式下的挑战测试能鉴定出重要的性能指标并且揭示出唯一的（每个滤器特有的）关于性能限度的滤器质量。表 38.4 总结了已发表的病毒过滤器的研究。

表 38.4　目前文献报道的病毒截留过滤器性能总结 [a]

滤器类型	模型系统 [b]	测试病毒	报道的 LRV	参考文献
正常挑战条件 [c]				
Planova 35 N	A，B，C	BVDV，Calicivirus，HCV，HIV，PRV，Reo，Sindbis，SV40，X-MuLV	>5.3 至 >7.4	[31~35]
Ultipor DV50	B，C	Φ6，HBV，HCV，HIV，HSV-1，Influenza A，PR772，Semliki Forest，Sindbis，SV40，T1 phage，X-MuLV	3.2 至 >7.2	[36~41]
Viresolve NFR	B，C	Φ6，Ad2，MuLV，PR772，Reo	>6.1 至 >6.8	[42]
Asahi Kasei "R"，"U" 原型	C	HIV，JEV	>4.9 至 >5.3	[43]
Planova 15N	B，C	BPV，Polio，PPV，PRV，SV40，X-MuLV	>4.4 至 >7.0	[32,34,44]
Planova 20N	A，B	ΦX-174，B19，BVDV，CPV，EMC，HAV，HIV，MMV，PP7，PPV，PRV	>3.0 至 7.0	[7,33,44,45]
Ultipor DV20	B	ΦX-174，PP7	7.0	[7]
Viresolve NFP	A，B	ΦX-174，B19，BHV，BVDV，EMC，HAV，HIV，MMV，PP7，PPV，PRV，Reo，X-MuLV	3.9 至 >6.1	[7,46~48]
Virosart CPV	B	ΦX-174，PP7	6.0~7.0	[7]
Pall Omega 300k RV Maximate [d]	C	Φ6	4.9	[36]
Pall 聚丙烯腈原型（50k）	C	Polio，PP7，T1 phage	4.6~6.5	[49]
Pall 聚丙烯腈原型（13k）	C	Polio，PP7，T1 phage	>6.5 至 7.6	[49]
Pall 聚丙烯腈原型（6k）	C	Polio，PP7，T1 phage	>6.6 至 >7.7	[49]
Pall 聚醚砜原型（6k）	C	Polio，PP7，T1 phage	>6.4 至 7.4	[49]
Viresolve 70	B，C	Φ6，ΦX-174，EMC，Maedi-Visna，MuLV，Polio，Reo，Sindbis，SV40	3.3~7.5	[50~54]
Viresolve 180	B	Φ6，Sindbis	6.6~7.9	[53,54]
Planova 20N，Planova 15N，Virosart CPV，Pegasus SV4，Viresolve NFP	C	PP7，PR772	3.1~8.4	[21]
Virosart CPV	A，B，C	PPV	5.0~7.0	[55]
失败测试 [e]				
Planova 35 N	A，B，C	B19，BPV，EMC，HAV，MMV，Polio，PPV	0.8 至 > 6.2 [f]	[33~35,44,56]
Viresolve 180	B，C	ΦX-174，EMC	2.8~3.1	[53,54]
Viresolve NFR	C	ΦX-174	<0.2	[42]
Ultipor DV50	C	Polio，PP7	1.8~2.2	[39~41]
Asahi Kasei "R" 原型	C	JEV	>1.7	[43]
Planova 20 N，Virosart CPV，Ultipor DV20，Viresolve NFP	B	ΦX-174，PP7	0.1~4.5	[7]

a 这张表不能被看作不同厂家滤器类型的比较，只能作为已发表文献研究的总结。表中表述的清除值转自不同来源的多个已发表的文献资料。这些值是针对很多产品在不同的工艺条件下使用不同的工艺流体组分而得出的。而且报道的清除值是不同实验室使用不同的病毒分析方式产生的（如噬菌斑分析和 $TCID_{50}$ 等）。对于每个滤器品牌及其不同的性能或者使用每种滤器预测的清除率范围，本章不做任何推论。此表不能替代工艺验证，特定工艺的性能应该由滤器使用者通过自身工艺进行评估。

b 模式挑战溶液包括：A.血浆来源的模式蛋白；B.生物技术来源的模式蛋白；C.人造蛋白、细胞培养培养基或缓冲液。

c 正常负载条件下。

d 作为超滤上市，但进行病毒清除测试。

e 定义为病毒过载条件下或很大的流量衰减（大于 50%）或用小病毒挑战大病毒过滤器的情况下运行滤器。

f 意外情况是对牛细小病毒的高清除率。

38.8.2 过滤模式

TFF 和 DFF 可以在任何一个恒定通量/流速或恒压条件下运行[1]。需要注意的是,这两个参数彼此相互影响。过滤器在恒流模式下意味着随着时间的推移,流动的污垢积聚在膜表面上,可测量到压力逐渐增加。在恒定压力下运行,过滤器会出现缓慢的流速衰减(即流量或通量下降)。流量衰减因过滤器类型和制造商而有所不同[7]。其他因素如料液条件(颗粒负荷、蛋白质浓度等)也有一定的影响。

38.8.3 污染及流速衰减

像所有的过滤器一样,病毒过滤器最终也会失去作用。这是因为随时间推移蛋白质和其他微粒在过滤器内部和其表面上逐渐累积。膜堵塞的明显后果就是流量/流速的衰减,这可以在工艺过程中被监测到。由于流向与滤膜垂直,DFF 模式的过滤器更容易被堵塞。而 TFF模式由于液体对膜表面的反复冲洗,可减少操作过程中潜在的污物的累积。对于某些类型的过滤器,瞬时的去除能力和相对于初始流动速率的瞬时流速紧密相关[16]。因此,堵塞的程度被作为一个重要的工艺参数来监测,以便确定每种滤器的最大病毒截留能力。

38.8.4 V_{max}

V_{max} 是一个基于已有流量数据,经过数学运算推算出的能通过滤器的最大流量值。过滤器制造商可以提供正常工艺流体模型的 V_{max} 值及测量这个值的方法。虽然V_{max} 是一个有用的信息,但它不作为滤器选择的唯一标准,还要考虑其他重要属性(LRV,每个滤芯过滤面积,套筒中的流动特性,可放大性,使用的简易性,消毒灭菌的方便性/程度等)及相关的过滤操作效率和成本。

38.8.5 噬菌体

当工艺开发选择模型病毒时,噬菌体可能比哺乳动物病毒更值得考虑[17,18]。人类接触噬菌体是无害的。因此,所需的实验室安全级别通常用哺乳动物病毒更低(例如,使用噬菌体的BSL-1相比于使用哺乳动物病毒的BSL-2 或以上级别)。另外,噬菌体可以培养至非常高的滴度(超过$10^9 \sim 10^{10}$ pfu/mL),并且可通过氯化铯梯度纯化获得更高的滴度(大于 10^{12} pfu/mL)[7,19]。所得的噬菌体样品也比一些典型的哺乳动物病毒更为洁净。噬菌斑分析用于检测滤出液噬菌体的存在,耗时只需 1 d,并且比用于哺乳动物病毒的感染性分析更为敏感。

ICH Q8 已经建立了设计空间的概念。基于上述原因,当建立产品的设计空间时,噬菌体作为替代的模式病毒的使用是一个很好的起点。有些种类的噬菌体已经被很好地鉴定,很多的物理属性(如大小、等电点等)

也已被掌握[19~22]。需要重点指出的是,目前过滤器的验证研究需要提交给监管部门使用哺乳动物病毒的相关文件数据。

38.8.6 PDA 病毒过滤器分级

2002 年,PDA 组织建立了 PDA 病毒滤器工作小组,来制定通用的术语及统一的测试方法,以分类和鉴定病毒截留过滤器。当时,每个过滤器制造商根据不同的孔径大小或功能的标准对过滤器进行分级,如表38.2所示。现在有过滤器和生物制药行业开发单独的分级系统的趋势。单独的分级系统将通过开发可靠的测试来确保在统一的条件下病毒清除性能达到设定水平,从而促进所有滤器生产厂家实现行业一致性。

2004 年,为了评估测试方法及实验室开发测试方法的运行背景,PDA 与药物评价和研究中心(CDER)/FDA制定了合作研究和开发协议(CRADA)。到 2005 年,工作组已成功开发出一种大病毒截留过滤器评级系统,该分级系统是基于 6 个 $\log_{10}$ 值的 64~82 nm 的噬菌体 PR772 截留和 95%的血浆来源的免疫球蛋白 G(IVIG)透过率。三家制造商的滤器(Pall 生命科学的Ultipor VF DV50,Millipore 的 Viresolve NFR,AsahiKasei 的 35N Planova)分别根据该方法进行测试,结果均满足可接受的标准[23,24]。

随后,工作组制定了小病毒截留过滤器通用的协议:基于 4 个 $\log_{10}$ 值的约 30 nm 假单胞菌噬菌体 PP7截留水平和90%的 IVIG 透过率。相比大颗粒病毒,对微小病毒的过滤是更大的挑战。目前上市的滤器没有一个能绝对地截留 20~25 nm 的病毒。然而,这些"非绝对"的过滤器在特定的料液和工艺条件下,有一定的颗粒或微生物的 LTV 范围。为了支持方法的开发,进行了一系列的可行性研究来确定重要的参数,如测试料液的组成、测试噬菌体的选择、过滤终点的定义及目标 LRV 值[21]。基于这些研究,专案组达成共识并确定了最终方法。4 家厂商的过滤器(Pall生命科学的 Pegasus SV,Millipore 公司的 ViresolveNFP,Asahi Kasei 的 15N 和 20N Planova,以及 SartoriusStedim 生物技术的 Virosart CPV)分别根据最终测试方法进行测试,结果均符合可接受标准[25]。在最初的测试方法建立后,其他的过滤器类型由第三方根据小病毒截留过滤器的方法进行测试,均通过了可接受标准(如 Asahi Kasei 的 Planova BioEX,Millipore 的Vpro;Lute 和 Brorson,私人通信)。

然而,上文提到的过滤器性能研究并不能精确预测生物制药生产环境中的病毒过滤性能。生物制药生产者被要求进行有代表性的或产品特异的测试以确定工艺条件下滤器的病毒清除能力。

38.8.7 小病毒过滤器的穿透临界点

小病毒过滤被认为是一个显著的技术挑战。这主要是因为要去除的目标病毒的大小（20~30 nm）大约是必须被保留在料液中的蛋白质药物大小（4~12 nm）的两倍。设计一个孔径分布狭窄和平均孔径足够紧密的滤器以分离这两种成分是具有挑战性的，并且在某些条件下分离能力到穿透临界点。

病毒过滤性能通过每个滤器供应商的小病毒截留过滤器的噬菌体透过研究进行评价，如 Millipore 公司的 Viresolve NFP，Pall 的 Ultipor VF DV20，Sartorius Stedim 斯生物技术的 Virosart CPV，以及 Asahi Kasei 的 20N Planova[7]。每个过滤器品牌都有由超载引起的对性能影响独特的模式。在三种滤器的品牌中，噬菌体超载会加速通量下降到不同程度。然而，实际上不同品牌过滤器在流量衰减比体积通量的凹面曲线的模型中的差异几乎是近似的。在某些过滤器品牌中，单独的单体蛋白也会造成最终的通量衰减，而在其他的品牌中需要累积达 $(2\sim4)\times10^{15}$ pfu/m^2 负载的噬菌体挑战负载才会导致完整的流量限制。通量衰减与滤器-滤器间差异的关系要比噬菌体挑战水平更大。

对于所有的过滤器，PP7 噬菌体的 LRV_{init} 大部分都在 6~7 $\log_{10}$ 以上，但 PP7 噬菌体的穿透临界点发生在过滤的末期中，特别是在噬菌体超载的情况下。在某品牌中，噬菌体穿透与流量衰减的相关性已在前面叙述了[16]。在其他情况下，超载似乎对 PP7 噬菌体的穿透是关键的。在噬菌体挑战水平的基础上，"蛋白质支配"和"噬菌体支配"区域是可以被定义的，过滤器类型不同 LRV 模式也不同（如与流量衰减的关系）。

总体而言，这些研究认为，小病毒截留过滤器不应该被看作有绝对能清除病毒的能力，并且，不同品牌的过滤器之间是不能互换的。

38.9 验证（病毒清除率评价）研究

38.9.1 缩小模型建立

由于在较大规模的情况下，证明病毒失活或有效清除是不可能的，同时不能将病毒引入 cGMP 环境，因此监管部门允许使用缩小模型进行病毒清除验证。当进行缩小试验时，必须能够证明模型与相应的大规模单元操作之间的直接关系。规模缩小过滤模型能典型地缩小至 1/4000[26]。

为充分模拟大规模生产，某些过滤参数必须维持恒定，如体积通量（普遍的）、跨膜压差、过滤器类型、料液成分。正如上面所提到的，对于特定的过滤类型，与体积通量相比，流量衰减是判定终止点的更好参数。另外，值得一提的是，缩小模型并不是大规模操作的精确复制。

一些病毒过滤器在试验条件下存在过度堵塞的情况（由试验性质决定），而实际生产中这种堵塞是不可能发生的，出现这种现象的原因可能是验证用病毒的纯度较差。因此，一些滤器的验证研究低估了其在生产过程中能实现的真实的病毒截留能力。

38.9.2 对数截留（减少）值（LRV）的计算

正如 Q5A 和上面描述的，病毒清除或失活用病毒滴度 $\log_{10}$ 减少来表示，被称为对数减少值（LRV），计算如下：

$$LRV = \log_{10}[(Vol_{in}\times Titer_{in})/(Vol_{out}\times Titer_{out})]$$

式中，Vol_{in} 为上游料液投入体积；Vol_{out} 为透过滤器的体积；$Titer_{in}$ 为投入料液体积中的病毒滴度；$Titer_{out}$ 为穿透流出的病毒滴度。

38.9.3 病毒模型

与证明除菌过滤能力使用标准细菌不同，没有单独的指示物种用于病毒验证试验。产品特定的验证必须用一组病毒进行实验，决定哪种病毒适合要考虑原材料的类型（血浆来源的生物制品、细胞系来源的生物制品）、对产品进行哪些病毒清除检测。一般来说，使用的检测病毒应该包括相关病毒（已知/潜在的病毒污染物）、模型病毒。例如，相关病毒包括 HIV、乙型肝炎 B 型和 C 型病毒、在人体血浆中发现的病毒、已知的血液制品污染物。一些相关病毒，如乙型肝炎 B 型和 C 型病毒很难在体外繁殖，这种情况下，可能会使用特定的模型病毒。模型病毒是已知的类似病毒污染物，例如，牛病毒性腹泻病毒（BVDV）和辛德毕斯病毒被作为丙型肝炎病毒的模型病毒使用。同样，鼠白血病病毒（MuLV）通常作为啮齿类动物细胞系非传染性逆转录酶病毒的模型。此外，非特异的模型病毒也被用于生产工艺中理论上病毒清除能力的评估。换言之，就是评价工艺过程的稳健性。这些种类包括不同大小、具有多样的物理化学性质和生物物理学特性的病毒。这些病毒种类本身可能和产品并不相关，其被应用于病毒清除实验的目的是证明生产工艺可以处理未知和目前尚未检测到的病毒，减少理论上病毒安全性的担忧，增加验证实验的可信度。

用于病毒清除试验中的病毒类型范例见表 38.5。

表 38.5 用于滤器验证研究的代表性病毒

病毒	科	尺寸/nm[a]	有无衣壳	应用
鼠白血病病毒（MuLV）	逆转录病毒科	80~110	有	生物技术公司

续表

病毒	科	尺寸/nm[a]	有无衣壳	应用
鼠细小病毒（MMV）	细小病毒科	18～26	无	生物技术公司
伪狂犬病病毒（PRV）	疱疹病毒科	120～200	有	生物技术公司
脊髓灰质炎病毒	微小核糖核酸病毒科	22～30	无	生物技术公司
呼肠孤病毒3	呼肠孤病毒科	60～80	无	生物技术公司
人类免疫缺陷病毒（HIV）	逆转录病毒科	80～110	有	血浆产品公司
鸭乙型肝炎病毒（HBV）	肝脱氧核糖核酸病毒科	40～48	有	血浆产品公司
辛德毕斯病毒	披膜病毒科	70	有	血浆产品公司
进行性肺炎病毒（PPV）	微小病毒科	18～26	无	生物技术公司；血浆产品公司
肉瘤病毒40（SV40）	乳多空病毒科	40～50	无	生物技术公司
甲型肝炎病毒（HAV）	微小核糖核酸病毒科	22～30	无	血浆产品公司
B19	微小病毒科	18～26	无	血浆产品公司
牛病毒性腹泻病毒（BVDV）	黄病毒科	50～70	有	生物技术和血浆产品公司

a 病毒信息来自国际病毒分类委员会和ICH Q5A[8,27]。

38.10 未来趋势

38.10.1 质量源于设计（QbD），噬菌体和病毒过滤

过滤器评价和验证试验中，病毒浓度应满足工艺验证中LRV的需要，但又不能太高而改变了滤器行为。换言之，有必要保持病毒滴度在某一范围内，使工艺流体效应主宰滤器的堵塞过程（即符合"蛋白支配"区）[7]。通常可以看到病毒累积量<(1～5)×10^13 微粒/m^2。同样要注意，由于噬菌体大小与微小哺乳动物病毒相似（PP7和ΦX-174噬菌体25～30 nm，MMV或PPV 20～26 nm）[21]，以及纯度的原因，病毒过滤验证研究中使用噬菌体更具有优势。保持在"蛋白支配"区，同时测量过滤清除能力的程度，使用哺乳动物病毒对于一些滤器来说获得相应数据是相对困难的。这是因为商品上可获得的制备的哺乳动物病毒感染性通常<0.1%[28]，并包含病毒培养相关的杂质。因此，典型的感染性哺乳动物病毒浓度一般在0.1%～0.5%实际上包含两个甚至更多数量级的总病毒颗粒。这已经处在病毒颗粒本身占滤器污染行为支配地位的范围内了（即超载或"病毒支配"区）。其他的病毒液中的外源污染物则对滤器性能产生附加的不可预知的可变因素。

噬菌体其他的主要优点是其生产和定量的简便性。在可比较的生长条件下，噬菌体的滴度是远胜于哺乳动物病毒的，而且样本本身也含有更少的污染颗粒。另外，过夜的噬菌斑分析也使多次取样定量分析变得简易，因为这种分析的特性就是快速转换和高通量。总体来说，基于其十分经济的原因，噬菌体的使用对需要进行广泛的测试来定义研究设计空间来说更合适。

38.10.2 通用的和模块验证（即归为同类）

通用的病毒清除研究是指模式抗体纯化工艺中的几步病毒灭活和去除步骤可以被外推至其他抗体。然而为了达到这个效果，每个蛋白质产品应该进行和模式抗体相同的纯化和病毒去除/灭活过程。相反，模块清除研究则是为了证明每个单独病毒去除或灭活步骤的，这样一个给定的步骤就可以外推至其他抗体的同样的步骤中。因此，纯化方案中每个"模块"应该和其他模块独立地被处理（研究）。原则上，在模块方法下不同的模式单克隆抗体也能证明不同模块中的病毒清除水平，只要操作条件是一样的。FDA的单克隆抗体关键考虑点文件（mAb PTC）指出了通用和模块验证的可接受条件。在单抗PTC中描述的类似验证流线概念是归为同类（bracketing）的。在这种情况下，供应商应该用两个不同的给定参数值证明一个特定模块的病毒去除/灭活（例如，体积通量或对于某些过滤器，流量衰减）。在欧盟，这些方法被称为内部数据，尽管其概念在本质上是非常相似的。与除菌级过滤器使用上限和下限值进行验证不同，由于病毒评价研究需要耗费大量成本，因此对于特定的单元操作，用户一般在"最坏情况"的条件进行病毒验证。这显示了单元操作可以提供的最小清除率。最坏的情况条件因使用的方法不同而各异，也取决于那些能影响清除机制的因素。模块化、通用的和归为一类的方法需要基于一个强大的科学论证，这需要进行小规模的研究、生产的实际经验及参照评审过的科学文献。

上面已经描述的基于噬菌体的质量源于设计（QbD）研究提供了一个十分有用的开发方向。总之，产品开发过程中的灵活性被认为对于患者的健康、生物制药企业，以及整个产品线都是至关重要的。

38.10.3 可能的新上市产品

生物制药工业对产品和技术的升级改造是一个持续的过程。如果通过持续的工艺过程能证明最终产品质量是稳定的，那么在工艺中不断引入新的技术方法也将被乐于接受。由 PDA 倡导的标准化的方法可能在将来会将新技术和性能属性的过滤器产品具体化。

38.11 结论

以生物制品和重组 DNA 为基础的产品的临床可接受性与其风险评估是相互伴随的，必须通过风险分析来指导[30]。生物制药安全性是多个正交因子共同反映的结果。然而每个单独的方法都有局限性，所以需要用综合的方式为血浆制品和重组单克隆产品提供重复的和互补的病毒安全性保护。综上所述，监管部门和行业团体、行业专家、过滤器制造商需要共同努力和协作，因为距离确保生物制药的病毒学安全性的目标，还将有很长的路要走。

致谢

感谢以下人员对本章的修改和审阅：Carla Lankford，Ewa Marszal，Elena Gubina（FDA），Jerry Martin，Mohammed Haque，Oliver Triebsch（Pall 公司），Jennifer Campbell（Millipore 公司），Sherri Dolan，Anika Meyer（Sartorius Stedim 生物技术公司），以及 Mike Morgan（Asahi Kasei 公司）。这项研究工作受到了 CDER/FDA 和 Eli Lilly 及其公司研究开发与合作协议（CRADA）的支持。本章的观点只是作者自己的观点，并不代表美国食品药品监督管理局的官方政策。

缩略词

UF/DF	超滤/渗滤
cGMP	现行药品生产质量管理规范
HCV	丙型肝炎病毒
HIV	人类免疫缺陷病毒
PRV	伪狂犬病毒
JEV	日本脑炎病毒
SV40	猴空泡病毒 40
PR772	大肠杆菌噬菌体
BPV	牛乳头状瘤病毒
PPV	猪细小病毒
CPV	犬细小病毒
EMC	脑心肌炎病毒
HAV	甲型肝炎病毒
MMV	鼠细小病毒
TCID	组织培养感染剂量
BSL	生物安全级别
ICH	国际协调会议

翻译：邢婷婷 齐鲁制药有限公司
校对：贾国栋 齐鲁制药有限公司

参 考 文 献

1. PDA. Technical report 41: virus retentive filtration. Parenteral Drug Association; Bethesda (MD): 2008.
2. Farshid M, et al. Curr Opin Biotechnol 2005; 16: 561–567.
3. Horowitz B, Ben-Hur E. Ann Med 2000; 32: 475–484.
4. Garnick RL. Dev Biol Stand 1998; 93: 21–29.
5. Brorson K, Swann P, Brown J, Wilcox B, Shapiro M. In: Knäblein J, editor. Volume 4, Modern biopharmaceuticals. Weinheim: Wiley-VCH; 2005. pp. 1637–1668.
6. Brorson K, et al. Biotechnol Bioeng 2003; 82: 321–329.
7. Lute S, et al. Biotechnol Appl Biochem 2007; 47: 141–151.
8. ICH. Q5A: viral safety evaluation of biotechnology products derived from cell lines of human or animal origin. International Conference on Harmonisation of Technical Requirements for Registration of Pharmaceuticals for Human Use; Geneva, Switzerland; 1999.
9. FDA. Points to consider in the manufacture and testing of monoclonal antibody products for human use. Department of Health and Human Services, Food and Drug Administration; Silver Spring (MD): 1996.
10. EMEA. Guideline on virus safety evaluation of biotechnological investigational medicinal products. Committee for Proprietary Medical Products, European Medicines Evaluation Agency; London; 2006.
11. Grant D, et al. J Environ Sci 1989; 32: 43–51.
12. Burns DB, Zydney AL. Biotechnol Bioeng 1999; 64: 27–37.
13. Menon MK, Zydney AL. Biotechnol Bioeng 1999; 63: 298–307.
14. Syedain ZH, Bohonak DM, Zydney AL. Biotechnol Prog 2006; 22: 1163–1169.
15. Markovic I. Expert Opin Drug Saf 2007; 6: 487–491.
16. Bolton G, et al. Biotechnol Appl Biochem 2005; 42: 133–142.
17. Aranha H. Biopharm Int 2001; 14: 28–35.
18. Aranha H. Biopharm Int 2001; 14: 32–43.
19. Lute S, et al. Appl Environ Microbiol 2004; 70: 4864–4871.
20. Brorson K, et al. J Chromatogr A 2008; 1207: 110–121.
21. Lute S, et al. PDA J Pharm Sci Technol 2008; 62: 318–333.
22. Strauss DM, Lute S, Tebaykina Z, Frey DD, Ho C, Blank GS, Brorson K, Chen Q, Yang B. Biotech Bioeng 2009; 104: 371–380.
23. Brorson K, Sofer G, Aranha H. PDA J Pharm Sci Technol 2005; 59: 341–345.
24. Brorson K, et al. PDA J Pharm Sci Technol 2005; 59: 177–186.
25. Brorson K, et al. PDA J Pharm Sci Technol 2008; 62: 334–343.
26. Phillips M, Bolton G, Krishnan M, Lewnard J, Raghunath B.. In: Shukala A, Etzel M, Gadam S, editors. Process scale bioseparations for the biopharmaceutical industry. Boca Raton (FL): Taylor and Francis; 2007. pp. 333–366.
27. Van Regenmortel M, Fauquet C, Bishop D, Carstens E, Estes M, Lemon S. Virus taxonomy: seventh report of the international committee on taxonomy of viruses. San Diego (CA): Academic Press; 2000.
28. Brorson K, et al. Biologicals 2002; 30: 15–26.

29. PDA. Preparation of virus spikes used for virus clearance studies. Parenteral Drug Association virus preparation standardization task force. Bethesda (MD); 2010.

30. ICH. Pharmaceutical development. International Conference on Harmonisation of Technical Requirements for Registration of Pharmaceuticals for Human Use; Geneva, Switzerland; 2008.

31. BurnoufT, Radosevich M, El-Ekiaby M, Satoh S, Sato T, Amin SN, et al. Vox Sang 2003; 84: 111–119.

32. Burnouf-Radosevich M, Appourchaux P, Huart JJ, Burnouf T. Vox Sang 1994; 67: 132–138.

33. Furuya K, Murai K, Yokoyama T, Maeno H, Takeda Y, Murozuka T, et al. Vox Sang 2006; 91: 119–125.

34. O'Grady J, Losikoff A, Poiley J, Fickett D, Oliver C. Dev Biol Stand 1996; 88: 319–326.

35. Troccoli NM, McIver J, Losikoff A, Poiley J. Biologicals 1998; 26: 321–329.

36. Aranha-Creado H, Fennington GJ Jr., PDA J Pharm Sci Technol 1997; 51: 208–212.

37. Aranha-Creado H, Peterson J, Huang PY. Biologicals 1998; 26: 167–172.

38. Oshima KH, Comans TW, Highsmith AK, Ades EW. J Acquir Immune Defic Syndr Hum Retrovirol 1995; 8: 64–65.

39. Oshima KH, Evans-Strickfaden T, Highsmith A. Vox Sang 1998; 75: 181–188.

40. Oshima KH, Evans-Strickfaden TT, Highsmith AK, Ades EW. Biologicals 1996; 24: 137–145.

41. Roberts P. J Virol Methods 1997; 65: 27–31.

42. Brough H, Antoniou C, Carter J, Jakubik J, Xu Y, Lutz H. Biotechnol Prog 2002; 18: 782–795.

43. Yamaguchi K, Hamamoto Y, Manabe S, Yamamoto N. J Electron Microsc 1991; 40: 337–345.

44. Asahi Kasei Corporation, Planova Division, Tokyo, Japan (Product Brochure).

45. Laursen I, Houen G, Hojrup P, Brouwer N, Krogsoe LB, Blou L, et al. Vox Sang 2007; 92: 338–350.

46. Kim IS, Choi YW, Kang Y, Sung HM, Sohn KW, Kim YS. J Microbiol Biotechnol 2008; 18: 1317–1325.

47. Parkkinen J, Rahola A, von Bonsdorff L, Tolo H, Torma E. Vox Sang 2006; 90: 97–104.

48. Zhou JX, Solamo F, Hong T, Shearer M, Tressel T. Biotechnol Bioeng 2008; 100: 488–496.

49. Oshima KH, Evans-Strickfaden TT, Highsmith AK, Ades EW. Can J Microbiol 1995; 41: 316–322.

50. DiLeo AJ, Allegrezza AE, Jr. Builder SE. Biotechnology (N Y) 1992; 10: 182–188.

51. DiLeo AJ, Vacante DA, Deane EF. Biologicals 1993; 21: 287–296.

52. DiLeo AJ, Vacante DA, Deane EF. Biologicals 1993; 21: 275–286.

53. Hughes B, Bradburne A, Sheppard A, Young D. Dev Biol Stand 1996; 88: 91–98.

54. Phillips MW, DiLeo AJ. Biologicals 1996; 24: 243–253.

55. Tarrach K, Meyer, A., Dathe, J.E., Sun, H. BioPharm IntI 2007; 20: 58–63.

56. Kreil TR, Wieser A, Berting A, Spruth M, Medek C, Polsler G, et al. Transfusion 2006; 46: 1143–1151.

第六部分

生物制药设备的设计

第 **39** 章 | 生物制药设施的设计和验证

Jeffery N. Odum

CPIP Biotech Sector Lead & Director of Operations Integrated Project Services

39.1 引言

生物治疗药物的制造是基于科学、产品、工艺和设施之间的协同。对于行业外人士，这种关系常常很难理解；用生物体制造药品是一项复杂的工作，必须优先关注患者安全。本章参考了大量为验证提供支持的指南文件，为符合性和管理监督提供基础，是产品获得许可的前提。设施验证被认为是文件化的过程，该过程支持以下项目的确认：设施及其相关系统、设备、和特性满足既定标准和由制造机构确定的质量属性。

生物制造设施是基于一个简单而复杂的原则：保护产品。由于制造过程需要将生物体引入机械加工制造系统，因此关注产品保护和环境控制是设施设计的一个关键属性。

关于生物制造设施的设计存在许多基本构想。对于良好生产规范（GMP）没有"通用"标准。每种产品、工艺和设施都有其独特属性，这些会影响 GMP 所定义的法规符合性。因此我们会发现，定义这些属性是验证过程的关键，同时与过去相比，也是目前法规中更为关注的方面。

产品和制造工艺对 GMP 的解读影响很大。在美国联邦法规（CFR）21 中第 210 和 211 [1] 部分中规定的指南，它的解读是开放性的，并受到全球多数指南性文件的影响。对于非美国市场的产品，在验证过程中，关键是符合欧洲、亚洲及其他地区的全球性通用指南，它们对验证的要求都有相似性。

虽然绝大多数的生物药物都不是无菌的，但是需要将生物负载控制在低的、可测的限度内，遵守美国食品药品监督管理局（FDA）的 2004 无菌指南[2] 中定义的无菌加工的原则。较高水平的生产控制也是生物制品生产更为复杂和高成本的原因之一。独特的产品属性、复杂的单元操作过程、易碎的细胞系及解释性的法规要求集合在一起，成为验证面临的挑战。

39.2 设计符合性

从设施设计过程开始，就必须要维持设计的法规符合性，使设施通过验证，成功取得产品/设施许可。每一设计行为最终都会对验证过程有一些影响。调试、确认和工艺验证（PV）都可能会被当时看起来最无关紧要的决定所影响。

FDA 使用一个基于系统的方法来进行监管审查[3]。这 6 个系统分别是质量、生产、设施、物料、包装和标签，以及实验室控制。

例行检查过程是对质量系统和被指定的其他三个系统的全面检查，或是对质量系统加一个其他系统的简略检查。实际上，设施被认为是一个关键系统，定义了设施设计和验证之间的重要关系。

指导如何审核和检查药品生产设施的法规指南，来自许多不同的文件。除了之前引用的现行药品生产质量管理规范（cGMP），美国食品药品监督管理局还颁布了Q7A，其定义了许多设施和设备符合 cGMP[4] 的要求。

欧盟关于设施的要求参见附件 1[5]。

现行的全球性指南，作为基础参考文件，已经由国际协调会议（ICH）在其 Q7 指南[6] 内颁布。该文件提供的符合性的基本要求，已经被 ICH 工作组织的所有成员国接受，包括美国、欧洲国家和日本。

39.2.1 设施注意事项

验证工作成功的关键是定义明确的制造过程，该过程能与设施完美结合。在定义制造过程中，有许多驱动因素会对设施的设计产生重大影响。产品-工艺-设施之间的关系将变得清晰。

绝大多数的生物制药操作不是设计用来生产无菌药品的。即使是按照无菌制造标准实施，其关注点也是在控制生物负荷上。在控制生物负荷过程中，上游操作和下游操作之间的区分是非常重要的。上游操作（种子接种和细胞培养发酵）通常设计为无菌操作，这意味着需要更高水平的产品保护级别。下游操作（回收、纯化和批量分装）是按照生物负荷控制工艺操作，也需要控制污染，但是可根据产品/工艺属性，达到预期的水平即可。

生物制造工艺系统可以被规定为开放或封闭的[7]。在这种情况下，工艺系统的方式涉及不同的制造单元操作是如何根据其保护产品的能力来执行的。开放系统需要特殊设计，能够降低在生产环境下暴露导致的产品污染的风险。开放系统是 GMP 法规允许的，但必须按照当前监管所期望的以风险最小化的方式与设施整合。

封闭系统的设计是以去除被暴露产品的环境风险为目的来确保产品保护。虽然，封闭生产系统的理念可能看起来像一个简单的承诺，但是，要履行它通常是非常困难的。一个简单的例子是中间过程的取样。许多现有的取样系统都需要将系统置于一个"开放"的状态以便从系统中取出样品。如果忽视这一点，不仅不符合 GMP，产品安全也可能会受到损害。

GMP 提到了应具备有序的生产操作流程以降低产品污染风险的要求，以及在生产过程中允许物料、人员和设备在设施内有序移动的要求[8]。还有关于房间和邻接区域"逻辑"方面的要求，以确保生产效率并提供符合 GMP 要求的房间/区域隔离。这些设施属性的重要性可以从获得许可所需的文档中窥见。FDA 和其他监管机构都要求企业提交专门的文件作为申请的一部分，包括布局和流程图[9]。

随着设施设计概念的发展，关注功能性邻接成为 GMP 符合性的一个关键方面。这一概念包含布局的定义：流动是单向的，隔离清洁与非清洁的操作，区域环境标准支持开放/封闭生产操作，以及房间的气流和压力同时支持产品和环境的保护。图 39.1～图 39.5 是这些文件的示例。

设施验证可能受到产品/工艺生物安全分类的影响。虽然现行 GMP 没有明确提到生物安全性隔离的相关问题，但是设施设计的属性，以及支持系统的验证将会因此受到影响。例如，常见的生物安全性三级设计，要求建筑通风系统利用隔离、单向气流及房间负压以"包含"任何可能逃到环境中的、被证明会对设施中的人员有危害的粒子。对于这种类型的系统，确认方案必须书面明确强调关于空气流量、流向和质量的问题。

影响验证的另一个设施考虑因素是实施的更衣理念/方法。定义人流的一个主要影响因素是如何将更衣理念在房间布局和气锁装置上体现。图 39.6 提供了一些不同的例子，说明如何解决有关气锁装置符合所规定的更衣要求的问题。

设施注意事项还包括设计方面，如建筑物料选择、符合 GMP 的清洁要求的表面材料[10]，以及基于人员和/或环境方面的安全问题。这些包括符合生物安全性水平的控制要求[11]，危险物料的处理和存储，以及独特的设备清洁要求。更衣方法和要求也会影响设施设计，会成为整体符合性策略中的一个关键因素。

39.2.2 产品-工艺-设施的整合

生物药品制造的符合性设计，是基于一个认可产品和工艺协同作用的工业连续统一体。这种协同作用在生物制药设施基准指南[12]的第一章中进行了恰当的讨论。对于应当满足现行 cGMP 指南的设施，必须明确定义产品属性和工艺单元操作及设施属性之间的关联。后文详细讨论了这种关联。

39.2.3 质量源于设计的作用

质量源于设计（QbD），在 ICH Q8 中的定义为一种产品开发的系统性方法，它开始于预定的目标，关注于产品和工艺理解及基于可靠的科学和质量风险管理的过程控制[13]。现行的法规理念侧重于质量源于设计的实施以支持工艺验证。

质量源于设计方法有 6 个步骤，见图 39.7。

目标产品质量概况（QTPP），是在理想情况下，兼顾药品的安全性和有效性，为确保所需质量应当达到的预期的药品质量特性的总结。QTPP 包括既定用途、质量特性、给药方式和影响药代动力学属性的特性。表 39.1 是 QTPP 的一个例子。

表 39.1 目标产品质量概况示例

变量	QTPP 设计标准（必须具备的）
适应证	前列腺癌
规格	100 mg/mL 瓶
剂型	冻干制品
剂量	每剂 5 mg/kg
给药方案	每 3 d 一次
储存条件	2～8℃储存，24 个月
给药系统和装置	静脉输注
是否需要安慰剂	是

关键质量属性（CQA），是指物料任何的物理、化学、生物或者微生物性质或特征，这些性质或特征应当在适当限度、范围或者分布内以确保预期产品质量。对于质量源于设计，要求只关注那些属性及在其属性的范围内对于安全性和有效性的影响。对于生物产品，一些常见的关键质量属性应当包括化学纯度、定性和定量杂质和微生物水平。

关键工艺参数（CPP），是生产过程中最有可能影响产品关键质量属性的独立参数。在现行法规指南 ICH Q8 的定义中，关键工艺参数必须由可靠科学的判断确定，并且基于研发、放大和/或生产经验。

必须控制和监测关键工艺参数以确定产品概况与研发和生产操作历史数据相当或更好。对于生产工艺，这些参数应当控制在有意义的、狭窄的操作范围内以确保符合标准。一般参数可能包括温度、pH 水平、含氧量或搅拌速度。

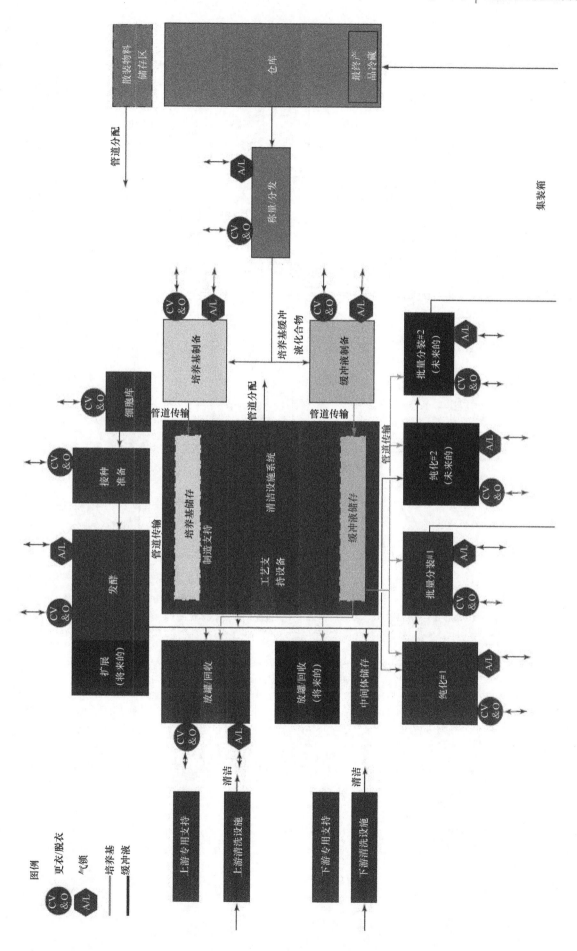

图 39.1 邻接方框流程图。

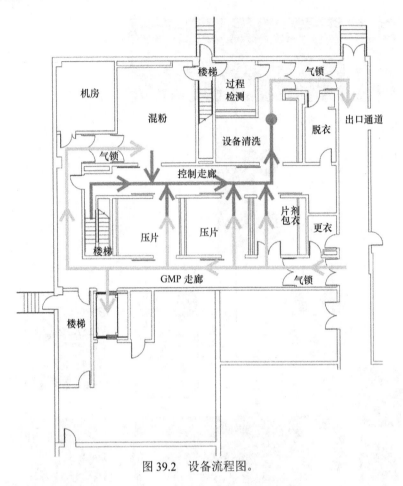

图 39.2　设备流程图。

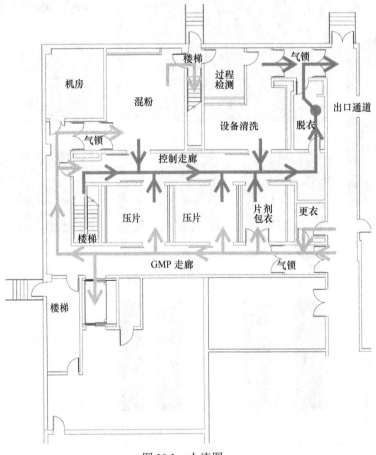

图 39.3　人流图。

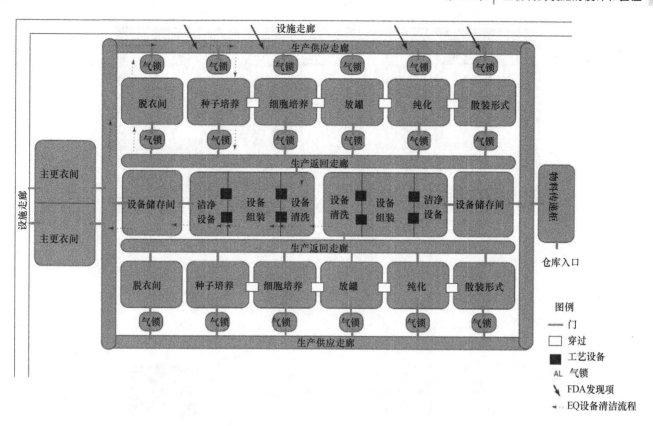

图 39.4　分区图（由国际制药工程协会提供）。

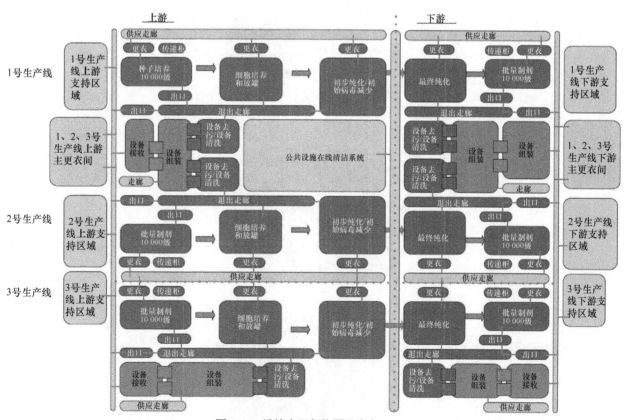

图 39.5　设施布局邻接图及流向。

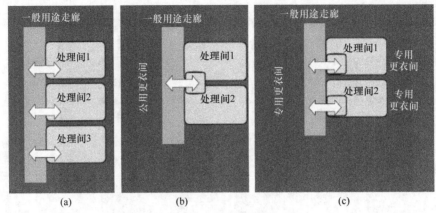

图 39.6 气锁装置。

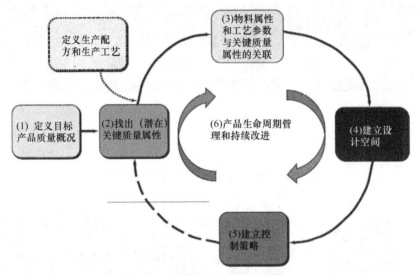

图 39.7 质量源于设计方法步骤。

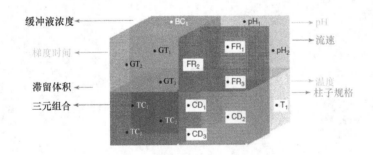

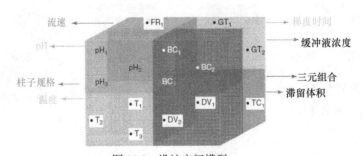

图 39.8 设计空间模型。

正如在 ICH Q8 中提到的，关键质量属性和关键工艺参数是确定产品设计空间的关键因素。设计空间是输入变量和已证明的能够保证产品质量的工艺参数之间相互作用的多维组合。设计空间是由申请人（产品生产者）提出，受法规评估和审查。

设计空间是能够生产出合格产品的范围。它包括物料属性及工艺参数，还包括对于药品制造的规模和设备的评估。这是通过对知识空间的风险评估和实验设计的迭代应用来实现的。设计空间开发的步骤包括：①定义关键质量属性；②应用先验知识和风险评估确定关键工艺参数；③了解所有影响关键质量属性的工艺变量；④叙述支持工艺所需的产品属性；⑤陈述对于设计空间的理解。

设计空间直观地表述为三维模型，见图 39.8。

控制策略被定义为一组有计划的控制，源自当前的产品和工艺理解，以确保工艺性能和产品质量[14]。控制可以包括与药品（drug substance）和药物产品（drug product）原料及成分相关的参数和属性、设施和设备运行条件、中间过程控制、成品标准，以及监测和控制的相关方法及频率。

控制策略可能包括[14]投入原料属性的控制、产品标准、单元操作控制、中间过程或实时放行检测，以及对预测模式确认的监测计划。

生产控制策略的整体视图如图 39.9 所示。

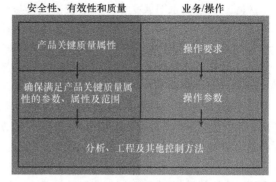

图 39.9 制造控制策略。

控制策略可以是一个复杂和广泛的文件，其包含的元素不仅可以涵盖传统规范，还可以包括作为"基准"方法应用的 GMP。其中的一些元素将包含生产操作过程中的在线取样在线检测（in-line）和在线取样离线检测（at-line）。

应用质量源于设计原则，工艺需求可以通过多维设计空间明确定义，并且可以更容易传递给项目团队以确保设施和设备的设计能够满足基于产品和工艺需求的工艺验证的要求。

39.3 风险管理

美国食品药品监督管理局 21 世纪的倡议 [15]对于风险评估和理解给予了极大的关注。这些关注在 ICH Q9 中被详细叙述。该指南文件详细描述了图 39.10 中呈现

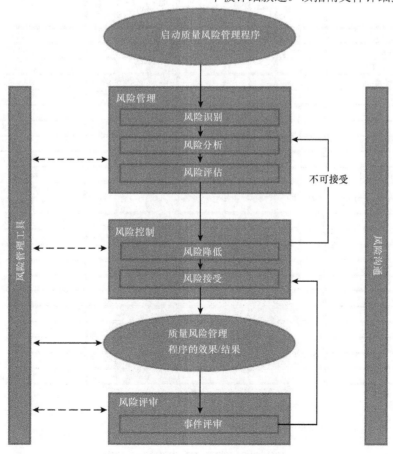

图 39.10 ICH Q9 中的图。

的整个风险过程。在 ICH Q9 中，风险被定义为与药物质量相关的损害发生率和严重程度的结合。重点关注的是：理解产品制造过程中的风险，如何识别这些风险，以及能够采取哪些步骤减轻或消除这些风险以确保产品质量、安全性和有效性[16]。

风险管理过程分三个步骤：风险识别、风险分析和风险评估。识别关注于生产过程中可能会出现的那些错误，需要明确识别该问题的风险。分析强调风险发生的可能性，并且评估对于产品的影响。根据评估得出严重程度的级别，并确定可以实施的措施。图 39.11 给出了抽样风险矩阵。

ICH Q9 认识到一些风险是不可避免的。然而，为了降低风险或将风险控制到可接受水平，必须考虑以下方面：

- 风险是否超出了可接受水平？
- 能够采取哪些措施以降低或消除该风险？
- 利益、风险和资源最适当的平衡是什么？
- 控制已识别风险的结果是否会引入新的风险？

监管的预期是任何风险管理项目都能提供清晰的、文件性的证据来说明上述这些问题的答案。风险管理过程必须是系统的、条理清晰的，并建立有清晰的、能够经受法规审计详细检查的决策路径。

以下是常应用于工业的，并且被 ICH Q9 认可的两个风险评估工具的示例。两个示例均为生物反应器的生产（图 39.12 和图 39.13）。

风险评估包括用每种风险的严重性和概率评分对每风险进行权重/评估。以上评估会识别出危害/风险、受影响的关键质量属性、风险排名级别的分值：低度（深灰色）、中度（浅灰色）或者高度（黑色）。图 39.13 为该类风险评估工具的示例。

有许多公认的工具可以用于有效的风险分析并为验证提供支持性数据。其中包括控制图、试验设计（DOE）、直方图、排列图及过程能力分析。

可以直接将风险管理对设施验证的影响与设施设计时所做的决议相关联。为了解决工艺风险，在工艺设计中可能必须使用特殊的技术或特定供应商的设备。这种决议又将会影响方案的开展、测试方法的实施、人员培训，甚至还有设施的整体配置。因此早期解决风险是非常重要的；影响往往是"涓滴效应"，会对最终的确认和验证完成工作产生负面影响。

生产中生物反应器的工艺参数	质量属性						工艺属性			风险消减
	合计	岩藻糖基化	半乳糖苷化	脱酰胺基作用	宿主细胞蛋白	脱氧核糖核酸	产品产量	放罐时生物活性	放罐时的浊度	
种子培养物活细胞浓度										试验设计
种子培养物生物活性										关联性研究
种子体外细胞培养的年限										生产结束后细胞（EOPC）研究
N-1 生物反应器酸碱度										关联性研究
N-1 生物反应器温度										关联性研究
渗透压										试验设计
消沫剂浓度										不要求
培养基中营养物质的浓度										试验设计
培养基储存温度										培养基存时间研究
过滤前培养基的保存时间										培养基保存时间研究
培养基过滤										培养基保存时间研究
培养基老化										培养基保存时间研究
补料时间										不要求
补料体积										试验设计
补料成分浓度										试验设计
葡萄糖补料时间										
葡萄糖补充量										间接试验设计
溶氧量										试验设计
二氧化碳溶解量										试验设计
温度										试验设计
酸碱度										试验设计
培养周期（d）										试验设计
剩余葡萄糖浓度										间接试验设计

图 39.11 抽样风险矩阵。

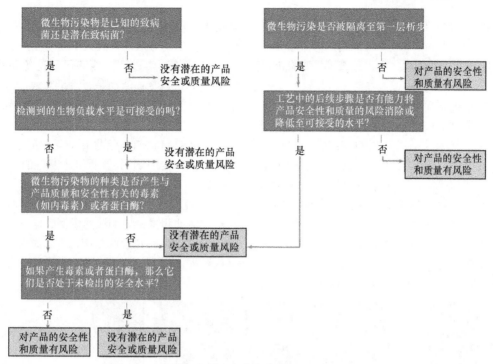

图 39.12 风险评估决策树。

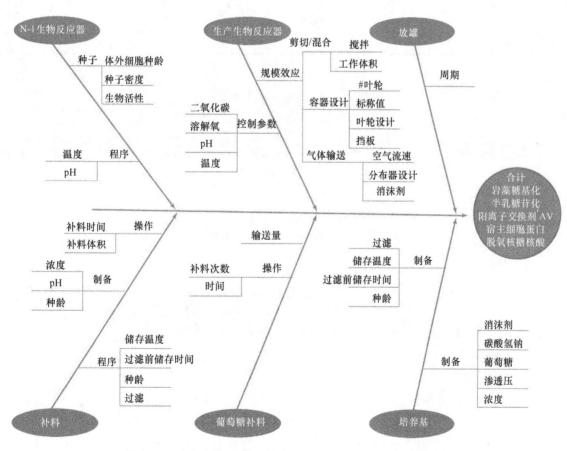

图 39.13 生产生物反应器关键工艺参数 Ishikawa 图（要因图）。

39.4 确认/验证

为了理解确认在设施验证中的作用，我们有必要回顾一份全球监管机构认可的调试和确认活动的演变历史

时间表（图 39.14）[17]。确认的定义是为了证实设施、公共设施和设备系统能够满足既定用途，并能够在一组预先确定的运行（运行确认）标准下正常运行而进行的一系列活动。首要关注的是质量控制。安装确认（IQ）和运行确认（OQ）方案是工程学的文件，明确了特定设

计、安装确认和运行确认的要求。这些方案以前是（并且现在仍然是）由质量部门审核和批准的，方案主要侧重于良好的文件规范，以开发一个"检查表"来批准实施活动。

正如 1987 版美国食品药品监督管理局工艺验证指南中明确的，调试和确认活动形成了工艺验证的基础。系统界限被定义为验证主计划的一部分。根据对于产品质量、安全性和/或有效性的潜在影响，指定了每个系统的影响评估等级。三个影响等级分别为[18]：直接影响——预期会对产品质量产生直接影响；间接影响——预期不会对产品质量产生直接影响，但是通常会支持直接影响；无影响——对于产品质量没有任何直接或间接影响。

美国检测与材料协会（ASTM）E2500 标准[19]，目前提出了确认规范的新标准，能够支持基于风险的验证体系。在新的方法中，确认活动现在是以科学和风险评估为基础的证实过程，能够保证设备和系统符合现行GMP。确认包括：活动是否满足需求，运行是否令人满意，是否能够在与现行 GMP 一致的药品生产、工艺、包装或保持系统下运行。

在 ASTM E2500 标准中，确认有文件记录、有生命周期法（以既定的可接受标准为基础的），而不是一个独立事件。

图 39.15[19]显示了一个基于 E2500 标准的系统，及其基础活动和生命周期法的示例。

应用 ASTM E2500 指南，对于如何执行基于风险的确认过程，有 10 个公认的原则，如下。

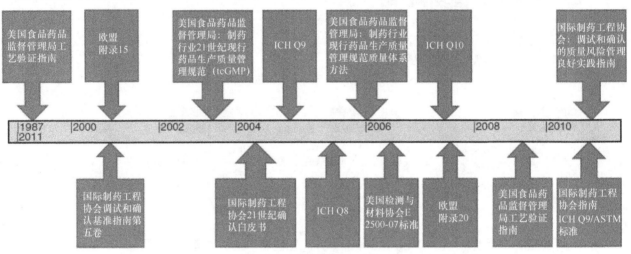

图 39.14 调试和确认的演变。

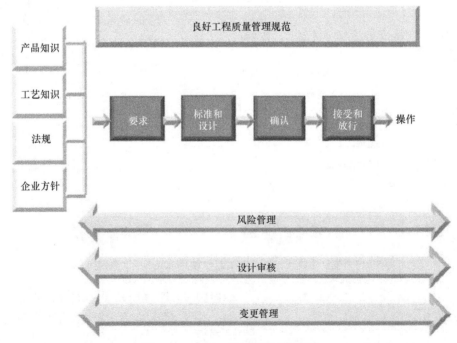

图 39.15 良好工程质量管理规范。

1. 关注影响产品质量的属性。

2. 用户需求说明书（URS）是可接受性的关键；安装确认（IQ）和运行确认（OQ）支持工艺验证的工作。

3. 识别关键因素时，必须使用风险评估和工艺知识。

4. 只需要确认关键的特征和功能。

5. 所有的活动都必须有价值。

6. 基于风险的资产交接，不是"食谱"要求。

7. 基于技术点的增值文件。

8. 欢迎使用供应商文件。

9. 测试计划，一次性测试。

10. 培养创新精神。

对比传统的确认方法和基于风险的方法的差别是很有意义的（表 39.2）。目前，以上两种方法仍然在使用并受监管机构认可。向基于 ASTM E2500 指南的系统倾斜，将会更好地支持现行的工艺验证指南（PV guidance）。

表 39.2 传统方法与基于风险的方法对比的不同之处

传统方法
·（产品）用户需求没有正式记录
·方案均来自于"模板"
·安装确认/运行确认方案是"提前批准"的
·调试没有影响力
·工程和"验证"人员通常是分开的
·更注重文件而不是系统性能
基于风险的方法
·工艺需求是批准的文件形式
·风险评估确定设计的关键方面
·工程测试（调试）确认
·所有的文件都有技术点来证明其适用性
·关注于满足工艺需求

ASTM E2500 中定义的确认过程有一些非常独特的特点。总结如下：验证是一种生命周期法；不是对确认过程的最后"检查"。它是以产品和工艺知识、ICH 文件中定义的法规指南及内部质量标准为基础。该方法可通过验证计划被记录，验证计划由质量部门批准。可接受标准必须要预先制定。必须有文件证实设备/系统是满足既定用途的[工厂验收测试（FAT）和现场验收测试（SAT）]。验收和放行必须形成文件并且由学科专家（SME）批准。学科专家的指定要综合考虑他们的教育经历、职业经验和专业领域。

基于风险的验证文件包括：规定产品和工艺质量要求的文件，规定验证策略和角色/职责及产品质量/患者安全性风险评估的项目验证计划，确认设计评审的总结报告，记录测试计划和所有相关检查表的验证测试计划，以及确定系统满足既定用途的系统验收和放行报告。

该验证过程的流程如图 39.16 所示[21]。

39.5 工艺验证

2011 年 1 月，FDA 颁布了工艺验证指南的修订版，这是自 1987 年以来的第一次修订。该文件对于验证的监管期望做了重大变更，而且是以目前基于风险的方法为基础的，该方法已经在其他指南文件中被使用。

人们最熟悉的关于验证的定义来自于 1987 年的文件：建立能够高度保证某一特定的生产过程可以持续地生产出符合预定标准和质量属性的产品的文件性证据[22]。

在新的工艺验证指南中，该定义以不同的方法呈现：收集并评估从设计阶段一直到生产的数据，用这些数据来确立科学证据，证明该工艺能够始终如一地生产出优质产品[23]。

工艺验证成立的先决条件可以分为两大类，即工艺和设施部件。对于工艺，要求如下：设备标准操作规程（SOP），批准的工艺研发报告，主批记录，以及经过培训的生产人员。

对于设施，要求如下：具备现行 GMP 的生产和支持系统，设施、公共设施和经过确认的生产设备，具备预防性维护和校验计划，清洁、消毒和既定的灭菌方法，质量系统。

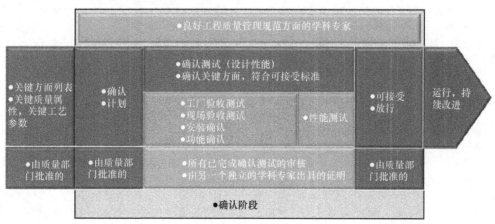

图 39.16 确认流程图。

对验证而言,新的工艺验证范例有一个三阶段过程。该过程应用 ICH Q8 和 Q9 中定义的理念,将基于风险的方法实施于验证过程,并关注对 Q7A 指南的符合性,Q7A 指南由 ASTM E2500 方法学所支持。三个阶段分别是:①工艺设计;②工艺验证;③持续的工艺确认。

阶段 1:工艺设计。该阶段定义商业(生产)工艺,关注研发和放大经验。此外,建立设计空间。在这个阶段,根据工艺研发和放大活动获取的知识定义工艺。在实验室、小试和商业规模下进行的研究将会成为大量重要数据的来源。如果工艺单元操作发生变化,并对产品质量有潜在影响,此时,这些数据将为变化提供分析,便于更好的理解。

在这个阶段,监管预期是工艺变化可以并且将与已定义的风险相匹配地进行管理。定义这些关键点可以使用 DOE 和工艺模型。CPP 将在基准测试中被评估。

阶段 2:工艺验证。该阶段侧重于确认工艺能够在商业规模下复制生产产品。设施、公用系统和设备必须经过确认。按照 ASTM E2500 的要求实施确认。将完成工艺确认,并核实设计空间的确认。这需要一系列的测试来支持工艺确认。

为了确认工艺,必须先确认设施。可通过之前讨论的 IQ 和 OQ 活动来完成。也要求用于原料药/药品生产的所有原材料和成分已经过批准。所有的书面控制程序,如 SOP 和批记录,必须被完成并经过批准。最后,所有的人员必须完成所需的任何培训。

阶段 3:持续的工艺确认。该阶段,关注于工艺确认,工艺能生产出符合设计空间的始终如一的产品吗?在阶段 3,重点关注工艺监控、数据收集,以及任何工艺变更或改进的实施。

该工艺在运行过程中将会处于监测的稳定状态。为此,工具的应用,如工艺分析技术(PAT),将会变得更加突出。超标及超限情况将会被实时识别,并将此反馈用于确认产品的设计空间。应用这样的途径和方法会产生显著的监管灵活性。在基于科学的工艺知识,工艺风险分析和既定的设计空间边界的基础上,企业组织现在可以摆脱"再验证"的概念,也不再需要在商业放行前生产和评估三批合格产品。

缩略词

cGMP	现行药品生产质量管理规范
CPP	关键工艺参数
CQA	关键质量属性
FAT	工厂验收测试
FDA	美国食品药品监督管理局
GMP	良好药品生产管理规范
ICH	国际协调会议
IQ	安装确认
ISPE	国际制药工程协会
OQ	运行确认
PAT	过程分析技术
PV	工艺验证
QbD	质量源于设计
QTPP	目标产品质量概况
RTRT	实时放行检测
SAT	现场验收测试
SME	学科专家
URS	用户需求说明书

附件 1

引用的法规文件	网址
联邦法规 21,良好生产质量管理规范	http://ecfr.gpoaccess.gov/cgi/t/text/text-idx?c=ecfr&rgn=div5&view=text&node=21: 2.0.1.1.10&idno=21
"工业指南,无菌工艺生产的无菌药品-现行良好生产质量管理规范",美国食品药品监督管理局,2014 年 9 月	http://www.fda.gov/ohrms/dockets/ac/05/briefing/2005-4136b1__04__Sterile%20Drug%20 Products.pdf
"工业指南,制药行业现行良好生产质量管理规范的质量体系方法",美国食品药品监督管理局,2006 年 9 月	http://www.geinstruments.com/library/industry-links-and-regulations/ pharmaceutical-biopharmaceutical.html
"工业指南,Q7A 原料药良好生产质量管理规范",美国食品药品监督管理局,2001 年 8 月	http://www.fda.gov/downloads/regulatoryinformation/guidances/ucm 129098.pdf
欧盟药品管理法规集,"欧盟药品管理法规",附录 1,无菌药品生产	http://freedownload.is/pdf/eudralex-the-rules-governing-medicinal- productsin-the-european-union-2071969.html
ICH Q7,"原料药良好生产质量管理规范",2000 年 11 月	http://www.ich.org/products/guidelines/quality/quality-single/article/ good-manufacturing-practice-guide-foractive-pharmaceuticalingredients.html
国际制药工程协会(ISPE)制药工程基础指南,卷 6,"生物制药生产设施",2004 年 6 月	http://www.ispe.org/
"工业指南,Q7A 良好生产质量管理规范",4.13 部分	http://www.fda.gov/downloads/regulatoryinformation/guidances/ucm 129098.pdf
美国食品药品监督管理局 356h 表格,"人用新药、生物药或者抗生素上市申请",条款 15	http://www.fda.gov/downloads/AboutFDA/ReportsManualsForms/ Forms/UCM082348.pdf
"工业指南,Q7A 良好生产质量管理规范",4.1 部分	http://www.fda.gov/downloads/regulatoryinformation/guidances/ucm 129098.pdf

续表

引用的法规文件	网址
美国国立卫生研究院（NIH）涉及重组 DNA 分子研究的指南，附录 K，2011 年 10 月	http://oba.od.nih.gov/oba/rac/guidelines/APPENDIX_K.htm
国际制药工程协会（ISPE）制药工程基础指南，卷 6，"生物制药生产设施"，第 1 章，2004 年 6 月	http://www.ispe.org/
"工业指南，Q8（R2）药物研发，人用药物注册要求国际协调委员会（ICH）"，2009 年 11 月	http://www.fda.gov/downloads/Drugs/GuidanceComplianceRegulatory-Information/Guidances/ucm073507.pdf
产品质量生命周期（PQLI）指南，第 1 部分，"质量源于设计（QbD）的产品实现：理念和原则"，国际制药工程协会（ISPE）	http://www.ispe.org/
"21 世纪制药现行药品生产质量管理规范（cGMP）——基于风险的方法"，美国食品药品监督管理局，2003 年 2 月	http://www.fda.gov/drugs/developmentapprovalprocess/manufacturing/questionsandanswersoncurrentgoodmanufacturingpracticescgmpfordrugs/ucm071836
"工业指南，Q9 质量风险管理"，美国食品药品监督管理局，人用药物注册要求国际协调会议（ICH），2006 年 6 月	http://www.fda.gov/downloads/Drugs/GuidanceComplianceRegulatory-Information/Guidances/ucm073511.pdf
国际制药工程协会（ISPE）培训，2012 年 3 月	http://www.ispe.org/
制药工程基础指南，卷 5，"调试和确认"，国际制药工程协会，2001 年 3 月	http://www.ispe.org/
制药和生物制药生产系统和设备的标准、设计和确认的 ASTM 标准，ASTM，2007 年 7 月	http://www.astm.org/
"21 世纪基于风险的确认"国际制药工程协会（ISPE）白皮书，2005 年 3 月	http://www.ispe.org/
调试和确认应用风险管理的良好规范指南，国际制药工程协会（ISPE），2011 年 10 月	http://www.ispe.org/
"工业指南，工艺验证的一般原则"，美国食品药品监督管理局，1987 年 6 月	http://www.fda.gov/

翻译：王　钰　华北制药股份有限公司
校对：邹　莹　广西钦州学院

参 考 文 献

1. Title 21, *Code of Federal Regulations*, Good Manufacturing Practice Regulations.
2. Guidance for industry, sterile drug products produced by aseptic processing—current good manufacturing practice. US FDA; September 2004.
3. Guidance for industry, quality systems approach to pharmaceutical cGMP regulations. FDA; September 2006.
4. Guidance for industry, Q7A good manufacturing practice for active pharmaceutical ingredients. FDA; August 2001.
5. EudraLex. The rules governing medicinal products in the European Union. Annex 1, *Manufacture of sterile products*.
6. ICH Q7. Good manufacturing practice guide for active pharmaceutical ingredients; November 2000.
7. *ISPE baseline pharmaceutical engineering guide*. Volume 6, Biopharmaceutical manufacturing facilities; June 2004.
8. Guidance for industry, Q7A good manufacturing practice, Section 4.13.
9. FDA form 356h. Application to market a new drug, biologic, or an antibiotic drug for human use, Item 15.
10. Guidance for industry, Q7A good manufacturing practice, Section 4.1.
11. *NIH guidelines for research involving recombinant DNA molecules*, Appendix K; October 2011.
12. ISPE baseline pharmaceutical engineering guide. Volume 6, Biopharmaceutical manufacturing facilities, Chapter 1; June 2004.
13. Guidance for industry, Q8 (R2) pharmaceutical development, ICH; November 2009.
14. PQLI Guide, Part 1: Product realization using quality by design (QbD): concepts and principles, ISPE, Chapter18.
15. Pharmaceutical cGMPs for the 21st century—a risk-based approach'. US FDA; February 2003.
16. Guidance for industry, Q9 quality risk management'. US FDA, ICH; June 2006.
17. International Society of Pharmaceutical Engineering (ISPE) Training; March 2012.
18. *Pharmaceutical engineering baseline guides*. Volume 5, Commissioning and qualification'. ISPE; March 2001.
19. ASTM standard for specification. Design and verification of pharmaceutical and biopharmaceutical manufacturing systems and equipment. ASTM; July 2007.
20. Risk based qualifications for the 21st century. ISPE White Paper; March 2005.
21. *Good practice guide, applied risk management for commissioning and qualification*. ISPE; October 2011.
22. Guidance for industry, general principles of process validation. US FDA; May 1987.
23. Guidance for industry, process validation: general principles and practices. US FDA; January 2011.

第40章 生物工艺的封闭系统

Jeffery Odum

IPS，Morrisville（RTP），North Carolina

40.1 引言

封闭工艺系统的概念是这个行业的常识。可能让人感到意外的是，在管理机构的指导原则文件中封闭系统是如何被定义和提及的，以及各企业在执行"封闭系统"概念时的差异。在人意料之中的是，封闭系统对工艺设施设计的影响。

40.2 封闭系统的定义

通过对当前工业领域文献的检索，直接提及封闭系统的定义非常少见。例如，在联邦法规21-211部分，就没有提及封闭系统和其定义。不过，有些参考资料开始给出了封闭系统概念的定义。

EMEA委员会指令2003/94/EC[1]中，在关于生产的设备和系统设计中引入了封闭系统一词。ICH Q7[2]的第Ⅳ部分（建筑和设施）和第Ⅴ部分（工艺设备）中也提到了"封闭或密闭系统"的应用。不过，这两份指导性文件都没有提供封闭系统的定义。

国际制药工程协会（ISPE）关于生物制药生产设施[3]的基础制药工程指南®中确实提供了封闭工艺或系统的定义：工艺步骤（或系统），使用的工艺设备可以使产品不会直接暴露于周围的空间环境中。

指南接着指出：定义和证明工艺步骤的封闭性是生产者的责任。

封闭系统（图40.1）是阻止产品逃逸到外部环境并且阻止污染物从外部环境进入产品的系统。为了得到这样的封闭系统，代表性的做法是：

- 使用可以不将产品暴露于外部环境的工艺设备或组件；
- 让物料通过预定的受控点进入或离开系统；
- 经验证有能力阻止工艺过程和环境间未经授权的物料交换。

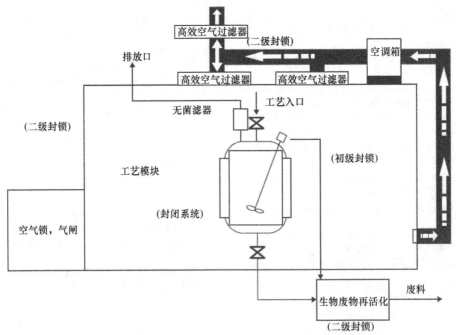

图40.1 工厂设计时确定初级和二级封锁边界，包括使用封闭系统提供对产品的保护和对环境的限制。（本图全彩图片可由 http://onlinelibrary.wiley.com/book/10.1002/9780470054581 获得。）

40.3 封闭系统设计

生物制品制造过程中封闭系统设计的基本元素提供了简单的封闭系统基础图示及其影响工厂设计的方式。满足密闭系统主要元素（设备和系统）的要求是实现产品和人员保护的基本方式。

关键的一点是要认识到所谓"局部保护"系统不是封闭的。局部保护系统不符合封闭系统的定义，但是比开放式的工艺或系统能够提供更大的保护作用。利用层流罩、微生物安全柜/隔离系统这些局部环境保护来提供产品保护的系统即属于此类。还有很重要的一点是要认识到，生物技术工艺系统是彼此不同的，其中一些更适于使用封闭系统。需要经常进行过程中干预的、未经改进的工艺更难以实现封闭。在工艺开发的早期阶段、小规模的操作通常在设计方式上都更加开放，因为小的封闭设备常常少有供应，并且在较小的规模对外界环境的控制往往更加容易。

美国机械工程师协会（ASME）提供了一套适用于生物工艺的封闭系统和设备的综合性指南[4]。2007 年版《生物工艺设备标准》被业界认为是设备设计的工业指南。指南中设计标准的关键部分以无菌和可清洁为中心。每一个组件都要求能够清洁和灭菌，并且设计为在清洁和无菌的方式下操作。指南中定义的可接受的操作实践符合 GMP 对设备设计和建造的要求[5]。这些可接受的操作实践包括可清洁性，连接件和适配件的建造材料，系统可排空性，密封圈和垫圈，以及密封性的设计。

工业界使用许多不同的设计途径都可满足封闭系统的设计标准。工艺过程中在维持无菌状态下取样的系统设计实例，为工程师提供了关于系统复杂性和可选择性的清晰视图。

图 40.2 说明了封闭系统设计用于工艺过程取样的一种实现方式，产品的转移通过一系列自动和手动阀来实现，取样孔用在线蒸汽灭菌（SIP）系统进行清洁和灭菌。在这一方案中，取样组件在产品进行转移前得到清洁，在完成转移后又再次得到清洁。清洁和取样程序必须遵守特定的操作顺序。另外，完成整个设计需要许多零件和组件。

在封闭系统设计中，实现工艺过程中取样的另一种途径是采用一次性封闭取样装置。NOVA septic NovaSeptum 系统是预先灭菌的组件，已用于完成如前述过程那样的取样操作。在这一系统中（图 40.3），组件通过封闭的插管和隔膜与取样袋连接。可以取样的数量受限于取液袋支架的构型，不过这一系统已成功用于多种取样功能。隔膜表面也将在 SIP 循环中被灭菌。

在选择取样方式时，会有许多可变因素影响总体成本，包括需要的取样数量、处置成本、清洗频率，以及整合进整套工艺的自动化水平。

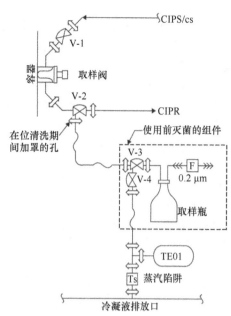

图 40.2　工艺过程中取样封闭系统设计实例。图片使用得到 CRB 咨询工程师（Kansas City，密苏里州，美国）许可。

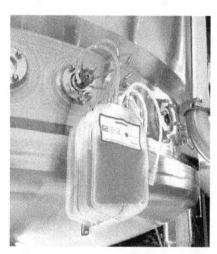

图 40.3　带预先灭菌组件的 NOVA septic NovaSeptum 系统。照片使用得到 NOVA Septic-Millipore（Gothenburg，瑞典）许可。（本图全彩图片可由 http://onlinelibrary.wiley.com/book/10.1002/9780470054581 获得。）

40.4 对工厂设计的影响

如果一个系统设计是真正封闭的，在设施选择时有很宽泛的选择余地，从依从法规的角度看，能够提供非常柔性的实现途径。这可以从下述 ICH Q7A 引言中看出：当设备自身（如封闭或密闭系统）对物料提供了足够的保护时，这样的设备可以放置于外面。

虽然没有人期望在任何工厂设计中看到这一戏剧性的实施方式，但这确实给建筑师和工程师提供了许多实现设施和工艺系统整合的可选方式，特别是当公司希望不仅降低资金成本，同时也降低年度操作和维护成本，以改善商品成本数据并且降低验证的影响时。

生物制药洁净区厂房的成本是非常昂贵的。有些厂房的平均造价在每平方英尺（约为 0.093 m²）700～2000

美元或更高[6,7]。设计团队所面临的一项主要挑战就是，通过寻找创造性的方式减少设计文件中已规定的分级区域的数量，从而降低工厂成本。

传统方式的洁净区设计见图 40.4。在这种处理方法中，工厂成本包括设备和房间的整理，采暖、通风和空调系统（简称暖通空调，HVAC）设备，洁净区的日常维护，清洗和无菌服材料，因为在开放系统操作而增加的进入控制要求。

如果选择使用主要是封闭系统的方式，布局将显得明显不同，见图 40.5。在这种布局中，分级区域的实际数量显著减少。取样口、滤器更换等关键问题仍需解决，但总体上的建造、操作及维护成本都可以显著降低。

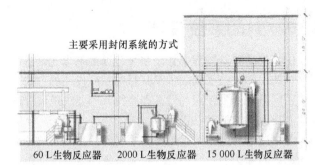

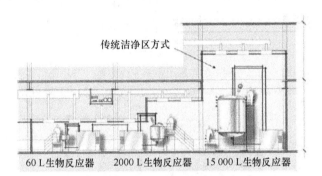

图 40.4 洁净区设计的传统方式；大面积的分级控制区，封闭系统不常使用。图片使用得到 Flour Corporation，Greenville，南卡罗来纳州，美国许可。（本图全彩图片可由 http://onlinelibrary.wiley.com/book/10.1002/9780470054581 获得。）

图 40.5 主要采用封闭系统的设计方式：与图 40.4 的布局看起来明显不同，因为分级区域的实际数量显著减少。图片使用得到 Flour Corporation，Greenville，南卡罗来纳州，美国许可。（本图全彩图片可由 http://onlinelibrary.wiley.com/book/10.1002/9780470054581 获得。）

ISPE 基础指南®中，将选择采用封闭工艺设计的制造区域称为受控非级别（CNC）区的制造区域。在工业界大家认识到一大部分工艺操作发生在可被认为是 CNC 的区域，不管生产商是否如此声明。正如在 ISPE 基础指南中所讨论的，CNC 区域可以看起来呈现出各种构型和外观[8]。但是，CNC 区域的关键特性是起始于封闭系统设计的事实。

图 40.6 提供了 CNC 区域内封闭系统 4 种不同的布局考虑[9]。在第一种情形中，布局方式和分级理念代表了目前工业界主要采用的方式，所有工艺设备位于经过验证并处于可控状态的分级区域内。

在受控非级别区域内的封闭系统

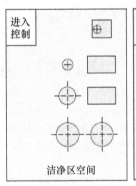
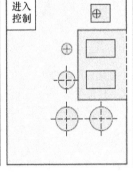
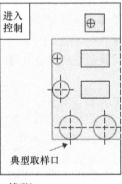

情形1
-所有工艺设备位于洁净区内。
-反应容器取样操作在"分级"环境中进行。
-设备的所有清洁、维护和更换操作均在"穿无菌衣的"环境中进行。

情形2
-大部分工艺设备位于洁净区内。
-反应容器的取样操作在"分级"环境下进行。
-设备的大部分清洁、维护和更换操作均在"穿无菌衣的"环境外进行。
-一些"封闭"设备位于"受控非级别"区域内。
-洁净区空间减少，建筑物的整理和环境维护方面的成本降低。

情形3
-有一些工艺设备位于洁净区内。
-反应容器的取样操作在"分级"环境下进行。
-设备的大部分清洁、维护和更换操作在"穿无菌衣的"环境外进行。
-大部分"封闭"设备位于"受控非级别"区域内。
-洁净区空间减少，建筑物的整理和环境维护方面的成本降低。

情形4
-只有最少的工艺设备位于洁净区内。
-反应容器的"封闭"取样操作在"受控非级别"环境下进行。
-设备的大部分清洁、维护和更换操作在"穿无菌衣的"环境外进行。
-所有"封闭"设备位于"受控非级别"区域内。
-洁净区空间大大减少，建筑物的整理和环境维护方面的成本大幅降低。

图 40.6 分级区域设计的演变，从大的开放区域（情形 1）到当前采用的符合 ICH Q7 定义的封闭系统设计理念。图片使用得到 ISPE 许可，引自 "Biopharmaceutical Facilities Baseline Guide，Volume 6"。（本图全彩图片可由 http://onlinelibrary.wiley.com/book/10.1002/9780470054581 获得。）

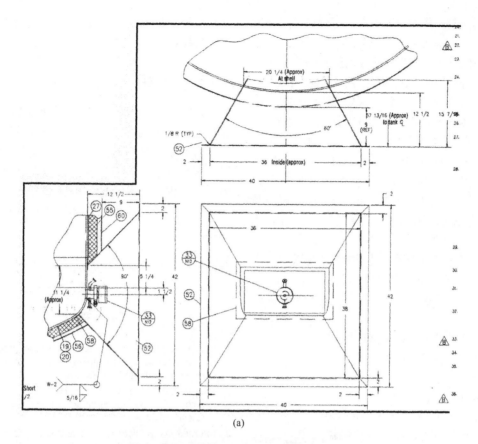

(a)

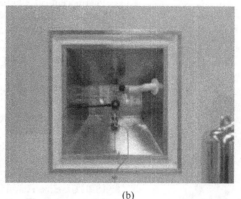

(b)

图 40.7 取样口位于洁净连廊空间内，示意图（a）和照片（b）。设计出连廊可以使取样操作在分级的洁净空间内完成，减少了洁净制造空间的总面积。示意图和照片使用得到 Biogen IDEC，Research Triangle Park，南卡罗来纳州，美国许可。（本图全彩图片可由 http://onlinelibrary.wiley.com/book/10.1002/9780470054581 获得。）

第二种情形类似常被称为灰区的方式，工艺设备的一些机械和"维护密集型"组件位于非级别区域。

第三种情形是一种比较少见的方式，只把取样口放置在洁净的连廊区域内。图 40.7（a）和（b）给出了这种安装的图示和照片。

第四种情形是完全采用封闭系统生产的方式。如图中所示，实际的分级洁净区域显著减少，因此，操作及维护成本、无菌衣和洁净区的验证成本都将降低。

40.5　对操作的影响

在工程设计方面公认的好的做法是，使工艺流程在操作过程中尽可能紧凑。这将大大降低产品由于操作人员或工厂环境而被污染的风险，同时也将对操作者提供保护，防止其暴露于可能存在的病毒或其他病原体。

有些产品和工艺更适合于封闭系统的设计。对于已经进行过详尽的分析表征研究的产品和进行过充分优化的稳健性工艺，设计封闭系统要容易得多。然而，在很多时候，如在临床试验阶段或工艺开发阶段或者较小规模的操作，可能更容易并且更经济的做法是将整套工艺放置于分级环境中（情形 1），允许进行更加开放的工艺操作。

上游工艺操作，如接种和细胞培养单元操作，典型的设计都是无菌操作，培养物中除宿主细胞外没有其他活的有机体。这在本质上采用的是封闭系统的设计方式。

原液生产和制剂灌装操作作为了防控产品污染和风险,也设计为需控制污染和生物负载。在工艺最终阶段的产品污染对生产商在经济上会产生灾难性的影响。

有些工艺单元操作难以保持完全封闭,例如,有些形式的工艺过程中取样、层析柱分部收集、从大的容器中加入固体添加物等。另外很重要的是要理解封闭系统在某些特定的时间也需要被打开,这在维护和安装时会发生。例如,滤器的外壳在安装时是开放系统组件,但在操作时是封闭的。因为这些常规的活动失去封闭状态,并不会否定封闭是工厂设计的一项关键组成。有必要对清洁、装配、无菌试验建立验证程序以保证封闭状态已重新建立。进行保压试验以证明系统完整性也被用于在操作前验证系统的封闭性。

由于有些公司在其生产操作过程中持续地采用一次性或抛弃型技术,关于系统封闭性的问题也必须要提到。许多工艺单元操作已经被成功设计并且验证了系统的密封性。这包括:

- 培养基、缓冲液的转移和储存
- 产品的转移、存放和运输
- 生物反应器
- 分配和灌装多支管
- 取样系统

采用基于一次性技术设计的一个实例是在无菌条件下的液体传输。快速无菌流体运输(RAFT)系统,基于 Stedim 公司的生物安全技术,可以通过封闭的传输系统实现液体在不同层区的无菌传输,现在已被许多公司使用(图40.8)。

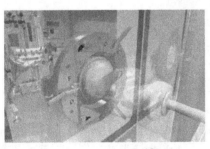

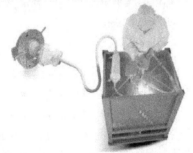

图40.8 快速无菌流体运输(RAFT)系统,基于 Stedim 公司的生物安全技术,可以通过封闭的传输系统实现液体在不同层区的无菌传输,现在已被许多公司使用。照片使用得到 Sartorius Stedim Biotech,哥本哈根,丹麦许可。(本图全彩图片可由 http://onlinelibrary.wiley.com/book/10.1002/9780470054581 获得。)

这种组件-系统的整合在生物制药工业中正变得越来越普遍。

40.6 小结

封闭系统是满足 GMP 要求的关键。国际监管机构和行业标准机构都认识到这一基本做法的重要性。虽然没有必要要求所有的生产系统完全围绕封闭系统的概念来进行设计,但良好的工程设计实践鼓励采用封闭系统来保护产品、操作人员和环境。在工厂的资金成本和操作费用方面,封闭系统设计都是降低风险的关键。

翻译:魏敬双 华北制药集团新药研究开发有限责任公司
校对:王 辉 华北制药集团新药研究开发有限责任公司

参 考 文 献

1. European Medicines Agency. Medicinal products and veterinary use: good manufacturing practice. Annex 2, Volume 4, Chapter 5; 2003 and 2008. p. 3.

2. International Conference on Harmonization. Guidance for industry: Q7 good manufacturing practice guidance for active pharmaceutical ingredients; 1998.

3. International Society for Pharmaceutical Engineering Baseline Pharmaceutical Engineering Guide for New and Renovated Facilities. Volume 6, Biopharmaceutical manufacturing facilities. 1st ed; 2004. p. 171.

4. American Society of Mechanical Engineers. ASME bioprocessing equipment standard, BPE-2007, 2007. pp. 9–57.

5. 21 CFR, part 211, subpart D–Equipment, 211.63 and 211.65.

6. Odum JN. Sterile product facility design and project management. 2nd ed. Florida: Boca Raton; CRC Press; 2004. p. 14.

7. Pavlotsky R. Approximating facility costs, Cleanrooms, Volume 18, Section 6.6.5 2004.

8. ISPE Baseline Pharmaceutical Engineering Guide for New and Renovated Facilities. Volume 6, Biopharmaceutical manufacturing facilities. 1st ed. Section 6.6.5. p. 101.

9. ISPE Baseline Pharmaceutical Engineering Guide for New and Renovated Facilities. Volume 6, Biopharmaceutical manufacturing facilities. 1st ed. Section 13, Figure 13.9. p. 156.

第**41**章 | 一次性使用下游处理
用品的工厂设计

Robert Z. Maigetter
Centocor R&D，Spring House，Pennsylvania
Tom Piombino
Integrated Project Services，Inc.，Lafayette Hill，Pennsylvania
Christian Wood，Tom Gervais，Claudio Thomasin，Bryan Shingle，Dave A. Wareheim，and
David Clark
Centocor R&D，Spring House，Pennsylvania

41.1 引言

一次性使用的技术已经出现了几十年，取代了实验室规模一些设备的使用，如玻璃摇瓶、移液管和试剂瓶。这样一来消除了产生交叉污染的可能性，也没有了对清洗和整理的要求，可以促进试验进程，缩短试验周期。最近的8~10年人们见证了一次性技术的快速增长，特别是在较大规模操作方面。正因如此，一次性技术对于生物技术工厂设施具有显著影响。本章将着重介绍一次性技术的种类，以目前主要的工艺领域如细胞培养和分离纯化为例，并阐明一次性技术如何影响工厂设计和工艺成本。

在20世纪70年代早期，一些公司开始在中等规模使用一次性器材技术，最大至200 L的一次性袋子用于缓冲液的储存，最终代替了50 L的玻璃容器。20世纪的80年代和90年代，对一次性缓冲液储液袋的需求继续存在，有更多的公司认识到了一次性器材技术能够提供的潜力。大约10年前，随着50 L一次性反应器的推出，一次性器材技术开始出现快速增长的趋势。在最近5年的时间里，尤其是在《国际生物流程》（*Bioprocess International*）和《国际生物制药》（*BioPharm International*）这两种杂志上，关于这个主题发表了大量的文章。《国际生物制药》出版了一期题为《一次性使用技术的革命和应用》的增刊，收录了大量各种关于一次性使用技术的文章。第一章的作者是 Eric S. Langer [1]，题为《一次性生物生产的趋势：使用者在说什么》，文章开头写道，"……抛弃型设备在生物制备中的应用正向前发展，是否采用抛弃型设备通常已不再是一个问题，问题变成了在哪儿和如何应用。"

随着这种势头，普华永道会计师事务所（PricewaterhouseCoopers，PwC）的一系列展望为诸如一次性器材等技术搭起了舞台。普华永道强调变革时期正在到来，

许多当今的药物在接下来的几年将会专利到期[2]。为提高效率，制药企业正在进行技术提高，尤其在多产品设施方面。制药企业将面临使用新技术，包括一次性器材技术以应对生存的压力，主要的动因来自于上市的速度、灵活性、资金投入和维持成本、具可比性的产品质量。

41.2 工厂设计

41.2.1 以往的设计策略和挑战

前20年的生物技术工厂设计要么是让厂房结构适合设备设计的需求，要么是让设备设计适合厂房结构。根据一个公司的可用资金，设计挑战可采用多种方式，不过，最终的结果，大多是在质量、成本、速度和维护方面的各种平衡。对于每1000 ft^2（1 ft^2=0.0929 m^2）的制造空间，设计者典型的做法是将其中300~500 ft^{2}用于容纳大型机械设备和动力支持系统。很多时候在地面面积有限的情况下，就意味着需要向垂直发展，使用昂贵的多层设备、大的中央动力系统和高度加固的建筑。

仅仅在最近几年，生物制造公司和工程师才开始向旧的设计理念的投资和程序局限提出挑战，向新技术寻求答案。这种实践上的好奇心带来了创新，对法规监管的看法也发生了改变，投资成本也较以前降低，这有效降低了寻求成长和培育其自身知识产权的较小生物技术公司的进入门槛，这些公司在药物开发方面是有重要影响的贡献者。下述观点对于我们设计工厂和工艺具有意义深远的影响：

• 风险评估和基于风险的设计。对与各种制备方法相关的风险因素进行评估的工艺流程。

• 密闭系统和工艺过程。产品在不与周围空间环境发生联系的密闭管道系统内完成制备。

• 灰色空间。用于放置滑车单元操作设备和其他非无菌支持设备的位于GMP空间之外的支持空间。

• 单走廊设计的回潮。单走廊GMP厂房设计，人

流和物流在其各自控制区外的路径有交叉。

· 时间隔离。利用时间程序消除工艺或设备的交叉污染。

· 即时投放。使用具备制造和存储空间的供货商，降低在位存货数量和仓库容积。

· 电子版批记录。以电子版而不是硬拷贝的形式储存经过验证的批记录。

· 隔离技术。在无菌隔离器内进行无菌操作。

· 一次性使用器材制备技术和无菌接头。使用特别制备的设备和组件，经有限次数使用（通常1～3次）后即直接抛弃。

随着更多的操作者对其工艺和相关的生产风险提出挑战，降低投资成本和加快上市速度的大门已经打开。为保持密闭系统和产品不与周围环境发生联系而花费的时间和金钱降低了对洁净生产环境的需求。例如，监管机构已接受将不锈钢容器从分级控制区域移到灰色区域，只有关键取样口和加料口仍留在分级区域。通过将大部分不锈钢容器移到不分级的灰色区域，采暖、通风和空调系统（简称暖通空调，HVAC）和公共设施的资金投入会适度降低，并且在灰色区域对设备进行工艺操作和维护时，不用穿无菌衣，也更加方便。虽然在设计方式上有明显的改动，但使用灰色区域对于降低总体的工厂占地面积和资金投入却贡献甚少。大型不锈钢容器、公用动力系统及清洁分布滑车操作单元都要求固定数量的空间来进行安装、维护和调试。另外，很多企业还没有充分挖掘降低对环境需求的潜能，因此没能充分把握节省能源和降低操作成本的机会。

图41.1提供了关于创新如何影响我们这个行业的一个大致估计。为了简化，使用了−2～0和0～2的比例来表示与零基线或传统设计方式相比，创新设计对图例中所列标准的影响增加或降低的幅度。为进行这一分析，灰色区域是唯一的基于风险评估的设计子集，因为上述所列其他项目都是相关和/或起补充作用的。读者可参见本章的在线版本查看彩图。

从图41.1可以看到，一次性使用技术已经并且将继续对我们的工艺和工厂设计决定产生最大影响，因为这一技术能够增加舒适度，并能节省时间和资金。工业界的很多人已经注意到，通过在其制备工厂使用一次性系统，降低了总体的操作成本，但是大多数公开发表的数据显示，在能量和动力方面的节约被耗材的成本所抵消[3,4]。随着这些材料使用的日益普遍，以及环境友好的处理方式/循环利用技术的发展，这些因素和市场竞争都将不可避免地降低其成本模式，达到降低操作成本的规模。

41.2.2 一次性使用技术对新工厂设计的影响

未来20年的工厂设计将会实现成本降低、能量消耗降低、环境影响降低及上市速度加快。新的一次性使用技术的持续发展、持续下行的成本压力，以及公司如何选择开发和鉴定其产品的创新性进展，都可以提供实现某些或全部这些结果的动力。表41.1总结了生物技术公司将一次性系统整合进其制备工艺的机会和阶段。

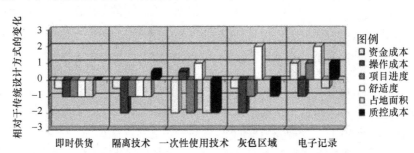

图41.1　设计上的主要创新及其对工厂设计的影响。（本图全彩图片可由 http://onlinelibrary.wiley.com/book/10.1002/9780470054581 获得。）

表41.1　一次性系统整合入生物技术设备的可能性

一次性使用设备	接种准备	培养基/缓冲液准备	细胞培养	收获	纯化	原液储存	配伍/配制	无菌灌装
抛弃型摇瓶	■							
抛弃型试管	■							
无菌接头	■	■	■	■	■	■	■	■
混合系统		■					■	
生物反应器	■		■					
袋子/多支管/箱子	■	■		■		■	■	■
终端过滤器		■			■			■
收获过滤器				■				
抛弃型探头			■	■				
透滤系统					■			

续表

一次性使用设备	接种准备	培养基/缓冲液准备	细胞培养	收获	纯化	原液储存	配伍/配制	无菌灌装
捕获层析柱					■			
囊式膜色谱装置					■			
取样装置	■	■	■	■	■	■		
注射器（小体积加料）	■		■		■			■
加样管嘴/针								■
一次性使用完整性测试仪	■	■			■			■
切向流过滤器			■	■	■			
冷冻干燥托盘								■
分装系统								■
蠕动软管泵	■	■	■	■	■	■	■	
快速转运系统	■	■	■	■	■	■		
流量计衬垫	■	■	■	■	■			

多年来，工程师们一直把制造设施分为上游和下游过程两个领域。上游过程包括从接种准备到细胞收获/分离，下游过程包括层析、病毒灭活、超滤和灌装。上游过程的设施设计方式一直相对固定，因为大型固定设备需要进行原位清洁（CIP）。下游过程的设计更具灵活性，因为可以进行异地清洁，而且可移动的层析系统也已上市多年。现在，用于上游单元操作的创新性一次性使用技术产品已经不难获得，使得上游设计具备了同样的灵活性。一次性使用生物反应器、抛弃型过滤/分离系统、用于培养基制备的混合系统及其他设备提供了可移动性，并且降低了对清洁的要求，从而减少了管路系统和总体占地面积。

试想一下在包括培养基制备、缓冲液制备和细胞培养的工艺流程中使用相同设备的灵活性，当每一项单元操作完成后，可以在一个房间或一个工厂内到处移动这一设备。当生物制造公司开始审视这些可行性时，需同时使用的每一单个设备需要的占地面积的设计需求就会大为减少，从而减少占地面积和设备的双倍配置，以及公用设施的互联要求。这种公用空间设计的改变与下游纯化空间所采用的设计是相同的，但使用一次性器材则使空间利用上升到了另一个水平。很多一次性器材不需要做清洁，因此公用设施在更少的位置布点，这将在工厂的所有区域产生巨大的节约。另外，公司可以减少根据设备设计进行工厂设计的依赖程度，赢得其产品尽快上市的时间。例如，建筑师和工程师需要非常特异的工艺和设备信息来设计传统的哺乳动物细胞培养工厂。罐的体积和清洁要求对空间设计有重要影响，如果没有这方面的信息，工厂设计将无法进行。如果使用一次性系统，很多大的制造空间可以减小或免去。生物技术制造公司、建筑师和工程师如果精通一次性技术并且了解工艺规模，就可以在完成实际的工艺开发参数之前进行工厂的设计、建造和验证工作。拥有可以立即适用于一个工艺或产品的工厂可以为公司提供竞争性优势。

随着围绕一次性技术设计新的工艺过程，工业界在继续消化这些概念。除了少数例外，大部分一次性器材都是在已有的生产工厂内安装使用，这些工厂已进行过传统系统的首次投资，然后转换到一次性系统，转换可以产生节约，但如果不做破坏性的翻新就不能使节约达到最大化。例如，设计进行哺乳动物细胞培养的现有临床样品中试生产工厂，很可能包括注射用水（WFI）制备系统、储液罐及用于进行 CIP 的管路系统。当生产设施由不锈钢生物反应器换为一次性反应器后，不太可能通过将 WFI 系统翻新以节省空间或操作成本来获得好的投资回报（ROI）。前面已经说过，公司对其已有投资进行评价时需对很多因素进行权衡，对于评价好的投资回报有不同的观点，或者可能存在其他动因，如整合节能项目或使生产过程更简洁。毫无疑问，基于一次性系统建造的新工厂将在降低投资成本和操作费用方面具最大优势。

我们发现，许多制造公司正在和已经将最大至 50 L 的一次性反应器用于其商业生产，而在其临床试验和研究阶段的设施具有大至 1000 L 的新系统。很明显，下一代产品将在不仅使用一次性反应器，同时也使用其他一次性设备和组件的工厂内实现商业生产。如 Lonza、Centocor、Shire、Genentech [6]、Wyeth 和其他一些大公司在其现有工厂内就正在使用这一技术，而且即将基于一次性技术平台新建或翻新改建商业化生产工厂。较小的公司由于成本效率和规模，采用一次性技术更加占据优势。Novavax 是位于马里兰州的一家疫苗企业，是首先做出回应的企业之一，已经为其基于病毒样颗粒（VLP）的流感疫苗项目建立了一个中试工厂和可实现商业化供应的工厂。虽然他们尚未建成完整的商业化设施工厂，但已经发表的数据估计在建筑占地面积上可节省超过 66%，项目总体成本节约 90%[7]。这些节约的成本部分来自于其 VLP 工艺相比于典型的基于鸡胚的生产技术的优势，但我们相信，在一些特定工艺过程区域要达到使设备占地面积节约超过75%的目标是可以实现的（图41.2），同时工厂占地面积比传统设计技术减少30%或更多。未来的工厂设计要求具备一次性技术的知识基础，接受简洁的设计和灵活性，而不再是趋向保守的传统趋势。

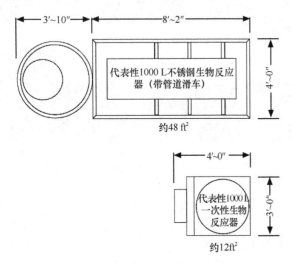

约48 ft²

约12ft²

图41.2 不锈钢与一次性使用生物反应器对比。（本图全彩图片可由 http://onlinelibrary.wiley.com/book/10.1002/9780470054581 获得。）

在当今的经济环境中，制造公司都在极力探寻使用简洁工艺技术和降低成本的方式，但要突破传统和标准是很困难的。一次性技术不是传统方式，会强制推动这种转变，但是，想要进行工厂设计或翻新的公司需要采取自顶向下的设计方式以保证其管理者和咨询工程公司能够仔细检查工厂的设计方案。不同的考虑问题的方式和降低成本的可能机会都将会被讨论，但不能未经适当的风险评估就予以驳回。即使工厂的占地面积也可能由于被认定为高风险的某些未知因素而增加，因此了解关于一次性技术的相关事实是非常关键的。在设计你的下一代工厂时，基于我们的经验，如果要采用一次性技术，我们推荐考虑下述内容。

· 了解你生产的培养物。为了实施变更，在浪费时间开发一个可能没有市场的概念之前，要了解变更对于"标准"的影响。

· 从管理层获得认同和持续的支持。项目组应利用一次性系统的优势以达到工厂活动范围的变化和减少。

· 一次性设备的引入应该比传统的固定罐体减少工厂的占地面积，但是为了真正使与一次性技术相关的成本节省的可能性达到最大化，我们需要考虑设备的短时安放位置。关键是要画出在每一次生产运行过程中（每天或每小时）一次性使用设备的位置，根据设备可移动性的优势，充分利用空间。

· 分析物料转运过程，了解其对存储、工作台和走廊环绕空间的影响。

· 利用密闭工艺过程和最终无菌过滤，减少对环境的调节需求。

· 要提供一次性器材的仓储空间，包括进货的富余量和产出的废料。

· 了解要使用什么特定的物料操作装置，以及将会遇到的特定操作者的人体工效学问题。虽然可以做到，但要移动500 L 袋子的物料还是具有挑战性的工作，需要提前做好计划。

· 务必使一次性设备符合工艺控制策略。一次性技术设备通常制造简洁，没有稳健的控制功能，这可能导致一些个性化的情况出现，影响建筑布局和系统成本。

· 充分利用一次性设备生产商的知识基础，尽量使其提供全生命周期的服务，满足你的各种需要，从在码头接受即时到货（JIT）的袋子起直至将用过的塑料袋子运往当地的再生工厂。

· 要挑战业内许多人多年采用的对中央动力系统要求的旧规则。设计经验法则是很有帮助的，但想要解决分歧、在一次性技术方面使价值最大化却是有害的想法。

如果你的公司正寻求投资建设一个新工厂，或翻新已有的工厂，想要容纳一套一次性制造平台，表41.2 为财务预算提供了一些参考目标。表格的数据计算是基于一套新的 1000 L 单克隆抗体（Mab）生产设施，主要使用手动产品转运，一次性设备用于细胞培养、收获、存储，以及培养基和缓冲液准备步骤，与相应的 1000 L 规模而使用不锈钢容器、管路和自动产品转运的设施进行对比。

表41.2 1000 L 一次性技术设施与传统 1000 L 不锈钢（SS）设施相比费用降低潜能

项目	与不锈钢相比的目标差值/%
首次资金投入	−30
工艺/工艺动力设备	−50
工厂设计和建造	−38
管理和验证	−25
动力消耗	
蒸汽/hp	−35
冷却水/t	−28
注射用水/（gal/天）	−20
耗材费用	+10

41.2.3 未来的挑战

生物制药工业适应一次性技术在其自身是一项显著的变革，但是使用一次性设备的制药公司和制造一次性设备的生产商都面临持续不断的挑战，他们都需要知道，使用一次性系统如何及能否改善其药物的生命周期，以及降低总体的产品成本（COG）。在工厂设计方面，最大的挑战是要获得关于一次性技术益处的专业知识，以及如何对其进行充分利用以达到设计和能效的最大化，而不影响生产的可靠性和产品的完整性。目前，投资一次性技术的制药公司已经在药物开发的许多领域证实了其有效性，使其潜能发挥到最大化将是第一代一次性技术工厂和其设计者的责任。

41.3 细胞培养

最近十年里，在细胞培养过程实施一次性使用技术在生物制药工业赢得了重要契机。现在，从细胞冻存管到 2000 L 生物反应器的上游生产过程已经可以仅靠使用一次性组件来实现。一些特定的应用，特别是小规模开发（＜10 L）和种子链扩增，使用一次性产品已经有几十年的时间，使用的器材包括摇瓶、方瓶、试管、滤器、移液管、注射器和冻存管。较大规模的细胞培养也在如法炮制，有些已有上市产品，一些创新产品拥有独特的优势。细胞培养常常是最先从重复使用系统如不锈钢罐转换至一次性系统的工艺过程领域之一。一次性混合系统已上市多年。生物反应器在基础设计方面与混合系统（如振荡容器）相同，是经过一些关键改进后很自然地发展而成，如加上换气孔、尾气滤器，以及探测 pH 和溶氧（DO）的方法。

采用一次性细胞培养系统因具备几项优势而格外具有吸引力，主要包括：灵活性，较短的中试工厂启动时间，较短的生产切换时间，较低的交叉污染风险，较低的资金投入，在有些情况下还有较低的操作成本。伴随着这些优势，也存在一些相关的风险和不足，包括：泄漏的风险，（与不锈钢）工艺可比性，（与不锈钢）产品可比性，安全性和操作顾虑，对单一来源供货商的依赖。随着一次性器材的进一步发展和试验，这些问题及其他顾虑和不足正在逐渐得到解决。另外，一些组织提供了一次性器材使用指南和教程，包括如何使用和如何进行测试[8]。

本章讲述的许多生物反应器和细胞培养系统均被设计得可用于细胞培养和发酵。基于本章的目的，"细胞培养"是内容的中心，这一词汇在本章用于各种方面。

41.3.1 工艺流程

41.3.1.1 小规模细胞培养工艺

一次性材料在小规模细胞培养过程中已经使用了几十年。从开发的早期阶段开始，一次性产品很普遍地用于克隆产生和克隆筛选。一旦克隆被选定，可以先在孔板系统培养，然后使用一次性方瓶、摇瓶、离心管、搅拌瓶、摆动型生物反应器等多种设备进行扩增。当细胞准备建库时，可以使用一次性冻存管或冻存袋进行分装。在抛弃型冻存袋内进行冻存可以从高得多的细胞密度开始进行种子链扩增，减少细胞接种入生产罐的总体扩增时间。另外，因为冻存袋可以通过软管与种子容器或生物反应器连接，就可以从工艺过程开始维持密闭的系统。

玻璃搅拌瓶通常用于小规模工艺开发和细胞扩增，其现在已经可以被一次性塑料材质取代，有多家供应商可提供大小从约 100 mL 直到 3 L 的搅拌瓶。搅拌瓶侧臂可以嵌接汲取管，在细胞扩增早期提供密闭过程。各种类型的台式搅拌型一次性反应器也已于近期上市，体积为 1~3 L（图 41.3）。这些一次性器材通常与其玻璃材质版本具有相同的尺寸和功能。一次性搅拌瓶和摇瓶只能提供表面通气，并通过向培养箱内添加 CO_2 来控制 pH，而这些新的一次性反应器则能够通过鼓泡器提供更有效的供氧，并通过探头进行更精确的溶氧和 pH 控制。使用一次性搅拌瓶和反应器而发生的额外耗材费用是很高的，然而，节省的时间及不用进行清洗和灭菌的优势经常会超过弥补耗材费用的差额。在 GMP 条件下，可以省去清洗和灭菌的验证工作，节省成本和启动时间。因为不需要进行控制环境的改变，所以转换到搅拌瓶和台式生物反应器可以立即实现，很少或不需要进行中试工厂设施的修改，可以使用同样的培养箱和台式生物反应器的控制系统。

摆动型一次性反应器最先由 Wave Biotech 公司开发。这些生物反应器凭借其灵活性和易用性，已经被整

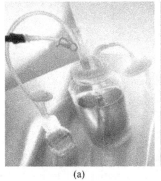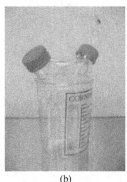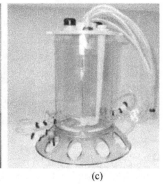

(a)   (b)   (c)

图 41.3 一次性搅拌瓶和一次性小规模生物反应器（a）Sartorius Stedim 公司 SuperSpinner D1000 1 L 生物反应器（照片使用经 Sartorius Stedim 许可）；（b）Corning 抛弃型 1 L 搅拌瓶；（c）Millipore Mobius CellReady 3 L 生物反应器（照片使用经 Millipore 许可）。（本图全彩图片可由 http://onlinelibrary.wiley.com/book/10.1002/9780470054581 获得。）

合进许多已有的工厂中，在新建的工厂中相较于玻璃或不锈钢设备被优先选择采用。现有上市产品体积为 1～500 L（工作体积），常被用于小规模工艺开发，或用于细胞扩增，来为较大生物反应器提供种子。

与小规模不锈钢或玻璃生物反应器相比，摆动型生物反应器具备几种优势。一次性反应器占地面积小（1～50 L 规模），可以在柜子内垂直堆叠摆放（图 41.4）。与任何用于混合或生物反应器的一次性袋子一样，袋子可以实行客户定制，管子的分布及材料的构型可以满足多种工艺过程和操作类型（批式、补料批式、灌流）的需求。对于同时进行多个产品制备的中试工厂，同一个设备可用于许多不同的产品，可以减少切换时间，降低交叉污染风险，并且使设备利用率最大化。

一次性反应器操作相对简单，安装周转都很快。不

需进行清洗和灭菌，因为袋子都经过了供应商的预灭菌（伽马射线辐照），避免了在 GMP 厂房进行清洗灭菌验证。这些生物反应器的操作常常只需进行简单的控制（温度、摆动速度、摆动角度），使用恒定的空气和 CO_2 通气速度来维持溶氧和 pH。常规的探头没有被用于摆动型生物反应器，不过，为了更精确地控制 pH 和溶氧，已有一些一次性传感器上市，可被整合安装入一次性反应器。

41.3.1.2 大规模细胞培养工艺

较大规模的一次性反应器（用于悬浮或微载体培养）由 Wave Biotech 公司引入市场，规模为 200 L 和 500 L，这是其 20 L 摆动型反应器系统的放大版本。紧随其后的是搅拌罐一次性反应器的开发，2006 年 Hyclone 公司 250 L 一次性生物反应器（SUB）成功开发上市。通过 Centocor 与 Hyclone 的合作开发，首个 1000 L 一次性反应器被开发出来，在 Centocor 的 GMP 中试工厂投入使用[9]。此后，有多家制造商（如 Xcellerex、Sartorius Stedim、ATMI/LevTech、Cellexus）开发了其他一次性反应器，在混合、供气策略、袋子材质、支持容器、传感器使用等很多方面进行了创新（图 41.5）。目前可用规模可达 2000 L。

有代表性的一次性反应器包括培养室（即塑料袋）和坚固的放置培养室的支持结构，如不锈钢外壳或托架。培养室的伽马射线辐照由供应商解决，不锈钢外壳要么装上护套，用水和蒸汽进行加热和冷却，要么在不需进行快速冷却的情况下，提供一套电加热毯。这些反应器可以提供许多与不锈钢反应器相同的性能和选项，包括通气孔、输液孔、尾气滤器，以及监测溶氧、pH、压力和温度的方法。一次性反应器也可以很容易地连接到已有的控制系统。

在过去的几年里，细胞培养过程中一次性组件的快速扩增使得一次性反应器出现了一些变化。不同制造商

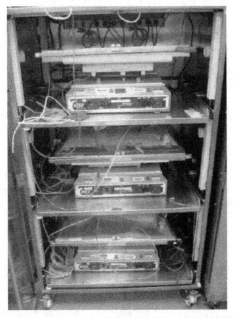

图 41.4 带 Wave Biotech 生物反应器的柜。（本图全彩图片可由 http://onlinelibrary.wiley.com/book/10.1002/9780470054581 获得。）

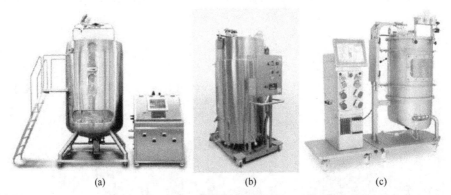

(a)   (b)   (c)

图 41.5 一次性反应器。（a）Xcellerex 2000 L XDR2000（照片使用经 Xcellerex 许可）；（b）Hyclone 1000 L SUB（照片使用经 Hyclone 许可）；（c）Sartorius Stedim 250 L BIOSTAT Cultibag STR（照片使用经 Sartorius Stedim 许可）。（本图全彩图片可由 http://onlinelibrary.wiley.com/book/10.1002/9780470054581 获得。）

生产的不锈钢生物反应器在主要组件上非常相似，但一次性系统最近在混合、通气、关键参数的监测等方面出现了许多创新。摆动型和搅拌型生物反应器目前已在市场上为一次性细胞培养系统设立了标准。摆动型是首先上市和用于生产中的，搅拌型（带叶轮）与常规不锈钢反应器最贴近，从传统设备至搅拌型一次性反应器的改变是最容易适应的。一次性反应器混合方式的其他创新性演变也陆续被开发出来，如搅拌桨、轮、棒、振动板、轨道运动等，各具优势。

一次性系统的混合特性，正如不锈钢系统一样，必须经过评价以确保使细胞均匀悬浮，减少涡旋，防止形成物理或温度梯度。生物反应器放大时常用的一些参数有混合时间、雷诺数、每体积的输入功率，以及比较研究，这些会影响桨叶或搅动装置的设计和构型。除了提供足够的混合以外，确定搅动方式对细胞是否足够温和、防止细胞由于机械应力而死亡也很重要。剪切力的代表性测定方法是计算叶轮末端的速度。基于前面提到的参数对各种一次性反应器进行了性能研究，结果显示与不锈钢系统具有可比性[10]。

通气方式是一次性反应器设计方面另一个存在很大变异之处。一些一次性系统采用单独的通气孔或鼓泡器，形式从开放式管路、微鼓泡器等常规设计到其他创新性方案如密封入培养室内的穿孔膜。其他一次性系统将通气组入混合桨或叶轮，或者简单地在一个大的气液界面上提供表面积用于气体交换。

提供足够的氧气并移除二氧化碳对生物反应器的操作非常关键，通常基于传质系数（$k_L a$）预测，传质系数可以通过实验测定。这些参数可用于计算一系列操作状态下（如搅拌速度、通气速率）的反应器顶部空间体积和通气条件。已经对各种一次性反应器进行了传质研究，结果显示其与不锈钢反应器具有可比性[9,10]。

对溶氧、pH、CO_2 这些关键参数的测量是已经根据不锈钢生物反应器而进行改变的另一个方面。将常规传感器插入一次性反应器的创新性方法，如使用无菌连接装置，使得使用与不锈钢反应器同样的传感器和控制系统来监测关键参数成为可能。一次性系统的这种监测控制能力显著增加了其可接受性和稳健性。一次性的传感器已有数年的开发历史（如 Polestar、Presens、Finesse），增加了一次性系统的易用性和灵活性，避免了传感器清洗灭菌的需要。这些传感器能够成为几乎任何类型一次性袋子设计的组成部件，常常能够连接入已有的控制系统。

特异性应用于贴壁依赖型细胞的一次性系统也已有商品供应，如已使用多年的 Corning CellCubes、Nunc 细胞工厂、滚瓶等。这些系统各具不同的优势和操作模式，为细胞贴附提供了大的表面积，可以生长达到高密度。对于需要达到更高细胞密度的培养，细胞可以生长在微载体上，用前面描述过的搅拌罐或摆动式生物反应器培养。

41.3.1.3 流体和物料转移

从一个工艺步骤或组件向下一步进行的液体或物料传输存在潜在的污染风险，要求可靠的连接和断开技术。一些技术已经被开发出来用于一次性组件间的无菌（密闭系统）连接，包括软管焊接、软管密封切割机和一次性连接装置。Terumo SCD 的装置已广泛用于医院和生物制药工艺过程中较小直径（内径 < 0.3175 cm）C-Flex 和聚氯乙烯（PVC）管的无菌连接。其他供应商，如 Wave Biotech、Sartorius Stedim、Wescor Tubing 及 Flex Concepts 也都开发了同样的焊管机，用于进行最大至 1.25 ID 的各种类型热塑管（如 C-Flex 和 PharMed）的连接。有些焊管机提供了焊接干、湿软管的选项。同样的机器还可用来密封软管，在密封后用剪子剪断，提供了一种一次性组件的无菌断开方式。焊管机和封管机一般限用于特定类型的软管，因供应商而异。

无菌连接的另一种方式是使用无菌连接装置（图41.6），如 Pall 的 Kleenpak ACD，Millipore 的 Lynx STS 连接器，GE Healthcare 的 ReadyMate DAC（以前称为 BioQuate DAC），这些装置可用于很多类型的一次性组件，包括袋子和软管组件。供应商供应的这些装置都预先经伽马射线辐照（有些也可灭菌），内径尺寸为 0.9525～1.905 cm。当无菌焊管机不可用或不方便到达连接点时，这些装置可被很灵活地加入到工艺过程中。无菌封管机的备选形式也已上市，如 Millipore 的 NovaSeal 解决方案，软管和挤压管同时靠近，产生无菌分离。

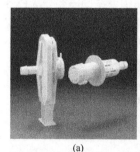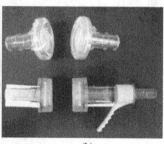

(a)   (b)

图 41.6 无菌连接装置。（a）Millipore S2S Lynx（照片使用经 Millipore 许可）；（b）GE ReadyMate DAC（顶部）和 Pall Kleenpak ACD（底部）。（本图全彩图片可由 http://onlinelibrary.wiley. com/book/10.1002/9780470054581 获得。）

41.3.2 优势

41.3.2.1 灵活性

一次性反应器为生产工艺和中试工厂增加了显著的灵活性，尤其是在多产品环境下时。这些反应器通常可在移动滑车上使用（包括接种细胞），可以很容易地在中试工厂内移动。一个移动滑车可用于很多不同的用途和各种类型的工艺过程。不锈钢生物反应器通常为了特定的用途在固定的位置开孔，要改变反应器的构型和管路需花费很多时间和成本。此外，一次性反应器的袋子很容易实现客户定制，为适应多种工艺过程的需要，袋子的很多特性（开孔、鼓泡器、输液管等）可以添加或去掉。许多供应商提供预先装配好的管子和滤器组件，可以为一次性反应器的设计增加更多的灵活性和连接方式。在多产品中试工厂中，这种灵活性可以帮助实现生物反应器利用率的最大化。

41.3.2.2 时间、空间和成本的节约

一次性反应器比不锈钢反应器的占地面积通常要小很多，因为减少了管路、阀门和支持结构（图41.7）。结果，在一个给定的空间内可以安装更多的一次性反应器，更多的空间可用于其他操作，或者一个中试工厂开始就可以设计得小很多。空间上的节省，特别是实验室空间，能够大大节省资金投入。

一次性反应器的袋子通常被供应商采用伽马射线灭菌，使用后即可丢弃，这样一来就不再需要进行原位清洁（CIP）和灭菌[高压蒸汽灭菌或在线蒸汽灭菌（SIP）]，系统的总体自动化操作被简化，公用动力消耗减少（如水、蒸汽、压缩空气），管路和阀门的数量大为减少。这样一来有效避免了清洗和灭菌验证，简化了自动化和机械化资格限制，缩短了工艺过程或中试工厂的启动时间。

一次性反应器不必进行清洗和灭菌的另一个益处是反应器运转批次间可以实现快速周转，尤其是在不同产品的情况下，使用不锈钢反应器的团队需要更长的时间进行清洗、清洁验证及其他转换程序。运转批次间的停工期缩短，仅需一两天，而不锈钢系统则需要一周或更长时间，这样每年就可以运转更多的批次。在有些情况下，一次性反应器的批次间转换费用会低得多，因为不锈钢反应器的清洗和灭菌费用常常要比一次性袋子相关的材料费昂贵得多。

大多数一次性系统的简单设计也使得供货商的交货时间更短，工厂接收检验、安装、验证的时间都更短，总体的结果是中试工厂的启动时间更短。

41.3.2.3 交叉污染风险降低

一次性反应器不必进行清洗或灭菌的另一个主要益处是降低了从一个产品到另一个产品的交叉污染风险，这是多产品中试工厂的一个重要顾虑。生物反应器的一个运转批次完成后，培养室或袋子直接丢弃进生物公害容器。

41.3.2.4 优势依中试工厂而异

前面描述的采用一次性反应器的潜在益处可能会因特定的中试工厂的环境和目的而有很大不同。采用一次性系统的单一产品中试工厂在外观上与多产品中试工厂会有很大差异，后者在操作上会有很多额外的考虑和复杂性。同样，一个在经过验证的不锈钢设备上进行了大量投资的老的中试工厂从一次性系统获得的益处肯定不同于一个全新的中试工厂。混合型的中试工厂或工艺过程，可以继续使用已有的重复使用设备，根据扩产的需要增加新的一次性设备，或者当旧的重复使用设备过时淘汰时，混合型配置就成为最实用的选择。在有些情况下，因为用于某一特定操作的一次性设备还没有开发出来，或者没有可放大规模的规格，或者缺少足够的数据支持立即使用，这时混合型操作就是必要的。中试工厂的其他方面，如废物处理、公用动力、工艺空间等也必须被考虑，因为从重复使用向一次性系统转换时会受到影响。

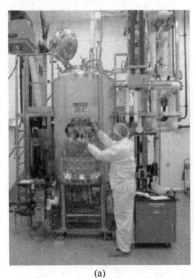
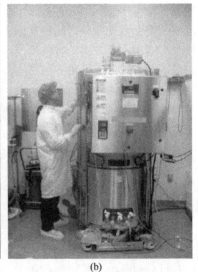

(a)　　　　　　　　　　(b)

图41.7　占用空间比较。（a）1000 L 不锈钢生物反应器；（b）1000 L 一次性反应器。（本图全彩图片可由 http://onlinelibrary.wiley.com/book/10.1002/9780470054581 获得。）

41.3.3 劣势

41.3.3.1 组件相容性：可萃取物和可浸出物

尽管采用一次性细胞培养系统具有诸多潜在优势，但这一技术仍处于相对早期开发阶段，还需考虑到其存在的风险和局限性。普遍存在的顾虑之一就是可浸出物和可萃取物会被释放进入工艺过程或药物产品中。可萃取物的定义是"使用超过常规的外力（如有机溶剂、极端温度、离子强度、pH、接触时间等）从材料成分中抽提出来的化学物质"[11]。可浸出物是可萃取物的子集，指在常规工艺和操作条件下，迁移进入工艺过程或产品中的化学物质[11]。对这些化学成分的检测、分析和定量常常是使用一次性系统的工艺过程验证工作的关键。

可萃取物和可浸出物可以有多种来源，包括直接接触工艺流程和产品的任何组件，如一次性反应器、输液管、滤器、小瓶、袋子，以及二级包装（如外包装、标签）。许多一次性产品的制备过程中都包括使用黏合剂、涂层、添加剂及其他化学成分，这些都可能会迁移进入产品中。而且，将一次性材料暴露于蒸汽或伽马射线灭菌可能会导致聚合物成分的降解，使其更容易浸出。这些可浸出成分"引发了许多安全和功效方面的顾虑，因为其可引起急性毒性，以及其他不良事件（如致癌、长期毒性、免疫反应、内分泌功能障碍等）"[12]。

"对可浸出物的检测、鉴别、分析和定量是挑战性的工作，因为这些物质代表着不同化学种类的有机物和/或无机物，以痕量在复杂的混合物中共同存在"[11]。FDA和其他全球监管机构，以及支持使用一次性产品的组织[如生物工艺系统联盟（BPSA）]，都推荐进行风险评估作为可浸出物和可萃取物试验的一部分。总体上，风险评估工作已经完成，期间考虑到了以下这些方面：所有与产品有接触的材料，接触时间、温度，材料与终产品的接近程度，材料暴露的表面积，可以导致可浸出物和可萃取物浓度更高的任何前处理步骤[13,14]。

对于多成分聚合物系统的可浸出物和可萃取物进行分析试验的成本和复杂性是非常巨大的。以前这些数据常常不存在，或者对可浸出物和可萃取物成分仅做过很少的物理化学和毒理学分析。不过，最近几十年随着生物技术中试工厂对一次性系统的需求快速增长，这些产品的供应商现在常常能够提供其产品初步的可萃取物和可浸出物材料，并能够提供有利于其产品被接受的监管机构指南。

有些组织（如 BPSA、FDA 等）在一次性组件的使用和分析试验方面提供指南和教程，以及用于一次性系统分析试验的综合性清单，以证明其与药物产品的相容性[8,13]。

41.3.3.2 工艺和产品相容性

另一个共有的顾虑是一次性和重复使用系统与工艺

和产品间的相容性。一次性反应器与不锈钢反应器必须能够生产出同样的产品，为此在大多数情况下必须也维持同样的工艺条件。现在很多一次性反应器的供应商都能提供其维持与不锈钢反应器可比性工艺条件的数据资料，所生产的产品（单克隆抗体）也具可比性[9,10]。

为了表示工艺的可比性，通常是对生长、代谢活性和产量进行比较，常对主要参数如最大细胞密度、细胞活率、营养成分消耗、代谢废物产生、产物滴度等进行作图比较以确定一次性和不锈钢系统间的明显差异。图 41.8 和图 41.9 展示了比较 Hyclone 250 L 一次性反应器和 250 L 不锈钢反应器的细胞密度和产物滴度的实例。有些研究采用了如容器几何形状、混合、传质、温度特征等设计标准来表示工艺环境具可比性。

确定一次性和不锈钢生物反应器所生产产品的可比性也很关键，依产品的类型，测定方法主要有电泳、高压液相层析（HPLC）、肽图、寡糖谱、质谱等。

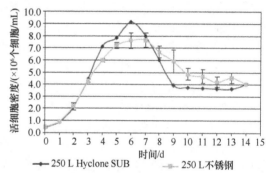

图 41.8　250L Hyclone 一次性反应器和 250 L 不锈钢反应器细胞密度比较。（本图全彩图片可由 http://onlinelibrary.wiley.com/book/10.1002/9780470054581 获得。）

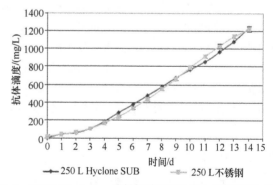

图 41.9　250 L Hyclone 一次性反应器和 250 L 不锈钢反应器产物滴度比较。（本图全彩图片可由 http://onlinelibrary.wiley.com/book/10.1002/9780470054581 获得。）

41.3.3.3 工艺安全性

与一次性反应器相关的安全性顾虑主要围绕维持袋子的完整性。一次性反应器是一个塑料袋子，容易受到的影响包括：①操作粗野或制作不当时的戳刺或撕扯；②施以过高温度时熔化；③加入过多液体或气体，或尾气滤器堵塞时超压。许多供应商的一次性反应器都提供分析证明（CoA），标示在袋子制作步骤中的控制和核实措施。CoA 加上内部质控，以及确保对袋子进行仔细操作的标准操作程序（SOP），通常足以避免戳刺或撕扯问题。熔化是另一个顾虑，因为用于制作袋子的低密度塑料在相对低的温度下即可熔化。这一潜在安全性问题可以通过采用简单的连锁设计来避免，当达到过高温度时切断供热，这一特性常可由一次性反应器的供应商提供。如果尾气滤器堵塞，或者加入过多的液体或气体，生物反应器袋子就会发生超压。因尾气滤器上有冷凝水而发生的滤器堵塞可以通过在滤器上增加一个电加热夹套来预防，这常可由生物反应器供应商提供。超压可通过以下措施预防：①加上一个一次性压力传感器（如 PendoTech、Scilog）来监测压力；②增加一个压力释放挤压阀（如 PendoTech），当达到特定压力时放压排气。

41.3.3.4 可放大性

一项开发或小规模工艺的可放大性是其在大规模应用获得成功的关键。许多不同类型的一次性反应器各有其不同的最大可能的放大体积，依搅拌方式和其他设计因素而异。目前上市的一次性反应器最大工作体积为 2000 L。更大的体积是有可能实现的，但将面临袋子完整性限制和提供足够的混合和供氧能力的挑战。对许多工艺过程来说，一次性产品的使用可以贯穿从冻存管复苏直至生产反应器的全过程，对另一些工艺，一次性反应器仅限于进行种子和细胞扩增，然后必须接种至更大的不锈钢反应器中。

41.3.3.5 储存空间

采用一次性组件工艺的工厂常常需要额外的储存空间来维持一次性组件的连续储存。对于主要由一次性组件组成的工艺过程，与传统的由重复使用组件组成的工艺相比，需要明显大得多的储存面积或仓库。在有些情况下，供货商可以保留一份一次性货品供货清单，根据使用情况以一定的时间间隔送货，减轻终端用户的空间压力。

41.3.3.6 固体废弃物处理

一次性工艺过程比传统的重复使用组件工艺产生更多的固体废料。由一次性组件组成的代表性细胞培养工艺需要处理的废料包括摇瓶、培养基袋子、生物反应器袋子、滤器、几米长的软管，以及可能很多其他种类的东西。这些固体废料的体积很大，增加了总体的操作成本。根据体积和生物危害的级别，固体废料的处理可以采取几种方式，包括填埋、焚烧和循环利用。循环利用是环境友好的处理方式，但是常常不可行，因为生物工艺过程中使用的很多一次性组件往往由不同材质的多层材料组成，而且可能被生物危害物质污染。对塑料材料进行焚烧处理产生热能、蒸汽或电能，是减少处理对环

境影响的另一种选择[15]。

41.4 纯化

不断增长的经济压力驱使制药工业企业采用一次性技术进行生物技术药物的生产[16]。一次性系统被认为在经济上具备优势，因为其比传统技术需要较少的资金投入，而且避免了昂贵的原位清洁（CIP）和在线蒸汽灭菌（SIP）程序。一次性系统的其他益处还包括在多产品工厂减少交叉污染风险、工艺规模灵活、缩短项目开工时间[17]。

目前，在下游工艺过程中，一次性系统与不锈钢硬件混合使用。虽然一次性技术有时候已经用于分离纯化，但大体上局限于液体储存、液体传输和过滤操作[18]。这一部分将对下游工艺过程中一次性技术在当前的使用情况和最近发展进行综述。

41.4.1 工艺流程

41.4.1.1 流体处理

医用级聚合物制备的一次性容器、袋子、软管广泛应用于工艺缓冲液和中间体的储存和转运。容器和袋子一般有适合的开口、管道和连接配件，供应商已预先进行了伽马射线辐照灭菌。Thermo Fisher Scientific（HyClone）和 Sartorius Stedim Biotech 等供应商可提供的袋子容积范围广泛，可从 50 mL 直至 3000 L。

一次性混合系统也已被开发出来，这些系统采用与一次性袋子同样的材料，但包括了内部搅拌系统，搅拌驱动可采取两种方式，一种是通过袋子表面的磁力驱动，另一种是通过一个安装在外面的系统驱动，这个系统物理上与袋子连接，但通过旋转密封圈和/或杆柄护套与袋子内部分离。除用于缓冲液制备外，这些混合系统还用于工艺中间体的调节，如 pH 滴定。有几家制造商可提供混合系统，最大容积均可至 3500 L，这些制造商包括 Thermo Fisher Scientific（HyClone）、Sartorius Stedim Biotech、Millipore、Xcellerex、ATMI Life Sciences 等[19]。

41.4.1.2 过滤

许多供应商提供进行正向流或称"死端"过滤的一次性滤器用于如澄清、除菌、清除外源病毒等工艺步骤。一次性盒式和中空纤维滤器也可用于切向流过滤（TFF）操作，如超滤/渗滤和微滤。供应商包括 Millipore、Pall、Sartorius Stedim、CUNO、Asahi Kasei 和 GE Healthcare。

生物反应器收获液的澄清操作要从产物中去除细胞和/或细胞碎片，传统的做法是深层过滤，加压的不锈钢套筒内放置透镜形状的过滤支持介质和助滤剂，如硅藻土[20]。一次性聚合物外壳使得整个外壳和过滤介质都成为一次性产品，如 CUNO Zeta Plus™滤器系

列产品。Millipore 最近开发了 Pod 一次性深层过滤系统，包括一次性盒式滤器和安装支架（图 41.10）。Pod 系统提供了工艺的灵活性，因为支架可以安装数量不等的盒式滤器以增加滤器的表面积，并且不需进行清洗验证，这是由于工艺流体不与支架接触。历史上，深层过滤曾经受到规模的局限，澄清操作使用离心和深层过滤序贯进行以缓解这一约束。随着深层过滤容量可预期的增加，在更大的生产规模实现全一次性澄清操作将是可能的。

虽然已有各种一次性滤器上市，但其支持系统，如泵、管路、滑车工艺操作单元等还没有一次性使用的设计。最近，已有整合系统开发出来，如 Millipore 的 Mobius® FlexReady 系统，可用于正向流和切向流操作，滤器模块的整个流路都是一次性的。

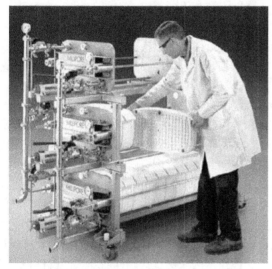

图 41.10　Millipore Pod 系统（重印经 Millipore 许可）。（本图全彩图片可由 http://onlinelibrary.wiley.com/book/10.1002/9780470054581 获得。）

41.4.1.3　层析

层析是下游工艺过程的核心技术，因为其具备从化学和生物杂质及污染物中分离药物活性成分（API）的选择性和稳健性[21]。填充床层析柱由不锈钢或玻璃柱管和其中装填的层析介质组成，层析介质含有的化学功能提供通过独特的分子相互作用实现分离的能力。层析柱的操作模式可以是结合洗脱模式或流穿模式，在结合洗脱模式中产物结合在介质上，然后选择性地洗脱以除去杂质，在流穿模式中产物从层析柱流穿而杂质保留在介质上。一般说来，在观察到性能下降之前，层析柱的填充床寿命可达数百次循环。发生下降后，层析柱被拆开，介质被取出丢弃，柱管清洗后可以再使用。虽然这一特定技术还没有立即适应一次性应用，但对于填充床层析已经有人在开发减少其资本投入和清洗程序的方法。用于代替填充床层析的一次性技术，如膜吸附技术，也已被开发出来，并在特定的用途中证明了其实用性[22]。

最近已经开发出了预先经过验证和灭菌的预装柱，具备一次性系统的一些优势，如工艺规模和灵活性、减少清洗验证成本、降低交叉污染风险。预装柱由柱管和填料组成，不过柱管是由聚合物制造的，一旦观察到柱床性能下降，整个层析柱就可被丢弃。这些系统虽然不是一次性的，但可被认为是一次性产品。目前可用的预装柱有 GE Healthcare 公司的 ReadyToProcess™，这些柱子装填的填料是 GE Healthcare 公司的 MabSelect™ SuRe、Capto™ Q、Capto™ S、Capto™ Adhere 或 Phenyl Sepharose™ 6 Fast Flow（low sub），柱床体积分别为 2.5 L、10 L、20 L，固定柱床高度为 20 cm。Atoll GmbH 生产的抛弃型层析柱称为 MediaScout® MaxiChrom 100-X，柱管内径 10 cm，可装填柱床高度为 5～30 cm，对应柱床体积为 0.4～2.4 L。对于这一产品，其使用意图是，用户向卖方提供其感兴趣的填料并指定柱床高度，Atoll 进行柱子装填、验证和灭菌，之后交付买方。同样，BioFlash Partners, LLC 可提供 BioFlash DFC™一次性柱，内径分别为 1.2 cm、8 cm、20 cm，采用买方希望的填料装填。

与采用一次性流路的整合型过滤系统相同，采用一次性流路的层析系统也已被开发出来。GE Healthcare 的 AKTAReady™系统就是一个这样的系统，采用即用型一次性流路操作，流路分低流速和高流速设计。这些流路由医用级聚合物材料制造，包括管路、接头、进口/出口多支管、空气陷阱/柱位旁路流路，以及抛弃型过程监测传感器。AKTAReady™系统在管路外包括了蠕动泵和阀门，这样产品一直保留在一次性流路内部。配备了一根 ReadyToProcess™层析柱的 AKTAReady™系统的图片，见图 41.11。对于

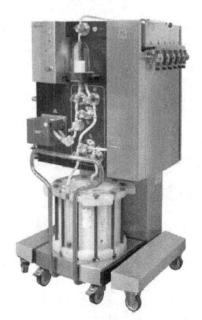

图 41.11　配备了一根 ReadyToProcess™层析柱的 AKTAReady™系统（重印经 GE Healthcare 许可）。（本图全彩图片可由 http://onlinelibrqary.wiley.com/book/10.1002/9780470054581 获得。）

模拟移动床（SMB）应用，Tarpon BioSystems 公司的 BioSMB™ 系统的一次性流路包含了专利的抛弃型阀门组件，用以在 SMB 技术要求的多个层析柱间指引液体流向[23]。

被称为膜色谱的膜吸附器是传统层析技术的一种替代方式，在流穿模式的应用中已经获得了认可，尤其在精制操作阶段这种膜色谱技术比较引人注目，用于去除痕量杂质，如宿主细胞蛋白（HCP）、DNA、内毒素[24]和病毒[25]。膜吸附器采用很薄的合成多孔膜材料，所包含的功能基团与拥有相同分离功能的层析填料功能基团类似[26]。膜吸附器不需装填，制造过程类似滤器。与填充床层析相比，膜吸附器的物理构型使其具有高流速低反压的优势，工艺时间可明显缩短。虽然膜色谱也能用于结合洗脱模式，但因为与填充床层析相比性能降低，这一应用受到限制。

41.4.2 优劣势

经济上的考虑驱使生物技术药物生产越来越多地采用一次性技术，最近一次性系统的发展已经扩展到纯化操作方面的应用，包括抛弃型混合装置、带一次性流路的可进行单元操作的整合系统、膜吸附剂，以及预装层析柱。按照这样的发展趋势将来可能有由完全一次性的生产设施代替目前混合使用的形势。不过，在此之前，需要解决一些局限性和不确定的问题，如在更大规模时成本的增加、法规方面的要求、析出物/浸出物评价等。当前，中试规模和临床试验样品制备工厂可能更适合完全采用一次性技术。

41.5 在灌装车间的应用

这一部分对一次性技术在药物终产品无菌灌装方面的应用进行了综述。传统意义上，药物的无菌灌装过程几乎无一例外地使用不锈钢设备，基础设施可以反复使用。随着时间的推移，一次性材料逐渐进入制造过程。通常在包括过滤和药物传输步骤是最适合使用抛弃型塑料材料的。当前灌装工厂使用的是一次性和重复使用技术的混合模式。不过，可以预计，在灌装工厂一次性技术应用的水平将会逐渐提高，尤其是当销售商开发出更加具有创新性的一次性设备的情况下。

一次性技术与塑料的使用密切相连，塑料不仅用于产品的制造过程，而且在药品的灌装过程也早已有用作药品最终包装容器材料的历史。加工液体药物制剂的工厂不论使用吹瓶灌装密封技术还是灌装入塑料静脉输液袋都在很大程度上使用一次性塑料材料，因为药物容器不再由玻璃制成。同样的观察适用于预充注射器和环烯烃聚合物药瓶的无菌操作过程。

另外，如果将一个多产品、多模式研发单位的灌装工厂与一个仅有少数几个产品但规模更大的商业化工厂进行比较，就会发现采用一次性技术的水平存在差异。

在这方面 Vogt 和 Paust[27]也做过阐述，其结论是一次性技术最适合应用于筛选、开发和中试阶段，规模从毫升至几升，之后是混合模式的技术用于临床试验药物的制备（最大至 100 L），而基于不锈钢的基础设施在大体积（1000 L 及以上）商业生产中占首要地位。这样一种分类对生产原料药（API）的工厂无疑很有意义，虽然其生物反应器的体积要比在药品灌装工厂看到的批次体积大得多，但其仍可作为灌装领域的指南。

最后，在灌装过程采用一次性技术的动力与进行 API 发酵和纯化的原液生产厂是相同的，可归结为下列几点[28]：

- 降低（交叉）污染风险；
- 缩短启动时间和生产切换时间；
- 降低空间需求；
- 降低清洗和灭菌需求；
- 减少工厂验证工作；
- 增加灵活性和简单性。

因为灌装是药物生产的最后过程，最大的顾虑之一就是与药品直接接触材料的可浸出物和可萃取物风险。对于灌装现场避免额外的负担和时间、成本的投入来说，析出物和浸出物研究及混合、过滤试验的综合性研究数据是非常重要的。在这种情况下，对材料和供应商的明智选择将成为对药品供应链的战略性决定，可以优化一次性技术的收益，不论是对原液还是制剂灌装场地均如此。与析出物/浸出物研究相关的验证负担，目前被认为是采用一次性技术的限制因素之一，在一定程度上大于其收益。这种成本/收益比较无疑是公司决定支持或反对采用一次性技术的关键参数。许多一次性设备和组件的销售商和制造商都提供详尽的可浸出物和可萃取物研究报告。

41.5.1 塑料在灌装过程中的角色

如前所述，"一次性使用"和"抛弃型"指使用后丢弃的材料。在重点关注灌装工艺过程时，我们需要区分：

- 灌装生产过程中使用的一次性组件。
- 盛放药物的一次性容器。

对这两个方面将在下面的部分进一步详细讨论。

41.5.2 生物技术药物代表性灌装工艺的单元操作：包含一次性使用材料的步骤

当审视代表性灌装工艺时，可以在下述步骤见到一次性材料的使用（图 41.12）。

- 进料。生物技术药物缓冲液或已在缓冲液中配制的药物原液（PFB）通常由原液 API 工厂供应，装在聚碳酸酯或聚对苯二甲酸乙二醇酯（PET-G）螺口瓶中。另外，现在已经有了更复杂的可控冷冻技术，用于运输和解冻的塑料袋也已在使用。

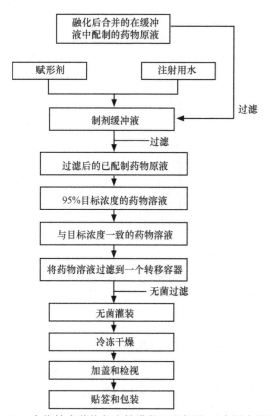

图 41.12 生物技术药物代表性灌装工艺概览。（本图全彩图片可由 http://onlinelibrary.wiley.com/book/10.1002/9780470054581 获得。）

• 合并和混合步骤。这是一个一次性技术正在增长的领域。整合了混合功能的塑料袋已上市数年，这些袋子使用磁力搅拌棒或整合型叶轮（＞50 L），提供了使用的灵活性，代替了昂贵的不锈钢罐。另外，连接高浓度药物原液和储存在袋子中的缓冲溶液并稀释至终浓度的一次性转运系统也已广为使用，在一定程度上与 API 原料工厂使用的特征相同。一次性管子或转运系统的材料可选用铂金硬化硅胶管。

• 工艺中测试（IPT）取样。带有取样功能的预灭菌一次性袋子（如图 41.13 中的 NovaSeptum、Aseptic ProcessEquipment）可以允许从生产过程中取样而没有污染的风险。这一技术常用于不锈钢罐从专用取样口的操作，其代表性的应用领域是微生物和内毒素检测。

• 过滤。这是一次性设备应用的核心领域。用于液体过滤和排气或充填气体过滤的预灭菌滤器装置已应用多年，其在无菌灌装过程中的应用被认为是最先进的。

• 灌装。这无疑是一次性技术需要进一步发展的领域。当前，大多数灌装设备，尤其在商业生产水平，仍然使用大体积灌装系统，如不锈钢或陶瓷旋转活塞泵。这些泵具有良好的分装精度，通过了鉴定认证而且操作稳健。用塑料代替不锈钢会在需求的强度耐受性和过度磨损方面增加制造方面的困难，而且漏液的风险会是另一个问题。这些制约因素使得目前不可能把活塞泵作为一次性设备使用。如果分装设备的组件能开发成一次性

使用的，药物接触的流路就令人满意了。这方面正变得越来越重要，因为制药工业有越来越多的生物技术药物进入制剂生产过程，科学家、工程师和生产专家都面临着这些大分子新的物理化学性质的挑战。生物技术药物的剪切敏感性最近已经引起了对灌装操作方面的一些关注[29]。一些蛋白质药物对金属表面微小磨损的敏感性和形成不溶性微粒及可见聚合物的问题促使灌装设备供应商改进其分装系统和直接与药液接触的材料。现在，尤其在生物技术领域，可以看到日益增长的对于用低剪切力分装系统取代旋转活塞泵的兴趣，其中就包括组合了低剪切力和一次性使用技术优势的灌装技术。除了已广为使用的蠕动泵技术或基于时间-压力的灌装系统，二者均使用抛弃型软管（硅胶和特氟龙）外，新的一次性灌装系统（如 Bosch 的 Prevas™）最近已上市，将在下面对其进行更详细的讨论。这些系统也使用由聚碳酸酯或聚四氟乙烯（PTFE）制成的一次性灌装针。

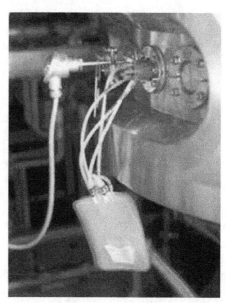

图 41.13 NovaSeptum 取样袋连接于不锈钢罐上用于工艺过程中取样（转载自 Novaseptic）。（本图全彩图片可由 http://onlinelibrary.wiley.com/book/10.1002/9780470054581 获得。）

最近，Fuller 和 Pora[30]报道了一项案例研究，一个承担外包加工的灌装工厂将其不锈钢系统用约90%抛弃型设备生产线代替。进行改进的动因是他们的一个制剂与不锈钢和氧气不相容。改变成一次性设备除解决了这一特定制剂的稳定性问题外，还使得批次加工时间明显缩短。不出所料，时间节省最明显的步骤是清洗、灭菌和设备安装。

图41.14和图41.15是单元操作如何被整合入一次性灌装生产系统的示意图实例。

虽然人们向一次性灌装基础设施的目标所做的努力会增加，但是不太可能在生物技术药物灌装领域看到完全由抛弃型设施组成的工厂，原因是许多生物技术药物需要冷冻干燥来使药物制剂保持长期稳定。先进的冷冻干燥机的 CIP/SIP 特征要求基础设施和动力系统提供

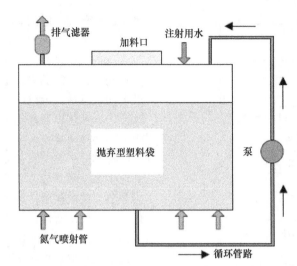

图 41.14 基于一次性组件的混合系统：抛弃型塑料袋配置有塑料排气滤器和充填氮气的软管，代替标准的不锈钢罐（改编自 Fuller 和 Pora[30]）。（本图全彩图片可由 http://onlinelibrary.wiley.com/book/10.1002/9780470054581 获得。）

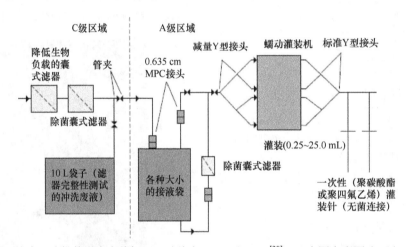

图 41.15 灌装洁净区环境中一次性使用生产线概观（改编自 Fuller 和 Pora[30]）。（本图全彩图片可由 http://onlinelibrary.wiley.com/book/10.1002/9780470054581 获得。）

WFI 和洁净蒸汽。考虑到冷干机需要的真空度和压力范围的巨大跨度及设备灭菌需求，重复使用的不锈钢设备在生物技术药物灌装工厂将仍然是一个关键资产。另外，只要药品包装容器是基于玻璃和橡胶瓶塞成分，基本包材的清洗和灭菌就需要水和蒸汽等同样的基础设施。其结果是，近期内生物技术药物灌装工厂将继续保持抛弃型技术和重复使用技术的混合模式。

41.5.3 一次性灌装技术案例

多年来蠕动泵（图 41.16）一直是应用最广泛也是最易于配合一次性组件使用的灌装系统。这些蠕动系统的组成通常包括产品储液袋、供液管、灌装针，这些组件整合在一起，预先经过伽马射线辐照或蒸汽灭菌。

图 41.17 列举了一套灭菌前的灌装针和接头及软管的组件。有大量各种各样的软管接头，连接处通常用束线带固定。将已灭菌的装配组件从灭菌袋中取出，然后连接到蠕动灌装系统，可以位于灌装机外部，也可以整合入灌装机平台。不过，由于软管的磨损，这一技术受到速度和分

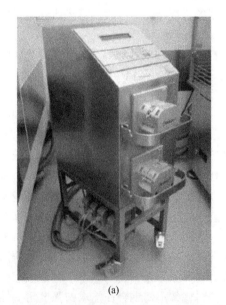

(a)

图 41.16 （a）洁净区使用的移动式双头蠕动泵。（b）打开的泵头，显示嵌入的一次性软管。（本图全彩图片可由 http://onlineelibrary.wiley.com/book/10.1002/978 0470054581 获得。）

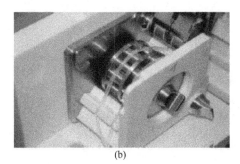

(b)

图 41.16 （续）

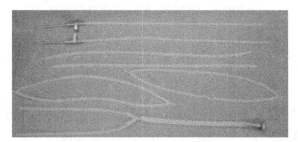

图 41.17 带一次性软管和接头的灌装针组件，与蠕动泵配套使用。针头也可用一次性塑料制品。（本图全彩图片可由 http://onlinelibrary.wiley.com/book/10.1002/9780470054581 获得。）

装精度的局限。另外，与活塞泵或基于时间-压力的分装技术相比，将其放大到高速生产线时也受到限制。

基于时间-压力的灌装系统部分使用一次性组件，但主要局限是这一技术要求对缓冲罐加压。将缓冲罐做成一次性袋子是可能的，但是所用材料承受不了为进行精确分装而施加的压力[31]。

最近的一项创新是 Prevas™预灭菌一次性滚动隔膜泵系统（图 41.18～图 41.20），包括塑料滚动隔膜泵、硅胶管和塑料接头。泵和针头由医用级聚碳酸酯制造，部分由不锈钢加固。此系统为 Bosch 灌装线设计，这可能会限制其在其他厂商的设备上应用。

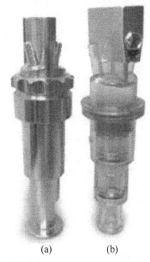

(a)　　　　(b)

图 41.18 滚动隔膜泵 Prevas™。（a）不锈钢；（b）一次性使用。（本图全彩图片可由 http://onlinelibrary.wiley.com/book/10.1002/9780470054581 获得。）

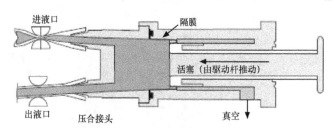

图 41.19 滚动隔膜泵横切面，阐述其工作原理。（本图全彩图片可由 http://onlinelibrary.wiley.com/book/10.1002/97804700 54581 获得。）

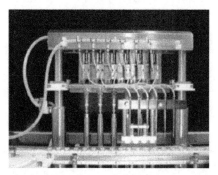

图 41.20 一次性使用 Prevas™灌装模块概观。（本图全彩图片可由 http://onlinelibrary.wiley.com/book/10.1002/9780470054581 获得。）

Brandt 最近开发了一套具有可比性的一次性灌装系统模块。Seripettor™系统（图 41.21）基于该公司业已成熟的

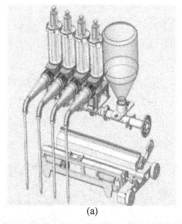

(a)

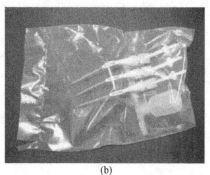

(b)

图 41.21 （a）由独立单元组成的一次性使用 Seripettor™系统，带泵托架；（b）预装配的一次性使用 Seripettor™单元。（本图全彩图片可由 http://onlinelibrary.wiley.com/book/10.1002/9780470054581 获得。）

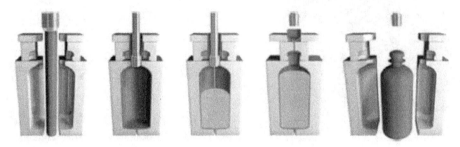

图 41.22 吹瓶灌装密封技术的工艺步骤（从左至右）：坯料挤出；模具关闭，切割坯料；灌装；关闭模具，密封容器；打开模具，移出完成灌装的容器。（本图全彩图片可由 http://onlinelibrary.wiley.com/book/10.1002/9780470054581 获得。）

分装平台建造。灌装系统预先经过灭菌，在无菌状态使用，可用于机器人灌装操作。这些一次性技术可用于新的灌装工厂，但对于翻新改造整合进已有的灌装线价值有限。

41.5.4 塑料制品用于药物产品容器的实例

吹瓶灌装密封技术广泛应用于单个包装的眼科用药和大体积及小体积注射剂的无菌灌装。近年来由于生物制剂、蛋白质、混悬液及其他复杂溶液制剂的增多，这一技术获得了更多的市场关注。这些重要的产品常常不能承受长时间暴露于高温环境，因为那会造成产品降解。无菌吹瓶灌装密封技术可以在室温下将这些药液加工分装进最终的塑料容器而不受操作者干扰[32]，因为这是全自动的过程，所以其无菌保证水平优于经典的无菌操作过程。Lu 和 Frank[33] 报道他们成功验证了一个生物技术药物利用吹瓶灌装密封技术进行灌的工作。相关工艺步骤的概观见图 41.22。

这一技术主要使用聚乙烯（PE）和聚丙烯（PP）（示例见图 41.23），FDA 认为这两种材料为惰性[32]。最近已有更复杂的多层共挤材料被开发出来，限制了氧气从 PE 和 PP 材料的渗透。

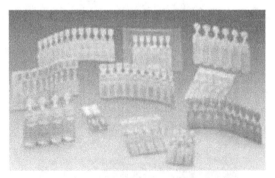

图 41.23 采用吹瓶灌装密封技术制备的灌装药品的塑料容器实例。（本图全彩图片可由 http://onlinelibrary.wiley.com/book/10.1002/9780470054581 获得。）

除了这一广为使用的工艺平台外，最近一项新的用于环烯烃聚合物制备的密封塑料瓶的灌装概念已被开发出来。这一技术可以将溶液灌装入预先灭菌的密封塑料瓶中，然后用激光将片状瓶塞重新密封。同样，现在已有预先灭菌的、可直接用于灌装的塑料注射器，

以塑料桶的包装形式供应灌装工厂。最后，一次性塑料将会在器械和组合生产领域发挥重要作用，其中一次性自动注射器用于注射剂给药。

41.5.5 一次性设施引进灌装工艺方面的考虑要点

关于引入一次性技术在总体上的益处和缺点已在文献中有过广泛讨论，此处不再进一步阐述。按照 Philipps[34] 的观点，现在已经不再需要去说服终端用户关于工艺中整合抛弃型技术会在成本/规模控制及在工艺的简单性/灵活性方面增加价值。"我们是否应该使用抛弃型材料"已经不再是一个问题，问题变成了"我们应该用什么"和"我们应该怎么用"。下面将讨论在无菌灌装环境涉及采用一次性技术时需审慎考虑的几个方面。

生物技术药物的灌装通常必须依赖无菌工艺过程，包括除菌过滤，因为其活性药物成分大多情况下都对最终包装的射线辐照非常敏感。因而，生产线的一次性组件需要以无菌状态供应，将物料转运至无菌间或灌装隔离器。这就将除菌验证工作转移到了组件供应商，使得终端用户更加依赖于销售商的质量和供应链的稳定性。有些公司不愿意将灭菌过程外包，因为这会使他们更加依赖特定的销售商，并且对无菌质量的控制能力减弱。

41.5.6 小结

考虑到卫生保健行业的总体成本形势，一次性技术的话题获得了制药工业的很多关注，因为优化工艺降低新药生产成本的压力持续存在。这一需要也极大地促进了销售商向制药公司提供一次性材料和技术。未来十年，生物技术药物的数量将会显著增长，当需要确定新产品生产的先决条件时，重点就将会放在对于所需资金、资源和费用的详细分析。通过与目前仍占主流地位的不锈钢基础设施相比较，分析结果将对支持或反对采用一次性产品起到重要作用。另外，成功实施一次性技术很大程度上还依赖于终端用户从一次性产品的质量、过程控制、销售商提供的相关验证服务等获得的便捷程度。

一次性技术在灌装领域的应用和经验将会逐步增多，这很大程度上得益于以前在原料 API 生产厂积累的

技术诀窍。不出所料，当前关于一次性技术的可用文献大多是关于一次性技术在 API 发酵和纯化方面的应用，只有很少涉及灌装领域。随着更多的协会团体也开始强调一次性技术在药物终产品生产过程中的应用，这一现象将会有所改观。其中，国际制药工程协会（ISPE）和注射药物协会（PDA）已经建立了实践委员会和兴趣小组进行信息分享，并描绘了一次性技术在制药企业的发展方向。不过，预计将来的灌装领域将会是重复使用设备和一次性组件的混合模式，后者在比大规模操作要求更高水平灵活性的多产品研发环境中更占优势。

41.6 培养基和缓冲剂

制备临床试验样品的中试工厂面临着经常更换产品的需求，造成时间安排和任务计划的改变，尤其是在培养基和缓冲液配制方面。多产品环境、快速切换需求及交叉污染的风险都要求能灵活解决培养基和缓冲液的配制问题。一次性系统能够满足多品种临床试验样品制备中试工厂涉及培养基/缓冲液制备的诸多需求。

41.6.1 不锈钢系统

玻璃和不锈钢容器传统上用于培养基和缓冲溶液的制备。这些容器通常都需要很长时间的清洗过程以保证最小的交叉携带或交叉污染。过程中需使用各种设备如软管、混合棒、阀门组件，以及连接各独立配制过程的接头等，这些设备被组装、清洗、分离、监测，这些操作要求花费大量的时间和材料才能准备和完成每种溶液的配制。

这些溶液用常规方式准备好后，就被储存在特定的盛放容器中。与多品种制剂系统一样，这些盛放容器需要进行清洗、灭菌及残留物检测。这些容器经常专用于特定培养基或缓冲液的盛放，导致更高的资金成本和较差的灵活性。

41.6.2 SU 系统

如果一个多品种工厂的工艺开发环境没有遵从标准的平台模式（即每个产品具有不同的工艺步骤，使用独特的培养基和缓冲液），那么终端用户就需要一次性系统的灵活性。尤其在培养基和缓冲液配制区域，非平台工艺开发环境会造成多种多样的配方和很多不同的批次规模。规模生产的经济性很难体现，因为培养基和缓冲液通常批量很小，而且配方各不相同[35]。

工厂设计是驱动采用一次性系统的另一个因素。如果培养基和缓冲液配制需要准备含动物源成分培养基、不含动物源成分培养基及各种配方的缓冲液，而又没有提供专用的不锈钢容器，那么一次性使用的混合器、转运管路、滤器和容器就可被灵活地用来准备多种工艺步骤所需的各种粉末和溶液。培养基和缓冲液配制可以使用一个一次性容器托架，这样就减少了工厂的占地面积。

41.6.2.1 一次性使用系统的优势

在培养基和缓冲液配制区域使用一次性系统的一个明显益处是有可能避免或减少不同类型的浪费，尤其是过量生产的浪费，即制备比实际需要更多的量的现象，通过使用一次性系统可以大为减少。与不锈钢容器相比，一次性系统可以提供很宽泛的工作体积范围，这样一来，过量制备培养基和缓冲液就不太可能发生，因为批量制备体积可以更贴近实际需求。

拿来即用型一次性组件可以显著减少动力浪费。一个动力浪费的实例发生在传统的配制和过滤组件如不锈钢输液管、过滤传输管、玻璃配制设备的准备和灭菌阶段。这种超常工作导致人体工程学问题、大量直接的体力劳动，以及使用昂贵的公用动力，如用于灭菌的洁净蒸汽。我们发现，大部分组件可以由一个供应商准备和灭菌。

一次性系统可以减少或消除存货的浪费，如不锈钢配液系统的备件。一次性系统可以为特定的操作灵活地制备培养基和缓冲液，几乎不需存货。采用供应商控制的盘存制度可以减少内部一次性袋子和组件的库存量。在这个过程中，供应商管理客户的库存，保证有正确数量的一次性系统备用。

为了使一次性系统的灵活性达到最大化并使一次性组件的库存量最小，通用型袋子系统（图 41.24）最近被开发出来，这种袋子具多重构型，可"通用"于过滤不同批次大小的培养基和缓冲溶液、储存和运输产品、移送工艺废料。这种一次性系统具有几种优势，包括选择多种袋子大小、包含无菌连接装置、可同时过滤液体到多个袋子中。其结果是"即插即用"的概念大大增加了灵活性而不用增加不必要的库存。如果在整个生产过程中使用这种袋子系统，与客户定制的按照每种工艺应用设计的过滤流路或多端系统相比，这种设计具有更高的灵活性和通用性。这种通用性概念使库存从大量的各种各样的袋子减少到少数几种不同的通用性组配。

除了占地面积小，一次性系统还能随时移动。图 41.25

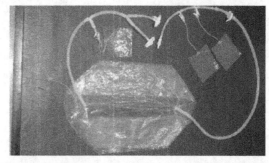

图 41.24 通用袋系统（Millipore 公司）。（本图全彩图片可由 http:// nlinelibrary.wiley.com/book/10.1002/9780470054581 获得。）

是一个 750 L Hynetics 系统，包括抛弃型配制袋、粉末加料袋、不与产品接触的混合装置、抛弃型输液管。因为一次性混合系统不需要工艺过程管路和清洗设备，洁净间的空间需求减小[36]。这些一次性混合系统的工作体积范围可以扩展，而传统的不锈钢或玻璃混合系统则受限于固定外壳的工作体积。一次性混合系统能够完全整合进文件控制系统，在这点上与传统的不锈钢混合系统相同。

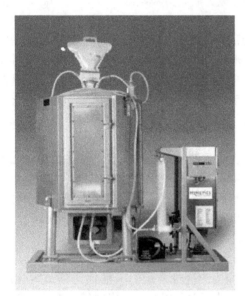

图 41.25 750 L 一次性使用混合系统（Hynetics 公司）。（本图全彩图片可由 http://onlinelibrary.wiley.com/book/10.1002/9780470054581 获得。）

一次性材料和系统提供的另一项优势是减少了组装时总体的体力工作。图 41.26 展示了完全准备好的、预先经过灭菌的管子和滤器组件，拿来就可以使用。以前，各种独立组件，如管子和滤器组件都需要手工准备，并用常规方法灭菌，这都是生产过程的一部分，接入工艺流程的过程非常复杂。现在逐渐增长的趋势是从供应商处采购已完全准备好并已灭菌的这些组件，可减少清洗用动力消耗和体力工作[37]。

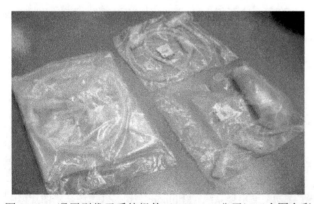

图 41.26 通用型袋子系统组件（Millipore 公司）。（本图全彩图片可由 http://onlinelibrary.wiley.com/book/10.1002/9780470054581 获得。）

41.6.2.2　一次性使用系统的不足

企业一旦决定采用一次性系统，就有赖于供应商满足生产时间要求的能力。如果供应商不能兑现承诺的供货日期，生产操作就会延迟，直至产品到货。库存和供货计划成为保证所选择的供应商维持满足计划所需库存的关键。

袋子和组件在运输过程中可能会损坏，在安装时可能会被刺破，在制造过程中如果出现问题可能会造成有缺陷的材料。产品的不足和缺陷可能包括：开口错误密封、针孔、方向偏离的注塑连接、不完整的塑料接缝等。一次性系统的不足和缺陷可以导致成本巨大的返工、产品或设施污染，以及生产时间表的延迟。供应商应对这些挑战所采取的纠正措施包括：增加完整性检测频率，与膜材料供应商合作以保证无缺陷产品，与终端用户合作解决产品不足。很重要的一件事是要明白终端用户每次收到的都是一个新的一次性系统，而不像不锈钢系统那样建好一次然后使用很多次。袋子的有些装配步骤还是手工操作，有些是半自动，这要求有训练良好的一次性系统装配工人和可靠的质量系统。

41.7　成本

不论是要新建一个制药厂还是对已有工厂进行改建，都需要在设计的早期阶段就决定使用多少一次性设备，这牵涉到平面布局及对设施规格的选择。过去 4 年里，一次性技术的发展已经包括了生物工艺流程的所有工艺步骤。而且，一次性设备的发展已经可以适用于商业化制药厂规模的操作。

采用一次性技术的主要驱动力来自其灵活性、较低的资金成本、使用简便、使用后清洗工作降至最少。一次性设备总体上要求更少的空间占用和更少的动力消耗，与使用不锈钢的工厂相比，这就意味着更低的资金成本。另外，采用一次性设备的中试工厂生产单克隆抗体的成本要比采用固定不锈钢设备的成本低。下面有几个表格对一次性技术工厂与不锈钢设备工厂的工艺经济学进行了比较。

41.7.1　总体资金成本和空间需求

表 41.3 用实例说明了每一个不锈钢工艺步骤的一次性技术解决方案。假定：设备成本仅为资金成本；空间成本按平均 800 美元/ft² 估算，不锈钢容器 200 美元/L，生物反应器 300 美元/L；用 Millipore 一次性 Pod 滤器 D0HC 代替不锈钢离心机，A1HC 滤器（译者注：原文为 AIHC，与表 41.3 不一致，这是 Millipore 深层过滤一次性滤器的型号，应为 A1HC）在离心机或 D0HC 滤器后使用；一次性层析设备滑车，一个丙烯酸塑料柱，带不锈钢柱头/

筛板，包括同一个供应商的 40 cm（20 L）不锈钢柱或 36 cm（20 L）一次性柱；一次性层析设备滑车流路系统为每个 7500 美元；对于培养基/缓冲液制备，仅需一个 1000 L 一次性使用混合器（SUM），因为一次性设备周转很快，可用于培养基和缓冲液的配制；没有包括过程中检测室、办公室和走廊；任何一次性组件进入工厂前已经过清洁和灭菌；在一次性技术工厂中没有 CIP 或 SIP 或高压灭菌操作，WFI 仅在工艺过程中供应和使用。

表 41.3　新建工厂整个设备流程的空间和设备成本

设备	步骤	不锈钢空间/GSF	一次性空间/GSF	不锈钢设备/美元	一次性设备/美元
摇瓶（玻璃或一次性）-20 L 不锈钢批式或 20 L 袋子	前培养	300	300	200 000	100 000
50 L	种子/批式生产	40	12	150 000	40 000
50 L	种子/批式生产	40	12	150 000	40 000
250 L	种子/批式生产	45	15	200 000	60 000
250 L	种子/批式生产	45	15	200 000	60 000
2000 L	种子/批式生产	50	15	950 000	550 000
2000 L	种子/批式生产	50	15	950 000	550 000
补料容器×4	生产批式补料	80	60	200 000	100 000
10LPM，A1HC	离心和过滤	150	0	600 000	0
D0HC/A1HC	过滤	0	50	0	250 000
1000 L	盛放容器	64	10	200 000	10 000
1/2" 层析设备滑车，40 cm，介质	亲和层析，层析介质价格 1.3 万美元/L	30	30	530 000	487 500
100 L×1	病毒灭活	8	4	50 000	500
100 L×1	中和	8	4	50 000	500
1/2" 层析设备滑车，40 cm，介质	阳离子交换层析，层析介质价格 2000 美元/L	30	30	350 000	237 500
100 L×1	盛放容器	8	4	50 000	500
1/2" 层析设备滑车，40cm，介质	阴离子交换层析，层析介质价格 2000 美元/L	30	30	350 000	237 500
100 L×1	盛放容器	8	4	50 000	500
1/2" 过滤系统滑车，4 M²	病毒过滤	30	30	50 000	10 000
100 L×1	盛放容器	8	4	50 000	500
1/2" 超滤系统滑车，5 M²	超滤	30	30	250 000	195 000
50 L×1	盛放容器	8	4	50 000	500
推车和微生物安全柜	配制/灌装	30	30	50 000	50 000
50 L×1	盛放容器	8	4	50 000	500
冰箱	冷冻	400	400	100 000	100 000
称量及分配	培养基/缓冲液制备	400	400	50 000	50 000
1000-200 L	培养基制备	64	10	200 000	120 000
1000-200 L	缓冲液制备	64	10	200 000	0
500-100 L	缓冲液制备	50	8	100 000	80 000
200-50 L	培养基/缓冲液制备	20	8	80 000	50 000
清洗机		100	0	250 000	0
高压蒸汽灭菌器		100	0	350 000	0
CIP 单元滑车		100	0	250 000	0
SIP		100	0	100 000	0
WFI		200	200	100 000	80 000
机械空间		1 000	800	100 000	80 000
储存	仓库	500	750	0	0
总 GSF	总数（上面各项）	4 198	3 288	0	0
总成本	总 GSF×800 美元	3 358 400 美元	2 630 400	7 610 000	3 541 000
一次性技术节省			20%~40%		50%~60%

注：GSF，ft²；CIP，原位清洁；SIP，在线蒸汽灭菌；WFI，注射用水。

41.7.2 选择不锈钢或一次性反应器的经济学

对于在已有的工厂中用一次性反应器代替不锈钢反应器，或在新建工厂时选择一次性反应器的理由，在表41.4 中进行了说明[38]，项目包括资金、验证、预防性维护（PM），以及运行成本。对于一个 44 周的生产年，使用一次性技术可以多完成 50% 的运行批次，每年增加的成本为 15%，商品成本（COG）则会降低。从已有工厂中移走不锈钢反应器的成本没有包括在内，因为这会因机构或地理位置的不同而存在巨大差异，而且只在第一年发生。

表 41.4　2000 L 不锈钢与 2000 L 一次性反应器的年度成本比较，包括资金、安装、验证和运行成本

成本描述或活动	不锈钢		一次性	
	参数	成本	成本	参数
批次资金成本，安装，称量，泵，控制		$950 000	$500 000ª	
批次验证	成本的 0.10	$950 000	$500 000	成本的 0.10
CIP 单元	固定	$150 000		不需要ª
验证 CIP 单元	成本的 0.10	$15 000		不需要ª
运行预防性维护（每年），泵，垫圈，仪表	成本的 0.05	$55 000	$25 000	成本的 0.05
年度资金成本，10 年折旧	成本的 0.10	$110 000	$50 000	成本的 0.10
系统操作——组装，启动，不锈钢 SIP	12 h	$1 800	$450	3 hª
运行时间（8 h/工作日，+12 h/周末）	92 h	$13 800	$13 800	92 h
灭活，不锈钢 CIP	8 h	$1 200	$300	2 hª
不锈钢转换 CIP	8 h	$1 200		
生物危害废料，$1.87/lb	5 lb	$9	$56	30 lb
每次活动的人数	2 人			2 人
清洁验证 QC FTE 时间	16 h	$1 200	$0	0
每人每小时成本	$75/h			$75/h
所有步骤的培养基缓冲液数量	4			4
总体积，包括所有步骤	2000 L	$16 000	$16 000	2000 L
每升平均成本（包括材料、水、袋子、FTE）	$8.00/L			$8.00/L
滤膜等，每批	每批$1 100	$1 100	$0	每批$0
更换耗材（O 形圈、阀、隔膜、喷头、垫圈），每不锈钢运行批，或一次性设备袋子、波纹管	每批$4 000	$4 000	$3 900	每批$3 900
CIP 用水	4 000 L	$40	$0	0L
每升平均成本（包括设备折旧）	$0.02/L			$0.02/L
每运行批 CIP 验证		$2 000	$0	
一次运行的总体设备成本，包括验证		$1 210 000	$550 000	−120%ª
不含 CIP 单元		$1 045 000	$550 000	−90%ª
年度检修——装配、组织、不锈钢系统 SIP	12 h	$26 400	$9 900	3 h
运行时间（8 h/工作日，+12 h/周末）	92 h	$202 400	$303 600	92 h
灭活，移走袋子，不锈钢系统 CIP	8 h	$17 600	$6 600	2 h
转换 CIP	8 h	$0		
所有不锈钢系统运行批的 CIP 验证		$46 933		
生物危害废料，装箱		$137	$1 234ᵇ	
CIP 库存托盘空间，$900/（托盘·年）	1 托盘	$900	$2 700	3 托盘
不锈钢系统的消耗备件，或一次性系统的袋子/波纹管	无ᶜ	$16 133	$85 800	
使用频率	3.0 周			2.0 周ª
44 周内的运转次数	15 批			22 批ª
44 周使用的所有培养基/缓冲液		$235 253	$352 000	多 50% 运转批ª
每年预防性维护		$55 000	$25 000	

成本描述或活动	不锈钢		一次性	
	参数	成本	成本	参数
每年折旧（连续 10 年）		$110 000	$50 000	
每年成本，包括预防性维护和折旧		$710 757	$836 834[b]	15%[b]
每 44 周总产量		29 333g	44 000g[a]	
每克成本（包括预防性维护和折旧）		$24/g	$19/g	

注：假设产量为 1.0 g/L，或 2.0 kg/批，250 L 种子/批次，900 L 生产培养基和 850 L 额外体积。

a 代表着一次性技术与不锈钢系统相比的显著优势。

b 代表着一次性技术与不锈钢系统相比显著增加的额外成本，以及 850 L 额外体积。

c "无"表示一种在生产批次间不更换橡胶类制品的保守情况，如果填写"有"，则需要进行额外的 CIP，将增加消耗备件成本。

41.7.3 单一步骤改变对商品成本的影响

表 41.5 列举了对主要工艺步骤的分解和与每一步相关的 COG[39]。只对一项改变进行了说明，即在收获步骤只使用 Millipore 的 Pod，代替了离心机。我们的估算专注于直接成本，包括耗材、培养基、水、层析介质，以及直接人工成本。因为 Millipore 的 Pod A1HC（译者注：原文为 AIHC，与表 41.3 不一致，这是 Millipore 深层过滤一次性滤器的型号，应为 A1HC）在离心后使用，用 Millipore 的 Pod D0HC 膜代替离心机只是这一技术的简单扩展。这一改变可以放大到 20 000 L 的生产规模生物反应器。在这一实例中，假设单抗从工作细胞库（WCB）冻存管复苏直至获得原液的 COG 为 100 美元/g。

表 41.5 从不锈钢到一次性技术单点改变（一个步骤）的 COG 实例

工艺步骤	描述	COG $100/g	举例步骤改变	COG $96/g
前培养	除菌滤器，wave 袋子，批式	6	—	6
批式培养生产	包括补料	18	—	18
收获	离心和过滤，罐	6	仅用 Pod	2
亲和层析	柱子，层析系统滑车，介质，罐	22	—	22
病毒灭活和中和（VIN）	罐，加样泵	5	—	5
冷冻和储存	速冻，或直接冷冻	4	—	4
转运	地理位置改变	2	—	2
融化	罐	1	—	1
阳离子交换层析（CEX）	柱子，层析系统滑车，介质，罐，滤器	11	—	11
阴离子交换层析（AEX）	柱子，层析系统滑车，介质，罐，滤器	11	—	11
病毒过滤（VF）	过滤系统滑车，囊式滤器，罐	5	—	5
超滤/渗滤（UF/DF）	补液容器，超滤系统滑车，滤膜，罐	7	—	7
配制/灌装/冷冻/储存	罐，滤器	2	—	2
		100		96

在进行这样一种改变之前，通常需要先进行净现值（NPV）和内部收益率（IRR）分析，在电子数据表软件中有标准的算法。如果得到的是正的 NPV 和 IRR≥15%，

则这种建议的改变是可接受的。妨碍进行改变的原因可能包括与商业化操作一致（内部或外包机构）、与平台技术一致、产品质量及产品线中污染物的差异。在表 41.5 的例子中显示了约 4%的 COG 变化，但是避免了使用离心机的费用、操作的复杂性及 CIP 和 SIP，这些可以为使用 Pod 提供明显的动力刺激。

最后，我们还面临环境友好的问题[40]。当 2000 L 的生物反应器完成收获后，塑料袋子、管子、囊式滤器、接头、抛弃型探头、包装袋及包装箱都会被丢弃掉，目前将这些东西回收利用的市场还不存在，因此处理这些废料也会产生成本。使用生物危害箱，最大每个 7 ft³，运输和焚烧的费用为 1.87 美元/lb（表 41.4 生物危害废料）。如果选择使用圆桶，成本会增加大约 3 倍。其他出版的文献描述过不同处理方式的成本的差异，包括单纯焚烧、99%的体积缩小、热电联产及高温分解。如果产生这种废料的几家生产者能够合作建立一个发热发电厂，对社区的影响会非常显著。

41.7.4 小结

大多数一次性系统的最初资金花费少于或相当于相应的不锈钢系统。一次性系统的优势转化为成本节省，体现在：①极大地缩短周转时间；②显著缩短首次开始使用时间（完成安装和验证）；③降低资金和操作成本；④灵活性；⑤减少工艺空间；⑥简化自动化操作；⑦降低验证成本；⑧减少占地面积。要实现 100%一次性技术还存在障碍，原因之一是操作规模，尤其在生物反应器、层析和超滤/渗滤方面。

41.8 结论

在较小的工厂使用一次性设备具有使用方便、极少清洗、产品有可能获得具竞争力的上市时间等优势，其灵活性是许多制药企业希望达到的目标。随着适用于生物药物所有开发阶段的一次性设备的迅猛发展，改建或新建一次性技术中试工厂的机会已经成为现实。随着一次性技术的进一步发展和产能的增加，可以预期我们将会看到从细胞培养到制剂灌装全部采用一次性设备的商业化工厂。

随着技术问题的逐个解决，一次性技术的障碍在持续减小。由于可浸出物和可萃取物的风险，关于一次性技术的顾虑仍然存在，对于生物技术药物这是一个很重要的担忧，必须认真解决。另外，在环境方面，主要是废料处理问题，还没有得到很好的解决。一次性技术的持续发展将依赖于一次性设备的制造商和生物技术公司的紧密合作。

设施的占地面积会显著减小，因为设备及其间的清洗用管路被取消或减至最少。随着单抗生产细胞系的产量从 1～2 g/L 增长到 3～5 g/L 或更高，2000 L 的生物反应器已足够用于商业规模生产。可以预计，工程师将解决当前混合和通气方面的挑战，使 5000 L 一次性反应器变为现实。因为一次性系统移动性更强（即不是固定的），将来进行一次性设备的替代会很容易实现。

层析介质具有强大的分离能力，但同时也具有高昂的成本，因此一段时间内一次性技术不可能取代当今的分离操作模式。不过，支持柱层析的大部分设备、管路、阀门、袋子及传感器等将很快被一次性技术取代。

我们并不预计需要增加培养基/缓冲液的制备规模，现有的各种类型和大小的管路/袋子和管路/管路的组配已可以适应单抗的代表性工艺步骤。我们确实预计到规模增长需求的是超滤/渗滤（UF/DF），目前 Millipore 和 Stedim 的系统是 5 m^2。随着生物反应器的表达水平提高到 3～5 g/L，可以采用多次循环的方式进行下游纯化，或者需要更大面积的超滤/渗滤系统（如 10～20 m^2）。

这些系统中很多也有助于降低成本。随着更多的一次性技术项目的完成，期望工程师和设计公司能够一致应对这种模式转移，找到更好的实施这种技术的方式。实施一次性技术的一个特点是大多数连接都是密闭的，可以使用更少的分级控制区域，从而进一步降低工厂成本。对于每个患者使用剂量为 1～3 mg 的强效化合物，一个 1000～2000 L 生物反应器或至多 6 个反应器的一套系统再配以相关的纯化系列就可以作为商业化生产系统。

翻译：魏敬双 华北制药集团新药研究开发有限责任公司
校对：王 辉 华北制药集团新药研究开发有限责任公司

参 考 文 献

1. Langer ES. Bioprocess Int 2009; 7: 6–8.

2. Pharma 2020. The Vision: Which path will you take? Pricewaterhouse Cooper, June 2008. Google: Pharma2020: The Vision: Which path will you take. Pricewaterhouse Coopers.

3. Article in an electronic publication: andrew Sinclair and Miriam Monge, Biopharm Services Issue: V06. Available at http://www.sartorius.or.kr/nh/fileadmin/sartorius_pdf/stedim/stedim/Quantitative_Analysis_of_Single_Use_Disposables.pdf

4. Article in an electronic publication: victor Papavasileiou, Charles Siletti, PhD, Demetri Petrides, BioPharm International.com PhD. Available at http://biopharminternational.findpharma.com/biopharm/Disposables+Articles/Systematic-Evaluation-of-Single-Use-Systems-Using/ArticleStandard/-Article/detail/566015

5. Article in an electronic publication: Andrew Sinclair and Mirian Monge. Available at http://biopharm-international.findpharma.com/biopharm/Disposables+Advisor/Disposables-Open-Up-Possibilities-in-Facility-Desi/ArticleStandard/Article/detail/53205.

6. Presentation at ISPE: Chris Lorenz from Genentech, "Technologies of the Future: Disposables at Genentech". San Francisco; 2008 Feb 28. Available at http://www.ispe.org/galleries/sanfrancisco-files/Lorenz_ISPE_Presentation_0-22808.pdf

7. Article in an electronic publication: James M. Robinson. Available at http://biopharminternational.-findpharma.com/biopharm/FeatureRotatingArticle/article/detail/575563

8. Martin J, Hartzel W, Vogel J, Mongue M, Repetto R. Bioprocess Int 2009; 7 Suppl 4:9–10, 12, 14, 15–16. (Organizing the Organizations of Single-Use Manufacturing).

9. Wood C, Richardson N, Bhatia R, Ozturk S. The evolution of a disposable stirred tank bioreactor at centocor –from concept to GMP implementation. Abstracts of Papers, 234th ACS National Meeting; 2007 Aug 19–23; Boston, MA; BIOT-248.

10. Bhatia R, Wood C, Richardson N, Ozturk S. Development of a large-scale stirred-tank disposable bioreactor for cell culture processes. Abstracts of Papers, 232nd ACS National Meeting; 2006 Sep 10–14; San Francisco, CA, BIOT-155.

11. Markovic I. Am Pharm Rev 2009; 96: 98–101.

12. Markovic I. Expert Opin Drug Saf 2007; 6(5): 487–491.

13. Raymond R, Sette A, Martin J, St. Laurent J, Hartzel B, Hockstad M, Jahn D, Lehman T, Murphy T, Pembleton B, Potheir N, Stover J, Swisher L. Bioprocess Int 2008; 6 Suppl 3:28, 30, 32, 34, 36–40. (Recommendations for Extractables and Leachables Testing).

14. Bestwick D, Raymond R. Bioprocess Int 2009; 7 Suppl 1:88–90, 92, 94. (Extractables and Leachables from Single-Use Disposables).

15. Wells B, Boehm J, Cardona M, Gettings R, Gupta V, Hockstad M, Kossay B. Bioprocess Int 2008; 6 Suppl 3:24, 26–27. (Guide to disposal of single - use bioprocess systems: disposals subcommittee of the bio-process systems alliance).

16. Rao G, Moreira A, Brorson K. Biotechnol Bioeng 2009; 102(2): 348–356. (Disposable bioprocessing: the future has arrived).

17. Galka N. Filtr Sep 2007; 44: 18–21.

18. Low D, O'Leary R, Pujar NS. J Chromatogr B 2007; 848: 48–63.

19. Sinclair A, Monge M. Biopharm Int 2008; 22(2): 24–29.

20. Garbarino T, Odegaard D. Contract Pharm 2009; 11(4): 62–67.

21. Gottschalk U. Biotechnol Prog 2008; 24: 496–503.

22. Glynn J, Hagerty T, Pabst T, Annathur G, Thomas K, Johnson P, Ramasubramanyan N, Mensah P. Biopharm Int 2009 Mar Suppl: 16–20.

23. Bisschops M, Frick L, Fulton S, Ransohoff T. Bioprocess Int 2009; 7(S6): 18–23.

24. Clutterbuck A, Kenworthy J, Liddell J. Biopharm Int 2007; 20(5): 44–54.

25. Zhou JX, Solamo F, Hong T, Shearer M, Tressel T. Biotechnol Bioeng 2008; 100: 488–496.

26. Gottschalk U. Advances in biochemical engineering/biotechnology (Online). New York: Springer; 2009. Available at http://springerlink.com/content/5471kk5nx 500302k/?p=f31f70c829234504aba8d438e5bfb0ce&pi=2.

27. Vogt R, Paust T. Bioprocess Int 2009; 7(1): 72–77.

28. PDA workshop on Disposables/Single-Use-Technology, Munich, 3-4 March 2009.

29. Bausch UJ. In edoc University Library of Basel (online). Available at http://edoc.unibas.ch/diss/DissB_8427, 2008.

30. Fuller M, Pora H. Bioprocess Int 2008; 6(10): 30–36.

31. Isberg E. In: Lysfjord J, editor. Volume 1, Practical aseptic processing-fill and finish. Bethesda, MD: PDA; 2009. pp. 167–180.

32. Reed CH. In: Lysfjord J, editor. Volume 2, Practical aseptic processing-fill and finish. Bethesda, MD: PDA; 2009. pp. 223–246.

33. Wu LV, Leo F. In: Avis EK, Wu LV, editors. Biotechnology and biopharmaceutical manufacturing, processing, and preservation. Boca Raton, Florida: CRC Press; 1996. pp. 265–293.

34. Philips C. Bioprocess Int 2008; Mar Suppl., 6–9.

35. Shingle BM. Case study: an innovative approach to the use of single-use products based on principles of lean manufacturing and process improvement. ISPE Conference on Implementing Development and Manufacturing Technology; 2009 Mar 2–5; Tampa Bay, FL.

36. Utlee ME, Mullen LJ. Pharm Process 2009; 24(3): 12–14.

37. Gonzalez MM. Am Pharm Rev 2007; 10: 78–82.

38. Sandstrom C. Society for biological engineering, Disposables vs. Traditional Equipment –a facility-wide view; 2009. pp. 30–35.

39. Monk J. Society for biological engineering, exploring new paradigms for bioengineering; 2009. pp. 19–22.

40. Rawlings B, Pora H. Bioprocess Int 2009; 7(3): 40–46.

Claude Artois，Jean Didelez，Patrick Florent，and Guy Godeau
University of Surrey，Guildford，Surrey，United Kingdom
SmithKline Beecham Biologicals，Rixensart，Belgium

病毒疫苗的发展开始于大约 50 年前病毒在固定化细胞培养中的繁殖。这种人类病毒在活宿主外生长的能力使病毒疫苗得以发展。本章着重介绍灭活病毒疫苗批量生产的设施设计。许多文中所介绍的设计特征也可以适用于生产其他生物制品。这些图纸由比利时里克森萨特 SmithKline Beecham 生物制剂公司的 C. Vandecasserie 博士提供发表。作者感谢 Doris L. Conrad 女士和 Michael Korcyznski 博士的建设性意见。这对于本章的准备是很有益的。

生产区域和采暖、通风和空调系统（简称暖通空调，HVAC）系统的设计是基于"设施设计的基本要素"和"HVAC 系统参数设计"两部分中描述的概念和技术数据。设施的设计需要适合各种生产过程的要求，包括细胞培养、病毒复制和病毒灭活，如甲型肝炎或非传染性脊髓灰质炎疫苗。设施能接受多菌株的生产策略，容后详述。设施包含所有必要的用于细胞培养、病毒培养、纯化和疫苗灭活的设备和支持服务。对于细胞培养、病毒复制、提纯和疫苗灭活的工业规模设施的设计，应集合工程、生产、维护、验证、质量控制和质量保证各学科，共同建立符合要求的生产和控制系统。由于供应商、承包商、设计师和用户的视角和考虑的优先顺序不同，某些操作性、安全性和质量的要求可能会被忽略。

此外，设施和设备的设计都应满足操作者的期望和GMP 的要求。系统的性能必须有助于操作者达到培训、操作的重现性、安全性、产品质量和维护的要求。

本章试图为读者提供一个全面的设计注意事项。重点放在满足现行药品生产管理规范（cGMP）[1,2]、法规[3,4]和生物安全要求[5]的 HVAC 系统参数和操作流程上。以灭活病毒的批量生产设施为例来说明设计的注意事项，该设施结合了三种主要生物技术挑战，分别为：细胞培养、无菌操作，以及与致病性病毒操作相关的三级生物安全水平。

42.1 设施设计的基本要素

42.1.1 需考虑的要点

生物技术产品的主要生产过程通常涉及从细胞培养开始的操作，包括产品的生物表达、提取和纯化。重组细胞培养或病毒复制系统通常包括一个或多个病毒清除步骤，以确保满足产品安全要求。

另外，生物制品的生产通常包括最终的除菌过滤步骤以获得无菌产品。根据产品的类型、最终用途及整个生产工艺的组织，除菌过滤步骤可能是，也可能不是生产操作中的主要部分。

为了符合 GMP，在设计每个生产区域时都应牢记以下的生物制药设施的特点：

- 人流和物流的独立通道
- 批产品独立递出通道
- 专用 HVAC 系统机组
- 专用水系统
- 对密闭、净化和废物处理的要求
- 专用的多用途或多菌株生产策略

细胞培养时间长并且极易受到污染。病毒的复制增加了一个额外的挑战，活的致病病毒的操作尤为如此。区域的隔离、专用 HVAC 机组、物料净化和污水处理系统代表了必须符合的各种适用法规的额外的技术要求。

适用于生物制品生产的 GMP 法规是特定的：

- 联邦法规第 21 号 600 部分"生物制品"（美国）
- 欧盟 GMP 附录 2 中关于医药产品的法规："人用生物医药产品的生产"

如果开发一个多用途或多产品的生产策略，那么设计特点应体现上述法规中描述的原则。42.1.7 节"专用的多用途或多菌株的生产策略"描述了生产策略如何影响设施的设计。

除菌过滤涉及与药物无菌操作相关的所有要求。用于无菌药品生产的 GMP 的指导方针和法规要求也是特定的（见本章结尾的参考文献）。设施的设计理念应能够通过使用封闭系统使生产容器和转移管路达到初级密闭。这能保持密封并且保护环境、人员和产品。在整个系统中使用的管道倾斜度、焊接点、连接和密封材料的设计，都是为了避免泄漏和保持正压，以保证系统的无菌性。需要使用卫生级的阀门。

处理活的致病性病毒的房间是通过维持负压来实现二级密闭的。请参阅 42.1.3 节"适用 BL2 和 BL3 区域设计特征及工作人员安全预防措施"的内容。

在开放系统下进行的细胞培养或无菌操作的无菌性，应当由着装适当并经过无菌操作和技术培训的人员通过使用层流气流（100 级）来实现。

本章的作者提出了一个房间级别的描述（表 42.1），符合欧盟 GMP 附录 1"无菌药品的生产（1997 年 1 月）"和美国 FDA 药品无菌工艺指南及美国联邦标准 209E[6]。

图 42.1 阐明了灭活病毒疫苗批量生产设施设计中用到的人流、物流和产品流的概念。图 42.2 提供了该设施的布局图。

42.1.1.1　房间级别说明

在制药环境中，通过设计和平衡房间气压和定向气流来创造从控制级别较高或关键区域到控制级别较低区域的正压级联[7,8]。根据房间的洁净度水平来确定其级别[6~8]。

在操作活的致病微生物的生物制药环境中，生产区域使用的 HVAC 系统应当根据生物安全性[5]要求和 cGMP[3,4] 的要求分隔。HVAC 系统的分隔应当防止这些特定的生产区域之间的空气循环[9]。为了符合生物安全性要求和维持无菌环境，气锁被广泛应用。房间和相邻的房间可能会保持负压。排出的空气是由高效空气（HEPA）过滤器过滤过的。

表 42.1　生物制药、细胞培养、生产设施中常见的一系列工艺房间级别划分指南 [a]

生产区域分级						
欧盟级别	美国级别	静态	动态	操作类别	微生物要求	
					每 m³	每 10 ft³
A	100	100	100	无菌产品暴露于环境中的无菌操作	<1	<0.3
B	10 000	100	10 000	围绕百级（A 级）的无菌区。房间压强相对相邻的洁净度级别较低的房间是正压	<10	<3
B	10 000	1 000[b]	10 000	围绕百级（A 级）的无菌区。由于操作致病微生物，房间的绝对压强是负压。房间用于无菌细胞培养和病毒复制	<18	<5
C	100 000	10 000	100 000	发酵/提取，非无菌培养基制备，抗原纯化，已灌装容器的压盖，清洁和灭菌的物料的储存	<85	<25
D	100 000	100 000	100 000	配备层流罩的物料包装间。任何用于设备和物料灭菌的房间	<85	<25
未分级	未分级	100 000	NA[c]	物料清洗间，非无菌走廊，办公室，中间过程控制实验室，灯检室，物料、产品和设备存储间	NA[c]	NA[c]

a 按照静态和动态条件进行区域级别划分。静态条件：房间级别是在静止状态下、所有设备处于运行状态但区域内无人员流动条件下确定的。动态条件：房间级别是在设备运行、人员进行生产操作条件下确定的。

b 作者提出了一个负压下 1000 级的房间的建议。是否接受这个概念将取决于新生物技术设施的设计者在概念研究阶段进行的风险评估。

c 不适用。

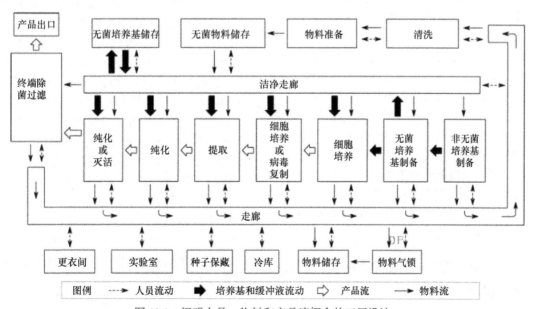

图 42.1　阐明人员、物料和产品流概念的工厂设计。

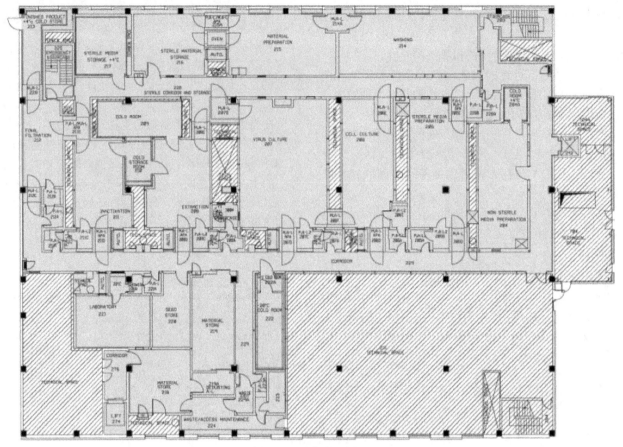

图 42.2　总体布局图。

42.1.2　人员流动

　　人员应通过一个通用的入口进入厂房。设施的设计应使卫生间、女更衣室、男更衣室和行政办公室位于生产核心之外。厂房的入口应是安全的，并仅限经授权的人员进入。这常通过需要插入密码卡的电子锁来实现。人员通过更衣室进入生产核心区。三个更衣室将会满足女职工、男职工和参观人员的更衣要求。更衣室入口也应当包括插入密码卡的电子锁。

　　进入生产核心区域之前，生产人员应该脱去他们的便服，穿上生产服装。之后，人员才可以进入各种工序房间包括无菌生产房间。人员应按照依据生物法规要求而制定的详细流程在生物设施的区域之间移动[10,11]。在进入无菌室之前，生产操作者先进入更衣间（人员气锁），操作人员在这里脱去生产服装，穿戴无菌衣、无菌靴子、无菌头罩、无菌手套及口罩或头盔[10]。

　　图 42.3 阐明了病毒疫苗批量生产房间的人员流动。人员从一层（底层）进入建筑物，该层有三间更衣室。人员使用楼梯或电梯进入二层。

42.1.3　适用 BL2 和 BL3 区域设计特征及工作人员安全预防措施

　　对于涉及传染性微生物的活动，推荐了 4 个级别的生物安全等级（BL）。表 42.2 总结了 BL2 和 BL3 级别

的主要特点。此信息是从美国疾病控制和预防中心（CDC）和美国国立卫生研究院（NIH）的出版物上直接摘录的。

　　为使灭活病毒疫苗（生产）设施中活病毒操作区域符合 BL3 要求而应用的（设计）特点，如下所述。

　　1. 初级隔离。

　　——进入活病毒操作区域的人员仅限于从事生产操作和监督的人员。每次进入 BL3 区域需要进行登记。在详细的设计阶段，每个活病毒的操作区域并没有选择使用电子控制进入系统，因为决定在设施和更衣室的入口处安装需要插入密码卡的电子锁。设施管理者控制这些区域的进入，并限制进入的人员是生产所需的。

　　——液体废弃物通过专门的污水净化站净化。

　　——固体材料通过安装在每一个活病毒操作区域的双扉高压灭菌器净化。高压灭菌器的设计能够在净化周期内将蒸汽冷凝水保持在高压灭菌器内。

　　——人员应穿戴高压灭菌器净化后的工作服、工作鞋、口罩和兜帽。

　　——通过利用 BL3 层流工作台（柜）、封闭系统（可移动或固定的水槽）、操作相关程序的具体培训，来减少人员暴露于活病毒。

　　——人员应接种设施内操作的活病毒的疫苗。

　　——地面和工作台面每天用次氯酸钠溶液消毒清洁。

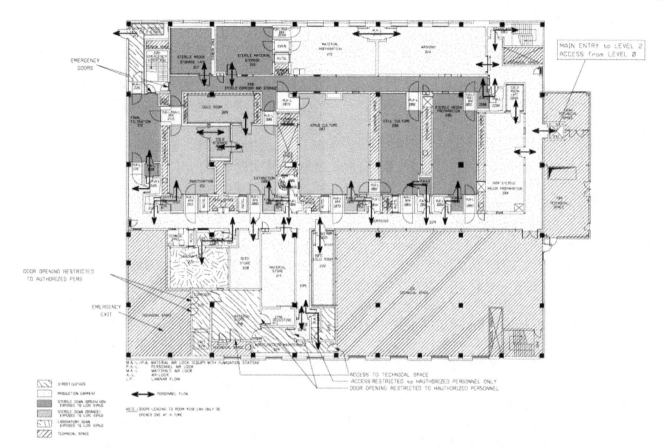

图 42.3 人员流动。人员从一层（底层）进入建筑物，该层有三间更衣室（女更衣室、男更衣室和工作人员/参观者更衣室）。更衣室入口配备需要插入密码卡的电子锁。人员使用楼梯或电梯进入二层。进入无菌室（无菌培养基制备、细胞培养、病毒培养、提纯、灭活、最终过滤、无菌物料储存和无菌培养基储存）之前，生产操作者进入更衣间（人员气锁 1），在那里脱掉蓝色生产服装穿戴有颜色编码的无菌衣、无菌靴子、无菌手套和口罩。

表 42.2 生物安全等级 2 和 3 推荐标准汇总

生物安全等级	媒介	规范	安全设备 （初级隔离）	设施 （二级隔离）
2	与人类疾病相关危害来自于自身接种、摄入、黏膜暴露	标准的微生物规范加上 • 生物危害警告标识 • "专家"的预防措施 • 生物安全手册，定义了任何需要废弃物净化或医学监控的策略	初级隔离涉及 1 级物理密闭装置，用于会引起传染性物料飞溅或气溶胶的媒介的所有操作；人员保护设备，涉及实验防护服、手套，如有必要，呼吸防护	开放式水槽工作台加高压蒸汽灭菌器
3	具有潜在气溶胶传播的本土的或外来的媒介；可能会导致严重或致命后果的疾病	BL2 规范加上 • 受控进入 • 物理的 • 所有污染物的净化 • 实验服清洗前的净化 • 基线血清	与 BL2 类似	BL2 规范加上 • 与通道走廊物理隔离 • 自闭式双开门通道 • 废气不再循环 • 负压气流进入实验室

2. 二级隔离（设施）。

——空气处理机组的隔离：每一个活病毒处理区域都装有专用的空气处理机组。

——废气排气是不能再循环的。送风和回风是经过高效空气（HEPA）过滤器过滤的。

——空气压差：相对大气压力，房间的压力为 30 Pa 负压或–0.12 in 水柱①。气锁是正压的或设计为净化气锁

（见 42.1.4 节 "物料流"）。

——每一个气锁装有自动关闭的双门通道。

——人员气锁由三个物理上独立的隔室组成（见 42.2 节 "HVAC 系统参数设计"）。

人员气锁第一部分：人员脱去生产服装。空气压力是正压（+30 Pa 或+0.12 in 水柱）。

人员气锁第二部分：这一部分装有安全喷淋。空

---

① 1 in 水柱=249 Pa。

气压力是负压（–30 Pa 或–0.12 in 水柱）。

人员气锁第三部分：人员在层流下穿工作服。空气压力是负压（–15 Pa 或–0.6 in 水柱）。

—密闭的窗户和密闭的缝隙。

—HEPA 每 12 个月检测一次。

42.1.4 物料流

所有的原材料和成分在进入生产设施之前都应该由质量控制部门取样、检测和放行。QA/QC 放行的物料应当通过专用的物料纸板箱气锁转移进入生产部门。保护性外包装，如纸板箱和塑料薄膜，都应该在气锁中去除。纸板箱和木材都不能进入生产核心部分，以减少微生物、啮齿动物和昆虫进入生产设施的风险。生产的核心应当包括控制原材料库温度在 2～8℃或者适当的冷藏温度的规定。假如基于时间的隔离程序能够被生产操作者严格执行，那么可以使用同一个气锁来完成用过的原材料从生产核心的退出。

无菌条件下应用的物料必须使用经验证的设备和程序来制备和灭菌。美国联邦法规 21 中 600.11 [12] 描述了生物制品生产中使用的物料灭菌程序的具体要求：灭菌程序的效果不能低于饱和蒸汽在 121.5℃灭菌 20 min 所达到的效果。这个要求高于无菌药品生产期望的 121.5℃

灭菌 15 min 的通用规则。

为了保持包装好物料的无菌状态，生产设施应该设计专用无菌物料储存间。灭菌后的设备和物料应从无菌物料储存间取出，通过清洁走廊和相应的物料气锁，即"进入气锁"，进入适当的生产区域。

使用后，污染的设备和物品应从生产房间经相应的所谓"退出气锁"移除。净化，如有需要，应在高压灭菌器或物料净化气锁内进行。当可移动容器从病毒操作区域移出时，净化气锁用于其外表面的净化。之后，使用纯蒸汽对可移动容器进行在线净化（DIP）。而后，可移动容器被移入净化气锁间进行熏蒸循环。可以使用过氧乙酸或过氧化氢发生器进行熏蒸。

在生产核心区内，物料应遵循单向流原则。图 42.4 说明了在病毒疫苗批量生产设施内设备、物料及废弃物的以下流向。

•已灭菌设备和物料应从无菌物料储存间 216 取出，经过走廊 228 及相应的物料气锁，转移至适当的生产区域。

•用于非无菌培养基制备的固定容器，在每个适当程序后都要进行原位清洁。

•使用后，污染的设备和物料从工艺房间适当地移

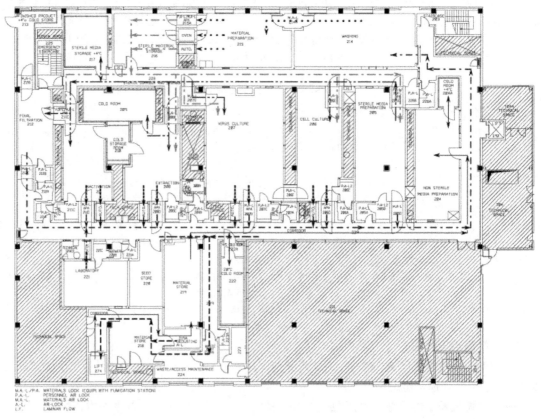

图 42.4 设备、物料及废弃物的流向。

除和净化，在相应的物料气锁间熏蒸或高压蒸汽灭菌器净化后经走廊 229，转移至清洗间 214。

• 物料的清洁遵循适当的清洁流程。已清洁设备和物料，通过气锁 214A 转移到物料准备室 215。

• 如适用，将物料和设备包裹、组装并经高压蒸汽灭菌器、干热烘箱或在熏蒸气锁（215A）内灭菌后，储存在 216 室直至使用。

• 废弃物和一次性材料净化后的丢弃是通过走廊 229、废弃物出口 229A、废弃物/进入缓冲区 224、物料储藏室 218、走廊 276，使用电梯 274 从生产核心区移除。

42.1.5　产品流

当考虑设施设计时，应注意解决以下关于产品流动的担忧。

• 工作细胞库和工作种子库的专用储存设备。

• 从培养基和缓冲液准备一直到产品输出的单向产品流动。

• 活体微生物的操作区和无活体微生物操作的区域要进行隔离。

• 专用的产品储藏室和产品出口。

42.1.5.1　工作细胞库和工作种子库的专用储存设备

主代细胞库和工作细胞库/种子应存放在两个单独的建筑中，以便将潜在灾难带来损失的风险降到最低。在每个建筑中，应小心储存生物物料，以防止任何交叉污染或损坏[13]。联邦法规 21 中 600.11 标准规定，冷藏或冷冻室应使温度保持在合适范围内且无可能影响产品安全性的外来的物料。在每个储存点都必须有一份准确的主代细胞库、工作细胞库及种子的库存记录。

在工业生产中为防止交叉污染和混淆，一般应遵循下列做法。

• 每种微生物菌株有专用冰箱或液氮罐。

• 等待 QA/QC 放行（待验）的细胞库或种子有专用冰箱或氮气罐。

• 有备用冰箱用于主要储存间发生机械问题的情况。

• 每次停机和维护后，要对冰箱内部进行化学消毒。

• 储存间进入受限。

• 进出各个储存间的工作日志记录。

42.1.5.2　培养基和缓冲液流动

用于细胞培养操作的培养基和缓冲液是关键的组成部分。从其制备开始，取样、称重和粉末溶解，都应遵循严格的程序以尽量减少污染的风险。支原体、外来病毒和一些细菌菌株在细胞培养物中可能难以被检测。而且，支原体和病毒可能不能被 0.2 μm 除菌滤膜截留。因此，培养基和缓冲液制备室的设计应关注以下几点的解决。

• 授权人员有限的访问权限。

• 两级培养基制备室：非无菌培养基和无菌培养基制备区。

• 非无菌培养基制备的特定更衣程序所要遵循的（原则）与无菌操作是相似的。

• 除菌过滤后，应使用经验证的程序和完整性良好的容器/密封系统，在储存、转移和分配到操作室的过程中保护培养基和缓冲液。

• 设备的设计：培养基残渣易积聚在很难排放或无法到达的位置。在净化、清洁和灭菌过程中，残渣会变干成为烧硬的东西。因此，设备的设计应包括所有设备部件的良好排放。容器应采用不锈钢（316L），并应使用 0.2 μm 的空气过滤器通气。其他材料，如一次性使用辐照塑料袋，假使已验证过材料与细胞或病毒培养之间的相容性，那么即可成功应用。一次性使用无菌塑料袋可以用来储存培养基和缓冲液。这降低了对不锈钢可移动容器的需求，以及对原位清洁（CIP）站清洁能力的需要。安装在设备上的所有阀门必须符合卫生设计要求。固定式容器使用 CIP/SIP 清洁和灭菌。

• 工艺设计：培养基和缓冲液通常是通过 0.2 μm 的液体除菌过滤器除菌。生产者将评估固定罐和移动罐的需求。根据不同的工艺单元之间转移的培养基、缓冲液或产品的体积决定使用固定罐而非移动罐。某一特定培养基的体积越大，对固定罐的需求就越大。然而，应当对比评估大容器和多条转移管路 CIP/SIP 站的复杂性和使用固定罐的益处。在活的微生物操作区域内部分使用过的培养基和缓冲液的容器，绝不可以被运回中央存储室[14]。

42.1.5.3　产品流

在生产核心区内，产品流应该是单向的。细胞培养区应与其他工艺区域分开。活病毒操作区也应同其他工艺房间分开。图 42.5 提供了活病毒操作区域的图示。

42.1.6　水系统

1997 年 4 月出版的《关于微生物和制药用水的美国药典研讨会》阐明了许多关于制药用水生产的行业问题[15]。美国药典出版物，各论＜1231＞"制药用水"提供的指南符合依据美国联邦法规（CFR）21，食品和药品，第 1 章，210 部分和 211 部分（21 CFR211）而制定的现行药品生产质量管理规范（cGMP）法规的要求。请谨记细胞培养极易受到污染，尤其是病毒污染，所有工艺阶段包括培养基及缓冲液配制都应使用注射用水。表 42.3 总结了细胞培养专用的生物技术设施中常见的水系统。

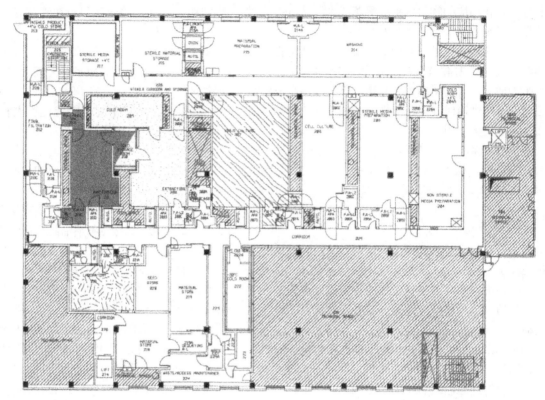

图 42.5 活病毒操作区域。

表 42.3 水系统：水的来源和使用

水质	用途	来源	微生物限度
去离子水	生产的冷却水	市政饮用水或处理过的井水	NAᵃ
纯化水	纯蒸汽和注射用水的生产用料和设备清洗之前的冲洗	符合法规 40 CFR141（国家主要饮用水法规）的市政饮用水或处理过的井水	每100 mL 少于10 000 CFU
注射用水	清洁；最后冲洗水；培养基/缓冲液配制用水	纯化水	每100 mL 少于 10 CFU

a NA 表示不适用。

42.1.7 专用的多用途或多菌株生产策略

42.1.7.1 多用途设施

如果开发一个多用途的生产策略，该设施将被设计用于活生物体的不同菌株的连续生产。应遵循详细的和经过验证的转换程序以准备下一个产品的生产。根据之前生产活动处理的生物体的类型，转换程序中应该注意以下几点。

- 清除工作种子。
- 所有物料和设备的净化。
- 房间清洁和消毒。
- 使用多聚甲醛、过氧乙酸或其他验证过的熏蒸方

法熏蒸房间（如环境安全法规允许）。使用多聚甲醛熏蒸房间涉及多聚甲醛在大约 6 h 内升华。在熏蒸过程中 HVAC 机组处于停机状态。此阶段之后是中和步骤，涉及碳酸铵的升华。建议在房间熏蒸之前清洁表面。当空气的温度和相对湿度都上升，如上升至 25℃左右，相对湿度 80%，该方法的效率会提高。应注意的是，美国已不再允许用甲醛雾化（熏蒸）。其他的可选方案包括过氧乙酸、过氧化氢或戊二醛。无论什么方法，对抗微生物的熏蒸效果应该在实验室实验和生产条件下都经过验证。

- 空气和表面取样，以检测之前操作的生物体没有残留。
- 房间清洁和消毒。
- 设备清洗和灭菌或消毒。
- 新的生物体菌株的引入。

42.1.7.2 多菌株用设施

如果开发一个多菌株用生产策略，那么设施的设计应允许在法规要求界定的范围内，在不同的生产区域中同时生产不同菌株[11,14]。除了详细的和经过验证的转换程序，允许不同菌株在不同生产区域同时存在的原则如下。

独立的 HVAC：每个房间，连同其各自的气锁间，应

该至少由一个 HVAC 提供服务,这些 HVAC 应防止进行不同菌株操作的房间之间空气的再循环[14]。

• 人员和物料专用的气锁间。

• 物料净化和污水处理的专用系统。

• 专用人员:生产核心内人员的活动应受到限制,以确保不同区域之间的隔离[6,7]。

• 经过验证的清洁程序,尤其是对多用途设备。

42.1.8 设施抛光

生物生产设施的区域应设计为具有光滑、容易清洁的表面(地板、墙壁、天花板)。照明灯具、窗户、门和控制面板应平齐,减少灰尘堆积的可能。

42.2 HVAC 系统参数设计

42.2.1 简介

在任何的生物技术生产设施中,HVAC 系统对良好运作是至关重要的。该系统必须能够提供以足够的速度和压力均匀流动的经调节温湿度的空气,以满足生物安全和 GMP 要求。保持房间清洁度的要求也越来越严格。因此,在设计现代设施时,必须仔细确认一系列的运行参数。作者并不是宣称此处提出的说明是符合 cGMP 和生物安全级别要求的唯一方法。该文件是他们在设计、验证和生物技术设施注册方面的经验的转化。

四个主要因素决定工艺房间的运行参数。气流是第一个要考虑的方面。满足 10 万级或万级的要求,需要足够的气流提供每小时至少 20~40 次的换气次数。百级要求的 90 ft/min 的空气流速标准只能通过使用一个垂直单向流罩或洁净室来实现。垂直单向流百级洁净室需要相同大小的万级洁净室 20 倍以上的气流。仅运行鼓风机提供气流的能源成本就构成了洁净室成本的重要组成部分。鉴于成本和 BL2/BL3 要求相关的技术原因,作者建议安装空气层流罩。其次,加热和冷却能力必须将空气温度和相对湿度保持在指定范围内,如百级和万级的温度为 18~22℃,相对湿度为 30%~50%。已发现这些数值既能满足控制微生物的生长,又满足合理的员工舒适度。为了将温度和相对湿度值维持在指定范围内,工程师应考虑外部环境条件的变化、人员的数量及生产过程可能会产生的热和湿气。房间的内部设计,是决定生产区域的洁净度的维持能力的第三个重要因素。相比区域内工艺设备和人员的定位,空气送风口和空气排气口的适当定位将直接影响其满足级别要求的能力。这种能力是由净化时间来表示的,即化学气溶胶污染后到恢复房间级别需要的时间。该项测试涉及使用悬浮粒子计数装置,将其放置在洁净室内具有代表性的特定位置(进行测定)[6]。最后,压差梯度和与生产区相连的气锁装置对于保护洁净室清洁和保证将活的微生物控制在操作区

域内起到了重要作用。气锁在分隔相邻区域时很有作用。它们应该被设计成具有足够的气流速度和自闭门来实现真正的隔离;互锁系统可以将气锁间的两个门开关之间的时间维持在最短。这个系统可以确保所谓的"风淋"的效果。相邻生产区域之间的压差可以弥补压力的变化并确保单向气流。

42.2.2 生产区域及其操作功能的基本描述

1. 100 级和 10 000 级(欧盟 A 级和 B 级)保持正压。

— 范围:灭活产品的过滤,灌装,制剂,中性无菌生产房间(如果包括)的无菌储存,细胞培养,无菌生产过程中非致病病毒的增殖,工艺要求的纯化,无菌培养基的制备。房间配备 100 级(欧盟 A 级)层流罩。

— 进入方式。

° 三道门人员气锁:两部分

° 物料进入气锁

° 活生物体处理区域物料退出熏蒸气锁

2. 10 000 级(欧盟 B 级)保持负压。

— 范围:无菌操作时致病病毒的培养和致病病毒的灭活,工艺要求的纯化。房间配备 100 级(欧盟 A 级)层流罩。

— 进入方式。

° 4 道门人员气锁:两部分

° 物料进入气锁

° 物料退出熏蒸气锁

3. 100 000 级(欧盟 C 级)保持正压。

— 非致病性产品的生物反应器培养和纯化,压盖,洁净物料的储存,培养基制备。

— 通过两道门气锁进入:如果从无级别的生产房间进入,可一步进入。

— 如果从 100 000(欧盟 D 级)生产房间进入,那么直接进入。

— 如果设施被设计用于细胞培养和病毒复制,应通过气锁进入培养基制备生产房间。

4. 100 000 级(欧盟 C 级)保持负压。

— 范围:致病性产品的生物反应器培养和纯化。如果生产房间级别为 BL3,那么进入方式如下。

° 4 道门人员气锁:三部分

° 物料进入气锁

° 物料退出熏蒸气锁

如果生产房间级别为 BL2,那么进入方式如下。

° 两道门气锁:一部分

5. 100 000 级(欧盟 D 级)。

— 范围:层流下物料准备,清洗间,产品储存,物料储存,生产房间临近的走廊。

6. 特殊考虑。

无论房间级别如何,通常将房间温度维持在较低温

度以满足工艺要求，但并不一定是 2～8℃。在这种情况下，相对湿度应保持在 90% 以下以避免冷凝。

42.2.3 HVAC 特征

HVAC 系统特征的描述是基于动态的房间分级和生物安全水平（美国标准）。以下的 HVAC 特征是针对每一类型的生产区域而言的：

- 压差
- 换气次数
- 自净时间（=被化学气溶胶污染后恢复洁净室级别需要的时间）
- 局部空气循环
- 温度
- 相对湿度
- 送风过滤器效能（终端过滤器）
- 排风过滤器效能（终端过滤器）
- 送风口和排风口位置
- 熏蒸
- 备用的冷藏间 HVAC 机组

42.2.4 压力变化

基本原则是压力以每级 (15±5) Pa[=(0.06±0.02)ft 水柱]逐级下降。

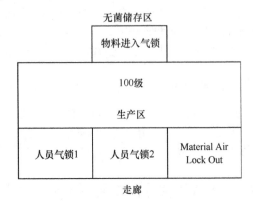

42.2.5 HVAC 技术数据

42.2.5.1 100 级与 10 000 级（EU A 级与 B 级）保持正压

示意图：

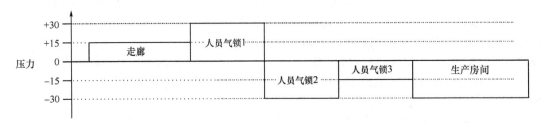

42.2.5.2 100 级（EU B 级）保持负压

示意图：

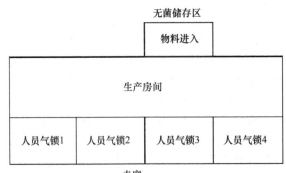

10 000 级（EU B 级）保持正压的运行参数：

	生产房间	物料进入气锁间	物料退出气锁间	人员气锁间 1	人员气锁间 2
压力/Pa	+45	a	b	+30	e
最小换气次数/（AC/h）	40	200	200	20	600
自净时间/min	15	3	3	12	1
局部空气循环	是	100%	c	是	100%
温度/℃	18～22	NA	d	18～22	18～22
相对湿度/%	30～50	NA	d	40～60	40～60
送风过滤器（DOP 残留量）/%	99.995	99.995	99.995	99.995	99.995

续表

	生产房间	物料进入气锁间	物料退出气锁间	人员气锁间 1	人员气锁间 2
排风过滤器	99.995	G 85	G 85	G 85	G 85
送风口位置	顶棚	顶棚	顶棚	顶棚	顶棚
排风口位置	墙的底部	墙的底部	墙的底部	顶棚	墙的底部
熏蒸	是	是	是	否	是

a 无菌储藏区和生产间的平衡；b 生产间和走廊的平衡；c 熏蒸周期内送风和排风分开；d 熏蒸期间必须控制参数；e PAL1 和生产间的平衡。

10 000 级（EU B 级）区域保持负压的运行参数：

	生产房间	物料进入气锁间	物料退出气锁间	人员气锁间 1e	人员气锁间 2e	人员气锁间 3e
压力/Pa	−30	a	b	+30	−30	−15
最小换气次数/(r/h)	40	200	200	20	20	600
自净时间/min	15	3	3	12	12	1
局部空气循环	无	100%	c	是	无	无
温度/℃	18～22	NA	d	18～22	18～22	18～22
相对湿度/%	30～50	NA	d	40～60	40～60	40～60
送风过滤器（DOP 残留量）/%	99.995	99.995	99.995	99.995	99.995	99.995
排风过滤器	99.995	G 85	G 85	G 85	99.995	99.995
送风口位置	顶棚	顶棚	顶棚	顶棚	顶棚	顶棚
排风口位置	墙的底部	墙的底部	墙的底部	顶棚	顶棚	墙的底部
熏蒸	是	是	是	无	是	是

a 无菌储藏区和生产间的平衡；b 生产间和走廊的平衡；c 熏蒸周期内送风和排风分开；d 熏蒸期间必须控制参数；e 作者提出并实现了一种新颖的关于人员气锁间压差的方法。设定值是确定的，以便压差能够确保两个不同位置，PAL1 和 PAL3，有相反的气流。这样的设计提供了作用于两个独立空调机组的双重隔离保护系统。以下图解将说明这一概念。

42.2.5.3 100 000 级（EU C 级）区域保持正压

示意图：

生产房间
气锁间

100 000 级（EU C 级）区域保持正压运行参数：

	生产房间	气锁a
压力/Pa	+30	b
最小换气次数/(r/h)	20	20
自净时间/min	12	3
局部空气循环	是	是
温度/℃	18～22	18～22
相对湿度/%	40～60	不适用
送风过滤器（DOP 残留量）/%	99 995	95
排风过滤器	G 85	G 85
送风口位置	顶棚	顶棚
排风口位置	墙的底部	墙的底部
熏蒸	偶尔	偶尔

a 如果走廊没有分级（10 万级）或者生产房间是细胞培养和病毒生产的物料准备间，那么一个气锁是合理的；b 生产房间和走廊之间。

42.2.5.4 100 000 级（EU C 级）区域保持负压（生物安全等级 3）

示意图：

生产房间			
人员气锁间 1	人员气锁间 2	人员气锁间 3	物料出口气锁间

100 000 级（EU C 级）区域保持负压运行参数：

	生产房间	物料退出气锁间	人员气锁室 1	人员气锁室 2	人员气锁室 3
压力/Pa	−30	a	+30	−30	−15
最小换气次数/(r/h)	20	200	20	20	600
自净时间/min	12	3	12	12	1
局部空气循环	无	b	无	无	无
温度/℃	18～22	c	18～22	18～22	18～22
相对湿度/%	40～60	c	40～60	40～60	40～60
送风过滤器（DOP）/%	99 995	99 995	99 995	99 995	99 995
排风过滤器	99 995	G 85	G 85	99 995	99 995
送风口位置	顶棚	顶棚	顶棚	顶棚	顶棚
排风口位置	墙壁底部	墙壁底部	墙壁底部	墙壁底部	墙壁底部
熏蒸	是	是	无	是	是

a 生产房间和走廊平衡；b 熏蒸周期内送风和排风分开；c 熏蒸期间必须控制。

42.2.5.5 100 000 级区域-致病的 BL2（EU C 级）保持负压

示意图：

生产房间
气锁间

	生产房间	气锁间 [a]
压力/Pa	−15	−30
最小换气次数/(r/h)	20	20
自净时间/min	12	3
局部空气循环	无	无
温度/℃	18~22	18~22
相对湿度/%	40~60	不适用
送风过滤器（DOP）/%	99 995	99 995
排风过滤器	99 995	99 995
送风口位置	顶棚	顶棚
排风口位置	墙壁底部	顶棚
熏蒸	是	是

a 独立空调机机组的气锁间。

42.2.5.6 100 000 级（EU D 级）

	生产房间
压差/Pa	15 Pa 级降
最小换气次数/(r/h)	20

续表

	生产房间
自净时间/min	3
局部空气循环	是
温度/℃	18~22
相对湿度/%	40~60
送风过滤器（DOP）/%	95
排风过滤器	G 85
送风口位置	顶棚
排风口位置	顶棚
熏蒸	偶尔

42.2.6 病毒疫苗批量生产设施的 HVAC 系统

如图 42.6 所示，12 个 HVAC 机组为生产房间服务。每个系统均有新风补充，所有洁净级别达到万级以上的房间均采用侧下回风。排风经高效过滤器排放。

• 暴露于病毒的生产房间（病毒培养区、纯化区、灭活区及之前提到的 221 实验室）：

— HVAC 系统独立，并且这些专用的区域之间无空气的循环再利用。

— 此类区域与相邻房间保持负压。

• 无活病毒的生产区：

— 设计和平衡房间压力和定向气流，创造一个从控制程度较高或关键区域至一般控制区域的正向压力梯度；参见图 42.7 中压差及气体流向。

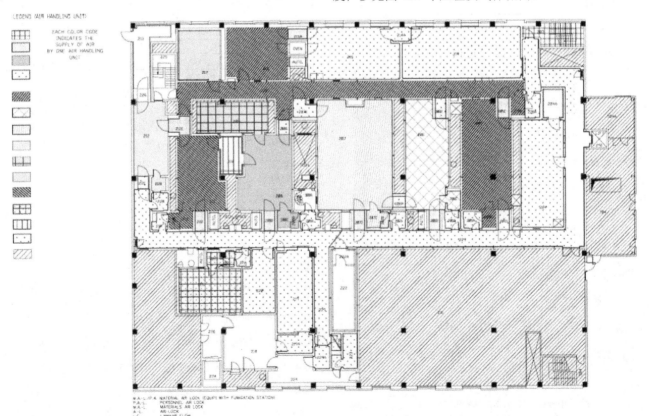

图 42.6 暖通空调（HVAC）系统。

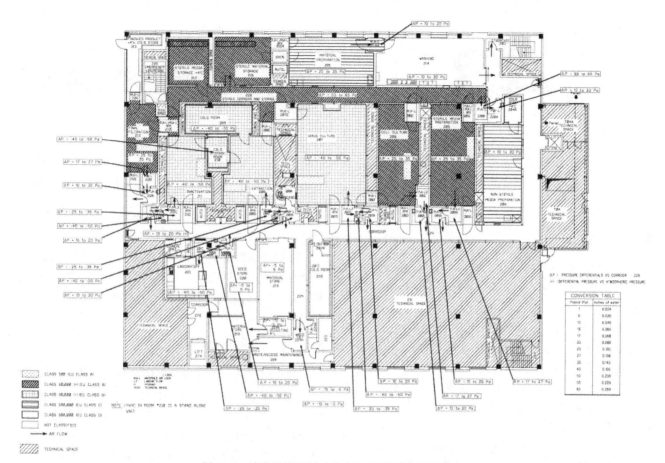

图 42.7 洁净房间级别（动态），压差分布及风量。

翻译：白　燕　华北制药金坦生物技术股份有限公司
校对：安国红　华北制药股份有限公司

参 考 文 献

1. Code of Federal Regulations 21 Parts 210 and 211 (United States of America): Good Manufacturing Practices for Finished Pharmaceuticals, U.S. Government Printing Office, Washington, D.C.

2. Good Manufacturing Practices for Medicinal Products, European Union.

3. CFR 21 Parts 600.

4. Annexe 2 of European Union Code of Good Manufacturing Practice for Medicinal Products: Manufacture of Biological Medicinal Products for Human Use.

5. Biosafety in Microbiological and Biomedical Laboratories, Center for Disease Control and Prevention (CDC), U.S. Department of Health and Human Services (NIH), Washington, D.C.

6. Airborne Particulate Cleanliness Classes for Clean Room Production Rooms, U.S. Federal Standard 209E.

7. FDA Guidelines on Sterile Drug Products Produced by Aseptic Processing, Food and Drug Administration, Washington, D.C., 1987.

8. Annex 1 of the EU Guide to Good Manufacturing Practice: Manufacture of Sterile Medicinal Products, 1997.

9. Annexe 2 of EU Guide to Good Manufacturing Practice: Manufacture of Biological Medicinal Products for Human Use, Section "Premises and Equipment".

10. 21 Parts CFR 600.10, Section C.

11. Annexe 2 of EU Guide to Good Manufacturing Practice: Manufacture of Biological Medicinal Products for Human Use, Section 5 (Personnel).

12. 21 Parts CFR 600.11, Section (b).

13. 21 CFR 600.11, Section (a).

14. 21 CFR 600.11, Section (c).

15. USP XXIII Monograph <1231>.

延 伸 阅 读

FDA Biotechnology Inspection Guide, November 1991, Food and Drug Administration, Washington, D.C., 1991.

ISO/FDIS 13408-1, Aseptic processing of health care products. Part 1. General requirements.

ISO/FDIS 14644-1, Cleanrooms and associated controlled environments. Part 1. Classification of airborne particles.

ISO/FDIS 14644-2, Cleanrooms and associated controlled environments. Part 1. Specifications for testing and monitoring to prove continued compliance with ISO 14644-1.

ISO/FDIS 14644-4, Cleanrooms and associated controlled environments. Part 4. Design, construction, and start-up.

ISO/FDIS 14698-1, Cleanrooms and associated controlled environments. Biocontamination control. Part 1. General principles.

ISO/FDIS 14698-2, Cleanrooms and associated controlled environments. Biocontamination control. Part 2. Evaluation and interpretation of biocontamination data.

ISO/FDIS 14698-3, Cleanrooms and associated controlled environments. Biocontamination control. Part 3. Measurement of the efficiency of processes of cleaning and/or disenfection of inert surfaces bearing biocontaminated wet soiling or biofilms.

USP XXVIII, Supplement 8, Section <1116>, Microbial Evaluation of Clean Rooms and other Controlled Environment.

第**43**章 | 采暖、通风和空气调节

Dennis Dobie
Fluor Daniel，*Marlton*，*New Jersey*

43.1 引言

生物制品来自于活体源，这使得加工和处理这些产品所使用的公共设施——采暖、通风和空调系统（简称暖通空调，HVAC）面临专业性挑战。最重要的挑战是防止微生物污染，在很大程度上，通过 HVAC 系统使用空间分级、隔离和维持压差进行控制。生物设施受到联邦法规的监管。食品药品监督管理局（FDA）生物评估和研究中心（CEBR）是美国的主要监管机构，它主要关注的是预防在多个产品（用途）公用的设施条件下生产的不同产品之间的交叉污染[1]。生物工艺过程通常在比标准建筑物更清洁的环境下进行。HVAC 系统在维护这些洁净环境中承担着很大一部分责任。用于调节某一空间的空气必须是高度过滤的，流向适当的，并且能够维持自身和相邻空间之间的压力关系。

43.2 HVAC 设计过程

43.2.1 初期工作

HVAC 设计过程开始于由工艺员、建筑师和所有者或设施使用者参加的会议。他们会审核工艺和仪表流程图（P&ID），将工艺的概况传达给相关部门；他们会审核设施的运行，并且讨论任何关于将来增加或改造的计划。

43.2.2 设计依据

在初次会议过后，会生成一份书面的设计依据，说明适用于设计的法规和规范。按照功能规定空间，确定温度和湿度要求。列出房间级别，规定空间的邻接和压力关系。任何不同的或独特的设施要求也必须在此时设计到 HVAC 系统中，如应急备份或冗余暖通空调系统（redundancy for HVAC system）。它也是设计过程中进行替代研究以比较 HVAC 系统不同选择的阶段。一个备份或冗余（备用的）HVAC 供应系统的成本可能会与产品损失，或与由温度或气流超出控制或标准所导致的实验

中断的成本做比较。而蓄热器和排风系统的热回收是其他潜在研究领域的事例[2]。

绘制显示特定空气处理系统服务区域的气流图，（空气处理系统）包括送风、回风、排风和空间之间空气转移。设计依据还描述了使用的主要设备，以及组件和建筑材料的质量水平。

43.2.3 成本估算

预算可以从对设计原理和区域平面图的分解估算开始。为了确定空气处理单元成本，需要预先了解供应商对立方英尺/分钟（CFM）的报价，或者预算报价，以及历史报价。管道系统也要做估算，英镑/CFM 的历史单价和历史成本数据。包括风机、高效空气（HEPA）过滤器、终端盒及建筑管理系统的成本。估算的准确性会受到设计投入的影响。基于设计的估算，其准确性为 15%～25%。为了资本拨款，通常开展这个阶段的项目估算。

43.2.4 文件准备

在基础设计被所有者和使用者批准后，使用人工或计算机辅助制图设计工具制定最终的平面图和标准。三维设计系统的使用越来越流行。在三维系统中，所有科目的电子模型被绘制，包括 HVAC、建筑的、结构的、电气的、管道系统、设备等。可以从模型干扰检查出这些系统间的物理矛盾。在设计阶段解决这些矛盾，将避免现场的再次改造和昂贵的费用，避免项目的延期。

43.2.5 投标与中标

当平面图和标准完成后，将它们发给 HVAC 承包商用于投标和最终的中标。设计和施工也变成非常受欢迎的项目，其中由一个单位完成设计和施工可能会节约成本和缩短工期[3]。当签署中标合同时，工程师通常会与承包商一起审核投标的完整性和技术的准确性，审核承包商之前项目中进行类似工作的历史。由于是专业的 HVAC 工程，需要承包商具有充分的资源和类似的工程经验，避免延误和可能的返工增加成本。

43.3 监管和法规考虑

43.3.1 法规符合性

法规会对空气系统划分、人员更衣、空气流速、排风要求、建筑材料及生物工艺设施的 HVAC 系统的许多方面产生影响。如果不符合法规要求，工作人员会受到危害，产品会不符合标准，生产不会被许可。

43.3.2 空间分级

洁净室可为无菌空间提供洁净空气，在 1992 年 9 月的美国联邦标准 209E 中对洁净室进行定义或分级。欧洲经济共同体（EEC）出版的"欧共体药品 GMP 指南"，比美国食品药品监督管理局（FDA）法规更严格[4]。房间级别是通过测定 1 ft³ 空气样本中包含的 0.5 μm 和更大粒子的数量确立的。通常，生物制品行业使用 100 级至 100 000 级的房间。对于其他运用领域，特别是芯片行业，可依据清洁程度将房间分为 1~10 级。表 43.1（源于联邦标准 209E），显示了空气洁净级别。

EEC 指南用字母字符表示空间级别，如表 43.2 所示。表 43.3 是美国与 EEC 的对比。

表 43.1 悬浮粒子洁净级别

级别		检测粒子的大小/μm									
		0.1		0.2		0.3		0.5		5	
国际单位	英制单位	m³	ft³	m³	ft³	m³	ft³	m³	ft³	m³	ft³
M 1.5	1	1 240	35	265	7.5	106	3	35.5	1	—	—
M 2.5	10	12 400	350	2 650	75	1 060	30	353	10	—	—
M 3.5	100	—	—	26 500	750	10 600	300	3 530	100	—	—
M 4.5	1 000	—	—	—	—	—	—	35 300	1 000	247	7
M 5.5	10 000	—	—	—	—	—	—	353 000	10 000	2 470	70
M 6.5	100 000	—	—	—	—	—	—	3 530 000	100 000	24 470	700

注：列出的限度为等于或大于所示的测得粒子的最大粒子浓度。

表 43.2 欧洲经济共同体定义的洁净区级别

级别	悬浮粒子最大允许数/m³≥0.5 μm	活性微生物最大允许数/m³
A	3 500	<1
	层流工作站	
B	35 000	5
C	350 000	100
D	3 500 000	500

层流速度：垂直流 0.3 m/s，水平流 0.45 m/s

B、C、D 级别的每小时换气次数应当高于 20 次

美国联邦标准 209E 相应的粒子计数为

100 级		A 级和 B 级
10 000 级		C 级
100 000 级		D 级

在分装点由于产品自身产生的粒子或微滴，有时粒子计数的符合性可能无法达到，这是可以接受的

表 43.3 无菌工艺产品的空气洁净级别

操作	参数	美国	欧洲经济共同体
未灭菌产品（nonsterilized product）或容器（美国：控制区）	洁净室类型	100 000 级	C 级（10 000 级）
	0.5 μm 或更大粒径粒子最大量	100 000/ft³（3 531 000/m³）	350 000/m³（9 900/ft³）
	最大活性微生物	2.5/ft³（88.3/m³）	100/m³（2.8/ft³）
	气流率	最小 20 次换气/h	高于 20 次换气/h
	空间压差	0.05 in 水柱	正压
灭菌后的产品或容器（美国：关键区）	洁净室类型	10 000 级背景下的 100 级环境	B 级（100 级）背景下的 A 级（100 级）环境
	0.5 μm 或更大粒径粒子最大量	100/ft³（3 531/m³）	3 500/m³（99.1/ft³）

续表

操作	参数	美国	欧洲经济共同体
灭菌后的产品或容器（美国：关键区）	最大活性微生物	0.1/ft³（3.53/m³）	具有 A 级区域的 100 级房间： 1/m³（0.03 m/ft³）B 级背景 5/m³（0.14 m/ft³）
	气流率	90 ft/min ±20%（45.7 m/s）	A 级：层流工作站 垂直：0.3/m³（59 m/ft³） 水平：0.45/m³（88.6 m/ft³） B 级：高于 20 次换气/h
	空间压差	0.05 in 水柱	正压

43.3.3 实验室空间

与生物工艺设施相关的实验室空间，分级范围从 BL1 至 BL4，BL1 是危害程度最低的。BL1 与学校科学实验室（级别）相当，而 BL4 实验室则必须有最终的隔离，需要手套箱和双层 HEPA 过滤。在美国，这些实验室分级由国家卫生研究院（NIH）制定，并且在联邦公报上作为指南发布。指南包括对空气过滤、空气循坏、隔离和微生物安全柜的要求。根据隔离要求的级别，微生物安全柜的分类多种多样。在选取所需级别和类型的微生物安全柜时，应当查阅美国采暖、制冷与空调工程师学会（ASHRAE）指南，同时考虑用户需求[5]。

43.3.4 其他法规

其他的法规和指南可能包括那些由保险机构和企业发布的，或者依据特定的行业经验和美国联邦法规 210 节和 211 节中发布的现行药品生产管理规范（cGMP）制定的工厂指南。cGMP 适用于药品的生产、持有或加工，以保证产品的安全性、纯度和质量。cGMP 规定了空间的温度和湿度，以及不同洁净级别的相邻房间之间的压差要求和 20 次/h 的最小换气率。法规中除了阐述分装线的层流控制设备参数和检测外，还说明了分装线的 100 级要求及生物检测点。良好的规范通常将 100 级区域置于 100 000 级背景下，根据空间内的活动和产生的粒子情况，空间的换气次数为 35～60 次/h。cGMP 区域的墙壁、地面及天花板，都要建造成光滑、表面易清洁、可防止清洁剂渗透及抗削落、剥落和氧化的。容易集聚尘埃和不易清洁的水平管道、管路或缝隙是不允许存在的。

图 43.1 是一个空气分级图形示例，需要与设计组和审核机构沟通每个区域的洁净级别。这通常为全尺寸图（比例：1/8 ft=1 ft），并且使用各种阴影符号来表示每一个分级区域。

43.4 温度、湿度和气流

43.4.1 空间温度

通常设定区域温度控制点为 72℉（22℃），可达到

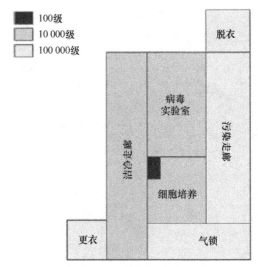

- 100 级
- 10 000 级
- 100 000 级

（脱衣 / 病毒实验室 / 污染走廊 / 洁净走廊 / 细胞培养 / 更衣 / 气锁）

图 43.1 空气级别图。

67～77℉（19～25℃）的室温范围。湿度控制在 40%～55%，对人员舒适、防止腐蚀、控制微生物滋长、降低静电可能性是很有必要的。通过计算确定来自照明、人员和设备的内部热量收益还有来自相邻空间传播的热量，以确定气流供应量是否能够满足设计空间的温度条件。这些计算结果与分级要求的空气流量比较，以确定最小空气量，其需要满足空间冷负荷的需求和空气洁净度分级的需求。循环风机的风机热量也是洁净空间一个大的热量来源。

同样，也需要计算通过墙壁、屋顶及地面损失的热量。为了弥补这些热损耗，有可能需要给再加热盘管增加额外的热量。在计算中，不应包括工艺热量，因为静态时，仍需要维持空间适当的温度。当工作人员的洁净服厚重时，在"正常"室内条件下会感到不舒适，这时可能需要降低空间温度。在洁净区（室）内，人员往往是产生空气悬浮微粒最大的来源；人员的不舒适会导致流汗，这会大大增加空气悬浮粒子的产生。为了达到较低温度的房间条件，房间供应空气的温度可能不得不低于正常的 50～55℉（10～13℃），这对空调系统提出了更高的除湿需求。所需的除湿量可以通过标准焓湿图来确定，图中标有房间、混合空气、外界空气和盘管条件。可从盘管生产商或者空气处理设备供应商处获得冷却盘管负载的公式[6]。冷却盘管的功效以英（制）热单位每小时（Btuh，W）计，由进出冷却盘管的空气干球和湿

球的热焓差来确定。

43.4.2 空间湿度

在某些情况下，需要对湿度敏感的产品进行处理，房间相对湿度可能会低至 15%~20%，可能要求使用化学除湿剂。这个标准需要在工艺设计前被制定，需用于除湿设备的选择和增加的建造费用预算的评估。所需的温度和湿度越低，需选择越先进的 HVAC 设备，这将导致更高的准备成本和运行成本。温度控制的范围也会影响操控和 HVAC 传递系统的成本。越接近空间温度的临界值，操控的反应必须越灵敏。为了实现近的温度界值，空气分布系统必须更广泛和复杂以防止热点或冷点。如表 43.4 所示，是一个初步的设计文件，除了给出房间大小，还给出了房间温度和湿度的设计条件。表 43.4 还列出了分级房间的换气次数/h、送风、排风、回风和空气传输的要求。该信息有助于与设计组和审核机构的沟通。该表应实时更新，因为它作为最终系统性能的一个检查，对安装承包商和监理团队是有用的。当项目接近完工时，为了便于验证和机构的批准，该信息通常会转移到施工文件。

43.4.3 换气次数的计算

表 43.4 显示了一个典型的换气率范围，该范围通常可使房间达到预期的洁净级别，并符合联邦和地方法规。在实际生产中，由于活动水平、房间中产生微粒来源（如人员和设备）的数量和类型，以及房间大小和空气分布质量的差异，这些换气率变化很大。一般来说最好使用历史数据制定空气流量，使用者往往基于过去的经验和偏好，根据其投入来完成。只要能够维持法规要求的最小气流速度，确定换气率并不是很困难的。目标是实现预期的微粒洁净水平，以及换气次数保持或超过最低 20 次/h。

使用下列公式，通过房间换气率计算空气流量：

$$空气流量(CFM) = \frac{房间体积(ft^3) \times 换气次数/h}{60}$$

或者（米制单位）

$$空气流量(m^3/h) = \frac{房间体积(m^3) \times 换气次数/h}{60}$$

43.4.4 邻接（空间）

在设计初期，HVAC 工程师必须与建筑师、工艺工程师、用户和布局规划人员（如果涉及其一），一起制定空间的邻接区域。为了达到最佳布局需要进行频繁（修改）操作，建议使用带有结构布局的计算机绘图系统。在这项工作中，布局根本上取决于工艺功能，空间则被划分为洁净的、非洁净和密闭区域。密闭空间被用于存放可能溢流到工作空间或能够进入建筑通风系统中的产品或物料。从 IIVAC 角度来看，令人满意的是，能够保持相似级别的区域尽可能物理上彼此接近，以便它们能够连接到同一个空气处理系统，从而将风管运行、成本和空气系统的复杂性降至最低。将空间安排为允许人员走动但不会破坏空间的洁净度和密闭性也是必要的。

最后，随着布局的形成，成套或成组的空间将会被建立，成组的房间分配有独立的空气处理系统。不希望看到的是，将非洁净的系统与洁净系统或成套空间混合，这使得一个空间组合和其他空间之间会产生交叉污染的可能性。泄漏可能存在于过滤器中，或者某些污染源会进入供风或回风系统，成为交叉污染的来源。

43.5 压差

43.5.1 要求和原理

空间的压差是为了保持产品免受微粒污染或者避免人员通过呼吸或其他物理方式接触到有害物质。当存在非常严重的潜在暴露风险时，可使用空气包和呼吸器。

对压差最好的解释是想象空气从气球中泄漏。压力在气球内部是增强的，空气会从气球上的小缝泄漏。如果洞的大小保持不变，气球内部和外部之间压差越大，空气会以越高的速度泄漏，这可以称为较高的压差。当气球中的空气耗尽时，压差下降，空气泄漏速率减少，

表 43.4 HVAC 房间平衡表

房间名称和房间号	房间温度/℉	相对湿度/%	面积/ft²	房间高度/ft	每小时换气次数	风罩，普通排风	回风需求 CFM	总送风量 CFM	空气转移 出	空气转移 进
病毒实验室#1—100（BL2，10 000 级）	68	50	544	9	40	1 230	1 984	3 264	170	120
细胞培养实验室#1—101（BL2，10 000 级）	68	50	453	9	40	345	2 323	2 718	170	120
更衣 102（BL2，10 000 级）	68	50	125	9	40	0	385	750	365	0
病毒实验室#2—103（BL2，10 000 级）	68	50	544	9	40	1 230	1 984	3 264	170	120
洁净走廊 104（BL2，10 000 级）	68	50	1 300	9	40		6 905	7 800	1 320	425
污染走廊 105（BL2，100 000 级）	68	50	700	9	20		3 300	2 100	0	1 250
脱衣气锁间 106（BL2，100 000 级）	68	50	80	9	20	480	240		0	240

速度降低。生物工艺设施适用于同样的原理,房间建造得尽可能密闭以储存空气,使得空气处理系统能够在房间中增压或降压。通过送风、回风和排风系统使得房间与相邻房间之间产生压差,再通过气流和泄漏的方式维持房间的空气条件。当区域有压差区分时,需要使用气锁。具有可控气流的小房间,可充当空间之间的隔离(气锁)。标准 209E 建议在门关闭情况下,邻接房间压差维持在 0.05 in 水柱(12 Pa)。在设施运行中,门被打开,设计压差会大大降低,但空气流向仍须是从高压到低压,即使是以降低了的流速。为了维持 0.05 in 水柱(12 Pa)压差,从敞开的门或者房间缝隙(如开门时门周边的缝隙)流出的气流速度应当保持在大约 900 ft/min(4.7 m/s)。理论上,实际所需的速度更低,但在实际中更多考虑使用 900 ft/min。表 43.5 给出了 0.01~0.20 in 水柱(2.4~48 Pa)速度压力气流,可用于估计房间之间的气流。压力下降的限值必须在设计时设定(通常是 0.05 in 水柱)并且观测。压差施加在门上的力是可以计算的。如果该力太大(0.15 in 水柱/36 Pa),门可能不能完全关上或者很难打开。这对于有多个压差水平要求的大而复杂的设施尤为重要。现在许多设施使用滑动门,需要精心设计其密封性、允许的最小泄漏和适当的密闭或压差。

表 43.5 速度压力与速度的转换:标准空气

VP	P	VP	P	VP	P	VP	P
0.01	401	0.06	981	0.11	1328	0.16	1602
0.02	566	0.07	1060	0.12	1387	0.17	1651
0.03	694	0.08	1133	0.13	1444	0.18	1699
0.04	801	0.09	1201	0.14	1499	0.19	1746
0.05	896	0.10	1266	0.15	1551	0.20	1791

注:VP,速度压力;V,速度。

43.5.2 压差图

图 43.2 显示较高水平至较低水平的压差,用箭头指示空间之间的气流(泄漏)方向。在实际中,计算的气流量是近似值,因为在设施建造过程中,很难将每样东西建造为完全气密。一个非常小的非预期的裂缝,或者密封性不如设计要求的,都会影响维持压差设计值所需的压差或气流。设计空气处理系统能力和控制时需增加一些灵活性以弥补这些变化。

有一项技术可用于确定独立房间的压差,即找一个控制传感器通用参考物。这个通用的参考物通常是一个机械房或者是间隙空间,因为它们的压力不受控制空间变化的影响。需要构建一个精密的零压差室来放置通用传感器,以消除风或逆流的影响。如果门经常被打开或者压力出现混乱时,参考空间之间将会出现问题。控制可能无法解决,趋向于不断调整,这个问题称为动荡(hunting)。

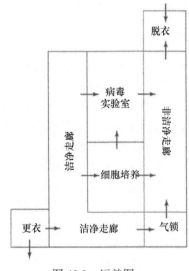

图 43.2 压差图。

43.5.3 房间密封和门

由于房间之间压力差异,在大部分的设施中,房间之间门周围的开口是泄漏发生的地方。在做房间密闭时,房间的任何开口处都必须用适合的密封剂,这种密闭剂不会促进微生物滋长且易于清洁。需要密封的区域包括天花板、照明灯具、管道缝隙、电话插座缝隙及建筑上出现的任何裂缝或开口。典型的门具有以下尺寸和周边缝隙:门的尺寸,3 ft(0.915 m)宽 7 ft(2.41 m)高;缝隙在顶部和两侧,1/8 in(3.2 mm)带有 1/4 in(6 mm)切口。门周围的计算面积为 0.24 ft^2(0.024 m^2)。为了门两侧压差达到 0.05 in 水柱(12 Pa),要求大约有 215 CFM(375 m^2/h)气流通过缝隙。门顶部和两侧的密封通常使用闭孔氯丁橡胶,以减少缝隙面积。为了减少切口,应当使用滴落型密封条,市场上可以买到。与涂抹型相比,滴落型更好,因为其不会弄脏或残留在地板上。用于压差的空气必须计入系统计算。通过缝隙或开口的空气被计为转移空气,显示在 HVAC 房间平衡表上。

设备和除尘罩的排气是尤为重要的,在运行期间,它们在不同的时间可能是打开或者关闭的。必须动态补偿这些变化以维持房间的压差。为了维持所需的平衡,使用了许多系统,手动和自动调节阀、定风量和变风量的空气控制盒和精密的气流感应设备。这些组件与控制系统和传感设备组合使用以保证维持房间的压差。

43.6 空气处理系统

43.6.1 恒风量系统

当建筑布局、邻接布局、房间设计标准、压差级别被制定后,就可选择空气处理系统的数量和类型。最常用的空气处理系统是具有或没有再加热盘管的定风量和变风量（系统）。对于控制空间，最可靠的系统是终端再热的恒风量系统（CVRH）。这种系统不用于低标准或商业应用。在终端再热系统中，为通过冷却盘管的空气设定一个固定温度，与终端再加热盘管配套的有一个恒温器，打开加热开关，就可达到需要的热量。但这种方式会浪费能量，因为空气被冷却后又加热。再加热系统同时需要能量来加热和冷却空气，在焓湿图上有明显的显示。许多能源法规禁止这种做法，然而，工艺区域要求严密控制温度和湿度，节能的要求被放弃了。再加热系统的优势是湿度是一直可控的（因为在冷却盘管处总是有除湿程序），并且可以通过增加一个再加热器和恒温器，供应给每一个需要控制温度的空间或区域.终端再热的 CVRH 的另一个优势是气流恒定，这使得平衡和压差更容易维持。再加热系统可能是所有系统中最简单和最易于理解和维护的。图 43.3 是一个 CVRH 系统气流图的典型说明。

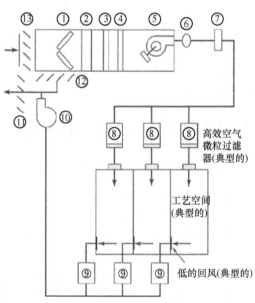

图 43.3　气流图。1. 35%过滤器；2. 85%过滤器；3. 预热盘管；4. 冷却盘管；5. 风机段；6. 加湿器；7. 空气监测装置；8. 定风量再加热盒；9. 定风量盒；10. 回风风机；11. 排气挡板；12. 回风挡板；13. 外界空气挡板。

43.6.2　变风量系统

变风量（VAV）系统通常用于那些不严格控制压力、不控制湿度、可接受空间温度变化的办公区域和某些存储区域。变风量系统给空间输送恒温空气，随着空间温度的增加，送风被减弱。送风的减弱导致冷却效果降低，当送风和冷却与房间达到平衡时，就确定了设计空间的温度条件。因为移动的空气总量减少了，不需要再加热，节省了风机能量。对于具有外墙或大型屋顶热损失的空间，必须以提供周边供热的方式加热。周边供热可

以是护壁板辐射或使用加热盘管的空气加热方式。在洁净区内不得使用翅片辐射或对流加热设备，因为它们不易清洁，易于积尘。可以使用组合系统，特别是对有可变送风量和排风量要求的通风柜或间歇排气装置。

43.6.3　再循环系统

生物工艺设施，需要使用大量的空气促进单向流动和保持空气洁净度。在 100 级空间中尤为如此。在很多情况下，巨大的空气量超出了冷却的要求，因此在空间内循环空气，只将充足的空气通过空气处理单元进行加热或冷却，这种方式是可取的，也是可能实现的。在多数情况下，循环系统是作为单独的安装包被提供。许多制造商可以提供这些安装包，包括支持系统、风机及过滤器。某些供应商会提供自带过滤组件的风机，过滤组件的大小为 2～4 ft 不等。

43.6.4　气流表

应当使用计算机绘图工具绘制全尺寸图纸的气流表。应列出每个空间，并显示每个空间的送风量、回风量和排风量。还必须显示进出空间的空气，并且，当要求显示空气量时，应在表中要求做现场改造以达到压差目的。在交付给所有者或用户时，在机构审核时，在给 HVAC 设计师传递信息时，以及在其他工程方面，气流表是一个有用的工具。这些文件对建筑承包商而言是非常珍贵的，在建筑经理进行系统审查时，以及承包商结算时也都是很珍贵的资料。气流表提供了每个空气系统的图形描述，并且展示了组成系统的元素是如何相关联的。

43.7　除湿机

43.7.1　除湿需求

在很多情况下，需要有低的相对湿度，如处理吸湿性材料的干燥区或粉末区，因为吸湿性材料会从空气中吸收多余的水分。可能需要化学除湿机以获得所需的低湿度条件。是否需要除湿机，可运用焓湿图来确定，焓湿图会确立一个出盘管露点（leaving-coil dew point）。用在冷却盘管内的正常的冷却水为 42～44℉（5.6～6.7℃），根据盘管的行数和翅片的间距，可以得到 50～52℉（10～11.1℃）的最小露点。这可使温度为 70℉（21.1℃）的最小房间，达到大约为 50%的相对湿度。要想达到更低的相对湿度，就需要使用化学除湿的方法。

43.7.2　化学除湿

化学除湿机是市面上通用的空气处理单元，它含有

一种可以是固体或液体的吸附材料（干燥剂）。湿性除湿机（wet dehumidifier）使用的吸附剂在除湿过程中会发生物理变化。锂盐溶液常被用于去除空调空气的水分，一般使用蒸汽热交换器对其加热再生。干性除湿机使用的吸附剂在除湿过程中不会发生相性变化，一般为硅胶和活性氧化铝。通常使用转轮去除空调空气中的水分，在轮子上通入热的室外空气使之干燥再生，一般为蒸汽或电盘管。根据所需除湿量和外界空气（通常具有高湿度含量）的量，最好将除湿机与传统空气处理单元结合，只对一小部分空气或室外空气除湿。与传统的空气处理单元相比，除湿机的初始成本很高。在合适的安全系数下，优化除湿机的大小，使之只履行必要的职责。咨询这一专业领域的知识渊博的供应商，找到除湿设备、系统安排和应用程序控制的最佳组合。这些系统也需要相当大的物理空间、能量消耗及服务——这被认为是系统选择中最重要的条件。

43.8 加湿器

加湿器是通过引入一定量的室外空气来增加气流中的水分，使空间达到所需湿度水平的空气处理系统。有许多商业化的设施能够为空气提供湿度，但最常用的是蒸汽管网加湿器。重要的一点是要使用洁净蒸汽而不是工业蒸汽[7]，因为工业蒸汽可能含有锅炉中的化学物质和来自老化管道和设备的杂质。加湿器可由加湿器上的蒸汽调节阀控制，包括一个防止管道内冷凝水的腔室。而这个阀门可通过回风或排风的信号或者房间的湿度调节器来控制。在加湿器管道下游放置了一个高限度调节器（high-limit stat）以覆盖控制调节器（controlling stat），防止管道内的冷凝。为了防止冷凝，加湿器在管道上的安置尤为重要，必须遵从制造商的建议，并为冷凝水提供适合的疏导。加湿器管道下游通常是不锈钢结构，以防止水存在时生锈和腐蚀。

43.9 空气处理单元的应用

43.9.1 空气处理单元结构

传统的空气处理单元由过滤器、盘管、风机和一个金属外壳组成，在金属外壳内层有绝缘的衬套。用于生物工艺时，空气处理单元的外壳必须具有三层（两层金属板中间夹着绝缘材料）。内层金属板要求光滑、易清洁，不会促进微生物滋长。冷冻水和丙二醇溶液常用于冷却和除湿。可能会使用直接膨胀式制冷剂，其中制冷剂是在空气单元盘管内，但是与冷冻水和丙二醇相比，这些系统不很可靠，并且在小的温度范围内更难被控制。（空气处理）单元应当包括好的检修门、视窗、方便的电源插座和维修用的室内照明。外壳应当严格密封，并且设计时要考虑压力，其压力要高于商业应用，因为运用于

生物工艺时，一般要求高的系统空气压力。所有暴露在气流中的密封剂和润滑剂都应当是食品级的，以降低空气污染的机会。指定为进口的单元在风机的进口侧有盘管。出口单元在风机排放口出有盘管，具有盘管下游滤器的优势，减少供风管道系统潜在的污染。在出口单元，必须安装布分板，使空气在过滤器和盘管中被均匀、合理地分配。应该注意的是，如果单元有一个HEPA过滤器并且空气没有经过终端HEPA过滤器而被直接输送至洁净空间，那么应当使用洁净的、光滑的、无剥落的材料建造管道，通常为不锈钢。

43.9.2 空气处理单元的定位

为了便于维护和延长单元的使用寿命，最好将（空气处理）单元安置在室内。它们也应当尽可能靠近其服务的主房间，以减少较大和较长的管道运行。还必须安装气流测定装置和加湿器，单元的位置必须能够允许足够的管道直线运行，以便于这些设备的安装和适当运行。室外进气百叶窗的位置必须仔细考虑。为了减少灰尘的摄入，通风口通常位于建筑物侧壁离地面高的位置。通风口还应当远离卡车码头或停车场，这些地方会产生不良气体和微粒。在定位进风口时，也应当考虑到盛行风，应当避免附近有任何排风或烟囱，以防止排出的气体重新进入供风系统循环。

43.10 回风和排风机的选择和定位

43.10.1 回风机

回风和排风机是空气处理系统不可或缺的部分，并且也必须在气流图上显示。回风机用于回风管道较长的系统，或者那些回风系统压力下降值大于0.5 in水柱（120 Pa）的系统。这样就使总系统平衡，降低了需要供风风机提供的吸入压力。如果不使用回风机，供风风机被超负荷运转，将会难以限制和控制进入单元内的外界空气的量。外界空气波动更易受外部风的影响。当给有隔离要求的房间提供负压时，也需要回风机。回风机可以是标准的离心式或直列式，即使在拥挤的设备室被直接安装在回风管道内，它也能很好地工作。回风机还可以处理有量变的空气，或者在有压力变化的情况下能提供恒定气流。为了满足这些条件，通常使用某些阻尼控制装置、进风叶片或变频驱动电机控制装置。

43.10.2 排风机

建筑的排气通常被收集并输送至一组或一串排风机。排风机应当尽可能地位于建筑的排放区，因为使管道处于负压，任何泄漏都会进入管道，污染的空气不会通过管道进入到使用空间或机械室。由于这个原因，尽管在恶劣天气条件下会为维修带来困难，但人们仍然认

为风机放置在屋顶更为合适。风机位于机械房间或间隙空间，排风通过屋顶通风或墙壁百叶窗排出建筑之前，严密密封排风管道是很有必要的。屋顶的渗透应保持在最低限度以防止泄漏。烟气和有毒尾气应当送至屋顶，并通过合适的烟囱达到屋顶线以上。烟囱的设计可以在大多数的管道手册中找到，可使用高速的垂直直排方式，增强烟气的扩散，并防止水进入排气系统[8]。剧毒或危险的活性生物制剂在排入大气之前可能需要 HEPA 过滤或其他处理，如焚烧。

43.10.3　冗余

当回风和排风机被用于作为密闭系统的一部分时，需要考虑一个很重要的问题，即对于维持系统密闭性来说，如果风机是必不可少的，那么可能需要一个备用风机或冗余系统。这是至关重要的，如果系统密闭性被破坏，会危害到人体或导致昂贵产品的报废。在关键系统中，期望有这样的设置：当风机系统出现故障时，气流开关能够报警。与电机指示相比，气流传感法是首选，因为在风机皮带破损的情况下电机可能还在运转，而操作者却不知道风机已不再输送空气了。

43.11　高效空气过滤器

43.11.1　高效空气过滤器的简述

HEPA 过滤器被用于最终的清洁阶段，以除去非常细小的微粒。粗滤和中效过滤器比 HEPA 过滤器效率低，所以它们被用于去除较大的微粒物质。这延长了更昂贵的 HEPA 过滤器的使用寿命，明显降低了滤芯更换的成本。HEPA 过滤器，依据定义，可以去除 99.97% 的 0.3 μm 大小的粒子。被称作超效微粒过滤器（ULPA）的 HEPA 过滤器具有更高过滤效果，市场上有售，售价也较高。在新洁净条件下，通过过滤器的空气压降被额定为公称流量，通常大约 1 in（25.4 mm）。尽管在较高的压降条件下过滤器也可以运行，使用者也更喜欢，但是系统仍被设计为在大约 2 in（50.8 mm）时或者两倍清洁率时更换过滤器。因为风机要克服运行中增加的阻力，较高的运行压力会导致风机电能更高的消耗。

43.11.2　位置

HEPA 过滤器通常位于空气处理系统加热和冷却盘管的下游，因为盘管是潜在的污染源。最常见的是 HEPA 过滤器安装在房间天花板上，使用标称 24～48 in（0.6～1.2 m）的标准层流出风口。出风口包括手动控制气流调节器、测试样本端口、扩散板和一个 HEPA 过滤器原件。市场上可见的有永久性的或一次性的。当过滤器变脏时，从过滤器的软连接管道的供应终端拆卸，进行更换。过滤器框架的密封是一个安装问题，最好的解决方法是使用与过滤器匹配的内部带有凝胶状密封的过滤器框架。这种材料不支持生物生长，多数供应商可以提供这样的过滤器。

43.11.3　（袋进袋出）的安全过滤箱

为了过滤器更换操作人员的安全，过滤器被放置在特殊的外罩内，这个外罩称为（袋进袋出）安全过滤箱。这种设备非常昂贵，被精心密封，有双层包装装置。在更换过滤器时，不会使操作人员置身于脏的过滤器或沉积物之下。

43.11.4　层流工作站

HEPA 过滤器还用于单一或双重空气过滤的 100 级工作站，在单向（层流）空气扩散到工作空间前，提供更有效的清洁。市场可见的这类工作站有水平或垂直气流流型，通常在洁净空间内循环。市场上可见的过滤器有许多标准尺寸，因此也有多种框架装置，它们根据过滤组件与框架之间密封方式的不同而被区分。

43.12　空气终端控制装置

在大部分生物工艺应用中，为了确保合适的换气次数，达到压差目的，必须控制气流体积。控制气流的选择有：①变化的风量对应不同压力或温度的感应信号；②在上游压力变化下，提供与空气量匹配的恒定风量。许多商业设备，通常称作盒，或者终端控制单元，应用了多种多样的空气阻尼器设计——从简单的叶片类型到气动叶片类型和锥形类型。每种类型都有其应用和涉及费用的信息。应对已发布的阻尼器设计和气流及重现性测试数据进行研究，与质疑的操作对比，使之与用途匹配。阻尼器由气动控制操作员控制，或是对电气或研究电子信号响应的电动装置控制。

通常气动阻尼器对气流变化反应更快。根据线性响应、可重复性及误差比率（与预期气流相比），来选择阻尼器和控制方式。阻尼器通常安装在一个称为流量控制盒的设备中，其中包含偏转挡板和气流测定装置或压力传感装置，它们被用于流量控制。气流控制盒的准确性，要结合控制系统综合计算，以确保实际流量在可接受的范围内，达到控制压差的目的。

控制装置的准确性，使之在最大流量的 5%～10% 变化。在确定流量差分率时，必须计算出这种内在误差。如果控制盒用于商业，要在其内衬加隔热吸音材料，而当盒子用于关键或控制区域内时，要使盒子远离滤尘和主机，以避免有害物的滋长。多数供应商可以提供完整的控制盒系统，包括控制、送风和回风盒，以及追踪系统。追踪是指为了保持一个固定的 CFM 差值（送风和回风或者排风之间的差值），而通过控制系统对送风和可自动调节的回风和排风进行监控的过程。其目的是维持空间的压差。

43.13 空气终端出风口

43.13.1 送风终端

在洁净区内，预期的空气分布是单向的或者是能够减少气流中乱流和涡流的空气活塞。这个空气活塞会将天花板上的微粒带入地面层的回风，有助于防止再循环空气的微粒物质污染工作区域。大多数情况下，希望能使用通过过滤器的再循环空气，因为与一般的外界空气相比回风的微粒更少，也不需要大量的加热或冷却。空气终端应当选择无剥落、无氧化性并且易擦拭清洁的材质。

43.13.2 位置

因为工作区域需要引入最洁净的空气，所以出风口的位置应当在这个区域的上方。如果在这个工作站点的产品是对人体有害的，那么送风应从操作者的背面进入工作区域，要确保气流远离操作者，并且气流中的任何微粒都能被捕获。生物安全罩进口处的空气速度，应约为 100 ft/min（0.508 m/s）。罩附近的气流要避免出现任何扰动，因为气流扰动会引起涡流或湍流。这些气流会扰乱安全罩的捕获模式，使得罩口速度的确认变得困难。许多安全柜生产商有经过长期试验的捕获速度，可提供非常好的实际操作数据。在定位终端和安全罩时，需重点考虑空间内人员的走动和频繁的开门，它们有干扰气流模型的趋势。如果操作者会对产品有负影响，那么气流模型应当是相反的，供风要从产品背后进入并且通过产品，避免来自操作者的污染。

43.13.3 回风终端

回风终端也是一个重要的考虑，通常位于洁净室墙壁的下部。在 10 000 级到 100 000 级房间中通常使用低位的可清洁的壁式风口。在更为洁净的区域，使用低位的壁式回风系统，被称为空气墙。这个空气墙位于墙体底部，可持续性开放，可将空气输送进墙体系统，并将回风收集到空气处理系统。为了减少湍流发生的可能性，空气墙入口通常位于从供风终端处能看到的不超过 15 ft（4.5 m）的位置。图 43.4 展示了一个典型的回风墙。

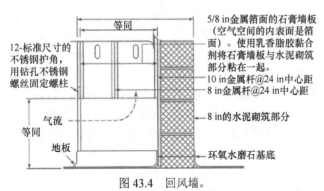

图 43.4 回风墙。

图中标注：
- 等间
- 5/8 in 金属箔面的石膏墙板（空气空间的内表面是箔面）。使用乳香脂胶黏合剂将石膏墙板与水泥砌筑部分粘在一起。
- 12-标准尺寸的不锈钢护角，用钻孔不锈钢螺丝固定螺柱
- 10 in 金属杆@24 in 中心距
- 8 in 金属杆@24 in 中心距
- 气流
- 等间
- 地板
- 8 in 的水泥砌筑部分
- 环氧水磨石基底

43.14 管道材质、压力和洁净度

43.14.1 管道材质

在大多数系统中，都使用单层的镀锌钢管道系统，管道系统有呈矩形、圆形和椭圆形（或扁平的椭圆）的结构。由于镀锌管会剥落或生锈，为了防止来自管道系统自身的污染，它不能用于 HEPA 过滤器的下游管道。当 HEPA 过滤器位于房间终端的上游并且有很长的管道时，管道材料选择不锈钢，但这是昂贵的，所以尽量减少它的使用。许多系统会被在线熏蒸和清洗，选择的管道材质不能受清洁剂的影响。

43.14.2 管道压力

与商用的管道系统相比，用于生物工艺的系统有更高的压力要求，这种要求也适用于过滤器、空气量控制装置和综合系统。必须计算出管道系统的压力并且在合同文件上明确说明，以使得制作者能依据要求的系统压力，提供合适的金属厚度和施工方法[9]。系统压力会随着系统运行中过滤器变脏程度或者空间压力的改变而变化。管道系统必须能承受这些压力波动，而且可能需要风机的速度控制、入口叶片或者可变螺距叶片与变化的流量和压力相匹配。

43.14.3 清洁度

管道系统的清洁度是很重要的，如果已安装的系统变脏或者被污染，要确保它能够被清洁。在设计阶段，必须注意管道检修门的定位，要易于到达，不影响生产或破坏控制区。尽量减少设施系统维护人员进入洁净区内。在最后的安装阶段，所有运到现场的被密封的管道，应当只破坏末端密封，并被快速重新密封。当管道被用于非常重要的地方时，生产厂家应对管道进行清洁和密闭，再运送到现场。这一步可去除管道生产过程中存在的油和其他污染物，但是费用很高。很难找到愿意做这项工作的金属板材制造商，因为他们并不都规定这样的程序，并且完好无损地运输产品是困难的。

43.15 系统运行程序

43.15.1 运行程序

当气流表被完成时，系统运行程序也应被确定。运行程序通常是一份书面文件，说明如何打开和关闭系统，并且描述它们运行的频率。对于洁净区，一般惯例是，在开始生产或使用空间之前，空气系统运行 15～30 min，以便换气。某些情况下，需要持续运行系统以确保能一直维持压差或密闭性。当对系统进行分析时，评估系统意外停止或流量减少是如何影响邻近的系统或区域的，这点很重要。如果排气风机和通风柜具有间歇或改变流

量的功能，应当在运行程序中明确注明。实验室人员和生产人员要清楚地理解并遵守已定程序，这是至关重要的；否则，如果排气或回风系统意外停止，空调系统可能会失去平衡。

43.15.2 系统报警和应急措施

对于关键区域的 HVAC 设计而言，指示压差泄漏的声音报警是很重要和必要的特性。在这个设计阶段，应开发在隔离空间内发生产品泄漏或事故时空气系统运行的程序，并且必须评估泄漏对空气系统、控制区域和邻接操作的影响。清洁程序包括空气系统的烟熏法，可能要求易于与管道系统连接，方便烟气的排放。

43.15.3 运行审核

制定运行程序的全部步骤，应当尽可能地多问"假使……将会怎样"的问题。系统运行应当确保 HVAC 系统可以维持洁净度和密闭度要求。在接近正常运行时，这些要求必须被维护，当意外问题出现时也是一样。通常，审核机构会问许多这样的问题；因此，设计团队要深思熟虑，做好充分的准备，来回答这些问题。

43.16 应急电源

HVAC 设计过程中很关键的一个步骤是要与电气设计团队配合。必须由电气设计团队制定并审核 HVAC 设备的电动机列表。必须在设计过程的早期与电气设计人员沟通，确定应急电源电机、可变速度、降低电压启动或者其他特殊特性的要求。应急发电机的大小，很大程度上受 HVAC 系统应急电源的电动机的影响。风机、设备或互锁需要的感应装置也必须由电气设计师来选定。从项目启动至完工，电动机列表必须实时更新。电动机列表对审核机构很有帮助，在培训工厂操作人员时是很重要的资料，对了解 HVAC 系统有巨大帮助。

43.17 建筑物控制和自动化系统

43.17.1 运行程序

控制和监测 HVAC 系统的自动控制系统有很多种称谓，如自动温度控制系统（ATC）、能源管理和控制系统（EMCS）、建筑物自动化系统（BAS）、建筑物管理系统（BMS）。设计系统的首要因素是按序开发运行程序，这是一个 HVAC 和其他相关系统运行的文件描述。通常每个空气处理系统都有一个书面的独立程序，从盘管和加湿器的控制到房间温度和湿度的控制，对系统的完整操作进行描述。概述空气处理单元风机的启动和停止，包

括与主空气系统分机运行相关的排风机和回风机。为了维持压差，通常所有的风机同时运行。程序还强调了异常情况，如烟雾测试报警、排气风机故障。描述了当异常发生时，系统组件会出现什么情况。如果主排风机出现故障，要关闭送风机，以防止压差泄漏或将损失降到最低。程序还描述了系统的能量管理策略，如夜间温度的回落或通风的减少，以及空闲期的排风率。

43.17.2 系统架构

对于主要设施甚至是某些小系统，选择的控制系统都是直接数字控制（DDC）系统。前者的供应商和后者的供应商所提供的 DDC 系统是相似的，区别只在于内部。该系统是以计算机为基础的，通过编码数字信号，对系统的内外部进行沟通。系统架构涉及 DDC 系统的主要组件和它们之间的相互关系。系统架构的开发需要确定最初要求的组件是什么，将来可能需要什么，如何扩展系统，其说明可作为附件被增加。图 43.5 展示了一个典型的 DDC 系统架构。

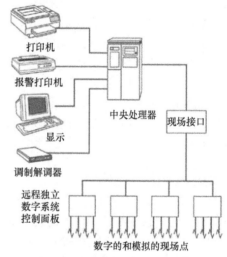

图 43.5　直接数字控制系统架构。

43.17.3 点列表

在完成了运行程序和定义了气流图后，下一步是开发报警、控制和监测点的列表。这是一个详尽点列表，这些点与 DDC 系统相关联。主要有两种类型：数字的和模拟的。数字型较为简单，以简单的开-关或接触原理工作，通常也更便宜。数字型点被用于启动和关闭风机，指示开-关状态或仅需简单触碰的操作。模拟点用于测定变量，如温度、压力和流速。这些点通常使用 $4\sim20$ mA 信号，变化的信号与所测定的参数相对应。即变化的气动信号或压力信号可转化为 BAS 使用的电子信号。点列表应当包括模拟控制点，如冷却盘管阀门和房间温度。监测点可以是数字的或者模拟的，并且能够包括风机运行、房间温度指示、挡板位置和房间压力指示。报警点既可以是数字的也可以是模拟的，报警点

包括空气处理单元系统烟雾探测,高或低的环境舱温度,高的房间湿度或房间压差的破坏。位于洁净区内的传感器应当不引人注目,并且按照现行 GMP 可接受准则安装。

43.17.4 系统成本估算

对生物工艺设施来说,自动控制和监测系统是整个 HVAC 系统的主要成本元件。点列表被列出后,可以对系统成本进行好的估算。一些估算数字可以用来提供成本的推测,通常为最低 500 美元/点至最高 1200 美元/点。较大型系统的每点价格要低些,因为计算机、显示器、打印机的费用均摊在每个点上了。小型系统有较高的成本,因为这种均摊效果并没有发挥作用。系统中模拟点的比例要高于数字点,系统的每点成本也会很高。控制线路也是 BAS 成本的重要组成,长的布线运行会增加每点的成本。当楼层平面被完成、系统架构被建立、点列表被完成后,这个信息应当提供给一个或多个 DDC 供应商用于估算。供应商将会根据提供的信息进行估算,在满足预算成本的情况下,给出线路运行图、显示面板位置。在完成以上工作后,可以锁定主要元件的成本。如果成本大于预期很多点,那么这个系统可以被否决,或者减少系统的某些部分使成本降到预算范围内。当一个系统被报价时,建议从供应商处得到组件单元的价格以锁定未来需要增加或改造时的成本。在最终交付给所有者的操作人员之前,供应商就他们的系统进行培训和指导是必要的。

43.17.5 未来系统的灵活性

在 DDC 系统安装后,点的数量会随着用户对系统的熟悉而增加。为了系统维护,可能需要增加额外的点,如过滤器变压装置。在系统中设定的运行日志软件,对润滑周期表、皮带检查等都是有用的。这需要软件来记录和集成数据,并在预选的间隔运行时间进行打印。另一个有用的功能是电话调制解调器,这使得操作者可以从远端位置打进电话,检查系统的运行。这个功能可以使操作人员在发生警报的情况下,不用到设备现场。在工厂的人员,如保安人员收到了报警,能够给在家的操作人员打电话。操作人员可以通过调制解调器拨进 BMS,通过读取某些关键参数分析问题。然后,确定问题的严重性,忽略此问题至下一班次解决,或者指导现场的人员采取纠正措施。尽管最初的预算可能不包括最终所期望的所有功能,但是可以期待在将来的系统扩展中,使所购买的系统能够实现这些功能。

43.18 测试、平衡与清洁

因为与商用系统比,生物工艺用系统更为复杂并需

承受较高压力,所以这种系统的测试和平衡更为严格。测试和平衡机构发布了标准和程序,它们被用于平衡空气和水系统。空气平衡包括安装终端装置和能提供适量空气的空气移动设备。对于生物工艺设施而言,附加要求是设置与相邻空间的压差。通过调节气流、烟雾测试、读取压力读数和设置的控制可得到这些压差。这些工作会消耗很多时间,因为每个工厂都是不同的,每个房间都有不同的泄压方式。作为平衡的一部分,可能会发现管道系统不像设计的那样紧密,可能需要额外的密封以获得要求的压差。记住显示在图上的气流只是设计值,通常需要微调才能达到要求的压差。解决这些压差问题的一个简单的方法是不断向系统中增加室外空气。这又会带来这样的问题:如果超过设计值,相应的加热和冷却盘管都会不能满足这种超标,会导致房间的温度和湿度偏离设计标准。如果运用空气处理单元盘管的冷却能力来调节超量的室外空气,又会导致房间内的供热温度高于设计。

在这些情况下,房间或系统应当被密闭,使之更接近设计值。当空间内几乎没有建造人员或工厂人员时,是平衡的最佳时间。平衡实施时,要关闭所有的门,因为门的打开和关闭都会引起系统压力的扰乱,给实施造成困难。在将系统交付给所有者之前,房间和管道系统必须彻底清洁以使房间的洁净度通过确认。在建造工作区期间,每天工作后应该进行打扫,打开的管道系统要保持关闭状态。如果都做到了,那么交付前的竣工清理会更加容易。

43.19 验证

当生物工艺设施需要验证时,验证部门将细读 HVAC 文件,并且应当与设计工程师沟通以确立验证方案,因为这与 HVAC 系统有关。如果设计得当,承包商正确安装了系统,并且组件像规定的那样运行,该系统应当很容易通过验证。验证人员依据主计划和方案,对比设计值和设计目的来验证实际系统的安装和运行[10]。由 BAS 系统报告的物理参数将通过测量进行验证,为了验证准确性,测量使用的仪器应是校验过的。在送风口和排风口检测气流,也有在风罩内的横切面处,验证流量适合性和捕获模式。过滤器将进行物理测试或挑战以发现过滤介质或者支持框架和元件之间密封的泄漏。任何的泄漏都将现场纠正。验证者应当取空气样,以确保控制房间的空气洁净度要求是由已安装的运行系统维持的。如果出现问题,通常是压差不足或过滤器泄漏。甚至在机械承包商完成了他的工作后,房间内管道上的孔可能被切除,但是密封不适当,也会导致房间内压差的变化。过滤器组件与框架之间密封不严,会导致泄漏,或者在安装过程中,由于处理或损坏,过滤器组件上出现许多小孔。如果这些问题出现,并不是验证人员能轻

易解决的，可能需要 HVAC 承包商和工程师协助解决，使系统通过验证。该阶段的另一个标准是流量监测器的校验；就关键区域而言，监测器应当安装在送风和回风系统上，以确保气流速度与设计一致。关键区域的温度和湿度传感器应当检查其精确度，将当时空间条件的实际读数与 BMS 报告值相对比。

43.20　总结

HVAC 系统是生物工艺设施能成功运行的一个重要组成部分，在规划和设计阶段必须给予适当的关注。必须在设计早期确定空气墙、控制盒、大量运行管道及巨大空气处理单元的空间要求，以防止后续发生令人不满的折中。所有者和操作人员必须与建筑师和工程设计团队紧密合作，在 HVAC 系统理念和系统的初步运行方面达成一致。能源管理和控制的数量，包括冗余系统，都是重要的经济决策，这些应当在设计阶段达成一致。在设计开发阶段做出的妥协应当具有经济意义、相互有益，得到项目团队中有影响力成员的理解。最好在设计过程的早期从成本的角度来解决 HVAC 问题，尽可能避免设计的延迟和设计后期昂贵的变更成本，并且这可以将变更对其他工程学科的影响降至最低。相关各方都必须相信 HVAC 系统的理念，避免在施工期或者试运行、验证时，或者在设施开始运行后，对系统进行耗时耗力的改型。

翻译：安国红　华北制药股份有限公司
校对：邹　莹　广西钦州学院

参 考 文 献

1. A.J. Shahidi, R. Torregrossa, and Y. Zelmanovich, Pharm. Eng. 5: 72–82 (1995).

2. B.K. Lyderson, N.A. D'Elia, and K.L. Nelson, Bioprocess Engineering Systems: Equipment and Facilities, Wiley, New York, 1994, pp. 643–668.

3. J. Olsztynski, PM Eng. 2: 20–21 (1996).

4. M. delValle, Pharm. Eng. 15: 14–22 (1995).

5. Technical Committee 9.10, HVAC Applications, ASHRAE Handbook, American Society of Heating, Refrigerating, and Air-Conditioning Engineers, Inc., Atlanta, Ga. 1995, pp. 13.6–13.8.

6. Carrier Corporation, System Design Manual, vol. 1, Load Estimating, Carrier Air Conditioning Company, Syracuse, N.Y., 1972, pp. I-115–I-151.

7. B.K. Lyderson, N.A. D'Elia, and K.L. Nelson, Bioprocess Engineering Systems: Equipment and Facilities, Wiley, New York, 1994, pp. 588–593.

8. Committee on Industrial Ventilation, Industrial Ventilation, American Conference of Governmental Hygienists, Inc., Lansing, Mich., 1992, pp. 5–53.

9. Technical Committee 5.2, Fundamentals, ASHRAE Handbook, American Society of Heating, Refrigerating, and Air-Conditioning Engineers, Inc., Atlanta, Ga. 1993, pp. 32.1–32.40.

10. B.K. Lyderson, N.A. D'Elia and K.L. Nelson, Bioprocess Engineering Systems: Equipment and Facilities, Wiley, New York, 1994, pp. 2, 747–781.

第 **44** 章 | 在线蒸汽灭菌

P. T. Noble

Fluor Daniel GmbH，Wiesbaden，Germany

44.1 引言

在线蒸汽灭菌（SIP）是指工艺设备或物料在它们所使用或安装的位置进行的灭菌。灭菌可以简单地定义为使一个系统没有活体生物的过程。SIP 是生产过程中微生物控制方面很重要的一项技术。虽然微生物灭菌工艺是一个已深入研究的科学领域，但是对 SIP 的解释及其在工业上的应用，差别是很大的。尽管有很多灭菌方法都是可行的，但通常以蒸汽作为灭菌剂。SIP 这一术语有时被宽泛地用于消毒过程，从而其目标不一定是达到高水平的无菌保证（SAL）。

44.2 应用

SIP 补充或替代了以灭菌物料为目的的工艺设备的使用，如高压灭菌器、灭菌隧道和烤箱。把设备引入灭菌室通常是不现实的。当几种部件可以通过 SIP 一起灭菌时，首选 SIP，而不是分别处理然后再在无菌条件下组合。

洁净管道系统，如注射用水（WFI）循环系统，通常在开始之前和服务中断之后 SIP。这里，目标是开始或继续微生物控制，而不是达到一个规定的无菌保证水平。发酵罐需要在接种前灭菌，尤其是那些用于培养转基因细胞的，这样可以通过 SIP 达到高水平的无菌保证。有时先将发酵培养基加入发酵罐，然后与发酵罐一起灭菌。注射用药物和器械的无菌生产需要无菌工艺设备，这通常可以通过 SIP 达到。例如，现代分装设备经常对分装线和灌装头进行 SIP。注射用药物的冷冻干燥箱配置 SIP 系统，对有产品暴露的干燥箱和工艺连接件进行灭菌，也是现行药品生产管理规范（cGMP）的要求。最后，作为微生物控制实践的一部分（尤其是当使用重组或有害微生物体时），工艺设备应在使用后打开之前接受 SIP，以便灭活任何残留的微生物，防止它们释放到环境中。

44.3 在线蒸汽灭菌技术

多年来饱和蒸汽灭菌一直被采用，SIP 在这一经验基础上发展是很自然的。蒸汽用于 SIP 的最早出版物之一是 Myers 和 Chrai[1]提供的，之后由 Agalloco[2]审核。对蒸汽作消毒剂的偏爱也可以归功于它在热传导中的优势，随后将详细说明。

一般来说，灭菌是一个动力学过程，而且它对于教科书来说是一个具有足够宽度的课题[3]。它遵循个体微生物种群的一级动力学，从而速率常数是有种群特异性的，并依赖于灭菌条件。当饱和水蒸气状态下只有水存在时，单单温度就足以完全定义这些条件，因此可定义特定生物体的速率常数。速率常数以指数方式依赖于温度，这种依赖性关系对于小至 1℃的温度变化都是很显著的。

对于科学研究来说，灭菌过程通常用 D 值和 F 值来量化。D 值提供动力学信息且其只与速率常数相关。它依赖于物种和温度，其值为种群数量减少 1/10 所用的分钟数。F 值给出的是种群数量减少到期望值所需的分钟数，计算公式为 $F=(\log N_0 - \log N)D$，其中 N_0 是起始值，N 是期望值。

F_0 值已成为界定和比较灭菌工艺的一个标准。它基于在耐热微生物体（如嗜热脂肪芽孢杆菌）中发现的灭菌动力学。F_0 值可以用热学数据通过以下积分方程计算得出，$F_0=\int 10^{(T-121.1)/10} dt$，其中，$T$ 为灭菌温度（℃），t 是灭菌时间（min）。根据不同应用，SIP 操作通常应证明 F_0 为 8～20 min。

经验发现，除纯饱和蒸汽以外，其他的蒸汽条件是不太有效的[3]。显然，气、液两相的存在是很重要的，因为在相同温度下过热蒸汽的杀伤力不是致命的。此外，空气的存在降低了灭菌效率。如果存在空气，且灭菌压力保持不变，那么空气对总压力的贡献会降低蒸汽的分压和因此而来的饱和温度。较低的温度会直接影响动力学。如果有外加热源升温，系统就会脱离饱和蒸汽状态，也就是说之后水只以过热蒸汽的形式存在。如果总压升高，如使用一个超高压灭菌系统，蒸汽的饱和温度就可以保持，那么预测的饱和蒸汽的动力学就会被遵从。

44.3.1 验证问题

SIP 带来了重要的验证问题。总体问题是对无菌的评估，但是 SIP 操作带来的工艺复杂性常常会增加工艺参数控制方面的问题。需要验证提供保证,证明有存活生物体的可能性足够小,以至于对操作来说风险是无关紧要的。因为起始的生物负载(微生物的类型和数量)只能从过去的监测经验部分得知,所以动力学模型无法精确预测 SIP 的结果。无菌检测通常是破坏性的试验,也就是说它们会破坏封闭无菌系统的完整性。

在线蒸汽灭菌工艺需要特别关注温度和压力的精确的测量与控制。尤为重要的是要掌握系统中最冷点的位置,以此来保守地估计灭菌效果。需要精确的压力测试来确认饱和水蒸气状态。验证测试包括大量热测量和生物指示剂(如孢子条)的使用,以及擦拭或培养基接触的采样方法。这样的测试应当得出一致、良好、可重现的结果来给予保证。

考虑到与灭菌过程相关的不确定性和风险,监管机构,如美国食品药品监督管理局(FDA)[4]规定了相对严格的工艺参数来满足一般的使用。这些情况通常称为过度杀灭。在引用的参考中,在 121.5℃饱和水蒸气条件下保持 20 min,或这些条件的等价条件,必须通过达到相同的 F_0 值来证明。使用提供的公式可得此值为 F_0=21.9 min。

44.3.2 工艺说明

在线蒸汽灭菌工艺的技术说明和理论模型可在参考文献[5]中找到,在此作为依据。在线蒸汽灭菌工艺遵从高压灭菌器的一般操作,包含如下循环步骤:

1. 空气清除
2. 升温
3. 灭菌保持期
4. 用无菌空气置换和排除蒸汽

容器或管道系统的 SIP 通常通过蒸汽取代空气来完成空气清除步骤。空气通过装有疏水阀的排水管和排气口排出系统。

应当避免残余空气的存在,因为它引入了不可控的传热阻力,接下来将详细介绍。它对气体总压力的贡献也降低了有效蒸汽压力和因此而来的饱和温度,这些直接影响了灭菌动力学。因此,这第一步对操作的再现和成功是很关键的。不幸的是,用蒸汽排除空气常常不是很有效的。有些高压灭菌器使用一系列真空泵抽气,随后通过蒸汽复压把空气从腔体中移除。真空泵抽气很少作为 SIP 操作的一部分,除非由于工艺需要已经存在有效的真空系统,如冻干机。

用空气对流置换蒸汽总会导致一些空气和蒸汽的混合。在流动分布欠佳的支管系统或大容器中,这种混合可能很广泛。理论上[5],湍流蒸汽流是可取的,因为额外的动能有助于打破所有气涡并将(带有蒸汽的)空气运输出去。当管道设计符合相应的标准(稍后说明),且流动的限制被最小化从而获得最大蒸汽流时,空气清除步骤可以成功。

利用蒸汽加热封闭系统结合了传热和传质现象。在气相中,已经对一个类似情况(在不凝性气体的存在下冷凝蒸汽)进行了分析并对湿度计算建模[6]。几何因素妨碍了对 SIP 典型应用的准确分析。此外,在线蒸汽灭菌必须考虑到在凝聚相中的传输及系统壁的热传导。

由蒸汽创造的传热和传质的结合,获得了热传导的重要优势。当饱和蒸汽与一个较冷的表面接触时,它会冷凝,并且水蒸气分子变成凝聚相产生的空间将驱动更多的蒸汽到达该较冷表面的区域。冷凝的抽吸效应将蒸汽的热量带到封闭系统的较冷区域,从而提高热传导。依靠潜热也会减少温度的下降,否则需要显热传递。

在升温步骤中,系统通过限制任何排气口、排水管及安装疏水阀功能,增加蒸汽供应压力。任何滞留的空气基本都会被流动蒸汽的拖曳效应带到冷边界。因此,残余空气不会均匀分布,而会集中在冷边界附近,形成一个滞留层。蒸汽必须要通过滞流层才能冷凝到壁上,残余空气会带来显著的传热阻力。比表面积高的封闭系统,如罐,尤其容易被滞留空气干扰。在参考文献[5]中,从空气的残留量相当于某些情况下原体积减少 0.1%,可以预测出温度下降大约为 1℃。这样强烈的敏感度在盲管段(稍后说明)是可能的,并且当设备没有隔热保温时这种敏感度会大大加强。隔热会降低热传导的要求,从而减缓空气被吹入滞留边界层。

在线蒸汽灭菌中冷凝水的移除是一个严重的问题。冷凝水会在所有冷表面上形成,而且倘若可以积累,它就会过冷。由于热扩散率很低,液态水能够保持蒸汽相和设备壁之间显著的温度差。冷凝层将在所有冷点聚集。在这些冷凝层到下一个疏水阀的气流通常是层流。一维分析[5]对预测数量级的影响是有用的。在隔热管中,一个深 1 mm 的冷凝层会使温度下降大约 0.5℃。如果不隔热,仅 0.2 mm 深度就会使温度下降这么多。

这里讨论的边界层现象在没有大量的温度监测时通常并不被察觉,而大量的温度监测也许只有在做温度分布验证时才会进行。通过这项研究来确定最冷的位置。然后这些位置的热学数据就用来确定灭菌保持时间,使其与过度杀灭工艺等价或获得预先规定的 F_0 值。在常规操作中,只有一个或几个传感器用于温度监测,有时由于实际原因不能置于最冷位置。温度的不均匀性给灭菌效果的评估带来了不确定性,而且它们的存在证明了热传导阻力的存在,其通常是由不受直接控制的边界层现象造成的。工艺验证过程中的温度数据统计分析会用来增加保持段的时间,从而达到预期的无菌保证程度。

灭菌过程完成后,停止蒸汽供应,设备在使用前可以主动或被动地冷却。残余蒸汽的冷凝最终会在封闭系统内创造真空环境,而这是需要避免的,因为真空会增加系统再污染的风险。因此,在正压还存在的情况下,通常用经过除菌过滤的空气来取代蒸汽。

44.3.3 设备设计

在线蒸汽灭菌操作的工艺要求在很大程度上决定了与生物工艺相关的特殊设备的设计标准。通常选择 121℃ 或更高作为灭菌条件,这导致饱和蒸汽压高于 1 bar 的标准。设备的制造材料和制造方法必须要满足这些条件。

44.3.3.1 制造材料

通常选择 316L 不锈钢,因为它对所用高纯度蒸汽的强度和化学耐受性都很强。容器应为这些条件设置额定压力并用安全阀或防爆片作为保护。

表面抛光的标准和制造方法目的是降低尘土积累和在设备表面堆积的可能性。表面沉积物对热和蒸汽的传输造成了额外的屏障,它们也可能导致不可控的生物负载水平。表面需要高度抛光,最好是电解法抛光。转角和接头处应当有大曲率半径。理想的密封方法应当是无缝的。为此,最好是焊接,但是焊接点必须抛光和钝化。赛柏林(Seiberling)[7]提供了接收 SIP 设备的通用标准。

容器中所有最低点必须有排水管,它们都需要排出冷凝水,还要求有效地清洁设备以防止尘土积累。设备还需要隔热,从而降低系统的温度变化。如果设备位于洁净室中,隔热材料外必须包裹易清洁的外皮,这样绝缘粒子才不会进入洁净室,表面才能保持洁净。容器通常使用不锈钢外壳,而塑料更容易装在管道上。封闭的隔热材料不得释放会损害设备的化学物质,如众所周知的会侵蚀不锈钢的氯化物。

44.3.3.2 管道设计

管道系统尤其应该隔热,因为比表面积很大。所有的管道必须倾斜,以便排除冷凝水。由于蒸汽和冷凝水的质量运输分别是由热传导和重力驱动的,而不是通过大的气压梯度,因此在管道设计中排除所有不确定的流径是十分重要的。这个问题的一个明显例子就是平行流安排。如果两个或多个相同的东西,如两个热交换器,用蒸汽平行地处理,那么其中一个很可能由于蒸汽分配欠佳而得不到妥善处理。在一种极端情况下,其中一个可能充满空气或被累积的冷凝水堵塞,而完全阻止了蒸汽流。

应当避免盲管,但这通常是不可能的。盲管一般理解为没有出口的管道部分。SIP 过程中用阀门关闭的连接处是典型的盲管。仪器端口也可能是。盲管也需要倾斜以便排水。根据其长度,蒸汽流的进入和空气的排除主要是扩散过程。对扩散的依赖意味着在 SIP 过程中,有些空气会一直滞留在盲管里,增加其灭菌的难度[8]。通用设计指南[7,9]通过用管道直径表示的比例因子来限制盲管长度,但这个规定不能在理论上进行论证[5]。最好的指导原则是使盲管长度最小化,因为它们通常是最难灭菌的位置。事实上,常用的管道配件就可以将盲管很容易地限制在 4 倍管道直径内。

无盲管阀门已进入商业应用(图 44.1),它用一侧的管壁作为阀座表面来运行。阀座设计采用柔性膜片或薄膜,把它推进流动路径来挤压阀座表面。这样的阀门属于一个类型,通常被称为隔膜阀或薄膜阀,是接受 SIP 或原位清洁(CIP)设备的首选。这种阀门对可能进入或离开阀门无菌一侧的活动部件如阀杆等没有动态密封。无盲管阀门一方面是阀门,另一方面,阀体本身就是一个短盲管。

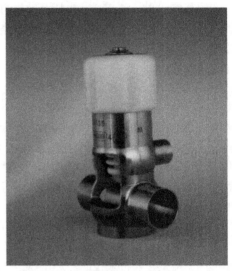

图 44.1 　无盲管阀门。引用经 SÜDMO Schleicher AG,Riebürg,德国许可。

44.3.3.3 仪表与监测

温度和压力是监测的关键参数。通过对两者的测量,人们能够确定饱和蒸汽条件的存在。仪表必须是清洁设计,遵循前述一般注意事项。温度通常用电阻式温度探测器(RTD)测量,因为它们的信号可以被记录,耐用,且可以精确校准。建议校准精度不要大于±0.5℃,因为这种变化会显著影响灭菌效果。

44.3.3.4 清洁蒸汽供应

如果 SIP 应用于注射用药物产品,必须指定高纯蒸汽,俗称清洁蒸汽。这种情况下,产品接触的表面必须并且只允许严格受控的介质接触。清洁蒸汽通常由其冷凝水的纯度来定义,而且它通常必须符合 WFI 的质量。正常的工业蒸汽会含有更多可溶解的固体,还可能含有一些悬浮物。从这些讨论中可知,在任何情况下蒸汽供应都不能有空气,这是通常情况,即便是工业蒸汽。

蒸汽供应系统(锅炉和分配管)的压力一般会比所需蒸汽灭菌压力高。蒸汽连接到设备时,会有一个调压阀来减小压力。这种设计是比较好的,因为供应系统仍然有储备,以供应大量的蒸汽,没有严重的蒸汽压损失。然而,压力调节阀不应使压力下降过大。当进入设备前压力减小过大时,蒸汽会显著过热。众所周知,过热蒸汽作为灭菌剂和热传导媒介效果较差。它的存在会影响灭菌动力学,但并不容易察觉。工业基础的指南设计的减压为 2 : 1[10]。

制定在线蒸汽灭菌的蒸汽供应标准并非易事,行业内尚未达成共识。在空气清除和随后的加热阶段对蒸汽的需求量最大。空气清除过程中的需求量实际上取决于对流量的限制,正如下一部分将要讨论的那样,常常主要由排气口和排水管所产生。在加热步骤中,蒸汽的供应能力会限制加热速率,但实际速率通常不被认为是关键变量。

44.3.3.5 疏水阀和排气口

从之前的工艺说明来看,很明显这些组件是在线蒸汽灭菌成功操作的关键。疏水阀装置并不是为了通过蒸汽,而是为了空气和冷凝水通过。这些装置有很多类型[11],并且有些模型是专门为生物科技产业所创造的(图 44.2)。这些装置作为自动阀门使用,它可以通过物理性质的不同感知是在通过蒸汽、空气还是水,并因此适当开关。对在线蒸汽灭菌应用,关键的是移除空气和冷凝水。然而,自其他产业发展来的疏水阀设计,主要目标是节约蒸汽。通常选择应用于生物科技的类型允许一些冷凝水积累在上游产生,并可能对空气流出系统带来显著的限制。

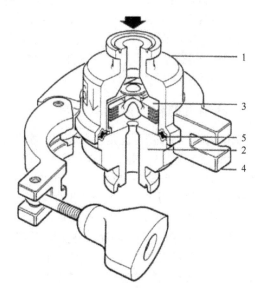

图 44.2 清洁均压疏水阀。引用经 Spirax Sarco GmbH, Konstanz,德国许可。

因此,在过去制药公司不使用疏水阀,而使用它们自己更简单的解决方法。最简单的解决办法是安装手控阀替代疏水阀,然后必须在过程中手动调节。在空气清除步骤中,阀门可以完全打开,随后节流,不过仅限于蒸汽继续出现,也就是说冷凝水不会蓄积。更自动化的方法是采用限制孔代替(图 44.3)。在空气清除步骤中,用一个开放的隔离阀绕过孔,使空气流和冷凝水相对无限制地流动。在后续步骤中,隔离阀关闭,迫使剩余的

气流流经限制孔。孔的大小必须要由客户定义,以确保它足够大,能使所有冷凝水自由排出。适当大小的孔会连续通过(和消耗)蒸汽并防止冷凝水形成。

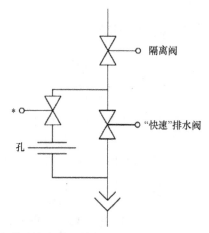

图 44.3 代替疏水阀的孔的使用。*表示选配阀;一般关闭来保持孔在工艺流体中的洁净。

目前一般用到的清洁疏水阀的类型如图 44.2 所示。只要能够意识到此类清洁疏水阀的局限性,那么就有可能用它们完成在线蒸汽灭菌。一般疏水阀会放置在离要灭菌的系统边界管道很远的地方。边界通常是一个隔离阀,它会在操作完成后立刻关闭。这个阀门的下游管道则应是非隔热的,从而使蒸汽充分冷凝及冷凝水冷却,以保持疏水阀打开。疏水阀的选择也必须考虑通过空气的能力,而且必须要准备足够的数量以成功地清除空气和冷凝水。

44.3.3.6 过滤器

可灭菌封闭系统几乎都配有无菌过滤器来充当空气或其他媒介与外界进行无菌交换的屏障。平衡压力需要通过无菌气体过滤器,而工艺液体的引入需要通过液体除菌过滤器。无菌过滤器装置常常和配件一起灭菌,虽然这一实践也没有达成共识。滤芯和配件也可以分别灭菌,但是这引发的问题是怎样确保分别灭菌的组件随后能无菌组装在一起。

过滤器的在线蒸汽灭菌技术并不简单[12]。特别关注的是通过蒸汽、空气和冷凝水的滤芯。另外,穿过滤芯的压力降低是受限于设计的。这些问题会导致特殊的管道设计及控制以确保过滤器两边都达到灭菌条件。试图只对过滤器将要无菌的一侧进行灭菌是不实际的,因为没有蒸汽流流经,过滤器就不可能成功地清除空气。

当在线蒸汽灭菌一个封闭系统时,空气过滤器不会作为空气清除的主要排风口,也不会用作蒸汽供应的连接处,因为它的过流能力通常很有限。在灭菌过程中,它通常接受来自容器中的二级蒸汽源。空气过滤器滤芯一般不湿润,这使得它们在蒸后可以迅速使用。有时会将液体除菌过滤器与封闭系统一起灭菌(也就是封闭系统

蒸汽的来源）。由于它通过蒸汽的能力有限，下游封闭系统的大小被限制，常常只是管道。蒸汽灭菌后的液体过滤器不易通过空气，因为它们的亲水性孔会被冷凝水堵塞。

44.4 SIP 替代技术

在线蒸汽灭菌的设备设计要求束缚了应用 SIP 的机会，这提高了人们对机械设计要求较低的替代技术的兴趣。通过使用化学药剂，不用升高温度或压力就能达到灭菌条件。辐照方法灭菌通常不用于 SIP，因为辐射在整个扩延的密闭系统上遍布是不实际的。

当选择了一个新的 SIP 替代技术时，大量的研发工作会紧随其后，以确保它是一个可靠的工业工艺。其中许多工作涉及对潜在的多种微生物群落灭菌效果的科学研究。为了验证及之后的监测研究，需要大量工作去开发监测和测试程序。Chalumeau 概述了替代灭菌方法引发的问题[13]。一些受到行业关注的有代表性的 SIP 方法，现在被用作技术问题遇到替代方法的范例。

44.4.1 用过热水的 SIP

过热水的应用是饱和水蒸气使用的一个明显延伸。这种方法很大程度上依赖于以饱和水蒸气的热灭菌效应为基础的科学知识。Häggström 报道了它的效果[14]，但尚未广泛实行。使用过热水代替蒸汽的好处是它可被泵送，而且可以重新加热以满足需要的热分布。Häggström 声称不需要疏水阀或排风口，而且能获得更均匀的温度分布。

理论分析[15]指出了该技术与在线蒸汽灭菌相比的根本缺点。水中的热传导与蒸汽中发生的传热和传质组合相比效果较差。分析考虑到了热 WFI 系统中盲管的热传导，预计典型的盲管会有大约 10℃ 的显著温度下降。虽然对于 WFI 操作是可接受的，但是这样的温度变化对于 SIP 来说令人忧虑。过热水的优势并没有使系统中的盲管受益，这对 SIP 来说通常是最困难的。另外，要想用过热水恰当地加热密闭系统，它就必须被完全装满，或者像传统在线蒸汽灭菌工艺那样清除顶部空间的空气，这意味着还是需要疏水阀和排气口，虽然需求量较少。当它的技术特点被认为是需要制备然后丢弃大量过热水，那么这个方法没有流行就不足为奇了。

44.4.2 使用液体化学试剂的 SIP

用于消毒或卫生处理的化学试剂有时会被考虑用于 SIP。消毒液一般不作为 SIP 的灭菌剂。为了被使用，它们必须对所有微生物具有杀菌活性，而且相对无腐蚀性并能安全处理。市售的接近此理想条件的试剂一般称为冷灭菌剂，但仍需要数小时的接触来实现灭菌。

总之，必须要设计一个系统来均匀分配试剂，监测适宜的接触操作，并最终除去试剂，以便设备回到操作状态。对操作的监控必须考虑到能显著影响决定灭菌动力学的化学反应的所有参数。虽然温度可能会重要，但试剂的浓度肯定很重要。其他原料组分或化学物质的存在可能加强或妨碍所需反应。除非有传感器可用，否则要求常规取样和后续化学分析以验证灭菌条件。

高纯水系统，如那些声称是无菌的系统，已经有报道用臭氧作为一个循环试剂来灭菌[16]。臭氧作为灭菌剂有很多优点。由于它的反应活性很高，即使在低浓度情况下也很有效，并且它很容易由周围的氧气通电产生。在水系统中，其分解产物也是氧气，而氧气通常不被认为是污染物。在使用介质之前，残余的臭氧在紫外线的辅助下催化分解。由于一些潜在问题，即使对于简单的微生物控制，此试剂也还没有被广泛接受。首先，它是一种极强的侵蚀剂，会降解管道系统，尤其是垫圈。其次，有时难以把它去除到最终用途所需水平（参见参考文献[15]中的分析）。最后，臭氧等化学药剂对盲管的渗透是一个难题。在扩散控制传输的地方，相对较低的液相扩散系数加上低的体积浓度，会导致试剂对盲管中的渗透很慢[15]。

在另一极端情况下，相对高浓度的苛性钠（氢氧化钠）可被考虑作为一种灭菌剂。苛性钠常常用作清洁剂，如在 CIP 操作中。如果浓度足够高，它能用作灭菌剂。灭菌效果的验证是很困难的，因为有关此试剂这样用于微生物方面的科学知识很缺乏。另外，必须用大量无菌水把试剂从设备上洗涤下来。然而，如果目标是在对环境开放前灭活残留在设备或废物流中的生物试剂的话，它是很合适的。在此，操作后苛性钠的除去并不关键，随后它会在冲洗步骤中被去除。

44.4.3 使用气态化学试剂的 SIP

气态化学试剂的使用可能是人们对 SIP 替代技术感兴趣的最活跃的领域了。与液体试剂不同，气态试剂更容易分配和去除。与一些生物消毒气体一样，气态化学试剂也有很长的使用历史，且人们因此对其有很深厚的知识基础。甲醛和环氧乙烷长期以来被医院用于空间及设备的消毒。与所有化学试剂一样，它们的使用要求测试灭菌的所有重要反应条件。还要确定它们与任何系统组分的反应活性及它们的分解产物的最终去向。

由于其毒性和致癌活性，甲醛和环氧乙烷的使用都已经受到限制。环氧乙烷还有物理危害，它不仅易燃，而且其化学不稳定性可能导致爆炸性分解。最近，气化过氧化氢（VHP）作为灭菌剂，已经有市售的应用于 SIP 的发生器[17]（图 44.4）。人们对无菌工艺中使用隔离器技术的积极兴趣，推动 VHP 在商业上走向了成功。Haas[18]评估了隔离器设计的问题，并列出了试图用于 SIP 的气态试剂。目前，似乎没有比过氧化氢更有前途的化学灭菌剂，过氧化氢很有可能成为制药行业应用所选择的方法。

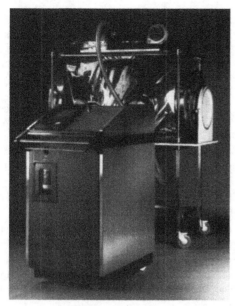

图 44.4　气化过氧化氢发生器。引用经 AMSCO Scientific，Apex. 北卡罗来纳州，美国许可。

AMSCO VHP™系统有一个基本的三步循环：除湿、灭菌和灭菌剂的去除。它们的商业系统在相连的隔离器或封闭系统上执行这些功能。隔离器常常有协助此工艺的操作部件。请读者向供应商索取商业 AMSCO VHP™系统操作的具体细节；在这里考虑基本的物理和化学现象。

由于其消毒价值，过氧化氢溶液早已得到公认。气化过氧化氢具有更强杀伤力是近期才被发现的[17]。H_2O_2 是一种不稳定物质，市售的是浓度为 70%的水溶液。高浓度 H_2O_2 需要妥善处理，因为它可能会爆炸性分解或起火[19]。它的分解产物是水和氧气，而且它会与一切可氧化的物质发生反应，尤其是有机物质。H_2O_2 水溶液有腐蚀性，但是人们已经发现当只有气化物存在时，它们相对温和[17]。

H_2O_2 发生器消耗的原料通常是相对安全的 30%的溶液浓度。H_2O_2 的蒸汽压低于水，当 30%的溶液汽化时，也会有大量的水蒸气产生。随着 H_2O_2 释放的水蒸气限制了 H_2O_2 可达到的气体浓度，因为水在空气中很容易达到饱和状态。水冷凝时，H_2O_2 也会从气相中失去，因为它很容易溶解在冷凝水中。因此，使用气化过氧化氢的 SIP 必须不仅控制溶液汽化时 H_2O_2 的浓度，还要控制空气中的水分。这样一个 SIP 中的第一步通常是封闭系统除湿，以便建立可再生的初始条件。隔离器的温度和其中的空气也很重要，因为这对相对湿度有强烈影响。灭菌反应的动力学与温度没有强烈的函数关系。

在灭菌步骤中，H_2O_2 试剂被气化，气化物被引入腔体中。腔体必须是密封的，以防止泄漏和对人员的暴露。需要强制对流来使 H_2O_2 蒸汽在封闭系统中分布，并确保系统均匀接触 H_2O_2 及其浓度均匀。为保持气体浓度，通常必须在灭菌期间产生额外的 H_2O_2 来替代分解了的 H_2O_2。为实现所需的无菌保证水平，灭菌步骤需要记录

时间。在密闭系统中的这一活动会引起水蒸气含量和空气温度的稳定上升。商品化的发生器在某种程度上是成功的，因为它们在产生更多 H_2O_2 供应流的同时，不断地从返回的气流中除去水蒸气。因此它们能够达到并保持快速灭菌所需的 H_2O_2 浓度（0.5～2 mg/L），同时避免到达水饱和条件。

随着灭菌过程中空气温度的上升，在空气、封闭系统和它的固定装置间会产生温度差。在这些表面很可能出现饱和状态，而工艺开发工作必须集中在参数调整上以避免这种情况。使用气体的 SIP 需要良好的气体循环来实现均匀暴露。现代隔离器设计[18]通常需要剧烈的空气循环，因为其也被用来通过 HEPA 过滤除去悬浮粒子。隔离器内固定装置的空间可能受限，那里的空气循环是无效的。那么灭菌气体进入这些空间的传输便依赖于扩散，可能会出现传输的盲管效应。

Graham 等[17]报道了在一个脉冲周期内包括周期间的真空断开，高达 60 倍管道直径的盲管可达到灭菌条件。真空断开确保进入盲管的运输不完全依赖于扩散，因为用灭菌剂破坏真空会产生压差，使管道对流。大多数隔离器都不是为真空条件设计的，而对扩散的依赖降低了这种显著的渗透结果。

分析 H_2O_2 进入盲管的扩散传输，可类似地模仿臭氧进入盲管的传输[15]。在气相中，扩散传输快得多，但是 H_2O_2 的分解动力学也比臭氧大得多。H_2O_2 在空气中 60℃时的扩散率是 0.188 cm^2/s。对于这样的气体系统，扩散率与温度的依赖关系数量级大约为 $T^{1.5}$。这相当于 35℃时值为 0.167 cm^2/s。与臭氧在水中相比，这样的气相扩散率大 4 个数量级。渗透的定义参数是扩散率除以分解速率常数[15]。由于 H_2O_2 分解以分钟计，而臭氧分解以小时计，人们会期望 H_2O_2 对盲管的渗透要显著优于预期的水中的臭氧[15]。适用于用 H_2O_2 限制盲管长度的工业指南还没有形成，但是它会受封闭系统、灭菌周期和盲管材料形成的具体条件的强烈影响，因此通常没用。

最后，一定要意识到封闭系统或隔离器 SIP 的主要目标是对暴露表面灭菌。封闭系统中的空气通常通过无菌 HEPA 过滤器再循环，使其避免了微生物，因此没有较多的生物负载。表面必须清洁。由于透过菌膜的运输阻力和与菌膜发生的分解反应，包在尘土或菌膜中的微生物不会暴露在气相 H_2O_2 中。活性表面材料一般会降低试剂（H_2O_2）的局部浓度。

灭菌步骤之后，在常规操作继续前需要一个 H_2O_2 去除步骤。AMSCO VHP™系统在循环气流中对封闭系统使用催化反应器来加速 H_2O_2 的分解和去除。塑料部件通常可渗透 H_2O_2，因此很长时间用于去除大量 H_2O_2。这一阶段又是一个扩散过程；但是现在是在固相中，所以相对缓慢。

一直以来依赖灭菌气体对塑料的渗透性，尤其是环氧乙烷，通过对外界暴露来对密封在塑料袋中的材料灭

菌。这种方法也已经用 H_2O_2 测试成功，不过还需要真空脉冲周期[17]。这一步骤一般并不被认为是 SIP 操作。需要一个与高压灭菌器概念相似的灭菌腔体，选择性地排出空气并引入 H_2O_2。

翻译：刘安琪　中山大学
校对：胡晓娟　华北制药股份有限公司

参 考 文 献

1. T. Myers and S. Chrai, J. Parenter. Sci. Technol. 35: 8–12 (1981).
2. J. Agalloco, J. Parenter. Sci. Technol. 44: 253–256 (1990).
3. K.H. Wallhäuser, Praxis der Sterilisation Desinfektion-Konservierung, 4th ed., G. Thieme Verlag, Stuttgart, Germany, 1988.
4. FDA, *Code of Federal Regulations Title 21*, Ch. 1, part 606.60 (Nov. 18, 1975).
5. P.T. Noble, Biotechnol. Prog. 8: 275–284 (1992).
6. R.B. Bird, W.E. Stewart, and E.N. Lightfoot, Transport Phenomena, Wiley, New York, 1960.
7. D. Seiberling, in W.P. Olson and M.J. Groves eds., Aseptic Pharmaceutical Manufacturing, Interpharm Press, Prairie View, Ill., 1987, pp. 247–314.
8. J.H. Young and B.L. Ferko, J. Parenter. Sci. Technol. 46: 117–123 (1992).
9. C.E. Meyrick, Pharm. Eng. 9: 20–27 (1989).
10. B.D. Reeks, British Parenteral Society Tutorial Booklet No. 2: The Validation of Steam Sterilisers, P.S. Swindon, Wiltshire, 1990, p. 11.
11. D. Coleman and P. Smith, Pharm. Eng. 12: 8–14 (1992).
12. T. Myers and S. Chrai, J. Parenter. Sci. Technol. 36: 108–112 (1982).
13. H. Chalumeau, J. Parenter. Sci. Technol. 47: 9–15 (1993).
14. M. Häggström, Biotechnol. Forum Eur. 3: 164–167 (1992).
15. P.T. Noble, J. Parenter. Sci. Technol. 48: 108–112 (1994).
16. C. Nebel and W.W. Nezgod, Solid State Technol. 10: 185–193 (1984).
17. G. Graham, J. Rickloff, and J. Dalmasso, in PDA, Inc., Proceedings of the International Congress, Basel, Switzerland 1992, pp. 32–51.
18. P. Haas, Pharm. Technol. 2: 26–38 (1995).
19. J. MacKenzie, Chem. Eng. 6: 85–90 (1990).

第七部分

FDA 现行药品生产质量管理规范合规性

第**45**章 | 制药生物负载量检测

Nathaniel G. Hentz，PhD

North Carolina State University，Golden LEAF Biomanufacturing Training and Education Center，Raleigh，North Carolina

45.1 引言

为满足各种安全、质量和法规要求[1]，药物制造需要严格的检测。这些检测贯穿于药物制造的全过程，包括原材料、中间产品、待包装产品和最终产品。特别是生物负载量或微生物限度检测，在贯穿生产过程的关键领域中承担着越来越重要的质量检查的角色，包括最初的原材料和组分的接收、工艺评估（组装、清洁、包装等）、制造步骤（包括最终分装）、产品或工艺变更的评估、清洁或灭菌工艺的验证、无菌操作的开发和监测，以及水系统的监测和验证。

虽然对非无菌产品[2]要求是控制微生物污染，但对生物制药产品来说，考虑到工艺中包含维持微生物繁殖的营养丰富的物料，生物负载量检测也尤为重要。自 1982 年以来，生物制药（重组蛋白，如单克隆抗体，以及非重组产品，如血清和疫苗）的数量已经从 1 个批准产品稳定增长到 2009 年 19 个产品。虽然 2011 年减少到了 12 个新批准产品，但总体趋势表明，生物制品将继续在批准的药品数量中扮演一个增长的角色[3]。此外，据预测，由于几个革命性的生物制品的专利即将到期，在接下来的几年中，生物仿制药的数量将会增长。

在本章中，生物负载量定义为微生物污染的程度、微生物负载或污染目标物的活的微生物的数量。目标物可以是固体（如表面、装置和器皿）、液体（如水生长培养基）、起始物料（如生长培养基成分和哺乳动物细胞）或成品（粉末或液体）。生物负载量结果通常以单位体积、质量或取样面积所含菌落数（CFU）表示。例如，美国药典中注射用水中微生物的限度为少于 10 CFU/100 mL，而整个无菌工艺的警戒线可以是 1 CFU/25 mm²。生物负载量通过活菌总数（TVC）检测来分级，即总需氧菌数（TAMC）及总霉菌和酵母菌数（TYMC）的加和。它们分别需要不同培养基来支持特定微生物的生长。特别需要指出的是，特定生物体的检测和计数有各种各样的方法[4]。

生物负载量和微生物检测延伸到不同工业领域，包括太空探索[5]、医药设备[6]、临床[7]、动物、兽医[8]、食品[9]、药品/生物制品[10]和化妆品[11]等。本章重点介绍制药和生物制药背景下的生物负载量和微生物检测。

与其他原材料检测类似，各组分的生物负载量检测向监管机构表明了，准备和处理过程中适当控制措施的使用情况，以及它们是否符合英国药典、欧洲药典、日本药典或美国药典必要的前提条件。可以对成品所使用的原材料或中间体进行验证，因为这是药典中生物负载量试验有效的前提条件。在稀释好的每个等份样品中分别加入已知水平的某种微生物，然后按照常规过程进行检测，同时进行对照试验。与对照相比，微生物回收率应符合规定，否则，检测无效。

45.2 生物负载考虑事项

因为微生物通常以很低的浓度存在，所以生物负载测试方案能真正反映污染物总量是十分必要的。样品采集（如拭子、碟子、稀释剂），萃取剂（如生理盐水、低营养素缓冲剂和水），中和剂种类（如吐温 80 和卵磷脂），采集与送检的时间间隔，移除方法（如扩散、超声波或涡旋混合），微生物检测采用平皿法还是过滤法，以及培养基类型等各种因素，都可能影响精确度。设计和验证测试方案时，这些因素都需要被考虑在内。不仅如此，在这些条件下检测适当的典型微生物也是很重要的，每个制造厂房的独特性都应当被考虑。无论采用什么方法，都应该进行认真研究、验证并评估其合理性。监管机构期望符合现行的行业惯例标准。

45.2.1 样品采集

采集样品的方法有很多，如擦拭、接触碟、胶带、淋洗和空气取样。每种方法都有它的优点和缺点。例如，擦拭法对于不平坦或弯曲的表面、裂缝处等十分有用。但是拭子设计和材质可能严重影响样品采集，而且擦拭方式和取样面积需要被评估并保持一致。接触碟取样因为取样面积明确，且没有转移步骤，所以十分方便。另外一个好处是，同样的碟子设计可以用于空气取样器[12,13]。淋洗溶液对于贮罐、容器和管道等来说是必需的，但是淋洗液的体积会影响检测结果。使用淋洗液时，检测量通常是实际样品的一部分，而且可能不代表实际微生物数量。胶带取样是一个直接又方便的采集方法，但是样品可能很难处理和检验。被采集的样品，需要立即放在显微镜载物片上由微生物检验人员人工计数。

45.2.2 萃取剂

擦拭样品最重要的一点是一旦擦拭，微生物就要被移除并转移到一个培养基中。萃取剂的类型会对可能处于休克的敏感状态微生物产生不利影响，尤其是当取样过程紧随着清洁或消毒过程时。此外，微生物可能来自一个营养匮乏的环境。典型的萃取剂是温和的溶液，如生理盐水、盐蛋白胨、卡里布莱尔培养基[14]、艾米斯培养基[15,16]、斯图尔特培养基[17]，或通用的转运培养基[18]。它们能够很好地保持平衡，使微生物存活且不会增殖。

45.2.3 中和剂

在洁净区，环境和表面会被定期清洁和消毒。在取样过程中，杀菌剂与微生物一同被转移过来是完全可能的，而其可能会抑制微生物在培养基上的生长。某些种类的杀菌剂（如酚类、乙醇和戊二醇）可以简单地通过样品稀释来中和。其他种类的杀菌剂，如季铵盐类化合物，可用卵磷脂和吐温 80 中和。而汞类消毒剂可以用硫代硫酸盐中和。这些和其他中和剂已经被证明是有效的，同时最低程度地影响微生物在营养琼脂[19,20]中的生长。还有其他类型的中和剂，但无论选择什么，都需要被证明是有效的。

45.2.4 储存时间

建议在细菌样品采集后 2 h 内完成检测；倘若难以实现，那么样品应在 2～8℃冷藏 12 h 内进行检验，以维持其本身的微生物特性。鉴于样品中微生物的存活能力会下降，建议样品在采集后的检测时间不要超过 48 h。

45.2.5 样品转移

样品转移主要应用于擦拭取样。拭子有很多种设计和材质，不过它们可能表现不同。例如，新的尼龙植绒拭子可以释放其擦拭下来的 90% 的微生物。然而，不同基质，如食物或细菌物种，可能会改变结果。将样品从拭子上转移的典型方法是在一种温和的传输介质溶液中，如等渗盐水溶液或蛋白胨中，将拭子涡旋转动。根据样品的基质，如必要也可以进行超声处理。然而，一定要小心在超声的过程中不要损害微生物活性。另一种样品转移的方法是使拭子与装有生长培养基和琼脂的碟子直接接触。在这种情况下，应当一边旋转拭子尖端，一边沿着琼脂平板的表面涂抹。最后，另一件需要考虑的事情是，在拭子混合进传输介质后，应当取多少传输液体样品。

45.2.6 琼脂平皿法与薄膜过滤法的比较

由于薄膜过滤法不受液体样品体积限制，仅受微粒堵塞滤孔的影响，因此本身更灵敏。但因为通常使用 0.45 μm 的滤膜，所以很可能将小于滤孔的菌种漏入滤液。而与之相反的是，琼脂平皿法可以捕获全部菌种。对于倾倒平皿法，已熔化琼脂的温度不能超过 45℃。即使是在这个温度，仍然有改变微生物活性的风险。而涂布平皿法虽然温和，但是灵敏度不够高，因为样品大小限制在 100 μL。由于倾倒平皿法能处理 1 mL 的样品，因此它本身更灵敏。

45.2.7 培养基类型

由于培养基对微生物生长有很大程度的影响，因此应当根据具体情况做出正确选择。最常见的一般生长培养基是胰蛋白大豆培养基或大豆酪蛋白消化（SCD）培养基。大多数异养和半自养细菌在这种营养培养基上生长得很好。不过从水中分离出的细菌可以在低营养培养基上生长得更好，如行业中普遍使用的 R2A 培养基[22]。各种各样的选择性培养基可能是合适的，尤其是想要对微生物进行广泛分类或致病菌检测时。沙氏葡萄糖琼脂（SDA 或麦精琼脂）培养基是一种常用的选择性培养基，它可以供酵母菌和霉菌生长，同时减少细菌繁殖。这类培养基还有对革兰氏阳性葡萄球菌有选择性的甘露醇盐琼脂培养基，对革兰氏阴性细菌有选择性的麦康凯琼脂和伊红亚甲蓝（EMB）琼脂培养基。此外，鉴别培养基可以根据菌落外观区分多种微生物。这类培养基通常有一个对不同微生物活跃新陈代谢途径敏感的指示染料。乳糖或甘露醇糖的代谢和随后 EMB/麦康凯琼脂与甘露醇盐琼脂培养基中 pH 的分别变化就是一个例子。M-Endo（远藤氏培养基）是另一个选择性和鉴别培养基的常见例子[23~25]，大肠杆菌乳糖代谢中形成的醛会使远藤氏培养基上的菌落带有绿色金属光泽，从而鉴别出大肠杆菌。

血液琼脂含有哺乳动物的血液（通常是羊血），用于分离在合成培养基上不易生长的微生物并检测溶血活性。溶血活性的类别有 β-溶血（血细胞完全溶解和血细胞完全消化），α-溶血（部分血细胞溶解和消化），γ-溶血（完全没有溶血）[26]。

45.3 标准检验方法

45.3.1 薄膜过滤法

液体样品通过孔径不大于 0.45 μm 的薄膜过滤。在此方法中，液体样品通常按 1∶10 稀释，即以良性稀释剂如 pH7.2 的磷酸盐缓冲剂，或其他等渗溶液（如缓冲至 pH7.0 的盐蛋白胨）稀释 10 mL（10 g）样品。ISO 6887-1 [27] 推荐此类培养基作为微生物样品初始悬浊液制备的稀释剂。应当注意到低浓度蛋白胨在样品稀释的 1～2 h 内不会导致生物体增殖。SCD 肉汤或胰蛋白大豆肉汤（TSB）可用作稀释剂。由于 SCD/TSB 肉汤营养丰富，可能会促进微生物生长，因此用这两者之一稀释后应当立刻过滤。

45.3.1.1 流程

膜滤装置有两种。第一种是使用传统的多头抽真空装置，可以用供应商市售的标准的 47 mm 薄膜过滤器。在这种装置中，多头抽真空装置、滤膜支架和漏斗是人工组装的（图 45.1），在使用前需高压蒸汽灭菌。这种装置可以使用并联的 3～6 个漏斗。需要小心取出薄膜，放置在选择的生长培养基琼脂上。另一种装置是采用预装配的无菌组件，在过滤步骤完成后，薄膜/漏斗就与预先灭菌的含所选培养基的卡盘卡合在一起（图 45.2）。虽然每个样品的检验单价会较高，但是这种预装配装置可最大限度降低潜在污染并减少滤膜的意外损坏。先将滤膜和漏斗正确地固定好，用等渗溶液按 1∶10 稀释样品，稀释后的供试品溶液用薄膜过滤。然后将漏斗和过滤器用无菌等渗溶液冲洗三遍。使用 MilliFlex®系统或与之相似的方法（图 45.3）时，在过滤冲洗后，滤膜用无菌镊子撤走并放在琼脂培养基上（如果用内控方法）或者将薄膜/漏斗卡合到一个用所选培养基预装配的卡盘上。由于生物负载时有一个 TVC 测试，因此务必记得为 TAMC[使用胰蛋白大豆琼脂（TSA）]和 TYMC（用 SDA）准备足够多的样品。TSA 平板在 30～35℃培养 3～5 d，SDA 平板在 20～25℃培养 5～7 d。最后，菌落在培养期间每天计数并在规定培养期的最后加和（图 45.4）。此外，还有一些情况要求一种培养基在不同温度下培养。若是从营养匮乏环境采集的低生物负载样品，一般在 30～35℃培养平板 2～3 d，然后换到 20～25℃培养 5～7 d。如果是检验嗜冷微生物，平板可先在 20～25℃培养 5～7 d，随后在 30～35℃培养 2～3 d。

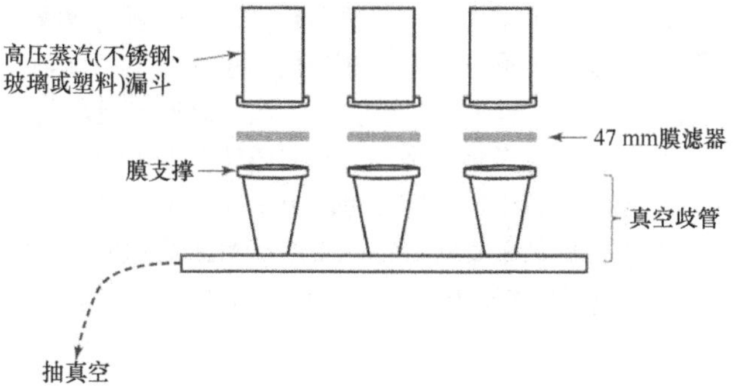
高压蒸汽(不锈钢、玻璃或塑料)漏斗
47 mm膜滤器
膜支撑
真空歧管
抽真空

图 45.1　人工膜滤设备装置示例。

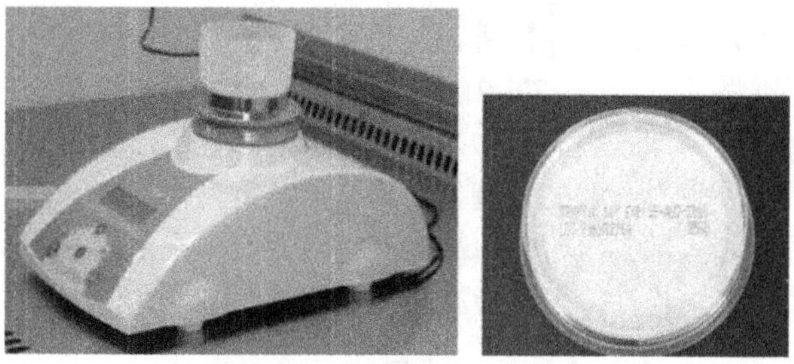

(a)　(b)

图 45.2　包含半自动真空罩的基于筒的膜滤设备装置示例（a）和生长培养基筒（b）。

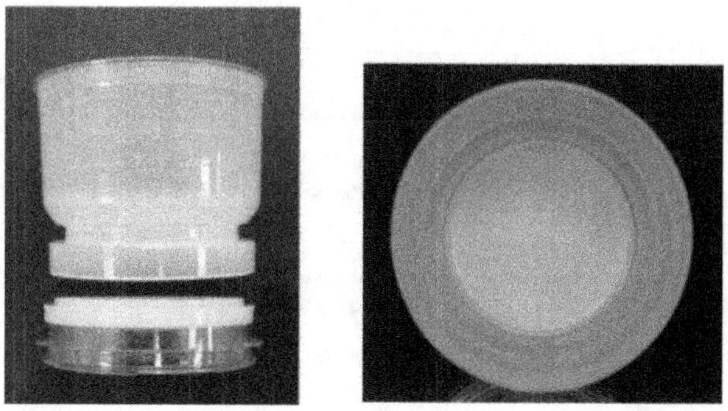

(a)　(b)

图 45.3　消毒的膜过滤筒组件示例（a）和带有网格的膜过滤器的俯视图（b）。

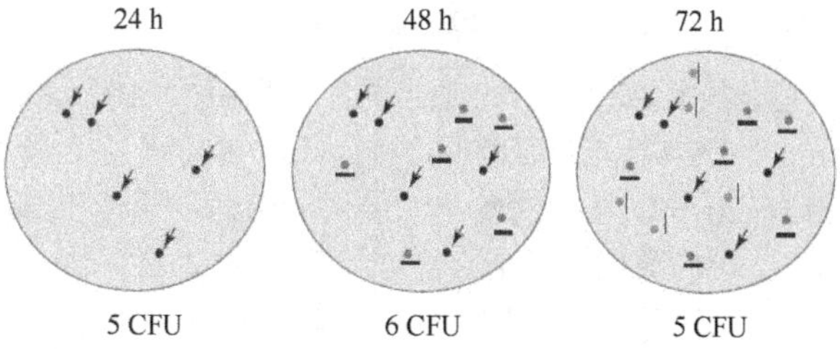
24 h
48 h
72 h
5 CFU
6 CFU
5 CFU

图 45.4　90 mL 稀释剂和 10 mL 样品混合超过 3 d 的菌落计数的示例。全部 100 mL 稀释试样通过膜滤装置过滤，然后漂洗并在 30～35℃培养 3 d。步骤 1：每天计数菌落并标记平板上已计数的菌落；每天用一种不同的记号或墨水颜色。步骤 2：每天的菌落数加和来计算总微生物数：5+6+5=16 CFU。步骤 3：除以已过滤样品的总体积并说明稀释因数：16 CFU/10 mL=1.6 CFU/mL。

45.3.2 平板计数法

平板计数法包括涂布平板法和倾注平板法，每种培养基制备两个平板[28]。行业惯例是 SCD/TSA 用于 TAMC，为 SDA 用于 TYMC，而 TAMC 使用的 SCD 需在 30～35℃培养 3～5d ，TYMC 使用的 SDA 需在 20～25℃培养 5～7 d。由于推荐每板的菌落计数大于 30 而小于 300[29]，因此样品可能需要稀释以满足这种情况。

45.3.2.1 涂布平板法流程

将 15～20 mL 熔化的 SCD/TSA 或 SDA 培养基加入直径 9 cm 的有盖培养皿中并冷却凝固。待平板变干后，用 T 或 L 型涂布器在琼脂表面上涂抹至少 0.1 mL 适当准备好的样品，并在适宜温度下培养 3～7 d（图 45.5）。标准做法是在 3～7 d 内逐日观察计数，计数时在每个菌落上留一点永固油墨作为标记。不同颜色的油墨可以用来区分每天计数的平板。在培养期结束时，每天的菌落数加和，结果报告为每毫升或每克原料中的 CFU 总数。在培养期每天计数有助于微生物的鉴别。

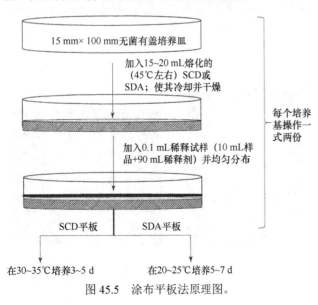

图 45.5 涂布平板法原理图。

45.3.2.2 倾注平板法流程

这种技术要求将 1 mL 适当准备的样品加入 100 mm×15 mm（USP 要求直径 9 cm）有盖培养皿中，之后覆盖上 15～20 mL 熔化的 SCD 琼脂或 SDA（温度不高于 45℃）。琼脂凝固后在适宜温度培养 3～7 d（图 45.6）。逐日观察计数，计数时在每个菌落上留一点永固油墨作为标记。不同颜色的油墨可以用来区分每天计数的平板。在培养期结束时，将每天的菌落数加和，结果报告为每毫升或每克原料中的 CFU 总数。

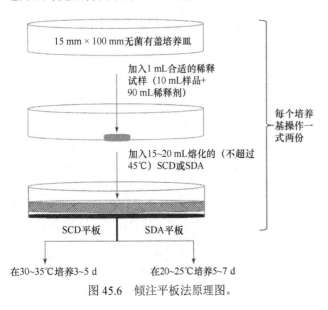

图 45.6 倾注平板法原理图。

45.3.3 最大可能数法

通常认为最大可能数法（MPN）是各种方法中精密度和准确度最低的，但是在某些情况下可能会用到它。样品以 1∶10、1∶100 和 1∶1000 稀释，每个稀释级取三份，并在 30～35℃培养不超过 3 d。这种方法依赖于在终点时观察到的浊度。

45.3.3.1 流程

首先，用 9 mL SDC/TSA 生长培养基预装填 14 支试管。标注 2 支为阴性对照，4 支试管为"0.1 mL"（其中一支另外标注"A"），4 支为"0.01 mL"（其中一支另外标注为"B"），3 支试管为"0.001 mL"。然后，准备样品，在单独的无菌三角瓶中用 90 mL SCD 稀释 10 mL 纯样品。向每个"0.1 mL"试管中加 1 mL 稀释样品并混匀。从"A"试管中分出 1 mL 的"0.1 mL"稀释样品到"0.01 mL"试管中并混匀。从"B"试管中分出 1 mL 的"0.01 mL"稀释样品到"0.001 mL"试管中并混匀。将除了试管"A"和"B"之外的培养基管（包括阴性对照管）置于 30～35℃培养，培养时间不超过 3 d（图 45.7）。如果溶液浑浊且微生物生长是可见的，那么结果就是阳性的。通过与图 45.8 中表 3（微生物的最大可能数值）[28]进行比较来估计 MPN（参考图 45.8 作为解释示例）。

45.3.4 表面取样法

由于对监测房间的表面 100%取样检测是不实际的，因此取样点必须能足够精确地代表整个取样区域。为了确定某个空间中应有多少取样点，ISO14644-1[30]声明取样点的个数（N）等于洁净室平方米数的平方根。以一个面积为 20 ft×35 ft 的洁净室为例。首先将单位转换为米：1 ft=0.305 m，因此 20 ft=6.10 m，35 ft=10.7 m。然后，计算区域面积：6.10 m×10.7 m=65.0 m^2。接着计算区域面积的平方根：=8.06。最后，约到最近整数：示例的洁净室应有 8 个取样点。每个取样点的准确位置应当基于几个因素来确定，包括工作流程、气流和污染的总体风险。相关取样点的示例包括按键板、控制面板、地漏、水槽、把手、排气孔、门边地和高流量区域。

一旦确定了采样点的位置和数量，就必须高效收集并回收目标微生物。在采集和检验之间，样品需要运输，这就要求一个惰性培养基使微生物保持活性但阻止其繁殖。另一个需要考虑的是，由于取样环境很可能已经过清洁或消毒，微生物的数量可能很小并被压制。

有很多样品采集的设计方案：接触[或叠式生物测定计数（RODAC™）]碟、拭子、胶带和淋洗。

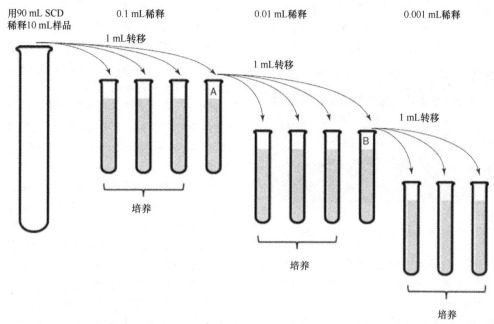

图45.7 最大可能数法原理图。步骤1：用90 mL SCD培养基稀释10 mL样品。步骤2：用9 mL SCD培养基预装填所有样品管并标注样品管。步骤3：如原理图所示进行样品转移。步骤4：在30~35℃培养不超过3 d。步骤5：检查样品管的浑浊度并与图45.8中表3比较。

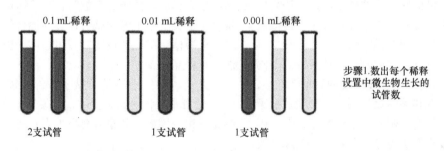

步骤1.数出每个稀释设置中微生物生长的试管数

步骤2.与USP 34[61]中的表3或者其他协调的药典方法作比较

表3 微生物的最大可能数法(部分表格改编自USP 34[61])				
有可观察到的微生物生长的试管数			每毫升样品的MPN值	95%置信限
0.1 mL系列	0.01 mL系列	0.001 mL系列		
2	0	2	20	5~38
2	1	0	15	4~38
2	1	1	20	5~38
2	1	2	27	9~94

步骤3.记录每个样品的MPN结果，在这个示例中，MPN是20

图45.8 阐释最大可能数法。

45.3.4.1 接触碟

表面取样最常用的方法是 RODAC™或接触碟。接触碟是一个塑料成形平皿，当装上琼脂后就有一个 25 cm² 的凸面（图45.9）。这种设计使其整个表面接触到取样区域。预填充的接触碟可能含有中和剂（如大豆卵磷脂和/或吐温80），它会去除样品采集处残余的消毒剂活性[31~34]。接触碟是平坦表面（如桌面、墙壁、长椅、地面、衣服和着装的人员表面）首选的采样方法。接触碟接触采样平面并采集了表面微生物后，盖上盖子并进行促生长培养。TSA 平板在30~35℃培养3~5 d，SDA 平板在20~25℃培养5~7 d 后，微生物被计数，结果报告为每个取样区域的 CFU 数值。

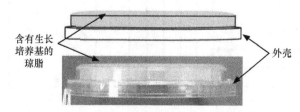

含有生长培养基的琼脂

外壳

图45.9 RODAC（接触）碟的原理图及图片。注意琼脂以凸形从外壳中突起，使样品表面完全覆盖。

45.3.4.2 擦拭法（湿和干）

对于那些不平坦但光滑的表面来说，通常使用擦拭法（图45.10）。这类区域包括水池、排气口、排水口、角落、生物反应器内部、门把手和生物反应器外部组件如端口和探针口。对于那些通过擦拭采集的样品，挑战有三方面：样品采集、样品运输和样品释放。

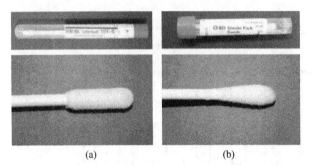

图 45.10 干拭子（a）和湿拭子（b）及其转移系统。

受拭子的材料、拭子的含水量、取样表面的特性和操作者技术的影响，微生物收集和转移到测试设备或溶液中的效率为 20%～80%。

在拭子设计中的一个根本缺点是释放所采集样品的能力。微生物界普遍认为，织物拭子保留 50%～70% 的样品[35,36]。较新的设计包括尼龙植绒拭子，其方法为尼龙植绒，尼龙纤维垂直于轴，产生毛细管效应，据报道其可以释放高达 90% 的所采集样品[37,38]。

在市场上可以买到各种各样的拭子，从干湿到不同种类的拭子材料（棉、涤纶/人造纤维、氨纶、超细纤维、微发泡、聚酯、植绒尼龙和藻酸钙）到不同形状的拭子尖（波状的、短的、瘦长的、圆的、平整的等）[39]。因为有很多不同的拭子，临床实验室标准协会（CLSI）发布了微生物转移系统的评价标准[40]。这使得拭子商品可以按标准进行比较和评价。擦拭方式和取样面积也需要考虑，以保持取样的一致性。普遍认为使用模板降低了样品大小的可变性，常见的取样面积有 5 cm×5 cm（25 cm²）或 10 cm×10 cm（100 cm²）[41]。模板是在市售的或者是自制的用薄而高温高压消毒灭菌的塑料板裁切出所需的几何形状[42]。然后，就要选择一种有效的实际取样方法。行业惯例是在取样表面上，缓慢地以交叠的蛇形方式擦拭整个取样表面（图 45.11）[3]。在这种情况下，

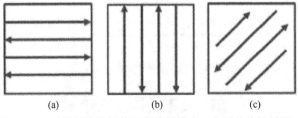

图 45.11 制药环境监测的细菌涂抹模式。典型的涂抹过程：①用合适的溶液润湿拭子；②在区域内设置 5 cm×5 cm（25 cm²）的模板涂抹；③反复涂抹整个区域前后（a）、上下（b）、对角线（c）方向，同时在拇指和食指间旋转拭子头——三个方向都应该在同一样品区域内进行；④涂抹结束后，将拭子放回原始拭子瓶；⑤在瓶中涡旋搅动拭子和溶液；⑥最后，样品现在准备好涂平板和过滤了。

取样人员应该在样品表面放一个设计尺寸的无菌模板并在模板内前后、上下、对角反复涂抹。

另一个要考虑的是，广泛可用的转移培养基（如 Amies Stuart、Cary-Blair、缓冲蛋白胨水、Letheen 肉汤、DE 中和肉汤、Butterfields、Copan SRK™中和溶液和 UTM），它们在拭子转移到微生物实验室的过程中用来保持微生物的活性。转移培养基也可能含有中和剂（如聚吐温 80 和/或卵磷脂），用来中和洁净区使用的任何抗菌药物。

一般来说，干拭子用于湿表面，湿拭子用于干表面。对于干拭子来说，一旦采集了样品，拭子尖就会湿透并在等渗溶液中膨胀。接下来，液体就能用膜滤装置过滤，用倾倒平板法或涂布平板法进行样品制备。对定性分析，可以将拭子简单地在琼脂平板上滚动。在这种情况下，得出的数据会表明微生物是否存在。

湿拭子由于已经包装在等渗溶液中，在采样的时候更方便。湿拭子在从输送试管中取出时，拭子尖要在输送试管内部滚动挤压，将多余的液体从拭子尖挤出。样品收集完毕后，拭子尖归位封存到输送试管内。然后将带有拭子尖的整个输送试管在涡旋混合仪上振摇。全部或部分液体用膜滤法过滤或者用倾倒平板法或涂布平板法进行样品制备。

无论对湿拭子还是干拭子，都会以每取样面积的 CFU 数量来报告结果。例如，如果用一个 25 mm² 的接触碟或拭子模板，结果就会报告为 CFU/25 mm²。

45.3.4.3　表面淋洗法

对于大容器、生物反应器、壶、管道或其他可装填容器的内部表面来说，收集淋洗溶液并用薄膜过滤法测试是很有利的。在这种情况下，容器装有淋洗液，依据体积大小，全部或部分淋洗液薄膜过滤，然后按前述方法培养。

45.3.4.4　胶带或黏合带

胶带样品是用两或三条干净胶带采集的。将胶带放在样品上面并轻轻按压胶带表面。采集完毕后，将胶带样品放入无菌密封塑料袋中或直接粘贴在显微镜载物片上，用于转运和分析。胶带可以着色或直接在显微镜下观察[43,44]。Bio-Tape™（Zefon International）[45]是一个比较规范的胶带采集系统，它的黏合区域带有一个适用于显微镜的软塑料载片。使用时，将保护膜从黏合区域撕下并将黏面朝下按压样品表面上进行取样。

45.3.5　空气取样

45.3.5.1　非活性体监测

在受控环境，对包括灰尘、微生物和其他微粒在内的潜在环境污染物进行控制是十分必要的。需要特别关

注的是 0.5～5.0 μm 的粒子，它往往表明环境的污染。洁净室规定要进行非活性粒子计数，不同级别的房间要求的粒子数级别限不同。例如，在美国，对于 100 级（ISO 5）的洁净室，大于 0.5 μm 的粒子每立方英尺不能超过 100 个，对于 10 000 级（ISO 7）洁净室，每立方英尺不能超过 10 000 个粒子，而对于 100 000 级（ISO 8）洁净室，每立方英尺不能超过 100 000 个粒子[46]。

最简单的粒子计数方法是显微镜法，操作者对表面粒子进行人工计数。由于这种方法需要样品必须要附着在表面上，要求人工计数，而且无法测量空气总量，因此对于大数量的样品来说是烦琐而不实用的。大多数实验室使用自动化光学方法监测这种环境。这种方法是将空气抽入仪器，并通过高强度光束（通常是一个二极管激光器），测量散射、反射和折射光。在某些情况下，仪器测量粒子的投影，其与粒子大小有关。粒子计数器很有用，因为它能够同时读取粒子数量和粒径大小[47]。

45.3.5.2 活性体监测

洁净室必须同时满足对活体微生物方面的要求。例如，对于 100 级（ISO 5）、10 000 级（ISO 7）和 100 000 级（ISO 8）的洁净室内的活体微生物数分别不能超过 0.1 CFU/ft³、0.5 CFU/ft³ 和 2.5 CFU/ft³。监测活体微生物水平的可行方法有很多种。

被动采样。也许监测空气中的活体微生物最方便和最廉价的方法是沉降碟法。沉降碟的直径通常是 9 mm 或 14 mm，并预装填 20～30 mL 琼脂培养基。碟子放在实验室或洁净室预定的点位，打开盖子暴露 4 h。采样结束后，盖上盖子，TSA 碟在 30～35℃培养 3～5 d，SDA 碟在 20～25℃培养 5～7 d。沉降碟法的缺点在于它需要 4 h 来采集样品，而且无法测量有多少空气与碟子接触。

主动采样。为了消除这些缺点，很多厂商设计了主动空气监测设备。这些空气采样设备将空气抽入，与含有琼脂培养基的碟子或条接触，或者直接抽入液体培养基。主动空气采样器的类型有狭缝采样器、过滤采样器、表面真空采样器、离心采样器、过滤器和液体冲击器。各种空气采样器技术的详细说明包括优势和劣势都已经有文献发表[47]。一般传统主动空气采样设备的结果报告为单位体积取样空气的 CFU。旋转离心空气取样器一般用于制药产业。如 EMD Millipore 生产的 M Air T®空气检测器[48]和 Biotest Diagnostics 生产的 RCS PLUS/高流动性空气采样器[49]。需要注意的是，新技术在不断提高质量和分析速度。特别值得注意的是由 Azbi l BioVigilant 生产的市售瞬时微生物检测（IMD-A®）系统[50]，这种特别的技术依赖于激光激发和 Mie 光散射来确定粒子大小，靠荧光发射来判定粒子是否可能是微生物，因为微生物 NADH、NADPH 和核黄素会产生固有荧光。虽然瞬时微生物检测（IMD）记录了单位体积气体样品所检

测微生物的数量，并对粒子大小进行了分类，但是和活体微生物的相关性还要进行分析。空气样品实时评估的另一选择是 TSI 生产的 BIOTRAK™实时浮游菌粒子计数器[51]。BIOTRAK™粒子计数器是通过激光诱导荧光实时检测浮游菌的粒子数目。除粒子计数之外，BIOTRAK™还将粒子采样整合到膜过滤器上，以便于离线可培养与不可培养微生物的对比研究和微生物鉴别。

虽然没有条文规定一定要用什么采样方法，但是从采样技术到采样工具再到培养执行一致的方法还是有必要的。不同的监测人员在不同时间可以通过使用相同的技术和工具，实现方法的一致性和准确性。如果在微生物污染水平一致的表面每次都获取和释放相同数量的微生物，那么说明采样是一致的，同时准确的采样反映了表面微生物数量的真实值。

采样一致性的一些关键因素包括：对每种类型表面采用不同擦拭方案，每种类型表面采用同种类型的拭子和相同的取样面积，采用擦拭法或接触碟法时使用相同的取样压力，取样时采用一致的擦拭手法或释放时一致的振荡方法，以及严格的操作培训。

45.4　新兴快速检测技术

生物负载量测试的传统方法包括取样，样品转移至富含营养的琼脂上生长，培养，然后人工计数。其间，必要时可稀释或淋洗。其限速步骤是为了人工计数所进行的微生物培养。为了解决这些限速步骤，科研人员已经开发了多种分析生物负载的快速技术。就本章节的目的而言，快速技术是指与传统技术相比，在较短时间内测定活体微生物数量的技术。这一定义不包括快速微生物鉴别技术。同时，需要注意的是文献中还说明了很多技术[52~54]，但是只有少数在商业上是可行的。随着快速微生物检测新技术被像美国食品药品监督管理局这样的监管机构批准，其实用性也将得到提高。

45.4.1　流式细胞术

流式细胞术中，粒子（在这种情况下是细胞）在拦截聚焦光束之前被集中在鞘液管内。由此产生的前向散射光与细胞表面积或大小有关，而侧向散射光提供了粒子物质（细胞内）或细胞复杂性信息。

这项技术对直径为 0.5～40 μm 的粒子和细胞有用。BD FACSMicroCount™[55]是基于敏感快速的流式细胞术，能够在 5 min 内进行微生物直接计数并得出定量结果。用荧光核酸染料标记微生物结合专利 BRAG3 标记化合物作为活性着色剂制备分析样品。膜受损细胞的存在会降低荧光强度。

45.4.2　ATP 荧光法

所有活体生物都会产生腺苷三磷酸（ATP），它的存在表明了活跃的新陈代谢。ATP 还是荧光素酶反应中关

键的能量来源，在这个过程中，底物荧光素转化为氧化荧光素加光子辐射[56]。在这个方法中，微生物会在短时间内新陈代谢，然后在荧光素酶/荧光素的存在下溶解[57~59]。ATP 浓度的升高与活跃的新陈代谢有关，并因此与活体微生物浓度成比例。由于反应涉及光子辐射，而且的确需要光源，因此技术很灵敏。与传统的让微生物生长几天的方法相比，ATP 发光可以在几分钟内检测细菌的存在[60]。许多公司利用这个很敏感的反应使之成为商业化的微生物检测系统。Pallchek™快速微生物检测系统[61]包含一个高灵敏度的光度计，基于 ATP 的测定，ATP 从细胞中释放并转化，用来使荧光素酶、荧光素和稳定剂组成的独特混合物发出荧光。

微生物污染的直接测量也是可行的，液体样品用薄膜过滤器，表面污染用拭子。Milliflex® Rapid[62]是一个可滤样品快速检测的自动化平台。通过使用专有的生物发光试剂监测 ATP 的产生并通过电荷耦合器件（CCD）相机与图像分析来完成检测[63]。

第三个选择是通过 Celsis、RapiScreen/AkuScreen[64]，也是通过 ATP 规则来测定细胞代谢的。

在相关和广阔的市场中，LuminUltra 技术已经开发出稳定的方法，使微生物检测在食品和饮料、工业用水和废水行业中进行。

45.4.3　电阻抗法

电阻抗是对培养基加上电压时，电路对电流所产生的抵抗力的测量。在进行细菌检测时，一个只含培养基的基准室与一个因微生物生长而组分发生变化的样品室作比较[66]。对细菌代谢而引起培养基的阻抗变化进行实时监控，而阻抗变化是由于活体微生物释放离子代谢物产生的。微生物的离子变化是由两个主要方式引起的：能量代谢（分解代谢）和细胞膜的离子交换。在分解代谢过程中，氧气和碳源如葡萄糖会产生乳酸，之后被代谢成碳酸盐。在这种情况下，乳酸盐和碳酸盐都会增加电导性。虽然两者都能导电，但是碳酸盐更高效。在离子交换过程中，离子如 H^+、K^+ 和 Na^+ 通过离子通道主动跨膜运输来调节膜电位和渗透流量。虽然两个离子来源都有助于电导性，但是分解代谢的离子贡献最大[66~70]。

快速自动化细菌阻抗技术（RABIT）系统[71]，采用直接方式时，通过使微生物新陈代谢来提高系统中培养基的电导性；采用间接方式时，监测微生物生长所产生的二氧化碳总量。该方法的基本前提是电阻抗的变化与微生物的存在具有相关性。

45.4.4　内源荧光法

生物细胞发出的荧光主要来源于其化学成分，如芳香族氨基酸残基（色氨酸、酪氨酸、苯丙氨酸）、核酸、吡哆醇、核黄素和 NADH、NADPH 及 FAD 辅酶。由还原型烟酰胺腺嘌呤二核苷酸类产生的荧光是十分重要

的，它表明了活跃的代谢[72]。Rapid Micro Biosystems 的 Growth Direct™系统[73]能捕获所有活细胞内的内源荧光。BioVigilant 的 IMD-A™利用相同的内源荧光并结合荧光信号和 Mie 光散射来监测空气样品中的活体微生物和粒子数量。

45.4.5　二氧化碳法

二氧化碳是克雷布斯循环的组成成分，其中作为呼吸作用的一部分，部分葡萄糖被代谢成 CO_2。CO_2 检测有两种主要方式，比色法和荧光法。BacT/ALERT®平台[74,75]在环境监测中很常用，并依赖于比色读数。在此方法中，活跃的微生物代谢产生的 CO_2 扩散到传感器，并溶于水从而产生 H^+。这种 pH 变化会引起传感器室内的颜色变化[76]。pH 的变化通过荧光测量，BACTEC™ FX 系统[77]利用了相似的原理。另一检测方法依赖于测量顶部空间的气相 CO_2，这里微生物存在于一个封闭环境中。在此方法中，CO_2 作为正常新陈代谢的副产物释放，并用红外吸光度确定 CO_2 浓度，然后再与微生物浓度相关联[78]。

45.4.6　荧光染色法

微生物荧光染色有很多方法，包括用荧光示踪抗体免疫染色、核酸染料（如经典的 Hoechst 3342 或吖啶橙染料）或透膜荧光底物。或许最有用的工具是无荧光酯衍生物，它在跨细胞膜渗透作用中被功能性胞质酶裂解[79]。与薄膜过滤法结合时，荧光染色效果很好[80]。bioMerieux 的 ChemScan® RDI 系统[81,82]依赖于在薄膜上捕获所有活体微生物，然后用无荧光底物标注。一旦底物穿过细胞膜，就会被细胞质中酶分解，产生荧光。只有代谢活跃的微生物才能分解底物。

同样，在 Milliflex® Quantum 平台上液体样品通过一个消毒的过滤装置过滤[83]。然后膜滤器被装在一个 Milliflex® Quantum R2A 培养基盒上，其中除了生长培养基以外还有荧光染料。一旦染料被代谢成荧光产品后，就用一个荧光扫描设备使膜可视化，并计数菌落。

45.4.7　核酸技术

聚合酶链反应（PCR）是一种依赖于 DNA 复制的灵敏且专一的方法，DNA 复制使用短的合成引物，并结合目标微生物的 DNA 互补序列。然后扩大的 PCR 产品用已被荧光嵌入染料（如溴化乙锭）着色的凝胶电泳分离。如果目标微生物存在，那么 PCR 带就会出现。为了检测一组生物体，可能会用到几组与微生物种类一一对应的引物。要想得到更多定量结果，可能会用到实时聚合酶链反应（RT-PCR）。在此方法中，向 PCR 混合物中加入淬火荧光探针。当 Taq 酶延伸 DNA 并遇到荧光探针时，探针会分裂并释放，从而发出荧光。随着每个 PCR 循环，荧光信号会增强，然后就能与 DNA 总量相关并由此得出原始样品的微生物浓度。虽然 DNA 表明特定

微生物的存在，但是这个方法不能定量活体的水平。RT-PCR 不仅是定量的，而且很具体[84~86]。核酸测试用于检测微生物的商业示例有很多，无论是临床[BD Affirm™ VPIII Microbial Identification Test[87]、PANTHER® System/APTIMA Combo 2® Assay[88]、NucliSENS EasyQ®平台[89]、COBAS® TaqMan® MTB Test[90]]还是制药配置（MycoTOOL® Mycoplasma Detection[91]和支原体检测的 MilliPROBE® Real-Time Detection System[92]）。

45.5 总结

当前，在 FDA 改善药物质量的同时，制药工业继续发展产品开发的系统方法。伴随质量源于设计（QbD）的方法，科学和质量风险管理成为过程的组成部分，而不仅仅是检验是否符合要求[93,94]。由于美国和国际监管机构提供了 QbD 的指南[95]，制药和生物制药厂商对快速在线检测有明确需求。传统的生物负载技术依赖于检测前的菌落生长，这可能花费 3～28 d，传统生物负载需要 3 d，而支原体测试需要 28 d。由于要求微生物生长的技术既不快速也不在线，因此需要替代技术来跟上当前监管机构对质量要求的步伐。

已有两类有前途的快速在线检测技术是可行的：核酸技术（NAT）和血细胞计数（流体和固体状态）。NAT 是有据可查的，它在性能、选择性和灵敏度方面很有特点，并开始用于快速在线检测[96~98]。已经证明在线决策可以在数小时内做出，而不是数天，并且在考虑到目前在线检测使用葡萄糖、pH 或氧传感器时，其显示了明显优势[96]。虽然这些方法敏感，但是需要离线的样品处理，如样品净化、链变性、引物退火和链延伸。

流式细胞术提供了潜在优势，因为它们依靠流动并且能可靠地适用于在线测量。例如，已证明流式细胞术可以提供与传统以生长为基础的方法等价的结果[99]。虽然与传统生物负载方法相比，需要少量时间就能得到结果，但是流式细胞术灵敏度有限，这最终会影响检测低水平生物负载的有效性。固相细胞计数通过在载体上捕获微生物（通常是膜滤器）然后再着色和荧光检测，提高了灵敏度。虽然这种方法提高了灵敏度，但是样品处理步骤不是在线进行。两种方法都有成功的希望，但是目前都需要几个小时进行免疫荧光染色或在过滤器上捕捉后进行代谢染色。

虽然至今还没有商业化的快速微生物检测产品是真正在线的，但是快速微生物检测技术与传统的以生长为基础的技术相比，在时间方面有明显优势。通过更快速得出检测结果，从而更早做出决定，提高工艺效率是可以实现的。

翻译：刘安琪　中山大学

校对：胡晓娟　华北制药股份有限公司

参 考 文 献

1. Current good manufacturing practice for finished pharmaceuticals. Code of Federal Regulations Title 21. Part 211; 2011. Available at http://www.accessdata.fda.gov/scripts/cdrh/cfdocs/cfcfr/CFRSearch.cfm?CFRPart=211. Accessed 2012 May 3.

2. Volume 1, United States Pharmacopeia and National Formulary (USP 34-NF 29). Rockville (MD): United States Pharmacopeia Convention; 2011. p 630–631.

3. Radar RA.　BIOPHARMA: biopharmaceutical products in the U.S. and European markets (Online). Available at http://www.biopharma.com/approvals_2011.html. Accessed 2012 May 3.

4. Clontz L. Microbial limit and bioburden tests: validation approaches and global requirements. Boca Raton (FL): Taylor and Francis Group; 2009.

5. National Aeronautics and Space Administration web information. Available at http://www.nasa.gov/mission_pages/station/research/experiments/Environmental_Monitoring.html#overview. Accessed 2012 May 03.

6. FDA web information. Available at http://www.fda.gov/MedicalDevices/default.htm. Accessed 2012 May 03.

7. Centers for Medicare and Medicaid Services web information. Available at http://www.cms.gov/Regulations-and-Guidance/Legislation/CLIA/index.html. Accessed 2012 May 03.

8. FDA web information. Available at http://www.fda.gov/Food/default.htm. Accessed 2012 May 03.

9. FDA web information. Available at http://www.fda.gov/Drugs/default.htm. Accessed 2012 May 03.

10. FDA web information. Available at http://www.fda.gov/Cosmetics/default.htm. Accessed 2012 May 03.

11. IUL Instruments web information. Available at http://www.iul-inst.com/spin-air-air-sampler.html. Accessed 2012 May 3.

12. Rapid Microbiology web information. Available at http://www.rapidmicrobiology.com/test-methods/Air-Samplers.php. Accessed 2012 May 03.

13. Cary SG, Blair EB. J Bacteriol 1964; 88: 96–98.

14. Amies CR. Can J Public Health 1967; 58(7): 296–300.

15. Barry AL, Fay GD, Sauer RL, Appl Microbiol 1972; 24(1): 31–33.

16. Stuart RD. Public Health Rep 1959; 74(5): 431–438.

17. Chernesky M, Castriciano S, Jang D., Smieja M. J Clin Microbiol (2006); 44(3): 1084–1086. DOI:10.1128/JCM.44.3.1084–1086.2006.

18. Sutton SV, Proud DW, Rachul S, Brannan DK. PDA J Pharm Sci Technol 2002; 56(5): 255–266.

19. Johnston MD, Lambert RJW, Hanlon GW, Denyer SP. J Appl Microbiol 2002; 92: 784–789.

20. Volume 1, United States Pharmacopeia and National Formulary (USP 34-NF 29). Rockville (MD): United States Pharmacopeia Convention; 2011. p 787–808.

21. Eaton, AD, Clesceri LS, Greenberg AE, editors. Standard methods for the examination of water and wastewater, 19th ed. Washington, DC: American Public Health Association; 1995.

22. Rompré A, Servais P, Baudart J, de-Roubin M-R, Laurent P. J Microbiol Methods 2002; 49: 31–54.

23. TCI America web information. Available at http://www.tciamerica.com/product/bio-chem/B016.shtml. Accessed 2012 May 03.

24. Neogen web information. Available at http://www.neogen.com/Acumedia/pdf/ProdInfo/7724_PI.pdf. Accessed 2012

May 3.

25. Wisc-Online web information. Available at http://www.wisc-online.com/objects/ViewObject.aspx?ID=mby4307. Accessed 2012 May 3.

26. ISO 6887-1:1999: Microbiology of food and animal feeding stuffs—preparation of test samples, initial suspension and decimal dilutions for microbiological examination—Part 1: General rules for the preparation of the initial suspension and decimal dilutions. 1999.

27. United States Pharmacopeia and National Formulary (USP 34-NF 29), Microbial examination of nonsterile products: microbial enumeration tests. Rockville (MD): United States Pharmacopeia Convention; 2011; 1: p 56–56.

28. Madigan MT, Martinko JM, Dunlap PV, Clark DP. Brock biology of microorganisms, 12th ed. San Francisco (CA): Pearson Education, Inc.; 2009. p 154–155.

29. The Microbiology Network (online) web information. Available at http://www.microbiol.org/resources/monographswhite-papers/qualification-of-an-environmental-monitoring-program{-}1-selectionjustification-of-sample-sites/. Accessed 2012 May 7.

30. Quisno R, Gibby IW, Foter MJ. Am J Pharm 1946; 118: 320–323.

31. Erlandson AL, Lawrence CA. Science 1953; 118(3062): 274–276.

32. Brummer B. Appl Environ Microbiol 1976; 32(1): 80–84.

33. Murray PR, et al., editors. Manual of clinical microbiology, 6th ed. Washington, DC: American Society for Microbiology; 1995.

34. Rapid Test Methods web information. Available at http://www.rapidmicrobiology.com/test-methods/Swabs.php. Accessed 2012 May 3.

35. Dalmaso G, Bini M, Paroni R, Ferrari M. PDA J Pharm Sci Technol 2008; 62(3): 191–199.

36. Copan web information. Available at http://www.copanswabs.com/products/microrheologics/work.php. Accessed 2012 May 7.

37. Dalmaso G, Ferrari M, Paris A. Validation of the new Irradiated Nylon™ flocked QUANTISWAB™ for the quantitative recovery of micro-organisms in critical clean room environments. Available at http://www.biomerieux-usa.com/upload/QuantiSwab-Microorganism-Recovery-1.pdf.

38. Faoagali J. Microbiology Australia 2010: 133–136.

39. Body BA, Arbique JC, Bourbeau P, cavagnolo R, Miller JM, Poole FM, Sharples N. M40-A-Quality control of microbiological transport systems; approved standard, Wayne (PA): Clinical and Laboratory Standards Institute; 2003; 23:34

40. ISO 18593:2004(E): Microbiology of food and animal feeding stuffs—horizontal methods for samplings techniques from surfaces using contact plates and swabs. International Organization for Standardization, Geneva, Switzerland; 2004.

41. Copan USA web information. Available at http://copanusa.com/. Accessed 2012 May 7.

42. Khan NN, Wilson BL. J Environ Sci Health 2003; A38(12): 2759–2772.

43. Horner WE, Barnes C, Codina R, Levetin E. J Allergy Clin Immunol 2008; 121(3): 592–597.

44. Zefon web information. Available at http://www.zefon.com/store/bio-tape-surface-sampler.html. Accessed 2012 May 03.

45. ISO14644-1:1999 (E): Cleanrooms and Associated controlled environments. International Organization for Standardization, Geneva, Switzerland; 1999.

46. Kochevar SD. Basic guide to particle counters and particle counting, Boulder (CO): Particle Measuring Systems, Inc.; 2006.

47. EMD Millipore web information. Available at http://www.millipore.com/publications.nsf/a73664f9f981af8c852569b9005b4eee/f7a9d6cefa74f583852568f600496a60/$FILE/TB1000EN00.pdf. Accessed 2012 May 07.

48. Biotest Diagnostics web information. Available at http://cleanroom.net/brochures/RCS_HighFlowTouch_EN.pdf). Accessed 2012 May 07.

49. Biovigilant web information. Available at http://www.biovigilant.com/. Accessed 2012 May 03.

50. TSI web information. Available at http://www.tsi.com/. Accessed 2012 June 21.

51. Moldehauer J. In: Zourob M, Elway S, Turner APF, editors. Principles of bacterial detection: biosensors, recognition receptors and microsystems, Springer Science and Business Media, 2008. p 49–79.

52. Noble RT, Weisberg SB. J Water Health 2005; 3(4): 381–392.

53. Duguid J, Balkovic E, du Moulin GC. Am Pharmaceut Rev 2011; 14(7).

54. Becton Dickinson web information. Available at http://www.bdbiosciences.com/eu/instruments/facsmicrocount/index.jsp. Accessed 2012 May 03.

55. Chappelle EW, Levin GE. Biochem Med 1968; 2: 41–52.

56. Zeng AP, Deckwer WD. Biotechnol Prog 1995; 11(1): 71–79. DOI: 10.1021/bp00031a010.

57. Molin O, Nilsson L, Anséhn S. J Clin Microbiol 1983; 18(3): 521–525.

58. Satoh T, Kato J, Takiguchi N, Ohtake H, Kuroda A. Biosci Biotechnol Biochem 2004; 68(6): 1216–1220. Available at http://dx.doi.org/10.1271/bbb.68.1216.

59. Stanley PE. J Biolumin Chemilumin 1989; 4(10): 375–380.

60. Pall Life Sciences web information. Available at http://www.pall.com/pdfs/Biopharmaceuticals/USD2357a_Pallchek_ENG.pdf. Accessed 2012 May 03.

61. EMD Millipore web information. Available at http://www.millipore.com/catalogue/module/c10711. Accessed 2012 May 03.

62. Chollet R, Ribault S. In: Lapota D, editors, Bioluminescence—recent advances in oceanic measurements and laboratory applications. InTech; 2012. p 99–118, DOI:10.5772/2088. http://www.intechopen.com/.

63. Celsis Inc. web information. Available at http://celsis.com/products/pharmaceuticals. Accessed 2012 May 03.

64. LumenUltra Technologies web information. Available at http://www.luminultra.com/technology.html. Accessed 2012 May 03.

65. Cady P, Dufour SW, Shaw J, Kraeger SJ. J Clin Microbiol 1978; 7(3): 265–272.

66. Ur A, Brown DF. J Med Microbiol 1975; 8(1): 19–28. DOI:10.1099/00222615-8-1-19.

67. L. Yang and R. Bashir, Biotechnology Adv 2008; 26: 135–150.

68. Specter S, Throm R, Strauss R, Friedman H. J Clin Microbiol 1977; 6(5): 489–493.

69. Buckland A, Kessock-Philip S, Bascomb S. J Clin Pathol 1983; 36(7): 823–828.

70. Don Whitley Scientific Limited web information. Available at http://www.dwscientific.co.uk/rabit.php. Accessed 2012 May 03.

71. Sohn M, Himmelsbach DS, Barton FE, Fedorka-Cray PJ. Appl Spectrosc 2009; 63(11): 1251–1255.

72. Rapid Micro Biosystems web information. Available at http://www.rapidmicrobio.com/growth-direct/microbial-contamination. Accessed 2012 May 3.

73. Riedel S, Siwek G, Beekmann SE, Richter SS, Raife T, Doern GV. J Clin Microbiol 2006; 44(6): 2262−2264; DOI: 10.1128/JCM.00635-06.

74. bioMerieux web information. Available at http://www.biomerieux-industry.com/servlet/srt/bio/industry-microbiology/dynPage?doc=NDY_BPA_PRD_G_PRD_NDY_1. Accessed 2012 May 03.

75. Thorpe TC, Wilson ML, Turner JE, DiGuiseppi JL, Willert M, Mirrett S, Reller LB. J Clin Microbiol 1990; 28(7): 1608−1612.

76. Becton Dickinson web information. Available at http://www.bd.com/ds/productCenter/BC-Bactec_allWhite_Papers.asp. Accessed 2012 May 03.

77. Threlkeld CH. J Food Sci 1982; 47(4): 1222−1225.

78. Veal DA, Deere D, Ferrari B, Piper J, Attfield PV. J Immunol Methods 2000; 243: 191−210.

79. Durtschi JD, Erali M, Bromley LK, Herrmann MG, Petti CA, Smith RE, Voelkerding KV. J Med Microbiol 2005; 54: 843−850. DOI:10.1099/jmm.0.46092-0.

80. AEI Chemunex a bioMerieux Company web information. Available at http://www.aeschemunex.com/microbial-testing-solutions-for-all-labs,6/33,scan-rdi-analyzer.html. Accessed 2012 May 03.

81. Smith R, von Tress M, Tubb C, Vanhaeckepda E. J Pharm Sci Tech 2010; 64: 356−363.

82. EMD Millipore web information. Available at http://www.millipore.com/publications.nsf/a73664f9f981af8c85 2569b9005b4eee/242d91c82f187f28852576d50059d816/$FILE/DS1072EN00.pdf. Accessed 2012 May 03.

83. Glynn B. In: Zourob M, Elway S, Turner APF, editors. Principles of bacterial detection: biosensors. Recognition receptors and microsystems. Springer Science + Business Media; 2008. p 603−628.

84. Mothershed EA, Whitney AM. Clin Chim Acta 2006; 363: 206−220.

85. Whiting I, Cook N, Hernández M, Rodrrguez-Lázaro D, D'Agostino M. In: Nollet LML, Toldra F, editors. Safety analysis of foods of animal origin, CRC Press, 2010, 811−821. DOI:10.1201/EBK1439848173-35.

86. Becton Dickinson and Company web information. Available at http://www.bd.com/ds/productCenter/MD-Affirm VPIII.asp. Accessed 2012 May 8.

87. Gen-Probe web information. Available at http://www.gen-probe.com/news/PressReleaseText.asp?releaseID=1692 954. Accessed 2012 May 8.

88. bioMerieux web information. Available at http://www.biomerieux-diagnostics.com/servlet/srt/bio/clinical-diagnostics/dynPage?node=Nucleic_Acid_Testing. Accessed 2012 May 8.

89. Roche Molecular Diagnostics web information. Available at http://molecular.roche.com/assays/Pages/COBASTaqMan MTBTest.aspx. Accessed 2012 May 8.

90. Lonza web information. Available at http://www.lonza.com/products-services/pharma-biotech/rapid-microbial-detection/mycotool-mycoplasma-detection.aspx. Accessed 2012 May 8.

91. EMD Millipore web information. Available at http://www.millipore.com/catalogue/module/c66523. Accessed 2012 May 8.

92. Riley BS, Li X. AAPS PharmSciTech 2011; 12(1): 114−118.

93. Guidance for industry quality systems approach to pharmaceutical CGMP regulations. Rockville (MD)Food and Drug Administration; 2006. Available at http://www.fda.gov/downloads/Drugs/GuidanceCompliance RegulatoryInformation/Guidances/ucm070337.pdf. Accessed 2012 June 21.

94. ICH Q8(R2) pharmaceutical development. International Conference on Harmonisation of Technical Requirements for Registration of Pharmaceuticals for Human Use; 2009. Available at http://www.ich.org/fileadmin/Public_Web_Site/ICH_Products/Guidelines/Quality/Q8_R1/Step4/Q8_R2_Guideline.pdf. Accessed 2012 June 21.

95. Hentz NG. Evaluation of rapid off-line microbial contamination detection of fermentation processes. 19th Annual ISPE-CASA Life Sciences Technology Show; 2012 Apr 10; Raleigh, NC.

96. Shintani H, Sakudo A, McDonnel GE. Biocontrol Sci 2011; 16(1): 13−21.

97. Adams G, Berg H, Galbraith D, McCarthy P. BioProcess Int 2011; 9(8): 28−35.

98. McHugh IOL, Tucker AL. Cytometry A 2007; 71A: 1019−1026.

99. Baumstummler A, Chollet R, Meder H, Rofel C, Venchiarutti A, Ribault S. Lett Appl Microbiol 2010; 51(6): 671−677.

延 伸 阅 读

Bacteriological analytical manual. Rockwell (MD): Food and Drug Administration. Available at http://www.fda.gov/Food/ScienceResearch/LaboratoryMethods/Bacteriological AnalyticalManualBAM/ucm071363.htm. Accessed 2012 May 8.

Easter MC. Methods in the pharmaceutical industry. Boca Raton (FL): CRC Press; 2003.

Guidance for industry: sterile drug products produced by aseptic processing—current good manufacturing practice. Rockville, (MD): Food and Drug Administration; 2004.

Kirsch L, editor. PDA J Pharm Sci Technol 2001; 55(5 Suppl TR13): 1−35.

FDA web information. Available at http://www.fda.gov/AnimalVeterinary/default.htm. Accessed 2012 May 03.

第46章 | 色谱法，工业规模验证

Sandy Weinberg

Clayton State University，*Atlanta*，*Georgia*

Carl A. Rockburne

The Rockburne Group，*Atlanta*，*Georgia*

46.1 引言

众所周知，色谱工艺，既用于实验室条件下明确识别化合物，又用于生产操作分离复杂蛋白质。美国食品药品监督管理局（FDA）已经对这两类色谱非常熟悉并形成了通用验收准则。例行检查会带来关于初始工艺验证、清洁和残留应对、重复使用介质所引起的问题等的询问。

但是，依据设计和定义，色谱系统也是软件驱动系统，属于受到 21CFR（联邦法规要求，CFR）第 11 部分要求的过程。第 11 部分提供了系统验证、数据的归档和检索、软件环境的控制、数据审计跟踪的建立和审核，以及更多（方面）的指南。这些系统验证要求越来越成为 FDA 调查的目标，并且应当在所有色谱验证中被解决。

该章节提供了一个将 21CFR 第 11 部分应用到色谱系统的工业规模的验证的一个检查表，还提供了色谱设施良好生产规范（GMP）检查的检查表。

46.2 系统要求

FDA 要求 21CFR 第 11 部分适用于所有的非财务电脑系统，其中包括色谱分析系统（内部代码控制和翻译色谱过程及结果）和制造执行系统，此系统管理控制工业色谱系统。这份清单用 21CFR 第 11 部分为自我审查合规提供了指导。

46.3 CFR 第 11 部分用于非生物测定的封闭系统的软件评估检查表

本检查表只涵盖 21CFR 第 11 部分那些描述封闭系统符合性所需技术控制要求的章节。因而描述程序控制的章节[11.10（i），（j），（k）；11.100（b），（c）；11.300（c）]和对于开放系统不能够由软件产品或额外控制完成的章节（11.30）是不包括在内的。程序控制只能在实施 21CFR 第 11 部分的兼容系统时执行，软件是这个兼容系统的要素。

章节	法规要求	需要证明的功能性	观察
11.10（b）	程序和控制应当包括产生准确和完整的既有人工可读的，又有电子表格以便机构检查、审核和复制的记录副本的能力	证明产生准确和完整的既有人可读的，又有电子表格以便机构检查、审核和复制的记录副本的功能。包括： 方法 顺序 原始数据 结果，数据和图标 报告 其他（?） 在"审核"中，机构能从原始数据重新产生结果吗？如何重新产生？ 机构可以查询数据（不是简单的可视检查）吗？ 证明元数据的保留 "单一文件"和数据库之间是什么关系？	
11.10（c）	程序和控制应当包括记录保护，以便其在整个记录保留内准确和易于检索	证明在整个记录保留期间，可准确地和容易地检索档案记录的功能（如备份和恢复或者档案/检索或者其他），包括： 方法 顺序 原始数据 结果，数据和图标 报告 校验 标准 事件日志 其他（?）	

章节	法规要求	需要证明的功能性	观察
11.10（c）	程序和控制应当包括记录保护，以便其在整个记录保留期内准确和易于检索	机构能从原始数据重新产生结果吗？如何重新产生？ 所有的元数据保留吗？ 文件之间的联系？ 审计追踪？ 在记录保留期间记录会受到保护吗？可通过数据库命令、SQL 等获取吗？ 进入或查询需要最初的硬件和软件吗？	
11.10（d）	程序和控制应当包括仅允许授权人员访问的限制系统	证明存在授权限制访问的功能： 　来自操作系统的（Windows NT/2000/XP 等） 　来自软件内部 　为应用程序启动 　为直接访问文件以编辑、重命名和删除 证明用户和权限设置： 　证明用户和权限的管理变化可以审计追踪 　证明登录用户 ID 在所有显示器上显示 　证明储存密码被加密，而且加密至少使用建议标准 　证明管理密码可以更改	
11.10（e）	程序和控制应包含运用安全手段、电脑生成的有时间标记的审计跟踪，以便独立地记录产生的创建、修改或删除电子记录的操作员进入和活动的日期和时间。记录更改不应当掩盖先前的记录信息。这样的审计跟踪信息应该被保留一段时间，至少与电子记录要求的时间一样长，对机构审核和复制来说应该是可获取的	证明数据不能被覆盖 证明审计跟踪是安全的 证明审计跟踪的创建和维护是为了：产生创作、修改或删除电子记录的操作员进入和活动的日期和时间（方法、序列、原始数据、结果、报告、校验、标准、事件日志） 权限的管理更改 密码的管理更改 证明在保存期内审计跟踪是与数据文件关联的 证明审计跟踪对机构审核和复制来说是可获取的 证明审计跟踪是可查询的	
11.10（f）	程序和控制应包含对操作系统检查的使用，使步骤和事件按照允许的适当的序列执行	证明系统使用操作系统检查，使步骤和事件按照允许的适当的序列执行。系统在样品之前实施运行空白和标准品吗？ 系统采用"必需的"字段吗？ 系统要求在运行前定义所有的方法和序列数据吗？（例如，在数据获取后还可以更改样品名称、浓度、体积等吗？）	
11.10（g）	程序和控制应包含权限检查的使用，以保证只有授权人可以使用这个系统、电子签署一份记录、访问操作或计算机系统输入或输出设备、修改记录或执行手动操作	证明权限检查的功能性： 　系统使用（访问） 　电子签名 　访问计算机系统输入或输出设备（可以在没有权限检查的情况下以可预见会影响结果的方式更改输入或输出设备吗？） 　记录更改 　单独运转 　此系统要求使用用户 ID 和密码存储系统来访问共享存储设备和执行系统操作吗？	
11.10（h）	程序和控制应包含设备检查的使用以便视情况确定数据输入和操作指令来源的有效性	证明系统使用设备检查来识别（并且记录）输入数据的来源 证明系统不允许来自无法鉴别和不正确的数据采集 证明系统为了操作指令的有效性使用了检查（例如，指令一定来源于应用程序吗？或者它们可以通过键盘改写吗？）	
11.50	电子签名的记录应包含与下列清楚显示的和签字有联系的信息： 签名者的打印名字； 签字生效的日期和时间； 签字的含义（如审核、批准、责任或作者）。 这些项目应像电子记录一样受控，而且应作为电子记录（如电子显示或打印输出）的任何人可读形式中的一部分被包括	证明已签字的电子记录包含明确指出的与签字有关的信息： 　签名者的打印名字（不仅仅是用户 ID） 　签字生效的日期和时间（可追踪的时区） 　签字的含义 证明电子签署信息具有访问控制、数据完整性、审计跟踪和记录保留 证明名字、时间/日期和含义作为电子记录（如电子显示或打印输出）的任何人可读形式中的一部分被包含	
11.70	已对电子记录生效的电子签名或手写签字应与它们各自的电子记录关联，以确保签字不被切离、复制或另外被转移而通过普通方式来伪造一份电子记录	证明电子签字与各自电子记录的关联方式防止切离、复制、修改或另外被转移以普通方式来伪造一份电子记录（例如，通过在 WordPad 中打开编辑，或者通过简单的文件操作） 证明已对电子记录生效（混合系统）的手写签名是关联到它们各自的电子记录的 证明打印的、手签的复印件有充分的信息将报告和关联到一份独特的电子记录（日期、打印时间、打印报告人的名字、文件名、文件创立日期/时间、独特的文件识别、位置等）	
11.100（a）	每一个电子签名对一个个体都应该是独特的，而且不应该被其他人重复使用或者再指定给其他的人	证明用户 ID（组成电子签名的用户 ID/PW 组合的一个基本要素）是不可以通过删减/重建，覆盖或其他方式重复使用的 证明系统不允许冗余的用户 ID	

续表

章节	法规要求	需要证明的功能性	观察
11.200（a）[1]	电子签名应当至少由两种不同的组件组成，如一个识别码和密码 当一个个体在控制系统访问一个单一的和持续的期间，执行一系列的签字时，第一个签字的生效应当使用所有电子签名组件；随后的签名的生效应当至少使用一个电子签名组件，该组件是仅由一个个体执行的，并且指定仅限该个体使用的 当一个个体不在控制系统访问一个单一的和持续的期间，执行一个或更多签名时，每一个签名的生效都应当使用所有的电子签名组件	证明电子签名至少采用两个不同的组件（用户 ID 和密码） 证明登录这个系统的个人的用户 ID 是显示在所有屏幕上的以允许用户输入 证明持续对话中的第一份签字使用了所有的电子签名组件 证明在应用密码使一个电子签名生效时用户 ID 是显示的（也就是至少一个电子签名组件仅仅可由一个个体执行，而且是指定仅限该个体使用的） 证明每个不在一个连续对话中进行的签名使用了所有的电子签名组件 证明系统在一个可配置的间隔后执行注销以结束无人值守的对话	
11.200（a）[2]	电子签字应当只被它们真正的所有者使用	证明密码（两个电子签名组件之一）只可以被真正的所有者知道，而且不能被任何人，包括账户的管理员（在操作系统和应用水平）看到 证明管理员密码管理权限仅扩展到重置密码的能力 证明用户在最初的后续登陆时必须更改重置密码	
11.200（a）[3]	电子签名应当被管理和生效，以确保任何不是真正的所有者的其他人企图使用一个人的电子签名时，需要两个或更多人合作	见 11.200（a）（2） 也要参考使用无效密码不允许访问系统或不允许电子签名的示例	
11.200（b）	基于生物测定的电子签名应该被设计，以确保签名不能被任何非真正的所有者的其他人使用	N/A 系统不使用生物测定	
11.300（a）	识别码/密码控制应当包含每个识别码和密码组合的独特性的维护，以致没有两个个体拥有相同的识别码和密码的组合	证明（参考之前的示例）用户 ID 是唯一的（不能被删除或者冗余） 如果一个用户 ID 已经失活，它能否被重新激活？这些行为会被审计跟踪吗？如果不可能重新激活，如何将一个返回的员工的新用户 ID 与之前的 ID 关联起来，以使一个个体创建或签字的所有记录均可查询（系统是否提供了一个技术解决，或者这些会被一个程序处理吗？）	
11.300（b）	识别码/密码控制应当包括保证识别码和密码的发行是周期性地检查、召回或者修订的（如为了克服如密码过期这样的事件）	证明控制包含这样的可配置参数： 密码使用期限 先前的密码是否允许再用 密码最小长度 密码中是否必须包含数字或特殊字符 系统锁定发生前，允许失败登陆尝试的次数 系统是否允许配置以排除使用常见（字典）字作为密码？	
11.300（d）	识别码/密码控制应当包括交易保护的使用，以防止密码和/或识别码的未经授权的使用，以直接和紧急的方式检测并向系统保护单元报告任何未经授权使用的尝试，酌情上报组织的管理	证明系统包括检测多次未经授权使用的尝试的控制（如关于登录和电子签名的重复登录尝试/失败的密码输入） 证明这些未经授权使用的尝试可以以直接和紧急的方式向系统保护单元报告，并且酌情向组织的管理层报告	
11.300（e）	识别码或密码控制应当包含最初的和周期性的设备测试，这些设备承担或产生识别码和密码信息，确保它们运行正常并且在未授权的方式下不会被更改	系统使用承担或产生 ID 码的设备？对于仪器，系统使用这样的编码/密码吗？对系统、服务器或其他呢？	

第一节：接收控制	回答			参考文献
	（是）	（否）	（N/A）	（21CFR）
接收检查核对到货与采购订单、标准和适用图纸的要求吗？				211.84
接收检查记录指出对来料是接受还是拒收吗？				211.84，211.184
接收时检查物料质量吗？				211.84，211.184，211.10
接收检查记录反映拒收的原因吗？				211.84
接收物料的记录被适当地保存吗？				211.184
已检过物料与待验物料被恰当地隔离了吗？				211.42
已检物料被适当地标识为接受或拒收了吗？				211.80
拒收的物料受到适当地控制了吗？				211.89
取样计划是否进行了充分的质量控制？				211.84

第二节：物料储存和处理	回答			参考文献
	（是）	（否）	（N/A）	（21CFR）
进入仓库和原材料储存区域的是受限制的或者授权的人员吗？				211.122（d）
物料的处理、标识和储存是以防止损坏、污染、混淆和/或损失的方式吗？				211.80
				211.42
问责性记录被保存以便允许向前和向后的追溯吗？				211.188
库存每隔一段时间复验和测试吗？				211.184 211.187
库存周转吗？				211.86，211.150
原材料和预称重的物料是离开地面存储在托盘/架子以便清洁和检查的吗？				211.80c
关于标签有充分的责任追究制度吗？				211.125c
预称重的和原容器的原材料是正确标识的吗？如内部代码批/批号、产品处置/状态和其他程序要求的信息				211.80d 211.101b
原材料是正确标识状态的吗，批准、不合格、待验？				211.80d
所有原材料是在按批使用前由质量部门批准放行的吗？				211.84e 211.101.c
不合格的物料是有标识的并与批准的物料分开的吗？				211.42,211.80,211.89
原材料在待验状态下储存，直至检查放行或者拒收吗？				211.82,211.84,211.89
原材料记录列出每次装货的每批物料的数量、供应商名称、接收内部批号和接收日期了吗？				211.84 211.184

第三节 A：生产/中间过程控制，一般的	回答			参考文献
	（是）	（否）	（N/A）	（21CFR）
所有的职员穿着适当的衣装，包括适当的头部、面部和手部覆盖物吗？				211.28a
所有职员都根据指令和程序以有序的方式执行分配给他们职责吗？				211.25a
有书面产品和过程控制程序吗？				211.100a
程序被遵从吗？				211.100b
培训记录是当前的吗？				211.25a
生产设备看上去是被适当地设计、建造和维护的吗？				211.63 211.65 211.67a
设备清洁/使用日志被维护吗？				211.67c 211.182
设备和器具的清洁、消毒和维护程序被遵从吗？				211.67b
一般清洁的部门的指令被遵从吗？				211.56b
根据部门的指令配制和使用合适的清洁材料和溶液吗？				211.56b 211.67
在不同的产品间使用时，器具被清洁以防止污染？				211.67
在适当情况下，需要清洁的器具和容器，以及清洁的器具和容器被正确地标识、隔离和储藏在合适的区域了吗？				211.67b 211.105a

第三节 B：生产/中间过程控制，一般的	回答			参考文献
	（是）	（否）	（N/A）	（21CFR）
主批生产记录和批生产记录正确地收集整理并包含下述内容：				211.186，211.188
每一份都是由一个人准备、签署日期和完整签字，由另一个人独立检查、签署日期和签字的吗？				211.186　211.188a
运行时批记录保存在工作站吗？				211.100b
批记录已经被或者正在被恰当地完成吗？				211.186a　211.188b
提供完整的组分清单了吗？				211.186（b）[3]
在测量时每种原材料的质量和测量都被记录了吗？				211.188（b）[4]

第三节 B：生产/中间过程控制，一般的	回答			参考文献
	（是）	（否）	（N/A）	（21CFR）
在执行完一个操作后，信息和签字是立即记录的吗？				211.100（b）
有每种原材料使用的库存记录吗？				211.184（c）
一种原材料可以被追踪到使用在特定的产品批号吗？				211.184（c）211.188（b）[3]
有充分记录任何计划的或者非计划的来自程序或者操作的变化的记录吗？				211.100（b）211.192
原材料与每一个内部批号一致吗？				211.184（c）
同步记录建立范围了吗？				211.184（c）
同步记录上的任何差异已经被调查和记录了吗？				211.192
在秤和天平上的校验贴纸/标签存在和更新吗？				211.68（a）211.160（b）211.194（d）
称量操作之前天平归零吗？				211.160（b）[4]211.194（d）
不能正常工作的天平被标识以防止使用了吗？				211.160（b）[4]
工艺和工艺过程项目保持的时间限制已经被建立了吗，它们被遵守了吗？				211.111
发行的批记录的变更是在工作开始前得到批准了吗？变更内容记录在批记录中了吗？				211.100
使用适当的更衣技术和遮盖物吗？				211.28
在注射用药物产品生产中使用了无纤维脱落的过滤器用于液体过滤了吗？				211.72
袋装或盒装的组分是远离地面储存的吗？				211.80
润滑剂、冷却剂是控制得当的，以使它们不会与产品容器、封盖、中间过程物料或者最终产品接触吗？				211.65（b）
灭菌工艺被验证了吗？				211.100

第四节：设施和计量	回答			参考文献
	（是）	（否）	（N/A）	（21CFR）
操作被在规定的区域执行以防止污染和混淆吗？				211.42（b，c）
生产区的大小、结构和位置是充分的吗？				211.42（a）
整个区域都满足一个洁净的可接受的水平吗？所有的区域条件是有序的吗？				211.42，211.46，211.56，211.58，211.67
操作中使用了适当的排气和真空系统以将空气污染最小化吗？				211.46
空气处理系统运行正常吗？				211.46（a，b，c）
所有的照明设施运行正常吗？				211.44
废品和垃圾是被收集并在适当时移除的吗？有书面的标准操作规程（SOP）吗？				211.50，211.56（a，b）
有啮齿动物、鸟类、昆虫或害虫侵扰的任何证据吗？				211.56（a）
有正式的虫害控制程序吗，记录是更新到现在的吗？				211.56（c）
维护和清洁日志或记录是易获取的并且正确地完成的吗？				211.63，211.67（c）211.182
有适当的书面校验程序吗？进行的校验有记录吗？				211.68211.194（d）211.160（b）[4]
排水管道是被设计为带有空气阻断防止反虹吸吗？				211.48（b）
控制气压、湿度、温度、微生物和微粒物质的环境系统是充分的吗？				211.42211.46
邻接的外界地面是修剪的吗？				211.56
是否提供了具备热/冷肥皂水、清洁厕所、空气干燥器或者一次性毛巾等充足的清洗设施？				211.52
支持系统如水、真空和压缩空气已经被验证，以保证中间过程物料和最终产品的特性的因果变化？				211.00

续表

第四节：设施和计量	回答			参考文献 (21CFR)
	（是）	（否）	（N/A）	
有指定的用于吃饭、喝水、吸烟的区域吗？				211.42
有可接受的独立的更衣区域吗？				211.42（c）
环境控制系统是被周期性地检查的吗，这些检查被记录了吗？				211.42c（10）IV
工具、仪表和测试设备是被标识以反映校验日期和下次校验日期的吗？				211.68
校验数据被反映给负责校验的人员吗？				211.68
有适当的设施用于储存工具、仪表和测试设备吗？				211.68
正的大气压控制是被校验并且监测的吗？				211.68
所有进入低洁净区域的门是正压的吗？				211.42c（10）iii
图纸和蓝图是被适当地控制的吗？				211.42

第五节：质量控制，最终检查	回答			参考文献 (21CFR)
	（是）	（否）	（N/A）	
由质量控制（部门）对每一批进行最终检验吗？				211.22 211.192
质量控制有书面的程序以保证生产记录被审核吗？				211.22（d）
在生产文件最后审核期间发现的任何不符合有彻底的调查吗？				211.192 211.188（b）（12）
检查产品的正确有效期了吗？				211.137
检查和检测数据的记录被保存了吗？				211.160 211.134
使用适当的取样方案吗？				211.165
取样程序明确了样品抽取的方式和被谁抽取了吗？				211.160 211.165
有不合格品的分类吗？				211.16
维持成品的留样吗？				211.170 211.134
检测方法的精确度、灵敏度、特异度和重现性已经通过验证了吗？				211.165（e）
质量控制设备是足够的吗？				211.22
设施具有足够的行使质量控制功能的设备吗？				211.22 211.42（c）（9）
组分、生产物料、中间过程物料、包装材料和标签在放行生产之前是经过检验的吗？				211.184（a）
检验程序被记录吗？				211.194
在目视和尺寸检查中使用不合格品的分类吗？				211.165
为了长期的参考，原材料文件样品被维护吗？				211.84（b）
实验室试剂和其他的化学供应品被鉴定、检验和注明有效日期吗？				211.194（c）
需要校验的实验室仪器依据校验程序被校验了吗？				211.194（d）
对非无菌产品有书面的微生物监测计划吗？				211.113

内部设施审计检查表	回答			参考文献 (21CFR)
	（是）	（否）	（N/A）	
第六节：质量保证				
适用于质量控制的责任和程序被文件化并批准了吗？				211.22
存在管理文件变更控制系统的书面程序吗？				211.100
有生效的充分的控制来保证图纸、变更通知和标准在运行的时间和地点使用吗？				211.100
反映变更历史的记录被保留了吗？				211.100
文件是最新的吗？				211.100
文件是全面的文本形式吗？				211.100
质量保证使用的程序被文件化了吗？				211.22（d）
质量保证有批准/拒绝厂房设备、工艺和程序的变更的权利吗？				211.22
一个适当的产品投诉/产品失败处理系统是有效的并且调查被适当地促进吗？				211.198 211.192

内部设施审计检查表	回答			参考文献 (21CFR)
	（是）	（否）	（N/A）	
有适当的稳定性计划吗？				211.166
批次记录数据是以每年审查的形式，以便确定质量标准规范、生产、控制程序的持续的可接受性？				211.180 (e)
质量保证批准/拒绝是根据合同由另一家公司制造、处理、包装或保存产品吗？				211.22
中间过程标准是来自过程平均数和过程变异性（验证）评估的吗？				211.11
质量保证计划的负责人不是生产运行执行的直接负责人？				211.22
质量保证计划的正式的审计是由与项目没有直接责任的人员执行的吗？				211.180
对指出的审计缺陷采取备有证明文件的纠正措施了吗？				211.180
执行审计的程序是正式有效的吗？				211.180
程序可以可接受的格式提供给 FDA 检查员审核吗？				211.180
生产记录是被保留至少超过有效期一年和超过放行日期两年吗？				211.180

内部设施审计检查表	回答			参考文献 (21CFR)
	（是）	（否）	（N/A）	
第七节：包装、运输和分销				
使用检查表确认运输要求吗？				211.20
运输前确认产品配置吗？				211.150 211.196
包装和运输记录应与装运和检查装运的员工一一对应？				211.25
有适当的储存设施并且用于保护最终接收和运输之间的产品质量吗？				211.42 211.142
有确切和适当大小的标签室吗？				211.42 211.122
标签室被设计为防止混淆了吗？				211.42 211.122
关于标签有充分的责任追究制吗？				211.125
有关于获得标签或者其他标签的权限的特定的限制条件吗？				211.122 (d)
在放行前标签核查准确性了吗？				211.122

内部设施审计检查表	回答			参考文献 (21CFR)
	（是）	（否）	（N/A）	
A：生物制药				
分析实验室设施是足够支持其工作负荷的吗？ 描述：＿＿＿＿＿＿＿				CP-Bio
实验室有书面的标准操作规程（SOP）吗？				CP-Bio
SOP 是适当的、被遵守的及人员可获得的吗？				CP-Bio
分析实验室人员是具有执行要求的检验能力的吗？				CP-Bio
分析实验室人员的简历是可提供并且审核过的吗？				CP-Bio
实验室接收用于药物检测的血液或者尿液样本吗？ 描述：时间和条件为临床前、实验室或过程中等				CP-Bio
在实验室接收之前样品储存条件是适当的吗？描述：特殊的方案、运输限制等				CP-Bio
使用干冰将样品运输至分析实验室吗？				CP-Bio
实验室每天 24 h，每周 7 d 都会接收样品吗？描述：特殊的方案，运输限制等				CP-Bio
有接收样品的接收记录吗，包括样品条件、数量等。				CP-Bio
适当的设备被用于储存等待检验的样品吗？ 描述：＿＿＿＿＿＿＿				CP-Bio
上述的设备，当运行不正确时有警报装置？				CP-Bio
上述储存设备具有温度记录装置吗？ 描述：＿＿＿＿＿＿＿				CP-Bio

续表

内部设施审计检查表	回答			参考文献 (21CFR)
	（是）	（否）	（N/A）	
被储存的样品处于适当的状态吗？描述：样品隔离、标签完整、破损等				CP-Bio
分析设备被适当地使用吗？描述：模式、条件等				CP-Bio
有书面的设备运行程序吗？ 描述：适当的、可用的等				CP-Bio
有书面的分析设备的校验/标准化程序吗？描述：适当的、被使用、频率等				CP-Bio
特定的仪器条件被记录在什么地方吗？				CP-Bio
对于抗生素研究，使用培养箱吗？描述：类型、尺寸等				CP-Bio
其他的条件合适吗？描述：控制的房间温度、培养皿、读带器、高压蒸汽灭菌柜等				CP-Bio
分析实验室涉及药物标准品或用于生物制药研究的产品的分析吗？ 描述：适当的等				CP-Bio
对于体内分析方法，有充足的数据证明/验证关于特异性、灵敏度、精密度和稳定性的要求吗？				CP-Bio
分析者使用编码技术盲样吗？				CP-Bio
样品分析的顺序适当吗？描述：随机的、按顺序等				CP-Bio
测试样品和参考样品是在相同的条件下同时运行的吗？				CP-Bio
对于每一批未知的样品都绘制标准曲线吗？描述：操作频率、所有报告等				CP-Bio
CP-Bio运行中使用盲样、加入标准品的样品、对照样品吗？				CP-Bio
空白的生物样品来源适当吗？描述：使用主体的零时样品，混合血浆等				CP-Bio
如果样品重新运行，对照样品也同时运行吗？				CP-Bio
有适当的程序定义报告是原始的还是重新运行的值吗？				CP-Bio
配制的试剂适当标识了吗？描述：包括化验员、储存条件、配制日期、有效期等				CP-Bio
对于抗生素分析，样品适当地通过培养箱运行了吗？				CP-Bio
对照样品是在同一时间同一个培养箱中培养吗？				CP-Bio
其他条件适当吗？描述：用于加热培养箱的燃烧导线（燃烧器）的温度，使用的读带器等				CP-Bio
对于放射性测量的分析，设备被适当使用吗？描述：闪烁计数管等				CP-Bio
测定基值吗？如何？				CP-Bio
分析实验室使用线圈笔记本吗？				CP-Bio
填写该线圈笔记本的程序适当吗？描述：序列条目、墨水、化验员签字/日期、频率、监督员审核/签字等				CP-Bio
保存所有的原始数据（色谱图、标准曲线等）吗？描述：化验员签字/日期的位置，监督员审核/签字等				CP-Bio
用于维护实验室数据的程序是恰当的吗？描述："改正"、消除、修正液、墨水、记录保留等				CP-Bio

内部设施审计检查表	回答			参考文献
	（是）	（否）	（N/A）	（21CFR）
B：计算机系统验证				
用户觉得计算机系统包含硬件、软件和经正式验证有授权权限的受管理的应用程序吗？				CS-Val
"受管理的应用程序"的解释包括用于评估一种临床试验药物的安全性和有效性的计算机化数据吗？				CS-Val
用户已经向验证委员会或管理（层）指出或描述计算机系统了吗，他们同意验证的需求？				CS-Val
该计算机系统是采购的？全部或是部分？ 描述：_____				CS-Val
对于现有的计算机系统，它曾经被验证过吗？全部或部分？				CS-Val
这是一个刚刚开发的新的计算机系统吗？				CS-Val
确定合适的工作小组进行这个系统的开发和验证吗？				CS-Val
系统开发生命周期方法被用于开发计算机系统吗？				CS-Val
验证方案是被预先开发以描述系统会如何被验证的吗？				CS-Val
验证方案确定了所有必需的成分吗？ 描述：_____				CS-Val
有适当的变更控制系统吗？ 描述：覆盖 H/W、S/W、SOP 文件等				CS-Val
变更系统只基于变更吗？或者也基于时间间隔，哪个先发生？ 描述：_____				CS-Val
使用测试数据包测试模块/整个系统吗？				CS-Val
测试数据充分地"加压于"系统了吗？ 描述：极值、错误值、重复等				CS-Val
如果软件是购买的，供应商提供给用户程序源码吗？				CS-Val
供应商愿意通过"第三方支付"源码吗？				CS-Val
对系统用户的培训被适当解决了吗？				CS-Val
系统的备份被适当地解决了吗？				CS-Val
有适当的 SOP 包含系统的必要方面吗？				CS-Val
有用户或管理者对系统的正式批准吗？				CS-Val
计算机系统的最终验证包（文件）被准备了吗？				CS-Val
验证包是由验证委员会或管理者批准了的吗？				CS-Val
验证委员会在将来继续监测系统/变化吗？				CS-Val

46.4 GMP 要求

保证大规模的工业色谱系统的法规符合性，即要求有外围设施和内部的控制器软件的检查。这第二检查表提供一般的设施有关的 GMP 指导。

46.5 结论

这两份检查表合起来，21CFR 第 11 部分和一个 GMP 设施的检查，给一个工业规模色谱系统的设计、管理、验证和使用提供了非常适合的指南。它们可用来聚焦和强调问题，并且最终用来审计和证明符合性[①]。当与色谱系统的传统工艺验证耦合时，包括关注清洁和残留，最后非常可信的结果用来支持系统可用的证据。

翻译：王 钰 华北制药股份有限公司

校对：白 燕 华北制药金坦生物技术股份有限公司

参 考 文 献

1. Chapter 21, CFR, Part 210, Part 211.
2. Weinberg S. Cost-effective compliance. Sci Comput Instrum 2003.
3. Weinberg S. The FDA vector: part 11 risk-based changes. Am Biotechnol Lab 2003.
4. Weinberg S, editor. Good laboratory practice regulations. Marcel-Dekker; 2007.
5. Weinberg S. Emergent FDA biodefense issues for microarray technology: process analytical technology. Expert Rev Mol Diagn 2004; 4(6): 779–81.
6. Weinberg S. Taking control of regulatory inspections. J Bioprocessing 2005.
7. www.fda.gov. The official website of the US food and drug administration, 2009.

①FDA 通常会接受（和审核）一个独立的审计的结果；至今，超过 300 位作者的审计报告和证书已经被 FDA 接受，作为实际上的符合性的证据。作者想要感谢 Ms. Lisa Gonzales 和 Ms. Janine Cahill 在编译检查表上的协助。

第**47**章 | 药品生产质量管理规范
和大型工业程序规范

Beth H. Junker

Bioprocess R&D，*Merck Research Laboratories*，*Rahway*，*New Jersey*

47.1 引言

美国食品药品监督管理局（FDA）在 1977 年对验证做了简单的定义，即"提供文件性的证据，证明系统能够按照预期的目的运行"的过程[1]。通过验证能力/成熟度模型[2]，展现了一个组织验证状态的发展过程。一旦获得验证理论知识，这个组织就有了从"无意识验证"（validation unaware）到"有意识验证"（validation aware）的转变。然后，根据管理条例或者客户要求，组织被动进行验证活动。当它（组织）具有实践经验、认识到利益/局限性并鼓舞到其他人时，就会达到最高的"积极验证"（validation enthusiast）的水平。

由于产品检验技术明显的局限性，验证已被作为其补充而存在；实际上，验证的发展是由不合格的产品没有被检测出来而开始的[3]。一个特殊的事件：尽管已对具有统计学意义的小瓶进行了无菌检测[4]，但由于不恰当的高压蒸汽灭菌的小瓶未被检出而引起败血症的暴发。此事件更为详细的背景资料已经以散装药品（bulk pharmaceutical drug）早期良好生产规范（GMP）历史[5]，验证指南的初始解释[6]，和美国验证回顾[1]的形式编译。随着更好的分析技术的发展，设备设计和运行的改进，解决生物和制药生产方面问题的方法也随之变化，并且随着时间的推移，所有试验的方法都会被检验和证明是值得做的。

化学原料药（BPC）是通过化学合成、发酵（重组或次级代谢）和/或酶反应生产出来的。对于 BPC，FDA 指南清楚地说明严格实施 GMP 的程度可以依据步骤在整个工艺中的位置（早期步骤要求程度低些）和具体的产品（对于某些产品，早期可能要求严格一些）进行调整[7]。在 FDA 的一个专门对于 BPC 评估的方法中，重点强调什么步骤是 GMP 特别关注的[8]。尽管这个讨论只涉及一个特定的工艺步骤，但是对设备、设施某些部分及参与该工艺步骤的操作/检测人员的验证都有影响。

生物制品是由生物体制备而来的产品（或者血液分离制品），是复杂的蛋白质、病毒、抗原或抗体。生产可能使用重组或非重组细菌、酵母菌、真菌、动物、昆虫或植物细胞、病毒或活体动物。生物制品 GMP 指南包括：生物制品 GMP 历史[9]，一系列 FDA 前检察官的早期论文[10~12]，以及传统制药和生物制药在验证方法上的差别[13]。如何将当时实施的药品检查指南[14]应用于 FDA 对生物制药制造设施进行检查的评论也被发表，明确强调了纯化、制剂、灌装和冻干[15]步骤。这些论文体现出 FDA 会对于生物制剂的设施设计、验证和操作中的哪些地方进行关注。虽然这些论文已有大约 20 年的历史，但是所引用的领域仍然在被阐述，不过在某种程度上，已与现行 GMP 指南一致。根据这些论文，发展出了关于生物制药设施的专用指南[16~19]。

生物制品 GMP 与药品 GMP 相比，在成品加工（压片、制粒、无菌分装）和合成工艺（发酵、层析）两个方面都有明显的不同[20]。关注的区域有：①原材料的可变性，特别是天然来源的玉米浆和胎牛血清，以及不可控污染的潜在性，如牛海绵状脑炎（BSE）；②产品的追踪和收率，特别是使用活性检测而不是质量检测，无法进行物料平衡；③缺乏完整工序的收率信息和判断，使计算工序活性损失变得困难；④含有几个相互关联工序的工艺复杂性[20]。根据产品特性，利用先进的分析技术[21]对具有明显特征的生物制药产品做出定义的现行工艺有助于提供法规符合性，而不是根据此产品是否经过药物评价和研究中心（CDER）或者生物制品评价和研究中心（CBER）的批准[22]。此工艺也允许在产品临床研发后，进行工艺设备、程序和生产场地的变更。

对于公司来说，有关 GMP 验证范围和性质的直接或间接的信息都是可以使用的。直接的表述在美国联邦法规（CFR）中有呈现，特别是在 21 CFR 210 和 211 部分，这两部分关注药品/制药；还有 21 CFR 600 部分，该部分增加了有关生物制品的补充规定。这些章节讨论的是结果而不是实现这些目标的方法，因此本章主要在解释每个公司的每个工艺和产品类型。对文献章节不同的解释是基于个人不同的经历和目标，所以没有一个通用的解释，主题方法也是类似的。关于法规的解释也可以在 FDA 官方编写的各种已发布的"需要考虑的点"（points to consider）和"指南"文件中寻找，这些文献中通常会有工业方面的实质内容[24~31]。这些指南都可在 FDA 的网站上获取。FDA 检查人员的公共会议纪要、小组讨论和编写的出版物也能提供解释，但是，由于每种情况不同，对于检查人员来说很难说得具体（或者回答"快速提问"），而对于听众来说，很难直接并且正确地应用所给的方法。FDA 的题为《人用药现行 GMP 注意事项》的出版物提供了一些最新的关于具体政策问题的指南。最后，获取信息最间接的方法是审阅已发布的 483 缺陷信和其他公司被检查的公布报告。然而，这些总结（可从 F-D-C 报告公布的粉色表格和金色表格中得到）通常有两或三个断章取义的句子，这样可能会有误解和误用的可能性。个别公司会提供和公布他们在 GMP 方面具体的实施方法，这是最有价值的"付诸实施"的信息来源。实施对于公司来说曾经是个挑战，正如实施从研究到开发的演变过程；特别值得注意的是由 Biogen 早期发表的一篇论文，其中概述了关于干扰素的这些问题[32]。

基于风险的方法正在被 FDA 采纳，并形成管理决策和合理化检查。合理化检查，即维护/增加对（需要频繁监督的）药品生产场地的检查程度，减少对低风险设施的检查；因此，检查的目标是对公众健康有最大影响的高风险操作[33]。FDA 正在向更为科学的 GMP 监管方式改进[34]。制造商必须依据风险的识别、分析和量化来完成核算程序和操作实践[35~37]。质量风险被定义为考虑了影响严重性的事件发生的可能性[31]。关于清洁[38~41]、套件更换[42]、实验室计算机系统[43]和工艺验证[44]的基于风险的方法已经被颁布。

FDA 的倡议，《21 世纪药品质量》，鼓励在行业中广泛应用质量控制和风险管理，随着 FDA 直接监管的减少，也能更好地保证产品质量[33]。其基本主张是质量重点在于工艺设计、控制和检验，他们与可接受的 GMP 操作有直接关系[34]。

过程分析技术（PAT）[45]，是 FDA 的第二个倡议，通过对中间工艺的关键质量和性能属性的衡量来确保产成品的质量。它有助于识别变化和风险的来源，从而提高对工艺的理解，这会引发持续的改进。PAT 已经被应用于生物工艺的某些方面，特别是：①清洁验证方面，通过在线监测淋洗水的总有机碳（TOC）和电导率，减少清洁时间和淋洗水量[38]；②生物反应器控制，测定发酵液的溶解氧（DO）和 pH；③放罐操作，测定浊度；④分离步骤，测定洗脱液的 UV 吸收值和缓冲液的电导率。在某些情况下，PAT 准则作为验证方案的一部分被直接实施[40]。

第三个补充倡议是质量源于设计[46]，与质量源于检测（现行状态）对比，它强调质量源于设计（理想状态），以及工艺的理解（包括原材料和控制），这引出了工艺的改变对质量影响的工艺理解。在此框架下，可扩展性和可验证性直接被纳入工艺开发中，涵盖于整个产品生命周期，强调合理的实验原则和分析测量[47]。

47.2 设施监管指南

47.2.1 药品生产管理规范

遵从药品生产管理规范（GMP）法规，以及验证的执行，不是一整套规则而是一种理念[48]，在很大程度上需要依赖于工艺、产品和企业。验证的目的是符合 21 CFR 第 221.42 部分，其中规定设施和设备"必须是适当的和适合其既定用途的"[49]。从根本上讲，验证旨在确定程序和工艺，将其对质量的负面影响降到最小化，并且提供证明文件，证明此程序和工艺是合适的和可重复的。虽然有些人可能坚持认为用于工艺中的所有设备都必须被验证，但是其他多数人已在讨论多少验证是足够的。通过对已确认知识的科学论证来判断是否需要额外的验证，这种方法是最有效的[50,51]。然而，"相互攀比"（keeping up with the Joneses）的观念存在于公司内部和公司之间，会导致检测的浪费。

对于新的制药用设施而言，就时间和费用方面，验证、核实、确认和调试会占很大比例。最初，验证工作基本上是重复安装、建构和启动测试，并且其目的仅仅是确保承包商的工作被正确执行[49]。后来，验证任务不再是重复先前的测试，而是对测试的补充。刚开始可能体会不到验证的范围、效益、限制因素及强度，但是，在全面启动和调试被延迟时，如果还缺乏这些体会，这是非常不利的，会引起验证时间的压缩[48]。适当的验证测试会发现设计、结构或运行方面的不符合或缺陷项，在这些问题还没有对工艺或产品质量产生影响之前。这些问题令人讨厌，特别是如果它们呈现波浪式暴发。如果终端用户同意评估这些问题的潜在影响并且选择接受有限制的操作，那么可能不需要用一个修订来解决每个变更或不符合项。

验证主计划本质上是设施的质量标准，与设施设计标准一样重要。它是有构思的、详细的工作计划，需要经过涉及验证的各个组织正式批准，应是连接验证（从开始到结束的）所有方面的一个工作文档[48]。最低程度上，这些主计划的变更应被持续追踪（如果运行，使用划红线注销），再定期做正式更新，通常每 3~5 年一次。计划包括对设施的描述，特别是其目的、功能和限制。需要有一个初步的设备和公共设施列表，简要描述每个设备项，说明需要的测试类型，并列出初步验收标准，这有助于识别验证检测设备及进行用人估算[52]。列表也可作为一个介绍设备及其能力的有用手册。适用的政策和标准操作规程（SOP）（批准的和还未建立的）及楼层平面图一起，可作为验证的参考，其中楼层平面图标注了清洁/使用过的设备、原材料/产品/废弃物和人流模式。最后，要起草一个取样计划，在这点上，文件团队要统一一个通用模版。主计划还要有关于设施的持续验证计划的信息，包括与变更控制相关的政策[52]。

依据设施的运行，验证测试分为不同的阶段和类型，每一种都包含多种活动。相比把各阶段的个体活动分组，完成所需测试以确保用于工艺的设备恰当、一致地运行更为重要[50]。在各种验证阶段的冗余测试也应当被避免[50]。可追溯性矩阵将测试的结果和设备的标准相连接用于追溯，同时也减少测试的重复和遗漏。电子文档管理可能会更进一步减少无价值的附加工作[53]。验证测试的主要类别会在下文中有简要描述。早期的验证阶段会引出随后的验证阶段，后面的验证阶段旨在提供产品或工艺特定可靠性的后续证据。

设计确认（DQ）侧重于一个有组织的 GMP 审核和确认，以便在订购设备和启动建设之前识别出可能影响确认/验证的潜在设计缺陷[52,54,55]。通过将每个设计元素[通常在功能说明（SF）中规定]与专门的法规和用户需求联系起来，确定设计符合预期[55]。为了检查设计的每个方面[54]，一个方法是使用引导词（如污染、隔离、验证、仪器、清洁和灭菌）进行 GMP 审核。这项工作最好是由实施这项验证的单位代表（或者内部的或者外部的）完成。为了维持合适的检查和平衡，一些项目负责人会推荐不同的单位来实施验证，而不是执行设计和/或施工的单位。其他人相信包含验证的"设计/建造"策略，将单一来源的责任给了唯一的单位，认为可以避免发现问题时低效地相互指责[35]。然后，在设计确认中被发现的潜在 GMP 遗漏，由验证/设计团队评估它们的影响。合适的解决方法可能包括附加的程序、延伸的验证测试或设计的修订。此时，可能需要开发系统要求（SR），为运行确认和性能确认方案提供可接受标准（如限度、范围和/或公差）[55]。

安装确认（IQ）提供文件性证据，证明设备是按照设计标准和生产商的建议进行正确的建造和安装。安装确认主要侧重于文件的收集和审核，包括手册、采购订单、压力测试数据、钝化处理日志、备件清单、SOP、危险与可操作性研究（HAZOP）结果、校验/循环检查，以及竣工管道仪表图（P&ID）/等角图。IQ 是为了确保购买的设备是可接受的并且可以安全操作。对于这些资料范围和收集的建议已被文件化[56]。在要求提供充足的文件与目录过量、冗余或无用文件之间做好权衡[48]。在 IQ 中也可以包含和参考工厂接收测试（FAT）及现场接收测试（SAT）的结果。通常，IQ 本质上是一个文件审核的过程[49]，但是会包括设备及其安装的物理检查，有些人甚至不希望在 IQ 被执行，检查或甚至批准之前启动设备。无论怎样，这样的约束可能会阻碍及时识别和解决设备问题。

运行确认（OQ）提供文件性证据，证明设备和设施能正确运行，在运行参数超过预期范围的情况下，也能有足够的生产能力[48]。OQ 测试集中于设备性能的功能

性测试，包括报警和互锁的确认。OQ 包括 SOP 草案的适用性测试和 IQ 中没有包括或引用的某些方面的启动测试，OQ 还关注对公共设施的全系统能力检查[49]。通常，IQ 和某些 OQ 可以由机械承包商完成，研究部分通常在设备运输前，作为 FAT 和 SAT 工作在供应商场地进行。要圆满完成 OQ 测试，检测系统的限度，确定超过设备操作预期范围的最小值，对将在随后的性能确认（PQ）中进行的测试项目也需确认其超范围的最小值。

PQ 提供文件性的证据，证明设施可以重复地生产出在已确立标准和质量属性内的产品[48]。它涉及广泛的具体工艺条件和工艺设备的测试。该测试包含了许多确认/验证类型，包括在线蒸汽灭菌（SIP）、原位清洁（CIP）、灭菌和/或净化高压蒸汽灭菌柜装载模式、玻璃清洗机装载模式、生产条件下的环境测试和公共系统质量分析。通常利用平行的三次运行来显示重现性，但是当结合工艺上、下边界条件值时，可以扩大（次数）[1]。"最差条件"（worst case）的概念被用于使测试最小化，但是最差条件应当在之前验证过关键参数的正常运行条件的界值内，不一定是一个"失败边缘"值[1]。在 PQ 之前或者至少与 PQ 同步，所用的关键分析方法应当被验证[57]。

性能确认直接进入工艺验证，对于这种测试策略是可以使用的[58,59]。工艺验证（PV）提供了文件性保证，保证工艺可以一如既往地持续地生产出具有相同安全性和有效性的相同产品[6,59,60]。确定和量化工艺可变性的主要来源，以评估并减少潜在的风险，实现既定的质量属性。通过提高工艺理解，PV 降低了可导致生产力和效率的降低的风险。

在设施运行期间，会有大量的额外测试工作要做。这包括对公共系统和环境质量的持续监测、周期性的（通常是年度的）持续验证挑战和由设备及工艺修订（如变更控制）引起的再验证或等效性测试。原始方案中的可用页和先前的可接受标准可用于（代替）新方案的编写。假如使用一种涵盖全部内容的通用格式的文件或者 SOP，只用对特定细节的资料做变更，那么持续性验证方案可能会被重复使用数年。

一旦持续的验证工作范围被文件化和批准，项目的工作量对设备停工和人力的影响就可以被评估，并且开始启动管理和组织验证活动的系统。通过增加工艺中一次性用品的使用，最初的和持续的验证活动已经被减少（如没有清洁验证）和/或被转移到供应商（如可滤取/可萃取测试、辐照灭菌效果）[61]。

调试，设备施工和安装的文件，会是关键设备验证[62]的第一步，或者对于不接触产品的非关键公共系统而言，是一个有吸引力的替代验证，如冷却液体或者仪器空气[52]。调试的关键方面和策略已经文件化[63]。虽然可能没有后续正式的确认方案，但是由施工、安装或者启动人员执行的每一项活动都需要被记录。为了完整的有效性，调

试应当包括挑战和能力测试[49]。有趣的是，一位文献编者注意到，当非关键的"调试过的"公共系统出乎意料地失败了或出现问题时，它们的关键重要性变得显而易见[49]，这表明需要更多严格的测试可能是适合的。

对于设备、设施和工艺验证的范围而言，很大程度上依赖于中间过程控制和产成品检测对质量和安全性的保证程度。因此，生物产品（复杂的治疗用蛋白和疫苗）的验证范围是最大的，特征明确的蛋白质和次级代谢产物的验证范围要小一些[22,64]。可以通过参考文件获取关于验证最佳实践[65~67]、常见验证问题[64]、潜在验证问题和缺陷[48,68]及简化验证[69~72]的信息。验证阶段的细节，包括内部和外部的法规参考事例、待检的取样系统和典型的时间表，在模拟条件下也是可以获取的[52,73]。当无菌工艺验证的结果不令人满意时，对现行的无菌工艺可以使用基准性研究、调查和增加检测的策略；尽管调查的方向是无菌分装，但也可以从更早的无菌步骤开始[74]。此外，可参考关于 GMP 法规如何被应用到生物工艺的描述（如腺病毒载体和肝细胞的生产），它显示出 GMP 的可持续发展，阐述了现行生产的需要[75,76]。

验证方案应当相互参考，但是不应当包括有变化的项目，如设备数据表和设备标准，当数据表被更新时，方案会被自动更新[48,77]。方案可能在设备安装前已形成文件甚至被批准，特别是当设施运行小组已经对项目熟悉时。对于计算机设备，已发布的标准中有计算机系统验证和系统生命周期法的概述，它们已经被应用。此外，有时也与设备验证相结合[78~80]。计算机验证的范围依据于计算机系统的复杂性和定制。

47.2.2 良好大型工业程序规范

良好大型工业程序规范（GLSP 或 GILSP）最初出现在 1991 年美国国立卫生研究院（NIH）颁布的涉及重组 DNA 分子研究的指南之中，作为其中一个部分的标题[81~83]。对于具有明确特征且有扩大规模研究或生产安全使用历史的生物物质[84,85]，推荐在其扩大规模的研究或生产中运用 GLSP 隔离级别的政策。GLSP 与 BL1-LS 的主要区别在于减少了对微生物灭活的封闭系统操作的要求，去除了排气处理，并且使用程序方法而不是物理装置控制气溶胶[83]。GLSP 倾向于物理隔离方式，不如 BL1-LS 那么严格，所以推荐用于这样的重组生物体是由非致病的宿主细胞组成，不含外来介质，具有安全使用的历史和明确特征的载体/插入片段，不含有害序列。所得到的重组或基因改造生物（GMO）应当对人和环境是安全的；特别是插入的 rDNA 不能增强致病物质的耐药性。上述指南中新的 GLSP 部分要求如下[83]：①重组生物生产控制的制度程序（即一个阐述了健康和安全问题的评估）；②SOP 和培训，确保培养处理的合理性和洁净工作场所的维护；③适合的防护服和设施/设备的隔离；④环境排放的合理处理；⑤必要时，进行气溶胶的

控制；⑥预防大量泄漏的隔离程序。此附加指南侧重于良好的实验室规范：禁止吸烟、禁止嘴吹移液和吃/喝、制定内部事故报告程序。对商业化新的或已修饰的菌株，其程序在有毒物质控制法案（Toxic Sustances Control Act）[86]中有阐述。

有一个从 BL1 到 BL3 标准的概要[83,87]，概要中增加了 LS 这个名称，即大规模，与大规模相应的实验室设计通常超过 10 L。对于 BL1-LS，要求有一个能减少微生物溢出的密闭系统，该系统必须有一个已验证的灭活程序，之后才能从密闭系统中取出物质。通过设计使气溶胶的产生最小化（如带有过滤器的密封取样装置）。在维护和紧急溢漏计划实施前，对系统进行灭菌。BL2-LS 的设计包括所有的 BL1-LS 的要求，以及对气溶胶发生的预防，密闭系统的附件要在一个二级隔离装置内，并且使用旋转机械密封来防止泄漏。在操作期间要安装监控隔离完整性的装置。在这个密闭系统使用之前，要用非重组的微生物做微生物释放检测，并且将该系统标识上永久性的生物危害标志。对 BL1-LS 和 BL2-LS 的要求也适用于 BL3-LS，包括在最小可能的内部压力下操作生产设备，以确保隔离的完整性。这个密闭系统的周边区域，必须使用气锁门，有易于清洁的表面，通过气体的密闭性渗透进行净化，并减少与其他区域的交叉污染，使用非手动阀门控制的洗手设施。最后，需要控制进入这个密闭系统的空气流量，达到与周边区域相符合的负压。

一般而言，GLSP 指南涵盖 NIH 对使用重组 DNA 生物进行培养工作的要求；然而，GMP 指南可能会对被定级为较高水平的 BL2 或 BL3 的工艺，就某些方面要求产品保护。具体来说，对于 BL2 级别，会要求负压以保护工作人员，而 GMP 为了保护产品，要求是正压力。这种冲突已经在一个实例中得到解决，该实例入口使用高效空气（HEPA）过滤器，并使区域周围有较高的压力，使之形成一个屏障，如同活性病毒区域的物理隔断[88]。在另一个实例中，使用风险评估来评估有矛盾的区域，然后确定最佳设计，既符合 GMP 要求，又能隔离活性病毒区域[87]。

有一个安全和隔离问题和实践的概要，它囊括了各种隔离级别。文中有一个生物体释放监测的事例，以及关于使用什么设备在什么地方监测的建议[89]。另一个概要描述了用于研究和开发蛋白质和病毒的特定类型的病毒、细菌和真菌的生物安全性实践和挑战[90]。可以制定差别目标，涵盖产品保护和人员保护[89]："低"避免产品培养的污染，如果使用良好实验室规范，那么"最低的"目标是典型的实验室标准，"阻止"针对的是被隔离的生物体不能在空气、物体表面和人员身上存在。可以根据设备位置和微生物隔离水平对具体的目标进行调整[91]。在爱尔兰，要求在设施内对重组 CHO 培养物进行灭活[92]确认后，才能排放。在荷兰，则要求使用非转基

因（GMO）微生物进行模拟排放，以证明其灭活程度，之后才能被排放到废水处理系统[93]。

47.3 设施性能确认的主要关注点

47.3.1 在线蒸汽灭菌

47.3.1.1 策略

通常，在线蒸汽灭菌（SIP）指的是容器灭菌，最常见的是发酵罐和相关储罐的在线蒸汽灭菌，以及某些情况下微生物负载的降低。SIP 也指其他的灭菌，如死端过滤器（在滤壳内的）、输送管道和错流微滤制备系统（cross-flow microfiltration skid）的灭菌。SIP 程序的基本顺序包括空气移除、蒸汽注入、冷凝水移除和无菌空气破除真空[94]。通常，容器内的物质通过通风被加热至95℃，此时应用背压给夹套加热直到容器温度略高于100℃。然后，就可将蒸汽通过各种各样的内部端口引入，如喷雾管道，通过打开关联的蒸汽供应开关给这些端口输送蒸汽，形成一个前进的蒸汽流进入到容器内。还可以选择内部端口，如没有地下导管的附加端口，打开它可以通向外部疏水阀或开裂阀，形成一个从容器出来的反向蒸汽流。使用容器背压可以通过一个疏水阀和孔板进行排气，或者通过背压控制阀来实现，要达到灭菌维持温度可对其进行微调。为了保证设备的正常运行，背压的传送值应该与容器压力表的度数相对照，应与达到灭菌维持温度所预期的值一致，其中灭菌维持温度可依据热力蒸汽表而得到。在一个概要中有关于生物反应器灭菌程序、培养基的无菌过滤器、培养液转移管路的实例，可以作为借鉴[95]。此外，一个描述灭菌理论和实践的参考资料已经被出版[96]。

灭菌程度用参数 F_0（标准灭菌时间）计算，其大小直接受灭菌保持温度-时间曲线下面积的影响。F_0 的定义和实例可以在灭菌周期设计中找到[97,98]。F_0 值是饱和蒸汽灭菌时相对于容器灭菌温度 121℃ 等效致死测试微生物的测定值，测试微生物一般为（土芽孢菌属）嗜热脂肪芽孢杆菌孢子。尽管通常计算只包括≥121℃的温度值，但是对于大型容器、热敏感性介质或比较难加热的热负载，可以从温度低于 121℃ 开始计算。考虑到这一点，加热时间可以大幅度增大 F_0 值，尽管这种增大的精确值是复杂的，需要在不同温度下，检测培养基中生物指示剂孢子的 D 值。因此，根据系统研究中的温度绘图结果和已灭菌培养基中孢子悬液的 D 值，进行目标 F_0 的计算。对于大部分 SIP 系统而言，灭菌的预期温度和要求的时间是已知的，或者根据先前经验，进行估算。因此，生产周期安全性因子不可以过量并且尽可能减少，如保持时间延长 5 min 或者灭菌保持温度上升 1℃。反之，对于输送管道灭菌，累积 F_0 在蒸汽引入 5 min 内上升至 100 min，延长生产周期的灭菌时间至 20～30 min

是有利的，因为这种轻微的过度灭菌的危害很小，如果有的话。

47.3.1.2 有效性研究

SIP 周期的有效性是对特定工艺的特定容器内随时间发生的外来污染比例，而进行的整体评估。因为接种后的培养可能过度生长而产生低水平的污染物，所以一般进行培养基挑战，最好是用与工艺中相同的培养基。通常，用无菌培养基替换工艺用培养基，但是应注意，培养基成分要与典型的原材料有相似的质量，现行 CIP 程序可以将它们充分去除，并且蒸汽压力和培养基的固体物质可以反映出模拟过程中有问题的地方。一项培养基有效测试通常会持续 7～10 d，而且会用到有利于细菌污染物生长的 37℃ 的培养温度和有利于真菌污染的较低的 25～30℃ 温度。如果只做一次测试，那么折中的温度为 33～35℃ 可能会是合适的。

为了能提供灭菌性能决定性的证据，将孢子加入到培养基内进行挑战。孢子挑战剂（生物指示剂，BI）含有 10^6 孢子，有两种使用形式：非埋植型位置的条状形式和埋植型位置的安瓿形式。安瓿瓶内含有无菌液体的孢子悬浮液。当涉及大颗粒时，孢子可以与经过灭菌和切碎的典型颗粒大小的凝胶混合，以便在挑战的无菌测试中暴露出孢子。成功地杀死这些挑战物可提供一个降低至少 10^{-6} 对数的孢子的无菌保证。根据温度分布研究结果，挑战剂与热电偶一起被放在最难加热的位置（如那些累积 F_0 最低的位置）。举例说明被挑战位置：①搅拌器密封的冷凝管回流管路、取样阀、附加配件和底部阀门；②喷洒器和通风空气滤器；③容器的进液口和顶部空间。通常，会对设备中不能直接接触蒸汽的地方进行挑战。可参考一个孢子挑战方法学的概要[99,100]；其中许多方法已经由食品行业和制药行业制定。

在工艺中，依据设施的运行情况，对每个容器进行无菌取样，平均每天一次。如果容器内物质不久后就会被转移到无菌发酵罐，那么需要增加取样频次（如接种、分批补料的加入）。如果要求隔离（产品、人员或者环境），那么取样频率可以降低。对样品进行评估：对于接种培养评估其培养纯度，对于非接种的培养评估其无菌性。可将分样的样品放在营养丰富的肉汤中进行次培养，在37℃下进行细菌污染物促生长培养，然后在营养琼脂上画线进行再次培养（培养温度 37℃）。次培养物可以使用革兰氏染色技术在显微镜下检查。在某些情况下，可将次培养物的分样放置于含有培养基的基酚红，并注意任何颜色的变化[如果存在（菌）污染通常是黄色]。接种环量的样品可以直接被放置在有利于细菌或真菌生长的营养琼脂上，并且在 37℃ 或者更低的 25℃ 温度下分别培养。无菌检验的假阳性已经被指出为 0.25%[101]。自动化的无菌测试可能会降低假阳性的数量，同时通过吸收荧光法或者根据代谢终产物的颜色变化终点检测的方法提高检测速度[101]。

疏水喷洒器或者排气过滤器的 SIP 灭菌会因为空气去除不充分而变得复杂。具体地说，串联定位在一个 SIP 系统的双重过滤器可能由于蒸汽/冷凝管道位置不佳，而无法实现充分的空气去除或冷凝水的排出[102]。进行 SIP 周期（通过增加与部分测试周期有关的安全系数，可能会延长保留时间）后要确保其过程没有对过滤器造成损坏，才能进行过滤器的完整性测试。尽管在某些情况下，如果灭菌周期异常长或热，过滤器可能会被热损坏，典型的危害是由大的压力差冲破过滤器而引起的，通常是因为灭菌后的非最佳冷却程序，这种原因可能不会在 SIP 周期开发过程中显现[103,104]。

依据产品类型和工艺步骤有关的 GMP 要求，在无菌过滤器被批使用后，可能需要做完整性测试。记录过滤器批号，和作用后过滤器完整性测试一样，在调查污染时是非常重要的资料。液体过滤器的用后完整性测试有些复杂，因为去除所吸附的物质是有困难的，而吸附物的存在会使泡点和扩散率改变。最好与过滤器生产商就具体问题做具体分析，生产商可能会测试除了水以外的其他不同溶液的泡点和/或分散速率。如果供应商测试证明对工艺使用来说不充分（如无菌原料药的最终过滤），那么需要进行使用前的完整性测试，尽管结果合格，但不能保证整个批使用过程的过滤器完整性。双串联过滤器的使用将过滤器使用前的完整性测试需求降到最低，但是需要采用适应这种安排的灭菌策略。可以将过滤器（滤芯）从壳中取出做使用后的完整性测试，即将整个滤器壳从带有完整滤芯的设备上取下，或者将过滤器（芯）放在具有适当接口的设备上进行测试。如果有要求，需要后面两种方法提供过滤器正确安装的说明。

47.3.2 失败结果调查

大部分 SIP 周期缺陷可以通过 SOP 变更（最期望的）或设备改造（不是很希望的）得到纠正。要完成一个自动化灭菌容器的设备改造是很困难的。在实施纠正之前，应确定测试活动不会引起失败；然而，挑选出来的对 SIP 失败的调查策略可同样被用于高压蒸汽灭菌柜装载模式测试失败。

SIP 验证测试中的失败可能是由于测试程序错误而不是预期的 SIP 循环缺陷[72]。生物指示剂和/或热电偶可能会阻碍蒸汽/冷凝水流动，特别是如果在小工艺线上使用大孢子条。因为孢子悬液和（孢子）条被放在营养培养基上培养，并且每天检查是否浑浊，如果有可能确定生长出菌是由于指示剂微生物，那么培养出的污染物应当被鉴别至属和种。如果是来自处理（过程）的污染，那么会是葡萄球菌（*Staphylococcus*）而不是嗜热脂肪芽孢杆菌（*Bacillus stearothermophilus*）生长[105]。也有可能会发生测试后的污染，是通过接触来自阳性对照物或包裹孢子瓶用袋子上的未杀灭的孢子。

在发酵罐运行中最常见的污染[106]原因包括建筑材料、机械密封、阀门、简陋或过于复杂的设计、运行错误、使用的仪器（如校验、阀门故障）、工艺空气、输送/补料管道、被污染的接种液、错误的批或者连续的培养基灭菌和不适当的程序。为了在最初或重复污染后使发酵罐恢复使用，一个刻板的检查表会是有用的。在发酵罐污染中重要的因素[107~109]，以及设计中的问题和无菌风险一样[102,110]，都已被文件化。

错误的程序往往会导致污染。具体来说，直接通过容器的人孔或手孔的粉末需要特别小心地被冲入罐中，以避免干粉聚集在罐的上部侧壁上。应考虑成块的疏水培养基粉末的均质化，并且应进行蛋白质饼粉（如玉米饼粉）大颗粒的筛分。在灭菌过程中，可以避免使用随加热形成泡沫的培养基（如含有番茄酱和大豆粉的培养基），这些过于多样的实验室培养基是为了微生物种类多样性的筛选和初始生长而开发的，可能不是预期培养物生长所必需的[111]。用于种子罐阶段的改良生产培养基已经被成功地开发，替代了实验室用的摇瓶种子培养基[112]。

使用一个污染追踪系统，可呈现出最可能引起污染的趋势[109]。这些可以被分类如下：①涉及一个设备故障的机械问题，如渗漏的阀门、渗漏的机械密封、垫圈、探针破损或者不正确的温度校验；②操作的问题，其中的 SOP 程序没有被遵守；③交叉污染，其中污染检测不及时而随后转移的物料后来被发现受到污染；④工艺问题，其中规定的程序不是最佳的，如涉及灭菌保持时间和温度的不正确的批指令。报告应当定期地传阅至运行组所有的管理层和机械人员，还要由质量人员审核。

污染微生物应当既用显微镜观察进行初步分型，又需进行革兰氏染色识别，以及更进一步的确定是使用商业生化测试包脂肪酸分析或基于基因的方法。记录有污染物类型、受污染阶段和工艺的一个文件应当被保持，并至少每年对其进行趋势评估[109]。按照工艺、污染阶段[如灭菌后（AS）、接种后（AI）、<48 h、48~120 h、>120 h]和污染物类型（球菌、革兰氏-阳性/阴性杆菌、真菌和混杂），对年度污染物进行分类。设施无菌调查的经验则可以被用于确定污染物可能已进入的区域。例如：①革兰氏阳性杆菌可能是由于不彻底的培养基灭菌、不适当的进口空气过滤器的安装或者空气过滤器完整性丧失；②革兰氏阴性杆菌可能是由于不彻底的水系统灭菌（也许无菌过滤器存在滋养物）、夹套泄漏进入容器，或者通入容器的空气中有水存在；③球菌可能是由于人员在实验室种子制备或者种子罐接种期间有了接触；④真菌污染，尽管罕见，可能是由于不适当的进口空气灭菌和发酵罐口的裂隙处不适当的清洁[109]。

47.3.3 原位清洁

47.3.3.1 策略

清洁验证制定书面的设备清洁程序，此清洁程序是使用实际产品和生产设备经过开发和验证的，并在设备（特定产品工艺使用的）寿命期内，做定期的再验证。应证明清洁程序可以始终如一地减少产品和清洁剂的残留到预先确定的水平，此水平是基于科学的合理理论，并可被后续工艺步骤接受的。可接受标准可以通过计算前一批的残留允许量来设定[38,113]。原位清洁（CIP）首先是由乳制品行业发展而来的[114]，这个行业进行了大量的对于有效策略和 CIP 制备系统（CIP skid）设计的研究。对于 CIP 制备系统设计很重要的一个决定[115,116]是重复使用酸/碱清洁溶液，这必须权衡交叉污染和再次弄脏设备的风险。另一个重要的决定是对于每块设备的拆除和手动清洁操作上的可接受程度。对于 CIP 设备的 CIP 制备系统，要开发其清洗策略，对于非 CIP 的或手动清洗的设备部件也是一样（如使用玻璃/部件清洗机）[113]。

根据预期的操作和工艺要求，需要制定以下时间间隔：生产结束后到清洁开始前；清洁完成后到下一次生产前的清洁，即设备可以闲置的时间段。这些制定需要有相关检测数据支持[40]。清洁效果的确认涉及在使用之前检测设备直至它是清洁的。它通常被作为一个短期生产活动验证的替代。清洁有效性的确认涉及设备使用前的检测，直到设备清洁。对于生产周期短的工艺，通常可以做也可以不做清洁验证。

影响清洁效果的关键因素有：清洗溶液的排放，溶液 pH（如果环境可接受）要避免使土壤沉淀；充分地冲洗设备内部；让设备与清洁剂/冲洗液有充分接触的时间和冲洗速率；在清洗溶液保持时间和循环时间内最佳的维持温度；以及适当的清洁溶液浓度。设备的排水能力是另一个保证清洁效果的关键因素。常见问题包括：清洁程序中没能冲洗到只有几毫升大的小死角；循环泵不能被彻底排空；碰撞喷雾在设备内有不能喷射到的区域；以及螺栓和其他配件造成的裂隙。在不合格批次丢弃之前对该容器进行内巴氏杀菌或灭菌，再用水稀释这些批，能够有助于后续的清洁工作。

通常容器有多个 CIP 溶液进口点（如喷淋球、空气入口、排气口和输送管道），进入的溶液再通过反应器排水管返回[115]。喷淋球可以是被固定或者旋转，在生产中是可以拆卸的或者保留。高压和高流速可以产生强冲击，获得最佳清洗效果，但是会对公共设施产生沉重负载，特别是水冲洗。尽管在许多应用中，两个喷淋球位于容器的顶部，额外的喷淋球可以针对难以到达的位置如叶轮下面或者挡板后面，但是需要确定容器注水量的可接受水平，因为向容器内注入至少到较低的叶轮位置可以增强对较低的挡板和底部搅拌器机械部分的清洁[115]。

一个典型的清洁方案[117]需要几个步骤，这取决于产品的要求。这些步骤包括：使用低质量的热水做初步的彻底冲洗，去除松散的脏污（特别是批生产产品），用腐蚀性的清洁剂溶液水解生物材料，第一次用去离子水冲洗，再用酸性清洁剂溶液去除痕量矿物盐，进行第二次

去离子水冲洗，最后用更高质量的纯化水冲洗。有时，在最后一次水冲洗前，进行一次水煮（水加热至 80～90℃）。通常，酸性清洁剂不用于发酵工序，特别是清洁使用了去离子水时。如果确实需要，也可使用[115]。尽管表面活性剂可以增强去污能力，但是在某些情况下，稀磷酸和氢氧化钠可以替代酸性/腐蚀性的清洁剂。最后，对一个空容器进行灭菌，冷凝水从底部阀门流出，能够帮助脏污的去除，假设这些残留的脏污没有被"烘烤"。

对于非容器的清洁，证明清洁有效性的能力变得越来越困难。膜过滤器仅限于单一产品主要使用，因为不进行破坏性试验很难保证完全去除之前的产品。过滤器，与层析树脂一样，能够被重复用于同种产品，但是需对卫生处理、灭菌和/或储存程序进行评估，以使不良的微生物负荷最小化。对于均质器和细胞破碎器，（搅拌）头的清洁和目视检测可能需要大量的手工拆卸和重新组装。

对于层析柱，由于昂贵的树脂花费，其被特别希望能重复使用于多种产品，但是对于产品特异性的检测是极其困难的。更为普遍地，层析介质是专用于一种产品的[118]，但是设备（如柱子、管路、泵）是用于多种产品的[119]。层析介质已经被重复使用于同种产品的多个循环（超过 100 次），但仅仅要求做重复使用次数的验证[59,120]。具体来说，介质和设备必须与验证过的清洁程序是匹配的，并且必须考虑哪种物质会与树脂可逆地结合或不可逆地结合[119]。在一个缩减的循环清洁运行后，跟随着就做空白运行，评估可能多出的杂质[119]。最后，确定特定的清洁剂后，可通过测定各种测试蛋白的保留时间[119]，进行树脂的功能稳定性确认。

47.3.3.2 有效性研究

最难清洁的位置的识别是基于现有设备先前的经验、新设备的初始清洁研究，或者是工艺小组根据类似的设备设计做出的最好判定。样品位置点的标准应当被文件化。对于发酵罐来说，一般包括空气分布器、叶轮的下面、物料液面位置、取样阀、挡板、轴起重孔、发酵罐圆顶、常用端口/插头、螺纹管件和螺栓的内部和附加端口的管路死角。类似的设备可以组合在一起做一个项目的清洁，进行一套完整的三个验证测试，而相同的项目可进行一个验证测试。使用最恶差件验证，尽管是一个可减少多用途设施所要求检测数量的普遍方法，但对许多非最差条件下的工艺来说，可能导致过度严格和操作烦琐的清洁程序。

目视检查，尽管是主观的，但也是一个具有优点的、可以使用的快速分析清洁效果的方法。适当地培训检查人员检查哪里和如何检查，会大大提高检查人员识别问题区域的可能性。使用带有延臂功能的铬镜、强光手电筒和干净的白布帮助检查。罐的缺陷应当提早在文件中明确以避免将罐焊接、外部冷却盘管的焊接和/或罐内在的污渍错判为不合格的清洁。不幸的是，目视检查可能

不适用于一些没有过多机械拆除的设备（如碟片-堆栈离心机、填充的层析柱）。通过典型工艺污染物加样法[113]或比较实际的（棉签）擦拭和目视检查结果[41]的方法确定目视检查的限度。例如，对于一种活性药物成分被分离的粉末，目视检查限度为 100 μg/ 25 cm² 擦拭面积[121]。

取样淋洗水可间接评估设备的清洁性，但是假定残留污渍既易溶解也易扩散，会引入一个大的稀释因子[113]。有时，淋洗水样品在整个清洁过程中被取样，以便可以评估清洁的进程；这种测试对敏感性检验设备是有害的，如 TOC 分析仪，它的设计和校验都不是为了过度脏的样品。溶液 pH 会是特别有用的间接检测清洁剂残留的方法，因为大部分的清洁剂处理碳基础的表面活性剂都是浓酸/碱（表 47.1）。此外，一个 CIP100 的 100 ppm 溶液对应的 TOC 为 4.8 ppm[114]；其他浓度的结果是可获取的（表 47.1）。

表 47.1　为了符合美国药典化学测试的清洁剂 CIP100 和 CIP200 的多种稀释能力

溶液	pH	电导率/（μmho/cm）	总有机碳（TOC）/ppm
CIP100			
1%（10 000 ppm）	12.6	1 927	25.7
0.05%（5 000 ppm）	11.4	581	13.4
0.01%（1 000 ppm）	10.7	123	3.5
0.001%（100 ppm）	9.4	8.6	0.57
0.0001%（10 ppm）	6.5	2.9	0.16
CIP200			
1%（10 000 ppm）	2.0	7 530	N/A
0.05%（5 000 ppm）	2.7	872	9.7
0.01%（1 000 ppm）	3.2	179	2.6
0.001%（100 ppm）	4.1	21.4	0.41
0.000 1%（10 ppm）	5.1	2.1	0.15

用相应的表面擦拭法对容器内部进行直接取样，通常是 25 cm²（5 cm × 5 cm 平方面积或者等量）[122]。擦拭法的缺点包括：难接近的表面、设备拆卸造成的重复清洁、人工引起的可变性[113]。回收率取决于污染物的类型和被擦拭表面的类型[80]；污染物易于吸附棉签，会使回收率定量变得困难[113]。具体来说，纯化的重组 DNA 蛋白（pH4.5 时包含磷酸盐和乳酸）的回收率数据从不锈钢的 89%、聚丙烯的 62% 到玻璃的 55% 不断变化[123]。不锈钢的回收率数据从整个细胞匀浆的 67%、制剂蛋白（pH4.5 时包括甘露醇、磷酸盐和乳酸）的 82%、到纯化蛋白的 105% 不断变化[123]。可以参考其他回收率数据，即三种类型介质使用不同的材料（不锈钢、Nalgene、聚四氟乙烯、聚丙烯、耐热玻璃）（表 47.2a）的[70]，以及 10 种肉汤使用两种材料（不锈钢、耐热玻璃）（表 47.2b）的。

表 47.2a　三种工艺的培养基在无细胞时测试的回收率研究结果（分步回收率）

材料试块	重组人基因酵母（化学成分确定的培养基 A）	重组大肠埃希菌（化学成分确定的培养基 B）	哺乳动物细胞培养基（威廉姆斯 E 培养基）
不锈钢	0.86	0.80	0.92
Nalgene	0.28	0.58	1.07
聚四氟乙烯	0.35	0.65	1.11
聚丙烯	0.36	0.86	1.05
耐热玻璃	0.26	0.61	0.76

表 47.2b　不同肉汤回收率研究结果（分步回收率）

材料试块	培养/培养基	放线菌	培养/培养基	非酵母菌真菌	培养/培养基	酵母菌
不锈钢	1	0.76	4	0.74	8	0.93
	2	0.83	5	0.84	9	0.30
	3	0.48	6	0.56	10	0.29
			7	0.53		
耐热玻璃	1	0.51	4	0.41	8	0.22
	2	0.41	5	0.60	9	0.68
	3	0.15	6	0.30	10	0.23
			7	0.087		

淋洗水和擦拭的样品可以检测的项目有：TOC、蛋白质含量、特定产品、清洁剂残留和所有的淋洗水质量（大致等于清洁用水的质量）（如 pH、电导率、TOC、生物负荷、内毒素鲎试剂）。特定产品的检测包括酶联免疫吸附测定（ELISA）、聚丙烯酰胺凝胶电泳检测（SDS-PAGE）和其他蛋白质特异测定。应该有一个各种分析方法的属性对比表[113]。当不要求特定产品的检测时，TOC 分析（检测所有碳基的残留）正在变成一种低成本、快速运转、低水平的检测方法[124]。有对其方法、分析仪器及其限度的描述[114,125]。为了获得精确的结果，样品的 TOC 含量必须在仪器校验的范围内。如果设备在使用前是湿的，并且没有后续的灭菌或消毒操作，对淋洗水和擦拭样品进行生物负荷的研究可能是有益的。这样的研究应当在设备已经闲置一段时间（大于等于工艺允许的闲置时间），并且再次冲洗后进行，其中再次冲洗是为了去除 CIP 后湿区域富集的生物负荷。对于生物负荷[126]和 LAL[127]的测试程序也已被文件化。

Chiron 为多家公司进行过取样方法（特别是目视、淋洗水和擦拭）和在前工艺步骤和后工艺步骤的含量检验方法的研究，包括详细的方法描述[128]。发表了 Regeneron 公司[129]、Immunex 公司[130]、Lonza 公司[131]和其他公司[132]的清洁验证研究案例。随着工艺进程进入下游分离步骤，分析方法必须有更高的产品专属性[114]，但是对于上游步骤的非特性检测如 TOC 可能就足够了。在某些情况下，这种特定产品的测试要求增加了巨大的成本和取样负担。可接受标准会受分析仪器灵敏度、设备（特定工艺步骤使用的）能接受的残留量的影响。对于特定产品的产品残留水平的指南已经被一些公司建立起来，如 Eli Lilly 公司[121]。

可以进行不同材料和污染物的清洁性研究，特别是将新的污染物与先前已测试的污染物相比，评估新的污染物是否更易清洁或更难清洁。可将样片浸入到矩阵污染物中蒸干，然后用清洗溶液冲洗，把它固定在托盘内或者利用冲击（表 47.3）。然后对每种表面进行目检，以及擦拭取样进行 TOC 检测。可以进行染料去除研究，但由于不同的冲洗特点，可能不具代表性[115]。也可以开发挑战性研究，在设备表面涂抹已知量的物质，检测后记录减少的 TOC、生物负荷（基于生物指示剂）和/或内毒素的下降的对数值。通常，更多的物质被加样，要比特定的一个污染物多，当模拟的情节程序完成时，具有一个可量化的残留量。然而，模拟的方法和典型的污染物浓度范围之间，就污染物去除的正比关系不是很清晰。

表 47.3 清洁性研究结果，干燥的培养基被冲洗 10 min 后目视清洁的点的残留 TOC

材料试块	重组人基因酵母（化学成分确定的培养基 1）	重组大肠埃希菌（化学成分确定的培养基 2）	哺乳动物细胞培养基（威廉姆斯 E 培养基）
不锈钢	0.10	0.13	0.08
Nalgene	0.16	0.08	0.07
聚四氟乙烯	0.09	0.09	0.09
聚丙烯	0.10	0.10	0.08
耐热玻璃	0.01	0.14	0.10

为了防止清洁剂出现断货或者不能使用的情况，推荐做有备用清洁剂的验证。可以在初始验证或后来的转换程序的工作中，进行等效性证明。评估可能包括以下的清洁性研究：在测试样片上、对最坏条件的设备、在实际工艺设备中使用新试剂进行等效运行。

47.3.3.3 失败结果的调查

失败清洁的调查通常关注程序性问题，而不是像 SIP 测试情况中的检测干扰。常见的缺陷包括不充分的清洁剂保留时间或保留温度、清洁剂和/或冲洗水与容器内表面和内部的不充分接触、不适当的清洁剂使用量和不适当的清洁预处理步骤。必须花费充足的时间对操作人员进行培训，并让他们清楚了解操作程序。例如，设备必须适当通风，使之彻底冲洗。由于淋洗水的质量依赖于清洁效果和水源的质量，水系统运行也会影响调查。在极少数情况下，清洗失败归因于棉签或冲洗淋洗水的处理不当。

47.3.4 实验室蒸汽灭菌柜装载模式

对于实验室灭菌材料的典型装载，应当进行装载模式测试。被灭菌的物体摆放在高压蒸汽灭菌柜内不能相互接触，并且每个物体周围要有足够的空间使之充分接触蒸汽。通常首先进行装载的温度分布测试。即使累积 F_0 令人满意，还应继续进行孢子挑战，因为只有湿热存在时才能将孢子有效杀死[133]。假设温度分布和孢子挑战测试的结果都满足，才进行装有实际被灭菌材料的生产运行。合理的是，装载中的每一个元件都应当通过设备使用检测或者培养后对含液体物品进行无菌检验。这个生产装载的无菌检验，对确认封闭设备的无干扰性、执行验证装载模式人员的能力，以及固体培养基的成功灭菌来说是尤为重要。

对于干燥的材料，使用预真空循环迅速去除设备中空气是最可取的，它的效果可以通过使用 Bowie-Dick 或者类似的对冷凝气体的检测来评估。如果预真空循环不可用，或者被认为不可靠，因为设备的失败或担心破坏产品密闭性，那么可以加入少量的水（4 L 瓶子中有 10 mL 水）用以增加瓶内产生的蒸汽量。用于培养基添加的多联过滤器的灭菌是复杂的，通过事实证明，疏水过滤器特别是疏水性较强的，可能不能被充分湿润，所以不能产生充足的蒸汽杀死孢子。高压蒸汽灭菌串联囊式滤器也是特别有问题的，因为过滤器塑料体微弱的热传递性，以及管道末端微弱的蒸汽穿透。双重过滤器串联需要小心测试，尤其是当不止使用一套的多联组合，它们会阻碍蒸汽的穿透力。当一个已验证的高压蒸汽灭菌柜装载模式的每一个生产循环运行完毕后，装载中的任何过滤器都需要进行完整性测试，以保证在高压蒸汽灭菌过程中没有损害。应有一个膜过滤器完整性测试的完整参考[134]。

对于液体循环，液体加热时间受到容器大小、填充体积、液体类型及容器建造材质的巨大的影响。这里有一个矛盾之处：一个安全指令要求从生产区域将玻璃瓶取出，用塑料容器替代，但是实质上，由于塑料的低热传递系数，这些塑料容器有很长的加热时间（如 Nalgene）。因此，在进行实际的验证研究之前，液体装载模式的温度分布是有用的。

液体和设备的净化应当在除了灭菌高压蒸汽灭菌柜之外的其他不同的高压蒸汽灭菌柜中进行，以避免原材料/洁净设备与废弃物/已用过的设备之间的交叉污染。净化装载模式也需要进行装载模式验证，在验证中需考虑个别的生产微生物的热敏感性。尽管"最坏情况"研究使用嗜热脂肪芽孢杆菌可能是合适的，但是典型的 BL1 或者 BL2 微生物和/或病毒可能表现出更显著的热敏感性，因此需要降低必要的净化装载循环时间。当处理较大体积的液体装载时，这种降低的可能性会变得特别重要。

通常，真空阻隔过滤器（vacuum break filter）在高压灭菌柜装载之前单独进行蒸汽灭菌。定期地，在特定数量的高压蒸汽灭菌柜负载被灭菌后，过滤器灭菌循环再次运行。因为在过滤器灭菌循环结束和高压蒸汽灭菌柜腔室循环开始之间，大部分真空阻隔过滤器没有在正压条件下维持，所以一旦高压蒸汽灭菌柜的门被打开，这个过滤器就不能保持无菌了。

47.3.5 公共设施

公共系统质量的定期监测是保证产品质量的一个关键因素。监测关注于与产品有接触的水、蒸汽和空气系统。监测频率可以从注射用水（WFI）系统的每天（监测）到洁净蒸汽系统的每月（监测）变化。在一些应用中，系统使用前、使用中和/或使用后的取样是必要的。行动限的建立是基于产品质量要求，而警戒线的建立是基于历史数据（如有）和/或适当的安全系数。因为警戒线水平不会影响产品质量，但是用来警惕质量问题发生的可能性，考虑到先前或预期的系统问题，应当设定警戒线。

目前为止，主要的检测焦点是水系统，因为水在工艺中被大量使用，水也被用于大部分的工艺步骤，会引起杂质水平的富集。根据水的应用，检测可能包括美国药典（USP）的化学分析、生物负荷和内毒素。尽管水系统的取样因为多用点而复杂，但是在许多情况下，是在使用点之间滚动取样，每个使用点会被定期取样。通常情况下，每天至少自一个使用点取样，至少一个生物负荷样和一个内毒素样。USP 的变更简化了纯化水和WFI 的检测方案[135]，减少了 USP 要求的电导率、pH 和TOC 项目的化学检测[114,136]。在 USP 修订之前，需要做大量的化学检测，其中一些是定性的，实际上很难判断终点。这些更新的 USP 化学检测程序的影响是经过评估的，并且已应用到现有的水系统[137]。依据 USP 化学检测指南，当前有效利用在线 TOC、pH 和电导率测试仪可以确保合适的系统运行，同时降低了人工取样的成本[138]。

进行生物负荷评估以确定存在的微生物数量和类型。水系统受到生物膜形成的影响，细菌附着在管道的缝隙/裂缝。它们产生一种多糖细胞外基质（polysaccharide extracellular matrix），可促进原有的和随后附着细菌的长期附着。已有生物膜形成机制和控制的相关文献[139~141]。就像杂草在草坪上一样，一旦出现，生物膜将很难去除，因此操作、维护和消毒程序的设计要考虑禁止生物膜最初的形成。

内毒素的鲎试剂分析，虽然最先是对洁净蒸汽和WFI 系统进行的，但是对 USP 纯化水系统运行的监测也是有帮助的。实际上，为了调查偏差，可能会对 LAL、TOC 和生物负荷的结果一起进行检查。所有水中存在的可以由 TOC 定量的物质，不一定要检测内毒素，因为内毒素是对脂多糖的特异性检测。然而，所有内毒素应当在特异性较弱的 TOC 分析下检测。使用大肠埃希菌内毒素标准品，对 0.25 EU/mL、0.5 EU/mL 和 1.0 EU/mL 溶液检测 TOC 水平，得出如下线性关系：

$$TOC（mg/L）=72.2 \, LAL（EU/mL）-5.6 \, (r^2=0.99)$$
$$(47.1)$$

结果是，对于 0.25 EU/mL（WFI 系统的一个典型行动限）的内毒素限度，相同样品中 TOC 检测可能高达14 mg/L（14 ppm）。因此，TOC 分析可以作为内毒素水平上升的指示剂，可以为内毒素检测结果的确认服务。同样，微生物负荷从 1 CFU/mL 上升到 100 CFU/mL，可能与明显的 TOC 上升不一致，因为 1~100 CFU/mL 对应的是一个很明显低于 TOC 的一般检测范围 10^{-6}~10^{-4} ppm 的水平（假设 10^{-12} g 细胞干重/细胞和 50%的碳含量）。

47.3.6 受控的环境

受控的环境保证了每一工艺步骤适用的空气质量有了文件性控制。越远离上游越严格的下游环境级别，对与实际产品质量风险不相关的偏离调查而言没有什么意义[142]。分级区域的建立应当被认证检查以保证当区域处于运行状态时，预期水平的分级是合理的，同时也是可实现的。具体地说，如果在真实的最差情况的动态操作下采集样本，产生粉末、雾或蒸汽的区域可能无法实现100 000 级条件。这样的区域包括有玻璃清洗机、高压蒸汽灭菌柜、发酵罐或者原材料分装操作的房间，某些（医药行业）组织会对这种房间中的分级操作进行重新评估。

应当开发一个全面的监控方案，包括如悬浮粒子（viable airborne particle）、浮游菌（nonviable ariborne particle）、压差、气流方向、温度、相对湿度和人员、设备、工作表面、墙壁、门、地板和窗帘表面的表面菌项目[143,144]。使用浮游菌和悬浮粒子取样器、接触碟、表面擦拭及沉降碟进行监测[145]。应当制定一个定期监测计划，包含在模拟或实际动态运行条件（当该区域进行工作时）下的一些测试。当向一个区域进行 GMP 服务时，还需对设备和人员重新启动 GMP 工作，最初可能会有密集数量的监测，也许是连续的 3~5 d，表明空气质量与 GMP 过程启动前是一致的。已有环境监测方案特点的总结，包括附加的参考资料[146]。

层流罩或微生物安全柜的评估标准是依据风罩的关键属性而定，特别是无菌产品的下游工序是否有后续的灭菌步骤。有时，在实际运行期间的监测中，考虑是使用暴露碟还是空气取样器。如果直接在工作区域内监测，那么它可能会干扰技术人员正确操作物料的能力。相反，如果将监测移至工作区域的角落，那么测试将不是实际从产品暴露区直接取样。电动空气采样器产生的不良气流会干扰微生物安全柜/层流罩预期的气流模型，同时还产生噪声，会干扰技术员的注意力。沉降碟给出的是定性的结果，因为没有对定义的空气量进行取样[143]。这些碟子可能有选择地吸附更大的粒子，并且可能需要暴露比实际操作更长的时间[143]。

行动限和警戒线应当根据工艺步骤的特性、后续步骤去除污染物的能力及产品暴露的风险（开放与封闭系统）而设定[143]。尽管典型的警戒线是行动限的80%，但是警戒线可以设定得更低，以保证一个合适的质量安全界限。超过一年，应当对数据进行趋势分析以检测到季节性波动。通常数据不是向着行动/警戒线单调增长的，而是呈峰状的较高水平（如异常的人员活动）。因此，在评估已定程序和控制适用性方面，环境监测是一个关键工具[147]。

对于行动和/或警戒线的偏离，微生物种类鉴定是有用的（如革兰氏阳性/阴性杆菌、球菌、真菌），但是鉴定至属/种的工作是昂贵和烦琐的。在10 000/100 000级生产区域的空气和表面监测中发现的典型微生物的分解，48%的时间会发现丝状真菌（尤其是在100 000级环境中），25%的时间会发现革兰氏阳性杆菌（孢子的来源），10%的时间会发现革兰氏阴性杆菌，16%的时间会发现球菌[148]。对于任何行动限偏离，都需要评估什么工艺可能已受到影响，对产品质量有什么潜在的影响。一般这样的事件被认定为是工艺异常性，而且产生的影响会被评估。培养鉴定可能对微不足道的质量影响评估是有用的。

对偏离实施的纠正行为可能包括改进清洁方法、消毒剂的轮换使用[149]、改变卫生处理频率、紫外线强度监测和修订该区域的更衣程序。用挑战菌进行的消毒剂效力测试（如消毒剂类型和接触时间）对排查生物负载水平升高的原因是有用的（表47.4）[148]。对该区域的操作人员、取样人员和样品分析人员进行文件培训和简单的观察是有益的。额外的检测可以确定行动限是否只发生一次或者重复发生，这对调查是个关键点。这样的检测可能包括同一位置的重复取样，或者在该区域内从垂直和水平位置增加取样点，以圈定问题。通常，质量组可能会由于重新检验的问题不支持额外的取样，但是这样的取样可能是有效地、科学地解决问题的唯一方法。如果额外的取样计划是在偏离之前制定的，那么随意性会被最小化。初始的行动/警戒线数值不应当被丢弃；在评估偏离最可能的原因时，所有的数据应当被一起考虑。

表 47.4 消毒剂效果的微生物挑战

消毒剂（稀释比，V/V）	1 min	5 min	10 min	45 min
表皮葡萄球菌（3 270 CFU/mL）				
Klenzyme（1：64）	520	480	425	455
CIP100（1：1280）	420	490	505	375
CIP100（1：11）	345	345	295	245
Vesphene（1：128）	<10	<10	0	0
LpH（1：256）	25	<10	0	0

续表

消毒剂（稀释比，V/V）	1 min	5 min	10 min	45 min
3M Compublend（1：2）	<10	<10	0	0
黑曲霉（200 000 CFU/mL）				
Klenzyme（1：64）	48	43	38	46
CIP100（1：1280）	57	55	46	47
CIP100（1：11）	34	26	30	27
Vesphene（1：128）	0	0	0	0
LpH（1：256）	0	0	0	0
3M Compublend（1：2）	0	0	0	0

47.3.7 恒温单元

恒温单元的验证测试关注的是贯穿腔体内的温度分布均匀性和要求的湿度水平。测试是相对简单和便宜的。均匀度的要求依据单元的类型和它的特定用途而定，设定点的偏差实例如：培养箱±1.0℃，冰箱±2.0℃，低温冷库±10℃。在单元负载情况下测试可以识别问题区域，如低温冷库中空气循环弱的地方，培养箱或者房间内由旋转振动机电机散发的多余热量。单元中不满足测试要求的部分，如果不选择维修，那么可以从工艺单元的使用中排除。

47.3.8 产品转换

文件化的产品转换程序的目的是确保设备、人员和设施为下一产品做好准备[150]。在时间、费用和工作上的主要花费是设备的准备。设备的清洁可以用等效的检测来评估，证明现有的程序可以清除下一个产品，如果程序中有重大变更，需要做再验证或建议的清洁确认。

难清洁的一次性用品，如膜片、探针或垫片，可以被替换，即使替换每个与产品接触膜片所需的机械支持和费用也许是过多的。应当对现有设备的SIP/CIP周期、高压蒸汽灭菌柜、玻璃清洗机装载模式及人工设备清洗程序进行评估，以确定其对于新工艺是充分的。这项审核之后应当附上设备变更目录，特别是那些必需的再验证变更，可能会对下个工艺有用。设施准备的范围包括从该区域将上一工艺使用的原材料和设备去除，以及批记录和SOP的更新/改版。人员应当进行新工艺的批记录、新开发的装载模式、SIP或者CIP周期和变更的SOP方面的培训。如果一个平台流程被贴在现场，那么产品转换的要求被减少到最小。

要进行设备和设施的表面测试，用文件证明之前的产品被去除。在新工艺第一次运行（典型的实际运行或工程运行）结束后，进行确认测试，用文件证明现有程序从该区域清除产品的能力是可接受的。只有以下情形时，才能将测试减到最少：①可被科学论证的相似工艺步骤和相似组成（如培养基、宿主细胞生物、污染微生物），具备可根据生产步骤成功改变的能力；②通过对比测试或科学论证符合 TOC 回收率的相似性；③通过对比测试或科学论证符合可清洁性的相似性。

47.3.9　计算机和自动化系统

计算机验证的历史显示出它已经发展和达到与其他类型验证相似的一个成熟水平[151]。尽管 21 CFR 11 部分指南的出现引起了强烈的讨论和解释，但是计算机验证的基本原理在于展示基本质量属性[152]。将计算机系统验证几个方面的要求与不同的已出版标准对比，发现其本质上相似，主要是在细节上不同[153]。具体地说，计算机和自动化系统的 PQ 主要是由终端用户如何使用软件而不是软件的能力决定的。因此，它包括在最坏情况下的影响因素测试[154]。

风险评估（如 21 CFR 11 部分评估）被用于确定计算机系统验证的范围，首先要确定系统是处理规定的数据还是控制规定的过程[43,155]。之后可以进行其他的风险评估以便确定是否可以减少测试（如测试不到 100%的程序）或者文件是否可以被流线化（如只有当结果与预期值不同时，才记录结果）[72]。

47.4　对不符合和偏差的调查

在设施生产力与不符合和偏差的可能性之间一直存在紧张关系。不符合的结果影响生产力、计划、人力、维护和投资/改造成本。表 47.5 列出了一些在设施内部和外部审核及产品检测中观察到的常见缺陷。正如 BPC 检查指南中写到的[156]，为检查员推荐的检查起点是审核产品的失败（和通过延伸失败批次），监测结果偏离，以及失败的验证测试。因此，确定最可能的失败原因，完成任何必要的评估报告，并且记录任何的纠正措施是至关重要的。关于测试和验证失败调查的指南是可得的[105,157~159]，包括用基于风险框架评估其重要性的推荐[160]。不要强迫一定要获得一个最可能的或指明的原因，如果在调查过程中真的没有一个原因成为最可能的原因，应当允许原因被列为"未知"。然后，高于正常百分比的"未知"可能会促使重新评估调查和检查的程序，最后有助于从设施指定的原因中获得真实的趋势。

被认为是由于简陋的设备设计、不适当的程序或者非最佳的工艺开发导致的失败应当促成适当的改变，然后根据既定的变更控制程序对其进行评估。调查总是不断进行的，尽管假定的改变会在调查允许的短期内迅速形成，但是任何假定的准确性会在接下来的几周/几个月内被检测和修订。对一个不符合项的任何调查，其科学本质的识别应该在任何调查 SOP 中被显著地注明。

表 47.5　内部和外部审核中设施和产品检测的常见缺陷

区域	示例	方法	常见缺陷	参考文献（如适用）
公用发生设备和输送管道	水 蒸汽 HVAC	取样/检测	按照用于工艺的方式检测，公用系统失败	[7]
恒温单元	冰箱 冷库 培养箱	温度分布	空载分布实质上与满载分布不一致	
无菌	原位灭菌系统 高压蒸汽灭菌柜 干热灭菌柜 伽马辐照	温度或辐照分布/生物（孢子）挑战	在生产中，使用验证的装载模式失败	
净化	高压蒸汽灭菌柜 汽化的过氧化氢	温度或辐照分布/生物（孢子）挑战	与清洁的物料交叉污染	
清洁/卫生	原位清洁（CIP）系统 玻璃/部件清洗机 人工清洗	擦拭和淋洗水测试	缺少文件性的程序 验证不充分 培训不充分	[7,113]
完整性	容器密闭 过滤器	介质/孢子挑战 泡点/扩散率	不正确的过滤器测试，参数输入到完整性测试单元	
稳定性	产品 原材料	取样/检测	缺少充分的和合适的检测	[7]
实验室 仪器和分析试验/方法	原材料 中间过程控制 产品质量/杂质检测	取样 检测	验证不充分 放弃超标检测（OOS）结果/复验	[7,161~163]
异常情况	偏离 超标检测（OOS）结果	取样/检测	不充分或不合时宜的调查	[163]

翻译：王　钰　华北制药股份有限公司

校对：邹　莹　广西钦州学院

参考文献

1. Chapman K. Pharm Technol 1991; 15: 82–96.

2. Tayler C. Pharm Eng 1996; 16: 50–58.

3. Gold D. PDA J Pharm Sci Technol 1996; 50(1): 55–60.

4. Bruch C. Bull Parenter Drug Assoc 1974; 28(3): 105–121.

5. Larkin D. Pharm Eng 1989; 9(4): 27–30.

6. Chiu Y. Pharm Technol 1988; 12(6): 132–138.

7. Martrnez ER. In: Berry IR, Harpaz D, editors. Validation of active pharmaceutical ingredients. Denver (CO): HIS Health Group; 2001. pp. 97–132.

8. Martinez C. Pharm Eng 1994; 13: 8–14.

9. Beatrice M. Pharm Eng 1991; 10(3): 29–35.

10. Hill D, Beatrice M. Pharm Eng 1989; 9: 35–41.

11. Hill D, Beatrice M. Biopharm 1989; 2: 20–26.

12. Hill D, Beatrice M. Biopharm 1989; 2: 28–32.

13. Schoemaker T. Pharm Eng 1991; 11(3): 23–27.

14. Guide to Inspection of Bulk Pharmaceutical Chemical Manufacturing. Washington (DC): CDER, FDA; 1987.

15. Avallone H. Pharm Eng 1989; 9(5): 40–48.

16. Interferon Test Procedures: Points to Consider in the Production and Testing of Interferon Intended for Investigational Use in Humans. Washington (DC): Office of Biologics, FDA; 1983.

17. Supplement to the Points to Consider in the production and testing of new drugs and biologicals produced by recombinant DNA technology: Nucleic acid characterization and genetic stability. CDER, April 1992.

18. Points to Consider in the Characterization of Cell Lines used to Produce Biologicals. Washington (DC): CBER, FDA; 1993.

19. Points to Consider in the Manufacture and Testing of Monoclonal Antibody Products for Human Use. Washington (DC): CBER, FDA; 1994.

20. Fitzpatrick S, Ma'ayan A, Wagget J. Chem Eng Prog 1990; 86(12): 26–31.

21. Stern M. Genet Eng News 1998; 18(6): 10–32.

22. Little L. Biopharm 1997; 10: 8–9.

23. Orr T. Genet Eng News 1998; 18(5): 12–14.

24. Guideline on sterile drug products produced by aseptic processing. Washington (DC): Center for Drugs and Biologics and Office of Regulatory Affairs, FDA; 1987.

25. Guideline on the preparation of investigational new drug products. Washington (DC): CDER, FDA; 1991.

26. Guideline on the general principles of process validation. Washington (DC): Center for Drugs and Biologics, FDA; 1987.

27. Guideline for Inspections of Biotechnology Manufacturing Facilities. Washington (DC): FDA; 1991.

28. Guide to Inspections of Validation of Cleaning Processes. Washington (DC): FDA; 1993.

29. U.S. Department of Health and Human Services, Food and Drug Administration. Guidance for Industry. Quality systems approach to pharmaceutical CGMP regulations. Pharmaceutical cGMPs. September 2006.

30. U.S. Department of Health and Human Services, Food and Drug Administration. Guidance for Industry. Q7A Good manufacturing practice guidance for active pharmaceutical ingredients. ICH, August 2001.

31. Guidance for Industry. Q9 quality risk management. Washington (DC): ICH, FDA; 2006.

32. Kelley W. J Pharm Technol 1986; 10(3): 48–54.

33. Wechsler J. Biopharm Int 2007; 20(6): 22–24.

34. Clinton P. Biopharm Int 2003; 16: 26–32.

35. Signore A. Pharm Eng 1998; 18(1): 72–82.

36. Coburn J, Weddle G. Bioprocess Int 2006; 4: 22–24, 26–28.

37. Johanning H. Pharm Technol Eur 2006; 18(7): 14–16.

38. Mollah AH, White EK. Biopharm Int 2005; 18(11): 54–67.

39. Tidswell EC. PDA J Pharm Sci Technol 2005; 59(1): 10–32.

40. Tidswell EC. Am Pharm Rev 2005; 8(6): 28–33.

41. Forsyth RJ, Hartman JL, Van Nostrand V. Pharm Technol 2006; 30: 104–114.

42. Murray KS, Anderson DKS, Reichert HM. Bioprocess Int 2005; 3(3): 42–52.

43. McDowall RD. Pharm Regul Guid Book 2006; 1: 24, 26, 28, 30.

44. Hamid M. Bioprocess Int 2004; 2(9): 28–35.

45. Junker BH, Wang HY. Biotechnol Bioeng 2006; 95(2): 226–261.

46. Malhotra G. Pharm Process 2007; 23(2): 10, 12, 14, 16.

47. Kara B. Eur Biopharm Rev Autumn, 2006; 9: 114–120.

48. James P. Pharm Eng 1998; 18(1): 72–82.

49. Angelucci L. Pharm Eng 1998; 18(1): 40–44.

50. Sofer G, McEntire J, Akers J. Biopharm 1995; 8(5): 60–63.

51. Welch KA. J Validat Technol 2003; 9(3): 246–252.

52. Garvey W. Pharm Technol 2005; 29(12): 68–76.

53. Lord SV, McCarthy TJ, Aleem H, Zhao Y, Sharratt PN. Proc Inst Mech Eng 2003; 217(4): 287–293.

54. Fletcher N. Pharm Eng 1989; 9(6): 23–27.

55. Perry SD, Greiner-Powell D. Bioprocess Int 2007; 5(6): 14–20.

56. Tisak D, Koster R. J Validat Technol 1997; 3(4): 394–397.

57. DeSain C. Biopharm 1992; 5(5): 30+.

58. DeSain C. Biopharm 1992; 5(6): 22–24.

59. Junker B. In: Gad SC, editor. Handbook of Pharmaceuticals Biotechnology. New York: John Wiley and Sons; 2007. pp. 319–370.

60. PDA. PDA J Pharm Sci Technol 2005; 59(S-4): 1–28.

61. Uettwiller I. Genet Eng News 2006; 26(3): 54, 56.

62. DePalma A. Pharm Eng 2003; 23: 33–36, 38.

63. Wheeler W. Pharm Eng 1994; 4: 48–56.

64. Werner RG, Langlouis-Gau H, Walz F, Allgaier H, Hoffman H. Arzneimittelforschung 1988; 38(6): 855–862.

65. Collins B, Sides K. Pharm Eng 2006; 26(6): 80–92.

66. Aleem H, Zhao Y, Lord S, McCarthy T, Sharratt P. Proc Inst Mech Eng 2003; 217(2): 141–151.

67. Greenwald RF, Smit T. Pharm Eng 2007; 27(3): 8–24.

68. Akers J, McEntire J, Sofer G. Biopharm 1994; 7(1): 8–11.

69. ISPE San Francisco/Bay Area Chapter. Pharm Eng 1998; 18(1): 8+.

70. Junker B. Biotechnol Bioeng 2001; 74(1): 49–61.

71. Richman GB. Pharm Regul Guid Book 2006; 1: 54, 56, 57–60.

72. Lohrey K. Pharm Eng 2007; 27(2): 54–64.

73. Adamson J. Pharm Eng 1992; 12: 16–22.

74. Agalloco J, Akers J. J Pharm Sci Technol 1997; 51 Suppl: S1–S23.

75. Lusky M. Hum Gene Ther 2005; 16: 281–291.

76. Bosse R, Kulmburg P, von Kalle C, Engelhardt M, Dwenger A, Rosenthal F, Schulz G. Ann Hematol 2000; 79: 469–476.

77. Bauers J, Hargroves J. Pharm Eng 1996; 16(1): 36–42.

78. Alford J, Cline F. Biopharm 1990; 3(8): 32–36.

79. Junker B, Kardos P, Smizaski W, Brix T. In: Langer ES, editor. Advances in large-scale biopharmaceutical manufacturing and scale-up production. Washington (DC): ASM Press; 2004. pp. 510–554.

80. Junker B, Christensen J. In: Langer ES, editor. Advances in large-scale biopharmaceutical manufacturing and scale-up production. 2nd ed. Washington (DC): ASM Press; 2007.

81. Fed Regist 1986; 51(88): 16958–16985.

82. Fed Regist 1991; 56(138): 33174–33183.

83. Van Houten J, Fleming DO. J Ind Microbiol 1993; 11: 209–215.

84. J Van Houten. In: Ladisch M, Bose A, editors. Harnessing biotechnology for the 21st century (proceedings of the Ninth Internat'l Biotechnology Symposium). Washington (DC): American Chemical Society; 1992. pp. 415–418.

85. Cipriano ML. In: Fleming DO, Hunt DL, editors. Biological safety: Principles and practices. 4th ed. Washington (DC): ASM Press; 2007. pp. 561–577.

86. Shaw JL, Rogers SA. Chem Process 2006; 69(9): 25–34.

87. Halkjaer-Knudsen V. Eur J Parenter Pharm Sci 2005; 10(2): 35–42.

88. Hamers M. Biotechnology (N Y) 1993; 11: 561–570.

89. G Muijs. In: Collins C, Beale A, editors. Safety in industrial microbiology and biotechnology. Chapter 11. Oxford: Butterworth-Heinemann; 1992. pp. 214–238.

90. Meecham PJ, Gyuris J, Petuch BR, Chartrain MM, Herber WK. In: Fleming DO, Hunt DL, editors. Biological safety: Principles and practices. Chapter 30. 4th ed. Washington (DC): ASM Press; 2007. pp. 551–660.

91. Moran E, Fink R. Biopharm Int 2005; 18: 32–34, 36, 38, 40.

92. Heenan M, Looby M, McGowan S, Cullen S, Moran E. Biopharm Int 2005; 18: 70, 71–76.

93. Noordover JAC, Hofmeester JJM, van der Burg JP, deLeeuw A, van Dijck PWM, Luiten RGM, Groot GSP. J Ind Microbiol Biotechnol 2002; 28: 65–69.

94. Shahidi A, Torregrossa R, Zelmanovich Y. Pharm Eng 1995; 15: 72–83.

95. Christi Y. Chem Eng Prog 1992; Washington DC, 88(9): 80–85.

96. Bader F. In: Demain A, Solomon N, editors. Manual of industrial microbiology. Chapter 24: American Society for Microbiology; 1986. pp. 345–362.

97. Akers M, Attia I, Avis K. Pharm Technol Int 1978; 1: 45–49.

98. Enzinger M, DeVisser A, Townsend M. Pharm Technol Int 1978; 1(3): 41–43.

99. Enzinger M, Goodsir M, Korozynski M, Parham F, Schneier M. Validation of steam sterilization cycles, Technical Monograph No. 1. Philadephia (PA): Parental Drug Association, Inc.; 1978.

100. Guidance for industry for submission documentation for sterilization process validation. Washington (DC): CDER, FDA; 1994.

101. Reisman M. Pharm Cosmet Qual 1998: 22+.

102. Junker B, Brix T, Lester M, Kardos P, Adamca J, Lynch J, Schmitt J, Salmon P. Biotechnol Prog 2003; 19: 693–706.

103. Berman D, Myers T, Suggy C. J Parent Sci Technol 1986; 40: 119–121.

104. Hunter JN. Eur J Parent Pharm Sci 2004; 9(3): 79–81.

105. Borghese R. Biopharm 1993; 6(2): 28–32.

106. Manfredini R, Golzi Saporiti L, Cavallera V. Proceedings Conferences Chem. Biotechol. Biol. Active Nat. Prod., 1 Meet., 2, 1981. pp. 320–391.

107. Perkowski C. Biopharm 1987; 1: 62–65.

108. Perkowski C. J Parent Sci Technol 1990; 44(3): 113–117.

109. Junker B, Lester M, Leporati J, Schmitt J, Kovatch M, Borysewicz S, Maciejak W, Seeley A, Hesse M, Connors N, Brix T, Creveling E, Salmon P. J Biosci Bioeng 2006; 102(4): 251–268.

110. Sharma MC, Gurtu AK. In: Neidleman S, Laskin A, editors. Volume 39, Advances in Applied Microbiology. New York: Academic Press, Inc.; 1993. pp. 1–27.

111. Junker B. Biotechnol Prog 2007; 23: 767–784.

112. Junker B, Mann Z, Gailliot P, Byrne K, Wilson J. Biotechnol Bioeng 1998; 60: 580–588.

113. Cardot J-M, Beyssac E. Bioprocess Int 2007; 5(6): 66–76.

114. Jenkins K, Vanderwielen A, Armstrong J, Leonard L, Murphy G, Piros N. PDA J Pharm Sci Technol 1996; 50(1): 6–15.

115. Christi Y, Moo-Young M. J Ind Microbiol 1994; 13(4): 201–207.

116. Greene D. Pharm Eng 2003; 22: 1–7.

117. Wisiniewski R, Burman C. In Lubiniecki A, Vargo S, editors. Regulatory practice for biopharmaceutical production. Chapter 20. New York: Wiley-Liss; 1994. pp. 407–445.

118. Turton J, Moola Z. Biopharm 2002; 15: 24–30.

119. Adner N, Sofer G. Biopharm 1994; 7(3): 16–21.

120. Seely R, Wight H, Fry H, Rudge S, Slaff G. Biopharm 1994; 7(7): 41–48.

121. Fourman GL, Mullen MV. Pharm Technol 1993; 17: 54–60.

122. Glover C. PDA J Pharm Sci Technol 2006; 60(5): 284–290.

123. Lombardo S, Inampudi P, Scotton A, Ruezinsky G, Rupp R, Nigam S. Biotechnol Bioeng 1995; 48: 513–519.

124. Bristol P. Manuf Chem 2004; 75(4): 37–38.

125. Clark KA. Pharm Lab 2000: 16, 17, 20.

126. Amador C, Deschenes P, Dorminy M, Dudley B, Gordon B, Lampe C, McGarrah R, Prulello J, Wild R. J Parent Sci Technol 1990; 44(6): 324–331.

127. Held D, Mehigh R, Wooge C, Crump S, Kappel W. Biopharm 1997; 10(3): 32+J.

128. McArthur P, Vasilevsky M. Pharm Eng 1995; 15: 24–31.

129. Inampudi P, Lombardo S, Ruezinsky G, Baltrus T, Dugger J, Remsen P, Rupp R, Nigam S. Ann N Y Acad Sci 1996; 782: 363–374.

130. Geigert J, Klinke R, Carter K, Vahratian A. PDA J Pharm Sci Technol 1994; 48(5): 236–240.

131. Hill L. Biopharm 2000; 13: 24–27, 29.

132. Bousquet-Bedu M, Laban F, Albadine J, Barbu M, Bonwarlet MN, Collard M, Goncalves C, Leclerc A, Lemeland G, Morvan F, Oursel MH, Perreau M, Viguier-Freeman M. STP Pharm Prat 2005; 15(1): 28–52.

133. Macek T. In: Phillips G, Miller W, editors. Industrial sterilization. Durham (NC): Duke University Press; 1972. pp. 19–34.

134. Brantley J, Martin J. Genet Eng News 1997; 17(10): 24.

135. USP-NF Fifth Supplement 3442–3444, 3464–3467, 3482–3483, 3547–3555. 1996.

136. Bevilacqua AC. Eur J Parent Sci 2001; 6(1): 3–11.

137. Collentro W. Ultrapure Water 1994; 11(3): 22–29.

138. Martrnez JE. Bioprocess Int 2004; 2: 30, 32, 34, 36, 38.

139. Riedewald F. Pharm Eng 1997; 17(6): 8–20.

140. Mittelman M. Microcontamination 1985; 3(10): 51–55.

141. Lukanich J. Chem Process 1998; 61: 78+.

142. DePalma A. Genet Eng News 2006; 11(26): 40–42.

143. Roscioli N, Renshaw C, Gilbert A, Kerry C, Probst P. Biopharm 1996; 9(8): 32–40.
144. Barta J. Biopharm 1998; 11(5): 84+.
145. Whyte W. Eur J Parent Pharm Sci 2005; 10(2): 43–50.
146. Immel B. Biopharm 1998; 11(3): 46–49.
147. Akers J, Agallaco J. PDA J Pharm Sci Technol 2001; 55(3): 176–184.
148. Prince HN, Prince DL. Contract Pharm 2005; 5: 84, 86, 88, 90, 82, 94.
149. Conner D, Eckman M. Pharm Technol 1992; 16: 148–160.
150. Odum J. Pharm Eng 1995; 15: 8–20.
151. Budihandojo R, Coates S, Huber L, Matos JE, Schmitt S, Stokes D, Tinsley G, Rios M. Pharm Technol 2007; 31: 86, 88, 90–93.

152. Bissonnette D. Biopharm Int 2005; 18(12): 26–30.
153. Segalstad SH. Pharm Eng 2007; 27(2): 94–101.
154. Erickson J. Biopharm Int 2003; 16: 1–2.
155. Siconolfi RM, Bishop S. Drug Inf J 2007; 41(1): 69–79.
156. Guide to Inspections of Bulk Pharmaceutical Chemicals. Washington (DC): CDER, FDA; 1994.
157. Kuwahara S. Biopharm 1996; 9(1): 24–29.
158. Kuwahara S. BioPharm 1996; 9(3): 40+.
159. Sandberg J. Med Device Diagn Ind 1995; 17(5): 102–106.
160. Slatter A. GMP Rev 2004; 3(3): 12–16.
161. Porter DA. Pharm Technol 2007; 33: 146–154.
162. Winter W. Bioprocess Int 2006; 4(9): 46–48, 50.
163. Zaret EH. Pharm Formul Qual 2000: 18–20.

Rakhi B. Shah，Jun T. Park，Erik K. Read，Mansoor A. Khan，and Kurt Brorson

Office of Pharmaceutical Science，Center for Drug Evaluation and Research，United States Food and Drug Administration

48.1 生物制药开发

在生物制药行业中，持续生产安全、高质量的蛋白质药物与生产传统制剂产品面临的挑战是相当的，甚至是更严峻的。近期，在国际协调会议（ICH）的质量文件（Q8~Q10，可由 www.ich.org 获得）中，阐述了支持制药和生物制药质量源于设计（QbD）理念的管理构架。尽管实际上 ICH Q8（R1）文件[1]是为药物（或者称之为药品或剂型）的开发而编写的指南文件，但也可作为生物制药开发的基本原则。ICH Q8（R1）信奉的许多理念[如目标产品质量概况（QTPP）、产品与工艺的理解、设计空间、过程分析技术（PAT）控制策略、产品生命周期、持续工艺验证]是通用的，并可以轻易地被用于生物技术蛋白质药物的生产。最近，发布了一份关于新的 ICH 指南文件的概念性文件，称为"化学和生物技术分子药物的开发和制造 Q11 指南"。它可能会为蛋白质原料药生产 QbD 的实施提供额外的指南。

质量被定义为原料药或药品对其既定用途的适用性，包括诸如鉴别、效价、纯度等属性[1]。尽管，通常活性药物成分（API）或最终制剂产品的生产存在很大差异，但这些属性对于生物蛋白产品和小分子药物而言是同等重要的。

药品开发的重要方面（原料药、赋形剂、制剂研发、过量投料、物理化学和生物学特性、生产工艺的研发、包装容器系统、微生物属性和相容性），以及 QbD 理念最初是在 ICH Q8 指南中呈现的。2009 年 6 月，ICH Q8（R1）也在联邦公报上发布实施。QbD 被定义为"以科学和质量风险管理为基础，从预定目标开始，强调对产品和工艺的理解及工艺控制的一种系统的开发方法。"

分子性质会影响制剂的质量属性和工艺性能[1]。例如，蛋白质的长期稳定性对工艺性能和随后的患者使用而言是个关键因素。制剂开发为蛋白质长期稳定性和患者用药提出了重大挑战。蛋白质易受到几个潜在降解途径影响，如剪切、聚合、氧化、脱酰氨基作用和变性。制剂开发（对产品的理解），包括仔细平衡稳定化赋形剂、缓冲剂、增强剂、膨松剂、去污剂和pH，它们对蛋白质长期稳定性而言都是关键因素。需要透彻理解如混合、过滤、灭菌、冻融、搅拌、分装和冻干等工艺问题，以预防产品变异性。原料药方面，如在蛋白质纯化阶段，宿主细胞酶的有效去除也会影响制剂的稳定性。很确定的是，ICHQ8（R1）中阐述的制剂开发和原料药质量的原则是开发稳定的蛋白质基础药品的关键。

更复杂的产品剂型呈现增长趋势。例如，首次批准上市的剂型为水针或冻干粉针的产品，现在可见液体剂型预装填注射器或自助注射器（如 Enbrel）。冻干工艺本身就是一个复杂的过程，由于多成分和多工艺变量的原因，此工艺会引起蛋白质结构的变化。虽然新剂型对于患者更为方便，但是其复杂的生产过程会带来更多稳定性方面的问题。在这种情况下，生物制药的开发研究应该与药物预定的科学目标相一致。

以最近观察到的干扰素稳定性问题为例。干扰素的主要市场为长期给药的多发性硬化患者。这种蛋白质产品可以以液态形式在预装填注射器内保存数月。蛋白质的任何降解，如剪切或聚合，都会引起效价的降低和免疫原性的增加，并可能产生不良反应。最近发现注射器针头的钨合金材质，可引起某些预装填注射器剂型干扰素的稳定性问题，蛋白质会随着时间被其催化剪切或聚合[2]。诸如此类不可预知事件的发生，更加证明了 ICH Q8 所阐述的要以科学依据支持 QbD 运用于生物制药研发工作。

下一部分将介绍的是 QbD 在生物制药产品生产和加工过程中实施的步骤。用一个假定的事例说明在某一特定操作单元——阴离子交换层析（AEX）中实施 QbD 的决策过程和实验流程。

48.2 实施 QbD 的关键阶段

QbD 的实施是个多阶段、以科学为基础的、迭代的过程。此过程的个别阶段在 ICH 的 Q8（R1）[1]、Q9[3]和Q10[4]的指南中都有阐述。QbD 的实施策略会随着产品级别、复杂性和风险而改变。在生物制药研发阶段实施 QbD 的流程如下。

1. 目标产品质量概况（QTPP）的识别。QTPP 被定义为"考虑到药品安全性和有效性，为确保预期质量，理想状态下可实现的药品质量属性的前瞻性概述"。ICH Q8（R1）进一步规定：QTPP 应考虑给药途径、剂型、效力、给药系统、包装容器系统、影响药物动力学特征的属性和药品质量标准。

2. 关键质量属性（CQA）的识别。一旦 QTPP 被识别，下一步是识别相关产品的 CQA。CQA 被定义为"为了确保预期的产品质量，应在合适限度、范围和分布要求内的产品物理、化学、生物或微生物方面的属性或特性[1]"。原料药、赋形剂、中间体（中间物料）和药品的 CQA 的确定可基于早期的经验或源于实验设计。在 CQA 的识别中，需要重点考虑的是评估每个 CQA 的变化对药品整体质量影响的程度。

3. 质量风险的评估和质量风险管理(QRM)的构架。风险评估是 QRM 中使用的有价值的、基于科学的一种程序（本章 48.3 节"生物制药的质量风险管理"）。QRM 可用于识别对产品 CQA 有潜在影响的物料属性和工艺参数。

4. 工艺设计空间的定义。设计空间被定义为"已被证明有质量保证作用的输入变量（如物料属性）和工艺参数的多维组合和相互作用[1]"。设计空间由申请人提供，经过管理机构审批。正如在本章 48.4 节"生物制药的设计空间"讨论的，从法规角度看，在设计空间内运行的变更是不需要报告的。

5. 过程控制策略的定义。控制策略被定义为"是源于对当前产品与工艺的理解、确保工艺性能和产品质量的一系列有计划的控制[3]"。有原料药控制和制剂控制，涉及与物料和成分有关的参数与属性、设施和设备的操作条件、中间控制、成品标准，以及监测和控制的相关方法和频次。

48.3 生物制药的质量风险管理

本节的目的是说明 QRM 理念的系统运用可促进生物制药的 QbD。

风险已被规范定义为发生危害的可能性和严重程度的结合[4]。QbD 的理论框架规定了应在生物制药的整个生命周期内维护其产品质量。而 QRM 可有助于识别和控制从生物制药的早期研发阶段到市场化和大生产阶段存在的潜在的质量问题。这种策略既有利于行业也有利于监管机构，因为 QRM 可帮助倡议者识别和减小风险。

QRM 主要部分的图解如图 48.1 所示。启动和规划的主要阶段包括：①风险评估；②风险控制；③风险审核。

48.3.1 风险评估

风险评估由以下三部分组成。

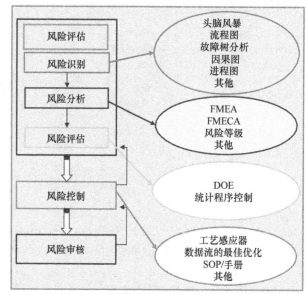

图 48.1 一个质量风险管理（QRM）模式（改编自参考文献[4]）。（本图全彩图片可由 http://onlinelibrary.wiley.com/book/10.1002/9780470054581 获得。）

1. 风险识别涉及系统的使用信息，如历史数据、理论分析和其他的已知观点。运用流程图、检查表、工序图、失败树分析、因果图（石川图或鱼骨图）作为工具，进行形象化分析，有利于识别工艺中的风险因素。图 48.2 是一个用鱼骨图呈现的某一假定生物产品在阴离子交换单元操作运用 QbD 的研究事例。此图列出了对病毒清除有潜在影响的单元操作参数。然而，由于条件限制，运用系统的方法，如在 48.4 节"生物制药的设计空间"中阐述的实验设计（DoE）方法，对它们全部进行研究是不切实际的。因此，一旦识别出最可能的风险，在初始风险识别之后要对风险进行优先排序和分析。风险识别的一个关键部分是对生产经验和科学文献的细心审核。这个过程可以识别包含通过其他方式识别的对生物工艺单元操作性能有重要或关键影响的工艺参数。

2. 风险分析是对危害发生的可能性和严重程度进行半定量的过程。可用于工艺偏差，质量属性变更，或其他与原料药或产品相关的因素。分析和优先排序风险的方法有很多，选择何种方法要依据生物技术公司的内部程序而定。通常使用失效模式与效应分析（FMEA）或失效模式影响与危害性分析（FMECA）方法对风险进行优先排序。FMEA 是对生产工艺或产品质量属性的潜在失效模式及其对结果和/或生物产品应用于患者的性能或其他方面潜在影响进行的一种评估。这依赖于对生物产品和工艺的理解，换句话说，如果工艺步骤 X 失败了，那么 A、B 和 C 可能是合格的或对患者而言是安全的。FMECA 是 FMEA 的延伸，包含了以下调查研究：①结果严重性等级；②发生的可能性；③可检测性。这三项的乘积被称为风险优先数（RPN）。图 48.3 显示了在 48.6

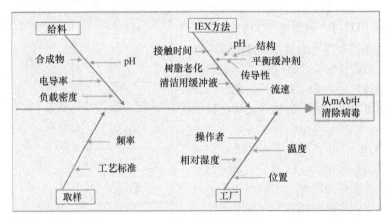

图 48.2　Ishikawa 图显示的是用阴离子交换层析（AEX）将病毒从单克隆抗体（mAb）中除去的影响因素的不完全列表。（本图全彩图片可由 http://onlinelibrary.wiley.com/book/10.1002/9780470054581 获得。）

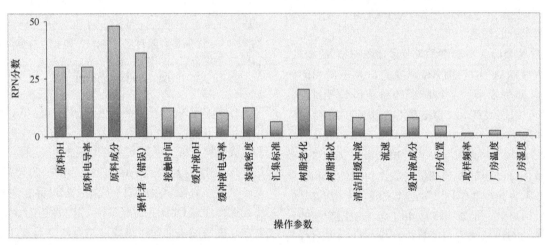

图 48.3　单克隆抗体纯化过程中，AEX 工艺病毒清除步骤操作参数 RPN 分数的不完全列表。RPN 分数较高的参数需要进一步在鉴定过程中审查。（本图全彩图片可由 http://onlinelibrary.wiley.com/book/10.1002/9780470054581 获得。）

节"假定的生物制药 QbD 事例研究：阴离子交换层析"中，对 QbD 研究实例的 CQA 有影响的参数的 RPN 值。在生物产业中，FMEA 通常被用于评估与生产工艺相关的潜在失败和风险。在此事例中，也对风险优先排序做了解释。

3. 风险评估是将已识别的、已分析的风险与给定的风险标准相比较。风险发生的严重程度和可能性对风险评估有辅助作用。评估风险的统计工具多种多样，如控制图、DoE、直方图、排列图（如以递减次序排列的柱状显示值图和显示每种类别总累积数据的线性图）和过程能力分析。

除此之外，还有其他的风险评估工具，如危害分析和关键控制点（HACCP）、危害可操作性分析（HAZOP）、危害预分析（PHA）、风险排序和筛选。对于风险评估工具，法规没有偏好（哪一种）；工具的选择应依据预期用途的适用性。有兴趣的读者可参阅 ICH Q9 指南，其中介绍了多种方法。

48.3.2　风险控制

风险控制包括降低或削弱风险，使其在可接受范围内[4]。风险控制的投入成本应考虑风险的严重程度；可通过风险收益比率来确定。要注意避免在控制已识别的风险过程中引入新的风险。例如，在 48.6 节"假定的生物制药 QbD 事例研究：阴离子交换层析"中，在病毒去除验证研究时，慎重缩比建模和确保 AEX 步骤的操作在批准的缓冲液、填料 pH 和电导率范围内，是风险控制策略中的重要因素。

48.3.3　风险审核

定期的审查或监控机制有利于识别新的风险和量化剩余风险存在的潜在影响。如果剩余风险变得不可接受，可能需要慎重评估风险消减策略[4]。

48.3.4　设定生物制药质量标准

"质量标准"定义为检测、参考分析程序和适当的可接受标准的一个列表，其中可接受标准是数值限度、范围或其他标准[6]。QbD 理念包含运用 QRM，可以以科学和风险为基础帮助制定生物原料药和产品质量标准。对于某些不直接测量的质量属性，如微生物和病毒安全性，QRM 可帮助制定其验证策略。对于其他，如在生产的其他阶段的操作失误或工艺偏差，可用 QRM 确定一个考虑了工艺耐用性和产品质量的全面风险削减策略。理想状态下，依据CQA制定临床方面有意义的质量标准。

产品符合质量标准意味着，若依据列出的分析程序进行检验，生物原料药或药品符合所列的可接受标准。质量标准是重要的，但也是最低标准，该标准由生产商提出、经法规部门依据审批条件而批准。质量标准应关注于有助于确保生物原料药和药品安全性及有效性的质量特性。质量标准只是生物制药质量保证的一部分，而基于病毒去除研究和工艺验证的工艺控制和验证策略，以及细胞库和未处理的批量放罐培养液中间检测也都是确保质量标准的关键。在新的生物原料药和产品研发阶段所获取的经验和数据是制定质量标准的基础。在此基础上，可以消除或替换已有的检测项目。一些检测项目可作为中间检测，也可作为原料药和药品的放行检测，以 DNA 或宿主细胞蛋白为例，既可以是批放行检测也可以是中间检测。其他的，如支原体是未处理的放罐培养液中间体的常规检测项目。质量标准和检测点的论证应参考相关的研发数据（如性能、稳定性、安全性、有效性等，ICH 或 FDA 指南、药典标准和检验数据）。此外，还需考虑预期的分析和生产变化的合理范围。如果出现一种替代方法，也需要提供相应论证。

应该注意，恰当地运用QRM虽不能免除企业遵守法规（如条例、ICH 或 FDA 指南）要求的义务，但是有效的 QRM 能推动更可靠的决策的产生，以及对资源的优化利用，例如，由于及时检测能够确保产品质量维持在一个已批准的限度范围内，因此减少某些最终产品检测项目是有可能的。

48.4 生物制药的设计空间

48.4.1 设计空间的概念

设计空间的概念是输入变量（如物料属性）与已经证明能提供质量保证的工艺参数之间的多维组合及相互作用[1]。在ICHQ8中被定义的设计空间，作为生物产品QbD实施的工具已被广泛讨论。ICHQ8（R1）进一步阐述了"在设计空间内的操作不是变更。超出设计空间的运行则通常需要启动批准后变更相关的法规程序。设计空间由申请人提出，经药政部门的评估与批准。"因此，ICH 为建立设计空间并维持在设计空间内以减少法规报告需求提供了明确的动机。

因此，在一个确定的工艺设计空间内操作能够提供"产品质量保证"。一般说来，对工艺设计空间概念和其在生物技术和制药行业中的重要性的理解越来越深刻。

48.4.2 设计空间的研发

设计空间的研发是一个动态的、反复的过程；它从产品概念形成开始，在整个产品生命周期中被不断地发展。设计空间的形成通常与一个完整的风险评估一起开始，确定那些对产品质量（以患者安全和产品有效性为标准）起关键作用的产品属性和工艺参数。参考相似产品、配方和工艺的先验科学知识，运用风险评估确定CQA和关键工艺参数（CPP）[5]。

在 ICH Q8（R1）和其他近期的出版物[7,8]中都总结了确定设计空间的流程。主要的因素如下。

1. 定义 QTPP。依据产品在临床方面的用途，识别其性能特征。

2. 先验知识和风险评估。这部分内容在48.3节"生物制药的质量风险管理"已进行过讨论。

3. 实验研究。为了评估工艺的稳定性，设计和执行工艺特性的实验研究（如DoE）。这些研究可确定关键的配方和工艺变量，并且用相互作用模型为每个单元操作的设计空间奠定基础。由于实际原因，这些工艺特性研究是在实验室规模进行的。因此，开发和论证代表性的缩小规模模式或扩大规模模式是 DoE 特性研究成功的关键。我们将在本章的48.6节"假定的生物制药QbD事例研究：阴离子交换层析"呈现一个生物工艺的实例研究（即运用一种溢流式的 AEX 进行病毒清除研究），图48.4中的图表是一个假定的 DoE 分析结果。通常，统计分析可以确定产品与 CQA 中工艺因子间关联的重要性。图表中的因子越重要，之后越应依据相互作用和非线性关系深入优化设计空间。如果生物工艺单元操作过于复杂，需要着重考虑研究的易管理性和成本效益。尽管，研究多重工艺参数之间的交互作用只是一种理想状态，从逻辑或工艺经济学角度看，它不一定能被实现。这种情况下，可以只挑选高风险的关键工艺参数，或只评估最末端的参数（即高杂质含量的原料，快速处理的延迟时间等）。

4. 设计空间的确认。通过分析特性研究的结果，评估产品关键质量属性的变化。可运用先进的统计工具进行分析，研究操作参数与物料属性间的相互作用。如果是复杂的生物工艺单元操作，允许使用简化的方法，每次只对变化的子集做实际研究。例如，如果 DoE 在每个参数设定下都能满足单元操作性能的可接受标准，那么依据 DoE 确认设计空间可能比使用复杂的统计分析和深度实验更具有可行性。忽略这一策略，这些结果制定了为产品质量和长期的生产的一致性提供保障的最终设计空间。对设计空间内的某一点进行传统的三批验证是最简单的确认方式。最近，为了改进，除了初始确认批结果之外，还强调"持续工艺验证"对工艺进行连续监测和评估的工艺。无论怎样，如 Q8（R1）中所描述的："设计空间是由申请者提出，经法规部门审核和批准"。

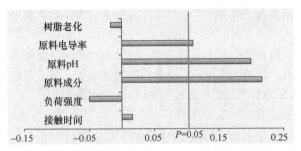

图 48.4 从 Plackett-Burman 筛选 DoE 研究得出的结果，显示溢流模式 AEX 的病毒清除操作参数（RPN＞12）的效果。（本图全彩图片可由 http://onlinelibrary.wiley.com/book/10.1002/9780470054581 获得。）

48.4.3　设计空间的构架

图 48.5 是通过 AEX 去除病毒研究实例的设计空间原理图，该实例会在本章后面介绍。设计空间包括[1,7]：

· 物料属性和工艺参数的可接受范围；

· 比例因子，如果设计空间是依据实验室规模制定的，或计划用于多个规模的操作；

· 设计空间的范围，即它是单个单元操作的一个独立设计空间还是包含多个单元操作或生物化学性质相似的产品一个单个的设计空间；

· 在可实现的情况下，进行多变量/相互作用因素的识别。

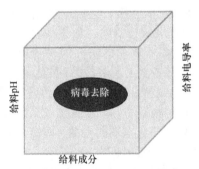

图 48.5　AEX 去除病毒多维设计空间原理图。（本图全彩图片可由 http://onlinelibrary.wiley.com/book/10.1002/97804700 54581 获得。）

48.4.4　设计空间的通用化或模块式方法

最近，多个组织[9,10]提出运用平台化方式开发一种通用的下游纯化工艺，适用于多数生物化学属性一致的生物产品，如单克隆抗体（mAb）。然而，采用一种单一的完全通用的工艺无灵活性地覆盖整个下游纯化工序并不实际，因为 mAb 有物理化学属性上的细微差异（如翻译后修饰、等电点）。同时，单元操作会造成各种各样的挑战（如操作参数或复杂的原料的细微影响）。

虽然如此，FDA 的单克隆抗体需要考虑的几点指南[11]文件中，已规定了一个病毒清除研究的"模块式方法"。这是"一个研究……说明在纯化过程（柱层析、过滤、巴氏灭菌、溶剂/清洁剂、低 pH 等）的单个步骤中

的病毒去除或灭活。在纯化方案中的每个模块可以独立于其他模块被研究。"在 PTC-mAb 指南中进一步阐述了，在一个场地生产的 mAb，其通用的或模式化的病毒清除数据可类推到其他 mAb，这些 mAb 必须是同物种并且具有相同的 H 和 L 链类别，通常是子类，来自相同来源（如腹水或组织培养）和细胞基质的。如果 mAb 有相似的生物化学性能，并通过相同的方法被纯化，那么 mAb 的病毒清除可以使用通用的和/或模块化的清除。

在某种程度上，对于 mAb 的下游纯化工艺中某一特定的单元操作（如蛋白 A 的层析、低 pH 病毒灭活、离子交换色谱或病毒过滤）而言，使用模块化和/或通用化方式优于设计空间理念。但是，现行的想法是，对于连贯的单元操作，如某个单元操作的结果可能会作为下一单元操作的输入，申请者应将其设计空间联系起来。FDA 与 Genentech 公司合作，随后发布了一份运用 AEX[12]和低 pH 灭活[13]进行病毒清除关键参数的评估报告。当某种生物技术产品和工艺计划使用模块化和通用化方式时，为了保证其实施成功和确定每个单元操作的设计空间，需要解决一些特别的问题（如产品特殊因素）。

48.5　生物制药生产中的过程分析技术（PAT）

48.5.1　PAT 的法规框架

ICH Q8（R1）中特别列出 4 个合理的、灵活的法规方法：①基于风险的法规决定（见 48.3 节"生物制药的质量风险管理"）；②设计空间的实施（见 48.4 节"生物制药的设计空间"）；③减少批准后的申报（最先在美国通过 21 CFR 601.12 申请分类的实施而实现，但是进一步减少报告的可能，可能需要最终追踪）；④工艺控制和实时放行的 PAT。PAT 可以被认为是 QbD 的一个能用因素。

2004 年，美国食品药品监督管理局（FDA）发布了一个指南文件"PAT——创新药品开发、生产和质量保证框架"。这个文件定义了"PAT 是一个以保证最终产品质量为目的，通过及时测定（即在生产过程中）原料、中间物料和工艺的关键质量和性能属性设计、分析和控制生产的系统[14]。"PAT 框架文件鼓励了开发和引入新的生产技术，增加对工艺的理解以便于：①识别变量的所有关键来源；②启动工艺管理变更；③准确预测产品质量属性。所有这些目的都是控制产品和工艺在设计空间范围内变化。

PAT 的核心理念是以科学为基础，实时监测原材料或中间产品的物料属性以促进工艺的决策，提高整体产品质量和一致性[15]。然而，PAT 不仅仅是日常的实时监测，它要求在过程中直接通过上述的实时监测将工艺控制在明确定义的点。这种策略使得可以通过生产工艺过程中的适当控制，实现每个单元操作最终产品预期物料

属性的质量保证，而不是通过固定的控制批放行实现质量保证。生物单元操作应用 PAT 包括三个实施阶段：设计、分析、控制。

48.5.2 PAT 的设计和实施

PAT 应用的设计应从适用于特定工艺的开发目标的完善的数据库着手。开发一个 PAT 策略所需考虑的因素有：QTPP、CPP、物料属性，以及它们与对某个特定工艺进行 QRM[4]分析识别出的重要的 CQA[1]之间的关联。也可通过设定实现反馈和前馈决策的工艺限度和目标，运用设计空间来启用 PAT 策略。数据库也可包括其他相关产品的工艺信息（即平台方式）和/或科学文献。例如，mAb 工艺通常是相似的（但不完全相同）。因此，一种 mAb 产品的 PAT 策略通常可直接运用或经过修改应用于其他产品。最后，应当基于风险和工艺经济学的观点，仔细考虑 PAT 的开发。

分析需要实时监测和控制相关输出和输入参数的能力。由于生物技术工艺流体的复杂特性，在实际的批量液体中只含有很小比例的蛋白质 API，往往使这很难实行。因此，目前生物技术单元操作应用 PAT 的机会在某种程度上受到限制。不过，随着传感器技术和化学计量方法[15,16]的改进，预计这种应用会在将来得到发展。例如，可通过 Near-IR 或者其他 PAT 感应器追踪与蛋白质 API 有关的原液变化，进而控制蛋白质质量。

控制可以被定义为响应输出参数偏差的输入参数调节能力。有两种类型的实时的、以 PAT 为基础的工艺控制：①直接测量产品（或者原料）的关键质量属性；②测量与关键质量属性直接关联的参数。虽然前者被认为是"经典的 PAT"，但在复杂的生物技术单元操作中，后者往往更易实现和日常监测。

总之，持续改进工艺，包括 PAT，是 QbD 倡导的一个目标。通常，随着一种产品的大规模多批次生产，改进的机会显而易见。而由 PAT 引起的数据库的扩展或许创造了机会。特别是当一个产品或者产品中间体可以被实时控制在确定的工艺参数范围内时，这种（数据库扩展）尤其有用。

48.6 假定的生物制药 QbD 事例研究：阴离子交换层析

在生物制药的病毒安全事例中，最终产品的 QTPP 是"最终产品达到安全性可接受水平的保证"（即病毒的实质上不存在）[17,18]。应当明白的是，由于病毒清除研究的分析局限性和对数性质，绝对意义上的"0 病毒"是不可实现的[20,21]。如下所述，包含风险评估、设计空间和 PAT 的 QbD 方法可用于实现这个目标。

48.6.1 风险评估

QRM 可以被用于评估由操作参数偏差引起的风险的潜

在级别。可以以一种系统的方式对所有参数实施 QRM，并优先考虑如验证和 DoE 研究这类了解这些参数对整体工艺性能的影响所必需的活动。来自工艺开发、生产、质量保证和其他相关部门的代表组成一组，进行评估，列出对工艺 CQA 有潜在影响的因素，存在可能性的程度[7]；在风险分析中，不可能事件之后可能会被删除，例如，以 FMEA 中低发生率分数或低可检测性分数的形式（被删除）。

针对用溢流模式 AEX 进行病毒清除进行了假设案例研究，用溢流模式 AEX 进行病毒清除是 mAb 纯化工艺中很重要的步骤（图 48.6）。图 48.2 以鱼骨图的形式罗列出对病毒清除有影响的操作参数和其他因素。对溢流模式 AEX 来说，这些操作参数是典型的，偏离验证过的病毒清除设定点的潜在影响和严重性应基于文献研究识别[12,21,22]。应该注意的是，事例中所罗列的并非详尽无遗，呈现的事例研究阐述概念，那些因素和分数并不通用于所有的 mAb 产品。所有因素（即已验证过的设定点或可接受实践的过程偏差）的假定严重程度、发生可能性和可检测性都在 FMEA 表中被罗列，见表 48.1。

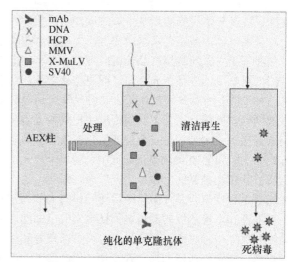

图 48.6 纯化 mAb 的阴离子交换层析概要。（本图全彩图片可由 http://onlinelibrary.wiley.com/book/10.1002/9780470054581 获得。）

表 48.1 mAb 纯化工艺中用 AEX 工序进行病毒清除的 RPN 结果

操作参数	严重性[a]	发生率	可检测性	RPN[b]
树脂老化[c]	2	5	2	20
树脂批号	2	5	1	10
接触时间[d]	3	2	2	12
缓冲液组成	2	2	2	8
负荷密度	3	2	2	12
原料组成[e]	4	3	4	48
缓冲液 pH[f]	5	2	1	10
缓冲液电导率[f]	5	2	1	10
原料 pH[f]	5	3	2	30
原料电导率[f]	5	3	2	30
清洗缓冲液[g]	2	2	2	8
流速[d]	3	3	1	9

续表

操作参数	严重性 [a]	发生率	可检测性	RPN [b]
采样频率 [h]	1	1	1	1
汇集标准 [i]	3	1	2	6
操作者（错误）	4	3	3	36
厂房温度	2	1	1	2
厂房相对湿度（RH）[j]	1	1	1	1
厂房位置	2	2	1	4

a 大多数情况下，严重性可通过其他病毒安全措施缓解，如正交病毒清除步骤；

b RPN（风险优先数）=严重性×发生率×可检测性；

c 先前证明正确清洁和定期监测频带散布对病毒清除、DNA 清除和/或背压的监测影响可忽略不计[22]；

d 接触时间（床的高度÷流速）一般只在极端条件下影响清除[12,21]；

e 原料是包含不同水平的宿主细胞蛋白或 DNA 的复杂混合物，其水平取决于工艺中的位置（如在上游或下游）；

f 缓冲液和填料 pH 及电导率此前已被证实深刻影响清除[12,21]；

g 随着时间的推移，清洁不当会影响清除[22]；

h AEX 工序的病毒安全性是通过验证实现的，而不是中间过程检测。因此，发生率和严重性是 1；

i 溢流层析的产品分流汇集比亲和洗提更为简便；

j 中间体是液体形式，所以厂房湿度对于 AEX 工序没有影响。

严重程度分值用来衡量某个失败事件的严重性，是基于对影响局部的或工艺水平内的潜在失败的严重程度的评估和基于对影响最终产品使用或者患者水平的潜在失败的严重程度的评估。显然，注射用产品中存在活病毒的这种失败是个很严重的结果。这种风险可通过其他因素被削弱，如纯化工艺中的病毒清除步骤和上游中间体的病毒检测。因为病毒安全保证被理解为是个多层次的方式[17~19]，我们在此项事例研究中，将单个单元操作的病毒去除作为独立的出发点进行考虑。因此，这个试验中的严重程度值只是依据这个单元操作的失败而定。发生可能性和可检测性的数值是依据事例中已知的工艺复杂性和典型生物技术生产环境而定。可以充分利用这种知识库，制定操作范围外特殊漂移（生产偏差）的可能性数值和工艺中是否被发现的可能性数值。不同的偏差发生可能性也是不同的，虽然在多数情况下（如使用了不正确的缓冲剂）是易于被发现的。发生可能性分数可测定失败可能发生的频次，可检测性分数则是表明及时的检测、偏差纠正或在最终产品使用前的检测，这三个值的乘积是 RPN。对 RPN 进行排序，以识别高风险参数，优化工艺。应注意，这个假定事例中获得的分数，可能与现实的事例是有差异的，这些会因公司不同、产品不同而变化。

图 48.3 列出了 mAb 纯化工艺中用 AEX 工序进行病毒清除的 FMEA 结果。计算出多个工艺参数和其他潜在风险的 RPN 值。工艺特性可能主要集中于对工艺或产品有严重影响（严重性=5）、较高的发生率风险（发生率=5）和较难被检出（可检出率=5）的参数。相对而言，对工艺影响较小（严重性=1）、发生的可能性低（发生率=1）并且易于被检出（可检出率=1）的参数，可在进一步工

艺特征描述中被排除。RPN 值大于临界值的参数可使用确认过的缩小规模模式来鉴别其特征（在此事例中 RPN >20）。在本研究事例中，这样的参数有缓冲剂的 pH 和电导率、原料的 pH 和电导率。中等程度的影响因素可能包括接触时间、缓冲剂组分、填充密度、原料组成和树脂老化（在事例中 RPN 为 12~19）。

该方法是主观的，基于对生物工艺、公司先验知识和经验，特别是与工艺相关的经验的综合了解。形成风险分析时，包含多样化的意见更有益于本方法，特别是来自不同职能部门的意见（即质量、工艺开发、生产和其他方面）。但是具体问题具体分析，对于高严重性、低发生性和低可检测性的因子来讲，应在研究中深入考虑。

48.6.2　设计空间

Rathore 和 Winkle[7]建议使用的两阶段研究，在确定生物技术产品工艺中每个特定单元操作的设计空间是最有效率和最有效果的。

1. 筛选阶段：用于识别对产品质量最有影响的工艺参数（即本事例研究中的病毒清除）。

2. 使用 DoE 研究：检测和描述已在上一步筛选阶段确定的最重要的参数及其相互作用。

在上文假定的风险评估事例研究中，使用溢流模式 AEX 工序进行病毒去除，运用 FMEA 识别此工序的操作参数。依据 QRM 中的风险大小，对这个单元操作工艺参数假定的设计空间分析进行排序。表 48.1 罗列出的 RPN 值和图 48.3 中说明的 AEX 单元操作病毒清除的 FMEA 结果，都将用于设计 DoE 研究。在本事例研究中，对 RPN 值大于 12 的操作参数（如原料组分、原料 pH、原料电导率、树脂老化、接触时间和填充密度）被选来做进一步的 DoE 研究（即最大限度地评估它们的范围）。这些参数对溢流 AEX 步骤病毒清除的影响是在确认过的缩小规模的模式下使用 DoE 进行研究的。

用统计方法设计实验（如因子设计），对识别严重影响预期单元操作性能属性的工艺参数或组合参数来讲，是个非常重要的工具。在事例中，选出 6 个 RPN 值大于 12 的 CPP（原料组分、原料 pH、原料电导率、树脂老化、接触时间和填充密度）检测它们对 AEX 工序的性能属性的影响（即病毒清除）。并以对工艺的了解和 FMEA 分析中被识别的高风险为基础，研究高的参数设定点和低的参数设定点。虽然操作失误被识别为重大风险因素，但是不能在 DoE 研究对其进行评估，而是通过 GMP 管理和培训降低其风险。

有几种筛选设计方法可以用于评估研究的变量的相关重要性，其中 Placket-Burman 筛选设计方法已经被广泛用于小分子及大分子的研究中[23~25]。在本事例中，使用 Placket-Burman 方法评估每个参数的影响，并筛选具有统计学意义的最重要的参数（如 $P<0.05$）。初始筛选实验包含 12 次 AEX 工序，如表 48.2 所示。在缩小规模下多靶点研究中，研究三种验证病毒[鼠细小病

（MMV）、SV40 和 X-MuLV]的去除（图 48.6 所示）[26]。用 Q-PCR（定量的聚合酶链反应）[27]来测量每个病毒的对数下降值（LRV）。

在病毒（MMV 和 SV40）研究中，所有 12 个假定的 AEX 工序都是完全清除（即 LRV＞5.5～6.0log10，实验窗）。在此情况下，通过 DoE 确定设计空间。

对于病毒 X-MuLV，在部分实验中显示不被完全清除。在此情况下，对初步筛选数据使用统计分析方法，以评估对 AEX 性能反应有潜在重大影响的 6 个操作参数的影响，如图 48.4 所示。用 JMP 软件的统计分析功能对表 48.3 中的数据进行计算。在实验条件下，原料组分、原料 pH 和原料电导率对 AEX 工序去除病毒的影响都具有统计学意义（$P < 0.05$）。反之，其他参数（填充密度、接触时间和树脂老化）则统计学意义不明显。DoE 结果与先前观察到的填料 pH 对病毒清除的影响一致[12,21]。因为 DoE 使用的电导率范围是在 AEX 已知耐用性范围内的、相对较窄的范围，所以没有发现病毒清除的电导率依赖性，也就不足为奇了。

表 48.2 Plackett-Burman 筛选 DoE AEX 工序病毒清除操作参数的影响测试

实验	接触时间 a	负荷密度 b	原料组分 c	原料 pH d	原料电导率 e	树脂老化 f
	因素水平					
1	+1	+1	+1	+1	+1	+1
2	+1	−1	+1	+1	+1	−1
3	+1	+1	−1	+1	−1	−1
4	+1	−1	+1	−1	−1	−1
5	−1	+1	+1	+1	−1	−1
6	−1	−1	+1	−1	+1	−1
7	+1	+1	+1	−1	+1	+1
8	−1	+1	−1	+1	+1	+1
9	−1	−1	−1	−1	−1	−1
10	−1	−1	−1	+1	+1	+1
11	−1	+1	−1	−1	−1	+1
12	+1	−1	−1	−1	−1	+1

a 接触时间研究（低水平为 3 min，高水平为 10 min）；

b 低（30 mg/mL 树脂，因子水平−1）和高（100 mg/mL 树脂，因子水平+1）装填密度研究；

c 低水平（10 ppm CHO 蛋白质，10 ng/mL DNA，因子水平−1）和高水平（100 ppm CHO 蛋白质，100 ng/mL DNA，因子水平+1）杂质研究；

d 低 pH（7.0，因子水平−1）和高 pH（8.0，因子水平+1）研究；

e 低电导率（4 mS/cm，因子水平−1）和高电导率（14 mS/cm，因子水平+1）研究；

f 树脂老化（高水平为 150 周期和低水平为 10 周期）研究。

在此情况下，随后的进一步研究/或制定设计空间可以由以下三种方法中的一个或多个组成。

• 通过附加的 DoE 研究（如 Box-Behnken、中心组合或全因子的优化设计），在更宽的范围内，进一步检测具有统计学意义的因子，以便更好地了解它们的相互作用。

• 缩小参数范围，反复试验，找出一个能彻底清除病毒的设计空间。

• 将矩阵中获得的最小值作为本工序的病毒清除值。如果将它与纯化工艺中的其他工序的清除值相综合，那么实现产品中 X-MuLV 病毒清除目标是可行的。

如上文所述，设计 DoE 研究时，要考虑易于处理性和成本效益。例如，需要权衡非常大的病毒去除研究的成本与最终得到的工艺灵活性的益处[20]。如果受到工艺经济学约束时，也许必须进行综合验证/DoE 研究。在这种方法中，依据 ICH Q5A 在目标条件进行工艺验证，使用高浓度病毒峰值和大体积病毒进行测试以获得高 LRV。这可作为本工序的法规 LRV 标准。结合这个结果和 DoE，制定设计空间，使用低浓度病毒峰值甚至是噬菌体，使 DoE 研究更易控制。依据法规要求的目标条件设计 DoE：关键参数在目标条件下变化，评估 LRV 在参数范围内。DoE 研究的目的是证明操作空间内的工艺耐用性，而不是证明整个设计空间范围下的病毒清除能力。

表 48.3 筛选 DoE 案例研究假设结果 AEX 工序病毒清除操作参数的影响测试

程序	X-MuLV b	SV40 c	MMV c
	病毒 LRV a		
1	5.5	＞6.0	＞5.5
2	5.4	＞6.0	＞5.5
3	＞5.7	＞6.0	＞5.5
4	5.6	＞6.0	＞5.5
5	5.3	＞6.0	＞5.5
6	5.4	＞6.0	＞5.5
7	5.2	＞6.0	＞5.5
8	5.5	＞6.0	＞5.5
9	4.7	＞6.0	＞5.5
10	＞5.7	＞6.0	＞5.5
11	＞5.7	＞6.0	＞5.5
12	4.5	＞6.0	＞5.5

a 通过小规模多靶点研究计算 Q-PCR 结果；

b 通过统计研究使用筛选 DoE 方法适合多样化清除，另一种方法是要求全部设计空间 LRV 值为 4.5log10；

c 两种病毒都可被完全清除，此时，要求 LRV 值为 6.0log10（SV40）和 5.5log10（MMV）。

通过 AEX 工序，可制定其他 CQA 的相似的设计空间（如宿主细胞蛋白去除、宿主细胞 DNA 的去除，或可滤蛋白 A 的去除）。这些其他性能属性的设计空间可能与病毒清除的设计空间不同。进一步说，某个病毒的设计空间可能会与其他病毒的是不同的[例如，一些病毒比其他病毒更容易被清除[18,19]]。综合以上这些，可制定产品有关所有 CQA 的溢流模式 AEX 工序的一个最终综合设计空间。

48.6.3 PAT 方法

保证病毒安全要求保证实际上病毒不存在（即＜1个颗粒/L）。目前，能达到这个灵敏度水平的病毒感应器和实时病毒测定方法并不存在。因为目前为止还没有这样的技术，所以实时监控的质量属性为不存在病毒的 PAT 方法是不可行的。然而，可在线监测和控制直接与病毒清除相关的工艺参数，如风险分析中提到的填料电导率和 pH。通过在进料管路增加一个在线电导率检测仪来监测原料电导率；并通过流加高盐缓冲液或者用注射用水（WFI）进行稀释控制其电导率。在进料管道上增加一个在线 pH 计来监测原料的 pH，通过流加酸或碱控制其 pH（图 48.7）。通过在线工艺控制，设定并维持填料 pH 和电导率，这种方法可作为 PAT 的一种形式。因为这些参数都是与被研究的 CQA 直接相关的关键工艺参数[15]。这将有助于降低这些因子的 RPN 值，因为 PAT 方法中它们的可检测性值将被降低。因此，连续的实时监测可帮助我们了解生物技术工艺。

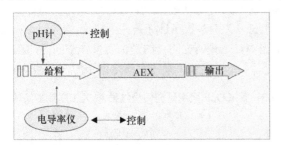

图48.7 与 AEX 原料反馈相连的在线 pH 和电导率检测仪。（本图全彩图片可由 http://onlinelibrary.wiley.com/book/10.1002/9780470054581 获得。）

48.7 FDA 的生物制药 QbD 试验项目

在 2008 年 7 月 2 日，FDA 发布了"生物技术产品办公室生物技术产品的质量资料申报；试验项目通知"[28,29]。该试验最近被扩大，关注 QbD 方法在生物技术产品生产的应用，并提出使用扩产变更方案。试验的目标包括：①定义复杂产品的临床相关属性并将建立它们与生产工艺间的联系；②向 FDA 提交关于复杂分子应用 QbD 和基于风险的方法的补充信息；③确定质量源于设计是否适合整个初始申请及单个单元操作的补充申请；④提供法规概念上的扩大变更方案的试运行报告。

48.8 总结

QbD 如同一把伞，有时有概念和方法的重叠，包括 QTPP、风险评估、设计空间、PAT 和持续的生产改进等。在未来，产品质量由灵活的、基于科学的方法来保证。QbD 已被视为一个典范的转移，广泛适用于各类药品整个生命周期，换句话说，包含从初始研发、销售，直到产品停止使用的产品生命的每个阶段。

制定 QbD 开发的关键环节在其他 ICH 文件中有说明；如 ICHQ8（R1）（药品的开发）、ICH Q8R 附录和 ICH Q9（质量风险体系）。ICH Q10 是另一种关键保障，它适用于质量体系的整个产品生命周期：药品开发、技术转让、商业生产和产品停用。识别出 4 种药品质量体系要素，而在实施时允许有区域差异，这 4 种主要质量体系要素如下。

• 工艺性能和产品质量监控系统。本质上它是一个用于监测工艺性能和产品质量的日常系统。

• 纠正预防措施（CAPA）。该系统是由多种信息（如投诉的调查、产品退货、不合格品、召回、偏差、审计、监管机构的检查和趋势分析）引发的一个实施纠正措施和预防措施的系统。

• 变更管理系统。该系统是响应外部科学创新、内部持续改进、工艺和产品质量的监测、CAPA、客户需求或监管当局的要求而实施工艺变更的一个系统。

• 工艺性能和产品质量的管理评审。这些定期评审可保证在产品生命周期内工艺性能和产品质量是处于管理状态的。

风险评估原则（ICH Q9）应当用于确定 ICH Q10 中规定的每一个质量体系要素的大小、范围和构架，考虑到产品生命周期的阶段，以及产品的具体因素（如患者群体、产品或生产的复杂性等）。风险评估也有助于使产品标准的确定是基于风险和科学的，而不仅仅是源于对测试批次的检验。

所有在 ICH Q8（R1）、Q9、Q10 体现的概念及 QbD 的启用都会引领将来使用灵活的、基于科学的方法来保证产品质量。设计空间可有助于增强工艺的可靠性和在设计空间内不触发法规活动而进行变更的能力。此外，它也为持续的工艺验证这种先进的验证方法提供了可能，其中生产工艺性能可被连续监测和评估。

QbD 也为减少终产品放行检测的实时放行提供了可能。实时放行检测是指评估和确保中间过程和/或最终产品质量合格的一种能力。通常情况下，实时放行的 PAT 组成部分包括已评估的物料属性和工艺控制的有效组合。在此，物料属性随着工艺参数被测量和控制。物料属性可用直接和/或间接的工艺分析方法进行评估。在 PAT 指南中已指明，实时放行检测建立在最终加热灭菌药品的参数放行的基础上。这与最终产品放行的替代分析程序是类似的。

生物制药工艺中实施 QbD 的挑战有时限制其在组织内的使用。向生产引入新概念会涉及文化的变化，管理支持的需求，包括一些综合学科研究方法的开发和培训。无论怎样，以上讨论的这些益处可能能够论证 QbD 在生物制药工艺的应用。

普遍认为 QbD 不仅可提高生产效率，也可为公共提供更高质量和更好一致性的药品。此外，如 ICH Q8（R1）所述法规的灵活性也是可能的，"法规灵活性程度取决于提供的相关科学知识的水平"。而且，如 PAT 之类的方法可能对实时放行检测代替最终产品检测起到促进作用。所有这些都具有革新生物制药行业的能力。

总之，QbD 的策略和目标（识别和论证目标产品概况、产品和工艺理解、适当的控制策略）为建立基于风险和科学论证过的灵活的生物工艺提供了可能性。

缩略词

| AEX | 阴离子交换层析 |
| API | 活性药物成分 |

CAPA	纠正预防措施
CPP	关键工艺参数
CQA	关键质量属性
DoE	实验设计
FDA	美国食品药品监督管理局
FMEA	失效模式效应分析
FMECA	失效模式、影响与危害性分析
HACCP	危害分析和关键控制点
HAZOP	危害与可操作性分析
ICH	国际协调会
IR	红外（电磁辐射）
LRV	对数下降值
mAb	单克隆抗体
MMV	鼠细小病毒
PAT	过程分析技术
PHA	预先危害分析
PTC	考虑要点
QbD	质量源于设计
QRM	质量风险管理
QTPP	目标产品质量概况
RPN	风险优先数
SV40	猴空泡病毒 40
WFI	注射用水
X-MuLV	异嗜性鼠白血病病毒

致谢

在此感谢 Patrick Swann（CDER/FDA），Christine Moore（CDER/FDA），Qi Chen（Genentech 公司）和 Greg Blank（Genentech 公司）为本章进行审核。这项工作得到了 FDA 药品评价研究中心关键途径计划的大力支持，项目编号为 1500，药品评价研究中心参与项目的研究，通过美国能源部和美国食品药品监督管理局之间的跨部门协议，由橡树岭科学与教育研究所实施。

本文的科学贡献是为法规政策的发展提供支持。本章中的观点并不必作为 FDA 的法规政策采纳。

翻译：邹　莹　广西钦州学院
校对：王　钰　华北制药股份有限公司

参 考 文 献

1. ICH, Q8(R1): Pharmaceutical Development, International Conference on Harmonisation; 2009; Geneva, Switzerland.

2. Swift R, Nashed-Samuel Y, Liu W, Narhi L, Davis J: Tungsten, Prefilled Syringes and Protein Aggregation, ACS Meeting; 2007; Boston (MA).

3. ICH, Q10: Pharmaceutical Quality Systems, International Conference on Harmonisation. 2009; Geneva, Switzerland.

4. ICH, Q9: Quality Risk Management, International Conference on Harmonisation; 2005; Geneva, Switzerland.

5. PDA, TR42. Process Validation of Protein Manufacturing. Parenteral Drug Association, Bethesda (MD), PDA Journal 59; 2005; supplement 4.

6. ICH, Q6A: Specifications, test procedures and acceptance criteria for new drug substances and new drug products: chemical substances. In: International Conference on Harmonisation; 2000; Geneva, Switzerland.

7. Rathore A, Winkle H. Nat Biotechnol 2008; 27: 26–34.

8. Lepore J, Spavins J. J Pharm Innov 2008; 3: 79–87.

9. Shukla AA, Hubbard B, Tressel T, Guhan S, Low D. J Chromatogr B 2007; 848: 28–39.

10. Sommerfel S, Strube J. Chem Eng Process 2005; 44: 1123–1137.

11. FDA. Points to consider in the manufacture and testing of monoclonal antibody products for human use. Rockville (MD); 1997. Available at http://www.fda.gov/downloads/BiologicsBloodVaccines/GuidanceComplianceRegulatoryInformation/OtherRecommendationsforManufacturers/UCM153182.pdf

12. Curtis S, Lee K, Blank GS, Brorson K, Xu Y. Biotechnol Bioeng 2003; 84: 179–186.

13. Brorson K, Krejci S, Lee K, Hamilton E, Stein K, Xu Y. Biotechnol Bioeng 2003; 82: 321–329.

14. FDA. Guidance for industry, PAT--a framework for innovative pharmaceutical development, manufacturing, and quality assurance. Rockville (MD); 2004.

15. Read E, Shah RB, Park J, Riley B, Brorson K, Rathore A. Biotechnol Bioeng 2009. DOI 10.1002/bit.22528 and 9.

16. Rao G, Moreira A, Brorson K. Biotechnol Bioeng 2009; 102: 348–56.

17. ICH, Q5A(R1). Viral safety evaluation of biotechnology products derived from cell lines of human or animal origin. In: International Conference on Harmonization; 1998; Geneva Switzerland.

18. Farshid M, Taffs R, Scott R, Asher D, Brorson K. Curr Opin Biotechnol 2005; 16: 1–7.

19. Brorson K. Advances in viral clearance. In: Shukla A, Etzel M, Gadam S, editors. Process scale bioseparations for the biopharmaceutical industry. Boca Raton (FL): CRC Press Taylor & Francis; 2007.

20. Sofer G, Carter J. Viral clearance: a strategy for quality by design and the design space. In: R Mhatre, editors. Quality by design for biopharmaceuticals, a Rathore. Hoboken (NJ): John Wiley & Sons, Inc.; 2009.

21. Strauss DM, Gorrell J, Plancarte M, Blank GS, Chen Q, Yang B. Biotechnol Bioeng 2009; 102: 168–175.

22. Norling L, Lute S, Emery R, Khuu W, Voisard M, Xu Y, Chen Q, Blank G, Brorson K. J Chromatogr A 2004; 1069: 79–89.

23. Khan MA, Agarwal V, Vaithiyalingam SR, Nazzal S, Reddy IK, Sastry SV. Control Rel Bioact Mater 1999; 26: 980–981.

24. Vaithiyalingam SR, Reddy IK, Guven N, Khan MA. Particulate Sci Technol 2001; 19: 1–14.

25. Shah RB, Nutan MT, Reddy IK, Khan MA. Clin Res Reg Aff 2004; 21: 231–238.

26. Valera CR, Chen JW, Xu Y. Biotechnol Bioeng 2003; 84: 714–22.

27. Xu Y, Brorson K. Dev Biol 2003; 113: 89–98.

28. FDA. Submission of quality information for biotechnology products in the office of biotechnology products: notice of pilot program. Fed Regist 2008; 73(128): 37972–37974.

29. FDA. Submission of quality information for biotechnology products in the office of biotechnology products: notice of extension of deadlines to request participation in pilot program and submit applications; and notice of increase in number of original applications in the pilot programs. Fed Regist 2009; 74(179): 47806–47807.

第**49**章 | 法规要求，欧洲共同体

Gary Walsh

Associate Professor，Industrial Biochemistry and Materials Surface Sciences Institute，University of Limerick，Limerick City，Ireland

49.1 欧洲联盟

欧盟（EN）目前有 27 个成员国（此文不含克罗地亚，该国于 2013 年 7 月 1 日加入欧盟），地理面积超过 400 万 km²，给养人口[1]达 4.9 亿。这表示继印度与中国之后，世界第三大人口基数属于欧盟。

从历史上看，我们现在所知道的欧盟的基础可以追溯到 19 世纪 50 年代初，具体是在 1951 年随着欧洲煤钢共同体（ECSC）的成立。欧洲煤钢共同体旨在促进二战之后欧洲国家之间的合作。6 个参与国（比利时、德国、法国、意大利、卢森堡和荷兰）进一步发展合作措施，在 1957 年形成了欧洲经济共同体（EEC），并签署了《罗马条约》。这些国家和地区之间的合作尤其是经济方面的合作增强了，1973 年爱尔兰、丹麦和英国加入原 6 个成员国——随后几年，又有另外 18 个成员国加入。

现代欧盟在有关经济和政治的所有问题上，享有非常广泛的共同政策和统一法律。支撑欧盟的主要的组织机构包括欧盟议会和委员会，以及欧洲理事会。这些与欧盟其他的主要机构总结在表 49.1 中。

主要是成员国之间早期的条约对每一个国家来说，在很大程度上延误了医疗保健相关问题。因此，各成员国发展了自己独特的一套监管药品活动的法律，并建立了各自的国家药品监管当局来执行国家法律（27 个成员国的国家监管部门列于表 49.2 中）。

在所有的欧洲国家，支撑国家药品立法的主要原则在本质上是相似的，但细节上确实各有差别。因此，寻求产品销售许可的制药公司不得不分别向各成员国申请。而各监管响应的一致性无法保证，且每个国家强制执行其自己的语言要求、收费表和进度时间等。此外，每个国家的监管机构对递交的药物资料元素的各种数据集的解释略有不同。因此，总体而言，这种做法为企业和监管机构造成了巨大的重复性工作。

作为回应，在 20 世纪 80 年代中期，欧盟委员会（负责起草和提出新的法律，包括医药法规的欧盟机构；表 49.1）开始引进欧洲范围内的医药法规。为实现这一目标，该委员会在其处理时使用两个法律文书，"法规"和

"法令"。一经批准，法规必须被立即强制执行且欧盟所有成员不得修改。与之对比，法令是一种"柔和的"法律文书，要求成员国只介绍它的"本质"或"精神"纳入国家法律。

表 49.1 欧盟的主要机构

主体	注解
欧洲议会	每 5 年由欧洲人民直接选举产生，本届议会由来自所有 27 个成员国的 785 位成员组成。和欧洲理事会一起，它负责批准欧盟法律，批准欧盟 1000 亿欧元的年度预算和采取政策决定
欧盟理事会	原名为部长理事会，欧盟理事会和议会共同承担许多立法、政策和预算的责任。在制定欧盟有关共同外交和安全政策的活动时，欧盟理事会还负有主要责任。该委员会没有静态的成员，而是由来自欧盟各成员国政府的部长组成，具体的会议根据特殊会议的议程由本国相应负责的部长出席
欧盟委员会	欧盟委员会负责起草新的欧盟法律的建议——其随后被提交给议会和理事会。委员会还负责确保成员国遵守先前制定的条约/法律，负责欧盟的政策和预算支出的执行情况。该委员会由 27 名成员组成——每个成员国提名一名委员。他们得到大约 24 000 名公务员的协助，主要在比利时布鲁塞尔办事处办公
欧洲法院	确保欧盟法律在所有 27 名成员国之间被平等解释和适用。
欧洲审计院	审计欧盟的预算支出
欧洲中央银行	管理欧元，即欧盟货币

表 49.2 欧盟成员国监管人用药物的国家机构

成员国	监管机构	联系方式
奥地利	联邦卫生保健安全办公室	www.ages.at
比利时	药品检查处	www.afigp.fgov.be
保加利亚	药物署	www.bda.bg
捷克共和国	国家药物管制所	www.sukl.cz
塞浦路斯	卫生部	www.pio.gov.cy
丹麦	药物署	www.dkma.dk
爱沙尼亚	国家医药局	www.sam.ee
芬兰	国家药物署	www.nam.fi
法国	法国卫生安全和健康产品委员会	www.afssaps.sante.fr

续表

成员国	监管机构	联系方式
法国	联邦卫生和社会保障部	www.bmgs.bund.de
德国	联邦药物与医疗器械所	www.bfarm.de/de/index.php
	联邦血清与疫苗管理局	www.pei.de
希腊	国家药品组织	www.eof.gr
匈牙利	国家药物所	www.ogyi.hu
爱尔兰	爱尔兰药品管理局	www.imb.ie
意大利	卫生部	www.ministerosalute.it
拉脱维亚	食品与兽医服务中心	zaale.vza.gov.lv
立陶宛	国家药物管制署	www.vvkt.lt
卢森堡	卫生部	www.etat.lu/MS
	医疗品药品司	
马耳他	药品管理局	www.medicinesauthority.gov.mt
荷兰	医疗卫生监察局	www.igz.nl
波兰	医药产品办公室	www.urpl.gov.pl
葡萄牙	国家药局与药物所	www.infarmed.pt
罗马尼亚	国家药品局	www.anm.ro
斯洛伐克共和国	国家药物管制所	www.sukl.sk
	国家兽药生物制品和药物管制所	
斯洛文尼亚	斯洛文尼亚共和国药品和医疗设备署	www2.gov.si/mz/mz-splet.nsf
西班牙	西班牙药品监督局	www.agemed.es
瑞典	医药产品管理局	www.lakemedelsverket.se
英国	药物和保健产品监管局	www.mhra.gov.uk

至20世纪90年代初，已有8个法规和18个法令被引入，有效地协调了整个欧盟的医药法律。除了使现有的立法文本有效，欧盟委员会也促进了几个辅助文件的编写和出版，这些文件旨在协助业界和其他有关各方理解并符合立法要求。这些文件共同被称为欧盟药品监管法规，并强制要求任何有关药品监管的参与者阅读。卷10（表49.3）定期出版更新，硬拷贝可从委员会出版办公室[2]购买，或者可以免费从欧盟的相关网站[3]咨询或下载。

例如，卷1"规则"，提供了全部38个被欧盟引用的有关制药活动的指令和法规；总的来说，这些形成了欧盟内部监管和控制制药活动的法律依据。本系列2卷侧重于为那些实际准备医药产品上市申请者提供最直接相关的信息（用欧盟术语即寻求上市许可者）。它实际上分为三个部分。卷2A概括介绍了可用的各种申请途径（如集中申请或称为互认的替代途径——这会在后面的章节中讨论），对于特定的药物种类，哪条路线是允许的/最适合，其所涉及的实际步骤是什么。卷2B更直接地关注实际申报资料的格式和内容本身，而卷2C为指南，旨在帮助申请人填写申报资料的各个部分。

欧盟医药产品监管条例的卷3包含人用医药产品相关的一系列指南。不同于卷2C包含的指南（如上所述），这些都不是机械的指导填写申请表的条款，而是科学/

技术指南，以帮助制药公司理解并最恰当地符合欧洲法规在临床前和临床科学研究方面对准确科学数据的要求，对合适的生产工艺开发等方面的要求。目前有300多个采用的法规纳入卷3的"条例"中，在副标题"质量""生物技术""非临床""临床疗效和安全性"和"多学科"下进行分类。在生物技术标题下，目前有74个被采纳的指南及选定的例子，见表49.4。

表49.3 本卷包括"欧盟内部医药产品的管理条例"

卷	标题
1	医药立法。人用药物产品
2	申请人公告。人用药物产品
3	指南。人用药物产品
4	GMP。人用和兽用药物产品
5	医药立法。兽用药物产品
6	申请人公告。兽用药物产品
7	指南。兽用药物产品
8	最大残留限度。兽用药物产品
9	药物警戒。人用和兽用药物产品
10	临床试验

表49.4 迄今被EMEA在人用医药产品方面引用的一些指南（生物制剂）

指南（年份）	指南（年份）	指南（年份）
慢病毒载体的开发和生产（2005）	单克隆抗体的生产和质量控制（1995）	生物技术产品的质量：生物技术/生物产品的稳定性试验（1996）
动物免疫球蛋白和人用免疫血清的生产和质量控制（2002）	基因治疗产品在载体和转基因体细胞生产方面的质量（1995）	含胰岛素类似物的产品，特别是使用"国际单位"或"单位"的效价标签（2006）
人类体细胞治疗药物的生产和质量控制的几点考虑（2001）	转基因动物在人用生物药品的生产中的使用（1995）	牛血清在人用生物药品生产中的使用指南（2003）
转基因医药产品的质量，临床前和临床有关方面（2001）	相似性生物医药品（2005）	血浆源生物医药产品（2001）
生物技术产品的质量：用于生物技术产品及生物制品生产的细胞基质的来源和鉴定（1998）	最大限度地减少通过人用和兽用医药产品传输动物海绵状脑病的风险（2004）	生物技术产品的质量：来源于人或动物细胞系生物技术产品的病毒安全性评价（1997）
对DNA和宿主细胞蛋白（HCP）杂质，常规检测与验证研究的立场声明（1997）	血浆源医药产品关于VCJD风险的生产工艺调查（2004）	生物源的样品测试（1999）
重组DNA技术药品的生产和质量控制（1995）	人用疫苗佐剂学（2005）	生物技术工艺细胞因子产品的生产和质量控制（1990）
生物技术产品的质量：对用于生产rDNA来源蛋白质产品的细胞的表达构建体分析（1996）	大流行性流感疫苗的上市许可申请通过集中程序的提交（2004）	对含有或由转基因生物（GMO）构成的医药产品的环境风险评估（2007）

注：VCJD，变异型Creutzfeldt-Jakob病；rDNA，重组DNA；括号内为被采用的年份

条例第4卷关注支持医药产品安全、有效生产的原则。它包含9个主要章节（如表49.5所列），以及一系列相关的

指南和附件。在生物技术产品的内容中，最重要的附件是"人用生物医药产品的生产"，这个文件考虑到 GMP 和质量控制的各个要素，尤其是在生物/生物技术衍生医药产品的上下文中。卷 5～8 包含兽药相关产品，而第 9 卷关注于人用药物（卷 9A）和兽药（卷 9B）产品的药物警戒。这些为企业和监管部门双方在药品批准上市后的监察方面提供了原则和指南。最后，条例第 10 卷关注于人用药物临床试验的建立和实施。具体地说，它涉及用于临床试验的周围组织、安全监控、试验过程中不良事件的报告，以及临床试验材料的生产/进口问题。

表 49.5 欧盟医药产品管理条例第 4 卷的主要章节

章节	标题	评论
1	质量管理	主要侧重于质量保证的原则，因此，侧重在药品生产中的 GMP 和（质量控制）QC
2	人员	侧重于人员要求和组织结构，以确保生产出安全和均一的优质产品
3	厂房设施设备	侧重于在药品生产中厂房设施、设备的设计，施工和维护的一般原则
4	文件	侧重于药品生产操作中的文件要求，尤其是与产品标准、生产、操作规程和记录相关的文件
5	生产	侧重于恰当的生产过程。例如，生产中交叉污染预防，验证，起始物料和生产操作，不合格产品，回收或退回的物料等
6	质量控制	侧重于和行业相适的质量控制程序，如良好质量控制实验室规范，包括检验、取样和标准制定
7	委托生产和委托检验	侧重于合同双方有关的原则和程序
8	投诉和产品召回	处理缺陷产品投诉和召回的原则
9	自检	关注基础程序适用原则，以监测 GMP 实施情况和符合性，并提出纠正措施

49.2 欧洲药品管理局

80 年代和 90 年代初，医药立法的统一使得医药产品的批准和后续监管在欧盟体系范围内开发和引进成为可能。欧洲药品管理局（最初被称为欧洲药品评价局，简称 EMEA）的成立是为了协调和管理这一新的欧盟范围内的系统[4]。该机构总部设在伦敦金融区，于 1995 年开始运作。EMEA 的总体使命是保护和促进公众和动物健康。其主要目的本质上如下：

- 确保在欧盟范围内现有的人用（兽用）药品是安全有效的，进而促进公众健康；
- 为患者提供对新疗法的快速通道；
- 便于药品在整个欧盟作为一个单一市场的自由流动；
- 确保有正确的信息详细介绍了已批准药品的正确使用方法；
- 保护消费者，以及协调药品开发的科学要求。

EMEA 通过多种方式来追求这些目标，其中包括：

- 组织和协调在欧盟范围内上市的新药申请的快速评估；
- 组织和协调适当的监控，必要时在欧盟市场暂停或召回药物；
- 向成员国国家监管部门/补充机构或欧盟本身提供有关药物的科学咨询；
- 向药物开发公司提供意见；
- 创建数据库和其他适当条款，以方便所有利益相关方（如患者、医护人员、从业者等）得到权威和适当的药物信息。

EMEA 的日常管理工作由其执行董事承担，并在管理委员会的监督下开展工作。管理委员会包括来自每个成员国各两名代表，以及来自欧盟委员会和欧洲议会各两名代表。该组织的简化结构概述见图 49.1。更详细的描述可在 EMEA 网站的主页[4]找到。在生物技术药物部分，最重要的机构是人用药品的预授权评估部门和授权后评估部门。

49.2.1 人用药委员会、兽用药委员会和罕用药委员会

EMEA 职能的核心为三个关键科学委员会如下：

- 人用药委员会（CHMP）
- 兽用药委员会（CVMP）
- 罕用药委员会（COMP）

这三个委员会均由一些技术专家组成，其中大部分

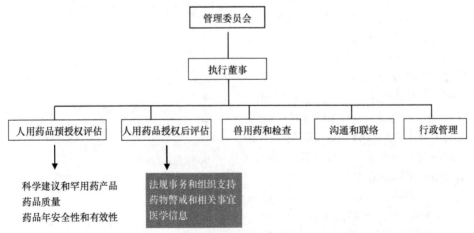

图 49.1 EMEA 简化结构概述，强调和生物技术药品最相关的组织要素。

来自欧盟各成员国的国家药品监管部门。此外，EMEA有约 3500 名欧洲技术专家组成的专家库供其支配（同样，其中大多数来自成员国的国家监管及相关部门）。EMEA 根据该专家小组的意见提出要求。

人用药委员会负责考虑、制定和准备 EMEA 对所有人用药物有关问题上的意见。正如下一节所述，该委员会在新药申报资料包括生物技术药品的科学评估中起着核心的作用。它在药物警戒中也起着重要作用。对已上市药品安全性的持续监测的主要是通过成员国国家药品监管部门的网络进行的。然而，CHMP 密切监察所有的药品不良反应（ADR）报告，并在其认为必要时，建议变更上市许可状况，有问题的产品甚至完全撤出市场。CHMP（通常是通过委员会工作组）还：

- 为公司开发新药提供支持
- 为医药工业科研/监管准备指南
- 与协调药物监管要求有关的国际组织合作

此外，CHMP 运行多个工作组，拥有特定科学领域的专家为它做咨询。工作小组的成员一般从 EMEA 维护的欧洲专家列表中选择。CHMP 主要的工作小组名单列于表 49.6。此类工作小组承担的任务一般涉及向 CHMP 提供科学的建议，承担所选的与新药上市申请评估有关的任务，起草/修订本专业领域内的科学性指南文件。除了主要的工作小组，CHMP 可不时组成临时工作组和科学咨询团队，协助其特定的技术问题。CVMP 和 CHMP 的组织方式及承担的任务相似，但是 CVMP 是在兽药的范畴。

COMP 负有审查药物"罕用"状态申请的责任。罕用产品是指是用于诊断、预防或治疗在欧盟范围内每 10 000 人中发病率不超过 5 个人的严重疾病的药品。由于此类产品"客户"基数小，罕用状态（如授予）可以给企业/个人开发这些产品提供一些财政激励。然而，即便被授予罕用状态，任何此类产品仍然需要接受标准的 EMEA 对安全、质量和功效的评价，以获得实际的上市许可证。欧盟范围内持有罕用状态的生物技术药品列于表 49.7。

表 49.6 欧盟人用药委员会当前工作组

工作组	评论
生物技术工作组	向 EMEA 提供所有有关生物和生物技术药品的质量和安全事项的建议。例如，承担的任务包括向 CHMP 提供文件评估方面的支持，帮助确保产品的一致性评估
血液制品工作组	向 EMEA 提供所有血液制品安全性和有效性有关事项的建议
细胞产品工作组	负责向 EMEA 提供所有细胞产品有关事项的建议。例如，对组织工程产品提出技术要求及支持对所有新细胞产品的上市许可申请进行文件评估
药品有效性工作组	负责就药品开发临床方面的有关事项向 CHMP 提供建议。例如，制定和更新有关临床试验方法和解释的指南

续表

工作组	评论
基因疗法工作组	向 CHMP 提供所有有关基因治疗问题的建议。例如，制定和更新适用的指南和条款及对 CHMP 提出的有关产品的具体事宜提供咨询
人用药/兽用药联合质量工作组	向 CHMP 和 CVMP 提供有关人用药或兽药质量问题的建议。例如，制定和更新质量方针及对产品的具体事项提供咨询
医生和患者工作组	与患者和消费者组织共事，并就患者感兴趣的所有有关药物的问题向 EMEA 提供建议
药物遗传学工作组	对所有有关药物遗传学的事宜提供建议。例如，制定/更新指南，支持文件评估，对药物遗传学有关事项问题供咨询并就此问题举办研讨会
药物警戒工作组	对药物警戒有关的事宜提供建议。例如，对药品的安全性和已批准药品相关的不良事件提供建议
药物安全工作组	对非临床方面所有药物安全有关的事宜提供建议。例如，支持文件审评和评估非临床安全研究结果
科学建议工作组	提供科学建议和方案，以协助企业/主办方及世界卫生组织和有关科研院所开发人用药品
疫苗工作组	对所有疫苗有关的事宜提供建议。例如，制定和更新适用的指南，支持文件评审和对一般及特定疫苗产品的事宜提供科学建议

表 49.7 欧盟范围内持有罕用状态的有代表性的生物技术药品

药品	目标适应证	状态
拉罗尼酶	I 型黏多糖贮积症	2001 年被授予罕用状态，2003 年批准用于一般医疗（商品名 Aldurazyme）
培维索孟	肢端肥大症	2001 年被授予罕用状态，2002 年批准用于一般医疗（商品名 Somavert）
α-半乳糖苷酶	法布里病	2000 年被授予罕用状态，2001 年批准用于一般医疗（商品名 Fabrazyme）
聚乙二醇化精氨酸脱亚氨酶	肝细胞癌	2005 年被授予罕用状态
人类酸性神经鞘磷脂酶	尼曼匹克症	2001 年被授予罕用状态
人类 α-甘露糖苷酶	α-甘露糖苷贮积症	2005 年被授予罕用状态
人类芳基硫酸酯酶 A	异染性脑白质营养不良	2003 年被授予罕用状态
抗 HLA-DR 人类单克隆抗体	霍奇金淋巴瘤	2005 年被授予罕用状态
携带人 Calpain3 基因的腺相关病毒载体	Calpinopathy	2006 年被授予罕用状态
携带人 p53 基因的腺病毒载体	李-佛美尼综合征	2006 年被授予罕用状态
细菌脂肪酶	外分泌胰腺酶不足导致的吸收障碍	2005 年被授予罕用状态
依他凝血素 α	弥漫性肺泡出血	2005 年被授予罕用状态
抗 CD4 人类单克隆抗体	皮肤 T 细胞淋巴瘤	2001 年被授予罕用状态
携带人 α-葡萄糖苷酶基因的腺病毒载体	庞贝病	2007 年被授予罕用状态
生长激素	艾滋消瘦症	2000 年被授予罕用药状态

注：完整清单可访问以下网址查看：http://ec.europa.eu/enterprise/pharmaceuticals/index en.htm。

49.3 由 EMEA 协调的新药审批途径

欧盟药品管理条例为潜在的新药评审提供了两个独立的途径。两条途径被分别称为集中和分散程序，EMEA在两者中都起着主要作用[4]。集中程序对生物技术药品是强制执行的，它还可以用来评估新的化学体。

49.3.1 药品集中审批程序

集中路径下，生物技术药品的市场授权申请（文件）被直接递交给 EMEA。收到申请后，EMEA 人员首先确认文件，确保其包含所有必要的信息且格式正确（如欧盟药品管理条例卷 2 的规定；表 49.3）。确认阶段通常在14 个工作日内完成。生物技术文件被称为 A 部分申请，而新化学体则被称为 B 部分申请。

经过确认的申请，随后在 CHMP 的下一个月度会议上提出。委员会任命两名成员作为这个申请的"报告员"和"合作报告员"。报告员组织和协调本申请的技术评估。如有必要在联合其他合适人员进行实际的评估时，本国监管机构任职的人员常常起着突出作用（如可以从相应的工作组或各方面欧洲专家得到信息）。评估阶段完成后，报告员起草一份报告草案，在下一个会议上将其提交给整个个人用药委员会。

然后 CHMP 发布对该申请的科学意见，建议接受或拒绝。EMEA 随后把这个科学的意见传达给欧盟委员会。拥有市场许可授权的是欧盟委员会而不是 EMEA。在最后的决策阶段，欧盟委员会确认上市许可符合所有的欧盟法律，并在有关产品评估的任何方面为成员国意见书提供一个"最后机会"。欧盟委员会给该产品分配一个注册号，然后对该产品做出最终决定（图 49.2），此决定对所有成员国都具有约束力。然后委员会将该决定正式通知给所有成员国和市场许可申请者，并将其发布在欧洲经济共同体的官方杂志上。

市场许可申请的监管评估必须在特定的时间限制内完成。EMEA 被给出 210 d 来评估一个申请，并提出科学的观点。但是，如果在此过程中 EMEA 对此申请的任何一方面要求/寻求进一步的信息/声明，210 d 的"计时器"停止，只有当发起公司提供完整和令人满意的回复时才恢复计时。EMEA 对生物技术产品有效评估的平均时间应在 175 d 内，完全在 210 d 时间范围内。计时停止的持续时间会因产品而异——到目前为止，有从 0 d 到

300 多天的记录。通常情况下，申请"平均"会产生 30～80 d 的停止。

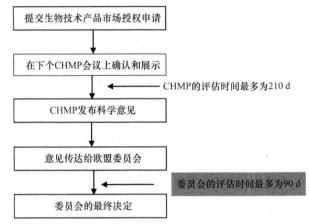

图 49.2 适用于欧盟内生物技术（和其他适当）药品的集中申请程序的概述。详见正文。

在收到 EMEA 的意见之后，委员最长要在 90 d 内将这个意见转化为最终决定。因而，集中程序的设计完成时间为 300 个"有效"评估日，一般是在此期限内完成。到目前为止，在此集中程序下欧盟批准的用于一般医疗的生物技术产品总结于表 49.8 中。

通过集中程序授权的市场许可在整个欧盟 5 年内有效，且延期申请必须在到期前至少 3 个月向 EMEA 申请。欧盟委员会大部分在制药领域的活动可以在其制药部门网站[5]上查看，包括访问共同体批准的注册和罕用药，以及欧盟医药法规、指南和申请公告、政策文件等。

49.3.2 欧盟内部药品的互认审批程序

在欧盟范围内的促进医药产品授权的第二条途径被称为互认或分散程序。它对非生物技术产品开放，因此在此章节中它的意义较集中程序少。综上所述，互认程序需要向其中一个成员国的国家监管当局提交许可申请。该机构再评估申请（在 210 d 时限内），并制定批准或拒绝该申请的意见。如果授权被批准，公司可以通过申请"相互承认"，将市场授权扩延到其余的某些或全部欧盟国家。由于授权要求在整个欧盟范围内协调一致，所以在其他这些国家之间的市场授权扩延应自动进行。如果发生争议，欧洲药品管理局将担任仲裁员，形成科学意见并将其转交给欧盟委员会。然后委员会将审议此事并发布最终具有约束力的决定。

表 49.8 通过集中审批程序在欧盟获批的生物技术药品

药品商品名：通用名和说明	上市许可的持有者和（获批年份）	适应证
重组血液有关药品		
Atryn：抗凝血酶-α，产生于转基因山羊奶中	Leopharma（2006）	遗传性抗凝血酶缺乏症
Advate：辛凝血素 α，CHO 细胞系生产的重组人凝血因子Ⅷ	Baxter AG（2004）	血友病
Xigris：屈曲可净α，哺乳动物细胞系生产的重组活化蛋白 C	Eli Lilly（2002）	重症脓毒症
Metalyse：替奈普酶，CHO 细胞系生产的重组 rtPA	Boehringer Ingelheim（2001）	心肌梗死
Helixate NexGen：辛凝血素 α，BHK 细胞系生产的重组人凝血因子Ⅷ	Bayer（2000）	血友病 A

续表

药品商品名：通用名和说明	上市许可的持有者和（获批年份）	适应证
Kogenate：辛凝血素 α，BHK 细胞系生产的重组人凝血因子Ⅷ	Bayer（2000）	血友病 A
ReFacto：莫罗凝血素 α，CHO 细胞系生产的 B 区缺失重组人凝血因子Ⅷ	Genetics Institute（1999）	血友病 A
Benefix：诺那凝血素 α，CHO 细胞系生产的重组人凝血因子Ⅸ	Genetics Institute（1997）	血友病 B
Refludan：重组水蛭素，酿酒酵母生产的重组水蛭素	Pharmion（1997）	肝素相关性血小板减少症的抗凝治疗
Revasc：地西卢定，酿酒酵母生产的重组水蛭素	Canyon Pharmaceuticals（1997）	预防静脉血栓形成
Ecokinase：瑞替普酶，rtPA。大肠杆菌生产的，不同于 5 个区中三个已缺失的人 tPA	Galenus Mannheim（1996）	急性心肌梗死
Rapilysin：瑞替普酶，rtPA。见以上 Ecokinase 条目	Boehringer Manheim（1996）	急性心肌梗死
NovoSeven：依他凝血素 α，BHK 细胞生产的人凝血因子Ⅶa	Novo-Nordisk（1995）	某些形式的血友病
激素及相关药品		
Valtropin：生长激素，酿酒酵母生产的重组人生长激素	Biopartners（2006）	生长不足/生长激素缺乏
Preotach：甲状旁腺激素，大肠杆菌生产的重组形式的激素	Nycomed（2006）	骨质疏松症
Omnitrope：生长激素，大肠杆菌生产的重组人生长激素	Sandoz（2006）	生长不足/生长激素缺乏
Exubera：胰岛素，大肠杆菌生产的重组人胰岛素	Pfizer（2006）	糖尿病
Kepivance：帕利夫明，大肠杆菌生产的重组人 KGF	Amgen（2005）	治疗血液系统恶性肿瘤患者的重度口腔黏膜炎
Apidra：格鲁辛胰岛素，大肠杆菌生产的速效胰岛素类似物	Aventis（2004）	糖尿病
Levemir：地特胰岛素，酿酒酵母中生产的长效重组人胰岛素类似物	Novo Nordisk（2004）	糖尿病
Forsteo：特立帕肽，大肠杆菌生产的人甲状旁腺激素的截短形式	Eli Lilly（2003）	治疗绝经后妇女的骨质疏松症
Somavert：培维索孟，大肠杆菌生产的重组人生长激素类似物（拮抗剂）	Pharmacia Enterprises SA（2002）	用于肢端肥大症患者的治疗
Actrapid/Velosulin/Monotard/Insulatard/Protaphane/Mixtard/Actraphane/Ultratard：酿酒酵母生产的短效/中效/长效重组人胰岛素产品	Novo Nordisk（2002）	糖尿病
Nutropin AQ：生长激素，大肠杆菌生产的重组人生长激素	IPSEN Ltd（2001）	生长障碍，特纳氏综合征
Ovitrelle（Ovidrelle）：绒毛膜促性腺激素-α，CHO 细胞生产的 rhCG	Serono（2001）	用于选择辅助生殖技术
Novomix 30：含门冬胰岛素，短效胰岛素类似物（见以下 NovoRapid 条目）的一个成分	Novo Nordisk（2000）	糖尿病
NovoRapid：门冬胰岛素，短效胰岛素类似物	Novo Nordisk（1999）	糖尿病
Lantus：甘精胰岛素，大肠杆菌生产的长效胰岛素类似物	Aventis Pharma（2000）	糖尿病
Optisulin：甘精胰岛素，大肠杆菌生产的长效胰岛素类似物。另请参阅上面的 Lantus	Aventis Pharma（2000）	糖尿病
Thyrogen：促甲状腺激素-α，CHO 细胞生产单的重组人促甲状腺激素	Genzyme（2000）	检测/治疗甲状腺癌
Luveris：促黄体素 α，CHO 细胞生产的重组人黄体生成素	Ares-Serono（2000）	某些形式的不孕
Regranex：贝卡普勒明，酿酒酵母生产的重组人血小板源性生长因子	Janssen-Cilag（1999）	下肢糖尿病神经性溃疡
Forcaltoni：降血钙素，鲑鱼。大肠杆菌生产的重组形式	Unigene（1999）	佩吉特氏病
Insuman：大肠杆菌生产的重组人生长激素	Hoechst AG（1997）	糖尿病
Liprolog：生物合成赖脯胰岛素，大肠杆菌生产的短效重组胰岛素类似物	Eli Lilly（1997）	糖尿病
Humalog：赖脯胰岛素，一种大肠杆菌生产的胰岛素类似物	Eli Lilly（1996）	糖尿病
Puregon：促卵泡素-β，CHO 细胞生产的人重组卵泡刺激素	N.V. Organon（1996）	停止排卵和超数排卵
Gonal F：促卵泡素 α，CHO 细胞生产的人重组卵泡刺激素	Serono（1995）	停止排卵和超数排卵
细胞因子与相关药品		
Neulasta：培非格司亭，重组聚乙二醇化细胞集落刺激因子，也称 Neupopeg	Amgen（2002）	嗜中性白细胞减少症
Nespo：达依泊汀 α，另请参阅以下 Aranesp 条目；CHO 细胞生产的长效重组促红细胞生成素类似物	Dompe Biotec（2001）	治疗贫血
Aranesp：达依泊汀 α，CHO 细胞生产的长效重组促红细胞生成素类似物	Amgen（2001）	治疗贫血
Enbrel：依那西普，CHO 细胞生产的重组肿瘤坏死因子受体-免疫球蛋白 G 片段的融合蛋白	Wyeth Europa（2000）	风湿性关节炎
Intron A：干扰素 α-2b，重组干扰素 α-2b，产生于大肠杆菌	Schering Plough（2000）	癌症，生殖器疣，肝炎
PegIntron A：干扰素 α-2b，大肠杆菌生产的 PEG 化重组干扰素 α-2b	Schering Plough（2000）	慢性丙型肝炎

续表

药品商品名：通用名和说明	上市许可的持有者和（获批年份）	适应证
Viraferon：干扰素 α-2b，大肠杆菌生产的重组干扰素 α-2b	Schering Plough（2000）	慢性乙型和丙型肝炎
ViraferonPeg：干扰素 α-2b，大肠杆菌生产的 PEG 化重组干扰素 α-2b	Schering Plough（2000）	慢性丙型肝炎
Infergen：复合 α 干扰素 1，大肠杆菌生产的合成 I 型重组干扰素 α	Yamanouchi Europe（1999）	慢性丙型肝炎
Beromun：他索纳明，大肠杆菌生产的重组人肿瘤坏死因子	Boehringer-Ingelheim（1999）	辅助后续的肿瘤切除手术，以防止或延缓截肢
Rebif：干扰素 β 1α，CHO 细胞生产的重组人干扰素 β-1α	Ares Serono（1998）	复发/缓解型多发性硬化症
Avonex：干扰素 β1a，CHO 细胞生产的重组人干扰素 β-1a	Biogen（1997）	复发性多发性硬化症
Neorecormon：倍他依泊汀，CHO 细胞生产的重组人促红细胞生成素	Boehringer-Mannheim（1997）	治疗贫血
Betaferon：干扰素 β1b，重组人干扰素 β-1b，与人类蛋白不同的是半胱氨酸 17 被丝氨酸替代。产生于大肠杆菌	Schering AG（1995）	多发性硬化

疫苗

药品商品名：通用名和说明	上市许可的持有者和（获批年份）	适应证
Gardasil/Silgard：人类乳头瘤病毒疫苗，6，11，16，18 型，重组体，产生于酿酒酵母	Sanofi Pasteur/ Merch Sharp and Dome（2006）	对抗宫颈癌和由 HPV 引起的相关疾病的疫苗
Dukoral：霍乱弧菌与霍乱毒素重组 B 亚单位	SBL Vaccin AB（2004）	主动免疫由霍乱弧菌子群 O 1 引起的疾病
Ambirix：组合疫苗，包含重组乙型肝炎表面抗原，酿酒酵母产生的一种组分	Glaxo SmithKline（2002）	免疫接种甲型和乙型肝炎
HBVAXPRO：在酿酒酵母中产生的重组乙型肝炎表面抗原	Aventis Pharma（2001）	免疫接种儿童和青少年乙型肝炎
Infanrix-hexa：组合疫苗，包含重组乙型肝炎表面抗原，酿酒酵母产生的一种组分	Smithkline Beecham（2000）	免疫接种白喉、破伤风、百日咳、脊髓灰质炎、b 型流感嗜血杆菌、乙型肝炎
Infanrix-penta：组合疫苗，包含重组乙型肝炎表面抗原，酿酒酵母产生的一种组分	Smithkline Beecham（2000）	免疫接种白喉、破伤风、百日咳、脊髓灰质炎、乙型肝炎
Hexavac：组合疫苗，包含重组乙型肝炎表面抗原，酿酒酵母产生的一种组分	Aventis Pasteur（2000）	免疫接种白喉、破伤风、百日咳、乙型肝炎、脊髓灰质炎与 b 型流感嗜血杆菌
Hepacare：rS，pre-S，pre-S2 乙肝表面抗原，哺乳动物（鼠）细胞系生产	Medeva Pharma（2000）	免疫接种乙型肝炎
Procomvax：组合疫苗，作为一个整体，包含重组乙型肝炎表面抗原	Pasteur Merieux MSD（1999）	免疫接种 B 型流感嗜血杆菌与乙型肝炎
Triacelluvax：联合疫苗包含重组（改进后的）百日咳毒素	Chiron SpA（1999）	免疫接种白喉、破伤风与百日咳
Primavax：组合疫苗，包含重组乙型肝炎表面抗原，酿酒酵母产生的一种组分	Pasteur Merieux MSD（1998）	免疫接种白喉、破伤风与乙型肝炎
Infanrix-Hep B，组合疫苗，包含重组乙型肝炎表面抗原，酿酒酵母产生的一种组分	Smithkline Beecham（1997）	免疫接种白喉、破伤风、百日咳与乙型肝炎
Twinrix：提供成人与儿童形式，包含重组乙型肝炎表面抗原，酿酒酵母产生的一种组	Smithkline Beecham（1996）	免疫接种甲乙型肝炎
Tritanrix-HB：组合疫苗，包含重组乙型肝炎表面抗原，酿酒酵母产生的一种组分	Smithkline Beecham（1996）	免疫接种乙型肝炎、白喉、破伤风和百日咳

单克隆抗体类

药品商品名：通用名和说明	上市许可的持有者和（获批年份）	适应证
Tysabri：那他珠单抗，抗小鼠骨髓瘤细胞系表达的白细胞整合素的一种人源化单克隆抗体	Biogen Idec/Elan（2006）	救治多发性硬化症的复发形式的患者
Xolair：奥马珠单抗，在高亲和 IgE 受体结合位点与免疫球蛋白 E 结合的人源化单克隆抗体	Novartis（2005）	治疗成人/青少年中度到重度持续性哮喘
Avastin：贝伐单抗，抗血管内皮生长因子的人源化单克隆抗体	Roche（2005）	结肠或直肠癌
Raptiva：依法利珠单抗，表达于 CHO 细胞系的人源化抗体。结合至 LFA-1，其表达于所有白细胞	Serono（2004）	成人慢性中重度银屑病
Zevalin：替伊莫单抗，鼠单克隆抗体，产生于 CHO 细胞系，针对 CD20 抗原	Schering AG（2004）	非霍奇金淋巴瘤
Erbitux：西妥昔单抗，针对人表皮生长因子（EGF）受体的嵌合抗体	Merck（2004）	用于表皮生长因子（EGF）受体表达转移性结直肠癌的治疗
Humira/Trudexa：阿达木单抗，利用噬菌体展示技术创建的重组抗肿瘤坏死因子人源性单克隆抗体	Abbott（2003）	风湿性关节炎
Mabcampath：阿伦单抗，针对 B 淋巴球 CD52 表面抗原的人源化单克隆抗体	Millennium and ILEX（2001）	慢性淋巴细胞性白血病
Herceptin：曲妥珠单抗，抗 HER2（人类表皮生长因子受体 2）的人源化抗体	Roche（2000）	肿瘤过度表达 HER2 蛋白情况下，转移性乳腺癌的治疗
Remicade：英夫利昔单抗，针对肿瘤坏死因子-α 的嵌合单克隆抗体	Centocor（1999）	治疗克罗恩病
Synagis：帕利珠单抗，针对呼吸道合胞体病毒表面一个表位的人源化单克隆抗体	Abbott（1999）	预防儿童患者中由呼吸道合胞体病毒引起的下呼吸道疾病
Zenapax：达利珠单抗，针对 IL-2 受体 α 链的人源化单克隆抗体	Hoffman La Roche（1999）	预防急性肾移植排斥反应

药品商品名：通用名和说明	上市许可的持有者和（获批年份）	适应证
Humaspect：伏妥莫单抗，针对细胞角蛋白肿瘤相关抗原的人源单克隆抗体	Organon Teknika（1998）	检测结肠或直肠癌
Mabthera：利妥昔单抗，针对 B 淋巴细胞 CD20 表面抗原的嵌合单克隆抗体	Hoffmann La Roche（1998）	非霍奇金淋巴瘤
Simulect：巴利昔单抗，针对 IL-2 受体 α 链的嵌合单克隆抗体	Novartis（1998）	预防同种异体肾移植中的急性器官排斥
LeukoScan：硫索单抗，针对 NCA90，一种粒细胞表面的非特异性交叉反应的抗原的鼠单克隆抗体片段	Immunomedics（1997）	用于骨髓炎患者骨头感染/炎症诊断成像
CEA-scan：阿西莫单抗，鼠单克隆抗体片段，针对人癌胚抗原，CEA	Immunomedics（1996）	检测复发/转移性结肠直肠癌
Indimacis 125：伊戈伏单抗，针对肿瘤相关抗原 CA-125 的鼠单克隆抗体片段	CIS Bio（1996）	诊断卵巢腺癌
其他产品		
Naglazyme：加硫酶，CHO 细胞系生产的重组人 N-乙酰半乳糖胺 4 硫酸酯酶	BioMarin（2006）	长期酶替代疗法，以治疗患有黏多糖贮积症Ⅵ型的患者。
Myozyme：重组阿葡糖苷酶 α，CHO 细胞系生产的重组人酸性 α-葡萄糖苷酶	Genzyme（2006）	庞贝病（糖原贮积症Ⅱ型）
Aldurazyme：拉罗尼酶，CHO 工程细胞生产的重组人 α-L-艾杜糖醛酸酶	Genzyme（2003）	长期酶替代疗法，以治疗患有黏多糖贮积症Ⅰ型的患者。
Inductos：阿法地博特明，CHO 细胞生产的重组骨形态发生蛋白-2	Genetics institute BV（2002）	治疗急性胫骨骨折
Fabrazyme：β-半乳糖苷酶，CHO 细胞系生产的重组人 α-半乳糖苷酶	Genzyme（2001）	法布瑞氏症（α-半乳糖苷酶 A 缺陷）
Replagal：α-半乳糖苷酶，连续的人类细胞系中产生的重组人 α-半乳糖苷酶	TKT Europe（2001）	法布瑞氏症（α-半乳糖苷酶 A 缺陷）
Fasturtec：拉布立酶，酿酒酵母生产的重组尿酸氧化酶	Sanofi-Synthelabo（2001）	高尿酸血症
Osteogenic protein 1：成骨蛋白 1，CHO 细胞系生产的，重组人成骨蛋白 1	Howmedica（2001）	治疗胫骨骨不连
Cerezyme：伊米苷酶，大肠杆菌生产的重组 β-葡糖脑苷脂酶。与原生人类酶由一个氨基酸组成不同，它还有修饰的寡糖组分	Genzyme（1997）	治疗戈谢病

注：r，重组的；rh，重组人；CHO，中国仓鼠卵巢；BHK，幼仓鼠肾；单抗，单克隆抗体；tPA，组织纤溶酶原激活剂；hGH，人类生长激素；LH，黄体生成素；hCG，人绒毛膜促性腺激素；FSH，促卵泡激素；KGF，角质形成细胞生长因子；TSH，促甲状腺激素；CSF，集落刺激因子；EPO，促红细胞生成素；干扰素，干扰素；IL，白细胞介素；HBsAg，乙肝表面抗原；PDGF，血小板源性生长因子；TNFR，肿瘤坏死因子受体；IgG，免疫球蛋白 G；IgE，免疫球蛋白 E；TNF，肿瘤坏死因子；HPV，人乳头瘤病毒。

49.4 欧洲药品管理局在药物开发和制造领域的作用

如前所述，EMEA 在药物批准程序以及药物警戒中起着核心作用。任何药物生命周期的另外两个核心要素是开发过程和日常生产。有关这些问题的法规和指南已纳入欧盟的医药产品的管理条例（第 1~4 和 10 卷，见表 49.3）。EMEA 在这些活动的某些方面发挥协调作用，并有助于确保所有成员国在有关这些问题上协调一致。然而，有关这些问题的日常活动大多是在欧盟各成员国的国家监管机构内进行的。

49.5 结束语

十年内，药品法律的协调和 EMEA 的建立，简化了欧洲范围内生物技术（和其他）药物的监管程序。迄今为止，已有 80 多种生物技术药物通过欧洲药品集中审批程序获得批准，欧盟委员会与 EMEA 一起，在发展欧洲药品监管环境方面非常积极主动。这方面，全球领导力的一个例子是制定和颁布了生物类似药品的开创性管理框架，并于 2006 年在整个欧洲批准了前两种此类药物（Omnitrope 和 Valtropin）（表 49.8）。欧盟委员会和 EMEA 也继续在国际监管协调活动中发挥积极作用，这应该会简化和加速开发过程并批准更多的新型生物技术药物。

翻译：胡晓娟 华北制药股份有限公司
校对：王　钰 华北制药股份有限公司

参 考 文 献

1. EU home page. http://www.europa.eu. Accessed 2009.
2. Office for official publications of the European communities. http://www.publications.eu.int. Accessed 2009.
3. EudraLex: the rules governing medicinal products within the European Union. http://ec.europa.eu/enterprise/pharmaceuticals/eudralex/index.htm. Accessed 2009.
4. EMEA homepage. http://www.emea.europa.eu/. Accessed 2009.
5. European Commission's pharmaceuticals unit website. http://ec.europa.eu/enterprise/pharmaceuticals/index_en.htm. Accessed 2009.

索 引

中 文

英 文

其　他